H. Garten

**Applied Kinesiology**

# Applied Kinesiology

Funktionelle Myodiagnostik
in Osteopathie und Chirotherapie

1. Auflage

Hans Garten

Unter Mitarbeit von
Andreas Dmoch und Hartmut Fuchs

ELSEVIER

ELSEVIER
Hackerbrücke 6, 80335 München, Deutschland

ISBN Print 978-3-437-57980-6
ISBN e-Book 978-3-437-16979-3

**Wichtiger Hinweis für den Benutzer**

Die Erkenntnisse in der Medizin unterliegen laufendem Wandel durch Forschung und klinische Erfahrungen. Herausgeber und Autoren dieses Werkes haben große Sorgfalt darauf verwendet, dass die in diesem Werk gemachten therapeutischen Angaben (insbesondere hinsichtlich Indikation, Dosierung und unerwünschter Wirkungen) dem derzeitigen Wissensstand entsprechen. Das entbindet den Nutzer dieses Werkes aber nicht von der Verpflichtung, anhand weiterer schriftlicher Informationsquellen zu überprüfen, ob die dort gemachten Angaben von denen in diesem Werk abweichen und seine Verordnung in eigener Verantwortung zu treffen.

**Für die Vollständigkeit und Auswahl der aufgeführten Medikamente übernimmt der Verlag keine Gewähr.**

Geschützte Warennamen (Warenzeichen) werden in der Regel besonders kenntlich gemacht (®). Aus dem Fehlen eines solchen Hinweises kann jedoch nicht automatisch geschlossen werden, dass es sich um einen freien Warennamen handelt.

Hinweise zu Diagnose und Therapie können sich von den in Deutschland üblichen Standards unterscheiden. Achtung: Die bei den genannten Arzneimitteln angegebenen Dosierungen und Anwendungshinweise können von der deutschen Zulassung abweichen.

**Bibliografische Information der Deutschen Nationalbibliothek**

Die Deutsche Nationalbibliothek verzeichnet diese Publikation in der Deutschen Nationalbibliografie; detaillierte bibliografische Daten sind im Internet über http://www.d-nb.de/ abrufbar.



16 15 14 13 12 5 4 3 2 1



Um den Textfluss nicht zu stören, wurde bei Patienten und Berufsbezeichnungen die grammatikalisch maskuline Form gewählt. Selbstverständlich sind in diesen Fällen immer Frauen und Männer gemeint.

Planung: Marko Schweizer, München
Lektorat und Projektmanagement: Annekathrin Sichling, München
Redaktion: Walburga Rempe, München
Herstellung: Johannes Kressirer, München
Media Rights Management: Melanie Dobler, München
Zeichnungen: Katja Dalkowski, Buckenhof; Stefan Dangl, München; Hans Garten, München
Fotografie: Bodo Mertoglu, Ralf Kruse, Hans Garten, München
Satz: abavo GmbH, Buchloe/Deutschland; TnQ, Chennai/Indien
Druck und Bindung: Printer Trento, Trento/Italien
Umschlaggestaltung: SpieszDesign, Neu-Ulm
Titelzeichnung: Hans Garten

Aktuelle Informationen finden Sie im Internet unter **www.elsevier.de** und **www.elsevier.com**.

# Abkürzungen

| | |
|---|---|
| **A., Aa.** | Arteria, Arteriae |
| **AC-Gelenk** | Akromioklavikulargelenk |
| **ADHS, ADS** | Aufmerksamkeitsdefizit-(Hyperaktivitäts-)Syndrom |
| **ADR** | Adduktorenreflex |
| **AER-Test** | Abduktion plus externe Rotation |
| **AF** | autogene Fazilitation |
| **AK** | Applied Kinesiology |
| **ant.** | anterior, anterius |
| **ASR** | Achillessehnenreflex |
| **ATNR** | asymmetrischer tonischer Nackenreflex (persistierender: p-ATNR) |
| **bds.** | beidseits |
| **B&E-Punkte** | Anfangs- und Endpunkte der Yang-Leitbahnen |
| **BFR** | Biceps-femoris-Reflex |
| **BID** | Body into Distortion |
| **BIR** | Body into Reflex-Position |
| **BMRC** | British Medical Research Council |
| **BPPV** | Benign Paroxysmal Positional Vertigo (gutartiger Lagerungsschwindel) |
| **BRR** | Brachioradialisreflex |
| **BWS** | Brustwirbelsäule |
| **CAD/CAM** | Computer Aided Design/Computer Aided Manufacturing |
| **CDSI** | CMD-Screening-Index |
| **CIEGR** | Cellular Immediate Early Gene Response |
| **CMD** | kraniomandibuläre Dysfunktion |
| **CMV** | Zytomegalievirus |
| **COPA** | Craniomandibular Orthopedic Positioning Appliance |
| **CRH** | Corticotropin-Releasing-Hormon |
| **CRI** | Cranial Rhythmic Impulse |
| **CSP** | Centering the Spine Pattern |
| **CT** | Computertomografie |
| **CTÜ** | zervikothorakaler Übergang |
| **DD** | Differenzialdiagnose |
| **DLPF** | dorsolateraler präfrontaler Regelkreis |
| **DSD** | Doppelschrittdauer |
| **DVT** | digitale Volumentomografie |
| **EFA** | elektronische Funktionsanalyse |
| **EID** | Eyes into Distortion |
| **EIR** | Eyes into Reflex-Position |
| **EMDR** | Eye Movement Desensitization and Reprocessing |
| **EMG** | Elektromyografie/-gramm |
| **ENV** | emotionale neurovaskuläre Reflexpunkte |
| **EPA** | Eicosapentaensäure |
| **EPSP** | exzitatorisches postsynaptisches Potenzial |
| **ext.** | externus |
| **FGPs** | Functionally Generated Pathways |
| **FSME-Virus** | Frühsommer-Meningoenzephalitis-Virus |
| **7-FVSS** | 7 Faktoren des viszerosomatischen Systems |
| **HRV** | Herz-Raten-Variabilität |
| **HWS** | Halswirbelsäule |
| **Hz** | Hertz (Maßeinheit der Frequenz) |
| **ICF** | International Classification of Functioning, Disability and Health |
| **ICP** | infantile Zerebralparese |
| **ICV** | Ileozökalklappe (ileocecal valve) |
| **IHS** | International Headache Society |
| **IKP** | Interkuspidalposition |
| **IL** | Interleukine (z. B. IL-1, IL-6) |
| **ILA** | inferior lateral angle: unterer Sakrumpol |
| **IML** | intermediolaterale Zellsäule |
| **INC** | interstitieller Nucleus Cajal |
| **int.** | internus |
| **IPSP** | inhibitorisches postsynaptisches Potenzial |
| **IRT** | Injury-Recall-Technik |
| **ISG** | Iliosakralgelenk |
| **KFO** | Kieferorthopädie |
| **kp** | Kilopond |
| **li.** | linksseitig |
| **Lig., Ligg.** | Ligamentum, Ligamenta |
| **LTT** | Lymphozytentransformationstest |
| **LWS** | Lendenwirbelsäule |
| **M., Mm.** | Musculus, Musculi |
| **MER** | Muskeleigenreflexe |
| **MET** | Muskelenergietechniken |
| **MFA** | manuelle Funktionsanalyse |
| **MFR** | mesenzephale Formatio reticularis |
| **MRT** | Magnetresonanztomografie |
| **MSA** | manuelle Strukturanalyse |
| **MSM** | Methylsulfonylmethan |
| **NFA** | neuromuskuläres funktionelles Assessment |
| **NICO** | Neuralgia-inducing Cavitational Osteonecrosis |
| **NIM** | normoreaktiver Indikatormuskel |
| **NL-Reflexe** | neurolymphatische Reflexe |
| **NLP** | Neurolinguistisches Programmieren |
| **NPSO** | Neue Punktuelle Schmerz- und Organtherapie |
| **NRS** | numerische Rating-Skala |
| **NSAR** | nichtsteroidale Antirheumatika |
| **Ncl.** | Nucleus (Plural Nuclei, Ncll.) |
| **OACT** | Occipito-Atlantal Countertorque |
| **o. B.** | ohne Befund |
| **OK** | Oberkiefer |
| **OPT** | Orthopantomogramm |
| **OSG** | oberes Sprunggelenk |
| **OTR** | okuläre Tilt-Reaktion |
| **PAT** | Primary Atlas Technique |
| **PBFR** | pontobulbäre Formatio reticularis |
| **PIR** | postisometrische Relaxation |
| **PMC** | M. pectoralis major, Pars clavicularis |
| **PMMA** | Polymethylmethacrylat |
| **PNF** | propriozeptive neuromuskuläre Fazilitation |
| **post.** | posterior, posterius |
| **POTS:** | posturales orthostatisches Tachykardie-Syndrom |
| **PPIM** | Pseudopyramidales Inhibitionsmuster |
| **PRI, PRM** | primär respiratorischer Impuls bzw. Mechanismus |
| **Proc.** | Processus (im Plural Procc.) |
| **PRYT** | Pitch, Roll, Yaw und Tilt |
| **PSI** | Parodontal-Screening-Index |
| **PSP** | Progressive supranukleäre (Blick-)Parese |
| **PSR** | Patellarsehnenreflex |
| **PUFA** | mehrfach ungesättigte Fettsäuren (poly-unsaturated fatty acids) |
| **PVDF** | Polyvinylidenfluorid |
| **R., Rr.** | Ramus, Rami |
| **re.** | rechtsseitig |
| **REM** | Rapid Eye Movement (Schlafphase) |
| **RESET** | Rafferty Energy System of Easing the Temporomandibular Joint |
| **RI** | reziproke Inhibition |
| **riFLM** | rostraler Ncl. interstitialis des Fasciculus longitudinalis medialis |
| **RMAPI** | repetitive muscle activation, patient-induced |
| **ROM** | Range of Motion (Bewegungsumfang) |

| | |
|---|---|
| **RPR** | Radiusperiostreflex |
| **RSL** | Ruhe-Schwebelage |
| **SBS** | sphenobasiläre Synchondrose |
| **SC-Gelenk** | Sternoklavikulargelenk |
| **SCM** | M. sternocleidomastoideus |
| **SEP** | somatisch evozierte Potenziale (bzw. SSEP = somatosensorisch evozierte Potenziale) |
| **SIAS** | Spina iliaca anterior superior |
| **SIDS** | Sudden Infant Death Syndrome (plötzlicher Kindstod) |
| **SIG** | Sakroiliakalgelenk |
| **SIPS** | Spina iliaca posterior superior |
| **SMP** | Summenmembranpotenzial |
| **SMR** | Semimembranosus-Sehnenreflex |
| **SOD** | Superoxiddismutase |
| **SOT** | Sakrookzipital-Technik |
| **STL** | Surface Tesselation Language |
| **TFL** | M. tensor fasciae latae |
| **TL** | Therapielokalisation |
| **TLR** | tonischer Labyrinth-Reflex (persistierender: p-TLR) |
| **TLÜ** | thorakolumbaler Übergang |
| **TMG** | Temporomandibulargelenk (engl. TMJ) |
| **TND** | transneurale Degeneration |
| **TNF** | Tumornekrosefaktor |
| **TNR** | tonischer Nackenreflex |
| **TPR** | Tibialis-posterior-Reflex |
| **TS-Linie** | Temporosphenoidallinie |
| **UK** | Unterkiefer |
| **ULTT** | Upper Limb Tension Test |
| **V. a.** | Verdacht auf |
| **VAS** | visuelle Analogskala (Schmerzen) |
| **VOR** | vestibulo-okulärer Reflex |
| **V., Vv.** | Vena, Venae |
| **WHO** | World Health Organization |
| **Z. n.** | Zustand nach |
| **ZNS** | zentrales Nervensystem |

# Adresse

Dr. med. Hans Garten
Nederlinger Str. 35
80638 München

# Abbildungsnachweis

Die Zeichnungen wurden erstellt von Frau Dr. Katja Dalkowski, Herr Stefan Dangl und von Dr. med. Hans Garten.

Alle Abbildungen in Kapitel 4 stammen von Dr. Andreas Dmoch, sofern nicht gesondert gekennzeichnet. Die Fotografien wurden von Bodo Mertoglu, Ralf Kruse und Dr. Hans Garten angefertigt.

Alle weiteren hier nicht aufgeführten Abbildungen (Röntgen/MRTs) stammen von Dr. Garten.

# Vorwort

„Applied Kinesiology – Funktionelle Myodiagnostik in Osteopathie und Chirotherapie", so ist der Titel dieses Buches, der sich während zwölf Jahren Arbeit entwickelt hat. Der von den österreichischen Kollegen geprägte Begriff der „funktionellen Myodiagnostik" charakterisiert das Wesen der Applied Kinesiology (AK) deutlich besser als der von Goodheart, dem Schöpfer der Methode selbst geprägten Begriff. Man kann – ohne vermessen zu sein – so weit gehen, zu sagen, dass Applied Kinesiology die funktionell neurologisch bestimmte Manuelle Medizin ist, die sich in ihrer Diagnostik auf mehr als die Prüfung des Bewegungsumfangs, die Palpation und die Schmerzprovokation stützt, nämlich auf eine neurologische Funktionsprüfung. Diese erfolgt vor, während und nach einer therapeutischen Intervention als Kontrolle.

Funktionelle Medizin (so auch die Osteopathie) hat den Anspruch, letztendlich neurologische Dysfunktionen zu behandeln wie schmerzhafte Zustände im Bewegungssystem und den Viszera, Kopfschmerzen, Schwindel, okulomotorische Störungen. Daher muss der ausübende Therapeut auch in der Lage sein, die neurologische Dysfunktion exakt zu definieren, um den adäquaten Therapieansatz zu wählen und die Therapieergebnisse möglichst objektiv zu überprüfen. Dazu gehören neben den traditionellen manualmedizinischen Untersuchungstechniken eben auch eine muskuläre Funktionsprüfung und eine neurologische Basisuntersuchung. „Der Mensch ist ein rezeptorgesteuertes Wesen" (Allen 1995) und muskuloskelettale Medizin lässt sich nicht wirklich adäquat ohne muskuläre Funktionsprüfung ausüben, denn die Entscheidung über normale und abweichende Funktion lässt sich logischerweise nicht durch Palpation des muskulären Tonus, Dehnungsprüfung und Messung der Winkelgrade der Gelenkbewegung treffen. Dieser Denkansatz geht bereits auf Lovett (Lovett und Martin 1916) und viel später Kendall (Kendall und Kendall 1952) zurück und wurde von Goodheart ab 1964 (Goodheart 1964) weiterentwickelt. Konsequenterweise werden in diesem Buch neben der neurologischen Basisdiagnostik die klinischen Essenzen sowohl der Neuroophthalmologie als auch der Schwindeldiagnostik mit ihren jeweiligen therapeutischen Aspekten so verständlich beschrieben, dass sie die Aura komplizierten Spezialistenwissens verlieren.

Dieses Buch ist die Synthese aus mehr als 50 Jahren Entwicklung der AK und die Integration der manualmedizinischen Hauptströmungen unter dem Dach rationaler neurologisch geprägter Funktionsdiagnostik.

Es beschreibt aber nicht nur fundierte funktionelle Diagnostik sondern auch unschätzbare neue Behandlungsstrategien und -protokolle, welche Therapieerfolge ermöglichen, die mit den bisher publizierten und gelehrten Techniken der Osteopathie und der Chirotherapie kaum vorstellbar sind. Die Auswirkungen von neurologischen Störgrößen wie Störfeldern bzw. Injury-Regionen sowie metabolischen Stressoren auf das Bewegungssystems werden mit AK nicht nur extrem einfach diagnostizierbar sondern auch wirksam und nachhaltig behandelbar. Die manuellen Techniken berücksichtigen modernste Aspekte neurologischer Rehabilitation.

Dieses Lehrbuch vermittelt dem Neuling eine vollständige manualmedizinische Ausbildung zur Therapie des Bewegungssystems, des kraniosakralen Systems und der Viszera unter Verwendung funktioneller Myodiagnostik der AK. Diejenigen, die bereits über eine Expertise in einem (oder mehreren) der manualtherapeutischen Bereiche verfügen, werden neue Aspekte kennen lernen.

Das ursprüngliche Konzept des „programmierten Lehrbuches" wurde durchaus beibehalten und die entsprechenden Therapiemöglichkeiten der Applied Kinesiology nach Regionen zusammengefasst:

Wirbelsäulenstörungen, kranioiliosakrokokzygeale Störungen inklusive kraniomandibulärer Dysfunktion und persistierenden primitiven Reflexen, viszerale Störungen und Extremitätenstörungen inklusive peripherer Engpässe. Die Umsetzung der notwendigen zahnärztlichen Korrekturen bei kraniomandibulärer Dysfunktion wird am entsprechenden Platz nach den manuellen Techniken beschrieben.

Das Kapitel 7 fasst die Essenzen neurologischer Diagnostik und neurologischer Rehabilitation zusammen und beschreibt einmal mehr Strategien bei der Behandlung von Erkrankungen wie Kopfschmerzen und Schwindel.

Während der zwölf Jahre der Entstehung dieses Buches wurde ich immer wieder gefragt, wann denn nun der im ersten Band dieser Reihe angekündigte zweite endlich fertig sei. Die Bemühungen, den im Vorwort des ersten Bandes erwähnten „100sten Affen", ab dem die Methode zum Selbstläufer wird, mittels Kurstätigkeit und Vereinsarbeit zu erreichen, hat die Vollendung des vorliegenden Bandes immer wieder unüberschaubar verzögert.

Es sind aber auch viele Jahre Erfahrungen sowohl therapeutischer als auch didaktischer Art hinzugekommen, von denen Sie nunmehr als Leser profitieren. Diese Erfahrungen wurden möglich durch meine Patienten, meine Schüler und vor allem durch die Kreativität und Schaffenskraft meiner Kollegen in Deutschland und in der internationalen Gemeinschaft der AK, von denen ich lernen durfte.

Ich danke im Speziellen meinen Kollegen Joe Shafer, Martin Brunck und Dieter Becker für ihren kreativen Input und auch dafür, dass ich manches in Frage stellen durfte, was ich im Nachhinein letztlich als eine wichtige Neuerung in diesem Buch aufnehmen konnte. Ich danke Christoph Balk, dass er mich immer einmal wieder daran erinnert hat, dass das Buch für Sie, lieber Leser, geschrieben ist. Damit hat er mir geholfen, den Fokus zu halten. Ich danke noch einmal ausdrücklich meinen Patienten, die mir die Gelegenheit gaben, unendlich viel zu lernen aus Erfolg und Misserfolg.

Ganz besonders aber danke ich meinen Ko-Autoren Andreas Dmoch und Hartmut Fuchs, ohne deren Arbeit die entsprechenden Kapitel nicht möglich gewesen wären oder ihre Realisierung zumindest noch länger gedauert hätte.

Ich danke dem Verlag in Person von Frau Sichling und Herrn Schweizer, die dafür gekämpft haben, dass das Projekt überhaupt realisiert werden konnte, indem ich einen guten Teil der grafischen Arbeit selbst übernehmen durfte, da der betriebene illustrative Aufwand den üblichen ökonomischen Rahmen zu sprengen drohte. Davon unberührt gilt ein wesentlicher Dank den beiden Zeichnern, Frau Dalkowski und Herrn Dangl, die geduldig meine Änderungswünsche realisierten. Noch mehr gegenseitige Geduld war für die Lektoratsarbeit notwendig und ich danke Frau Rempe und Frau Dobler für ihre bemerkenswerte Akribie. Meine Models, allen voran Tatiana Velásquez und Sarah Schwarz sowie Charlie Wegener waren passioniert und geduldig bei der Arbeit, sodass wir die vielen gemeinsamen Tage nicht nur hochkonzentriert sondern auch mit Spaß verbringen konnten, woran auch Bodo Mertoglu, der Fotograf, mit seiner endlosen Geduld, Ruhe und Kompetenz maßgeblichen Anteil hatte. Ich danke der Firma Frei-AG, dass sie mir ihre phantastische Liege „Arcus" großzügig für die Aufnahmen zur Verfügung gestellt hat.

All der Wahnsinn, der mit der Realisierung dieses Buches zusammenhing, tausende Stunden am Computer – auch am Strand oder in der Skihütte – hat mich Gott sei Dank nicht meine Ehe gekostet. Darüber bin ich sehr glücklich und ich danke meiner Frau Anete für ihre Unterstützung, indem sie mich „machen ließ", und freue mich mit ihr auf einen neuen Lebensabschnitt.

Hans Garten
München, im Frühjahr 2016

Allen, M. (1995). The Neurology of Spinal Erection. 23232 Peralta Dr. STE 205, Laguna Hill, CA 92652–1437, privately published.
Goodheart, G. J. (1964). Applied Kinesiology. 20567 Mack Ave., Grosspoint, MI, 48236–1655, USA, privatly published.
Kendall, H. O. and F. P. Kendall (1952). Functional Muscle Testing. Physical Medicine and General Practice, Chapt. XII. New York, Paul B. Hoeber.
Lovett, R. W. and E. G. Martin (1916). "Certain aspects of infantile paralysis with a description of a method of muscle testing." Jama 66(10).

# Hinweise zur Benutzung des Buches

Sehr geehrter Leser,
der Autor und der Verlag haben erhebliche Mühe darauf verwendet, dieses Lehrbuch benutzerfreundlich zu gestalten. Das Thema ist komplex und das Buch ist im Sinne eines „programmierten Lehrbuches" gestaltet. Zahlreiche Querverweise (wo immer diese angebracht erscheinen) dienen dem leichten Auffinden eines Kapitels oder Abschnitts, auf den anderswo Bezug genommen wird, um Ihnen den Umweg über das Inhaltsverzeichnis zu ersparen.

Eine Vielzahl an Flussdiagrammen dient der schnellen Übersicht beim Nachschlagen. Die Ziffern der Flussdiagramme (in Rot gedruckt) werden im Text in derselben Farbe dort wieder aufgenommen, wo der entsprechende Untersuchungs- oder Behandlungsschritt ausführlicher erklärt wird. Das ist hilfreich, wenn Sie biem Arbeiten mit den Flussdiagrammen an der einen oder anderen Stelle eine ausführliche Erläuterung wünschen.

Wir wünschen Ihnen viel Spaß bei der Benutzung dieses Buches und viel Erfolg bei der Arbeit damit.

Hans Garten
München, im Frühjahr 2016

# Inhaltsverzeichnis

KAPITEL

# 1 Die Schlüssel-Dysfunktion („Key Lesion")

Hans Garten

## 1.1 Einführung

*„Der Mensch ist ein Rezeptor-gesteuertes Wesen"* (Allen 1995). Dieser Kernsatz stellt den Schlüssel zur optimalen Behandlung von Haltungsproblemen, Koordinationsproblemen und allen chronisch rezidivierenden Störungen des Bewegungssystems dar.

Es mag Sie als Leser erstaunen, dass dieses komplexe Thema am Anfang eines Lehrbuchs steht, in dem Schritt für Schritt – von den einfacheren zu den komplexeren Aspekten – die manualmedizinische Behandlung des Menschen mit Applied Kinesiology beschrieben wird.

Der Grund ist einfach: Bei einer Untersuchung und Behandlung mit Applied Kinesiology (AK) gilt es möglichst effiziente Strategien anzuwenden, um den Kern der Störung, die „Key Lesion", zu erfassen und damit Rezidive vermeiden zu helfen.

Bei der Behandlung lokalisierter Beschwerden (wie Kreuz-, Nacken-, Schulterschmerzen etc.) werden nach einer statischen Haltungs- und einer Bewegungsanalyse (Gang, Bewegungsumfang) mit den Techniken der AK immer die der Symptomregion zugeordneten Muskeln in ihrer Funktion getestet: Eine gestörte Gelenkfunktion hat, wenn es sich nicht um Traumata oder Entzündungen handelt, ihre Ursache in einer gestörten Muskelfunktion.

Muskelfunktion ist wörtlich zu nehmen, denn der manuelle Muskeltest ist die einzige neurologische (neuromuskuläre) *Funktionsprüfung,* die der Medizin bis heute zur Verfügung steht. Der manuelle Muskeltest kann weder durch eine Palpation noch durch eine Dehnungsprüfung ersetzt werden, mit denen sich der Muskeltonus in subjektiver Annäherung bestimmen lässt.

Dieses Einführungskapitel befasst sich mit der differenzialdiagnostischen Frage: „Kann ich die manuelle Therapie nach segmentalen Gesichtspunkten durchführen oder muss ich vorab übergeordnete Störfelder und alte Verletzungsmuster, d. h. sensomotorische Fehlprogramme des jeweiligen Patienten behandeln?" Ohne Letzteres wird keine vollständige und nachhaltige Korrektur, möglicherweise nicht einmal die segmentale Korrektur einer vertebralen oder einer Sakroiliakalgelenkdysfunktion gelingen.

In diesem Kapitel geht es also vor allem um die Aufdeckung von Dysfunktionen des Achsenorgans bzw. des Rumpfes, die nicht auf ein Segment (z. B. vertebrale Dysfunktion), auf benachbarte Segmente (z. B. vertebrale Fixation) oder auf Lovett-Beziehungen (z. B. zwischen Okziput und Sakrum) beschränkt sind.

Solche Dysfunktionen verursachen dreidimensionale, d. h. räumliche Veränderungen innerhalb des Bewegungssystems. Diese Zustände sind als komplexe „Duraspannung", um den osteopathischen Begriff zu verwenden, oder eben als Fehlspannung im myofaszialen Streckersystem bzw. in den Muskelfunktionsketten („Anatomy Trains") nach Myers (2004) zu beschreiben.

Manualmedizinische Korrekturen dieser Störungen sind technisch sehr einfach und passen daher unter diesem Gesichtspunkt auch in das einleitende Kapitel eines manualmedizinischen Lehrbuchs.

Bereits im Band „Applied Kinesiology" (Garten 2012, Kap. 10.4) wurde die Behandlung von Muskeldysfunktionsketten allgemein beschrieben. Dieselbe Strategie wird angewendet, wenn Muskeln bei einer symptombezogenen Untersuchung oder einem manuellen Muskeltest (nach Haltungsanalyse) eine Dysfunktion aufweisen.

### 1.1.1 Störungsmuster

Dabei sollte man nicht einfach Muskel für Muskel „abarbeiten", sondern nach Prioritäten vorgehen. Das heißt, zuerst müssen die übergeordneten Störungsmuster und erst danach die segmentalen behandelt werden.

Übergeordnete Störungsmuster sind:

1. Störfelder und Injury-Regionen (➤ Kap. 1.2) mit unvorhersehbarer Wirkung auf neuromuskulärer Ebene. Sie verursachen meist Hyporeaktionen, können jedoch auch eine (generalisierte) Hyperreaktion auslösen. Die autogene Fazilitation (➤ Kap. 1.2.4) der hyporeaktiven Muskeln ist negativ. Bei einer generalisierten Hyperreaktion führt die Therapielokalisation oder ein Kneifen des Störfelds zum Superchallenge (Wechsel von Hyper- zu Hyporeaktion). Hier ist eine Injury-Recall-Technik oder eine andere Störfeldtherapie notwendig.
2. Herde (entzündliche Veränderungen mit Fernwirkung, die neuromuskulär oder humoral vermittelt die Muskelfunktion beeinflussen; ➤ Kap. 1.2). Sie können Hypo- und Hyperreaktionen verursachen, wobei die autogene Fazilitation bei einer Hyporeaktion negativ ist. Hier ist häufig eine chirurgische Herdsanierung notwendig (➤ Kap. 7.15.2).
3. Chemisch-metabolische Störungen (vgl. Garten 2012, Kap. 6; Garten und Weiss 2007). Durch Veränderungen auf humoraler Ebene (vermittelt durch Mediatoren, d. h. Botenstoffe, Hormone) können sowohl Hyper- als auch Hyporeaktionen verursacht werden. Bei chemisch verursachten Hyporeaktionen ohne Störfeldeinfluss kann die autogene Fazilitation positiv sein, wennn das Segment neuromuskulär intakt ist. Wenn sich bei negativer autogener Fazilitation durch Reiben

1

kein ursächliches Störfeld für die Hyporeaktion finden lässt, sind metabolische Challenges (vgl. Garten 2012, Kap. 6) durchzuführen.

4. Dysbalancen des ZNS, insbesondere zerebrale wie das pseudopyramidale Inhibitionsmuster (PPIM, ➤ Kap. 7.11.2) und zerebellare Dysfunktionen. Die autogene Fazilitation ist hier in der Regel negativ. Die Therapie erfolgt nach funktionell neurologischen Gesichtspunkten (➤ Kap. 7) und kann segmentale manualtherapeutische Maßnahmen beinhalten.
5. Emotionale Stressoren. Sie können zu generalisierten Hyperreaktionen oder zu Hyporeaktionen führen. Die autogene Fazilitation ist bei Letzteren negativ. Ohne eine psychotherapeutische oder eine energetische, AK-gestützte Psychotherapie werden sich keine dauerhaften Therapieerfolge erzielen lassen.

Bei allen fünf Kategorien kann man von „Schlüsselläsionen" sprechen, weil sie segmentübergreifend wirksam sind.

## Fallbeispiel 1 und 2

### Schulterschmerzen

Am Beispiel von Schulterschmerzen lässt sich recht gut illustrieren, was eine „Schlüsselläsion" ist.

#### Patient A

Beschwerdebild: Abduktionsschmerz der Schulter, Okklusionsstörung und Beckenschiefstand. Die Mechanik der „Schultersegmente" (untere Hals- [HWS], obere Brustwirbelsäule [BWS]) wird durch diese Störungen ebenso verändert wie möglicherweise die Mechanik des subakromialen Raumes durch eine Torsion im Schultergürtelbereich.
Deltoideus und Infraspinatus sowie der M. subclavius sind hyporeaktiv, aber autogen fazilitierbar.
Durch Reiben über C5/C6 sowie Reiben über dem Kiefergelenk und dem Sakroiliakalgelenk (SIG) werden die Muskeln temporär gestärkt, d. h. hier bestehen ursächliche Zusammenhänge, die einer vorhersehbaren Verkettung gehorchen. Sämtliche Dysfunktionen werden korrigiert (➤ Kap. 3.4). Da Kauen jedoch sowohl zu einem Rezidiv der Becken- als auch der Schultermuskeldysfunktion führt, ist die Okklusionsstörung die „segmentale" Schlüsselläsion.

#### Patient B

Dasselbe Beschwerdebild. Deltoideus und Infraspinatus sind jedoch nicht autogen fazilitierbar. Durch Reiben einer vorhandenen Sprunggelenknarbe (Z. n. Fraktur) werden die Muskeln temporär gestärkt. Obwohl eine Injury-Recall-Technik an der Narbe in drei Stufen (➤ Kap. 1.2.5) noch keine Normalisierung der Muskeln bewirkt, werden sie autogen fazilitierbar. Nach Korrektur der „7 Faktoren des viszerosomatischen Systems", der Kaumuskulatur und des Beckens sowie einer Kalkaneus-Dysfunktion bleiben die Schultermuskeln stark, auch Gehen und Kauen führen nicht mehr zum Rezidivieren der Beckendysfunktion und des okklusalen Stresses.

In diesem Fall beruht das Injury-Muster auf der Sprunggelenkverletzung, die eine neuroplastische Fehlprogrammierung und damit eine neuromuskuläre Fehlfunktion ausgelöst hat. Sie ist die Schlüsselläsion. Hier reicht es nicht, lediglich die Kalkaneus-Läsion zu korrigieren, sondern es bedarf der Injury-Recall-Technik, um die sensorische Fehlprogrammierung zu beseitigen.

Bei der AK-Untersuchung (Übersicht über die grundsätzliche Strategie ➤ Abb. 1.1) wird von den Testergebnissen der Muskeln ausgegangen, die jeweils der Symptomregion und der Haltungsabweichung zugeordnet sind. Die Bedeutung der Muskeltestreaktionen sowie das weitere Vorgehen werden im Folgenden detailliert beschrieben.

## 1.1.2 Muskeldysreaktionen

Aus dem oben Gesagten ergeben sich die folgenden Konsequenzen für den Weg von der Diagnose zur Therapie: Bei jedwedem Problem im Bewegungssystem sollte grundsätzlich eine statische Haltungs- und eine dynamische (Gangmuster-)Analyse durchgeführt werden. Daran schließt sich die orthopädische Funktionsprüfung der Sakroiliakalgelenke, der Wirbelsäule und der peripheren Gelenke an, bei der palpatorische Befunde und der Bewegungsumfang (ROM, Range of Motion) erhoben werden.

Danach wird nach muskulären Hyporeaktionen gesucht, die aufgrund der Haltungsanalyse und der Symptomatik zu erwarten sind (Beispiele für Muskelbefunde und deren posturale Zeichen siehe Garten 2012, Kap. 8.5).

### ❶ Suche nach verdeckten Muskelschwächen mittels BID

Die Praxis zeigt, dass die vorgefundenen Muskelinhibitionen keineswegs immer eine Entsprechung in der Haltung haben, d. h. eine hohe Schulter geht nicht unbedingt mit einem hyporeaktiven M. latissimus dorsi auf dieser Seite einher. In der Geschichte der Applied Kinesiology wurde in solchen Fällen von „Switching" im Sinne einer „funktionellen neurologischen Dysorganisation" gesprochen (Garten 2012, Kap. 5). Um es präziser auszudrücken: Hierbei ist ein neurologisches posturales Programm aktiv, das die zu erwartende Dysfunktion überdeckt. Solche posturalen Fehlprogramme werden unter anderem durch Störfelder und Injury-Regionen verursacht (➤ Kap. 1.2).

Es gibt jedoch auch adaptiv entstandene Haltungsmuster, bei denen die Patienten keine Muskeldysreaktionen aufweisen. Zu diesen tragen die oben aufgeführten posturalen Einflüsse mit bei. Auf der Suche nach der Dysfunktion gilt es in solchen Fällen, Patienten aus dem habituellen Haltungsmuster herauszuholen und sie in der korrigierten Position zu testen, damit sich der sensomotorische Stress darstellt.

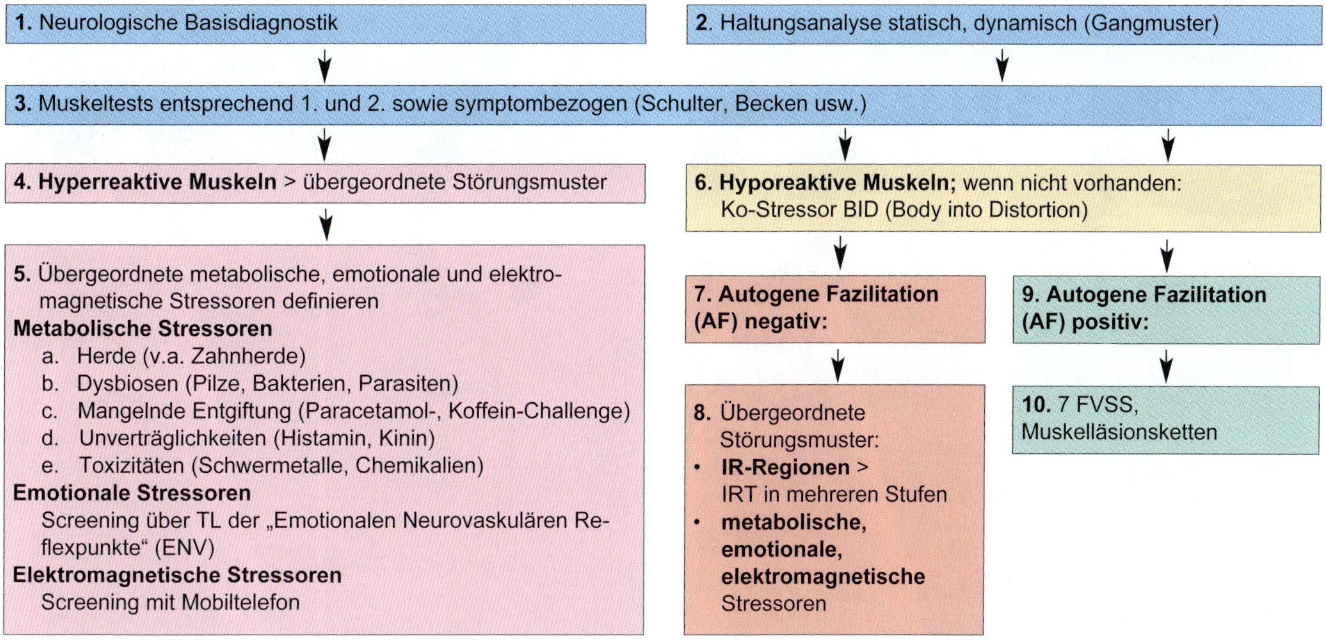


**Abb. 1.1** Grundsätzliche Strategie einer differenzialdiagnostischen AK-Untersuchung zum Aufdecken übergeordneter neuromuskulärer und metabolischer Störungsmuster

**Beispiele**

Steht der Patient habituell in einer Rechtstorsion, also mit dem rechten Fuß vorn, wird sich ein hyporeaktiver Muskel u. U. erst zeigen, wenn er aus dieser Rechtstorsion heraus zur Neutralstellung oder in eine Linkstorsion gebracht wird. Hyporeaktive Muskeln lassen sich als diagnostische „Eintrittspforte" bei der Suche nach dem entscheidenden Störfeld nutzen, indem man ihre autogene Fazilitation (➤ Kap. 1.2.3) prüft.

Beschränken Sie sich dabei der Klarheit halber auf Positionierungen des Achsenorgans in axialer Torsion, Seitneigung, Flexion und Extension. Dies kann im Stehen oder im Liegen erfolgen. Während Schmitt (1996) den Begriff „Centering the Spine" (CSP) dafür verwendet, könnte man es mit Goodheart auch als „Body into Distortion" (BID) bezeichnen. In der osteopathischen Nomenklatur würde man von „Duraspannung" sprechen. Nicht selten tritt in diesen Positionen eine generalisierte Hyporeaktion zutage.

Nicht selten tritt eine Muskelinhibition, die bei der Dysfunktion eines Gelenks (SIG, Schulter o. Ä.) zu erwarten wäre, erst bei einer Positionierung in habitueller Belastungssituation auf, wie z. B. die HWS- oder Schulterdysfunktion eines Zahnarztes, dessen vorgebeugte und linksrotierte Oberkörperstellung seiner üblichen Arbeitshaltung entspricht. Das ist nach dem ursprünglichen Konzept von Goodheart mit „Body into Distortion" (Goodheart 1986, 1987) gemeint.

## ❷ Anatomy Trains, myofasziale Meridiane

Das von T. W. Myers entwickelte Konzept hat sich in der Faszienforschung, der Osteopathie und in anderen Bereichen der Manuellen Medizin etabliert. Für jede der fünf oberflächlichen „Linien", sog. Muskelmeridiane oder Muskelfunktionsketten, ist eine posturale und eine Bewegungsfunktion beschrieben (Myers 2009). Damit hat Myers diese Muskelfunktionsketten umfassender konzipiert als andere Autoren, die Bezüge zu den Akupunktur-Leitbahnen herstellten. Sein Konzept wird hier in äußerst verkürzter Form wiedergegeben, da es für die Arbeit mit der Injury-Recall-Technik notwendig ist.

Der entscheidende Aspekt ist das Konzept der „Tensegrity", einem von Fuller geprägten Begriff (Fuller 1975, zit. in Myers 2009): *Tensegrity* lässt sich als ein Prinzip struktureller Beziehungen innerhalb eines Systems beschreiben, bei dem geschlossene, vollständig zusammenhängende Spannungsbeziehungen die Form der Struktur garantieren, sodass sie nicht ausschließlich durch lokale Kompression ihrer Einzelkomponenten gekennzeichnet ist.

Tensegrity-Strukturen sind nach Fuller durch kontinuierliche Spannung und lokalisierte Kompression gekennzeichnet. Die Wirbelsäule besteht aus relativ harten, wenn auch elastisch verformbaren und durch entsprechend ansetzende Kräfte umbaubaren Strukturen und wird ähnlich wie eine Säule, die aus einzelnen aufeinandergesetzten Steinen aufgebaut ist, durch Kompression zusammen- bzw. aufrechtgehalten. Als bewegliche Struktur braucht sie aber eine Verstrebung durch gespannte Muskeln und Faszien. Dieses System kombiniert feste Strukturen, die ihr durch Kompression Stabilität verleihen, mit „Vertäuungen" oder „Seilen", die sie stabilisieren, indem sie Spannung aufnehmen, vergleichbar mit einer Hängebrücke, wohingegen eine Steinbrücke ausschließlich durch Kompression ihre Stabilität erhält.

Die myofaszialen Spannungslinien sind für die posturale Integrität verantwortlich und führen zu Adaptionen der Bewegungen des Körpers. Das erklärt, weshalb Fehlspannungen in diesem komplexen System zu Haltungsabweichungen und Störungen von Bewegungsprogrammen führen müssen.

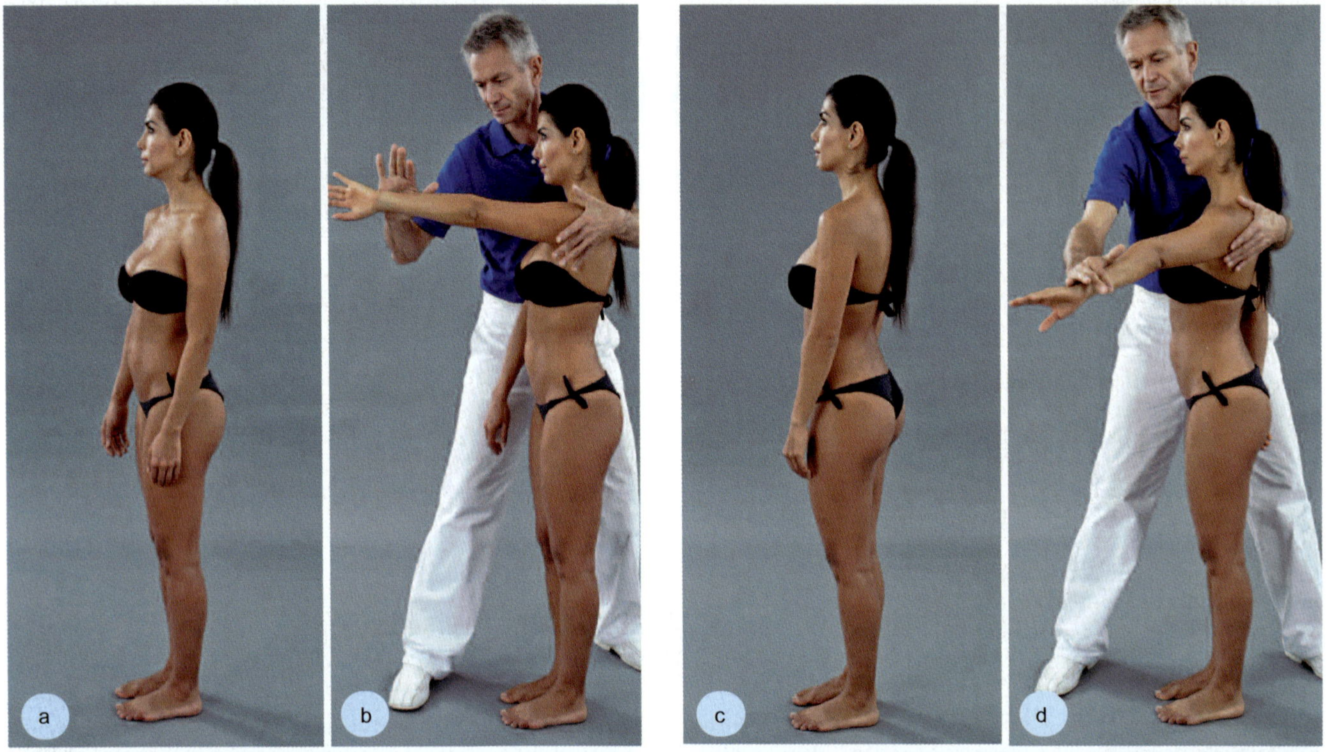


a. Ausgangsposition ist eine Linkstorsion mit posturalen Zeichen einer Latissimus-Hyporeaktion re.
b. Der Test ergibt Normoreaktion des Latissimus re. (Extensor) sowie des kontralateralen Pectoralis major clavicularis (PMC, Flexor), obwohl zu erwarten wäre, dass sie in dieser Linkstorsionsstellung hyporeaktiv sind.

c. Das Model wird bewusst in eine Rechtstorsionsposition gebracht, um dadurch eine myofasziale Spannung – oder wenn man so will: Duraspannung zu verursachen.
d. Der Latissimus rechts ist im Test nunmehr hyporeaktiv, ebenso wie der PMC links und potenziell viele weitere Muskeln.

**Abb. 1.2** Axiale Linkstorsion. Bei forcierter Rechtstorsion zeigen sich Muskelinhibitionen, die nicht diesem Schrittmuster entsprechen (➤ Kap. 1.3; vgl. Garten 2012, Abb. 2.14), oder generalisierte Hyporeaktionen. Hier sind Seitneigungs-, Flexions- und Extensionsmuster relevant, die als Ausgangs-Challenge für Inhibitionsmuster verwendet werden sollten.

Das eigentlich aktive Korrelat des osteopathischen Konzepts von „Duraspannung" dürften die verschiedenen Fehlspannungsmuster in den myofaszialen Leitbahnen sein.

## Oberflächliche Rückenlinie

Die oberflächliche myofasziale Rücken-Leitbahn verbindet und schützt die gesamte posteriore Oberfläche des Körpers. Bei Kniebeugung lassen sich funktionell zwei Teile unterscheiden: Der obere reicht von den Augenbrauen bis zur Kniekehle, der untere von der Kniekehle bis zu den Zehen. Bei gestreckten Knien bildet sie eine durchgängige, kontinuierliche Leitbahn.

Neben der Galea aponeurotica und der epikranialen Faszie besteht sie aus dem Erector spinae und der lumbosakralen Faszie, dem Lig. sacrotuberale, der ischiokruralen Muskulatur („Hamstrings"), den Mm. gastrocnemii, den Achillessehnen und der Plantarfaszie.

Diese Kette entspricht am ehesten der Blasen-Leitbahn oder der Außerordentlichen Leitbahn des Du Mai (Lenkergefäß), die wiederum mit dem Yang Qiao Mai gepaart ist. So bietet es sich an, für diese Kette an die Einschaltpunkte Dü3 (Du Mai) und Bl62 (Yang Qiao Mai) zu denken (Academy of TCM 1980), bei denen es sich um eine übliche Kombination für Wirbelsäule und Rücken handelt (zu den von Myers beschriebenen knöchernen „Ankerpunkten" ➤ Abb. 1.3).

## Oberflächliche Frontlinie

Die oberflächliche myofasziale Front-Leitbahn verbindet die gesamte anteriore Körperoberfläche vom Schädel bis zum Becken und vom Becken bis zu den Füßen. Bei Hüftstreckung bilden die beiden Teile eine Einheit.

Sie besteht aus der Faszie des Skalps, den Mm. sternocleidomastoidei, der chondrosternalen Faszie, den Pektoralmuskeln, den Mm. rectus abdominis und quadriceps femoris, den Suprapatellarsehnen, den langen und kurzen Strecksehnen, den Mm. tibiales anteriores und dem anterioren kruralen Kompartiment (➤ Abb. 1.4 zu den knöchernen „Ankerpunkten", dort gelb gezeichnet).

Diese Kette entspricht am ehesten der Magen-Leitbahn, am wirksamsten ist der distale Punkt Ma41.

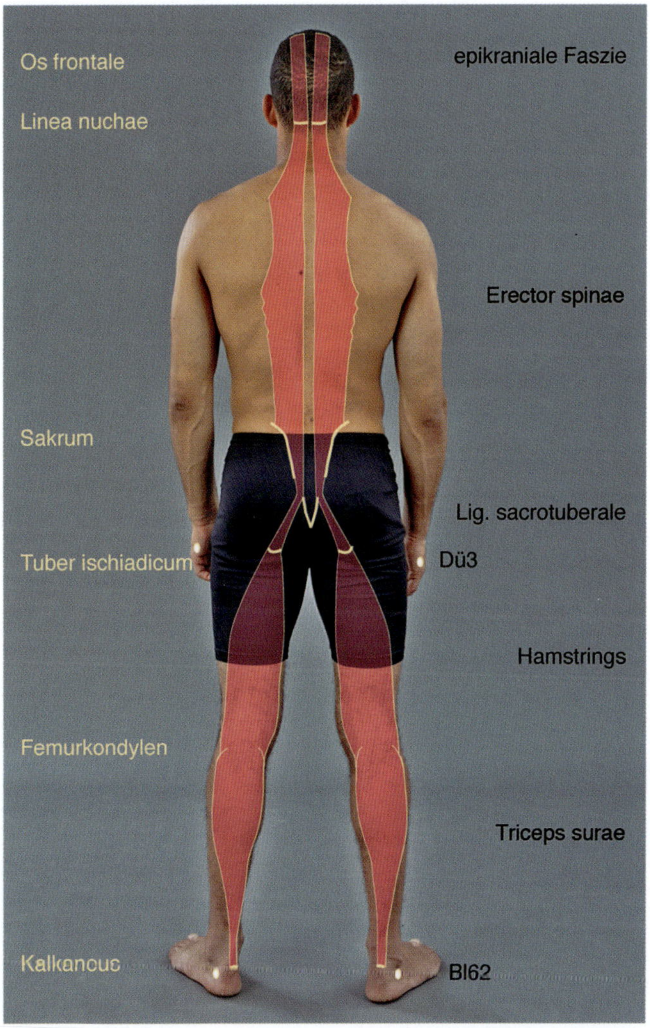


**Abb. 1.3** Oberflächliche myofasziale Rücken-Leitbahn (nach Myers 2009)

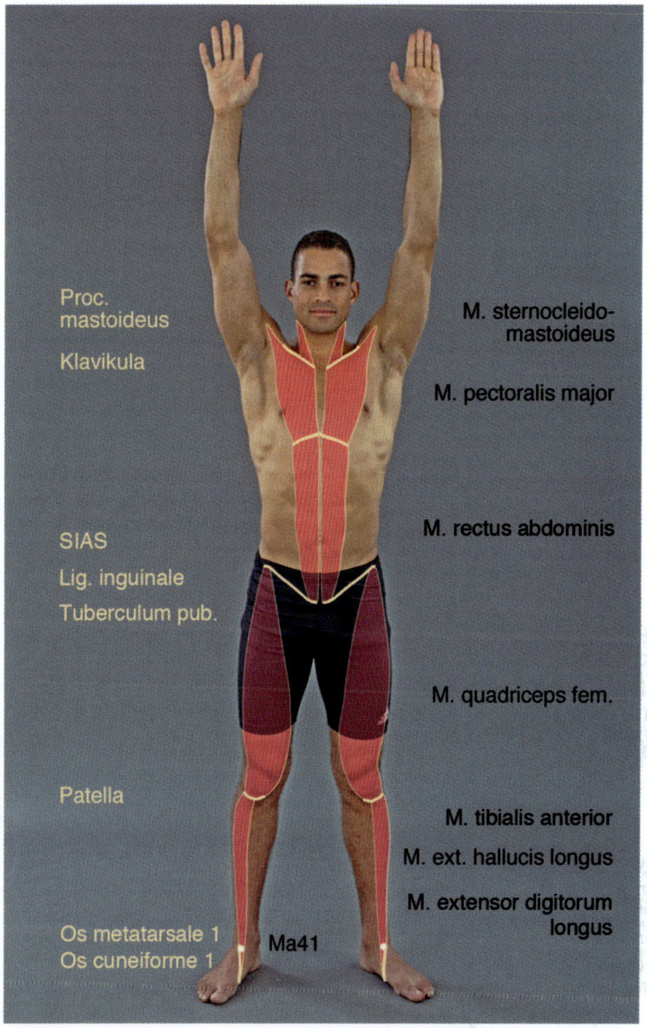


**Abb. 1.4** Oberflächliche myofasziale Front-Leitbahn (nach Myers 2009)

## Seitenlinie

Die laterale myofasziale Leitbahn zieht vom Mastoid unter der Schulter hindurch in einer schnürsenkelartig gekreuzten Form über den lateralen Rumpf, den lateralen Aspekt des Ober- und Unterschenkels und den Außenknöchel zum Zentrum des medialen und lateralen Fußgewölbes.

Sie besteht aus den Mm. splenii capitis und Mm. sternocleidomastoidei, den Mm. intercostales interni und externi, den lateralen Mm. obliqui abdominis, den Mm. glutei maximi und tensores fasciae latae sowie den Tractus iliotibiales, dem anterioren Lig. capitis fibulae, den Mm. peronei und dem lateralen Unterschenkelkompartiment (➤ Abb. 1.5 zu den knöchernen „Ankerpunkten").

Die Kette entspricht am ehesten der Gallenblasen-Leitbahn bzw. der Außerordentlichen Leitbahn Yang Wei Mai (Academy of TCM 1980). Der Einschaltpunkt 3E5 bildet zusammen mit Gb41 (wirksamer Fernpunkt auf der Gallenblasen-Leitbahn, Einschaltpunkt des Dai Mai) eine häufig empfohlene Kombination.

## Spirallinie

Die Spirallinie windet sich in einer Doppelschleife um den Körper, vom Hinterhaupt zur gegenüberliegenden Schulter über die Rippen und über den Nabel zur gegenüberliegenden Hüfte. Von der Hüfte verläuft sie wie ein Sprungseil weiter am anterolateralen Oberschenkel und Schienbein entlang zum medialen Längsgewölbe des Fußes, dann zieht sie unter dem Fuß hindurch und am lateralen Bein entlang zum Ischium und über den M. erector spinae zurück zum Ursprung am Hinterhaupt.

Die muskulären Leitstrukturen sind M. splenius capitis und M. splenius cervicis, die Mm. rhomboidei, M. serratus anterior, M. obliquus ext. abdominis, Linea alba, Aponeurosis m. obliqui abdominis, M. obliquus int. abdominis, M. tensor fasciae latae, Tractus iliotibialis, M. tibialis ant., M. peroneus longus, M. biceps femoris, Lig. sacrotuberale, Fascia lumbosacralis und M. erector spinae.

Der Spirallinie (➤ Abb. 1.6) entsprechen die Akupunktur-Leitbahnen von Magen, Gallenblase und Blase sowie Yang Qiao Mai (Einschaltpunkt Bl62), Yang Wei Mai (Einschaltpunkt 3E5) und Dai Mai (Einschaltpunkt Gb41).

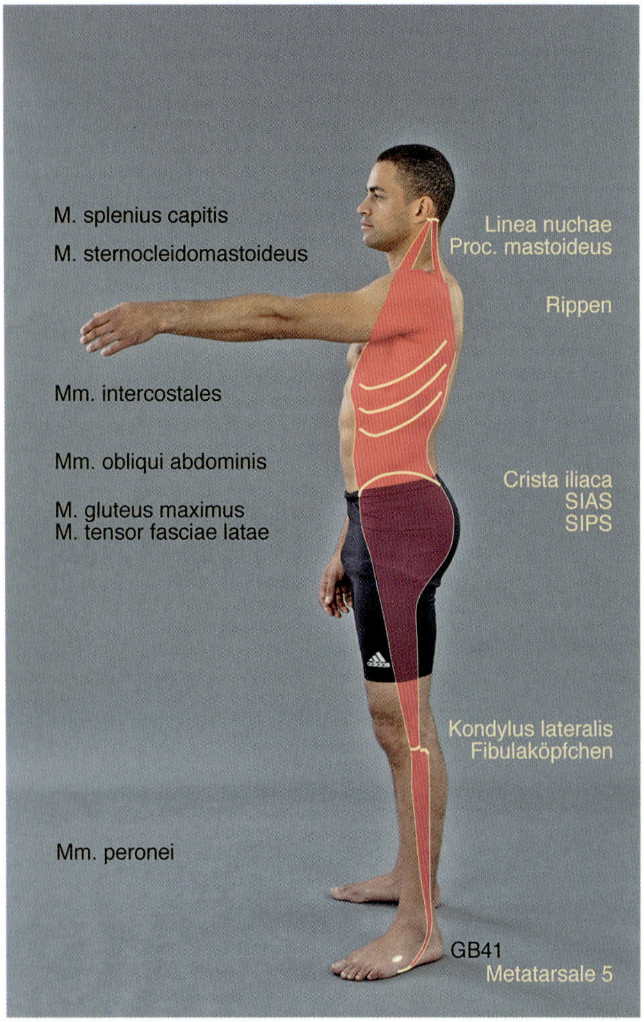


**Abb. 1.5** Laterale myofasziale Leitbahn (nach Myers 2009)

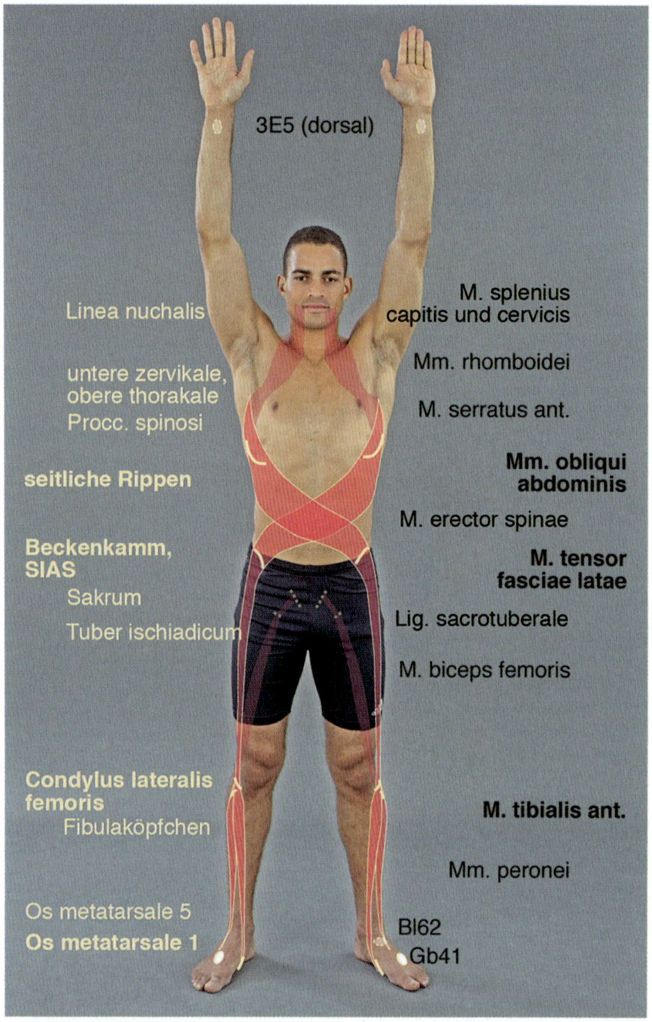


**Abb. 1.6** Die myofasziale Spirallinie (nach Myers 2009)

### Armlinien

Myers unterscheidet je eine oberflächliche und eine tiefe ventrale sowie eine oberflächliche und eine tiefe dorsale myofasziale Arm-Leitbahn (➤ Abb. 1.7 zum Verlauf und den zugehörigen Muskeln).

- Die ventrale oberflächliche Leitbahn entspricht am ehesten der Herz- bzw. Perikard-Leitbahn, die tiefe der Lungen-Leitbahn.
- Die dorsale oberflächliche Leitbahn entspricht am ehesten der Dreifach-Erwärmer-Leitbahn, die tiefe der Dünndarm-Leitbahn.

### Tiefe Frontlinie

Sie ist weniger eine Linie als ein dreidimensionales Gebilde. Vereinfacht dargestellt besteht sie aus den tiefen Halsmuskeln (Mm. scaleni) sowie der Hyoidalmuskulatur, den mediastinalen Faszien, dem Diaphragma, dem M. iliopsoas beidseits, den Adduktoren und den Mm. tibiales posteriores. Am ehesten entspricht sie den Außerordentlichen Leitbahnen Yin Qiao Mai (Einschaltpunkt Ni6) und Yin Wei Mai (Einschaltpunkt Mi4).

## ❸ Suche nach Dysfunktionsmustern mittels BIR

Das Persistieren primitiver Reflexe wird an anderer Stelle (➤ Kap. 3.5) abgehandelt.

Provokationspositionen (Body into Reflex-Position, BIR) können bei einem persistierenden Moro-Reflex (p-Moro, ➤ Kap. 3.5.5), einem persistierenden asymmetrischen tonischen Nackenreflex (p-ATNR, ➤ Kap. 3.5.10) oder bei einem persistierenden tonischen Labyrinth-Reflex (p-TLR, ➤ Kap. 3.5.11) primäre Dysfunktionsmuster aufdecken und so ebenfalls als „Eintrittspforte" für die Diagnostik übergeordneter Dysfunktionen benutzt werden.

## ❹ Hyperreaktionen im manuellen Test

Auch bei der Arbeit im Bewegungssystem und beim Testen von Muskeln in bestimmten Regionen (Schulter, Becken etc.) wird man vielfach hyperreaktive Muskeln antreffen. Das weist in erster Linie auf eine Muskeldysfunktion durch systemische Stressoren hin, die wiederum in metabolische und energetische Auslöser unterteilt werden können.

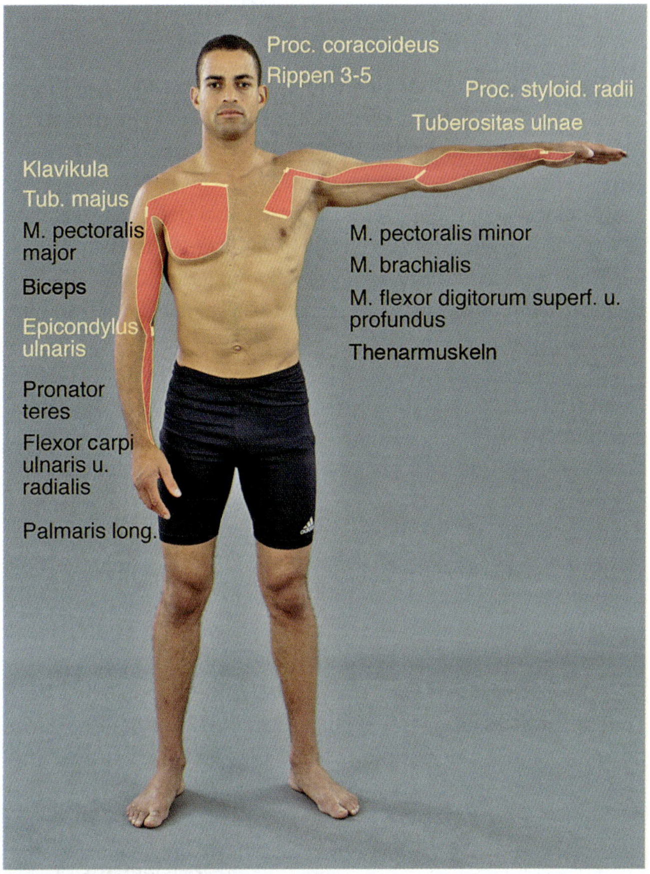


**Abb. 1.7** Ventrale oberflächliche (Abb. links) und tiefe myofasziale Leitbahnen (Abb. rechts) der Arme (nach Myers 2009)

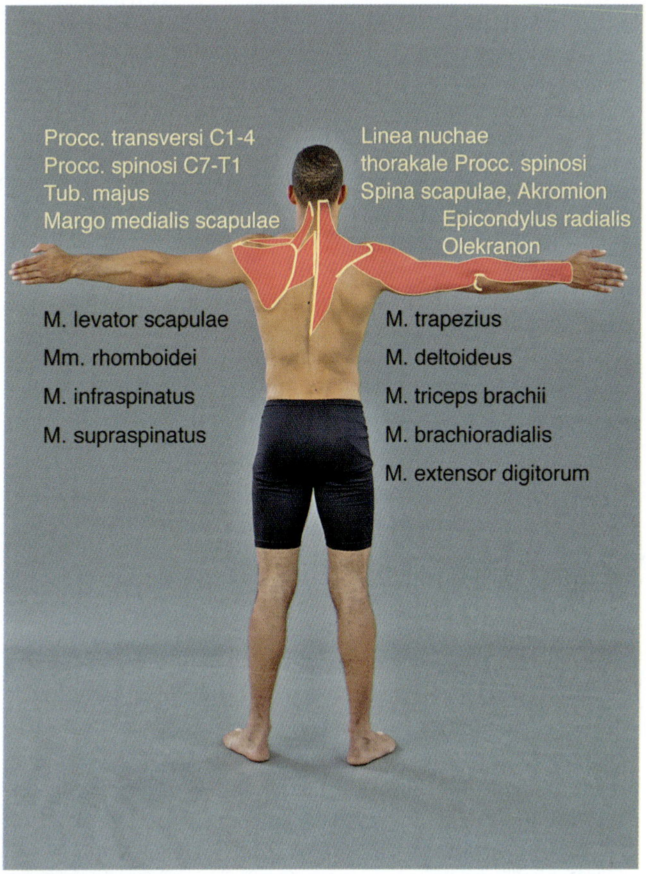


**Abb. 1.8** Dorsale tiefe (Abb. links) und oberflächliche myofasziale Leitbahnen (Abb. rechts) der Arme (nach Myers 2009)

Zu den metabolischen Ursachen gehören allergisch-toxische Stressoren, Dysbiosen, Säure-Basen-Störungen usw. (Garten und Weiss 2007; Garten 2012, Kap. 6), die über Entzündungsmediatoren, Protonen, endo- und exotoxische Substanzen zu einer Hyperreaktion (oder auch Hyporeaktion) führen.

Eine Sonderstellung nehmen Herde ein. Dabei handelt es sich um inflammatorische Prozesse, die über neurale und nicht-neurale Mechanismen wie das Grundsystem nach Pischinger (Pischinger 1975, 1991) oder Biophotonen (Popp 1987, 2003) eine Fernwirkung entfalten können. Herde scheinen häufiger Hyperreaktionen zu bewirken als Störfelder (Dosch 1980; Badtke und Mudra 1994; Barop 2006) und Injury-Regionen (Schmitt 1990), deren Fernwirkung durch Noziaktivität zustande kommen soll (➤ Kap. 1.2.6). Hyperreaktionen werden typischerweise auch durch emotionale und elektromagnetische Stressoren verursacht (➤ Abb. 1.1).

## 1.2 Störungen durch Störfelder und Injury-Muster

Für die nachfolgende Betrachtung sind die Unterschiede zwischen Herden und Störfeldern von Bedeutung. Deshalb sollen hier noch einmal die besonderen Merkmale von Herden und Störfeldern wiederholt werden (Weiteres zur Herdtestung und -therapie ➤ Kap. 7.15.2). Dabei wird deutlich, dass sich Störfelder und Injury-Regionen in ihrer klinischen Bedeutung nur wenig oder gar nicht unterscheiden. Herde sind aber insofern abzugrenzen, als sie in aller Regel nicht durch eine manual- oder reflextherapeutische Behandlung zu beseitigen sind, sondern eine chirurgische Intervention erforderlich machen.

### 1.2.1 Störfelder, Injury-Regionen, Herde

Die Begriffe stammen aus unterschiedlichen Sprachräumen und therapeutischen Konzepten. Die Regionen, in denen frühere Traumata ihre Spuren hinterlassen haben, müssen nach Schmitt mit IRT behandelt werden, da sie im Sinne der Regulationsmedizin echte Störfelder darstellen: Bei fehlender anatomischer Gewebeveränderung liegt eine lokale Abweichung von der Norm vor, die zu Fernwirkungen führt. Nur die Challenge-Mechanismen unterscheiden sich etwas (➤ Kap. 1.2.2).

**DEFINITIONEN**

**Störfeld**

Unter einem Störfeld versteht man eine Region mit veränderter Beschaffenheit der Grundsubstanz (Pischinger 1991, Heine 1997), die histopathomorphologischen Routinemethoden nicht zugänglich ist, die aber vegetativ (Dosch 1980) oder kybernetisch gestört ist (Pischinger 1991, Heine 1997) und segmentale oder systemische Störungen hervorrufen kann.

Bei den Störfeldwirkungen lassen sich 4 Stufen unterscheiden (Näheres vgl. Kap. 5, Garten und Weiss 2007):
- Stufe 1: Störfeld mit örtlich begrenzter Symptomatik
- Stufe 2: segmentale Störung
- Stufe 3: Halbseitensymptomatik
  Stufe 2 und 3 werden auch als „Projektionssyndrome" bezeichnet (Bergsmann und Bergsmann 1997)
- Stufe 4: Allgemeinkrankheit

**Injury Region**

Eine Injury-Region ist eine Region, in der eine abnorme Mechano- und Nozizeptoraktivität zu fehlerhaften posturalen und Bewegungsprogrammen führt (Schmitt 1990). Ein Injury-Geschehen geht mit myofaszialen Fehlspannungen einher, die durch die gestörten Afferenzmuster entstehen.

**Herd**

Unter einem Herd oder Fokus versteht man im engeren Sinne eine lokale Veränderung im Gewebe, die pathomorphologisch fassbar ist und von der Streuwirkungen bzw. Fernwirkungen durch Bakterien oder Toxine ausgehen können (Pischinger 1991, Heine 1997, Dosch 1980).

Eine Injury-Region ist also bezüglich der Gewebebeschaffenheit identisch mit einem Störfeld, muss jedoch von einem Herd unterschieden werden. Dies hat praktische Bedeutung, denn ein Herd kann mit der Injury-Recall-Technik (➤ Kap. 1.2.5) nicht adäquat behandelt werden. In Ausnahmefällen hilft möglicherweise die Injektion von Lokalanästhetika (Neuraltherapie; Weinschenk 2010), doch in der Regel ist eine chirurgische Sanierung notwendig.

## 1.2.2 Testung mit Applied Kinesiology

Bei der **Testung von Herden** zeigt sich eine positive Therapielokalisation (TL) manchmal nur, wenn man einen Magnet zur Verstärkung benutzt: Ein normoreaktiver Indikatormuskel (NIM) wird bei positiver magnetverstärkter TL als dysreaktiv, ein mit dem Herd assoziierter hyporeaktiver Muskel als normoreaktiv zu testen sein. Das bedeutet, dass die Hyporeaktion des getesteten Muskels in diesem Fall eben durch den Herd (mit)verursacht wird (Näheres ➤ Kap. 7.15.3).

Das unten beschriebene Reiben (zur Aktivierung von Mechanorezeptoren) führt beim Vorliegen eines Herdes häufig nicht zur Aufhebung der assoziierten Muskelhyporeaktion, da ein inflammatorischer Prozess unter Umständen nicht wie beabsichtigt Mechanorezeptoren, sondern tatsächlich Nozizeptoren aktiviert. Dann kann die vom Herd ausgelöste Muskelhyporeaktion nur durch eine Magnet-TL über dem Herd (z. B. eine Leerkieferostitis) aufgehoben werden, was differenzialdiagnostisch eine gewisse Bedeutung hat.

Bei der **Testung von Störfeldern** können normoreaktive Indikatormuskeln (NIM) durch eine TL oder Kneifen des Gewebes im Störfeld dysreaktiv werden. Dazu ist teilweise ein Ko-Stressor notwendig (➤ Kap. 1.2.8), z. B. ein Beklopfen des Kalkaneus oder eine Extension der Kopfgelenke.

Muskeln, deren Dysreaktion durch Störfelder (meist Narben) bedingt ist, werden sowohl durch eine TL als auch durch Reiben über dem Störfeld temporär gestärkt.

### Störfeld versus Injury-Region

Die Definitionen von Störfeldern und Injury-Regionen überschneiden sich zwar, doch die Challenge-Mechanismen differieren etwas, wenn von einem normoreaktiven Indikatormuskel (NIM) ausgegangen wird.

Störfelder sollten üblicherweise bereits bei der Therapielokalisation oder Magnet-TL sowie einem Challenge (z. B. Dehnung einer Narbe) ohne Ko-Stressor (wie Beklopfen des Kalkaneus, Nackenextension usw., ➤ Kap. 1.2.8) zur Dysreaktion des Indikatormuskels führen.

Für die Diagnose von Injury-Regionen ist definitionsgemäß (Schmitt 1990) neben dem Kneifen (zur Auslösung einer Nozireaktion in Weichgeweben) bzw. einer Vibration (zur Auslösung einer Nozireaktion an Knochen und Zähnen) oder der Magnet-Therapielokalisation (Magnet-TL) ein Ko-Stressor notwendig, damit es zur Indikatordysreaktion kommt. Als mögliche Ko-Stressoren gibt Schmitt (1990) für Injury-Regionen oberhalb des Schultergürtels eine Extension in den Kopfgelenken und für Injury-Regionen kaudal des Schultergürtels eine Kompression des tibiotalaren Gelenks (Beklopfen des Kalkaneus, zum neurologischen Modell ➤ Kap. 1.2.6) an. Darüber hinaus sind noch andere Ko-Stressoren anwendbar. Ihre Funktion besteht darin, das ZNS näher an die Reaktionsschwelle zu bringen, was in diesem Fall heißt, den Challenge der Injury-Region „wahrnehmbarer" zu machen.

Ausgehend von einem hyporeaktiven, nicht autogen fazilitierbaren Muskel verhalten sich Störfelder und Injury-Regionen gleich: Wenn die Hyporeaktion auf einem Störfeld/einer Injury-Region beruht, wird Reiben dieser Region den hyporeaktiven Muskel stärken. Dies ist in der klinischen Praxis häufig der Fall; so lässt sich anhand der negativen autogenen Fazilitation ein Störfeld/eine Injury-Region von hoher klinischer Priorität diagnostizieren.

## 1.2.3 Differenzialtherapie

**Herde** müssen meist chirurgisch saniert werden (man denke an Wurzelspitzenherde usw.). Eine medikamentöse Behandlung mit der Injektion von Nosoden ist selten erfolgreich (vgl. Garten und Weiss 2007; Näheres zur Herddiagnostik und -therapie ➤ Kap. 7.15.3).

Ausgehend von einem NIM erweist sich die Unterscheidung von Störfeld und Injury-Region anhand des für letztere notwendigen Ko-Stressors für die Therapie als unerheblich: Die unten beschriebene Korrekturtechnik für **Injury-Regionen,** deren Aufdeckung einen dysreaktiven Challenge (Magnet-TL, Kneifen) mit Ko-Stressor erfordert, kann auch bei **Störfeldern,** deren Challenge ohne Ko-Stressor den NIM dysreaktiv werden lässt, mit guter Aussicht auf Erfolg angewendet werden.

In manchen Körperregionen werden Injury-Regionen, die mit IRT behandelt wurden, allerdings letztendlich erst durch eine neuraltherapeutische Behandlung störungsfrei und asymptomatisch. Daraus ist zu schließen, dass sich Fehlprogramme von Mechanorezeptoren oder Nozizeptoren durch neurologisch orientierte „Löschprogramme" (IRT) oder durch eine therapeutische Lokalanästhesie neutralisieren lassen.

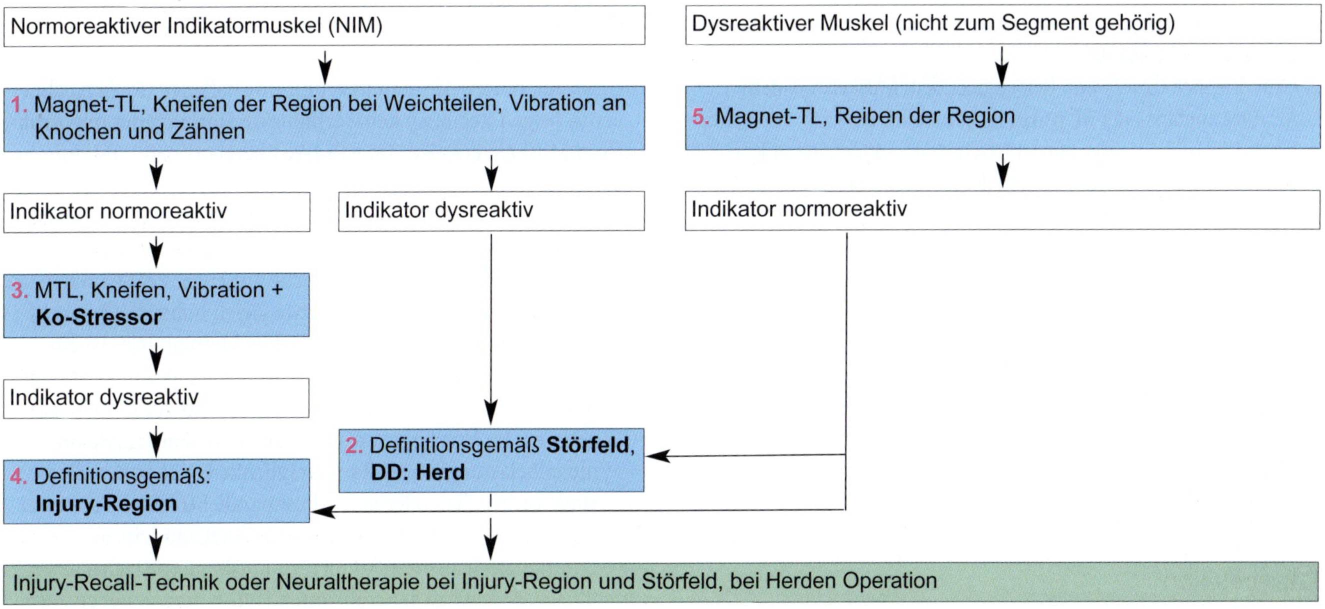


**Abb. 1.9** Differenzierung von Störfeld und Injury-Region

Zur Narbenbehandlung kann auch eine Laser- oder eine manuelle Behandlung geeignet sein: Beim Dehnen der Narbe (nicht gehaltener Challenge) wird ein Indikatormuskel getestet, um herauszufinden, welche Dehnungsrichtung zu einer Hyporeaktion führt. In der Atemphase, die diesen Challenge aufhebt, wird die Narbe dann manuell behandelt (Näheres vgl. Kap. 5.2.2, Garten und Weiss 2007).

### 1.2.4 Differenzialdiagnose von segmentalen versus extrasegmentalen Störungsursachen

In Anlehnung an das Konzept der Fünf Faktoren des Intervertebralforamens nach Goodheart (vgl. Walther 2000) bzw. das Konzept der Sieben Faktoren des viszerosomatischen Systems (7-FVSS) in dieser Buchreihe wird unter *„segmental"* hier ein „funktionelles Segment" verstanden (Garten 2012, Kap. 10.2.1). *„Extrasegmental"* bedeutet, dass der Störfaktor in nicht vorhersehbarer Weise wirksam bzw. nicht aus vorhersehbaren neurologischen und funktionellen Bezügen ableitbar ist.

Mit einem Mechanorezeptoren-Challenge kann man klären, ob eine muskuläre Hyporeaktion in der Systematik der 7-FVSS einerseits und der „intramuskulären Ursachen" andererseits („funktionell segmental") behandelt werden kann und muss oder ob die Muskeldysfunktion durch ein Störfeld bzw. ein „Injury-Muster" (extrasegmental) bedingt ist. Bei entsprechenden Hinweisen in Anamnese und Challenge muss gezielt nach einer „unsystematischen" Ursache für die muskuläre Hyporeaktion gesucht werden. Dies stellt einen entscheidenden Aspekt der diagnostischen Strategie dar, da Störfelder und Injury-Regionen zum einen hohe Priorität im Störungsgeschehen haben und sich zum anderen nach deren Korrektur das Gesamtbild drastisch verändern kann.

**Mechanorezeptorenstimulation hemmt Noziaktivität**

Dies funktioniert nach einem einfachen Grundprinzip: Noziaktivität, die zur Muskelinhibition führt, kann von einem viszerosomatischen Segment ausgehen, das dem Muskel zugeordnet ist. Sobald Mechanorezeptoren in diesem Segment (Regelkreis) aktiviert werden, können sie die am selben Hinterhorn bzw. denselben Hinterhörnern eintreffende Noziaktivität im Sinne der Gate-Control-Theorie der Schmerzwahrnehmung segmental hemmen und die Muskelinhibition aufheben (Kandel et al. 2000).

- Wenn Sie sich am Ellenbogen gestoßen haben, werden Sie den Ellenbogen und nicht das Knie reiben, um den Schmerz zu lindern (und dabei sicher auch unbewusst die assoziierte Muskelhemmung beseitigen). Das ist der einfache, reguläre Fall.
- Wenn aber der rechtsseitige Epikondylopathie-Schmerz eigentlich von einer Verletzung des linken oder rechten Knies herrührt, müssten Sie das betroffene Knie reiben; das wäre ein Beispiel für einen komplexen, unvorhersehbaren Fall.

Solche Mechanismen werden zuweilen von einzelnen Patienten zufällig entdeckt. Systematisch lassen sich die Zusammenhänge aber mit der hier dargestellten Technik herausfinden.

### Differenzialdiagnose durch autogene Fazilitation (AF)

Eine Muskelinhibition, die durch Noziaktivität eines übergeordneten Störfelds (das außerhalb des zugehörigen „Segments" liegt) verursacht wird, kann man nur durch Reiben über dem verursachenden Störfeld, nicht durch Reiben im Segment aufheben.

#### Vorgehen

1. Wenn die Noziaktivität, d. h. die Ursache, im segmentalen Bereich des Muskels liegt, wird Reiben über seiner Gesamtstruktur (d. h. Reiben im Segment) den hyporeaktiven Muskel höchstwahrscheinlich stärken, sodass er AF-positiv ist. Die Verlässlich-

keit dieses Vorgehens wurde in einer multizentrischen Praxisstudie belegt (Weiss 2009).

2. Grundsätzlich (bzw. wenn Reiben über dem Muskel, z. B. dem M. subscapularis oder M. psoas, nicht möglich ist) kann auch zwei- bis dreimal eine kräftige konzentrische (oder exzentrische) Kontraktion gegen Widerstand durch den Patienten erfolgen (➤ Abb. 1.10). Diese Maßnahme bewirkt eine maximale Tonisierung (Garten 2012, Kap. 12.2.3). Sie kann die Muskelinhibition beseitigen, wenn die Aktivierung der Muskelspindeln (welche die potentesten Mechanorezeptoren sind) die verursachende Noziaktivität hemmen kann. Das ist nur der Fall, wenn diese im Segment des Muskels lokalisiert ist. Hierbei handelt es sich um eine Variante der propriozeptiven neuromuskulären Fazilitation (PNF). Lässt sich daraufhin der Muskel als gestärkt testen, ist er AF-positiv. Welche Region/Struktur die Inhibition des Muskels verursacht hat, kann man durch Reiben oder TL im Segment herausfinden.

## Interpretation

1. Wenn die **AF positiv** ist (➤ Abb. 1.11a), wird im (funktionellen) Segment des Muskels weitergesucht: Ein Temporal Tap (vgl. Garten 2012, Kap. 4.4) bringt die Hyporeaktion zurück. Durch Reiben (aber auch durch TL bzw. Magnet-TL) über den Wirbelebenen, den Lymphreflexpunkten etc. (den „7-FVSS") lässt sich dann im Einzelnen klären, wo die Ursache liegt. Reiben (Mechanorezeptorenaktivierung) über der verursachenden Stelle stärkt den Muskel: Durch Reiben über dem Muskelursprung bzw. -ansatz wird der Muskel bei Läsion im Muskel-Sehnen-Übergang gestärkt, durch Reiben über dem Muskelbauch, wenn myofasziale Läsionen und Triggerpunkte die Ursache sind. Eine Stärkung ist allerdings nur zu erwarten, wenn beim Muskeltest kein überschwelliger Schmerz ausgelöst wird:
   - Eine Probestimulation der Mechanorezeptoren kann naturgemäß nicht jeden Schmerz soweit dämpfen, dass sich der Muskel anschließend schmerzfrei testen lässt. Das zeigt sich z. B. bei einer Bandscheibenläsion, wo die Radikulopathie samt zugehöriger Muskelinhibition sicher nicht durch Reiben über dem Intervertebralforamen aufgehoben wird.
   - Auch myofasziale Läsionen (Triggerpunkte) und gewisse Ursprungs- und Ansatzläsionen können so schmerzhaft sein, dass der Muskel nach AF noch hyporeaktiv zu testen ist, obwohl es sich eindeutig um „segmentale" Dysfunktionen handelt.
   - Bleiben Sie bei der Testung rational und mit den Erwartungen auf dem Boden medizinischer sowie physiologischer Tatsachen.
2. Wenn die **AF negativ** ist (➤ Abb. 1.11b), d. h. wenn eine Mechanorezeptorenaktivierung über der Muskelstruktur (inkl. Ursprung und Ansatz) oder das PNF-artige Tonisierungsmanöver nicht zur Stärkung führt, muss nach einem Störfeld oder einer Injury-Region gesucht werden: Hier ist besonders auf Verletzungen mit oder ohne sichtbare Narben, Operationsnarben (Tonsillektomie, Appendektomie etc.), Prädilektionsstellen für Traumata (wie Kiefergelenk, Kopfgelenke, Füße) zu achten. In diesem Fall führt Reiben (meist aber auch eine TL oder Magnet-TL) über der verantwortlichen Injury-Region zur Stärkung des Muskels.
   Solche Injury-Regionen müssen vordringlich therapiert werden, da sie ebenso wie Störfelder unvorhersehbare „chaotische" Störungsmuster unterhalten können. Nach der Behandlung wird das gesamte Bild verändert sein.
   Lässt sich mittels Mechanorezeptoren-Challenge (Reiben) über verdächtigen Regionen keine temporäre Stärkung der hyporeaktiven Muskeln erzielen, sind andere übergeordnete, systemische Ursachen abzuklären, die offensichtlich nicht durch einen „konkurrierenden" Mechanorezeptoren-Challenge zu kompensieren sind (AF negativ). Hierzu zählen (➤ Abb. 1.1):
   a. Metabolische Stressoren, die nicht nur Hyperreaktionen (➤ Kap. 1.1.2), sondern mit etwa gleich hoher Wahrscheinlichkeit Hyporeaktionen verursachen können. Hier ist ein Screening mit den entsprechenden Challenges indiziert (wie in Garten 2012, Kap. 6, sowie in Garten und Weiss 2007 dargestellt). Im Vordergrund stehen dabei Dysbiosen, Schwermetallbelastungen und Unverträglichkeitsreaktionen. Diese sind vordringlich oder zumindest parallel zu einer strukturellen Therapie des Bewegungssystems zu behandeln.
   b. Emotionale Stressoren können zu muskulären Dysbalancen führen, speziell zu generalisierten Hyper- und daneben auch zu generalisierten Hyporeaktionen. Die Therapie besteht in einem Coaching bzw. psychotherapeutischen Interventionen (inkl. energetischen Psychotherapieverfahren der AK).
   c. Elektromagnetische Stressoren (wie Sendemasten, Mobilfunk, jede Art von elektromagnetischen Feldern) können ebenfalls Hyporeaktionen verursachen. Ihre Auswirkung auf das Bewegungssystem darf nicht unterschätzt werden. Die Therapie besteht im Vermeiden solcher Stressoren.

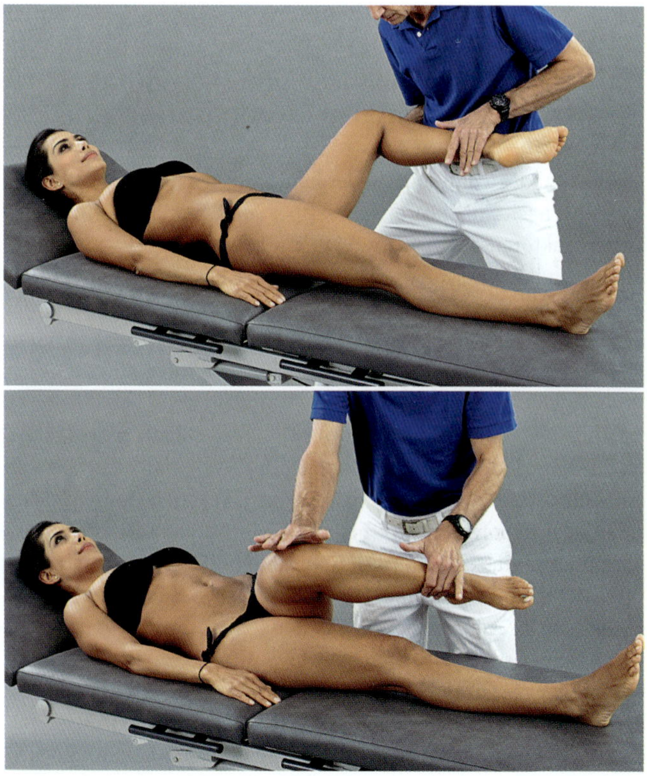

**Abb. 1.10** Autogene Fazilitation als differenzialdiagnostisches Instrument: mehrmalige PNF-artige Kontraktion des hyporeaktiven Muskels gegen Widerstand

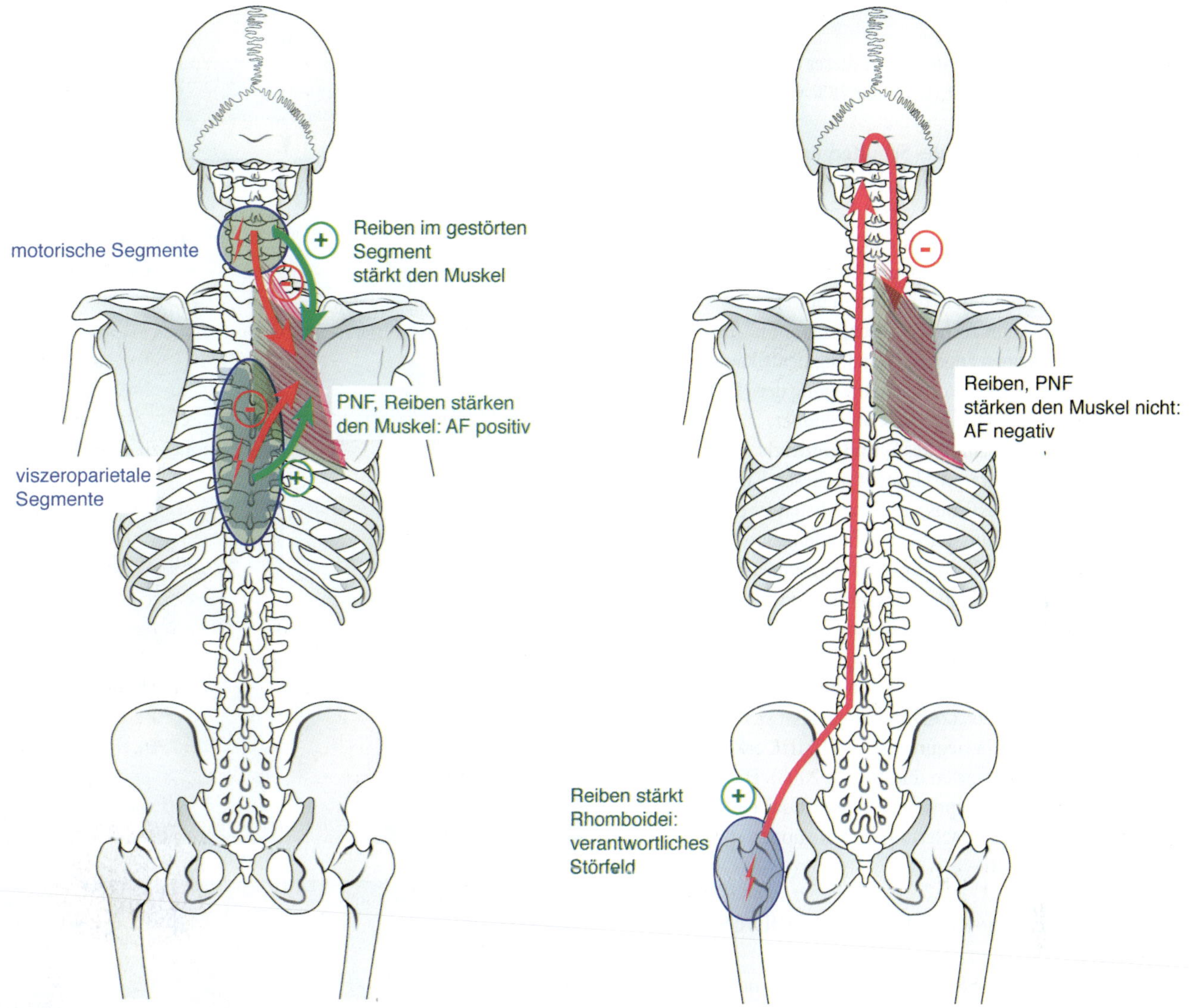


**Abb. 1.11** Differenzialdiagnostik durch Mechanorezeptorstimulation: Die Noziaktivität muss dort gehemmt werden, wo sie entsteht.
**a)** Wenn sie im „funktionellen Segment" entsteht, ist die AF positiv (Abb. links). Bei einer Hyporeaktion der Mm. rhomboidei (wie in diesem Beispiel) kann Reiben über der Muskelstruktur oder eine PNF-artige Kontraktion der Muskeln zu deren Fazilitierung führen. Dies erlaubt den Rückschluss, dass eine im erweiterten Sinne „segmentale Störung" vorliegt (7-FVSS, Störungen der Muskelstruktur selbst). Die behandlungsbedürftige Region im Segment kann ebenfalls durch Reiben gefunden werden.
**b)** Negativ ist die AF der hyporeaktiven Mm. rhomboidei (Abb. rechts), wenn ein Störfeld vorliegt, wie hier durch ein „gespeichertes" Trauma des Sprunggelenks. In dem Fall wird die Mechanorezeptorenaktivierung über der Injury-Region die Muskelinhibition aufheben.

## 1.2.5 Injury-Recall-Technik (IRT)

Wenn der hyporeaktive Muskel bei negativer AF durch Reiben einer traumatisierten Region, d. h. letztlich eines Störfelds oder einer Injury-Region, stark wird, ist die Injury-Recall-Technik (IRT) angezeigt. Mit ihr können Injury-Regionen oder Störfelder dauerhaft behandelt werden.

Das Prinzip der IRT besteht darin, eine Injury-Region durch Aktivierung und bei Bedarf durch zusätzliche Stimuli („Ko-Stressoren") aus dem adaptierten Zustand herauszuholen, um sie dem ZNS, also den Steuerungssystemen, „bewusstzumachen". Die Aktivierung erfolgt durch eine Noziaktivierung der Region oder zumindest durch Magnet-TL und Bewegung. Während oder direkt nach dieser Aktivierung wird ein „sensorisches Konkurrenzprogramm" ausgelöst, das aus einer Mechanorezeptorenstimulation (Talus-Mikromanipulation, Kopfgelenkflexion in Stufe 1), einer Druck- oder Nadelstimulation von peripheren Akupunkturpunkten sowie einer Stimulation von Lymphreflexen und B&E-Punkten der Yang-Meridiane am Kopf besteht (Stufe 2 und 3).

Die mit der Injury-Region assoziierte myofasziale Fehlspannung (➤ Kap. 1.1.2) wird manuell korrigiert.

Nach jeder einzelnen „Konkurrenzstimulation" ist ein neuer Ko-Stressor notwendig, um die Injury-Region, die sich jeweils angepasst („attenuiert") hat, wieder wahrnehmbar („überschwellig") zu machen.

## ❶ Stufe 1 der Injury-Recall-Technik

Wenn Reiben der Injury-Region die mit dieser assoziierten hyporeaktiven Muskeln gestärkt hat, wird die IRT wie folgt ausgeführt (➤ Abb. 1.12):

- **Injury-Regionen oberhalb des Schultergürtels:** Die Behandlung besteht darin, dass der Therapeut in die Störfeldregion kneift (um die Noziaktivität zu verstärken) bzw. knöcherne Injury-Regionen (Schädel, Kokzyx, Kiefer) durch Vibration (Stimmgabel) stimuliert sowie den Kopf und Nacken des Patienten einige Male von der Extension in die Flexion bewegt.
  - Die Kopfflexion kann auch als „Löschprogramm" für Injury-Regionen an den Armen angezeigt sein (Segmente kaudal von C5).
  - Ergänzend sind Links-/Rechts-Seitneigung der HWS und Flexion-Extension der Handgelenke anwendbar.
- **Injury-Regionen unterhalb des Schultergürtels:** Das sensorische „Konkurrenzprogramm" besteht in diesen Fällen aus einer Mikromanipulation des Talus. Am einfachsten ist es, beide Sprunggelenke per „Talus-Flip" zu behandeln. Sonst müsste von einem normoreaktiven Indikatormuskel ausgehend erst noch die „richtige Seite" per Challenge gefunden werden (vgl. Garten 2012, Abb. 10.78), was einen unnötigen Zeitverlust bedeuten würde.

  Es spricht nichts dagegen, Kopfflexion und Talus-Flip miteinander zu kombinieren. Die „Löschfunktion" lässt sich analog zu derjenigen von Augenbewegungen beim EMDR erklären (Bergmann 1998, Carvalho-Garten und Garten 2008). Die enge Nachbarschaft der zentralen Repräsentationen ist das einzige Argument, das für eine Differenzierung nach Regionen spricht.

## ❷ Stufe 2 der Injury-Recall-Technik: BID/CSP, BIR

Stufe 2 wurde ebenso wie Stufe 3 von Becker und Brunck als Modifikation der Injury-Recall-Technik nach Schmitt beschrieben (Ginter et al. 2008, Schnider und Ginter 2008, Brunck und Becker 2010). Seit der Erstbeschreibung gab es immer wieder leichte Veränderungen, denn die Entwicklung ist auch hier nicht stehen geblieben. Die im Folgenden dargestellte aktuelle Synthese hat die „Prüfung der Zeit" („the test of time", Goodheart) bestanden.

Behandlungsstufe 2 beginnt mit einer Nozizeptorenaktivierung durch Kneifen bzw. Vibration (an Schädel, Kokzyx, Zähnen) oder auch nur mit einer Magnet-TL der Injury-Region. Wenn es sich um eine gelenknahe Injury-Region handelt, bewirkt Bewegen des Gelenks eine zusätzliche Noziaktivität. Um gleichzeitig die Magnet-TL beizubehalten, wird der Magnet z. B. mit der nicht schwächenden Seite auf die Injury-Region geklebt. In muskulären oder Weichteilbereichen kann eine zusätzliche Aktivierung mittels Muskelkontraktion oder Atmen (Bauchnarben, Nabel) erfolgen. Diese Provokationen werden einen normoreaktiven Indikatormuskel (NIM) nach Behandlungsstufe 1 der IRT normalerweise nicht mehr verändern. Deshalb ist ein neuer Ko-Stressor nötig, um die Injury-Region eine Schicht tiefer wieder neurologisch wahrnehmbar zu machen. Dies äußert sich dann als Dysreaktion des zuvor normoreaktiven Indikatormuskels.

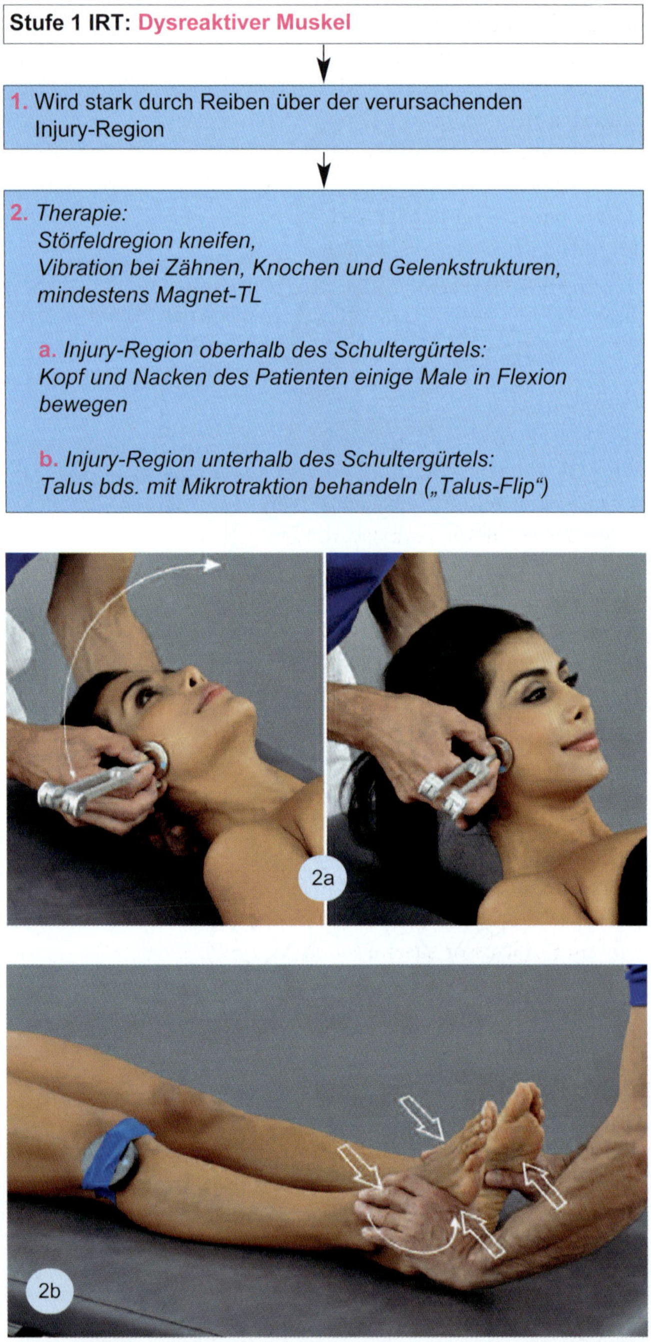


**Abb. 1.12** Stufe 1 der IRT

Der Ko-Stressor kann unterschiedlich komplex angelegt werden. In schwierigen, therapieresistenten Fällen macht es durchaus Sinn, die verschiedenen Positionen (Centering the Spine [CSP] bzw. Body into Distortion [BID]) alle zu prüfen. Ob die eingenommenen Positionen auch ohne Aktivierung der Injury-Region (d. h. als Hauptstressor, nicht als „Ko-Stressor") bereits zur Indikatordysreaktion führen oder nicht, ist nebensächlich. Denn es werden ja propriozeptive Fehlspannungen bearbeitet, wie sie durch Injury-Regionen verursacht werden.

Eine weitere Kategorie von Provokationspositionen bezieht sich auf persistierende primitive Reflexe und wird als Body into Reflex-

Position (BIR) bezeichnet. Hierzu gehören der persistierende Moro-Reflex (➤ Kap. 3.5.5) und der persistierende ATNR (➤ Kap. 3.5.10) sowie der persistierende TLR (➤ Kap. 3.5.11).

Da eine Provokationsposition eine myofasziale oder durale Spannungssituation darstellt, sollte man, wenn sie zu einer Dysreaktion führt, ergänzend zur Adaptation des Systems mittels der sensorischen Konkurrenzprogramme (B&E-Punkte, periphere Akupunkturpunkte, NL-Reflexpunkte u. a.) entsprechend den „Anatomy Trains" nach Myers auch die myofasziale Spannungskette mitbehandeln (Myers 2004; Brunck et al. 2014).

## Ausführung

Der Ablauf wird in ➤ Abb. 1.13 verdeutlicht.

Gehen Sie von einem normoreaktiven Indikatormuskel (NIM) aus, der möglicherweise ursprünglich hyporeaktiv war und erst nach Stufe 1 der IRT normoreaktiv geworden ist.

1. Durch die beschriebene Aktivierung der Injury-Region mit Magnet-TL und Bewegung sowie einen zusätzlichen Ko-Stressor wird der NIM dysreaktiv. Entscheidend ist hierbei der Ko-Stressor, ohne den der Indikatormuskel normoreaktiv bliebe. Zu den Ko-Stressoren gehören die unter CSP/BID und BIR aufgeführten Positionen (➤ Abb. 1.14), die Sie nacheinander prüfen sollten.

Ob es notwendig ist, mit den IRT-Stufen 2 und 3 weiterzumachen, kann eine kraniale Kompression (als Screening) klären. Sie eignet sich als Ko-Stressor, da sie eine ähnliche Duraspannung erzeugt, wie sie bei den BID- und BIR-Positionen vorliegt. Zur kranialen Kompression wird der Schädel des Patienten in der Sagittal- und der Frontalebene zusammengedrückt und losgelassen.

Falls ein Ko-Stressor zusammen mit der Aktivierung der Injury Region eine Dysreaktion des Indikatormuskels verursacht, folgt eine weitere Überprüfung mit der unter (2) aufgeführten Technik, die neben einer myofaszialen Korrektur der „Anatomy Trains" eine Probestimulation der B&E-Punkte, peripherer Akupunkturpunkte sowie der Lymphreflexe beinhaltet. Es sei noch einmal gesagt, dass es weitgehend nebensächlich ist, ob die eingenommene Position auch ohne Aktivierung der Injury-Region zur Indikatordysreaktion führen würde, denn die Injury-Muster bewirken ja selbst eine Duraspannung. Durch Behandlung der Injury-Muster lässt sich also mindestens eine Ursache der vorliegenden Duraspannung beseitigen.

a. CSP/BID

i. Axiale Torsion

Wenn eine durch SOT-Blocks (gepolsterte Keile, ➤ Kap. 3.2.2) unter der Schulter und der gegenüberliegenden Hüfte induzierte axiale Torsion (➤ Abb. 1.14a) nicht zu einer Dysreaktion führt oder in dieser Position bereits eine Korrektur erfolgte, wird sie im nächsten Schritt modifiziert.

Eine etwas andere Spannungssituation ergibt sich aus einer Rotation des Beckens zur einen Seite in Verbindung mit einer Rotation des Kopfes zur Gegenseite (➤ Abb. 1.14b). Diese Variante ist von der „Roll"-Position nach Goodheart abgeleitet, in der nur das Becken zur Seite gerollt ist (Goodheart 1979, 1980, 1981, 1982).

ii. Seitneigung

Der Patient wird in Seitneigung gelagert, die nach links wie eine (-Kurve und nach rechts wie eine )-Kurve aussieht (➤ Abb. 1.14c). Wichtig ist, dass nicht nur der Rumpf, sondern auch die HWS seitlich geneigt ist. Eine zusätzliche Spannungskomponente ergibt sich durch Beugen der Hüfte auf der konkaven Seite (➤ Abb. 1.14d). Dies entspricht einer Kombination aus der (-Kurve bzw. )-Kurve nach Schmitt und der „Tilt"-Position nach Goodheart (Schmitt 1996, Goodheart 1982).

iii. Flexion/Extension

Der Patient liegt so, dass sich Hüften und HWS in Flexion befinden (➤ Abb. 1.14e) und der Kopf zusätzlich zu einer Seite gedreht ist. In dieser Position muss der Patient gestützt werden, da die ganze Behandlung ja ein paar Minuten dauern wird. Ein Indikatormuskel am Arm erweist sich hier als praktisch.

Für die Lagerung in Extensionsstellung wird der Kopfteil der Liege abgesenkt, während die Beine des Patienten seitlich von der Liege herabhängen (➤ Abb. 1.14f).

b. BIR

i. Bringen Sie den Patienten in die Challenge-Position für einen persistierenden Moro-Reflex in Flexion (➤ Kap. 3.5.5 und ➤ Abb. 1.15).

ii. Wenn diese Position (zusammen mit einer Aktivierung der Injury-Region, daran sei hier noch einmal erinnert) nicht zur Indikatordysreaktion führt oder bei einer Korrektur schon als Ko-Stressor gedient hat, wird der Patient in eine p-Moro-Extension-Challenge-Position gebracht, was praktisch der Position einer Pitch-Extension (Goodheart) entspricht.

iii. In der Position für den ATNR ist der Kopf des Patienten nach rechts gedreht, während gleichzeitig die Extremitäten auf der Gesichtsseite gebeugt sind (entgegen dem Fazilitationsmuster des ATNR, ➤ Kap. 3.5.10 und ➤ Abb. 1.15). Dasselbe gilt bei Rotation des Kopfes nach links.

2. Im nächsten Schritt werden nacheinander mit TL oder leichter Probestimulation (sanftes Massieren für 2–3 Sekunden) die sog. B&E-Punkte (Anfangs- bzw. Endpunkte der Yang-Leitbahnen am Kopf) bestimmt, die den Indikatormuskel normalisieren. Diese Punkte können unilateral, meist auf der Seite der Injury-Region, oder bilateral positiv zu testen sein. Es ist kein Fehler, die B&E-Punkte am Kopf und die zugehörigen peripheren Punkte grundsätzlich beidseits zu stimulieren, sondern es spart eher Zeit. Auch LG27 und KG24 sollten in die Diagnostik einbezogen werden. Der Indikatormuskel wird nach einem Temporal Tap wieder hyporeaktiv.

a. Zur Probestimulation streicht man über die Yang-Leitbahn, zu der der B&E-Punkt gehört. Wenn dies eine Stärkung des Indikatormuskels bewirkt, muss der bestwirksame Punkt gefunden werden. In der Regel reicht es, die Leitbahnen vom Knie bzw. Ellenbogen aus nach distal zu stimulieren, da die wirksamen Punkte mit wenigen Ausnahmen fast alle in der Nähe der Sprung- und Kniegelenke bzw. der Hand- und Ellenbogengelenke liegen (➤ Tab. 1.1).

b. Wird beim Überstreichen der Yang-Leitbahn die Indikatordysreaktion bei einer Injury-Aktivierung in BID nicht wieder aufgehoben, wechseln Sie zur entsprechenden Yin-Leitbahn

1

über, die mit der Yang-Leitbahn gekoppelt ist. Denn die B&E-Punkte stehen jeweils für ein gekoppeltes Meridianpaar.

c. Wenn klar ist, welche Leitbahn behandelt werden muss, suchen Sie per Probestimulation nach dem wirksamsten Akupunkturpunkt auf dieser Leitbahn. Dazu eignet sich am besten eine kurze, leichte Massage. Auch hier gilt wieder, dass es bilateral meist schneller geht, als vorher noch die Seiten differenzieren zu wollen. Die wirksamen Punkte liegen fast ausnahmslos im Bereich der großen Gelenke, in erster Linie um die Sprung- und Handgelenke, in zweiter Linie um die Knie- und Ellenbogenge-

**Stufe 2 IRT: Normoreaktiver Indikatormuskel**

1. Wird dysreaktiv durch Magnet-TL der Injury-Region (plus Bewegung) und **Ko-Stressor**:

   a. **CSP/BID**
   axiale Torsion,
   Seitneigung li./re.:
   (-Kurve, )-Kurve bzw. (-Tilt, )-Tilt
   Flexion/Extension (mit Rotation)

   b. **BIR (Persist. Primitive Reflexe)**
   p-Moro Flexion und Extension
   p-ATNR

2. a. Durch Probestimulation prüfen, welche **B&E-Punkte** die Dysreaktion aufheben: uni- oder bilateral
   b. **Yang- bzw. Yin-Meridian** zum B&E-Punkt durch Überstreichen identifizieren
   c. Typische **wirksame Fernpunkte** auf den Meridianen probestimulieren (hand- bzw. sprunggelenknahe Punkte, Yuan-Punkte, Luo-Punkte, Wandlungsphasen-Punkte): Die wirksamen heben die Indikatordysreaktion auf.
   d. **Temporal Tap**

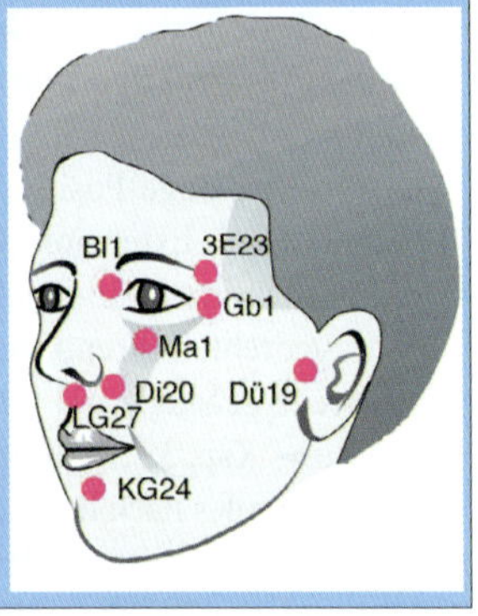


3. a. Die **myofasziale Leitbahn(en)** durch Überstreichen finden, welche den BID oder BIR-Challenge aufhebt.
   An den „Ankerpunkten" (Abb. 1.4 bis 1.8) einen Elongations- oder Approximations-Challenge anbringen.
   Denjenigen finden, der den Indikator normalisiert.
   **Temporal Tap**
   b. **Einschaltpunkte** probestimulieren, die wirksamen heben die Indikatordysreaktion auf.

4. *a. Die gefundenen peripheren Aku-Punkte nadeln oder kräftig massieren*
   *b. Die myofasziale Leitbahn nach Challenge korrigieren*
   *c. Die zugehörigen NL-Reflexpunkte stimulieren*
   *d. Die B&E-Punkte klopfen, den Patienten zu den geklopften Punkten hinblicken lassen*
   *e. Evtl. Talus-Flip und/oder Kopfbeugung wiederholen*

**Während der gesamten Prozedur die Aktivierung der Injury-Region und CSP/BID oder BIR beibehalten**

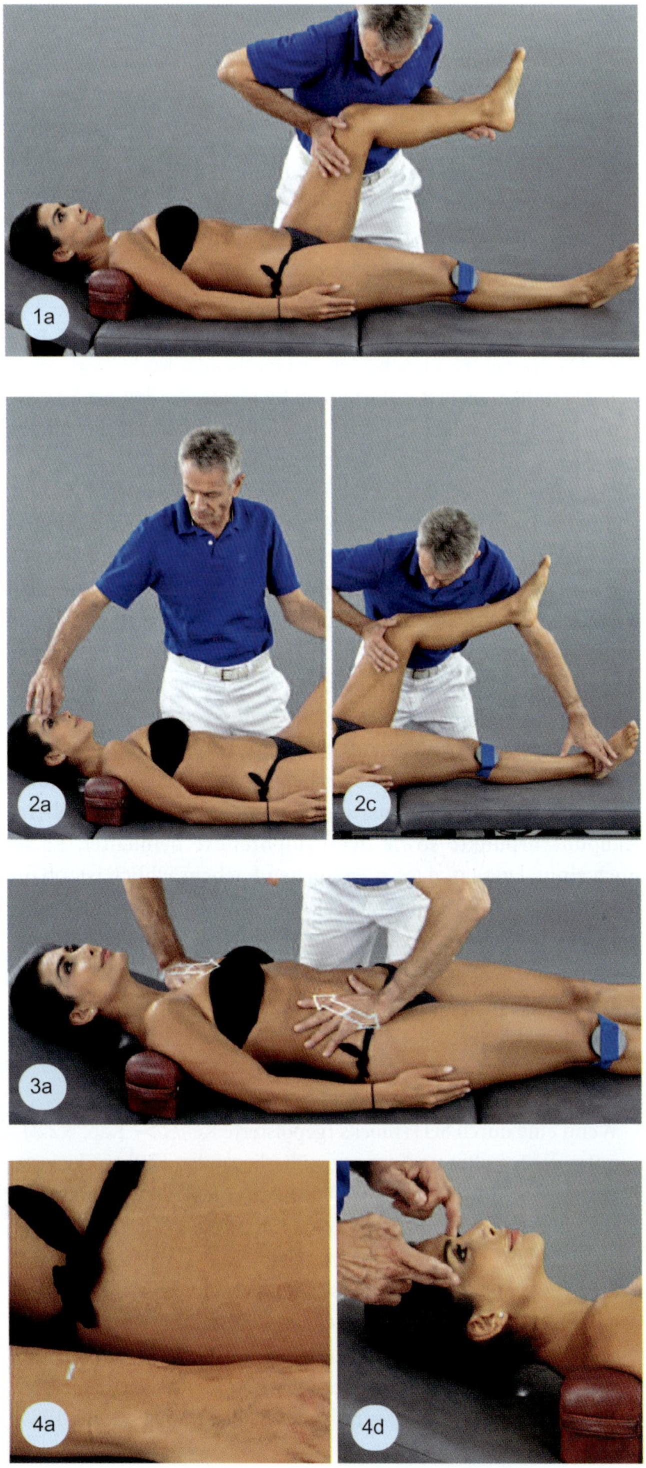


**Abb. 1.13a** Injury-Recall-Technik-Stufe 2: BID und BIR, Ablauf

lenke (➤ Tab. 1.1 zu den am häufigsten gefundenen Punkten). Die sog. Einschaltpunkte beziehen sich auf die Außerordentlichen Leitbahnen und im Kontext hier auf die myofaszialen Leitbahnen. Die Tabelle beruht auf praktischer Erfahrung und soll dem weniger erfahrenen Akupunkteur die Suche nach wirksamen Punkten per Challenge erleichtern (vgl. Garten 2012, Kap. 9.10). Die Akupunkturpunkte, die während der Aktivierung der Injury-Region und unter Einwirkung des Ko-Stressors häufig auffallend schmerzhaft sind, lassen sich ideal mit der „Very-Point-Methode" identifizieren. Bei dieser Methode wird die Region um einen Punkt tupfend mit der Nadel abgetastet, bis ein meist sichtbares Zucken des Patienten zeigt, dass genau der richtige Punkt (*very point*) gefunden wurde. Häufig scheint der Punkt auf einer Seite empfindlicher und damit therapiebedürftiger zu sein als auf der anderen. Dennoch gilt: ruhig beide Seiten behandeln.

d. Ein Temporal Tap sollte die Dysreaktion zurückkehren lassen.

3. Unter Beibehaltung des Challenge (BID, BIR aus [1.] und Aktivierung der Injury-Region):

a. Streichen Sie zunächst über die myofasziale Leitbahn, die in der jeweiligen Ko-Stressor-Position gespannt sein könnte, in ers-

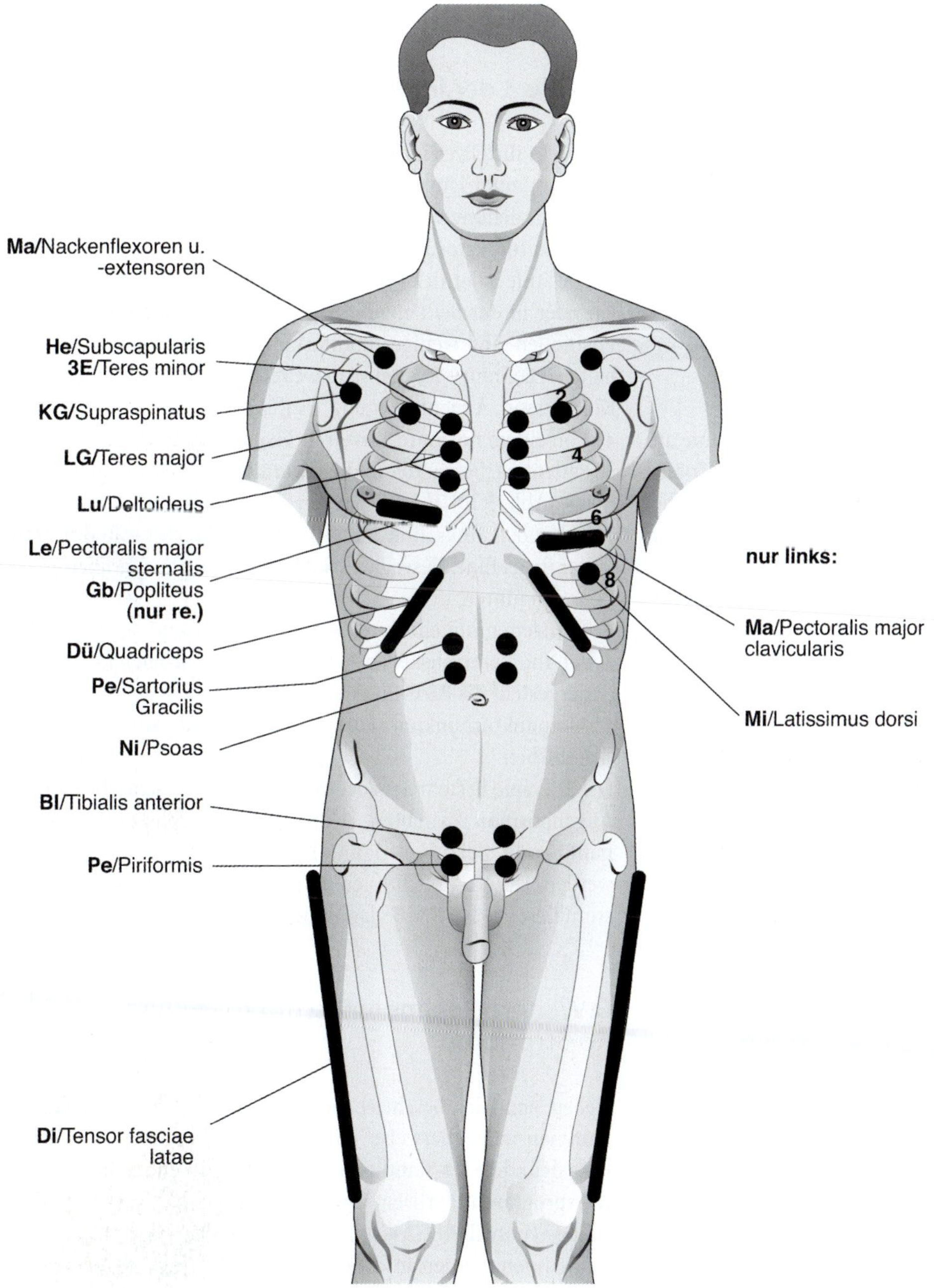


**Abb. 1.13b** NL-Reflexpunkte bei IRT-Stufe 2 und 3

**Tab. 1.1** Die am häufigsten wirksamen peripheren Punkte der Akupunktur-Leitbahnen in absteigender Häufigkeit

| Leitbahn | B&E-Punkt | Am häufigsten wirksame Punkte |
|---|---|---|
| Lungen-Leitbahn | Di20 | Lu7, Lu5 |
| Dickdarm-Leitbahn | Di20 | Di4, Di10, Di11 |
| Magen-Leitbahn | Ma1 | Ma36, Ma37, Ma38, Ma41 |
| Milz-Leitbahn | Ma1 | Mi6, Mi5, Mi4 (auch Einschaltpunkt), Mi9 |
| Herz-Leitbahn | Dü19 | He7, He3, He8 |
| Dünndarm-Leitbahn | Dü19 | Dü3, Dü6 |
| Blasen-Leitbahn | Bl1 | Bl60, Bl62 (auch Einschaltpunkt), Bl40 |
| Nieren-Leitbahn | Bl1 | Ni3, Ni6 (auch Einschaltpunkt), Ni10 |
| Perikard-Leitbahn | 3E23 | Pe7, Pe6 (auch Einschaltpunkt), Pe3 |
| Dreifacher-Erwärmer-Leitbahn | 3E23 | 3E5 (auch Einschaltpunkt), 3E4, 3E10 |
| Gallenblasen-Leitbahn | GB1 | Gb37, Gb38, Gb39, Gb41 (auch Einschaltpunkt), Gb34 |
| Leber-Leitbahn | GB1 | Le3, Le4, Le8 |
| Konzeptionsgefäß (KG) | KG24 | Lu7 (Einschaltpunkt), KG6, KG5, KG4, KG12, KG14 |
| Lenkergefäß (LG) | LG27 | Dü3 (Einschaltpunkt), LG20, LG16, LG14, LG4 |

ter Linie zwischen Becken und Schultergürtel, in zweiter Linie an den Beinen und in dritter Linie an den Armen. Bei axialen Torsionsmustern sind dies meist spiralige Züge, bei Seitneigung die oberflächliche Frontlinie und die oberflächliche Rückenlinie auf einer Seite, bei Flexion/Extension die Letzteren auf beiden Seiten. Gehen Sie zu den Hauptankerpunkten im Bereich des Beckens und des Schultergürtels, an den Armen und Beinen und bringen Sie dort einen Dehnungs- oder Verkürzungs-Challenge an, indem Sie die myofasziale Struktur ca. 30 Sekunden in die entsprechende Richtung halten. Testen Sie dann den hyporeaktiven Indikatormuskel. Bei positivem Challenge sollte er temporär normoreaktiv sein und nach einem Temporal Tap wieder hyporeaktiv werden.

b. Daran können Sie noch eine Probestimulation der Einschaltpunkte der myofaszialen Kette anschließen (➤ Abb. 1.3, ➤ Abb. 1.4, ➤ Abb. 1.5, ➤ Abb. 1.6, ➤ Abb. 1.7 und ➤ Abb. 1.8). Wenn dies wirksam ist, wird der Indikatormuskel ebenfalls wieder temporär normoreaktiv.

4. Führen Sie die Korrektur entsprechend den Challenge-Befunden durch:

a. Mit einer geeigneten Akupunkturtechnik (z. B. Nadeln oder Akupressur) werden die gefundenen Punkte stimuliert und die Injury-Region durch Kneifen, Vibration an Knochen und Zähnen, Magnet-TL und Bewegen aktiviert.

b. Die in 3.a gefundene Faszienstruktur wird entsprechend dem Challenge breitflächig für 1–2 Minuten gehalten, bis ein Release eintritt.

c. Zu Organen/Meridianen/Muskeln gehörige NL-Reflexzonen werden massiert.

d. Während die gefundenen B&E-Punkte, einschließlich denen des Lenker- (LG27) und Konzeptionsgefäßes (KG24) nacheinander beklopft werden, soll der Patient zum jeweiligen Punkt hinschauen. Durch eine möglichst „chaotische" Reihenfolge beim Beklopfen entsteht ein ähnliches Muster wie beim EMDR (Eye Movement Desensitization and Reprocessing; Shapiro 1999). Dieses Verfahren hat sich zur Behandlung emotionaler Traumata als äußerst wirksam erwiesen und scheint zudem die unten angeführte Stufe 3 der IRT meist überflüssig zu machen.

e. Talus-Flip bzw. Flexion des Kopfes können (je nach behandelter Körperregion) in BID-Lagerung des Patienten wiederholt werden.

## ❸ Stufe 3 der Injury-Recall-Technik: EID

EID steht für „Eyes into Distortion". Diese Stufe ist, wie bereits angedeutet, unter Umständen gar nicht mehr notwendig, da es nach der Einbeziehung von Augenbewegungen auf Stufe 2 nicht zu einer erneuten Indikatordysreaktion kommt.

Für Stufe 3 der IRT (➤ Abb. 1.16) kann der Patient auf den Keilen oder in der Seitneigung liegen bleiben. Andere (Ko-Stressor-) Positionen sind weniger komfortabel und nicht so lange beizubehalten. Die Injury-Region wird weiterhin aktiviert, während Sie den Ko-Stressor „Augenbewegung" einführen:

- Von einem normoreaktiven Indikatormuskel ausgehend soll der Patient nacheinander in die 8 Kardinalblickrichtungen schauen (➤ Abb. 3.30), d. h. die Augen nach rechts, rechts oben, oben, links oben, links, links unten, unten und rechts unten richten. In der Regel Eine dieser Blickrichtungen kann zur Indikatordysreaktion führen.
- Von dem nunmehr durch die gehaltene Blickrichtung dysreaktiven Indikatormuskel ausgehend werden wie oben für Stufe 2 dargestellt die B&E-Punkte getestet, um nach den peripheren Akupunkturpunkten zu suchen, die die Indikatordysreaktion aufheben.

Die Therapie besteht genauso wie für Stufe 2 beschrieben darin, die Augenposition zu halten, während die peripheren Akupunkturpunkte mit der „Very-Point-Technik" aufgesucht und genadelt werden. Die NL-Reflexzonen und die B&E-Punkte werden genauso stimuliert wie bei der Behandlungsstufe 2.

## ❹ Weitere Behandlungsstufen, weitere Ko-Stressoren

Neben den hier beschriebenen drei Stufen der IRT-Behandlung kommen möglicherweise noch weitere in Betracht. Die Entwicklung befindet sich ständig im Fluss. Deshalb empfiehlt es sich, das Kursprogramm der Deutschen Ärztegesellschaft für Applied Kinesiology (www.DAEGAK.de) zu konsultieren. Die weiteren Behandlungsstufen können in derselben Sitzung an die drei ersten angeschlossen werden (Übersicht über die gängigen Ko-Stressoren vgl. Kasten).

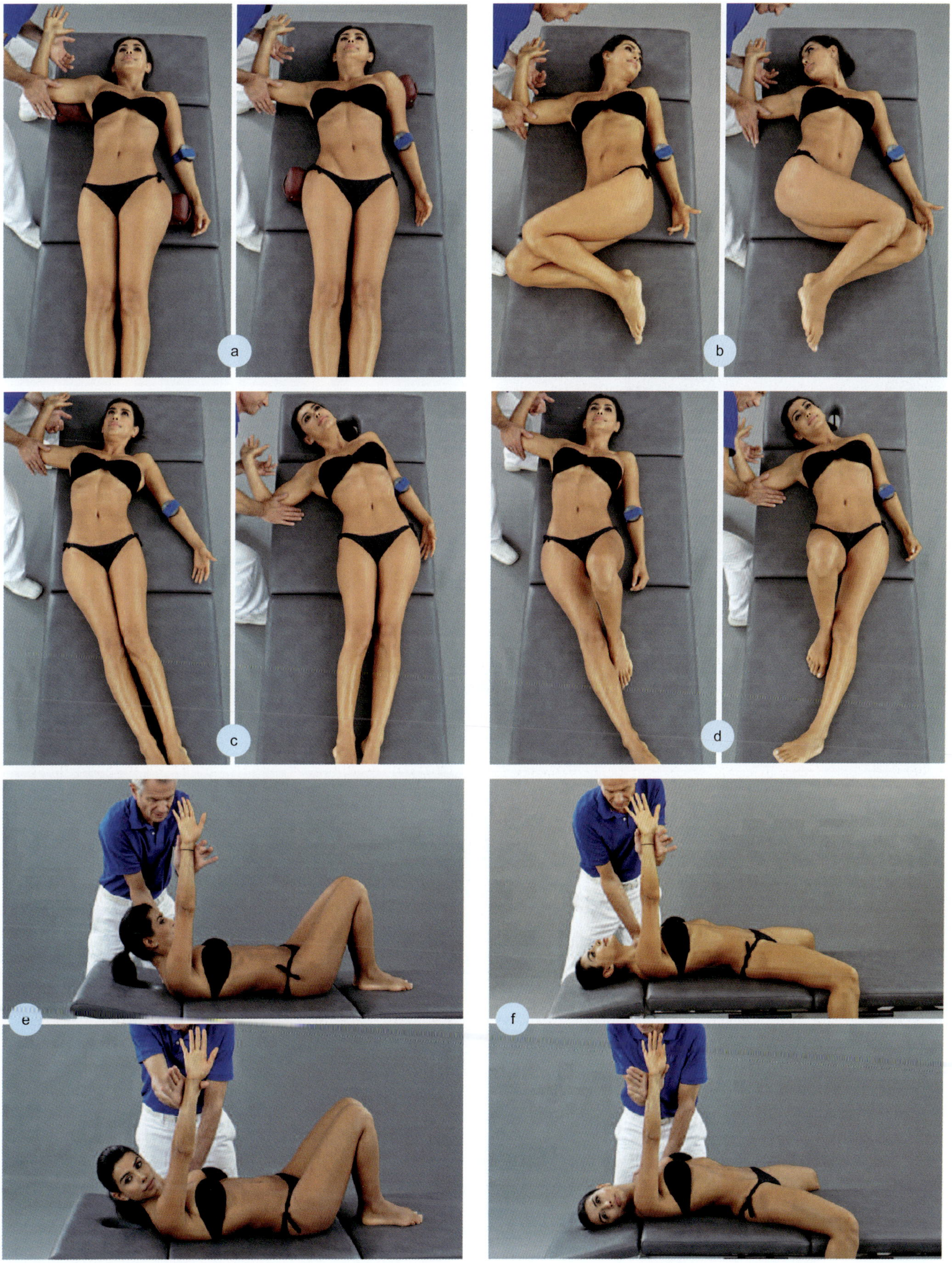


**Abb. 1.14** Ko-Stressoren der BID

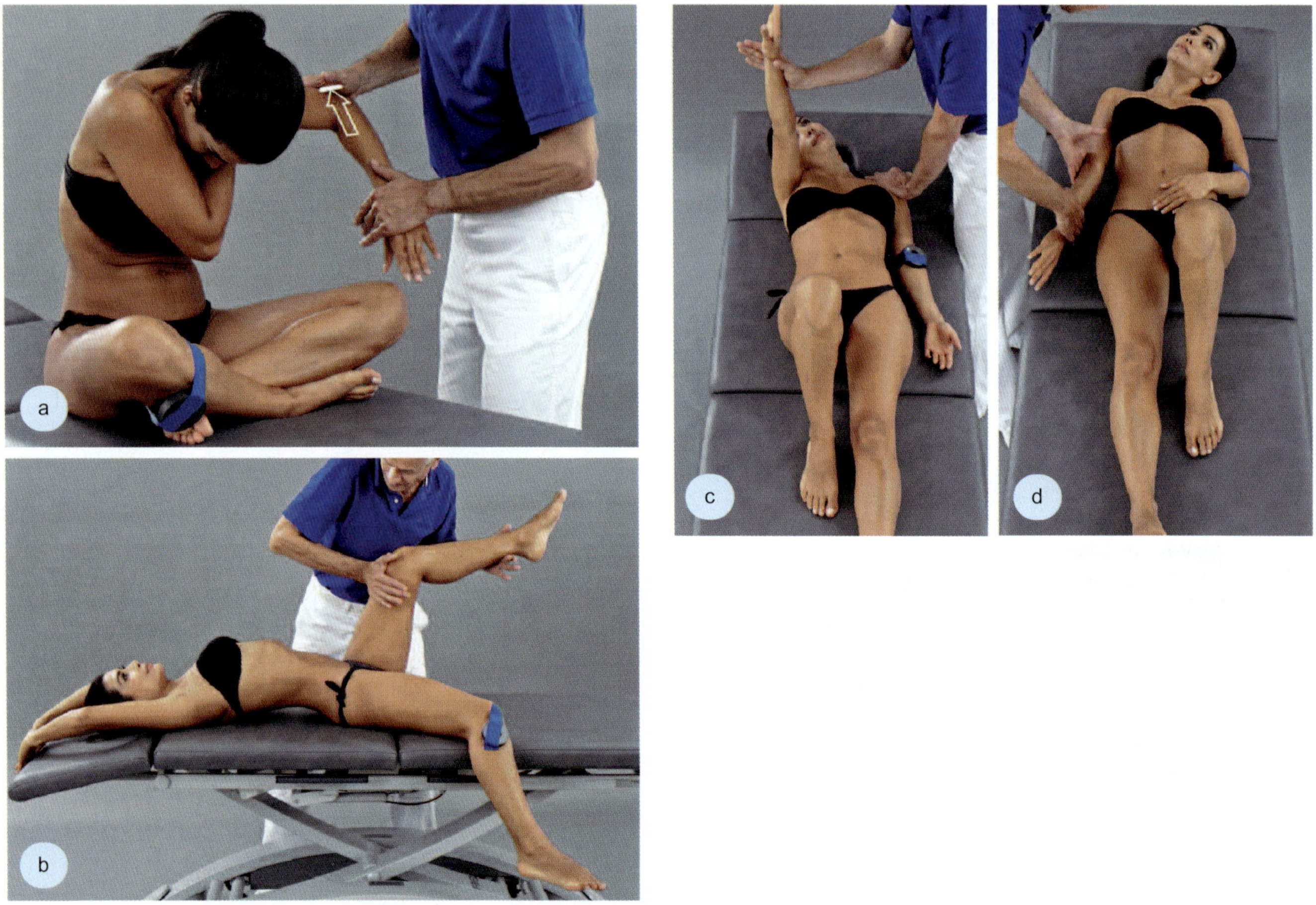


**Abb. 1.15** Ko-Stressoren der BIR. Im Falle persistierender primitiver Reflexe (aktiv zusammen mit der Stimulation der Injury-Region) sind spezifische Muskelinhibitionsmuster zu prüfen: ein Flexor bei Moro-Extension, ein Extensor bei Moro-Flexion, ein Flexor re. oder Extensor li. bei ATNR re., ein Extensor re. oder Flexor li. bei ATNR li. (➤ Kap. 3.5.5 und ➤ Kap. 3.5.10).

Stufe 3 IRT: **Normoreaktiver Indikatormuskel**

↓

1. Wird dysreaktiv durch Magnet-TL der Injury-Region (plus Bewegung) und Ko-Stressor: **EID (Eyes into Distortion)**

↓

2. a. Durch Probestimulation prüfen, welche **B&E-Punkte** die Dysreaktion aufheben: unilateral und bilateral
   b. **Yang- bzw. Yin-Meridian** zum B&E-Punkt durch Überstreichen identifizieren
   c. Typische wirksame **Fernpunkte** auf den Meridianen probestimulieren (hand- bzw. sprunggelenknahe Punkte, Yuan-Punkte, Luo-Punkte, Wandlungsphasen-Punkte): Die wirksamen heben die Indikatordysreaktion auf.

↓

3. a. *Die gefundenen peripheren Punkte nadeln oder kräftig massieren*
   b. *Die zugehörigen NL-Reflexpunkte stimulieren*
   c. *Die B&E-Punkte beklopfen*
   d. *Talus-Flip und/oder Kopfbeugung wiederholen*

**Während der gesamten Prozedur die Aktivierung der Injury-Region und die Augenposition beibehalten**

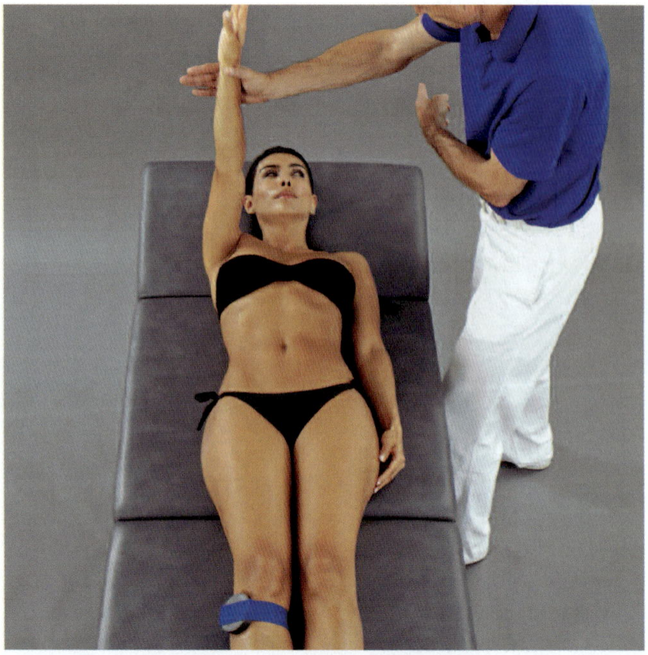

**Abb. 1.16** IRT Stufe 3: EID

**Häufige Ko-Stressoren bei der IRT-Behandlung**

**Kopfgelenkextension, Taluskompression**
- Extension der Kopfgelenke (bei Injury-Regionen oberhalb des Schultergürtels)
- Beklopfen des Kalkaneus (bei Injury-Regionen unterhalb des Schultergürtels) zusammen mit Kneifen bzw. Aktivierung der Injury-Region durch Magnet-TL und Bewegung oder Vibration auf knöchernen Strukturen schwächen einen NIM (➤ Kap. 1.2.8)

**BID/CSP/BIR-Positionen**
- BID (Body into Distortion; Goodheart 1986, 1987), CSP (Centering the Spine; Schmitt 1996): Zur Provokation von neuromuskulären Fehlspannungsketten („Duraspannung") wird der Patient in Links- bzw. Rechtstorsion, Flexion bzw. Extension oder Links- bzw. Rechtsseitneigung gelagert.
- BIR (Body into Reflex-Position): Provokationspositionen für persistierende primitive Reflexe nach Keen (2008) bzw. Garten (2010). Hier sind Positionen für den persistierenden (p-)Moro-Reflex, p-ATNR relevant.

**EID, Magnet-TL, chemische Ko-Stressoren**
- EID (Eyes into Distortion; Goodheart 1981): Bei gleichzeitigem Challenge der Injury-Region schaut der Patient nacheinander in die 8 Kardinalblickrichtungen. Meist tritt nur bei einer Augenposition eine Dysreaktion des Indikators auf (positiver Testbefund).
- Eine Magnet-TL von häufig traumatisierten Regionen wie Sakrokokzygealgelenk, zervikothorakaler Übergang inkl. erster Rippe, viszerosomatische Projektionszonen belasteter Organe (Leber, Blase, Niere usw.) kann ein relevanter Ko-Stressor sein. Bei diesen Regionen kann es sich gleichzeitig um Injury-Regionen handeln.
- Chemische Substanzen wie Nahrungsmittel, toxische Substanzen, aber auch Nosoden z. B. von Impfstoffen, Candida-Antigenen oder Parasiten etc. können als Ko-Stressoren verwendet werden. Bei Aktivierung einer Injury-Region sollten sie zur Dysreaktion führen.

### ❺ Anzahl der Korrekturen pro Sitzung

Während einer Sitzung sollten nicht mehr als eine bis maximal zwei Injury-Regionen behandelt werden. Denn die Wirkung einer IRT-Behandlung (Stufe 1–3) kann gewaltig sein, wie ein Fallbeispiel (➤ Kap. 7.15.2) zeigt. Manche Patienten zeigen völlig unerwartete Reaktionen in dem Sinne, dass nicht einfach „alles weg" ist. So werden sie möglicherweise aus einer jahrelangen Adaptation herausgeholt, was mit erheblichen Beschwerden wie längst vergessenen früheren Schmerzen, Erschöpfungsgefühlen und dergleichen einhergehen kann. Bereiten Sie Patienten darauf vor! Wenn sehr deutliche Reaktionen des Patienten beim Muskeltesten den Eindruck einer gesteigerten Empfindlichkeit erwecken, sollte man es bei der Korrektur einer Injury-Region belassen.

## 1.2.6 Neurologische Erklärungsmodelle der Injury-Recall-Technik

### ❶ Modell nach Schmitt

Eine Injury-Region ist nach Schmitt (1990), der das Phänomen als erster beschrieben hat, eine Körperregion, in der durch eine Verletzung feste („gespeicherte") propriozeptive und nozizeptive (Fehl-) Programme ausgelöst werden. Nach diesem Modell liegt in der Injury-Region eine persistierende Rezeptorstörung vor, die z. B. durch mechanische Gewebsverletzungen und „Vernarbungen", die gar nicht unbedingt als solche sichtbar sein müssen, verursacht wird. So ist denkbar, dass ein Sturz zu einer tangentialen Scherbelastung der Haut, des Unterhautgewebes und der Faszienstrukturen geführt hat. Die verletzte Region kann unter Spannung verheilen, was besonders im Lichte der aktuellen Faszienforschung von großer Bedeutung ist, die eine sensorische Innervation der Faszien belegt (Hoheisel et al. 2011, Tesarz et al. 2011, Heymann et al. 2012). Möglicherweise ist die Funktion der Mechanorezeptoren in der Haut verändert (vgl. Garten 2012, Kap. 10.2.4), oder es hat eine neuroplastische Veränderung nozizeptiver Felder stattgefunden (Locher et al. 2013).

Diese Fehlafferenzen prädisponieren unter Umständen später zu weiteren Verletzungsmustern (Schmitt 2000), können jedoch zumindest zu propriozeptiven Fehlprogrammen führen, durch die sich Haltung und Bewegungsabläufe verändern. Dies lässt sich so veranschaulichen: Wenn die Beziehungen zwischen Agonisten und Antagonisten bzw. die posturalen Programme nicht mehr nach dem physiologischen Muster ablaufen, entwickeln sich Ketten muskulärer Fehlspannung, die sich in Veränderungen (Asymmetrie) von Schrittlänge, Armschwung und Körperhaltung äußern. Persistierende myofasziale Störungen können die Muskelspindelfunktion beeinträchtigen und Mikrorisse im Muskel-Sehnen-Übergang eine Überstimulation der Golgi-Sehnenap-

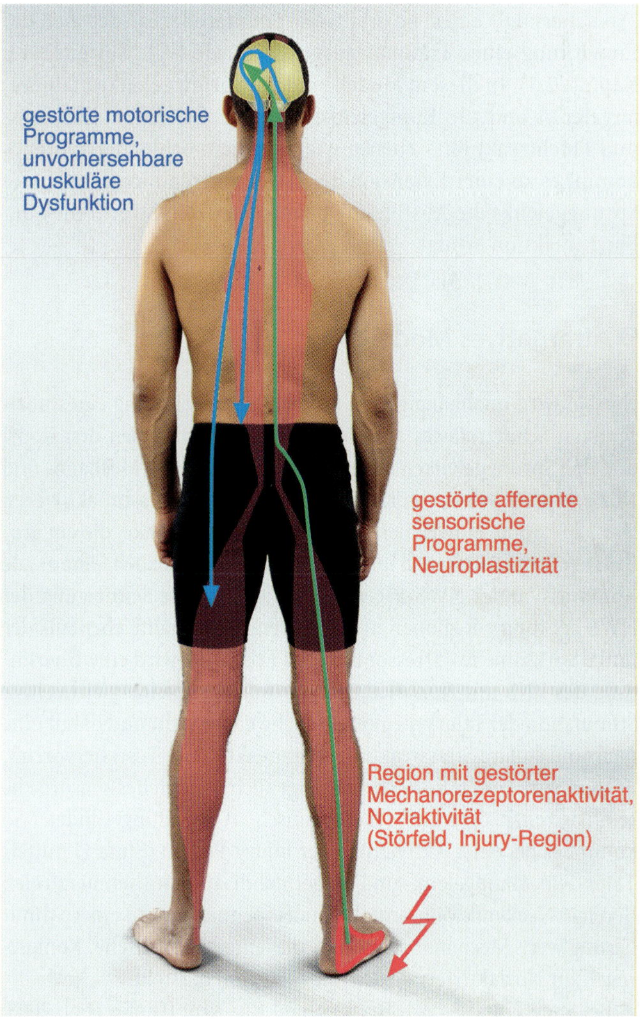


**Abb. 1.17** Neurologisches Modell zu den Auswirkungen einer Injury-Region

parate bewirken. Diese Informationen konvergieren mit denen aus Rezeptoren in Kapseln und Bändern der Gelenke an inhibitorischen spinalen Interneuronen. Die durch (Mikro-)Verletzungen bedingten propriozeptiven Störungen können in Verbindung mit der fortbestehenden nozizeptiven Stimulation zu einer Adaptation des Kleinhirns führen. Aufgrund seiner Neuroplastizität kann sich das Zerebellum so an diese Dysbalance anpassen, dass die gestörten Muskelfunktionsketten als neue Normalität integriert werden (Schmitt 2000, ➤ Abb. 1.17).

Die Injury-Recall-Technik (IRT) geht auf den amerikanischen Podiater Crotty zurück (Bronston 1987). Als Spezialist für Fußkrankheiten palpierte er vor geplanten Operationen die Füße seiner Patienten auf schmerzhafte Stellen hin, um potenzielle Ursachen für einen unerwartet weniger erfolgreichen Eingriff auszuschließen. Er ließ sich dann von den Patienten Körperregionen zeigen, die irgendwann verletzt wurden. Wenn diese mit der schmerzhaften Stelle am Fuß zusammenhingen, wurde der Palpationsschmerz am Fuß beim gleichzeitigen Berühren der anderen Region stark vermindert. Crotty zog daraus die Schlussfolgerung, dass solche Verletzungsregionen über Muskelkettenreaktionen unbekannter Art mit dem Fußbereich verbunden sein müssen.

Schmitt (1990) griff diese Beobachtung auf und integrierte sie unter dem Begriff Injury Recall Technique (IRT) in die Applied Kinesiology. Die Grundlage bildete für ihn das Modell der „Speicherung" eines nozizeptiven Schutzreflexes, der bei der Einwirkung eines Traumas ausgelöst würde (vgl. Garten 2012, Kap. 12.2.3). In diesem Modell sind die Sprunggelenke (Tibiotalargelenk) und die Kopfgelenke relevant: Bei einer Rückzugs- und Fluchtreaktion – ebenso wie bei einem Schleudertrauma – kommt es zu einer Extension der HWS, während im Bereich des Sprunggelenks die Abstützung beim gekreuzten Streckreflex der Fluchtreaktion erfolgt.

### ❷ Alternatives Modell

Hierbei wird unabhängig vom Modell der Speicherung eines nozizeptiven Schutzreflexes angenommen, dass sich neben den Kopf- und den Sprunggelenken auch jede andere dicht mit Mechano- und Nozizeptoren versorgte Körperregion als Ko-Stressor aktivieren lässt. So könnte eine Hyperextension der Handgelenke, die ein großes Repräsentationsareal im sensorischen Kortex haben, eine axiale Kompression der HWS-Facettengelenke oder eine Seitneigung der HWS bei Injury-Regionen in der oberen Körperhälfte ebenfalls der initial wirksame Ko-Stressor sein. Als Erklärung wird eine Überflutung des ZNS mit Noziafferenzen postuliert, die eine gleichzeitige Stimulation der Injury-Region überschwellig macht und damit eine neuromuskuläre Stressreaktion (Hyporeaktion im Test) hervorruft.

Vom wirksamen Ko-Stressor hängt auch ab, welches sensorische „Konkurrenzprogramm" therapeutisch Anwendung findet: So kommt es bei einer Aktivierung der Injury-Region (Stufe 1) mittels Talus-Flip, Handgelenk- und Fingermobilisation im schmerzfreien Bereich, Nackenflexion, -rotation oder -seitneigung zu einer Stimulierung von Mechanorezeptoren, die eine „sensorische Konkurrenz" zur Noziaktivierung der Injury-Region darstellt.

Bei Stufe 2 und 3 nach Becker und Brunck (Ginter et al. 2008, Schnider und Ginter 2008, Brunck und Becker 2010) haben Ko-Stressoren erneut die Funktion, eine überschwellige Stimulation der Injury-Region zu bewirken, um sie dadurch zentral registrierbar zu machen, was sich als Dysreaktion äußert. Für die verschiedenen Behandlungsmodalitäten der Stufen 2 und 3, wie Nadelung oder mechanische Stimulation von Akupunkturpunkten, Stimulation von NL-Reflexzonen, Klopfen von B&E-Punkten, wird ebenfalls ein Mechanismus des sensorischen „Konkurrenzprogramms" postuliert, der es – ähnlich wie die psychosomatische Traumatechnik des EMDR – ermöglicht, traumatisch gebahnte Muster wieder zu löschen (Bergmann 1998).

## 1.2.7 Weitere Behandlungen nach Anwendung der IRT

Nach der IRT können bzw. müssen sich in derselben Sitzung oftmals weitere Behandlungsschritte logisch und konsequent anschließen. Dabei sind folgende Situationen vorstellbar:

**Fall 1: Die vorher hyporeaktiven Muskeln sind nach der IRT stark**

Nach Anwendung der verschiedenen IRT-Stufen können die vorher hyporeaktiven Muskeln im Test stark sein. Wenn daraufhin ein Temporal Tap (als Ko-Stressor bzw. als „Aufdeckmanöver" für unvollständige Korrekturen; vgl. Garten 2012, Kap. 4.4) diese Muskeln ausnahmsweise wieder schwächen sollte, lässt das am ehesten eine Störung im Bereich der „7 Faktoren des viszerosomatischen Systems" (7-FVSS) vermuten. Dann wird aber die autogene Fazilitation (AF) positiv sein. Behandeln Sie die 7-FVSS.

Nur „ausnahmsweise" bezieht sich hier darauf, dass ja bereits andere Ko-Stressoren wie BID/CSP, BIR usw. (Duraspannung) angewandt wurden, um verdeckte Störungen und unvollständige Korrekturen aufzudecken.

In der nächsten Sitzung sollte noch einmal überprüft werden, ob die infrage kommenden Injury-Regionen störungsfrei sind (➤ Fall 4). Dies geschieht anhand eines normoreaktiven Indikatormuskels, wenn die vor IRT hyporeaktiven Muskeln weiterhin stark sind.

**Fall 2: Die vor IRT hyporeaktiven Muskeln sind hyporeaktiv und die AF positiv**

Diese Situation kommt durchaus nicht selten vor: Das übergeordnete Störfeldgeschehen ist beseitigt, doch die „segmentale", die „normale", „vorhersehbare" Störung im Bereich der 7-FVSS oder auch der Muskelstruktur und Propriozeption besteht weiter.

**Fall 3: Die vor IRT hyporeaktiven Muskeln sind hyporeaktiv und die AF negativ**

Muskeln sollten, wenn sie noch immer hyporeaktiv sind, autogen fazilitierbar sein, sonst war die Behandlung nicht ausreichend. Es könnte z. B. daran liegen, dass noch eine metabolische Stufe fehlte oder dass weitere Störfelder die Hyporeaktion unterhalten. Dann muss, wie oben dargestellt, mit einem Mechanorezeptoren-Challenge (Reiben über der verdächtigen Region) nach weiteren Injury-Regionen gesucht werden.

Falls BID/CSP und BIR als Ko-Stressoren angewandt wurden, bedarf es möglicherweise auch weiterer spezifischer Korrekturen des kraniosakralen Systems.

- Spezifische Korrekturen für axiale Torsionen, Seitneigung sowie Flexion und Extension (➤ Kap. 3.6): Auch bei diesen handelt es sich um übergeordnete Störungsmuster, ohne dass notwendigerweise eine Injury-Situationen vorliegen muss.
- Spezifische Korrekturen der persistierenden primitiven Reflexe, speziell p-Moro und p-ATNR (➤ Kap. 3.5.5 und ➤ Kap. 3.5.10).

**Fall 4: Die hyporeaktiven Muskeln sind nach IRT stark, jedoch in der nächsten Sitzung wieder hyporeaktiv**

Wenn zusätzlich auch die AF negativ ist, liegen in aller Regel weitere Injury-Regionen oder Störfelder vor. Im Unterschied zu Fall 3 hat es hier nur eine Weile gedauert, bis die Kompensation aufgehoben war. Die Suche nach weiteren Störfeldern oder Injury-Regionen kann von den hyporeaktiven Muskeln ausgehend mit einem Mechanorezeptoren-Challenge (Reiben der verdächtigen Region) oder von einem normoreaktiven Indikatormuskel ausgehend mit einem Nozizeptoren-Challenge (Kneifen der verdächtigen Region) erfolgen.

## 1.2.8 Liegt ein Störfeld oder eine Injury-Region vor?

Bei dieser Fragestellung geht es nicht darum, ob Störfelder oder Injury-Regionen zu einer neuromuskulären Dysorganisation führen, sondern um die Diagnostik, d. h. ob in einem bestimmten (evtl. vorher bereits behandelten) Körperbereich ein Störfeld oder eine Injury-Region vorliegt.

Diese Frage ist in der Praxis bei der Suche nach Störfeldern im Kopfbereich (➤ Kap. 7.15.3) und bei Beschwerdebildern, die nicht zwingend mit hyporeaktiven Muskeln einhergehen (Kopfschmerzen, Schwindel etc.), relevant.

Die unten beschriebene Vorgehensweise eignet sich auch für Fälle, in denen die Mechanorezeptorenstimulation über einer Injury-Region wegen stark schmerzhafter Muskelstörungen oder Radikulopathien den Muskel im Test nicht ändern kann, obwohl diese Injury-Region für die Muskeldysfunktion mit verantwortlich ist (➤ Kap. 1.2.3).

### ❶ Diagnostik von Injury-Regionen mittels NIM

Auf der Suche nach einer Injury-Region kann grundsätzlich auch mit einem normoreaktiven Indikatormuskel (NIM) gearbeitet werden, etwa um zu überprüfen, ob eine Narbe o. ä. eine Injury-Region darstellt (➤ Kap. 1.2.1). Da dieser Zugang jedoch nichts über die Auswirkung der Injury-Region auf das Gesamtsystem aussagt, handelt es sich um einen weniger spezifischen Ansatz. Für den Behandlungskontext ist es natürlich von höchstem Interesse, die Ursache von Muskelhyporeaktionen zu klären, die einem überschwelligen Störfeld zugeordnet sind und daher eine Inhibition ohne autogene Fazilitation zeigen.

#### Challenge der Region (Stressor)

Um zu klären, ob die korrigierte Injury-Region nunmehr ohne Befund ist, wird von einem normoreaktiven Indikatormuskel (NIM) ausgegangen (➤ Abb. 1.18).

1. Nach dem Modell eines Injury-Musters liegt dort eine stille, jedoch neurologisch wirksame Noziaktivität vor (➤ Kap. 1.2.6). Durch Kneifen der Region oder Vibration, die bei knöchernen Injury-Regionen oder Zähnen nicht primär die Mechanorezeptoren, sondern Nozizeptoren stimuliert, wird die Noziaktivität erhöht. Auch eine durch Magnet (nicht-schwächende Seite) verstärkte Therapielokalisation ist als Challenge möglich.
2. Wird der Indikatormuskel dann dysreaktiv, ist zunächst von einem Herd oder Störfeld auszugehen, das per Definition keinen Ko-Stressor als Challenge benötigt.

Wenn definitiv keine Entzündung vorliegt (alte Narbe, nach früherer Verletzung nun klinisch unauffälliges Gelenk, der Nabel u. Ä.), kann entweder ein entsprechender Gewebe-Challenge in der Region (etwa Dehnung der Narbe) durchgeführt oder direkt zu IRT-Stufe 1 übergegangen werden (➤ Abb. 1.18, Schritt 5a und b).

Ein Haut- bzw. Narben-Challenge besteht in einem Längs- oder Querzug des Gewebes und führt bei positivem Befund zu einer Dysreaktion. Testen Sie, in welcher Atemphase dieser Challenge bei Wiederholung aufgehoben wird, und mobilisieren Sie das Gewebe während dieser Atemphase in die positiv getestete Challenge-Richtung (vgl. Garten 2012, Kap. 10.2.4).

Eine Neuraltherapie (Injektion von Lokalanästhetika, z. B. 0,5 % Procain) bietet sich als weitere Option an. Da sie jedoch die Afferenzen des Challenge verhindert, sollte dann das Thema Injury-Region erst in der nächsten Sitzung weiterverfolgt werden.

Wenn doch ein entzündlicher Prozess, d. h. ein Herd im eigentlichen Sinne wie typischerweise an Zähnen, vorliegen könnte, hilft ein Nosoden-Challenge bei der Differenzialdiagnose (vgl. Garten 2012, Kap. 6.4; Garten und Weiss 2007, Kap. 5.5). Zahnherde müssen fast immer chirurgisch saniert werden. Die Nosode Kieferostitis-D5 lässt jedoch bei intraossärer Spannung im Kiefer immer wieder eine „Kreuzreaktion" erkennen. Intraossäre Spannung ist ein manuell zu korrigierender Befund und keine Operationsindikation. Versuchen Sie daher zunächst, die Kieferregion mit IRT zu behandeln. Falls dies nicht erfolgreich sein sollte, was sich bei der Kontrolle in der nächsten Therapiesitzung zeigt, setzen Sie die Suche nach dem Herd mit bildgebenden Techniken und einer Dekoder-Dermografie fort. Bestätigt sich die Diagnose, wird der Herd einer kieferchirurgischen Leerkieferrevision zugeführt (➤ Kap. 7.15.3).

#### Challenge mit Ko-Stressor

3. Wenn keine Indikatordysreaktion durch den Challenge eingetreten ist, sind Ko-Stressoren angebracht, die das System sensibilisieren, d. h. versteckte Störungen sichtbar machen, „auf den Schirm bringen" (➤ Abb. 1.18).
   a. Der erste Ko-Stressor bei potenziellen Injury-Regionen kaudal des Schultergürtels ist ein leichter Schlag auf die Ferse des Patienten, um eine Kompression im Tibiotalargelenk zu erzeugen. Zuvor muss allerdings ohne Challenge der potenziellen Injury-Region ausgeschlossen werden, dass es sich um eine positive Provokation im Sinne eines positiven Shock-Absorber-Tests handelt (➤ Kap. 6.8.4 ❾; vgl. Garten 2012, Kap. 10.2.3).
   Geben Sie nun einen leichten Schlag auf die Fersen: erst links, dann rechts oder unmittelbar auf beide Fersen, denn in einem

zweiten Schritt lässt sich per Einzel-Challenge immer noch differenzieren, welcher Fuß manuell korrigiert werden muss. Wenn es dadurch zur Dysreaktion kommt, wird zunächst eine manuelle Korrektur der betroffenen Fußgelenke durchgeführt (➤ Kap. 6.8.5).

b. Der erste Ko-Stressor für potenzielle Injury-Regionen kranial des Schultergürtels besteht in einer Reklination des Kopfes. Hier gilt es zunächst ohne Challenge zu klären, ob diese Kopfextension nicht bereits zu einer Indikatordysreaktion führt.

Danach wird die Kopfgelenkdysfunktion beseitigt (➤ Kap. 2.2.1).

4. Als nächster Schritt folgt der eigentliche IRT-Challenge mit Ko-Stressor (➤ Abb. 1.18).

a. Taluskompression: Der Talus wird mit leichter Kraft nach kranial über den Kalkaneus in die Malleolengabel des oberen Sprunggelenks geklopft und gleichzeitig ein Kneif-Challenge bzw. eine Vibration oder Magnet-TL über der alten Verletzungsstelle durchgeführt. Dies geschieht nacheinander am rechten und linken Fuß. Wird ein normoreaktiver Indikatormuskel daraufhin hyporeaktiv, handelt es sich um eine Injury-Region. Beide Fersen zu beklopfen und dann den Muskel zu testen geht im Zweifelsfall schneller als differenzierter vorzugehen.

b. Bei potenziellen Injury-Regionen oberhalb des Schultergürtels besteht der IRT-Challenge mit Ko-Stressor darin, sie zu aktivieren und den Kopf in Extensionsstellung zu halten.

## ❷ Korrektur von Injury-Mustern

5. Haben die beschriebenen Challenges zu einer Indikatordysreaktion geführt, liegt ein Injury-Muster vor, das auf der ersten Stufe wie folgt korrigiert wird (➤ Abb. 1.18):

a. Bei Injury-Regionen kaudal des Schultergürtels: Noziaktivierung durch Kneifen bzw. Vibration (im Fall von Knochen oder Zähnen), zusammen mit einem gleichzeitig oder im Anschluss durchgeführten Talus-Flip (➤ Kap. 1.2.5).

b. Bei Injury-Regionen kranial des Schultergürtels: Aktivierung durch Kneifen bzw. Vibration (im Fall von Knochen oder Zähnen), mit gleichzeitigen oder sukzessiven Flexionsbewegungen des Kopfes (aus der Extensionsstellung): Kneifen-Flexion, Kneifen-Flexion.

6. Daran können sich noch die Stufen 2 und 3 der IRT anschließen (Beschreibung: ➤ Kap. 1.2.5 bzw. die entsprechenden Flussdiagramme: ➤ Abb. 1.13 und ➤ Abb. 1.17).

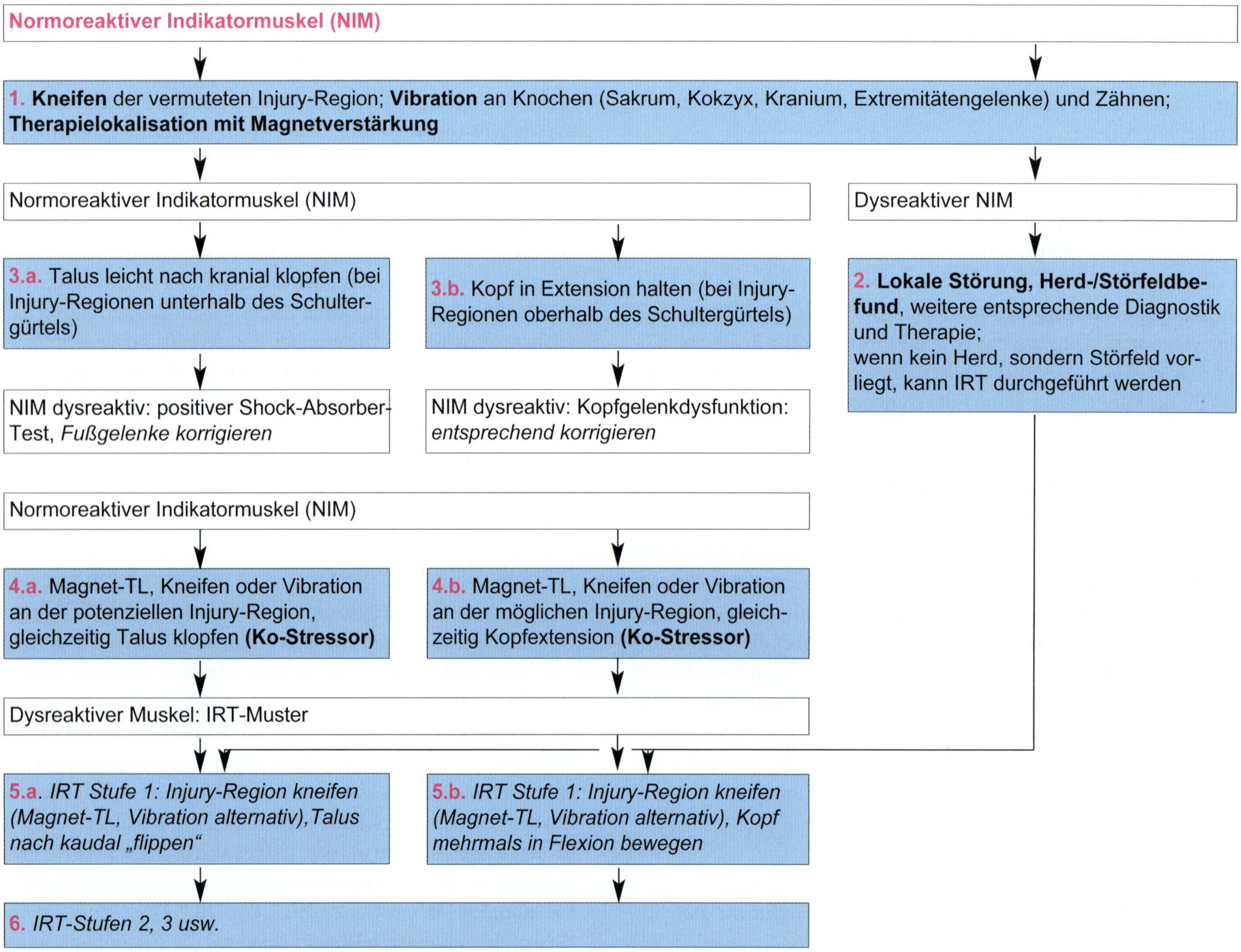


**Abb. 1.18** IRT mithilfe eines normoreaktiven Indikatormuskels (NIM)

## ZUSAMMENFASSUNG

Wir gehen davon aus, dass Sie auf dieses – zugegebenermaßen komplexe – Kapitel immer wieder zurückgreifen, um die beschriebenen Maßnahmen mehr und mehr in Ihren praktischen Alltag einzubauen. Dankbare Patienten werden Ihnen diese Bemühungen um eine schnellere und nachhaltigere Behandlung am Ende lohnen.
Am Anfang halten Sie sich bitte an folgendes vereinfachtes Schema, egal, ob Sie Schulterschmerzen, Nackenschmerzen, Kreuzschmerzen oder Unterbauchschmerzen behandeln.

**Symptomzugeordnete Muskeln testen**

Regionale Schmerzen oder Haltungsabweichungen bestimmen die Wahl der Muskeln. Definieren Sie zunächst, welche Muskeln hyperreaktiv, normoreaktiv (evtl. als NIM) oder hyporeaktiv sind.

- Die hyperreaktiven Muskeln lassen sich zur Diagnose und Behandlung von metabolischen, aber auch emotionalen (vgl. Garten 2012, Kap. 10.2.1.3) und elektromagnetischen Stressoren verwenden (vgl. Garten 2012, Kap. 10.2.1.5). Dies kann bereits in einer der ersten Sitzungen nötig sein, wenn eine große Zahl hyperreaktiver Muskeln vorliegt oder ein Patient sogar generalisiert hyperreaktiv ist (vgl. Garten 2012, Kap. 4 und 6; Garten und Weiss 2007).
  – Als Screening auf emotionalen Stress eignen sich die sog. „emotionalen neurovaskulären Reflexpunkte" (ENV) auf den Stirnhöckern, deren Therapielokalisation zu einem Superchallenge führen kann. Auch wenn das belastende Thema nach der Exploration in Gedanken visualisiert wird, kann das einen Wechsel in der Muskelreaktion bewirken.
  – Ein Screening auf elektromagnetischen Stress kann z. B. mit einem eingeschalteten Mobiltelefon am Kopf des Patienten erfolgen. So lässt sich ein Wechsel der Muskelreaktion oder eine temporäre Anpassung herbeiführen (zum Now-and-Won-Time-Manöver vgl. Garten 2012, Kap. 10.2.1.5).
  – Als Ursache einer generalisierten Hyperreaktion kommen auch Störfelder infrage, deren TL oder Challenge (Magnet-TL oder Kneifen) dann zu einem Superchallenge (Wechsel von Hyper- zu Hyporeaktion) führt. Störfelder können neben einer neurologischen Dysorganisation auch elektromagnetischen Stress bewirken.

**Autogene Fazilitation (AF) prüfen**

- Bei hyporeaktiven Muskeln wird zunächst die autogene Fazilitierbarkeit geprüft. Wenn einer, mehrere oder alle hyporeaktiven Muskeln nicht autogen fazilitierbar sind („AF neg."), muss durch Reiben über möglichen Injury-Regionen oder Störfeldern bzw. durch eine Therapielokalisation von potenziellen Herden versucht werden, die für die Hyporeaktion(en) verantwortlichen Region(en) herauszufinden. Lässt sich kein Störfeld oder keine Injury-Region entdecken, beruht die Hyporeaktion wahrscheinlich auf metabolischen, emotionalen oder elektromagnetischen Stressoren. Zur Erinnerung: Hyperreaktionen sind nur ausnahmsweise durch mechanische Stressoren bedingt, sondern wahrscheinlich eher durch metabolische, emotionale oder elektromagnetische. Das heißt aber nicht, dass der Umkehrschluss zulässig wäre: Metabolische, emotionale und elektromagnetische Stressoren können vielmehr sowohl Hyporeaktionen als auch Hyperreaktionen auslösen.

**IRT-Behandlung**

- Die Behandlung erfolgt mittels IRT.
  – In Stufe 1 wird die Injury-Region durch Kneifen, Magnet-TL oder Vibration (bei harten Geweben) aktiviert und mit Talus-Flip und/oder Kopfgelenkflexion ein Mechanorezeptoren-Konkurrenzprogramm ausgeführt.
  – In Stufe 2 kommen routinemäßig axiale Torsion, Seitneigung sowie selten Flexion und Extension als Ko-Stressoren zum Einsatz. Die übrigen BID- bzw. BIR-Positionen (➤ Abb. 1.14 und ➤ Abb. 1.15) bleiben als „Reserve-Ko-Stressoren" schwierigeren Fällen vorbehalten.
  – Wird mit einer IRT-Behandlung keine Verbesserung (bleibender Erfolg) erzielt, ist an eine Neuraltherapie zu denken. Unter Umständen kann eine chirurgische Herdsanierung notwendig sein (➤ Kap. 7.15.3).
- Wenn die vorher hyporeaktiven Muskeln stark und normoreaktiv geworden sind, ist ein Schlüsselbefund korrigiert. Weiterhin hyporeaktive Muskeln sollten nach der Korrektur autogen fazilitierbar sein („AF-positiv"). Jetzt können Sie mit einer segmentalen Wirbelsäulenbehandlung (➤ Kap. 2), einer kranio-iliosakrokokzygealen Behandlung (➤ Kap. 3), viszeralen Behandlungen (➤ Kap. 5), Extremitätenbehandlungen (➤ Kap. 6) und komplexen neurologischen Behandlungen (➤ Kap. 7) beginnen.

## Fallbeispiel 3

### Tennisspieler (geb. 1987)

Anamnese: Seit August 2012 Schmerzen in der rechten Schulter. Der Patient war als Fußballtorwart nach links gesprungen, mit der Hüfte aufgeprallt und hatte sich abgerollt. Trotz des relativ geringen Traumas entwickelten sich sofort Schmerzen in der rechten Schulter. Behandlungen beim Orthopäden (Spritzen wegen „Impingement-Syndrom") und Physiotherapeuten seit 15 Monaten erfolglos. Kein Ruheschmerz nachts. Seit dem Unfall kein Tennisspielen mehr möglich: Die Schulter fühlt sich instabil an, Abduktion und Extension sind schmerzhaft.

**Behandlungstermin am 18.11.2013**

Befund: Serratus re. stark, Rhomboidei re. hyporeaktiv (w), AF negativ (da Dysfunktion der Rhomboidei zu Instabilität der Schulter führt, muss diese zuerst beseitigt werden; die übrigen Muskeln der Rotatorenmanschette wurden daher zu diesem Zeitpunkt noch nicht getestet)
Therapie: IRT-Stufe 1, 2 am SIG li. und Sakrum; danach Rhomboidei w, jedoch AF positiv. Rhomboidei-Behandlung mit Ursprungs-Ansatz-Technik (Garten 2012, Kap. 10.3.1.1), Manipulation von C5 (motorische Innervationsebene) und des zervikothorakalen Übergangs sowie der 4. Rippe, AC-Gelenk in Approximation behandelt, Tape (➤ Kap. 6.3.5). Ilium ant. re. (➤ Kap. 3.2.2), Sakrum post. re. (➤ Abb. 3.14), Akupunktur SIG re.

**Behandlungstermin am 26.11.2013**

Die Schulter „hat wahnsinnig gearbeitet" und ist „jetzt gut".
Befund: Rhomboidei stark, Rotatorenmanschette intakt; M. pectoralis major clavicularis und M. pectoralis minor w
Therapie: Ligament Interlink Technik am AC Gelenk (➤ Kap. 6.2.3), Behandlung in Approximation, lokale Akupunktur, Tape. Ursprungs-Ansatz-Technik der hyporeaktiven Mm. pectorales und myofasziale Therapie („Ausmangeln").

**Behandlungstermin am 13.12.2013**

„Fühlt sich nach rechts gezogen"
Befund: Mm. rhomboidei und Mm. pectorales stark. (-Kurve > allgemeine Hyporeaktion (➤ Kap. 3.6.4)
Therapie: Lig. sacrotuberale li. nach Challenge, Quadratus lumborum re. mit Perkussor behandelt, Akupunktur.

**Behandlungstermin am 17.12.2013**

„Unten ist es besser, aber oben noch krasse Spannung."
Therapie: postisometrische Relaxation re. Seite, Akupunktur der Mm. quadratus lumborum, rhomboidei, levator scapulae, des thorakoskapularen Gleitlagers und der Nackenmuskulatur; myofasziale Behandlung mit Perkussor (myofasziale Perkussionsbehandlung nach Travell). C5 in Rechtsrotation-Linksseitneigung korrigiert; danach viel besser, alle Muskeln stark; Spannungsgefühl der re. Körperseite beseitigt.

**Behandlungstermin am 22.1.2014**

Patient fühlt sich wieder nach rechts gezogen, hatte Skiunfall.
Befund: Beckentorsion mit Beinlängendifferenz, Obturatorius int. re. w, AF negativ
Therapie: IRT-Stufe 1 am Ramus inf. ossis pubis re., Beckenboden re.
Infraspinatus re. in Linksseitneigung, d. h. (-Kurve w: Behandlung des Lig. sacrotuberale in (-Kurve (➤ Kap. 3.6.4); Akupunktur und myofasziale Behandlung von M. levator scapulae, M. infraspinatus, lateraler Achsellücke, danach Tenderpoint in der ventralen Schulter re. besser

**Behandlungstermin am 24.4.2014**

Schulter ist besser geworden. Zweimal Tennis gespielt und alles war ok bis auf eine gewisse Instabilität beim Aufschlag.
Befund: kraniale und mittlere Fasern des Infraspinatus stark, kaudale Fasern w; in Provokationsposition für den N. suprascapularis (➤ Kap. 6.9.5) ist der Infraspinatus insgesamt w, auch Latissimus dorsi w.
Therapie: Lig. coracohumerale – lokale Friktion und Akupunktur; N.-suprascapularis-Engpass – behandelt mit tiefer myofaszialer Therapie des Supraspinatus (instabiles Gefühl in der Schulter beim Aufschlag; wahrscheinlich durch die primäre Schulterblattinstabilität bei hyporeaktiven Rhomboidei entstandenes Problem, das sofort zu Beginn hätte mit untersucht und behandelt werden müssen); Perkussor-Behandlung des Latissimus dorsi, C7-Korrektur → danach Schultermuskeln normoreaktiv (n), keine reaktiven Muskelmuster (Garten 2012, Kap. 10.3.1.3). Schwingstab-Training in Aufschlagposition

**Behandlungstermin am 23.7.2014**

Provokationspositionen sind ok. Keine reaktiven Muskelmuster. Der Patient soll weiter mit Swingstick in Aufschlagposition trainieren.

**Kommentar**

Das Beispiel ist in keiner Weise spektakulär (die Behandlung zog sich auch wegen Examensvorbereitungen lange hin), zeigt jedoch folgende Prinzipien:

- Ein lokales Problem wird häufig durch eine neuromuskuläre Fehlprogrammierung beeinflusst, die von übergeordneten Injury-Regionen/Störfeldern ausgeht (hier in erster Linie einer iliosakrokokzygealen Injury-Region).
- Nach deren Beseitigung müssen die verbliebenen segmentalen Störungen (Wirbelsäule, periphere Gelenke, myofasziale und Ursprungs-Ansatz-Muskeldysfunktionen sowie Strain-Counterstrain-Muster) sowie myofasziale Spannungsketten (Muskel-Leitbahnen nach Myers) korrigiert werden.

Erneute Traumata können zu neuen übergeordneten Störungsmustern führen (Os pubis und Beckenboden sowie Lig. sacrotuberale im Beispiel). Verdeckte Störungsmuster müssen in Provokationspositionen gefunden und korrigiert werden (hier Engpasssituation des N. suprascapularis oder auch rechtskonvexe (-Kurve). Wenn alle Muskeln neuromuskulär normal ansteuerbar sind und dies auch in Funktionssequenzen („reaktive Muskelmuster") der Fall ist, lässt sich die Funktion durch ein koordinatives Training (z. B. mit Swingstick) optimal neu bahnen (➤ Abb. 7.32).

## 1.3 Walking-Gait-Test

Das Prinzip dieses Tests lässt sich als „physiologisches Inhibitionsmuster" beschreiben (Garten 2012, Kap. 2). Steht in Schrittposition der linke Fuß vorn, sind an diesem Bein die Flexoren fazilitiert und die Extensoren inhibiert. Da ein gekreuztes Muster vorliegt, sind gleichzeitig auch am rechten Arm die Flexoren fazilitiert und die Extensoren inhibiert. In dieser Position zeigt die rechte Schulter nach vorn. Um den Blick weiter geradeaus richten und die Kopfposition konstant beibehalten zu können, muss sich der Kopf gegenüber dem Schultergürtel etwas mehr nach rechts drehen, was durch eine Fazilitierung des linken und eine Inhibition des rechten M. sternocleidomastoideus erreicht wird. Der obere Trapezius fungiert bei der Kopfrotation als Synergist des ipsilateralen M. sternocleidomastoideus, jedoch als Antagonist bei der Nackenstreckung (Extension). Dies steht im Widerspruch zu Angaben bezüglich des Walking-Gait-Tests in der AK-Literatur (Walther 2000).

Für eine Schrittposition mit vorangestelltem rechtem Fuß gelten die umgekehrten Verhältnisse.

### 1.3.1 Anwendung

Das oben beschriebene Fazilitations- und Inhibitionsmuster ist nur bei normaler, optimaler propriozeptiver Steuerung ungestört ausgeprägt. Da Bewegungen rezeptorgesteuert ablaufen, gibt der Walking-Gait-Test eine erste Orientierung über (vgl. Kap. 12.2.10, Garten, 2012) die normale Funktion der propriozeptiv relevanten Regionen, insbesondere der Füße und Sprunggelenke, der Beckenregion und des Kiefergelenks. In diesen Bereichen werden Muskel- und Gelenkdysfunktionen zu abweichenden Afferenzen und damit zu einem (testbar) gestörten Walking-Gait-Muster führen.

Als Eingangs-Screening benutzen einige AK-Therapeuten den Test bei einer AK-Untersuchung zur Eingrenzung von Schlüsselregionen der Störung.

Bei einem unvollständigen Inhibitionsmuster lässt sich durch Reiben der propriozeptiv relevanten Regionen (Füße, Sprunggelenke, Becken- und kraniomandibuläre Region) die Störungsregion finden. Eine Mechanorezeptorenstimulation über der/den verantwortlichen Region(en) führt dann zu einer „ordnungsgemäßen" Inhibition.

Auf dieselbe Weise kann man nach Abschluss einer Korrektur prüfen, ob die neurologische Organisation soweit optimiert werden konnte, dass sich nun ein vollständiges Inhibitionsmuster zeigt.

Da Störfelder oder Injury-Regionen (➤ Kap. 1.2) in erster Linie fehlerhafte Afferenzmuster verursachen, werden sie ebenfalls zu einem inkompletten Walking-Gait-Muster führen.

Während anderweitig in der Applied Kinesiology (Walther, 2000) üblicherweise auf die isolierte Testung von einzelnen Agonisten geachtet wird, scheint hier ein Gruppentest sinnvoller zu sein, da die Flexoren und Extensoren der Schulter als Gruppe fazilitiert bzw. inhibiert werden sollten.

### 1.3.2 Testablauf

1. Die folgenden Muskeln werden im Stehen in Neutralposition getestet. Dabei ist es sehr wichtig, den Patienten zu stabilisieren (➤ Abb. 1.19), damit er nicht selbst die große Kräfte auffangen muss, die beim Testen dieser Muskelgruppe auftreten:
   - M. sternocleidomastoideus bds.
   - Schulterextensoren im Globaltest (vor allem den langen Trizepskopf) bds.
   - Schulterflexoren im Globaltest (vor allem den langen Bizepskopf, M. coracobrachialis und M. deltoideus anterior) bds.
2. Danach wird dieselbe Muskelgruppe in Schrittposition mit dem linken Fuß vorn getestet. Dabei sollten ca. 70 % des Gewichts auf dem vorderen Bein ruhen. Als Normalbefund zeigt sich eine Inhibition der folgenden Muskeln:
   - Schulterflexoren links
   - Schulterextensoren rechts
   - M. sternocleidomastoideus rechts
3. Anschließend werden dieselben Muskeln in Schrittposition mit dem rechten Fuß vorn getestet. Inhibiert sein sollten:
   - Schulterflexoren rechts
   - Schulterextensoren links
   - M. sternocleidomastoideus links
4. Falls das Inhibitionsmuster unvollständig ist, wird in propriozeptiv relevanten Regionen bzw. in anamnestisch bekannten potenziellen Injury-Regionen (Narben inkl. Nabel) per Mechanorezeptoren-Challenge (Reiben) nach der Ursache gesucht.
5. Wenn die propriozeptive Fehlsteuerung in der auslösenden Region auf das Reiben reagiert und sich das Inhibitionsmuster normalisiert, muss anschließend eine Behandlung nach den in diesem Buch beschriebenen Prinzipien erfolgen: entweder mit muskuloskelettalen Techniken oder mit der Injury-Recall-Technik.

#### Anmerkung

Wenn Patienten neurologisch besonders gut organisiert sind, wie z. B. Leistungssportler, die homolateral ausgerichtete Sportarten wie Fechten betreiben, können sie das beschriebene Inhibitionsmuster willkürlich übersteuern, sodass es sich im Test nicht zeigt. Das schränkt die Anwendbarkeit ein, denn der Patient gibt sich nicht primär als „gut organisiert" oder „schlecht organisiert" im Test zu erkennen. Wenn sich also trotz vorschriftsmäßiger Korrektur (inkl. Injury-Mustern, Fußläsionen, Kiefergelenk, Kopfgelenken) kein kohärentes Inhibitions-, sondern eher ein „normales" Fazilitationsmuster im Walking-Gait-Test zeigt, sollte man den Befund besser nicht als diagnostisches Kriterium verwenden.

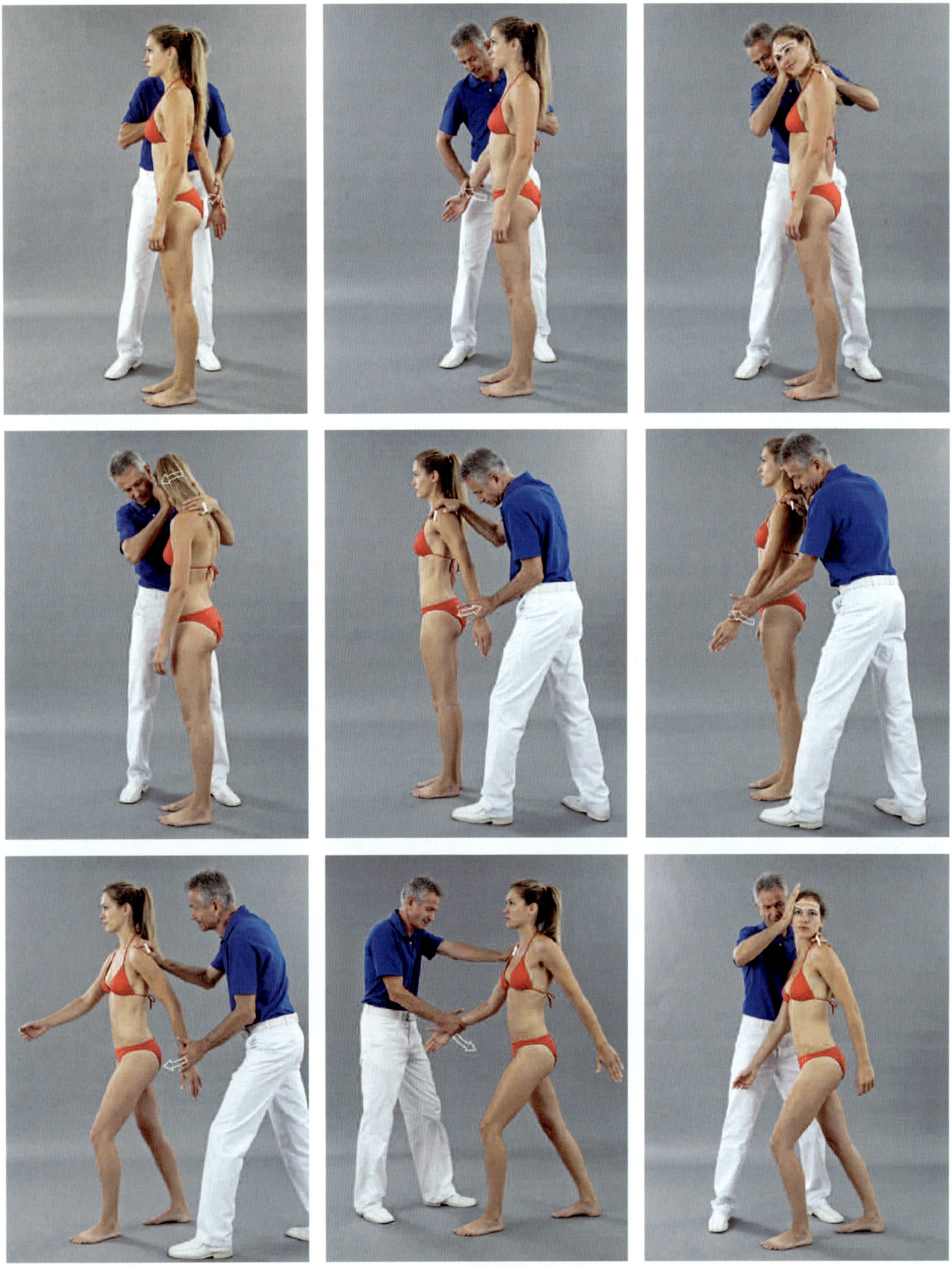

**Abb. 1.19** Walking-Gait-Test im Stehen (Normalposition) und in Schrittposition mit linkem Fuß vorn

LITERATUR

Academy of Traditional Chinese Medicine (Ed.). Essentials of Chinese Acupuncture. Beijing: Foreign Language Press, 1980.

Allen M. The Neurology of Spinal Erection. 23232 Peralta Dr. STE 205, Laguna Hill, CA 92652–1437 (USA). Privately published, 1995.

Badtke G, Mudra I. Neuraltherapie, Lehrbuch und Atlas. Berlin: Ullstein Mosby, 1994.

Barop H. Taschenatlas der Neuraltherapie nach Huneke. Stuttgart: Hippokrates, 2006.

Bergmann U. Speculations of the Neurobiology of EMDR. Traumatology. 1998; 4(1).

Bergsmann O, Bergsmann R. Projektionssyndrome. Wien: Facultas, 1997.

Boisserée W, Schupp W. Kraniomandibuläres und Muskuloskelettales System. Berlin: Quintessenz, 2012.

Bronston GJ. The M. C. R. test. Journal of Current Podiatric Medicine. 1987; 36(24).

Brunck M, Becker D. Die erweiterte Injury- und Trauma Recall-Technique, Überblick und Behandlungsprozedur. Medical Journal for Applied Kinesiology (MJAK). 2010; 40: 18–25.

Brunck M, Becker D, Maack S. Die Behandlung des Fasziensystems im Rahmen der erweiterten Injury-Recall-Technique. JPAK. 2014; 2(1): 5–11.

Carvalho-Garten A, Garten H. Posttraumatische Belastungsreaktion: Therapie mit NFA und NLP – Post traumatic stress disorder: therapy with NFA and NLP. Med J Applied Kinesiology (MJAK). 2008; 34(3): 21–28.

Dosch P. Neuraltherapie nach Huneke. Heidelberg: Haug, 1980.

Fink M, Tschernitsschek H, Stietsch-Scholz M, Wähling K. Kraniomandibuläres System und Wirbelsäule. Man Med. 2003; 41(6): 476–480.

Fuller B. Synergetics. New York: Macmillan, 1975.

Garten H. Persistierende Primitive Reflexe (PPR). Med J Applied Kinesiology (MJAK). 2010; 42(12): 25–33.

Garten H. Applied Kinesiology, Muskelfunktion, Dysfunktion und Therapie. München: Elsevier, 2012.

Garten H, Weiss G. Systemische Störungen – Problemfälle lösen mit Applied Kinesiology. München: Urban & Fischer, 2007.

Ginter A, Schnider P, Garten H. Injury Recall Technique (IRT). Med J Applied Kinesiology (MJAK). 2008; 36(12): 22–26.

Goodheart GJ. Applied Kinesiology. Workshop Procedure Manuals. Grosspoint, MI: Privately published, 1979, 1980, 1981, 1982, 1986, (22nd ed.) 1987.

Heine H. Lehrbuch der biologischen Medizin. Stuttgart: Hippokrates, 1997.

Heymann W, Locher HE, Böhni U, Habring M. Neuroanatomie Teil 2; Fakten und Hypothesen zu Faszien, Dura und Hirnstamm. Man Med. 2012; 50(1): 6–15.

Hoheisel U, Taguchi T, Treede RD, Mense S. Nociceptive input from the rat thoracolumbar fascia to lumbar dorsal horn neurones. Eur J Pain 2011; 15(8): 810–815.

Kandel ER, Schwartz JH, Jessell TM. Principles of Neural Science. New York: McGraw-Hill, 2000.

Keen K. Retained Neonatal Reflexes. Edgecliff, NSW (Australia): Eigenverlag, 2008.

Kopp S, Sebald W, Plato G. Kraniomandibuläre Dysfunktion. Eine Standortbestimmung. Man M 2000; 38(6): 335–341.

Lippold C, Ehmer U, van Bost L. Beziehungen zwischen kieferorthopädischen und orthopädischen Befunden. Man Med 2000; 38(6): 246–250.

Locher H, Boehni U, Habring M, Heymann W. Rezeptive Felder und Neuroplastizität. Wie werden Indikationen und Differenzialindikationen für manuelle und andere Therapiemaßnahmen beeinflusst Man Med 2013; 51(3): 194–202.

Mertensmeier I, Diedrich P. Der Zusammenhang von Halswirbelsäulenstellung und Gebißanomalien. Fortschr Kieferorthop 1992; 53(1): 26–32.

Myers TW. Anatomy Trains, Myofasziale Meridiane. München: Urban & Fischer, 2004.

Myers TW. Anatomy Trains. Edinburgh: Churchill Livingstone, 2009.

Pischinger A. Das System der Grundregulation. Grundlagen für eine ganzheitsbiologische Theorie für Medizin. 4. Aufl. Heidelberg: Haug, 1975.

Pischinger A. Matrix und Matrix-Regulation. Brüssel: Haug International, 1991.

Popp FA. Neue Horizonte in der Medizin. 2. Aufl. Heidelberg: Haug, 1987.

Popp FA. Properties of biophotons and their theoretical implications. Indian J Exp Biol. 2003; 41(5): 391–402.

Schmitt WH. Injury recall technique. In: Proceedings of I. C. A. K. Shawnee Mission, KS: ICAK-USA, Central Office, 1990, p. 208.

Schmitt WH. Centering the Spine. The Uplink.1996 (4).

Schmitt WH. A neurological rational for injury recall technique. In: Proceedings of the Annual Meeting of I. C. A. K. (1999–2000). Shawnee Mission, KS: ICAK-USA, Central Office, 2000, pp. 137–139.

Schnider P, Ginter A. Evaluation der IRT in der Praxis. Med J Applied Kinesiology (MJAK) 2008; 36(12): 27–30.

Shapiro F. EMDR. Paderborn: Junfermann, 1999.

Tesarz J, Hoheisel U, Wiedenhofer B, Mense S. Sensory innervation of the thoracolumbar fascia in rats and humans. Neuroscience 2011; 194: 302–308.

Walther DS. Applied Kinesiology, Synopsis. Pueblo, CO: Systems D. C., 2000.

Weinschenk S. Handbuch der Neuraltherapie. München: Urban & Fischer, 2010.

Weiss G. Mechanorezeptoren-Challenge (Reiben) als adäquater Reiz zur Muskelfazilitierung und Differentialdiagnose einer Muskeldyfunktion. Med J Applied Kinesiology (MJAK) 2009; 38(2): 12–16.

1

KAPITEL

# 2 Funktionsstörungen der Wirbelsäule

Hans Garten

## 2.1 Einleitung

In diesem Kapitel werden drei Kategorien von Dysfunktionen der Wirbelsäule beschrieben:

- Einsegmentale Dysfunktionen
- Der „Fixationskomplex", bei dem es sich um Dysfunktionen der Wirbelsäule handelt, die mindestens zwei, in vielen Fällen aber drei oder mehr Segmente betreffen
- Störungen im Bereich des Intervertebralforamens durch Bandscheibenläsionen und spondylotische Veränderungen

Kombinationsläsionen des Achsenorgans, die zu komplexen propriozeptiven Störungen führen, sind in ➤ Kap. 3.6 dargestellt. Weitere spezielle Aspekte der Wirbelsäulenkorrektur werden in Verbindung mit der neurologischen Rehabilitation beschrieben (➤ Kap. 7.14).

### 2.1.1 Nomenklatur

#### Chiropraktische Nomenklatur

Die Bewegungen in den drei Ebenen des Raumes werden als Flexion (+Θx), Extension (−Θx), Linksrotation (+Θy), Rechtsrotation (−Θy) sowie Links-Seitneigung (−Θz) und Rechts-Seitneigung (+Θz) bezeichnet (➤ Abb. 2.1).

In diesem Buch verwenden wir die Begriffe grundsätzlich im osteopathischen Sinne: Das heißt, eine Dysfunktion oder Läsion wird nach der Richtung bezeichnet, die eine weichere Barriere aufweist, also der freien Richtung. Dies steht im Widerspruch zur häufig üblichen Praxis im deutschsprachigen chirotherapeutischen Bereich, sich eher auf die gesperrte Richtung zu beziehen.

#### Osteopathische Nomenklatur

In der entsprechenden Nomenklatur der Osteopathie finden sich folgende Kürzel:

F für Flexion (+Θx), E für Extension (−Θx)
N für neutral
$S_L$ für Links-Seitneigung (−Θz), $S_R$ für Rechts-Seitneigung (+Θz)
$R_L$ für Linksrotation (+Θy), $R_R$ für Rechtsrotation (−Θy)

**Beispiel**
L5 $NS_RR_L$ bedeutet, dass eine Dysfunktion von L5 weder durch Flexion noch durch Extension (neutral, N), sondern durch Seitneigung nach rechts und Rotation nach links gekennzeichnet ist. Dies beschreibt jeweils die freie Richtung.

### 2.1.2 Gekoppelte Mechanik der Wirbelsäule

#### Halswirbelsäule

Die Dornfortsätze der Halswirbel bewegen sich bei Seitneigung in die Konvexität (Dvorák und Dvorák 1991, Garten 2012): Die Seitneigung führt zu einer gleichsinnigen (homonymen) Rotation und umgekehrt. Dies entspricht sowohl der Biomechanik der HWS-Facettengelenke als auch der zentralen reflektorischen Steuerung der intrinsischen Wirbelsäulenmuskulatur über den Tractus vestibulospinalis, die mit der Okulomotorik gekoppelt ist (➤ Abb. 7.17).

#### Lendenwirbelsäule

Die Dornfortsätze der Lendenwirbel bewegen sich bei Neutralposition bezüglich Flexion und Extension gleichzeitig während Seitneigung in die Konkavität. An der LWS sind Seitneigung und Rotation gegensinnig, d. h. heteronym (Rechts-Seitneigung und Linksrotation). Bei Vornüberneigung oder Retroflexion ist es umgekehrt, die Dornfortsätze bewegen sich in die Konvexität (Rechts-Seitneigung und Rechtsrotation, homonym).

#### Brustwirbelsäule

Oberhalb von Th6, d. h. in Höhe von Th5–Th1, liegt nach chiropraktischer Auffassung prinzipiell dasselbe gekoppelte Bewegungsmuster vor wie an der Halswirbelsäule. Nach osteopathischer Auffassung folgt auch die obere BWS den FRYETTE-Regeln. Konsens besteht darüber, dass Th6–Th12 prinzipiell dasselbe Bewegungsmuster wie die Lendenwirbel aufweisen.

Die Brustwirbel können sich jedoch aufgrund der anatomischen Bedingungen des Thorax in geringerem Umfang bewegen als die Lendenwirbel und noch wesentlich geringer als die Halswirbel.

Die Prinzipien der FRYETTE-Regeln (Crow 2001, Savarese, Capobianco et al. 2003, Ward 2003) aus dem Jahr 1918, die in der Osteopathie zur Beschreibung der Biomechanik der Brust- und Lendenwirbelsäule angewandt werden, erscheinen uns im Rahmen der Applied Kinesiology nicht relevant.

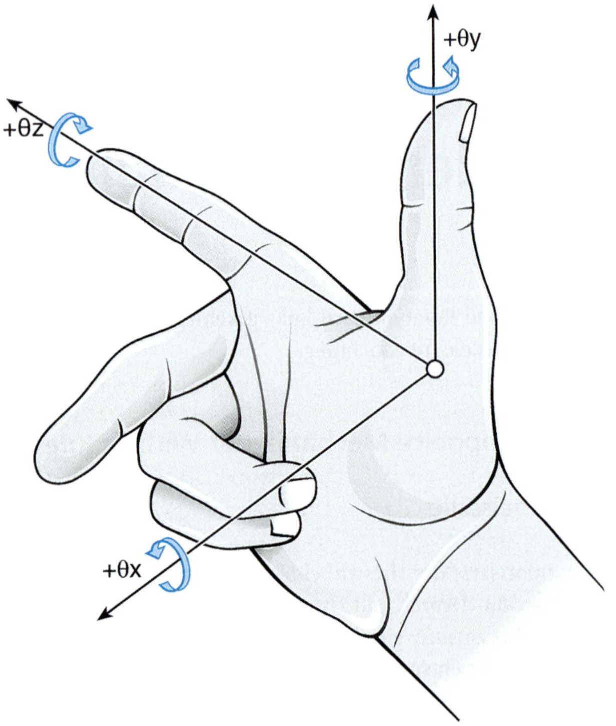


**Abb. 2.1** Die Koordinatenachsen (nach Dvorák und Dvorák 1991; vgl. Garten 2012)

## Entkoppelte Bewegungen

Zur Entkopplung der neurologisch und biomechanisch gesteuerten Bewegungsmuster kann es durch verschiedene Mechanismen kommen. Eine Entkopplung ist in aller Regel das Resultat einer entsprechenden Dysbalance der intrinsischen Wirbelsäulenmuskulatur bzw. von längeren posturalen Muskeln (Rückenstreckersystem dorsal, M. psoas ventral). Die Dysfunktion beruht funktionell wahrscheinlich eher auf muskulären Einflüssen als auf „Verklemmungen“ im Sinne des alten Blockierungskonzepts (vgl. Garten 2012, Kap. 7).

Zu den möglichen Ursachen zählen:

- Hemisphärenschwäche („Hemisphärizität“): ➤ Kap. 7.7.2 und ➤ Kap. 7.14.6
- Kraniale Läsionen, primäre oder adaptive („sekundäre“): ➤ Kap. 3.3.2
- Kiefergelenkläsionen: ➤ Kap. 3.3.10
- Spinale Flexions-Extensions-, Seitneigungs- und Torsionsmuster (Schmitt 1996): ➤ Kap. 3.6
- Läsionen des Lovett-Partners (Garten 2012, Kap. 10.2.1.1)
- Viszerosomatische Reflexmuster (Garten 2012, Kap. 10.2.1.1), ➤ Kap. 5
- Segmentale kutane, muskuläre, ossäre Verletzungsmuster wie z. B. „Störfelder“, Injury-Recall-Muster (Schmitt 1990): ➤ Kap. 1.2

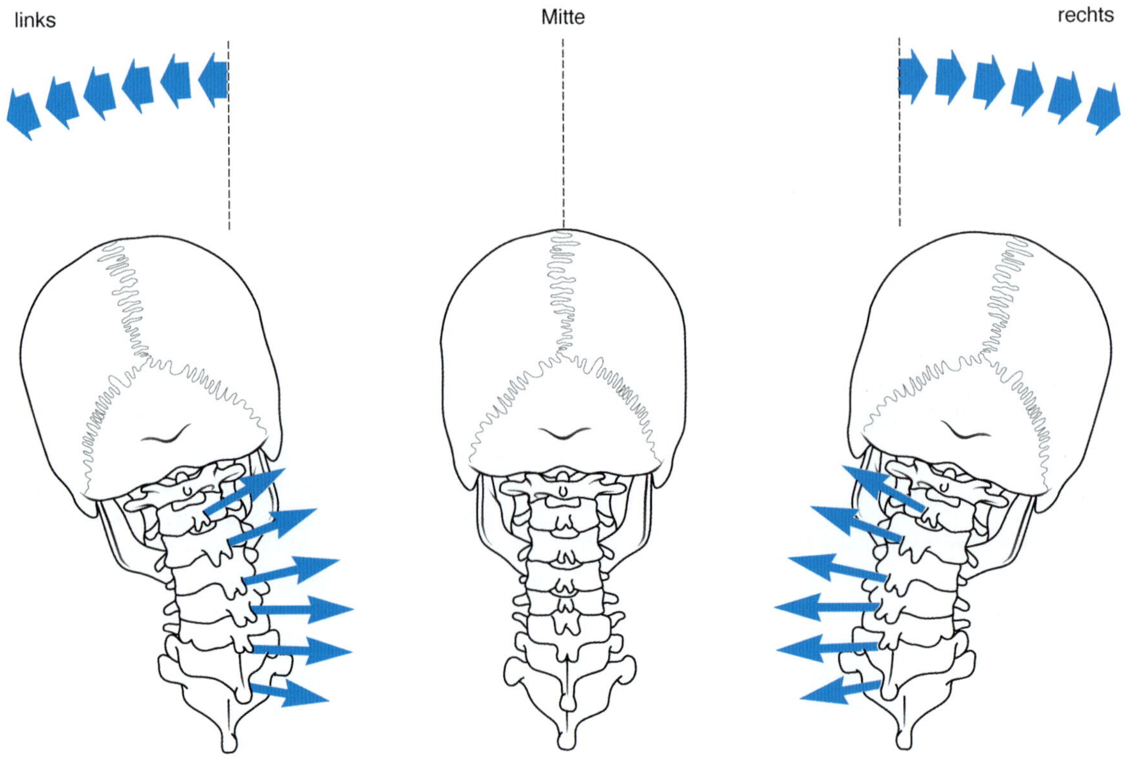


**Abb. 2.2** Gekoppelte Mechanik der HWS (Garten 2012)

Konsequenzen für die Manualtherapie

Gerade in den für die propriozeptive Gesamtsteuerung entscheidenden Abschnitten der HWS und der LWS ist bei einer Dysfunktion eines Wirbelsäulensegments, die nicht der gekoppelten Mechanik gehorcht, nach Manipulationen mit einem Rezidiv zu rechnen, da eine übergeordnete segmentale oder zentralnervöse Störung die vertebrale Dysfunktion zumindest mit beeinflusst (weitere Details ➤ Kap. 7.11.2 und ➤ Kap. 7.14.2).

### 2.1.3 Spezielle Aspekte viszerosomatischer Beziehungen

Die Osteopathie und die Applied Kinesiology (vgl. Temporosphenoidallinie [TS-Linie] nach Rees, ➤ Abb. 10.3 Garten 2012) beschreiben viszerosomatische Reflexbeziehungen nach Regionen.

Segmentale Afferenzen von Mechanorezeptoren und Nozizeptoren der Viszera und der osteomuskulären (parietalen) Strukturen treffen am selben Hinterhornneuron ein und werden dort verschaltet, d. h. vom Hinterhornneuron zu benachbarten Segmenten (propriospinale Fasern) sowie zu aufsteigenden Bahnen (Vorderseitenstrang) weitergeleitet. Aufgrund der Konvergenz dieser Afferenzen kann subjektiv häufig nicht zwischen Eingeweideschmerzen und Schmerzen aus oberflächlichen Schichten unterschieden werden. Manchmal wird Schmerz, der seinen Ursprung in Nozizeptoren der Eingeweide hat, auch subjektiv in parietalen Muskel- und Hautschichten wahrgenommen.

Das Hinterhornneuron hat synaptische Verbindungen zu den Motoneuronen des Vorderhorns (Somatomotorik) und zu den Zellen des Ncl. intermediolateralis (Viszeromotorik: Durchblutung, Schweißsekretion, Piloerektion). Wegen der Verschaltung mit Motoneuronen des Vorderhorns können viszerale Afferenzen über Interneurone zur Skelettmuskulatur gelangen und viszerosomatische Reflexe auslösen (vgl. Garten 2012, Abb. 12.56). Diese viszerosomatischen Reflexe wirken sich auch auf die autochthone Wirbelsäulenmuskulatur aus und können zu vertebralen Dysfunktionen durch muskuläre Dysbalance führen.

Die sympathischen Motoneurone (der intermediolateralen Zellsäule [IML], vgl. Garten 2012, Kap. 12) erstrecken sich nur von C8 bis L3. Die übrigen Segmente werden zervikal vom Ganglion stellatum und Ganglion cervicale superius sowie lumbosakral von den bis in die sakralen Segmente hineinreichenden Grenzstrangganglien aus versorgt (vgl. Garten 2012, Abb. 12.55). Dass teilweise eine Diskrepanz zwischen den Sympathikusebenen und den viszerosomatisch betroffenen Wirbelebenen im zervikalen und lumbosakralen Bereich besteht, lässt sich aus dieser anatomischen Gegebenheit erklären. Die zervikalen Beziehungen, die sich aus den Projektionszonen nach Adler (Garten und Weiss 2007, Kap. 5; ➤ Abb. 4.9) ergeben, sind bisher weder osteopathisch noch chiropraktisch definiert, spielen aber eine bedeutende Rolle. Oder anders ausgedrückt: Speziell im zervikalen und lumbosakralen Bereich müssen zwei ver-

**Tab. 2.1** Ebenen viszerosomatischer Reflexbeziehungen

| Sympathikus | Parasympathikus | Wirbelebene | Organ |
|---|---|---|---|
| Th1–Th2 | N. III | Th1–Th2 | Auge |
| Th1–Th4 | N. VII, Ganglion pterygopalatinum | Th1–Th4<br>C1–C2<br>C2–C3 | Tränendrüse, nasale Drüsen<br>Kieferhöhlen<br>Ober- und Unterkieferzähne |
| Th1–Th4 | N. VII, Ganglion submandibulare | Th1–Th4 | Glandula submandibularis und Glandula sublingualis |
| Th1–Th4 | N. IX, Ganglion oticum | Th1–Th4<br>C4–C7 | Glandula parotis<br>Tonsillen |
| Th1–Th4 | N. X | Th1–Th4 | Schilddrüse |
| Th1–Th6 | N. X<br>(re. Sinusknoten, li. AV-Knoten) | Th1–Th4 | Herz |
| Th1–Th5 | N. X | Th1–Th5 | Lunge |
| Th5–Th9<br>Ganglion coeliacum | N. X | Th5–Th9 | Oberer Verdauungstrakt: Magen, Dünndarm, Gallenblase (Th5–Th7 re.), Pankreas (teilw.) |
| Th9–Th12<br>Ganglion mesentericum superius | N. X | Th9–Th12 | Pankreas (teilw.), Colon ascendens, Colon transversum (proximale zwei Drittel) |
| Th12–L2<br>Ganglion mesentericum inferius | S2–S4<br>(Nn. splanchnici pelvici) | Th12–L5 | Colon transversum (distales Drittel), Colon descendens, Colon sigmoideum, Rektum |
| Th10–L2 | S2–S4 | Th10–L5 | Uterus |
| Th11–L2 | S2–S4 | Th11–L5 | Penis, Klitoris |
| Th10–Th11 | N. X | Th10–L5 | Gonaden |
| Th9 | N. X | Th9 | Nebennieren |
| Th11–L1 | N. X | Th11–L1 | Nieren |
| Th11–L2 | S2–S4 (Nn. splanchnici pelvici) | Th11–L2 | Blase |

schiedene Bezugsebenen von viszerosomatischen Reflexen betrachtet werden.

### Prioritäten bei der Korrektur

Sinnvoll ist es, das zu korrigieren, was man vorfindet. Die viszerale Störung kann ebenso manuell korrigiert werden (➤ Kap. 5) wie die vertebrale Läsion, da es bei viszerosomatischen Reflexbeziehungen meist nicht klar ist, was hier „Henne oder Ei" gewesen ist. Mit einem Challenge lässt sich diese differenzialdiagnostische Frage klären. Das empfiehlt sich vor allem bei Rezidiven nach der Korrektur einer Organ- und der vermutlich dazugehörigen Wirbelebene.

Durch Reiben über der viszerosomatischen Reflexzone des Organs, also in der Regel der neurolymphatischen (NL-)Reflexzone, wird der vertebrale Challenge eines oder mehrerer Wirbelsegmente (wie im Fall von Fixationen, ➤ Kap. 2.3) aufgehoben, wenn eine Organdysfunktion die vertebrale Dysfunktion (mit)verursacht. Wie bei den IRT-Challenges (➤ Kap. 1.2.4) gilt auch hier das Prinzip, dass eine Aktivierung von Mechanorezeptoren in der Organzone die Noziaktivität in diesem Bereich – und damit die noziaktive Reflexaktivität, die zur vertebralen Dysfunktion geführt hat – hemmen kann.

Wenn primär eine vertebrale Dysfunktion vorliegt, kann Reiben über dem Wirbelsegment den vorher positiven viszeralen Challenge aufheben.

## 2.1.4 Vertebraler Challenge

(Ausführliche Beschreibung s. Garten 2012, Kap. 10.2)
Hier sei nur auf den essenziellen Aspekt hingewiesen, dass in der Regel ein nicht gehaltener („dynamischer") Challenge durchgeführt wird: Der entsprechende normoreaktive Indikatormuskel sollte möglichst in einem funktionellen Zusammenhang mit der zu diagnostizierenden Struktur stehen, wie z. B. der M. deltoideus bei V. a. eine C5-Dysfunktion. Je nach der geplanten Manipulation (mobilisierend oder mit Impuls) wird ein stabiler, tiefer Kontakt zur betreffenden Struktur aufgenommen und ein Probeschub in Richtung der geplanten Manipulation (entsprechend der palpatorischen Indikatoren) ausgeübt, aber sofort wieder losgelassen. Testen Sie, ob der Indikatormuskel durch den Challenge dysreaktiv wird (positiver Challenge). Da es sich um eine mechanische Dysfunktion handelt, müsste der Challenge die Noziaktivität verstärken, sodass in der Regel eine Hyporeaktion auftritt.

Auf der Suche nach der richtigen Atemphase für eine mobilisierende Korrektur (vgl. Garten 2012, Kap. 10.2) wiederholen Sie den positiven Challenge während einer gehaltenen Inspiration. Meist wird der positive Challenge bereits in dieser Phase aufgehoben, was bedeutet, dass sie unterstützend für eine mobilisierende Korrektur verwendet werden kann. Wenn dies bei der Inspiration noch nicht der Fall ist, probieren Sie dasselbe mit einer gehaltenen Exspiration.

## 2.1.5 Impulsmanipulation

Impulsmanipulationen werden in der Osteopathie als *High Velocity, Low Amplitude (HVLA) Adjustments* bezeichnet. Dieser Begriff bringt das Wesen dieser Korrekturen klar zum Ausdruck. Denn der entscheidende Gesichtspunkt sind Impulse mit hoher Beschleunigung und kurzer Wegstrecke.

Dazu bedarf es einer Vorspannung, die durch Heranführen des Gelenks an die Barriere entsteht.

**MERKE**
Solange die Barriere noch nicht präzise eingestellt wurde, ist jeder HVLA-Impuls zu unterlassen, da sonst die Amplitude zu groß würde. Untersuchen Sie die Struktur mit „sehenden Händen" und folgen Sie exakt deren Biomechanik, um ausschließlich die gewünschten Mechanorezeptor- und keine Nozizeptor-Afferenzen zu produzieren.

Die Impulsmanipulation dient in erster Linie zur Detonisierung hypertoner Muskeln, die die Bewegung eines Segments einschränken (➤ Abb. 2.17).

An der Wirbelsäule sollte die Richtung der Impulse immer der Challenge-Richtung der Applied Kinesiology entsprechen. Es können auch unterschiedliche Challenges am selben Segment positiv sein, je nachdem, welchen Kontakt Sie wählen (➤ Kap. 2.2.5 zur Manipulation von LWS-Segmenten in gekoppelter und in entkoppelter Mechanik).

Die nötige Vorspannung sollte nicht mit massivem Zug, sondern eher spielerisch erreicht werden, damit sich der Patient nicht bereits vor der Auslösung des Impulses dagegen wappnet. Manipulieren Sie nie in eine Gegenspannung hinein: Denn egal, ob der Patient Angst vor Schmerzen hat oder ob Sie sich ungeschickt anstellen, gibt es immer Gründe dafür, über die Sie sich nicht hinwegsetzen dürfen. Allodyne Veränderungen in den zu behandelnden Segmenten stellen eine Kontraindikation dar: Mangelnde Schmerzhemmung oder große Plastizität der Schmerzbahnen spricht für eine verminderte metabolische Kapazität der neuralen Strukturen, und unter zentralnervösen Gesichtspunkten wird die Reizstärke einer schmerzhaften Manipulation besonders in diesen Fällen immer zu hoch sein (➤ Kap. 7.14.7). Verwenden Sie stattdessen schmerzfreie oder -arme Techniken wie eine Strain-Counterstrain-Korrektur.

## 2.1.6 Weiche Techniken

Neben den atemunterstützten mobilisierenden Techniken der Applied Kinesiology (Garten 2012, Kap. 10.2.1.1), die grundsätzlich an allen Segmenten angewendet werden können, gehören Strain-Counterstrain- und Muskelenergietechniken (MET) hierzu. Ihre Grundzüge sind in „Applied Kinesiology" (Garten 2012, Kap. 10.3.3.1) beschrieben.

Auch Techniken, bei denen die Strukturen durch lange Wege geführt werden, sind dazuzuzählen (vgl. Spezialliteratur; Van Buskirk 2000).

### Strain-Counterstrain-Technik an der Wirbelsäule

In der Osteopathie sind auf vielen Tafeln die Tenderpoints bei Strain-Counterstrain-Läsionen von Wirbelsäule und Becken verzeichnet. Dennoch stellt es keine unzulässige Vereinfachung dar, im Einzelfall denjenigen als Referenz-Tenderpoint zu nehmen, der sich durch Einstellen der zu behandelnden Dysfunktion verändert und ihr damit ausreichend zuverlässig zuzuordnen ist.

Als einfacher Einstieg bietet sich die Therapielokalisation der Applied Kinesiology an, die in Neutralposition oder in der „blockierten" Richtung positiv ist und negativ wird, wenn man die zu korrigierenden Strukturen in die freie Richtung positioniert. Dies gibt einen ersten Hinweis auf die wahrscheinlich einzustellende Position bzw. auf die Erfolgsaussichten einer Behandlung mit der Strain-Counterstrain-Technik.

Suchen Sie einen repräsentativen Tenderpoint, der sich an der HWS ventral oder dorsal in der Nähe der Querfortsätze sowie an der BWS und LWS auch paraspinös befindet. Zur maximalen Schmerzlinderung am Tenderpoint wird die HWS anschließend in Rotation, Seitneigung, Flexion oder Extension positioniert. Für die BWS und LWS kann das im Sitzen oder in Bauchlage geschehen. Im Sitzen wird die Positionierung über die Schulter durchgeführt. Die sitzende Position ermöglicht neben Rotation und Seitneigung auch noch Flexion und Extension. In Bauchlage lässt sich eine Positionierung über die Schulter oder über die Beine vornehmen, allerdings ist eine Flexion nicht wirklich einfach.

**Fallbeispiel 1**

**Strain-Counterstrain-Technik**

Eine 27-jährige Patientin stellte sich wegen massiver Nackenschmerzen links, Schwindel, Palpitationen und Kaltschweißigkeit vor. Diese Beschwerden waren nach einer Bahnfahrt aufgetreten. Vorher erhielt sie bereits fünf manuelle Behandlungen.
Befund: Palpationsempfindlichkeit des linken I. Rippenköpfchens und der Schulter-Nacken-Muskulatur besonders links. Positiver Challenge der I. Rippe in kranialer Richtung (Zug am gebeugten Ellenbogen über die Schulter, ➤ Abb. 2.46) und positiver Challenge am Darmfortsatz C2 von links ($C_2R_R$).
Behandlung: Nach Manipulation der I. Rippe erfolgte eine sanft mobilisierende Behandlung des sehr schmerzhaften C2 mit Atemunterstützung. Der positive Challenge ließ sich jedoch nicht beseitigen.
Es lag keine positive Lovett-Beziehung (d. h. kein Befund an L4 oder Nachbarwirbeln) und keine sakrokokzygeale Läsion vor. Bei erneuter Überprüfung war der Challenge an C2 von rechts ebenfalls positiv! Bei genauerem Nachfragen erinnerte sich die Patientin, mit nach rechts rotiertem und nach links geneigtem Kopf im Zug gelesen zu haben. Die Therapielokalisation an C2 blieb weiter positiv und wurde erst durch eine Positionierung in Rechtsrotation und Links-Seitneigung aufgehoben. Mit einem Irritationspunkt, der ventral in Höhe von C2 links als Monitor diente, wurde diese Strain-Counterstrain-Position über etwa 90 Sekunden gehalten.
Direkt danach fühlte sich die Patientin nicht mehr bewegungseingeschränkt und gab an, ihre Beschwerden hätten sich zu 80 % gebessert. Nach Akupunktur der lokalen Muskelpunkte und einem weiteren Tag ohne zusätzliche Therapie war die Patientin beschwerdefrei.

## 2.1.7 Ligament-Interlink-Technik an der Wirbelsäule und den Rippen

Die Ligament-Interlink-Technik (➤ Kap. 6.2.3) wurde ursprünglich von Goodheart (1978, 1979, 1982) beschrieben und von Shafer (2009) weiterentwickelt.

Speziell an der Wirbelsäule und den Rippen kann diese Technik äußerst wirkungsvoll sein. Grundsätzlich folgt die „Verlinkung" dem Lovett-Prinzip (Garten 2012, Abb. 10.11). Das heißt, die autochthone Muskulatur am jeweiligen Wirbelsegment rechts lässt sich durch tiefe Friktion der vertebralen Muskulatur links auf der Ebene des Lovett-Segments behandeln und umgekehrt.

Falls eine Störung vorliegt, ist die Muskulatur hyperton und kann per Challenge untersucht werden. Zur Therapielokalisation wird am besten ein vom Patienten (mit dem Finger) gehaltener Ringmagnet verwendet und der Körper so positioniert, dass der Muskel entweder kontrahiert oder gedehnt wird. Dies führt zu einem Indikatorwechsel. Als solcher ist nach Shafer (2009) ein kontralateraler Extensor wie der mittlere bzw. untere Trapezius am besten geeignet. Wir verwenden eher einen ipsilateralen Extensor, die Gründe sollen hier nicht weiter erörtert werden. Bei der Testung von autochthonen spinalen Muskeln in Bauchlage sind die Hamstrings geeignet, da der Patient beide Hände zur Therapielokalisation benötigt.

Die magnetverstärkte Therapielokalisation führt zu erhöhter Spannung und Schmerzhaftigkeit in der Interlink-Region auf der gegenüberliegenden Seite der Lovett-Ebene (➤ Abb. 6.4). Diese Schmerzhaftigkeit ist provokationsabhängig, d. h. sie lässt sofort nach, wenn die Therapielokalisation weggenommen wird.

Eine Therapielokalisation (TL) der Lovett-Region hebt diejenige der zu behandelnden Region auf.

### Kopfgelenkregion

Die Kopfgelenke werden von einer komplexen dreidimensionalen Muskelstruktur bewegt. Palpatorisch sind von außen prinzipiell die beiden Mm. rectus capitis posterior major und minor sowie der M. obliquus capitis superior und der M. obliquus capitis inferior unter der oberflächlichen Schicht der Nackenstrecker zu tasten (vgl. Garten 2012, Abb. 11.92). Die entsprechenden Interlink-Regionen liegen in der autochthonen Muskulatur der Segmente L4, L5 und S1 (➤ Abb. 2.3a und ➤ Abb. 2.4). Die okzipitalen Muskelansätze finden ihre Entsprechung in glutealen Muskelansätzen am Sakrum (➤ Abb. 2.3b und ➤ Abb. 2.4). Denn gemäß der inneren Logik der Lovett-Beziehungen sind Okziput und Sakrum Partner.

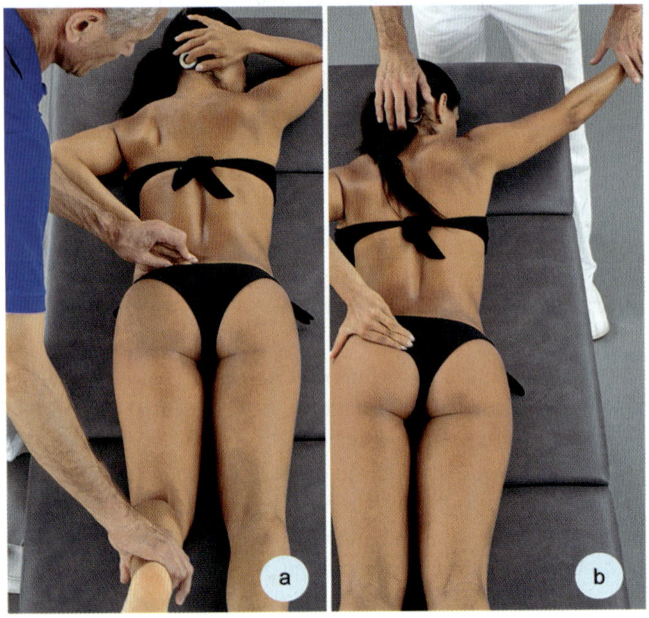


**Abb. 2.3** **a)** Magnetverstärkte TL der Kopfgelenkregion in Rechtsrotation und Extension, Test der Hamstrings, TL der korrespondierenden kontralateralen Lovett-Region
**b)** Magnetverstärkte TL der Ansatzregion der Nackenstrecker, Test mit einem ipsilateralen Extensor, dem M. trapezius inferior

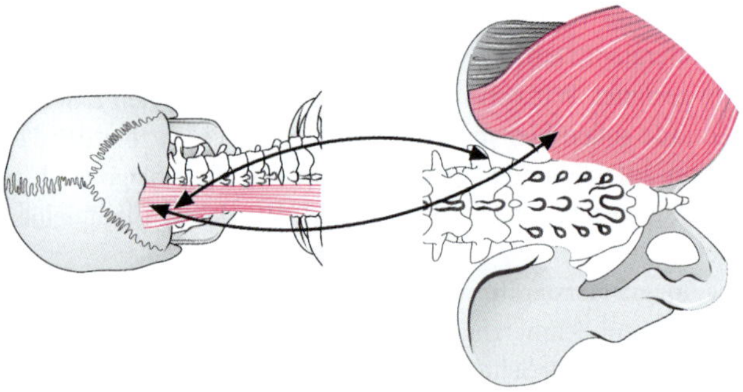

**Abb. 2.4** Ligament-Interlink- bzw. Muscle-Interlink-Beziehungen der Kopfgelenke

### Hals-, Brust- und Lendenwirbelsäule

Bei den Wirbelsegmenten erklären sich die Interlink-Regionen von selbst aus den Lovett-Beziehungen: Die rechte paraspinöse Region des kranialen Partners entspricht der linken paraspinösen Region des kaudalen Partners und umgekehrt. (➤ Abb. 2.5a).

Bei Rippenläsionen ist das Bild insofern etwas anders (Shafer 2009), als sich die Interlink-Muskulatur kontralateral auf derselben Höhe befindet (➤ Abb. 2.5b).

### Sakroiliakalgelenke

Die sakralen Muskelansätze korrespondieren zu den Muskelansätzen am Okziput. Da die Region der Kopfgelenke jedoch in der Regel wesentlich empfindlicher ist als die Sakralregion, wird man dort eher direkte Techniken mit tiefen Friktionen und andere Verfahren (inkl. Stoßwellentherapie) anwenden. Die Sakroiliakalgelenke selbst

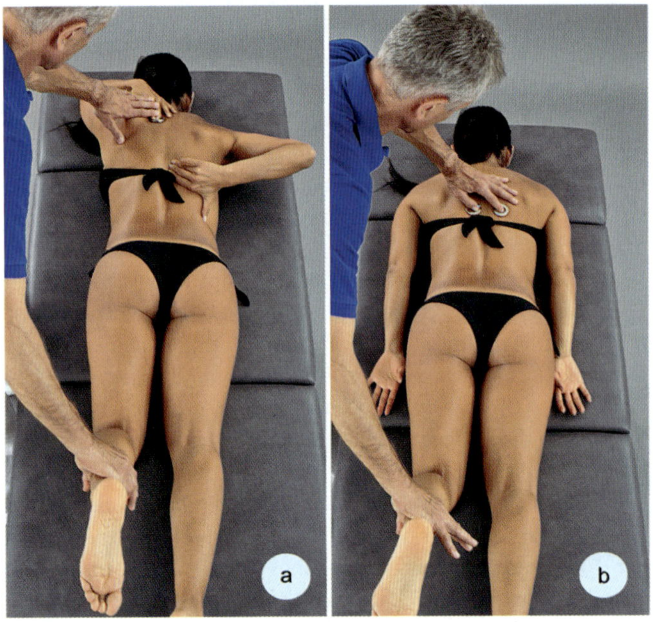


**Abb. 2.5** Ligament-Interlink der Wirbelsäule **(a)** und der Rippen **(b)**

korrespondieren jeweils zum kontralateralen Kiefergelenk. Auch diese Beziehung lässt sich in umgekehrter Richtung nutzen, z. B. zur Behandlung von Kiefergelenkkapselschmerz (➤ Abb. 6.4d).

## 2.2 Manipulative Therapie einsegmentaler Funktionsstörungen der Wirbelsäule

Zu den unterschiedlichen Erklärungsmodellen für vertebrale segmentale Dysfunktionen wurde im Band „Applied Kinesiology" (Garten 2012) schon einiges gesagt. Dort findet sich auch die Beschreibung einer atemunterstützten Technik zur Korrektur vertebraler Dysfunktionen, die grundsätzlich an allen Segmenten angewandt werden kann. In diesem Kapitel geht es um eine vertiefte Betrachtung spezieller therapeutischer Aspekte aus Sicht der Applied Kinesiology, der Chirotherapie und der Osteopathie im Bereich der einzelnen Wirbelsäulensegmente.

### 2.2.1 Halswirbelsäule

#### ❶ Atlantookzipitaler Übergang: C0/C1

Nutations- und Kontranutationsdysfunktionen des Okziputs auf dem Atlas werden unter der Überschrift „Fixationskomplexe" (➤ Kap. 2.3) abgehandelt, da sie auf einer Dysbalance der subokzipitalen Muskulatur beruhen, sodass in der Regel keine Fehlstellung vorliegt.

Die oberen zervikalen Wirbelsäulensegmente haben für Gesundheitsstörungen und für die neurologische Rehabilitation (➤ Kap. 7.14) einen besonderen Stellenwert, da es aufgrund der hohen Dichte an Mechanorezeptoren, die an der Steuerung von

Stellreaktionen der HWS und an zervikookulären Reflexen beteiligt sind, bei Dysfunktionen zu ausgeprägten Afferenzstörungen kommen kann.

**Fallbeispiel 2**

**Rechtslaterales Okziput**

Ein 195 cm großer und kräftiger 36-jähriger Patient klagt über ein Schwächegefühl in beiden Knien. Nach einer Stunde Stehen träten zunächst Schmerzen in den Knien und danach Lumbalschmerzen auf. Die Beschwerden bestehen seit ca. 1 Jahr.
Untersuchung: Palpation und Challenge mit der Zunge nach rechts (➤ Abb. 2.9) ergeben ein rechtslaterales Okziput, während der kraniale Rhythmus nicht tastbar ist. Bis auf den M. infraspinatus, der links normoreaktiv ist, sind sämtliche Muskeln im Test hyporeaktiv.
Behandlung: Durch eine Impulsmanipulation des Okziputs normalisieren sich sämtliche Muskeln.
Der Patient erscheint ca. 1 Jahr später wieder in der Praxis mit demselben Zustand und berichtet, dieser sei nach etwa 4 Monaten wieder aufgetreten. Der Challenge-Befund am Okziput ist derselbe und lässt sich durch eine probatorische Reposition der Mandibula mit Fleximeter-Strips® (➤ Abb. 3.131) aufheben. Die Notwendigkeit einer Okklusionskorrektur wird mit dem Patienten besprochen.

## Okziput auf Atlas in Rotation

### Manueller Untersuchungsbefund

In Rückenlage zeigt sich bei der Rotationsprüfung in Anteflexion (Garten 2012, Kap. 7.7.2) eine einseitige Bewegungseinschränkung. Oft findet sich auf der Seite der freieren Rotation eine schmerzhafte Verspannung der subokzipitalen Muskulatur. Bei dieser Einschränkung muss genauer differenziert werden, welche Ebene betroffen ist: Das Okziput kann sich auf dem Atlas nur um ca. 10° in jede Richtung drehen, der Atlas auf dem Axis hingegen um 45°. Die Differenzierung erfolgt am besten mittels Challenge:

### Therapielokalisation

Mit Indikatormuskeln wie z. B. dem M. pectoralis major (Pars clavicularis bzw. sternalis) oder dem M. deltoideus ist sie direkt subokzipital positiv, manchmal auch nur über der muskulären Irritationszone.

### Challenge

Der Zeigefinger der Manipulationshand berührt mit der Radialkante das Okziput, direkt gegenüber der Irritationszone im Ansatzbereich der kurzen Nackenstrecker. Die andere Hand stabilisiert das Kinn des Patienten, dessen Kopf auf Ihrem Unterarm liegt. Bringen Sie den Kopf mittels geringgradiger Rotation und vor allem Seitneigung bis an die Barriere und warten Sie ca. 1 Minute, ob Symptome im Sinne eines positiven DeKleyn-Tests (➤ Kap. 7.2.4) auftreten. Wenn nicht, führen Sie dort einen Probeschub aus und visualisieren dabei eine Öffnung des Atlantookzipitalgelenks auf der Verspannungsseite. Ist direkt danach der normoreaktive Indikatormuskel im Test dysreaktiv, haben Sie den richtigen Korrekturvektor gewählt.

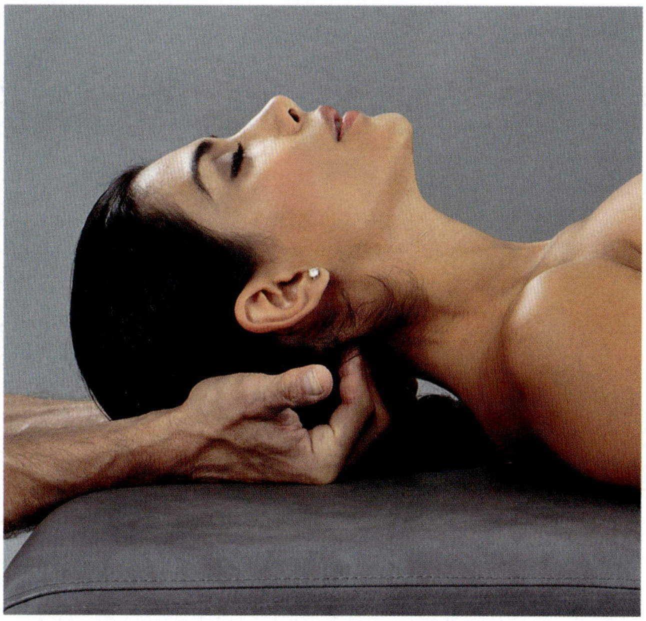

**Abb. 2.6** Okziput-Release (Beschreibung ➤ Kap. 2.3.2)

### Atemunterstützte Mobilisation

Um eine Atemphase zu suchen, die den positiven Challenge aufhebt, wiederholen Sie diesen, während der Patient in Inspiration den Atem anhält. Falls der Challenge dadurch nicht aufgehoben wird, testen Sie einen Probeschub in gehaltener Exspiration.

Die Korrektur erfolgt mittels mobilisierender Technik in der Atemphase, die den Challenge aufgehoben hat; nötig sind ca. 7 Durchgänge.

### Okziput-Release

Als universelle osteopathische Methode kann der Okziput-Release auch hier angewandt (➤ Kap. 2.3.2) und speziell für die C0/C1-Region wie folgt variiert werden: Beide Zeigefinger liegen von kranial an den Querfortsätzen des Atlas, beide Ring- und Kleinfinger am Okziput. Während Sie die Mittelfinger auf den hinteren Atlasbogen zubewegen und mit den Zeigefingern die Querfortsätze des Atlas nach kaudal schieben, üben Sie mit den Ring- und Kleinfingern am Okziput eine leichte Traktion nach kranial aus (➤ Abb. 2.6).

Hierbei sind unterschiedliche Muskelspannungen links/rechts zu berücksichtigen, indem man den Kontakt bzw. die Traktion auf der betreffenden Seite betont.

### Impulsmanipulation

Die Handhaltung entspricht der unter „Challenge" beschriebenen. Das Okziput wird in Rotation und Seitneigung sowie geringer Extension oder Flexion in Richtung der Barriere eingestellt. Wenn sie erreicht ist, lassen Sie den Patienten ein- und ausatmen, bevor Sie in Richtung der Barriere bzw. des positiven Challenge einen Impuls mit hoher Beschleunigung und extrem kurzem Weg ausüben!

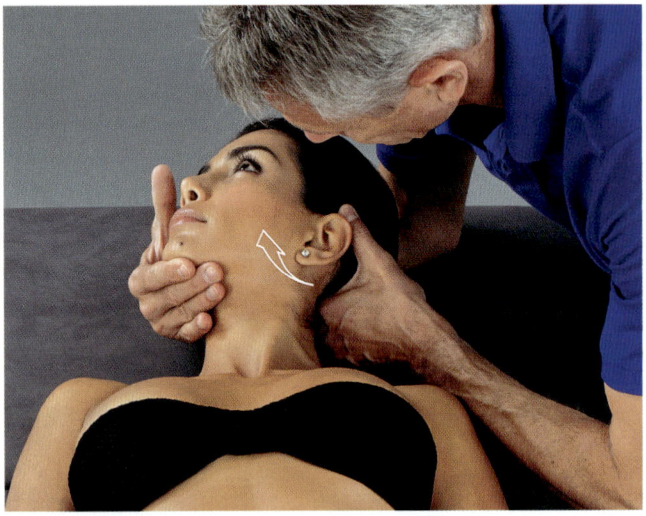

**Abb. 2.7** Manipulation des Okziputs in Seitneigung und Rotation

Wie nach allen Techniken sollten Sie den Challenge danach wiederholen, um den Therapieeffekt zu kontrollieren.

## Laterales Okziput

Da für das laterale Okziput ein spezifischer Challenge existiert, wird es hier gesondert erwähnt. Dass die laterale Läsion zuweilen auch als Okziput-Fixation aufgefasst wird, ist nur für die Therapielokalisation (die bei Fixationen nur bei gleichzeitiger Bewegung positiv ist; ➢ Kap. 2.3) von praktischer Bedeutung, aber nicht für die Korrektur.

**Manueller Untersuchungsbefund**

Mit beiden Händen, die hinten seitlich an den Kopfgelenken und mit den Mittelfingerbeeren auf den Querfortsätzen des Atlas liegen, wird der Kopf des Patienten abwechselnd in Rechts- und Links-Seitneigung gebracht. Bei normaler Beweglichkeit verschiebt sich der Atlas dabei in Richtung der Konkavität, d. h. in Richtung der Seitneigung. Tatsächlich kommt es jedoch zu einer Relativbewegung des Okziputs zur konvexen Seite der Seitneigung (Dvorák und Dvorák 1991). Bei linkslateralem Okziput ist diese Bewegung bei der Seitneigung nach links eingeschränkt, bei rechtslateralem Okziput entsprechend nach rechts (➢ Abb. 2.8). Wenn Ihnen der Atlasquerfortsatz bei der Links-Seitneigung also nicht nach links entgegenkommt, handelt es sich um ein linkslaterales Okziput mit eingeschränkter Translation nach rechts.

**Challenge**

Wenn der Patient in Rückenlage die Zunge nach links oder nach rechts herausstreckt und dies zu einer Dysreaktion eines normoreaktiven Indikatormuskels (NIM) führt, liegt in der Regel eine Läsion vor, die sich als „laterales Okziput" gegenüber dem Atlas in Richtung des positiven „Zungen-Challenge" befindet.

Durch einen direkten Challenge wird der Befund bestätigt. Dabei liegt der Kopf des Patienten quasi auf Ihrem Unterarm, während Sie das Kinn mit der Hand umfassen. Wenn Sie mit der Radialkante des Zeigefingers der Manipulationshand Kontakt zum Okziput aufnehmen, können Sie das Gelenk C0/C1 ohne Rotation in einer Neigung von 10–15° zur Seite der Lateralität positionieren. Üben Sie einen leichten Probeschub aus (nicht gehaltener Challenge) und testen Sie einen NIM. Haben Sie den adäquaten Vektor gefunden, wird der NIM im Test dysreaktiv.

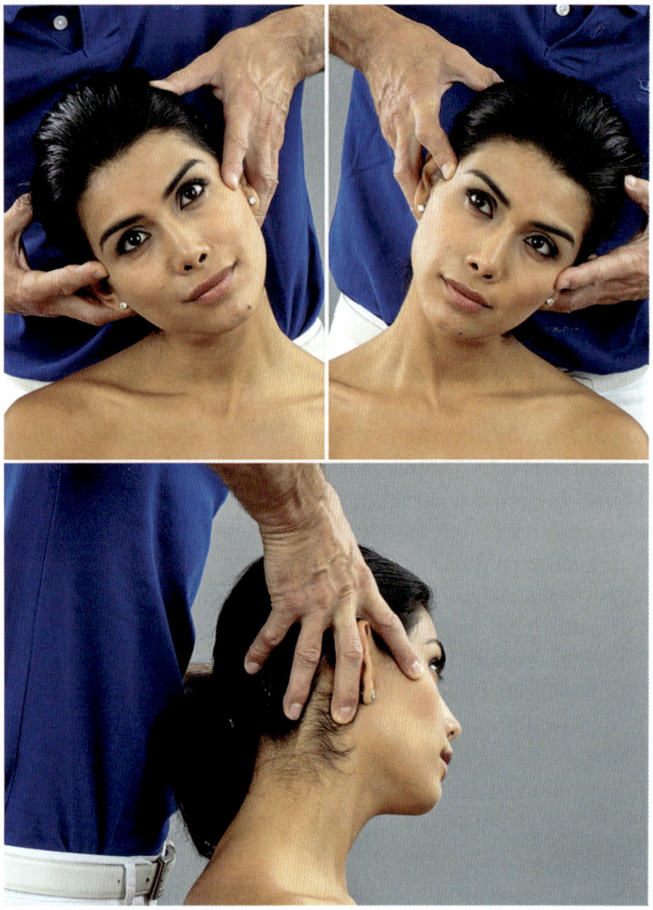

**Abb. 2.8** Prüfung der Seitneigung von Okziput auf Atlas: Die Mittelfinger liegen jeweils auf dem Atlasquerfortsatz

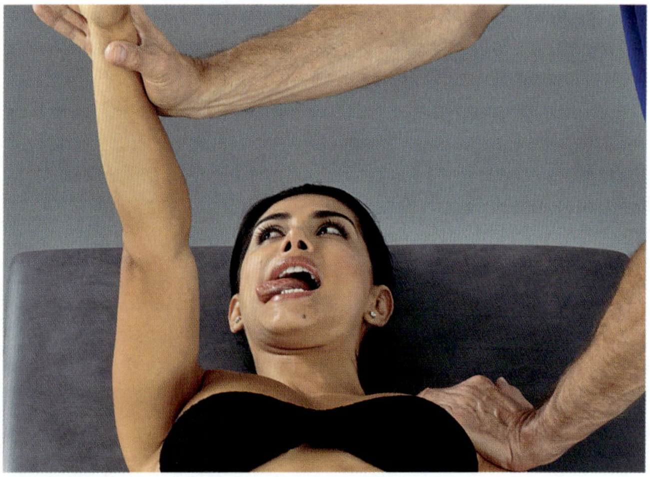

**Abb. 2.9** Challenge eines lateralen Okziputs über die Zungenmuskulatur (nach Walther 2000)

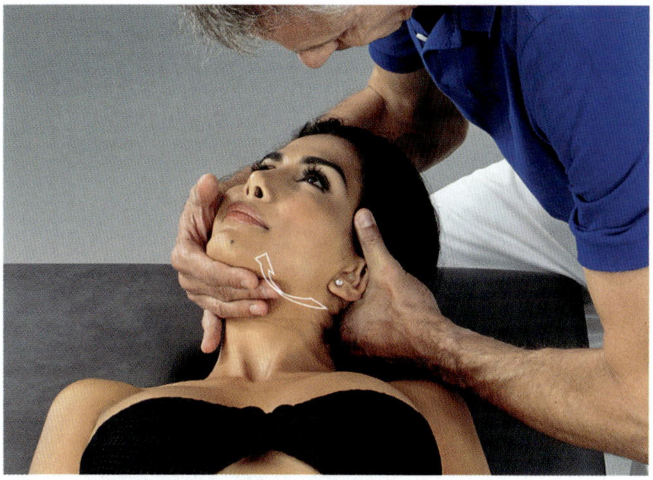

**Abb. 2.10** Manipulation des lateralen Okziputs

**Mobilisation**

Für eine atemunterstützte Mobilisierung wiederholen Sie den positiven Challenge in gehaltener Inspiration oder, wenn diese den Challenge nicht aufhebt, in gehaltener Exspiration. Mobilisieren Sie in Challenge-Richtung 5–7 mal während der getesteten Atemphase. Die Mobilisierung kann auch per Okziput-Release (➤ Abb. 2.6) erfolgen.

**Impulsmanipulation**

Die Manipulation erfolgt in Richtung des positiven Challenge (➤ Abb. 2.10).

### Occipito-Atlantal Countertorque (OACT)

Goodheart (1974) hat unter dem Namen Occipito-Atlantal Countertorque (OACT) eine Läsion beschrieben, bei der das Okziput gegen den Atlas im Sinne einer Mikroläsion (➤ Kap. 3) rotiert ist. Da es sich um eine solche und keine echte Fehlstellung handelt, wird sie entsprechend mit Atemunterstützung korrigiert.

**Manueller Untersuchungsbefund**

Die orthopädischen Befunde sind unauffällig. Mit geübter Hand lässt sich mittels Listening eine einseitige Flexions- oder Extensionsläsion finden.

**Therapielokalisation**

Wählen Sie einen normoreaktiven Indikatormuskel (NIM) wie den M. pectoralis major (Pars clavicularis bzw. sternalis) oder den M. deltoideus, um ihn in Rückenlage des Patienten bequem am Kopfende der Liege sitzend testen zu können.

Die TL erfolgt mittels Vierfingerkontakt zum Okziput, Mastoid, Atlas- und Axisquerfortsatz einer Seite.

Bei Vorliegen eines OACT wird der NIM dysreaktiv (meist hyporeaktiv). Prüfen Sie, ob die positive TL durch eine bestimmte Atemphase (*Inspiration-Assist* oder *Expiration-Assist*) aufgehoben wird.

**Challenge und Mobilisierung**

Wenn Inspiration die TL aufgehoben hat (Inspiration-Assist-OACT), ist der Challenge am Mastoid nach ventral und am Atlasquerfortsatz nach dorsal positiv, so wie eine Inspiration-Assist-Läsion der Schädelbasis (Extensionsläsion) auch einen positiven Challenge am Mastoid nach ventral aufweist (➤ Kap. 3.3.5 ❻).

Hat die gehaltene Exspiration die TL aufgehoben (Expiration-Assist-OACT, Flexionsläsion), ist ein gleichzeitiger Challenge am Mastoid nach dorsal und am Atlasquerfortsatz nach ventral positiv.

Die positiven Challenges werden ebenfalls durch die entsprechende Atemphase aufgehoben.

Die Korrektur erfolgt mittels sanfter Mobilisierung in die Challenge-Richtung während der getesteten Atemphase. Nach 5–7 Wiederholungen wird der Befund kontrolliert.

**Assoziierte Läsionen**

Hierzu zählen Torsionsläsionen des Sakrums (Sakrum unilateral anterior/posterior, *Sacrum Wobble,* ➤ Kap. 3.2.7 ❼) und des Beckens (Kategorie-I-Beckenläsion, ➤ Kap. 3.2.4).

## ❷ HWS-Segmente C1/C2

### Rotationsläsion des Atlas

**Manueller Untersuchungsbefund**

Eine schmerzhafte Spannung der subokzipitalen Muskulatur findet sich meist auf der Seite der freieren Rotation. Bei der Rotationsprüfung in Anteflexion (Garten 2012, Kap. 7.7.2) ist die Beweglichkeit einseitig eingeschränkt.

**Therapielokalisation**

Geeignete Indikatormuskeln (NIM) sind z. B. der M. pectoralis major (Pars clavicularis bzw. sternalis) oder der M. deltoideus.

Die Therapielokalisation ist direkt subokzipital positiv. Laut Goodheart (1994, 1998) können Atlasläsionen trotz positivem Challenge der Therapielokalisation entgehen, da C1 keine sensorische Wurzel hat. Um die Sensitivität zu erhöhen, sei es besser, wenn der Patient die TL am Atlas mit der Daumenkuppe durchführt. Am besten geeignet ist die Verstärkung der TL mit einem kleinen Magneten.

**Challenge**

Soll respirationsgestützt mobilisiert werden, kann in Rückenlage mit der Radialkante des Zeigefingers ein rotatorischer Probeschub (nicht gehalten) auf der Seite der Einschränkung ausgeführt werden. Dieser führt zur Dysreaktion des NIM. Um eine Atemphase zu suchen, die den positiven Challenge aufhebt, wiederholen Sie ihn während einer gehaltenen Inspiration. Falls dies den Challenge nicht aufhebt, versuchen Sie es mit einem Probeschub während einer gehaltenen Exspiration.

Der Challenge vor der Impulsmanipulation wird mit derselben Handhaltung wie die Manipulation durchgeführt: In Rückenlage des Patienten halten Sie seinen Kopf zwischen beiden Händen an den Schläfen. Auf der Seite der Restriktion liegt Ihr Zeigefinger auf dem Atlas. Nach einer Kopfrotation ohne Flexion/Extension und Seitneigung bis an die restriktive Barriere wird ein leichter, nicht gehaltener Probeschub angebracht. Bei richtig gewähltem Vektor kommt es dadurch zur Hyporeaktion eines NIM.

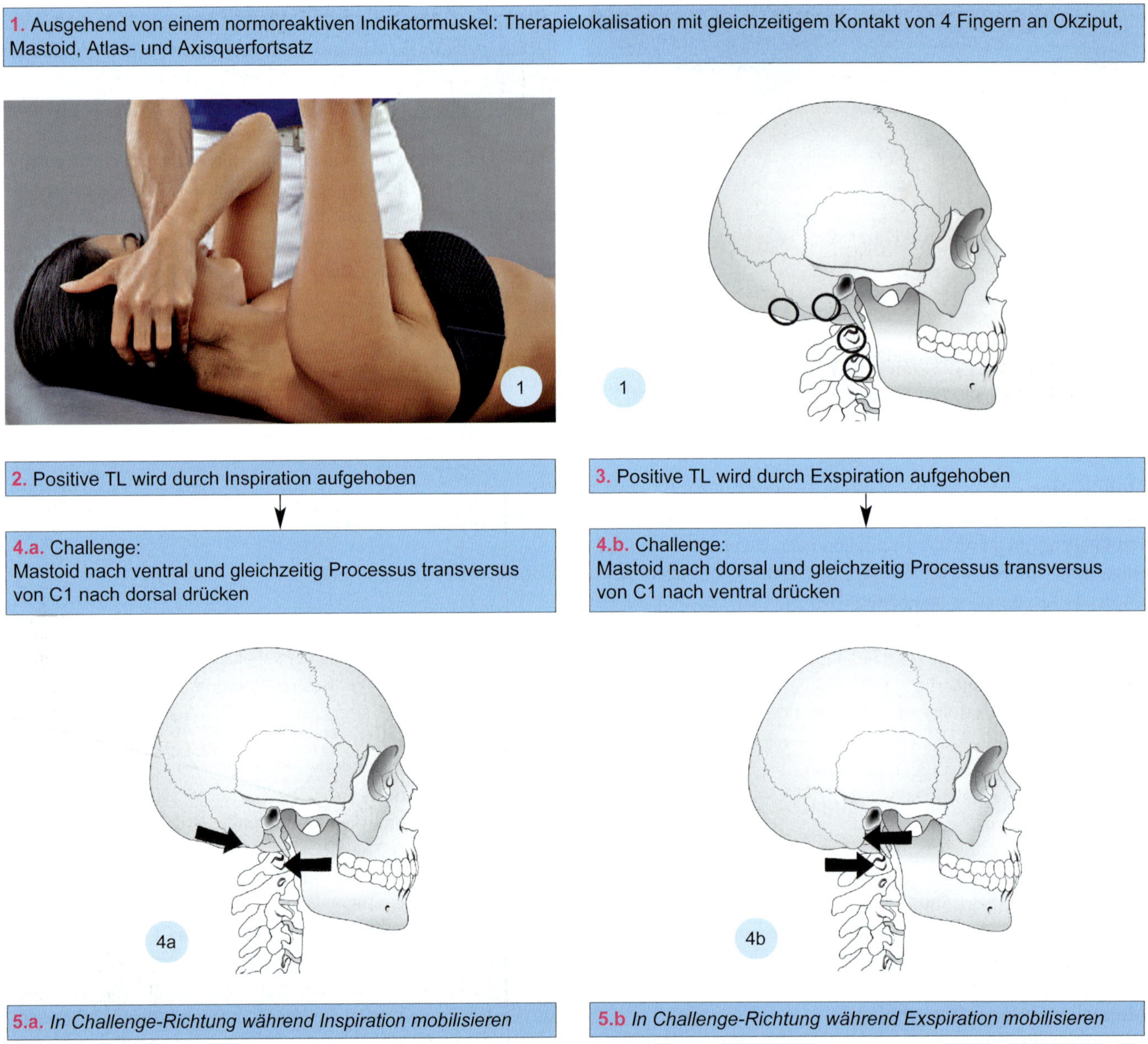


**Abb. 2.11** Flussdiagramm zur Diagnostik und Korrektur eines Occipito-Atlantal Countertorque (OACT)

### Atemunterstützte Mobilisation

Die Korrektur erfolgt per Mobilisierung in der Atemphase, die den Challenge aufgehoben hat; meist sind ca. 7 Wiederholungen erforderlich.

### Okziput-Release

Diese universelle osteopathische Methode kann auch hier angewandt werden (➤ Abb. 2.6, ➤ Kap. 2.3.2). Der Kontakt liegt hauptsächlich auf der Seite der größeren Muskelspannung.

### Impulsmanipulation

Mit der unter „Challenge" beschriebenen Handhaltung wird der Atlas bis an die Barriere in Richtung Rotation eingestellt (➤ Abb. 2.12).

Lassen Sie den Patienten ein- und ausatmen, bevor Sie einen Impuls in Richtung der Barriere bzw. des positiven Challenge geben. Wichtig ist eine minimale Wegstrecke und hohe Beschleunigung bei absoluter Entspannung! Verzichten Sie auf die Technik, wenn der Patient nicht mitmachen kann oder will.

Wie nach allen Techniken wird der Challenge wiederholt, um den Therapieerfolg zu kontrollieren.

## Laterale Läsion des Atlas

### Manueller Untersuchungsbefund

Die Konfiguration der Gelenkfacetten des Atlas lässt vermuten, dass die häufigen lateralen Läsionen des Atlas auch mit einer Rotationskomponente verbunden sein könnten. Dennoch liegt häufig ein positiver Challenge direkt von lateral vor. Nach Schmitt (1996)

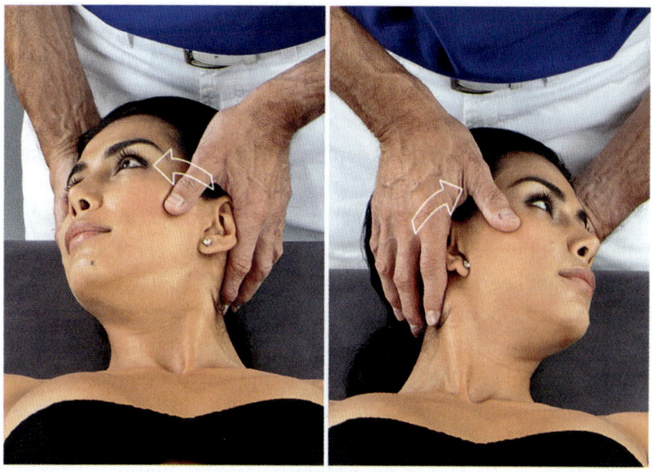

**Abb. 2.12** Manipulation des Atlas in Rotation

muss gemäß den Prinzipien der gekoppelten Mechanik ein rechtslateraler Atlas z. B. mit einer Seitneigung des Kopfes nach rechts korrigiert werden. Dies steht scheinbar im Widerspruch zu der Erfahrung, dass der Querfortsatz des Atlas bei Rechts-Seitneigung des Kopfes endgradig nach rechts ausgelenkt wird. Tatsächlich findet jedoch gleichzeitig eine Relativbewegung des Okziputs nach links statt, sodass eigentlich wie oben beschrieben die Bewegung des Okziputs auf dem Atlas geprüft wird (➤ Abb. 2.8).

Bei lateralem Atlas (C1/C2-Läsion) zeigen sich nach Goodheart (1992) in Rücken- und Bauchlage umgekehrte Beinlängendifferenzen: Bei linkslateralem Atlas erscheint das linke Bein in Rückenlage und das rechte Bein in Bauchlage länger. Bei rechtslateralem Atlas ist es umgekehrt.

### Therapielokalisation und Challenge

Die Therapielokalisation erfolgt wie bei einer Rotationsläsion von C1/C2.

Für den Challenge in Rückenlage des Patienten liegt Ihr gestreckter Zeigefinger mit der Radialseite auf dem Atlasquerfortsatz bzw. tangential am hinteren Atlasbogen im Sinne einer Lateralisierung. Ihre andere Hand liegt auf dem Os temporale: Zeige- und Mittelfinger ventral und dorsal des M. sternocleidomastoideus, Ring- und Kleinfinger kontralateral unter dem Okziput. Mit dieser Hand induzieren Sie mit einer gewissen Traktion des Okziputs die Seitneigung, was weitgehend den Prinzipien der gekoppelten Mechanik entspricht. Für eine atemunterstützte Mobilisierung wird der positive Challenge zunächst in gehaltener Inspiration und, wenn diese den Challenge nicht aufhebt, in gehaltener Exspiration wiederholt.

### Mobilisation

Sie kann in der Atemphase, die den Challenge aufgehoben hat, in Richtung des positiven Challenge oder per Okziput-Release erfolgen.

### Impulsmanipulation

Auch die Korrektur erfolgt in Richtung des positiven Challenge, wie oben beschrieben (➤ Abb. 2.13).

Ein gutes Hilfsmittel stellt ein in eine chiropraktische Liege integriertes oder ein mobiles Drop-Piece von Thuli-Tables® (www.thulitables.com) dar. Wenn der Kopf des Patienten seitlich auf dem Drop-Piece liegt, sodass sich die Seite des lateralen Atlas oben befindet, üben Sie mit der auf den Atlasquerfortsatz aufgesetzten Daumenkuppe einen kurzen trockenen Impuls aus.

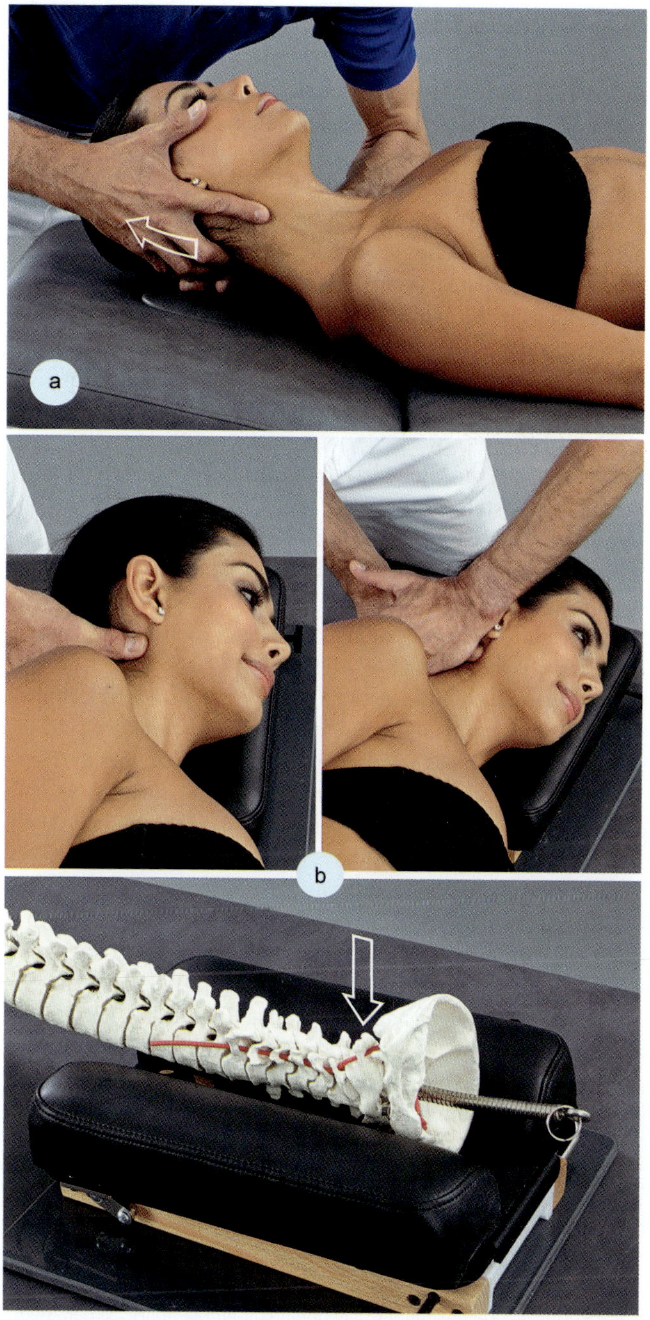


**Abb. 2.13** Manipulation des lateralen Atlas: **a)** in Rückenlage in gekoppelter Mechanik, **b)** auf einem Drop-Piece

## Atlasdysfunktion im Rahmen von Dysfunktionsketten

### Zervikale Dysfunktion, Atmung, zerebellare Dysfunktion

Eine einseitige, durch hypertone Muskulatur und Hypomobilität der Rippen bedingte Restriktion im Bauch- und Thoraxbereich geht aufgrund der Faszienspannungen häufig mit einem anterioren Atlas auf der gleichen Seite einher. Das entspricht einer Rotationsläsion des Atlas, die bei beidseitiger Restriktion auch als beidseitige Anteriorität des Atlas auftreten kann.

Hypertone Bauchmuskeln ziehen den Thorax nach anterior und inferior. Damit sind posturale Kompensationen verbunden, die den Bewegungsumfang der Halswirbelsäule verringern. Dies wird häufig noch deutlicher bei passiver Prüfung, z. B. bei der *Cervical-Compaction-Technik* (➤ Kap. 2.2.1 ❹). Aus den Spannungen der Faszienzüge resultiert ein Kulminationspunkt, der in der subokzipitalen Region liegt.

Auf der Seite des anterioren Atlas ist die Rotation der HWS eingeschränkt, da sich der Atlas in dem Fall gegensinnig zur Drehrichtung in Läsion befindet bzw. die Rotationsrichtung der HWS die gesperrte Richtung darstellt.

### Schnelltest auf thorakale bzw. abdominale Ursachen einer zervikalen Restriktion

Der Patient hebt die Arme über den Kopf, um den Thorax und die seitliche Bauchmuskulatur aufzudehnen. Dadurch vergrößert sich der Bewegungsumfang der HWS vor allem bei passiver Prüfung. Zur Seitendifferenzierung kann man den Patienten auch jeden Arm einzeln hochheben lassen (➤ Abb. 2.14).

Inhibierte Bauchmuskeln und Viszeroptosen wirken sich ähnlich aus: Über ihre ligamentären und faszialen Verbindungen sind die Organe im Bereich des Schultergürtels und letztlich über die Halsfaszien im Bereich der HWS „aufgehängt“ (➤ Kap. 5). Deshalb kann eine Viszeroptose zur Hyperlordose der LWS und der HWS mit Kopfvorhaltung führen.

Für den M. scalenus medius als Atemhilfsmuskel geben einige Quellen auch einen Ursprung am Atlasquerfortsatz an (z. B. http://www.uni-mainz.de/FB/Medizin/Anatomie/workshop): Daher kann es neben einer Anteriorisierung der oberen HWS (über die Ursprünge des M. scalenus anterior an den Tubercula anteriora der Querfortsätze von C3–C6 sowie des M. scalenus medius an denen von C1–C7) eben auch zu einer Anteriorisierung des Atlas kommen. In diesem Fall führt Anheben der Organe zu einer Verbesserung der HWS-Rotation (➤ Abb. 2.15).

**Atmung und zerebellare Dysfunktion**

Die zerebellaren Neurone reagieren besonders empfindlich auf Sauerstoffmangel und toxische Einflüsse. Daher steht die Optimierung der Atmung als wichtigste Rehabilitationsmaßnahme im Vordergrund. Neben dem Gasaustausch hat die dichte Propriozeptorenversorgung der Rippengelenke entscheidende Bedeutung für Afferenzen zum Kleinhirn (Wyke 1975, Guyton und Hall 1996). Laut Goodheart (1994) ist eine schlechte Thoraxatmung vielfach auf eine Bauchmuskeldysfunktion (inhibiert oder hyperton) zurückzuführen.

Eine zerebellare Dysfunktion kann ein- oder beidseitig auftreten. Durch eine relative Hypoxämie, die natürlich letztlich beide Kleinhirnhälften betrifft, kann es speziell in Verbindung mit einer Hypoafferenzierung (d. h. geringerer Intensität von Ia- und II-Afferenzen der Propriozeptoren) ipsilateral zu einer Funktionsschwäche des Kleinhirns kommen. Goodheart hat in seinem Protokoll der „Primary Atlas Technique“ die Augenposition „außen unten“ auf der Seite des tiefer stehenden Okziputs („Eyes into Distortion“, EID) als positiven Challenge beschrieben. In dem Fall hätte die Augenposition „links unten“ z. B. einen Bezug zum rechten Zerebellum (➤ Abb. 7.59; vgl. Garten 2012).

### Untersuchung und Therapie bei hypertoner Leibeswand

Hypertone Muskeln werden durch Dehnung funktionell schwach (Garten 2012, Kap. 10.3.3.1). Um die seitliche Bauchmuskulatur inkl. M. quadratus lumborum zu testen, bringen Sie den Patienten in eine Seitneigung zur Testseite. Mit den Beinen auf der Liege lässt sich nun der M. quadratus lumborum (Garten 2012, Abb. 11.124) und mit etwa 20 cm von der Unterlage angehobenen Beinen der posteriore Anteil des M. obliquus abdominis (Garten 2012, Abb. 11.18) testen.

Nach dem Leertest führen Sie die Beine zügig zu sich herüber, um die gesamte Leibeswand auf der Testseite zu dehnen. Bei **myofaszialem Hypertonus** bewirkt diese Dehnung eine Inhibition. Einzelne Muskelpartien können auch manuell mit Tiefenkontakt gedehnt werden. Kontrollieren Sie, ob ein NIM durch diesen Dehnungs-Challenge dysreaktiv wird.

Die Therapie besteht in einer Mobilisation des Thorax auf der betreffenden Seite (➤ Abb. 5.17), einer myofaszialen Behandlung der Bauchwand und in der Mobilisation oder Manipulation einzelner dysfunktioneller Rippen (➤ Kap. 2.2.4).

Als weitere Form eines muskulären Hypertonus ist die **myofasziale Gelose** (Garten 2012, Kap. 10.3.3.1) mittels „Zangenpalpation“ diagnostizierbar. Nach dem Kneifen ist der vorher stark zu testende Muskel selbst ebenso inhibiert wie ein NIM. Hier besteht die spezifische Therapie in einer Perkussorbehandlung („Klopfmassage“ mit *Foredom Percussor*™ oder *Foredom Massager*™).

### Untersuchung und Therapie bei inhibierter Leibeswand

Eine Kompression der Sutura sagittalis kann eine primäre Inhibition des M. rectus abdominis verursachen (Goodheart 1971) und muss daher korrigiert werden.

Im Übrigen werden die Bauchmuskeln und der M. quadratus lumborum mit den indizierten der „7 Faktoren des viszerosomatischen Systems“ sowie mit intramuskulären Techniken behandelt. Für inhibierte Bauchmuskeln ist meist die Ursprungs- und Ansatztechnik angezeigt. Da inhibierte schräge Bauchmuskeln häufig zu Leistenbeschwerden führen, ist unter Umständen eine Friktion ihrer Ansätze am Ilium, Leistenband und Os pubis erforderlich.

Eine spezielle Form der muskulären Dysfunktion ist im Leertest nicht zu entdecken und wird durch wiederholte Aktivierung sichtbar (Garten 2012, Kap. 10.3.4): **„Repetitive Muscle Activation Patient Induced“, RMAPI** (Goodheart 1994; vgl. Garten 2012, Kap. 10.3.3.1). Hier ist eine repetitive Muskelaktivierung durch den Patienten der adäquate Challenge.

Bei sportlichen Aktivitäten, die mit tiefer Atmung, sowie speziell Sportarten, die mit Rumpfrotationen verbunden sind (wie Tennis), wird regelmäßig die seitliche Bauchmuskulatur beansprucht. Wenn diese Dysfunktion vorliegt, also keine optimale Atmung mehr möglich ist, hat das auch eine gewisse leistungsmindernde Wirkung. Hier ist neben der Gabe von Vitamin E eine Ursprungs- und Ansatzbehandlung der hyporeaktiv getesteten Muskeln angezeigt.

In allen Fällen ist es notwendig, die Bauchorgane zu überprüfen und eine evtl. vorhandene Ptose zu behandeln (➤ Kap. 5).

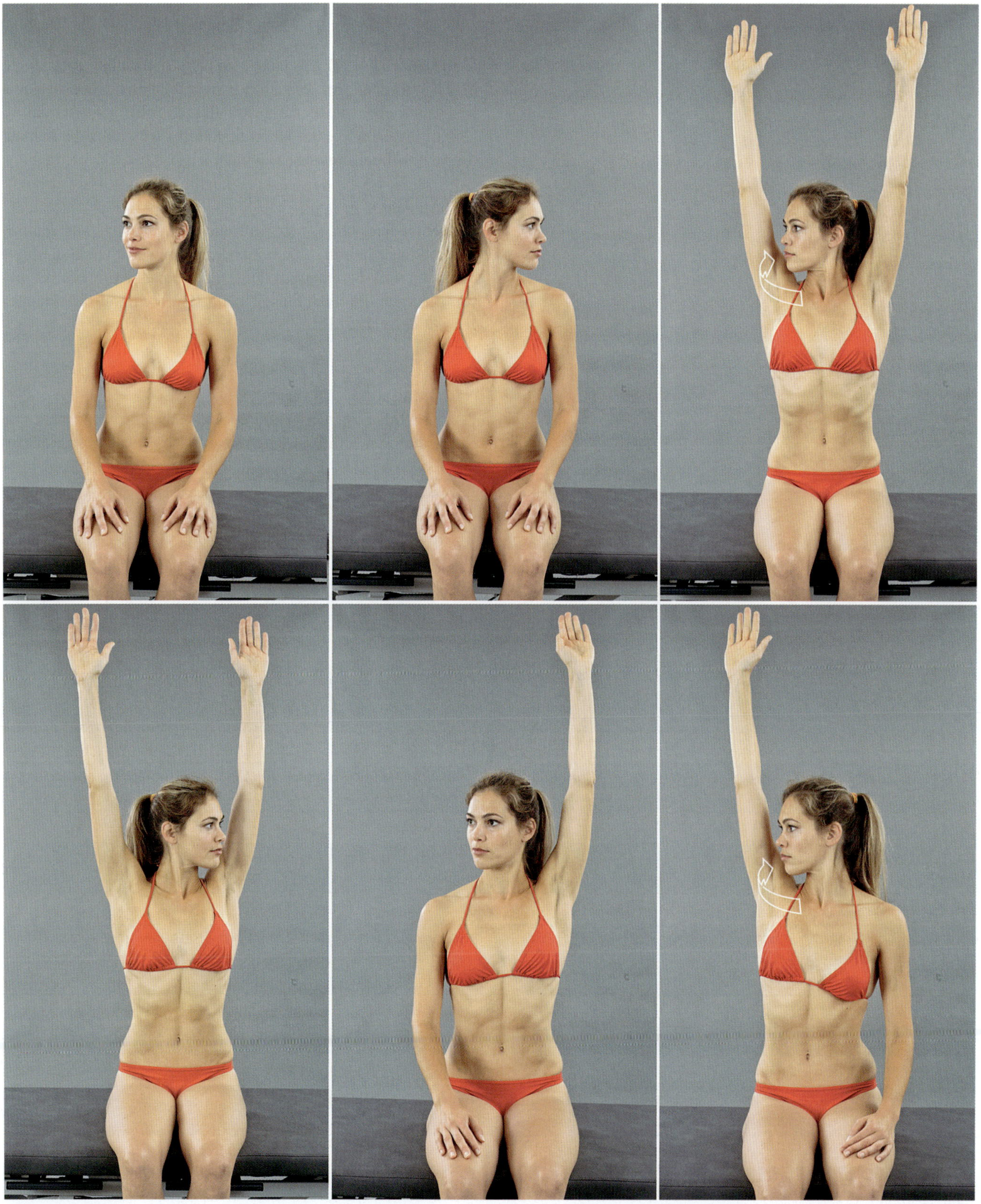

**Abb. 2.14** „Öffnung" der seitlichen Leibeswand und Prüfung der passiven HWS-Rotation: Rotationseinschränkung nach rechts bei rechts-anteriorem Atlas. Dass sich die Situation durch Heben beider Arme verbessert, legt eine myofasziale Beteiligung nahe; die Ursache ist rechts zu suchen, da sich durch Aufdehnung der linken Seite nichts verändert. Diese Seitendifferenz zeigt sich im Allgemeinen bei passiver Prüfung noch deutlicher.

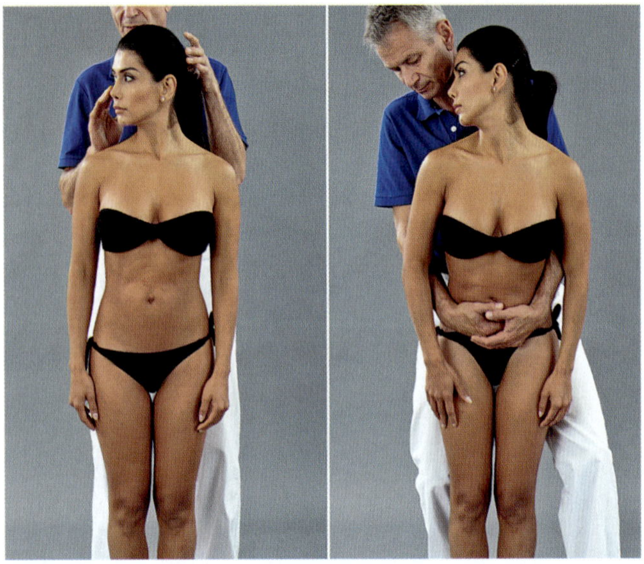

**Abb. 2.15** Anheben der Viszera und aktive Prüfung der HWS-Rotation

## Weitere Zusammenhänge („Primary Atlas Technique")

Goodheart (1998) hat unter dem Namen „Primary Atlas Technique" ein komplexes Behandlungsprotokoll beschrieben, aus dem hier essenzielle Aspekte dargestellt werden sollen (➤ Abb. 2.16). Es geht insbesondere um unterschiedliche Strukturen, die sich auf die Atlasfunktion auswirken können.

### Kiefergelenke

Sie werden wie üblich untersucht und behandelt (➤ Kap. 3.3.10). Goodheart hob in diesem Zusammenhang vor allem die Ligament-Interlink-Beziehungen des schmerzhaften Kiefergelenks hervor. Die Kaumuskulatur muss behandelt werden, weil ihre Afferenzen mit denen der oberen zervikalen Segmente konvergieren (Garten 2012, Abb. 12.35).

### Nackenmuskeln

Falls eine Inhibition des M. sternocleidomastoideus und der tiefen Nackenflexoren vorliegt, werden sie mit den „7 Faktoren des visze-

1. Die Atlasregion wird mit dem flach aufliegenden Daumen (Daumenbeere über dem Atlasquerfortsatz) auf beiden Seiten therapielokalisiert, dazu Flexion und Extension mit Rotation und Seitneigung. Die Seite mit der positiven Therapielokalisation notieren. Diese spezifische TL zeigt nach GOODHEARTdie komplexe Atlasdysfunktionskonstellation an.

↓

2. Den Atlas dort challengen (lateral und in Rotation) und korrigieren, hier wie nach jeder weiteren Korrektur durch Beklopfen der Sutura sagittalis stabilisieren.

↓

3. HWS, LWS und Becken korrigieren. Insbesondere die Halsmuskulatur (Nackenflexoren, Sternocleidomastoideus, aber auch oberer Trapezius, Levator scapulae) korrigieren: Myofasziale Muster, Strain-Counterstrain, Perkussion bei myofaszialer Gelose, 7 Faktoren des viszerosomatischen Systems.

↓

4. Kiefergelenk untersuchen und korrigieren: Muskulatur balancieren, Gelenkkapsel und Ligamente mit Ligament-Interlink behandeln. Mm. pterygoidei mit Strain-Counterstrain und Spondylogener Reflextechnik (Garten 2012, Kap. 10.2.2) an Th 2 bis Th 4 behandeln.

↓

5. Eyes into Distortion (EID als „Ko-Stressor", s. Kap. 1.2.5.3): Die Blickrichtung, die einen normoreaktiven Indikator schwächt, suchen.

↓

6. Passiven und aktiven Bewegungsumfang der HWS in Rotation und Seitneigung bestimmen. Dort wo die Rotation eingeschränkt ist, liegt möglicherweise ein anteriorer Atlas vor. Ist der aktive Bewegungsumfang größer als der passive, ist die „Cervical-Compaction-Technik" (s. Kap. 2.2.1.4) indiziert.

↓

7. Cervical Compaction mit EID und gleichzeitigem Öffnen und Schließen des Mundes

↓

8. Bauchmuskeln und Zwischenrippenmuskeln auf Hyporeaktion und Hypertonus prüfen und korrigieren (myofasziale Behandlung, Ursprungs-Ansatz-Behandlung, Perkussion, 7 Faktoren des viszerosomatischen Systems).

↓

9. Atlas erneut in allen Richtungen challengen und entsprechend behandeln, evtl. ebenfalls vorliegende C2- und C3-Läsionen behandeln.

↓

10. Weiter vorhandene subokzipitale Spannung, die möglicherweise auch auf Kneif-Challenge reagiert, mit Muscle-Interlink nach SHAFER behandeln, Kap. 2.1.7.

**Abb. 2.16** Flussdiagramm bei Atlasdysfunktionen: etwas modifizierte „Primary Atlas Technique" (PAT) nach Goodheart (1998) rosomatischen Systems“ (7-FVSS) und der Ursprungs-Ansatz-Technik behandelt. Auch Probleme wie eine myofasziale Gelose und Strain-Counterstrain-Läsionen müssen entsprechend behandelt werden.

Nackenextensoren wie der obere Trapezius und die tiefen, kurzen subokzipitalen Muskeln können im Test hyperton oder inhibiert sein. Das für die Beuger Gesagte gilt gleichermaßen für die Nackenstrecker.

## ❸ HWS-Segmente C2 bis C7

### HWS-Dysfunktion in gekoppelter Mechanik ($R_RS_R$, $R_LS_L$)

**Manueller Untersuchungsbefund: $R_RS_R$**

Der Patient befindet sich in Rückenlage. Mit den Mittelfingern Ihrer beiden Hände, deren Kuppen auf den Wirbelfacetten liegen, führen Sie etagenweise einen posterior-anterioren (p. a.-)Schub aus.

Findet sich z. B. eine Restriktion bei der p. a.-Translation rechts, könnte dies durch einen Wirbel in Rechtsrotation ($R_R$) und Rechts-Seitneigung ($S_R$) verursacht sein. Im Fall einer Rechtsrotationsläsion lässt sich möglicherweise deutlicher als die Posteriorität rechts eine Irritation der hyperton gespannten Mm. rotatores links palpieren. Von dort aus kann die Fingerkuppe des tastenden Mittelfingers direkt zum Dornfortsatz wandern und mit einem Schub von links nach rechts eine Linksrotation induzieren. Diese trifft (im angenommenen Beispiel $R_RS_R$) auf eine harte Barriere, während eine Rechtsrotation des Wirbels, die durch einen Schub von rechts nach links am Dornfortsatz herbeigeführt wird, eine weiche Barriere aufweist.

Die Barriere bei der Linksrotation wird durch eine globale Links-Seitneigung der HWS (sodass der Kopf sozusagen über Ihrer schiebenden Hand liegt) weicher, da die Links-Seitneigung bei erhaltener gekoppelter Mechanik die Linksrotation fazilitiert.

Bei einem lateralen Schub von links nach rechts über die Facettengelenke bzw. die Querfortsätze wird die Links-Seitneigung ($S_L$) jedoch durch eine harte Barriere beantwortet. Derselbe Schub von lateral rechts nach links über die Facettengelenke trifft auf eine weiche Barriere.

**Vertebraler Challenge**

Ein nicht gehaltener Probeschub (Challenge) in p. a.-Richtung rechts führt zu einem Rebound in a. p.-Richtung. Dieser Rebound beruht nach dem gängigen Modell auf elastischen Rückstellkräften und ist durch muskuläre Reflexe zu erklären.

Aufgrund dieser Mechanismen wird deutlich, dass die Korrektur einer vertebralen Läsion immer in Challenge-Richtung erfolgen muss. Dass der Rebound kurzzeitig zu einer Betonung der Läsion führt, sodass es zu einer nozizeptiven Afferenz kommt, wird durch eine Hyporeaktion, d. h. funktionelle Inhibition eines Indikatormuskels sichtbar.

Für den vertebralen Challenge der Applied Kinesiology (Garten 2012) gilt, dass er im Fall einer Rechtsrotationsläsion (➤ Abb. 2.17) bei Seitneigung nach links (d. h. in die Korrekturrichtung) positiv bleibt. Dies ist auch ein Indiz dafür, dass dieses Segment im Sinne der Korrektur einer segmentalen Störung manipuliert werden kann, ohne übergeordnete Störungen berücksichtigen zu müssen (Schmitt 1996). Bei diesem Challenge-Befund gehorcht das Segment weiterhin der gekoppelten Mechanik der HWS: Die für den positiven Challenge verantwortlichen hypertonen intrinsischen Muskeln bleiben in dieser Position gespannt oder werden sogar mehr gespannt (➤ Abb. 2.17).

Dies lässt sich an folgendem Beispiel verdeutlichen: Angenommen, C6 habe eine Rechtsrotationsläsion, d. h. der Dornfortsatz steht linkslateral, der Proc. mamillaris rechts-posterior. Der gekoppelten Bewegungsmechanik entsprechend werden HWS und Kopf des Patienten in Links-Seitneigung positioniert, was an den Halswirbeln eine natürliche Tendenz zur Linksrotation induziert. Ist in dieser Position der Challenge am Dornfortsatz von links nach rechts weiterhin positiv, reicht die Links-Seitneigung der HWS nicht aus, um über die gekoppelte Bewegungsmechanik die Linksrotations-

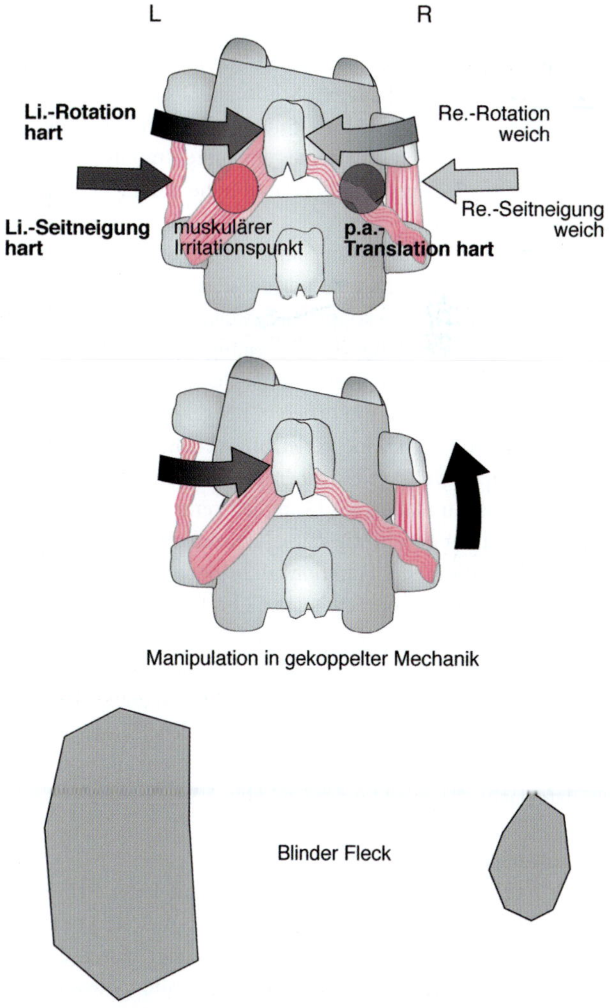


**Abb. 2.17** Palpationsbefund und Manipulation eines HWS-Segments mit Dysfunktion in gekoppelter Mechanik. Diese Manipulation ist auch eine spezifische Therapiemaßnahme für eine Rechtshemisphärendysfunktion mit vergrößertem blindem Fleck links (➤ Kap. 7.11.2). Die Manipulation sollte in diesem Fall immer von der Seite des vergrößerten physiologischen blinden Flecks aus erfolgen.

korrektur von C6 zu induzieren. Eine manuelle Korrektur ist also notwendig.

Prinzipiell ist eine Selbstkorrektur dieser Läsion vorstellbar. Patienten führen sie zuweilen bewusst oder unbewusst aus, d. h. sie „knacken" sich die Wirbelsäule selbst.

Die positive Therapielokalisation wird durch eine Kopfbewegung in die freie Richtung (Rechtsrotation im gegebenen Beispiel) aufgehoben. Dies zeigt auch die globale Richtung für eine Strain-Counterstrain-Korrektur (Jones 1981) an, bei der in die freie Richtung hinein positioniert wird.

### Manipulation in gekoppelter Mechanik (Beispiel: C6 $R_R$)

Die Korrektur ist im Sitzen oder in Rückenlage durchführbar (➤ Abb. 2.18). Nehmen Sie mit der rechten Hand Kontakt zur rechten Seite der HWS auf: Der M. sternocleidomastoideus liegt zwischen Zeige- und Mittelfinger, Ring- und Kleinfinger üben über das Okziput eine kraniale Traktion aus.

Der Kontakt zum Dornfortsatz von C6 ist auf zweierlei Art möglich: entweder mit dem linken Daumen, der von links-lateral an den Dornfortsatz gelegt wird, oder mit der radialen Kante des linken Zeigefingers. Durch den kranialen Zug mit der rechten Hand und den nach rechts gerichteten Schub am Dornfortsatz mit der linken Hand (induziert eine Linksrotation von C6) wird eine Vorspannung erzeugt und aus ihr heraus ein kurzer Impuls gesetzt, der wie üblich eine niedrige Amplitude und hohe Beschleunigung haben sollte.

Während eine Korrektur im Sinne der gekoppelten Mechanik neurologische Mechanismen zu normalisieren vermag, kann eine Korrektur, die nicht den gekoppelten Bewegungsmustern folgt, eine mechanische Belastung für das Bewegungssegment (Kapseldehnung, Facettenkompression etc.) darstellen und nicht adäquate neurologische Afferenzen produzieren. Bei gekoppelten Manipulationen besteht praktisch keine Verletzungsgefahr für den Patienten. Auf die möglicherweise gefährlichen rotatorischen Komponenten bei der HWS-Manipulation wird komplett verzichtet.

Es geht nicht nur darum, die Wirbel „zurück an ihren Platz", sondern auch „zurück in ihre Funktion" zu bringen.

Diese Technik ist für die Segmente C2 bis C7 geeignet.

Durch diese gekoppelte Manipulation kommt es zu einer Afferenzierung des Kortex (➤ Kap. 7.14.6). Die Regel ist, dass die Manipulation immer auf der Gegenseite des hypoafferenzierten Kortex, d. h. auf der Seite des vergrößerten blinden Flecks, durchgeführt werden muss (Carrick 1997). Die Zusammenhänge gehen aus dem dargestellten Modell hervor (➤ Abb. 2.19).

### Atemunterstützte Mobilisation

Diese Vorgehensweise wurde bereits in Band 1 der Reihe „Applied Kinesiology" (Garten 2012) dargestellt. Welche Atemphase bei der Korrektur hilfreich sein kann, lässt sich durch eine gehaltene Inspiration oder Exspiration herausfinden, die einen positiven Challenge aufhebt. Die Korrektur wird mit derselben Handposition ausgeführt, wie oben für die Manipulation beschrieben.

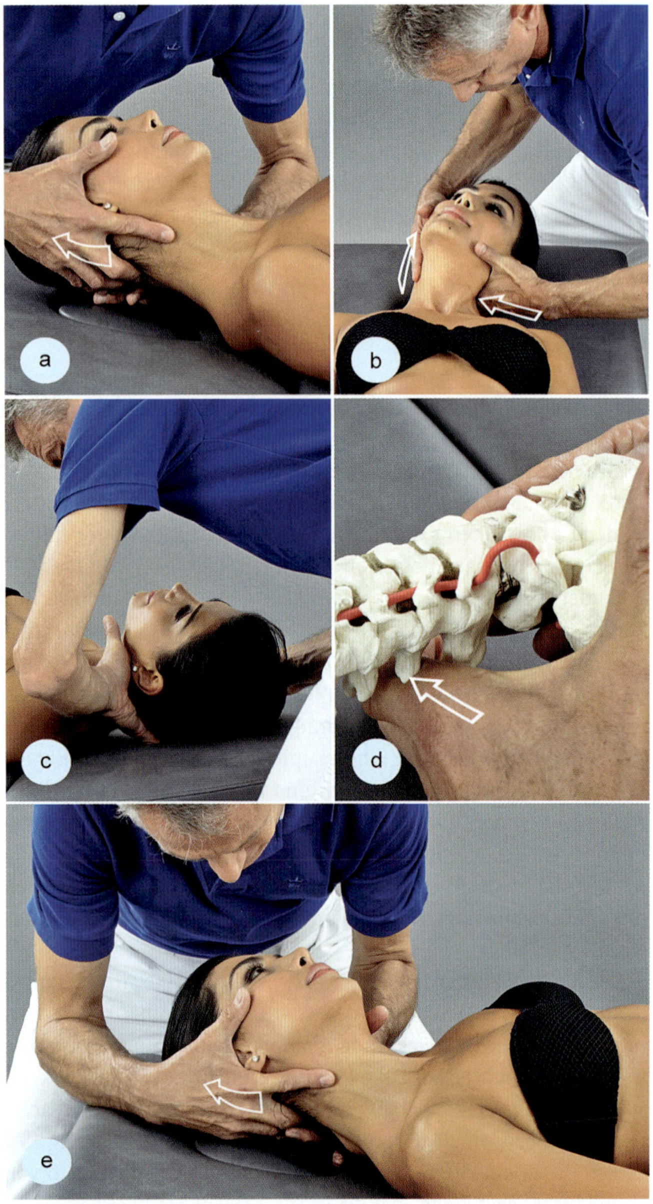


**Abb. 2.18** Manipulation der HWS in gekoppelter Mechanik: C3 $R_RS_R$ (a bis d) und C6 $R_RS_R$ (e); dabei ist der Vektor horizontaler.

## HWS-Dysfunktion in entkoppelter Mechanik ($R_RS_L$, $R_LS_R$)

### Palpationsbefund (Beispiel: $R_LS_R$)

Es finden sich eine harte Barriere bei p. a.-Translation links und ein muskulärer Irritationspunkt rechts (➤ Abb. 2.20).

Schieben Sie mit der palpierenden Mittelfingerkuppe den Dornfortsatz von rechts nach links in Richtung der harten Barriere. Durch Rechts-Seitneigung der gesamten HWS ändert sich nichts an diesem Befund.

Der Schub über die Facetten bzw. Querfortsätze von rechts in die Rechts-Seitneigung hinein ist weich, während er von links in Links-Seitneigung auf eine harte Barriere trifft.

Dies bedeutet, dass eine Entkopplung vorliegt, denn bei gekoppelter Mechanik der HWS wären Linksrotation ($R_L$) und Links-Seitneigung ($S_L$) kombiniert.

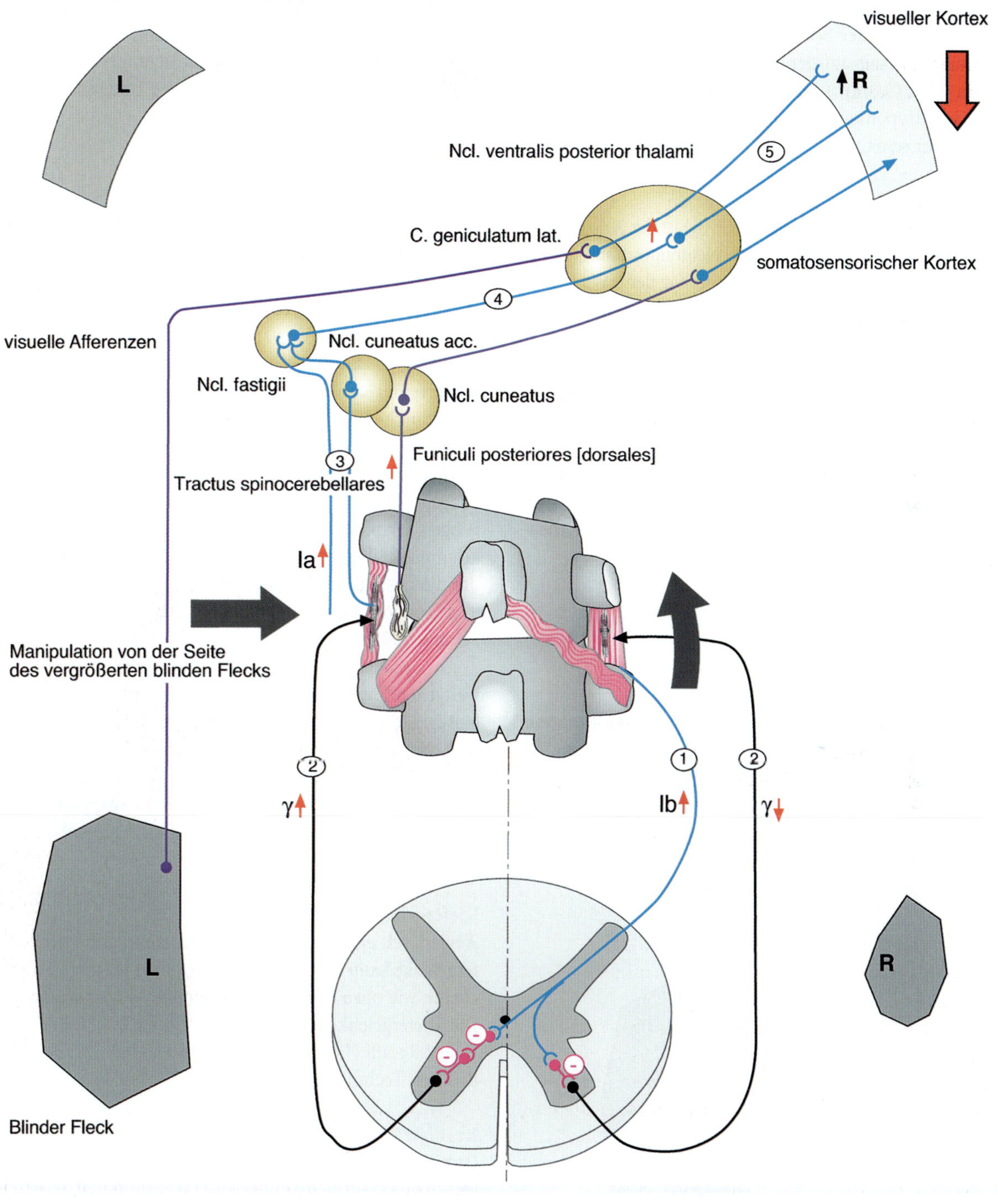


**Abb. 2.19** Hemisphärenschwäche rechts, vergrößerter blinder Fleck links. Die Ursache der rechtsseitigen Hemisphärenschwäche ist im dargestellten Modell eine Hypoafferenzierung aus der linken Körperhälfte. Eine schnelle Dehnung der Intervertebralmuskulatur rechts in Links-Seitneigung bewirkt einen Burst der Aktionspotenziale der GOLGI-Apparate (Ib-Afferenz, 1). Danach entspannt sich die Intervertebralmuskulatur rechts mit Abnahme der γ-Efferenz rechts, während die γ-Efferenz, d. h. Muskelspannung, links zunimmt (2). Dies ist der gewünschte Effekt: Eine Zunahme der Ia-Afferenz (3) fazilitiert die Summenmembranpotenziale (SMP) im linken Zerebellum (Ncl. fastigii), im rechten ventroposterioren Thalamus (4) und im rechten Kortex (5). Neben den Ia-Afferenzen spielen die Afferenzen aus Gelenkrezeptoren und andere Mechanorezeptoren auf der linken Seite eine entscheidende Rolle, die bei Manipulationen von links in gekoppelter Mechanik stimuliert werden. Nach der Manipulation sind die visuellen Afferenzen des linken Gesichtsfelds, die im Corpus geniculatum laterale des Thalamus umgeschaltet werden, bei allgemein besser integriertem Thalamus (weniger inhibitorische SMP) besser wahrnehmbar und der physiologische blinde Fleck ist kleiner geworden (➤ Kap. 7.14.6, Fallbeispiel).

Dieser Befund geht nach dem muskulären Modell der vertebralen Dysfunktion mit einer Schwäche der Mm. rotatores und der Mm. intertransversariuis auf der linken Seite einher. Die Ursache hierfür kann nach Carrick eine Hemisphärendysfunktion links mit assoziiertem Hypotonus der ipsilateralen intrinsischen Wirbelsäulenmuskulatur sein (➤ Kap. 7.11.2 und ➤ Abb. 2.20).

#### Vertebraler Challenge

Bei der oben beschriebenen Dysfunktion ($R_LS_R$) ist der AK-Challenge am Dornfortsatz von rechts nach links in Neutralposition der HWS positiv (➤ Abb. 2.20) und wird bei Positionierung der HWS in Richtung der normalen gekoppelten Mechanik nach rechts negativ (Schmitt 1996). Bei Links-Seitneigung bleibt der Challenge positiv. Dieses Verhalten zeigt eine Entkopplung der vertebralen Mechanik an.

Die Therapielokalisation wird durch Rotation der HWS in die freie Richtung (nach links im Beispiel) nicht aufgehoben.

#### Ursachen einer Entkopplung

Dies ist insofern ein wichtiger Gesichtspunkt für die Diagnostik und Behandlung des Bewegungssystems, als dieselben Faktoren, die eine unphysiologische Mechanik der Wirbelsäule verursachen, auch für Rezidive nach manueller Behandlung verantwortlich sind. Sie könnten sie daher (z. T. in derselben Sitzung) bereits vorab entsprechend behandeln. Hier folgt eine erste Übersicht, auf die Details wird in anderen Kapiteln eingegangen.

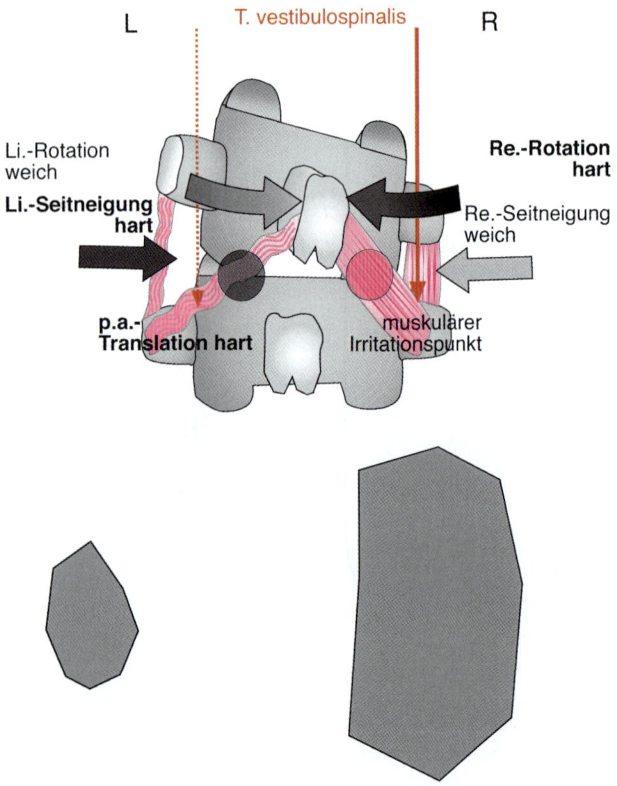


**Abb. 2.20** Entkoppeltes HWS-Segment bei linksseitiger Hemisphärenschwäche. Dabei tritt auch ein linksseitiger Hypotonus der intrinsischen Wirbelsäulenmuskulatur auf. Eine Manipulation ist kontraindiziert, denn die erforderliche Mechanik könnte Rezeptorafferenzen auslösen, die der ursächlichen Hemisphärenschwäche zuwiderliefen bzw. diese verstärken würden. In symptomatischen Fällen („schmerzhafte Wirbelblockierung") wird das Segment daher mit nicht-manipulativen Techniken behandelt. Alternativ können Nachbarsegmente zur Beseitigung der Hemisphärenläsion manipuliert werden (➤ Abb. 2.19), um das entkoppelte Segment (zunächst) in Ruhe zu lassen.

##### Hemisphärenschwächen

Pseudopyramidale Inhibitionsmuster (PPIM) führen zu funktionellen Schwächen der ipsilateralen Muskulatur. Auch die ipsilaterale autochthone Wirbelsäulenmuskulatur ist betroffen, sodass es zur Entkopplung der HWS-Mechanik kommen kann (➤ Abb. 2.20; Diagnostik: ➤ Kap. 7.11.2).

##### Segmentale kutane, muskuläre, ossäre Verletzungsmuster („Störfelder", Injury-Recall-Muster)

Es ist durchaus berechtigt, sie gleich nach den übergeordneten zentralnervösen Dysbalancen als Ursachen für eine Entkopplung der Wirbelsäulenmechanik an die zweite Stelle zu setzen. Denn Verletzungsmuster (➤ Kap. 1.2) können per se auch alle anderen Störungen verursachen bzw. nach sich ziehen, wie z. B. kraniale und kraniomandibuläre Läsionen oder Duraspannungszustände bei dreidimensionalen spinalen Flexions-Extensions-, Seitneigungs- und Torsionsmustern (*Centering the Spine Pattern* [CSP] nach Schmitt 1990, 1996).

Am sinnvollsten ist eine Ursachensuche vom Dermatom aus, das weitgehend mit dem Myotom und dem Sklerotom des Wirbelsäulensegments übereinstimmt. Wird im Bereich alter Verletzungen und Narben eine Mechanorezeptorenstimulation durchgeführt (Reiben), kann dieser Challenge eine Normalisierung des vertebralen Challenge im entkoppelten Segment induzieren. Sollte sich die Verletzungsregion als Ursache herausstellen, wird eine Injury-Recall-Korrektur (➤ Kap. 1.2.5) vorgenommen.

##### Kiefergelenkläsionen

Auch durch eine Mechanorezeptorenstimulation (Reiben) der Kiefergelenke kann sich der Challenge im Sinne einer gekoppelten Mechanik wie oben beschrieben verändern oder aufgehoben werden. Die Kiefergelenkdysfunktion (➤ Kap. 3.3.5) sollte dann mittels Injury-Recall- (IRT, ➤ Kap. 1.2.5) oder einer spezifischen osteopathischen Technik korrigiert werden.

##### Kraniale Läsionen

Ist eine kraniale Läsion die Ursache (➤ Kap. 3.3), kann Reiben (Mechanorezeptorenstimulation) dazu führen, dass sich der vertebrale Challenge im Sinne einer gekoppelten Mechanik wie oben beschrieben verändert oder aufgehoben wird. Die kraniale Läsion sollte dann vorab mittels IRT (➤ Kap. 1.2.5) oder einer spezifischen osteopathischen Technik korrigiert werden.

##### Spinale Flexions-, Extensions-, Seitneigungs- und Torsionsmuster (BID)

Durch eine Körperpositionierung, die zur Entlastung der Duraspannung (➤ Abb. 1.14 und ➤ Kap. 3.6) führt, normalisiert sich auch der Challenge des entkoppelten Segments. Dabei wirken die BID-Challenges (➤ Abb. 1.14 und ➤ Kap. 3.6) als Ko-Stressoren, die Dysreaktionen verursachen. Bei einem Patienten, der in Links-Seitneigung dysreaktiv wird, sollte es jedoch durch Rechts-Seitneigung zu einer Entlastung im hier beschriebenen Sinne kommen. Duraspannungen müssen primär korrigiert werden (➤ Kap. 3.6, vgl. Schmitt 1996).

#### Lovett-Partner-Läsionen

Durch Reiben der Haut über dem Lovett-Partner des entkoppelten Segments (Garten 2012, Abb. 10.11) kann sich der vertebrale Challenge ebenfalls normalisieren. Zunächst ist der Lovett-Partner zu korrigieren.

#### Viszerosomatische Reflexmuster

Auch durch Reiben der Haut über der Projektionszone eines Organs (➤ Kap. 5.4.4 und ➤ Abb. 5.3a) normalisiert sich der Challenge des entkoppelten Segments. Alternativ kommen die NL-Reflexzonen der Organe (➤ Abb. 5.3b) infrage, bei denen es sich um viszerosomatische Projektionszonen im engeren Sinne handelt. Zunächst muss die Organdysfunktion korrigiert werden, da möglicherweise ein IR-Muster vorliegt, oder es ist eine viszeralosteopathische Korrektur (➤ Kap. 5, speziell ➤ Abb. 5.5) angezeigt.

#### Manipulation bei entkoppelter Mechanik ($R_LS_R$)

Wie oben ausgeführt, sollte immer zuerst die Ursache für die Entkopplung beseitigt und dann das gestörte Segment korrigiert werden. Denn die Chancen stehen gut, dass sich nach Behandlung der Ursache bereits wieder eine gekoppelte Mechanik zeigt.

Im gegebenen Beispiel ($R_LS_R$) könnte man das HWS-Segment mit Kontakt zum Proc. articularis links in p. a.-Richtung in Rechtsrotation bei Links-Seitneigung manipulieren. Das ist in allen Fällen unproblematisch, bei denen nicht eine Linkshemisphärenschwäche die Ursache der Entkopplung ist.

Durch die Manipulation von links kommt es zu einer Afferenzierung (➤ Abb. 2.21) der rechten Hemisphäre, die bei einer Linkshemisphärendysfunktion (➤ Abb. 2.20) die Dysbalance noch verstärken würde.

Ausführung: Umgreifen Sie das Kinn des Patienten mit Ihrer rechten Hand, während der Kopf auf Ihrem Unterarm liegt. Nachdem Sie den Kopf in Rechtsrotation und Links-Seitneigung eingestellt und Ihren Zeigefinger mit der Radialkante des Grundglieds an die Facette des zu korrigierenden Wirbels gelegt haben, bringen Sie die Strukturen in Vorspannung. Der Manipulationsimpuls wird dann endexspiratorisch in Richtung Rechtsrotation und Links-Seitneigung gesetzt (➤ Abb. 2.22).

**MERKE**

Bei unseren Patienten haben wir es mit lebenden, komplexen Systemen zu tun. In manchen Fällen wird sich die gekoppelte Mechanik nicht oder zumindest nicht auf Anhieb herstellen lassen.

Muss aus segmentalen Gründen (wegen Schmerzen, auch bei viszerosomatisch bedingten vertebralen Dysfunktionen) manipuliert werden, ist eine evtl. vorhandene Hemisphärendysbalance zu berücksichtigen. Wenn sich die Hemisphärenschwäche und die erforderliche Manipulation widersprechen, sind Techniken mit geringem Mechanorezeptoren-Input wie die Strain-Counterstrain-Korrektur besser geeignet.

#### Mobilisation bei entkoppelter Mechanik

Mit demselben Griff wie die Manipulation erfolgt auch die Mobilisation in Linksrotation während der Atemphase, die den nicht gehaltenen Challenge aufhebt.

### C7-Dysfunktion in entkoppelter Mechanik ($R_RS_L$, $R_LS_R$)

#### Challenge

Im Fall einer Rotationsdysfunktion von C7 auf Th1 (hier: $R_RS_L$) ist der Challenge bei nicht gehaltenem Schub am Dornfortsatz von C7 von links nach rechts positiv und wird bei Links-Seitneigung negativ (➤ Abb. 2.20). Der positive Challenge bleibt bei Rechts-Seitneigung erhalten.

#### Manipulation in Bauchlage (Beispiel: C7 $R_RS_L$)

Stabilisieren Sie den Kopf des Patienten mit Ihrer rechten Hand, während Ihr linker Daumen am Dornfortsatz von Th1 liegt (Gegenhalt). Um Vorspannung zu erzeugen, stellen Sie mit der rechten Hand den Kopf des Patienten in Linksrotation und Rechts-Seitneigung ein. Der Patient kann die Manipulation durch aktive Extension seines Kopfes unterstützen.

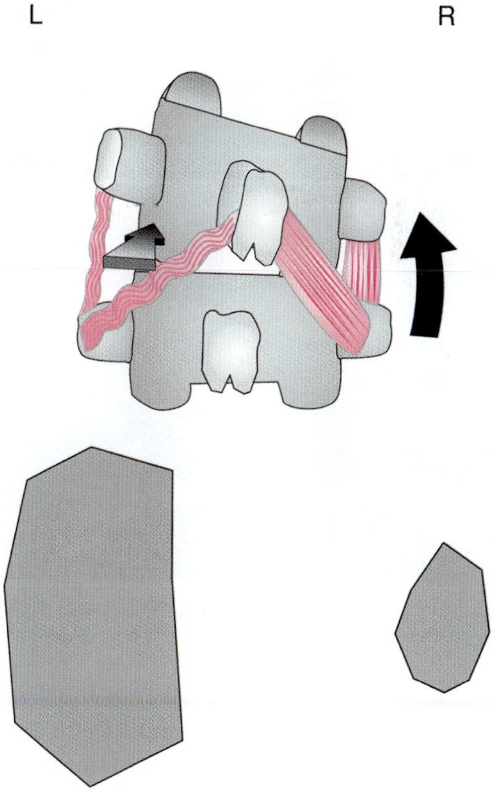


**Abb. 2.21** Manipulation eines entkoppelten HWS-Segments bei Rechtshemisphärenschwäche. In diesem Beispiel ist die Entkopplung nicht durch ein Pseudopyramidales Inhibitionsmuster, sondern durch eine andere der oben genannten Ursachen bedingt. Während Impulse von Mechanorezeptoren des linken Facettengelenks den rechten Kortex afferenzieren, führt die schnelle Dehnung der rechtsseitigen Mm. rotatores und des M. intertransversarius zu einer Detonisierung und damit verminderten Afferenzierung des linken Kortex. Das Beispiel verdeutlicht auch, dass die Manipulation in entkoppelter Mechanik unterbleiben sollte, wenn eine Linkshemisphärenschwäche die Ursache der Entkopplung ist.

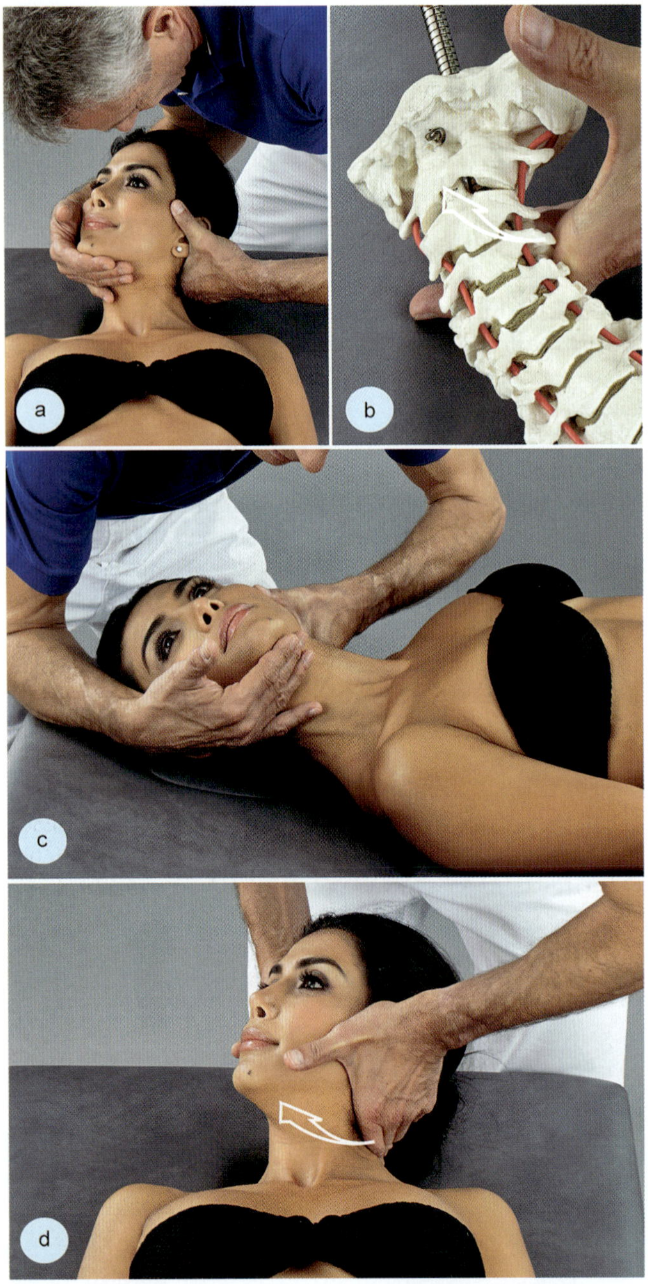


**Abb. 2.22** Manipulation eines entkoppelten HWS-Segments (C3 $R_LS_R$) bei Rechtshemisphärenschwäche (a bis c) und Handhaltung für die Segmente C4 bis C6 (d)

Lassen Sie den Patienten ein- und ausatmen, bevor Sie mit beiden Händen einen Impuls mit kurzem Weg und hoher Beschleunigung setzen. Alternativ können Sie den linken Querfortsatz von Th1 mit dem Os pisiforme Ihrer linken Hand in dieser Position auch nach ventral manipulieren (➤ Abb. 2.23).

### Mobilisation

Mit einer Hand von links Kontakt zum Dornfortsatz von C7 aufnehmen und von rechts den Dornfortsatz von Th1 stabilisieren. Am Dornfortsatz von C7 wird dann in der Atemphase, die den Challenge aufgehoben hat, ein Schub von links nach rechts ausgeübt.

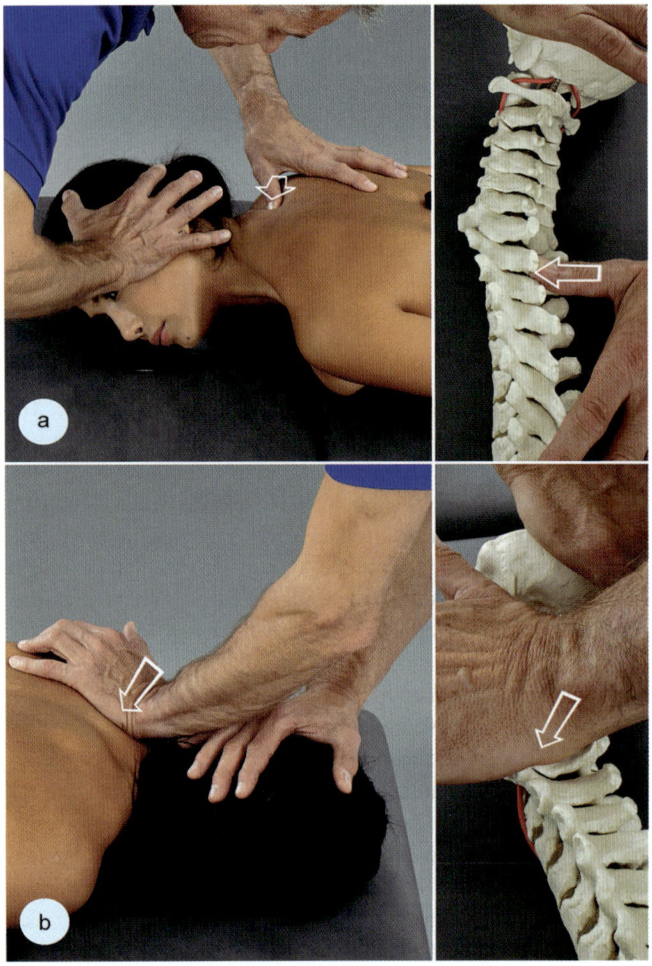


**Abb. 2.23** Manipulation einer C7-Dysfunktion in entkoppelter Mechanik in Bauchlage: **a)** mit Kontakt zum Dornfortsatz von Th1, **b)** mit Kontakt zum Querfortsatz von Th1

**Fazit**

Die Ausführungen zu Indikationen und Kontraindikationen von Manipulationen in gekoppelter und entkoppelter Mechanik mögen Ihnen zunächst zu kompliziert erscheinen. Sie können die Manipulationen (mit der Griffanlage, die Ihnen liegt) so ausführen, wie es sich aus der Palpation und dem AK-Challenge ergibt, und dann das Ergebnis erneut mittels Challenge überprüfen.

Bei neurologisch kompromittierten Patienten mit Schwindel, Kopfschmerzen und vegetativen Störungen hat das hier Gesagte besonders viel Gewicht. Bitte lesen Sie daher auch Kapitel 7 genau, und treten Sie vor der Manipulation einen Schritt zurück, um zunächst zerebrale und zerebellare Dysbalancen differenzierter zu betrachten.

## Anteriore zervikale Dysfunktion ($FR_LS_L$ oder F)

### Definition

Bei der sog. *Hidden Cervical Disc* (Goodheart 1982, Leaf 1996) handelt es sich eigentlich um eine anteriore zervikale Läsion, bei der die Facette des kranialen Halswirbels auf der des kaudalen nach kranial und anterior wandert. Diese Läsion kann einseitig ($FR_LS_L$) oder beidseitig (F) auftreten und mit einer Diskusprotrusion einhergehen.

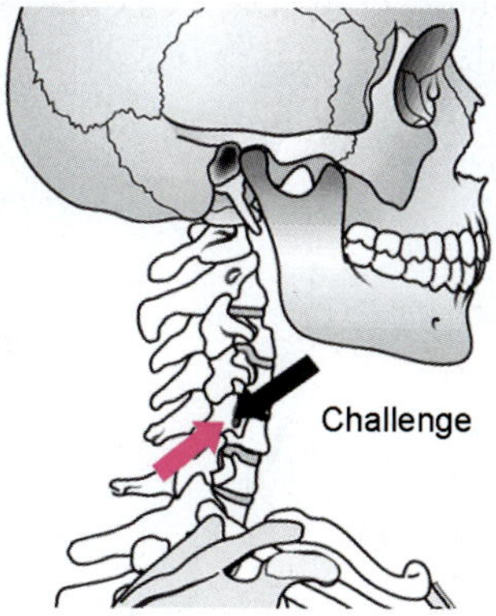


**Abb. 2.24** Anteriore zervikale Läsion (Hidden Cervical Disc)

### Symptome

Pseudoradikuläre oder radikuläre Schmerzen können mit motorischen und sensorischen Zeichen verbunden sein. Daneben sind Lumbal- und Beinbeschwerden beschrieben (Kabat 1980). Dies entspricht dem Bild funktioneller kompressionsbedingter Spinalmarksymptome: Die Ursache kann eine venöse Stauung im Spinalkanal sein, die auf einer Disinhibition von Motoneuronen des Sympathikus in der IML (intermediolaterale Zellsäule) beruht und mit arterieller Konstriktion assoziiert sein kann (➤ Kap. 7.12, vgl. Garten 2012, Kap. 12). Differenzialdiagnostisch müssen beidseits der Blutdruck und die arteriovenöse (AV-)Ratio am Augenhintergrund bestimmt werden (➤ Kap. 7.12.4). Wie Goodheart in seinen Research Tapes (1968/69) berichtete, ist der Blutdruck auf der symptomatischen Seite normalerweise höher; bei 5 % seiner Patienten lag zudem eine ipsilaterale Mydriasis vor. Dies sind Anzeichen eines überaktiven Sympathikus. Eine mechanische Rückenmarkkompression durch den subluxierten Wirbel oder eine Diskusprotrusion könnte ebenfalls eine Rolle spielen.

Der Dornfortsatz des anterioren Wirbels ist häufig tastempfindlich. Obwohl sich eine assoziierte Muskeldysfunktion im Neutralzustand oft nicht zeigt, tritt sie bei axialem, nach kaudal gerichtetem Druck auf den Kopf und bei der Nackenflexion in Erscheinung. Je nach Höhe der Läsion können alle von C4 bis C8 innervierten Muskeln betroffen sein (➤ Abb. 2.96).

Die unten beschriebene Manipulation eignet sich auch zur Behandlung von zervikalen Bandscheibenläsionen, wenn die Positionierung für die Manipulation keine Verstärkung der Beschwerden bewirkt.

### Therapielokalisation

In Neutralposition oder auch im Sitzen kann die TL negativ sein, wird aber durch kraniokaudalen Druck auf den Scheitel positiv.

### Challenge

*Nicht gehaltener Challenge:* Ein posterior-inferiorer Probeschub am Querfortsatz des Wirbels, dessen Dornfortsatz empfindlich ist, wird zur Dysreaktion eines NIM führen (Rebound-Mechanismus). Nach beidseitigem Challenge zuerst die Seite mit der deutlicheren Reaktion korrigieren. Wenn der Kontakt an der ventralen Halsregion zu schmerzhaft ist, kann der Challenge auch von dorsal am kaudalen Partner nach ventral und kranial angebracht werden.

*Gehaltener Challenge:* Sofern ein assoziierter hyporeaktiver Muskel vorhanden ist, wird er normoreaktiv, wenn der betroffene Wirbel am Querfortsatz nach kaudal und posterior gehalten wird. Auch eine kraniale Traktion in axialer Richtung führt häufig zur Normoreaktion des assoziierten hyporeaktiven Muskels.

Eine weitere Möglichkeit eines gehaltenen Challenge besteht darin, die HWS in Extension und evtl. leichter Rotation oder Seitneigung zur Seite der Anteriorität zu bewegen. Dadurch kann sich der funktionelle Engpass soweit normalisieren, dass der zugeordnete hyporeaktive Muskel normoreaktiv wird.

### Nutrimentelle Unterstützung

Vor der Korrektur der Dysfunktion kann es sinnvoll sein, den Bedarf an Superoxiddismutase (SOD), Mangan und Zink (als Kofaktoren des Enzyms) zu testen.

### Manipulation

Zur Manipulation in Bauchlage drehen Sie den Kopf des Patienten mit einer Hand zur Behandlungsseite und stabilisieren ihn in dieser Rotationsstellung auf der Unterlage. In manchen Fällen gelingt es auch, den Kopf in den „kleinen Wickelgriff" zu nehmen und mit der Brust auf der Unterlage zu stabilisieren (wegen der besseren Übersichtlichkeit in ➤ Abb. 2.25c nicht dargestellt).

Der Zeigefinger der Manipulationshand berührt mit der Radialkante des Grundglieds den Querfortsatz des anterior-kranialen Wirbels. Die Korrektur erfolgt in dieselbe Richtung wie der Challenge, d. h. nach inferior-posterior entlang der Facettenebene, da sich der Dornfortsatz (wie auch der Querfortsatz) in der Inspirationsphase nach posterior und inferior bewegt. Führen Sie auf der anderen Seite einen Kontroll-Challenge durch. Wenn er nach wie vor positiv ist, verfahren Sie auf dieser Seite entsprechend.

Die Manipulation dieser Dysfunktion gestaltet sich mitunter schwierig, da die Berührung des Querfortsatzes zu schmerzhaft sein kann. Dann stellt auch die atemunterstützte Mobilisation keine Alternative dar.

### Alternative Methode

Goodheart gab ein alternatives Manipulationsverfahren zur bilateralen Korrektur an:

Nehmen Sie den Kopf des Patienten im Sitzen in den Wickelgriff. Mit der anderen Hand stabilisieren Sie den Dornfortsatz bzw. die Facetten unter dem anterioren Wirbel nach kaudal. Dieser Dornfortsatz lässt sich schnell finden, indem Sie vom tastempfindlichen Dornfortsatz des anterioren Wirbels eine Etage tiefer gehen.

Während Sie das Segment kaudal des anterioren Wirbels stabilisieren, wird die Läsion durch eine schnelle Impulstraktion in neutraler axialer Richtung so „übertrieben", dass es zu einer Art Rebound-Korrektur kommen kann.

### Strain-Counterstrain-Korrektur

Mit gutem Erfolg kann die Strain-Counterstrain-Technik angewandt werden. Dabei dient ein Tenderpoint als Monitor, in welcher Position – in Seitneigung und Flexion (Läsionsrichtung), evtl. auch in Extension („umgekehrte Strain-Counterstrain-" oder „Maverick-Position", Ward 2003) – das Segment gehalten werden muss, um die Schmerzempfindlichkeit maximal zu reduzieren. Diese Position mindestens 90 Sekunden lang halten, dann den Kopf des

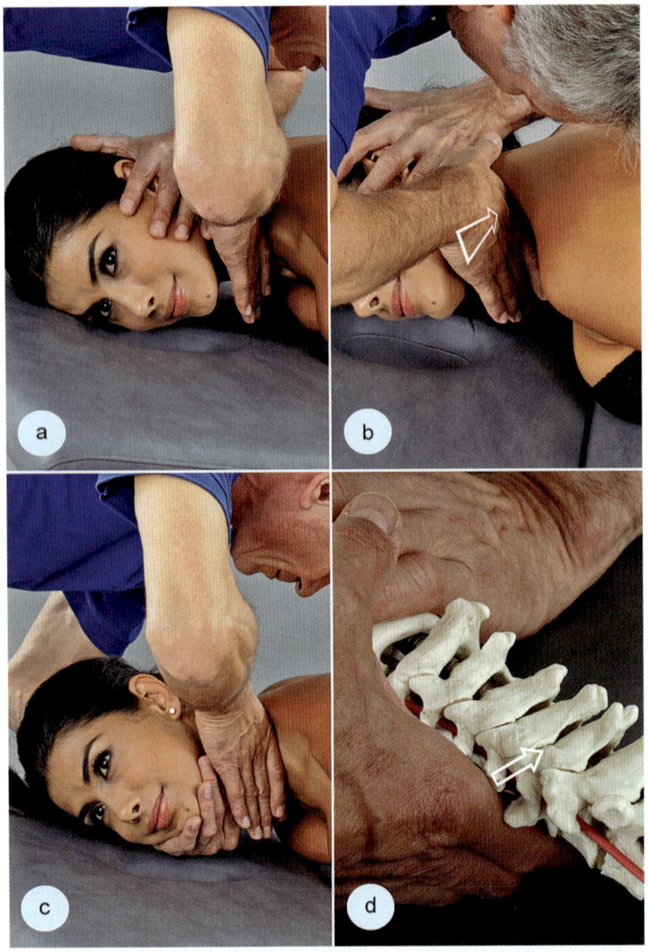

**Abb. 2.25** Manipulation einer anterioren zervikalen Läsion. Wenn es nicht möglich ist, dass der Untersucher (wie in c) den Kopf der Patientin mit seiner linken Brust (M. pectoralis) gegen die Unterlage stabilisiert, ist dieser Handgriff ungeeignet.

Patienten passiv in die Neutralposition zurückführen. Durch eine primäre Beugestellung mit leichter Rotationskomponente können beide Seiten gleichzeitig korrigiert werden.

### Muskelenergietechniken

Die verschiedenen Techniken der MET (Mitchell 1995–1999) werden hier am Beispiel einer $FR_LS_L$ (Extension, Rechtsrotation und Rechts-Seitneigung eingeschränkt) dargestellt.

#### Direkte Technik (in die gesperrte Richtung)

Bringen Sie den Kopf des Patienten in Extension und Rechtsrotation sowie Rechts-Seitneigung an die restriktive Barriere und halten Sie ihn dort.

*Reziproke Inhibition (RI) mit Fazilitation der Extensoren:* Fordern Sie den Patienten auf, den Kopf gegen Ihren gehaltenen Widerstand mit geringer Kraft (ca. 100 p) 7 Sekunden lang (bis 7 oder 10 zählen) in Extension und Rechtsrotation zu drücken. Fazilitierend kann der Patient die Augen während der Extension nach kranial richten. Anschließend führen Sie den Kopf noch weiter in den neu gewonnenen Bewegungsumfang hinein, ohne ihn aktiv in die Extension zu drücken. Dort 7 Sekunden lang halten und dann den

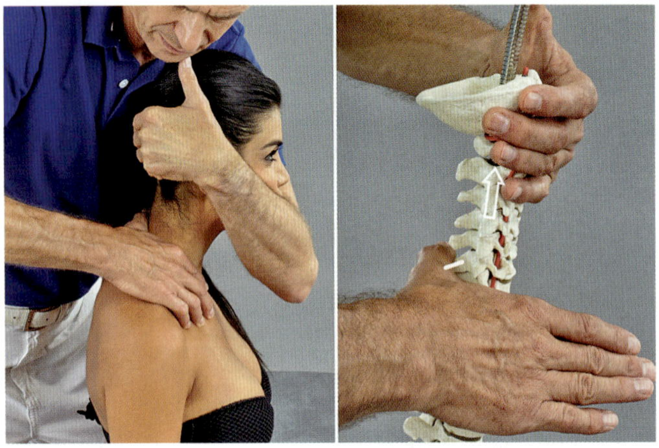

**Abb. 2.26** Zweiseitige Korrektur einer zervikalen anterior-superioren Subluxation im Sitzen

Zyklus wiederholen, während der Patient wieder nach kranial blickt.

*Postisometrische Relaxation (PIR) der Flexoren:* Bringen Sie den Kopf des Patienten wie oben an die restriktive Barriere. Lassen Sie ihn 7 Sekunden lang mit geringer Kraft in Flexion, Linksrotation und Links-Seitneigung drücken. Anschließend lassen Sie ihn entspannen und nutzen den gewonnenen Freiraum in der gesperrten Richtung, um dort 7 Sekunden zu verharren. Diesen Zyklus mehrfach wiederholen.

#### Indirekte Technik (in die Läsionsrichtung)

Bringen Sie den Kopf des Patienten in Flexion und Linksrotation sowie Links-Seitneigung, stellen Sie die Barriere ein und halten Sie ihn dort.

*Reziproke Inhibition (RI) mit Fazilitation der Flexoren:* Fordern Sie den Patienten auf, seinen Kopf gegen Ihren gehaltenen Widerstand mit geringer Kraft (ca. 100 p) während 7 Sekunden (bis 7 oder 10 zählen) in Flexion und Linksrotation zu drücken. Bringen Sie anschließend den Kopf weiter in Flexion und Linksrotation sowie Links-Seitneigung, indem Sie den gewonnenen Bewegungsumfang ausnutzen, ihn aber nicht aktiv in die Flexion drücken. Halten Sie ihn dort während 7 Sekunden und wiederholen Sie den Zyklus.

*Postisometrische Relaxation (PIR) der Extensoren:* Bringen Sie den Kopf des Patienten an die restriktive Barriere. Lassen Sie ihn 7 Sekunden lang mit geringer Kraft in Extension, Rechtsrotation und Rechts-Seitneigung drücken. Anschließend lassen Sie ihn entspannen und nutzen den gewonnenen Freiraum in die Flexion, um dort 7 Sekunden zu verharren. Diesen Zyklus mehrfach wiederholen.

#### Alternierende Anwendung direkter und indirekter Techniken

Führen Sie mehrere Zyklen durch: Flexion – Kontraktion in Flexion, Kontraktion in Extension, anschließend Extension – Kontraktion in Extension, Kontraktion in Flexion, und wiederholen Sie diese Abfolge noch ein paar Mal. Anschließend prüfen Sie per Challenge das Resultat.

Diese Prinzipien lassen sich auch auf alle anderen Läsionen anwenden.

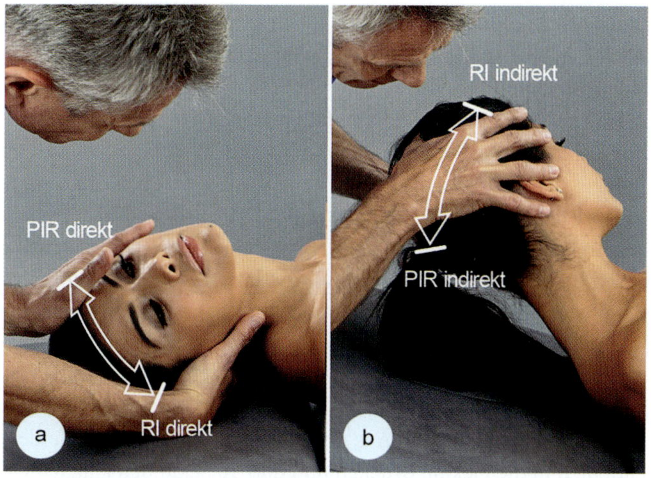


**Abb. 2.27** MET für eine anteriore zervikale Läsion ($FR_LS_L$): a) direkte Technik, b) indirekte Technik

## ❹ Cervical-Compaction-Technik

Wyke (1979a, 1979b) und andere haben die Rolle der Gelenkrezeptoren der Halswirbelsäule beschrieben (Garten 2012, Kap. 12).

- Typ-I-Rezeptoren (niedrigschwellig und langsam adaptierend) sind neben den Muskelspindeln für die Vermittlung der zerviko-okulären und zervikovestibulären Reflexe, kurz: für die propriozeptive Steuerung posturaler Adaptationen aus der HWS (Haltungs- bzw. Halsstellreflexe) zuständig. Besonders dicht besetzt sind die oberen zervikalen Segmente.
- Typ-II-Rezeptoren (niedrigschwellig und schnell adaptierend) sind phasische Gelenkrezeptoren, die über Veränderungen von Winkeln und Beschleunigungen informieren.

Goodheart (1998) stellt einen von Freeman und Wyke entwickelten Test vor: Beim Einbeinstand auf dem linken und dem rechten Bein sollten Patienten jeweils gleich weit von der zentralen Lotlinie abweichen. Falls sich Seitenunterschiede zeigen, könnte eine Cervical-Compaction-Technik indiziert sein. Allgemeiner formuliert: Bei jeder (Seiten-)Abweichung im Romberg-Versuch (➤ Kap. 7.2.2), speziell auf weicher Unterlage (➤ Kap. 7.2.5), bzw. beim Einbeinstand (➤ Kap. 7.2.6) muss die propriozeptive Komponente der Gleichgewichtsreaktionen untersucht (und evtl. behandelt) werden. Während Manipulationen der HWS und die Atlas-Impulstherapie vor allem Afferenzen aus Muskelspindelzellen stimulieren, besteht mit der Cervical-Compaction-Technik auch die Möglichkeit, Afferenzen aus Gelenkrezeptoren zu verstärken.

**Untersuchung**

Nach Goodheart ist die Cervical-Compaction-Technik bei einer ungewöhnlichen Diskrepanz der HWS-Bewegungsumfänge indiziert. Wenn passive Bewegungen in geringerem Umfang möglich sind als aktive, ist die Anwendung der Cervical-Compaction-Technik angezeigt.

Die Bewegungen in den drei räumlichen Dimensionen werden zunächst passiv, dann aktiv geprüft:

- Rotation in Flexion
- Rotation in Extension
- Seitneigung
- Flexion
- Extension

**Korrektur**

Der Kopf des Patienten wird schrittweise in die angegebenen Richtungen bewegt und dabei jeweils eine kurze Kompression (*Compaction*) mit axialem Druck auf die HWS ausgeübt. Unter rhythmischer Kompression führen Sie den Kopf insgesamt 4–5 mal durch folgenden Bewegungsradius.

| Passive Restriktion | Korrekturbewegung (5× rhythmische kaudale Kompression) |
|---|---|
| • Rotation in Flexion | Seitneigung ipsilateral mit Flexion |
| • Rotation in Extension | Seitneigung ipsilateral mit Extension |
| • Seitneigung | Rotation ipsilateral |
| • Flexion | Extension |
| • Extension | Flexion |

### Cervical-Compaction-Technik in der Rehabilitation

(Zu Befunden und Hintergründen von Kleinhirn- und Großhirnhemisphärenschwächen ➤ Kap. 7)

Neben einer langsamen Dehnung und damit Tonisierung von Muskeln zur verbesserten Afferenzierung sowie einer Impulsmanipulation zur Detonisierung von intrinsischen Wirbelsäulenmuskeln und damit Harmonisierung der Afferenzen (➤ Kap. 7.14) erweist sich eine Verstärkung der Aktivität von Gelenkrezeptoren als ebenso probates Mittel für zusätzliche Afferenzen. Bei Hemisphärendysbalancen spielt vor allem die Lateralität der Afferenzen eine Rolle: So sollten bei linksseitiger Kleinhirn- und rechtsseitiger Großhirnschwäche die linksseitigen Facetten der Halswirbel mit der Cervical-Compaction-Technik (➤ Kap. 7.14.5) behandelt werden. Die bestmöglichen Afferenzen ergeben sich unter Berücksichtigung der Gleitebenen der Facetten: In rhythmischer Kompression würde z. B. der Kopf in Linksrotation und Links-Seitneigung geführt (nach vorheriger Korrektur segmentaler vertebraler Dysfunktionen, die zu Fehlafferenzen beitragen könnten).

Anschließend sollten der Romberg-Versuch und der Einbeinstand-Test wiederholt werden.

## 2.2.2 Zervikothorakaler Übergang

### ❶ Dysfunktion von C7 bis Th2 in Flexion oder Extension

#### Manueller Untersuchungsbefund

Flexions- oder Extensionseinschränkung der HWS mit paraspinöser Tastempfindlichkeit im zervikothorakalen Übergangsbereich. Die paraspinösen Irritationszonen sind in der Korrekturposition (Flexion oder Extension, evtl. mit leichter Rotation oder Seitneigung) weniger empfindlich, in der Gegenrichtung aber schmerzhaft verhärtet zu palpieren. Die Entlastungs- bzw. Release-Position kann auch für Strain-Counterstrain-Techniken verwendet werden.

### Challenge

Eine gehaltene Flexion oder Extension der HWS, evtl. mit zusätzlicher Rotation oder Seitneigung, am besten mit zusätzlicher Therapielokalisation, führt zur Dysreaktion eines NIM.

### Mobilisation

In dieser Region sind z. B. Muskelenergietechniken (MET) zur Korrektur geeignet.

#### Direkte MET

*Postisometrische Relaxation (PIR):* Wenn die Extension zu einem positiven Challenge geführt hat (Flexionsläsion), bringen Sie den Kopf des Patienten in Extension an die Barriere. Lassen Sie den Patienten gegen Ihren gehaltenen Widerstand in die Flexion drücken und halten Sie ihn dort 7–10 Sekunden lang. Bringen Sie anschließend den Kopf entsprechend dem gewonnenen Bewegungsumfang weiter in die Extension. Wiederholen Sie dies 5–7 mal und überprüfen Sie danach den Challenge.

*Reziproke Inhibition (RI):* Wenn dies nicht gelingen sollte, lassen Sie den Patienten gegen Ihren Widerstand in die Extension drücken (reziproke Inhibition der Flexoren).

Führen Sie PIR und reziproke Hemmung alternierend und repetitiv durch („move the bones").

#### Indirekte MET

*Postisometrische Relaxation (PIR):* Bringen Sie den Kopf des Patienten in die Flexion (freie Richtung) und lassen Sie ihn gegen Ihren gehaltenen Widerstand 10 Sekunden in die Extension drücken. Dann entsprechend dem gewonnenen Bewegungsumfang weiter in die Flexion bewegen und dort 10 Sekunden lang halten. Diesen Zyklus mehrmals wiederholen.

*Reziproke Inhibition (RI):* Aus der Flexionsposition lassen Sie den Patienten in die Flexion drücken und dort 10 Sekunden lang halten (Inhibition der Extensoren). Dann bewegen Sie den Kopf des Patienten entspannt in den gewonnenen Bewegungsumfang der Flexion hinein und halten ihn dort 10 Sekunden. Diesen Zyklus mehrmals wiederholen.

In jedem Fall wird anschließend geprüft, ob der ursprüngliche Challenge negativ geworden ist.

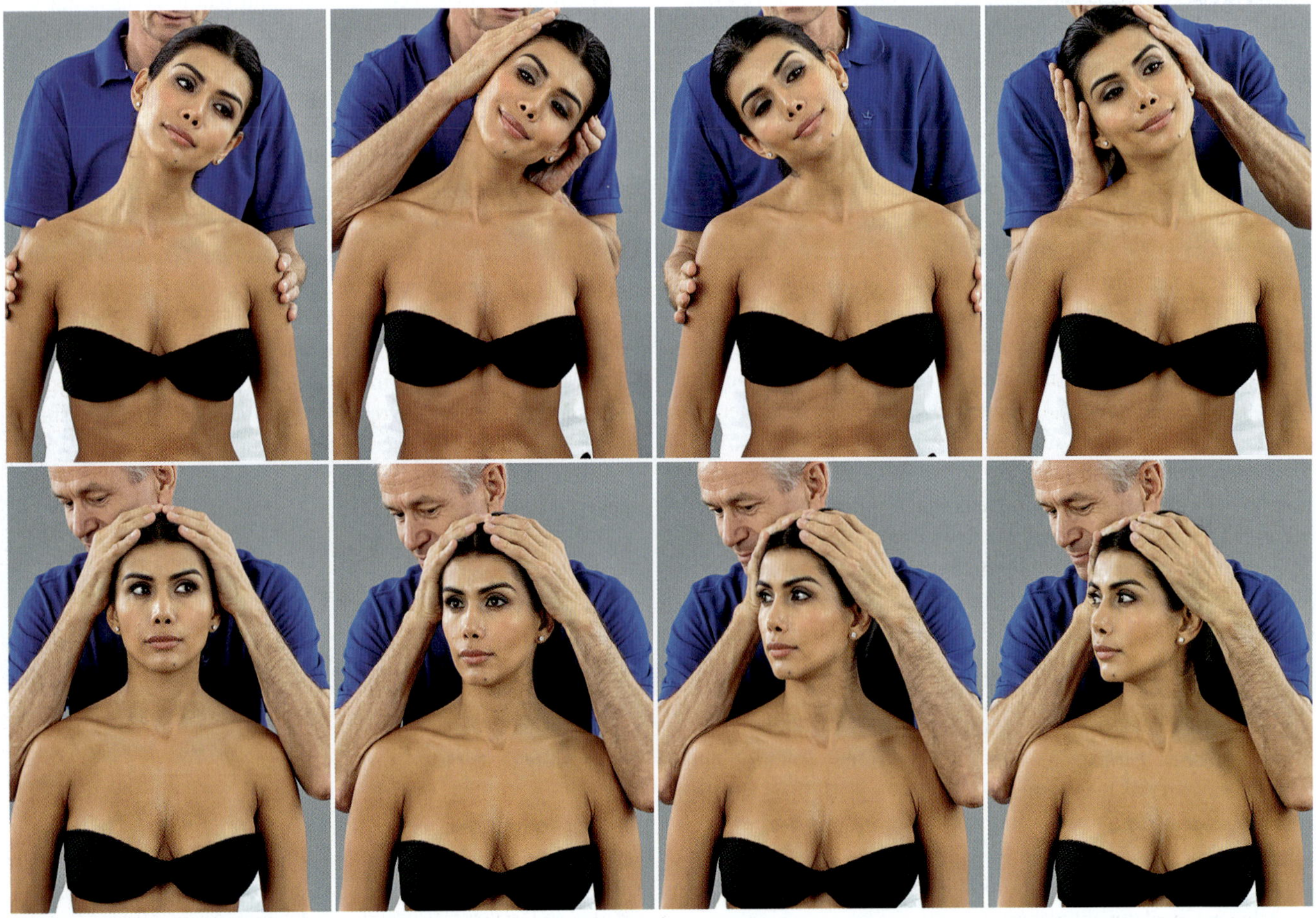

**Abb. 2.28** Cervical-Compaction-Technik: Wenn die Seitneigung nach rechts passiv in geringerem Umfang möglich ist als aktiv, wird eine rhythmisch kompaktierende Korrektur in ipsilateraler Rotation durchgeführt.

**Still-Technik**

Als weiteres Beispiel soll hier eine STILL-Technik (Van Buskirk 2000) für die Mobilisation des zervikothorakalen Übergangs beschrieben werden:

Ausgehend von der freien Richtung, d. h. einer Extensionsstellung bei Flexionseinschränkung, wird der Kopf des Patienten unter Kompression (oder, wenn dies nicht zum Ziel führt, unter Traktion) in eine Flexion bewegt. Bei Bedarf mehrmals wiederholen.

### Impulsmanipulation

Der Patient sitzt auf der Liege und verschränkt die Hände hinter dem Hinterkopf. Gehen Sie mit beiden Händen zwischen Kopf und Ellenbogen des Patienten hindurch und legen Sie Ihre Zeige- und Mittelfinger beidseits auf die Facetten von C7, Th1 oder Th2, je nachdem, wo die stärkste Restriktion zu tasten ist. Legen Sie Ihre Oberarme fest an den Körper des Patienten an, um bei der Manipulation nicht nach oben abzurutschen. Der Patient soll sich in Kyphose entspannt nach hinten sacken lassen, sodass Sie optimalen Kontakt zu der zu manipulierenden Region bekommen. Dabei führt der Druck auf die Wirbel häufig schon zu einem Release. Wenn nicht, setzen Sie in Exspiration einen Impuls nach ventral und kranial.

Diese Manipulation eignet sich auch für einseitige Restriktionen.

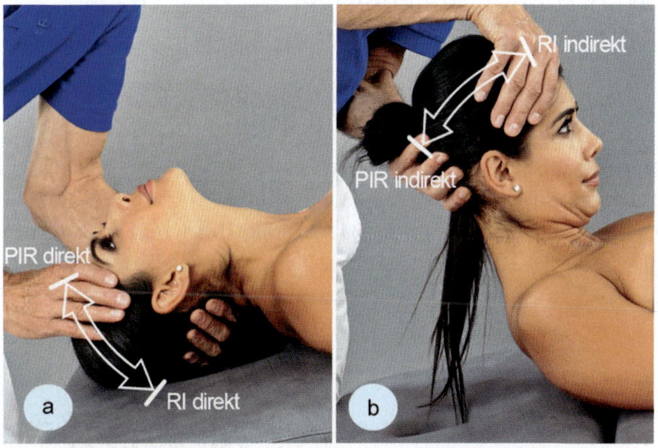


**Abb. 2.29** Muskelenergietechnik zur Mobilisation des zervikothorakalen Übergangs bei Flexionsläsion: **a)** direkte und **b)** indirekte Techniken

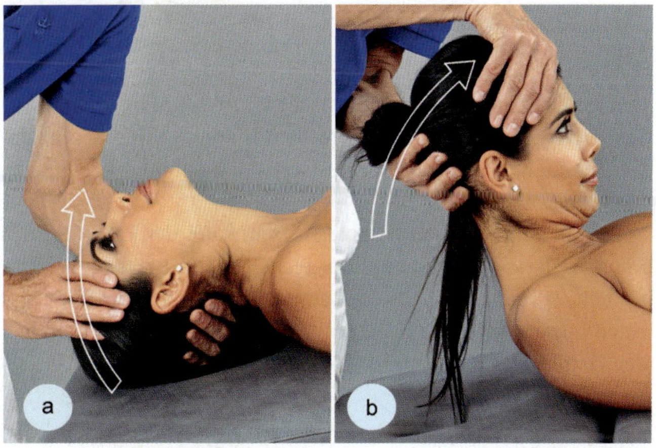


**Abb. 2.30** Still-Technik zur Mobilisation einer Extensionsläsion (Flexionseinschränkung:) Von der **(a)** Ausgangsposition in freier Richtung wird unter Kompression **(b)** die Endposition erreicht.

## ❷ Rotationsdysfunktion von Th1 oder Th2 in gekoppelter Mechanik ($R_RS_R$, $R_LS_L$)

### Manueller Untersuchungsbefund (Beispiel: Th1 $R_R$)

Im Sitzen ist die Linksrotation in Reklination als Globaluntersuchung einseitig eingeschränkt.

Im Sitzen, in Rücken- oder Bauchlage lässt sich bei Druck auf den Dornfortsatz von links eine harte Barriere feststellen, die in Links-Seitneigung weicher wird.

### Challenge

Ein nicht gehaltener Challenge (z. B. wie bei der Prüfung der Barriere von links nach rechts oder mit einem zusätzlichen schrägen Vektor) führt zur Dysreaktion eines normoreaktiven Indikatormuskels. Bleibt der Challenge auch in Links-Seitneigung positiv, liegt eine Dysfunktion in gekoppelter Mechanik (➤ Kap. 2.2.1 ❸), andernfalls eine Entkopplung vor. Für eine respirationsunterstützte Korrektur suchen Sie nach der Atemphase, die den positiven Challenge aufhebt.

### Manipulation in gekoppelter Mechanik

**In Rückenlage**

Möglichst mit dem Grundglied des Zeigefingers von links Kontakt zum Dornfortsatz des ersten (oder zweiten) Brustwirbels aufneh-

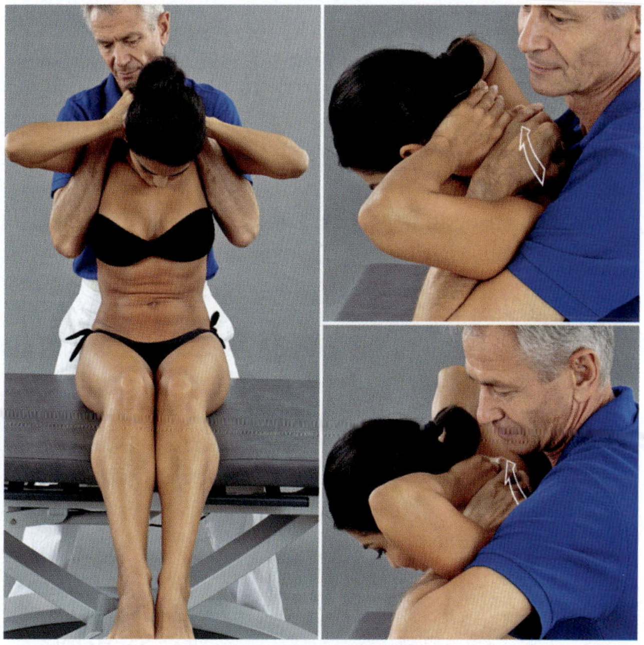

**Abb. 2.31** Impulsmanipulation des zervikothorakalen Übergangs in Traktion. Wenn die anatomischen Verhältnisse es zulassen, ist es günstig, dass der Patient seine Finger über C7/Th1 kreuzt und Sie Ihre Finger darüber legen.

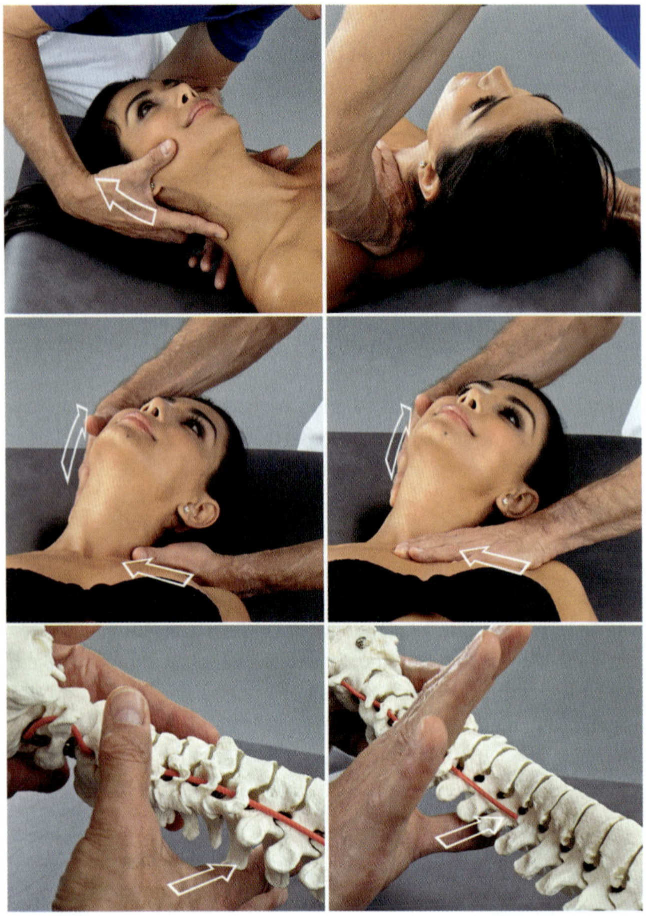

**Abb. 2.32** Manipulation einer Rechtsrotationsläsion von Th1 in gekoppelter Mechanik in Rückenlage; der Dornfortsatz wird mit dem Zeigefingergrundglied und mit dem Daumen bewegt.

men. Manchmal ist er jedoch mit dem Daumen besser erreichbar. Zeigefinger und Mittelfinger der rechten Hand umfassen den M. sternocleidomastoideus rechts, während Ring- und Kleinfinger unter dem Hinterkopf liegen und eine leichte Traktion am Okziput ausüben.

Der Manipulationsimpuls wird endexspiratorisch mit Schub am Dornfortsatz und gleichzeitiger Traktion am Okziput ausgeführt.

**Im Sitzen**

Die linke Hand ruht auf der Schulter des Patienten und berührt mit dem Daumen den Dornfortsatz des zu korrigierenden Wirbels.

Die Fingerposition der rechten Hand und die Durchführung der Manipulation sind genauso, wie für die Rückenlage beschrieben. Es kann jedoch je nach anatomischen Gegebenheiten günstiger sein, mit den Handballen Kontakt zum Os parietale aufzunehmen und so einen Schub in die Seitneigung auszuüben (➤ Abb. 2.33).

### Mobilisation

Die Hände befinden sich in derselben Position wie für die Manipulation beschrieben, um den Schub am Dornfortsatz von Th1 in der Atemphase auszuführen, die den Challenge aufgehoben hat.

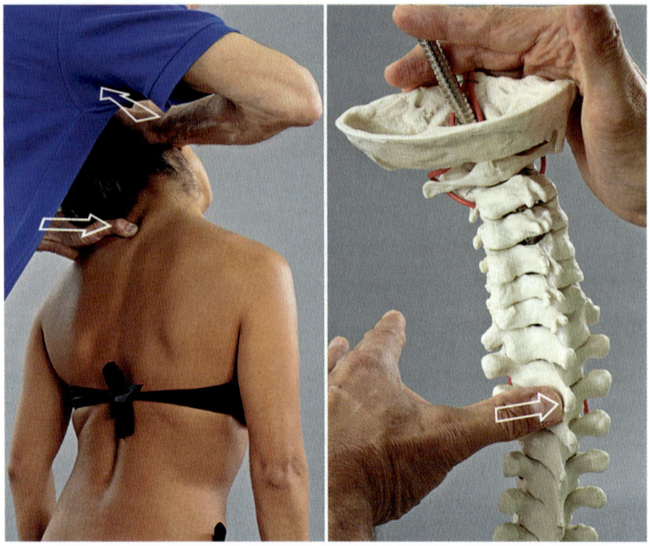

**Abb. 2.33** Manipulation einer Rechtsrotationsläsion von Th1 in gekoppelter Mechanik im Sitzen

## ❸ Rotationsdysfunktion von Th1 oder Th2 in entkoppelter Mechanik ($R_RS_L$, $R_LS_R$)

### Manueller Untersuchungsbefund (Beispiel: Th1 $R_RS_L$)

Im Sitzen ist die Linksrotation in Reklination bei der Globaluntersuchung einseitig eingeschränkt.

Im Sitzen, in Rücken- oder Bauchlage lässt sich bei Druck auf den Dornfortsatz von links eine harte Barriere feststellen, die auch in Links-Seitneigung nicht weicher wird.

### Challenge

Ein nicht gehaltener Challenge (z. B. bei der Prüfung der Barriere von links nach rechts oder mit einem zusätzlichen schrägen Vektor) führt zur Dysreaktion eines NIM. Bei der Wiederholung in Links-Seitneigung wird der Challenge aufgehoben.

### Manipulation

Den Kopf des Patienten (in Bauchlage) in Linksrotation und Rechts-Seitneigung lagern und mit der rechten Hand stabilisieren. Ihr linker Daumen liegt am Dornfortsatz von Th2 und hilft mit, eine Vorspannung aufzubauen.

Um die Manipulation zu unterstützen, kann der Patient seinen Kopf gegen den Widerstand Ihrer rechten Hand anheben. Fordern Sie den Patienten auf, ein- und auszuatmen, und setzen Sie dann einen Impuls mit kurzem Weg und hoher Beschleunigung mit beiden Händen.

### Mobilisation

Wie für die Manipulation beschrieben, liegt der Patient mit linksrotiertem Kopf auf dem Bauch. Am Dornfortsatz von Th1 üben Sie in

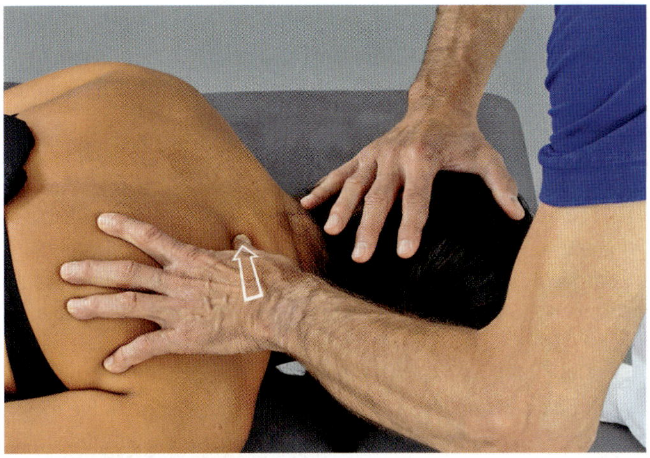

**Abb. 2.34** Manipulation einer Rechtsrotationsläsion von Th1 in entkoppelter Mechanik in Bauchlage. Die Manipulation ist auch in Kontakt mit dem linken Querfortsatz von Th2 durchführbar, wie für die Manipulation von C7 dargestellt (➤ Abb. 2.23).

der Atemphase, die den Challenge aufgehoben hat, einen Schub von links aus und stabilisieren gleichzeitig den Dornfortsatz von Th2 von rechts.

## 2.2.3 Brustwirbelsäule

### ❶ Dysfunktionen von BWS-Segmenten

Th3–Th10 in Rotation ($R_RS_R$, $R_RS_L$, $R_LS_L$, $R_LS_R$)

**Manueller Untersuchungsbefund**

**Beispiel: Th5 $R_RS_R$**

Der rechte Querfortsatz des betroffenen Wirbels befindet sich in Posteriorität. Beim p. a.-Schub lässt sich dort eine harte Barriere feststellen ($R_R$). Die paraspinöse Irritationszone ist links lokalisiert, und der Schub von links am Dornfortsatz trifft auf eine harte Barriere. Dort wird die Barriere während Links-Seitneigung wenig weicher, da die Kopplung, wie beschrieben (➤ Kap. 2.1.2), bei Seitneigung hier zu keiner wesentlichen Mitrotation des betroffenen Wirbels führt.

**Beispiel: Th3 $R_RS_L$ (entkoppelt)**

Hier führt eine zusätzliche Links-Seitneigung zu keiner weicheren Barriere bei Schub von links am Dornfortsatz.

**Challenge**

Ein nicht gehaltener Probeschub über den Dornfortsatz von links nach rechts mit einer kaudal gerichteten Komponente ($R_RS_R$) führt zur Dysreaktion eines NIM. Dasselbe gilt für einen ventral gerichteten Schub über den rechten Querfortsatz mit einer kranialen Komponente.

Geht die Rechtsrotations- mit einer Links-Seitneigungsläsion ($R_RS_L$) einher, ist ein von links nach rechts gerichteter Vektor mit kranialer Komponente positiv, der Challenge über den rechten Querfortsatz ist nach ventral mit kaudaler Komponente positiv.

**Mobilisation**

Zum Mobilisieren eines Wirbels kann eine unterstützende Atemphase gesucht werden: Eine gehaltene Inspiration oder eine gehaltene Exspiration hebt dann den erneut durchgeführten nicht gehaltenen Challenge (wie oben) auf. Drücken Sie 5–7 mal mit weichem Kontakt wie beim Challenge am Dornfortsatz in Challenge-Richtung während der Atemphase, die den positiven Challenge aufgehoben hatte.

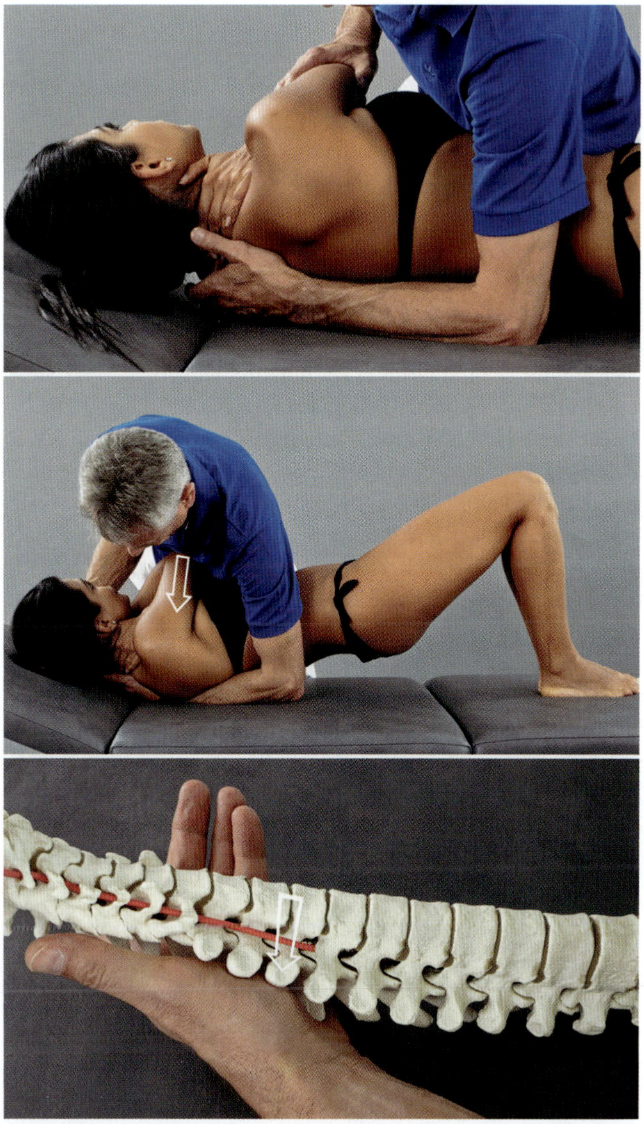

**Abb. 2.35** Manipulation einer Th3-Dysfunktion in Rechtsrotation und Links-Seitneigung ($R_RS_L$)

**Impulsmanipulation**

Je kranialer die zu behandelnde Dysfunktion liegt, desto günstiger ist es, den Patienten (in Rückenlage) die Hände hinter dem Nacken falten zu lassen. Nehmen Sie in diesem Fall mit Ihrer Impulshand zu den Ellenbogen Kontakt auf oder modellieren Sie diese in Ihren epigastrischen Winkel ein (➤ Abb. 2.35). Dann können Sie mit Ihrer rechten Hand unter dem Nacken den Patienten in Seitenneigung führen. Zudem ist es vorteilhaft, wenn der Patient das Becken anhebt, um die Brustkyphose bei der Korrektur kranialer Brustwirbel auszugleichen und die Vorspannung am zu korrigierenden Wirbel zu verbessern.

**Th9-Dysfunktion ($R_RS_L$)**
Sie stehen links (gegenüber dem posterioren Querfortsatz) an der Liege und drehen den Patienten mit verschränkten Armen, sodass der rechte über dem linken liegt, auf die linke Seite. Dann legen Sie Ihr linkes Daumensattelgelenk auf den Querfortsatz von Th9. Mit Ihrer rechten Hand stützen Sie den Kopf des Patienten in Höhe des zervikothorakalen Übergangs und können ihn bei Bedarf auch in Seitneigung führen. Der Impuls wird endexspiratorisch gesetzt.

## Anteriore Dysfunktion im Bereich der BWS

Der Befund einer anterioren Dysfunktion entspricht einer Flexionsläsion (F), z. B. wenn sich Th5 anterior in Relation zu Th6 befindet (➤ Abb. 2.37). Eine anteriore Läsion von thorakalen Wirbeln wird durch eine funktionelle Schwäche der Mm. interspinales, der Mm. spinotransversales sowie der Mm. levatores costarum verursacht. Diese Muskeln halten die Brustwirbel nach posterior und inferior. Nach einer Korrektur neigt diese Läsion zu Rezidiven, solange nicht die Muskelinhibition wie oben beschrieben beseitigt wird. Charakteristisch ist ein tiefer medianer Schmerz der Wirbelsäule.

### Manueller Untersuchungsbefund (Beispiel: Th5 F)

Starker Druckschmerz am Dornfortsatz des betroffenen Wirbels ist charakteristisch. Während sich der anteriorisierte Wirbel Th5 relativ weich in Richtung der Barriere schieben lässt, trifft ein anteriorer Schub am kaudaleren Wirbel (Th6) auf eine harte Barriere.

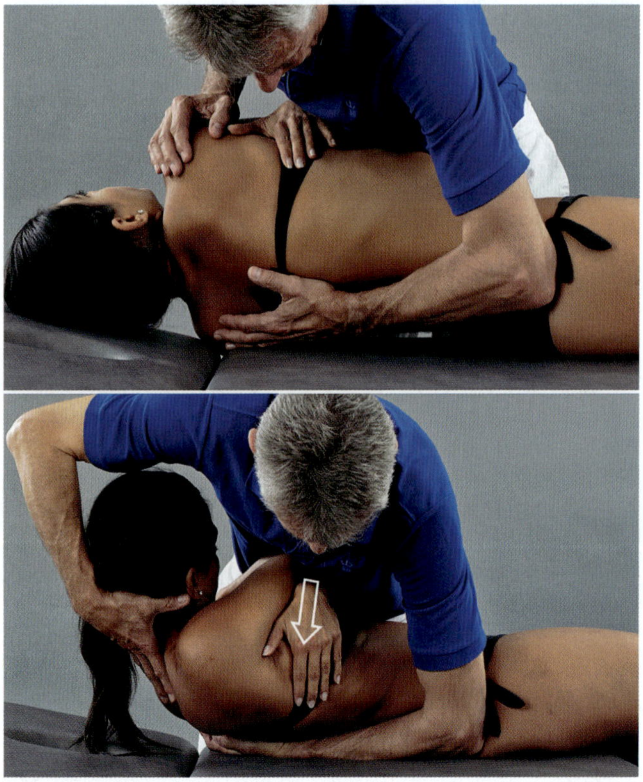

Abb. 2.36 Manipulation einer Th9-Dysfunktion in Rechtsrotation und Links-Seitneigung ($R_RS_L$)

Neben paraspinösen Irritationen beidseits treten häufig Palpationsschmerzen an den Kostotransversalgelenken auf. Segmentale Symptome kommen ebenso wie bei anderen thorakalen Läsionen vor.

### Therapielokalisation und Challenge

Die Therapielokalisation am Dornfortsatz des betroffenen Wirbels ist positiv.

Ein nicht gehaltener Challenge des kaudal vom anterioren (Th5) gelegenen thorakalen Wirbels (Th6) über den Dornfortsatz oder bilateral über die Querfortsätze nach anterior ist positiv (➤ Abb. 2.37).

Zur Suche einer unterstützenden Atemphase können Sie diesen Challenge wiederholen, während der Patient eine Atemphase hält. Die Atemphase, die den Challenge aufhebt, wird anschließend zur mobilisierenden Korrektur unterstützend benutzt.

Der Dornfortsatz des betroffenen Wirbels kann nach anterior gehalten werden, um einen normoreaktiven Indikatormuskel zu testen, der durch diesen gehaltenen Challenge dysreaktiv wird.

### Mobilisation

Die Mm. interspinales, rotatores und levatores costarum werden palpiert und mit einer Ursprungs- und Ansatztechnik behandelt. Dabei ist zu beachten, dass der kurze Rippenheber (M. levator costarum brevis), der vom Querfortsatz des anterioren Wirbels entspringt, direkt an der Rippe darunter ansetzt. Der M. levator costarum longus hat denselben Ursprung, setzt aber erst zwei Rippen darunter an.

Während der Patient ein- oder ausatmet (je nach positivem Challenge), drücken Sie den Wirbel in Challenge-Richtung nach ventral.

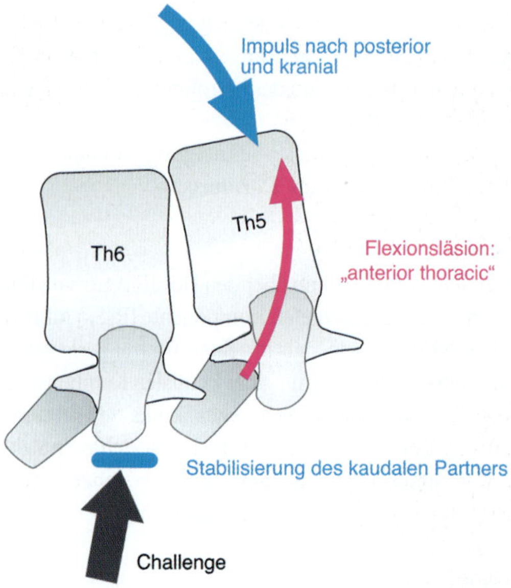


Abb. 2.37 Flexionsläsion bzw. anteriore Dysfunktion von Th5

**Impulsmanipulation**
Über die Querfortsätze des kaudalen Wirbels (Th6) wird endexspiratorisch ein Impuls zum betroffenen Wirbel (Th5) nach posterior und kranial (in Extension) gesetzt.

Nach Walther (2000) ist eine Manipulation immer in Richtung der p. a.-Lotlinie auszuführen: So sollten Patienten mit Körpervorhaltung von ventral (in Rückenlage) und Patienten mit Rücklage des Körpers von posterior (im Stehen) manipuliert werden. Welche Bedeutung dies hat, ist nicht klar. Für die Behandlung einer anterioren thorakalen Dysfunktion gibt es aber grundsätzlich folgende zwei Möglichkeiten.

**Im Stehen bzw. Sitzen** Neben den Dornfortsatz des betroffenen (anterioren) Wirbels wird jeweils beidseits auf Höhe der Querfortsätze des kaudalen Wirbels ein kleiner keilförmiger Block gelegt. Die Blocks können Sie selbst herstellen, indem Sie einen Kork-Schleifblock aus dem Baumarkt diagonal durchsägen.

Wenn der Patient sein Gesicht in die Hände nimmt, können Sie von hinten beide Ellenbogen fassen und ihn möglichst weit in Extension bringen. Über die beiden kleinen Keile bleibt Ihr Sternum ständig in Kontakt mit dem kaudalen Wirbel, während Sie zuerst eine Vorspannung erzeugen und dann in Endexspiration manipulieren.

**In Rückenlage** Ihre fußnahe Hand liegt im „Pistolengriff" unter der Wirbelsäule des Patienten: der Thenar unter dem einen und das Mittelglied des gebeugten Mittelfingers unter dem anderen Querfortsatz des kaudal der anterioren Dysfunktion gelegenen Wirbels (➤ Abb. 2.39). Der Patient verschränkt die Arme über dem Thorax (kaudalere Segmente) oder im Nacken (kranialere Segmente). Mit Ihrem Epigastrium (evtl. Kissen dazwischenlegen) und Ihrer kopfnäheren Hand nehmen Sie Kontakt zu den Ellenbogen des Patienten auf, um mit einem „Drop" (kurzer Weg, hohe Beschleunigung) Ihres Körpers einen Impuls auszuüben, der durch den Thorax zum kaudalen Partner (Th6 im Beispiel) und etwas nach kranial gerichtet ist.

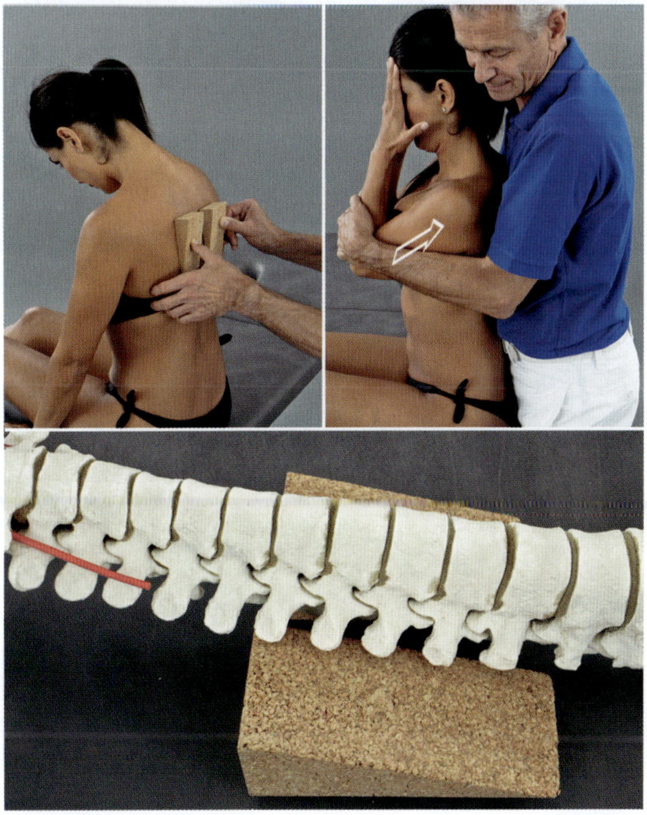

**Abb. 2.38** Manipulation einer anterioren thorakalen Dysfunktion im Sitzen

### Posteriore Dysfunktion im Bereich der BWS

Bei diesem Befund steht der betroffene Wirbel posterior im Verhältnis zu seinem kaudalen Partner, was z. B. einer Extensionsläsion (E) von Th5 auf Th6 entspricht (➤ Abb. 2.40).

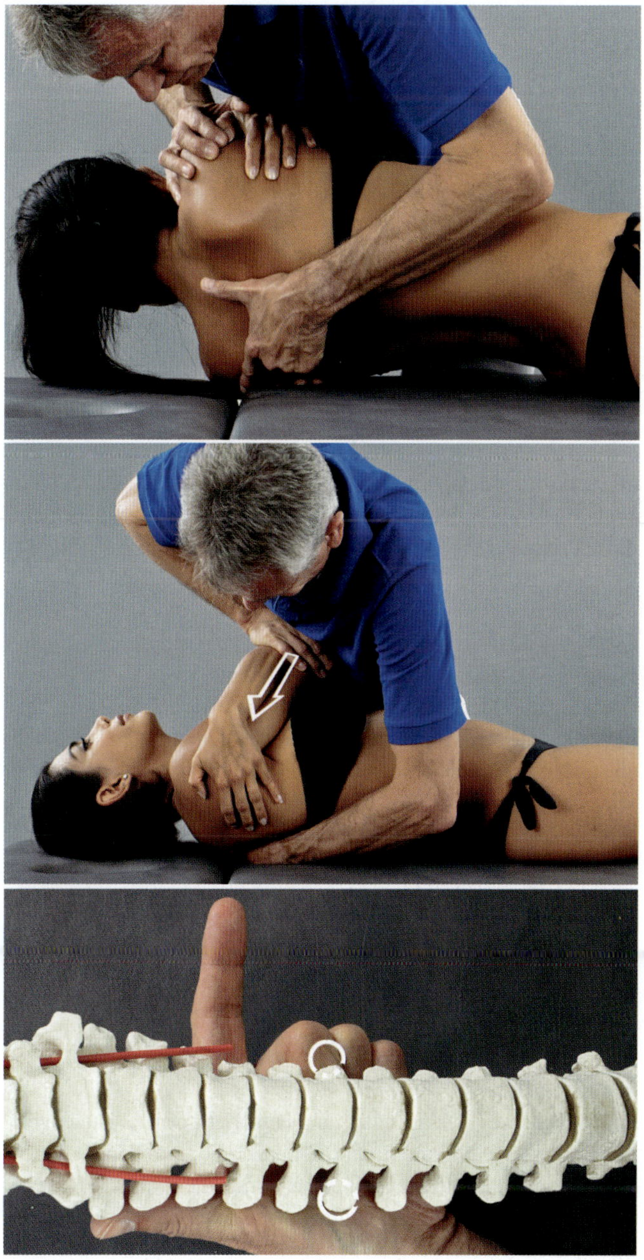

**Abb. 2.39** Manipulation einer anterioren thorakalen Dysfunktion in Rückenlage

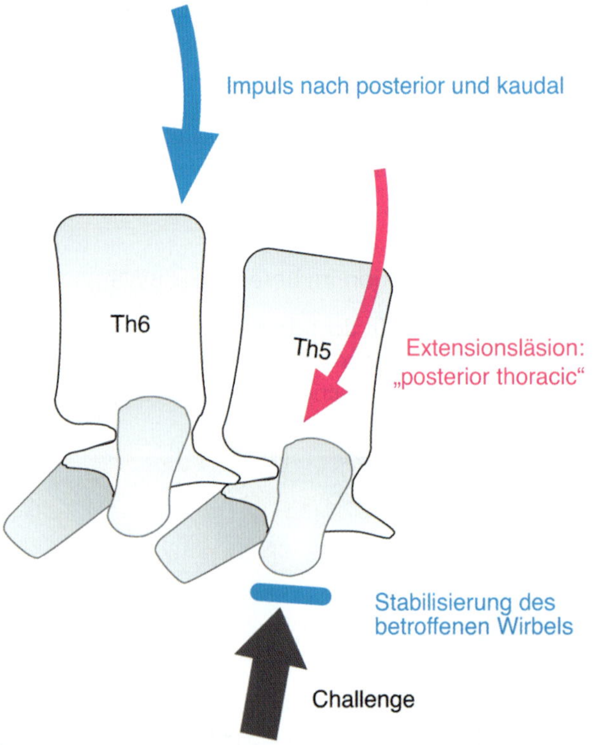


**Abb. 2.40** Posteriore thorakale Dysfunktion (am Beispiel von Th5)

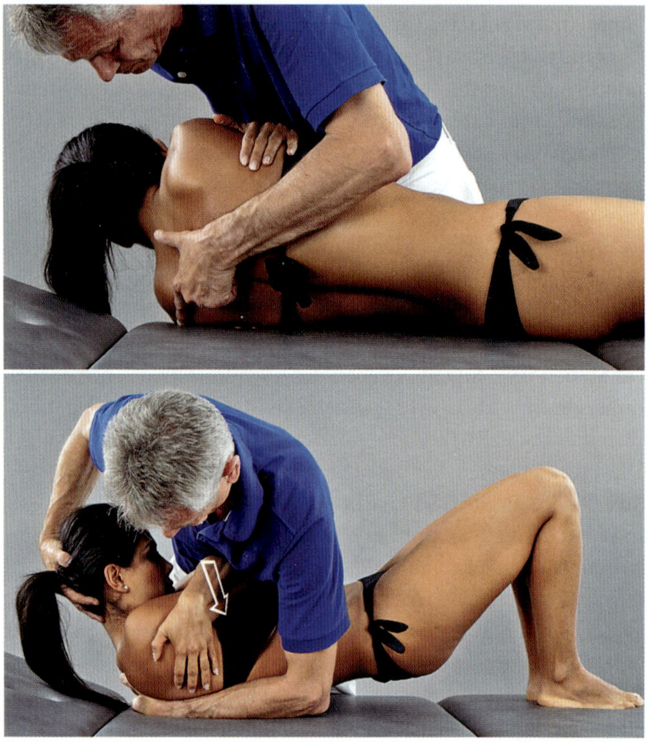

**Abb. 2.41** Manipulation einer posterioren thorakalen Dysfunktion in Rückenlage

### Palpation

Schmerzhaft können sowohl die Dornfortsätze des kranialen (Th5) als auch des kaudalen (Th6) Wirbels zu tasten sein. Beim Schub nach anterior am betroffenen Dornfortsatz (Th5 E) zeigt sich eine harte Barriere.

### Challenge

Die Therapielokalisation am Dornfortsatz ist positiv.
Ein p. a.-Druck (nicht gehaltener Challenge) mit Zweipunktkontakt über die Querfortsätze des betroffenen Wirbels führt zur Dysreaktion (meist Hyporeaktion) eines NIM. Je stärker eine mögliche extensionsbegleitende Rotationsdysfunktion ist, desto eher wird der Challenge bei einseitigem Kontakt zu den Querfortsätzen positiv. Dies gilt es bei der Manipulation entsprechend zu berücksichtigen.

### Mobilisation

Für eine atemunterstützte Mobilisation kann die Atemphase gesucht werden, die den Challenge aufhebt. Mobilisieren Sie während dieser Atemphase in der Challenge-Richtung.

### Manipulation

**In Rückenlage** Die Handhaltung entspricht dem „Pistolengriff“ zur Korrektur einer anterioren thorakalen Dysfunktion: Daumensattelgelenk und Mittelfingerknöchel bilden die Kontaktpunkte für die Manipulation. Nur liegen diese hier an den Querfortsätzen des betroffenen Wirbels (Th5 im Beispiel).

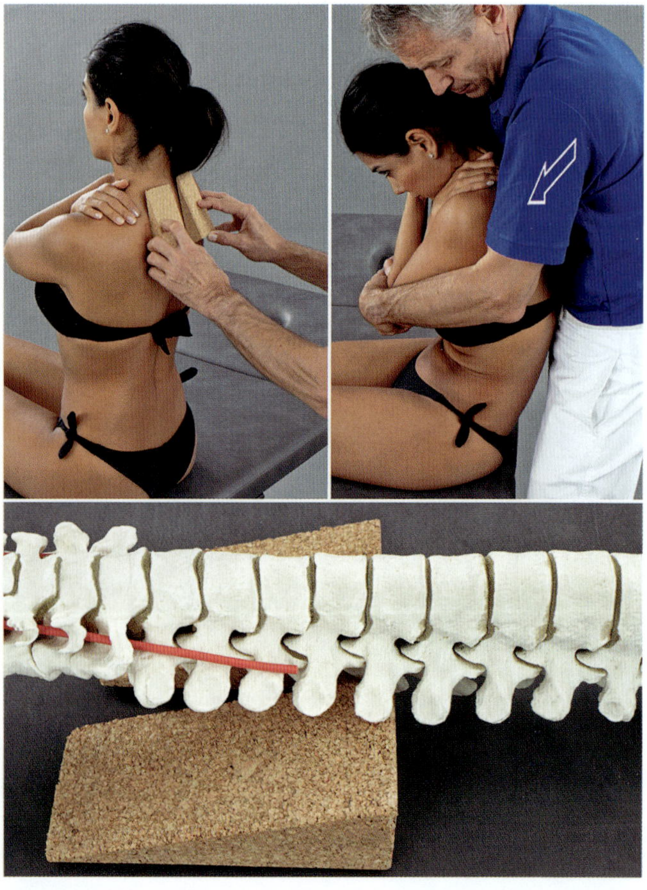

**Abb. 2.42** Manipulation einer posterioren thorakalen Dysfunktion im Sitzen

Die Ellenbogen des Patienten sind in Ihr Epigastrium einmodelliert, während Sie den Kopf des Patienten mit Ihrer kopfnäheren Hand in eine Flexion führen. Je weiter kranial das zu korrigierende Segment liegt, desto mehr sollte der Patient das Becken anheben (➤ Abb. 2.41). Der Impuls wird in posteriorer und kaudaler Richtung gesetzt.

**Im Stehen bzw. Sitzen** Neben dem Dornfortsatz liegt jeweils beidseits auf Höhe der Querfortsätze des posterior stehenden Wirbels ein kleiner keilförmiger Block. Der Patient hält seine Hände über den Schultern bzw. im Nacken verschränkt, sodass Sie von hinten seine beiden Ellenbogen fassen können. Über die beiden kleinen Keile hat Ihr Sternum ständig Kontakt zum betroffenen Wirbel, während Sie eine Vorspannung induzieren und dann in Endexspiration manipulieren.

### ❷ Dysfunktionen im thorakolumbalen Übergangsbereich

#### Extensionsläsion

Der Patient sitzt oder steht und verschränkt die Finger beider Hände so hinter dem Rücken, dass die Metakarpalköpfchen des zweiten bzw. dritten Strahls (➤ Abb. 2.43) oder das Metakarpale I jeweils auf dem zu manipulierenden Wirbel liegen.

Mit den Armen greifen Sie unter den Achseln des Patienten durch, um Ihre Hände über seinem Nacken oder (bei korpulenteren Patienten) dem kaudalen Sternum zu verschränken, während Sie mit Ihrem Sternum oder Epigastrium zu den verschränkten Händen des Patienten Kontakt aufnehmen.

Im thorakolumbalen Übergangsbereich wird durch Flexion und je nach Indikation minimale Seitneigung eine Vorspannung erzeugt, um dann während einer Exspiration des Patienten einen Impuls nach ventral zu setzen.

#### Flexionsläsion

Die Manipulation erfolgt prinzipiell in derselben Position wie für die Extensionsläsion beschrieben.

Der Patient nimmt mit verschränkten Händen – analog zur thorakalen Läsion in Flexion – Kontakt zu dem Wirbel auf, der kaudal des korrekturbedürftigen liegt.

Bringen Sie den thorakolumbalen Übergang durch Extension und je nach Indikation geringe Seitneigung in Vorspannung, um dann während einer Exspiration des Patienten den Impuls zu setzen.

#### Rotationsläsion

Hier sind dieselben Techniken wie im Bereich der Lendenwirbelsäule (➤ Kap. 2.2.5) anwendbar. Für eine Manipulation in Seitenlage müssen die Beine bis zu 145° flektiert werden, um die Segmente Th12 und L1 einzustellen.

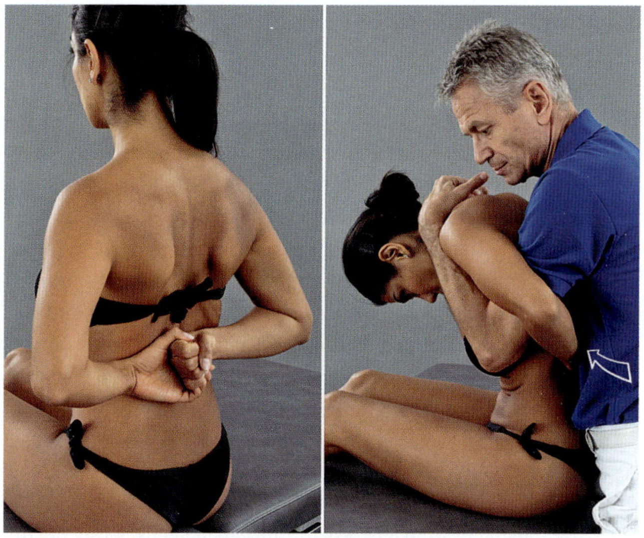

**Abb. 2.43** Manipulation des thorakolumbalen Übergangs in Flexion bei Extensionsläsion

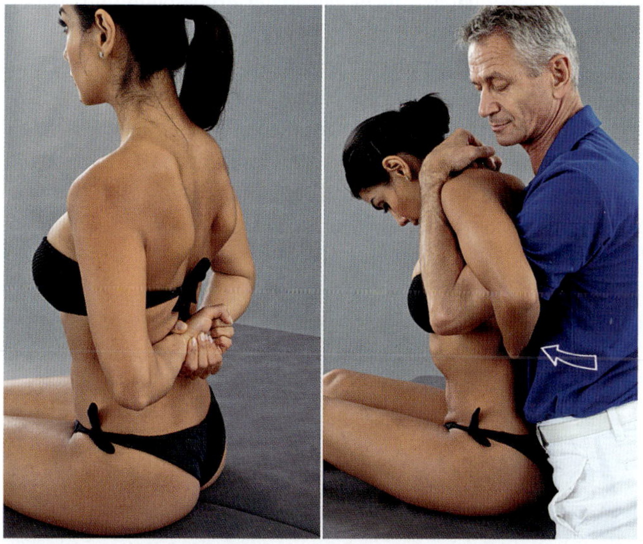

**Abb. 2.44** Manipulation des thorakolumbalen Übergangs in Extension bei Flexionsläsion

## 2.2.4 Rippenläsionen

Vergegenwärtigen Sie sich zunächst noch einmal die Biomechanik der Rippen (➤ Abb. 5.15). Die kranialen Rippen, und somit auch die I. Rippe, machen eine sog. „Pumpenschwengelbewegung“, d. h. sie heben sich ventral bei der Inspiration, wodurch sich der Thoraxdurchmesser in sagittaler Richtung vergrößert. Die kaudalen Rippen machen in Inspiration eine „Eimerhenkelbewegung“, durch die der Thoraxdurchmesser in seitlicher Richtung größer wird.

## ❶ Läsionen der I. Rippe

### Manueller Untersuchungsbefund

Legen Sie beide Hände auf die Schultern des Patienten. Die Zeigefinger liegen zwischen Klavikula und M. trapezius beidseits auf den I. Rippen. Lassen Sie den Patienten tief einatmen: Bewegt sich eine Rippe dynamischer nach kranial als die andere? Letztere „sitzt" dann wahrscheinlich in Exspiration fest, sodass eine Exspirationsdysfunktion vorliegt. Lassen Sie den Patienten anschließend aus tiefer Inspiration ausatmen: Bleibt eine Rippe im Vergleich zur anderen oben „hängen"? Dann „sitzt" sie wahrscheinlich in Inspiration fest, hat also eine Inspirationsläsion.

### Challenge

Die Therapielokalisation am Kostotransversalgelenk kann positiv sein, erübrigt sich jedoch meist.

Ein mit der radialen Zeigefingerkante an der I. Rippe ausgeübter, nach kaudal gerichteter, nicht gehaltener Probeschub führt bei einer Inspirationsläsion zur Dysreaktion eines NIM.

Ist dieser Challenge negativ, lassen Sie den Patienten die Hand auf der Challenge-Seite um den Nacken legen. Über seinen Ellenbogen führen Sie dann einen nicht gehaltenen Probeschub nach kranial aus, der über die Klavikula und den M. subclavius die I. Rippe mit nach kranial nimmt. Bei einer Exspirationsläsion führt dies zur Dysreaktion eines NIM.

### Mobilisation

Bei einer Inspirationsläsion nehmen Sie Kontakt zur I. Rippe wie beim Challenge auf und mobilisieren diese in Exspiration nach kaudal.

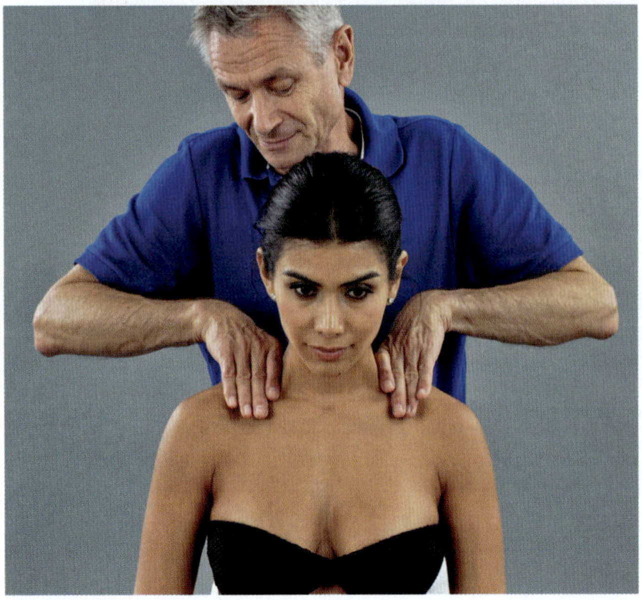

**Abb. 2.45** Palpation der Mobilität der I. Rippe

Bei kaudaler I. Rippe (in Exspirationsdysfunktion) benutzen Sie eine Muskelenergietechnik: Stabilisieren Sie die Schulter mit einer Hand nach kaudal und nehmen Sie mit der anderen Hand überkreuz Kontakt zum seitlichen Kopf des Patienten auf. Lassen Sie den Patienten den Kopf rhythmisch in Ihre Hand drücken. Über die Mm. scaleni werden dabei die I. und die II. Rippe angehoben.

### Impulsmanipulation

Bei *kranialer I. Rippe:* Stellen Sie Ihren Fuß kontralateral zur Manipulationsseite neben den sitzenden Patienten auf die Liege und legen seinen Arm über Ihren Oberschenkel (➤ Abb. 2.48). Über Ihr Bein neigen Sie den Patienten zur Gegenseite, sodass sein Kopf zur Manipulationsseite gekippt ist. Mit der radialen Zeigefingerkante Ihrer Manipulationshand nehmen Sie von dorsal Kontakt zur I. Rippe auf, indem Sie den M. trapezius zur Abpolsterung benutzen. Neigen Sie mit Ihrer freien Hand den Kopf in Richtung der zu manipulierenden Rippe und geben Sie endexspiratorisch einen Impuls nach kaudal.

Bei *Dysfunktion der I. Rippe in Exspiration* stellen Sie sich hinter den Patienten, der die gleichseitige Hand in den Nacken legt, ohne

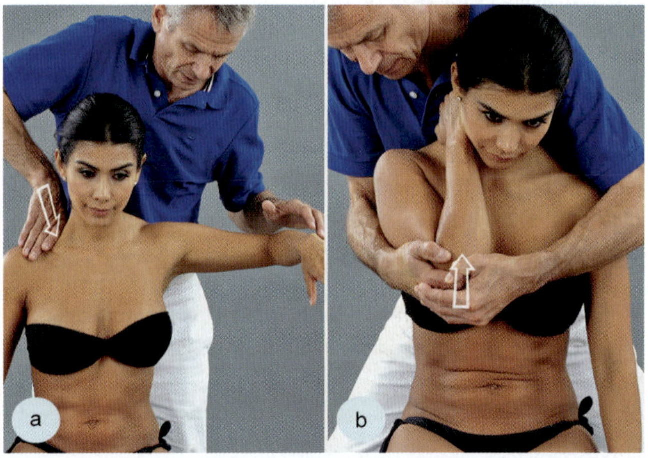


**Abb. 2.46** Challenge: **a)** bei V. a. eine kraniale I. Rippe (in Inspirationsstellung), **b)** bei V. a. eine kaudale I. Rippe (in Exspirationsstellung)

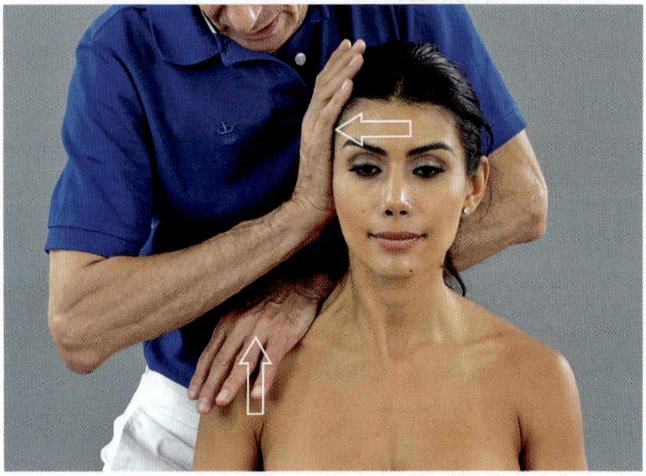

**Abb. 2.47** Mobilisation der I. Rippe (Exspirationsdysfunktion)

wirklich festzuhalten (➤ Abb. 2.49). Führen Sie eine Hand unter der Achselhöhle hindurch, um den gestreckten Daumen, d.h. eigentlich das Metakarpale I, unter der Klavikula auf die I. Rippe zu legen. Mit der anderen Hand umfassen Sie den Ellenbogen des Patienten und erzeugen durch Zug nach kranial eine Vorspannung. Achten Sie darauf, den Vektor nach kranial und nur wenig nach posterior zu richten. Atmen Sie zusammen mit dem Patienten ein und bringen Sie endexspiratorisch den Manipulationsimpuls an, während er ausatmet. Halten Sie selbst beim Ausatmen die Luft an.

## ❷ Läsionen der Rippen II und III

### Manueller Untersuchungsbefund

Bei der Inspiration lässt sich mit den gestreckten Zeige- oder Mittelfingern etwa in Höhe der Mamillarlinie in den Interkostalräumen eine seitenungleiche Hebebewegung der Rippen tasten.

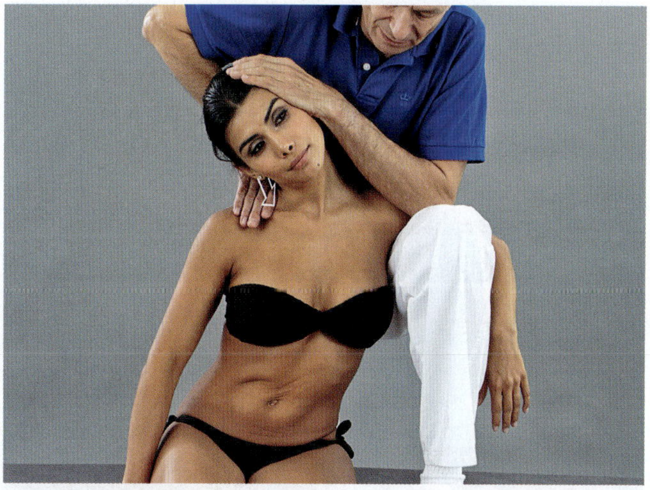

**Abb. 2.48** Manipulation der I. Rippe (Inspirationsdysfunktion)

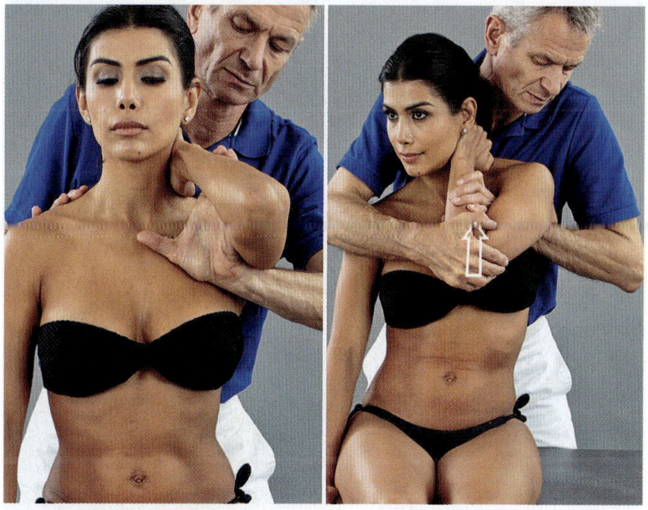

**Abb. 2.49** Manipulation der I. Rippe und der Klavikula nach kranial (bei Exspirationsdysfunktion)

Führen Sie dann (oder gleich im ersten Schritt) – mit dem gestreckten Daumen („geschient" durch die andere Hand) dem Rippenverlauf folgend – am entsprechenden Rippenwinkel einen Probeschub in ventrolateraler Richtung aus, als wollten Sie die Rippe vom Wirbelkörper und vom Kostotransversalgelenk „trennen". Dies trifft bei Dysfunktionen auf eine schmerzhafte, harte Barriere.

### Challenge

Aus dem Palpationskontakt kann ein nicht gehaltener Probeschub in die beschriebene Richtung zur Dysreaktion eines normoreaktiven Indikatormuskels führen. Ist der Challenge trotz des Palpationsbefunds negativ, wird die Challenge-Richtung entsprechend variiert: ventrolateral und kranial bei vermuteter Exspirationsdysfunktion, ventrolateral und kaudal bei V.a. auf eine Inspirationsdysfunktion. Wie an der Wirbelsäule und dem Becken ist ein Rebound-Phänomen zu erwarten (Garten 2012, Kap. 10.2.1.1). Zur Bestätigung wiederholen Sie den Challenge, während der Patient in Inspiration bzw. in Exspiration den Atem anhält. Wenn eine gehaltene Inspiration den Challenge aufhebt, liegt eine Exspirationsläsion vor („Inspiration-Assist").

### Mobilisation

Während der Atemphase, die den Challenge aufgehoben hat, wird mit dem geschienten Daumenkontakt die Rippe etwa 5–7 mal in Challenge-Richtung gedrückt. Danach wie immer den Erfolg durch einen erneuten Challenge überprüfen.

### Impulsmanipulation

**Im Stehen** Kontaktpunkte und Position sind dieselben wie für die I. Rippe beschrieben. Der einzige Unterschied besteht darin, dass der Kontakt mit dem gestreckten Daumen über der II. bzw. III. Rippe etwas tiefer gehen und der Impuls etwas horizontaler nach posterior gerichtet werden muss (➤ Abb. 2.49).

**In Rückenlage** Der Patient liegt auf dem Rücken und hat die Arme so verschränkt, dass er die Schulter auf der Manipulationsseite

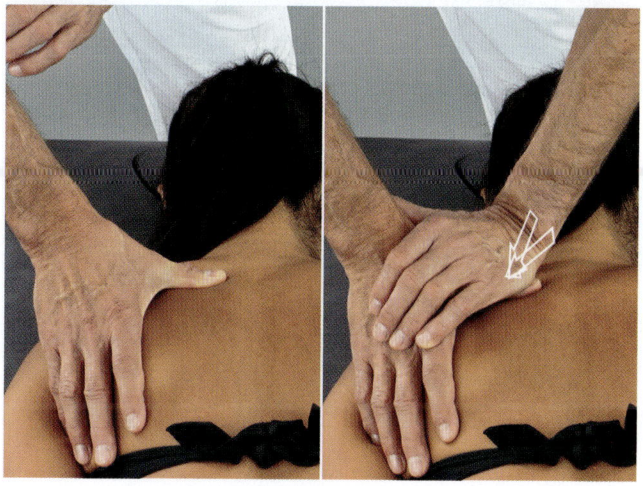

**Abb. 2.50** Palpation und atemunterstützte Mobilisation der II. Rippe

nach vorne ziehen kann. Sie stehen auf der gegenüberliegenden Seite an der Liege und legen eine Hand so unter den Thorax des Patienten, dass sich das Daumensattelgelenk auf der Seite der Dysfunktion unter dem Rippenwinkel befindet. Es berührt nicht den Querfortsatz (➤ Abb. 2.35), sondern hat lateral davon Kontakt. Um die Brustkyphose auszugleichen, hebt der Patient aktiv das Becken an. Der Impuls wird endexspiratorisch mit einem kurzen „Drop" Ihres Körpers über den Unterarm ausgeübt, der auf den Unterarmen des Patienten liegt.

## ❸ Läsionen der Rippen IV–VI

**Manueller Untersuchungsbefund, Challenge, Mobilisation und Impulsmanipulation in Rückenlage** wie für Läsionen der Rippen II und III beschrieben.

**Impulsmanipulation im Stehen oder Sitzen** Führen Sie beide Armen unter den Achselhöhlen des vor Ihnen stehenden (oder sitzenden) Patienten hindurch, um den gestreckten Daumen einer Hand von vorn auf die zu behandelnde Rippe zu legen (➤ Abb. 2.51). Fassen Sie diese Hand mit der anderen, während Sie Tiefenkontakt aufnehmen und endexspiratorisch einen kurzen Manipulationsimpuls setzen, bei dem Sie selbst die Ausatmung anhalten.

## ❹ Läsionen der Rippen VI–X

**Manueller Untersuchungsbefund, Challenge, Mobilisation** wie für Läsionen der Rippen II und III beschrieben.

**Impulsmanipulation in Bauchlage** Sie stehen auf der gegenüberliegenden Seite und bringen mit der Ulnarkante der Manipulationshand die zu korrigierende Rippe nach lateral und ventral unter Spannung. Durch Anheben des ipsilateralen Beines lässt sich so viel Torsion von kaudal in den Thorax induzieren, dass sie die Rippe erreicht. Während der Patient einatmet, richten Sie endexspiratorisch einen Impuls nach lateral und ventral und stabilisieren ihn mit dem Bein nach dorsal (➤ Abb. 2.52a).

**Impulsmanipulation in Rückenlage** Der Patient liegt auf dem Rücken und hat die Arme so verschränkt, dass er die Schulter auf der Manipulationsseite nach vorne ziehen kann.

Sie stehen auf der gegenüberliegenden Seite an der Liege und schieben eine Hand so unter den Thorax, dass das Metakarpale I bzw. das Daumengrundgelenk bei gestreckt in der Handfläche liegendem Daumen auf der Seite der Dysfunktion unter dem Rippenwinkel liegt. Der Impuls erfolgt endexspiratorisch mit einem kurzen „Drop" Ihres Körpers über die verschränkten Ellenbogen des Patienten, die Sie in Ihr Epigastrium einmodelliert haben (➤ Abb. 2.52b).

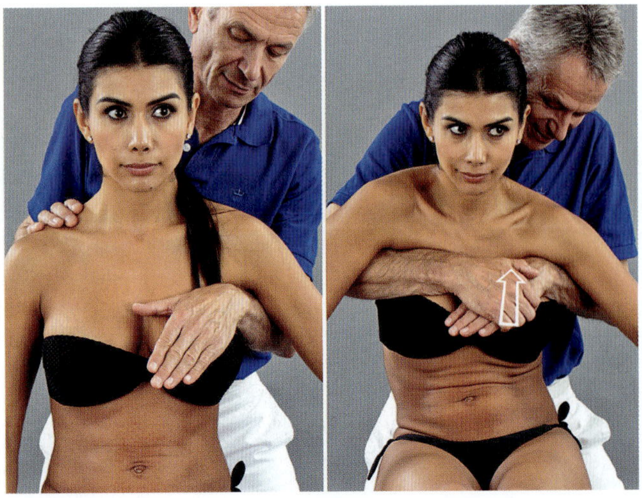

**Abb. 2.51** Manipulation der VI. Rippe im Stehen oder Sitzen

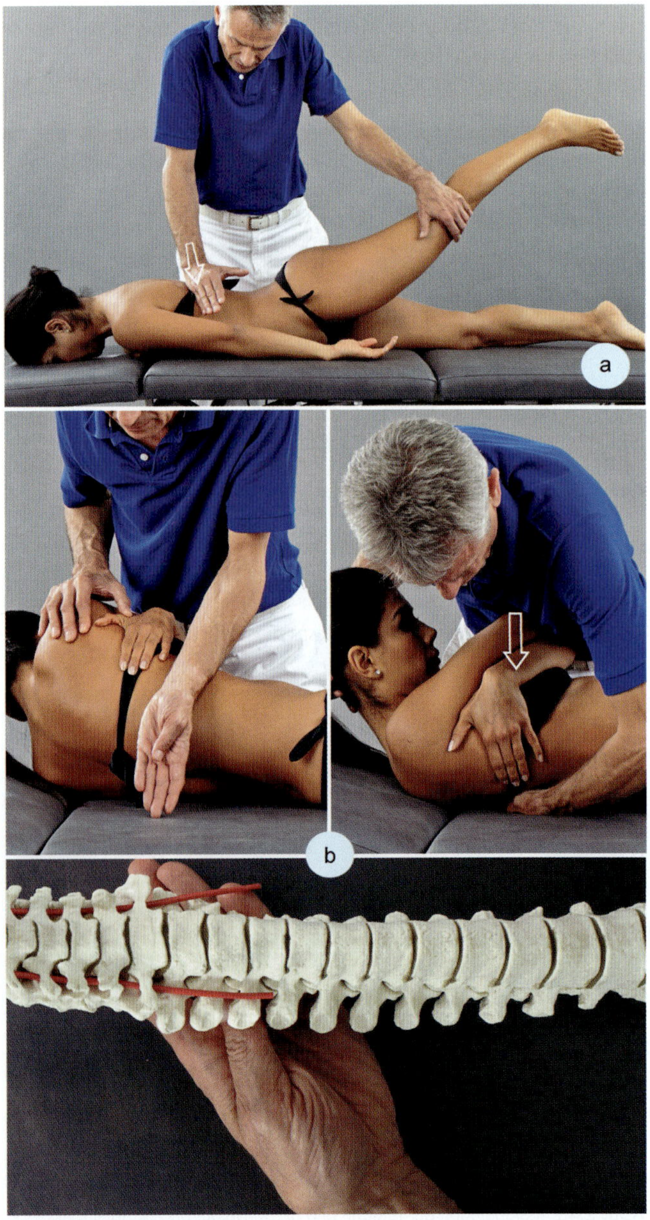


**Abb. 2.52** Manipulation der VIII. Rippe: a) in Bauchlage, b) in Rückenlage

## 2.2.5 Lendenwirbelsäule

### ❶ Rotationsdysfunktion der LWS in gekoppelter Mechanik (Beispiel: L2 $NR_RS_L$)

Eine Rechtsrotationsdysfunktion mit Links-Seitneigung von L2 (L2 $NR_RS_L$) entspricht nach chiropraktischer Auffassung der normalen heteronym gekoppelten Mechanik.

#### Manueller Untersuchungsbefund

An L2 findet sich bei p. a.-Translation rechts eine harte Barriere, zudem ist ein posteriorer Proc. transversus rechts und eine paraspinöse Irritationszone links vorhanden.

Ein Schub am Dornfortsatz trifft von rechts nach links (Rechtsrotation, $R_R$) auf eine weiche und von links nach rechts auf eine harte Barriere. Diese wird bei Rechts-Seitneigung des Patienten weicher, da die gekoppelte Mechanik dabei die Linksrotation begünstigt.

#### Vertebraler Challenge

Die Therapielokalisation am Dornfortsatz des funktionsgestörten Wirbels ist positiv.

Der Challenge kann in Bauchlage, im Sitzen oder im Stehen durchgeführt werden. In Neutralposition der LWS ist er bei Druck in p. a.-Richtung am Proc. mamillaris bzw. Querfortsatz rechts oder bei Druck von links nach rechts am Dornfortsatz positiv. Bei erhaltener gekoppelter Mechanik bleibt der Challenge in Rechts-Seitneigung positiv.

#### Mobilisierende Korrektur

Zur Korrektur dieser Läsion wird die LWS in Rechts-Seitneigung gebracht, damit sich der Dornfortsatz entsprechend der mechanischen Kopplung tendenziell nach rechts in die Konkavität hinein bewegt. Schieben Sie ihn wie üblich in der Atemphase, die den Challenge aufgehoben hatte, 5–7 mal in Challenge-Richtung.

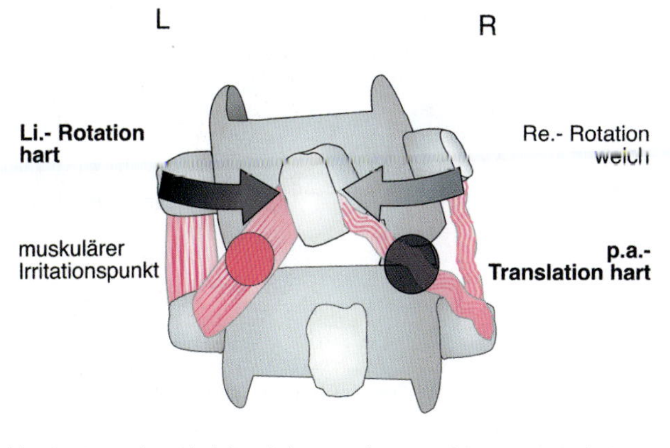


**Abb. 2.53** Lendenwirbel (Lumbalsegment) mit Rechtsrotationsdysfunktion in gekoppelter Mechanik

#### Manipulation

Der Patient liegt auf der rechten Seite, sodass sich der posteriore Querfortsatz unten befindet. Das bedeutet, dass bei einer Läsion in gekoppelter Mechanik der mehr oder weniger anteriore linke Querfortsatz oben liegt.

Beugen Sie die Beine, bis die Bewegung an L2 ankommt, was mit einer Hüftflexion von etwa 110° oder mehr einhergeht. Danach den oben liegenden Fuß in der Kniekehle des gestreckt abgelegten unteren Beines „einhaken".

Die unten liegende Schulter ebenfalls nach ventral vorziehen, bis die Bewegung bei L2 ankommt. Wird der Arm dann noch nach kaudal gezogen, induziert das automatisch eine Rechts-Seitneigung. Ihre Unterarme liegen fußwärts auf der Glutealregion und kopfwärts auf der Schulter oder dem Thorax des Patienten.

Mit den Fingern auf dem zu korrigierenden Segment spüren Sie die ankommende Bewegung beim Aufnehmen der Vorspannung. Endexspiratorisch setzen Sie den Impuls primär über das Becken, indem Sie Ihren Oberkörper auf den Unterarm fallen lassen, und erst in zweiter Linie über die Schulter bzw. den Thorax, die eher zur Stabilisierung dienen. Durch eine öffnende Bewegung Ihrer Arme (fußnaher Arm nach kaudal, kopfnaher Arm nach kranial) kommt es zu einer Seitneigung, bei der sich die Facetten des betroffenen Segments öffnen. Auch wenn sich diese Korrektur vor allem auf die Anteriorität richtet, wird die Rotationsdysfunktion gleichsam im „Mitnahmeverfahren" von L2 nach links und von L3 nach rechts über die kaudalen Segmente korrigiert.

#### Alternative Manipulation

Sie können das Becken und den Oberschenkel des Patienten auch mit Ihrem Bein stabilisieren, um den kaudalen Partner (L3) in Rechtsrotation zu halten, während Sie die Schulter des Patienten mit einer Hand in Linksrotation mit einer kranialen Komponente bis an die Barriere heranführen.

Ihre fußnahe Hand hat über das Os pisiforme Kontakt zum rechten Proc. mamillaris von L2 (unten liegend). Die nach anterior und kaudal gerichtete Korrektur induziert auf direkterem Wege eine

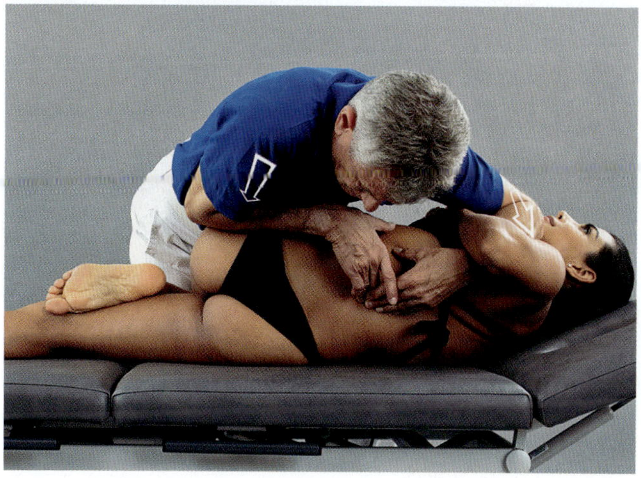

**Abb. 2.54** Manipulation einer L2-Dysfunktion in Rechtsrotation

Rechts-Seitneigung. Diese Technik hat den Vorteil, dass die Rotationskomponente, die für die LWS nicht physiologisch ist, geringer sein kann.

## ❷ LWS-Dysfunktion in entkoppelter Mechanik

Beispielhaft für eine Entkopplung der LWS-Bewegungen wären eine Psoas-Inhibition rechts und ein -Hypertonus links, die tendenziell zu einer Seitneigung der LWS nach rechts (Linkskonvexität) führen, verbunden mit einer Rotation der Lendenwirbel nach rechts und einer Bewegung der Dornfortsätze nach links in die Konvexität hinein (➤ Abb. 2.56).

### Palpation

**(Beispiel L4 $R_R$ $S_R$)**

Bei einer Dysfunktion (z. B. von L4) zeigt sich eine harte Barriere bei der p. a.-Translation rechts. Dabei trifft ein Schub am Dornfortsatz von rechts nach links (Rechtsrotation) auf eine weiche und ein Schub von links nach rechts (Linksrotation) auf eine harte Barriere. Das heißt, der Befund lautet: L4 in Rechtsrotation, Dornfortsatz links, Proc. mamillaris bzw. Querfortsatz rechts posterior. Durch Rechts-Seitneigung der LWS vermindert sich diese Restriktion nicht, was zugegebenermaßen meist schwer zu differenzieren ist. Das macht einen vertebralen Challenge so wertvoll.

### Vertebraler Challenge

In Neutralposition der LWS ist der Challenge positiv, wenn man den Druck in p. a.-Richtung am Proc. mamillaris bzw. Querfortsatz rechts oder von links nach rechts am Dornfortsatz ausübt. Bei einer entsprechenden mechanischen Kopplung müsste sich der Dornfortsatz tendenziell nach rechts in die Konkavität hinein bewegen. Bei entkoppelter Mechanik wird der Challenge in Rechts-Seitneigung negativ (Schmitt 1996).

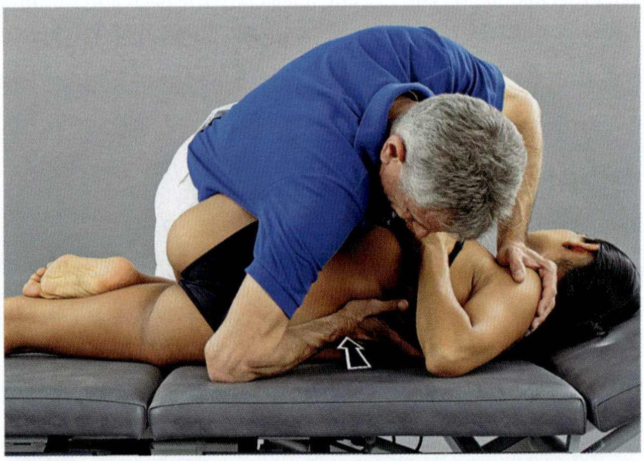

**Abb. 2.55** Manipulation einer L2-Dysfunktion mit Pisiforme-Kontakt

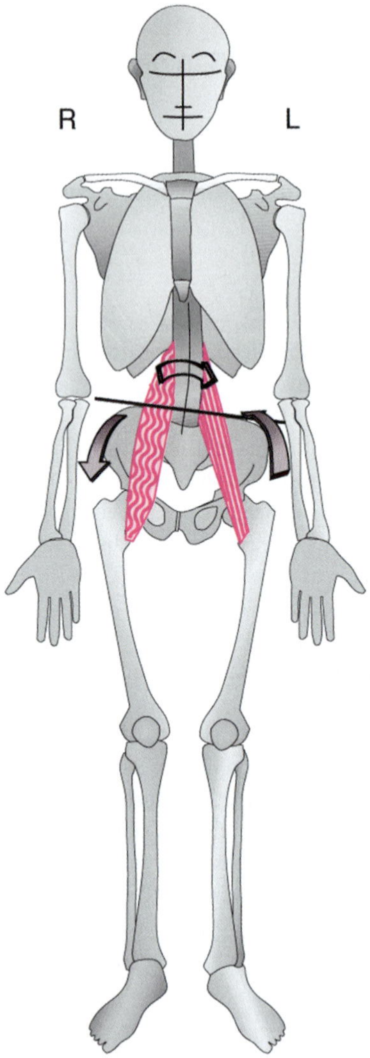


**Abb. 2.56** Hypertoner M. psoas links mit Linkskonvexität (Rechts-Seitneigung) und Rechtsrotation der LWS-Segmente

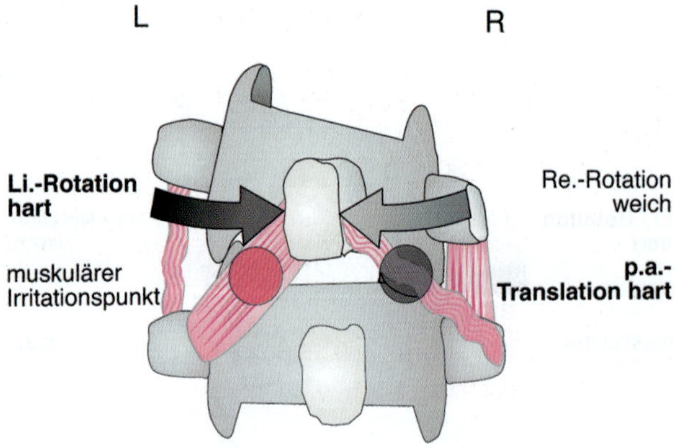


**Abb. 2.57** Entkoppeltes LWS-Segment, z. B. bei Spasmus des linken M. psoas

### Korrektur

In diesem Fall würde man nicht direkt den Wirbel manipulieren, sondern mithilfe der „7 Faktoren des viszerosomatischen Systems" den Psoas rechts normalisieren und den Psoas links entspannen.

### Mobilisation

In der Atemphase, die in Neutralposition der LWS den Challenge aufhebt, nehmen Sie mit dem geschienten Daumen Kontakt zum Dornfortsatz auf und schieben den Dornfortsatz 5–7 mal in die Challenge-Richtung.

### Manipulation

Der Patient liegt auf der linken Seite, sodass sich der posteriore Querfortsatz oben befindet.

Die Beine des Patienten werden gebeugt, bis die Bewegung an L4 ankommt, was einer Hüftflexion von etwa 70° entspricht. Dann den oben liegenden Fuß in der Kniekehle des gestreckt auf der Liege positionierten unteren Beines „einhaken". Ziehen Sie auch die unten liegende Schulter nach ventral, bis die Bewegung bei L3 ankommt. L4 sollte sich aber noch nicht mitbewegen. Kontrollieren Sie dies mit Ihrer kaudaleren Hand.

Ihre Unterarme liegen fußwärts auf der Glutealregion und kopfwärts auf der Schulter oder dem Thorax des Patienten. Mit den Fingern auf dem zu korrigierenden Segment können Sie die ankommende Bewegung beim Aufnehmen der Vorspannung spüren.

Bei dem endexspiratorisch ausgeführten Impuls induzieren Sie mit einem „Drop" Ihres Oberkörpers auf den fußnahen Unterarm, der auf dem Becken des Patienten liegt, eine Rotation und Links-Seitneigung.

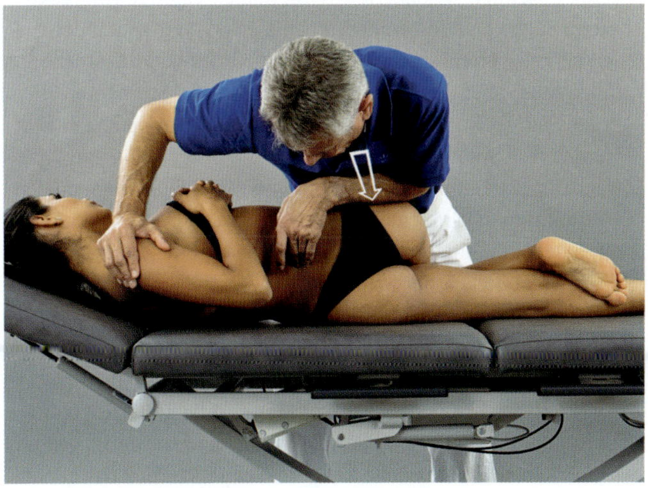

**Abb. 2.58** Manipulation einer L4-Dysfunktion $R_R S_R$

## 2.3 Der Fixationskomplex

### 2.3.1 Einführung

Die Bezeichnung „Fixation" wird in der chiropraktischen Literatur und Lehre nicht einheitlich gebraucht. Manchmal bezieht sie sich auf eine einsegmentale vertebrale Dysfunktion (Homewood 1979, Haldeman 1978, Leach 1986), die anderweitig als „Subluxation" bzw. hypomobile artikuläre Dysfunktion sowie an der Wirbelsäule als vertebrale Dysfunktion und „vertebrale Läsion" beschrieben wird. In der Applied Kinesiology hat der Begriff „Fixation" eine neue Definition erfahren.

**DEFINITIONEN**

**Fixation**

In der Literatur der Applied Kinesiology und damit auch in diesem Buch ist eine Fixation folgendermaßen charakterisiert (Goodheart 1973, Walther 1981):

Es handelt sich nicht um ein einzelnes Segment, das in einer normalen oder anormalen Position „blockiert" ist, sondern um einen Komplex von mindestens zwei, in der Regel jedoch drei oder mehr Segmenten, die aufgrund von Spannungen in der autochthonen Wirbelsäulenmuskulatur nicht unabhängig voneinander beweglich sind. Die Konstellation dieser hypertonen Muskeln bleibt jedoch hypothetisch (Conable und Hanicke 1987).

Goodheart (1973) beschrieb das Phänomen zunächst für vertebrale Fixationen. Andere Autoren weiteten den Begriff auf ähnliche mechanische Restriktionen in anderen Strukturen (z. B. Sakrum, Sternum) aus.

Laut Leaf (mündliche Mitteilung, 1996) sind Fixationen meist adaptive Störungen, die z. B. bei einem gestörten Gangmechanismus in Verbindung mit Torsionsspannungen des Achsenorgans („Duraspannung", ➤ Kap. 3) auftreten. Um Fixationen dauerhaft zu beseitigen, müssen Fußläsionen, Beckenläsionen usw. diagnostiziert und behandelt werden, vor allem aber auch Injury-Muster (➤ Kap. 1.2).

Walther (2000) hat die Unterschiede zwischen einer AK-Fixation und einer einsegmentalen Läsion ausführlich beschrieben (➤ Tab. 2.2). Nähere Erklärungen zur Tabelle finden sich im Text.

### Bilaterale Muskelhyporeaktionen

Mit Fixationen des Achsenorgans gehen spezifische bilaterale Muskelhyporeaktionen einher (➤ Tab. 2.3). Nach einem Erklärungsmodell von Schmitt (1975) könnten diese Hyporeaktivitätsmuster auf ligamentären und muskulären propriozeptiven Mechanismen beruhen. Bei der Mehrzahl der Patienten mit einer Fixation hat eine Muskelkontraktion auf einer spezifischen spinalen Ebene zur Inhibition korrespondierender bilateraler Muskelgruppen geführt: So lässt sich z. B. durch eine Kontraktion der subokzipitalen Muskulatur (mittels Hyperextension und Kompression) auch experimentell eine bilaterale Inhibition des M. gluteus maximus induzieren. Derselbe Effekt kann anhand von Muskelkontraktionen beobachtet werden, die nach elektrischer Stimulation von zwei oder mehr Wirbelsäulensegmenten auftreten.

Welche bilateralen Muskelhyporeaktivitätsmuster dem Fixationskomplex zugeordnet werden, zeigt ➤ Tab. 2.3.

2

**Tab. 2.2** Unterschiede zwischen hypomobilen artikulären Funktionsstörungen („Subluxationen") und Fixationen aus Sicht der Applied Kinesiology (nach Walther 2000)

| Hypomobile Funktionsstörung („Subluxation") | Fixation |
|---|---|
| Einzelne spezifische Struktur betroffen: hypomobile einsegmentale vertebrale Funktionsstörung, hypomobile Funktionsstörung am kraniozervikalen Übergang, von Extremitäten und Beckenstrukturen | Eingeschränkte Mobilität von mehreren Strukturen: 2, 3 oder mehr (bis zu 5) Wirbel, Sakroiliakalgelenkfixationen, Okziput auf Atlas, Sternum, Schädelbasis etc. |
| Kein spezifisches Dysreaktionsmuster; vertebrale Dysfunktionen häufig mit einseitiger Hyporeaktion assoziiert | Spezifische bilaterale Hyporeaktivitätsmuster assoziierter Muskeln |
| Positive Therapielokalisation (TL) in Ruhe | Positive Therapielokalisation (TL) nur bei Bewegung (aktiv oder passiv) der betroffenen Strukturen |
| Positiver Challenge bei Einpunktkontakt | Positiver Challenge nur bei gleichzeitigem Kontakt mit mehreren Strukturkomponenten |
| Korrektur erfordert Mobilisierung oder Manipulation eines Segments bzw. einer Struktur (z. B. Wirbel, Okziput, Ilium etc.) | Korrektur erfordert Mobilisation oder Manipulation mehrerer Komponenten, die den Fixationskomplex bilden |

Differenzialdiagnostisch müssen andere bilaterale Muskeldysfunktionen abgegrenzt werden. Grundsätzlich kommen am ehesten Dysfunktionen der Organe, die diesen Muskeln funktionell zugeordnet sind, infrage (für andere Bezüge ➤ Tab. 2.4).

## Maskierte bilaterale Inhibitionsmuster

Nach Schmitt (1976) können bilaterale Muskelinhibitionsmuster durch andere Läsionen maskiert werden und nach deren Korrektur wieder zutage treten.

Beispiele sind:

- durch eine thorakolumbale Fixation maskierte zervikothorakale Fixation
- durch eine obere zervikale Fixation maskierte Okziputfixation
- durch Fixationen maskierte einsegmentale vertebrale Läsionen
- durch thorakolumbale Fixationen maskierte bilaterale PMC-Inhibitionen bei *Temporal Bulge* und Hypochlorhydrie des Magens (➤ Kap. 3.3.6 ❸)

## Praktische Anwendung

In der Praxis ist es sicher nicht üblich, in jedem Einzelfall mittels bilateraler Muskeltestung nach Fixationen zu suchen. Nur wenn sich einseitig eine Hyporeaktion findet, wird man dies auch auf der anderen Seite überprüfen. Zur gezielten Suche nach Fixationen empfiehlt sich eher der Weg über eine Therapielokalisation mit Bewegung, wie unten dargestellt.

Prinzipiell sind mehrere klinische Situationen und damit verschiedene Zugänge zum Thema der Fixation denkbar:

**Tab. 2.3** Bilaterale Muskelhyporeaktion und zugeordnete Fixationen

| Fixierte Struktur | Bilaterale Muskelinhibition |
|---|---|
| Okziput-C1 | M. psoas |
| C1-C2-C3 | M. gluteus maximus |
| C4-C5-C6 | M. popliteus |
| Zervikothorakaler Übergang | M. deltoideus, M. serratus anterior |
| Obere Brustwirbelsäule (Th2–Th5) (Burger 2007–2008) | Mm. rhomboidei |
| Th2–Th10 (oder Teilabschnitte) (Walther 2000) | M. teres major (evtl. M. latissimus dorsi) |
| Thorakolumbaler Übergang | unterer Trapezius |
| LWS | Nackenextensoren (bei Test in Neutralposition) |
| Sakrumfixation (bilaterale SIG-Fixation) | Nackenextensoren (bei Einzeltest) |
| Iliosakrale Fixation | Nackenextensoren unilateral (ipsilateral) |
| Manubriosternal- und Xiphosternalgelenk | M. subscapularis |

1. Wird bei der Behandlung eines lokalen Problems, z. B. einer Schulterfunktionsstörung, ein inhibierter Muskel gefunden, dessen Funktion sich trotz der üblichen Abklärung der Ursache im Bereich der 7-FVSS bzw. in intramuskulären Störungen (Garten 2012, Kap. 10) sowie deren Korrektur nicht normalisiert, sollte spätestens dann nach einer Fixation gesucht werden. Der einfachste Schritt besteht in einer Testung des Muskels auf der Gegenseite oder aber in einer Therapielokalisation (TL) des wahrscheinlich fixierten Wirbelsäulenabschnitts mit Bewegung. Diese führt zur Hyporeaktion einen normoreaktiven Indikatormuskels. Der hyporeaktive Muskel wird durch Reiben über der verursachenden, assoziierten Wirbelsäulenregion normoreaktiv.
2. Wenn nach Palpation einer segmentalen Hypomobilität der einsegmentale vertebrale Challenge nicht zur Indikatordysreaktion führt, muss über den Kontakt an benachbarten Segmenten ein gegensinniger Rotations-Challenge für eine Fixation angebracht werden, wie unten beschrieben.
3. Nach der Palpation und Korrektur von vertebralen segmentalen Dysfunktionen kann eine TL mit gehaltenem Challenge in Flexion, Extension, Rotation und Seitneigung als Endscreening für die Vollständigkeit der Behandlung dieser Region dienen. Anschließend muss aber immer noch eine TL mit Bewegung (aktiv oder passiv) durchgeführt werden, um auch Gruppendysfunktionen (Fixationen) auszuschließen.
4. Posturale Zeichen spielen ebenfalls eine große Rolle: Kopfvorhaltung mit Hyperlordose der LWS und ein nach ventral gekipptes Becken sind potenzielle Anzeichen einer Fixation der oberen HWS mit begleitender Gluteus-maximus-Inhibition. Nach vorne gerollte Schultern könnten z. B. mit beidseitiger Funktionsschwäche des M. trapezius (Pars inferior) assoziiert sein.

**Abb. 2.59** Bilaterale Muskeltests bei Fixationen. Hier ist eine Sequenz von Tests dargestellt, die zunächst in Rückenlage und dann in Bauchlage durchgeführt werden können. Die Sequenz ist also nach praktischen Gesichtspunkten, nicht nach Wirbelsäulenabschnitten geordnet.

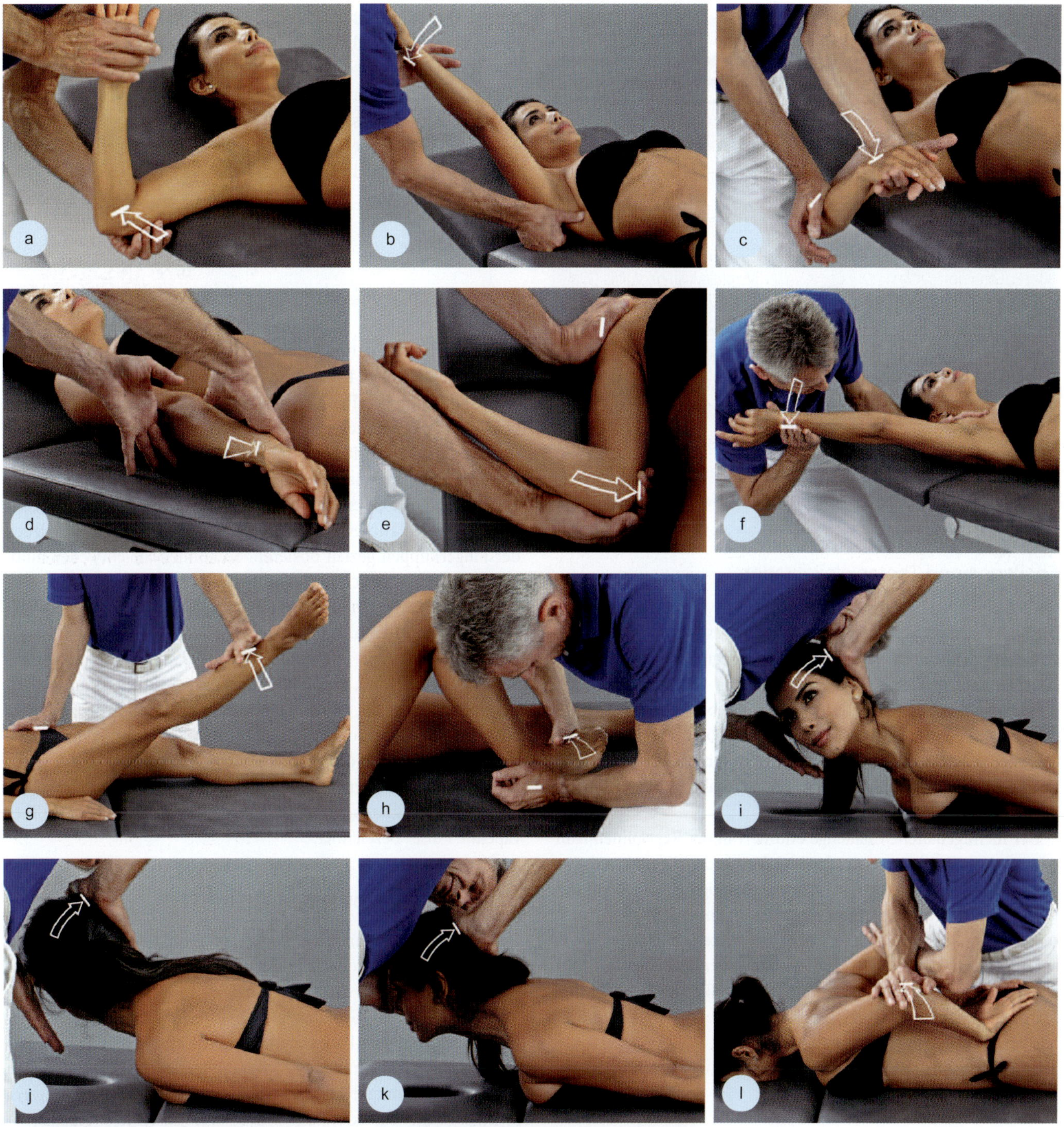


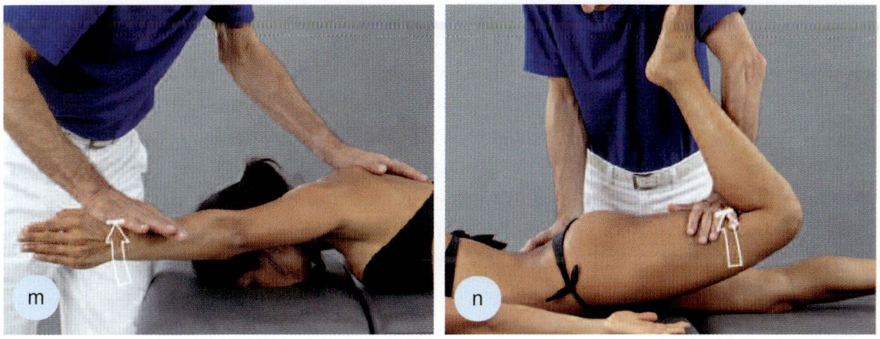


a. Deltoideus
b. Serratus ant.
c. Subscapularis
d. Latissimus dorsi
e. Rhomboidei
f. Trapezius inf.
g. Psoas
h. Popliteus
i. Nackenext. li.
j. Nackenext. re.
k. Nackenext. bds.
l. Teres major
m. Trapezius inf.
n. Gluteus max.

2

**Tab. 2.4** Anderen Störungen zugeordnete bilaterale Muskeldysreaktionen (Beispiele)

| Störung | Zugeordnete bilaterale Muskeldysfunktion |
|---|---|
| Störungen der Magensäuresekretion, „Temporal Bulge" (➤ Kap. 3.3.6 ❸) | M. pectoralis major (Pars clavicularis) |
| Respiratorische Sakrumläsionen, sakrokokzygeale Läsionen (➤ Kap. 3.2.8) | Hamstrings |
| Kompression der Sutura sagittalis (➤ Kap. 3.3.9) | M. rectus abdominis |
| Bilateral anteriorer Atlas | M. obliquus abdominis (Walther 2000) |
| Kompression der Sutura palatina mediana | M. coracobrachialis |
| Internal/External Frontal Lesion (➤ Kap. 3.3.7 ❶ ❷) | Nackenflexoren |
| Meridiandysbalance | meridianassoziierte Muskeln |
| Eisenmangel und/oder Dysbiose | M. tensor fasciae latae |
| Nahrungsmittelintoleranz und/oder Zinkmangel | M. quadriceps, M. rectus femoris |

### Challenge und Therapielokalisation

Die spezifischen Techniken der Applied Kinesiology erlauben eine sehr einfache Differenzierung zwischen einsegmentalen vertebralen Dysfunktionen und Fixationen.

Bei Fixationen im Sinne der Applied Kinesiology zeigt sich in Ruhe keine positive Therapielokalisation (➤ Tab. 2.4). Erst durch aktive oder passive Bewegung der beteiligten Strukturen wird die TL positiv. Es handelt sich also eher um einen Challenge als um eine TL im eigentlichen Sinne.

Der nicht gehaltene Challenge erfordert in der Regel einen Kontakt zu zwei Strukturen gleichzeitig: Durch den Kontakt zu zwei übereinanderliegenden Wirbeln ist es z. B. möglich, eine vertebrale Fixation mittels gegensinniger Rotation diagnostisch zu provozieren. Dass ein positiver Challenge bei einer Fixation in vielen Fällen bereits auftritt, wenn die beiden Gelenkpartner unspezifisch gegeneinander bewegt werden, macht ihn leider in Bezug auf die Korrekturrichtung etwas unzuverlässig.

## 2.3.2 Okziputfixationen

Okziputfixationen können (Hinter-)Kopfschmerzen, Sehstörungen im Sinne von Fusions- bzw. Akkommodationsproblemen und Augenermüdung verursachen. Gelegentlich wird auch von atlantookzipitaler Kompression *(„Jamming")* gesprochen.

### ❶ Diagnostik

Wie bereits erwähnt (➤ Tab. 2.4), sind Okziputfixationen häufig mit einer bilateralen Hyporeaktion des M. psoas assoziiert. Die TL der Region kann zur Normoreaktion des hyporeaktiven M. psoas führen, was jedoch nicht zuverlässig reproduzierbar ist. Besser geeignet ist diagnostisches Reiben über dem kraniozervikalen Übergang, d. h. eine Mechanorezeptorenstimulation, durch die sich nozizeptive Afferenzen aus diesem Gebiet, die die Psoas-Hyporeaktion auslösen, hemmen lassen.

Andererseits wird ein normoreaktiver Indikatormuskel durch eine TL mit Bewegung hyporeaktiv.

### ❷ Korrektur

### Okziput-Release

Statt einer Impulsmanipulation kann die Technik des Okziput-Release nach Upledger (1990) angewendet werden:

Die Fingerkuppen Ihrer in den Grundgelenken gebeugten und in den Interphalangealgelenken gestreckten Finger liegen direkt kaudal der okzipitalen Muskelansätze in der subokzipitalen Muskulatur. Um bis an die Barriere zu gelangen (➤ Abb. 2.6), muss der Patient seinen Kopf entspannt hängen lassen. Über Ihre Daumenballen, die den Hinterkopf stützen, können Sie den Auflagedruck der Fingerkuppen gezielt dosieren. So können Sie entweder subtil mobilisierenden Druck mit verschiedenen Vektoren ausüben oder sich vom Gewebe „leiten" lassen. Wichtig ist dabei, die Gewebebarriere zu respektieren, nur entsprechend der jeweiligen Entspannung tiefer zu gehen *(en écoute)* und keine Traktion auszuüben.

Es gilt abzuwarten, dass die Muskulatur weich wird, um allmählich immer tiefer bis zu einer knöchernen Barriere vorzudringen: dem hinteren Atlasbogen. Natürlich liegt dann immer noch eine mehrere Zentimeter dicke Muskelschicht zwischen Fingerkuppen und Knochen. Nach erfolgreicher Behandlung ist unter den Fingerspitzen eine rhythmische Pulsation spürbar, die Upledger als „Therapeutic Pulse" bezeichnet.

### Challenge und Korrektur mittels HVLA

Die Muskelansätze im Bereich der Linea nuchalis inferior lassen sich gewöhnlich auf der Seite der primären Fixation als tastempfindlich bzw. schmerzhaft palpieren.

Aus praktischen Gründen bietet sich ein Armmuskel wie der M. pectoralis major (Pars clavicularis oder sternalis) für die Kontrolle an, da Sie diesen auch am Kopfende der Liege sitzend testen können. Der Kontakt für den Challenge wird primär dort hergestellt, wo die subokzipitale Muskulatur besonders palpationsschmerzhaft ist.

Bringen Sie am Okziput einen Probeschub mit einem Vektor in Richtung der Glabella an, während die HWS mit der anderen Hand stabilisiert wird. Neben diesem Vektor sind noch andere möglich und bei negativem Challenge sogar notwendig. Der Vektor, der zu einer Indikatordysreaktion, d. h. zu einem positiven Challenge führt, bestimmt die Therapierichtung. Es kann dann eine Impulsmanipulation, wie für die C0/C1-Dysfunktion beschrieben, durchgeführt werden (➤ Abb. 2.7).

## ❸ Okziputfixationen in Flexion und Extension

Bei muskulärer Spannung an der Schädelbasis gibt es Fixationszustände am kraniozervikalen Übergang, die über folgende Challenges zu diagnostizieren sind:

- Nutation in Höhe von C0/C1
- Nutation plus Flexion
- Nutation plus Extension
- Kontranutation
- Kontranutation plus Extension

Führen Sie diese Challenges mit Therapielokalisation am kraniozervikalen Übergang durch, die TL macht die Diagnostik sicherer.

Solche Dysfunktionen lassen sich mittels Okziput-Release korrigieren. Eine sehr gute Alternative ist eine MET-Behandlung: Dabei drückt der Patient gegen den Widerstand des Therapeuten seinen Kopf in Richtung des positiven Challenge (direkte Korrektur, reziproke Inhibition) oder in die Gegenrichtung (indirekte Korrektur, postisometrische Relaxation). Die Flexion wird bei gehaltener Inspiration und die Extension während der Exspiration ca. 7 Sekunden lang gehalten. Nach 3–5 Wiederholungen das Ergebnis per Challenge überprüfen.

### AK-Geschichte

Diese Läsionen wurden in ähnlicher Form von Goodheart (zit. in Walther 2000) als „Rocker Motion" beschrieben.

#### Okziput fixiert auf Atlas

Es wird ein NIM verwendet, der durch die folgenden Challenges dysreaktiv wird:

1. Nutation im Atlantookzipitalgelenk, d. h. das Kinn wird dem Hals angenähert (➤ Abb. 2.60a, Goodheart beschrieb den Challenge jedoch ohne TL)
2. Kontranutation im Atlantookzipitalgelenk (➤ Abb. 2.61a, aber ohne TL)

Die Korrektur erfolgt nach Goodheart, indem der Therapeut den Kopf des Patienten in Neutralposition hält, während der Patient mit sanfter Kraft den Kopf in die Richtung drückt, in der ein positiver Challenge aufgetreten ist (➤ Abb. 2.60b, ➤ Abb. 2.61b). Diese Position wird für 10 Sekunden gehalten, dann nach 10 Sekunden Entspannung erneut 10 Sekunden isometrisch kontrahieren. Bei erfolgreicher Behandlung ist anschließend der Challenge negativ.

#### Atlas fixiert auf Okziput

Ausgehend von einem NIM werden folgende Challenges ausgeführt, die im positiven Fall zu einer Dysreaktion führen:

1. Flexion der HWS (➤ Abb. 2.60c, jedoch ohne TL)
2. Flexion der HWS und Kontranutation im Atlantookzipitalgelenk (➤ Abb. 2.62a, ohne TL)

Die Therapie besteht nach Goodheart darin, dass der Patient locker lässt, während sein Kopf vom Untersucher 3–4 mal in die Richtung des positiven Challenge bewegt wird (➤ Abb. 2.30).

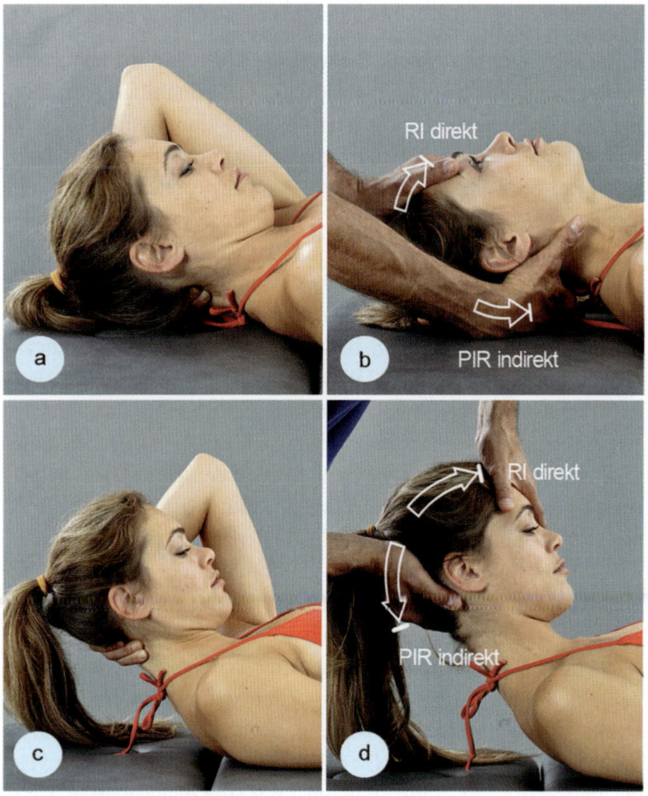


**Abb. 2.60** Extensionsläsionen zwischen Okziput und Atlas: **a)** Nutations-Challenge, **b)** Korrektur, **c)** Flexions- und Nutations-Challenge, **d)** Korrektur

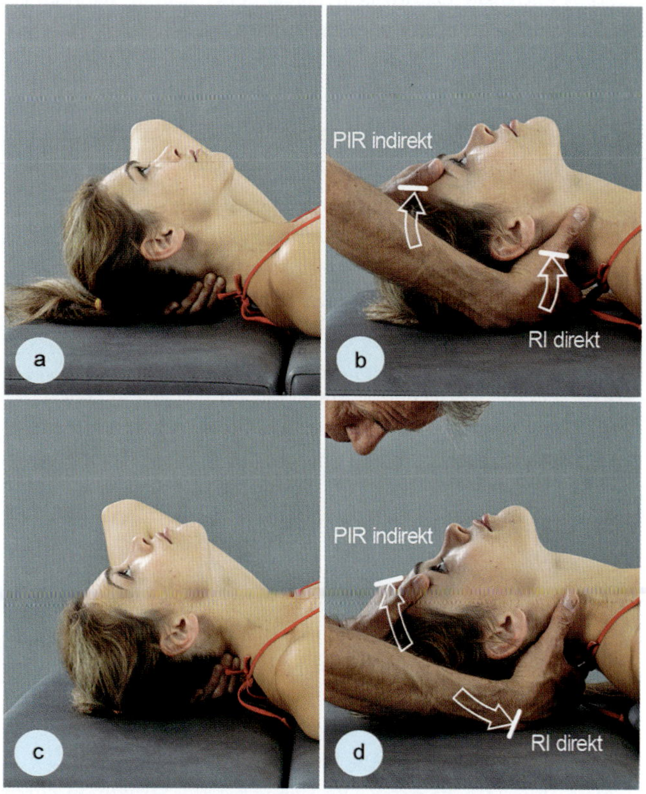


**Abb. 2.61** Flexionsläsionen zwischen Okziput und Atlas, Challenges und Korrektur: **a)** Kontranutation, **b)** Korrektur, **c)** Kontranutation und Extension, **d)** Korrektur

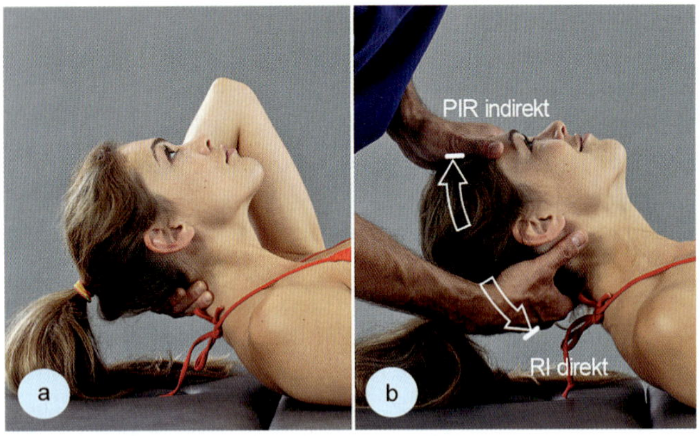


**Abb. 2.62** Kombinationsläsion der HWS: **a)** Provokation mit Flexion und Kontranutation, **b)** Korrektur

## 2.3.3 Vertebrale Fixationen (HWS, BWS, LWS)

Wie oben geschildert, gibt es prinzipiell zwei unterschiedliche Vorgehensweisen bei der Diagnostik. Auf der Suche nach Fixationen kann man die Hyporeaktionen bilateral zugeordneter Muskeln verwenden, um in kraniokaudaler Reihenfolge alle Wirbelsäulenabschnitte von C0/C1 bis zum Sakrum zu testen. Dazu wird zunächst der Muskel auf einer Seite getestet, bei vorhandener Hyporeaktion dann auch der entsprechende kontralaterale Muskel. Diagnostisch relevant sind bilaterale Muskelhyporeaktionen z. B. im Rahmen einer Extremitätentherapie oder bei Problemen, die sich allein über die 7-FVSS nicht lösen lassen.

**Beispiel**

Zur diagnostischen Abklärung einer Schulterproblematik werden die Muskeln des Schultergürtels getestet. Bei der Untersuchung fallen ein hyporeaktiver Deltoideus und ein hyporeaktiver Teres major auf. Die Therapielokalisation zu C5/C6 führt weder zur Normoreaktion des Deltoideus noch des Teres major. (Beide Muskeln werden motorisch aus dem Segment C5/C6 innerviert.)
In diesem Fall würde der kontralaterale Muskel getestet oder direkt ausgehend von einem normoreaktiven Indikatormuskel per Therapielokalisation und Challenge nach einer Fixation gesucht.

### ❶ AK-Diagnostik

Die einzelnen Schritte bei der Diagnostik einer Fixation sind im Folgenden detailliert beschrieben und auch als Flussdiagramm dargestellt (➤ Abb. 2.63).

1. Hinweisend ist die bilaterale Muskelinhibition
2. Auch ohne TL kann passive Bewegung fixierter Strukturen durch den Untersucher zur Dysreaktion des Indikatormuskels führen.

#### Therapielokalisation

Sie erlaubt ein schnelles Screening, ausgehend von einem normoreaktiven Indikatormuskel, der am besten so ausgewählt wird, dass er dem zu diagnostizierenden Wirbelsäulensegment zugeordnet ist.

3. Während der Patient die TL durchführt, wird der betreffende Wirbelsäulenabschnitt aktiv oder passiv bewegt. Falls eine vertebrale Fixation vorliegt, kommt es dadurch zur Dysreaktion (praktisch immer Hyporeaktion) des vorher normoreaktiven Indikatormuskels.

#### Palpation

4. Gehen Sie mit Ihren beiden Daumen (in Bauchlage an der LWS und BWS) oder Mittelfingerkuppen (in Rückenlage an der HWS) mit leichtem p. a.-Schub die Reihe der Querfortsätze bzw. Facetten durch. Registrieren Sie Barrieren bzw. Irritationszonen. Wenn sich diese links und rechts an zwei benachbarten Segmenten gegenüberliegen, dann ist der Befund einer Fixation wahrscheinlich. Wenn Sie nicht über die Querfortsätze (die Facetten), sondern über die Dornfortsätze korrigieren wollen, nehmen Sie Tiefenkontakt zu jeweils zwei benachbarten Dornfortsätzen in dem Wirbelsäulenabschnitt auf, der mit Bewegung die positive TL aufweist. Testen Sie die Barriere bei gegensinnigem Schub am oberen Partner und am darunterliegenden Partner. Prüfen Sie alle Möglichkeiten innerhalb eines Komplexes von mindestens zwei oder mehr Wirbeln.

#### Challenge

5. Zur Bestimmung der spezifischen Korrekturrichtung muss ein gezielter, nicht gehaltener (dynamischer) Challenge mit gegensinniger Rotation an jeweils benachbarten Wirbeln durchgeführt werden. Walther (2000) gibt hierfür Kontaktpunkte an den Querfortsätzen an: Wenn der rechte (linke) Querfortsatz des oberen und der linke (rechte) Querfortsatz des unteren Wirbelpartners innerhalb eines Fixationskomplexes nach ventral in die Barriere gedrückt werden, resultiert daraus ein Challenge mit gegensinniger Rotation (5.a). Da es sich um einen Challenge von Wirbelsäulenstrukturen handelt, kommt es zu einem Rebound, bei dem eine Indikatordysreaktion anzeigt, ob genau die „richtige" Läsionsrichtung gefunden wurde. Alternativ kann eine gegensinnige Rotation auch über die Dornfortsätze zweier benachbarter Wirbel induziert werden (5.b), wobei dieser Challenge jedoch biomechanisch nicht exakt denselben Effekt hat wie der Challenge an den Querfortsätzen. Klinisch ist der Unterschied nur selten von Bedeutung, sodass beide Verfahren möglich sind.

Sollte der Challenge mit der ersten Kombination negativ sein, erfolgt ein zweiter Challenge an den gegenüberliegenden Querfortsätzen des Wirbelpaares. Ergibt sich trotzdem noch kein positiver Challenge, wird ein Komplex aus drei Wirbeln untersucht. Das heißt, der mittlere Wirbel wird mit Kontakt zum rechten Querfortsatz des oberen und zum linken Querfortsatz des unteren Wirbels (bzw. umgekehrt) getestet. Da eine Korrektur aller beteiligten Wirbel notwendig sein kann, müssen sämtliche benachbarten Paare „gechallengt" werden. Hier erweist es sich oft als vorteilhaft, mit dem kaudalsten Wirbelpaar zu beginnen, durch dessen Korrektur sich manchmal eine Korrektur der höher liegenden Paare erübrigt.

## ❷ AK-Korrektur

### HVLA-Techniken

6. Ist der positive Challenge gefunden, kann sich zur Korrektur eine HVLA-Manipulation anschließen, bei der die Impulsrichtung der Challenge-Richtung entspricht.

- An der Halswirbelsäule wird am besten zunächst das unterste Segment mit positivem Challenge korrigiert (zu den Techniken ➤ Kap. 2.2.1). Falls nötig, wird nach erneutem Challenge mit gegensinniger Rotation das darüber liegende Segment behandelt.
- An der Brustwirbelsäule kann man entsprechend dem Challenge in Bauchlage einen Kreuzgriff zur Manipulation anwenden, der genau dem Gegenrotations-Challenge entspricht (➤ Abb. 2.64).

Die Korrektur sollte jedoch bevorzugt in Rückenlage erfolgen. Vorher werden mit einem Filzstift o. ä. die Kontaktpunkte auf der Haut des Patienten markiert. Bei der Manipulation stehen Sie auf der Seite mit der kranialen Posteriorität des Gegenrotationspaares. Durch den „Pistolengriff" Ihrer Hand hat der angewinkelte Mittelfinger Kontakt zur kranialen und der Daumenballen Kontakt zur gegenüberliegenden kaudalen Posteriorität, der Daumen zeigt also nach kranial (➤ Abb. 2.65). Der Patient verschränkt

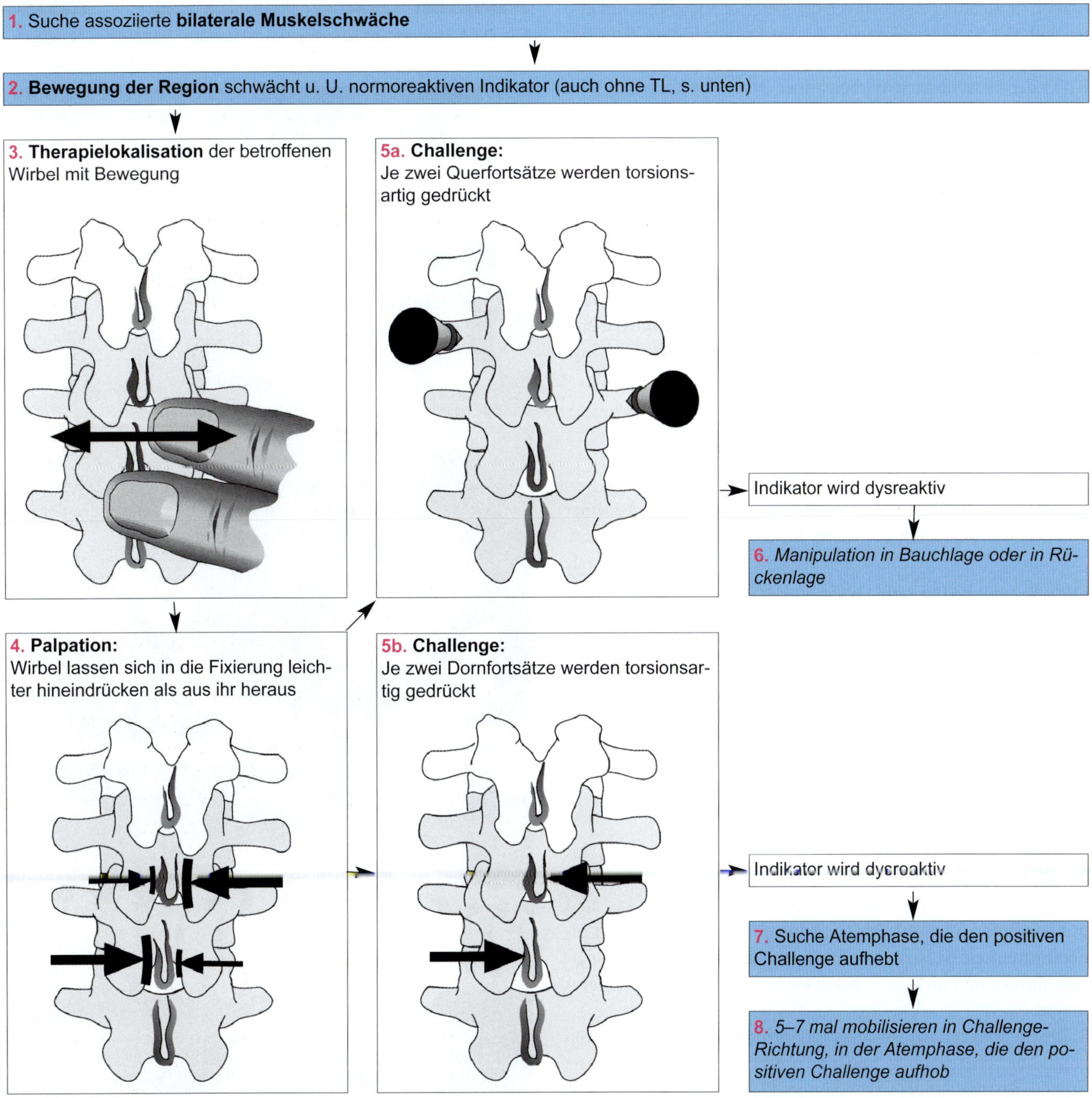


**Abb. 2.63** Flussdiagramm zur Diagnostik und Therapie von vertebralen Fixationen

die Arme über dem Thorax (mittlere und untere BWS) bzw. im Nacken (obere BWS). Ihr Epigastrium bleibt mit den Unterarmen oder Ellenbogen des Patienten in Kontakt, während Sie den Kopf des Patienten führen und halten, falls nötig.

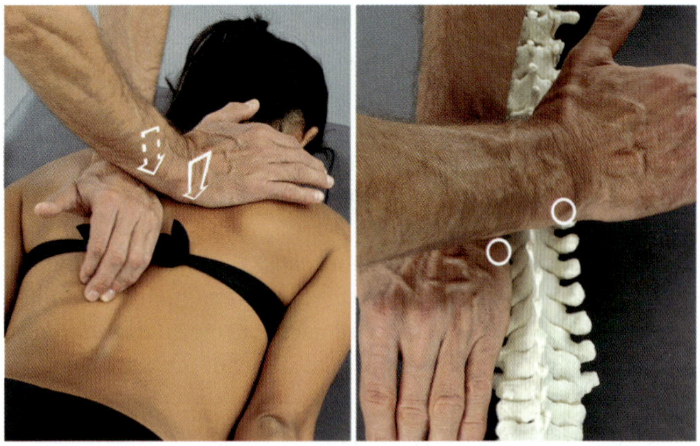

**Abb. 2.64** Manipulation einer thorakalen Fixation in Bauchlage mit Kreuzgriff

### Atemunterstützte Mobilisation über die Dornfortsätze

7. Zur Durchführung einer mobilisierenden Korrektur kann auch nach einer Atemphase gesucht werden, die den Challenge aufhebt (➤ Abb. 2.63).
8. Während einer Inspirations- oder Exspirationsphase (je nach Challenge-Befund) wird dann mit 5–7 Wiederholungen eine Mobilisation in Richtung des positiven Challenge durchgeführt, am besten mit gleichzeitigem Kontakt zu den Dornfortsätzen oder den posterioren Facetten (an der HWS) bzw. den Querfortsätzen (an der BWS) der benachbarten Wirbelpartner. Nach der Korrektur wird der Befund abschließend noch einmal durch eine TL mit Bewegung bzw. einen Einzel-Challenge über die Dorn- oder Querfortsätze überprüft.

### Supplementierung

Laut Goodheart (in Walther 2000) sollte bei rezidivierenden Fixationen der sog. „Weight-Bearing-Faktor“ Octacosanol aus Weizenkeimöl supplementiert werden. Testen Sie, ob ein positiver Wirbelsäulen-Challenge wie oben beschrieben nach Octacosanol-Supplementierung negativ wird.

## 2.3.4 Lumbosakrale Fixation (L5/S1)

Goodheart (in Duffy und Heidrich 2004) zufolge tritt bei einer Fixation der Segmente L5/S1 ein Muskelinhibitionsmuster auf, das vom üblichen bilateralen Schema abweicht. Eine lumbosakrale Fixation kann nämlich mit einer einseitigen Teres-major-Inhibition assoziiert sein und erhält dadurch bei schwierigen Fällen von Schulterstörungen einen besonderen Stellenwert. Goodheart empfahl, auch bei Torticollis spasticus und Schulter-Nacken-Problemen an eine lumbosakrale Fixation zu denken und sie entsprechend zu korrigieren.

### ❶ AK-Diagnostik

Das folgende Flussdiagramm (➤ Abb. 2.66) veranschaulicht das Vorgehen.
1. Eine TL des Dornfortsatzes L5 und des Tuberculum sacrale I mit Bewegung führt zur Hyporeaktion eines normoreaktiven Indikatormuskels. Durch diese TL (oder Reiben über dieser Region) normalisiert sich auch ein assoziierter hyporeaktiver Teres major.
2. Die Palpation erfolgt von links am Dornfortsatz von L5 sowie von rechts am Tuberculum sacrale (und umgekehrt). Am Dornfortsatz liegt die Barriere auf der Gegenseite der Posteriorität.

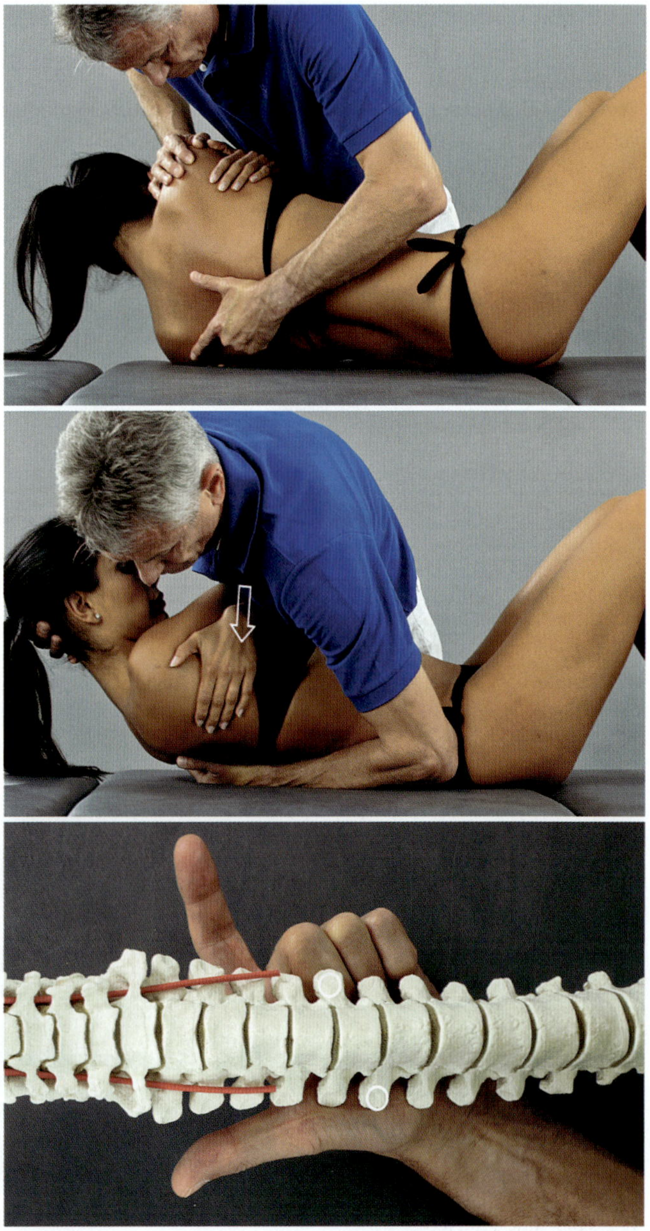

**Abb. 2.65** Manipulation einer thorakalen Fixation in Rückenlage mit „Pistolengriff“

3. In diesem Beispiel zeigte sich bei p. a.-Druck am rechten Querfortsatz von L5 und an der linken Sakrumbasis eine harte Barriere.
4. Für eine atemunterstützte Mobilisation kann mit einem erneuten Challenge die Atemphase gesucht werden, die ihn aufhebt.

### ❷ AK-Korrektur

#### HVLA-Techniken

5. Sie können in Bauchlage in der getesteten Atemphase entsprechend Challenge mobilisieren
Duffy und Heidrich (2004) haben eine Korrektur in Bauchlage mit Pelvic Drop-Piece beschrieben. Mit Kontakt zum posterioren L5-Querfortsatz und zur posterioren Sakrumbasis wird in p. a.-Richtung manipuliert.

Alternativ kann in Seitenlage gearbeitet werden: Der posteriore Querfortsatz von L5 sollte sich unten, die posteriore Sakrumbasis oben befinden. Das untere Bein liegt gestreckt auf der Liege und der Fuß des gebeugten oberen Beins ist in der unteren Kniekehle „eingehakt". Um die LWS des Patienten in Torsion zu bringen, ziehen Sie die unten liegende Schulter nach ventral, bis die Bewegung im L5/S1-Segment ankommt. Während Sie mit dem kopfnahen Unterarm die Schulter oder den Thorax des Patienten stabilisieren, manipulieren Sie mit der fußnahen Hand zunächst die (tischnahe) Posteriorität von L5 und dann die (tischferne) Posteriorität des oberen Sakrumpols nach ventral (➤ Abb. 2.67).

#### Mobilisation

Diese erfolgt in Challenge-Richtung mit Kontakt zum Dornfortsatz von L5 und zum Tuberculum sacrale von S1 (➤ Abb. 2.67).

## 2.3.5 Fixation von C7-Th1-I. Rippe

Diese Fixation hat Goodheart (1980, 1998) beschrieben. In einem langen Diskurs befasste er sich mit den Funktionen der rechten und linken Großhirnhälfte, der fehlenden Verbindung zwischen beiden Hemisphären in Fällen von „Split Brain" sowie dem Rhinenzephalon, einer archikortikalen und paläokortikalen (d. h. entwicklungsgeschichtlich sehr alten) Struktur, zu der auch Teile des limbischen Systems (z. B. die Amygdala) gehören. In dem Zusammenhang erwähnte Goodheart, dass Dysfunktionen dieser Strukturen mit einer Fixation der I. Rippe und von C7 assoziiert sein könnten.

Interessanterweise haben auch Nogier (1969, 1994) bzw. sein Schüler Bourdiol (1998) darauf hingewiesen, dass aus Sicht der Aurikulomedizin bei sog. „Lateralitätsstörungen" die Notwendigkeit einer Korrektur der I. Rippe besteht. Bei Lateralitätsstörungen treten ähnliche Symptome auf, wie in der Applied Kinesiology für das „Switching" (funktionelle neurologische Dysorganisation) beschrieben sind (Garten 2012, Kap. 5).

Ob es wirklich eine Korrelation zwischen neurologischen Dysorganisationszuständen und der hier beschriebenen Fixation gibt, muss dahingestellt bleiben. Möglicherweise ist die bei diesen Fällen erzielbare Besserung neurologischer Funktionen auch einfach durch die massiven propriozeptiven Afferenzen erklärbar, die sich bei der Manipulation der kranialen Rippen und der Klavikula nachweisen lassen (➤ Kap. 7.14.6).

### ❶ AK-Diagnostik

Das Vorgehen ist auch als Flussdiagramm (➤ Abb. 2.68) dargestellt.
1. Auf der Seite der Fixation besteht eine Muskelhyporeaktion eines oder mehrerer der folgenden Muskeln:
- M. tibialis anterior
- M. tibialis posterior
- M. peroneus longus
- M. peroneus brevis

Das spiegelt die Bedeutung wider, die diese Fixation für die Sportmedizin hat. Instabile Sprunggelenke können also eine primär wenig offensichtliche Ursache haben. Diese inhibierten Muskeln werden nach Reiben der Fixationsregion oder (nicht so sicher) nach Therapielokalisation stark, was den Zusammenhang mit der Fixation belegt.

#### Palpation

Meist liegt eine gewisse Tastempfindlichkeit des I. Rippenköpfchens vor (DD: Kategorie-2-Beckenläsion, ➤ Kap. 3.2.2). Ein Schub am Dornfortsatz von C7, der vom „blockierten" Rippenköpfchen wegführt, trifft auf eine harte Barriere.

#### Therapielokalisation

2. Wie bei Fixationen generell ist auch bei einer Fixation im Bereich des Dornfortsatzes von C7 und des I. Rippenköpfchens die Therapielokalisation nur mit gleichzeitiger Bewegung positiv (ein NIM wird dysreaktiv). Wenn sich ohne Bewegung bereits eine positive TL zeigt, handelt es sich um eine einfache artikuläre Dysfunktion („Subluxation"). Gerade bei Läsionen der I. Rippe können Manipulation und Korrektur einer Fixation die gleichen klinischen Effekte haben: Daher lässt sich die TL mit Bewegung als eine Art „Intensiv-TL" auffassen.

#### Challenge

3. Verwenden Sie für den Challenge am besten einen normoreaktiven Deltoideus oder anderen im Sitzen testbaren Armmuskel als Indikatormuskel. Nehmen Sie Tiefenkontakt zum I. Rippenköpfchen und zum Dornfortsatz des 7. Halswirbels auf. Schieben Sie die beiden Partner voneinander weg (in die Barriere hinein) und lassen Sie los. Auch andere Vektoren können prinzipiell vorkommen. Der Challenge-Vektor, der zur Korrektur benutzt werden muss, führt dann zur Inhibition des Indikatormuskels.

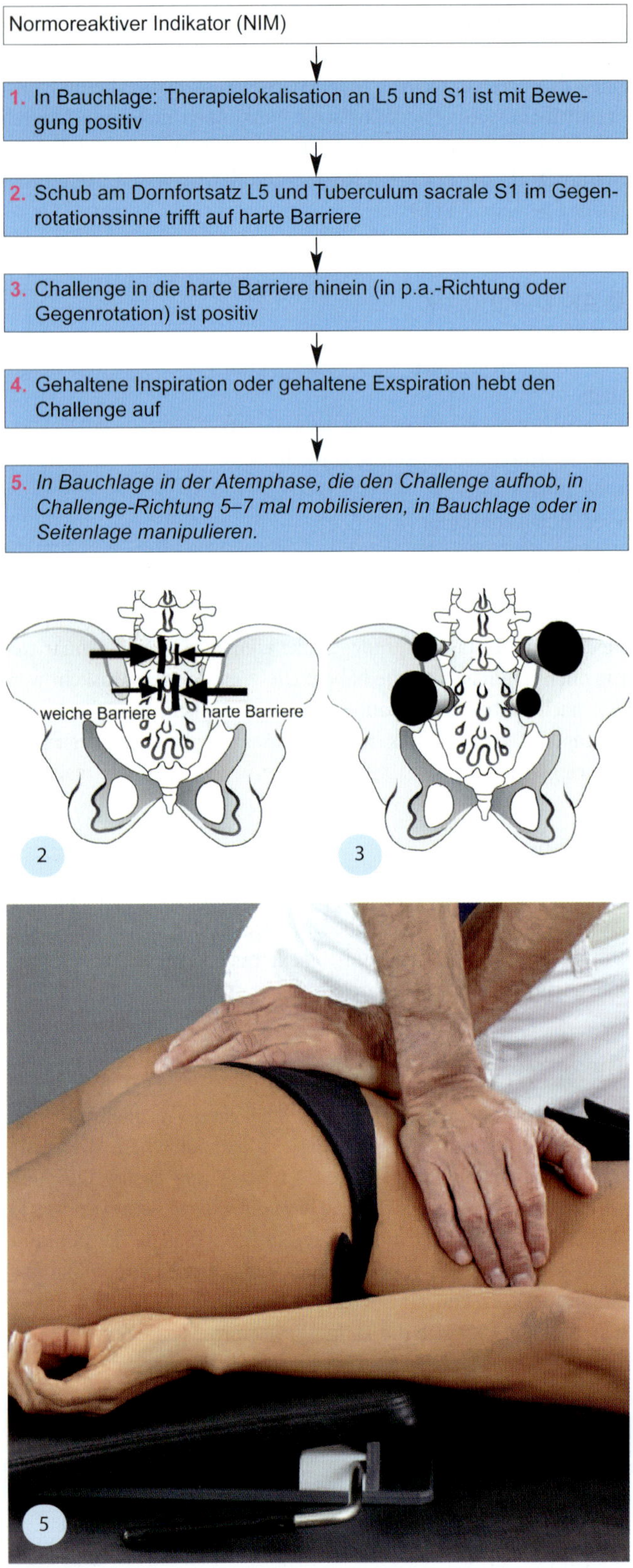


**Abb. 2.66** Flussdiagramm zur Diagnostik und Korrektur einer L5/S1-Fixation

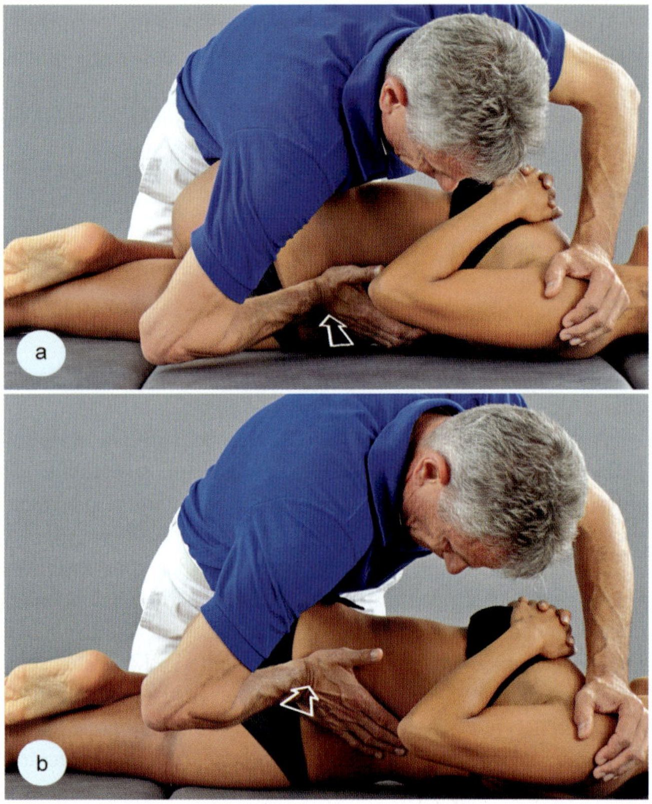


**Abb. 2.67** Korrektur von L5 (tischnah) mit Pisiforme-Kontakt auf dem Querfortsatz **(a)** und Korrektur von S1 (tischfern) mit Pisiforme-Kontakt **(b)**

4. Wenn Sie atemunterstützt mobilisieren wollen, wiederholen Sie den positiven Challenge in gehaltener Inspiration, wenn diese den Challenge nicht aufhebt, in gehaltener Exspiration.

## ❷ AK-Korrektur

### Atemunterstützte Mobilisation

5. Die Korrektur kann atemunterstützt im Sitzen durchgeführt werden: Nehmen Sie mit überkreuzten Daumen einerseits zum Dornfortsatz von C7 Kontakt auf, andererseits zum I. Rippenköpfchen (➤ Abb. 2.69). Drücken Sie sie 5–7 mal in Challenge-Richtung während der Atemphase, die den Challenge aufgehoben hatte. Von einer mobilisierenden Korrektur sind eher nicht so ausgeprägte zentrale Effekte zu erwarten wie von einer Manipulation.

### HVLA-Techniken

Die Manipulation kann in Bauchlage erfolgen, wie hier am Beispiel einer Fixation links beschrieben (➤ Abb. 2.70).

Der Patient dreht den Kopf nach links mit Seitneigung nach rechts. Sie stehen am Kopfende, sodass Ihr linker Hypothenar (Os pisiforme) am I. Rippenköpfchen links und Ihre rechte Hand seitlich (links) am Kopf des Patienten liegt.

Lassen Sie den Patienten mehrmals aus- und einatmen, um den Tiefenkontakt und die Vorspannung zu verbessern, bevor Sie endex-

1. Assoziierte Muskeln: hyporeaktive Mm. peronei, tibialis anterior und tibialis posterior ipsilateral

↓

2. Therapielokalisation am Dornfortsatz von C7 und am 1. Rippenköpfchen ist nur mit Bewegung positiv

↓

3. Challenge: Dornfortsatz von C7 und 1. Rippe separieren, loslassen: NIM wird dysreaktiv

↓

4. Atemphase suchen, die den Challenge aufhebt

↓

5. *In Challenge-Richtung während der Atemphase korrigieren, die den Challenge aufgehoben hat.*
*Alternativ: Impulsmanipulation in Challenge-Richtung (meist nach lateral, anterior und kaudal) mit Kontakt zum 1. Rippenköpfchen mit Rotation der HWS*
*Falls notwendig, C7 in Rotation manipulieren*

↓

6. *Mögliche assoziierte Fixation von L1 und 12. Rippe prüfen und korrigieren*

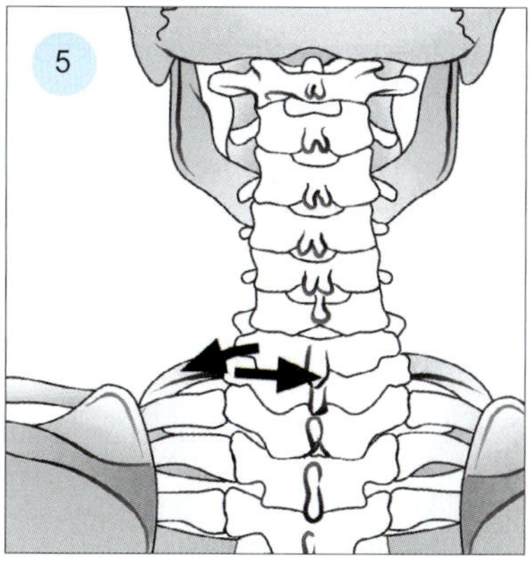


**Abb. 2.68** Flussdiagramm zur Diagnostik und Korrektur einer Fixation von C7-Th1-I. Rippe

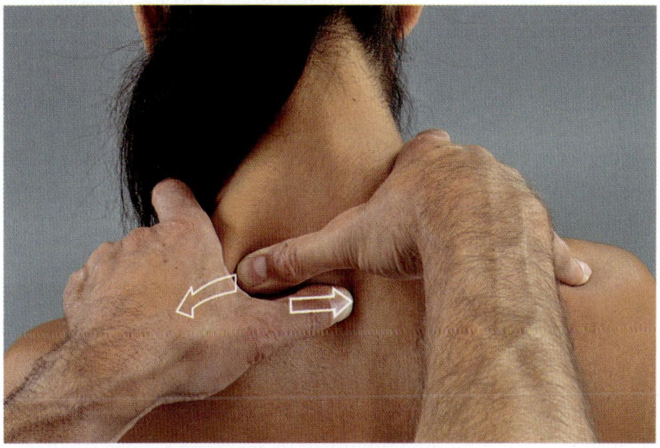

**Abb. 2.69** Mobilisierende Korrektur mit Atemunterstützung

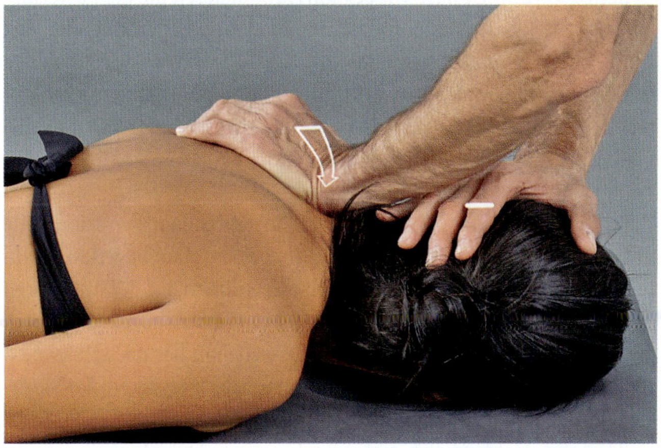

**Abb. 2.70** Manipulation einer C7-Th1-Fixation in Bauchlage

spiratorisch einen Impuls in posterior-anteriorer und lateral-kaudaler Richtung an der Rippe ausüben und gleichzeitig am Kopf in Linksrotation dagegenhalten. Danach den Challenge wiederholen. Der M. deltoideus oder der M. infraspinatus sind als NIM auch in Bauchlage zu testen.

Ein weiterhin positiver Challenge zeigt, dass die Korrektur noch unvollständig war. In dem Fall sollte C7 mit Kontakt zum Dornfortsatz korrigiert werden, wie für den zervikothorakalen Übergang beschrieben (➤ Kap. 2.2.2).

#### Lovett-Partner

Da der 1. Lumbalwirbel und die XII. Rippe eine entsprechende Läsion aufweisen können, sollte dies per TL mit Bewegung überprüft und korrigiert werden.

### 2.3.6 Sakrumfixationen

**DEFINITIONEN**

Unter einer Sakrumfixation versteht man eine bilaterale sakroiliakale Fixation. So wie die Läsion in der AK-Literatur beschrieben wird (Walther 2000), handelt es sich am ehesten um eine Rotation des Sakrums um die senkrechte Achse (➤ Abb. 2.71):

a. axial, mittig
b. seitlich, nahe dem Sakroiliakalgelenk

Dies sind jedoch keine physiologischen Läsionen, die nach osteopathischer Auffassung nur bei Ilium-Translationen in a. p.-Richtung vorkommen (Lason und Peeters 1993). Die Existenz dieser Sakrumdysfunktion wird von manchen Autoren angezweifelt (Savarese, Capobianco et al. 2003).
In der AK-Literatur (Walther 2000) wird die hier beschriebene „makroskopische" Dysfunktion mit iliosakraler Fehlrelation als Sakrumfixation bezeichnet. Auf der anderen Seite wird auch eine Sakrumdysfunktion im Sinne der Motilität, d. h. eine „mikroskopische Läsion" z. B. im Rahmen einer Sphenobasilären Kompression (Astill-Smith 1988) oder eines totalen Kompressionssyndroms (➤ Kap. 3.3.5 ❷), „Sakrumfixation" genannt. Da in diesem Falle keine echte Fehlstellung vorliegt, wird sie mittels atemunterstützter Mobilisation oder osteopathischer Induktion (➤ Kap. 3.3.2) behandelt.

2

## ❶ AK-Diagnostik

Das Vorgehen ist auch als Flussdiagramm (➤ Abb. 2.71) dargestellt, auf das sich die folgenden Randziffern beziehen.

### Assoziierte Muskelhyporeaktion

1. Die bilateral mit Sakrumfixationen assoziierten Nackenstrecker müssen, falls sie hyporeaktiv sind, einzeln auf jeder Seite getestet werden (➤ Tab. 2.4): In Bauchlage streckt und rotiert der Patient die HWS endgradig zur jeweiligen Seite.

### Therapielokalisation

2. Der Patient beginnt mit einer TL zum rechten SIG, während der Behandler eine Bewegung des Sakrums induziert, durch die ein vorher normoreaktiver Indikatormuskel dysreaktiv wird. Danach wird dasselbe hinsichtlich des linken SIG durchgeführt. Die TL des fixierten SIG sollte die inhibierten Nackenstrecker stärken, was jedoch kein zuverlässiger Befund ist.

### Palpation

3. Einseitig findet sich ein tiefer SIG-Sulkus (➤ Kap. 3.2.7) und ipsilateral ein tiefer unterer Sakrumpol.

- Der Vorlauftest ist möglicherweise auf der führenden Seite positiv.
- Der Federungstest ergibt eine harte Barriere auf der posterioren und eine weichere Barriere auf der anterioren Seite (Seite des tiefen Sulkus).
- Der Hyperextensionstest der Osteopathie in Bauchlage (Sphinx-Test, bei dem der Patient sich auf die Ellenbogen aufstützt) verstärkt eher die Asymmetrie.

Ein lateraler Schub am Tuberculum sacrale zeigt eine härtere Barriere in einer Richtung; lässt sich das Tuberculum sacrale leichter nach rechts bewegen, handelt es sich um eine rechts-anteriore, links-posteriore Fixation (3.a). Dies bestätigt sich bei anteriorem Druck im Sulkus des linken bzw. rechten SIG. Ist der Widerstand nach anterior links größer (positiver Federungstest), handelt es sich um eine links-posteriore Fixation (3.b).

Die **führende** Seite muss per AK-Challenge (vgl. 5) gefunden werden. Der hier beschriebene Befund wird in der Regel durch eine Rotation um die senkrechte Achse verursacht:

- Links = Das linke SIG ist intakt, das Sakrum rechts anteriorisiert und korrekturbedürftig („die Tür ist links angeschlagen", d. h. das „Scharnier" ist links). Das kann mit einem positiven Hipdrop-Test und Vorlaufphänomen rechts ohne Beinlängendifferenz einhergehen (Garten 2012, Kap. 7).
- Rechts = Intakte Verhältnisse im rechten SIG, das Sakrum steht links posterior, was mit einem positiven Vorlaufphänomen und Hipdrop-Test auf der linken Seite ebenfalls ohne Beinlängendifferenz einhergehen kann. Die „Tür" ist in diesem Fall „rechts angeschlagen", sie ist um das „Scharnier" rechts nach links drehend „geöffnet".

### Hypertone Muskeln korrigieren

4. Schmitt (1978) zufolge kann diese Fixation durch einen Hypertonus des M. piriformis oder des M. psoas verursacht werden. Deshalb sollte nach Behandlung der Hyporeaktion der Antagonisten (besonders kontralaterale Partner) von Piriformis und Psoas mittels Muskeldehnungsreaktion (Garten 2012, Kap. 10.3.3.1) die myofasziale Spannung dieser Muskeln geprüft werden. Durch eine Behandlung mit Fascial-Flush- oder Spray-and-Stretch-Techniken oder auch mit postisometrischer Relaxation kann sich unter Umständen eine Mobilisation oder Manipulation der Fixation erübrigen.

### Challenge

5. Um ausgehend von einem normoreaktiven Indikatormuskel durch einen nicht gehaltenen Challenge nach der führenden, zu korrigierenden Seite zu suchen, drücken Sie das Sakrum auf der posterioren Seite nach anterior und lassen wieder los. Führt dies zur Inhibition des NIM, handelt es sich um die Dysfunktionsseite. Bei negativem Challenge ist das Sakrum nicht auf der posterioren, sondern auf der anterioren Seite fixiert (7).

Nur wenn Sie nicht sicher sind, sollten Sie auch die potenziell anteriore Seite überprüfen: Dort ist nur ein gehaltener Challenge möglich. Testen Sie, ob der NIM hyporeaktiv wird, während Sie die Anteriorisierung der Sakrumseite mit gehaltenem Druck nach anterior verstärken. Dies würde den Befund einer anterioren Fixation bestätigen.

## ❷ AK-Korrektur

6. Eine **posteriore Fixation** kann man versuchen, mit einer atemunterstützten Mobilisation zu lösen. Lassen Sie den Patient zunächst in Inspiration die Luft anhalten, während Sie den Challenge wiederholen. Wird der Challenge nicht aufgehoben, wird der Test in der Exspirationsphase wiederholt. Mobilisieren Sie die posteriore Sakrumseite in der Atemphase in anteriorer Richtung, die den Challenge aufgehoben hat.

Die posteriore Sakrumfixation kann auch per direkter, nach anterior gerichteter Impulsmanipulation korrigiert werden (➤ Abb. 2.72). Ein Drop-Piece (Thuli-Tables: www.thulitables.com) erleichtert die Manipulation.

7. Eine **anteriore Fixation** wird in Seitenlage (Fixationsseite oben) korrigiert: Bei Torsion der Wirbelsäule (oben liegende Schulter nach hinten führen) bewegt sich das Sakrum auf der anterioren Seite nach posterior. Über die Schulter oder den Thorax kann nach posterior manipuliert werden, wobei der Behandler das relativ posteriore Ilium nach anterior fixieren muss, was zu starkem Torsionsstress in der LWS führen kann.

Als sehr effektiv kann sich eine für die Sakrumtorsion (unilateral anterior bzw. LL und RR nach der osteopathischen Nomenklatur, ➤ Kap. 3.2.7 ❼) beschriebene Muskelenergietechnik erweisen.

1. Bilaterale Hyporeaktion der Nackenextensoren bei einseitiger Testung; wenn nur eine Seite hyporeaktiv ist, handelt es sich wahrscheinlich um eine einseitige sakroiliakale Fixation.

↓

Normoreaktiver Indikatormuskel

↓

2. Die **Therapielokalisation** der SIG ist meist nur mit Bewegung positiv, d.h. führt zu Dysreaktion des Indikators.
Die Therapielokalisation der SIG hebt Hyporeaktion der Nackenextensoren auf.

↓

3. **Palpation**: a. Lateraler Schub am Tuberculum sacrale: Barriere in eine Richtung; wenn sich das Sakrum leichter nach rechts bewegt, handelt es sich um eine rechts-anteriore, links-posteriore Fixation.
b. Dies kann durch anterioren Druck am oberen Sakrumpol links bzw. rechts bestätigt werden. Ist der Widerstand nach anterior links größer, handelt es sich um eine links-posteriore Fixation.

↓

4. Ein hypertoner Psoas und Piriformis müssen entspannt werden, besser vor Manipulation des Sakrums.

↓

5. **Nicht gehaltener Challenge**, um die führende, zu korrigierende Seite zu suchen:
Sakrum auf der Seite der möglichen posterioren Fixation nach anterior drücken: Ist dieser Challenge positiv, dann ist dies die führende Seite.

↓

6. *Mittels atemunterstützter Mobilisation oder Manipulation das Sakrum auf dieser Seite nach anterior in Challenge-Richtung korrigieren oder in anteriorer Richtung mit Impuls manipulieren*

7. Bei negativem Challenge wie in (5) ist die anteriore Sakrumseite fixiert:
*In Seitenlage (Fixationsseite oben) korrigieren: Die Torsion der Wirbelsäule (oben liegende Schulter nach posterior) bringt das Sakrum auf der anterioren Seite nach posterior, das Ilium wird über das gestreckte Bein mobilisiert (Abb. 2.73).*

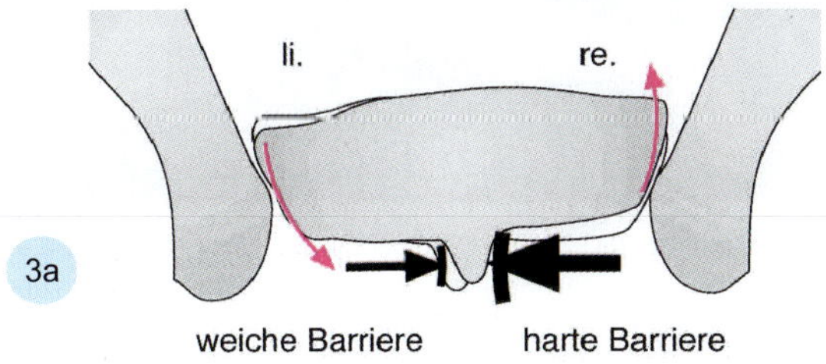


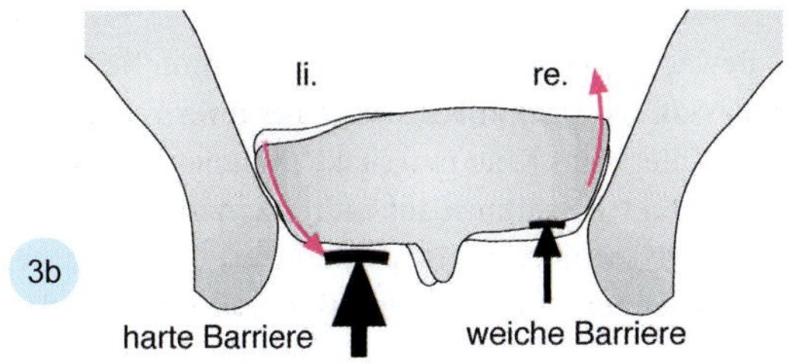


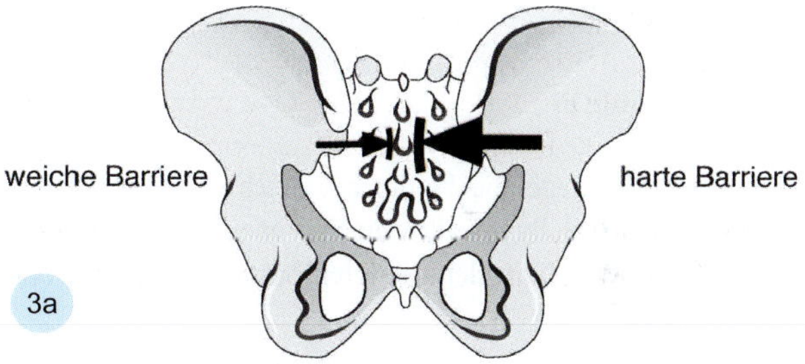


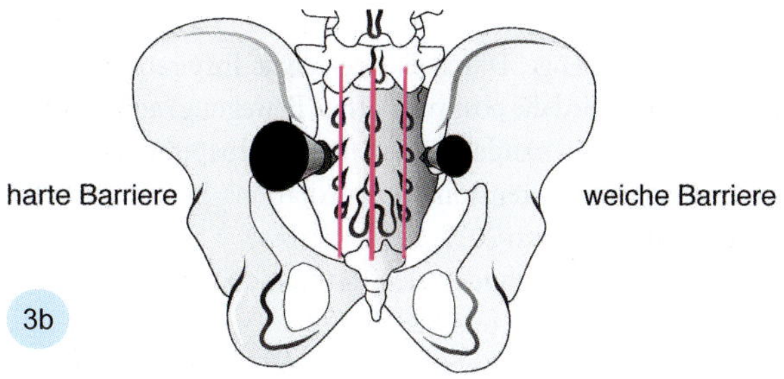


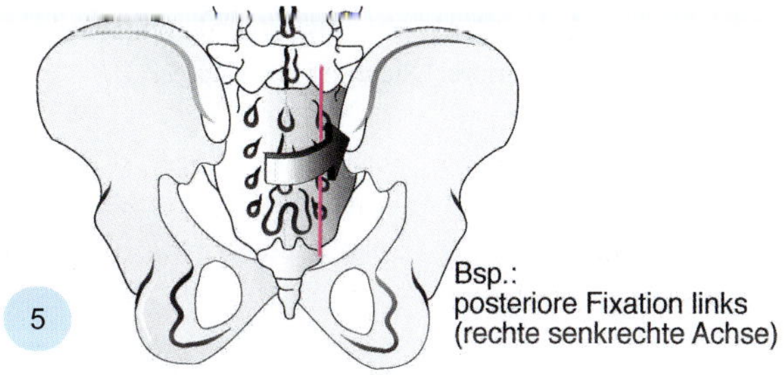


**Abb. 2.71** Flussdiagramm zur Diagnostik und Therapie einer Sakrumfixation; hier am Beispiel einer Linksrotationsläsion um die rechte senkrechte Achse dargestellt

Das in Seitenlage oben befindliche Bein ist in der Hüfte ca. 45° abgewinkelt und im Knie gestreckt, während Sie das Bein mit dem Unterschenkel und die Schulter oder den Thorax mit Ihrer kopfnahen Hand stabilisieren. Mit den Fingern Ihrer fußnahen Hand, die auf dem Ilium und Sakrum liegen, tasten Sie, ob die vom Patienten induzierte Bewegung (Schulter nach vorn und Bein nach oben drücken) am SIG ankommt. Ist dies nicht der Fall, muss in der Regel der Hüftbeugewinkel etwas verändert werden (➤ Abb. 2.73).



## 2.3.7 Sakroiliakale Fixation

**DEFINITIONEN**

Bei einer sakroiliakalen Fixation sind Mobilität und Motilität von Ilium und Sakrum auf einer Seite vollkommen intakt. Auf der betroffenen Seite finden sich neben der Fixation auch hyporeaktive Nackenextensoren. Die Grenzen zur Sakrumfixation sind naturgemäß fließend. Inwieweit eines der Sakroiliakalgelenke nur „führend" (➤ Kap. 2.3.6) oder als einzelnes Gelenk fixiert ist, bleibt im Einzelfall auch für den Patienten relativ unerheblich.
Es gibt Überschneidungen mit den Ilium-Inflare- und -Outflare-Läsionen, die ebenfalls eine respiratorische Komponente haben (➤ Kap. 3.2.3).

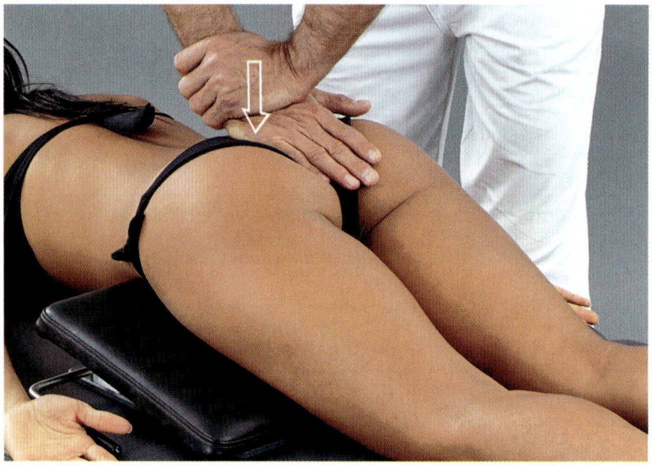

Abb. 2.72 Korrektur eines links-posterioren Sakrums bei Linksrotation um die rechte senkrechte Achse (mit Drop-Piece)

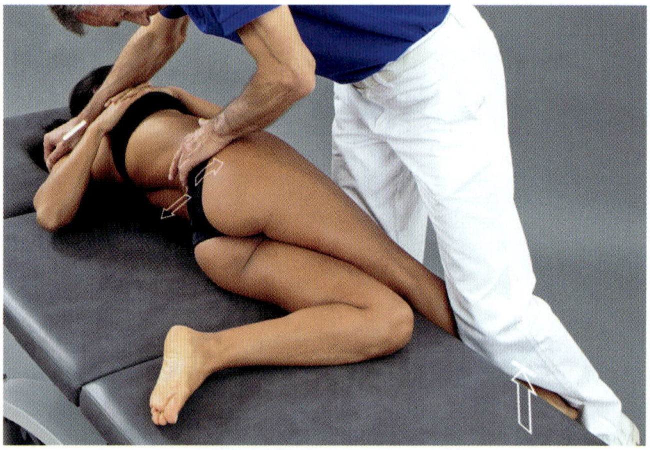

Abb. 2.73 Korrektur eines rechts-anterioren Sakrums bei Linksrotation um die linke senkrechte Achse. Die kleinen Pfeile geben die Bewegung des Sakrums über die LWS-Torsion und die Gegenbewegung des Iliums über den Hebel des Beines an, das die Patientin nach oben drückt.

### ❶ AK-Diagnostik

#### Therapielokalisation

Auch hier ist in der Regel die TL nur bei gleichzeitiger Bewegung positiv. Die ipsilateral hyporeaktiven Nackenextensoren können durch TL oder Reiben über dem fixierten Sakroiliakalgelenk normoreaktiv werden.

#### Challenge

Respiratorischer Challenge: Durch eine gehaltene Inspiration oder gehaltene Exspiration wird die positive TL (mit Bewegung) aufgehoben.

- Hilft die Inspiration, handelt es sich um eine Inspiration-Assist-Läsion mit relativer Extensions-Innenrotations-Stellung von Ilium und Sakrum (Garten 2012, Kap. 7).
- Hilft die Exspiration, befinden sich Ilium und Sakrum in relativer Flexions-Außenrotations-Stellung.

Der nicht gehaltene Challenge wird auf der fixierten Seite in p.a.-Richtung mit einer Nutations- (bzw. Extensions-) oder Kontranutations- (bzw. Flexions-)Komponente am Sakrum durchgeführt. Stabilisieren Sie dabei den zweiten Partner der Fixation (das Ilium) in Inflare- (posteriorer) bzw. Outflare- (anteriorer) Richtung (➤ Kap. 3.2.3).

### ❷ Korrektur

#### Manipulation

Die Manipulation kann in Seitenlage (Läsionsseite oben) erfolgen: Die unten befindliche Schulter des Patienten wird nach ventral gezogen, bis die Bewegung im Bereich des SIG ankommt. Bei **Inspiration-Assist-Läsion** wird der Fuß des leicht angewinkelten oben liegenden Beins hinter dem Knie eingehakt. Nehmen Sie mit Ihrem Unterarm Kontakt zum Ilium auf und manipulieren Sie im Sinne einer Anteriorisierung. Das entspricht genau dem Vorgehen bei der entsprechenden Ilium-posterius-Läsion mit Inflare (➤ Abb. 3.3c).

Bei **Expiration-Assist-Fixation** des SIG lassen Sie das Bein des Patienten (Läsionsseite oben) bei flektierter Hüfte von der Liege hängen. Manipulieren Sie mit Kontakt zum Ischium, wobei sich das Ilium eher nach posterior bewegt. Dazu lassen Sie Ihren Oberkörper mit einem „Drop" auf Ihre Hand fallen, die auf dem Ischium liegt (➤ Abb. 3.3d).

#### Mobilisation

Die einfachste Möglichkeit ist, mit dem Kontakt zum Sakrum und Ilium wie beim Challenge beschrieben während der Atemphase, die den Challenge aufgehoben hatte, 5–7 mal in die positive Challenge-Richtung zu mobilisieren.

Wenn der Kontroll-Challenge anschließend nicht negativ ist, benutzen Sie bei der **Inspiration-Assist-Läsion** dieselbe Technik wie für eine Sakrumtorsion unilateral anterior (LL und RR) (➤ Kap. 3.2.7 ❼ und ➤ Abb. 3.13) und lassen den Patienten die Schulter und das gestreckte Bein während der Inspirationsphase anheben.

Für die **Expiration-Assist-Korrektur** können Sie dieselbe Technik benutzen, wie für eine Sakrumtorsion unilateral posterior (LR und RL) angegeben (➤ Kap. 3.2.7 ❸ und ➤ Abb. 3.14).

### ❸ Befundkontrolle

Wie bei allen Fixationen sollte der Befund unter gewichtstragenden Bedingungen, d. h. im Sitzen oder Stehen, überprüft werden:

Während der Patient auf der Liege sitzt, werden die Nackenextensoren getestet. Um eine TL durchzuführen, kann der Patient das Becken hin und her bewegen, d. h. Bewegung im Sakroiliakalgelenk induzieren. Als normoreaktiver Indikatormuskel eignet sich ein Muskel an der oberen Extremität (Deltoideus, Serratus, Infraspinatus etc.) oder auch an der unteren Extremität (Rectus femoris, Popliteus etc.).

## 2.3.8 Sternumfixation, Symphysis-pubica-Fixation

(➤ Kap. 3.3.5 ❷)

**Fallbeispiel 3**

### Fixationskomplex

Die 43-jährige Patientin hat seit 15 Jahren jeden Tag Kopfschmerzen, die linksseitig vom Okziput in den Stirnbereich ausstrahlen.
Vor 18 Jahren erlitt sie eine komplizierte Sprunggelenkfraktur rechts. Nachts trägt sie eine Tiefziehschiene (einfacher Zahnschutz ohne Repositionseffekt) wegen Knirschen. Stuhlgang einmal wöchentlich, derzeit mit phytotherapeutischer Unterstützung alle 2 Tage.

#### Befunde

Kompression der Okziputkondylen, schmerzhafte Verspannung der Subokzipitalmuskulatur links, C1–C3 en bloc nach links bewegungseingeschränkt. Variable Beinlängendifferenz (im Liegen rechtes Bein plus 1 cm, Irritation SIG rechts). Die Mm. peronei longus und brevis sind rechts hyporeaktiv, normoreaktiver Challenge der Fibula nach anterior. Laterales Kuboid rechts

#### Therapie und Verlauf

- Korrektur des Kuboids und des proximalen Tibiofibulargelenks, nach Akupunktur (Dry-Needling) eines Triggerpunkts im M. triceps surae postisometrische Relaxation und Dehnung des verkürzten M. triceps surae. Anschließend Korrektur eines posterioren Iliums rechts, Korrektur von L4/L5 sowie Korrektur der Fixation von C1–C3 mittels Manipulation. Wegen stressbedingter generalisierter Hyperreaktion wurde diese Behandlungssitzung hier beendet.
- Am nächsten Tag: M. peroneus longus und M. peroneus brevis im Test stark, negativer Challenge von Fibula und Kuboid, keine Beckenläsion. Linksrotationsdysfunktion der oberen HWS wird erneut korrigiert. Nach Dry-Needling eines Triggerpunkts im M. levator scapulae links HWS o. B. Weiterhin Beinlängendifferenz plus 8 mm rechts.
- Im Stehen: Latissimus bds. normoreaktiv, Walking-Gait-Test (➤ Kap. 1.4): Latissimus in Schrittstellung bds. nicht inhibiert. Eine Erhöhung der linken Ferse um 5 mm normalisiert Gait-Testbefunde links und rechts. Die Patientin soll daher ein 5 mm hohes Fersenkissen im linken Schuh tragen, nach 4 Wochen Kontrolle, ob diese Einlage permanent notwendig ist.
- Nach 5 Wochen: Die Patientin hat seitdem keine Kopfschmerzen mehr gehabt. Die HWS ist o. B. Zur erneuten Kontrolle wird ein Termin in drei Monaten vereinbart.

#### Interpretation

Durch die Fußfehlstatik und die anatomische Beinlängendifferenz veränderte sich der Gangmechanismus, sodass es zu einer adaptiven oberen HWS-Fixation kam. Nur die Fixation zu lösen, ist nicht ausreichend, vielmehr muss die Ursache dieser adaptiven Störung beseitigt werden.

## 2.4 Diskusläsionen, Spondylosen, Facettensyndrome (Imbrication)

Im Unterschied zu anderen Lehrbüchern der Applied Kinesiology werden diese Störungen im Bereich der Intervertebralforamina hier gemeinsam behandelt, da sie zu Nervenkompressionen bzw. – häufig nicht klar trennbar – zu pseudoradikulären Schmerzzuständen führen können und für alle dieselben diagnostischen und konservativ therapeutischen Prinzipien gelten.

*„Bei einer Allgemeinpraxis suchen etwa 10 Prozent, bei niedergelassenen Orthopäden bis zu 50 Prozent der Patienten Hilfe wegen bandscheibenbedingter Erkrankungen, die wiederum rund 20 Prozent der Krankschreibungen und nahezu 50 Prozent der Anträge auf vorzeitige Rentengewährung auslösen. In zwei von drei Fällen ist die Lendenwirbelsäule betroffen. Für 90 Prozent der Lumbalgien und Lumboischialgien sind degenerative Veränderungen an der Zwischenwirbelscheibe verantwortlich, die bereits im dritten Lebensjahrzehnt nachweisbar sind und zusammenfassend als Diskose bezeichnet werden. Die Folgeerscheinungen der Diskose – Osteochondrosis intervertebralis, Subluxation und Sekundärarthrose im zugehörigen Intervertebralgelenkpaar – können klinisch stumm bleiben oder aber charakteristische, zum Rezidiv neigende und nicht selten zur Invalidität*

*führende Schmerzsyndrome hervorrufen. Schmerzen kommen entweder durch pathologische Bandscheibenkontakte am hinteren Längsband, durch Irritation der Nervenwurzel infolge diskalen oder knöchernen Drucks oder am Wirbelgelenk aufgrund von Kapseldehnung und Arthrose zustande. Demzufolge unterscheidet der Kliniker das lokale Lumbalsyndrom, das lumbale Wurzelsyndrom (radikuläres Schmerzsyndrom) und das Facettensyndrom (pseudoradikuläres Schmerzsyndrom). In der Praxis sind kombinierte Schmerzbilder nicht selten […] Besonders beim therapieresistenten Kreuzschmerz muss auch an die Möglichkeit wirbelsäulenferner organischer Ursachen und einer psychosomatischen Erkrankung gedacht werden.*

*Wichtige Hinweise auf einen psychosomatischen Hintergrund von Rückenbeschwerden sind: Wortreich als polytop und extrem bezeichnete Schmerzen, Wirkungslosigkeit sämtlicher Heilmittel und Entlastungstechniken, häufiger Arztwechsel und fehlende objektive Befunde. Es gilt dann, nach sorgfältigem Ausschluss auch einer extravertebralen somatischen Erkrankung Belastungs-, Überforderungs- und Konfliktsituationen zu erkennen und mit Einverständnis des Patienten für eine qualifizierte Evaluierung und Therapie zu sorgen" (Hackenbroch 1996).*

Eine probate Technik ist das „Gespräch mit dem Symptom" des NLP (Ötsch und Stahl 1997). Bei einem psychosomatisch Kranken wäre eine Operation ebenso verhängnisvoll wie die falsche Klassifikation eines degenerativen Lumbalsyndroms als Konversions- oder Somatisierungsstörung.

Umso mehr gilt es, die umfassenden Möglichkeiten der Applied Kinesiology im Sinne der „Triad of Health" auszuschöpfen.

### 2.4.1 Diskusläsionen

Die Behandlung von Bandscheibenläsionen ist eine Domäne der Applied Kinesiology. Standardwerke der Manualmedizin (z. B. Lewit 1992, Dvorak et al. 1997, Frisch 2003) erwähnen Bandscheibenläsionen nur nebenbei als Therapieindikation bzw. als relative oder absolute Kontraindikationen für Impulsmanipulation und Mobilisation (Dvorak et al. 1997). Muskelenergietechniken können demnach vorteilhaft angewandt werden. Selbst in der weitverbreiteten deutschsprachigen Zeitschrift „Manuelle Medizin" liefert eine Stichwortsuche zu „Bandscheiben + Manuelle Medizin" (http://www.springerlink.com/content/bandscheiben+manuelle+medizin) nur vier Treffer, wobei sich keiner direkt auf manuelle Therapie bezieht.

Zervikale Diskusläsionen werden nach einigen Publikationen durch chiropraktische Manipulationen verursacht (Destee et al. 1989), allerdings seltener als bei „anderen Therapeuten" (Kleynhans 1980, Slater und Spencer 1992). Neutraler ausgedrückt würde man wohl sagen: Komplikationen der manipulativen Therapie hängen in ihrer Häufigkeit vom Können des Anwenders ab. Vereinzelt ist eine chiropraktische Behandlung von Radikulopathien bei Diskushernie beschrieben (Brouillette und Gurske 1994). Bei bildgebenden Untersuchungen der manualtherapeutischen Behandlung von lumbalen und zervikalen Diskusläsionen ergab sich eine MRI-kontrollierte Reduktion der Protrusion (Ben Eliyahu 1996). Eriksen (1998) publizierte eine Fallstudie zur Behandlung einer zervikalen Diskushernie mittels „Grostic Procedure" (http://www.upcspine.com/PDF/grostic.pdf), einer Kopfgelenkmanipulation, die am Palmer College of Chiropractic gelehrt wird und deren radiologische Diagnostik mit derjenigen der Atlastherapie vergleichbar ist (Arlen 1985). Bei „Activator Adjustments", die für Diskusläsionen der HWS und LWS beschrieben sind (Polkinghorn 1998, Polkinghorn und Colloca 1998, Schneider und Galioto 1998), handelt es sich um ein mechanisches Impulsinstrument (➤ Abb. 2.74). Rotationen und andere Bewegungen der Wirbelsäule werden hierbei nicht benutzt. Eine neuere Veröffentlichung (Santilli et al. 2006) bestätigt die Effizienz einer manipulativen Therapie bei Diskusprotrusionen ohne Komplikationen: Die Studie umfasste 64 Männer und 38 Frauen im Alter zwischen 19 und 63 Jahren, die randomisiert in zwei Gruppen mit Manipulation (53) und simulierter Manipulation (49) behandelt wurden.

Bandscheibenläsionen sind mechanische Probleme, die neben einer Normalisierung der Gesamtstatik und -funktion eine Normalisierung viszeraler und metabolischer Funktionen erfordern. Da die Statik auch emotional (psychosomatisch) beeinflusst wird, muss man eigentlich alle drei Seiten der „Triad of Health" als Ursachen in Betracht ziehen.

#### Anatomie des vertebralen Segments

Nach Schmorl (Schmorl und Junghans 1953) kann man einen ventralen passiven Teil (Wirbelkörper) und einen dorsalen, Bewegung vermittelnden Teil von Wirbeln unterscheiden. Letzterer besteht aus den knöchernen Pediculi der Wirbelbögen, die durch die Laminae und den Dornfortsatz abgeschlossen werden, sowie den Gelenkfortsätzen und den Querfortsätzen. Zwei Wirbel bilden ein Bewegungssegment, das aus dem Discus intervertebralis, den Intervertebralforamina, den Wirbelgelenken und Bändern besteht:

- Ligg. flava (vorwiegend elastische Fasern) verbinden die Laminae.
- Ligg. interspinalia verbinden die Dornfortsätze.
- Ligg. supraspinalia verlaufen über die Dornfortsatzspitzen (vom 7. Halswirbel bis 4. Lendenwirbel).
- Das Lig. nuchae erstreckt sich beidseits zwischen Protuberantia occipitalis ext. und Dornfortsatz des 7. Halswirbels.

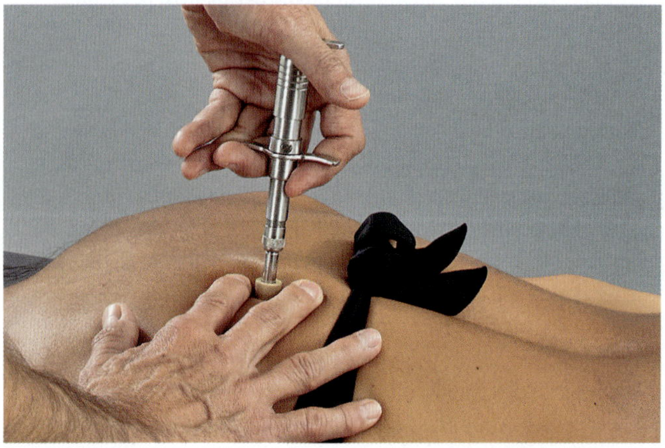

**Abb. 2.74** Activator Adjustments (Korrektur einer Rippendysfunktion)

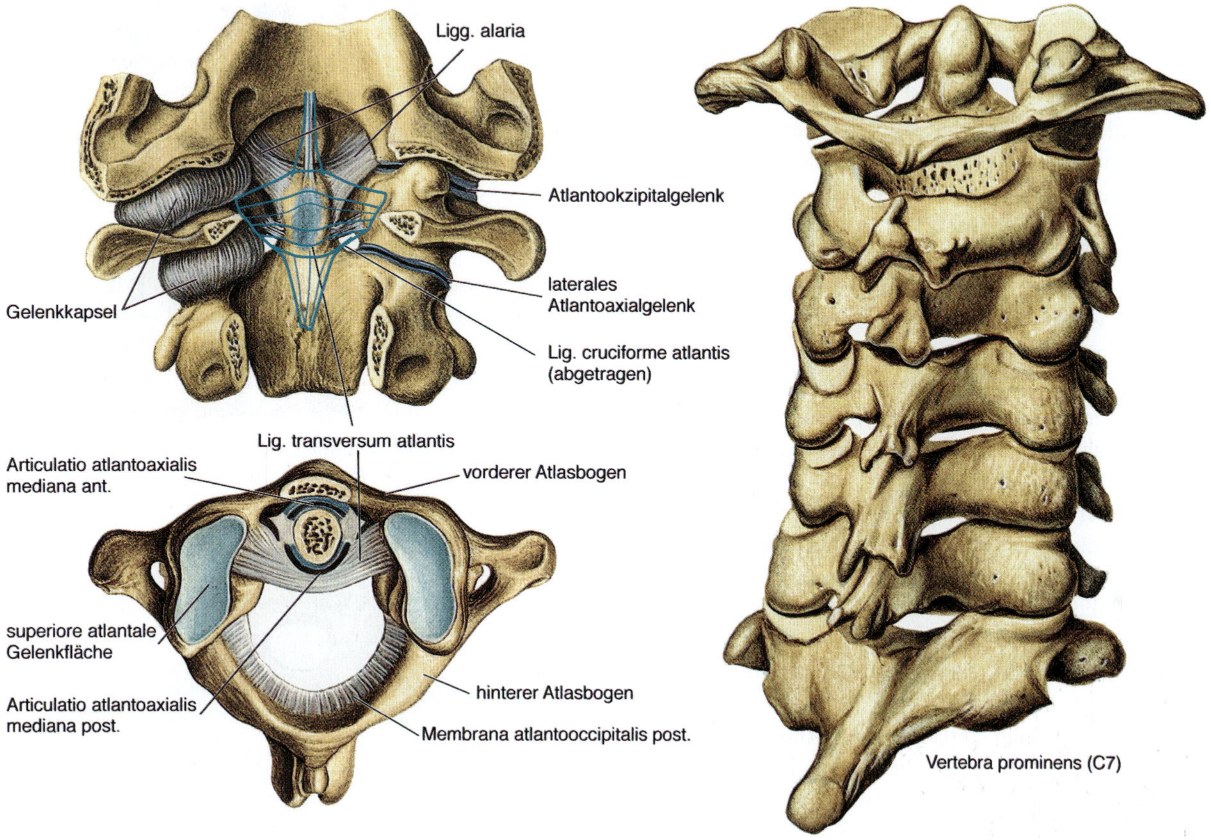


**Abb. 2.75** Anatomie der Halswirbelsäule (Sobotta 2007)

- Ligg. intertransversaria verbinden die Querfortsätze im Bereich der BWS bzw. die Processus accessorii im Bereich der LWS.
- Das vordere (Lig. longitudinale anterius) und das hintere Längsband (Lig. longitudinale posterius), die sich medial ventral bzw. dorsal über die gesamte Reihe der Wirbelkörper und Bandscheiben erstrecken, werden bei Protrusion oder Prolaps des Nucleus pulposus angespannt.

Der außen vom Anulus fibrosus umschlossene gallertartige Ncl. pulposus des Discus intervertebralis besteht zu 88 % aus Wasser sowie vor allem aus Mukopolysacchariden, Protein-Chondroitinsulfat-Komplexen und Hyaluronsäure. Zudem lassen sich Kollagenfibrillen, Fibrozyten und wenige Knorpelzellen nachweisen, die für die Produktion der genannten Substanzen verantwortlich sind.

Wirbelkörper und Bandscheibe nehmen statische Druckbelastungen sowie Biege- und Scherkräfte passiv auf. Die dorsalen Strukturen sind an der aktiven statischen Arbeit der autochthonen, tiefen Wirbelsäulenmuskulatur beteiligt. Die Zwischenwirbelgelenke sind nicht für statische Druckbelastungen ausgelegt!

## ❶ Pathophysiologie und Pathoanatomie

Diskusläsionen sind bei klinischen Beschwerdebildern häufig nicht von spondylotischen Veränderungen unterscheidbar, da im Bewegungssegment in erster Linie pseudoradikuläre Schmerzen auftreten, deren Ursprung im Band- und Kapselapparat sowie in Muskelstrukturen liegen kann.

Radikuläre Schmerzen (durch direkte Irritation der Spinalnerven) sind im Vergleich dazu eher selten – „ein überfordertes Krankheitsbild“ (Gutmann 1984). Im Laufe des Lebens kommt es zu einer „normalen“ Diskusdegeneration: In den ersten beiden Lebensjahrzehnten ist der Anulus fibrosus deutlich vom gelatinösen Ncl. pulposus abgesetzt. Dieser wird in der dritten Dekade fester, bleibt aber noch gut verformbar. In der vierten Dekade verliert der Ncl. pulposus seinen gelartigen Charakter, seine fibröse Umwandlung führt zu einer extrem eingeschränkten Wasseraufnahmekapazität und entsprechend verminderten Tragfähigkeit bzw. Belastbarkeit. Es entstehen radiäre Risse im Diskus (Farfan 1979). Bis zur siebten Dekade lässt sich der trockener und brüchiger werdende Ncl. pulposus immer weniger vom Anulus fibrosus abgrenzen.

Die Nährstoffversorgung des avaskulären Ncl. pulposus muss per Diffusion erfolgen. Dazu bedarf es einer den Bandscheiben zugeschriebenen Pumpwirkung: Unter Druckbelastung wird Flüssigkeit aus dem Ncl. pulposus gepresst, dessen Flüssigkeitsgehalt und Dicke unter dem Einfluss osmotischer Kräfte bei Druckentlastung wieder zunehmen. Auch die bei Flexion, Extension und Seitneigung auftretenden Scherkräfte haben eine solche Pumpwirkung.

In der zweiten bis fünften Dekade erhöht sich durch den größeren Flüssigkeitsgehalt (und damit Druck) die Wahrscheinlichkeit eines Bandscheibenprolapses.

## Diskusläsionstypen

**Akutes Trauma** Stürze, Verdrehungen, Überlastungen können mit einer Ruptur des Anulus fibrosus und des hinteren Längsbands einhergehen. Da die Bandstrukturen reich mit Nerven versorgt sind, führen Risse zu Schmerzen. Während Ruhe und funktionelle Muskeltechniken zur Besserung der Beschwerden beitragen, sind Impulsmanipulationen kontraindiziert.

**Nukleusschwellung** Hypothetisch könnte auch eine vermehrte Flüssigkeitsaufnahme im Ncl. pulposus den Druck auf den Anulus fibrosus verstärken, was White und Panjabi (1990) durchaus für möglich halten. In der Applied Kinesiology wird eine ähnliche Situation im Rahmen eines Ileozökalklappensyndroms (➤ Kap. 5.9.1) beschrieben: Hier finden sich in vielen Fällen Ödeme in der Peripherie, z. B. im Karpaltunnel, deren Ursache, soweit möglich, abgeklärt und korrigiert werden sollte.

**Mediolaterale Ruptur des Anulus fibrosus** Sie wird meist keine Irritation der Spinalnervenwurzel verursachen, sondern aufgrund der ligamentären Schmerzreize zu pseudoradikulären Beschwerden führen, die in die Sakroiliakalregion, ins Gesäß oder die Rückseite des Oberschenkels ausstrahlen. Radikuläre Tests (Lasègue, Bragard, Muskeleigenreflexe) sind nicht oder nicht eindeutig positiv.

**Diskusprotrusion** Bei einer Teilruptur des Anulus fibrosus kann es zur Dehnung und Irritation des Bandapparats sowie je nach Lokalisation zu einer Spinalnervenreizung mit sensorischen und motorischen Symptomen kommen. Diese Störung spricht gut auf eine manipulative Therapie an, am besten mit atemunterstützter Mobilisation am Segment selbst sowie mit Blocklagerungen.

**Diskusprolaps** Wenn ein Teil des Bandscheibenkerns aus dem Anulus fibrosus austritt, aber durch Faserstrukturen noch am Platz gehalten wird, kann die Schmerzsymptomatik geringer sein als bei einer Protrusion. Falls die Bänderstrukturen kaum gedehnt werden und die Spinalnervenwurzel nicht irritiert ist, kann es sich um einen der vielen asymptomatischen Zufallsbefunde bei CT- und MRT-Untersuchungen handeln. Denn im mittleren Lebensalter sind 30–40 % der im CT oder MRT sichtbaren Diskushernien im Bereich der LWS asymptomatisch, im Bereich der HWS sogar 60–66 % (Boden, McCowin et al. 1990, Boos et al. 1995, Schellhas et al. 1996). Die Läsion kann unter Narbenbildung verheilen, aber auch häufig rezidivieren und schließlich eine Indikation zur chirurgischen Intervention darstellen.

**Verlagerter Nukleussequester** Das klinische Bild entspricht einer Diskusprotrusion oder -hernie (Prolaps), häufig verbunden mit neurologischen Zeichen. Ein medialer Prolaps mit oder ohne Sequesterverlagerung kann ein Kaudasyndrom hervorrufen, das mit einer Mastdarm- oder seltener Blasenlähmung einhergeht. Periphere neurologische Ausfälle fehlen mitunter, insbesondere das Lasègue-Zeichen ist eher negativ.

**Diskusdegeneration** Dieser Zustand tritt am häufigsten im fortgeschrittenen Lebensalter auf und wird von allgemeinen spondylotischen degenerativen Veränderungen begleitet. Die Symptomatik ist entsprechend vielfältig und eher durch pseudoradikuläre Beschwerden gekennzeichnet, aber auch radikuläre

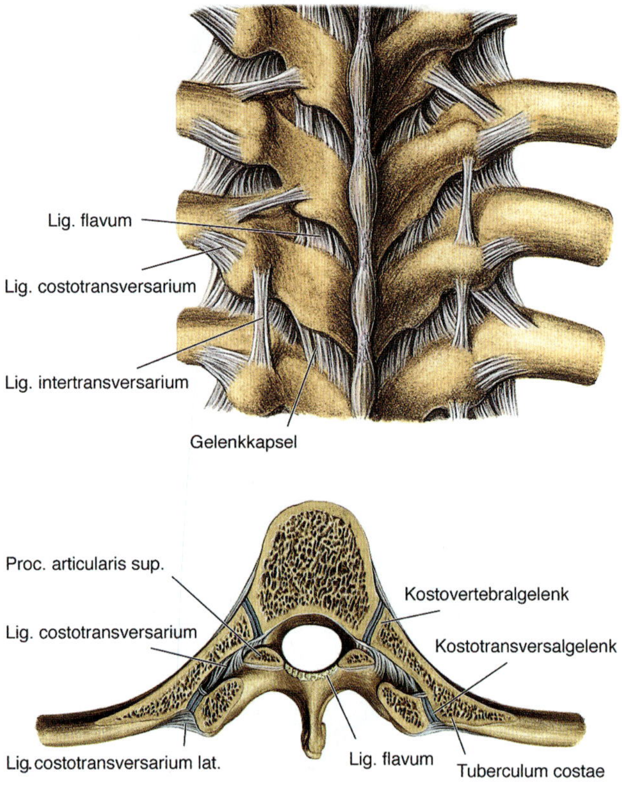


**Abb. 2.76** Anatomie der Brustwirbelsäule (Th10–Th12, L1 und L2) (Sobotta 2007)

Irritationen im Bereich verengter Foramina intervertebralia sind beschrieben. Orthopädische Lehrbücher messen spondylotischen Veränderungen per se keinen Krankheitswert zu (Debrunner 2002, Niethard und Pfeil 2005). Das bedeutet, dass die radiologische Diagnostik kaum mit den tatsächlichen Beschwerden eines Patienten korreliert. Oder anders ausgedrückt: Nur bei 0,2 % der Patienten mit akuten Rückenschmerzen findet sich eine radiologisch sichtbare Korrelation (Liang und Komaroff 1982). Bei der radiologischen Diagnostik geht es demnach primär um den Ausschluss von pathologischen Ursachen für Rückenschmerzen wie Tumormetastasen, Traumata, Osteoporosen, Spondylitiden etc.

### Mischbilder

Gerade die letzte Kategorie verdeutlicht, was man in der Praxis nicht nur bei älteren Menschen beobachten kann: Dass die Beschwerden des Patienten in der Regel verschiedene Ursachen haben, wie Bandscheibenschäden, spondylotische Veränderungen und spinale Engen (➤ Kap. 2.4.7). Letztere weisen häufig eine funktionelle vaskuläre Komponente auf. So kann eine Stauung (Kongestion) von Venengeflechten sowohl auf viszeralen Spannungszuständen als auch auf einer Sympathikusenthemmung bei Hemisphärendysfunktion beruhen. Eine länger bestehende arterielle Konstriktion wird bei ausgeprägter Sympathikusenthemmung von einer venösen Stauung begleitet (➤ Kap. 7.14.7). Diese Dysbalance gilt es spezifisch zu korrigieren, z. B. durch Manipulationen in

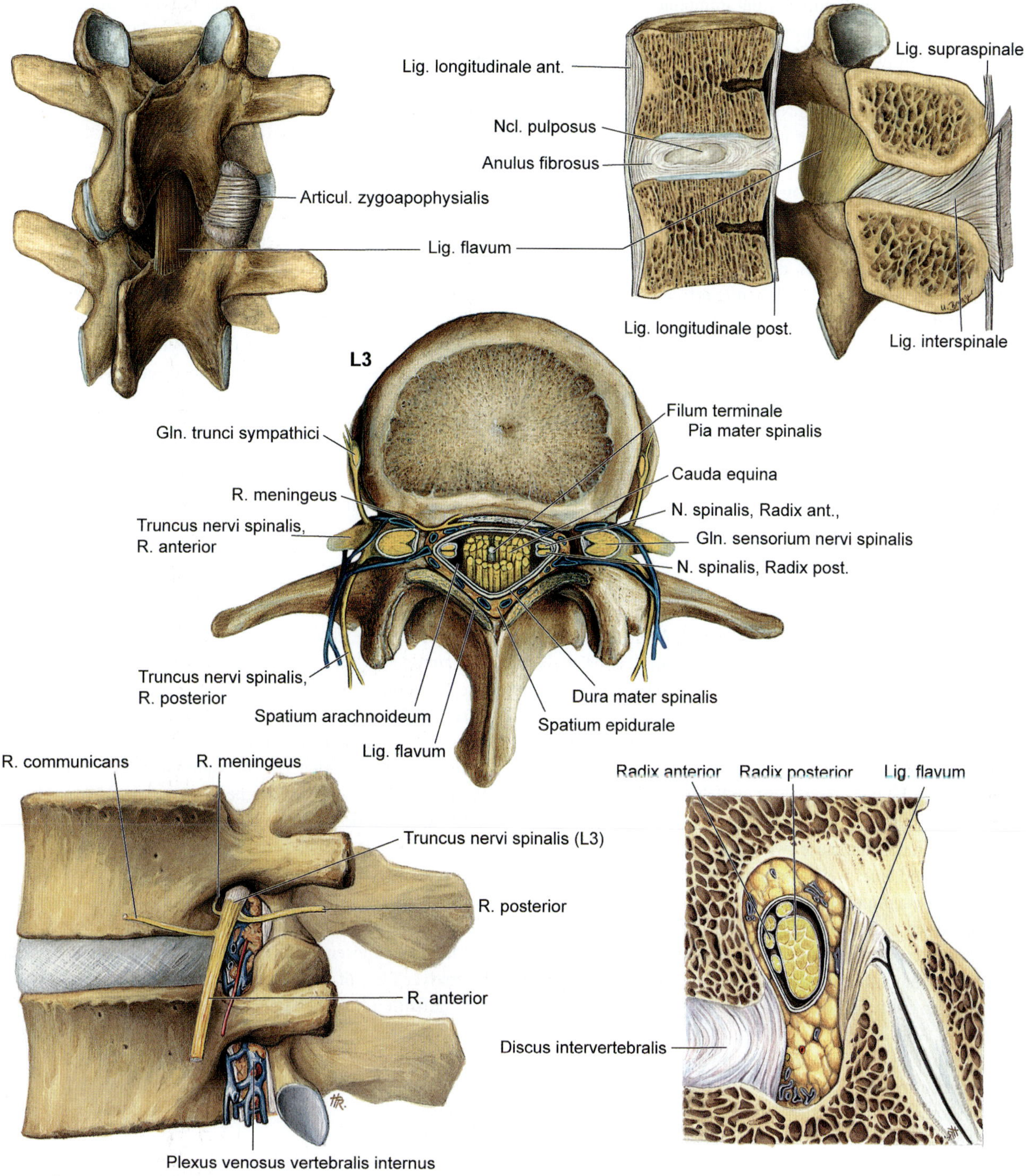


**Abb. 2.77** Lumbales Bewegungssegment (Sobotta 2007)

Bereichen, die fernab vom gestörten Segment auf der Gegenseite der Hemisphärenschwäche liegen. So lässt sich auch erklären, weshalb bei einer Störung des oberen Motoneurons (etwa bei spinaler Enge) ein positiver Babinski-Reflex durch eine spezifische Manipulation negativ werden kann.

### Chemische Komponenten

Der Ncl. pulposus besteht aus einer Mischung verschiedener Glukosaminoglykane. Die Zufuhr dieser Bausubstanzen erfolgt wegen der fehlenden Vaskularisation durch Diffusion. Der Austausch der Glukosaminoglykane ist hier, im Gegensatz etwa zum Knochen, sehr langsam und dauert geschätzte 500 Tage. Möglicherweise wird er durch die mangelnde Pumpwirkung immobiler (fixierter) Wirbelsegmente noch weiter verlangsamt.

Die Schmerzsymptomatik bei einer Kompression ist nur in geringem Maße durch Druck auf die Nervenwurzel bedingt, der eine sehr kurzzeitige Entladung von Nervenimpulsen bewirkt, die aber bald wieder sistiert. Bei einer neurogenen Entzündung spielen vielmehr Zytokine wie Interleukine (IL-6 und IL-1) und TNF-α eine entscheidende Rolle, ebenso wie Eicosanoide (deren Bildung durch Phospholipase $A_2$ angestoßen wird). Denn nur wenn ein Nerv entzündet ist, führt Druck zu einer lang anhaltenden Impulsentladung. Dass Beschwerden, die mit Bandscheibenproblemen bzw. Diskopathien assoziiert sind, häufig erfreulicherweise durch antiinflammatorische Enzyme, nichtsteroidale und steroidale Antiphlogistika sowie Abführmaßnahmen rasch wieder abklingen, dürfte mit der Reduktion der Entzündungsparameter sowie möglicherweise auch des Begleitödems in ligamentären Strukturen zusammenhängen.

## ❷ Diagnostik

### Elektrophysiologische Diagnostik

Bei akuten Läsionen motorischer Nerven treten im EMG in den zugehörigen Muskeln nach zwei Wochen Fibrillationen und Spontanpotenziale (scharfe Spikes) auf. Bei älteren Läsionen lässt sich diese Spontanaktivität allenfalls noch vereinzelt beobachten. Stattdessen finden sich vergrößerte Muskelaktionspotenziale und eine erhöhte Polyphasierate (vermehrt Potenziale, die die Grundlinie mehr als viermal überqueren, hier als Zeichen der neurogenen Läsion).

Die (beginnende) Regeneration ist an Reinnervationspotenzialen erkennbar.

Für die Differenzialdiagnose zwischen Symptomen einer radikulären Störung und eines weiter peripher gelegenen Engpasses kann das EMG von Bedeutung sein: Nur bei Schädigung einer Spinalnervenwurzel zeigen sich Denervierungspotenziale als Spontanaktivität sowohl in der segmental zugeordneten, vom R. dorsalis innervierten tiefen autochthonen, paravertebralen Muskulatur als auch in der von den ventralen Ästen innervierten peripheren Muskeln (Garten 2012, Abb. 12.1).

Eine Bestimmung der Nervenleitgeschwindigkeit tritt in der Diagnostik ebenso in den Hintergrund wie die Ableitung somatisch evozierter Potenziale (SEP, auch somatosensibel evozierte Potenziale, SSEP genannt).

### Radiologische Diagnostik

Die Magnetresonanztomografie (MRT) hat sich als die am besten geeignete bildgebende Technik für wirbelsäulennahe Strukturen im LWS-Bereich herausgestellt (Lühmann 2001). Insbesondere wegen der multiplanaren Schichtbilder, ihres hohen Auflösungsvermögens und der hervorragenden Kontrastgebung unterschiedlicher Weichteilgewebe erlaubt sie, genau die Strukturen darzustellen, von denen Rückenbeschwerden ausgehen können (Bandscheibenapparat, Deckplatten, Nervenwurzeln, Cauda equina, Foramina intervertebralia, Bänder usw.). Auch entzündliche Veränderungen und Neoplasien lassen sich mit der MRT darstellen. Bei Rückenschmerzen gibt es zwei relevante Phasen, um durch eine MRT-Untersuchung diagnostische Informationen zu erhalten und entsprechende therapeutische Konsequenzen zu ziehen:

- im Rahmen der Erstkonsultation und
- im Intervall, wenn nach adäquater Versorgung keine Besserung des Beschwerdebilds zu verzeichnen ist.

Bei der Erstkonsultation wegen akuter Rückenprobleme kann eine MRT dazu dienen, Patienten mit potenziell schlechter Prognose oder einem abwendbar gefährlichen Verlauf (Rückenschmerzen als Zeichen einer schwerwiegenden Grunderkrankung) bzw. mit bedrohlichen neurologischen Ausfällen (Kaudasyndrom) herauszufiltern. Trotz aller Testgütekriterien (hohe Sensitivität und Spezifität) hinsichtlich der Erkennung solcher Störungen hat ein positiver MRT-Befund wegen der Seltenheit (niedrigen Prävalenz) der schweren Krankheitsbilder lediglich eine geringe Aussagekraft. Unter dieser Indikationsstellung erscheint ein MRT-Einsatz daher nur sinnvoll, wenn anamnestische Hinweise und klinische Befunde auf eine gefährliche, abwendbare Ursache für die Beschwerden hindeuten.

Als zweiter Grund für eine MRT-Untersuchung wird die Intervalldiagnostik bei Rückenschmerzpatienten genannt. Wenn sich die Beschwerden trotz fehlender Leitsymptome für eine schwerwiegende Erkrankung als therapieresistent erweisen, ist eine MRT indiziert. Hier kann jedoch bei der Befundinterpretation das Problem der falsch-positiven MRT-Ergebnisse zum Tragen kommen. Denn in Abhängigkeit vom Alter sind mittels MRT bei über der Hälfte der asymptomatischen Patienten Degenerationserscheinungen und Verlagerungen von Bandscheibengewebe nachweisbar. Aber nur hochgradig auffällige Befunde (wie eine starke Nervenwurzelkompression oder Extrusion von Bandscheibengewebe) lassen eine radikuläre Symptomatik vermuten. Nach neueren prospektiven Untersuchungen sind mäßiggradige Befunde nur als relativ schwache Risikofaktoren für die Entwicklung von Rückenschmerzen anzusehen.

Die hochauflösende MRT-Untersuchung bietet sich an, falls ein operativer Eingriff als therapeutische Option diskutiert wird. Denn die Indikation für einen operativen Eingriff sollte weder allein aufgrund der Klinik noch allein aufgrund des MRT-Befundes gestellt werden, sondern immer nur, wenn beide übereinstimmen (Schwere des Befundes, Lokalisation).

## ❸ Lumbale Diskusläsionen

Da das Rückenmark in Höhe des LWS-Segments L1 endet, kommt es bei Läsionen unterhalb von L1 (unteres Motoneuron) immer zu schlaffen Paresen. Die lumbalen Nervenwurzeln treten unter den entsprechenden Wirbeln aus: Die oben durch das Zwischenwirbelloch L4/L5 austretende Nervenwurzel L4 befindet sich häufig über der prolabierten Bandscheibe L4/L5. Daher wird bei einer Bandscheibenläsion in Höhe von L4/L5 die Wurzel L5 bzw. In Höhe von L5/S1 die Wurzel S1 geschädigt (➤ Abb. 2.78). Prinzipiell kann eine Nervenwurzel, z. B. S1, jedoch an jeder beliebigen Stelle auf ih-

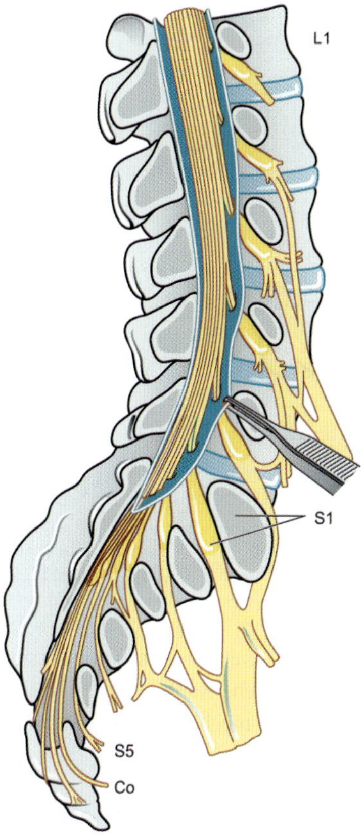


**Abb. 2.78** Topografische Beziehung zwischen Nervenwurzeln, Bandscheiben und Wirbelkörpern der Lendenwirbelsäule; Ansicht von lateral nach Entfernung der Wirbelbögen und des Duralsacks (nach Bähr und Frotscher 2003)

rem 15 cm langen Weg vom Ursprung (Rückenmark) zum Intervertebralforamen geschädigt werden. So kann eine (seltene) Bandscheibenläsion in Höhe von L2/L3 z. B. zu einer S1-Symptomatik führen (Patten 1998). Die AK-Challenges ermöglichen die Diagnose, die bei entsprechender Klinik auch durch bildgebende Verfahren (MRT) bestätigt wird. Dies ist jedoch bei Bandscheibenläsionen seltener der Fall als bei anderen intraspinalen Läsionen.

**MERKE**

Während Schädigungen der Wurzeln L5 und S1 etwa 95 % der Bandscheibenläsionen ausmachen, sind die Wurzeln L2, L3 und L4 nur in 5 % der Fälle involviert, wobei meistens die Wurzel L4 betroffen ist.

- Mediale Bandscheibenvorfälle in Höhe von L4/L5 bzw. L5/S1 können auch die kaudaler gelegenen Wurzeln des Segments schädigen, also L5–S5 bzw. S1–S5. Die Wurzeln L5–S2 sind besonders gefährdet, da sie am weitesten ventral liegen. Bei einem Massenvorfall kommt es zu einem Kaudasyndrom mit Reithosenanästhesie und Mastdarmlähmung sowie potenziell zu Blasenstörungen.
- Durch laterale Bandscheibenläsionen in Höhe von L4/L5 wird hauptsächlich die Wurzel L5, evtl. aber auch die Wurzel S1 geschädigt (➤ Abb. 2.79); das erklärt, weshalb der Achillessehnenreflex bei Bandscheibenläsionen in Höhe von L4/L5 häufig ausfällt.
- Der vordere Oberschenkel ist im Prinzip Versorgungsgebiet der Wurzeln L3/L4. Bei Schmerzen muss daher zwischen radikulären und peripheren Ursachen wie einem Engpass des N. cutaneus femoris lat. im Bereich unter dem Leistenband differenziert werden. In dem Fall würden die motorischen Zeichen einer Inhibition des M. quadriceps fehlen (➤ Kap. 6.9.9).

### ❹ Zervikale Diskusläsionen

Bei zervikalen Wurzelsyndromen sind am häufigsten die Wurzeln C6, C7 und C5 (in dieser Reihenfolge) betroffen. Während zervikale Wurzelläsionen von C5 und C6 am häufigsten durch eine Spondylose verursacht werden, sind Läsionen von C7 am häufigsten durch Bandscheibenvorfälle und degenerative Krankheiten der Halswirbelsäule bedingt (Patten 1998).

In der Zervikalregion weist das Rückenmark eine „Verdickung“ durch Neurone auf, die für die Innervation der Arme zuständig sind. Der sagittale Durchmesser des Wirbelkanals variiert üblicherweise zwischen 15 und 20 mm. Ist der Durchmesser genetisch bedingt kleiner als 13 mm, kann es bereits bei leichter zervikaler Spondylose zu einer Rückenmarkkompression kommen (➤ Kap. 2.4.7).

Die Wurzel von C1 tritt kranial des 1. Halswirbels aus. Auch die weiteren zervikalen Wurzeln treten jeweils kranial des entsprechenden Halswirbels bzw. die Wurzel von C8 zwischen C7 und Th1 aus.

**MERKE**

- Halswirbelsäule = oben – Wurzeln oberhalb des Wirbels
- Lendenwirbelsäule = unten – Wurzeln unterhalb des Wirbels (➤ Abb. 2.80)

Eine zervikale Spondylose kann durch Bandscheibendegeneration und -protrusion entstehen. Dabei können knöcherne Auswüchse an benachbarten Wirbeln eine spondylotische Leiste bilden und das Rückenmark komprimieren (➤ Abb. 2.81). Da die Segmente C5–C7 am beweglichsten sind, zeigen sich dort in der Regel besonders ausgeprägte Veränderungen.

## 2.4.2 Imbrication

**DEFINITIONEN**

„Imbrication" heißt wörtlich „Überlappung". In der Applied Kinesiology wird hierunter ein „Facettensyndrom" im Sinne einer Facettenkompression oder Subluxation, typischerweise im Bereich der Lendenwirbelsäule, verstanden (Holmes 1975, Markham 1983, Leaf 1996, Walther 2000). Dabei gleitet der kraniale Gelenkpartner in der Körperlängsachse auf seinem kaudalen Partner. Das geht mit einer Kompression der Gelenkflächen, trophischen Störungen und Noziaktivität in den Gelenkkapseln und -bändern einher oder kann auch zu einem Engpass im Bereich des Foramen intervertebrale mit radikulärer Symptomatik führen. Eine Imbrication kann einseitig oder doppelseitig vorliegen. Kombinationen aus pseudoradikulären Beschwerden und Wurzelreizsymptomen oder auch Bandscheibenläsionen bilden dabei eher die Regel als die Ausnahme.

### Imbrication der LWS

Als akute Auslöser kommen z. B. Stauchungstraumen durch plötzliches Abrutschen von einer Stufe oder Stürze auf das Gesäß infrage.

Beschwerden treten auch hier meist nach chronischer Vorschädigung auf: So könnte eine Hyperlordose oder degenerativ vermin-

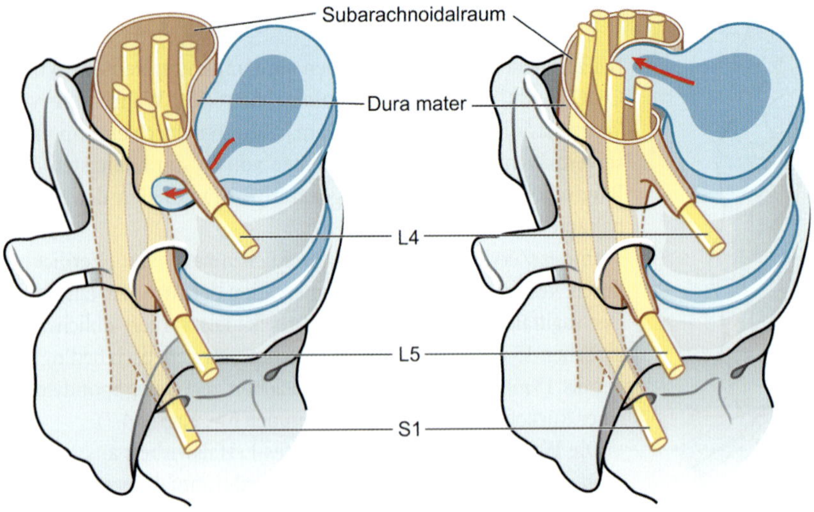


**Abb. 2.79** Lateraler **(links)** und medialer Bandscheibenvorfall **(rechts)** in Höhe von L4/L5 (nach Patten 1998)

derte Bandscheibenhöhe das Gelenkspiel eingeschränkt und zu einer Kompression mit chronischen spondylotischen Veränderungen geführt haben. Veränderungen der Statik sind oft durch folgende muskuläre Dysbalancen bedingt:

- Inhibition des M. gluteus maximus, meist beidseits durch Fixation der oberen HWS (➤ Kap. 2.3.3)
- beidseitige Inhibition der Hamstrings durch sakrokokzygeale Dysfunktionen (➤ Kap. 3.2.8)
- bilaterale Inhibition des M. rectus abdominis, z. B. bei Kompression der Sutura sagittalis (➤ Kap. 3.3.9 ❹)

Funktionell schwache Bauchmuskeln in Verbindung mit Dünndarmdysfunktionen erfordern in der Regel eine Dysbiosebehandlung (Garten und Weiss 2007). Denn enterotoxische Stressoren würden durch eine gesteigerte Aktivität von Entzündungsmediatoren die Schmerzen noch zusätzlich verstärken.

Eine einseitige Imbrication kann durch einen Hypertonus des M. psoas bedingt sein (➤ Abb. 2.56), der eine viszerale Ursache (Irritation durch Zökum bzw. Sigmoid) haben oder sich über eine myofasziale Läsionskette, auch mit Strain-Counterstrain-Ursprung, entwickeln kann. Diese muskuläre Dysbalance müsste vorab beseitigt werden.

In der schrägen, aber auch der seitlichen Projektion der LWS findet sich in der traditionellen Röntgenaufnahme ein typisches Ineinandergleiten der Gelenkfacetten mit unregelmäßiger, verengter Struktur der Foramina intervertebralia.

Die MRT zeigt Spondylarthrosen und reaktive Kapsel- und Ligamentverdickungen, die zu Stenosen beitragen.

### Imbrication der HWS

Hier handelt es sich um Hyperlordosen, die z. B. bei Fehlbissen der Angle-Klasse II (Garten 2012, Kap. 7; ➤ Kap. 3.3.10) oder adaptiv bei einer LWS-Lordose im Zusammenhang mit funktionellen Schwächen des M. gluteus max. (Fixationen der oberen HWS) oder des M. rectus abdominis (Kompressionen der Sutura sagittalis) auftreten können. Häufige Auslöser sind zudem Schleudertraumata oder andere mechanische Verletzungen.

## 2.4.3 Schmerzanamnese bei radikulären und pseudoradikulären Syndromen der Wirbelsäule

### Pseudoradikuläre Schmerzsymptomatik

Sie entwickelt sich langsam schleichend, wobei der Schmerzcharakter eher dumpf, ziehend, drückend ist. Der Schmerz lässt sich nicht klar einem Dermatom zuordnen und wird meist durch eine länger beibehaltene statische Position ausgelöst oder verstärkt.

Bei einer Imbrication treten je nach Höhenlokalisation pseudoradikuläre Schmerzen auf, die von der unteren LWS ins Gesäß sowie in den dorsalen Oberschenkel oder von der oberen LWS auch in die Hüfte und die Leiste ausstrahlen.

Pseudoradikuläre lumbale Schmerzen ziehen im subjektiven Empfinden der Patienten von der LWS bis ins Knie, radikuläre werden dagegen als distal stärker ausgeprägt erlebt.

Im Bereich der HWS können spondylogene Reaktionen der Mm. rhomboidei im Vordergrund stehen (Garten 2012, Abb. 11.132). Die Noziaktivität in Gelenkstrukturen induziert typischerweise eine hypertone Verspannung paravertebraler Muskeln.

### Radikuläre Schmerzsymptomatik

Hier handelt es sich eher um plötzlich auftretende Schmerzen von stechend „heller" Qualität, die sich besser den Dermatomen zuordnen lassen und in der Regel bewegungsabhängig sind sowie durch Pressen und Niesen verstärkt werden können. Schmerzen und Parästhesien sind eher distal in den Füßen und Waden lokalisiert und mit Reflexminderung oder -ausfall und Muskelschwäche verbunden. Radikuläre Symptome im Bereich der HWS werden vor allem

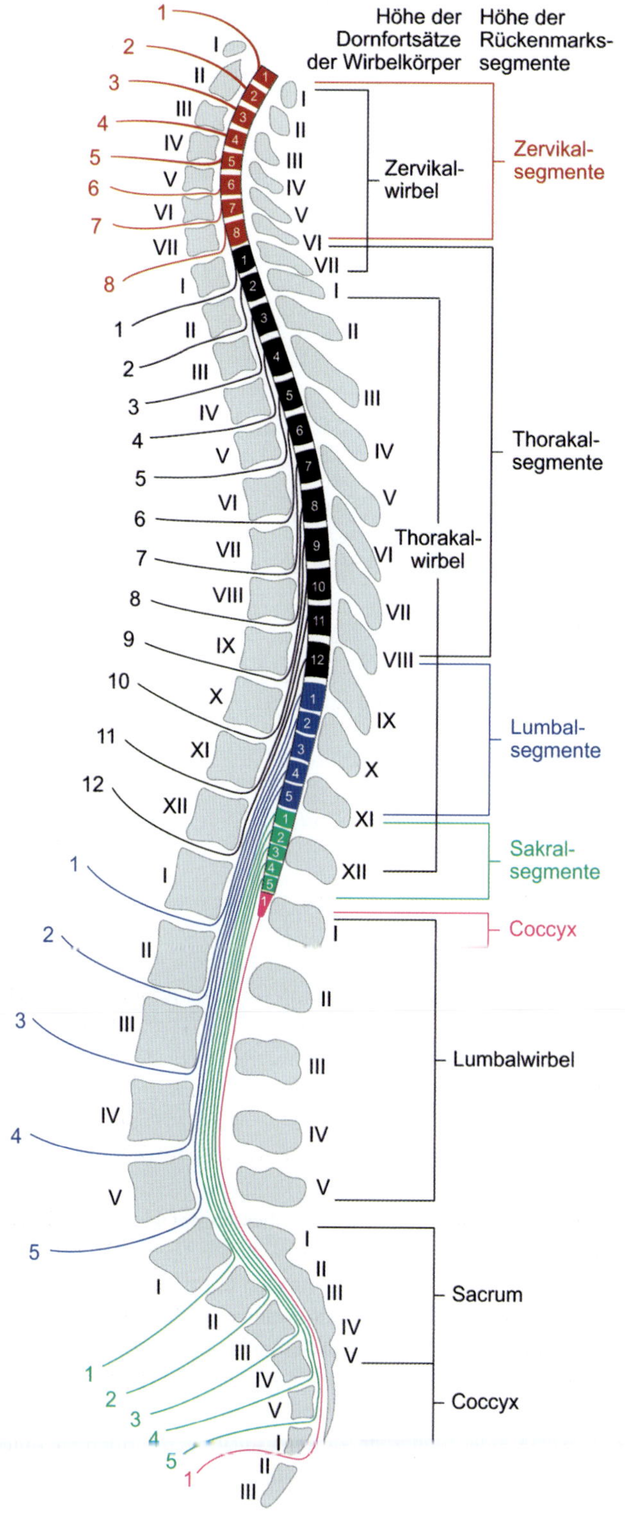


**Abb. 2.80** Spinale Wurzelsegmente und ihre Beziehungen zu den Wirbelkörpern (nach Bähr und Frotscher 2003)

durch Bandscheibenvorfälle verursacht und gehen häufig mit den oben genannten spondylogenen reflektorischen Symptomen einher.

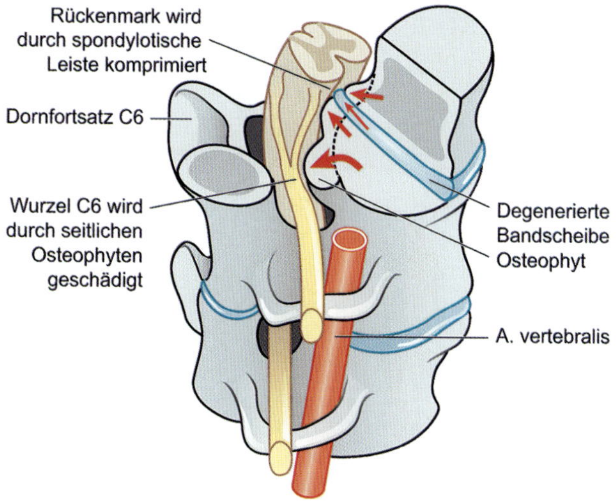


**Abb. 2.81** Spondylotische Leiste mit spinaler Enge (nach Patten 1998). Ob es dadurch zu einer Rückenmarkkompression kommt, hängt neben dem genetisch bedingten sagittalen Durchmesser des Wirbelkanals von der HWS-Stellung (Hyperlordose, Kyphose) ab.

Radikulär bedingte Beschwerden der LWS werden häufig durch Stehen mit Rücklage, d. h. mit der LWS in Extension, verstärkt. Der Fall auf die Fersen aus dem Zehenstand führt zur Schmerzverstärkung.

## Pathomorphologisch definierte Ursachen von Rückenschmerzen

Länger als drei Monate anhaltende Rückenschmerzen werden zuweilen auch als „Red Flags" bezeichnet und machen 15 % der pathomorphologisch definierten Störungen aus (Carlsson und Nachemson 2000, zit. in Refisch 2005). Spezifische Hinweise auf pathomorphologische Ursachen für Rückenschmerzen geben folgende Kriterien (Refisch 2005):

- Rückenschmerzen bei Kindern und Jugendlichen unter 18 Jahren
- Schmerzbeginn im Alter > 55 Jahren
- Trauma in der Anamnese
- Tumorerkrankung in der Vorgeschichte
- Systemische Kortikosteroideinnahme
- Drogenmissbrauch, HIV-Infektion
- Gewichtsverlust
- Systemische Erkrankung
- Anhaltende starke Bewegungseinschränkung
- Starke Schmerzen oder minimale Beweglichkeit
- Strukturelle Deformität
- Miktionsstörung
- Stuhlinkontinenz, Reithosenanästhesie
- Ausgedehnte fortschreitende motorische Schwäche oder Gangstörung
- Verdacht auf entzündliche Erkrankung (Spondylitis ankylosans)
- Schleichender Beginn im Alter unter 40 Jahren
- Ausgeprägte Morgensteifigkeit
- Persistierende Bewegungseinschränkung

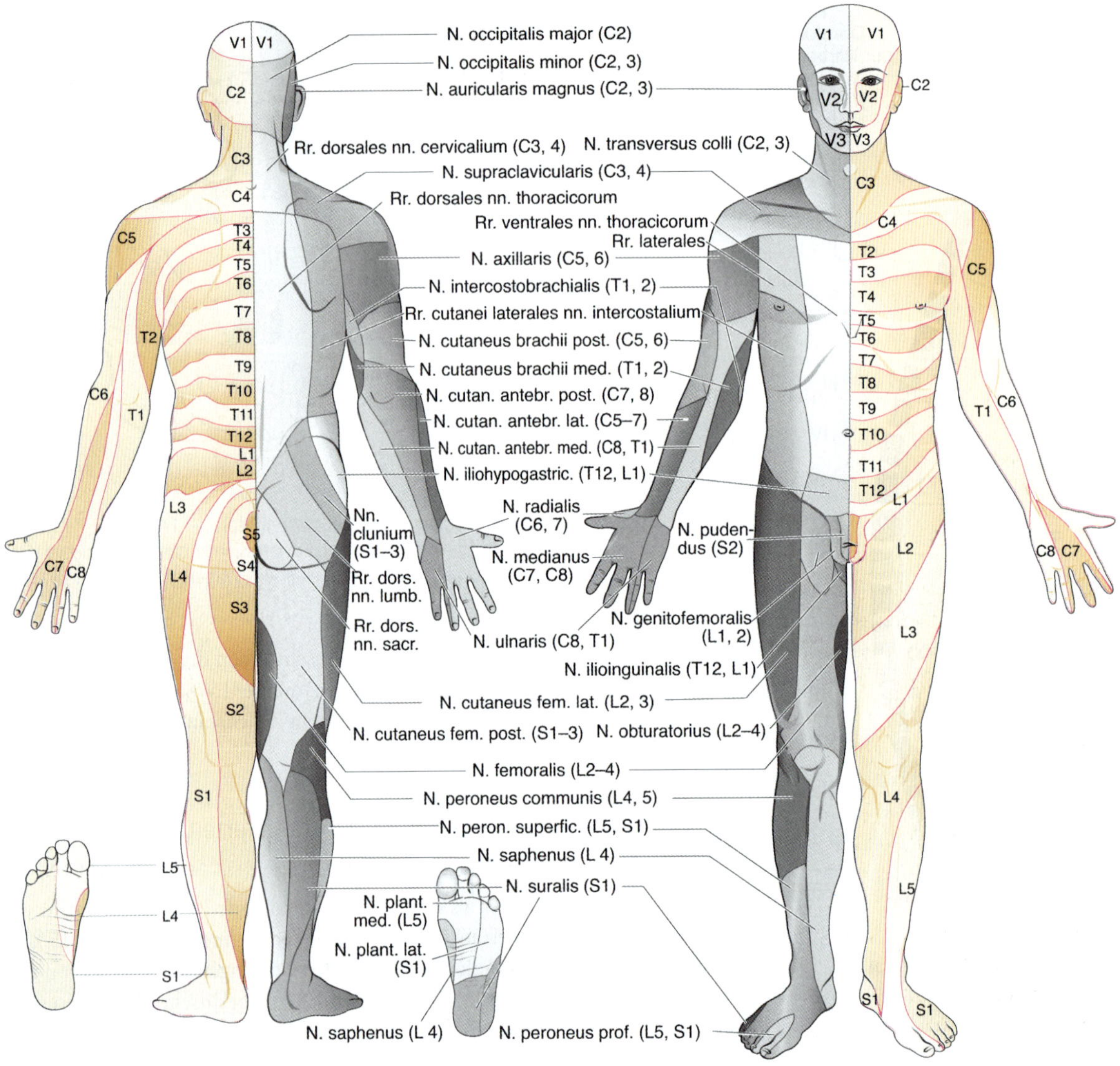


**Abb. 2.82** Hautareale sensibler Nerven: Verteilungsmuster der radikulären und peripheren Innervation (Garten 2012)

- Beteiligung peripherer Gelenke
- Begleitende Iritis, Hauteffloreszenzen, Kolitis, Urethritis, positive Familienanamnese

## 2.4.4 Funktionelle neurologische Diagnostik

### Sensible Befunde

Besonders an der unteren Extremität ist die sensorische Befunderhebung von ebenso großer Bedeutung wie die motorische (Muskeleigenreflexe und manuelle Muskeltestung), da aufgrund der Innervation der Beinmuskeln durch mehrere spinale Ebenen die motorischen Befunde bei Wurzelläsionen wenig eindeutig ausfallen können (Patten 1998, Bähr und Frotscher 2003). Die Schmerzen können bei radikulären und pseudoradikulären Ursachen dieselbe Qualität haben und von Kribbeln über dumpf bis brennend beschrieben werden.

Wie bereits erwähnt, sind Schmerzen mit proximaler Betonung eher pseudoradikulär, solche mit distalem Schwerpunkt eher radikulär. Diese Unterscheidung gilt besonders für die untere Extremität. Sensorisch gehen im Allgemeinen zuerst Berührungsempfindlichkeit und diskriminative Sensibilität verloren, gefolgt vom Vibrationsempfinden und anderen Sinnesqualitäten. Prüfen Sie differenzialdiagnostisch, ob die Sensibilitätsstörung dem kutanen Versorgungsgebiet eines Spinalnervs oder aber dem eines peripheren Nervs entspricht (➤ Abb. 2.82).

### Motorische Befunde

Der manuelle Muskeltest der Applied Kinesiology ermöglicht eine wesentlich differenziertere motorische Prüfung als die Tests,

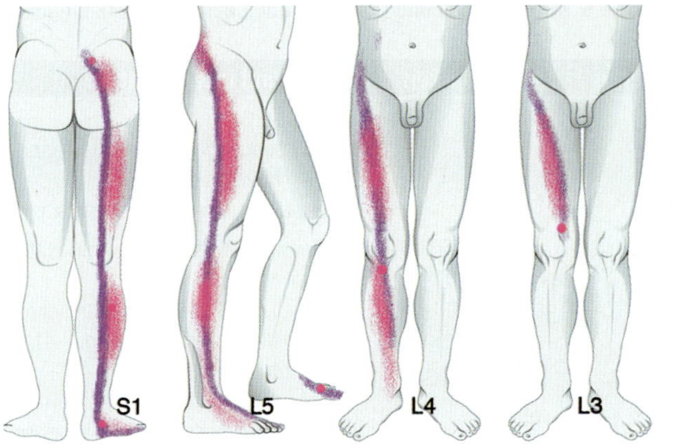


**Abb. 2.83** Sensorische Befunde bei Radikulopathien der unteren Extremität. Die dunkelroten Linien markieren die Gebiete der Schmerzausstrahlung, die hellroten Flächen die Areale, in denen sich der Schmerz konzentrieren kann. Konzentrierte Schmerzpunkte sind hellrot gezeichnet.

die im Allgemeinen in der Neurologie und Orthopädie durchgeführt werden. Bei dieser Gelegenheit sei noch einmal auf Details der Muskeltestinterpretation hingewiesen. Bereits im ersten Band der vorliegenden Reihe wird erklärt, was „neuromuskuläres funktionelles Assessment" (NFA) bedeutet (Garten 2012): Die Applied Kinesiology berücksichtigt bei der Interpretation vor allem die Muskelreaktion und nicht die Kraft, was graduierten Muskeltestsystemen zu widersprechen scheint. Bei der Untersuchung von radikulären Syndromen kann jedoch eine graduierte Interpretation von Muskeltestresultaten sinnvoll sein. Denn speziell bei Engpasssyndromen durch Bandscheibenläsionen oder Foramina- bzw. Spinalkanalstenosen bestehen fließende Übergänge zwischen einer funktionellen Inhibition, die sich durch eine therapeutische Probe-Intervention (Challenge) vermindern oder sogar aufheben lässt, und einer muskulären Schwäche, die auf keinen Challenge reagiert (Garten 2012, Kap. 2). Eine Fußheberschwäche z. B. sollte nur dann als „Schwäche" bezeichnet werden, wenn selbst eine minimale Verbesserung mit allen Mitteln der Professional Applied Kinesiology auszuschließen ist. Dazu gehören strukturelle Maßnahmen wie Seitneigung, Rotation und Torsion der Wirbelsäule ebenso wie chemische Challenges mit antiinflammatorischen Substanzen – von Enzymen über Antioxidanzien bis hin zu nichtsteroidalen Antirheumatika und schließlich Steroiden. Graduierte Muskeltestinterpretationen sind z. B. in der motorischen Funktionsprüfung des British Medical Research Council (BMRC) von 1978 festgelegt (➤ Tab. 2.5). Entsprechende Graduierungen finden sich bei KENDALL und KENDALL (1983) sowie JANDA (1994).

- Die muskuläre Inhibition eines hyporeaktiven Muskels im Sinne der Applied Kinesiology wäre z. B. vergleichbar mit Grad 4– bis 4+ (BMRC).
- Eine Einschränkung des Ballen- oder Hackengangs entspräche Grad 3 bis 4– (BMRC).

**Tab. 2.5** Motorische Funktionsprüfung, modifiziert nach der Gradeinteilung des British Medical Research Council (BMRC) von 1978 (Patten 1998)

| Grad | Definition |
|---|---|
| 0 | Fehlende Muskelkontraktion |
| 1 | Eben sichtbare Muskelanspannung, keine Bewegung |
| 2 | Bewegung des Gliedmaßenabschnitts bei Ausschaltung der Schwerkraft |
| 3 | Aktive Bewegung gegen die Schwerkraft möglich |
| 4– | Aktive Bewegung gegen leichten Widerstand möglich |
| 4 | Aktive Bewegung gegen bis zu 75 % des maximalen Widerstands möglich |
| 4+ | Aktive Bewegung gegen kräftigen Widerstand (jedoch schwächer als auf der Gegenseite) |
| 5 | Normale Kraft; Bewegung gegen Schwerkraft und maximalen Widerstand |

**Fazit**

Suchen Sie immer nach einer funktionellen Komponente, die sich bei einer muskulären Inhibition in der überwiegenden Mehrzahl der Fälle finden lässt. Eine neurologische Operationsindikation besteht, sobald diese funktionelle Komponente nicht mehr vorhanden ist (Armparesen, Tetraparesen, Kaudasyndrome). Das könnte eine Entscheidungshilfe darstellen, ob konservative Therapieverfahren erfolgversprechend sind oder nicht.

Grundsätzlich gilt hier wie in vielen anderen Fällen, dass die Diagnostik unter Belastung zuverlässiger ist. Fragen Sie also, in welcher Position die Beschwerden des Patienten am größten sind: im Sitzen, Stehen oder Liegen?

Im Sitzen (sog. „gewichtstragende Position") können zwar Kennmuskeln wie der M. sartorius und die Adduktoren nicht getestet werden, wohl aber der M. rectus femoris (für die Bandscheibe L3/L4). Ohnehin sind die kaudaleren Segmente L4/L5 und L5/S1 wesentlich relevanter, deren zugehörige Muskeln alle im Sitzen getestet werden können. Es gibt kein Patentrezept: Probieren Sie daher, über mehrere Varianten ans Ziel zu kommen.

## Reflexprüfung

Der manuelle Muskeltest ist der Auslösung der Muskeleigenreflexe (MER; vgl. Garten 2012, Kap. 12.2.3) überlegen. Grundsätzlich werden mit beiden Verfahren dieselben neuromuskulären Rückkopplungssysteme untersucht. Dennoch sollten Sie die MER prüfen. In vielen Fällen zeigt sich ein Ausfall des MER bei intaktem Kennmuskel im manuellen Test bzw. ein hyporeaktiver Muskel bei intaktem MER (➤ Tab. 2.6). Da wir es mit lebenden Systemen zu tun haben, mangelt es häufig an linearen Kausalzusammenhängen. Positiv ausgedrückt, bietet sich hier die Chance, mit verschiedenen Techniken dieselbe Sache zu untersuchen und die Ergebnisse zum Wohle des Patienten zu einem sinnvollen Gesamtbefund zusammenzufassen.

**Ausführung** Halten Sie den Reflexhammer mit Daumen und Zeigefinger, um ihn mit einer lockeren Bewegung aus dem Handgelenk auf die Sehne des zu prüfenden Muskels fallen zu lassen. Wiederholen Sie den Test einige Male, wenn Sie nicht sicher sind, ob Sie die Sehne richtig getroffen haben. Der Bizepssehnenreflex wird üblicherweise mittelbar ausgelöst, indem Sie Ihren Daumen auf die Sehne legen und mit dem Hammer darauf klopfen.

## 2.4.5 Diskusläsionen und Imbrication der LWS

### ❶ Funktionelle neurologische Diagnostik, AK-Diagnostik

Die Randziffern (1 bis 9) im folgenden Text verweisen auf die Übersicht im Flussdiagramm (➤ Abb. 2.85).

### Sensibilitätsprüfung, Testung der Kennmuskeln und Muskeleigenreflexe

(➤ Kap. 2.4.4, ➤ Abb. 2.81, ➤ Abb. 2.82 und ➤ Abb. 2.83)

1. Auch wenn die sog. Kennmuskeln der einzelnen spinalen Segmente (➤ Tab. 2.7, dort hervorgehoben) mit größerer Wahrscheinlichkeit eine Inhibition bei einem radikulären Engpass zeigen, können die anderen von der jeweiligen Wurzel innervierten Muskeln ebenfalls inhibiert zu testen sein. Zu den betroffenen Segmenten und ihren Kennmuskeln finden sich unterschiedliche Angaben in einzelnen Standardwerken: So soll der M. tibialis posterior einerseits (Patten 1998) ein Kennmuskel für L4 („fast ausschließlich") und andererseits für L5 sein (Bähr und Frotscher 2003). Hier geben wir eine Synthese aus klinischer Erfahrung und gängiger „Mehrheitsmeinung" wieder.

### Straight-Leg-Raise-Test (Lasègue-Zeichen) und Bragard-Zeichen

Jeden Verdacht auf eine radikuläre Symptomatik sollte man mittels Nervendehnung überprüfen (Lasègue-Zeichen), indem das gestreckte Bein passiv angehoben und der Flexionswinkel (bis zur Schmerzgrenze) bestimmt wird.

Bei medialen und mediolateralen **Bandscheibenläsionen** erfolgt die Schmerzausstrahlung eher nach proximal ins Gesäß, die Sakroiliakalgelenkregion und den proximalen Oberschenkel. Bei zusätzlicher passiver Dorsalextension des Fußes (Bragard-Zeichen) verändert sich der Befund kaum noch, da der Schmerz nicht von der gedehnten Nervenstruktur, sondern von den lokalen Bandstrukturen ausgeht.

**Radikulär bedingte Schmerzen** sind meist primär distal (im Fuß und Unterschenkel) spürbar und werden durch Dorsalextension des Fußes verstärkt.

Ein **Hypertonus** der ischiokruralen Muskulatur führt zu einer proximal schmerzhaft eingeschränkten Hüftflexion, woran auch eine Dorsalextension des Fußes nichts ändert. Bei myofaszialem Hypertonus ist es meist aussagekräftiger, den Patienten aktiv das gestreckte Bein anheben zu lassen und dies mit der Gegenseite zu vergleichen. Zu einem einseitigen Hypertonus kann es auch durch Disinhibition der dorsalen Beinmuskeln im Rahmen eines Pseudopyramidalen Inhibitionsmusters (PPIM) kommen, bei dem primär die ventralen Beinmuskeln inhibiert sind (➤ Kap. 7.11.2).

**Tab. 2.6** Interpretation und Dokumentation der Muskeleigenreflexe (MER)

| Stärke | Auslösbarkeit | Befund und Interpretation |
|---|---|---|
| 0 | fehlt | Generalisiert:<br>• Neuropathie (degenerativ, toxisch; akut, chronisch)Einzeln:<br>• Wurzelläsion, periphere Nervenläsion |
| ± | abgeschwächt, nur mit Bahnung (Jendrassik-Griff, Beißen) auslösbar | • distal mehr als proximal: Neuropathie<br>Generalisiert:<br>• zerebellarer Hypotonus (DD: andere zerebellare Zeichen; ➤ Kap. 7.4), einseitig oder beidseitig<br>• zerebraler Hypotonus (pseudopyramidales Inhibitionsmuster, PPIM, einseitig): MER der dorsalen Muskeln der oberen Extremität schwächer als der ventralen, der ventralen Muskeln der unteren Extremität schwächer als der dorsalen (➤ Kap. 7.11.2)<br>• latente Azidose, Hypothyreose<br>Einzelne MER schwach:<br>• Wurzelläsion, periphere Nervenläsion<br>• Hypertonus der Antagonisten bei Nozireaktion |
| + | schwach auslösbar | |
| ++ | normal | |
| +++ | betont | • Anteriore Arm-, posteriore Beinmuskeln: Pseudopyramidales Inhibitionsmuster (PPIM, meist einseitig: ➤ Kap. 7.11.2)<br>• Basalganglienstörung, „Wind-up" (Garten 2012, Kap. 12.2.6)<br>• Alkalose, Hypokalzämie, Hyperthyreose<br>Pendelreflex:<br>• zerebellare Läsion (➤ Kap. 7.4.9) |
| ++++ | Klonus<br>DD: Babinski-Reflex, Gordon-Reflex, Oppenheim-Reflex untersuchen | • Läsion der oberen Motoneurone (mangelnde Hemmung durch Tractus reticulospinalis) |

Verschiedene Ursachen lassen sich bereits per diagnostischer Provokation eingrenzen: Wenn ein gehaltener Challenge in mediokranialer oder laterokranialer Richtung am Sigmoid oder am Zökum den Straight-Leg-Raise-Testbefund verbessert, haben vermutlich viszerale Ursachen – über Faszien (vor allem im Zökumbereich) zu Spannungen in den neuralen und perineuralen Strukturen geführt. Dazu können funktionelle Engpässe durch venöse Anastomosen (vor allem im Sigmoidbereich) kommen (➤ Kap. 5.9.1 und ➤ Kap. 5.9.5).

Um eine Hemisphärendysfunktion bei PPIM zu erfassen, ist eine spezifische Diagnostik (➤ Kap. 7.11.2) erforderlich. Eine Probestimulation auf der Gegenseite des eingeschränkten Straight-Leg-Raise-Testbefunds kann die Ursache bestätigen. In dem Fall führt eine Dehnung von Muskeln gegen Widerstand, eine Manipulation der

**Tab. 2.7** Lumbale Segmente mit den wichtigsten zugeordneten Muskeln (typische Kennmuskeln sind **halbfett** hervorgehoben)

| Segment | Zugeordnete Muskeln (mit Kennmuskeln) | Muskeleigenreflexe |
|---|---|---|
| L2 (Diskus L1/L2) | M. psoas (L1, **L2, L3,** L4; Plexus lumbalis) | |
| L3 (Diskus L2/L3) | M. psoas (L1, **L2, L3,** L4; Plexus lumbalis) | |
| | Adduktoren (**L2, L3,** L4; N. obturatorius)<br>**M. pectineus** (N. femoralis)<br>**M. adductor longus, M. adductor brevis** (N. obturatorius, R. anterior)<br>M. adductor magnus (N. obturatorius, R. posterior)<br>**M. rectus femoris** proximal (L2, **L3, L4;** N. femoralis)<br>M. sartorius (L2, **L3, L4;** N. femoralis)<br>M. gracilis (L2, **L3, L4;** N. obturatorius, R. anterior) | Adduktorenreflex (ADR) |
| L4 (Diskus L3/L4) | **M. quadriceps femoris** (L2, **L3, L4;** N. femoralis) | Patellarsehnenreflex (PSR) |
| | **M. tibialis anterior** (**L4,** L5; N. peroneus profundus) | |
| L5 (Diskus L4/L5) | M. tensor fasciae latae (L4, **L5,** S1; N. gluteus sup.) | |
| | M. gluteus medius (L4, **L5, S1;** N. gluteus sup.)<br>**M. extensor hallucis longus, M. extensor hallucis brevis** (**L5, S1;** N. peroneus profundus) | |
| | **M. tibialis posterior** (**L5,** S1; N. tibialis)<br>M. flexor hallucis longus (**L5,** S1; N. tibialis) | Tibialis-posterior-Reflex (TPR) |
| S1 (Diskus L5/S1) | M. gluteus maximus (L4, **L5, S1, S2;** N. gluteus inf.)<br>M. piriformis (**L5, S1,** S2; N. m. piriformis) | |
| | M. biceps femoris<br>M. semimembranosus,<br>M. semitendinosus (L5, **S1, S2;** N. ischiadicus) | Biceps-femoris-Reflex (BFR)<br>Semimembranosus- (SMR) bzw. Semitendinosus-Sehnenreflex |
| | M. gastrocnemius (L5, **S1, S2;** N. tibialis)<br>**M. flexor hallucis brevis** (**S1,** S2, N. tibialis)<br>**M. peroneus longus bzw. brevis** (**L5, S1;** N. peroneus superficialis) | Achillessehnenreflex (ASR) |

kranialen Rippen oder der Halswirbelsäule bzw. die Stimulation verschiedener Knochenvorsprünge mit einer Stimmgabel auf der Gegenseite ebenso zur Verbesserung der Beinflexion wie eine Atlasimpulstherapie auf der betroffenen Seite (➤ Kap. 7.14.6). Diese Maßnahmen führen zur vermehrten Afferenzierung der funktionsschwachen Hirnhälfte, die für das PPIM verantwortlich ist.

## Therapielokalisation

2. Goodheart (1975) gab für Bandscheibenläsionen folgende positive Therapielokalisation (TL) an: Der Patient berührt mit einem Finger den Dornfortsatz des Wirbels über dem betroffenen Diskus und gleichzeitig mit der anderen Hand den Dornfortsatz des darunter liegenden Wirbels (➤ Abb. 2.85).

Auch bei einer Imbrication ist die TL in der Regel positiv, wenn sie mit zwei Händen gleichzeitig durchgeführt wird, andernfalls sollte der Patient die LWS in Hyperextension bringen („Body into Distorsion"). Hier gibt es fließende Übergänge zu Diskusläsionen und spondylotischen Problemen. Differenzialdiagnostisch liefert die TL keine wirklich bedeutsamen Informationen, da sich die Höhenlokalisation meist eindeutig aus der neurologischen Symptomatik ergibt.

## Challenge

Die üblichen Challenge-Formen für eine vertebrale Läsion direkt am Dornfortsatz mit Lateralschub als Rotations-Challenge oder anteriorer Druck am Querfortsatz sind für die Engpasssituationen am Intervertebralforamen nicht geeignet.

### Nicht gehaltener Challenge an den Wirbeln

3. Er ist bei Diskusläsionen und Imbrication positiv und lässt sich mit einem normoreaktiven Indikatormuskel (NIM) entweder im Sitzen (Piriformis [L5, S1], Popliteus [L5], Deltoideus [nicht segmentzugeordnet]) oder in Bauchlage (Hamstrings [L5, S1], Latissimus dorsi [nicht segmentzugeordnet]) durchführen. Nehmen Sie zu den Processus articulares des Wirbelpaares über und unter dem Diskus Kontakt auf, um zunächst mit einem Distraktions-Challenge (nicht gehalten) zu beginnen. Wenn dies nicht zur Dysreaktion des NIM führt, sollten Sie anschließend bei einem Kompressions-Challenge die beiden Querfortsätze oder die Procc. articulares approximieren. Bei einer antalgischen Position in Rechts-Seitneigung wird der Distraktions-Challenge normalerweise links auf der Seite der Konvexität positiv sein. Testen Sie jetzt gleich im Hinblick auf die Korrektur, welche Atemphase diesen Challenge aufhebt.

### Nicht gehaltener Challenge über das Bein

Bei Imbrication führt eine kurze impulsartige Traktion am betroffenen Intervertebralgelenk oftmals zur Dysreaktion (fast immer Hyporeaktion) eines NIM.

Dasselbe gilt meist auch für Diskusläsionen. Wichtig ist jedoch, vorsichtig und behutsam an die Barriere heranzugehen. Wenn dies schmerzhaft ist, unterlassen Sie die Traktion. Falls nicht, setzen Sie einen kurzen Traktionsimpuls als Challenge.

4. Der Traktions-Challenge für die LWS wird über das abgewinkelte Bein und mit dem M. tensor fasciae latae (TFL) als Testmuskel durchgeführt (➤ Abb. 2.86). Wenn dieser nicht normoreaktiv ist, verwenden Sie einen anderen NIM. Die impulsartige, d. h. nicht gehaltene Traktion über die Beine inhibiert den NIM.

Eine von Francis (mündliche Mitteilung) empfohlene graduelle Differenzierung des Traktionswinkels hat sich in der Praxis bewährt. Dabei gelten für die jeweiligen Segmente folgende Abduktionswinkel:

- ca. 10° für das Segment L5/S1

**Nerven des Plexus lumbosacralis und Engpass-Stellen**

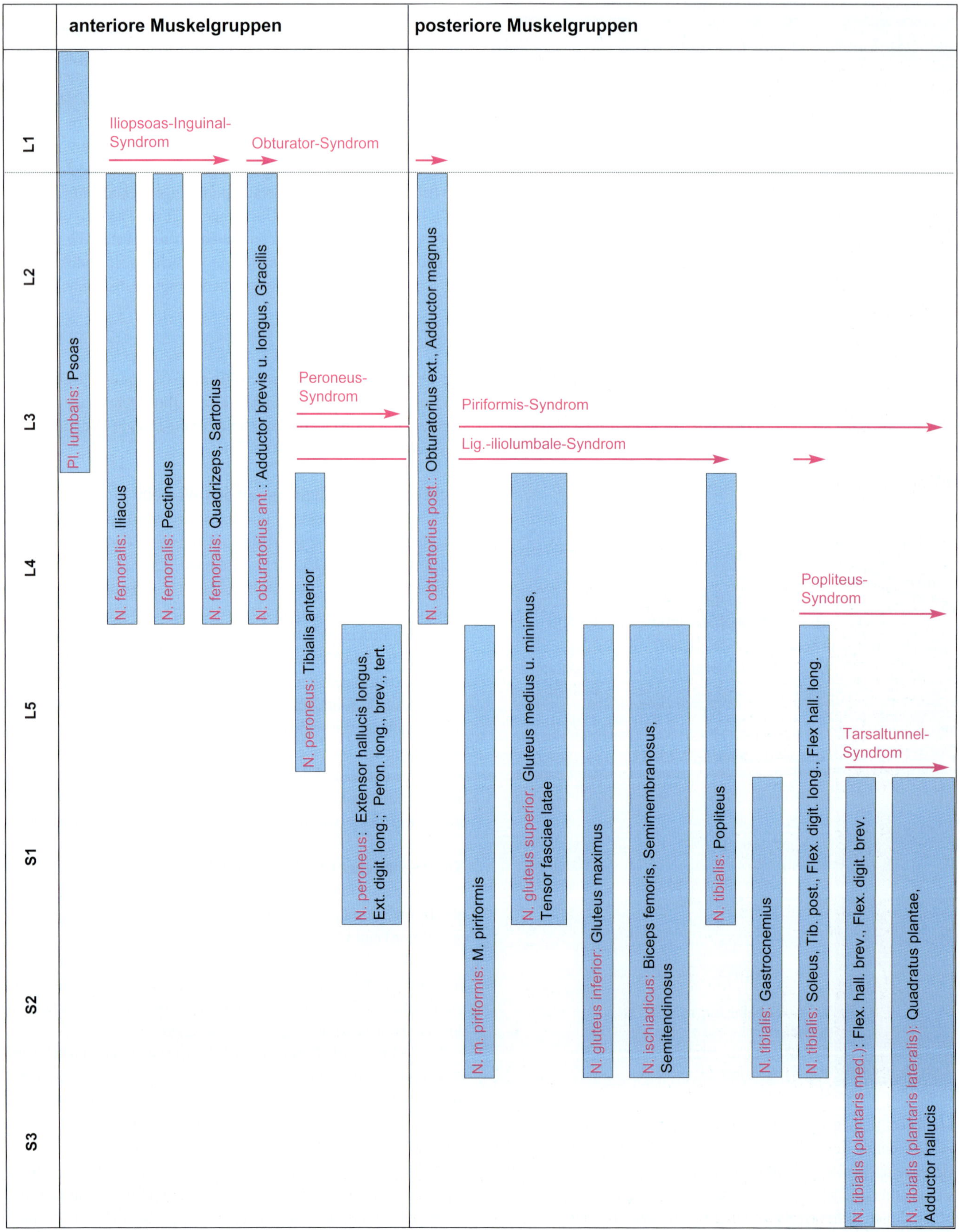


**Abb. 2.84** Nerven des Plexus lumbosacralis und Engpasslokalisationen (Garten 2012)

1. Sensibilitätsprüfung (Berührung, Schmerz)
   Kennmuskeln testen
   Reflexe prüfen, Lasègue, Bragard

**L3 (Diskus L2/3)** **L4 (Diskus L3/4)** **L5 (Diskus L4/5)** **S1 (Diskus L5/S1)**

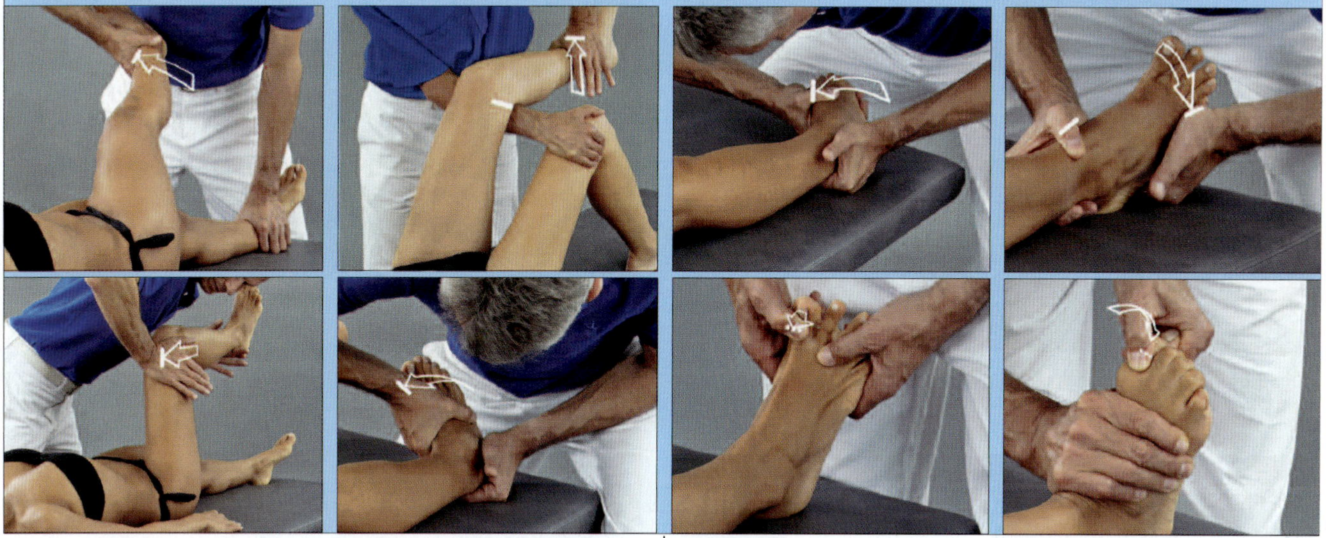

↓

2. TL: Zweihändige TL am Dornfortsatz über u. unter lädiertem Diskus/Intervertebralforamen führt zu Indikatordysreaktion

↓

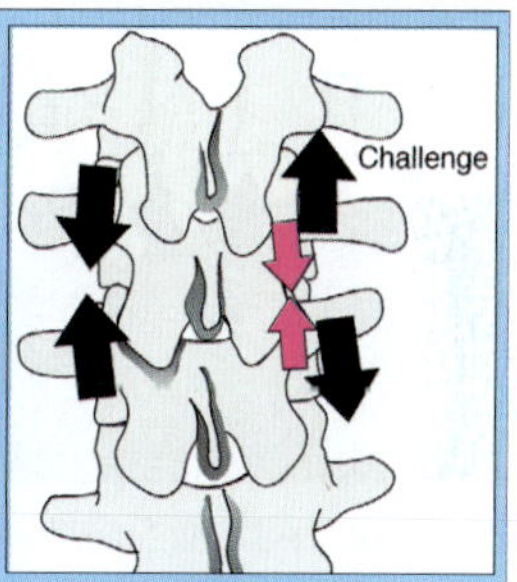


3. Rebound-Challenge im Sitzen oder Bauchlage: Druck am Dornfortsatz oder Querfortsatz des Wirbels über dem lädierten Diskus nach kranial und am darunterliegenden nach kaudal im Sinne einer Distraktion (Abb. rechts) schwächt normalen Indikator; evtl. schwächt Approximation kontralateral.
   Eine Atemphase suchen, die den Challenge aufhebt.
4. Rebound-Challenge in Rückenlage: Traktion über die Beine inhibiert Indikatormuskel bei Abduktion
   - von ca. 10° für das Segment L5/S1
   - von ca. 20° für das Segment L4/L5
   - von ca. 30° für das Segment L3/L4
   - von ca. 40° für das Segment L2/L3

   Falls nötig mittels kleinen Keilen das jeweils kranial darüberliegende Segment stabilisieren.
5. Traktionschallenge über verschränkte Arme in Rückenlage, wenn über das Bein nicht möglich
6. Challenge (gehalten) in Rückenlage: Optimale Position finden, die den schwachen Kennmuskel maximal stärkt (Extension/Flexion, Rotation, Seitneigung), Traktion stärkt fast immer.

↓

7. Antiinflammatorische Medikation testen (Enzyme, SOD [Superoxiddismutase], Mangan, Zink, Vit. C, Ω-3-ungesättigte Fettsäuren), Dysbiosen testen und behandeln

↓

8. Sämtliche Begleitläsionen testen und behandeln: Zökum, Sigmoid viszeral-osteopathisch challengen und behandeln
   Strain-Counterstrain: Psoas, Iliacus; Kat. 3, Ligg. sacrotuberale und sacrospinale, 7 Faktoren des VSS der Kennmuskeln (s.o.)

↓

9a. *Manuelle Traktion der LWS in Rückenlage in der Richtung des gehaltenen Challenge (mit Keilen o.ä. arbeiten), die den schwachen Kennmuskel maximal stärkt* **(6)** *bzw. mit Traktionswinkel wie in* **(4)**;
*Wirbel über dem lädierten Diskus mit Keilen stabilisieren, gegenüberliegenden Fuß evtl. auf der Liege aufsetzen lassen zur Entlordosierung, Patient hält sich an der Liege fest.*
9b. *Impulstraktion entsprechend Challenge in Schritt* **(4)** *(oder intermittierende Traktion)*
9c. *Traktionsmanipulation über die Arme wie bei Challenge* **(5)**
9d. *Impulsmanipulation in Bauchlage: Bein traktionieren im Winkel wie in* **(4)**, *kranialen Wirbelpartner mit beidseitigem Kontakt zu den Querfortsätzen nach kranial manipulieren*
9e. *Respirationsgestützte Mobilisation mit Kontakt an Querfortsätzen oder Dornfortsätzen wie in* **(3)** *in Seitenlage*
9f. *Isometrische Traktion in Bauchlage von kranial über das Gesäß: Bei aktiver Ausatmung Anspannung der Rückenstrecker, die bei Einatmung und Kyphosierung der LWS erschlaffen (Lewit, umgekehrt wie bei normaler Atmung im Stehen; Abb. 2.92, 2.93). Hierbei getestete antalgische Position verwenden, Blocklagerung. Entlordosierung zur Traktionsbehandlung wie oben durch Hängenlassen der gebeugten Beine über das Liegenende kann versucht werden. Atmungstechnik wie oben.*

**Abb. 2.85** Flussdiagramm zur Behandlung von Störungen an lumbalen Intervertebralforamina (inkl. Diskusläsionen, Spondylosen, Imbrication)

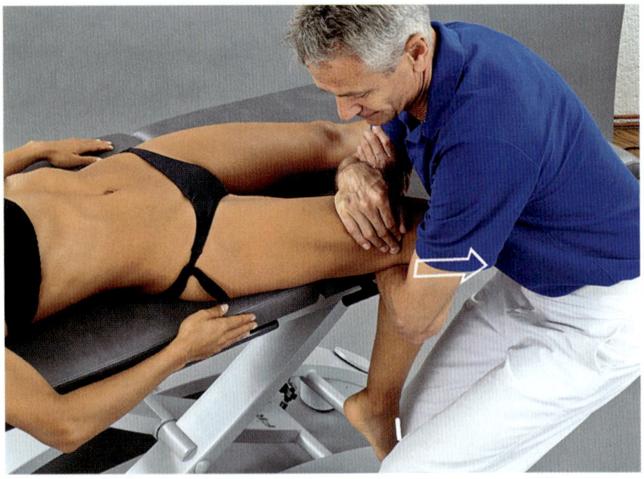

**Abb. 2.86** Traktions-Challenge über das Bein in Rückenlage, hier für das Segment L4/L5

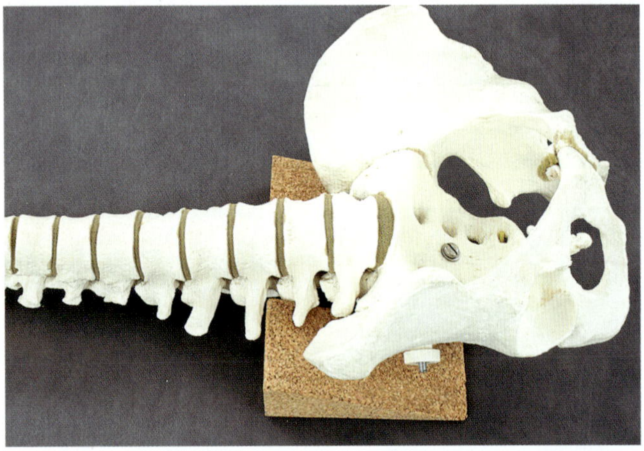

**Abb. 2.87** Keile zur Stabilisierung des kranial über dem involvierten Intervertebralforamen gelegenen Wirbels

- ca. 20° für das Segment L4/L5
- ca. 30° für das Segment L3/L4
- ca. 40° für das Segment L2/L3

Für die Imbrication hat Walther (2000) einen Traktions-Challenge mit SOT-Blocks (➤ Kap. 3.2.2) beschrieben, die horizontal mit der Schmalseite nach medial unter die LWS gelegt werden. Besser geeignet sind oft kleine, ca. 3 cm hohe Keile, die Sie selbst aus einem Schmirgelblock aus Kork (Baumarkt) herstellen können, den Sie diagonal durchsägen. Zwei der keilförmigen Blöcke werden links und rechts neben die Wirbelsäule gelegt, sodass sich ihre hohe Kante, die den oberen Wirbel abstützen soll, kranialwärts befindet (➤ Abb. 2.87). Dieses Vorgehen ist jedoch nur bei Patienten mit geringer Lendenlordose möglich, darüber hinaus ist in der Regel eine feste Unterlage, z. B. ein SOT-Brett notwendig.

Beginnen Sie bei Verdacht auf eine Imbrication in Höhe von L5/S1. Nach jedem Therapieschritt bzw. bei negativem Challenge schieben Sie die Blocks unter die nächsten, weiter kranial gelegenen Segmente und wiederholen den Challenge.

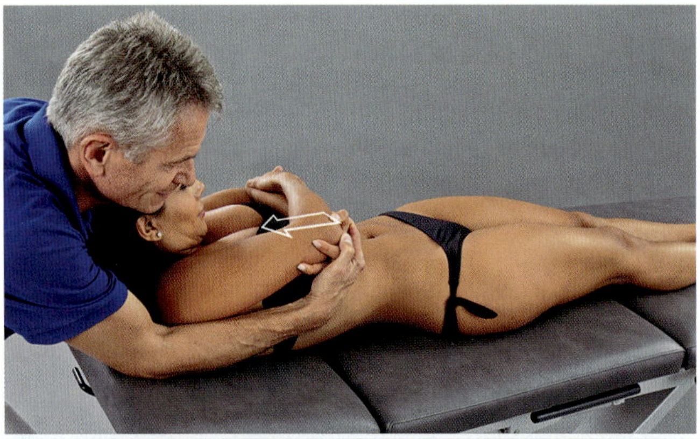

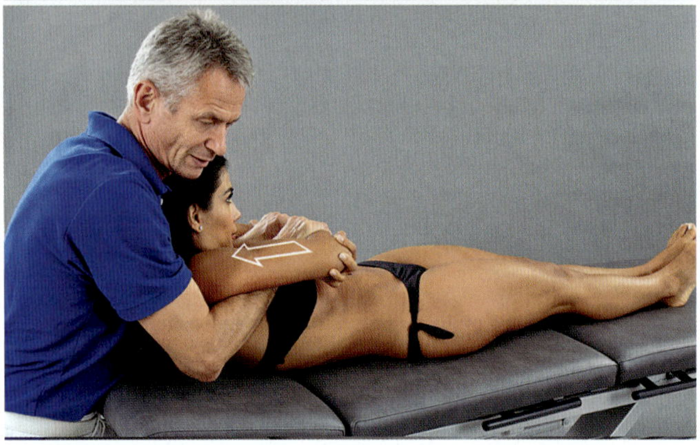

**Abb. 2.88** Traktion über die Arme, zwei verschiedene Handgriffe (zum Challenge und therapeutisch). Der Patient muss dabei meist am Becken fixiert werden.

5. Wenn eine Traktion am Bein kontraindiziert ist (z. B. bei Hüft-, Knie- oder Beckenpathologie), kann sie auch über den Thorax oder über die Arme ausgeübt werden. In diesem Fall liegen die stabilisierenden Keile unterhalb des betroffenen Segments. Der Zug erfolgt an den gestreckten Armen oder über die vor der Brust verschränkten Arme. Fassen Sie beidseits von hinten bzw. unter der Axilla nach den Armen (➤ Abb. 2.88). Eine zweite Person kann die kaudale Stabilisierung am Beckenkamm übernehmen.

### Gehaltener Challenge

Bandy (zit. in Walther 2000) empfiehlt bei Patienten mit Bandscheibenläsionen zu prüfen, ob sich die Funktion eines inhibierten Kennmuskels durch Einnahme der antalgischen Position verbessert (➤ Abb. 2.89).

6. Dieser statische Challenge bestätigt zum einen, dass eine mechanische Irritation der versorgenden Wurzel(n) vorliegt, und ist zum anderen diagnostisch für die optimale Position bei der Anwendung von manuellen Traktionen (etwa auch im Schlingentisch) oder Muskelenergietechniken.

Für eine manuelle Mobilisation in Bauchlage ist es z. B. günstig, die antalgische Position in Bauchlage zu finden. Dies ist nur dann möglich, wenn die Muskelinhibition durch eine Bandscheibenläsion direkt in Bauchlage testbar ist, wie bei folgenden Muskeln: Gluteus maximus, Hamstrings, Piriformis, Popliteus, Triceps surae, Flexor und Extensor hallucis. Wenn dies nicht der Fall ist

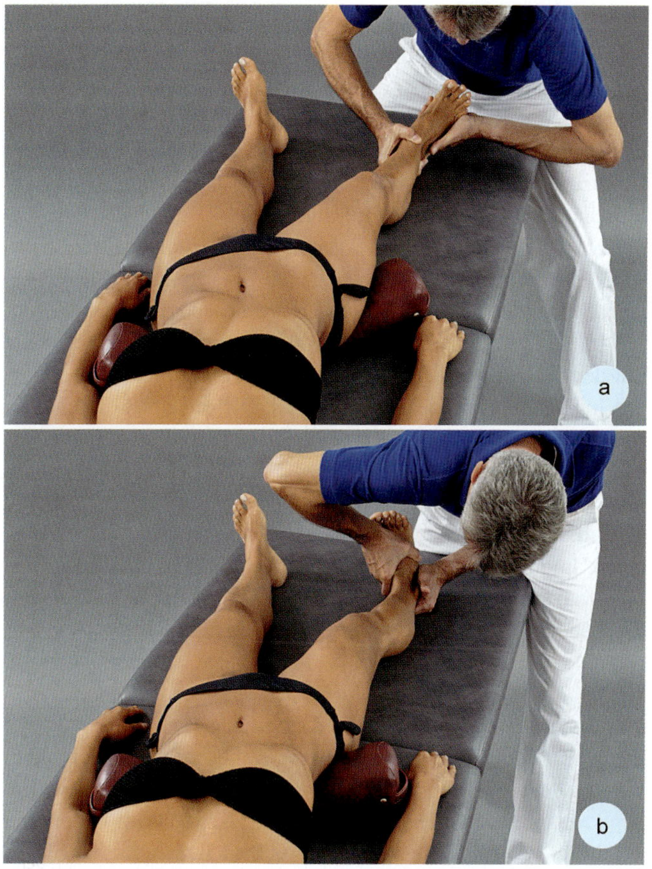


**Abb. 2.89** Durch Einnahme der therapeutischen (antalgischen) Position normalisiert sich der segmental zugeordnete inhibierte Muskel: **(a)** Kennmuskeln für die kaudaleren lumbalen Segmente sind die Mm. peronei longus und brevis, **(b)** Kennmuskel für die kranialeren lumbalen Segmente ist der M. tibialis anterior (➤ Tab. 2.8).

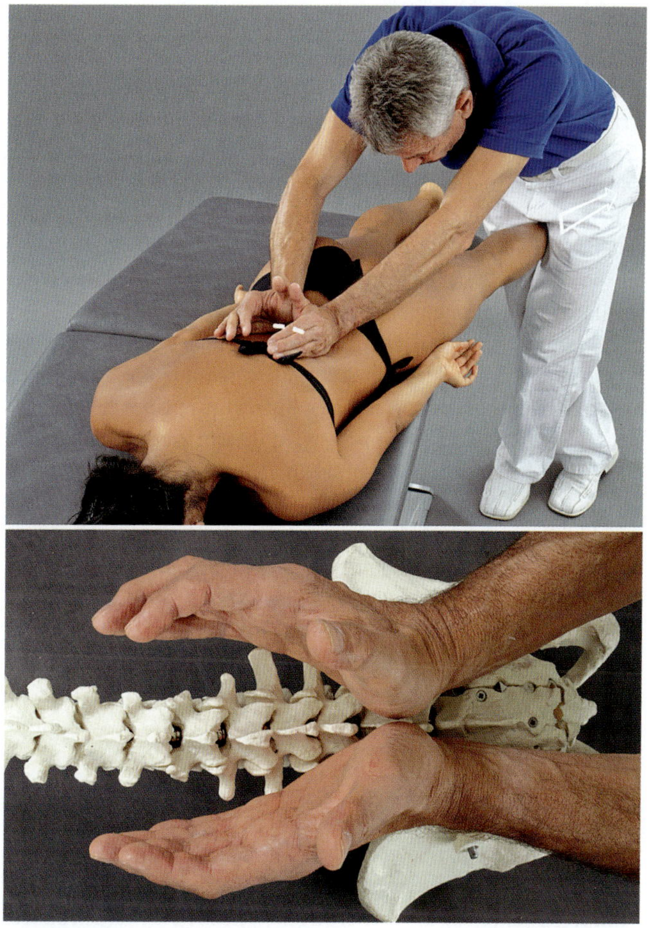

**Abb. 2.90** Manipulation in Bauchlage

(hauptsächlich bei den Segmenten L2–L4 zugeordneten Muskeln), kann die antalgische Position in Rückenlage getestet und auf die segmentale manuelle Korrektur in Bauchlage übertragen werden.

### Medikamenten-Challenge

7. Ausgehend von dem hyporeaktiven Muskel werden bei einem Medikamenten-Challenge sämtliche infrage kommenden antiinflammatorischen Substanzen getestet: Enzyme (z. B. AI-Enzyme [PE], Bromelain), Superoxiddismutase (SOD), Quercetin und andere Bioflavonoide, Mangan, Vitamin C, Zink, ungesättigte Omega-Fettsäuren (Ω3-PUFAs).

Für die Schmerzbekämpfung sind nichtsteroidale Antirheumatika (wie Diclofenac, Ibuprofen u. a.) geeignet. Ihre durchaus sehr unterschiedliche individuelle Wirksamkeit und Verträglichkeit sollten vorab getestet und ausgenutzt werden. Vor einer geplanten therapeutischen Lokalanästhesie sollten Sie überprüfen, ob das vorgesehene Lokalanästhetikum und die anderen Medikamente (wie Traumeel®, Allya® etc.) zu einer anhaltenden Normoreaktion führen (Temporal-Tap-Test vgl. Garten 2012, Kap. 3).

## ❷ AK-Behandlung

### Begleitläsionen korrigieren

8. Bei lumbalen Bandscheibenläsionen muss immer nach **viszeralen Störungen** gefahndet werden.

- Ileozökalklappen- und Zökumdysfunktionen (➤ Kap. 5.9) führen häufig zu rechtsseitigen lumboischialgiformen Beschwerden.
- Sigmoiddysfunktionen können über venöse Anastomosen mit den epiduralen Venen des Spinalkanals typische viszeralosteopathische Störungen auf der linken Seite auslösen, die primär behandelt werden müssen.
- Es gibt myofasziale Spannungsketten vom Lig. pubovesicale über den Beckenboden, die Ligg. sacrotuberale/sacrospinale, die Hamstrings und das Fibulaköpfchen bis zum Kuboid, die lumboischialgiforme Beschwerden machen (➤ Abb. 5.25). Nach entsprechender Behandlung wird sich im Straight-Leg-Raise-Test eine deutliche Verbesserung der Flexion zeigen.

**Dysbiosen** jeder Art können entzündliche Ödeme („Radixödem“) verursachen, die mit vermehrter Freisetzung von proinflammatorischen Substanzen und Schmerzmediatoren einhergehen, und schließlich durch den größeren Raumbedarf geblähter und/oder ptotischer Darmschlingen auch biomechanische Veränderungen herbeiführen. Deshalb müssen sie ebenfalls behandelt werden. Vielfach hilft eine einfache Abführmaßnahme schon, die Schmerzen bei akuten Bandscheibenläsionen spürbar zu lindern. Eine segmentale Irritation, wie sie bei akuter Lumbago oder Lumboischialgie auftritt, kann per se bereits zu Verstopfung führen (vgl. Garten 2012, Kap. 6; Garten und Weiss 2007, Kap. 7).

Bei manchen Beschwerden lassen positive MRT- oder CT-Befunde eine Diskusläsion oder spondylotische Enge als Ursache vermuten, obwohl sie tatsächlich mit **Strain-Counterstrain-Läsionen** des M. iliopsoas zusammenhängen.

Bei Lumboischialgien des L5/S1-, aber auch des L4/L5-Segments muss untersucht werden, ob sich die Funktion der zugeordneten hyporeaktiven Muskeln nach einer Korrektur entsprechend Kategorie 3 SOT (➤ Kap. 3.2.5) bessert. In diesem Zusammenhang ist auch auf Dysfunktionen des Beckenbodens und der Ligg. sacrotuberale/sacrospinale zu achten.

Schließlich müssen alle **segmentalen Irritationen** korrigiert werden, die begleitend, unabhängig oder infolge einer Diskusläsion auftreten.

Impulsmanipulationen in Seitenlage mit Rotation sollte man bei Bandscheibenläsionen unbedingt vermeiden, da sie zu weiteren Traumatisierungen führen können. Auch bei Imbrication sind sie nicht geeignet.

### Manuelle Traktion bei Bandscheibenläsionen

9. Für manuelle Traktionen wird die optimale, durch den gehaltenen Challenge gefundene antalgische Position verwendet (9a). Wenn beim Heranführen an die Barriere irgendwelche Beschwerden auftreten, dürfen Sie die Technik nicht anwenden. Besonders bei Patienten jenseits der 4. Dekade (➤ Kap. 2.4.1) liegen jedoch in vielen Fällen spondylotische Veränderungen kombiniert mit verminderter Bandscheibenhöhe, Bandscheibenschäden und Veränderungen der Zwischenwirbelgelenke vor, bei denen die Traktion sicher angezeigt ist.

Induzieren Sie die richtige Position mit Seitneigung und Torsion möglichst über das Bein, um die Traktion entsprechend den Erfordernissen des gehaltenen normoreaktiven Challenge (wie oben dargestellt) durchzuführen.

#### Impulsmanipulation über die Beine bei Imbrication und Bandscheibenläsionen

9b. Vor der Impulsmanipulation (➤ Abb. 2.86) werden die Wirbelsegmente, wie beim Challenge beschrieben, mittels Keilen fixiert. Bei weichen Behandlungsliegen verbessert ein untergelegtes Brett (SOT-Brett) die Stabilität. Die betroffene Körperseite sollte zur Behandlung dicht an der Außenkante liegen.

Auf der unbehandelten Seite hat der Patient das Bein angestellt (45°-Hüftbeugung, 90°-Kniebeugung, Fuß gut aufgesetzt). Das führt zu einer Entlordosierung der LWS und stabilisiert seine Lage auf den Keilen. Das Körpergewicht sorgt für festen Halt, aber zusätzlich kann sich der Patient an den Rändern der Liege festhalten.

**Ausführung** Legen Sie Ihren patientennahen Arm mit angewinkeltem Ellenbogen unter die Kniekehle des Patienten und die Hand in Ihre gegenseitige Ellenbeuge (➤ Abb. 2.86). Die patientenabgewandte Hand ruht auf dem Oberschenkel des Patienten, sodass er – bei leicht gebeugtem Knie – fest umschlossen wird. Das macht die Traktion für Sprunggelenk und Knie schonender als eine Traktion mit gestrecktem Bein über den Fuß und Oberschenkel.

Nachdem das betroffene Bein in den Abduktionswinkel des positiven Challenge gebracht wurde, erfolgt ein kurzer, „trockener“ Längszug am Bein. Bei einer Imbrication ist oft ein Lösungsgeräusch in der Lendenwirbelsäule hörbar.

Nach der Therapie wird das Ergebnis durch TL und Challenge beurteilt. Bestehen noch weitere Facettenkompressionen, sollten sie beidseitig nacheinander gelöst werden, bis TL und Challenge negativ sind.

Walther (2000) beginnt bei einer Imbrication mehrerer Segmente mit der Behandlung des obersten; oft lässt sich durch einen kräftigen Impuls die gleichzeitige Lösung aller betroffenen Segmente erreichen. Erst wenn der Erfolg ausbleibt, werden die Segmente einzeln durchgegangen.

#### Mobilisierende Behandlung

Ist die Impulsmanipulation kontraindiziert, kann man die Traktion mehrfach sanft und ohne Impuls in der Exspirationsphase wiederholen. Bei der Exspiration kontrahiert sich die Abdominalmuskulatur, während es zur relativen Inhibition der dorsalen Muskulatur kommt.

#### Impulsmanipulation über die Arme

9c. Bei Kontraindikationen gegen eine Traktion am Bein kann über die Arme manipuliert werden, wie oben beim Challenge beschrieben (➤ Abb. 2.88). Wegen des geringeren Gewichts, das bremsend auf der Liege liegt (der Patient kann sich auch nicht festhalten), ist dies aber weniger wirkungsvoll, wenn nicht gleichzeitig das Becken stabilisiert wird.

#### Impulsmanipulation in Bauchlage

9d. Nehmen Sie am Fußende der Liege stehend mit beiden Kleinfingerballen bzw. Ossa pisiformia links und rechts der Dornfortsätze kranial der läsionierten Bandscheibe Kontakt auf und gehen Sie in die Tiefenspannung. Das Bein des Patienten sollten Sie möglichst weit proximal zwischen Ihren Beinen halten, um eine Traktions-Vorspannung zu induzieren (➤ Abb. 2.90). In Exspiration des Patienten manipulieren Sie den Wirbel oberhalb der Läsion nach kranial, während Sie das abduzierte Bein (im selben Winkel wie in ➤ Abb. 2.85, Schritt 4) mit Impuls nach kaudal ziehen. Bei dieser Traktion sollte die LWS entlordosiert sein.

#### Atemunterstützte Mobilisation

9e. In Seitenlage des Patienten nehmen Sie Kontakt zu den Quer- oder Dornfortsätzen wie beim Challenge auf (➤ Abb. 2.85, Schritt 3). Die Mobilisation erfolgt in der Atemphase, die den Challenge aufgehoben hat (➤ Abb. 2.91). Führen Sie eine Traktion vor allem über die Schulter und das Becken des Patienten aus. Alternativ können Sie sie auch im Sitzen durchführen (➤ Abb. 2.92).

### Muskelenergietechnik nach Lewit

9f. Wenn in Bauchlage des Patienten die Beine am besten am Ende der Liege frei herabhängen (➤ Abb. 2.93), führt diese Ausgangsposition bereits zu einer Entlordosierung und gewissen Traktion.

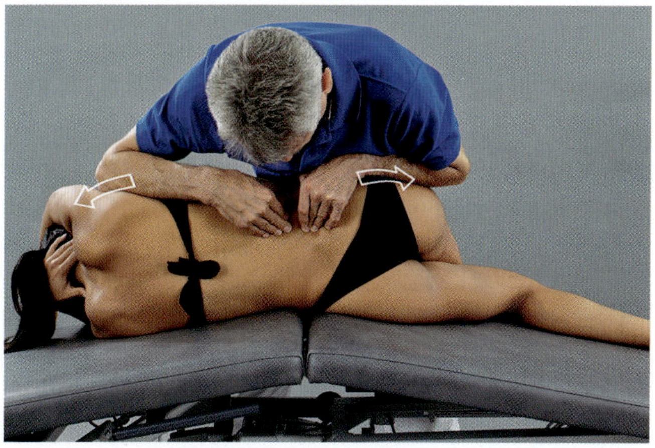

**Abb. 2.91** Atemunterstützte Mobilisation in Seitenlage

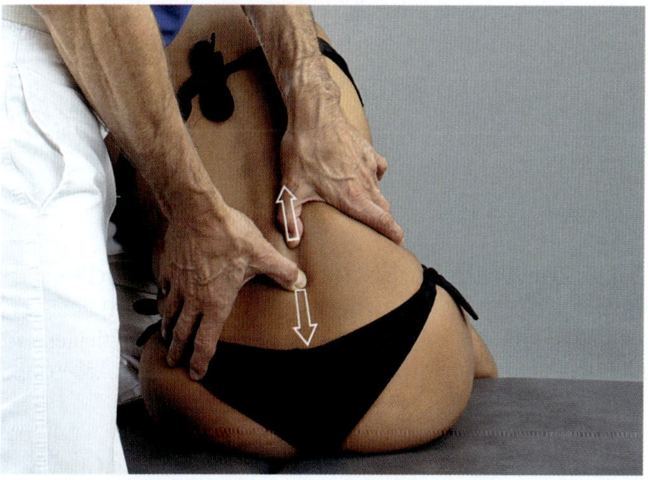

**Abb. 2.92** Distraktionskorrektur eines Lumbalsegments im Sitzen

Üben Sie beidseits von kranial über den M. gluteus maximus Druck nach kaudal aus.

Während einer 7–10 Sekunden gehaltenen Inspiration erhalten Sie den Druck gegen die Anspannung der Rückenstrecker aufrecht. Während der Exspiration mit Absenkung des Beckens dehnen Sie leicht nach und lassen den Patienten für 7–10 Sekunden weiteratmen, bis erneut eine gehaltene Inspiration folgt. Am einfachsten ist es, der (Mit-)Bewegung des Beckens bei der Atmung zu folgen: Wenn sich das Becken nach kranial bewegt, halten Sie dagegen, während Sie die Kaudalbewegung verstärken.

Sinnvoll ist auch eine Blocklagerung in antalgischer Position (➤ Abb. 2.94).

## ❸ Differenzialdiagnosen

Die wichtigsten differenzialdiagnostischen Aspekte bei radikulären und pseudoradikulären Schmerzsyndromen sind:

- Pseudoradikuläre Störungen, besonders mit Ursprung im Sakroiliakalgelenk
- Myofasziale Störungen, speziell im Kontext von Läsionsketten ausgehend vom Lig. falciforme, über die ventrale mediale Liga-

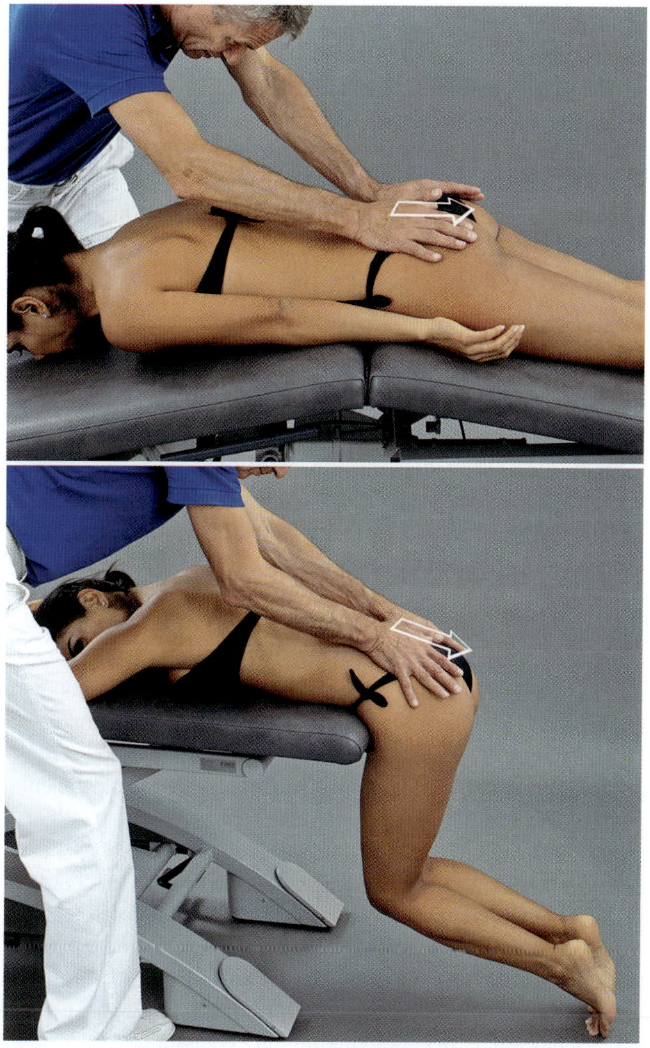

**Abb. 2.93** Postisometrische Relaxation der LWS (nach Lewit 1992)

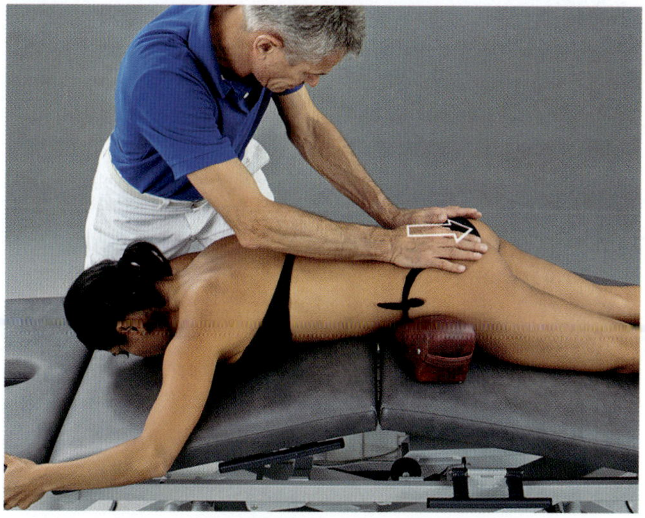

**Abb. 2.94** Postisometrische Relaxation mit Entlordosierung und Blocklagerung

2

mentkette zum Lig. pubovesicale, über den Beckenboden zu den Ligg. sacrotuberale und sacrospinale sowie von dort in die Hamstrings, bevorzugt den Biceps femoris (➤ Abb. 5.25)

- Periphere Nervenirritationen der Wurzel von L5 im Bereich des Lig. iliolumbale (➤ Kap. 6.9.9 ❺)
- Irritation des N. ischiadicus bei Piriformissyndrom (➤ Kap. 6.9.10)
- Weitere periphere Irritation der Nerven des Plexus lumbosacralis (➤ Kap. 6.9.10)



**Fallbeispiel 4**

**Komplexes Schmerzsyndrom**

Eine 65-jährige aktive Sportlehrerin stellt sich mit Schmerzen in der linken Gesäßhälfte vor, die in den linken Oberschenkel ziehen, verstärkt beim Runterbeugen und Hochkommen.
Die Schmerzen bestehen seit vielen Monaten; nach Joggen spürt sie ein Brennen und Ziehen. Hinzu kommt Schwindel, nachdem sie sich beim Schwimmen „verzerrt hat". HNO-ärztlich o. B.

21.1.2015

Befunde: vermehrtes Schwanken im Romberg-Versuch bei Rotation-Reklination links, Hipdrop links positiv, Okziput links-lateral, C3 $R_RS_R$. Linkes Bein kürzer. Straight-Leg-Raise links eingeschränkt. Sakrum links-anterior
Therapie: Akupunktur, Perkussorbehandlung der myofaszialen Kette der Glutealmuskulatur und Hamstrings

4.2.2015

Hat sich inzwischen den Kopf angeschlagen und dabei die HWS gestaucht. Linkes Bein ist besser, Dehnen tut noch weh. Immer wieder mal ein Gefühl „wie auf See"
Therapie entsprechend Befund (Rippen 4–8 li., C4 $R_RS_R$, Sakrum links-anterior): Akupunktur und Perkussor li. Hamstrings, kraniale Dekompression

6.2.2015

Es geht ihr besser, aber nach Joggen und Tennis nach wie vor mehr Beschwerden im linken Bein, auch nach Schwimmen und beim Gehen etwas verstärkt. Schwanken ist seltener geworden und „weniger erschreckend".
Neue Klage über linksseitigen Knieschmerz, nach Aussage eines Orthopäden habe sie ein „Plica-Syndrom".
Befunde: Lig. pubovesicale zeigt positiven Challenge, Mykoplasmen D12 >n (im Urogenitalbereich „Ureaplasmen"), Doxycyclin >n (anamnestisch früher länger anhaltende Blasenbeschwerden). Popliteus li. w.
Therapie: Akupunktur im Schulter-Nacken-Bereich, Perkussor. Atlasimpulse (bds.) von lateral, C2 $R_LS_L$ RL, C4 $R_RS_R$, Kategorie-3-Lagerung (normalisiert hyporeaktive Hamstrings li.), myofasziale Behandlung des Beckenbodens.
Lig. pubovesicale, Fibulaköpfchen und Kuboid korrigiert, danach ist der vorher dysreaktive Popliteus normoreaktiv. Straight-Leg-Raise normalisiert. Mykoplasmen-Nosode für zu Hause mitgegeben

12.2.2015

Hatte heftige Nosodenreaktion, alles tat weh, was schon mal weh getan hat (Großzehe, Knie usw.)
Befunde: Lig. pubovesicale, Fibula, Kuboid sind o. B., Straight-Leg-Raise annähernd seitengleich
Therapie: laterale Hamstrings myofaszial, Akupunktur
Die Nosode soll sie weitere 5 Wochen lang (5 Tr. tägl.) einnehmen. Danach ist die Patientin beschwerdefrei.

Kommentar

Das Fallbeispiel zeigt, dass in vielen Fällen bei Beschwerden des Bewegungssystems eine multimodale Therapie notwendig ist. In diesem Fall wäre die rein manuelle Behandlung, auch mit Einbeziehung der viszeralosteopathischen Läsionskette, ne die Behandlung mit der Nosode nicht erfolgreich gewesen. Bei Misserfolg wäre eine Behandlung mit Doxycyclin in Betracht gekommen, das deswegen direkt nach positivem Challenge mit der Mykoplasmen-Nosode getestet wurde. Ein mikrobiologischer Nachweis dieses Keims ist in chronischen Fällen meist erfolglos, der er intrazellulär vorkommt. Man ist also häufig ausschließlich auf den Befund der Applied Kinesiology angewiesen.

## 2.4.6 Zervikale Bandscheibenläsionen und Imbrication: AK-Diagnostik und Therapie

### ❶ Funktionelle neurologische Diagnostik, AK-Diagnostik

Die Randziffern (1 bis 6) im folgenden Text verweisen auf die Übersicht im Flussdiagramm (➤ Abb. 2.103) am Ende dieses Unterkapitels.

#### Sensorische Prüfung, Kennmuskeln, Muskeleigenreflexe

Die Sensibilitätsstörung hält sich relativ klar an die Grenzen eines Hautareals spinaler Nerven (➤ Abb. 2.82). Engpass-Syndrome (Thoracic-Inlet-Syndrom, Supinatorsyndrom, Pronator-teres-Syndrom, Karpaltunnelsyndrom, Sulcus-ulnaris-Syndrom) müssen durch entsprechende Tests (➤ Kap. 6.9.5, ➤ Kap. 6.9.6 und ➤ Kap. 6.9.7) von Nervenirritationen im Intervertebralforamen und Spinalkanal differenziert werden.

Mit dem **Upper Limb Tension Test** (ULTT) lässt sich wie beim Lasègue-Zeichen die Dehnung der drei Hauptnerven der oberen Extremität untersuchen (Butler 1998):

- ULTT 1: Abduktion in der Schulter als Dehnungstest für den N. medianus
- ULTT 2a: Depression des Schultergürtels und Außenrotation des Armes als Dehnungstest für den N. medianus
- ULTT 2b: Depression des Schultergürtels und Innenrotation im Schultergelenk als Dehnungstest für den N. radialis
- ULTT 3: Schulterabduktion und Ellenbogenflexion als Dehnungstest für den N. ulnaris

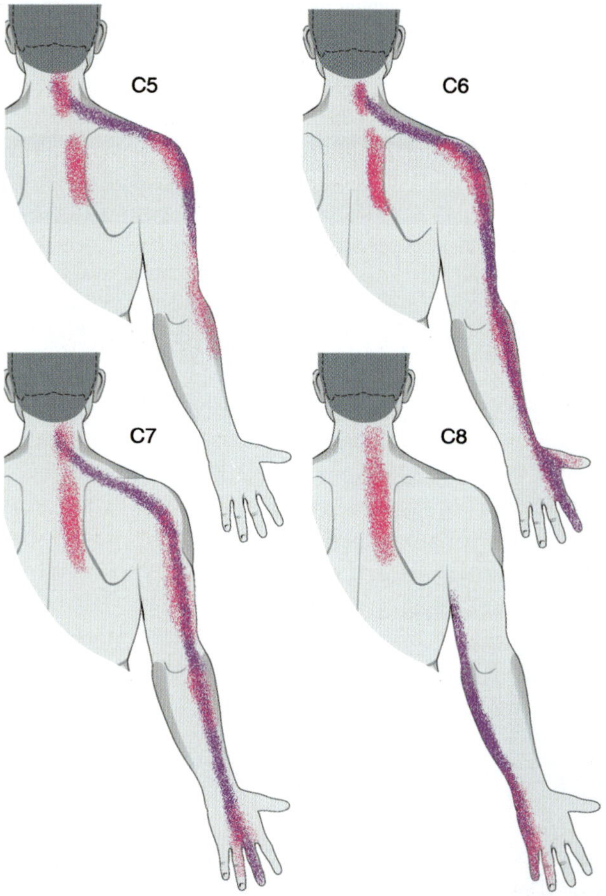


**Abb. 2.95** Sensorische Befunde bei Radikulopathien der oberen Extremität. Die dunkelrote Linie kennzeichnet den scharfen, ausstrahlenden Schmerz, dessen Lokalisation häufig dem Dermatom entspricht. Die hellroten Areale zeigen den unscharf lokalisierten dumpfen Schmerz.

1. Die Untersuchung mit allen relevanten Muskeltests und Reflexprüfungen wird am besten im Sitzen durchgeführt, da das Gewicht des Kopfes dann auf der Halswirbelsäule ruht.

Die Kennmuskeln und Eigenreflexe der einzelnen zervikalen Segmente sind in ➤ Tab. 2.8 dargestellt. Bezüglich der Innervation gehen die Auffassungen in der Literatur auch hier etwas auseinander. So wird der Deltoideus z. B. teilweise ausschließlich als C5-Muskel angesehen. Eine grobe Unterteilung sieht folgendermaßen aus: Abduktoren und Außenrotatoren sind von C5/C6 innervierte Muskeln, während die Ellenbogenbeuger von C6, der M. triceps von C7 und die Fingerflexoren von C8 versorgt werden.

### Therapielokalisation

2. Die TL (➤ Abb. 2.103) führt der Patient analog zu den lumbalen Diskusläsionen mit einem Finger am Dornfortsatz des Wirbels über dem läsionierten Diskus und gleichzeitig mit der anderen Hand am Dornfortsatz des darunterliegenden Wirbels durch. Als Indikatormuskel muss dann ein Beinmuskel, z. B. der Rectus femoris, verwendet werden.

### Challenge

3. Geeignete Indikatormuskeln sind intakte Kennmuskeln oder kontralaterale Armmuskeln wie der Deltoideus, Serratus etc.

**Nicht gehaltener Challenge**

3a. Prinzipiell kann ein (nicht gehaltener) Distraktions-Challenge an den Facetten oder Dornfortsätzen der beiden Halswirbel ober- und unterhalb der Läsionsebene ausgeführt werden. Wenn dies keine Dysreaktion des normoreaktiven Indikatormuskels induziert, führen Sie einen Kompressions-Challenge durch, indem Sie die beiden Facetten approximieren. Suchen Sie jetzt schon für die Korrektur nach der Atemphase, die diesen Challenge aufhebt.

Mit hyporeaktivem Kennmuskel: Halten Sie den Hinterkopf des Patienten in beiden Händen und stützen Sie sich mit den Ellenbogen auf seinen Schultern ab, während Sie eine axiale Traktion anbringen, die Sie für ca. 60 Sekunden halten. Sie dürfen den Zug nicht ruckartig loslassen, damit kein Rebound auftritt (➤ Abb. 2.97).

Etwas effizienter kann ein Challenge mit dem Kopf im „Wickelgriff" (Tilscher) sein (➤ Abb. 2.98). Während jeweils das kaudale Segment mit einer Hand fixiert wird, beginnen Sie mit dem Challenge an dem HWS-Segment mit positiver TL bzw. entsprechend der neurologischen Segmentlokalisation. Testen Sie den hyporeaktiven Kennmuskel, der in seiner Funktion gebessert sein sollte. Zeigt sich nach dem Challenge keine Besserung, führen Sie am besten als nächstes einen gehaltenen Challenge durch.

**Gehaltener Challenge**

3b. Sie können die Traktion im Wickelgriff halten (➤ Abb. 2.103) und während dessen einen hyporeaktiven Kennmuskel testen, was mit den Mm. deltoideus, brachioradialis und triceps brachii möglich ist (➤ Abb. 2.99, ➤ Abb. 2.100, ➤ Abb. 2.101). Die Handflexoren (C7/Th1) und die Rhomboidei (C3/4) lassen sich so nicht testen. Dafür brauchen Sie eine Hilfsperson, die die Traktion durchführt, während Sie den Muskel testen.

Ändern Sie die Traktion im Sinne einer Flexion, Extension, Seitneigung und Rotation der Halswirbelsäule, um eine möglichst optimale Funktionsverbesserung des Kennmuskels zu erreichen.

### Medikamenten-Challenge

4. Wie für die lumbalen Bandscheiben gilt auch hier, dass Enzyme, Superoxiddismutase, Mangan, Zink, Vitamin C, ungesättigte Fettsäuren (Ω3), Antioxidanzien (Bioflavonoide, etwa in AI-Formula, AI-Enzyme [PE]) angewandt werden können.

## ❷ AK-Behandlung

### Begleitläsionen

5. Hier sind vor allem die Einflüsse kraniomandibulärer Dysfunktionen auf die Statik zu beachten (➤ Kap. 3.3.10). Herd- und Störfeldbefunde, die im Kopfbereich relativ häufig vorkommen, können

über die ADLER-Zonen auch Auswirkungen auf die HWS haben (➤ Abb. 4.9).

Oberbauchstörungen, d. h. viszeralosteopathische Dysfunktionen der zwerchfellnahen Organe, führen fast immer zu Thoracic-Inlet-Veränderungen (➤ Kap. 5.6.1), ebenso wie Beckentorsionen (➤ Kap. 3.2) in einer aufsteigenden Läsionskette.

Fixationen der HWS (➤ Kap. 2.3.3) sowie einfache segmentale vertebrale Dysfunktionen müssen korrigiert werden. Impulsmanipulationen mit Rotationen müssen vermieden werden, da sie zu weiteren Traumatisierungen führen können.



### Manuelle Traktion

6. Für manuelle Traktionen wird die optimale, durch den gehaltenen Challenge (vgl. 3b) gefundene antalgische Position verwendet.
6a. Bei der Traktion im Sitzen (im Wickelgriff oder mit beiden Händen) gehen Sie an die Barriere heran.
6b. Die Challenge-Position lässt sich auch leicht auf eine Traktion in Rückenlage übertragen. In dem Fall können Sie den kaudalen Wirbel mit einer Hand fixieren und mit der anderen Hand über Wirbelsäule und Hinterkopf die Traktion ausüben (➤ Abb. 2.102).

- Lassen Sie den Patienten tief einatmen, 10 Sekunden die Luft anhalten und nach oben blicken, während Sie dagegenhalten.
- Danach entspannt sich der Patient, blickt nach unten und atmet aus.
- Anschließend atmet er locker weiter, während Sie leicht (bis an die neue Barriere) nachdehnen.

Nach ca. 7 Wiederholungen prüfen Sie, ob sich die hyporeaktiven Muskeln möglichst vollständig normalisiert haben. Wenn der Kontroll-Challenge noch nicht negativ ist, müssen Sie nachbessern.

### Die 7 Faktoren des viszerosomatischen Systems korrigieren

Grundsätzlich sollten alle dysreaktiv getesteten Muskeln entsprechend den 7-FVSS korrigiert werden, mindestens jedoch im Hinblick auf die Wirbelebenen, die NL-Reflexpunkte und den Durafaktor.

### Spondylogene Reflextechnik

Da es hier nicht nur um reine Bandscheibenläsionen, sondern auch um spondylotische Begleitstörungen geht, sei an dieser Stelle noch einmal auf das spondylogene Reflexsyndrom (Garten 2012, Kap. 10.2.2) hingewiesen: Bei Irritationen der unteren zervikalen Segmente geben Patienten oft eine typische Schmerzsymptomatik in den Mm. rhomboidei nahe des medialen Skapularandes an. Diese kann leicht mit einer Rippenblockierung verwechselt werden. Da der entsprechende Challenge jedoch negativ ist, würde eine Manipulation zu keiner Verbesserung führen. Sie sollte ebenso unterbleiben wie eine Akupunktur der verspannten Myotome, die keinen Einfluss auf das betroffene Wirbelsäulensegment hätte.

Stattdessen sollte eine Korrektur des verursachenden Segments (z. B. C6) eine Schmerzlinderung im spondylogen verspannten

**Tab. 2.8** Zervikalen Segmenten zugeordnete Muskeln (die typischen Kennmuskeln sind hervorgehoben). Engpässe am Foramen intervertebrale können anhand des Verteilungsmusters der Inhibition und der Sensibilitätsstörungen von peripheren Engpässen unterschieden werden (➤ Abb. 2.95, ➤ Abb. 2.96 und ➤ Abb. 2.82).

| Segment | Zugeordnete Muskeln (mit Hervorhebung der Kennmuskeln) | Muskeleigenreflexe |
|---|---|---|
| C4 (Diskus C3/C4) | M. trapezius pars sup. (C3, C4, N. XI)<br>M. levator scapulae (C4, C5; N. dorsalis scapulae)<br>**Mm. rhomboidei** (C4, C5; N. dorsalis scapulae)<br>Diaphragma (C3–C5; N. phrenicus) | Kein MER; bei Durchleuchtung kann sich die gestörte Zwerchfellmobilität zeigen, AK-Test des Zwerchfells |
| C5 (Diskus C4/C5) | M. infraspinatus (C4, **C5, C6;** N. suprascapularis) | Skapulohumeralreflex (SHR) |
| | M. coracobrachialis (**C5,** C6; N. musculocutaneus) | |
| | M. teres minor (C**5,** C6; N. axillaris) | |
| | **M. deltoideus** (**C5, C6;** N. axillaris) | |
| C6 (Diskus C5/C6) | M. deltoideus (**C5, C6;** N. axillaris) | |
| | M. teres minor (C**5,** C6; N. axillaris) | |
| | M. coracobrachialis (C5, **C6;** N. musculocutaneus) | |
| | M. biceps brachii (C5, **C6;** N. musculocutaneus) | Bizepssehnenreflex (BSR) |
| | M. serratus anterior (C5, **C6,** C7; N. thoracicus longus) | |
| | M. teres major (C5, **C6,** C7; N. subscapularis) | |
| | M. subscapularis (C5, **C6,** C7; N. subscapularis) | |
| | **M. brachioradialis** (C5, **C6;** N. radialis) | Brachioradialis-Reflex (BRR) oder Radiusperiost-Reflex (RPR) |
| | M. supinator (C5, **C6;** N. radialis) | Supinator-Reflex (nicht zu unterscheiden von Brachioradialis-Reflex) |
| C7 (Diskus C6/C7) | **M. triceps brachii** (C6, **C7, C8,** Th1; N. radialis) | Trizepssehnenreflex (TSR) |
| | M. latissimus dorsi (C6, C7, C8; N. thoracodorsalis) | |
| | M. extensor carpi radialis (C5, C6, C7, C8; N. radialis) | |
| | M. extensor carpi ulnaris (C6, C7, C8; N. radialis) | |
| | M. flexor carpi radialis (C6, C7, C8; N. medianus) | |
| | M. pronator teres (C6, C7; N. medianus) | |
| | M. abductor pollicis brevis (C6, C7; N. medianus) | |

**Tab. 2.8** Zervikalen Segmenten zugeordnete Muskeln (die typischen Kennmuskeln sind hervorgehoben). Engpässe am Foramen intervertebrale können anhand des Verteilungsmusters der Inhibition und der Sensibilitätsstörungen von peripheren Engpässen unterschieden werden (➤ Abb. 2.95, ➤ Abb. 2.96 und ➤ Abb. 2.82). *(Forts)*

| Segment | Zugeordnete Muskeln (mit Hervorhebung der Kennmuskeln) | Muskeleigenreflexe |
|---|---|---|
| C8 (Diskus C7/Th1) | **M. flexor carpi ulnaris** (C7, C8, Th1; N. ulnaris) | |
| | M. flexor digitorum superficialis und profundus (C7, C8, Th1; N. medianus, N. ulnaris) | Fingerbeugereflex: (Trömner-Zeichen, Knipsreflex) ((940)) |
| | **M. adductor pollicis** (C8, Th1; N. ulnaris) | |

Myotom bewirken. Nach Goodheart kann im Lovett-Partner von C6, d. h. Th12, eine sog. „holografische Subluxation" vorliegen.

**Challenge und Behandlung**

Diese intraossäre Spannung lässt sich im Kontakt zum Dornfortsatz und Querfortsatz (der einen Seite, falls negativ anschließend auf der anderen Seite) diagnostisch provozieren. Durch einen nicht gehaltenen Probeschub wird eine Torsion in der Wirbelstruktur induziert, die bei entsprechender Spannung zur Indikatordysreaktion führt.

Testen Sie nun, welche Atemphase den positiven (nicht gehaltenen) Challenge aufhebt: Inspiration oder Exspiration. Mobilisieren Sie während dieser Atemphase 7–10 mal in Challenge-Richtung und kontrollieren Sie das Ergebnis.

Alternativ kann die intraossäre Spannung mit einer Stimmgabel (128 Hz) provoziert werden. Führt dies zur Dysreaktion eines normoreaktiven Indikatormuskels (NIM), suchen Sie per Therapielokalisation nach der Wirbelebene, die diesen Challenge aufhebt. Das kann auch die Ebene des Lovett-Partners sein.

Zur Therapie wird die Stimmgabel ca. 1 Minute auf den Wirbel mit der intraossären Spannung gesetzt und gleichzeitig die Korrespondenzregion solange gehalten, bis ein Release eintritt.

### 2.4.7 Wirbelkanalstenosen

**MERKE**

Objektive Messdaten zum Querschnitt des Spinalkanals sind prognostisch irrelevant (Kent et al. 1992).

#### ❶ Anatomie und Pathophysiologie

##### Lumbale Spinalkanalstenosen, Claudicatio spinalis

Die weiter oben beschriebenen spondylotischen Veränderungen führen besonders bei angeborener Spinalkanalstenose ab einem Querschnitt von 12 mm zu relativen Engen (Verbiest 1973) und ab 10 mm zu absoluten Engen, die symptomatisch werden können.

Bei spinalen Engen der LWS stehen nicht dermatombezogene Beschwerden wie Rückenschmerzen, ziehende Schmerzen im Gesäß sowie Taubheit und Schwäche in den Beinen im Vordergrund. Da es sich nicht um verengte Foramina handelt, bilden radikuläre Symptome eher die Ausnahme, und Nervendehnungstests fallen negativ aus. Typisch ist, dass die Beschwerden sich beim Vornüberbeugen und im Sitzen bessern und bei Extension der LWS verschlechtern (Katz et al. 1995). Es kommt zu einer Erhöhung des Liquordrucks, die zur Einschränkung der Blutversorgung des Rückenmarks bzw. venösen Stauungen führt (Refisch 2005).

Die Rückenschmerzsymptomatik lässt sich am ehesten durch hypoxische Reize an Nozizeptoren in der Dura, in Bändern und Kapseln erklären (Porter 1996, Carlsson und Nachemson 2000, zit. in Refisch 2005). Es kommt zu arteriellen Konstriktionen und venösen Stauungen, die myeloskopisch nachgewiesen werden können (Ooi et al. 1990, Carlsson und Nachemson 2000, zit. in Refisch 2005). Ein Hypersympathikotonus (➤ Kap. 7.12) trägt ebenso wie viszerale Spannung im Bereich des Sigmoids (➤ Kap. 5.9.6) dazu bei, die venöse Stauung und damit funktionelle Enge im lumbalen Spinalkanal noch weiter zu verstärken.

Konservative Behandlungsregime umfassen typischerweise neben der periduralen Infiltration von Lokalanästhetika und Clonidin bzw. Kortikoiden eine detonisierende und rekonditionierende Physiotherapie sowie Entspannungsverfahren, Verhaltens- und Psychotherapie (Zeifang et al. 2003). Aus Sicht des Autors ist ein haltungskorrigiertes stabilisierendes Training essenziell.

##### Zervikale Spinalkanalstenosen, chronische zervikale Myelopathie

Der normale sagittale Durchmesser des zervikalen Spinalkanals beträgt 15–20 mm (Patten 1998). Bereits ab einem Durchmesser von 13 mm besteht die Gefahr einer Rückenmarkkompression. Anatomische Engen werden praktisch immer funktionell verstärkt und symptomatisch, wenn „Raumforderungen" durch gestaute Venen hinzukommen.

Bei Flexion der HWS wird der Zervikalkanal bis zu 2 cm länger (Patten 1998) und das Hals- bzw. das gesamte Rückenmark entsprechend gedehnt. Bei entzündlichen Prozessen und Spondylosen der HWS kann die Dehnung zu einer Rückenmarkkompression mit Kribbelparästhesien in allen vier Extremitäten und im Rücken führen (Lhermitte-Zeichen).

Bei Hyperextension der HWS kann das Rückenmark infolge des verkürzten sagittalen Zervikalkanal-Durchmessers gequetscht werden.

Bei zervikalen Spinalkanalstenosen kann sich akut oder langsam fortschreitend eine spastische Parese entwickeln (Patten 1998). Manchmal ist ein Sturz auf das Gesicht oder ein Schleudertrauma (mit starker Hyperextension und/oder Hyperflexion) der Auslöser. Während der Bizepssehnen- und der Brachioradialis- bzw. Supinator-Reflex (C5 und C6) fehlen können, lassen sich in den kaudaleren Segmenten oftmals gesteigerte Reflexe beobachten (Trizepssehnenreflex, PSR, ASR usw.). Ein gesteigerter C7-Reflex weist auf eine Kompression des Zervikalmarks in Höhe von C5/C6 hin. Ein positiver Babinski-Reflex sollte an eine Läsion des oberen Motoneurons

**Nerven des Plexus brachialis und Engpass-Stellen**

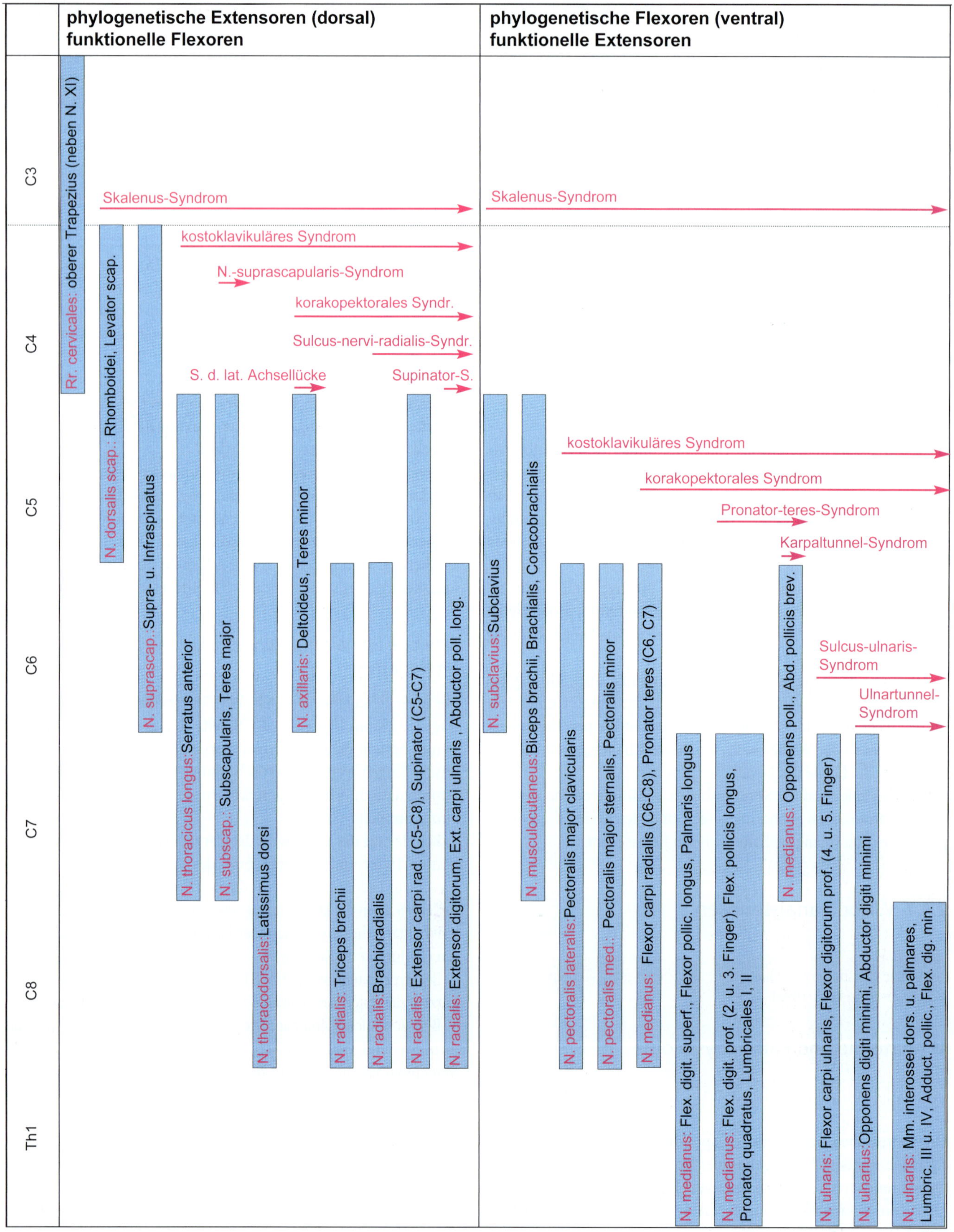


**Abb. 2.96** Nerven des Plexus brachialis und Engpasslokalisationen (Garten 2012)

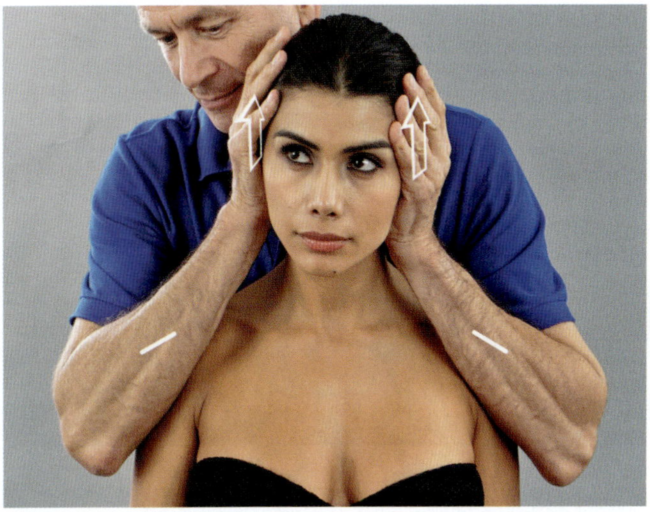

**Abb. 2.97** Zweihändige Traktion im Sitzen (als Challenge und zur Korrektur)

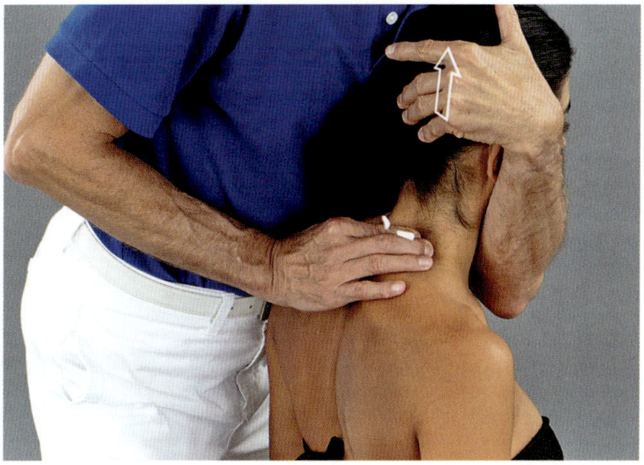

**Abb. 2.98** Traktion im „Wickelgriff" mit Stabilisierung des kaudalen Wirbels

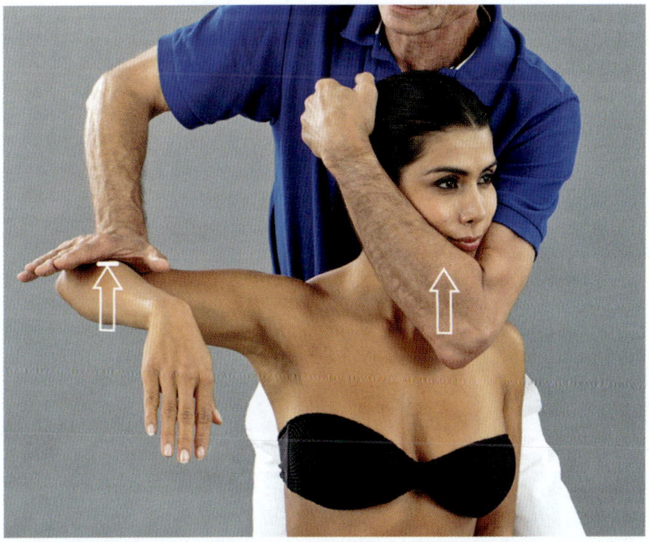

**Abb. 2.99** Traktion im „Wickelgriff" und Testung des M. deltoideus (C5)

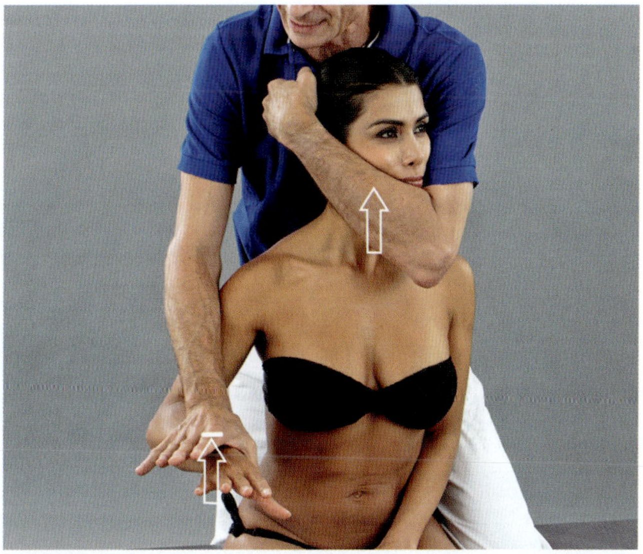

**Abb. 2.100** Traktion im „Wickelgriff" und Testung des M. brachioradialis (C6); auch wenn die Abduktion, auf die das Model zurückgreift, ebenfalls eine C5/C6-Funktion ist, sollte dies im Zweifelsfall unterbunden werden.

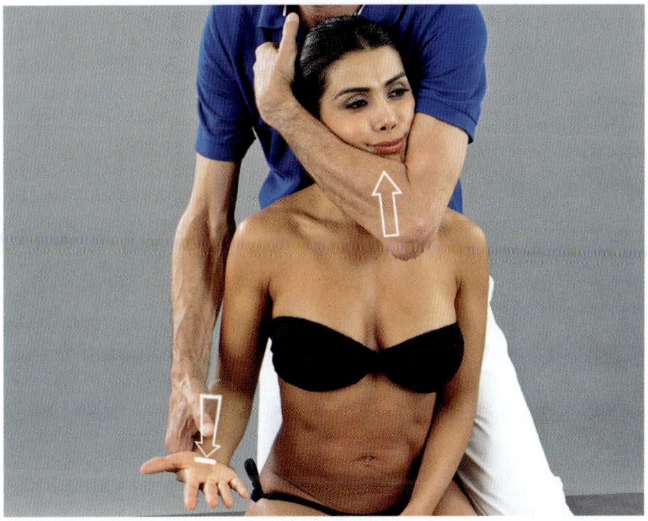

**Abb. 2.101** Traktion im „Wickelgriff" und Testung des M. triceps brachii (C7)

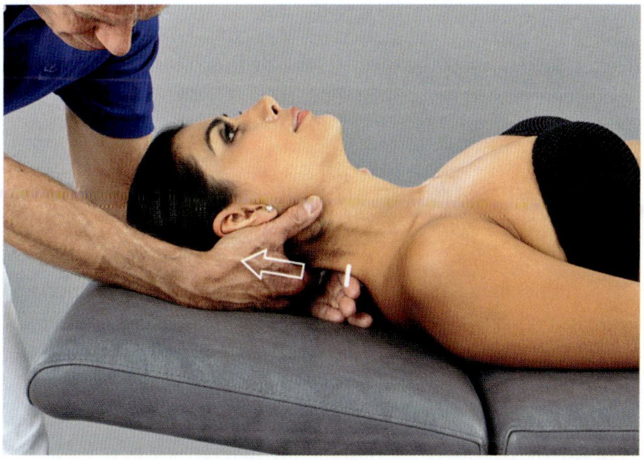

**Abb. 2.102** Traktionsbehandlung in Rückenlage

1. Sensibilitätsprüfung (Berührung, Schmerz)
Kennmuskeln testen
Reflexe prüfen

**C4 (Diskus C3/C4)** **C5 (Diskus C4/C5)** **C6 (Diskus C5/C6)** **C7 (Diskus C6/C7)** **C8 (Diskus C7/Th1)**

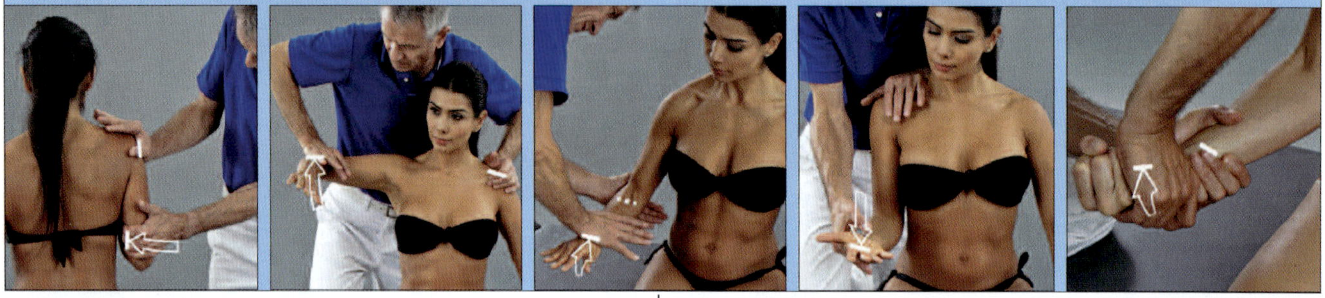

2. TL: Zweihändige TL am Dornfortsatz über und unter dem betroffenen Diskus führt zu Indikatordysreaktion

3a. **Nicht gehaltener Challenge:** Druck am Dornfortsatz oder Querfortsatz des Wirbels über dem betroffenen Diskus nach kranial und am darunterliegenden nach kaudal im Sinne einer Distraktion schwächt normoreaktiven Indikator; manchmal schwächt Approximation kontralateral.
3b. **Challenge (gehalten)** im Sitzen oder im Liegen mit "Wickelgriff": Optimale Position finden, die den schwachen Kennmuskel maximal stärkt: Traktion mit Extension/Flexion, Rotation, Seitneigung

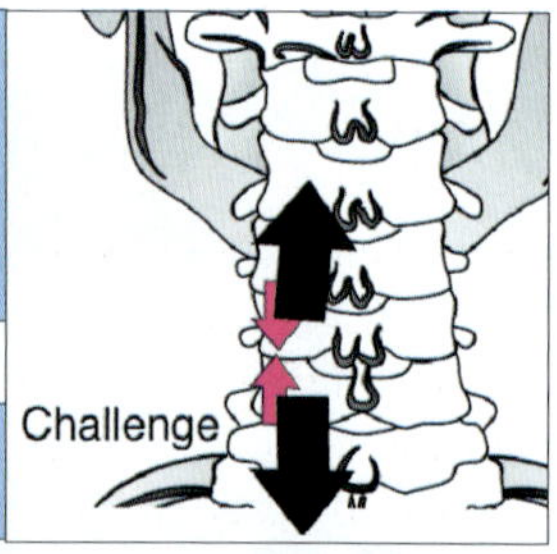


4. Antiinflammatorische Medikation testen (Enzyme, SOD [Superoxiddismutase], Mangan, Zink, Vit. C, Ω-3-ungesättigte Fettsäuren)

5. *Kraniomandibuläres System testen und behandeln*
*HWS-Fixationen behandeln, sämtliche Störungen der Region beseitigen: 7 Faktoren des VSS der Kennmuskeln;*
*Thoracic Inlet, Oberbauchorgane, Zwerchfell prüfen und behandeln,*
*Beckendysfunktionen korrigieren*

6a. *In der Position des positiven gehaltenen Challenge (s.o.) mit Traktion an die Barriere gehen; Patient atmet tief ein, hält 10 Sekunden die Luft an, blickt nach oben. Anschließend (während 10 Sekunden) entspannt der Patient, blickt nach unten und atmet aus. Währenddessen leicht (bis an die neue Barriere) nachdehnen. 7-10 mal wiederholen, hyporeaktive Muskeln kontrollieren.*
6b. *Traktion in Rückenlage: Den kaudalen Wirbel mit einer Hand fixieren und mit der anderen die Traktion über die Wirbelsäule und das Hinterhaupt anbringen.*

**Abb. 2.103** Diagnostik und Therapie von Störungen im Bereich der zervikalen Intervertebralforamina (inkl. Diskusläsionen, Spondylosen, Imbrication)

denken lassen. Eine akute verletzungsbedingte Kompression stellt häufig eine chirurgische Indikation dar.

## ❷ AK-Diagnostik und -Therapie bei Claudicatio spinalis

Die Schulmedizin hat wenig Konkretes zu bieten: *„Symptomatische Patienten mit leichten bis mittelschweren Beschwerden sollten multimodal konservativ behandelt werden. Epidurale Infiltrationen und entlordosierende Maßnahmen sind sinnvoll, ggf. auch eine medikamentöse Therapie. Bei hochgradigen symptomatischen Stenosen sollte nach erfolglosem konservativem Therapieversuch über 3 Monate eine operative Therapie erfolgen. Hochgradige Paresen oder ein Kaudasyndrom sind absolute Operationsindikationen"* (Schulte et al. 2006).

Die typische Schmerzsymptomatik nach einer mehr oder weniger langen Wegstrecke ohne periphere Durchblutungsstörung bereitet differenzialdiagnostisch kaum Schwierigkeiten. Bei einer Claudicatio intermittens treten bei jeglicher Belastung der Beine (z. B. Ergometer im Sitzen oder im Liegen) Schmerzen auf, die durch Hinsetzen oder Hinlegen nicht gemildert werden. Die Fußpulse sind deutlich tastbar, sofern keine Gefäßerkrankung vorliegt.

Zusätzlich aggravierende Faktoren wie eine Hyperlordose und Facettenkompression (Imbrication) stehen oft mit Ptosen des Darmes und der Beckenorgane in Verbindung.
Gestaute Venen im Spinalkanal, die eine knöcherne spinale Enge funktionell verstärken können, haben zwei Hauptursachen:

1. Sympathikusenthemmung bei kortikaler Depression (➤ Kap. 7.12), verbunden mit arterieller Konstriktion und venösem Pooling
2. Sigmoidfixation, die evtl. mit funktioneller portaler Hypertension bei Leberkongestion und -fixation einhergeht. Dabei dürften Anastomosen von Sigmoid- und Rektalvenen mit epiduralen Venen eine wichtige Rolle spielen (➤ Kap. 5.9.6). Auch hier ließe sich ganz allgemein die Viszeroptose als (Mit-)Ursache anführen.

Daraus ergibt sich folgendes Vorgehen für Diagnostik und Therapie, das auch die wichtigsten neurologischen Parameter mit erfassen sollte (➤ Kap. 7). Die Randziffern beziehen sich auf die Übersicht im Flussdiagramm (➤ Abb. 2.108).

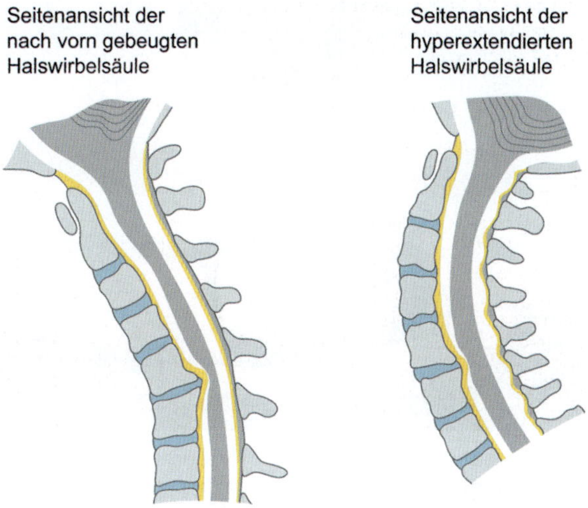


**Abb. 2.104** Flexion und Extension bei spinalen Engen (nach Patten 1998)

## Diagnostik

### Untersuchung im Stehen

1. Romberg-Versuch mit Stellreaktion (einseitiger Hypotonus) und zervikalen Provokationen in Rotation, Flexion und Extension sowie Extension und Rotation zur selben Seite (DeKleyn-Test der A. vertebralis) (➤ Kap. 7.2.1)

### Untersuchung im Sitzen

2a. Blutdruckmessung: Hohe diastolische Werte beidseits deuten auf einen allgemeinen Hypersympathikotonus hin, einseitig erhöhte Werte auf eine ipsilaterale Sympathikusenthemmung.

2b. Einen direkten Hinweis auf den Gefäßtonus liefert die Untersuchung des Augenhintergrunds: Jede Erhöhung der AV-Ratio (der Netzhautgefäße) über 1:1,5 spricht für einen gesteigerten Sympathikotonus (➤ Kap. 7.6.3).

2c. Dysmetrien im *Finger-Nase-Versuch* (➤ Kap. 7.4.11) lassen eine Funktionsschwäche des lateralen Zerebellums vermuten.

2d. Sakkadierte *Folgebewegungen* und dysmetrische *Sakkaden* sprechen am ehesten für eine Funktionsschwäche des medialen Zerebellums (➤ Kap. 7.4.3 und ➤ Kap. 7.4.4). Die Lateralität der zerebellaren Funktion muss zumindest in den Grundzügen definiert werden, um nicht periphere Stimulationen durchzuführen, die die Dysbalance verstärken: Bei links-zerebraler Schwäche (Pseudopyramidales Inhibitionsmuster, PPIM) muss von rechts stimuliert werden. Wenn aber gleichzeitig eine links-zerebellare Schwäche vorliegt, würde eine Stimulation von rechtsseitigen Muskelspindelafferenzen (verstärkte Afferenzierung zum rechten Zerebellum) diese aufgrund der kontralateralen Hemmmechanismen im ZNS noch weiter verstärken (➤ Kap. 7.14.4).

2e. Testen Sie die *Muskeleigenreflexe* am Bizeps (C5), Brachioradialis (C6) und Trizeps (C7) im Seitenvergleich und im ventral-dorsalen Vergleich. Kennzeichnend für ein PPIM (skelettmotorisch) mit assoziierter Sympathikusenthemmung (viszeromotorisch) ist eine Inhibition der dorsalen Muskeln der oberen Extremität und der ventralen Muskeln der unteren Extremität. Diese kann distal betont sein (➤ Kap. 7.11.2). Im Sitzen sollte auch der Patellarsehnenreflex geprüft werden.

2f. Manuelle Muskeltests: Da sich die Fingerextensoren häufig nicht eindeutig beurteilen lassen, sollten Sie die Handgelenkstrecker, den M. brachioradialis, den M. triceps brachii und den mittleren Trapezius testen sowie an der unteren Extremität die ventralen (M. rectus femoris, M. tibialis anterior) und dorsalen Muskeln (M. piriformis, M. popliteus, M. tibialis posterior).

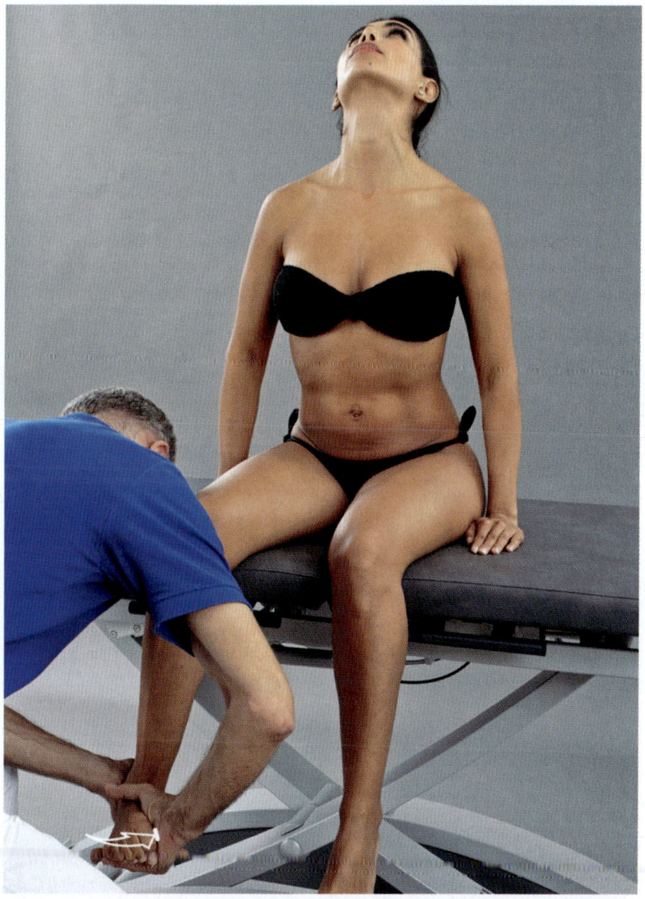

**Abb. 2.105** Test des M. popliteus beim Hyperlordosierungs- und Reklinations-Challenge

2g. Challenge: Werden die Muskeln mehrerer Segmente durch eine Hyperlordosierung inhibiert, liegt sehr wahrscheinlich eine lumbale Stenose vor (➤ Abb. 2.105). Einzelne Muskelinhibitionen werden

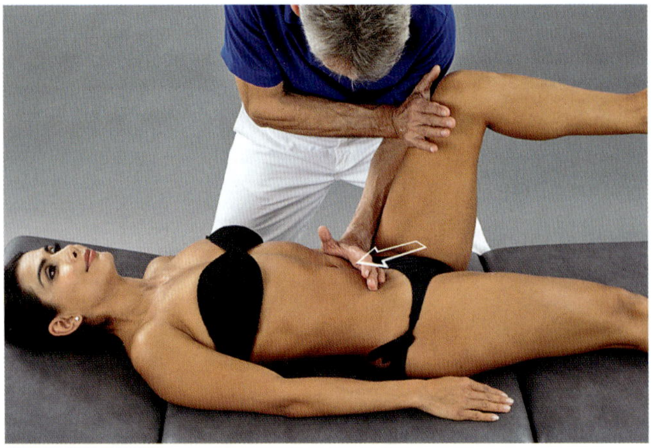

**Abb. 2.106** Gehaltener Sigmoid-Challenge mit Test eines segmentalen hyporeaktiven Muskels. Bei distaleren Muskeln wird eine Hilfsperson für den Challenge benötigt. Die erfolgreiche Behandlung der Sigmoidläsion (➤ Kap. 5.9.6) führt zur Normalisierung des Muskels.

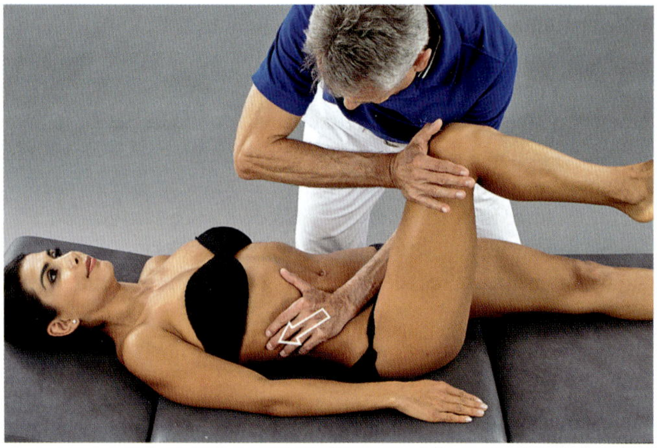

**Abb. 2.107** Gehaltener Challenge der Leber und Test des hyporeaktiven Muskels

1. **Im Stehen:** ROMBERG-Versuch mit Stellreaktion, HWS-Rotation, Reklination, Flexion, DEKLEYN-Test, Einbeinstand (s. Kap. 7.2)

↓

2. **Im Sitzen:**
   a. Blutdruck beidseits messen (Kap. 7.5.1)
   b. AV-Ratio am Augenhintergrund prüfen (Kap. 7.5.1)
   c. Finger-Nase-Versuch (Kap. 7.4.11)
   d. Folgebewegungen, Sakkaden (Kap. 7.4.3, 7.4.4)
   e. Muskeleigenreflexe segmental: Bizeps (C5), Brachioradialis (C6), Trizeps (C7), Quadrizeps (L3)
   f. Dorsale Muskeln am Arm (Handextensoren, Brachioradialis, Triceps brachii, mittlerer Trapezius) testen
   Ventrale Muskeln an den Beinen testen: Rectus femoris, Psoas, Tibialis ant., Extensor hallucis
   g. Challenge:
   M. rectus fem., M. tibialis anterior (anteriore Muskeln), M. piriformis, M, popliteus und M. tibialis post. (posteriore Muskeln) testen
   Im Sitzen Reklination (Hyperlordose) während ca. 1 bis 2 Minuten halten lassen, Muskeln testen, Gefühlsstörungen erfassen

↓

3. **In Rückenlage:**
   a. Ventrale Muskeln testen: Rectus femoris (L3), Tibialis anterior (L4), Extensor hallucis long. u. brevis (L5)
   Dorsale Muskeln testen: Tibialis posterior, Piriformis (L5), Peroneus longus und brevis (S1), Hamstrings (S1), Flexor hallucis brevis (S1)
   b. MER (PSR, ASR)
   c. Hacke-Schienbein-Versuch (s. Kap. 7.4.10)
   d. BABINSKI-Reflex prüfen, GORDON- und OPPENHEIMER-Reflex (s. Kap. 7.11.3): zervikale Enge?
   e. LASÈGUE- und BRAGARD-Zeichen sowie Straigth-Leg-Raise-Test prüfen
   f. Sigmoid und Zökum nach kranial und medial halten, Leber nach kranial halten, erneut prüfen
   g. Nicht gehaltener oder gehaltener Traktionschallenge der Wirbelsäule über die Beine in verschiedenen Abduktionswinkeln
   h. Propriozeptive Challenges: Vibration (Stimmgabel 128 Hz), langsame Dehnungen (Muskelspindelafferenzen)

↓

4. a. ***Therapie** entsprechend Challenge: manuelle Traktionen, viszerale Osteopathie, zentralnervöse Stimulationen, z.B. Rippenmanipulationen auf der Gegenseite der kortikalen Funktionsschwäche (s. Kap. 7.11, 7.14)*
   b. *Rehabilitation: aerobes Training auf dem Fahrrad oder Cross-Trainer. Schwingstab, Vibrationsplatte, Therapiekreisel, Balance-Matte (s. Kap. 7.14)*

**Abb. 2.108** Flussdiagramm zur Diagnostik und Therapie lumbaler spinaler Engen

eher durch segmentale Engen im Bereich des Intervertebralforamens verursacht, die sich bei Reklination verstärken.

Bei zervikalen Stenosen werden die Beinmuskeln bei Reklination (oder Flexion), d. h. Provokation der zervikalen Enge meist hyperreaktiv, da bei Reklination die absteigende kortikospinale Bahn (zentrale Motoneurone) komprimiert wird, was auch die Pyramidenbahnzeichen (Babinski, Oppenheimer, s. u.) positiv werden lassen kann.

Der Challenge im Sitzen hat den Vorteil, dass das Gewicht mitwirkt. Zu einem späteren Zeitpunkt können Sie einen Belastungstest in Bauchlage durchführen. Die Hamstrings und der M. piriformis werden beidseits geprüft: Der Patient stützt sich zur Hyperlordosierung der LWS auf die Ellenbogen („Sphinx-Test") und behält diese Position über ca. 1–2 Minuten bei. Dies kann bei lumbaler Spinalstenose zur Muskelinhibition und zu Parästhesien führen.

**Untersuchung in Rückenlage**

**3a.** Testen Sie in Rückenlage des Patienten (➤ Abb. 2.108) die ventralen Muskeln (Rectus femoris [L3], Tibialis anterior [L4], Extensor hallucis longus und brevis [L5]) sowie die dorsalen Muskeln (Tibialis posterior [L5], Peroneus longus und brevis [S1]). Beim Interpretieren der getesteten Muskelreaktionen sind segmentale Gesichtspunkte ebenso zu berücksichtigen wie die Kompartimente (die anterioren Muskeln des Beines sind bei PPIM primär inhibiert, es kann jedoch auch eine globale einseitige Inhibition vorliegen).

**3b.** Die *Muskeleigenreflexe* des M. quadriceps und des M. triceps surae geben Auskunft über die jeweiligen Segmente, aber auch über den relativen Tonus im anterioren bzw. posterioren Kompartiment.

**3c.** Ein dysmetrischer *Hacke-Schienbein-Versuch* (➤ Kap. 7.4.10) deutet auf eine Funktionsschwäche des intermediären Zerebellums hin.

**3d.** Prüfen Sie die Integrität der oberen (zentralen) Motoneurone anhand des BABINSKI-*Reflexes.* Dieser kann nicht durch lumbale Stenosen, sondern nur durch zervikale oder noch zentralere Schädigungen positiv sein. Prüfen Sie diese auch noch einmal während zervikaler Reklination. Weitere Tests für die Intaktheit der oberen Motoneurone sind der GORDON- und der OPPENHEIMER-*Reflex* (➤ Kap. 7.11.3).

**3e.** Die Prüfung des LASÈGUE-*Zeichens* erfolgt durch passives Anheben des gestreckten Beines und ist positiv, wenn als Zeichen der Wurzelreizung bei geringerem Winkel als auf der Gegenseite ziehende Schmerzen auftreten, die bei Auslösung des BRAGARD-*Zeichens* (Dorsalextension des Fußes) stärker werden.

Bei negativem BRAGARD-Zeichen liegen wahrscheinlich eher pseudoradikuläre Störungen bzw. myofasziale Spannungen vor, die mit einem vom Patienten aktiv ausgeführten Straight-Leg-Raise-Test sehr gut darstellbar sind. Auch bei einem PPIM kann es durch relatives Überwiegen des Streckertonus zu einer Seitendifferenz beim vergleichenden aktiven Anheben der gestreckten Beine (erst rechts, dann links) kommen.

**3 f.** *Viszerale* Challenges erfassen Ursachen und entsprechende Therapiemöglichkeiten in diesem Bereich: Halten Sie zuerst das Sigmoid, dann das Zökum und die Leber nach kranial, um zu prüfen, ob sich dadurch Parameter wie der Straight-Leg-Raise oder segmentale Muskelhyporeaktionen verbessern. In diesem Fall wäre eine viszeralosteopathische Korrektur erforderlich (➤ Kap. 5.9.6). Kontrollieren Sie auch, ob bei einer Darmptose nicht neben dem mechanischen Faktor noch ein vermehrtes proinflammatorisches Potenzial – durch Gärung und Fäulnis in der entzündlich ödematösen Schleimhaut – besteht, das für eine weitere Verschlechterung des Zustands sorgt (vgl. Garten 2012, Kap. 6; Garten und Weiss 2007, Kap. 10).

**3 g.** Ausgehend von einem NIM führen Sie einen nicht-gehaltenen *Traktions-Challenge* in verschiedenen Abduktionswinkeln durch: Bei positivem Befund ist eine Traktionsmanipulation indiziert (➤ Abb. 2.86).

Wenn hyporeaktive Muskeln vorliegen, kann mit SOT-Blocks untersucht werden, welche Körperposition mit Seitneigung und Torsion die Muskeln stärkt (➤ Abb. 2.89).

**3h.** Schließlich sollten Sie bei einem Pseudopyramidalen Inhibitionsmuster herauszufinden versuchen, durch welche *Stimuli* sich die spezifische Muskelinhibition aufheben lässt: So können langsame *Dehnungen* der Muskelspindeln von kontralateral zu vermehrten Afferenzen zum ipsilateralen Zerebellum und kontralateralen Kortex führen (➤ Kap. 7.14.6).

> Aus Mechanorezeptorenstimulationen resultieren insgesamt vermehrte propriozeptive Afferenzen zum kontralateralen Kortex, die auch das ipsilaterale Zerebellum stimulieren. Sollte dieser Effekt wegen einer zerebellaren Dysbalance unerwünscht sein, müssen Sie nach anderen Modalitäten suchen, um den kontralateralen Kortex ohne das ipsilaterale Zerebellum zu stimulieren. Geeignet sind z. B. Modalitäten wie:
> - *Vibration,* die über die Hinterstränge läuft und das Zerebellum wenig stimuliert, oder
> - *epikritische Sensibilitätsprüfungen* (Zahlen schreiben, Reiben), die das Zerebellum fast gänzlich umgehen.

## Therapie

**4a.** Die Behandlung (➤ Abb. 2.108) erfolgt entsprechend den positiven Challenges: Traktionen sind deutlich seltener erfolgreich als bei Engen im Bereich des Intervertebralforamens. Viszeralosteopathische Korrekturen sind bei positivem Challenge essenziell und hilfreich. Zur Behandlung der zentralnervösen Dysbalancen kommen Wirbelsäulen- und Rippenmanipulationen kontralateral zum funktionsschwachen Kortex, eine unterschwellige TENS-Stimulation (d. h. als Vibrieren oder Kribbeln spürbar) sowie ein kontralateral seitenbetontes Training infrage.

**4b.** Ein Rehabilitationsprogramm ist unbedingt erforderlich. Um die Rumpfmuskulatur, insbesondere die tiefe autochthone Wirbelsäulen- und die schräge Bauchmuskulatur, zu stärken, können die Patienten lernen, propriozeptiv orientierte Übungen (➤ Kap. 7.14.3) anzuwenden. Für diese Patientengruppe sind z. B. „Upper Body Exercises" geeignet. Bestens bewährt hat sich ein Schwingstabtraining auf der Vibrationsplatte bei optimaler Entlordosierung. Zu vermeiden ist dagegen ein Training an Maschinen, wie sie in Fitnessstudios stehen. Mit solchen Geräteübungen werden hauptsächlich die oberflächlichen, langen Rückenstrecker trainiert, wobei sich die Eindimensionalität der jeweiligen Bewegungen eher hemmend auf die motorischen Programme auswirkt; somit wird ausschließlich Muskelvolumen „aufgepumpt", nicht aber sensomotorische Kraft und Koordination.

Großer Wert sollte besonders auf die Haltungsschulung im Sinne einer Aufrichtung der Lendenlordose z. B. durch spiraldynamische Übungen gelegt werden (➤ Abb. 7.35).

2

Fallbeispiel 5

**Lumbale Spinalstenose**

Zum Zeitpunkt der bildgebenden Erstdiagnostik gab der damals 55-jährige Mann seit ca. 2 Jahren bestehende Beschwerden wie ein Gefühl der Steifigkeit im Lendenbereich sowie dumpfe, ins Gesäß ausstrahlende und beim Aufrichten verstärkte, ziehende Schmerzen an. In plötzlichen Stresssituationen oder beim Pressen habe er schon früher ein kurzes elektrisierendes Kribbeln im Lendenbereich gespürt. Myokymieartige Zuckungen der Wadenmuskulatur habe er zum ersten Mal vor ca. 7 Jahren bemerkt. Beim Gehen fiel seine nach vorn geneigte Haltung auf. Als Nebenbefund stressbedingte, durch Laufen reversible arterielle Hypertonie. Keine Medikation.

**Verlauf**

Mit Joggen, Snowboarden, Kitesurfen – also Sportarten, die die stabilisierende Rumpfmuskulatur trainieren – konnte er die Beschwerden gut in Schach halten. Im Januar 2009 besserten sich die Beschwerden beim Laufen nicht mehr, sondern verschlechterten sich plötzlich. Daraufhin ließ er ein MRT anfertigen (➤ Abb. 2.109).

Am 14.4.2009 erfolgte eine mikrochirurgische Dekompression (➤ Abb. 2.110), und 4 Wochen postoperativ begann ein Training mit Vibrationsplatte und Schwingstab. Nach 8 Wochen war der Patient bis auf einen Restschmerz im Narbenbereich beschwerdefrei und nahm alle Sportarten inkl. Tennis wieder auf. Bei Bewegungen in Flexion/Extension sowie Rotation bemerkte er ein gewisses „Einrasten“, d. h. eine Instabilität. Dennoch wurde die Vibrationsplatte nach ca. 10 Wochen aufgegeben.

Im Sommer 2011 trat eine leichte Hypästhesie der Fußsohlen auf, die beidseits zehen- und ballenbetont war, vor allem links. Die wechselnde Intensität ohne klare Modalität ließ eine sensorische (und wegen der Faszikulationen motorische) Neuropathie vermuten. Deswegen Einnahme von α-Liponsäure und Eicosapentaensäure (EPA). Linksseitige lokale Schmerzen in Höhe von L5/S1 sprachen nicht auf manualmedizinische Maßnahmen an. Bei den allmählich zunehmenden Dysästhesien kristallisierte sich klar heraus, dass sie durch rumpfstabilisierende Aktivitäten schwächer wurden.

Bei der MRT-Untersuchung am 21.2.2013 zeigte sich eine Listhesis von L3 auf L4 sowie eine Diskusprotrusion (➤ Abb. 2.111). Der Spinalkanal hatte sich durch degenerative Umbauvorgänge erneut dramatisch verengt. Die relative foraminale Enge in Höhe von L5/S1 (➤ Abb. 2.112) dürfte hier eher nicht die Ursache der Beschwerden sein, da die Dysästhesien vor allem das S1-Segment betreffen. Eine foraminale Enge müsste sich eigentlich auf die L5-Wurzel auswirken, während laterale Bandscheibenvorfälle in Höhe von L5/S1 üblicherweise die S1-Wurzel schädigen.

**Übungsbehandlung**

Daraufhin begann der Patient mit einem konsequenten (möglichst täglichem) Training auf der Vibrationsplatte, das in Kombination mit Schwingstabübungen in der Frontalebene die subjektive Instabilität (das „Knacken“) praktisch vollständig beseitigte. Parästhesien, die verstärkt beim Tennisspielen auftraten, bildeten sich zufriedenstellend zurück. Auch ein Waveboard-Training („Streetsurfing“) trug zur Besserung der Beschwerden bei.

Zwischenzeitlich (z. B. nach intensiven sportlichen Belastungen) auftretende Störungen wie Sakrumtorsionen mit Piriformisspasmus, eine Fibulaläsion, myofasziale Läsionen u. a., die teilweise wie lumboischialgiforme Beschwerden imponieren, wurden und werden korrigiert. Bis zur Drucklegung war der Patient praktisch ohne Beschwerden und stabil.

Das Fallbeispiel illustriert mehrere typische Dinge: Bei zunächst völlig intakten Bandscheiben war die spinale Enge neben einer genetischen Komponente durch die arthrotisch bedingte Hypertrophie von Lig. flavum und Gelenkkapseln entstanden. Die Arthrose entwickelte sich primär aufgrund einer relativen Hyperlordose bei nicht ausreichender Stabilität. Die vom Patienten selbst ergriffenen präoperativen Maßnahmen waren nicht ausreichend bzw. kamen wegen der zunächst geringen Beschwerden zu spät und zu inkonsistent zur Anwendung.

Die operative Dekompression (Laminotomie) schaffte zwar mehr Platz, führte jedoch wider Erwarten (besonders der Operateure) auch zu einer Instabilität, sodass die arthrotischen Gelenkhypertrophien sehr schnell rezidivierten.

In solchen Fällen ist daher ein konsequentes stabilisierendes Training zu empfehlen. Dynamische Sportarten wie im Fallbeispiel sind sicher nicht für die Mehrzahl der Patienten geeignet. Doch Schwingstabübungen auf der Vibrationsplatte und dem Therapiekreisel dürften den meisten Patienten keine Schwierigkeiten bereiten. Durch das Schwingen des Stabes (Propriomed®, Flexi-Bar®, Swingstick® u. a., erhältlich zu Preisen von rund 20 bis 200 €) in der Frontalebene werden die rumpfstabilisierende schräge Bauchmuskulatur und die tiefe autochthone Wirbelsäulenmuskulatur optimal trainiert (gefördert durch den Therapiekreisel, der das propriozeptive Gleichgewichtssystem anspricht). Ist die Koordination des Patienten für den Schwingstab nicht ausreichend, kann mit Therapiebändern gearbeitet werden (➤ Abb. 7.37).

Unter „konservativer Therapie“ sollte man im orthopädischen Bereich also nicht primär eine epidurale „Umflutung“ mit Medikamenten, sondern vielmehr stabilisierende Maßnahmen verstehen. Die häufig empfohlenen Geräteübungen sind dazu aus den oben genannten Gründen eher nicht geeignet. Das Fallbeispiel illustriert auch, dass sich bei Spinalkanalstenosen nicht zwingend das übliche Bild der „Claudicatio spinalis“ zeigen muss und dass sich stenosebedingte Beschwerden durch rehabilitative Maßnahmen bessern können.

## ❸ AK-Diagnostik und -Therapie bei zervikaler Spinalstenose

Grundsätzlich entspricht das Vorgehen dem bei lumbalen Stenosen. Schritt 1 und 2 (➤ Abb. 2.108 und ➤ Abb. 2.114) sind somit identisch. Die Randziffern im folgenden Text beziehen sich auf letzteres Flussdiagramm (➤ Abb. 2.114).

Um die neurologische Situation abzuklären, ist eine Untersuchung auf zerebellare Dysbalancen und auf ein Pseudopyramidales Inhibitionsmuster wichtig (zumindest Inhibitionsmuster der oberen und unteren Extremitäten, AV-Ratio, Blutdruck im Seitenvergleich), denn gerade bei zervikalen Engen spielt venöses Pooling eine bedeutende Rolle.

2 f. Dabei werden sozusagen automatisch die Kennmuskeln der zervikalen Segmente auf Normoreaktion getestet: M. deltoideus (C5), M. brachioradialis (C6), M. triceps brachii (C7), M. extensor carpi ulnaris (C7).

## Challenge der Stenose

2 g. Bringen Sie die HWS des Patienten in Flexion und testen Sie die Muskeln der oberen und unteren Extremität. Wenn die Flexion keine Veränderung im Muskeltest oder Symptome wie Parästhesien bewirkt, bringen Sie die HWS in Extension und testen entsprechend.

**Befunde**

- In den Segmenten, die von der Kompression lokal am meisten betroffen sind, reagieren die Muskeln typischerweise mit Hyporeaktion, die Muskeleigenreflexe sind meist abgeschwächt.
- Bei zervikalen Stenosen tritt diese Inhibition nur in den Segmenten der Kompression auf, also typischerweise den aus C4, C5 oder C6 innervierten Muskeln.
- In kaudal der Kompression gelegenen zervikalen Segmenten lässt sich möglicherweise eine Enthemmung der Muskeleigenreflexe und eine Hyperreaktion im Test feststellen, die auf eine zentrale Enthemmung hindeuten.
- Die Beinmuskeln werden dabei meist hyperreaktiv, da bei Reklination die absteigende kortikospinale Bahn (zentrale Motoneurone) komprimiert wird, was auch die Pyramidenbahnzeichen (Babinski, Oppenheimer, s. u.) positiv werden lassen kann.
- Schmerzen bzw. Missempfindungen werden von den Patienten typischerweise im Nacken, in der BWS und in allen vier Extremitäten angegeben.

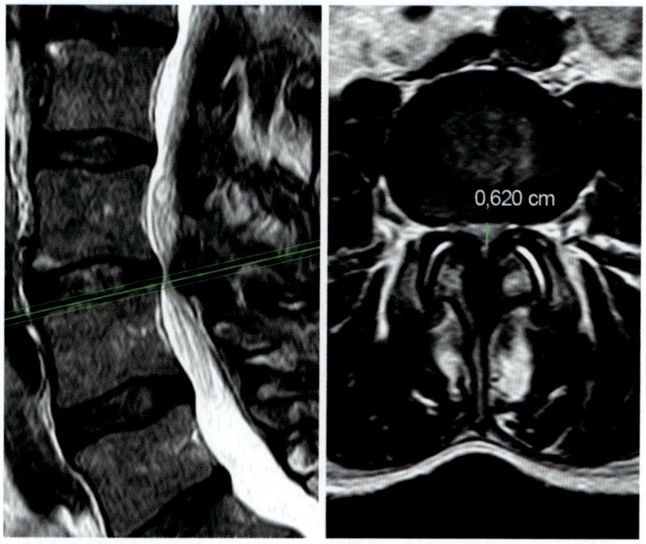


**Abb. 2.109** Präoperatives MRT vom 5.2.2009

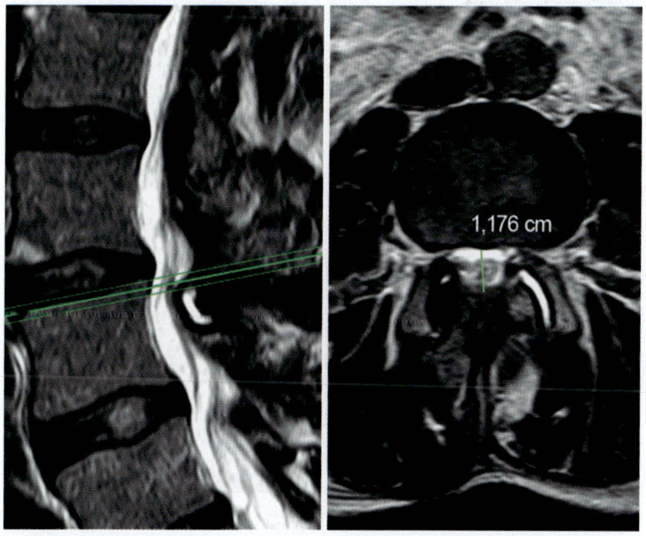


**Abb. 2.110** Postoperatives MRT vom 10.2.2009 (OP am 14.4.2009)

## Challenges und Korrektur begleitender Störungen

3a. Viszeraler Challenge: Wiederholen Sie den Flexions-Challenge, während Sie die Leber und das Darmpaket des Patienten nach kranial halten (➤ Abb. 2.113). Zum Muskeltesten benötigen Sie evtl. eine Hilfsperson; doch Bewegungsumfang und Kompressionszeichen erweisen sich in der Regel als ausreichend zuverlässige Parameter. Da sämtliche faszialen Strukturen der Viszera letztendlich an der HWS aufgehängt sind, kann Faszienspannung die knöcherne Enge noch verstärken.

3b. Zentrale Komponenten: Wiederholen Sie den Challenge mit HWS-Flexion nach Manipulationen (Rippen-, LWS-, Extremitäten-Manipulationen) zur Korrektur einer evtl. vorhandenen kortikalen Hemisphärenschwäche und zerebellaren Schwäche (➤ Kap. 7.11.2, ➤ Kap. 7.14.5 und ➤ Kap. 7.14.7). Anschließend sollten sich Blutdruck beidseits und AV-Ratio verbessert haben.

3c. Prüfen Sie auch, ob eine Traktion hilfreich ist (➤ Abb. 2.98). Nach einer Traktion während mehrerer Atemzyklen mit postisometrischer Relaxation wird der Flexions- oder Extensions-Challenge wiederholt.

3d. Es ist wichtig, sämtliche segmentalen Dysfunktionen der HWS zu beseitigen, da sie (z. B. nach Traumata) die Symptomatik möglicherweise erst hervorgerufen haben: Eine Verschiebung der Wirbelpartner entlang der Facetten kann das sprichwörtliche Fass zum Überlaufen bringen. Hier sollten Sie vor allem osteopathische Techniken wie Strain-Counterstrain- und myofasziale Techniken anwenden. Nutzen Sie auch die Möglichkeit, über die Lovett-Partner der LWS auf die HWS Einfluss zu nehmen.

3e. Denken Sie auch daran, dass sich die Bisslage negativ auf die HWS-Funktion auswirken kann. Ein Challenge mit Watterollen, die den Biss sperren und die Mandibula weiter nach ventral positionieren, gibt Aufschluss über die Rolle der Bisslage: Wiederholen Sie den Flexions- und Extensions-Challenge wie oben dargestellt mit dieser Positionierung.

Korrigieren Sie alle Beckentorsionen, die aufsteigend die Biomechanik der HWS negativ beeinflussen können.



### Rehabilitation

4. Hier gilt ebenfalls das zu den lumbalen Stenosen Gesagte. Die wichtigen Aspekte sind:

- Normalisierung der Haltung mittels Spiraldynamik (o. Ä.) und Training auf Therapiekreisel oder Balance-Pad in korrigierter Haltung, möglichst mit dem Swingstick
- Stabilisierung der tiefen autochthonen Muskulatur mit ebendiesen Verfahren

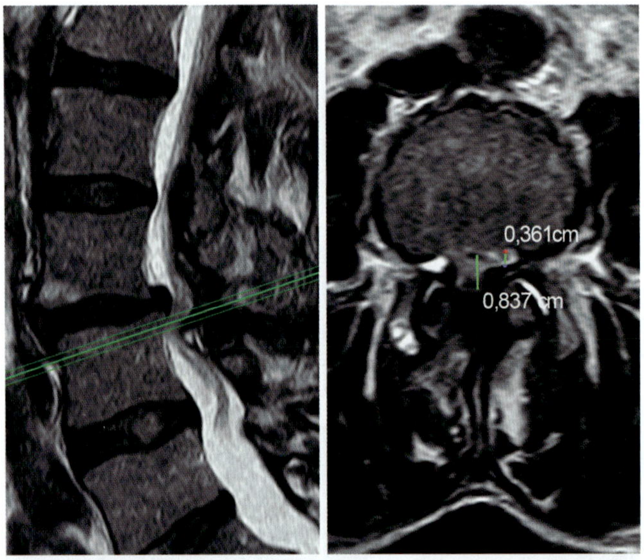


**Abb. 2.111** MRT vom 21.2.2013 (Fallbeispiel 5)

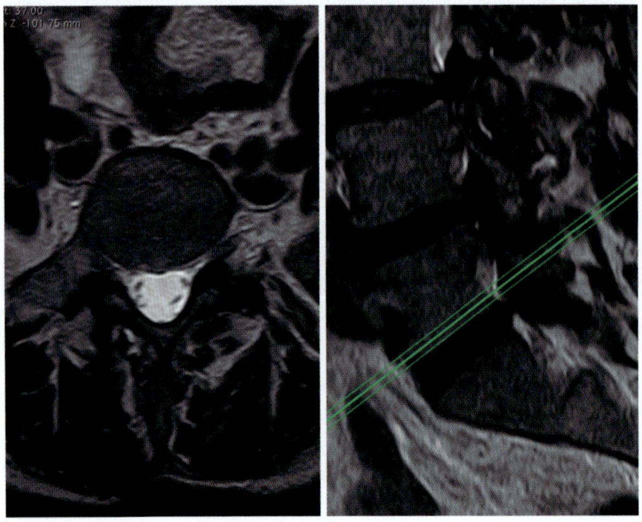

**Abb. 2.112** MRT vom 21.2.2013, Ebene L5/S1 (Fallbeispiel 5)

- Normalisierung eines allgemeinen Sympathikotonus durch Ausdauertraining (➤ Kap. 7.14.7)

## 2.4.8 Spondylolyse, Spondylolisthesis

**DEFINITIONEN**

Eine Spondylolyse stellt eine uni- oder bilaterale Unterbrechung im interartikulären Teil des Wirbelbogens dar.
Eine Spondylolisthesis ist als Ventralverschiebung eines Wirbels auf seinem kaudalen Partner definiert.

Nach abgeschlossenem Wachstum liegt bei ca. 4–6 % der Bevölkerung eine Spondylolyse vor (Standaert und Herring 2000). Betroffen sind meist die Lendenwirbel L5 (85–95 %) bzw. L4 (5–15 %). Neben kongenitalen Malformationen des Wirbelbogens können bereits bei 7- bis 8-jährigen Kindern Ermüdungsbrüche auftreten. Oft geben die Patienten Bagatelltraumen im Vorfeld an. Besonders hoch ist das Risiko bei Sportarten mit extremer Rückenstreckung, wie z. B. Speerwerfen, Delphinschwimmen, Turnen oder Trampolinspringen. An sich hat eine Spondylolyse nur in seltenen Fällen Krankheitswert. Diskutiert wird die Anwendung von Orthesen (Standaert und Herring 2007), doch aus der Sicht der Applied Kinesiology dürfte eine muskuläre Stabilisierung wie oben beschrieben weitaus sinnvoller sein, zumal die Orthesenbehandlung eher zu einer muskulären Destabilisierung beitragen kann.

Bei jüngeren Menschen entwickelt sich eine Spondylolisthesis häufig aus einer Spondylolyse, während es bei älteren Menschen auch bei degenerativen Störungen zu einem geringer ausgeprägten Wirbelgleiten kommen kann (Pseudospondylolisthesis).

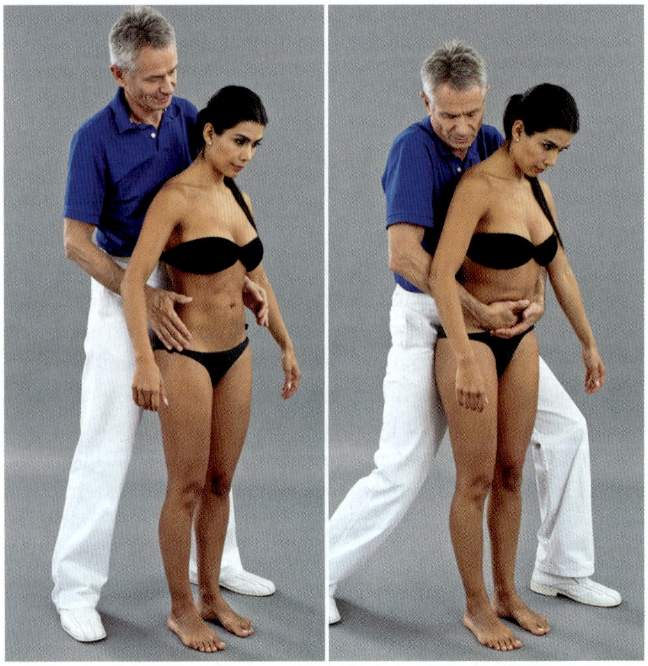

**Abb. 2.113** Ptose-Challenge des Darmpakets mit Flexion der HWS (zum mechanischen Effekt der HWS-Flexion ➤ Abb. 2.104)

Der Schweregrad wird nach Meyerding (1932) eingeteilt:

Meyerding I:bis 25 % Wirbelversatz
Meyerding II:bis 50 % Wirbelversatz
Meyerding III:bis 75 % Wirbelversatz
Meyerding IV:bis 100 % Wirbelversatz (Spondyloptose)

### Symptome

Zu den Symptomen einer Spondylolisthesis können Lumbagobeschwerden in Ruhe, bei Bewegung, bei Belastung, eine Lumboischialgie oder lumboischialgiforme Beschwerden sowie Blasen- und Mastdarmstörungen bei höhergradigem Wirbelgleiten mit Spinalkanaleinengung gehören.

Zu neurologischen Ausfällen (Lähmungen, Gefühlsstörungen, Blasen- und Mastdarmstörungen) kommt es nur in weit fortgeschrittenen Fällen einer Spondylolisthesis, die eher die Ausnahme bilden, weil sich die neuralen Strukturen (Rückenmark, Nervenwurzeln) bis zu einem gewissen Grad an die veränderten Platzverhältnisse bei dem gewöhnlich langsam fortschreitenden Prozess des Wirbelgleitens anpassen können.

### Diagnostik

Manche Wirbelsäuleninstabilität ist auf normalen seitlichen Röntgenaufnahmen nicht erkennbar. Für die Diagnosestellung sind in solchen Fällen Funktionsaufnahmen der Wirbelsäule mit Vor- und Rückbeugen des Rumpfes notwendig. Der Spondylolyse-Defekt zeigt sich am deutlichsten auf Schrägaufnahmen der LWS in Form eines „Hundehalsbands“ oder bei CT-Untersuchungen (Standaert und Herring 2007).

Mit den Mitteln der Applied Kinesiology lässt sich häufig folgender Befund erheben: In Bauchlage, evtl. zusätzlich mit Hyperlordosierung durch Abstützen der Ellenbogen, was allein schon Symptome verursachen kann, wird in p. a-Richtung Druck auf den Dornfortsatz von L5 (bzw. L4) ausgeübt. Dies führt bei Spondylolisthesis zur Schwächung der Hamstrings, während der M. gluteus maximus hyporeaktiv oder schmerzbedingt nicht testbar ist. Zudem kann der Druck nach anterior Parästhesien auslösen, die nahezu pathognomonisch sind, wenn sie bilateral auftreten.

### Therapie

Bei Kindern ist es im Fall einer frischen Spondylolyse (Ermüdungsbruch) sinnvoll, dass sie für ca. 2 Wochen ein Stützkorsett tragen. Sportliche Aktivitäten mit Hyperlordosierung der LWS müssen im Akutstadium vermieden werden.

Essenziell sind rückenstabilisierende Maßnahmen wie ein proriozeptives Training (➤ Kap. 7.14.3), kombiniert mit einer Haltungsschulung (Spiraldynamik o. Ä.). Darüber hinaus müssen mögliche viszerale Ursachen der LWS-Hyperlordose beseitigt werden (➤ Kap. 5.5.1).

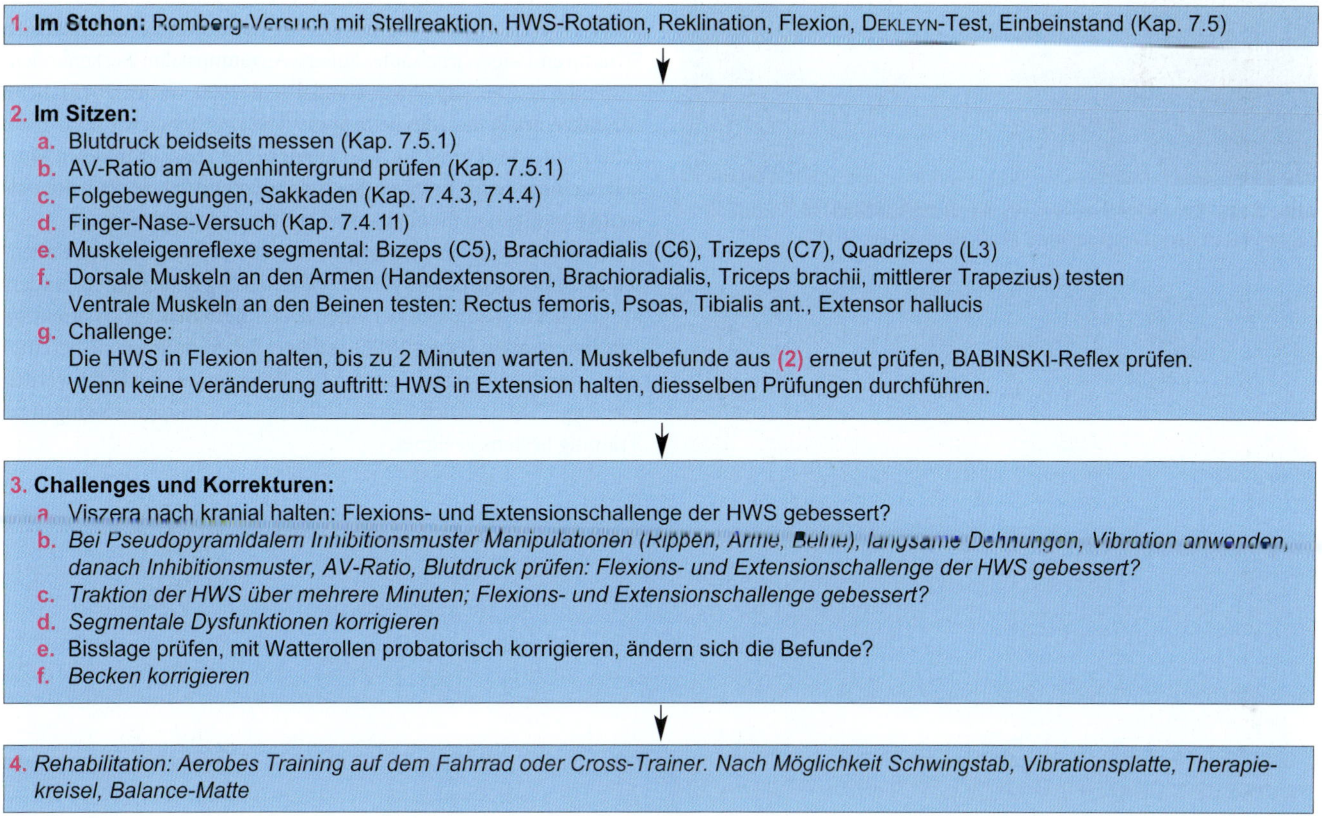


**Abb. 2.114** Flussdiagramm zur Diagnostik und Therapie bei spinalen Engen der HWS

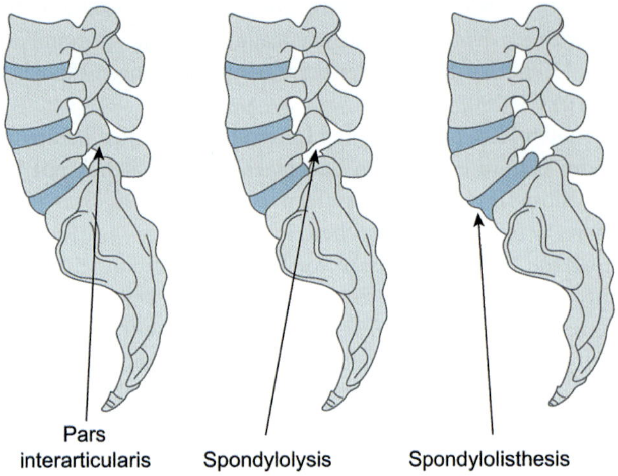


**Abb. 2.115** Normaler Wirbelbogen, Spondylolyse und Spondylolisthesis

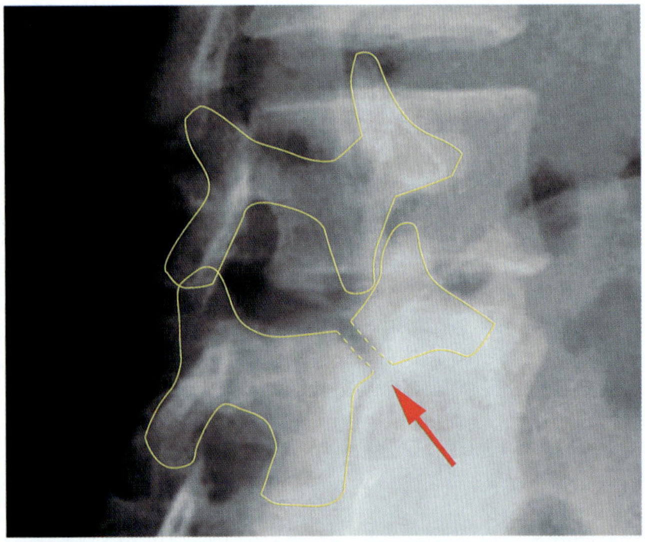

**Abb. 2.116** Schrägaufnahme der LWS mit „Hundehalsband" als Spondylolyse-Zeichen bei L5 (rechts eingezeichnet, modif. nach Herring 2012)

## 2.5 Übungen: Behandlungssequenz

Das folgende Ablaufschema (➤ Abb. 2.117) gibt eine mögliche Sequenz wieder, mit der das gesamte Bewegungssystem inkl. des kraniomandibulären Systems so behandelt werden kann, dass Rezidive infolge einer inkompletten Korrektur vermieden werden. Natürlich gibt es eine Vielzahl anderer Vorgehensweisen. Probieren Sie einfach, wie Sie mit dem hier angegebenen Vorgehen klarkommen und wandeln Sie es dann entsprechend Ihren Bedürfnissen ab. Trainieren Sie den Ablauf so häufig wie möglich.

Mit dem bisher Erlernten können Sie bereits Wirbelsäulenschmerzen inkl. Schmerzen der Schulter-Arm- und Beckenregion sowie Kopfschmerzen behandeln. Die in den folgenden Kapiteln behandelten Komponenten sind im Flussdiagramm farblich hervorgehoben. So sehen Sie auf einen Blick, wie viele manualmedizinische Möglichkeiten Sie bereits beherrschen, auch ohne eine chirotherapeutische und osteopathische Ausbildung zu haben. Wiederholen Sie bei Bedarf zumindest die in „Applied Kinesiology" (Garten 2012, Kap. 8 und 10) beschriebenen Aspekte.

### 2.5.1 Trainingstherapie, Prophylaxe

So gut wie jede chronische Wirbelsäulensymptomatik bedarf einer Übungsbehandlung. Ein guter und einfacher Indikator ist ein „verzitterter" Spine-Test, den Sie gleich zu Beginn der Untersuchung bei Wirbelsäulenbeschwerden durchführen sollten. Eine Insuffizienz der spinalen Muskulatur manifestiert sich als funktionelle „mediale Ataxie". Gemeint sind damit Zeichen einer eingeschränkten Funktionalität des medialen Zerebellums, das für die Kontrolle von medialen Strukturen (wie Wirbelsäule, äußere Augenmuskeln, Beckenboden) zuständig ist (➤ Kap. 7; vgl. Kandel et al. 2000; Garten 2012). Beim Absenken des Beines, das beim Spine-Test angehoben wurde, tritt ein Zittern auf, wie es sonst auch bei überforderten oder ermüdeten Muskeln sichtbar wird. Erklären Sie diesen Befund Ihrem Patienten als weitere Motivation für ein häusliches Trainingsprogramm.

Korrekturen des Achsenorgans müssen bei den meisten Patienten mit einer neuromuskulären Stabilisierung einhergehen. Anders ausgedrückt: Wenn sich bei einer länger bestehenden Dysfunktion Fehlstereotypien (Lewit 1992) etabliert haben, müssen sie beseitigt und durch normale, adäquate Programme ersetzt werden (➤ Kap. 7.14.3). Auch hierzu ist das hochkoordinative Swingstick-Training bestens geeignet.

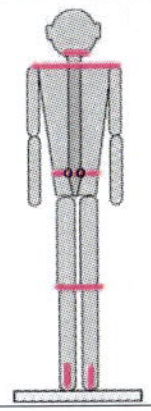


1. a. Becken-, Schulter-, Okziputebenen
   b. Wirbelsäulenkurven frontal und sagittal
   c. Hipdrop, Spine-Test, Vorlauf
      d. Romberg-Versuch mit HWS-Provokation (Rotation, Extension-Flexion, s. Kap. 7.2.4)
      e. Einbeinstand (s. Kap. 7.2.6)

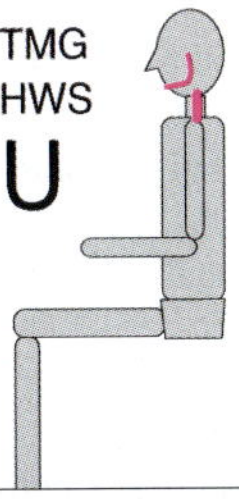


2. a. Links-, Rechtsrotation HWS in Flexion und Extension, Seitneigung HWS inkl. Okziput-Lateralität
   b. Palpation kraniomandibuläres System, Kiefergelenkfunktion, Bissklasse
      c. Finger-Nase-Versuch (s. Kap. 7.4.11)
      d. Blutdruck beidseits, AV-Ratio am Augenhintergrund (s. Kap. 7.5.1)
      e. Okulomotorik (OM): Folgebewegungen (s. Kap. 7.4.3), Sakkaden (s. Kap. 7.4.4)
   f. MERs: Scapulodorsalis-Reflex, Bizeps-Reflex, Brachioradialis-Reflex, Patellarsehnen-Reflex.
   g. Testung mindestens folgender Muskeln: M. deltoideus, M. brachioradialis, M. triceps, M. abd. pollicis
      Wenn diese normoreaktiv sind, weitere Muskeln entsprechend Tab. 2.9.
   h. Hyporeaktive Muskeln auf autogene Fazilitation prüfen, falls neg.: IRT untersuchen, behandeln (Kap. 1.2.4, 1.2.5)

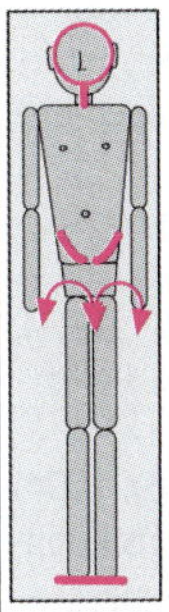


3. a. Hüftabduktion, Hüftinnenrotation
   b. Palpation Zökum, Sigmoid, Leberrand
   c. Facettenpalpation der HWS und Funktionsprüfung, Challenge
   d. Palpation des Kraniums
      e. Hacke-Schienbein-Versuch (s. Kap. 7.4.10),Achillessehnenreflex
   f. Testung mindestens folgender Muskeln: M. rectus femoris, M. sartorius, M. gracilis, M. tensor fasciae latae, M. piriformis, M. tibialis anterior, M. tibialis post., Mm. peronei
      Wenn diese normoreaktiv sind, weitere Muskeln entsprechend Tab. 2.8.
   g. Hyporeaktive Muskeln auf autogene Fazilitation prüfen, falls neg.: IRT untersuchen, behandeln (Kap. 1.2.4, 1.2.5)
   h. Challenge Kat.-2-Beckenläsionen (s. Kap. 3.2.2, Abb. 3.2)
   i. Challenge des kraniomandibulären Systems (s. Kap. 3.3.10)
   j. Shockabsorber-Test

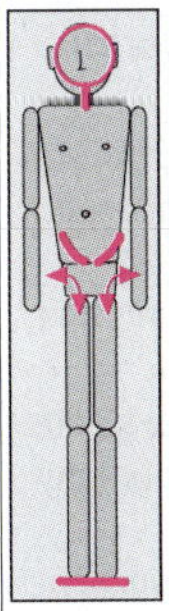


4. a. Korrektur einer Kat.-2-Beckenläsion auf SOT-Blocks (s. Kap. 3.2.2)
   b. Korrektur von einsegmentalen vertebralen Läsionen der HWS: Mobilisation, Manipulation, Strain-Counterstrain (s. Kap. 2.2.2)
   c. Korrektur von Fixationen des Okziputs und der HWS nach Challenge mit TL und Bewegung (s. Kap. 2.3.2, 2.3.3)
   d. Behandlung der anterioren NL-Reflexe der hyporeaktiven Muskeln
   e. Mindestens mobilisierende kraniosakrale Schnellkorrektur, Abb. 3.2c (14)
   f. Korrektur von ileozökalen und Sigmoid-Läsionen (s. Kap. 5.9)
   g. Korrektur der Fußläsionen (s. Kap. 6.8)

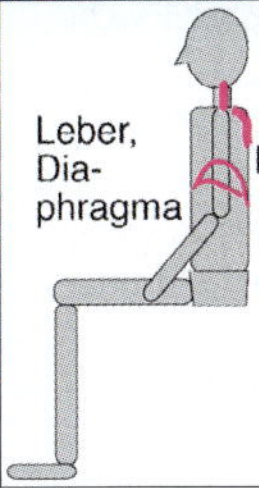


5. a. Optional: Korrektur von einsegmentalen vertebralen Läsionen der HWS (s. Kap. 2.2.2)
   b. Manipulation des zervikothorakalen Übergangs
   c. Manipulation der kranialen Rippen
   d. Korrektur einer Leberfixation (Kap. 5.6.4), Zwerchfellbehandlung (s. Kap. 5.7.1)

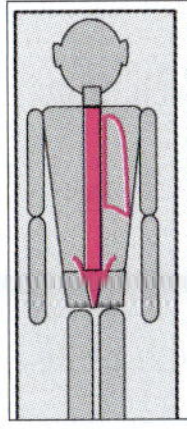


6. a. Testung mindestens folgender Muskeln: M. gluteus maximus, Hamstrings.
      Wenn diese normoreaktiv sind: weitere Muskeln entsprechend Tab. 2.8.
   b. Hyporeaktive Muskeln auf autogene Fazilitation prüfen, falls negativ: IRT untersuchen und behandeln.
   c. Sakrum, Kokzyx, Kat. 1, Kat. 3: Challenge und Korrektur (s. Kap. 3)
   d. LWS-, BWS- und Rippenpalpation und Challenge und atemunterstützte Korrektur (s. Kap. 2.2.3 bis 2.2.5).
   e. Posteriore NL-Reflexpunkte der hyporeaktiven Muskeln behandeln.

7. In Seitenlage: Manipulation der LWS, Manipulation des Iliums (s. Kap. 3.2.2), Mobilisation des Sakrums (s. Kap. 3.2.7)

8. In Rückenlage: Manipulation der BWS und Rippen

**Abb. 2.117** Manualmedizinische (vgl. Garten 2012, Kap. 8) und neurologische Untersuchung („U") sowie Therapie von Wirbelsäulenfunktionsstörungen („TH"). Die neurologischen Untersuchungsteile (➢ Kap. 7) sind eingerückt.

LITERATUR


Arlen A. Leitfaden zur Atlastherapie. Munster: Ass rech méd prév santé, 1985.
Astill-Smith C. Sphenobasilar compression. München: DÄGAK, 1988.
Bähr M, Frotscher M. Duus' Neurologisch-topische Diagnostik. Stuttgart: Thieme, 2003.
Ben-Eliyahu D. Magnetic resonance imaging and clinical follow-up: Study of 27 patients receiving chiropractic care for cervical and lumbar disc herniations. J Manipulative Physiol Ther. 1996; 19: 597–606.
Boden SD, McCowin PR, Davis DO, Dina TS, Mark AS, Wiesel S. Abnormal magnetic-resonance scans of the cervical spine in asymptomatic subjects. A prospective investigation. J Bone Joint Surg Am. 1990; 72(8): 1,178–1,184.
Boos N, Rieder R, Schade V, Spratt KF, Semmer N, Aebi M. 1995 Volvo Award in clinical sciences. The diagnostic accuracy of magnetic resonance imaging, work perception, and psychosocial factors in identifying symptomatic disc herniations. Spine 1995; 20(24): 2,613–2,625.
Bourdiol RJ. Éléments d'auriculothérapie. Sainte-Ruffine: Maisonneuve, 1998.
Brouillette DL, Gurske DT. Chiropractic treatment of cervical radiculopathy caused by a herniated cervical disc. J Manipulative Physiol Ther. 1994; 17(2): 119–123.
Burger RM. A Newly Discovered Fixation: Upper Thoracic Fixation Diagnosis and Treatment. Proceedings of the Annual Meeting of the ICAK-USA. 2007–2008; 1: 47–49.
Butler DS. Mobilisation des Nervensystems. Berlin: Springer, 1998.
Carlsson C, Nachemson A. Neurophysiology of Backpain: Current Knowledge. Neck and Back Pain. Surgical Treatment of Neck Pain. In: Nachemson A, Jonsson E (eds.). The Scientific Evidence of Causes, Diagnosis and Treatment. Philadelphia: Lippincott, Williams & Wilkins, 2000.
Carrick FR. Changes in brain function after manipulation of the cervical spine. J Manipulative Physiol Ther. 1997; 20: 529–545.
Conable KM, Hanicke BT. Interexaminer agreement in applied kinesiology manual muscle testing. Selected Papers of the International College of Applied Kinesiology, 1987.
Crow T. The Osteopathic Principles and Practices Review Book for Levels One, Two and Three Complex – USA Exam. Indianapolis: American Academy of Osteopathy, 2001.
Debrunner A. Orthopädie. Orthopädische Chirurgie. Die Störungen des Bewegungssystems in Klinik und Praxis. Bern: Hans Huber, 2002.
Destee A, Lesoin F, Di Paola F, Warot P. Intradural herniated cervical disc associated with chiropractic spinal manipulation. J Neurol Neurosurg Psychiatry 1989; 52(9): 1113.
Duffy CA, Heidrich JM. The L5-S1 Fixation Revisited. Proceedings of I. C. A. K. 2004: 65–66.
Dvorák J, Dvorák V. Manuelle Medizin, Diagnostik. Stuttgart: Thieme, 1991.
Dvorák J, Dvorák V, Schneider W, Spring H, Tritschler T. Manuelle Medizin, Therapie. Stuttgart: Thieme, 1997.
Eriksen K. Management of cervical disc herniation with upper cervical chiropractic care. J Manipulative Physiol Ther. 1998; 21(1): 51–56.
Farfan HF. Biomechanik der Lendenwirbelsäule. Die Wirbelsäule in Forschung und Praxis. Stuttgart: Hippokrates, 1979.
Frisch H. Programmierte Therapie am Bewegungsapparat. Berlin: Springer, 2003.
Garten H. Applied Kinesiology: Muskelfunktion, Dysfunktion, Therapie. München: Urban & Fischer, 2004.
Garten H. Applied Kinesiology: Muskelfunktion, Dysfunktion, Therapie. 2. Aufl. München: Elsevier, 2012.
Garten H, Weiss G. Systemische Störungen – Problemfälle lösen mit Applied Kinesiology. München: Urban & Fischer, 2007.
Goodheart GJ. Applied Kinesiology 1971 Workshop Procedure Manual, 8th ed. Grosspoint, MI: privately published, 1971.
Goodheart GJ. The fixation vertebral pattern. Chiro Econ. 1973; 1(7–8).
Goodheart GJ. Applied Kinesiology 1974 Workshop Procedure Manual, 10th ed. Grosspoint, MI: Privately published, 1974.
Goodheart GJ. Applied Kinesiology 1975 Workshop Procedure Manual, 11th ed. Grosspoint, MI: Privately published, 1975.
Goodheart GJ. Applied Kinesiology 1978 Workshop Procedure Manual, 14th ed. Grosspoint, MI: Privately published, 1978.
Goodheart GJ. Applied Kinesiology 1979 Workshop Procedure Manual, 15th ed. Grosspoint, MI: Privately published, 1979.
Goodheart GJ. Applied Kinesiology 1980 Workshop Procedure Manual. Grosspoint, MI: Privately published, 1980.
Goodheart GJ. Applied Kinesiology 1982 Workshop Procedure Manual. Grosspoint, MI: Privately published, 1982.
Goodheart GJ. Applied Kinesiology 1988 Workshop Procedure Manual. Grosspoint, MI: Privately published, 1988.
Goodheart GJ. Collected Published Articles and Reprints. Grosspoint, MI: Privately published, 1992.
Goodheart GJ. Applied Kinesiology 1994/95 Workshop Procedure Manual. Grosspoint, MI: Privately published 1995.
Goodheart GJ. Applied Kinesiology 1997/98 Workshop Procedure Manual. Grosspoint, MI: Privately published, 1998.
Gutmann G (Hrsg.). Die Halswirbelsäule. Funktionelle Pathologie und Klinik der Wirbelsäule. Stuttgart: Fischer, 1984.
Guyton AC, Hall JE. Textbook of Medical Physiology. Philadelphia: Saunders, 1996.
Hackenbroch H. (1996). Das Lumbalsyndrom – Prävention, Diagnostik und Therapie: 20. Interdisziplinäres Forum der Bundesärztekammer „Fortbildung und Fortschritt in der Medizin" vom 10. bis zum 13. Januar 1996. Dtsch Arztebl 1996; 93(22): A-1.472–A-1.474.
Haldeman S. The clinical basis for discussion of mechanisms of manipulative therapy. New York: Plenum, 1978.
Herring W. Learning Radiology – Recognizing the Basics. Elsevier/Saunders 2012.
Holmes A. Lumbar facet imbrication and correction. Chiro Econ. 1975; 18(2).
Homewood AE. The Neurodynamics of the Vertebral Subluxation. St. Petersburg: Valkyrie Press, 1979.
Janda V. Manuelle Muskelfunktionsdiagnostik. Berlin: Ullstein-Mosby, 1994.
Jones LH. Strain and Counterstrain. Newark: American Academy of Osteopathy, 1981.
Kabat H. Low Back and Leg Pain from Herniated Cervical Disc. St. Louis: Warren Green, 1980.
Kandel ER, Schwartz JH, Jessell TM. Principles of Neural Science. New York: McGraw-Hill, 2000.
Katz JN, Dalgas M, Stucki G, Katz NP, Bayley J, Fossel AH, Chang LC, Lipson SJ. Degenerative lumbar spinal stenosis. Diagnostic value of the history and physical examination. Arthritis Rheum. 1995; 38(9): 1,236–1,241.
Kendall F, Kendall E. Muscle-Testing and Function. Baltimore: Williams and Wilkins, 1983.
Kent DL, Haynor DR, Larson EB, Deyo RA. Diagnosis of lumbar spinal stenosis in adults: a metaanalysis of the accuracy of CT, MR, and myelography. Am J Roentgenol. 1992; 158(5): 1,135–1,144.
Kleynhans AM. Complications and contraindications to spinal manipulative therapy. In: Haldeman S. (ed.). Modern Developments in the Principles and Practice of Chiropractic. New York: Appleton-Century-Crofts, 1980.
Krott HM. Die Elektromyographie der Lumbalmuskulatur bei radikulären Syndromen. Journal of Neurology 1968; 194(4): 280–295.
Lason G, Peeters L. Das Becken. Gent: OSTEO 2000, 1993
Leach RA. The Chiropractic Theories: A Synopsis of Scientific Research. Baltimore: Williams & Wilkins, 1986.
Leaf D. Applied Kinesiology Flowchart Manual. Samoset, MA: MoJo-Enterprise, 1996.
Lewit K. Manuelle Medizin. Leipzig: Johann Barth, 1992.
Liang M, Komaroff AL. Roentgenograms in primary care patients with acute low back pain: a cost-effectiveness analysis. Arch Intern Med. 1982; 142(6): 1,108–1,112.
Lühmann D. Stellenwert der Magnet-Resonanz-Tomographie im Rahmen der Versorgung von Patienten mit Rückenschmerzen. Deutsche Agentur für Health Technology Assessment des DIMDI. 2001.
Markham BC. Cervical facet imbrication. Proceedings of the Summer Meeting. Detroit: I. C. A. K., 1983.
Mitchell FLJ. The Muscle Energy Manual. East Lansing, MI: MET Press, 1995–1999.
Niethard F, Pfeil J. Orthopädie. Stuttgart: Hippokrates, 2005.

Nogier PFM. Traité d'Auriculotherapie. Sainte-Ruffine: Maisonneuve, 1969.
Nogier R. Einführung in die Aurikulomedizin. Stuttgart: Haug, 1994.
Ötsch W, Stahl T. Das Wörterbuch des NLP. Paderborn: Junfermann, 1997.
Ooi Y, Mita F, Satoh Y. Myeloscopic study on lumbar spinal canal stenosis with special reference to intermittent claudication. Spine. 1990; 15(6): 544–549.
Patten J. Neurologische Differentialdiagnose. Berlin: Springer, 1998.
Polkinghorn BS. Treatment of cervical disc protrusions via instrumental chiropractic adjustment. J Manipulative Physiol Ther. 1998; 21(2): 114–121.
Polkinghorn BS, Colloca CJ. Treatment of symptomatic lumbar disc herniation using activator methods chiropractic technique. J Manipulative Physiol Ther. 1998; 21(3): 187–196.
Porter R. Pathophysiology of Neurogenic Claudication. In: Wiesel S, Weinstein J, Herkowitz H. (eds.),The Lumbar Spine. Philadelphia: Saunders, 1996; pp. 717–723.
Refisch A. Rückenschmerzen. In: Junker U, Nolte T. (Hrsg.). Grundlagen der Speziellen Schmerztherapie. München: Urban und Vogel, 2005; S. 395–452.
Santilli V, Beghi E, Finucci S. Chiropractic manipulation in the treatment of acute back pain and sciatica with disc protrusion: a randomized double-blind clinical trial of active and simulated spinal manipulations. Spine. 2006; 6(2): 131–137.
Savarese RG, Capobianco JD, Cox JJ. OMT Review, 3rd ed. 2003. omtreview@hotmail.com.
Schellhas KP, Smith MD, Gundry CR, Pollei SR. Cervical discogenic pain. Prospective correlation of magnetic resonance imaging and discography in asymptomatic subjects and pain sufferers. Spine. 1996; 21(3): 300–311.
Schmitt WH. An explanation of the muscle weakness patterns associated with vertebral fixations of the upper cervical and cervico-dorsal regions. Proceedings of Summer Meeting 1975. 6405 Metcalf Ave., Suite 503, Shawnee Mission, KS 66202–3929: Central Office ICAK-USA, 1975.
Schmitt WH. Vertebral fixations which mask other faults. Proceedings of Summer Meeting 1976. Shawnee Mission, KS: Central Office ICAK-USA, 1976.
Schmitt WH. A possible explanation of the mechanisms of iliac fixations and sacral fixations. Proceedings of Summer Meeting 1978. Shawnee Mission, KS: Central Office ICAK-USA, 1978.
Schmitt WH. Injury recall technique. Proceedings of Summer Meeting 1990. Shawnee Mission, KS: Central Office ICAK-USA, 1990.
Schmitt WH. Centering the Spine. The Uplink. 1996; 4.
Schmitt WH. Neurologic basis for chiropractic autonomics and the spine. Chapel Hill, NC: A. K. S. P., 1996.
Schmorl G, Junghans H. Die gesunde und die kranke Wirbelsäule in Röntgenbild und Klinik. Stuttgart: Thieme, 1953.
Schneider MJ, Galioto AC. Treatment of cervical disc protrusions via instrumental chiropractic adjustment. J Manipulative Physiol Ther. 1998; 21(7): 499–502.
Schulte TL, Bullmann V, Lerner T, Schneider M, Marquardt B, Liljenqvist U, Pietila TA, Hackenberg L. Lumbale Spinalkanalstenose. Orthopäde 2006; 35(6): 675–692.
Shafer J. Neuro-Orthopedic Proprioceptor Technique. München (Nederlinger Str. 34): VKM, 2009.
Slater RN, Spencer JD. Central lumbar disc prolapse following chiropractic manipulation: a call for audit of 'alternative practice'. J R Soc Med. 1992; 85(10): 637–638.
Sobotta J. Anatomie des Menschen. München: Urban & Fischer, 2007.
Standaert CJ, Herring SA. Spondylolysis: a critical review. Br J Sports Med. 2000; 34(6): 415–422.
Standaert CJ, Herring SA. Expert opinion and controversies in sports and musculoskeletal medicine: the diagnosis and treatment of spondylolysis in adolescent athletes. Arch Phys Med Rehabil. 2007; 88(4): 537–540.
Uni Mainz „Anatomieworkshop fürs Internet"
Van Buskirk RL. The Still Technique Manual. Indianapolis: American Academy of Osteopathy, 2000.
Verbiest H. Neurogenic intermittent claudication in cases with absolute and relative stenosis of the lumbar vertebral canal (ASLC and RSLC), in cases with narrow lumbar intervertebral foramina, and in cases with both entities. Clin Neurosurg. 1973; 20: 204–214.
Walther DS. Applied Kinesiology, Vol. I. Pueblo, CO: Systems D. C., 1981.
Walther DS. Applied Kinesiology, Synopsis. Pueblo, CO: Systems D. C., 2000.
Ward RCE. Foundations for Osteopathic Medicine. Philadelphia: Lippincott Williams & Wilkins, 2003.
White A, Panjabi MM. Clinical Biomechanics of the Spine. Philadelphia: Lippincott, 1990.
Wyke B. Morphological and functional features of the innervation of the costovertebral joints. Folia Morphologica. 1975; XXIII(4).
Wyke B. Cervical articular contributions to posture and gait; their relationship to senile disequilibrium. Age and Aging. 1979a; 8(4).
Wyke B. Neurology of the cervical spinal joints. Physiotherapy. 1979b; 65(3).
Zeifang F, Abel R, Schiltenwolf M. Possible conservative treatment methods for patients with spinal claudication. Orthopäde. 2003; 32(10): 906–910.

KAPITEL

# 3

Hans Garten

# Funktionsstörungen des Kraniums und des iliosakrokokzygealen Komplexes (kraniosakrale Störungen)

In diesem Kapitel werden die Themen der kraniosakralen Osteopathie inkl. der kraniomandibulären Dysfunktion sowie Beckenläsionen behandelt. Dies geschieht didaktisch so, dass die Störungen nach Regionen und Läsionsvektoren geordnet präsentiert werden.

Grundsätzlich relevant ist die Unterscheidung zwischen „Mikroläsionen" und „Makroläsionen": Bei ersteren handelt es sich um Störungen des primär respiratorischen kraniosakralen Mechanismus, also um Spannungszustände innerhalb der osteomuskulären und membranösen Strukturen ohne Fehlstellung von Gelenkpartnern zueinander. Alle kranialen Läsionen gehören dieser Kategorie an. Im Gegensatz dazu liegt bei SIG-Läsionen (gleich ob es sich um Ilium- oder Sakrumläsionen handelt) eine Fehlrelation des Iliums zum Sakrum vor (tiefer oder flacher Sulcus iliosacralis), sodass man hier von „Makroläsionen" sprechen kann.

## 3.1 Der Begriff der „Duraspannung"

„Duraspannung" ist ein osteopathischer Begriff für Spannungen, die sich innerhalb des dreidimensionalen Membransystems – intrakraniell *(Reciprocal Dural Tension System)* sowie entlang des Duraschlauchs, der ventral an C2 und C3 sowie am sakralen Segment S2 und dorsal am Kokzyx fixiert ist – manifestieren können. Ihr funktionell anatomisches Korrelat sind eher muskuläre (und artikuläre) Dysbalancen im Bereich des gesamten Rückenstreckersystems, d. h. von den Muskeln, die von der Schädelbasis bis hinunter zu den Ossa coxae am Sakrum und am Kokzyx ansetzen (Neuhuber 2005). Die eigentliche Ursache für diese Tonusdysbalancen kann im gesamten Bewegungssystem sowie in Störfeldern und zentralnervösen Dysbalancen liegen (➤ Kap. 1.2 und ➤ Kap. 7).

### Kategorisierung der Störungen in drei Ebenen

Diese Liste erhebt – gerade wenn man an die vielfältige osteopathische Literatur und ihre Interpretationen denkt – keinen Anspruch auf Vollständigkeit. Erwähnt werden vielmehr die in der Anwendung der Applied Kinesiology relevanten Dysfunktionen.

#### Becken und Sakrum

1. Becken und lumbosakraler Übergang
   a. Kategorie-2-Beckenläsion (Kat. 2): ➤ Kap. 3.2.2
   b. Kategorie-1-Beckenläsion (Kat. 1): ➤ Kap. 3.2.4
   c. Kategorie-3-Beckenläsion (Kat. 3): ➤ Kap. 3.2.5
   d. Inspiration-Assist Pelvic Fault (Ilium-Inflare): ➤ Kap. 3.2.3
   e. Expiration-Assist Pelvic Fault (Ilium-Outflare): ➤ Kap. 3.2.3
   f. Lig. iliolumbale (➤ Kap. 6.9.9)
2. Sakrum und Kokzyx
   a. Sakrum- und Kokzyxläsionen um eine horizontale Achse
      i. Sakrum bilateral anterior (Nutation; Goodheart 1998): ➤ Kap. 3.2.7 ❸
      ii. Sakrum-Extension (Inspiration-Assist Fault; Goodheart 1970, 1972, 1991): ➤ Kap. 3.2.7 ❹
      iii. Sakrum bilateral posterior (Kontranutation; Goodheart 1998): ➤ Kap. 3.2.7 ❺
      iv. Sakrum-Flexion (Expiration-Assist Fault; Goodheart 1970, 1972, 1991): ➤ Kap. 3.2.7 ❻
      v. Sakrokokzygeale Extensionsläsion (Sacrococcygeal Inspiration-Assist Fault): ➤ Kap. 3.2.8 ❶
      vi. Sakrokokzygeale Flexionsläsion (Sacrococcygeal Expiration-Assist Fault): ➤ Kap. 3.2.8 ❷
   b. Sakrumtorsionen um eine schräge Achse
      i. Sakrum unilateral anterior (RR, LL, d. h. Rechtsrotation um die rechte schräge Achse bzw. Linksrotation um die linke schräge Achse; Goodheart 1998): ➤ Kap. 3.2.7 ❼
      ii. Sakrum unilateral posterior (RL, LR, d. h. Rechtsrotation um die linke schräge Achse bzw. Linksrotation um die rechte schräge Achse; Goodheart 1998): ➤ Kap. 3.2.7 ❽
      iii. Sacrum Wobble (Goodheart 1974): ➤ Kap. 3.2.7 ⓫
   c. Sakrumrotation um eine senkrechte Achse (medial und lateral): „Sakrumfixation" (Goodheart 1973), ➤ Kap. 2.3.6
   d. Sakrumläsionen um eine sagittale Achse: „Sakrumsubluxation" (Goodheart 1998): ➤ Kap. 3.2.7 ⓭

#### Kraniale inkl. kraniomandibuläre Läsionen

1. Läsionen in der Sagittalebene
   a. Sphenobasiläre Kompression: ➤ Kap. 3.3.5 ❶; totales Kompressionssyndrom: ➤ Kap. 3.3.5 ❷
   b. Sphenobasilärer vertikaler Strain: ➤ Kap. 3.3.5 ❺
   c. Sphenobasiläre Extension (Sphenobasilar Inspiration-Assist Fault: ➤ Kap. 3.3.5 ❻; Inspiration-Assist Fault: ➤ Kap. 3.3.5 ❼
   d. Sphenobasiläre Flexion (Sphenobasilar Expiration-Assist Fault: ➤ Kap. 3.3.5 ❽; Expiration-Assist Fault: ➤ Kap. 3.3.5 ❾
   e. Frontale Kompression (Sutura coronalis, keine eigentliche Schädelbasisläsion): ➤ Kap. 3.3.5 ❸
   f. Glabella Fault (Falx cerebri und zervikale Ansätze der Dura mater): ➤ Kap. 3.3.5 ❹

2. Läsionen in der latero-lateralen Dimension
   a. Sphenobasilärer lateraler Strain: ➤ Kap. 3.3.6 ❶
   b. Temporale Kompression (Temporal Compaction): ➤ Kap. 3.3.6 ❷
   c. Sphenobasiläre Seitneigung (Temporal Bulge, Parietal Descent): ➤ Kap. 3.3.6 ❸
3. Torsionsläsionen um die sagittale Achse
   a. Sphenoidtorsion (Innenrotations-/Außenrotationsläsion des Os frontale): ➤ Kap. 3.3.7 ❶ und ❷
   b. Okziputtorsion (Universal Fault): ➤ Kap. 3.3.7 ❸
4. Kraniomandibuläre Dysfunktionen: ➤ Kap. 3.3.10
5. Läsionen des Gesichtsschädel: ➤ Kap. 3.3.8

#### Kraniozervikaler Übergang, Kopfgelenke, kurze Nackenstrecker und -beuger

1. Sphenobasiläre Kompression mit oberer zervikaler Fixation („Glabella Fault"): ➤ Kap. 3.3.5 ❹
2. Occipito-Atlantal Countertorque (OACT, Goodheart 1974): ➤ Kap. 2.2.1
3. Okziputfixation: ➤ Kap. 2.3.2
4. Okziputläsion (Subluxation, „laterales Okziput"): ➤ Kap. 2.2.2
5. Kraniozervikale Flexion und Extension („Rocker Motion"): ➤ Kap. 2.3.3
6. Atlasläsion („lateraler Atlas", C1 auf C2-Dysfunktion): ➤ Kap. 2.2.2
7. C2/C3-Läsion: ➤ Kap. 2.2.2

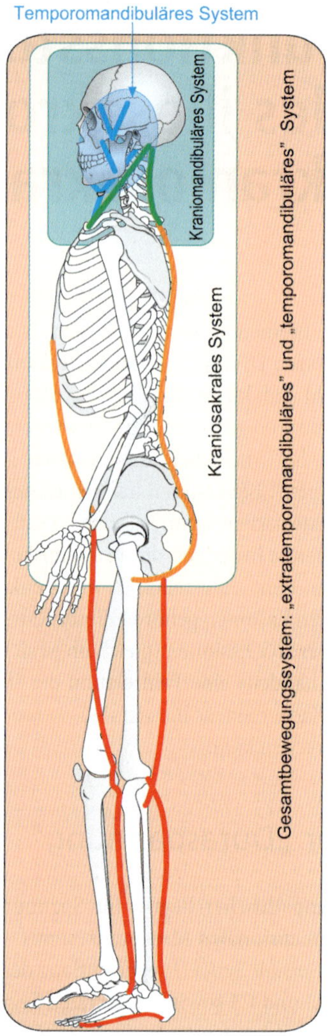


**Abb. 3.1** Das Bewegungssystem als geschlossene Funktionskette

## 3.2 Beckendysfunktionen

### 3.2.1 Kategorien nach der Sacro-Occipital Technique (SOT)

Die Definition von Beckendysfunktionen folgt in der Applied Kinesiology der Schule nach DeJarnette (1984), dessen manuelle Muskeltests und Challenges jedoch nicht denen der Applied Kinesiology entsprechen (Anderson 2005, Howat 2005, Kessler 2005). Die hier dargestellten Protokolle weichen teilweise von der SOT-Tradition ab. Es sind in der Praxis bewährte Vorgehensweisen, die sich vor allem an biomechanischen und funktionell neurologischen Gesichtspunkten orientieren.

#### Kategorie 1: Beckenverwringung

Bei der Kategorie-1-Beckenläsion (Kat. 1) handelt es sich um eine Beckentorsion durch muskuläre Dysbalance ohne eine mit orthopädischen Tests erfassbare SIG-Dysfunktion. Nach DeJarnette (1984) werden wir *„mit einer Kategorie 1 geboren und gehen mit einer Kategorie 1 ins Grab"*. Howat (2005) beschreibt sie als eine bilaterale Fixation des SIG mit Duraspannung, die Auswirkungen auf die oberen Anheftungspunkte an C2/C3 und am Okziput sowie auf die kraniale reziproke Spannungsmembran hat. Es handelt sich also um einen variablen Dysfunktionszustand mit strukturellen Konsequenzen wie einer Torsion des Schultergürtels und der Schädelbasis. Der Auslöser kann im lumboiliosakralen Bereich selbst (primäre vertebrale Dysfunktion) oder im Bereich der Becken- und Bauchorgane (viszerosomatisches Reflexgeschehen, ➤ Kap. 5) liegen. Am häufigsten jedoch ist eine „absteigende" kraniomandibuläre Dysfunktion die primäre Ursache (➤ Kap. 3.3.10).

Auch eine Störung der unteren Extremität mit Folgestörungen in der proximalen Muskulatur (➤ Tab. 6.13) ist in Betracht zu ziehen.

Das Charakteristikum der Kategorie-1-Dysfunktion sind negative SIG-Funktionstests (also intakte Sakroiliakalgelenke) bei mehr oder weniger ausgeprägtem Beckenschiefstand und variabler Beinlängendifferenz.

#### Kategorie 2: Sakroiliakalgelenkdysfunktion

Bei länger bestehenden Beckentorsionen kann sich nach dem Modell der SOT in einem der Sakroiliakalgelenke (der „Überlastungsseite") eine Dysfunktion im Sinne eines Ilium anterius oder posterius, evtl. mit Inflare- oder Outflare-Komponente, entwickeln. So kommt es zu einem Irritationszustand der Ligg. iliosacralia mit spondylogenen Reflex-/Reizerscheinungen: Die Irritationszone für S1 ist meist positiv (sog. *„Dollar Sign"* nach DeJarnette [1984], da sie etwa so groß wie ein amerikanischer Silberdollar ist), teilweise auch die für S3 (Garten 2012, Abb. 11.68). Allerdings wird dies in der Kategorie-2-Evaluierung der SOT nicht benutzt (DeJarnette 1984). Je mehr viszerale und damit metabolische Komponenten (ICV-Störung, Sigmoidstörung, Divertikulitis, ➤ Kap. 5.9.1 und ➤ Kap. 5.9.6) beteiligt sind, desto eher scheint sich nach klinischer Erfahrung eine aseptische Entzündung an Kapsel und Bandapparat des SIG auszubilden. Das betroffene SIG kann typischerweise als relativ hypermobil oder hypomobil im Vergleich zur intakten, asymptomatischen Seite imponieren. Die Palpationsbefunde und die Schmerzen des Patienten geben in der Regel deutliche Hinweise auf die Seite der Störung und der Challenge untermauert die Diagnose. In jedem Fall zeigt sich eine Asymmetrie bei den SIG-Funktionstests (Hipdrop-, Spine-, Vorlauftest; vgl. Garten 2012, Kap. 8).

#### Kategorie 3: Dysfunktion des lumbosakralen Übergangs

In der Regel findet sich keine SIG-Fehlrelation (wenngleich sie natürlich begleitend vorkommen kann). Die Sakroiliakalgelenke sind eher fixiert, und es liegt eine Beckenverwringung vor, bei der das Ilium auf der schmerzhaften Seite meist relativ posterior steht und dadurch das Bein auf dieser Seite funktionell kürzer ist.

Es handelt sich um die schmerzhafteste der drei Kategorien auf, denn im Zusammenhang mit einer Rotations-Seitneigungs-Läsion von L5 auf dem Sakrum kann es auf der Seite der Rotation zu einem Engpass der S1-Wurzel kommen mit oder ohne Bandscheibenprotrusion bzw. -prolaps und der entsprechenden radikulären Symptomatik: Bei linksseitiger Radikulitis liegt eine Linksrotation von L5 vor mit relativ rechts stehendem Dornfortsatz und Posteriorität des linken Querfortsatzes.

Die S1-Symptomatik kann auch pseudoradikulär sein, d.h. die Schmerzen im S1-Segment sind dann eher proximal in der Gesäßhälfte und im dorsalen Oberschenkel lokalisiert. Da der Patient dementsprechend meist eine antalgische Position einnimmt, ist die Beinlängendifferenz wenig aufschlussreich.

#### Grundsätzliches zur Vorgehensweise

Nicht nur nach der Philosophie der SOT kann ein Bewegungssystem nur gerade und spannungsfrei sein, wenn die Wirbelsäule auf einem waagerechten Becken steht. Jede Korrektur des Achsenorgans und des kraniomandibulären Systems muss also eine „Beckenbegradigung" einschließen.

Aus technischen Gründen, die bei der Beschreibung der einzelnen Kategorien deutlich werden, sollten Sie die Untersuchung und Behandlung immer mit Beckenläsionen der Kategorie 2 beginnen. Da es sich im Vergleich zu Kategorie 1 um die schwereren Läsionen handelt, sollten Sie nur wenn sich bei vorhandener Beinlängendifferenz (gleich welchen Ausmaßes) keine der Kategorie 2 entsprechenden Kriterien finden lassen, nach einer Kategorie-1-Läsion suchen und sie korrigieren.

Die schonende SOT-Technik ist für die typische hypermobile Kategorie-2-Situation besonders gut geeignet. Im Fall einer akuten traumatischen SIG-„Blockierung" mit Hypomobilität können aber andere Techniken der Chirotherapie und Osteopathie teilweise besser geeignet sein.

Kategorie-3-Beckenläsionen sind eine Störungsentität für sich, bei der sich die Indikation zur Korrektur zwingend aus der Symptomatik ergibt: radikuläre oder pseudoradikuläre Schmerzen, antalgische, d.h. schmerzbedingte Fehlhaltung. Die SOT-spezifische Blocktechnik gehört zu den effizientesten und gleichzeitig schonendsten Therapiemöglichkeiten bei L5/S1-Störungen.

Ob Sie im Einzelfall zunächst die zervikokraniomandibuläre Dysfunktion und anschließend das Becken behandeln oder umgekehrt, ist sicher nicht entscheidend, solange Sie in derselben Sitzung beides tun. Erst wenn die Ursache-Folge-Kette klar ist („aufsteigend" oder „absteigend"), können Sie die Reihenfolge Ihres Vorgehens entsprechend adaptieren (➤ Kap. 3.4.2). Weitere Anmerkungen folgen jeweils bei der Besprechung der einzelnen Techniken.

**CHECKLISTE 3.1**

**Beckenläsionen (Kat. 1 bis 3)**

**Kategorie 1**
- Beckenverwringung ohne SIG-Dysfunktion
- Beckenschiefstand, funktionelle Beinlängendifferenz
- Negative SIG-Funktionstests
- Bilaterale Schmerzhaftigkeit der ersten Rippenköpfchen
- Korrektur auf SOT Blocks in Bauchlage

**Kategorie 2**
- SIG-Dysfunktion, Ilium-Fehlstellung (anterius evtl. mit Outflare; posterius evtl. mit Inflare)
- Beckenschiefstand, funktionelle Beinlängendifferenz
- SIG-Funktionstests positiv (Hipdrop-, Spine-Test, Vorlauftest)
- Ipsilaterale Schmerzhaftigkeit des ersten Rippenköpfchens
- Korrektur auf SOT-Blocks in Rückenlage

**Kategorie 3**
- Beckenverwringung ohne SIG-Dysfunktion, L5/S1-Dysfunktion (Rotation und Seitneigung zur Seite der Symptomatik) mit oder ohne Bandscheiben-Beteiligung
- Radikuläre oder pseudoradikuläre Symptomatik im S1-Segment
- Schmerzbedingte Fehlhaltung, muskulärer Hartspann
- Korrektur auf SOT-Blocks in Bauchlage

### 3.2.2 Kategorie-2-Beckenläsion

(Definition ➤ Kap. 3.2.1)

#### ❶ Beschwerdebild/Indikationen

Die Patienten klagen über Schmerzen im Bereich des SIG, die über den Glutealbereich in die Leiste oder über den Trochanter ins mediale Knie ausstrahlen können. Neben pseudoradikulären Schmerzen aus dem Kapselbandapparat des SIG kommt auch ein relativ lokalisierter Schmerz im Bereich des SIG vor, der mit spondylogen reflektorischem Hypertonus in den ipsilateralen Rückenstreckern und im Quadratus lumborum einhergeht.

Die belastungsabhängigen Schmerzen bessern sich beim Gehen häufig, während Stehen und Sitzen die schlechtesten Positionen sind.

Ein anteriorer Schulterschmerz, der nach SOT ohne entsprechende Schulterstörung vorkommen kann, wird dort mit einer Fehlspannung im Latissimus dorsi aufgrund der Fehlstellung des Iliums, an dem der Latissimus entspringt, erklärt.

Nach Auffassung der Applied Kinesiology handelt es sich hier meist eher um ein viszerosomatisches Reflexgeschehen aus dem Bereich der Ileozökalklappe (rechts) bzw. seltener aus dem Bereich des Sigmoids (links).

Grundsätzlich bedeutet die Lagerung auf Keilen wie im Fall der Kategorie-2-Beckenläsion, dass eine Torsion am Beckenring mit Folgen für das Achsenorgan induziert wird, indem man ein Hüftbein gegenüber der Einheit aus Sakrum und gegenüberliegendem Hüftbein bewegt. Dies kann auch bei Bandscheibenproblemen oder foraminalen Engen speziell an den Segmenten L5/S1, L4/L5 und weiter kranial eine Linderung der Beschwerden bewirken. Wenn Patienten mit entsprechender Beschwerdesymptomatik nicht auf dem Bauch liegen können, wie es zur Behandlung einer Kategorie-3-Beckenläsion notwendig wäre, sollten Sie die hier vorgestellte Technik in Rückenlage anwenden.

## ❷ Orthopädische Befunde

### Im Stehen

#### Romberg-Versuch

Beim Romberg-Versuch kann ein leichtes laterales Schwanken nach links und rechts auffallen, besonders bei tiefer In- und Exspiration. Auch der Gang kann leicht schwankend sein. Da es dafür aber auch andere Ursachen geben kann, ist dieses Zeichen nur als zusätzlicher Hinweis zu werten.

#### SIG-Tests

Neben einem Beckenschiefstand liegen empfindlichere sakroiliakale Bänder meist auf der symptomatischen Seite vor. Der Hipdrop-Test kann auf der symptomatischen oder der Gegenseite positiv sein; per Definition wird die hypomobile Seite als „positiver" Befund notiert. Es wäre grundsätzlich sinnvoller, von einem „positiven" Testbefund zu sprechen, wenn eine Asymmetrie zwischen links und rechts vorliegt, das entspricht aber nicht der allgemeinen Gepflogenheit.

Wie der Hipdrop-Test sind auch der Spine-Test und das Vorlaufphänomen auf dieser Seite positiv.

#### Palpation

Das erste Rippenköpfchen ist auf der symptomatischen Seite meist deutlich empfindlicher, bei Flexion und Extension der HWS findet sich häufig eine Hypomobilität und Schwellung. Ebenso lässt sich eine subokzipitale Spannung der tiefen Nackenstrecker (zwischen den Ansätzen des M. trapezius und des M. sternocleidomastoideus) palpieren.

### In Rückenlage

#### Beinlängendifferenz

Im Liegen zeigt sich eine variable Beinlängendifferenz (Garten 2012, Kap. 7). So geht eine anteriore Rotation des Iliums mit einem relativ längeren Bein und eine posteriore Rotation mit einem relativ kürzeren Bein einher (Garten 2012, Kap. 8.8). Hier sei noch einmal erwähnt, dass sich eine anatomische Beinlängendifferenz nur per Beckenübersichtsaufnahme im Stehen ausschließen lässt. Dabei müssen die Hüftköpfe bei gestreckten Knien auf gleicher Höhe stehen. Der Versuch, eine „variable Beinlängendifferenz" durch Aufsitzen des Patienten näher zu bestimmen, erscheint differenzialdiagnostisch unerheblich, da bei einer anatomischen Beinlängendifferenz so gut wie immer auch eine funktionelle kompensatorische Komponente vorliegt.

#### Hüftbeweglichkeit

Prüfen Sie die Innenrotation der Hüfte im Seitenvergleich, indem Sie das gestreckte Bein an der Malleolengabel (nicht am Talus oder Kalkaneus) umgreifen: Eine vermehrte Innenrotation weist am ehesten auf eine gleichseitige Piriformis-Hyporeaktion hin.

Prüfen Sie mit dem „Priener Abduktionstest" (wie Patrick-Test, jedoch bei 90°-Flexion der Hüfte) die Abduzierbarkeit. Eine verminderte Abduktion in Verbindung mit einer harten Barriere weist auf die Seite der SIG-Dysfunktion hin. Diese kann sich, das sei noch einmal erwähnt, auf der Seite des hypo- oder hypermobileren SIG befinden.

#### Viszerale Befunde

Die viszeralen Ursachen für Beckenläsionen müssen palpatorisch erfasst werden: In dem Fall sind Zökum und/oder Sigmoid palpationsschmerzhaft (zur weiteren Diagnostik und Therapie ➤ Kap. 5.9.1 und ➤ Kap. 5.9.5)

#### Muskelursprünge und -ansätze

Die Muskelursprünge von Sartorius und Rectus femoris kaudal der SIAS sind bei **Ilium posterius** (Kat. 2) palpationsschmerzhaft, ebenso die Sehnenansätze am Knie medial über dem Pes anserinus (M. sartorius und M. gracilis). Diese Muskeln können überlastet und inhibiert sein.

Die Ursprünge der Hamstrings am Tuber ischiadicum sowie an Tibia und Fibula sind bei **Ilium anterius** (Kat. 2) schmerzhaft wegen der Inhibition und Überlastung der dorsalen Muskelgruppe.

#### Muskelhypertonus

Ein hypertoner Psoas trägt zu einer Posteriorisierung des Iliums bei, ein hypertoner Iliacus zu einer Anteriorisierung.

Palpieren Sie den Psoas durch die Bauchdecke lateral des M. rectus abdominis. Die erste schmerzhafte Resistenz kann sich rechts durch das Zökum bzw. links durch das Sigmoid bieten. Beim Anheben kommt der Psoas näher an die Oberfläche und ist dann unter der Bauchdecke als schmerzhafter Strang tastbar. Wenn Sie das Bein gestreckt anheben lassen, damit der Psoas an die Oberfläche tritt, können Sie leichter differenzieren, ob Muskel oder Darm schmerzhaft sind: Bei angehobenem Bein ist die Darmstruktur weniger empfindlich, da sie zur Seite gedrängt wird.

Der M. iliacus ist in seinem Ursprungsbereich an der Innenkante des Iliums zu tasten. Definieren Sie dort die Tenderpoints für eine mögliche Strain-Counterstrain-Behandlung.

Später, wenn der Patient auf dem Bauch liegt, sollten Sie auch noch den Quadratus lumborum auf einen Hypertonus hin palpieren, der zu einer Anteriorisierung des Iliums führt.

#### HWS-Befunde

Mittels p. a.-Translationsschub an den Facetten der Halswirbel und – bei Vorliegen einer Seitendifferenz am jeweiligen Segment – mittels Links-Rechts-Schub am Dornfortsatz lässt sich eine palpatorische segmentale Diagnostik der HWS durchführen.

Von der SOT wird ein ipsilateraler Schmerz auf der Lamina des Wirbelbogens von C4 bei SIG-Dysfunktion angegeben (Anderson 2005). Selbstverständlich können Sie die Palpation und Korrektur der HWS in einer Einheit durchführen, wenn der Patient wie unten beschrieben auf den korrigierenden Blocks liegt. Bei diesem Vorgehen geht Ihnen jedoch die Vergleichsmöglichkeit der Befunde vor und während der Blocklagerung verloren und damit ein differenzialdiagnostischer Aspekt bezüglich auf- und absteigender Störungsketten.

#### Kraniomandibuläre Befunde

Erfassen Sie per „globalem Listening“ die Funktion des Kraniums, um sich einen Überblick über die Funktion des kraniomandibulären Systems zu verschaffen (Garten 2012, Kap. 8.7.2).

## ❸ Diagnostik und Therapie mit Applied Kinesiology

Die Darstellung der einzelnen Schritte orientiert sich am Flussdiagramm (➤ Abb. 3.2).

### In Rückenlage

#### Therapielokalisation

1. Suchen Sie einen normoreaktiven Indikatormuskel (NIM). Infrage kommen Muskeln, die das Becken stabilisieren und ohnehin zu irgendeinem Zeitpunkt der Behandlung getestet werden müssen: M. rectus femoris, M. sartorius, M. piriformis sind sehr gut geeignet, ebenso alle anderen Beckenmuskeln.
2. Lassen Sie den Patienten eine Therapielokalisation mit der Handfläche primär über dem symptomatischen SIG durchführen; wenn die TL auf dieser Seite negativ ist, wird sie auf der anderen Seite wiederholt.

Zur Verstärkung kann ein Magnet mit der nicht schwächenden Seite verwendet werden.

Die TL führt bei SIG-Dysfunktion zur Indikatordysreaktion.

Die TL kann prinzipiell weggelassen werden, da sie wegen geringer Belastung der Strukturen in Rückenlage ohnehin nicht sehr zuverlässig ist. Für eine entsprechende Provokation („Ko-Stressor“) kann die TL in FABER-PATRICK-Position vorgenommen werden 3., die eine Kompression des SIG bewirkt (dazu am besten den M. sartorius als Indikatormuskel verwenden).

4. Alternativ kann das SIG im Sitzen therapielokalisiert werden (mit einem Indikatormuskel am anderen Arm oder am Hals).

In der Praxis ist eine direkte Untersuchung per Challenge der deutlich schnellere Weg.

#### Nicht gehaltener Challenge

Dieser definiert letztendlich die Art der Dysfunktion. Die Beinlängendifferenz und der Beckenschiefstand sind nur Hinweise. Es können sich immer anatomische und funktionelle Beinlängendifferenzen vermischen, nicht selten findet sich z. B. bei hohem Becken rechts im Stehen ein kürzeres Bein rechts im Liegen, da sich die biomechanischen Verhältnisse verändern. Visuelle Kriterien wie die relative Höhe der Spinae iliacae anteriores und posteriores oder der Abstand des Spina iliaca anterior superior (SIAS) zum Nabel links gegenüber rechts sind extrem störanfällig, zumal auch die knöcheren Strukturen nicht symmetrisch sein müssen. Die Funktion ist entscheidend, nicht die Anatomie.

##### Kurzes Bein

Ist das Bein auf der symptomatischen Seite kürzer, liegt wahrscheinlich ein Ilium posterius vor (Garten 2012, Kap. 8.8).

5. Mit Kontakt von dorsal zum Ilium und einem Gegenhalt über dem Azetabulum bewegen Sie das Ilium nach ventral. Beim Loslassen wird ein Rebound nach posterior ausgelöst, der zu einer momentanen Verstärkung einer Ilium-posterius-Läsion führt, was den Indikatormuskel hyporeaktiv macht. Man kann von einem positiven Challenge im Sinne eines Ilium posterius sprechen.

##### Langes Bein

6. Ist das Bein auf der symptomatischen Seite länger, liegt wahrscheinlich dort ein Ilium anterius vor. Mit Kontakt von ventral zum Ilium und einem Gegenhalt über dem Tuber ischiadicum bewegen Sie das Ilium nach dorsal und lassen los. Dadurch kommt es zu einem Rebound nach anterior, sodass der Indikatormuskel bei Vorliegen eines Ilium anterius hyporeaktiv wird.

#### Ursächliche Muskeldysfunktionen finden

Nach dem Konzept der Applied Kinesiology verursachen Muskeldysfunktionen Gelenkdysfunktionen und müssen daher primär behandelt werden. Bei Beckenläsionen lassen sich so dauerhaftere Therapieresultate erzielen als durch einfaches „Knacken“ der SIG-„Blockierung“.

##### Kurzes Bein, Ilium posterius

7. Hier sind alle nach ventral stabilisierenden Muskeln zu testen und bei Hyporeaktion zu behandeln (7-FVSS, Propriozeptorentechniken):

- M. rectus femoris
- M. sartorius
- M. gracilis
- M. tensor fasciae latae
- M. quadratus lumborum

Der M. piriformis ist in diesem Kontext kein „verursachender Muskel“, sondern aufgrund der L5-Dysfunktion bei Beckentorsion so gut wie immer einseitig hyporeaktiv. Testen Sie ihn beidseits, da seine Hyporeaktion ein hervorragendes Kriterium für die korrigierende Blocklagerung darstellt (vgl. 10). Dabei ist die Seite der Hyporeaktion nicht vorhersehbar.

Zu diesem Zeitpunkt ist bei einer ersten Behandlung zu prüfen, ob die hyporeaktiven Muskeln autogen fazilitierbar sind (➤ Kap. 1.2.4), und falls nicht, ist nach dem oder den verantwortlichen Störfeld(ern) zu suchen und direkt eine IRT (➤ Kap. 1.2.5) durchzuführen. Dieser Schritt sollte nur bei akuten SIG-Problemen, die Sie „eben mal zwischendurch" behandeln müssen, ausgelassen werden. Führen Sie dann gegebenenfalls wenigstens Stufe 1 durch, was nicht mehr als eine Minute dauert.



Nach IRT sind die Muskelbefunde möglicherweise anders, u. U. ist sogar der Challenge-Befund wie oben negativ geworden. Wenn nicht, machen Sie Schritt für Schritt mit dem Flussdiagramm weiter.

Hypertonus und Verkürzung des M. psoas führen zu einem Ilium posterius. Beide Strukturen haben Sie bereits palpiert, sodass Sie jetzt gleich testen können, ob eine offene oder spastische Ileozökalklappe bzw. eine Zökumfixation oder Sigmoidfixation vorliegt (➤ Kap. 5.9.1 und ➤ Kap. 5.9.6).

### Langes Bein, Ilium anterius

8. Testen Sie die nach dorsal stabilisierenden Muskeln:

- M. obliquus abdominis
- M. gluteus maximus
- Hamstrings

Für den M. piriformis gilt das oben Gesagte ganz besonders, da alle anderen involvierten Muskeln in Rückenlage auf den Korrekturkeilen nicht getestet werden können. Somit würde ein zuverlässiger Parameter für die richtige Blocklage fehlen, den die Piriformis-Hyporeaktion auch hier liefert.

Im praktischen Ablauf ist es zeitökonomischer, zunächst nur die in Rückenlage testbaren M. obliquus abdominis und M. piriformis zu beurteilen, evtl. auch die Hamstrings in einem modifizierten Test (➤ Abb. 3.2b), den M. gluteus maximus jedoch erst in der zweiten Phase des Protokolls in Bauchlage zu testen.

## Anteriore neurolymphatische Reflexpunkte testen

9. Neben den Wirbelebenen der motorischen Innervation und der viszerosomatischen Reflexbeziehungen der hyporeaktiven Muskeln ist es essenziell, von den 7-FVSS die neurolymphatischen (NL-)Reflexpunkte und den Durafaktor zu behandeln. Die energetische Meridianbeziehung ist hier irrelevant, da das zugeordnete Organ über den Lymphreflexpunkt mit einbezogen wird. Je nach Anamnese und Therapieverlauf sind aber die wesentlichen Organdysfunktionen (Nebenniere für M. sartorius und M. gracilis, Dünndarm für M. rectus femoris, Dickdarm für M. tensor fasciae latae und M. quadratus lumborum, Gonaden für M. piriformis) zu berücksichtigen und sowohl „internistisch" (Garten 2012, Kap. 6, und ausführlicher Garten und Weiss 2007, Kap. 16) als auch viszeralosteopathisch (➤ Kap. 5.9) frühzeitig zu behandeln.

Zu diesem Zeitpunkt des Protokolls können Sie prüfen, ob die TL oder eine Probestimulation durch Reiben der NL-Reflexpunkte die Hyporeaktion der Muskeln aufhebt.

Sie können auch einfach die ventralen NL-Reflexpunkte der jeweils bei Ilium anterius oder Ilium posterius infrage kommenden Muskeln maximal eine Minute stimulieren, aber erst, wenn Sie die korrekte Blocklagerung (vgl. 10) durchgeführt haben, denn Stimulieren der NL-Reflexzonen würde die (Muskel-)Hyporeaktionen, deren Normalisierung die richtige Lagerung anzeigt, zumindest zeitweise aufheben. Damit können Sie nichts falsch machen, sondern Zeit sparen.

## Blocklagerung

10. Die Korrektur von Kategorie-2-Läsionen erfolgt immer in Rückenlage – aus dem einfachen Grund, dass die SIGs auf den keilförmigen SOT-Blocks relativ „geöffnet" sind, was eine Repositionierung der beiden Gelenkpartner (Ilium und Sakrum) erleichtern kann. Die SOT-Blocks werden grundsätzlich so platziert, dass der kraniale Block unter dem Ilium quer zur Körperlängsachse liegt und der kaudale Block unter dem Azetabulum etwa im 45°-Winkel dazu mit der Spitze nach oben zeigt.

Fragen Sie den Patienten zuerst immer, wie er sich auf den Blocks fühlt, ob sich die Beschwerden gebessert haben. Wenn nicht, ist irgendetwas falsch!

Dass der M. piriformis und die anderen hyporeaktiven Muskeln bei richtig platzierten Keilen stark sind, dient als Parameter für die richtige Lagerung. Falls die Muskeln noch nicht stark sind, muss die Position der Blocks korrigiert werden; zunächst den Neigungswinkel des kaudalen Blocks, seltener den des kranialen verändern.

**MERKE**
Die Therapielokalisation am SIG ist für die Kontrolle der Blocklagerung nicht geeignet, da diese Region besonders bei Ilium posterius wegen der Position der Keile nicht mehr zugänglich und außerdem ohne Belastung (Gewicht auf dem Becken) nicht sensitiv genug ist.

Beachten Sie, dass der kraniale Keil bei Ilium posterius und der kaudale Keil bei Ilium anterius der Therapieblock ist (➤ Abb. 3.2c), während der jeweils andere Block eine Stabilisierungsfunktion hat.

Der kraniale Block sollte zur Hälfte horizontal unter dem Ilium liegen und mit der anderen Hälfte unter der lumbalen Muskulatur. Die Keile sollten mit ihrer flachen Seite nicht über das SIG hinausreichen, da dies den Korrektureffekt (relative Bewegung zwischen Ilium und Sakrum) beeinträchtigen würde.

Die Dauer der Blocklagerung sollte sich laut SOT auf 15 Sekunden bis wenige Minuten beschränken, um eine Überkorrektur in die entgegengesetzte Richtung zu vermeiden. Im Gegensatz zur SOT wird dies in der AK nicht extra getestet. Sie können den Patienten auf den Blocks liegen lassen, bis alle in Rückenlage machbaren und notwendigen Korrekturen ausgeführt sind, aber nicht länger als 5 Minuten. Fragen Sie den Patienten unbedingt nach etwaigen Missempfindungen bei länger dauernder Blocklagerung!

Die Blocks nicht direkt auf der Liege, sondern auf einem gepolsterten Brett zu lagern, wie von der SOT empfohlen, hat sich bei uns nicht bewährt, da die lordosierte Position für viele LWS-Patienten schmerzhaften Stress bedeutet.

**Ilium-Mobilisation („Schwengeln")**

11. Mobilisieren der SIGs durch kreisendes Bewegen der Beine auf den Keilen: Das kurze Bein (Ilium posterius) wird in Hüftabduktion gebeugt und nach medial zurückgeführt. Während Sie das abduzierte Bein beugen, wird das Ilium relativ posteriorisiert, das SIG bleibt jedoch relativ verriegelt. Wenn Sie anschließend das Knie nach medial bewegen und das Bein in die Streckung zurückführen, ist das SIG geöffnet, sodass die anteriorisierende Wirkung des Keils besonders gut zum Tragen kommen kann.

Auf der Seite des anterioren Iliums wird das gebeugte Bein nach medial bewegt und nach lateral zurückgeführt (Merkregel: „**la**nges Bein nach **la**teral, kurzes Bein nach medial").

Hier ist es umgekehrt: Sie posteriorisieren das anteriore Ilium, indem Sie das Bein bei geöffnetem SIG in der Hüfte beugen (Knie adduziert) und mit abduziertem Knie die Hüfte in die Streckung zurückführen, während das SIG gesperrt ist und der Keil die Posteriorisierung aufrechterhält.

Diese Mobilisation dient zur Entwringung des Beckens und zur Normalisierung der Hüftkopf-Pfannen-Relation im Azetabulum.

In Rückenlage des Patienten auf den Blocks sind noch mindestens drei weitere Therapieschritte erforderlich.

**Korrektur der HWS**

12. Die Keile induzieren nicht nur eine Korrekturposition des Beckens, sondern auch der LWS (sodass der Piriformis und die anderen beckenstabilisierenden Muskeln stark werden) sowie der LOVETT-Partner an der HWS. Daher sollten Sie zumindest C1 kontrollieren, den LOVETT-Partner von L5 (Faktor 1 der 7-FVSS). Doch auch alle anderen Wirbelebenen sind entsprechend der Indikation zu behandeln (➤ Kap. 2.2).

**Stimulation der anterioren NL-Reflexpunkte**

13. Dies gilt wie oben beschrieben für die ventral stabilisierenden Muskeln, zumindest jedoch für alle hyporeaktiv getesteten.

**Mobilisation des kraniosakralen Systems**

14. Die Schädelbasis in Inspiration in Flexion (dabei dorsalextendiert der Patient die Füße) sowie in Exspiration in Extension mobilisieren (dabei plantarflektiert der Patient die Füße). Da beide Beckenhälften des Patienten auf der schiefen Ebene der Keile liegen, wird das SIG geöffnet und die Mobilisierung des Sakrums erleichtert.

Mit diesem Schritt haben Sie die in Rückenlage zugänglichen wichtigsten Faktoren der involvierten Muskeln behandelt: Wirbelebene, NL-Reflexe und Duraspannung. In einigen Fällen kann zusätzlich eine propriozeptive Behandlung der Muskeln notwendig sein: Hier kommt besonders die Ursprungs-Ansatz-Technik infrage (Garten 2012, Kap. 10.3.1).

**Viszerale Challenges und Korrektur**

15. Sie sind bei einer evtl. vorhandenen Ileozökalklappenläsion, Zökum- bzw. Sigmoidfixation (➤ Kap. 5.9.1 bzw. ➤ Kap. 5.9.6) erforderlich. Auch viszerale Dysfunktionen von Blasenstrukturen (Lig. pubovesicale, Urachus, Lig. falciforme) und der Nieren kommen als Ursache infrage und werden entsprechend korrigiert (➤ Kap. 5.10 und ➤ Kap. 5.11).

Nehmen Sie den Patienten anschließend (oder früher, nach einer Gesamtzeit von 2 bis maximal 4 Minuten) von den Blocks.

**Detonisierung von Psoas und M. iliacus**

16. Der hypertone Psoas befindet sich in der Regel auf der Seite des posterioren Iliums und muss korrigiert werden.

Lassen Sie den Patienten das nicht-betroffene Bein anwinkeln und am Knie umfassen, um das gleichseitige Ilium nach posterior zu stabilisieren. Das betroffene Bein kann über den Liegenrand hängen: Um eine **postisometrische Relaxation (PIR)** durchzuführen, hebt der Patient das Bein bei locker gebeugtem Knie an, hält es 10 Sekunden in dieser Position und lässt es wieder absinken (Garten 2012, Abb. 11.120).

Eine weitere Möglichkeit ist die myofasziale Behandlung des Psoas durch Beugen und Strecken des Beins. Dazu schiebt der Patient die auf der Liege abgestützte Ferse nach kranial und anschließend nach kaudal, während Sie mit einer tiefe Palpation auf dem schmerzhaften Psoas den „Massagedruck" halten.

Alternativ kann auch eine Strain-Counterstrain-Korrektur versucht werden (Garten 2012, Abb. 10.58).

Wenn der M. iliacus zur Ilium-anterius-Läsion beiträgt, kann er mittels Strain-Counterstrain-Korrektur oder durch Druck auf die myofaszialen (Trigger-)Punkte im Ursprungsbereich, wo sie auch mit einer Akupunkturnadel erreichbar sind, behandelt werden.

## In Bauchlage

**Posteriore Muskeln testen**

17. Dies gilt nur für die Ilium-anterius-Läsion: Gluteus maximus und Hamstrings sind auf Hyporeaktionen zu testen, wenn sich nach einem Temporal Tap, der den Effekt der in Rückenlage durchgeführten Korrekturen bezüglich der Muskelreaktion aufhebt, zeigt, dass noch weitere Korrekturen nötig sind, d. h. die bisherigen Korrekturen unvollständig waren.

Der M. quadratus lumborum muss hingegen auf einen Hypertonus geprüft werden, der meist spondylogen reflektorisch als Folge der SIG-Irritation auftritt. Nach stattgefundener SIG-Korrektur geht es jetzt also noch darum, die sozusagen primär hypertonen Muskeln zu finden und entsprechend zu korrigieren.

**Lig. sacrotuberale und Lig. sacrospinale, Beckenboden**

18. Palpieren und korrigieren Sie die Ligg. sacrotuberalia bzw. sacrospinalia und den Beckenboden, deren Fehlspannung zwingend zu Becken- und Wirbelsäulentorsionen führt. Diese Korrektur ist essenziell, da Dysbalancen des Beckenbodens aufgrund von Trauma ta (Entbindungen, Stürze etc.) und Entzündungen (Prostatitis, Adnexitis) primäre Läsionsquellen darstellen (➤ Kap. 5.11).

Palpieren Sie mit gestrecktem Daumen von der Gegenseite aus von kaudal die Bänder und so weit wie möglich nach ventral den Ansatz der Beckenbodenmuskulatur am Ischium und R. inferior ossis pubis folgend. Befunde sind knotige Verspannungen, die schneidend wehtun. Dort bis zu ca. 1 Minute mit dem palpierenden Finger innerhalb der Toleranzgrenzen verharren, bis die Struktur weicher wird. Lassen Sie sich vom Patienten immer wieder ein Feedback geben, ob die Schmerzintensität nicht zu stark wird. Testen Sie die Beckenbodenmuskeln zur Kontrolle nach (➤ Abb. 3.8 und Garten 2012, ➤ Abb. 11.24 und ➤ Abb. 11.25).

**Anmerkung**

Bei den Verspannungen der Ligg. sacrotuberalia und sacrospinalia, die von GOODHEART unter der Rubrik „Pseudo-Category 2" beschrieben wurden (Goodheart 1993, 1998), handelt es sich nicht wirklich um eine eigene Läsionsentität.

Der Challenge erfolgt nach GOODHEART mittels beidhändiger Therapielokalisation zum Tuberculum pubicum, wo bei einer Beckenverwringung derselbe räumliche Effekt zu erwarten ist wie dorsal über den SIGs (➤ Kap. 3.2.4). Wenn diese TL negativ sein sollte, gab GOODHEART an, den Kopf des Patienten zu überstrecken und nach links bzw. rechts zu neigen, um die unterschwellige Duraspannung bei dieser Dysfunktion zu verstärken, bis die TL positiv würde. In dieser Position sind die Blocks wie bei der normalen Kategorie 2 zu platzieren, sodass die beidhändige TL negativ wird. Daraufhin werden wie oben beschrieben die Beine mobilisiert und in Bauchlage die Ligg. sacrotuberalia und sacrospinalia korrigiert.

Nach dem namhaften Chiropraktiker H. B. LOGAN wird die Korrekturtechnik auch als „Logan Basic Technique" bezeichnet.

### Sakrokokzygeale Läsionen korrigieren

19. Es handelt sich um ein komplexes Störungsmuster (ausführliche Beschreibung ➤ Kap. 3.2.8).

### Wirbelsäule korrigieren

20. Nun müssen noch die Wirbelebenen der motorischen Wurzeln und die viszerosomatischen Reflexebenen der betroffenen Muskeln (Organe) korrigiert werden. Dies lässt sich ökonomisch gestalten, indem man die gesamte LWS und die BWS bis Th8 (viszerosomatische Reflexebene des Rectus femoris) palpiert und entsprechend korrigiert. Mit Magnetverstärkung kann eine großflächigere TL zur Kontrolle durchgeführt werden. Im Prinzip muss die gesamte Wirbelsäule korrigiert werden, um die jeweiligen LOVETT-Partner mit zu erfassen. Zur Korrektur eignet sich eine atemgestützte Mobilisation (Garten 2012, Abb. 10.11) oder eine Manipulation in Rücken- bzw. Seitenlage (➤ Kap. 2.2.3 und ➤ Kap. 2.2.5).

### Posteriore NL-Reflexpunkte behandeln

21. Wenn Sie die posterioren NL-Reflexzonen der hyporeaktiven Muskeln nicht bereits vorher getestet haben, behandeln Sie einfach auf Verdacht alle NL-Reflexpunkte der hyporeaktiven beckenstabilisierenden Muskeln.

### Nachhaltigkeit der Korrektur überprüfen

22.

- Überprüfen Sie nach einem Temporal Tap, ob alle in Bauchlage testbaren relevanten Muskeln nunmehr stark sind. Wenn nicht: propriozeptive Techniken anwenden.
- Testen Sie in Rückenlage noch einmal alle vorher hyporeaktiven Muskeln, nachdem alle wesentlichen Faktoren des viszerosomatischen Systems behandelt worden sind. Wenn sich weiterhin Hyporeaktionen finden: propriozeptive Techniken.
- Führen Sie als Screening für Dysfunktionen der Fußgelenke einen Shock-Absorber-Test (➤ Kap. 6.8.4) durch. Wenn dieser positiv ist, die Dysfunktionen entsprechend korrigieren.
- Im Gesamtkontext sollten noch ein Screening und eine danach evtl. notwendige Behandlung des kraniomandibulären Systems erfolgen, da Malokklusionen eine primäre Ursache, zunächst meist für Kategorie-1-, in der Folge aber auch für Kategorie-2-Beckenläsionen, sein können und zu einem Rezidiv führen würden (zum Ablauf ➤ Kap. 3.4.2).
- Dann lassen Sie den Patienten aufstehen und zunächst ohne Zahnkontakt umhergehen. Testen Sie die vorher erhobenen Befunde nach. Zeigt sich ein Rezidiv, ist eine aufsteigende Störungskette nicht vollständig korrigiert worden. Denken Sie dabei an weitere Injury-Muster (➤ Kap. 1.4) und biochemische Stressoren.
- Falls Kauen des Patienten zum Rezidiv führt, ist eine temporomandibuläre Störung die primäre Läsionsquelle. Sie gilt es zunächst manuell, u. U. aber auch mit einer Schienentherapie, nachzubehandeln (➤ Kap. 3.3.10).

Das folgende Fallbeispiel soll in diesem „manuellen" Kontext in Erinnerung rufen, dass auch bei lumbalen Beschwerden die „Triad of Health" betrachtet werden muss: Zu den 7-FVSS gehört das Organ, und die Beckenmuskeln haben eine ausgeprägte Organassoziation: Piriformis, Gluteus maximus und Gluteus medius sowie die Adduktoren sind funktionell mit den Gonaden assoziiert, Sartorius und Gracilis mit der Nebenniere, Rectus femoris und Tensor fasciae latae mit Dünn- bzw. Dickdarm.

**Fallbeispiel 1**

**Hüftschmerzen (Kategorie-2-Beckenläsion)**

Die 1939 geborene Patientin stellte sich auf Empfehlung des Hausarztes vor. Seit ca. 10 Jahren hat sie Schmerzen im rechten Hüft-Lenden-Bereich, die lateral ins Bein ausstrahlen. Radiologisch zeigte sich ein arthrotischer Umbau des Hüftgelenks, klinisch eine Rotationseinschränkung von 20° bei der Außenrotation und 10° bei der Innenrotation. Durch Kieser-Training habe es sich verschlechtert.

**Erstbehandlung am 17. Juli 2002**

Nach Akupunktur des Tensor fasciae latae und des Tractus iliotibialis wurden wegen des klinischen Verdachts auf eine Bursitis trochanterica lokal Traumeel® und Zeel® injiziert. Aufgrund eines Nahrungsmitteltests mit entsprechendem Screening (Kinin D12 >n) stellte die Patientin ihre Ernährung um. Durch diese Maßnahmen ergab sich eine zufriedenstellende Besserung, sodass sich die Patientin erst Monate später wieder vorstellte.

**28. April 2003**

Positiver Challenge im Sinne eines Ilium posterius rechts, Sartorius und Gracilis hyporeaktiv, Normalisierung durch ADR-Formula (Präparat zur Unterstützung der Nebennieren mit Kofaktoren der NNR-Hormonsynthese).

## Im Stehen

Laterales Schwanken im Romberg-Versuch möglich, positive SIG-Funktionstests, Schmerz am 1. Rippenköpfchen unilateral

## In Rückenlage

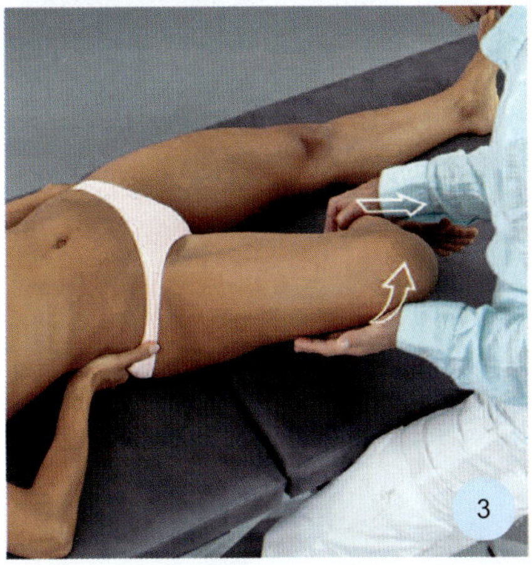


Beinlängendifferenz im Liegen (evtl. varable Beinlängendifferenz?)
Innenrotaton der Beine, Priener Abduktionstest
Palpation von Zökum und Sigmoid sowie Psoas, Iliacus
Palpation und Funktionsprüfung der HWS
Palpation von Kranium und Kauapparat

↓

1. Suche **normoreaktiven Indikatormuskel (NIM)**

↓

2. **TL** mit einer Hand auf einem SIG

negativ ↓ / negativ ↓

3. TL mit einer Hand auf einem SIG in Faber-Patrick-Position

4. TL mit einer Hand auf einem SIG in sitzender Position (gewichttragend)

positiv ↓ / positiv ↓

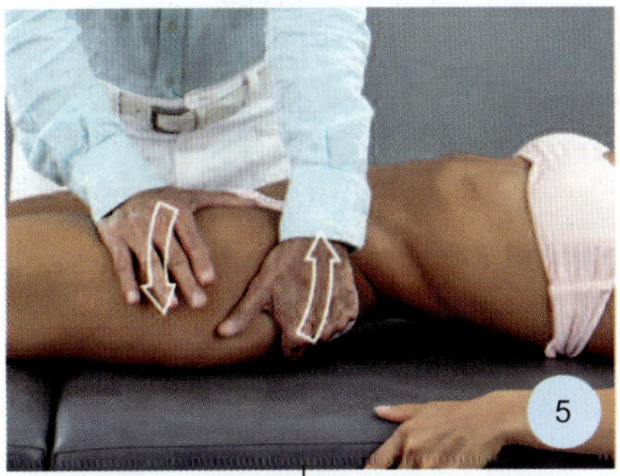


**Challenge (nicht gehalten):**

5. Ilium nach ventral, Rebound nach dorsal: Ilium posterius

6. Ilium nach dorsal: Rebound nach ventral: Ilium anterius

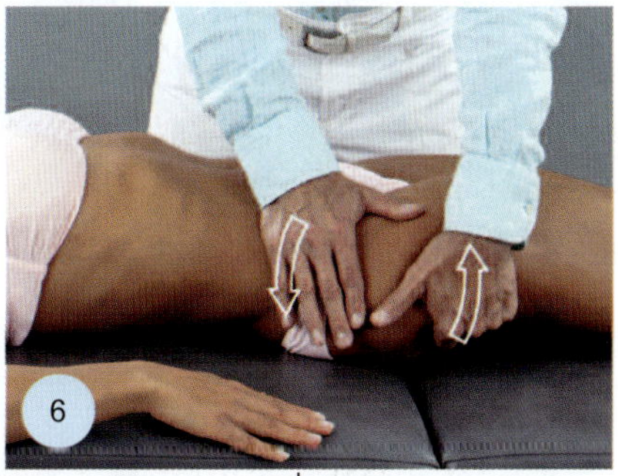


7. **kurzes Bein/Seite des posterioren Iliums**

8. **langes Bein/Seite des anterioren Iliums**

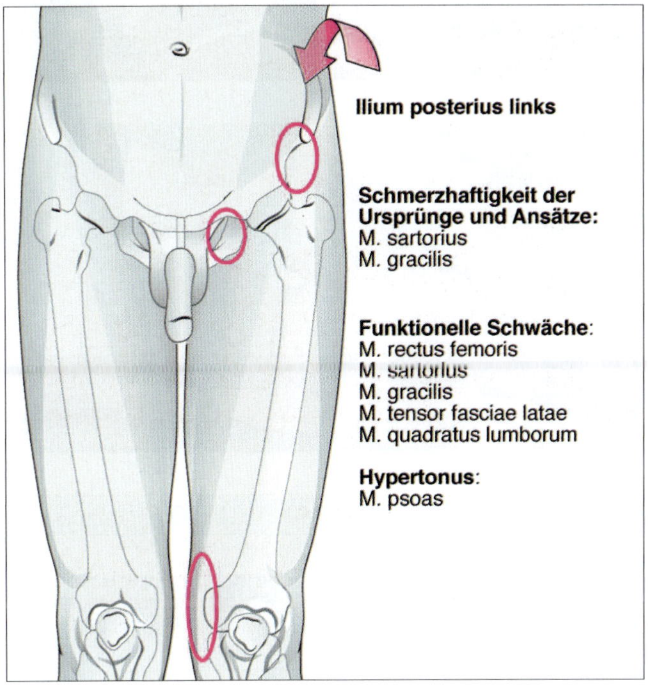


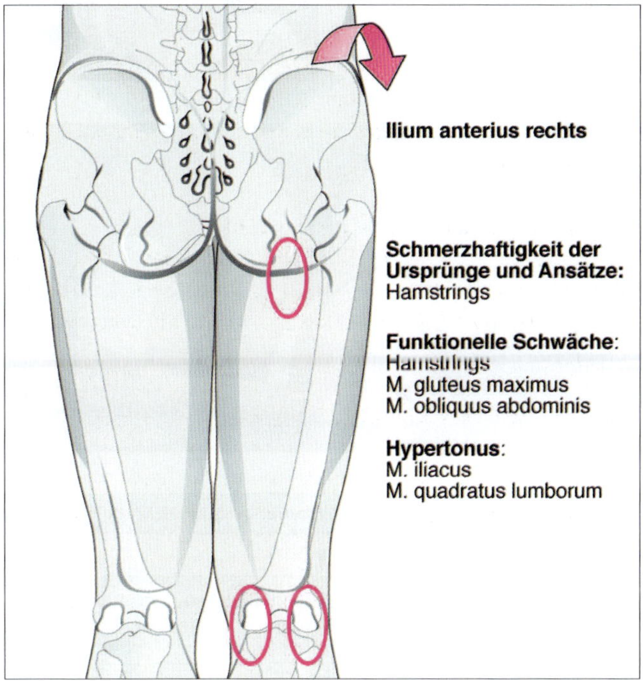


**Abb. 3.2a** Flussdiagramm zur Diagnostik und Therapie einer Kategorie-2-Beckenläsion

**7. kurzes Bein/Seite des posteriores Iliums**
Muskeltests: hyporeaktive Muskeln
Palpation: hypertone Muskeln

**8. langes Bein/Seite des anterioren Iliums**
Muskeltests: hyporeaktive Muskeln
Palpation: hypertone Muskeln

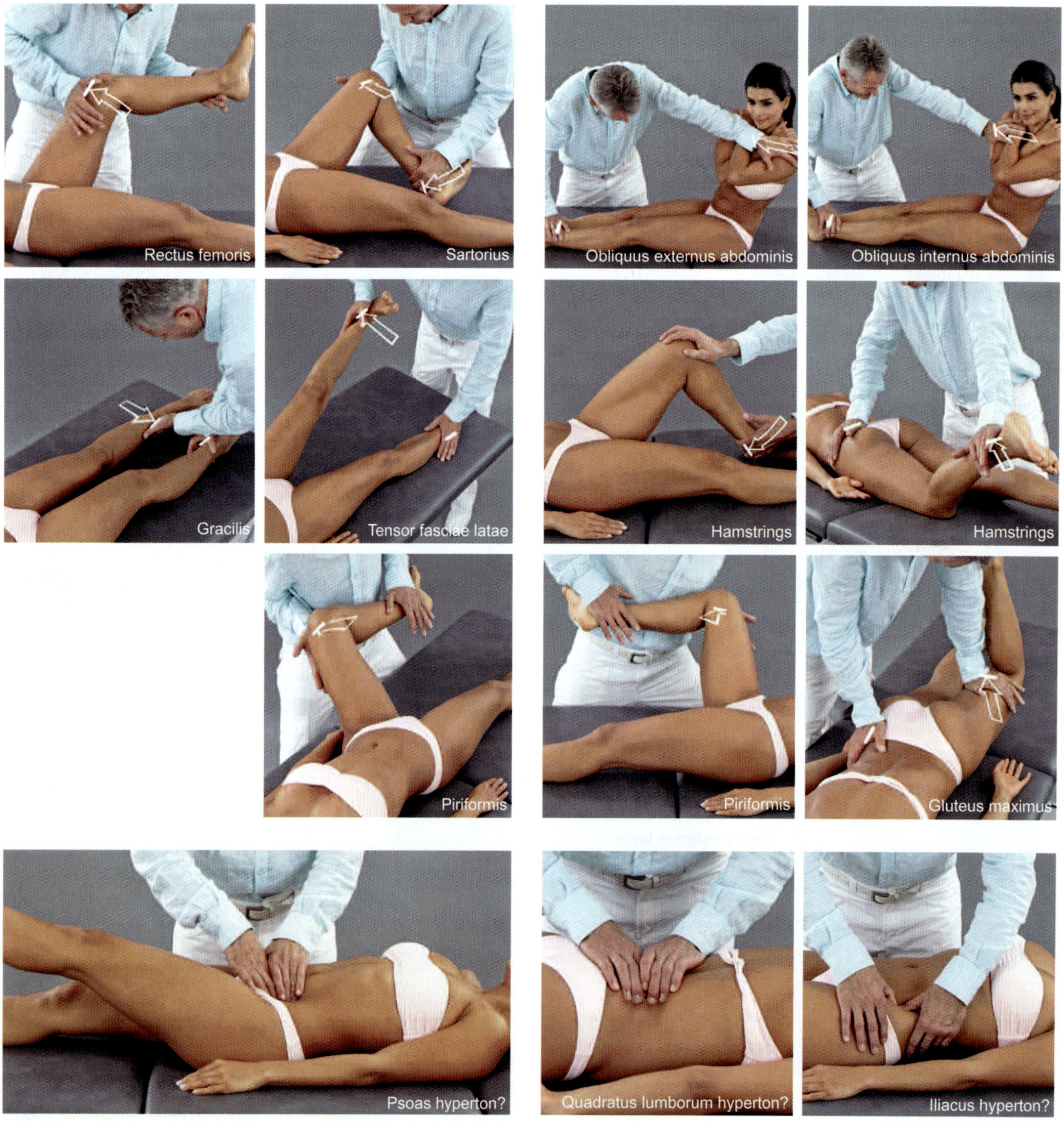


9. Ventrale NL-Reflexpunkte der hyporeaktiven Muskeln auf Therapiebedürftigkeit testen oder direkt zu Schritt 10.

10a. SOT-Blocks in Rückenlage wie abgebildet so platzieren, dass möglichst viele funktionsgestörte Muskeln normoreaktiv sind; Therapieblock kranial

10b. SOT-Blocks in Rückenlage wie abgebildet so platzieren, dass möglichst viele funktionsgestörte Muskeln normoreaktiv sind; Therapieblock kaudal

**Abb. 3.2b** Flussdiagramm zur Diagnostik und Therapie einer Kategorie-2-Beckenläsion (Fortsetzung)

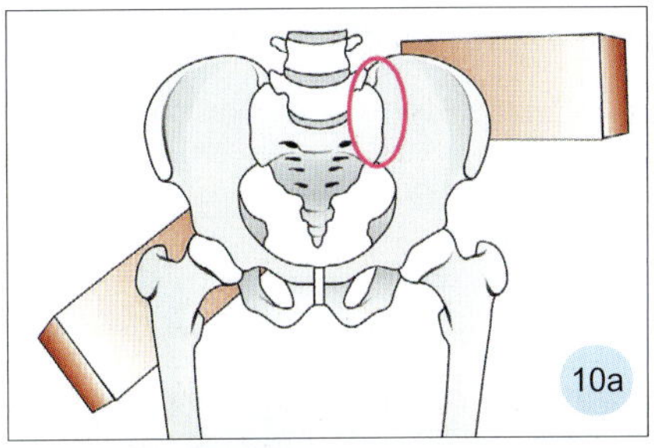


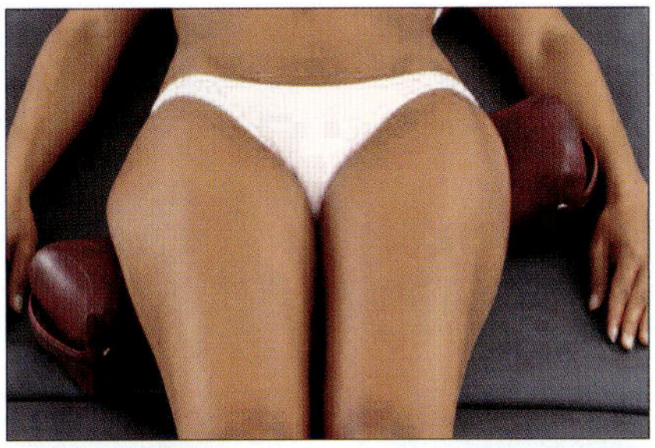

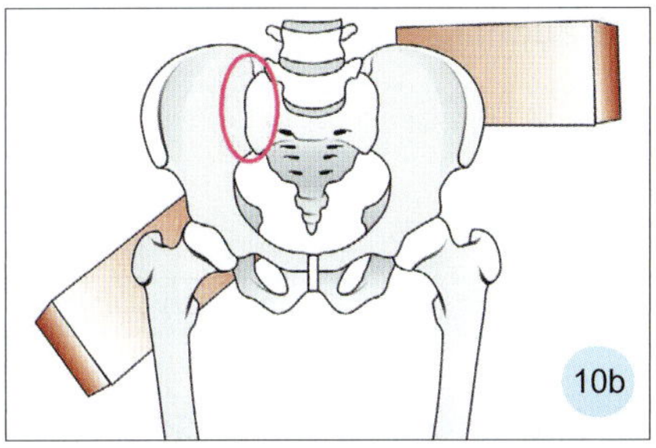




**11a.** Beckenkorrektur bei Ilium posterius:
Kurzes Bein flektieren, nach medial bewegen und wieder extendieren

**11b.** Beckenkorrektur bei Ilium anterius:
Langes Bein flektieren, nach lateral bewegen und wieder extendieren

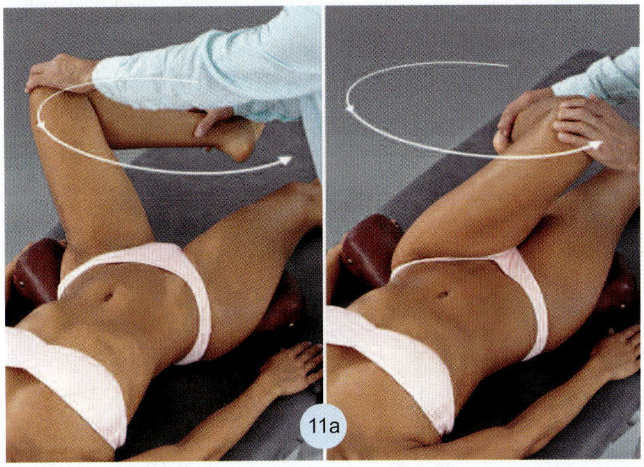


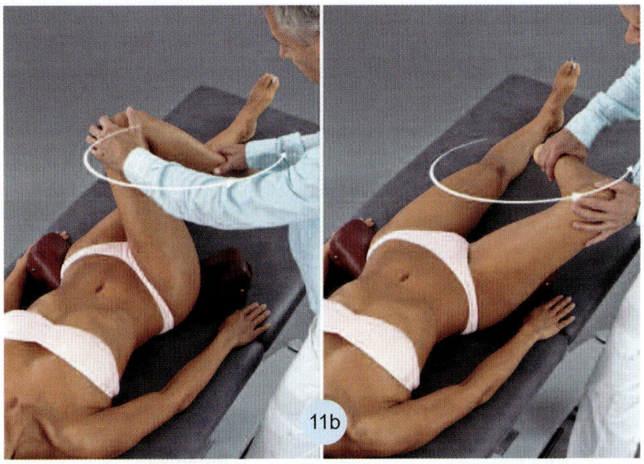


*12. HWS entsprechend Indikation korrigieren*

↓

*13. Anteriore NL-Reflexpunkte der hyporeaktiven Muskeln behandeln*

↓

*14. Kraniosakrale Mobilisation: Schädelbasis in Inspiration in Flexion (dabei dorsalextendiert der Patient die Füße), in Exspiration in Extension mobilisieren (dabei plantarflektiert der Patient die Füße)*

↓

*15. Zökum und Sigmoid, Blase und Nieren untersuchen und behandeln (Kap. 5.9 bis 5.11).*

↓

*16. Mm. psoas und iliacus nach Indikation detonisieren: PIR, fascial-flush-artig oder mit Strain-Counterstrain*

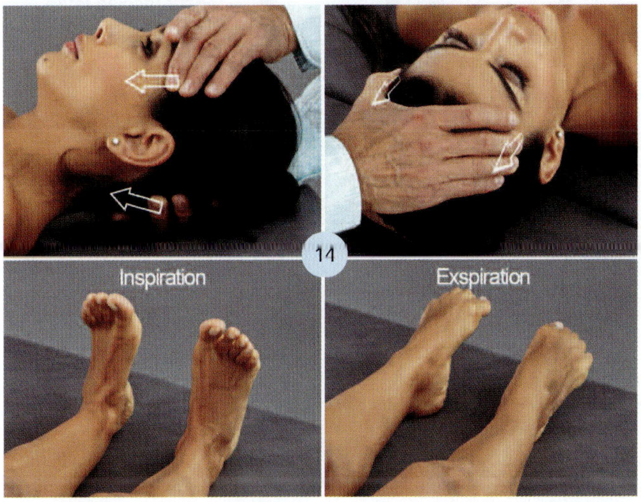


**Abb. 3.2c** Flussdiagramm zur Diagnostik und Therapie einer Kategorie-2-Beckenläsion (Fortsetzung)

## In Bauchlage

17. Temporal Tap: Sämtliche möglicherweise funktionsgestörten Muskeln prüfen:
langes Bein/anteriores Ilium: Hyporeaktionen von Hamstrings, Gluteus maximus
Quadratus lumborum auf Hypertonus prüfen

18. *Ligg. sacrotuberale und sacrospinale sowie Beckenboden behandeln*

19. *Sakrokokzygealen Komplex behandeln*

20. *Wirbelsäule von T1 bis L5 untersuchen, korrigieren*

21. *Posteriore NL-Reflexpunkte behandeln*

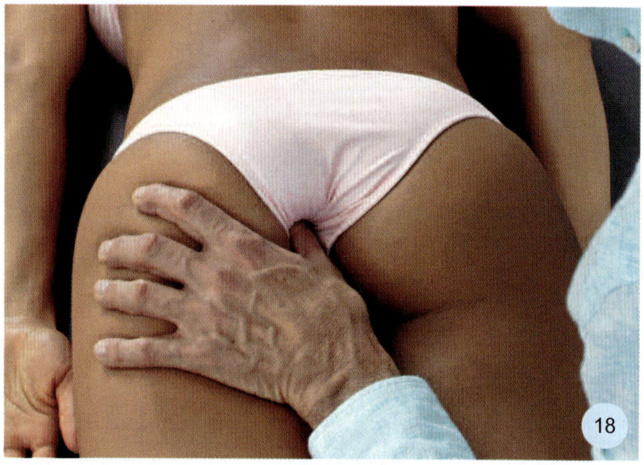


## Nachhaltigkeitsprüfung

22.
Sind alle Muskeln nun stark, auch nach Temporal Tap?
Shock-Absorber-Test der Füße, wenn positiv: korrigieren
Überprüfung und Behandlung des kraniomandibulären Systems
Kontrolliert gehen lassen - Befunde auf Rezidiv kontrollieren
Kontrolliert kauen lassen - Befunde auf Rezidiv kontrollieren (Kap. 3.4.2)

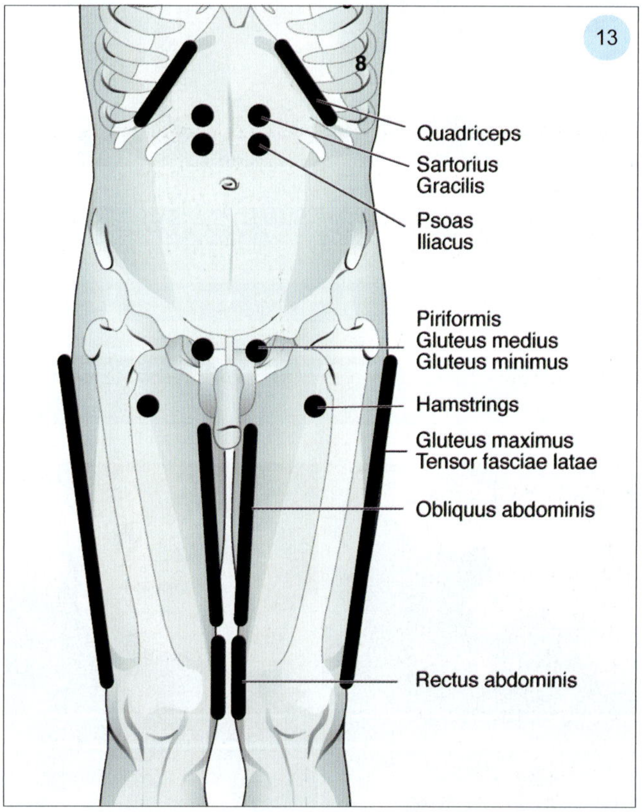


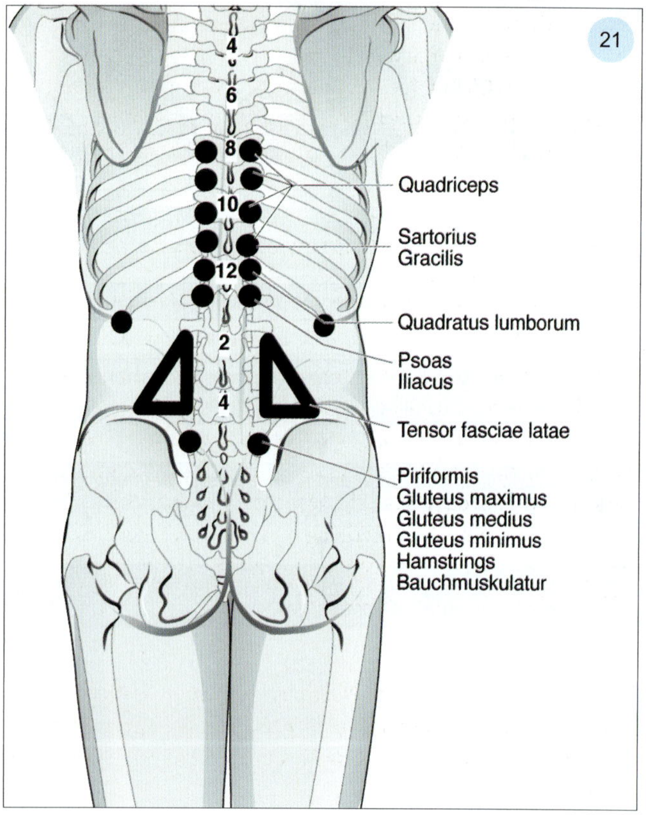


**Abb. 3.2d** Flussdiagramm zur Diagnostik und Therapie einer Kategorie-2-Beckenläsion (Fortsetzung)

Manuelle Korrektur der Kategorie 2 in typischer Weise. Verordnung des ADR-Präparats in hoher Dosierung für 2 Wochen (1 Kapsel 2-stdl.), danach 3 × 1 Kps täglich. Dies führte nach einer geringfügigen Erstverschlechterung bereits nach 2 Wochen zu Beschwerdefreiheit.

#### Kommentar

GOODHEART prägte den Begriff der nebennierenassoziierten SIG-Dysfunktion („emotional backache", zit. in Walther 2000). Sie geht mit Bänderschwächen einher (vgl. Garten und Weiss 2007, Kap. 16.5.6: „Subklinische Dysfunktion: Nebennieren-assoziierte Ligament-Stressreaktion").

## Alternative Behandlungstechniken

### Langhebeltechnik nach STILL/SUTHERLAND

Besonders auf dem Tennisplatz (oder anderswo ohne Behandlungsliege) kann diese Technik von großem Nutzen sein, ebenso bei hartnäckigen „festsitzenden" SIG-Dysfunktionen. Wegen der großen Hebelkräfte ist der Effekt gewaltig. In der Praxis kann eine evtl. noch vorhandene muskuläre Dysbalance nachkorrigiert werden.

Nach Kriterien wie der Schmerzhaftigkeit des SIG und dem Beckenschiefstand lässt sich annähernd abschätzen, ob eine anteriore oder posteriore Läsion des Iliums vorliegt. Sie können die Läsion aber auch im Stehen per nicht gehaltenem Challenge mit einem Indikatormuskel wie dem M. latissimus dorsi sicher diagnostizieren.

#### Ilium posterius

Der Patient soll sich neben Ihnen an einen Tisch o. ä. stellen und sich mit den Händen daran festhalten. Machen Sie ihm vor, was er zu tun hat: Knie und Hüften beugen sowie das Bein der Dysfunktionsseite über das Standbein schlagen, damit sich das SIG öffnet.

Legen Sie eine Hand in die Leistenbeuge über dem Azetabulum und die andere auf die Spina iliaca posterior superior (SIPS) des Patienten. Während Sie kräftigen Druck im Sinne einer Anteriorisierung des Iliums ausüben, soll sich der Patient zunächst aufrichten (Knie und Hüften strecken) und dann das übergeschlagene Bein wieder zur Seite nehmen.

Nach 3–5-maliger Wiederholung kontrollieren Sie das Ergebnis (Hipdrop-Test, Beckengeradstand und Ilium-Challenge) und wiederholen das Manöver bei Bedarf (➤ Abb. 3.3a).

#### Ilium anterius

Die Ausgangsposition ist dieselbe, nur werden die Hände auf die Spina iliaca anterior superior (SIAS) und das Tuber ischiadicum gelegt. Der Korrekturdruck geht in Richtung einer Posteriorisierung des Iliums (➤ Abb. 3.3b).

### Impulsmanipulation in Seitenlage

Diese Technik ist sicher nur bei hypomobilem SIG mit Fehlstellung des Iliums indiziert, also nicht bei der typischen Kategorie-2-Läsion (Überlastung mit Entzündung). Bei schmerzhafter pseudoradikulärer Ausstrahlung eines relativ mobilen SIG hat es keinen Sinn, das weniger mobile kontralaterale SIG mit Impuls zu manipulieren, wie dies zuweilen empfohlen wird. Greifen Sie in dieser Situation ausschließlich auf die hier beschriebene SOT-Technik zurück. Akute SIG-„Blockierungen" mit Hypomobilität können aber natürlich in Seitenlage manipuliert werden.

#### Ilium posterius

In Seitenlage des Patienten befindet sich das zu behandelnde Ilium oben. Durch Vorziehen der Schulter auf der Liege wird die Wirbelsäule so rotiert, dass sich das Ilium etwas nach ventral verlagert. Das oben liegende Bein ist in Hüfte und Knie gebeugt und der Fuß in der Kniekehle des unteren Beins eingehakt.

Nehmen Sie mit einem Unterarm Kontakt zum Ilium auf, während Sie mit demanderen Unterarm den Thorax oder die Schulter des Patienten stabilisieren (je nach Größenverhältnissen und Situation).

Nach einem Probezug und entsprechender Vorspannung geben Sie über einen „Drop" Ihres Körpers einen Impuls, der das SIG zum „Klaffen" bringt und das Ilium anteriorisiert (➤ Abb. 3.3c).

#### Ilium anterius

In Seitenlage des Patienten hängt das oben liegende Bein in ca. 80°-Beugung gestreckt von der Liege herunter.

Mit dem fußwärtigen Unterarm oder Ihrer Hand am Ischium üben Sie einen Manipulationsimpuls aus, der das Ilium posteriorisiert (➤ Abb. 3.3d). Der Impuls bei der Manipulation sollte jedoch immer aus dem „Drop" Ihres Körpers kommen.

#### CHECKLISTE 3.2

**Untersuchung und Behandlung von Kategorie-2-Beckenläsionen**

Das Flussdiagramm (➤ Abb. 3.2) mag Ihnen zu Anfang etwas kompliziert erscheinen. Lassen Sie sich dadurch nicht abschrecken, es wird Ihnen schnell in Fleisch und Blut übergehen – oder Sie entwickeln Ihr eigenes, für Sie vielleicht praktischeres Ablaufschema. Hier folgt eine allgemeine Übersicht über das Vorgehen.

**Im Stehen**
- Becken(schief)stand, positive SIG-Zeichen, Schmerz

**In Rückenlage**
- Beinlänge im Liegen
- Innenrotation der Beine, Priener Abduktionstest
- Palpation von Psoas, Iliacus, Zökum, Sigmoid bds.
- Indikatormuskel suchen
- Challenge des Ilium auf der Symptomseite (primär anhand der Beinlänge, sonst beide Richtungen)
- Muskeln testen: entsprechend Ilium anterius/posterius
- Autogene Fazilitation, falls negativ: Störfeldsuche, IRT, danach Reevaluieren
- Blocks positionieren (> n der hyporeaktiven Muskeln)
- Anteriore NL-Reflexpunkte der hyporeaktiven Muskeln behandeln
- HWS: Challenge und Korrektur
- Kraniale Dekompression
- Zökum und Sigmoid; Ligg. pubovesicalia, Urachus, Lig. falciforme, Nieren korrigieren
- Psoas, Iliacus entspannen

**In Bauchlage**
- Lig. sacrotuberale, Beckenboden
- Sakrokokzygeale Dysfunktionen behandeln
- Wirbelebenen L5 bis Th1
- Posteriore NL-Reflexpunkte behandeln

**Re-Check**
- Nach Challenge des Bewegungssystems und des kraniomandibulären Systems: Rezidive?

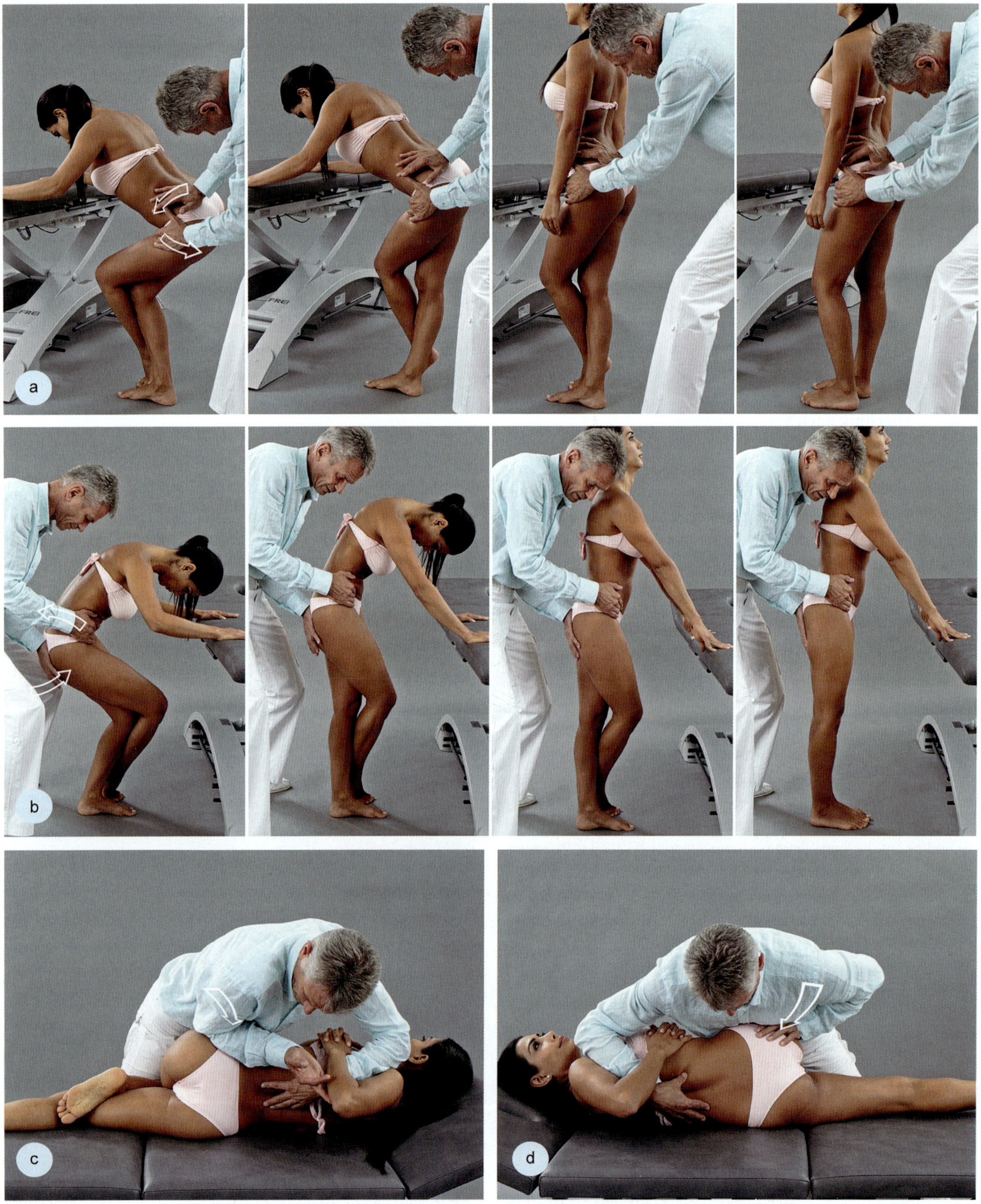


**Abb. 3.3** Alternative Behandlungstechniken der SIG-Dysfunktion: **a)** Langhebeltechnik für Ilium posterius; **b)** Langhebeltechnik für Ilium anterius; **c)** Impulsmanipulation bei Ilium posterius; **d)** Impulsmanipulation bei Ilium anterius

### 3.2.3 Ilium-Inflare- und Ilium-Outflare-Läsionen

Wenn bei Vorliegen einer Beinlängendifferenz und eines Beckenschiefstands die SIG-Funktionstests positiv, die für Kategorie-2-Beckenläsionen spezifischen Challenges aber negativ sind, sollte differenzialdiagnostisch an zwei Läsionsarten gedacht werden:

- Sakrumläsion (➤ Kap. 3.2.7) oder
- Ilium-Inflare- (kurzes Bein) bzw. Ilium-Outflare-Läsion (langes Bein).

Bei Verdacht auf eine Ilium-Inflare-Läsion muss einfach der Challenge-Vektor etwas verändert werden, und zwar in dem Sinne, dass das Ilium mit Kontakt zur SIPS etwas nach außen und ventral gezogen wird, was zu einem Rebound nach innen (Inflare) und posterior führt.

Da diese Richtung der respiratorischen Bewegung des Iliums bei Exspiration entspricht, handelt es sich hierbei um eine „Expir"-Läsion oder, mit anderen Worten, um eine Inspiration-Assist-Läsion: Der Challenge wird durch gehaltene Inspiration aufgehoben.

Die zugehörigen Muskelhyporeaktionen sind prinzipiell dieselben wie bei Ilium-posterius-Läsionen, ebenso auch die Korrektur auf den SOT-Blocks.

Bei Verdacht auf eine Ilium-Outflare-Läsion (langes Bein) wird der Challenge-Vektor so verändert, dass das Ilium mit Kontakt zur SIAS und zum Tuber ischiadicum nach dorsal und innen gedrückt und sofort wieder losgelassen wird. Dadurch kommt es zu einem Rebound nach ventral und außen.

Dies entspricht einer „Inspir"-Läsion bzw. Expiration-Assist-Läsion, d. h. eine gehaltene Exspiration hebt den mechanischen, nicht gehaltenen Challenge auf.

Die zugehörigen Muskelhyporeaktionen sind prinzipiell dieselben wie bei Ilium-anterius-Läsionen, ebenso auch die Korrektur auf den SOT-Blocks.

### 3.2.4 Kategorie-1-Beckenläsion

(Definition ➤ Kap. 3.2.1)

#### ❶ Beschwerdebild/Indikationen

Die Patienten klagen häufig weniger über Beschwerden im Lendenbereich, sondern vielmehr über Beschwerden im zervikothorakalen Übergang. Schulterschmerzen, Kopfschmerzen und jedwede anderen Beschwerden, die mit Duraspannung assoziiert sein können, sollten zur Suche nach einer Beckenstörung veranlassen: Ohne SIG-Dysfunktion (Kat. 1) oder mit SIG-Dysfunktion (Kat. 2). Eine kraniomandibuläre Dysfunktion ist häufig die primäre Ursache für eine „Duraspannung", d. h. für eine Fehlspannung im Rückenstreckersystem mit absteigender Ursache-Folge-Kette.

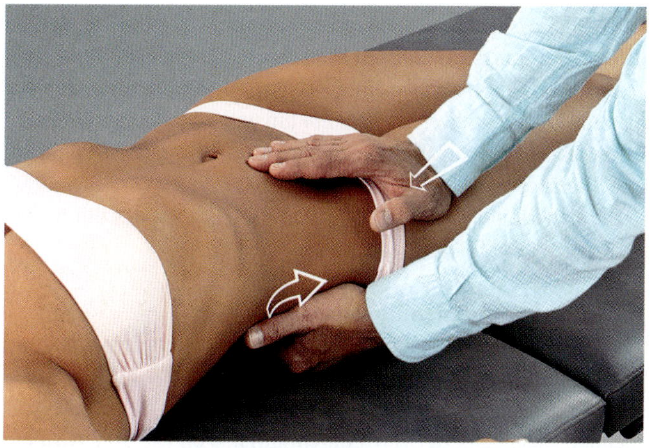

**Abb. 3.4** Challenge einer Ilium-Inflare-Läsion

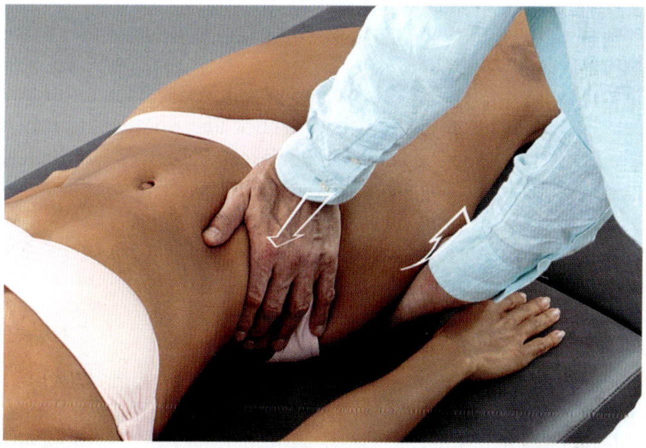

**Abb. 3.5** Challenge einer Ilium-Outflare-Läsion

#### ❷ Orthopädische Befunde

##### Im Stehen

Beim ROMBERG-Versuch kann leichtes Schwanken in a. p.-Richtung auffallen, besonders bei tiefer In- und Exspiration. Auch hier kommen andere Ursachen infrage, sodass es nur als zusätzlicher Hinweis gelten kann.

Ein Beckenschiefstand mit negativen SIG-Funktionstests bedeutet, dass beide Gelenke gleich mobil sind.

Die ersten Rippenköpfchen sind beidseits tastempfindlich.

##### In Rückenlage

Im Liegen zeigt sich eine variable Beinlängendifferenz (Garten 2012, Kap. 7). Eine anteriore Rotation des Iliums geht mit relativ längerem Bein einher, die gegenseitige posteriore Rotation mit relativ kürzerem Bein (Garten 2012, Kap. 8.8).

PATRICK-Test und Innenrotation können seitendifferent sein, wenn eine Psoas- oder Piriformis-Spannung vorliegt. Wenn dies mit einer SIG-Dysfunktion einhergeht (Kategorie-2-Beckenläsion), ist die Barriere im Abduktionstest härter als in diesem Fall.

Die viszeralen Ursachen einer Kategorie-1-Beckenläsion müssen palpatorisch erfasst werden: Das Zökum und/oder das Sigmoid sind in diesen Fällen palpationsschmerzhaft (zur weiteren Diagnostik und Therapie ➤ Kap. 5.9).

Ein hypertoner Psoas trägt zur Posteriorisierung des Iliums bei, ein hypertoner M. iliacus zur Anteriorisierung.

### HWS- und kraniomandibuläre Befunde

Mittels p. a.-Translationsschub an den Facetten der Halswirbel und – bei einer Seitendifferenz im jeweiligen Segment – mittels Links-Rechts-Schub am Dornfortsatz lässt sich eine palpatorische segmentale Diagnostik der HWS durchführen. Von der SOT wird ein Schmerz (bilateral) auf der Lamina des Wirbelbogens von C3 angegeben. Die Korrektur der Dysfunktionen können Sie wie unten beschrieben auch direkt im Anschluss vornehmen (➤ Kap. 2.2.2) bzw. die Palpation zu einem späteren Zeitpunkt zusammen mit der Korrektur durchführen.

Wie bei Kategorie-2-Beckenläsionen sollten Sie sich zumindest per „globalem Listening" einen Überblick über die Funktion des Kraniums und des kraniomandibulären Systems verschaffen (➤ Kap. 3.3.2 und Garten 2012, Kap. 7.2.8 und 8.7.2).

## ❸ Diagnostik und Therapie mit Applied Kinesiology

Die Korrektur der Dysfunktion erfolgt in Bauchlage, im Allgemeinen liegt der Patient beim letzten Schritt der orthopädischen Untersuchung auf dem Rücken. Daher wird hier die Untersuchung zunächst in Rückenlage fortgesetzt (➤ Abb. 3.6a).

### In Rückenlage

#### Therapielokalisation

1. Suchen Sie einen normoreaktiven Indikatormuskel.

2. Lassen Sie den Patienten eine TL mit beiden Handflächen unter beiden SIGs (Ilium und Sakrum müssen therapielokalisiert werden) durchführen; wenn diese positiv ist, kontrollieren Sie, ob auch die einhändige TL an einem SIG positiv ist. Da eine Kategorie-2-Beckenläsion immer vor einer Kategorie-1-Beckenläsion korrigiert werden soll, dürfte dies hier nicht mehr der Fall sein. Viele Patienten sind wegen Einschränkungen im Schulter-Arm-Bereich nicht beweglich genug für diese TL. Dann kann ein Magnet mit der nicht schwächenden Seite unter die SIGs gelegt oder gleich zum Challenge übergegangen werden.

Die Doppel-TL führt bei Vorliegen einer Kategorie-1-Beckenläsion zur Indikatordysreaktion. Differenzialdiagnostisch muss eine sphenobasiläre Kompression ausgeschlossen werden (➤ Kap. 3.3.5 ❶), bei der eine zweihändige TL zu einer Körperseite auch an anderer Stelle einen Indikatorwechsel induziert. Die Differenzialdiagnose gelingt am einfachsten durch direkten mechanischen Challenge: Es spricht also nichts dagegen, diesen direkt auszuführen und die TL auszulassen.

3. Die TL ist in Rückenlage nicht sehr zuverlässig, da die Strukturen dabei nicht ausreichend belastet werden. Die TL kann aber im Sitzen durchgeführt werden (mit einem Indikatormuskel am Hals oder am Bein). In der Praxis ist es meist günstiger, direkt mittels Challenge in Rückenlage zu untersuchen.

#### Nicht gehaltener Challenge

4. Induzieren Sie mit Kontakt zum Ilium (von dorsal auf der Seite des relativ kürzeren und von ventral auf der Seite des relativ längeren Beines) eine Torsion. Beim Loslassen wird ein Rebound ausgelöst, der den Indikatormuskel hyporeaktiv werden lässt, wenn er die Läsion momentan verstärkt.

#### Ursächliche Muskeldysfunktionen finden

5. Die mit der Verwringung assoziierten Dysfunktionen lassen sich von denen bei Ilium-anterius- und Ilium-posterius-Läsionen der Kategorie 2 ableiten.

Auf der Seite des relativ kürzeren Beines können folgende Muskeln betroffen sein:
- M. rectus femoris
- M. sartorius
- M. gracilis
- M. tensor fasciae latae (TFL)
- M. quadratus lumborum

Auf der Seite des relativ längeren Beines:
- M. obliquus abdominis
- M. gluteus maximus
- Hamstrings

Die beiden letzteren werden anschließend in Bauchlage (vgl. 11) getestet.

Der M. piriformis ist in diesem Kontext der zentrale Muskel, weil er bei Beckentorsion so gut wie immer einseitig hyporeaktiv im Test ist.

Da gerade die Beckenverwringung, die durch einen muskulären Spannungszustand bedingt ist, durch Injury-Regionen verursacht werden kann, ist hier unbedingt die autogene Fazilitation (AF) zu prüfen und entsprechend eine IRT anzuschließen, wenn diese negativ ausfällt (➤ Kap. 1.2). Nach IRT ist eine Reevaluierung angezeigt, da sich das Bild vollständig geändert haben kann.

#### Anteriore NL-Reflexpunkte testen und behandeln

6. Es gilt dasselbe wie bei Kategorie-2-Beckenläsionen: Sie können prüfen, ob die TL oder eine Probestimulation durch Reiben der NL-Reflexpunkte die Hyporeaktion der Muskeln aufhebt. Sie können aber auch einfach die ventralen NL-Reflexpunkte der bei Ilium anterius oder Ilium posterius infrage kommenden Muskeln maximal eine Minute stimulieren.

#### Korrektur der HWS

7. Zumindest C1 sollten Sie kontrollieren, den Lovett-Partner von L5 (Faktor 1 der 7-FVSS), jedoch auch alle anderen Wirbelebenen bei entsprechendem Befund behandeln (➤ Kap. 2.2).

#### Mobilisation des kraniosakralen Systems

8. Mobilisieren Sie die Schädelbasis in Inspiration in Flexion (dabei dorsalextendiert der Patient die Füße) und in Exspiration in Extensi-

on (dabei plantarflektiert der Patient die Füße, ➢ Kap. 3.3.5 ❶). Grundsätzlich gilt, dass die kraniale Mobilisation möglicherweise erst nach Korrektur der Beckenverwringung wirklich effizient ist. Wenn letztere die primäre Dysfunktion darstellt, muss evtl. am Ende der Behandlung in Rückenlage noch einmal nachgebessert werden.

**Viszerale Challenges und Korrektur**

9. Sie können bei einer evtl. vorhandenen Ileozökalklappenläsion, einer Zökum- bzw. Sigmoidfixation (➢ Kap. 5.9.1 bzw. ➢ Kap. 5.9.6) erforderlich sein. Als weitere Ursachen kommen viszerale Dysfunktionen von Blasenstrukturen (Lig. pubovesicale, Urachus, Lig. falciforme) und der Nieren infrage, die entsprechend korrigiert werden (➢ Kap. 5.10 und ➢ Kap. 5.11).

**Psoas und Iliacus detonisieren**

10. Der hypertone Psoas befindet sich in der Regel auf der Seite des relativ posterioren Iliums, der hypertone M. iliacus auf der Seite des relativ anterioren Iliums. Zur Behandlung sind die oben beschriebenen myofaszialen Techniken und eine Strain-Counterstrain-Korrektur geeignet.

### In Bauchlage

**Posteriore Muskeln testen**

11. Gluteus maximus und Hamstrings werden nach einem Temporal Tap getestet, ob sie hyporeaktiv sind. Der M. quadratus lumborum muss auf Hypertonus geprüft werden.

**Blockpositionierung**

12. Am besten bestimmt man die Blockpositionierung mittels beidhändiger TL in Bauchlage. Wenn diese bereits negativ ist, muss der nicht gehaltene Challenge wiederholt werden, um zu klären, ob die Ursache der Verwringung durch die Korrekturen in Rückenlage bereits soweit beseitigt wurde, dass sich eine Blocklagerung erübrigt.

Bei Berühren der „führenden Seite" wird die TL üblicherweise positiv, wenn der Patient beide Hände übereinander auf das betreffende SIG legt.

13. Der nicht gehaltene Challenge bestätigt noch einmal die Korrekturrichtung und damit die Blockpositionierung: Auf der Seite des längeren Beines Kontakt zum Ischium aufnehmen, auf der Seite des kürzeren Beines zur Kante des Iliums. In beiden Schubrichtungen laufen die Vektoren etwas aufeinander zu.

14. Die Blocks werden so positioniert, dass ihre Spitzen zueinander zeigen. Der kraniale Block liegt unter der SIAS, der kaudale unter dem Azetabulum. Falls die TL zu beiden SIGs dadurch nicht negativ wird, muss primär der Stellwinkel des kaudalen Blocks verändert werden, der kraniale Block nur bei Bedarf.

**Anmerkungen**

Für die Korrektur von Kategorie-1-Beckenläsionen kann es vorteilhaft sein, ein SOT-Brett zu verwenden (das als Unterlage für die Keile direkt auf der Liege platziert wird), um eine gewisse Entlordosierung der LWS zu erreichen. Bei der Korrektur von Kategorie-2-Beckenläsionen in Rückenlage ist das Gegenteil der Fall: Die Lagerung auf dem Brett wird von den Patienten häufig als unangenehm empfunden.

Eine Verstärkung der Brustkyphose durch eine sog. „Sternum-Rolle", eine ca. 30 cm lange, feste Schaumstoffrolle mit einem Durchmesser von etwa 10–15 cm kann vorteilhaft sein (DeJarnette 1984). Sie macht die Rippengelenke freier und hilft Duraspannungen besser zu beseitigen.

Die zuvor hyporeaktiven Muskeln sollten normoreaktiv geworden sein.

15. „Feintuning": Bringen Sie einen rotatorischen Challenge am Sakrum an, während der Patient mit beiden Händen die SIGs therapielokalisiert. Wenn dies im Uhrzeiger- oder Gegenuhrzeigersinn zum Indikatorwechsel führt, wird die Position des kaudalen Blocks solange entgegen der positiven Challenge-Richtung verändert, bis der Rotationschallenge negativ wird. In Ausnahmefällen muss auch der Stellwinkel des kranialen Blocks verändert werden.

16. Nicht mit Blocks unterlegte Teile des Beckens können mit einer pumpenden Bewegung nach ventral mobilisiert werden. Nach dem Konzept der SOT allerdings nur auf der nicht-führenden Seite (doppelhändige TL negativ), obwohl es grundsätzlich auf beiden Seiten möglich ist. Es muss aber nicht gemacht werden, da allein das Gewicht schon eine Korrektur bewirkt. Die Dauer der Lagerung auf den Keilen ist bei der Kategorie-1-Korrektur nicht problematisch. Sie können in Ruhe alle Korrekturen in Bauchlage zu Ende führen.

**Lig. sacrotuberale und Lig. sacrospinale, Beckenboden, sakrokokzygeale Läsionen**

17. Für ihre Behandlung hat das bei Kategorie-2-Läsionen Gesagte besonderes Gewicht.

**Piriformis detonisieren**

18. Das entsprechende Manöver heißt kurz *SOTO* (Howat 2005), was für „step out, toe out" steht. Der Oberschenkel wird wie beim Piriformis-Test in Bauchlage in Abduktion und Außenrotation gebracht, bis der Tenderpoint im hypertonen Piriformis möglichst unempfindlich geworden ist. Es handelt sich also um eine Strain-Counterstrain-Positionierung des Piriformis.

Verwenden Sie Tenderpoints im Piriformis, die am Sakrumrand und trochanternah oder teilweise auch im Muskelbauch liegen. Für eine optimale Reduktion der Schmerzhaftigkeit dieser Tenderpoints kann eine Flexionsstellung des Femurs (vom Liegenrand herab auf dem Oberschenkel des Therapeuten ruhend) notwendig sein, in Einzelfällen auch eine Extensionsstellung. Dies hängt davon ab, ob Sie auf der Seite des relativ anterioren oder des relativ posterioren Iliums korrigieren müssen. Eigentlich sollte die Positionierung der Keile die Torsion jedoch schon aufgehoben haben. Für einen hypertonen Piriformis gibt es zwei mögliche Ursachen: ein Fascial-Flush-Muster bei hyporeaktivem kontralateralem Piriformis (Antagonist) oder ein Strain-Counterstrain-Muster bei hyporeaktivem Gluteus maximus (Synergist). Die hyporeaktiven Muskeln müssen primär mittels Therapie der 7-FVSS (Garten 2012, Kap. 10) und propriozeptiven Techniken korrigiert werden.

**Wirbelsäule korrigieren**

19. Alle in Bauchlage gut zugänglichen Segmente werden jetzt mit der individuell bevorzugten Technik korrigiert.

## Im Stehen

Anterior-posteriores Schwanken im Romberg-Versuch, Beckenschiefstand, negative SIG-Funktionstests, Schmerz am 1. Rippenköpfchen bilateral

## In Rückenlage

Beinlängendifferenz im Liegen (evtl. variable Beinlängendifferenz?)
Innenrotaton der Beine, Priener Abduktionstest
Palpation von Zökum und Sigmoid sowie Psoas, Iliacus
Palpation und Funktionsprüfung der HWS
Palpation von Kranium und Kauapparat

↓

1. **normoreaktiver Indikatormuskel (NIM)**

2. TL mit je einer Hand auf einem SIG gleichzeitig, Sphenobas. Kompression ausschließen

negativ ↓

3. TL mit je einer Hand auf einem SIG im Sitzen oder direkt Challenge wie unter (4)

positiv ↓ negativ ↓

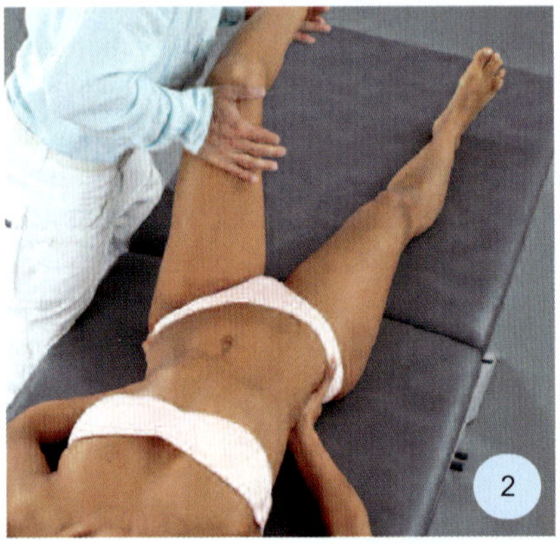


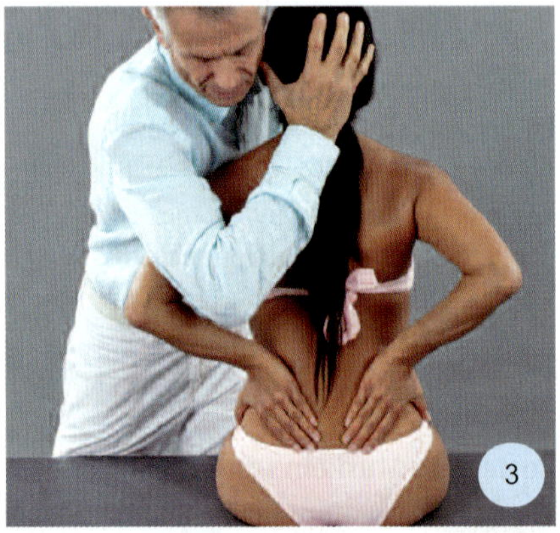


4. **Challenge**, nicht gehalten (Rebound): Ilium auf der Seite des langen Beines nach dorsal, auf der Seite des kurzen Beines nach ventral drücken, loslassen

↓

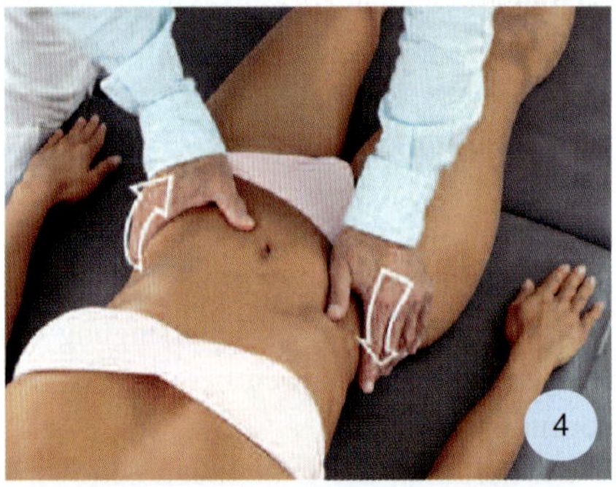


5. Möglicherweise funktionsgestörte Muskeln prüfen:
Piriformis, Rectus femoris, Sartorius, Gracilis, TFL, Quadratus lumborum und Obliquus abdominis auf **Hyporeaktivität** testen (s. Abb. 3.2b)
Piriformis, Quadratus lumborum, Sacrospinalis auf **Hypertonus** (Verkürzung) prüfen

↓

6. *Ventrale NL-Reflexpunkte der hyporeaktiven Muskeln testen und behandeln (s. Abb. 3.2d)*

↓

7. *Korrektur der HWS*

↓

8. *Kraniosakrale Mobilisation: Schädelbasis in Inspiration in Flexion (dabei dorsalextendiert der Patient die Füße), in Exspiration in Extension mobilisieren (dabei plantarflektiert der Patient die Füße, s. auch Abb. 3.2c)*

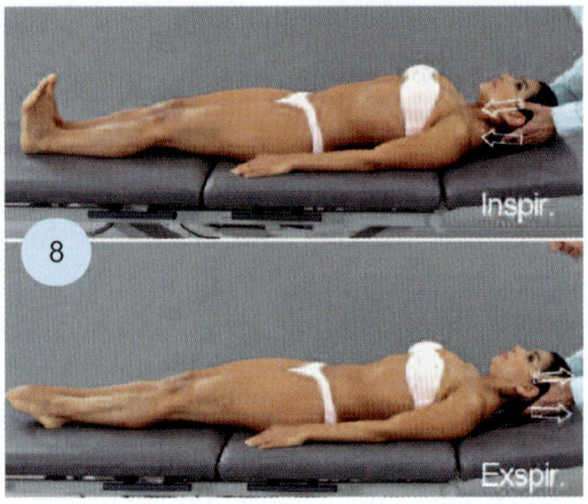


↓

9. *Zökum und Sigmoid, Blase und Nieren (Kap. 5.9 bis 5.11) untersuchen und behandeln*

↓

10. *Psoas und Iliacus detonisieren*

**Abb. 3.6a** Flussdiagramm zur Diagnostik und Therapie einer Kategorie-1-Beckenläsion

### Posteriore NL-Reflexpunkte behandeln

20. Wenn Sie die posterioren NL-Reflexzonen der hyporeaktiven Muskeln nicht bereits vorher getestet haben, behandeln Sie einfach auf Verdacht alle NL-Reflexpunkte der hyporeaktiven beckenstabilisierenden Muskeln.

### Nachhaltigkeit der Korrektur prüfen

21. Lesen Sie dazu die Ausführungen unter Kategorie-2-Beckenläsionen (➤ Kap. 3.2.2).

## In Bauchlage

**11.** Nach Temporal Tap testen: Gluteus max. und Hamstrings hyporeaktiv? Quadratus lumborum hyperton? Piriformis hyperton (vgl. Abb. 3.2b

↓

**12 a.** Gleichzeitige TL der beiden SIGs ist positiv.
**12b.** Beide Hände übereinander auf dem „führenden“ SIG führen zum Indikatorwechsel.

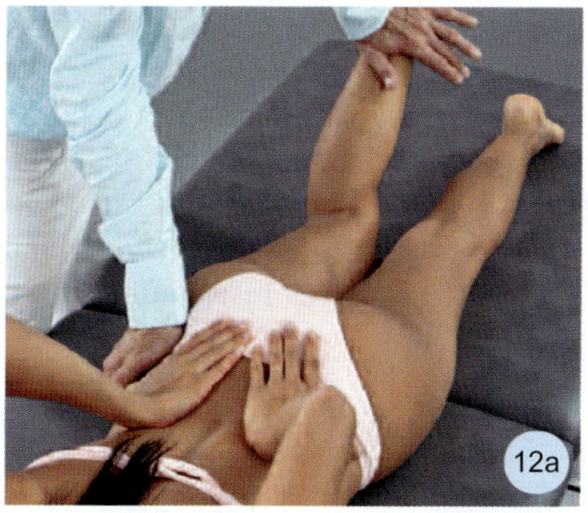


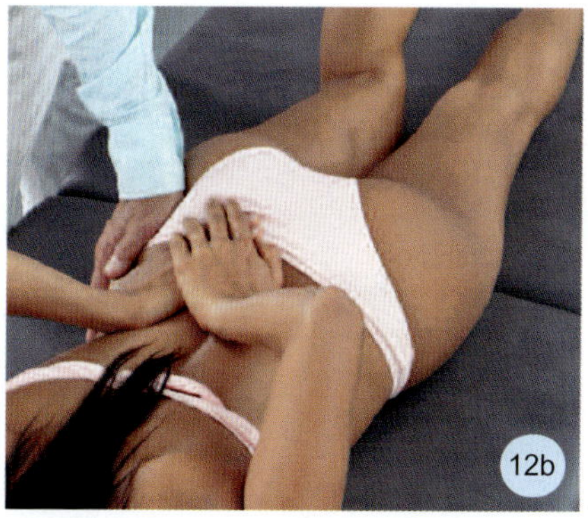


↓

**13.** Nicht gehaltener Challenge am Ilium und kontralateralen Ischium nach ventromedial

↓

**14.** Korrekte Position der Blocks: positive TL wird aufgehoben, die hyporeaktiven Muskeln werden normalisiert

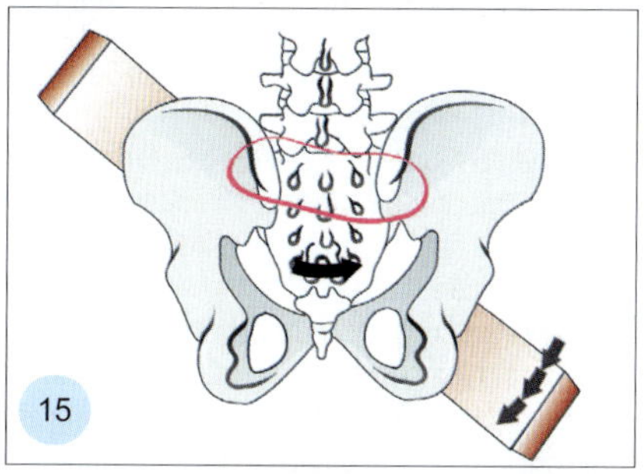


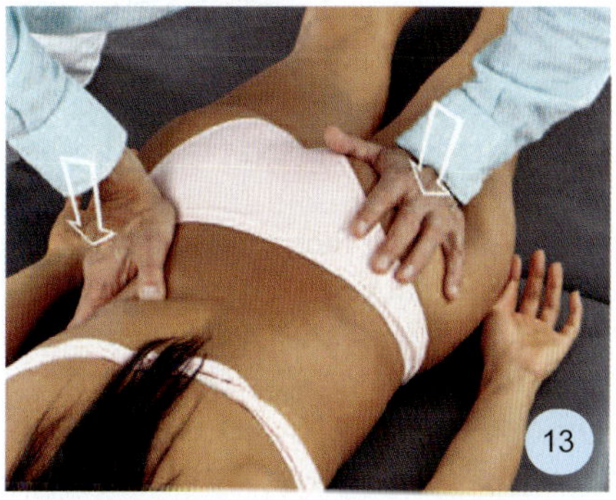


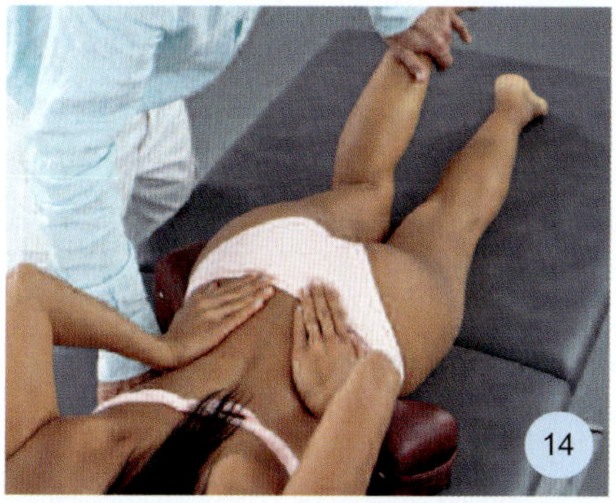


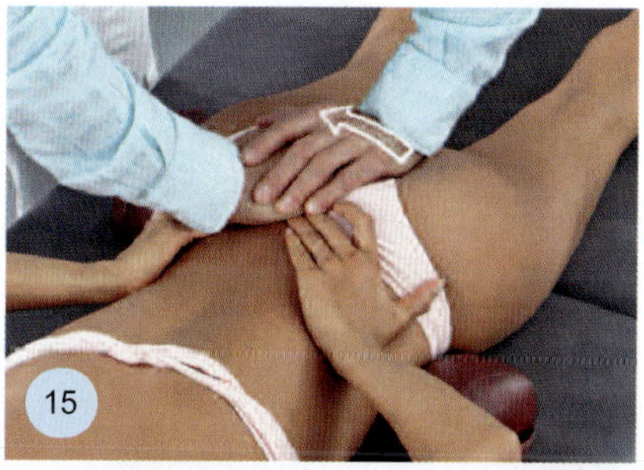


**15.** Blockposition optimieren: Mit TL auf den SIGs rotatorischen Challenge des Sakrums nach einer, im negativen Fall nach der anderen Seite durchführen. Indikator testen, den kaudalen Block gegensinnig zu der Sakrumrotationsrichtung mit positivem Challenge drehen, bis dieser negativ wird.

↓

*16. Frei liegende Beckenteile der nicht führenden Seite (12b) nach ventral „pumpen“*

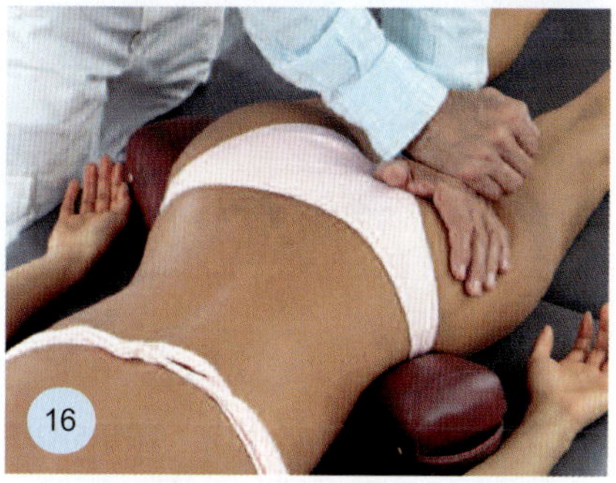


↓

*17. Ligg. sacrotuberalia, Beckenboden u. sakrokokzygealen Komplex behandeln (s. Abb. 3.2d)*

↓

*18. Hypertonen Piriformis (falls vorhanden) detonisieren („SOTO“)*

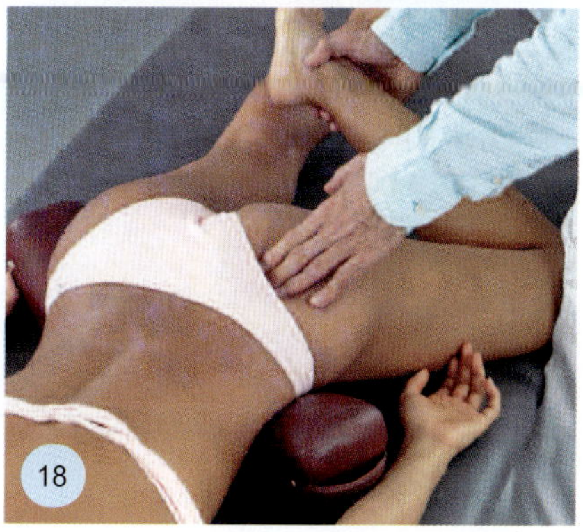


↓

*19. Wirbelebenen Th1 bis L5 korrigieren*

↓

*20. Posteriore NL-Reflexpunkte behandeln (Abb. 3.2d)*

## Nachhaltigkeitsprüfung

**21.** Sind alle Muskeln nun stark, auch nach Temporal Tap?
Shock-Absorber-Test der Füße, wenn positiv korrigieren
Überprüfung und Behandlung des kraniomandibulären Systems
Kontrolliert gehen lassen - Befunde auf Rezidiv kontrollieren
Kontrolliert kauen lassen - Befunde auf Rezidiv kontrollieren

**Abb. 3.6b** Flussdiagramm zur Diagnostik und Therapie einer Kategorie-1-Beckenläsion (Fortsetzung)

**CHECKLISTE 3.3**

**Untersuchung und Behandlung einer Kategorie-1-Beckenläsion**

**Im Stehen**
- Becken(schief)stand, SIG-Zeichen negativ, Schmerz beider ersten Rippenköpfchen, a. p.-Schwanken

**In Rückenlage**
- Beinlänge im Liegen
- Innenrotation der Beine, Priener Abduktionstest
- Palpation: Psoas, Iliacus, Zökum, Sigmoid bds.
- HWS und kraniomandibuläres System untersuchen
- Indikatormuskel
- TL mit beiden Händen unter beiden SIGs gleichzeitig, wenn positiv, Sphenobasiläre Kompression ausschließen
- Challenge der Verwringung: primär nach Beinlänge Ilium auf der einen Seite nach posterior, auf der anderen Seite nach anterior drücken, loslassen
- Relevante Muskeln testen (Rectus femoris, Sartorius, Gracilis, TFL, Quadratus lumborum, Piriformis, Obliquus abdominis)
- Autogene Fazilitation hyporeaktiver Muskeln, wenn negative: IRT und Reevaluation
- NL-Reflexpunkte anterior behandeln
- HWS und kraniomandibuläres System korrigieren
- Psoas, Iliacus, Zökum, Sigmoid, Ligg. pubovesicalia, Urachus, Lig. falciforme und Nieren je nach Indikation korrigieren

**In Bauchlage**
- Indikatormuskel
- TL mit beiden Händen über beiden SIGs, dann mit beiden Händen übereinander, um führende Seite zu suchen
- Challenge der Ilia (nicht gehalten) entsprechend Beinlänge oder in beiden Richtungen
- Muskeln auf Funktionsstörung prüfen (Gluteus maximus, Hamstrings, Piriformis)
- Blocks positionieren (>n der hyporeaktiven Muskeln, TL der SIGs negativ)
- Blockposition optimieren (Rotations-Challenge des Sakrums)
- Lig. sacrotuberale, Beckenboden, sakrokokzygeale Läsionen korrigieren
- Piriformis detonisieren („SOTO")
- Wirbelebenen L5 bis Th1 korrigieren
- NL-Reflexpunkte posterior stimulieren

**Re-Check**
- Nach Challenge des Bewegungssystems (Stehen, Gehen) und des kraniomandibulären Systems (Kauen): Rezidive?

### 3.2.5 Kategorie-3-Beckenläsion

**DEFINITIONEN**

Sie ist charakterisiert durch eine ein- oder beidseitige Fixation des Sakroiliakalgelenks, die zu einer Überlastung des lumbosakralen Übergangs führt: Kapsel, Bänder und schließlich die Bandscheiben sind dieser Belastung nicht gewachsen, sodass es zu pseudoradikulären und radikulären Symptomen und Parästhesien in den unteren Extremitäten kommt. Typisch für Kategorie-3-Beckenläsionen sind die Schmerzen im S1-Segment und eine dekompensierte antalgische Fehlhaltung. Sie können traumatisch bedingt oder aus einer Kategorie-2-Beckenläsion entstanden sein.

#### ❶ Beschwerdebild/Indikationen

##### Rotation von L5 auf S1

Sie führt zum Engpass auf der Seite der Posteriorität des fünften Lendenwirbels und geht mit ligamentärer Spannung sowie Duraspannung auf der Seite der Anteriorität des Wirbels einher. Auch kranialere Wirbel können dieser Rotation folgen. Durch einen hypertonen Psoas kann es zu einer muskulär induzierten Rotation der LWS zur Gegenseite des Psoasspasmus und ipsilateralen Seitneigung kommen, da der Psoas Faserursprünge am Diskus hat.

Der Engpass am Foramen intervertebrale L5/S1 wird durch ein Abkippen von L5 zur Seite der Posteriorität noch verstärkt. Es liegt also typischerweise eine $R_RS_R$- oder $R_LS_L$-Konstellation vor.

##### Ilium anterius oder Ilium posterius

Die L5-Rotation wird typischerweise von einer Gegenrotation des Sakrums und einer relativen Posteriorität des Iliums (kürzeres Bein) auf der schmerzhaften Seite begleitet. Ein Ilium posterius mit anterior fixiertem Azetabulum wird von DeJarnette beschrieben (Bathie 1996).

Wenn Goodheart (1991) von einer Störung spricht, *„bei der das Ischium gegenüber dem Sakrum nach dorsal verschoben ist, wobei die Spina iliaca posterior superior nach kranial und außen wandert"*, ist das eine etwas andere Konzeption.

In den meisten Fällen ist die Beinlängendifferenz nicht verwertbar, da die Patienten eine antalgische Position einnehmen, bei der die Seitneigung der LWS auf Muskelspasmen beruht. Um welche Art von Iliumläsion es sich handelt, ist daher durch einen Lagerungsversuch (welche Richtung vermindert den Schmerz?) bzw. Challenge zu bestimmen.

##### Psoas- und Piriformisspasmen

Die L5-Läsion ist fast immer mit einem einseitig inhibierten und kontralateral hypertonen Piriformis vergesellschaftet. Der Hypertonus des Piriformis kann auch spondylogen reflektorisch auftreten und mit Fehlspannungen von Bändern (Lig. sacrotuberale und Lig. sacrospinale) sowie des Beckenbodens einhergehen. Der Kompressionsschmerz an der Durchtrittsstelle des N. ischiadicus ist daher

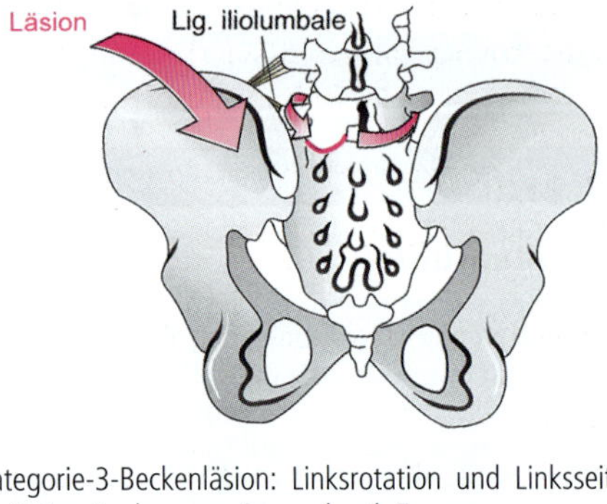


**Abb. 3.7** Kategorie-3-Beckenläsion: Linksrotation und Linksseitneigung/-kippung von L5 mit Facettenkompression und evtl. Engpass

nicht radikulär (Radikulitis) bedingt, sondern beruht auf einer Reizung des gesamten Nervs (Neuritis).

Die Psoas-Spannung kann viszerale Ursachen haben oder durch eine typische Strain-Counterstrain-Läsion entstanden sein. Die strukturellen Folgen sind, wie oben beschrieben, Rotation und Seitneigung der LWS, chronische Beckentorsion (relativ posteriores Ilium) und anteriorer Druck auf den Diskus (Bathie 1996).

Dass zunächst die Muskelspasmen beseitigt werden, ist eine Grundvoraussetzung für die Korrektur einer Kategorie-3-Beckenläsion.

Für jede laterale und mediolaterale Bandscheibenläsion in Höhe von L5/S1 (potenziell auch L4/L5) stellt die unten beschriebene Kategorie-3-Technik eine Option dar, wenn der Patient auf dem Bauch liegen kann.

## ❷ Orthopädische Befunde

### Im Stehen

Die schmerzbedingte Fehlhaltung ist charakteristisch und sollte als Verlaufsparameter am besten fotografisch dokumentiert werden.

Der ROMBERG-Versuch ist kaum verwertbar, da sich aufgrund der muskulären Spannungen in antalgischer Fehlhaltung nicht vorhersehbare propriozeptive Haltungsstörungen ergeben können.

Der Hipdrop-Test ist meist negativ. Spine-Test und Vorlaufphänomen können wegen Fehlspannungen in den Rückenstreckern und den Hamstrings zwar positiv sein, sind aber nicht als SIG-Tests verwertbar. Meist liegt ein Beckenschiefstand vor.

### In Rückenlage

**Muskeleigenreflexe**
Testen Sie den Patellarsehnenreflex (L2–L4), den Tibialis-posterior-Reflex (L4/L5) und den Achillessehnenreflex (L5/S1) im Seitenvergleich. Neben der sensorischen Diagnostik (Vibration, Nadelrad, Zahlenschreiben) und einer Testung der Kennmuskeln der Segmente L3–S1 gehört dies zur Differenzialdiagnostik bei radikulären und pseudoradikulären Symptomen (➤ Kap. 2.4.5).

Prüfen Sie auch das LASÈGUE- und BRAGARD-Zeichen, die sich gut als Kontrollparameter für den Therapieerfolg in derselben Sitzung eignen.

**Beinlängendifferenz**
Wenn die schmerzbedingte Skoliose überhaupt eine Rückenlage mit gestreckten Beinen zulässt, ist die Beinlängendifferenz nicht verwertbar zur Definition der Beckenfehlstellung.

**Hüftbeweglichkeit**
PATRICK-Test und Innenrotation können aufgrund der Psoas- oder Piriformis-Spannung seitendifferent sein. Die Barriere ist dabei weicher als bei einer SIG-Dysfunktion der Kategorie-2-Beckenläsion.

**Viszerale Befunde**
Die viszeralen Komponenten von spinalen Engpässen sind in ➤ Kap. 5.9 genauer beschrieben. Besonders Spannungen im Bereich des Sigmoids können lumbosakrale Engpässe durch venöse Stauung noch verstärken. Das Zökum und/oder das Sigmoid sind bei viszeralen Fixationen palpationsschmerzhaft.

**Muskelhypertonus**
Ein hypertoner Psoas und ein hypertoner Iliacus müssen erfasst und entspannt werden.

**HWS-Befunde**
Nach einer palpatorischen segmentalen Diagnostik der HWS können Sie direkt im Anschluss die unten beschriebene Korrektur der Dysfunktionen vornehmen (➤ Kap. 2.2.1).

## ❸ Diagnostik und Therapie mit Applied Kinesiology

Die Reihenfolge wird vom Befinden des Patienten diktiert: Schmerzbedingt kann die Korrektur primär besser in Bauchlage oder in Rückenlage möglich sein. Hier wird eine Abfolge beschrieben, die sich nahtlos an die orthopädische Untersuchung anschließen lässt.

### Voruntersuchung in Rückenlage

Die Korrektur der Dysfunktion des Achsenorgans erfolgt in Bauchlage. Zuvor sollte jedoch geklärt werden, ob sich die hier vorliegenden radikulären oder pseudoradikulären Beschwerden nicht bereits durch eine Entlastung viszeraler und muskulärer Spannungen (des M. psoas, seltener des M. iliacus) bessern. Da akute Lumboischialgien häufig reflektorisch mit einer Obstipation verbunden sind, kann allein schon die Regulierung des Stuhlgangs mit Magnesium bzw. Ballaststoffen oder auch Ozovit® zusammen mit einer manuellen Behandlung der Dickdarmstrukturen eine deutliche Verbesserung im LASÈGUE-Test bewirken.

1. Suchen Sie für die strukturellen Korrekturen nach einem normoreaktiven Indikatormuskel (➤ Abb. 3.8a).

**Korrektur von viszeralen Spannungen**

2. Nach Palpation und Challenge ist primär das Sigmoid bzw. das Zökum zu behandeln (➤ Kap. 5.9). Die Ligg. pubovesicalia, der Urachus und das Lig. falciforme sind ebenso zu kontrollieren und ggf. zu korrigieren wie die Nieren.

**Korrektur von muskulären Spannungen**

3. Korrigieren Sie einen evtl. hypertonen Psoas. Der erste Versuch besteht immer in einer Strain-Counterstrain-Positionierung, speziell wenn Patienten nicht mit gestreckten Beinen liegen können. Häufig führt das bereits zu einer erheblichen Beschwerdereduktion.

Ein hypertoner M. iliacus benötigt häufiger eine myofasziale Behandlung: Durch Druck auf die myofaszialen Punkte im Ursprungsbereich und eine an der Innenseite des Iliums nach dorsal in den Muskel gestochene Akupunkturnadel sollte sich die Spannung lösen.

3

## In Bauchlage

### Palpation und Muskeltestung

4. Untersuchen Sie beidseits die Facetten von L5/S1, die Ligg. sacroiliaca und die spondylogenen Reflexzonen von S1 und L5 in der Glutealmuskulatur bzw. im M. piriformis.

Die typischen etwa 3–4 cm großen „Verdichtungen" der S1-Irritationszone werden in der SOT-Literatur als *Dollar Sign* beschrieben und mit nicht näher definierten „nervalen Mechanismen" begründet. Seit Sutter (1975) wissen wir, dass es sich um ein spondylogenes Reflexgeschehen handelt, das als unmittelbare Reaktion auf die Zunahme bzw. Abnahme der Irritation in den entsprechenden Segmenten (radikulär oder pseudoradikulär) diagnostisch äußerst wertvoll ist (Garten 2012, Abb. 11.68 und Kap. 10.2.2).

Weitere schmerzhafte Punkte können am dorsalen Oberschenkel (etwa Bl 37 entsprechend) und im Wadenbereich (Bl 56, Bl 57 und Bl 58) lokalisiert sein.

Testen Sie beidseits die Hamstrings und den Piriformis. Da beide aus den betroffenen Segmenten innerviert werden, geeignet sich ihre Hyporeaktion gut als Monitoring der Blockpositionierung. Obwohl der Gluteus maximus häufig betroffen ist, lässt er sich zu Beginn der Behandlung nicht gut testen, da es zu viel Stress am lumbosakralen Übergang bedeuten würde.

Findet sich dabei kein normoreaktiver Muskel, der als Indikatormuskel dienen kann, müssen Sie weitersuchen: Infrage kommen der Latissimus dorsi, die Nackenstrecker, der Deltoideus und jeder andere in Bauchlage testbare Muskel.

### Therapielokalisation

5. Die TL am Dornfortsatz von L5 oder L4, evtl. auch L3 (je nach betroffener Ebene) kann ebenso positiv sein wie die TL am SIG der betroffenen Seite. Wenn nicht, lassen Sie den Patienten eine TL mit beiden Handflächen auf beiden SIGs (Ilium und Sakrum müssen therapielokalisiert werden) und – falls diese negativ ist – am L5-Dornfortsatz und SIG der betroffenen Seite durchführen. Manchmal ist die TL über dem oberen SIG-Pol auf der einen Seite und dem unteren Pol auf der anderen Seite positiv. Manchmal hilft es, einen Magnet mit der nicht schwächenden Seite auf die Körperoberfläche zu legen.

### Nicht gehaltener Challenge

6. Er wird mit Kontakt von kaudal zum Tuber ischiadicum auf der Symptomseite und zum Dornfortsatz von L5 auf der Gegenseite durchgeführt; die Vektoren sindaufeinander zu gerichtet. Dadurch wird ein Rebound ausgelöst, der den Indikatormuskel hyporeaktiv werden lässt, wenn er die Läsion momentan verstärkt. Sollte dieser Challenge nicht positiv sein, müssen Sie andere Vektoren ausprobieren, z. B. einen anterioren Challenge des Iliums (mit Rebound nach posterior).

### Blockpositionierung

7. Auf der Symptomseite wird der Block unter das Azetabulum platziert, sodass seine Spitze schräg nach kaudal zeigt, und der Block auf der Gegenseite kommt horizontal unter das Ilium. Durch eine korrekte Blockplatzierung sollten die TL negativ, die Schmerzparameter deutlich verbessert und die hyporeaktiven Muskeln normoreaktiv werden.

Wenn dies nicht der Fall ist, ändern Sie primär den Stellwinkel des kaudalen Blocks (auf der Symptomseite), bei Bedarf auch den auf der Gegenseite.

Grundsätzlich sollten die Blocks eine spürbare Symptomlinderung bewirken. Manchmal kann ein untergelegtes Beckenbrett (nach SOT) hilfreich sein, durch das eine gewisse Entlordosierung erreicht wird.

Zur Verstärkung der Brustkyphose kann eine sog. „Sternum-Rolle" aus festem Schaumstoff mit einem Durchmesser von etwa 10–15 cm und einer Länge von etwa 30 cm vorteilhaft sein (DeJarnette 1984). Dadurch sollten die Rippengelenke freier werden und die Duraspannung sich besser beseitigen lassen.

Testen Sie die Muskeln etwa im Zweiminutentakt nach und kontrollieren Sie die Schmerzbefunde. Der ideale Stellwinkel der Keile kann sich im Laufe einer Behandlung ändern.

**Anmerkung**

Nach W. Schmitt kann, wenn der Patient in Bauchlage so auf den Blocks liegt (und nur dann), ein Injury-Muster an L4 bzw. L5 gefunden werden, in seltenen Fällen auch L3. Kneifen der Haut über L3 bis L5 auf der betroffenen Seite oder Vibration auf den knöchernen Strukturen und gleichzeitiges Beklopfen des Kalkaneus (und damit des Talus) in kranialer Richtung führt zu einer Hyporeaktion des Indikatormuskels. Die IRT-Korrektur kann dann sämtliche gefundenen Kategorie-3-Befunde aufheben.
Nach Schmitt kann die Läsion bei Nahrungsmittelallergien bzw. -intoleranzen rezidivieren: Wenn der Patient ein unverträgliches Nahrungsmittel in zu großer Menge isst, tritt das IRT-Muster erneut auf, was zum Rezidiv der Kategorie-3-Beckenläsion und entsprechenden Lumbalbeschwerden führt. Zur Korrektur dieser Situation muss die IRT-Korrektur mit dem nicht tolerierten Nahrungsmittel im Mund wiederholt werden.

### Akupunktur

8. Nutzen Sie die Zeit auf den Blocks für eine Nadelung von Akupunkturpunkten der Blasen-Leitbahn: Bl 40, 57, 58, 60, 62 sind die Punkte, die Sie hier am besten per Palpation finden. Die Nadeln verbleiben ebenso lange, wie der Patient auf den Blocks liegt. Lokal können die Facetten der betroffenen Wirbelebene und die Bänder des SIG genadelt werden. Nach Auslösen der Nadelsensation wird die Nadel jeweils wieder entfernt.

### Lig. sacrotuberale und Lig. sacrospinale, Beckenboden, sakrokokzygeale Läsionen

9. Ihre Korrektur ist besonders wichtig, weil dadurch die Duraspannung beseitigt wird.

Palpieren Sie mit gestrecktem Daumen von der Gegenseite aus von kaudal das Lig. sacrotuberale und soweit wie möglich nach ventral den Ansatz der Beckenbodenmuskulatur entlang dem Ischium und dem R. inferior ossis pubis folgend. Halten Sie innerhalb der Toleranzgrenzen bis ca. 1 Minute den palpierenden Finger auf die schmerzhafte Struktur, bis sie weicher wird. Lassen Sie sich vom Patienten immer wieder Feedback geben, wie intensiv der Schmerz dabei ist. Zur Kontrolle testen Sie die Beckenbodenmuskeln nach, sofern der Patient es toleriert (Schmerz!).

Sakrokokzygeale Läsionen werden mit Atemunterstützung korrigiert (➤ Kap. 3.2.8).

### Wirbelebenen

10. Wenn die zweihändige TL am Dornfortsatz von L5 oder L4 und z. B. einem SIG auf den Blocks negativ wird, ist vermutlich bereits eine erste Korrektur induziert worden.

Führen Sie dennoch erneut einen nicht gehaltenen Challenge durch, bei dem der Wirbel im Sinne einer Rotation und Seitneigung bewegt werden muss. Alle in Bauchlage gut zugänglichen Segmente werden mit atemunterstützter Mobilisation korrigiert, Rotationen der LWS gilt es bei Diskusläsionen jedoch zu vermeiden.

In Bauchlage kann die gesamte Wirbelsäule bis hinauf zu Th1 untersucht und behandelt werden.

### Piriformis detonisieren

11. Das SOTO-Manöver (Howat 2005) wurde bereits als Strain-Counterstrain-Positionierung des Piriformis (➤ Kap. 3.2.4) beschrieben.

### Posteriore NL-Reflexpunkte behandeln

12. Dies gilt für die Reflexpunkte/-zonen von Hamstrings, Gluteus maximus und Piriformis. Daneben können die CHAPMAN-Reflexpunkte für Ischiadikus-Neuritis (Garten 2012, Abb. 10.16) hilfreich sein.

## In Rückenlage

### Korrektur der HWS und des kraniomandibulären Systems sowie der anterioren NL-Reflexe

13. Störungen der HWS und des kraniomandibulären Systems treten bei Kategorie-3-Läsionen eher sekundär auf und werden am besten nach Korrektur des Beckens behandelt.

Andererseits gibt es Fälle, in denen die kraniomandibuläre Dysfunktion ein entscheidender auslösender Faktor ist. Dann muss praktisch immer eine Schienentherapie durchgeführt werden.

Durch eine Globalmobilisation des Kraniums in Rückenlage sollten adaptive kraniale Läsionen beseitigt werden.

Die anterioren NL-Reflexpunkte des Piriformis können danach stimuliert werden.

### Traktionsmanipulation der Hüfte

14. Durch einen nicht gehaltenen Challenge werden sowohl die Indikation als auch die Richtung der Traktion bestimmt: Für L5 wird sie mit geringerem, für L4 mit größerem Abduktionswinkel durchgeführt (➤ Kap. 2.4.5)

Sie dient

1. zur Korrektur einer Imbrikation an L5/S1 bzw. L4/L5 sowie zur Erweiterung des Diskusraums und
2. zur Korrektur einer möglichen Subluxation der Hüfte, die infolge der Fehlbelastung häufig auftritt.

### Beckenmuskeln überprüfen

15. Sämtliche beckenstabilisierenden Muskeln sollten nach Temporal Tap noch einmal nachgetestet werden: Rectus femoris, Sartorius, Gracilis, TFL, Gluteus medius, Quadratus lumborum. Weiterhin vorhandene Hyporeaktionen müssen korrigiert werden, achten Sie dabei auch hier auf Injury-Muster!

## Behandlungsergebnis prüfen

16. Kontrollieren Sie in Rückenlage, ob sich der LASÈGUE- und der BRAGARD-Test gebessert haben. Die Fehlhaltung im Stand sollte ebenso verbessert sein wie die Beweglichkeit beim Ankleiden. Sind die Schmerzen bei statischer und dynamischer Belastung schwächer geworden?

Wenn dies nicht der Fall ist, müssen Sie eine andere Technik anwenden, z. B. eine der Sakrumtechniken (Sakrum unilateral anterior oder posterior, Sakrum bilateral anterior; ➤ Kap. 3.2.7 ❼ und ❾).

Beurteilen Sie den Fortschritt erneut bei der nächsten Konsultation: Etwa zwei Tage später sind auf jeden Fall auch bei Bandscheibenläsionen kleine Besserungen zu erwarten. Vergessen Sie dabei nicht die metabolischen Einflüsse, vor allem auf den Verdauungstrakt, wie z. B. Nahrungsmittelunverträglichkeiten oder auch Schwermetallbelastungen (Garten und Weiss 2007). Solange sich diese Fortschritte einstellen, kann konservativ weiter therapiert werden. Bei ungenügender Reduktion der Beschwerden ist eine eingehende bildgebende Diagnostik notwendig und auch an einen operativen Eingriff (z. B. periradikuläre Infiltrationen unter CT-Kontrolle) zu denken.

**CHECKLISTE 3.4**

**Behandlung einer Kategorie-3-Beckenläsion**

**Im Stehen**
- Becken(schiefstand), SIG-Zeichen negativ oder positiv, antalgische Position

**In Rückenlage**
- Innenrotation der Beine, Priener Abduktionstest
- LASÈGUE-, BRAGARD-Zeichen
- Muskeleigenreflexe
- Sensorische Prüfung
- Indikatormuskel
- Palpation und Challenge (bds.) von Psoas, Iliacus, Zökum, Sigmoid, Korrektur
- Korrektur von Lig. pubovesicale, Urachus, Lig. falciforme, Nieren nach Indikation

**In Bauchlage**
- Palpation Facetten L5–L3, spondylogene Reflexzonen, Piriformis
- Hamstrings, Piriformis testen, wenn möglich Gluteus maximus
- TL ein- oder beidhändig über beiden SIGs, L4, L5 und SIG
- Challenge Ischium Richtung L5
- Blocks positionieren (Schmerzbefunde gebessert, > n der hyporeaktiven Muskeln, TL negativ)
- Akupunktur von Punkten der Blasen-Leitbahn
- Blockposition alle 2 Minuten nachtesten (anhand von Schmerz- und Muskelfunktionsparametern), während dessen:
- Lig. sacrotuberale, Beckenboden, sakrokokzygeale Läsionen korrigieren,
- Piriformis detonisieren („SOTO")
- Wirbelebenen L5 bis Th1 korrigieren
- NL posterior stimulieren

**In Rückenlage**
- HWS und kraniomandibuläres System korrigieren
- Traktionsmanipulation von Hüfte und LWS
- Beckenstabilisierende Muskeln nach Temporal Tap testen und ggf. korrigieren

**Re-Check**
- LASÈGUE-Zeichen gebessert? Haltung gebessert? Schmerz reduziert? Wenn nicht: andere Technik?

3

## Im Stehen

Antalgische Fehlhaltung, positive oder negative SIG-Funktionstests, Schmerz

## In Rückenlage

1. normoreaktiver Indikatormuskel

2. Wenn indiziert: Behandlung von Zökum und Sigmoid, Lig. pubovesicale, Urachus, Lig. falciforme, Nieren

3. Psoas und Iliacus detonisieren: Strain-Counterstrain, myofasziale Behandlung

## In Bauchlage

4. Palpation von Facettenirritationen L5, L4, L3, SIG-Sulkus, spondylogene Reflexzonen für S1 und S3
Piriformis auf Schmerzhaftigkeit prüfen
Hamstrings, Piriformis, Gluteus max. (wenn möglich) testen

5. TLs suchen: Mit einer Hand auf L4, L5, SIG, wenn negativ mit beiden Händen auf L5, L4, L3 und gleichzeitig SIG. Oder: Eine Hand auf dem oberem SIG-Pol, die andere auf dem kontralateralen unteren SIG-Pol

6. Challenge (nicht gehalten) mit normoreaktivem Indikatormuskel: von Kaudal
a. Ischium mit Kontakt von kaudal zum Tuber ischiadicum in a.p.-Richtung und L5 in Richtung des Ischium-Kontakts drücken, loslassen
b. Wenn negativ: andere Vektoren probieren

7. *Block unter dem Azetabulum auf der Seite des positiven Challenges zeigt nach kaudal, Block unter dem gegenseitigen Ischium etwa horizontal*
*Kaudalen Block langsam drehen, bis der Schmerz an den getasteten Stellen reduziert, Muskelhyporeaktionen normalisiert, TLs negativ und die Beinlänge ausgeglichen sind. Bei Versagen kranialen Block drehen*
*Mögliches Injury Muster bei L3, 4, 5 korrigieren*

8. *Akupunktur von Bl40, 57, 58, 60, 62, Facetten, SIG*

9. *Blocks in Position belassen, Lig. sacrotuberale und Beckenboden nach Palpationsbefund korrigieren, Korrektur der gefundenen sakrokokzygealen Läsionen*
Beckenbodenmuskeln zur Kontrolle nachtesten:
a. Ischiococcygeus, b. Iliococcygeus, c. Pubococcygeus

10. *Wirbelebenen L5 bis Th1 nach Challenge korrigieren*

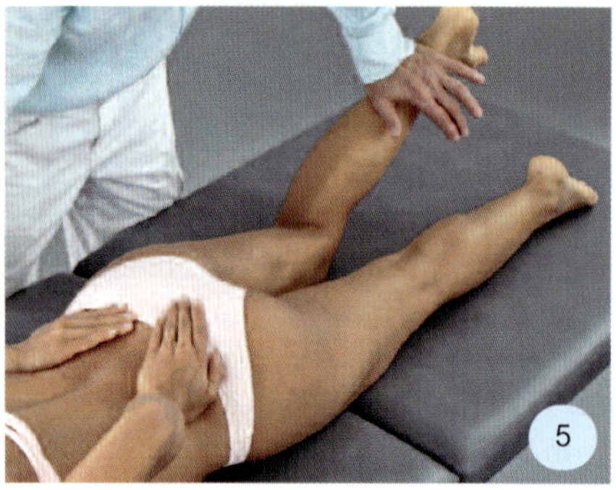


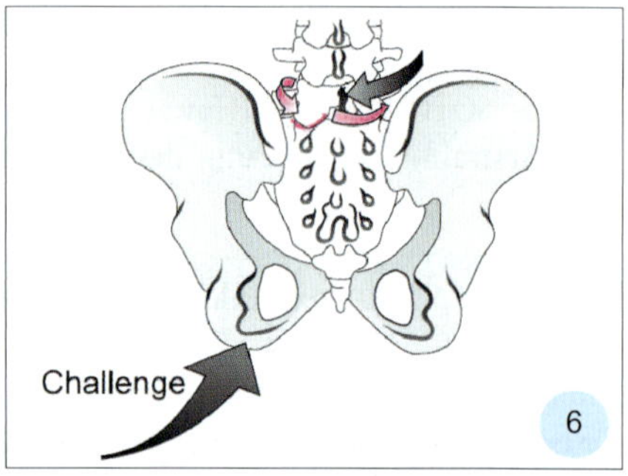


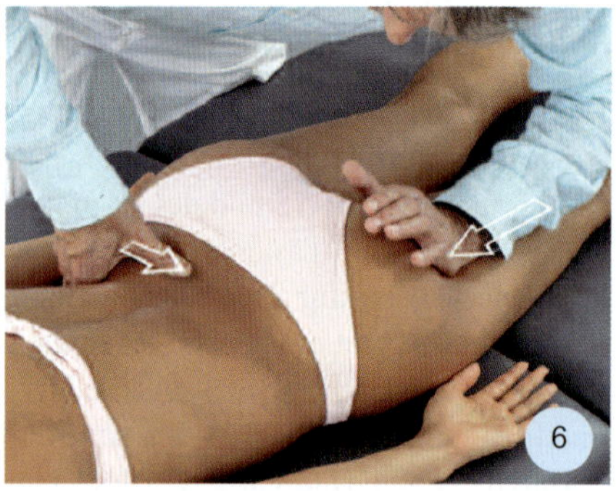


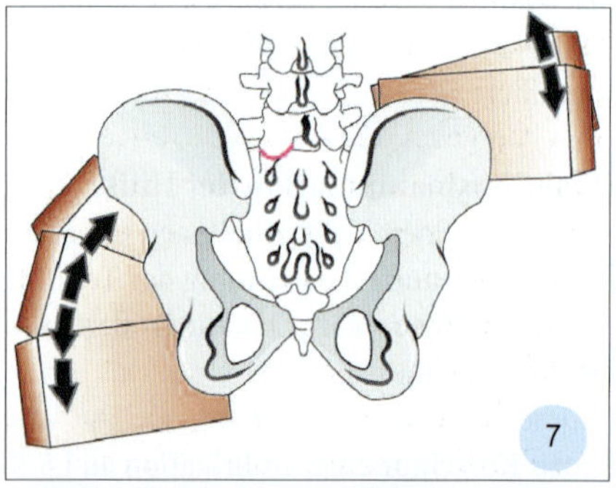


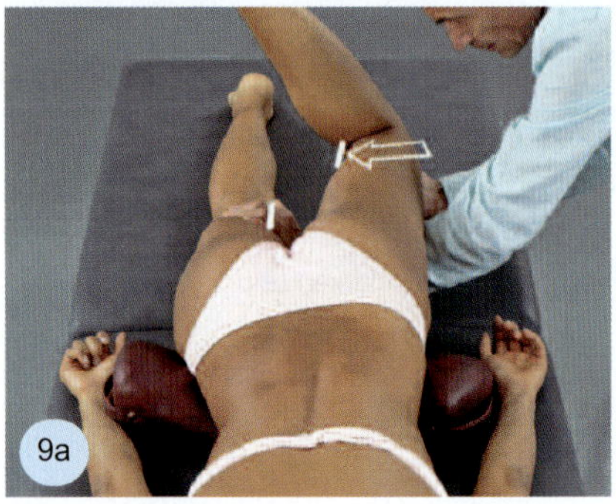


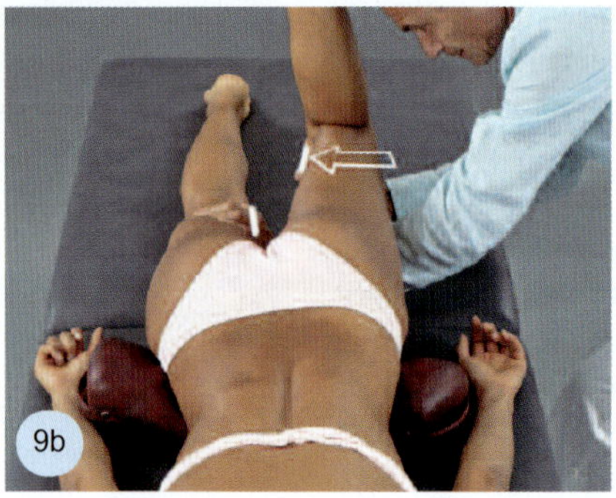


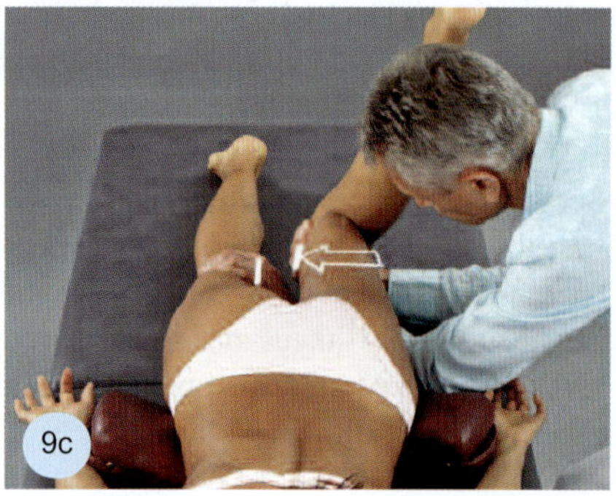


**Abb. 3.8a** Flussdiagramm zur Diagnostik und Therapie einer Kategorie-3-Beckenläsion

*11. Piriformis entspannen: SOTO („Step out, toe out"), Strain-Counterstrain*

↓

*12. Posteriore NL-Reflexpunkte behandeln: Piriformis, Hamstrings, „Ischiadicus" n. CHAPMAN*

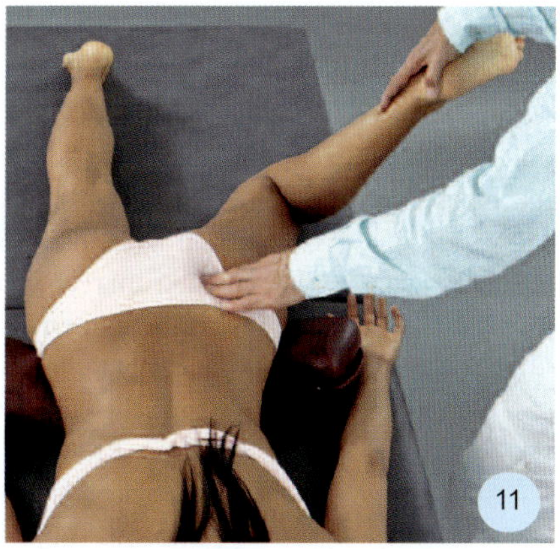


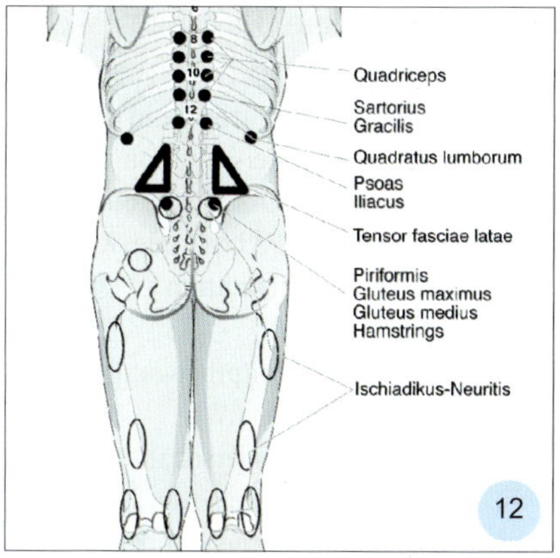


**In Rückenlage**

*13. Korrektur von HWS und kraniomandibulärem System, ant. NL-Reflexpunkte behandeln*

↓

*14. Hüfte und LWS in Rückenlage nach nicht gehaltenem Challenge, der den Traktionswinkel bestimmt, manipulieren*

↓

15. Die beckenstabilisierenden Muskeln nach Temporal Tap nachtesten: Rectus femoris, Sartorius, Gracilis, TFL, Gluteus med., Quadratus lumborum, Piriformis *(s. Abb. 3.2b). Hyporeaktionen korrigieren, Injury-Muster beachten*

**Re-Check**

16. Lasègue gebessert? Haltung gebessert? Schmerz reduziert?

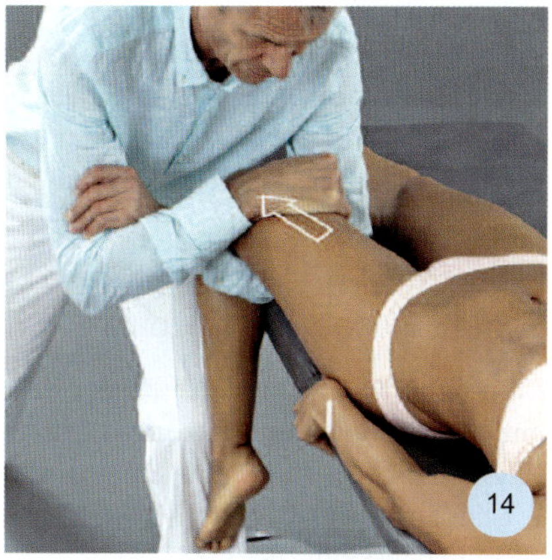


**Abb. 3.8b** Flussdiagramm zur Diagnostik und Therapie einer Kategorie-3-Beckenläsion (Fortsetzung)

## 3.2.6 Lig. iliolumbale

Über das Lig. iliolumbale ist die Mobilität von L5 (und L4) beidseits mit der des Iliums gekoppelt. Von beiden Bändern können ligamentäre Schmerzen im lumbosakralen Übergangsbereich ausgehen: Typisch sind Schmerzen, die besonders beim Aufrichten aus vornübergebeugter Stellung auftreten. Spondylogen reflektorisch können sich die Ligg. iliolumbalia bei Läsionen der mittleren BWS (Th 5–Th7) schmerzhaft anspannen (Dvorák und Dvorák 1991). Im Lumbosakraltunnel (Pecina et al. 2001), den die Bänder begrenzen, kann es zu Engpässen der Nervenwurzel von L5 kommen („Lumbosakraltunnelsyndrom" ➤ Kap. 6.9.9 ❺).

Lokale Traumen des Lig. iliolumbale werden gewöhnlich durch eine Rotation ausgelöst und können bei Schwellung bzw. Aufquellung des Bandes zu einer Nervenwurzelkompression von L5 führen.

Bei lumbosakralen Störungen wie einer Kategorie-3-Beckenläsion (➤ Kap. 3.2.5), die mit einer Seitkippung und Rotation von L5 auf S1 einhergeht, sind Läsionen dieses Bandes keine Seltenheit und müssen immer korrigiert werden. Zur S1-Symptomatik kommt in dem Fall noch eine L5-Symptomatik hinzu. Allerdings ist die Korrektur im Sinne einer Strain-Counterstrain-Positionierung (➤ Kap. 6.9.9 ❺) schmerzbedingt häufig nicht durchführbar. Hier hilft die Blockpositionierung entsprechend der Kategorie-3-Technik, die starke Anspannung des Lig. iliolumbale zu einem guten Teil zu entlasten.

## 3.2.7 Sakrumbewegungen und -läsionen

Am Sakrum lassen sich Mobilitäts- und Motilitätsbewegungen unterscheiden, die in GARTEN (2012, Kap. 7) ausführlich beschrieben wurden. In der osteopathischen Literatur (Ward et al. 2003) findet sich in diesem Kontext eine Unterscheidung zwischen respiratorischen (verbunden mit der Zwerchfellatmung), posturalen und dynamischen Bewegungen (beim Gehen), die hier unter dem Begriff der Mobilitätsbewegungen zusammengefasst werden, während es daneben die sog. inhärenten (kraniosakral autonomen) Bewegungen gibt, die hier als Motilitätsbewegungen bezeichnet werden.

Eine ausführliche Diskussion zu Sakrumläsionen findet sich in GOODHEART (1998).

### ❶ Mobilitätsbewegungen und ihre Störungen

Das Sakrum bewegt sich im Rahmen der Mobilität, also bei Bewegungen mit großer Amplitude, z. B. allgemeinen Körperbewegungen wie Rumpfbeugung und -streckung, beim Gehen sowie diaphragmal-respiratorischen Bewegungen um seine horizontalen und schrägen Achsen (Garten 2012, Abb. 7.76).

### Nutation um eine horizontale Achse in Höhe von S2

Die Lage dieser Achse variiert mit der Körperposition. Die Sakrumbasis bewegt sich bei der Nutation nach ventral und kaudal. Gleichzeitig drehen sich die Ossa coxae bilateral relativ nach posterior und medial (Inflare, große Amplitude; Kapandji 2001).

**Physiologisch** ist die Nutation

- beim Ausatmen
- bei ausgeprägter Rumpfbeugung
- bei Lordosierung der LWS
- während der Schwangerschaft
- in der Austreibungsphase der Entbindung

**Nutationsläsionen** können auftreten bei

- Traumata
- Viszeroptose und Beckenbodenschwäche
- Bänderschwäche (Ligg. sacrotuberalia, Ligg. sacrospinalia, Ligg. sacroiliaca posteriora)
- Dysbalancen des M. gluteus maximus und des M. piriformis (bilateral)

### Kontranutation um horizontale Achsen in Höhe von S2

Die Sakrumbasis bewegt sich bei der Kontranutation nach dorsal und kranial, die Sakrumspitze nach ventral und kaudal.

**Physiologisch** ist die Kontranutation

- beim Einatmen
- bei Kyphosierung der LWS
- bei ausgeprägter Rumpfstreckung
- in der Eröffnungsphase der Entbindung

**Kontranutationsläsionen** sind selten und können auftreten bei

- Traumata
- Dysbalancen des M. piriformis (bilateral)

### Bewegungen um eine schräge Achse

**Physiologisch** treten Bewegungen des Sakrums um eine rechte (von rechts kranial nach links kaudal) oder linke (von links kranial nach rechts kaudal) schräge Achse beim Gehen in Neutralposition der LWS auf.

#### Homonyme Torsion

Fersenkontakt und Schwungphase rechts bei linkem Standbein: Seitneigung der LWS nach links (rechts-konvex), Rotation nach rechts. Bei der Linkstorsion um die linke schräge Achse (LL) oder rechts anterior (RA) entsteht ein tiefer Sulkus zwischen SIPS und Sakrumbasis rechts (Ward et al. 2003). Diese auch als „anteriore Sakrumtorsion" (*Forward Torsion,* Ward et al. 2003) bezeichneten Torsionen sind sozusagen „homonym", d. h. links um die linke schräge Achse (LL) und rechts um die rechte schräge Achse (RR) (➤ Abb. 3.13). Goodheart (1998) beschreibt die entsprechende Läsion als „Oblique Sacrum".

#### Heteronyme Torsion

Wenn sich die LWS nicht in Neutralposition (Rumpfbeugung und -streckung) befindet, tritt folgendes Muster auf: Beugung der LWS mit Seitneigung nach rechts führt zur Rechtsrotation der LWS (nicht neutral!). Das Sakrum rotiert um die rechte schräge Achse nach links, was zu einer Posteriorisierung des linken oberen Sakrumpols führt (Ward et al. 2003): LR oder LP (links posterior). Der SIG-Sulkus auf der betroffenen linken Seite ist flach. Diese posterioren Torsionen sind sozusagen „heteronym", d. h. links um die rechte schräge Achse (LR) oder rechts um die linke schräge Achse (RL) des Sakrums (➤ Abb. 3.14).

**Sakrumläsionen** um die schräge Achse können auftreten bei

- Traumata
- Schwäche des linken Gluteus maximus, Spasmus des linken Piriformis (RR, LA)
- Schwäche des rechten Gluteus maximus, Spasmus des rechten Piriformis (LL, RA)
- Schwäche des rechten Piriformis, Spasmus des rechten Gluteus maximus (RL, RP)
- Schwäche des linken Piriformis, Spasmus des linken Gluteus maximus (LR, LP)

Diese muskulären Dysbalancen sind als ein pathophysiologisches Konzept zu verstehen; wenn bei einem Patienten ein anderes Muster vorliegt, korrigieren Sie das, was Sie vorfinden.

### Unilaterale Nutation und Kontranutation

Auch hier liegt eine Sakrumdysfunktion um eine schräge Achse vor (Ward et al. 2003): Der obere Pol des Sakrums (Sakrumbasis) steht einseitig anterior oder posterior. Im Unterschied zur oben beschriebenen Sakrumtorsion steht demnach der kontralaterale untere Pol (ILA, inferior lateral angle) jedoch nicht posterior. Goodheart (1998) beschreibt dies als „anteriores inferiores Sakrum".

Dieses Detail des osteopathischen Konzepts hat sich in der Praxis nicht als differenzialdiagnostisch relevant erwiesen.

### Rotationen um die senkrechte Achse

Goodheart (1974) spricht dabei von „Sacrum Fixation". Bei diesen Rotationen, die

a. axial, mittig oder
b. seitlich, nahe dem Sakroiliakalgelenk

stattfinden sollen, handelt es sich um keine Läsionen um physiologische Bewegungsachsen, sondern um Dysfunktionen, die nach der osteopathischen Literatur nur bei Ilium-Translationen in a. p.-Richtung vorkommen. Ihre Existenz wird von manchen Autoren angezweifelt (Savarese, Capobianco und Cox 2003). In der Applied Kinesiology entspricht ihre Beschreibung (Walther 2000) einer sog. Sakrumfixation (➤ Kap. 2.3.6).

### Rotationen um die sagittale Achse

Diese von Goodheart (1998) als „Sacrum Subluxation" bezeichneten Rotationen kommen bei Ilium-Downslip und Ilium-Upslip vor. Offensichtlich handelt es sich ebenfalls nicht um Funktionsstörungen um die physiologischen Bewegungsachsen.

## ❷ Motilitätsbewegungen und ihre Störungen

Die physiologischen, kleinamplitudigen (Motilitäts-)Bewegungen in Verbindung mit dem kraniosakralen primär respiratorischen Rhythmus finden um variable horizontale Achsen in Höhe von S2 statt.
In der Applied Kinesiology sind sowohl Läsionen um eine horizontale Achse als auch um eine schräge Achse beschrieben:

1. Eine Inspiration-Assist-Sakrumläsion tritt häufig im Rahmen einer sakrokokzygealen Inspiration-Assist-Läsion (Extensionsläsion) auf (➤ Kap. 3.2.8).
2. Eine Expiration-Assist-Sakrumläsion tritt häufig im Rahmen einer sakrokokzygealen Expiration-Assist-Läsion (Flexionsläsion) (➤ Kap. 3.2.8) auf.
3. Eine Torsionsläsion um eine schräge Achse (jedoch ohne Fehlrelation im Bereich der Sakroiliakalgelenke) entspricht als LL und RR einem Inspiration-Assist Sacrum Wobble sowie als LR und RL einem Expiration-Assist Sacrum Wobble.

### Flexions-/Extensionsläsionen

Kleinamplitudige Flexions- (Sakrumspitze anterior und inferior) und Extensionsläsionen des Sakrums (Sakrumspitze posterior und superior) sind jeweils mit Flexions- und Extensionsläsionen der Schädelbasis assoziiert. Vielfach liegen auch sakrokokzygeale Flexions- und Extensionsläsionen vor, denn das Sakrokokzygealgelenk steht bekanntlich in einer Lovett-Beziehung zur sphenobasilären Synchondrose. Sakrokokzygeale Läsionen sind immer als primäre Läsionen aufzufassen, die korrigiert werden müssen. Neben Traumata kommen vor allem Fehlspannungen im Bereich des M. levator ani und der Ligg. sacrotuberalia und sacrospinalia als Ursache in frage.

### Torsionsläsionen

Torsionsläsionen des sakrokokzygealen Komplexes mit kleiner Amplitude sind mit Torsionsläsionen der Schädelbasis (Okziput-Torsion, *Universal Fault*), nach Goodheart aber auch mit Seitneigungsläsionen (*Temporal Bulge*) assoziiert.

**MERKE**

Die Differenzierung zwischen Läsionen mit kleiner und großer Amplitude ist in der Praxis nur bedingt relevant, da auch kleinamplitudige mit erheblichen myofaszialen Spannungszuständen („Duraspannung") einhergehen können. Eine großamplitudige Sakrumtorsion hätte z. B. im Unterschied zu einer kleinamplitudigen einen tiefen SIG-Sulkus. Unabhängig davon, ob eine großamplitudige Läsion traumatisch oder muskulär bedingt ist, wird sie den kraniosakralen primär respiratorischen Rhythmus negativ beeinflussen. Infolge einer primär im Becken entstandenen Läsion wird sich immer eine kleinamplitudige kraniale Läsion zeigen, ganz einfach deshalb, weil am Schädel keine großamplitudigen Läsionen vorkommen.
Mit den direkten strukturellen AK-Challenges lässt sich in den meisten Fällen nicht zwischen groß- und kleinamplitudigen Läsionen (Mobilitäts- und Motilitätsstörungen) unterscheiden. Der respiratorische Challenge erlaubt die Differenzierung nicht. Sie muss anhand von posturalen, palpatorischen und Funktionsparametern vorgenommen werden.

Im Folgenden werden (Sakrum-)Läsionen um die verschiedenen Achsen in Form von Flussdiagrammen näher beschrieben. Dies geschieht in der Reihenfolge von der strukturell ausgeprägtesten Läsion (maximale Mobilitätsstörung) bis zu einer Minimalläsion (Motilitätsstörung) des kraniosakralen primär respiratorischen Rhythmus. Die Amplitude der Läsion (oder der Grad der strukturellen Normabweichung) sagt primär nichts über die Intensität der Beschwerden aus, auch wenn tendenziell die Fehlrelationen im SIG deutlich mehr lokale und pseudoradikuläre Schmerzen bereiten. Die Schmerzintensität wird individuell sehr unterschiedlich erlebt! Neben Schmerzen können allgemeine Befindlichkeitsstörungen, neurologische, vegetative und hormonelle Störungen mit Dysfunktionen des iliosakrokokzygealen Systems assoziiert sein.

## ❸ Sakrum bilateral anterior (Nutation)

### Definition

Als Nutationsläsion bezeichnet man eine Fehlfunktion, bei der die Sakrumbasis anterior und inferior steht: Dieses „Sakrum bilateral anterior" (Goodheart 1998) ist eine makroskopische Läsion mit großer Amplitude und bilateral tiefem SIG-Sulkus. Es versteht sich von selbst, dass die individuell unterschiedliche Tiefe des Sulkus keinesfalls als diagnostisches Hauptkriterium gelten kann.

### Ursachen und Symptome

Zu den Ursachen zählen:

- Traumata, Viszeroptose und Beckenbodenschwäche
- Bänderschwäche der Ligg. sacrotuberalia, sacrospinalia und sacroiliaca posteriora
- Bilaterale Funktionsschwäche des M. gluteus maximus, die zu anteriorer Beckenkippung und zusätzlich mangelnder Stabilisierung des Sakrums nach posterior führt. Piriformis und Gluteus maximus sind bezüglich ihrer stabilisierenden Wirkung am SIG Synergisten. Infolge der bilateralen Gluteus-maximus-Hyporeaktion kann es zu hypertonen Störungen des Piriformis kommen (im Sinne einer Strain-Counterstrain-Läsion, ➤ Kap. 6.2.3)

Die Läsion ist immer mit schmerzhafter Überlastung der lumbosakralen Übergangsregion, der Ligg. sacroiliaca und der Ligg. iliolumbalia assoziiert. Letztere kann mit einer L5-Wurzelkompression einhergehen. Ein bilateral anteriores Sakrum kann eine Kategorie-3-Beckenläsion mit einseitiger S1-Symptomatik überlagern.

### Untersuchungsbefunde

In Bauchlage des Patienten zeigt sich kein Unterschied in der Beinlänge. Beide SIGs sind palpationsschmerzhaft.

Eine spondylogene Spannung und Schmerzhaftigkeit der Ligg. nuchae, die von der Protuberantia occipitalis externa bis hinunter zu C7 reichen kann (Goodheart 1998), wird über die Ligg. sacrospinalia und sacrotuberalia vermittelt (Dvorák und Dvorák 1991). Daher muss zunächst eine zervikale Dysfunktion per Palpation, TL und Challenge differenzialdiagnostisch ausgeschlossen bzw. korrigiert werden.

Meist finden sich beidseits schmerzhafte spondylogene Reflexzonen von S1 (*Dollar Sign,* ➤ Kap. 3.2.2 und ➤ Kap. 3.2.5), deren Gewebespannung und Irritation sich bei Anteriorisierung der Sakrumbasis verstärken.

Wird die Sakrumspitze nach ventral gedrückt, ergibt sich eine harte Barriere, während bei ventralem Druck auf die Sakrumbasis eine weiche Barriere wahrnehmbar ist.



### Differenzialdiagnose

Wenn diese Dysfunktionsparameter fehlen, könnte auch eine kleinamplitudige Läsion entsprechend dem primär respiratorischen Mechanismus vorliegen. Mit beiden Läsionen sind häufig bilateral hyporeaktive Hamstrings assoziiert. Diese werden durch eine gehaltene Inspiration (und evtl. zusätzliche TL) normoreaktiv (Goodheart 1970, 1972, 1991).

Die osteopathische Motilitätsprüfung ergibt keine klare differenzialdiagnostische Aussage: So kann sich eine mikroskopische Extensionsläsion typischerweise auf eine makroskopische Nutationsläsion „draufsatteln". Im Zweifelsfall sollten Sie immer von einer Nutationsläsion ausgehen, d. h. mit langen Hebeln korrigieren.

Eine Nutationsläsion des Sakrums ist ebenso wie eine kleinamplitudige Extensionsläsion mit einer Inspiration-Assist-Läsion der Schädelbasis assoziiert.

### AK-Technik

1. Therapielokalisation (TL) der SIGs (➤ Abb. 3.9):
   a. TL der SIGs ist positiv, dann zu Schritt 2 übergehen.
   b. TL der SIGs ist negativ (abhängig von der Fehlrelation zwischen Ilium und Sakrum), TL der Nackenregion ist ebenfalls negativ.
   c. Doppel-TL beider Regionen führt zu einer Indikatordysreaktion.
2. Challenge (nicht gehalten): Druck auf die Sakrumspitze nach anterior führt zur Indikatordysreaktion. Dieser Challenge kann durch eine gehaltene Inspiration aufgehoben werden. Ein gehaltener Challenge der Sakrumspitze nach anterior hebt meist eine vorhandene Hyporeaktion der Hamstrings auf.
3. Falls vorhanden, ist eine Gluteus-maximus-Hyporeaktion, auch bilateral, zu korrigieren. Ursache kann eine Fixation der oberen HWS sein. Die Folge kann ein Piriformis-Hypertonus im Sinne einer Strain-Counterstrain-Läsion sein. Der Piriformis wirkt am SIG als Synergist des Gluteus maximus.

   Behandeln Sie die muskulären Dysbalancen, die Sie tatsächlich finden, nicht immer sind diese „lehrbuchmäßig".
4. Das Reflexmuster zwischen Sakrum und Ligg. nuchae muss aufgehoben werden: Mit je einer Hand das Lig. nuchae und die oberen Sakrumpole (evtl. erst auf einer, dann auf der anderen Seite) bis zu 30 Sekunden halten und einen Release (Nachlassen der Muskelspannung, Pulsation) abwarten.

   Für diese Korrektur können bereits SOT-Blocks unter den Azetabula platziert werden.

   Die Ligg. sacrotuberalia müssen auf schmerzhafte Fehlspannungen überprüft und durch gehaltenen Kontakt korrigiert werden.

   Langhebel-Korrektur der Läsion in Bauchlage des Patienten:

   Stellen Sie sich an das Fußende der Liege. Beugen Sie beide Knie des Patienten und stabilisieren Sie die Füße mit Ihrer Brust. Während Sie die Füße in der Inspirationsphase in Richtung Gesäß drücken, hält der Patient dagegen. Tasten Sie mit den Daumen auf beiden Seiten der Sakrumbasis nach einer Relativbewegung des Sakrums gegenüber den Spinae iliacae posteriores superiores.

   Alternativ kann eine Hand auf den SIGs liegen und die andere die Unterschenkel des Patienten stabilisieren.
5. Wenn Sie durch Palpation der SIGs wissen, dass die Mobilisation dort ankommt, drücken Sie während der Inspiration die Sakrumspitze nach anterior. Das führt über die Mm. recti femoris zur Anteriorisierung der Ilia. Warten Sie, bis ein Release eintritt. Geduld!
6. Die Beinlänge muss danach gleich sein, sonst wurde nur eine Seite korrigiert. Der Challenge (wie in 2) muss anschließend negativ sein, die Hamstrings sollten normoreaktiv sein.

## ❹ Sakrum-Extensionsläsion (Inspiration-Assist Fault)

### Definition

Hierbei handelt es sich um eine mikroskopische Dysfunktion des kraniosakralen Mechanismus in Verbindung mit einer Extensionsläsion der Schädelbasis. Sie ist immer sekundärer (adaptiver) Natur, entweder Folge einer muskulär oder okklusal bedingten Schädelbasisläsion oder einer Fehlspannung im Bereich des Beckenbodens und der Ligg. sacrotuberalia bzw. sacrospinalia. Letztere stellt häufig die primäre Dysfunktion dar und muss als solche korrigiert werden. Meist liegt dann keine reine Sakrumdysfunktion, sondern eine sakrokokzygeale Dysfunktion vor.

### Ursachen und Befunde

Auch eine minimale Dysfunktion des kraniosakralen Mechanismus wirkt sich funktionell aus, da sie meist mit bilateral hyporeaktiven Hamstrings assoziiert ist, was entsprechende posturale Konsequenzen hat.

Häufig ist gerade dieser Befund bei der Korrektur von Beckenläsionen der Kategorie 1 und 2 festzustellen und dann auch eine direkte Korrektur (primär des Beckenbodens und der sakrotuberalen Ligamente) erforderlich.

Wie schon früher betont, existiert zwischen kleinamplitudigen kraniosakralen Dysfunktionen und der strukturellen Fehlrelation des „bilateral anterioren" Sakrums eine fließende Grenze. Das bedeutet, dass zunächst die hier beschriebene Korrektur mit kurzen Hebeln (ausschließlich mobilisierender Kontakt auf dem Sakrum) versucht werden kann. Je schmerzhafter der lumbosakrale Übergangsbereich und die sakroiliakalen Ligamente sind, desto eher liegt jedoch eine echte strukturelle Fehlstellung vor, die eine langhebelige Korrektur des Sakrums in Nutation erforderlich macht.

### In Bauchlage

**Befunde:**
- Beinlänge seitengleich
- Beide Sakroiliakalgelenke palpationsschmerzhaft
- Spondylogene Spannung und Schmerzhaftigkeit der Ligg. nuchae von der Protuberantia occipitalis externa bis hinunter zu C7
- Spondylogene Reflexzonen von S1 bilateral positiv („Dollar Sign"), verstärkt durch Anteriorisierung der Sakrumbasis, vermindert durch Anteriorisierung der Sakrumspitze
- Häufig mit bilateral hyporeaktiven Hamstrings assoziiert. Diese können durch gehaltene Inspiration (evtl. plus TL des Sakrums) normalisiert werden.

↓

1. Therapielokalisation
   a. TL der SIGs ist positiv, dann zu Schritt (2) gehen
   b. TL der SIGs ist negativ, TL der Nackenregion ist negativ, dann:
   c. Doppel-TL beider Regionen führt zu einer Indikatordysreaktion.

↓

2. Challenge (nicht gehalten): p.a.-Druck auf die Sakrumspitze führt zur Indikatordysreaktion.
   Gehaltener p.a.- Druck auf die Sakrumspitze normalisiert hyporeaktive Hamstrings

↓

3. *Bilaterale Dysbalancen (Hyporeaktion, Hypertonus) von Gluteus maximus und Piriformis korrigieren (Organdysfunktion?)*

↓

4. *Auf SOT-Blocks lagern; Reflexmuster zwischen Sakrum und Ligg. nuchae aufheben: Mit je einer Hand das Lig. nuchae und die oberen Sakrumpole (evtl. erst die eine, dann die andere Seite) bis zu 30 Sekunden halten und einen Release abwarten.*
   *Lig. sacrotuberale bilateral behandeln mit Monitoring der Ligg. nuchae*

↓

5. *Über Kontraktion der Rectus femoris bds. mit gebeugten Knien des Patienten die Ilia in Inspiration nach ventral mobilisieren. Nach Monitoring der Mobilisationswirkung die Sakrumspitze in Inspiration ventralisieren, während der Patient die Knie gegen Widerstand streckt.*

↓

6. Die Beinlänge muss dann gleich sein, sonst ist nur eine Seite korrigiert worden.
   Der Challenge wie in (2) muss negativ sein, die Hamstrings sollten normoreaktiv sein.

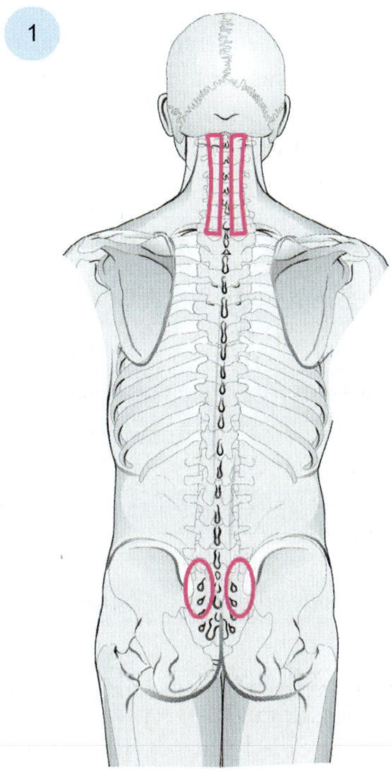


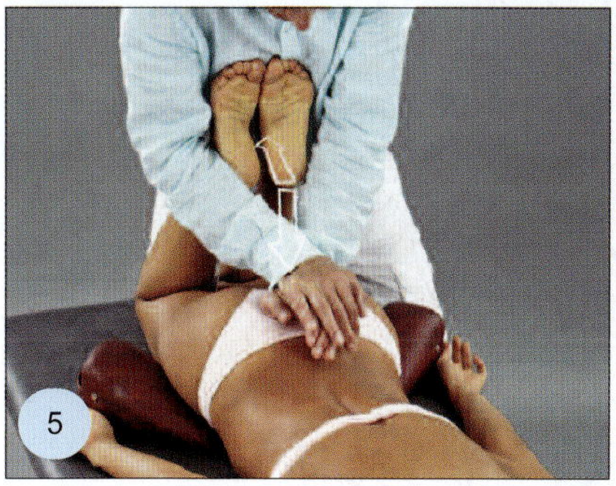


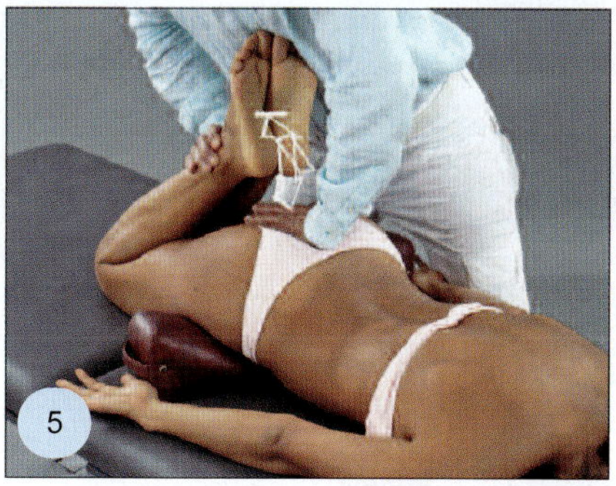


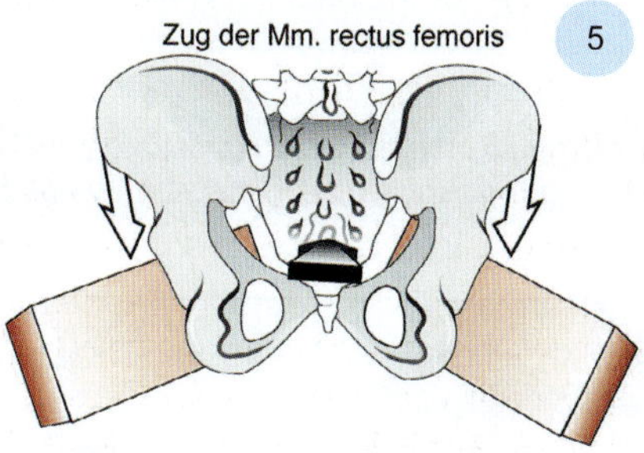


**Abb. 3.9** Flussdiagramm zur Diagnostik und Therapie einer Nutationsläsion des Sakrums (bilateral anterior und inferior)

## AK-Technik

Die Ziffern beziehen sich auf ➤ Abb. 3.10.

Häufig sind hyporeaktive Hamstrings mit der Läsion assoziiert.

1. Gehaltene Inspiration, TL des Sakrums oder ausschließlich gleichzeitige TL des Sakrums mit gehaltener Inspiration – stärkt die Hamstrings (respiratorischer Challenge mit „Fokus" auf dem Sakrum). Wenn die TL alleine die Hamstings stärkt, ändert die gehaltene Inspiration daran nichts, während gehaltene Exspiration die Hyporeaktion der Hamstrings wieder herbeiführt.
2. Gehaltener, nach anterior auf die Sakrumspitze gerichteter Druck stärkt die hyporeaktiven Hamstrings (Korrekturposition).
3. Nicht gehaltener Challenge: Druck auf die Sakrumspitze nach anterior führt zur Hyporeaktion eines normoreaktiven Indikatormuskels (Rebound-Phänomen).

Gehaltene Inspiration hebt diesen Challenge auf.

4. Palpation und Korrektur der Ligg. sacrotuberalia und des Beckenbodens (➤ Abb. 3.2b)
5. Überprüfung der Hamstrings: Sie sollten nun normoreaktiv sein, im Leertest ebenso wie bei TL des Sakrums während gehaltener Exspiration (verstärkt die ursprünglich vorhandene Extensionsläsion) und gehaltener Inspiration (verstärkt die Flexion).
6. Wenn dies nicht der Fall ist, manuell korrigieren: mit flächigem Kontakt während Inspiration des Patienten die Sakrumspitze nach anterior drücken oder mit langem Hebel korrigieren (➤ Kap. 3.2.7 ❸ und ➤ Abb. 3.9).
7. Überprüfung aller Befunde: Die Hamstrings müssen nun normoreaktiv sein. Daran sollte sich weder durch TL des Sakrums noch durch Inspiration oder Exspiration – mit gleichzeitiger TL des Sakrums – etwas ändern.

## ❺ Sakrum bilateral posterior (Kontranutation)

### Definition und Ursachen

Als Kontranutationsläsion bezeichnet man es, wenn die Sakrumbasis posterior und superior steht: Sakrum bilateral posterior. Dabei handelt es sich um eine makroskopische Läsion mit großer Amplitude und bilateral flachem SIG-Sulkus. Wegen der individuell unterschiedlichen Tiefe des Sulkus ist dieses palpatorische Kriterium wenig aussagekräftig.

hyporeaktive Hamstrings
↓
1. TL und respiratorischer Challenge: Hamstrings werden normoreaktiv durch Inspiration, durch TL des Sakrums oder TL ses Sakrums und Inspiration.
↓
2. Gehaltener Challenge des Sakrums in Flexion stärkt hyporeaktive Hamstrings
↓

normoreaktiver Indikatormuskel
↓
3. Nicht gehaltener (Rebound-)Challenge: Sakrumspitze nach ventral, kranial, evtl. etwas in Torsion drücken, führt zu Hyporeaktion eines normoreaktiven Indikatormuskels.
↓

4. Palpation und Korrektur der Ligg. sacrotuberalia bds. (Abb. 3.2d)
↓
5. Hamstrings normoreaktiv? Exspiration oder Inspiration, auch zusammen mit TL des Sakrums, prüfen
↓

Hamstrings nicht normoreaktiv, Änderung durch Atemphasen und TL wie in (1)
↓
*6. Mit flächigem Kontakt während Inspiration des Patienten die Sakrumspitze nach anterior drücken, mit oder ohne Blocklagerung*
↓
7. Erneute Überprüfung: Hamstrings normoreaktiv? Exspiration oder Inspiration, auch zus. mit TL des Sakrums, prüfen

normoreaktive Hamstrings, keine Änderung: Korrektur komplett

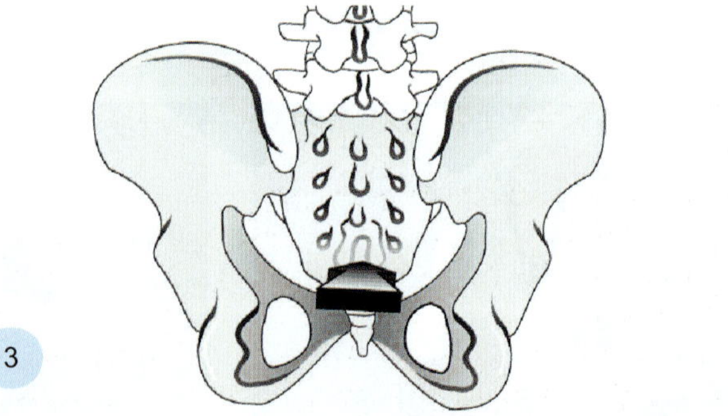

3

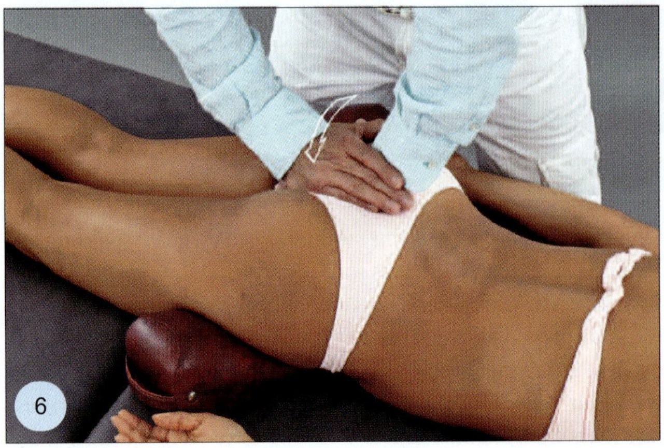

6

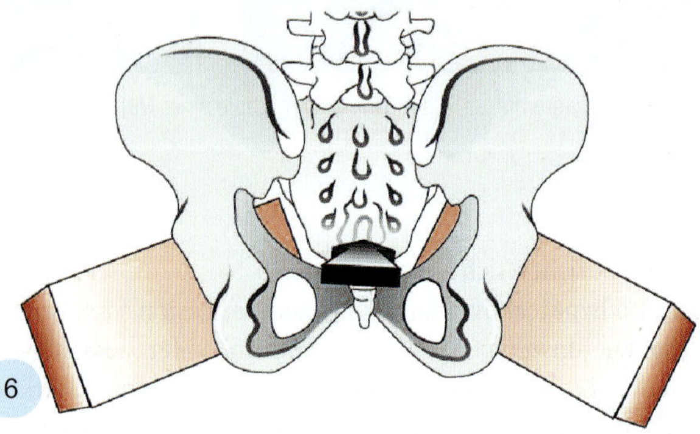

6

**Abb. 3.10** Flussdiagramm zur Diagnostik und Therapie einer Sakrum-Extensionsläsion (Inspiration-Assist-Läsion)

Wenn Sie die Sakrumbasis nach ventral drücken, ergibt sich eine harte Barriere, wenn Sie die Sakrumspitze nach anterior drücken, ist die Barriere weicher. Die spondylogenen Reflexzonen von S1 (*Dollar Sign*, ➤ Kap. 3.2.2 und ➤ Kap. 3.2.5) sind meist schmerzhaft, da sich Gewebespannung und Irritation bei Posteriorisierung der Sakrumbasis durch Druck auf die Sakrumspitze noch verstärken.

Wenn diese Zeichen fehlen, zugleich aber Parameter einer Funktionsstörung wie bilateral hyporeaktive Hamstrings vorhanden sind, die durch eine gehaltene Exspiration (und evtl. zusätzliche TL) normoreaktiv werden (Goodheart 1970, 1972, 1991), könnte auch eine kleinamplitudige Läsion entsprechend dem primär respiratorischen Mechanismus zugrunde liegen. Die Motilitätsprüfung der Osteopathie erlaubt keine klare Abgrenzung: Mikroskopische Flexionsläsionen können makroskopische Kontranutationsläsionen überlagern: Wenn die Mobilität eingeschränkt ist, gilt das meist auch für die Motilität. Im Zweifelsfall wird daher auch die kleinamplitudige Läsion wie eine Sakrum-Kontranutation mit langen Hebeln korrigiert.

> Durch die Korrektur einer Kontranutationsläsion können sich zuweilen die mit einer L5/S1-Listhesis (Wirbelgleiten) assoziierten Symptome verbessern. Auch wenn nicht zwingend eine Fehlrelation von Sakrum und Ilium vorliegen muss, kann L5 durch die relativ anteriore Position der Ilia über die Ligg. iliolumbalia anteriorisiert werden. Im Zweifelsfall hilft der Challenge der AK weiter; ein Therapieversuch ist immer angezeigt.

Die Läsion ist sehr viel seltener als die Nutationsläsion und wird von Goodheart (1998) nicht erwähnt. Mögliche Ursachen können ein bilateraler Hyporeaktion des M. piriformis sein. Dabei kann der Gluteus maximus bilateral einen Hypertonus im Sinne einer Strain-Counterstrain-Läsion haben. Behandeln Sie die muskulären Dysbalancen, die Sie finden!

### Befunde

Die Beinlänge ist in Bauchlage gleich. Beide SIGs sind palpationsschmerzhaft.

Neben einer spondylogenen Spannung über die Ligg. sacrospinalia und sacrotuberalia (Dvorák und Dvorák 1991) liegt meist Schmerzhaftigkeit der Ligg. nuchae von der Protuberantia occipitalis externa bis hinunter zu C7 vor. Eine zervikale Dysfunktion muss per Palpation, TL und Challenge ausgeschlossen bzw. vorher korrigiert werden. Bilateral hyporeaktive Hamstrings sind häufig mit dieser Läsion assoziiert.

### AK Technik

1. Therapielokalisation (➤ Abb. 3.11)
   a. TL der SIGs ist positiv, dann zu Schritt 2 übergehen.
   b. TL der SIGs ist negativ, TL der Nackenregion ist negativ.
   c. Doppel-TL beider Regionen führt zu einer Indikatordysreaktion.
2. Challenge (nicht gehalten): Anteriorer Druck auf die Sakrumbasis führt zur Indikatordysreaktion.
3. Piriformis-Dysfunktion und Gluteus-maximus-Dysfunktion, wie gefunden, korrigieren.
4. Reflexmuster zwischen Sakrum und Ligg. nuchae aufheben: Mit je einer Hand das Lig. nuchae und die oberen Sakrumpole (evtl. erst die eine, dann die andere Seite) bis zu 30 Sekunden halten und einen Release (Nachlassen der Muskelspannung, Pulsation) abwarten.
5. In Bauchlage SOT-Blocks unter die Ilia schieben, die Sakrumbasis nach anterior manipulieren oder mit Atemunterstützung (Exspiration) mobilisieren.
6. Wenn die Beinlänge danach nicht gleich ist, wurde nur eine Seite korrigiert. Der Challenge (wie in 2) muss negativ, die Hamstrings müssen normoreaktiv sein.

## ❻ Sakrum-Flexionsläsion (Expiration-Assist Fault)

### Definition

Diese kleinamplitudige Dysfunktion des kraniosakralen Mechanismus ist mit einer Flexionsläsion der Schädelbasis assoziiert. Wie die Extensionsläsion ist sie immer Folge von Störungen des Beckenbodens, der Ligg. sacrotuberalia oder aber absteigend durch primäre kraniomandibuläre Dysfunktionen etc. bedingt. Diese Störungen müssen primär behandelt werden.

### Befunde und Korrektur

Bilateral hyporeaktive Hamstrings können mit einer Sakrum-Flexionsläsion assoziiert sein, was zu entsprechenden posturalen Konsequenzen führt. Die Ziffern beziehen sich auf ➤ Abb. 3.12.

1. Gehaltene Exspiration: TL des Sakrums, in manchen Fällen nur mit gleichzeitig gehaltener Exspiration, stärkt die Hamstrings.
2. Gehaltener Challenge: Wenn Sie die Sakrumbasis in Extension drücken, werden die hyporeaktiven Hamstrings normoreaktiv.
3. Nicht gehaltener Challenge: Druck auf die Sakrumbasis nach anterior führt zur Hyporeaktion eines normoreaktiven Indikatormuskels (Rebound-Phänomen).
4. Palpation und Korrektur der Ligg. sacrotuberalia und des Beckenbodens (➤ Abb. 3.2d)
5. Überprüfung der Hamstrings: Sie sollten nun normoreaktiv sein, im Leertest ebenso wie bei TL des Sakrums sowie mit gehaltener Inspiration (verstärkt die ursprünglich vorhandene Flexionsläsion) oder Exspiration, auch bei gleichzeitiger TL.
6. Wenn dies nicht der Fall ist, manuell korrigieren: Drücken Sie die Sakrumbasis mit flächigem Kontakt während der Exspiration des Patienten nach anterior. Dabei können die Ilia auf SOT-Blocks unter den SIAS gelagert werden (➤ Abb. 3.12).
7. Überprüfung aller Befunde: Die Hamstrings müssen normoreaktiv sein; daran darf sich weder durch TL des Sakrums noch durch Exspiration oder Inspiration etwas ändern.

Es ist leicht zu erkennen, dass die Korrekturmechanik bei der Sakrum-Flexionsläsion und der Kontranutationsläsion prinzipiell identisch ist. Eine Flexionsläsion (Mikroläsion) wird aber nicht mit Impuls manipuliert, da keine Fehlrelation zwischen Sakrum und Ilia vorliegt. Ob sich die Kontranutationsläsion mit sanfter Mobilisation in Exspiration erfolgreich korrigieren lässt, muss in jedem Einzelfall überprüft werden.

### In Bauchlage

**Befunde:**
- Beinlänge gleich
- Beide Sakroiliakalgelenke palpationsschmerzhaft
- Spondylogene Spannung und Schmerzhaftigkeit der Ligg. nuchae von der Protuberantia occipitalis externa bis hinunter zu C7
- Spondylogene Reflexzonen S1 bilat. positiv („Dollar Sign"), verstärkt durch Anteriorisierung der Sakrumspitze, vermindert durch Anteriorisierung der Sakrumbasis
- Bilateral hyporeaktive Hamstrings sind häufig assoziiert und können dann durch gehaltene Inspiration (evtl. plus TL des Sakrums) normalisiert werden.

↓

1. Therapielokalisation
   a. TL der SIGs ist positiv, dann zu Schritt (2) gehen.
   b. TL der SIGs ist negativ, TL der Nackenregion ist negativ
   c. Doppel-TL beider Regionen führt zu einer Indikatordysreaktion.

↓

2. Challenge (nicht gehalten): P.a.-Druck auf die Sakrumbasis führt zur Indikatordysreaktion. Gehaltener anteriorer Druck auf die Sakrumbasis normalisiert hyporeaktive Hamstrings.

↓

3. *Bilaterale Dysbalancen (Hyporeaktion, Hypertonus) von Piriformis und Gluteus maximus korrigieren (Organdysfunktion?)*

↓

4. *Auf SOT-Blocks lagern; Reflexmuster zwischen Sakrum und Ligg. nuchae aufheben: Mit je einer Hand das Lig. nuchae und die oberen Sakrumpole (evtl. erst die eine, dann die andere Seite) bis zu 30 Sekunden lang halten und einen Release abwarten. Lig. sacrotuberale bilateral behandeln mit Monitoring der Ligg. nuchae*

↓

5. *In Bauchlage die Ilia mit SOT-Blocks unterstützen, die Sakrumbasis nach anterior manipulieren (a) oder mit Respirationshilfe (Exspiration) mobilisieren (b)*

↓

6. Die Beinlänge muss dann gleich sein, sonst ist nur eine Seite korrigiert worden. Der Challenge wie in (2) muss negativ sein, die Hamstrings müssen normoreaktiv geworden sein.

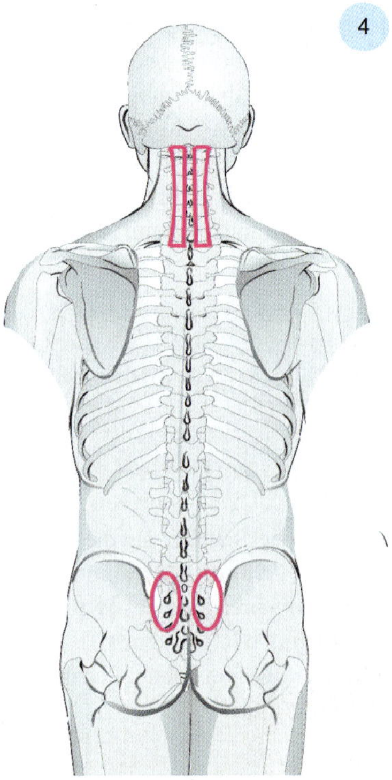


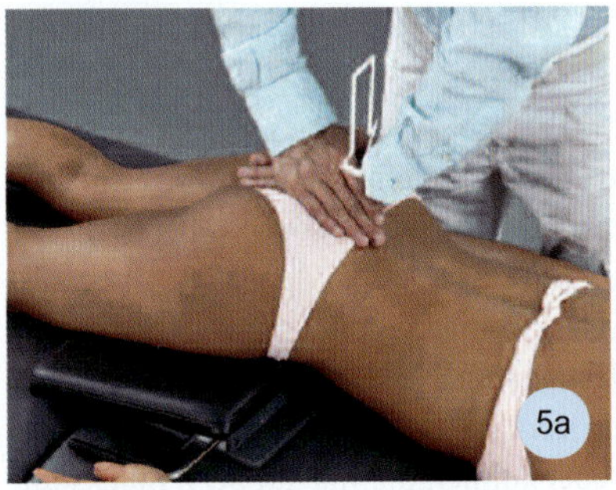


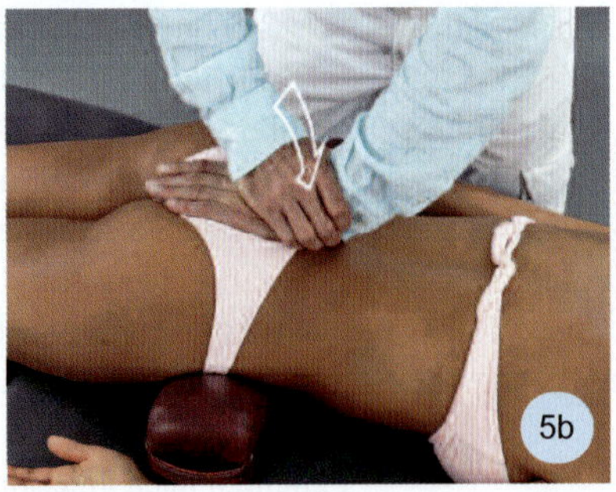


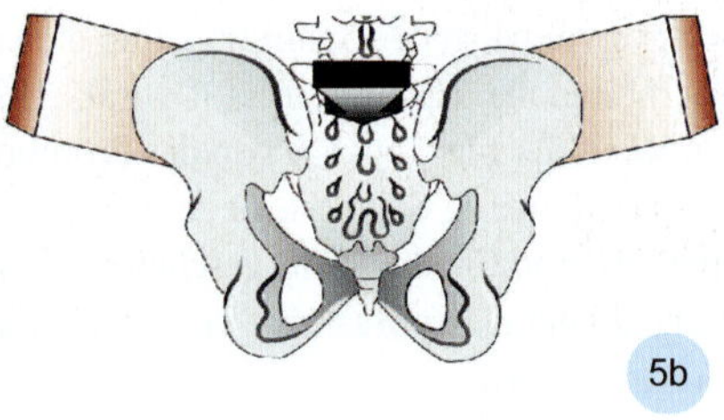


**Abb. 3.11** Flussdiagramm zur Diagnostik und Therapie einer Kontranutationsläsion (Sakrum bilateral posterior)

## ❼ Sakrumtorsion unilateral anterior

### Definition

Torsion um die rechte (von rechts kranial nach links kaudal) oder linke (von links kranial nach rechts kaudal) schräge Achse. Goodheart (1998) beschrieb die Läsion als „Oblique Sacrum".

Bei einer *Linkstorsion* des Sakrums um die linke schräge Achse (LL) entsteht ein tiefer Sulkus zwischen SIPS und Sakrumbasis rechts. Hier wird von einem rechts-anterioren Sakrum (**Sakrum RA**) gesprochen, was die Nomenklatur und das Konzept wesentlich vereinfacht, da die Relation zwischen Ilium und Sakrum praktisch dieselbe ist wie bei einem Ilium rechts-posterior. Ob über das Ilium oder das Sakrum korrigiert werden muss, entscheidet der Challenge: Üblicherweise wird er bei positivem SIG-Test (Hipdrop, Vorlauf) zunächst über das Ilium angebracht, und wenn dieser Challenge negativ ist, über das Sakrum. Dabei ist L5 bei Sakrum RA meist rechts rotiert und nach links geneigt.

hyporeaktive Hamstrings

1. TL und respiratorischer Challenge: Hamstrings werden normoreaktiv durch gehaltene Exspiration, durch TL des Sakrums oder TL des Sakrums und Exspiration.

2. Gehaltener Challenge des Sakrums in Extension (Druck auf die Basis) stärkt hyporeaktive Hamstrings.

normoreaktiver Indikatormuskel (NIM)

3. Nicht gehaltener (Rebound-)Challenge: Sakrumbasis nach ventral drücken, das führt zur Hyporeaktion eines normoreaktiven Indikatormuskels.

4. Palpation und Korrektur der Ligg. sacrotuberalia bds.

5. Hamstrings normoreaktiv? Inspiration oder Exspiration, auch zusammen mit TL des Sakrums, prüfen

Hamstrings nicht normoreaktiv, Änderung durch Atemphasen und TL wie in (2)

6. *Mit flächigem Kontakt während Exspiration des Patienten die Sakrumbasis nach anterior drücken, mit oder ohne Blocklagerung*

7. Erneute Überprüfung: Hamstrings normoreaktiv? Inspiration oder Exspiration, auch zusammen mit TL des Sakrums, prüfen

normoreaktive Hamstrings, keine Änderung: Korrektur komplett

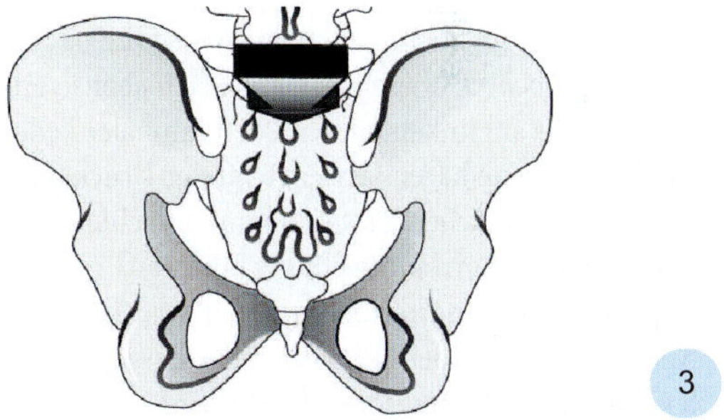


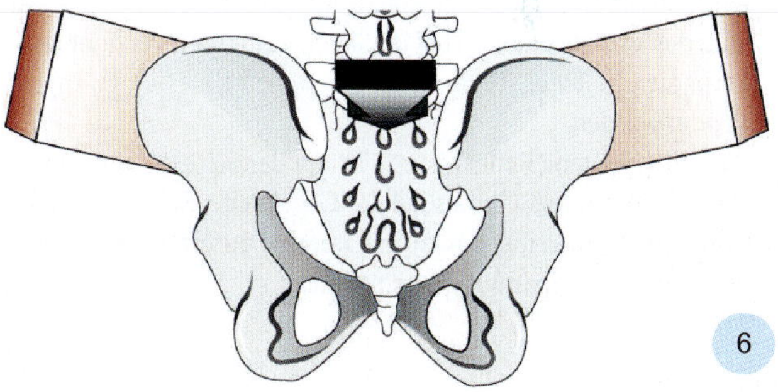


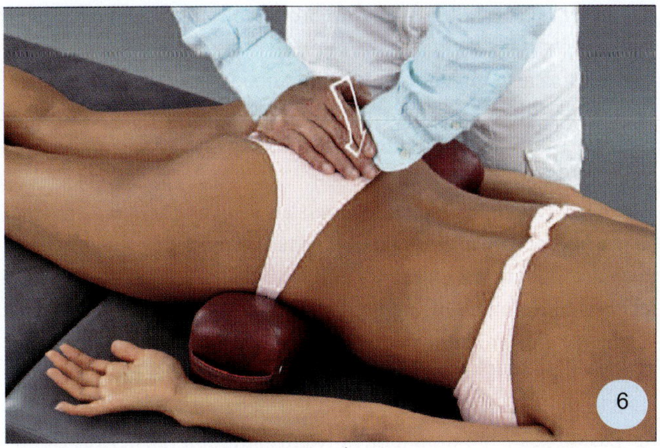


**Abb. 3.12** Flussdiagramm zur Diagnostik und Therapie einer Sakrum-Flexionsläsion (Expiration-Assist-Läsion)

Bei einer *Rechtstorsion* um die rechte schräge Achse (RR) steht das Sakrum links-anterior (**Sakrum LA**). Dabei entsteht ein tiefer Sulkus zwischen SIPS und Sakrumbasis links (Ward et al. 2003). L5 ist meist links rotiert und nach rechts geneigt (➤ Abb. 3.13).

## Ursachen und Symptome

Mögliche Ursachen sind:

- Traumata
- Dysbalancen des Beckenbodens und der Ligg. sacrotuberalia und sacrospinalia
- Störungen der Organe des kleinen Beckens, insbesondere der sagittalen Platte der Ligg. pubo-vesico-utero-recto-sacralia (➤ Abb. 5.66)
- Fehlspannungen des Beckenbodens bei chronischer Prostatitis bzw. Prostatareizung
- Schwäche des linken Gluteus maximus, Spasmus des linken Piriformis (LA)
- Schwäche des rechten Gluteus maximus, Spasmus des rechten Piriformis (RA)

Ähnlich wie bei einer entsprechenden Ilium-Läsion (Ilium posterius) stehen pseudoradikuläre Beschwerden aus dem SIG-Bandapparat im Vordergrund, die ins Gesäß oder in die Hüfte, teilweise auch in die Leiste ausstrahlen. Die Dysfunktion muss bei Störungen des lumbosakralen Übergangs inkl. Bandscheibenläsionen ebenso ausgeschlossen bzw. korrigiert werden wie im Rahmen von urogenitalen Behandlungen.

### Untersuchungsbefunde

- Beckenschiefstand: Läsionsseite steht tiefer.
- Im Stehen positiver Hipdrop-Test, meist hypomobil auf der Läsionsseite
- Vorlaufphänomen im Sitzen wie im Stehen positiv (unsicheres Zeichen zur Differenzierung von Ilium- und Sakrumläsionen)
- In Bauchlage (und in Rückenlage) ist das Bein auf der Läsionsseite funktionell kürzer.
- SIG-Sulkus auf der betroffenen Seite tiefer, unterer Sakrumpol (inferiorer lateraler Winkel, ILA) kontralateral höher: Auch wenn es ein unsicheres Zeichen ist, unterscheidet sich diese Läsion dadurch von einer Ilium-posterius-Läsion.
- Dabei zeigen sich folgende Barrieren (Beispiel: Sakrum RA bzw. Linkstorsion um die linke schräge Achse [LL]): Bei anteriorem Druck am rechten oberen Pol findet sich ebenso eine weichere Barriere wie am linken oberen Pol („lumbaler Federungstest negativ"). Auf eine harte Barriere trifft der Druck am linken unteren Pol: Der Knochen lässt sich immer leichter in die Läsion hinein als in die Korrekturrichtung bewegen.
- Lumbaler Federungstest negativ, d. h. man spürt ein federndes Nachgeben, wenn der lumbosakrale Übergang mit den Handballen federnd nach anterior gedrückt wird.
- Sphinx-Test (lumbosakrale Hyperextension durch Abstützen auf den Ellenbogen in Bauchlage) negativ: Die SIG-Sulci werden symmetrischer (Ward et al. 2003). Auf diesen Test und die Prüfung des Vorlaufphänomens im Sitzen kann man verzichten, wenn die Challenge-Techniken der Applied Kinesiology angewendet werden.
- Die spondylogene Reflexzone S1 ist auf der Seite des anterioren Sakrums schmerzhafter als auf der Gegenseite. Bei gehaltenem Druck (nach anterior) am kontralateralen unteren Sakrumpol reduzieren sich Spannung und Schmerz.

### AK-Technik

1. Therapielokalisation: Sie ist in der Regel positiv auf der Seite des positiven Vorlaufphänomens. Wenn sie negativ ist, TL der Ligg. nuchae ipsilateral durchführen. Diese ist in der Regel negativ, Doppel-TL am SIG und gleichseitigen Lig. nuchae wird aber meist positiv. Auf die TL kann allerdings bei Vorliegen der o. g. Befunde verzichtet werden. Besser ist immer der folgende Challenge geeignet:
2. Challenge (nicht gehalten): Anteriorer Druck auf den unteren Sakrumpol – kontralateral des tiefen Sulkus bzw. der Symptomseite – führt zur Indikator-Hyporeaktion (➤ Abb. 3.13).
3. Dysfunktionen (Hyporeaktion und Hypertonus) von Piriformis und Gluteus maximus bds. korrigieren.
4. Die Symptomseite des Patienten liegt oben. Das unten befindliche Bein ist in Hüfte und Kniegelenk ca. 45° gebeugt. Die untere Schulter ist maximal nach ventral, die obere maximal nach dorsal gerichtet. Das oben befindliche Bein hängt möglichst weitgehend (in Hüfte und Knie) gestreckt frei über die Liege.

   Halten Sie den Patienten an der oberen Schulter, während Sie mit der kaudalen Hand die Bewegung im oberen Sakrumpol erfassen. Der Patient soll nun den hängenden Fuß gegen Ihr Bein nach oben und die obere Schulter nach vorn drücken. Lassen Sie ihn drei Sekunden anspannen und dann entspannen. Wenn die Bewegung nicht am oberen anterioren Sakrumpol ankommt, ändern Sie den Beugungswinkel der Hüften. Sie können jetzt mit der Hand am Sacrum auch versuchen, den liegennahen unteren Sakrumpol zu stabilisieren.

   *Anmerkung:* Gegenüber der klassischen osteopathischen Technik, die auf Mitchell zurückgeht (Ward et al. 2003), die den muskulären Mechanismus als „unbekannt" beschreibt, befindet sich die obere Schulter bei der hier beschriebenen modifizierten Technik für die anteriore Sakrumtorsion dorsal. Die Wirbelsäulenrotation führt über L5 zu einer direkten Korrektur der Sakrumtorsion mittels muskulärer Anspannung über die Schulter. Die Muskelanspannung bei der Abduktion des Beines kann über den M. gluteus maximus das Sakrum posteriorisieren, in der beschriebenen Position klafft das SIG ein wenig auf.
5. Nach der Korrektur müssen Challenge und TL negativ, die Beinlänge gleich sein.

## ❽ Sakrum unilateral in Nutation (anterior)

Bei dieser Läsion mit großer Amplitude und unilateral tiefem SIG-Sulkus steht der kontralaterale untere Sakrumpol nicht posterior, es handelt sich also nicht um eine echte Torsion um die schräge Achse (Ward et al. 2003, Goodheart 1998). Die Hamstrings können einseitig hyporeaktiv sein und durch gehaltene Inspiration (und evtl. zusätzliche TL) normoreaktiv werden.

Auf der Gegenseite der anterioren Sakrumbasis zeigen sich ebenso wie bei der Sakrumtorsion eher selten entsprechende Symptome, doch der Palpationsbefund der unteren Sakrumpole ist starken subjektiven Störeinflüssen unterworfen. Da sich weder der gehaltene Challenge mit Palpation der spondylogenen Reflexzone noch der nicht gehaltene Challenge der Applied Kinesiology unterscheiden, wird diese Läsion hier nicht gesondert behandelt. Dasselbe gilt für die Läsion „Sakrum unilateral in Kontranutation (posterior)".

## ❾ Sakrumtorsion unilateral posterior

### Definition

Es handelt sich um eine Torsion des Sakrums um die rechte (von rechts kranial nach links kaudal) oder linke (von links kranial nach rechts kaudal) schräge Achse:

Bei der *Linkstorsion* um die rechte schräge Achse (LR) entsteht ein flacher Sulkus zwischen SIPS und Sakrumbasis links. Die Sakrumbasis steht links-posterior (**Sakrum LP**), was grundsätzlich derselben Fehlrelation wie beim „Ilium anterius links" entspricht. Dass der untere Sakrumpol typischerweise rechts-anterior steht,

**Definition**
**Torsion** um die rechte (von rechts kranial nach links kaudal) oder linke (von links kranial nach rechts kaudal) schräge Achse:
- Sakrumtorsion rechts anterior **(RA)**:
  Linkstorsion um die linke schräge Achse **(LL)**
- Sakrumtorsion links anterior **(LA)**:
  Rechtstorsion um die rechte schräge Achse **(RR)**

↓

**Befunde**
- Becken tief auf Läsionsseite
- SIG-Funktionstests positiv
- SIG-Sulkus auf der betroffenen Seite tiefer, unterer Sakrumpol (ILA) kontralateral weiter posterior
- Bein auf der Läsionsseite funktionell kürzer
- Lumbaler Federungstest negativ, härtere Barriere am kontralateralen unteren Pol; Sphinx-Test negativ
- S1-Irritationszone entspannt bei Druck auf den kontralateralen unteren Sakrumpol

↓

1. Therapielokalisation ist in der Regel positiv auf der Seite des positiven Vorlaufphänomens. Wenn negativ: Doppel-TL an ipsilateralem Lig. nuchae und SIG

↓

2. Challenge (nicht gehalten): P.a.-Druck auf den unteren Sakrumpol kontralateral des tiefen Sulkus führt zu Indikator-Hyporeaktion.

↓

3. *Piriformis und Gluteus maximus bds. korrigieren*

↓

4. *Korrektur in Seitenlage: s. Fotos*

↓

5. Challenge und TL sowie die orthopädischen Befunde (s.o.) müssen nach Korrektur negativ sein.

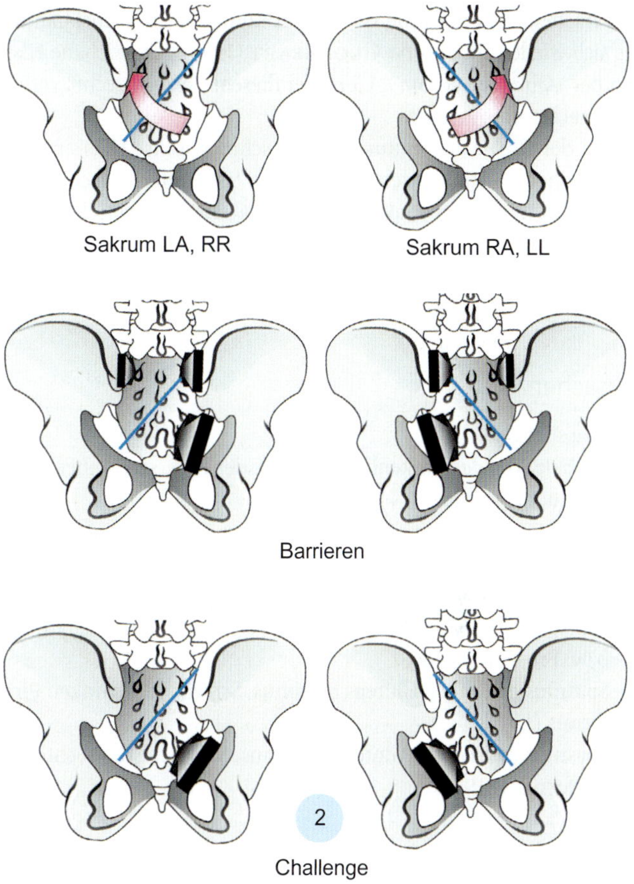


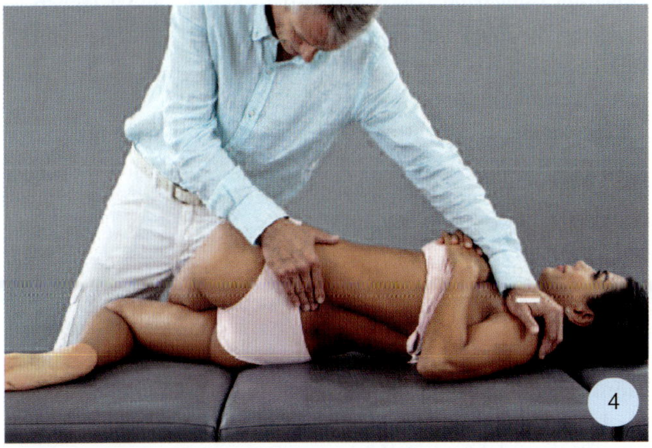


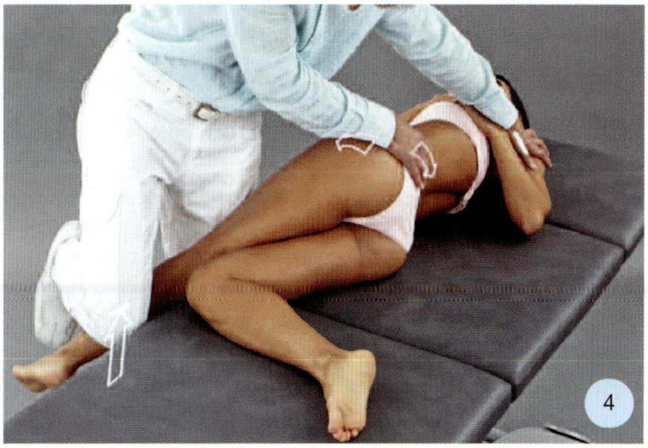


**Abb. 3.13** Flussdiagramm zur Diagnostik und Therapie einer Sakrumtorsion unilateral anterior („Oblique Sacrum")

unterscheidet diese Läsion von der des Iliums. Auch hierbei handelt es sich wieder um die von Goodheart (1998) beschriebene Läsion des „Oblique Sacrum“. L5 ist bei diesem Beispiel rechts rotiert und nach rechts geneigt.

Bei der *Rechtstorsion* um die linke schräge Achse (RL) entsteht ein flacher Sulkus zwischen SIPS und Sakrumbasis rechts. Das rechts-posteriore (**RP**) Sakrum (Ward et al. 2003) entspricht derselben Fehlrelation wie beim „Ilium anterius rechts“. Der untere Sakrumpol steht typischerweise links-anterior. L5 ist dabei links rotiert und nach links geneigt.



## Ursachen

- Traumata
- Dysbalancen des Beckenbodens sowie der Ligg. sacrotuberalia und sacrospinalia
- Störungen der Organe des kleinen Beckens, insbesondere der sagittalen Platte der Ligg. pubo-vesico-utero-recto-sacralia (➤ Abb. 5.66)
- Fehlspannungen des Beckenbodens bei chronischer Prostatitis bzw. Prostatareizung
- Spasmus des linken Gluteus maximus, Schwäche des linken Piriformis (LP)
- Spasmus des rechten Gluteus maximus, Schwäche des rechten Piriformis (RP)

## Symptome und Befunde

Ähnlich wie bei einer entsprechenden Ilium-Läsion (Ilium anterius) stehen pseudoradikuläre Beschwerden aus dem SIG-Bandapparat im Vordergrund, die ins Gesäß oder in die Hüfte ausstrahlen. Diese Dysfunktion muss bei Störungen des lumbosakralen Übergangs inkl. Bandscheibenläsionen ebenso ausgeschlossen bzw. korrigiert werden wie im Rahmen von urogenitalen Behandlungen.

- Positives Vorlaufphänomen im Sitzen und im Stehen auf der Seite des flachen Sulkus (unsicheres Zeichen zur Differenzierung von Ilium- und Sakrumläsionen)
- Beckenschiefstand: Hochstand auf der Läsionsseite
- Im Stehen positiver Hipdrop-Test
- SIG-Sulkus auf der betroffenen Seite flacher, unterer Sakrumpol (ILA) kontralateral tiefer
- Lumbaler Federungstest (Druck auf die beiden oberen Sakrumpole nach anterior) auf der Seite des flachen Sulkus positiv: Die Läsionsseite weist eine härtere Barriere bei Druck nach anterior auf.
- Sphinx-Test: (lumbosakrale Hyperextension) positiv: Die SIG-Sulci bleiben asymmetrisch oder die Differenz wird sogar betont (Ward et al. 2003).
- Die spondylogene Reflexzone S1 ist auf der Seite des posterioren Sakrums schmerzhafter als auf der Gegenseite. Bei gehaltenem Druck (nach anterior) am posterioren oberen Sakrumpol lassen Spannung und Schmerz nach.

Auf die beiden letzten Tests und die Prüfung des Vorlaufphänomens im Sitzen kann man verzichten, wenn die Challenge-Techniken der Applied Kinesiology angewendet werden.

## AK-Technik

1. Therapielokalisation: Sie ist in der Regel positiv auf der Seite des positiven Vorlaufphänomens. Wenn sie negativ ist, TL der Ligg. nuchae ipsilateral durchführen. Diese ist in der Regel negativ, eine Doppel-TL am SIG und gleichseitigen Lig. nuchae aber meist positiv. Auf die TL kann bei Vorliegen der o. g. Befunde verzichtet werden. Besser geeignet ist immer der folgende Challenge (➤ Abb. 3.14):
2. Challenge (nicht gehalten): Auf der Seite des flachen Sulkus führt Druck nach anterior am oberen Sakrumpol zur Hyporeaktion des Indikatormuskels.
3. Dysbalancen (Hyporeaktion und Hypertonus) von Piriformis und Gluteus maximus korrigieren.
4. Korrektur in Seitenlage: Die Symptomseite des Patienten liegt oben. Die untere Schulter ist maximal nach dorsal, die obere maximal nach ventral gerichtet. Die Beine sind mindestens 90° gebeugt, die Unterschenkel hängen parallel über die Liege. Wenn Sie sich am Fußende der Liege zum Patienten hingewandt hinsetzen, können Sie mit Ihrem Oberschenkel die Oberschenkel des Patienten unterstützen, sodass ein evtl. schmerzhaftes Aufliegen auf der Liegenkante vermieden wird.

   Mit der kopfwärtigen Hand ertasten Sie die Bewegung im oben liegenden oberen Sakrumpol. Fordern Sie den Patienten auf, die Füße nach oben zu drücken, was eine Innenrotation in der oben befindlichen Hüfte induziert. Ab einer Hüftflexion von ca. 100° (und wenn möglich mehr) kann dabei die Spannung des M. piriformis das Sakrum einseitig ventralisieren. Während Sie den Patienten 3 Sekunden lang anspannen und dann entspannen lassen, achten Sie darauf, ob die Bewegung am oberen Sakrumpol ankommt. Wenn dies nicht der Fall ist, verändern Sie die Beugungswinkel der Hüften (meist mehr Beugung).

   Das Reflexmuster zwischen Sakrum und Ligg. nuchae kann nach Goodheart so aufgehoben werden: Mit je einer Hand das Lig. nuchae und den oberen Sakrumpol bis zu 30 Sekunden halten und einen Release (Nachlassen der Muskelspannung, Pulsation) abwarten. Die Korrektur in Seitenlage ist jedoch so wirksam, dass man praktisch immer auf diese „Energietechnik“ verzichten kann.

   Als weitere Option können Sie das Sakrum auf der Läsionsseite am oberen Pol nach ventral manipulieren oder in Exspiration mobilisieren. Dieses Verfahren ist jedoch nicht immer ausreichend wirksam, da die muskulären Dysbalancen nur bedingt korrigiert werden.

   *Anmerkung:* Mit der hier beschriebenen Technik für das unilateral posteriore Sakrum werden in der klassischen osteopathischen Literatur unilateral anteriore Läsionen des Sakrums korrigiert (Ward et al. 2003). Der muskuläre Mechanismus gilt als „unbekannt“ (Ward et al. 2003). Die Wirbelsäulenrotation bei der hier beschriebenen Vorgehensweise bewirkt eine direkte Korrektur von RP- (RL-) und LP- (LR-)Läsionen: Das posteriorisierte Sakrum wird anteriorisiert. Für Ward et al. (2003) liegt der Fokus hierbei auf der begleitenden L5-Läsion.
5. Challenge und TL (wie oben) müssen nach der Korrektur negativ ausfallen, die Beinlänge sollte gleich und die SIG-Funktionstests normalisiert sein.

**Definition**
**Torsion** um die rechte (von rechts kranial nach links kaudal) oder linke (von links kranial nach rechts kaudal) schräge Achse:
- Sakrumtorsion rechts posterior **(RP)**:
  Rechtstorsion um die linke schräge Achse **(RL)**
- Sakrumtorsion links posterior **(LP):**
  Linkstorsion um die rechte schräge Achse **(LR)**

↓

**Befunde**
- Becken hoch auf Läsionsseite
- SIG-Funktionstests positiv
- SIG-Sulkus auf der betroffenen Seite flacher, unterer Sakrumpol (ILA) kontralateral weiter anterior
- Bein auf der Läsionsseite funktionell länger
- Lumbaler Federungstest positiv, härtere Barriere am oberen Pol der Läsionsseite
- S1-Irritationszone entspannt bei Druck auf den oberen Sakrumpol der Läsionsseite

↓

1. Therapielokalisation ist in der Regel positiv auf der Seite des positiven Vorlaufphänomens.
Wenn negativ: Doppel-TL an ipsilateralem Lig. nuchae und SIG

↓

2. Challenge (nicht gehalten): P.a.-Druck auf den oberen Sakrumpol auf der Seite des flachen Sulkus führt zu Indikator-Hyporeaktion.

↓

3. *Piriformis und Gluteus max. bds. korrigieren*

↓

4. *Korrektur in Seitenlage: s. Fotos;*
*alternativ nach anterior gerichtete Impulsmanipulation*

↓

5. Challenge und TL sowie die orthopädischen Befunde (s.o.) müssen nach Korrektur negativ sein.

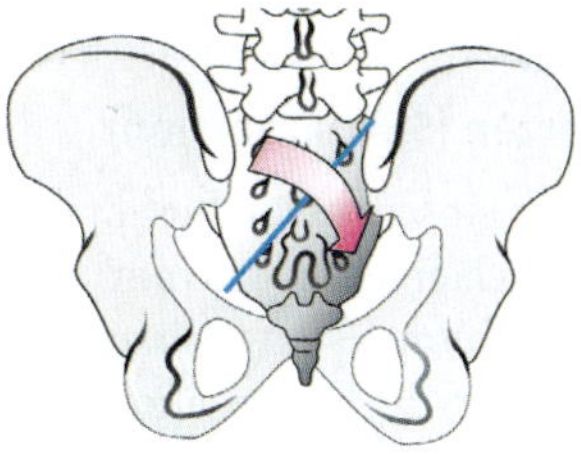

Sakrum LP, LR

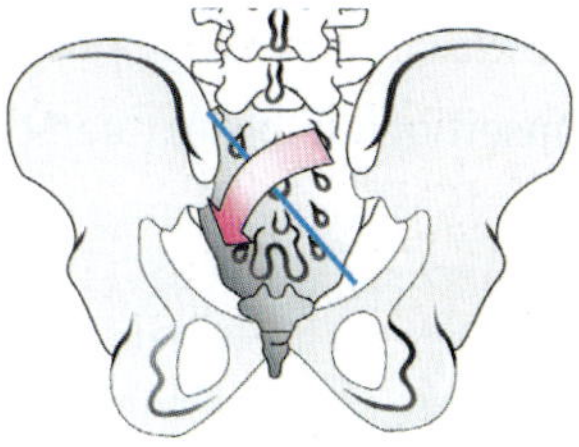

Sakrum RP, RL

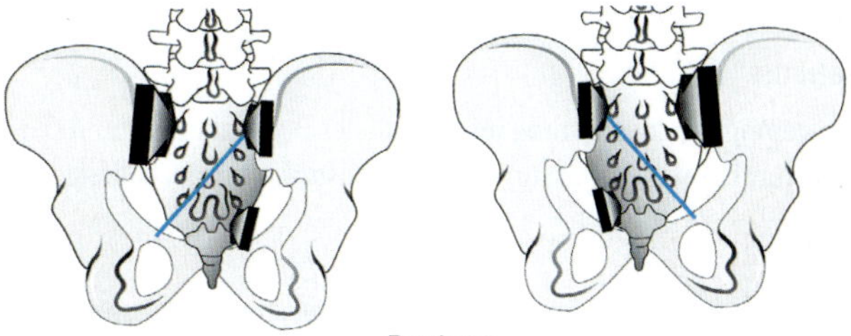

Barrieren

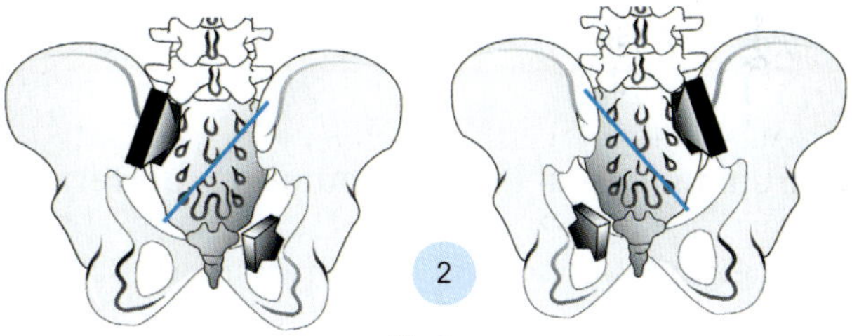


Challenge

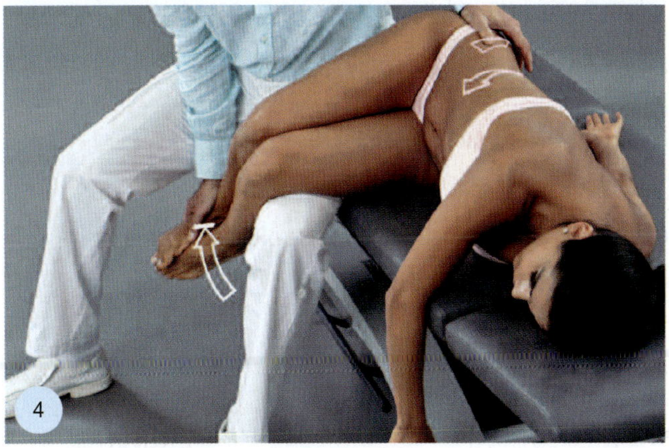


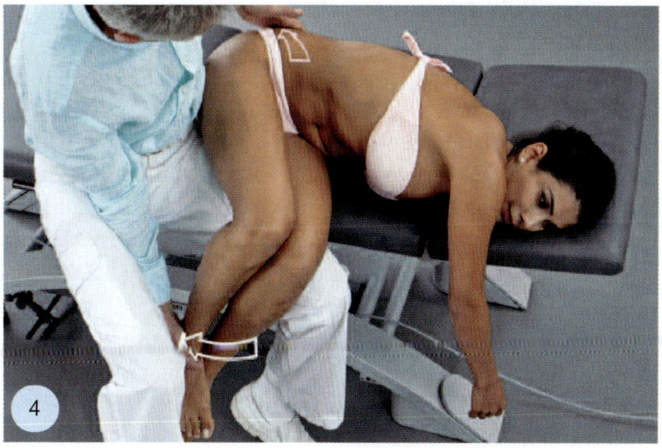


**Abb. 3.14** Flussdiagramm zur Diagnostik und Therapie einer unilateral posterioren Sakrumtorsion (Oblique Sacrum)

**Fallbeispiel 2**

**Einseitige lumbosakrale Schmerzen (Sakrumtorsion)**

Eine 32-jährige Patientin klagt über einseitige lumbosakrale Schmerzen, die seit ca. 11 Jahren nach einem Sturz vom Pferd bestehen. Seitdem kann sie nicht mehr lange sitzen, ohne dass ein tiefer bohrender Schmerz im lumbosakralen Übergang mit Ausstrahlung in das Gesäß auftritt. Zahlreiche manuelle Behandlungsversuche haben keine Verbesserung bewirkt.

**Befunde**

Ausgeprägte Fehlspannung im Bereich des Beckenbodens und der Ligg. lumbosacralia, Sakrumtorsion li. posterior nach Challenge

**Therapie**

Die Sakrumtorsion wird in Seitenlage über die Muskelspannung („move the bones") korrigiert. Dadurch wird praktisch komplette Beschwerdefreiheit erzielt, die nach einer weiteren Behandlung vollständig ist.

## ⑩ Sakrum unilateral in Kontranutation (posterior)

Siehe die obigen Ausführungen zu „Sakrum unilateral in Nutation"

## ⑪ Sacrum Wobble

Definiert als „Wackeln" des Sakrums beim Gehen; eine Störung des normalen Torsionsmusters beim Gehen um die schräge Achse des Sakrums. Bei dieser flexions- oder extensionsbetonten Torsion des Sakrums zwischen den Ilia handelt es sich um eine kleinamplitudige Läsion im Gegensatz zur vorgenannten Störung der Sakrumtorsion (Goodheart 1974).

### Ursachen und klinische Zeichen

Als primäre Ursache kommt jede Art von muskulären Dysbalancen der am Sakrum ansetzenden Muskeln infrage (Piriformis, Gluteus maximus, Beckenbodenmuskeln). Ein Sacrum Wobble ist häufig mit einem Occipito-Atlantal Countertorque (OACT, ➤ Kap. 2.2.1) oder einer Torsion des Okziputs („Universal Fault", ➤ Kap. 3.3.7 ❸) assoziiert.

Es gibt keinen Schmerzbefund, der eindeutig auf ein „Sacrum Wobble" hinweist. Insofern tritt diese Dysfunktion gegenüber den großamplitudigen Sakrumläsionen deutlich in den Hintergrund. Mögliche klinische Zeichen sind:

- Beinlängendifferenz ohne Vorliegen einer Beckenläsion (Kat. 1 oder Kat. 2) oder Sakrumtorsion (Sakrum unilateral anterior oder posterior), die aufgrund der kleinamplitudigen Natur der Dysfunktion normalerweise weniger ausgeprägt ist als bei Sakrumtorsionen ist.
- Hyporeaktive Hamstrings bilateral (oder unilateral), die bei gehaltener Inspiration oder Exspiration normoreaktiv werden; negativer Challenge von Sakrum und Kokzyx bezüglich einer Flexions-/Extensionsläsion
- Die SIG-Sulci sind symmetrisch und die TL der SIG einzeln ist negativ, während die osteopathische Motilitätsprüfung jedoch einen Torsionsbefund ergibt.
- Nach Goodheart kann ein Sacrum Wobble andere Dysfunktionen verdecken und mit rezidivierenden Beckenläsionen assoziiert sein.

### AK-Technik

1. Hyporeaktive Hamstrings werden normoreaktiv durch gehaltene Inspiration oder Exspiration (➤ Abb. 3.15).
2. Benutzen Sie einen normoreaktiven Indikatormuskel und gehen Sie wie folgt vor:
   Nicht gehaltener oder gehaltener mechanischer Challenge des Sakrums und des Kokzyx im Sinne einer Flexions- oder Extensionsläsion ist negativ (Indikatormuskel: Piriformis, Popliteus, Latissimus etc.).
3. Therapielokalisation mit beiden Händen: Der Patient legt dazu beide Handflächen aneinander („katholisch") und achtet darauf, dass sie nur dem Sakrum aufliegen. Das führt zur Dysreaktion des Indikatormuskels.
4. Respiratorischer Challenge (wenn nicht bereits in [1] positiv):
   a. Wenn gehaltene Inspiration TL aufhebt: Inspiration-Assist-Läsion
   b. Wenn gehaltene Exspiration TL aufhebt: Expiration-Assist-Läsion
5. Bei Inspiration-Assist-Läsion: Der mechanische Challenge (nicht gehalten) ist ein einseitiger, nach anterior gerichteter Druck auf die Sakrumspitze, verbunden mit nach posterior gerichtetem Zug von ventral am Ilium kontralateral.
6. Bei Expiration-Assist-Läsion: Der mechanische Challenge (nicht gehalten) ist ein einseitiger, nach anterior gerichteter Druck auf die Sakrumbasis, verbunden mit nach posterior gerichtetem Zug an der Sakrumspitze über das Lig. sacrotuberale der Gegenseite (den Vektor bei Bedarf variieren).
7. Die Korrektur erfolgt entsprechend dem Challenge in der Atemphase, die zur Normoreaktion führte.

## ⑫ Sakrumrotation um eine senkrechte Achse

Diese „Sakrumfixation" wird an anderer Stelle (➤ Kap. 2.3.6) behandelt.

## ⑬ Sakrumrotation um eine sagittale Achse (einseitig kaudales oder kraniales Sakrum)

### Definition

Dass die Sakrumbasis bei dieser Läsion nicht waagerecht, sondern schief steht (auf einer Seite kranialer als auf der anderen), entspricht einer Rotation um die sagittale Achse des Sakrums (Good-

**Definition**
„Wackeln“ des Sakrums beim Gehen, Störung des normalen Torsionsmusters um die schräge Achse des Sakrums beim Gehen
Flexions- oder extensionsbetonte Torsion des Sakrums zwischen den Ilia
Kleinamplitudige Läsion im Gegensatz zur Sakrumtorsion

**Klinische Zeichen und Indikation zur Prüfung auf Sacrum Wobble**
- Beinlängendifferenz ohne Vorhandensein einer Beckenläsion Kat. 1 oder Kat. 2 oder Sakrumtorsion (Sakrum unilateral anterior oder posterior)
- Hyporeaktive Hamstrings bilateral (oder unilateral), die auf gehaltene Inspiration oder Exspiration normoreaktiv werden, negativer Challenge des Sakrums und Kokzyx auf Flexions-/Extensionsläsion
- Nach Goodheart kann Sacrum Wobble andere Dysfunktionen verdecken. Rezidivierende Beckenläsionen können assoziiert sein.
- Sacrum Wobble kann assoziiert sein mit Occipito-Atlantal Countertorque (Kap. 2.2.1.①) und Universal Fault (Kap. 3.3.7.③)



1. Hyporeaktive Hamstrings werden normoreaktiv durch gehaltene Inspiration oder Exspiration.

normoreaktiver Indikatormuskel (NIM)

2. Mechanischer Challenge des Sakrums und des Kokzyx im Sinne von Flexions- und Extensionsläsionen ist negativ.

3. Therapielokalisation mit beiden Händen („katholisch“) auf dem Sakrum

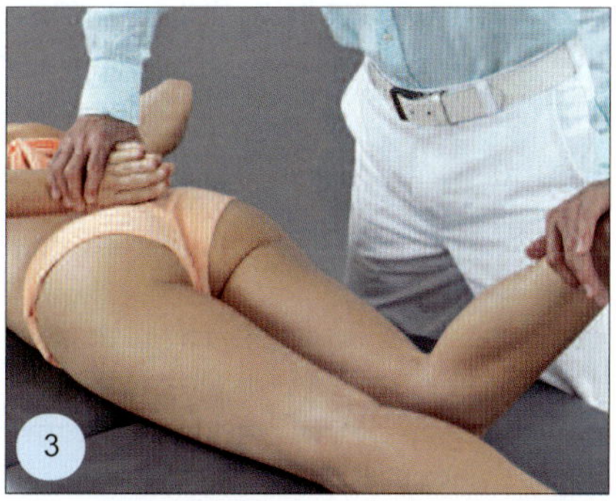


dysreaktiver Indikatormuskel

4a. Gehaltene Inspiration hebt TL auf.

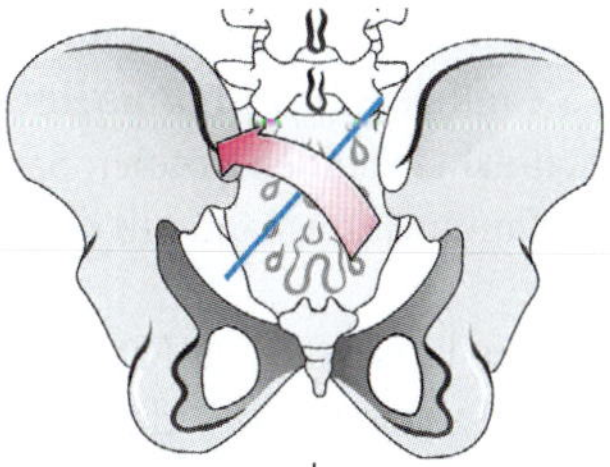

4b. Gehaltene Exspiration hebt TL auf.

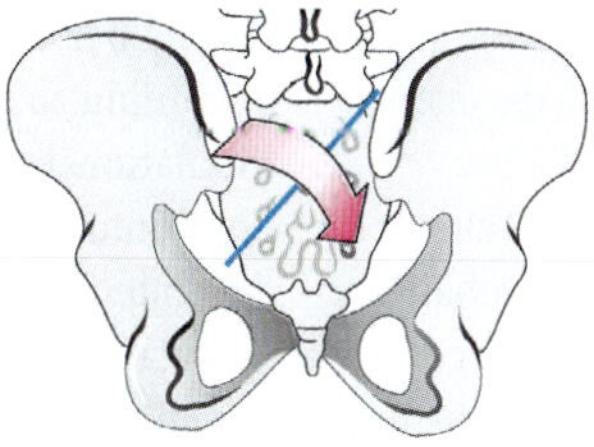

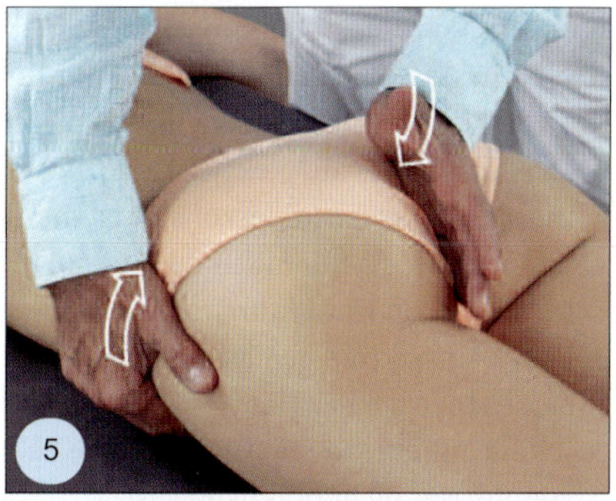


5. Mechanischer Challenge (nicht gehalten): einseitiger anteriorer Druck auf die Sakrumspitze, posteriorer Zug am anterioren Ilium

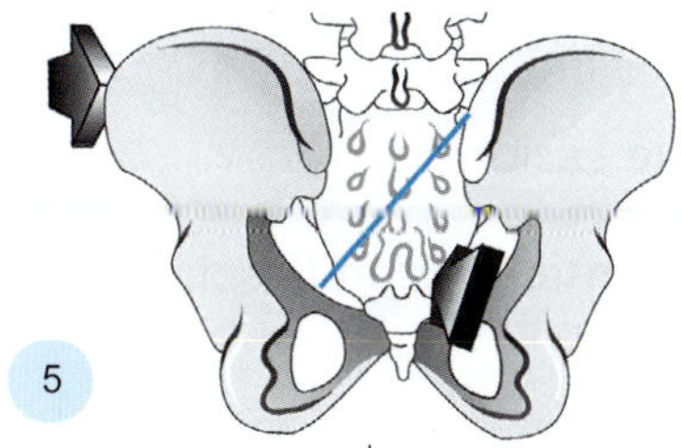


6. Mechanischer Challenge (nicht gehalten): einseitiger anteriorer Druck auf die Sakrumbasis, gleichzeitig posteriorer Druck an der Sakrumspitze über das Lig. sacrotuberale; Vektor variieren

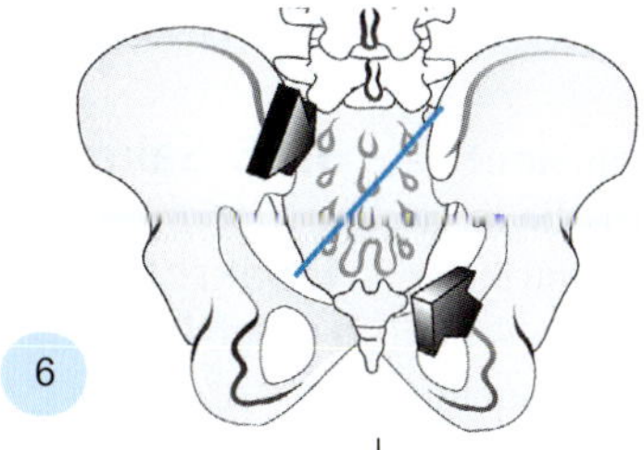


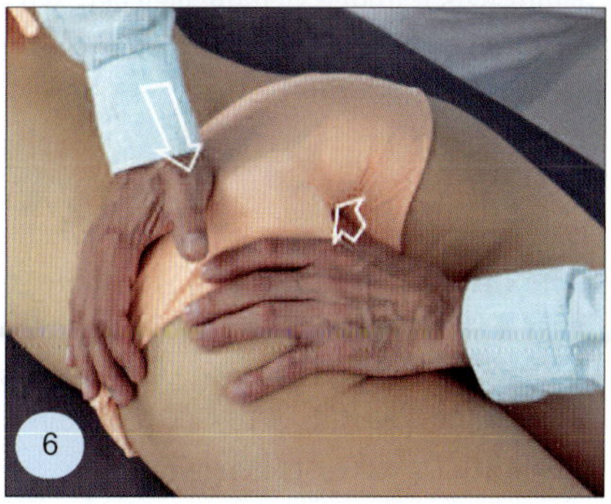


7. *Korrektur entsprechend Challenge in der Atemphase, die zur Normoreaktion führte*

**Abb. 3.15** Flussdiagramm zur Diagnostik und Korrektur eines „Sacrum Wobble“

heart 1974). Dies korreliert mit einer intakten Relation zwischen Ilium und Sakrum eines SIG, während das andere eine Fehlrelation in kraniokaudaler Richtung aufweist.

### Ursachen

Als absolut unphysiologische Läsion folgt die Rotation keiner der physiologischen Bewegungsachsen. Sie ist meist traumatisch bedingt und wird anderweitig auch als „Ilium-Upslip" oder „Ilium-Downslip" bezeichnet, da die Kräfte meist am Ilium ansetzen. Ein Auffahrunfall mit dem Fuß auf dem Bremspedal ist ein möglicher (Verletzungs-)Mechanismus für eine kraniale Verlagerung (Upslip) des Iliums. Ein Downslip kommt im Erwachsenenalter sicher extrem selten vor, kann aber im Säuglingsalter bereits durch Halten des Kindes an einem Bein – bei der Entbindung oder beim Kopfabhangversuch nach Collis (➤ Kap. 3.5.2 ❷) – ausgelöst werden.

### Befunde und Symptome

- Beckenschiefstand und positive SIG-Funktionstestbefunde auf der Läsionsseite
- Meist einseitig betonte Irritation des SIG auf der Seite des nach kaudal oder kranial verlagerten Sakrums. Ipsilateral ist das Lig. nuchae spondylogen reflektorisch schmerzhaft gespannt (Goodheart 1998).
- Bei kaudalem Sakrum liegt ein funktionell kurzes Bein, bei kranialem Sakrum ein funktionell langes Bein auf der Läsionsseite vor. Diese Beinlängendifferenz ist nur in Rückenlage feststellbar, im Stehen befinden sich die Ilia bzw. Beckenschaufeln dagegen links und rechts auf gleicher Höhe: Beckengeradstand.
- Die spondylogene Reflexzone S1 ist meist deutlich palpationsschmerzhaft. Spannung und Empfindlichkeit lassen bei gehaltenem Druck in Korrekturrichtung nach, wenn der einhändige Druck am Sakrum genügend korrektiv wirkt. Normalerweise bedarf es hierzu einer Hand am Sakrum und einer Hand am Ilium, sodass nur ein zweiter Therapeut die Palpation durchführen könnte, was nicht praktikabel ist.

Grundsätzlich finden sich die gleichen Symptome wie bei jeder Art von SIG-Dysfunktion, lokale und pseudoradikuläre Beschwerden stehen im Vordergrund.

### AK-Technik

1. Die Therapielokalisation am SIG ist meist positiv. Wenn sie negativ ist, lassen Sie eine TL am Lig. nuchae durchführen, die meist ebenfalls negativ ist. Die Doppel-TL beider Regionen ist dann in der Regel positiv (➤ Abb. 3.16).
2. Der mechanische Challenge im Sinne einer nicht gehaltenen Rotation des Sakrums im oder gegen den Uhrzeigersinn ist positiv: Angenommen, die Symptomseite wäre rechts und der nicht gehaltene Challenge gegen den Uhrzeigersinn positiv, d. h. der Indikatormuskel wird in der Folge hyporeaktiv, ist dies einem Rebound-Phänomen am Sakrum im Uhrzeigersinn zuzuschreiben. In dem Fall liegt also eine Sakrumrotation im Uhrzeigersinn vor: „Sakrum rechts kaudal".
3. Mit einem weiteren Challenge definieren Sie den Korrekturkontakt: Eine Handkante flächig SIG-nah auf das Sakrum legen und mit der anderen Hand von kranial Kontakt zum Ilium aufnehmen. Drücken Sie das Sakrum einseitig nach kranial und das Ilium relativ nach kaudal und lassen Sie dann los, um den Indikatormuskel zu testen.
4. Finden Sie eine gehaltene Atemphase, die den Challenge aufhebt: Inspiration oder Exspiration.
5. Das Reflexmuster zwischen Sakrum und Lig. nuchae kann aufgehoben werden: Mit je einer Hand das Lig. nuchae und das kaudale Sakrum bis zu 30 Sekunden lang halten und einen Release (Nachlassen der Muskelspannung, Pulsation) abwarten.
6. Mit Atemunterstützung (wie in 4 getestet) mobilisieren Sie das Sakrum in Richtung des positiven, nicht gehaltenen Challenge.

   Alternativ kann eine Strain-Counterstrain-Korrektur durchgeführt werden: Halten Sie die Irritationszone über dem SIG und das Sakrum in Gegenrichtung des positiven Challenge, d. h. in die freie Richtung, bis die Empfindlichkeit am Irritationspunkt deutlich nachlässt. Halten Sie das Sakrum 90 Sekunden in die Korrekturrichtung. Zuweilen sind Challenge- und Korrekturrichtung gleich; dies muss ausprobiert werden. Falls die indirekte Technik also nicht zum Erfolg führt, halten Sie das Sakrum in die Barriere hinein, d. h. in Richtung des positiven Challenge (wie in 2).
7. Impulsmanipulation: Bei Kindern kann sie mit dem (in 3) gefundenen Kontakt durchgeführt werden. Bei Erwachsenen ist der sog. „Panthersprung" geeignet: Klemmen Sie das Bein des Patienten oberhalb der Knöchel zwischen Ihre Beine, um es nach kaudal unter Spannung zu bringen, während Sie mit dem Os pisiforme Ihrer Manipulationshand Kontakt zum kaudal stehenden unteren Sakrumpol Kontakt aufnehmen und die Manipulationshand mit der darauf liegenden zweiten Hand „schienen".

   Nach Aufnahme der Vorspannung lassen Sie den Patienten einatmen und ausatmen. Am Ende der Exspiration des Patienten strecken Sie sich und manipulieren das zur Manipulationsseite rotierte Sakrum nach kranial, während Sie das Bein mit hoher Beschleunigung nach kaudal ziehen.
8. Nur wenn die Beinlänge im Anschluss gleich ist, war die Korrektur vollständig. Alle übrigen Befunde müssen negativ sein.

Für den seltenen Fall eines einseitig kranialen Sakrums gelten die umgekehrten Vektoren.

## 3.2.8 Sakrokokzygeale Läsionen

### ❶ Sakrokokzygeale Extensionsläsion (Inspiration-Assist-Läsion)

#### Definition

Es handelt sich um eine Dysfunktion im Sakrokokzygealgelenk mit einer Fehlstellung in Extension von individuell nicht definierbarem Ausmaß: Die Kokzyxspitze steht funktionell zu weit ventral, die Sakrumspitze zu weit dorsal. Typischerweise liegt dabei eine kleinamplitudige Läsion des kraniosakralen Mechanismus vor. Nach

**Definition**
Die Sakrumbasis steht bei dieser Läsion nicht waagerecht, sondern schief, was mit einer Rotation um die sagittale Achse des Sakrums korreliert.

**Befunde**
- Beckenschiefstand, positive SIG-Funktionsprüfungen
- Irritation des SIG meist einseitig betont auf der Seite des kaudalen oder kranialen Sakrums.
- Ipsilateral ist das Lig. nuchae spondylogen reflektorisch schmerzhaft gespannt (Goodheart 1998).
- Auf der Seite des kaudalen Sakrums liegt im Liegen ein funktionell kurzes Bein vor, bei kranialem Sakrum ein funktionell langes.

1. TL des SIG ist positiv, kann aber auch negativ sein.
Doppel-TL des SIG und der ipsilateralen Nackenregion führt zu einer Indikatordysreaktion, s. Abb. 3.9 (1)

2. Der mechanische Challenge im Sinne einer nicht gehaltenen Rotation des Sakrums im Uhrzeiger- oder Gegenuhrzeigersinn ist positiv.

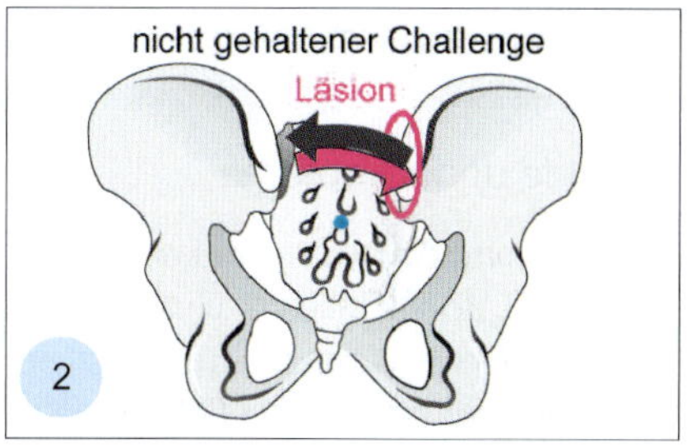


3. Mit Kontakt zum Ilium und Sakrum erneut einen nicht gehaltenen Challenge durchführen: Sakrum nach kranial, Ilium nach kaudal drücken oder umgekehrt

4. Eine gehaltene Atemphase hebt den Challenge auf.

5. Reflexmuster zwischen Sakrum und Ligg. nuchae aufheben: Mit je einer Hand das Lig. nuchae und das Sakrum auf der kaudalen Seite bis zu 30 Sekunden lang halten und einen Release (Nachlassen der Muskelspannung, Pulsation) abwarten

6. *Mit Atemunterstützung (wie in (2) getestet) mobilisieren oder wie in (3) getestet manipulieren*
*Alternativ: Strain-Counterstrain-Korrektur*

7. *Impulsmanipulation: Sakrum stabilisieren, Ilium kaudalisieren (nach Challenge)*

8. Die Beinlänge muss dann gleich sein, die übrigen Befunde müssen negativ geworden sein, sonst ist die Korrektur nicht vollständig.

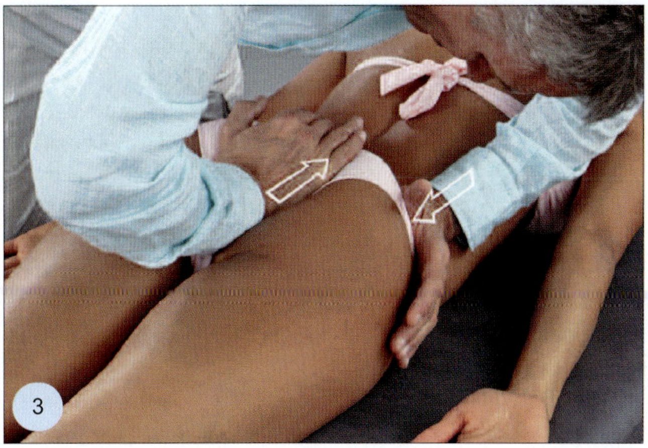


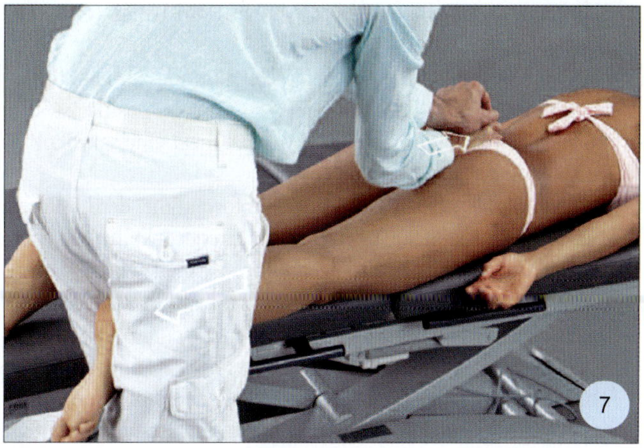


**Abb. 3.16** Flussdiagramm zur Diagnostik und Korrektur einer Sakrumrotationsläsion um die sagittale Achse: Panthersprung-Technik

Traumata kann es jedoch zu erheblichen Fehlstellungen kommen, wobei das Röntgenbild keinen Aufschluss über Normalität oder Fehlfunktion gibt: Selbst bei sehr weit ventral stehender Kokzyxspitze kann die sakrokokzygeale Funktion normal sein. Primär sollte bei der hier beschriebenen Läsion an eine Spannung in Richtung Extension gedacht werden.

### Ursachen

Sakrokokzygeale Läsionen, die mit sphenobasilären Läsionen einhergehen, sind meist primär durch Traumata wie Stürze auf das Steißbein oder bei Entbindungen entstanden. Wenn die primäre sakrokokzygeale Läsion nicht erkannt und korrigiert wird, kann sie beträchtliche Rückwirkungen auf die Schädelbasis haben. So lassen die kraniomandibulären Befunde zuweilen eine Schienentherapie indiziert erscheinen. Diese kann wegen der weiterbestehenden Dysbalance im Membransystem der Dura oder – anders ausgedrückt – in den Muskelfunktionsketten des Streckersystems vom Beckenboden bis zu den Kopfgelenken zu instabilen Bisslagen und zusätzlichen Beschwerden führen als dem Patienten Erleichterung verschaffen. Etwa 90 % der sakrokokzygealen Läsionen sind Extensionsläsionen.

### Befunde und Symptome

Die Symptome reichen von Kokzygodynien (chronische Schmerzen im Bereich des Steißbeins) über Kopfschmerzen bis zu jeglicher Form von Dysbalancen im Streckersystem. Durch sakrokokzygeale Läsionen in Verbindung mit Beckenbodendysbalancen können sich rezidivierende Beckenläsionen der Kategorie 1 und in der Folge dann der Kategorie 2 entwickeln (➤ Kap. 3.2.2 und ➤ Kap. 3.2.4).

Häufiger ist eine aufsteigende Läsionskette, doch es kann genauso gut zu extrem schmerzhaften Kokzyxläsionen aufgrund von primären Schädelläsionen kommen (vgl. Fallbeispiel 11 in ➤ Kap. 3.3.5 ❻).

### AK-Technik

1. Behandeln Sie die Ligg. sacrotuberalia und sacrospinalia sowie den Beckenboden nach Palpationsbefund (➤ Abb. 3.2d). Diese Weichteilbefunde sind meist ursächlich oder treten zumindest gleichzeitig auf und müssen daher gezielt behandelt werden.
2. Häufig sind dem Befund hyporeaktive Hamstrings (ein- oder beidseitig) zugeordnet (➤ Abb. 3.17).
   a. Lassen Sie zunächst eine Therapielokalisation zum Sakrokokzygealgelenk (SKG) durchführen. Wenn die TL positiv ist, d. h. die Hamstrings dadurch gestärkt werden, liegt eine sakrokokzygeale Dysfunktion vor.
   b. Wenn die TL negativ ist, d. h. die „Information" der Läsion zu schwach war, testen Sie mit TL und gehaltener Inspiration. Diese Kombination führt bei Vorliegen einer sakrokokzygealen Inspiration-Assist-Läsion zur Stärkung hyporeaktiver zugeordneter Hamstrings.
   c. Wenn die Hamstrings bei der TL des SKG normoreaktiv geworden sind, werden sie durch eine gehaltene Exspiration wieder hyporeaktiv. War die TL negativ, führt eine TL plus gehaltene Exspiration zu keiner Änderung der hyporeaktiven Hamstrings, wenn eine sakrokokzygeale Inspiration-Assist-Läsion vorliegt.

Es gibt jedoch noch andere mögliche Kombinationen aus respiratorischem Challenge und TL, die diagnostisch verwendet werden können. Es ist sinnvoll, dem oben angeführten Protokoll zu folgen, bis Sie die nötige Routine haben, um die Reaktionsänderungen, die sich überlagern, differenzieren zu können.

3. Wenn Sie von normoreaktiven Hamstrings oder einem anderen NIM ausgehen, lassen Sie zunächst eine TL zum SKG durchführen.
   a. Diese kann zur Hyporeaktion der Hamstrings führen.
   b. Wenn die TL negativ war, führt eine gehaltene Exspiration mit TL des SKG zur Hyporeaktion der Hamstrings oder jedes anderen NIM.
   c. Hat die TL des SKG den NIM hyporeaktiv gemacht (a), hebt eine gehaltene Inspiration diese Hyporeaktion wieder auf.
4. Nicht gehaltener Challenge: Er dient dazu, den effektivsten Kontakt für die Korrektur zu finden. Drücken Sie in dorsaler Richtung auf die Kokzyxspitze und gleichzeitig in ventraler Richtung auf die Sakrumspitze. Die Kokzyxspitze erreichen Sie, indem Sie den gestreckten Daumen von rechts oder von links unter den sakrotuberalen Bandapparat bzw. im Ursprungsbereich der Beckenbodenmuskeln direkt unter das Steißbein schieben. Dieser Challenge führt zur Hyporeaktion der NIM.
5. Mobilisieren Sie mit dem gefundenen Kontakt und den Vektoren des positiven Challenge während Inspiration mit sanftem Druck (am Kokzyx ist ca. 200–300 p starker Druck ausreichend).
6. Eine „myofasziale" Korrektur kann wie folgt vorgenommen werden: Nach Korrektur des Beckenbodens sowie der Ligg. sacrotuberalia und sacrospinalia das Steißbein über die Faszien zu beiden Seiten des Knochens nach kranial ziehen. Dies löst manchmal ein „Knacken" aus, eine erfolgreiche Korrektur ist jedoch nicht davon abhängig.
7. Impulsmanipulation: Legen Sie Ihren gestreckten Mittelfinger auf das Kokzyx und „schienen" ihn mit der anderen Hand. Dabei liegt Ihr Ellenbogen auf dem Rücken des Patienten. Nachdem Sie das Gewebe über dem Kokzyx nach kranial unter Vorspannung gebracht haben, setzen Sie einen nach kranial gerichteten Impuls mit hoher Beschleunigung. Dadurch löst sich der Gewebekontakt natürlich, doch die Kontaktzeit reicht in der Regel aus, um das Kokzyx nach posterior zu bewegen. Das Manöver kann ein paar Mal wiederholt werden.

   Auch bei einer Kokzyx-Flexionsläsion kann dies als indirekte Korrekturtechnik erfolgreich sein.
8. Überprüfen Sie das Ergebnis mittels TL und Respirations-Challenge: Durch TL des SKG und Exspiration (aber auch Inspiration) sollte sich ein NIM nicht mehr ändern. Wenn dies noch nicht der Fall ist, versuchen Sie mit einem etwas anderen Vektor nachzubessern. Nur selten ist eine rektale Mobilisation des Kokzyx notwendig: Auch hierbei sollten Sie die Kokzyxspitze während Inspiration in dorsaler Richtung drücken. Der ausgeübte Druck wird durch die Schmerzen des Patienten während des Manövers limitiert, meist bringt weniger eher mehr.
9. Zudem muss eine sphenobasiläre Inspiration-Assist-(Extensions-)Läsion ausgeschlossen und ggf. korrigiert werden. Wenn die Kokzyxläsion zu schmerzhaft ist, um direkt korrigiert werden zu können, behandeln Sie primär die Extensionsläsion der Schädelbasis. Häufig lässt sich nicht klar unterscheiden, ob diese oder die Kokzyxläsion die primäre Läsion darstellt (vgl. Fallbeispiel 11 in ➤ Kap. 3.3.5 ❻).

1. *Ligg. sacrotuberalia und sacrospinalia sowie Beckenboden korrigieren*

| hyporeaktive Hamstrings | normoreaktiver Indikatormuskel (NIM) |
| --- | --- |

2. werden normoreaktiv durch
   a. TL des Sakrokokzygealgelenks (SKG) bzw.
   b. TL des SKG und gehaltene Inspiration
   c. In ersterem Falle (a) führt gehaltene Exspiration wieder zur Hyporeaktion der Hamstrings.

3. wird hyporeaktiv
   a. durch TL des SKG bzw.
   b. durch TL des SKG und gehaltene Exspiration
   c. In ersterem Falle (a) hebt gehaltene Inspiration die Hyporeaktion wieder auf.

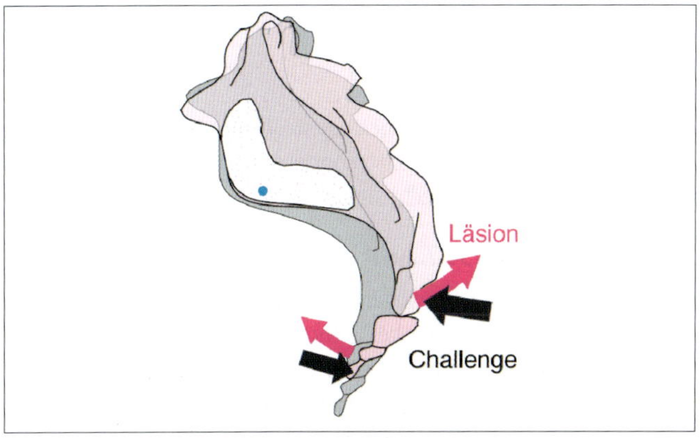


4. Nicht gehaltener (Rebound-)Challenge: Sakrumspitze nach ventral, gleichzeitig Kokzyxspitze nach dorsal drücken, Vektor variieren
   Optimaler Kontakt und Vektor führen zu Dysreaktion des Indikatormuskels.

5. *Korrektur: In Richtung des positiven Challenge in Inspiration 5–7 mal mobilisieren*

6. *Alternative 1: Korrektur über Faszienzug nach kranial im Sinne einer Faszientechnik*

7. *Alternative 2: Korrektur mit Impuls mittels Faszienzug nach kranial*

8. Resultat mit TL und respiratorischem Challenge überprüfen

9. *Korrespondierende kraniale sphenobasiläre Extensionsläsion korrigieren*

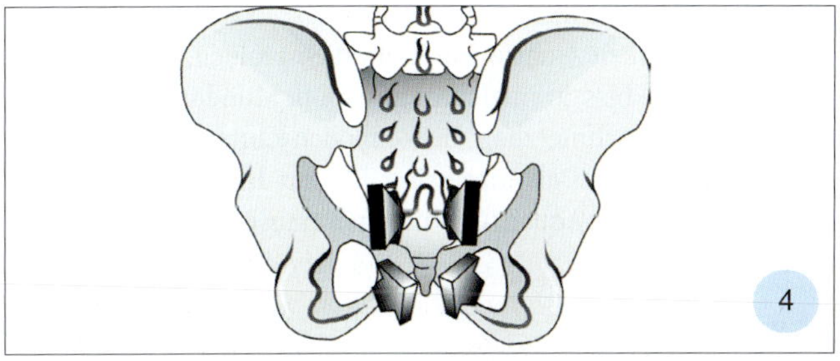


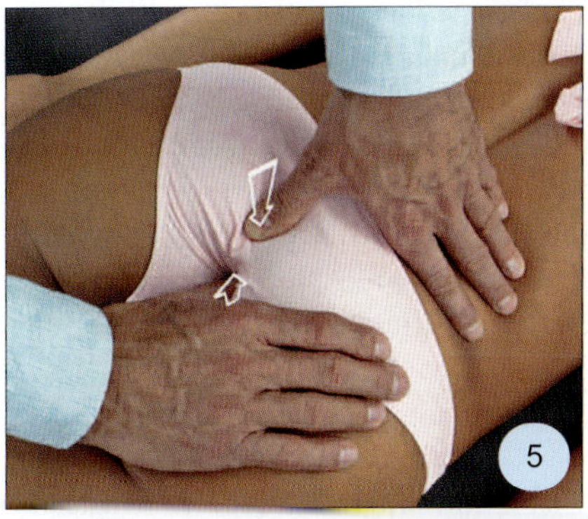


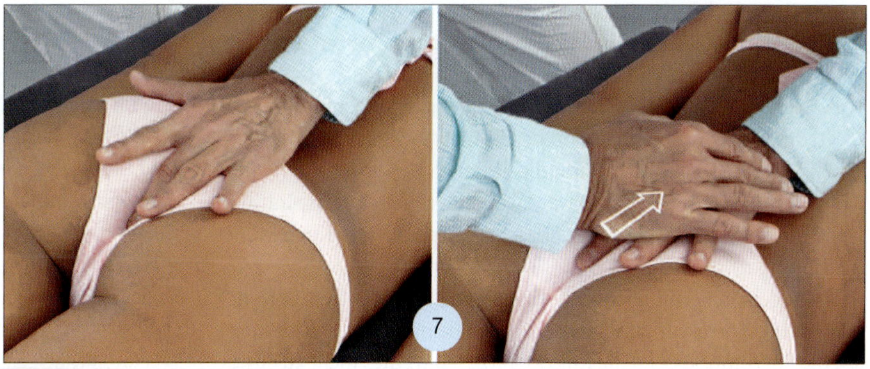


**Abb. 3.17** Flussdiagramm zur Diagnostik und Korrektur einer sakrokokzygealen Extensionsläsion (Inspiration-Assist-Läsion)

## ❷ Sakrokokzygeale Flexionsläsion (Expiration-Assist-Läsion)

### Definition

Es handelt sich um eine Dysfunktion im Sakrokokzygealgelenk mit einer Fehlstellung in Flexion von individuell nicht definierbarem Ausmaß: Die Kokzyxspitze steht zu weit dorsal, die Sakrumspitze zu weit ventral. Typischerweise liegt dabei eine kleinamplitudige Läsion des kraniosakralen Mechanismus vor: Spannung in Richtung Flexion. In Bezug auf die objektiven anatomischen Verhältnisse gilt das oben zur sakrokokzygealen Extensionsdysfunktion Gesagte.

## Ursachen und Befunde

Auch hier können primär Traumata oder Fehlspannungen der Beckenbodenmuskulatur ohne eindeutig erinnerbares Trauma die Ursache sein. Sekundär kann die Läsion mit einer Flexionsläsion der Schädelbasis einhergehen: Diese hat ihren Ursprung am häufigsten in okklusalen Ursachen oder in einem Schädeltrauma.

Bezüglich der Symptome gilt das oben für sakrokokzygeale Extensionsläsionen Gesagte.

## AK-Technik



1. Behandeln Sie die Ligg. sacrotuberalia und sacrospinalia sowie den Beckenboden nach Palpationsbefund (➤ Abb. 3.2.d). Diese Weichteilbefunde sind meist ursächlich oder treten zumindest gleichzeitig auf und müssen daher gezielt behandelt werden.
2. Häufig sind dem Befund hyporeaktive Hamstrings (ein- oder beidseitig) zugeordnet (➤ Abb. 3.18).
   a. Lassen Sie davon ausgehend zunächst eine TL zum Sakrokokzygealgelenk (SKG) durchführen. Wenn diese positiv ist, d. h. die Hamstrings dadurch gestärkt werden, liegt eine sakrokokzygeale Dysfunktion vor.
   b. Wenn die TL negativ, d. h. die „Information" der Läsion zu schwach war, testen Sie mit TL und gehaltener Exspiration weiter. Diese Kombination führt bei Vorliegen einer sakrokokzygealen Expiration-Assist-Läsion zur Stärkung hyporeaktiver zugeordneter Hamstrings.
   c. Durch TL des SKG gestärkte Hamstrings werden hingegen bei einer TL mit gehaltener Inspiration wieder hyporeaktiv. War die TL in (a) negativ, kommt es durch eine TL plus gehaltene Inspiration zu keiner Änderung der hyporeaktiven Hamstrings, wenn eine sakrokokzygeale Expiration-Assist-Läsion vorliegt.
3. Von normoreaktiven Hamstrings oder anderen NIM ausgehend lassen Sie zunächst eine TL zum SKG durchführen.
   a. Diese kann zur Hyporeaktion der Hamstrings führen, was auf eine sakrokokzygeale Läsion hindeutet.
   b. Wenn die TL negativ war, führt eine gehaltene Inspiration mit TL des SKG zur Hyporeaktion der Hamstrings oder jedes anderen NIM. Inspiration verstärkt die Läsion.
   c. Falls die TL in (a) positiv war, hebt eine gehaltene Exspiration sie wieder auf. Exspiration verstärkt Extension, die Korrekturrichtung.
4. Nicht gehaltener Challenge: Er dient dazu, den effektivsten Kontakt für die Korrektur zu finden. Drücken Sie in ventraler Richtung auf die Sakrumbasis und die Kokzyxspitze. Führt dies nicht zu einer klaren Indikatordysreaktion, müssen Sie die Kokzyxspitze nach ventral und gleichzeitig die Sakrumspitze in dorsaler Richtung drücken. Die Sakrumspitze erreichen Sie, indem Sie den gestreckten Daumen von rechts oder von links unter den sakrotuberalen Bandapparat schieben. Dieser Challenge wird auch durchgeführt, wenn die Korrektur mit Druck auf die Sakrumbasis und die Kokzyxspitze nicht erfolgreich war.
5. Mobilisieren Sie mit dem gefundenen Kontakt und den Vektoren des positiven Challenge während Exspiration mit sanftem Druck (am Kokzyx ist ca. 200–300 p starker Druck ausreichend).
6. Überprüfen Sie mittels TL und Respirations-Challenge das Ergebnis: Durch TL des SKG und Inspiration (aber auch Exspiration) sollte sich ein NIM nicht mehr ändern. Wenn dies noch nicht vollständig erreicht ist, versuchen Sie mit einem etwas anderen Vektor nachzubessern.
7. Zudem muss eine sphenobasiläre Expiration-Assist-(Flexions-) Läsion ausgeschlossen und ggf. korrigiert werden. Wenn die Kokzyxläsion zu schmerzhaft ist, um direkt korrigiert werden zu können, behandeln Sie primär die Flexionsläsion der Schädelbasis, die auch die primäre Läsion sein kann.

### Fallbeispiel 3

**Steißbeinschmerz**

Die 50-jährige Patientin klagt über stechenden Steißbeinschmerz, sie sei nicht gestürzt, sondern einmal lange Bus gefahren. Kann nicht aufrecht sitzen.

**Erstvorstellung am 30.7.2014**

Anamnese: Immer mal wieder habe sie explosiven Stuhlgang und „schwache Oberschenkel" (Zuordnung zum Dünndarm!), teilweise mit Durchfallgefühl beim Laufen. Ihr Befinden bessere sich nach Stuhlgang, was extrem auf den Kreislauf geht.
Diagnose: Histamin-Reaktionen? Längere Darmanamnese mit Z. n. Lamblieninfektion, Candida-Dysbiose, Nahrungsmittelunverträglichkeit. Nahrungsmitteltest empfohlen.
Befunde: Deckbiss, kraniale Kompression, Mundöffnung 2QF; Steißbein sehr schmerzhaft, Beckenboden kaum schmerzhaft
Therapie: kraniale Dekompression, Kokzyx-Inspiration-Assist-Läsion behandelt; Aqualizer® mit nach Hause gegeben für die Nacht

**6.8.2014**

Seit gestern geht es ihr besser, sie kann wieder sitzen. Wenn sie länger steht, beginnen Lippen und Hände zu kribbeln (erstmals vor 2 Jahren nach einem Bandscheibenvorfall in Höhe C6/C7). Liquoruntersuchung (zum Ausschluss einer entzündlichen ZNS-Erkrankung) war damals negativ. Kann erst seit gestern den Aqualizer® (➤ Abb. 3.130) konsequent tragen.
Therapie: kraniale Dekompression (➤ Abb. 3.128), Kokzyx-Inspiration-Assist-Läsion und Ohrpunkt Kokzyx behandelt (➤ Abb. 3.131).

**13.8.2014**

Terminabsage, Kokzyx ist in Ordnung, soll Aqualizer® tragen, so lange er hält.

**Kommentar**

Bei Steißbeinschmerz mit fehlendem Trauma (inkl. des Beckenbodens) ist immer an eine absteigende Genese zu denken. Nicht selten sind metabolische Stressoren mit beteiligt (s. a. die nächsten Fallbeispiele).

1. *Ligg. sacrotuberalia und sacrospinalia sowie Beckenboden korrigieren*

↓

hyporeaktive Hamstrings

↓

2. werden normoreaktiv durch
   a. TL des Sakrokokzygealgelenks (SKG) bzw.
   b. TL des SKG und gehaltene Exspiration
   c. In ersterem Falle (a) führt gehaltene Inspiration wieder zur Hyporeaktion der Hamstrings

↓

normoreaktiver Indikatormuskel (NIM)

↓

3. wird hyporeaktiv
   a. durch TL des SKG bzw.
   b. durch TL des SKG und gehaltene Inspiration
   c. In ersterem Falle (a) hebt gehaltene Exspiration die Hyporeaktion auf.

↓

4. Nicht gehaltener (Rebound-)Challenge:
   a. Sakrumbasis nach ventral, gleichzeitig Kokzyxspitze nach ventral drücken, Vektor variieren
      Falls erfolglos:
   b. Sakrumspitze nach dorsal, Kokzyxspitze nach ventral drücken

   Optimaler Kontakt und Vektor führen zu Dysreaktion des normoreaktiven Indikatormuskels.

↓

5. *Korrektur: In Richtung des positiven Challenge in Exspiration 5–7 mal mobilisieren*

↓

6. *Korrespondierende kraniale sphenobasiläre Flexionsläsion korrigieren*

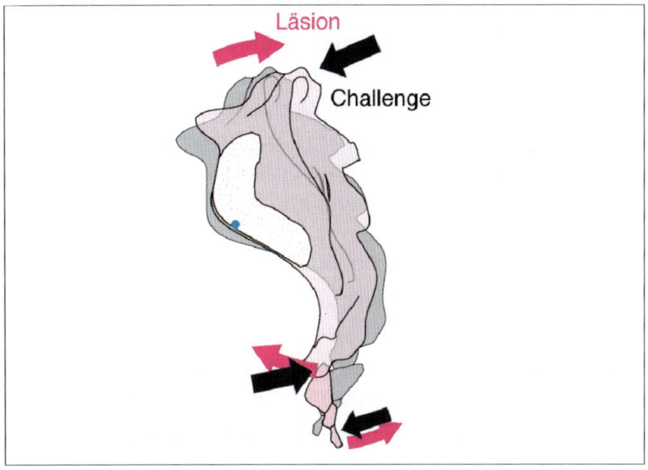


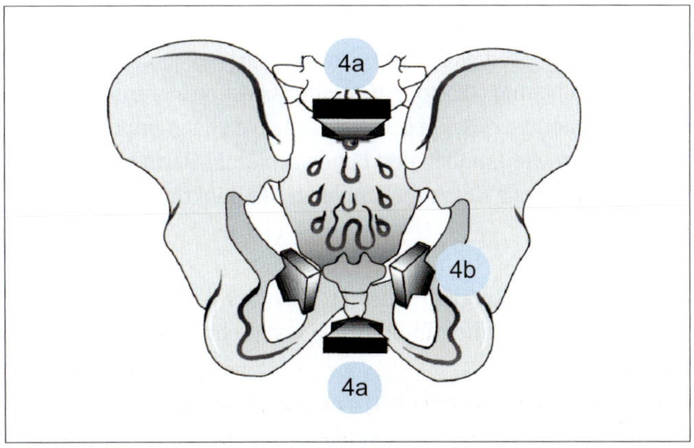


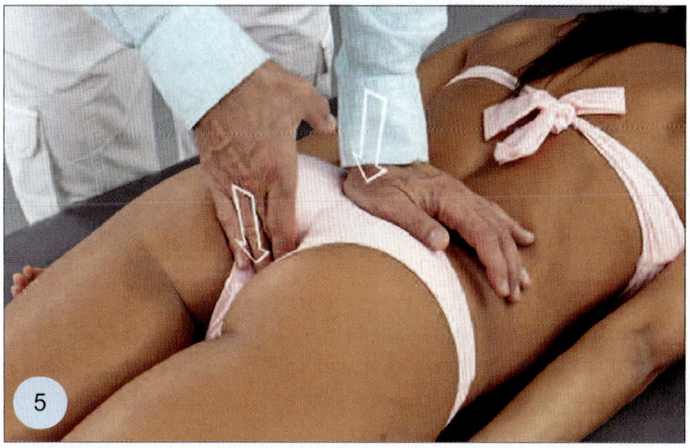


**Abb. 3.18** Flussdiagramm zur Diagnostik und Korrektur einer sakrokokzygealen Flexionsläsion (Expiration-Assist-Läsion)

Fallbeispiel 4

### Kokzygodynie

Eine 60-jährige Patientin klagt über extreme Schmerzen im sakrokokzygealen Bereich sowie im Schulter-Nacken- und Schläfenbereich. Seit 22 Jahren (1980) habe sie stechende Schmerzen im Rücken. Als vor 16 Jahren eine Steißbeinfraktur diagnostiziert wurde, habe die Steißbeinspitze bereits eine Osteolyse aufgewiesen. Vor 8 Jahren erhielt sie nach Entfernung des Knochensequesters eine umkleidende Muskelplastik. Diese schwillt immer wieder an und ist dann extrem schmerzhaft. Seit der Steißbein-OP habe sie keine Migräne mehr. Radiologisch zeigt sich ein etwa um die Hälfte verkürztes und nach links verzogenes Kokzyx.

#### Befunde

Beide SIGs sind schmerzhaft, das linke mehr als das rechte; der Hipdrop-Test links ist positiv. Axiale Torsion im Uhrzeigersinn. HWS-Rotation allseits schmerzhaft eingeschränkt, Abdomen palpationsempfindlich. Rectus femoris bds. w, Kinin D12 und Zink > n, anamnestisch stinkende Blähungen (Anaerobiervermehrung), Ozovit® > n, wird verordnet.

#### Therapie

Ein Nahrungsmitteltest wird durchgeführt.
Die Behandlung eines extrem schmerzhaften Lig. sacrotuberale im Sinne eines LOGAN-Basic-Kontakts führt zu starken Nackenschmerzen und Lymphstau im Nacken. Aufgrund der Muskelanspannung kam es beim Nahrungsmitteltest mit AK ebenfalls zu einer extrem schmerzhaften Schulter-Nacken-Verspannung. Daraufhin erfolgt ausschließlich eine Induktionsbehandlung mit myofaszialem Release von Thoracic Inlet und Zwerchfell, Occiput-Release, Sphenobasiläre Dekompression (mit Spheno-id-Lift), „Schaukel" sowie V-Spread (Energiedirektionierungstechnik, ➤ Kap. 3.3.2) vom Kokzyx- zum zervikothorakalen Übergangsbereich.
Nach 5 Behandlungen haben sich die Befunde erheblich gebessert und die Patientin ist zufrieden.

Fallbeispiel 5

### Wirbelsäulenschmerz, Kokzyxtrauma

Eine 64-jährige Patientin klagt über eine schmerzhafte Bewegungseinschränkung der unteren Wirbelsäule mit Ausstrahlung ins linke Iliosakralgelenk. Vor 5 Jahren trat nach längerem Gehen auf hartem Untergrund erstmals sehr schmerzhaftes Hinken (links) auf. Seitdem leichter bis starker Dauerschmerz und Bewegungseinschränkung mit Steifigkeit in der linken Hüfte. „Einrenken" oder Diclofenac lindern jeweils die Beschwerden. Inzwischen ist eine ziemlich regelmäßige Einnahme nötig. Nach einer akuten Steißbeinprellung jetzt extreme Beeinträchtigung im Sitzen und Liegen.

#### 8.3.2001

Befunde: Spine-Test links positiv, Ilium posterius links; Rectus femoris, Sartorius, Tensor fasciae latae links w
Therapie: Korrektur der Kategorie-2-Läsion, Ilium posterius, Lig. sacrotuberale li., Manipulation laterales Kuboid li. (hyporeaktiver Tensor fasciae latae, ➤ Kap. 6.8.4). Candida-Kur nach Test: Nystatin 3 × 500.000 IE über 4 Wochen, Ozovit® nach Test 1× tägl. morgens für 2 Wochen

#### 28.3.2001

Linderung der Stuhlbeschwerden (Gärungsgefühl, Diarrhöen, Blähungen) und Reduzierung der Stuhlfrequenz von 3× auf 1× täglich; hatte nach der Behandlung „unruhige Nacht".
Erneute Behandlung des Ilium posterius links, Manipulation des linken Fußes, Akupunktur des SIG links und der paravertebralen Muskulatur links; LOGAN Basic links; Verordnung propriozeptiver Einlegesohlen zur Stabiliserung der Füße (➤ Kap. 6.8.11)

#### 11.4.2001

Befunde: Steißbein wesentlich gebessert, aber noch schmerzhaft, TL und Challenge des Sigmoids >d, Metronidazol >n; Veranlassung einer Stuhluntersuchung auf Parasiten
Durch Gehen mit propriozeptiven Einlegesohlen wird vorher positiver Shock-Absorber-Test negativ. Rektale Behandlung des Kokzyx im Sinne einer Inspiration-Assist-Läsion

#### 9.5.2001

Sitzen besser, Steifigkeit der Wirbelsäule besser
Nach Stuhlbefund (Blastocystis hominis positiv) Verordnung von Paromomycin, das gegen gramnegative und grampositive Bakterien sowie Amöben und Bandwürmer im Darm wirksam ist. Erneut rektale Kokzyxbehandlung, Akupunktur des SIG lokal

#### 30.5.2001

Beschwerden wesentlich gebessert, aber Stuhl noch nicht richtig geformt. Die Patientin fühlt sich noch sehr erschöpft, lagert Wasser ein.
Neurologisch links-zerebellare Zeichen (Dysmetrie links); Einbeinstand bds. schlecht; Manipulation von BWS, LWS und 1./2. Rippe links als Afferenzierungsprogramm (➤ Kap. 7.14.6). Erneute Korrektur des Ilium posterius links

#### 21.6.2001

Blinder Fleck rechts temporal und parietal maximal vergrößert, d. h. über die Zeichenfläche hinausgehend als Zeichen links-zerebraler Schwäche (➤ Kap. 7.8.1). Verordnung eines links-zerebellaren und links-zerebralen Training (Vibrationsstimulation der rechten Körperseite, Optokinese nach links, vestibuläre Stimulation durch Rotation nach links)

#### 1.7.2001

Radelt jetzt, Einlegesohlen fühlen sich gut an.
Verdauungstrakt (Entzündungsgefühl) wesentlich besser. Erneute Kokzyxbehandlung

9.8.2001

Der Patientin geht es gut, sie braucht keine Schmerzmittel mehr, allgemeines Entzündungsgefühl im Körper ist weg. LOGAN-Basic links, LWS-Manipulation in Rechts-Seitenlage, C6 $R_R$ Manipulation in gekoppelter Mechanik, Atlasimpulstherapie 2× von rechts lateral (➤ Kap. 7.14.6)

19.9.2001

Denkt kaum noch an ihr Steißbein (keine Schmerzen mehr). LOGAN-Basic links, C1 3× von rechts lateral

Schreiben vom 25.2.2003

„Sehr geehrter Herr Doktor!
Nach langer Zeit melde ich mich bei Ihnen, dazu habe ich keinen anderen Anlass als Dankbarkeit. Sie haben mich von einem jahrzehntelangen Übel einer „funktionellen" Darmstörung – oder wie auch immer die Verlegenheitsdiagnosen lauteten – befreit. Das chronische Vergiftungsgefühl hat sich ganz verflüchtigt, ich fühle mich wohl und habe 50 % mehr Energie. Ich kann mich körperlich bewegen ohne Palpitationen und Atemnot. Ein neues Lebensgefühl! Die Kreuzschmerzen sind stark gebessert, nicht ganz weg, da muss ich noch einiges tun. Auf jeden Fall bin ich ein fast neuer Mensch und genieße den jetzt beginnenden Ruhestand. Wo immer ich es für angebracht halte, empfehle ich Sie weiter, und wenn ich selbst es wieder nötig habe, werden Sie mich wieder sehen. Bis dahin grüße ich Sie herzlich. D. L."

Kommentar

Der Fokus der Behandlung lag primär auf dem Bewegungssystem, die systemische Behandlung des Darmtrakts war sozusagen die notwendige Begleittherapie. Dennoch war sie subjektiv für die Patientin und im Kontext der AK-Therapie der entscheidende Faktor.
Die neurologische (rehabilitative) Behandlung wurde von der Patientin als weniger wichtig wahrgenommen, obwohl sie bei solch ausgeprägten Dysbalancen des ZNS ein entscheidender Faktor ist, denn letztlich unterliegen sowohl der Darm als auch das Bewegungssystem der Steuerung durch das ZNS (➤ Kap. 7).

### 3.2.9 Kokzyx-Lift-Technik

#### Beschreibung

Das Filum terminale erstreckt sich als ca. 20 cm langer, schmaler Bindegewebsstrang vom Conus medullaris des Rückenmarks nach kaudal. Im unteren Abschnitt (Filum terminale externum), der dorsal am ersten Kokzyxsegment ansetzt, ist es mit der Dura mater fusioniert.

GOODHEART hat dem Kokzyx eine wichtige Funktion bei der Aufnahme und beim Ausgleichen von Duraspannungen zugeschrieben. Bei Patienten mit Problemen in diesem Bereich sei eine ausgeprägte Differenz der Wirbelsäulenlänge (gemessen mit einem Messrad wie in der Schneiderei) im Sitzen, Stehen und Liegen zu beobachten (Goodheart 1985), die mehr als die 14 mm bei Normalpersonen betrage.

GOODHEART bezeichnete die hier beschriebene Korrekturtechnik auch als „Filum Terminale Cephalad Lift Technique".

#### Ursachen

Als Ursachen der Beschwerden kommen praktisch dieselben Dysfunktionen wie bei anderen Kokzyxläsionen infrage: Stürze, schlechte Sitzhaltung, Entbindungen, Fahrradfahren.

Dabei können besonders im Nacken- und oberen Thoraxbereich vermehrte Spannungszustände der paravertebralen Muskulatur auftreten, die meist spondylogen reflektorisch bedingt sind.

#### AK-Technik

Für den **Challenge** werden am besten die Hamstrings (oder jeder andere NIM) benutzt (➤ Abb. 3.19).

1. Lassen Sie den Patienten eine TL zur Region des Sakrokokzygealgelenks (SKG) durchführen, die negativ sein sollte.
   a. Wenn die TL bereits ohne Challenge positiv ist, wird die dabei auftretende Indikatordysreaktion durch einen gehaltenen Challenge nach kranial aufgehoben.
   b. Wenn die TL negativ war, führen Sie die Hand des Patienten, um einen kaudalen Zug am Kokzyx auszuüben und dadurch eine Indikatordysreaktion auszulösen.
2. Dabei sollte auch die Empfindlichkeit bzw. Spannung der zervikalen Muskulatur reduziert werden. Variieren Sie dazu den nach kranial gerichteten Vektor, bis die optimale Entspannung eingetreten ist.
3. Zur **Korrektur** fassen Sie mit Daumen und Mittelfinger der kopfwärtigen Hand die zwei oberen Halswirbel, um bei Inspiration einen nach kaudal gerichteten Zug auszuüben, während Sie gleichzeitig mit flächigem Kontakt des geschienten Mittelfingers der anderen Hand das Kokzyx nach kranial ziehen. Wiederholen Sie dieses Manöver 5–7 mal.

Danach sollten die Challenge-Parameter negativ geworden sein, falls nicht, müssen Sie nachbessern. Die respiratorischen sakrokokzygealen Läsionen sollten vorher beseitigt worden sein.

## 3.3 Kraniale und kraniomandibuläre Störungen

Dieser Abschnitt ist so aufgebaut, dass Sie ihn für Ihre praktische Arbeit quasi wie ein Flussdiagramm benutzen können. Lesen Sie bitte eingangs in Band 1 „Applied Kinesiology" (Garten 2012) die Kapitel 7.2 (funktionelle Anatomie), 8.7 und 8.8 (manuelle Untersuchung) nach.
Kraniale Dysfunktionen sind als Störungen in drei Dimensionen zu betrachten:

a. in rostrokaudaler (bzw. kaudorostraler) Richtung,
b. in laterolateraler (Links-rechts-)Richtung und
c. als Torsionen um die sagittale Achse.

3

normoreaktiver Indikatormuskel (Hamstrings)

1. wird hyporeaktiv durch TL des SKG: Dann wird diese Hyporeaktion durch gehaltenen Zug nach kranial wieder aufgehoben.

2. TL des SKG wird durch gleichzeitigen gehaltenen Zug nach kaudal positiv.

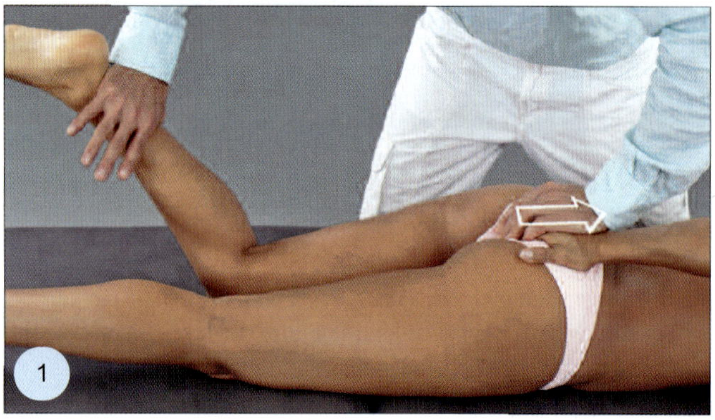


3. Nackenmuskulatur auf Spannung palpieren, kranialen Vektor am Kokzyx variieren, bis die Spannung möglichst optimal reduziert ist.

4. *Korrektur: In Richtung des positiven Challenge in Inspiration 5–7 mal die oberen zwei Halswirbel nach kaudal ziehen, das Kokzyx mit flächigem Kontakt gleichzeitig nach kranial ziehen*

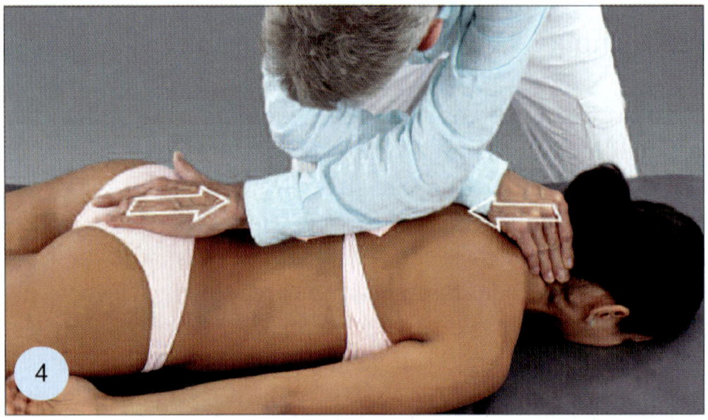


**Abb. 3.19** Flussdiagramm zur Kokzyx-Lift-Technik



Dieses Konzept orientiert sich am dreidimensionalen reziproken Membranspannungssystem der kranialen Osteopathie (Sutherland 1939, Upledger 1990, Garten 2012). Ein weiteres Einteilungsprinzip unterscheidet am Kranium zwischen:

a. Gehirnschädelläsionen (primär ossäre und primär membranöse Dysfunktionen)
b. Gesichtsschädelläsionen (primär ossäre Dysfunktionen)
c. kraniomandibulären Läsionen

Wie in der osteopathischen Literatur wird der Begriff „Läsion" hier im funktionellen Sinne gebraucht und ist identisch mit dem Begriff der „Dysfunktion".

## 3.3.1 Einteilung

### Gehirnschädel- und korrespondierende Beckenläsionen

#### Rostrokaudale Dysfunktionen

Die Falx cerebri verläuft vom Os frontale und Os ethmoidale (rostral) über die Sutura sagittalis zum Okziput und Foramen magnum (kaudal), um dort in den Duraschlauch überzugehen. Dieser setzt am Kokzyx (kaudal) an, sodass bei vertikalen Strains und Kompressionen (Fixationen) Fehlspannungen sowie Flexions- und Extensionsläsionen an der Schädelbasis bzw. am Sakrum und Kokzyx auftreten können. Nach der Terminologie der Neuroanatomie ist das Os frontale der rostralste und das Kokzyx der kaudalste Knochen des kraniosakralen Systems. In dieser Nomenklatur wird der Scheitel als dorsal, die Schädelbasis als ventral bezeichnet (abgeleitet aus der embryologischen Entwicklung des ZNS).

#### Laterolaterale Dysfunktionen

Das Tentorium cerebelli stellt die horizontale Links-rechts-Dimension (laterolateral) dar – mit Ansätzen an der Sella turcica, der Kante des Felsenbeins und der Zirkumferenz des Okziputs. Als Läsionen in der lateralen Dimension werden laterale Strains und Seitneigungsläsionen sowie korrespondierende Beckenläsionen (Kategorie 1 nach SOT, ➤ Kap. 3.2.4) angesehen.

#### Torsionen um die sagittale Achse

Sie betreffen die „Leitknochen" an der Schädelbasis, Sphenoid und Okziput, die an Torsionsläsionen um die sagittale Achse des Schädels beteiligt sein können.

### Gesichtsschädelläsionen

Vomer, Maxillae, Ossa palatina, Ossa nasalia und Ossa zygomatica haben keine direkte Beziehung zur Dura; da sie jedoch rostral an den Gehirnschädel mit seiner Duraauskleidung anschließen, bestehen Funktions- und Dysfunktionsbeziehungen mit letzterem.

Schließlich können einzelne Suturen des Gesichtsschädels Störungen aufweisen, die im Sinne einer „Blockierung" zu den vorgenannten Fehlfunktionen führen (ossäre oder suturale Störungen).

### Kraniomandibuläre Läsionen

Die Verbindung zwischen Kranium und Mandibula über das Kiefergelenk kann gestört sein. Kraniomandibuläre Dysfunktionen sind sehr häufig primär und gehen mit Fehlspannungen der Kaumuskulatur einher, über deren kraniale Ansätze es zu Dysfunktionen am Gehirnschädel kommen kann. Als kranialer Partner des Kiefergelenks wird das Os temporale auch rein mechanisch durch Okklusionsstörungen und Kiefergelenkkompressionen sowie andere Dysfunktionen beeinflusst (Magoun 1966).

Die Maxillae sind Teil des Gesichtsschädels, daher wirken sich dentale (okklusale) Störungen direkt auf sie aus.

Den Kopf des Patienten in die Hände zu nehmen ist eine gute Strategie, um sich dieses Konzept vor Augen zu halten und danach zu arbeiten. Behandeln Sie die kaudalen (Lovett-)Partner einer gestörten Struktur sofort mit (Garten 2012, Abb. 10.11), da sich die kraniale Dysfunktion dann einfacher und nachhaltiger korrigieren lässt. Auch wenn die kaudalen Partnerläsionen aus didaktischen Gründen getrennt (➤ Kap. 3.2) behandelt wurden, wird an der entscheidenden Stelle immer wieder darauf hingewiesen. Manchmal kann es sinnvoll sein, die Untersuchung und Behandlung einer kraniomandibulären Dysfunktion vorzuziehen, da diese eminente Auswirkungen auf das Kranium und das gesamte Bewegungssystem hat (zur Vorgehensweise ➤ Kap. 3.4).

## 3.3.2 Allgemeine Prinzipien der kraniosakralen Osteopathie

Die funktionell anatomischen Grundlagen des primär respiratorischen kraniosakralen Mechanismus sind in „Applied Kinesiology" (Garten 2012; vgl. Retzlaff et al. 1982) dargestellt. Hier werden nur die therapeutischen Aspekte besprochen.

Grundsätzlich lassen sich drei Kategorien von kranialen Läsionen unterscheiden: ossäre, suturale und membranöse. Ossäre und suturale Läsionen müssen zuerst behandelt werden, um membranöse Läsionen einer Behandlung zugänglich zu machen. Aus Sicht der klassischen Osteopathieschulen (z. B. Sutherland 1939, Upledger 1990, Liem 2000, 2001; Ward et al. 2003) werden membranöse Fehlspannungen durch ossäre oder suturale Einschränkungen verdeckt.

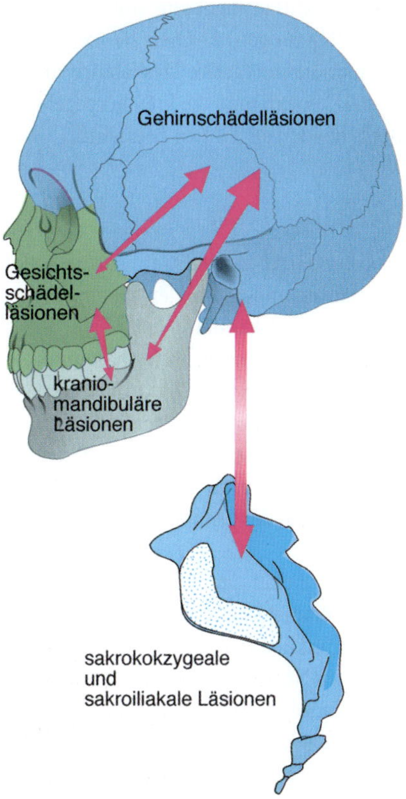


**Abb. 3.20** Topografische Einteilung von Schädel- sowie iliosakrokokzygealen Läsionen. Die Pfeile geben die Wechselbeziehungen, ihr Stärke die Häufigkeit der Richtung der Ursachen-Folge-Kette an. Im Zentrum steht die kraniomandibuläre Dysfunktion, die Rückwirkungen auf den Gesichts- und Gehirnschädel sowie (über die Lovett-Beziehungen) auch auf das Becken hat. Entbindungs- und andere Traumata können umgekehrt im Beckenbereich primäre Läsionen setzen.

### ❶ Kategorisierung nach primären und sekundären Läsionen

#### Primäre Läsionen

Primäre (d. h. direkt durch ein von außen einwirkendes Trauma entstandene) Störungen sind nach Upledger nur

a. die sphenobasiläre Kompression,
b. vertikale Strains oder Shifts und
c. laterale Strains der sphenobasilären Synchondrose.

Im Bereich des Beckens sind alle direkten Traumata und speziell die von Sakrum und Kokzyx primäre Störungen.

Quantitativ kommen letztere häufiger vor als die direkten Schädelläsionen. Zu deren Ursachen zählen:

a. Malokklusion
b. Zahnschutz bei Sportlern
c. Zähneknirschen
d. langes Mundoffenhalten beim Zahnarzt

Beckenläsionen können auch durch muskuläre Dysbalancen bei Wirbelsäulenläsionen, durch aufsteigende Läsionen bei Fußfehlfunktionen sowie durch viszerale Läsionen entstehen.

Sakrokokzygeale Läsionen im Zusammenhang mit Beckenbodendysbalancen (z. B. nach Entbindungen) können als „sekundär" eingeordnet werden, wenn man die muskuläre Dysbalance im Fokus sieht, oder auch als „primär", wenn man die knöchern-gelenkigen Strukturen und den Beckenboden als Einheit betrachtet.

### Sekundäre Läsionen

Alle übrigen Läsionen sind sekundär, d. h. reaktiv aufgetretene Folgestörungen und auf Dysbalancen innerhalb der kinematischen Kette des kraniosakralen Systems zurückzuführen.

Als sekundäre Schädelläsion darf sicher auch die Os-temporale-Läsion sowie die sphenobasiläre Kompression bei kraniomandibulärer Dysfunktion aufgefasst werden. Einfacher ausgedrückt: Sekundäre Läsionen sind solche, deren Korrektur als Einzeltherapie nicht dauerhaft und nachhaltig sein kann, da sie von einer übergeordneten Störung verursacht werden, die primär korrigiert werden muss.

Jede Dysbalance von Muskeln, die an der Schädelbasis ansetzen (Garten 2012, Abb. 7.32), wird kraniale Läsionen zur Folge haben. Dazu gehören neben der Kaumuskulatur und der suprahyoidalen Muskulatur die kurzen und langen Nackenstrecker, der M. sternocleidomastoideus und die kurzen Nackenflexoren. Während der M. rectus capitis anterior als sehr kurzer Muskel an der Schädelbasis die kraniosakrale Flexion des Okziputs behindern kann, führt der M. rectus capitis lateralis, der nicht zu den Nackenflexoren gehört (Ursprung am Atlasquerfortsatz), aber direkt neben dem Foramen jugulare ansetzt, zu Torsionsläsionen des Okziputs (Upledger 1990).

Neben den mechanischen Stressoren dürfen auch die psychischen und chemischen Stressoren der „Triad of Health" nicht vergessen werden: Das kraniosakrale System ist eine „Nahtstelle" zwischen den physischen, metabolischen und emotionalen Funktionen des Körpers.

### „Primär" und „sekundär" in der Therapie

Entscheidend für die Einteilung ist die Frage, ob die Korrektur einer kranialen Läsion „hält" oder rezidiviert. Diese therapeutische Erfahrung wird man in jedem Einzelfall machen. Für solche Rezidive gibt es zwei Ursachen:

1. Ein Glied in der Läsionskette wurde nicht erwischt, und die kraniale Läsion war sicher nicht die primäre.
2. Eine länger bestehende ossäre kraniale Läsion hat zu einem „Umbau" im System der reziproken Spannungsmembranen (Garten 2012, Kap. 7.2.3) geführt im Sinne einer Anpassung an die knöcherne Deformität. Dies ist ein Vorgang, der im Prinzip bei jeder nicht behandelten oder spontan korrigierten Läsion im Rahmen des Geburtsakts stattfindet. Jeder von uns hat sozusagen „seine" konstitutionelle Läsion, in die er nach einer Korrektur zurückfallen kann. Die Techniken der Applied Kinesiology haben den Vorteil, dass sie bei voll adaptierten Läsionen keinen positiven Challenge ergeben.

Hier sei auch darauf hingewiesen, dass viele primäre Läsionen als Injury-Muster nach Schmitt (➤ Kap. 1.2) behandelt werden müssen. Dabei kann meist ganz auf eine spezifische kraniosakrale Behandlung verzichtet und ausschließlich die Injury-Recall-Technik (IRT, ➤ Kap. 1.2.5) angewendet werden.

## ❷ Kategorisierung nach Läsionstyp

### Ossäre Läsionen

Hierbei handelt es sich um Veränderungen der Struktur, Position oder Bewegungsfreiheit von Knochen und Suturen. Suturenläsionen können im Sinne von Approximation und Separation auftreten.

Primäre ossäre Läsionen durch direkte Traumata können bereits pränatal oder intrauterin durch eine kontinuierliche Druckasymmetrie entstehen. Sie gehen dann unter Umständen mit Weichteilläsionen einher. Weitere Ursachen sind Geburts- und postnatale Traumata.

Als sekundäre ossäre Läsion gilt jede Art von adaptiver oder kompensatorischer struktureller Veränderung am Kranium oder der Wirbelsäule, deren Ursache sich an anderer Stelle befindet: Eine Beckenläsion kann z. B. ebenso zu einer kranialer Läsion führen wie eine Kiefergelenkdysfunktion oder wie eine chronische muskuläre Fehlspannung, besonders der am Kranium ansetzenden Muskeln.

### Membranöse Läsionen

Nach Upledger (1990) ist das häufigste und klinisch bedeutsamste Korrelat von kraniosakralen Dysfunktionen eine abnormale Spannung im Membransystem der Dura mater. Dies beruht auf einer Veränderung von Struktur oder Funktion der Meningen: Nach osteopathischer Philosophie entstehen membranöse Läsionen durch „Organisation" der Membranen bei nicht korrigierten primär ossären Läsionen. Länger bestehende sekundäre ossäre Läsionen können demnach ebenfalls zu einer Organisation der Durafasern in Spannungsrichtung führen, sodass sich das Membrangefüge im Sinne einer sekundären membranösen Läsion verändert. Diese sog. Duraspannungszustände können dann ossäre Läsionen unterhalten oder rezidivieren lassen sowie zu Dysfunktionen der Hirnnerven führen. Als Untergruppe von membranösen Läsionen sind fasziale Läsionen aufzufassen, die zusammen mit ossären und membranösen Läsionen des Kraniums auftreten bzw. diese verursachen können.

Grundsätzlich ist sicher das Konzept der „Duraspannung" als Modell aufzufassen, denn als funktionelles Korrelat sind myofasziale Spannungsketten (➤ Kap. 1.1.2) verantwortlich für Torsions-, Seitneigungs- sowie Flexions- und Extensionsfehlhaltungen. Myofasziale Ketten sind neuromuskulär gesteuert. Durch nozizeptive Afferenzen, aber auch knöcherne mechanische Veränderungen (beide Komponenten kommen bei einer kraniomandibulären Dysfunktion vor) entstehen neuromuskuläre Fehlsteuerungen und damit posturale Fehlprogramme. So kann es auch bei einer Kategorie-1-Beckenläsion nach SOT (➤ Kap. 3.2.4), die durch viszeral verursachten Hypertonus des M. psoas bedingt ist, über des Rückenstreckersystem zu einer sekundären Läsion der Schädelbasis kommen (Neuhuber 2005).

Die völlig passive harte Hirnhaut „erleidet" also die Spannung, verursacht sie aber nicht.

### Rhythmusveränderungen

Jegliche Veränderung des primär respiratorischen Rhythmus (zu langsam oder zu schnell) kann mit Veränderungen des Volumens und der Zusammensetzung des Liquors zusammenhängen.

Toxische und allergische Reaktionen können typischerweise zu **metabolisch** bedingten Veränderungen der Dynamik und Frequenz des kranialen Rhythmus führen. Bei Fieber und akuten Infekten ist der CRI (Cranial Rhythmic Impulse) beschleunigt. Durch Sauerstoff erhöht sich die Frequenz, während der Rhythmus bei 5 % $CO_2$-Atmung verlangsamt ist.

Auch bei **psychiatrischen** Störungen scheint sich der CRI zu verändern. So kommt es in Erinnerung an eine starke emotionale Reaktion oft zu einem Stoppen des Pulses für etwa 10–20 Sekunden. Infolge von stress- oder schmerzbedingtem Schlafentzug kann sich der CRI verlangsamen, während er sich durch die Erholung im Schlaf wieder normalisiert. Bei manischen Zuständen kann sich die CRI-Frequenz auf ca. 5/min verlangsamen. Deshalb gehen einige (Kranial-)Osteopathen soweit, Personen mit konstant niedrigen CRI-Frequenzen unter 9/min eine latente Neigung zu psychiatrischen Störungen zuzuschreiben. Der CRI kann bei zerebrovaskulären Läsionen teilweise fehlen.

Ein Beispiel für primär oder sekundär **mechanisch** bedingte Störungen ist ein totales Kompressionssyndrom, mit einer CRI-Frequenz von praktisch 0, das durch ein direktes kraniales oder sakrokokzygeales Trauma entstehen kann.

## ❸ Untersuchungstechniken der Osteopathie und der Applied Kinesiology

Die Untersuchung des kraniosakralen Systems (Übersicht in Garten 2012) besteht in den Grundzügen aus dem palpatorischen Erfassen („Listening") der Bewegungen des primär respiratorischen kraniosakralen Rhythmus bezüglich Intensität (Amplitude), Frequenz und Symmetrie. Zudem werden physiologische (Flexion, Extension, Innen- und Außenrotation) und nicht-physiologische Bewegungen (Torsionen, Shifts und Shears) induziert, um zu erfassen, in welcher Richtung sie ungehindert möglich (freie Richtung = Läsionsrichtung) sind und wo sich eine Barriere findet.

Die Applied Kinesiology arbeitet auch am kraniosakralen System mit dem Challenge-Prinzip. Angesichts der Kritik an der geringen Intertester-Reliabilität des osteopathischen Listenings (Sommerfeld, Kaider und Klein 2004) kann ein zweiter diagnostischer Zugang nur von Vorteil sein, vor allem was die Therapiekontrolle angeht. Benutzen Sie beide Methoden: Therapielokalisation und Challenge als Primärdiagnostikum, um zunächst die Therapieindikation und die Therapierichtung zu bestimmen. Prüfen Sie danach Intensität und Frequenz der Bewegungen des kraniosakralen Systems per Listening, für das der Challenge keinen Ersatz bietet. Ob Sie mit osteopathischer „Intention" und Energielenkung oder mit den atemgestützten Techniken der Applied Kinesiology behandeln, entscheidet sich je nach Indikation und Fall. Von Bedeutung sind allein die klinischen Resultate, da selbst objektiv nachweisbare Veränderungen von Schädelstrukturen durch osteopathische Manipulationen (Oleski, Smith und Crow 2002) nicht mit den klinischen Befunden korrelieren müssen: Die Patienten interessiert ausschließlich, ob es ihnen nach der Therapie besser geht oder nicht.

### Primäre oder Folgeläsion?

Mit den Techniken der AK ist es relativ einfach, die Prioriäten zu klären:

Wenn die Frage relevant ist (und das ist sie eigentlich immer), ob eine positiver Schlussbiss-Challenge (➤ Kap. 3.4) als Zeichen einer kraniomandibulären Dysfunktion etwas mit dem Kokzyxtrauma der Entbindung der Patientin zu tun hat, führen Sie einfach einen Reibe-Challenge (Mechanorezptorenstimulation) über dem Sakrokokzygealgelenk durch. Wenn dadurch der Schlussbiss-Challenge (temporär!) negativ wird, heißt das, dass die Noziaktivität, die zur Fehlspannung im posturalen muskulären System führt („Duraspannung"), aus dem Bereich des Sakrokokzygealgelenks kommt. Das entspricht der Anwendung des in ➤ Kap. 1.2.4 dargestellten Prinzip: Mechanorezeptoren-Aktivität hemmt Noziaktivität. Einfacher ausgedrückt heißt das, dass die sakrokokzygeale Läsion primär ist.

Die Eleganz dieser Diagnostik birgt allerdings die Gefahr in sich, multifaktorielle Ursachen, die gerade bei der kraniomandibulären Dysfunktion häufig sind, zu ignorieren und das Problem zu eindimensional einzuordnen. Wenn dann der Challenge der umgekehrten Sequenz, dass die Hamstrings, die in Assoziation mit der sakrokokzygealen Läsion hyporeaktiv sind, durch die Watterollen zwischen den Zahnreihen (erhöhte Mechanorezeptorenaktivität, reduzierte Noziaktivität, ➤ Kap. 3.4.4) stark werden, ist eine Wechselseitigkeit der aufsteigenden und absteigenden Dysfunktionskomponenten bestätigt, d. h. es haben sich Adaptationen ergeben und es bleibt Ihnen doch nichts anderes übrig, als beide Strukturen einmal zu behandeln, um sie dann erneut zu provozieren (durch Sitzen und Gehen einerseits und Kauen andererseits). Wenn Sie also nicht beim ersten Challenge, der positiv war, bereits annehmen, dass Sie die gesamte Situation erfasst haben, werden Sie der Gefahr, voreilige Schlüsse zu ziehen, entgehen und diese wertvollen AK-Techniken nutzbringend einsetzen können.

## ❹ Therapietechniken

Hier sei noch einmal erwähnt, dass Läsionen in der Osteopathie und die Applied Kinesiology hat dies übernommen – nach der freien Richtung benannt werden. Eine Flexionsläsion lässt sich demnach leicht in die Flexion bewegen, während man in Richtung Extension eine härtere Barriere antrifft.

### Direkte Techniken

Bei direkten Techniken wird die Struktur in die Barriere (Englisch: „bind") hinein behandelt, d. h. in die Korrekturrichtung (Extension im obigen Beispiel). Die von einigen Autoren vertretene Ansicht, dass Kinder bis vier bzw. sieben Jahren nur mit direkten Techniken (Liem 2001, Ward et al. 2003), Erwachsene hingegen primär mit indirekten und nur ausnahmsweise mit direkten Techniken behandelt werden sollten, scheint uns zu rigide zu sein. Gehen Sie mit dem Gewebe, mit der Struktur so um, wie es am besten funktioniert. Wenn Säuglinge primär einer kranialen Korrektur bedürfen, tun sie uns auch häufig den Gefallen zu schreien, wenn die gewählte Therapierichtung dem „inneren Arzt" widerspricht.

### Indirekte Techniken

Hierbei wird die Struktur in die Läsion hinein behandelt, d. h. die Läsion wird „übertrieben" oder betont und der Körper so zu einer Selbstkorrektur angeregt. Respirationsgestützte Techniken der Applied Kinesiology können als direkte oder als indirekte Techniken angewandt werden, primäres Kriterium ist der positive Challenge.

### Gemischte Technik

In dem Fall sind eine direkte und eine indirekte Technik direkt hintereinandergeschaltet. Eine komprimierte Sutur oder ein komprimiertes Kiefergelenk würde also zunächst in Kompression gehalten (indirekt) und anschließend dekomprimiert, d. h. separiert (direkt). Die unten beschriebene „Schaukeltechnik" ist ebenfalls eine kombinierte Technik.

## ❺ Klassische osteopathische versus AK-Techniken

### Klassisch osteopathisch: mit kleinsten Kräften

Die kraniosakrale Osteopathie behandelt primär kleinamplitudige Läsionen („Motilitätsstörungen") und benutzt dazu Manipulationen mit geringsten Kräften. Der Druck an kranialen Strukturen entspricht etwa der Auflagekraft eines 2-Euro-Stücks. Üben Sie zu Beginn Ihrer osteopathischen „Karriere" immer wieder mit dieser Münze, ein Gefühl dafür zu entwickeln und nicht zu große Kräfte anzuwenden. Auch die Auflagekraft beim Release von myofaszialen Läsionen unterscheidet sich nicht davon (➤ Kap. 5.6.2).

An Schädel- oder Weichteilstrukturen sollte die Auflagefläche immer möglichst groß sein: Legen Sie nicht nur die Fingerspitzen, sondern mindestens die Fingerbeeren oder noch besser Finger- und Handflächen auf, soweit sie Platz haben. Lassen Sie sich vom Gewebe leiten, um das „Listening" (Garten 2012, Kap. 8) direkt in die therapeutische Intention („en écoute") überzuleiten.

Wenn kein Gewebezug spürbar ist, bewegen Sie die Struktur aktiv in verschiedene Richtungen. Folgen Sie dann derjenigen, in der sich der geringste Widerstand zeigt. Nach einer gewissen Zeit (ca. 30 Sekunden) gehen Sie wieder zurück und prüfen, wie sich die Barriere verändert hat.

**Still-Point**

Üben Sie, während des gesamten Therapievorgangs den kranialen Rhythmus (PRI, CRI) zu spüren. Wenn Sie ausreichend lange in die Läsion hinein gehalten haben, sollte der sog. Still-Point auftreten, der einen vollständigen Stillstand des kraniosakralen Rhythmus bedeutet. Halten und warten Sie, bis der primär respiratorische Impuls wieder anläuft. Dieser Moment wird mit der Selbstkorrektur in Verbindung gebracht.

Die Unterbrechung der Therapie am Still-Point ist nicht so problematisch, wie teilweise in der osteopathischen Literatur dargestellt (Upledger 1990). Spätestens dann, wenn Sie sich Ihrem Patienten wieder vollständig zuwenden und den Rhythmus wieder „anwerfen", wird der Still-Point überwunden.

**Schaukeltechnik**

An den kraniosakralen Strukturen kann sich nach einer therapeutischen Intention (wie man die geringen Korrekturkräfte auch nennen könnte) in die freie Richtung (z. B. Extension) die Richtung ändern: Tendiert sie in die Barriere hinein (Flexion), gehen Sie synchron mit dem PRI zurück in die Extension, dann in die Flexion usw. So wird die Barriere allmählich überwunden und die Bewegung in beiden Richtungen frei.

**V-Spread**

Der Name dieser Technik kommt ursprünglich von der Fingerhaltung: Zeige- und Mittelfinger werden V-förmig auf die Körperstruktur aufgesetzt (Upledger 1990). Eigentlich zur spreizenden Behandlung („spread") von Suturen gedacht, hat sich eine allgemeine **„Energie-Direktionierungstechnik"** daraus entwickelt. Welche Energie ist hier gemeint? Am besten könnte man sie als „therapeutische Intention" bezeichnen. Von den V-Spread-Fingern der „Therapiehand" wird meist Energie in die gegenüberliegende „Empfängerhand" geschickt. Sowohl der Therapeut als auch der Patient spüren häufig eine Erwärmung oder Pulsation, wenn die Technik richtig und konzentriert angewandt wird. Wenn Sie zu Beginn Ihrer osteopathischen Karriere noch keine Wirkung spüren, warten Sie geduldig, bis der erste Patient Ihnen das Feedback geben wird, dass sich „etwas tut".

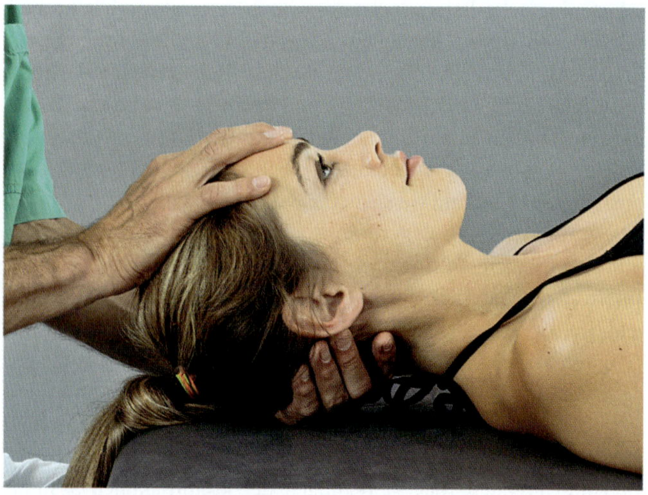

**Abb. 3.21** V-Spread an der Glabella mit der „Empfängerhand" am Okziput zur Normalisierung der Falx cerebri

**Atemunterstützung**

Bei Flexionsläsionen kann der Patient über 1–4 Atemzyklen in Inspiration die Luft anhalten, um die Korrektur zu unterstützen. Wenn Sie dabei die zu korrigierende Struktur in die Extension halten wie bei der kranialen Inspiration-Assist-Läsion (indirekte Technik, ➤ Kap. 3.3.5 ❼), wird die Dura durch die Atmung sozusagen korrigierend gespannt und damit die Korrektur induziert. So kann man auch sehr gut zur Schaukeltechnik übergehen.

**Myofasziale Unterstützung**

Die bereits beschriebene Technik der kraniosakralen Dekompression (vgl. Garten 2012) wurde von Astill-Smith (1988) in die Applied Kinesiology eingeführt. Sie macht sich die durch Dorsalextension der Füße induzierte Flexion des Sakrums während Inspiration und die Extension des Sakrums durch Entspannung der dorsalen Beinfaszien bei der Plantarflexion während Exspiration zunutze.

**Weitere Techniken**

Wir halten es nicht für relevant, ausführlicher über verschiedene Nuancen der zwei Grundprinzipien von direkter und indirekter Technik zu schreiben (z. B. Liem 2001). Die kraniosakrale Osteopathie verwendet sowohl für diagnostische als auch therapeutische Zwecke „innere Bilder" der Strukturen und ihrer Störungen. Doch die Techniken werden durch diese „Verkomplizierung" nicht unbedingt besser.

**Indikationen**

Alle genannten osteopathischen Techniken sind für ossäre und membranöse Dysfunktionen sowie Störungen des Rhythmus geeignet. Sie sind vor allem auch bei Säuglingen und Kleinkindern angezeigt, bei denen sich natürlich wegen der mangelnden Kooperation noch keine atemunterstützte Mobilisation durchführen lässt.

### Atemunterstützte Technik der Applied Kinesiology

Bei kraniosakralen Dysfunktionen kann ein normoreaktiver oder ein dysreaktiver Challenge erfolgen. Der dysreaktive Challenge wird während einer gehaltenen Atemphase (Inspiration oder Exspiration) wiederholt, um zu testen, welche die Indikatordysreaktion aufhebt. Mobilisieren Sie dann mit wesentlich stärkeren Kräften als oben beschrieben in die Challenge-Richtung (nur in wenigen Ausnahmen in die Gegenrichtung). Die Kraft bewegt sich zwischen 100 und 500 g, je nach Beschaffenheit der Struktur. Von der Schaukeltechnik können Sie zu dieser atemgestützten Technik übergehen.

Bei allen ossären und suturalen Läsionen ist diese Technik bestens geeignet, wenn der Patient kooperieren kann, was bei Säuglingen und Kleinkindern nicht möglich ist. Da die membranöse Komponente bei der atemunterstützten Mobilisation meist etwas zu kurz kommt, wirken die Korrekturen bei chronischen Störungen weniger nachhaltig.

### Jugulariskompression

Shafer (1998) beschrieb eine Provokation ähnlich dem Queckenstedt-Manöver (Queckenstedt 1916). Durch Kompression der Jugularvenen lässt sich eine allgemeine intrakranielle Drucksteigerung (einschließlich des Liquordrucks) erreichen. Dazu müssen die gestreckten Finger (Daumen und Mittelfinger) beidseitig direkt kaudal des Proc. mastoideus und dorsal des Kieferwinkels (nicht auf dem Proc. styloideus) auf die Vv. jugulares gelegt werden, um diese zu komprimieren. Durch die Hemmung des venösen Rückflusses kommt es zu einem intrakraniellen Druckanstieg, der die Korrektur kranialer Läsionen prinzipiell beschleunigen kann. Der Patient kann selbst auf die Vv. jugulares drücken, während Sie die notwendige Korrektur vornehmen, z. B. eine Mobilisation der Schädelbasis (➤ Abb. 3.22). Zur Selbstbehandlung von adaptiven Läsionen kann der Patient die Vv. jugulares komprimieren und etwa 10-mal tief ein- und ausatmen, damit sich die Schädelbasis bewegt. Dabei sollte Hyperventilation vermieden werden.

Bezüglich der diagnostischen Aspekte der Jugulariskompression sei auf die Spezialliteratur (Shafer 1998) hingewiesen.

### Korrekturtechnik mit Vibration

Die Verwendung einer Stimmgabel mit der Frequenz 128 Hz (übliches Chiropraxis-Modell) hat sich in den letzten Jahren sehr bewährt (Ginter, mündl. Mitteilung).

Bei einer kranialen Läsion kann der **Challenge** mit einer Stimmgabel, die direkt dort aufgesetzt wird, ähnlich wie eine Magnet-Verstärkung (nicht schwächende Seite) zur Dysreaktion eines normoreaktiven Indikatormuskels führen. Die intraossäre Spannung im Bereich der Schädelläsion wirkt vermutlich wie ein nozizeptiver Challenge (➤ Kap. 1.2.5).

Per Therapielokalisation lässt sich dann ein Punkt am Schädel finden, der meist in etwa dem Stimulationspunkt gegenüberliegt: Asterion links – Pterion rechts, Bregma – Lambda bzw. Protuberantia occipitalis externa usw.

Zur **Therapie** setzen Sie die vibrierende Stimmgabel oder ersatzweise den Griff einer elektrischen Zahnbürste (mit einer Vibrationsfrequenz von ca. 128 Hz) auf die zu korrigierende Schädelregion und nehmen diese Vibration mit der Hand auf der zuvor gefundenen Korrespondenz-Stelle „in Empfang".

Es handelt sich also um eine Art V-Spread-Technik mit Stimmgabel, die sehr effizient kraniale Spannungen lösen kann.

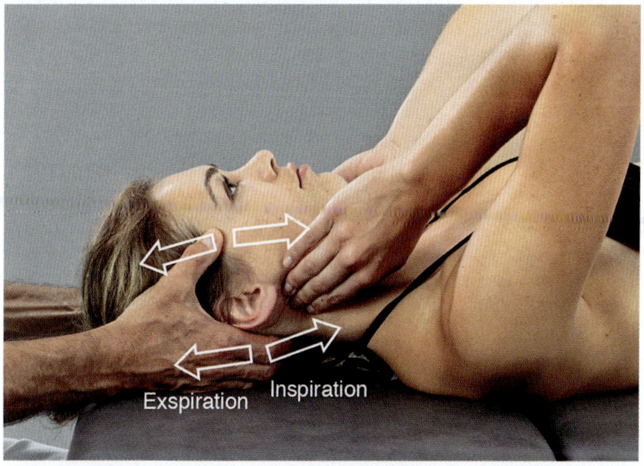


**Abb. 3.22** Jugulariskompression durch die Patientin und Mobilisation der Schädelbasis

3

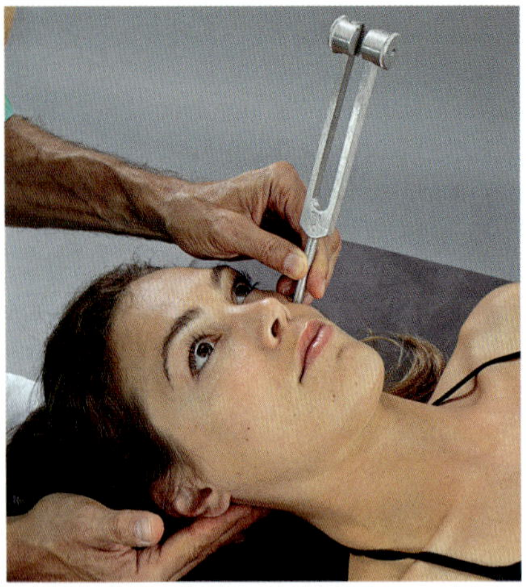

**Abb. 3.23** Korrektur mittels Vibration (Stimmgabel) und „Empfängerhand"

**ZUSAMMENFASSUNG**

**Behandlungssequenz für das kraniosakrale System**

Außer einem offensichtlichen Schädel- oder Steißbeintrauma in der Anamnese und natürlich Entbindungen (als Trauma für Mutter und Kind) liefern AK-Challenge Hinweise, ob eine primäre (als Ursprung von Folgeläsionen) oder eine sekundäre Schädelläsion (als Folge von primären Läsionen wie einem sakrokokzygealen Trauma oder einer Wirbelsäulenfehlfunktion) vorliegt. Der positive Challenge der Läsion wird dann durch Mechanorezeptorenstimulation (Reiben) über der primär verursachenden Region aufgehoben.

Mit oberster Prorität sind jedoch immer Schädelläsionen zu behandeln, die als Injury-Muster gechallengt wurden.

Im Übrigen erweist es sich als sinnvoll, einer bestimmten Sequenz zu folgen, die etwa so aussehen kann:

1. Beckendysfunktionen (Kategorie 1–3)
2. Sakrokokzygeale Dysfunktionen
3. Wirbelsäulendysfunktionen (besonders HWS mit kraniozervikalem Übergang und LWS) der LOVETT-Partner (Garten 2012, Abb. 10.11)
4. Dysfunktionen des Schädels und der Kaumuskulatur

Die Einhaltung dieser Sequenz hilft weitestgehend, Rezidive (durch ausgelassene Läsionen in der Kette) zu verhindern.

Diese Sequenz kann bei offensichtlichen Bissstörungen – ANGLE-Klasse II, Tiefbiss, Zahnverlust etc. (➤ Kap. 3.4 und ➤ Kap. 4) – umgekehrt werden, aber grundsätzlich gilt: „Eine gerade Wirbelsäule gibt es nur auf einem geraden Becken".

Sinnvollerweise werden zunächst die zugeordneten hyporeaktiven Muskeln untersucht. Prüfen Sie zu Beginn deren autogene Fazilitierbarkeit (langsame Dehnung gegen Widerstand, Reiben über den Strukturen des hyporeaktiven Muskels) sollten den Muskel temporär normalisieren, wenn eine „systematische" Ursache für die Dysfunktion vorliegt: 7-FVSS, intramuskuläre Störungen; (➤ Kap. 1.2.4). Wenn eine Stärkung durch diese Manipulationen ausbleibt (AF negativ), ist ein Störfeld oder eine Injury-Region die Ursache für die Muskelhyporeaktion, d. h. eine „unsystematische" Ursache. Diese kann nicht selten auch im kraniosakralen System liegen und muss unbedingt vor allen anderen Korrekturmaßnahmen beseitigt werden, da sonst Rezidive drohen. Das Gesamtbild kann sich schon nach Korrektur des Injury-Musters (IRT) vollständig ändern.

Wenn Sie gezielt eine kraniosakrale Therapie(sitzung) geplant haben, sollten Sie sich vorab vergewissern, dass alle Injury-Muster beseitigt worden sind und dass im Beckenbereich sowie in den kranialen Wirbelsäulenabschnitten keine ausgeprägteren Dysfunktionen mehr bestehen (bzw. korrigieren Sie diese vorher).

Eine detailliertere Beschreibung des Behandlungsablaufs folgt unten (➤ Kap. 3.4).

## ❻ Dreidimensionale Kategorisierung kranialer Läsionen

Die Diagnostik und Therapie der kranialen Osteopathie kann sich, wie weiter oben bereits angedeutet, in der Praxis an einem dreidimensionalen Konzept der kranialen Läsionen orientieren. Die relevanten Dysfunktionen sind hier einzeln gelistet.

Es sei aber noch einmal betont, dass großamplitudige Läsionen durch Beckendysfunktionen (➤ Kap. 3.2) und gestörte muskuläre Funktionsketten im Halsbereich und Kauapparat zunächst ausgeschlossen oder vorab behandelt bzw. – bei etwas mehr Routine – parallel zur kranialen Behandlung korrigiert werden müssen.

Alle Muskeln, die ihren Ursprung bzw. Ansatz am Schädel haben, können durch Fehlspannungen kraniale Läsionen verursachen; daher muss ihre Funktion normalisiert werden (➤ Abb. 3.24).

### Läsionen der Schädelbasis in der rostrokaudalen Dimension

(➤ Kap. 3.3.5)

1. Sphenobasiläre Kompression
2. Sphenobasilärer vertikaler Strain
3. Frontale Kompression (Sutura coronalis; keine „echte" Schädelbasisläsion)
4. Glabella Fault (Falx cerebri und zervikale Ansätze der Dura mater)
5. Flexions-/Extensionsläsionen
   a. Sphenobasiläre Extension (Inspiration-Assist Fault)
   b. Sphenobasiläre Flexion (Expiration-Assist Fault)

### Läsionen der Schädelbasis in der laterolateralen Dimension

(➤ Kap. 3.3.6)

1. Sphenobasilärer lateraler Strain
2. Temporale Kompression (Temporal Compaction)
3. Sphenobasiläre Seitneigung mit Rotation der SBS
   a. Temporal Outflare, Temporal Bulge
   b. Temporal Inflare, Parietal Descent

### Torsionsläsionen der Schädelbasis um die sagittale Achse

(➤ Kap. 3.3.7)

1. Sphenoid-Torsion (innen-/außenrotiertes Os frontale)
2. Okziput-Torsion (Universal Fault)

### Gesichtsschädelläsionen

(➤ Kap. 3.3.8)

1. Flexions- und Extensionsläsionen
   a. Sphenobasilar Inspiration-Assist Fault
   b. Sphenobasilar Expiration-Assist Fault

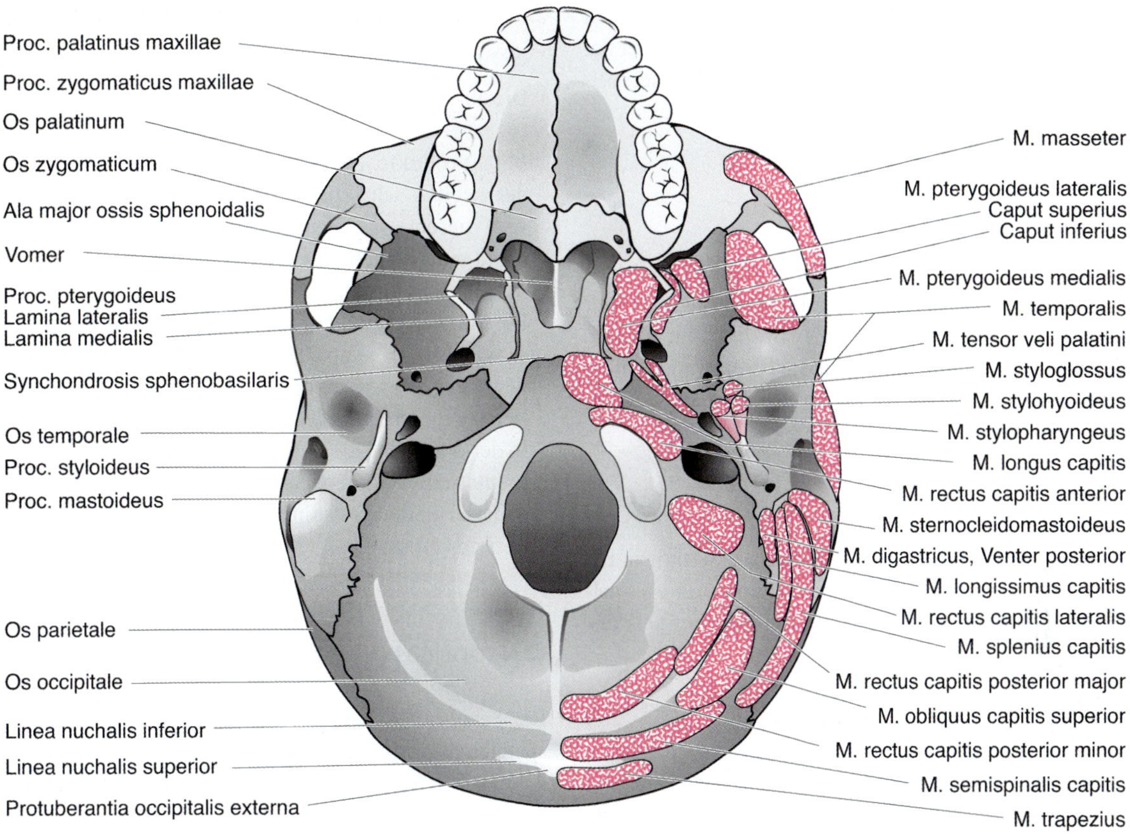


**Abb. 3.24** Muskelansätze an der Schädelbasis

2. Läsionen der Maxillae
   a. Innenrotation
   b. Außenrotation
   c. Vertikaler Shift (kaudal/kranial)
3. Läsionen des Vomers
   a. Maxillärer Shear
   b. Maxilläre Torsion
4. Läsionen der Ossa nasalia (nasofrontale Läsion)
5. Läsionen des Os ethmoidale

### Suturenläsionen

(➤ Kap. 3.3.9)

1. Sutura palatina mediana
2. Sutura sagittalis
3. Suturae zygomaticae
4. Sutura lambdoidea
5. Sutura occipitomastoidea
6. Sutura squamosa

## 3.3.3 Foramina und Fissuren der Schädelbasis, klinische Bilder bei Engpässen

Für das Verständnis der mit kranialen Dysfunktionen assoziierten Symptomatik ist die Kenntnis der Hirnnerven hilfreich, deren funktionelle Anatomie in den folgenden Abschnitten dargestellt wird. In der osteopathischen Literatur finden sich immer wieder Auffassungen, die mit einer nüchternen anatomischen Sichtweise kollidieren: Manche der dort beschriebenen Engpässe sind nur durch massive Traumata denkbar. So dürfte z. B. eine Optikus-Dysfunktion kaum durch einen funktionellen Engpass im Canalis opticus erklärbar sein. Doch die praktische Erfahrung lehrt auch, dass z. B. okulomotorische Störungen (wie Doppelbilder) durch Schädeltraumata sehr wohl durch osteopathische Techniken behoben werden können. Das neuroanatomische und funktionelle Bild, das Sie während der Therapie im Hinterkopf haben sollten, dient dazu, Ihre therapeutische Aktion (bzw. Ihre therapeutische Intention) zu fokussieren.

Die Anatomie der vorderen, mittleren und hinteren Schädelgrube wurde bereits ausführlich im Lehrbuch „Applied Kinesiology" (Garten 2012, Kap. 7.2.2) beschrieben (➤ Abb. 3.25). Hier folgt eine genauere Darstellung osteopathisch relevanter Aspekte der Hirnnerven, geordnet nach ihren Durchtrittsstellen im Bereich der Schädelgruben.

### ❶ N. olfactorius [I] – Lamina cribrosa des Os ethmoidale

Der N. olfactorius wird auch als erster Hirnnerv [I] bezeichnet. Die zentralen Neuriten (Fila olfactoria) der bipolaren ersten Neurone des Riechepithels (Riechzellen) treten gebündelt durch die Lamina cribrosa des Os ethmoidale in die vordere Schädelgrube ein

(➤ Abb. 3.25). Ihre Synapsen mit dem zweiten Neuron befinden sich im Bulbus olfactorius (einer Ausstülpung des Gehirns), der auf der Lamina cribrosa ruht. Die peripheren Dendriten der Riechzellen (Riechhaare) bilden die eigentlichen Rezeptoren und liegen zwischen den Stütz- und Drüsenzellen im Riechepithel.

### Engpass(-Symptome)

Eine „verstopfte" Nase und chronisches Nasenträufeln, die nach Magoun (1968) mit einer Kompression des Os ethmoidale (der Lamina cribrosa bei frontaler Kompression) assoziiert sein können, lassen eher Störungen der parasympathischen Innervation (über den N. facialis [VII]) bzw. Störungen im Bereich des Ganglion pterygopalatinum vermuten (➤ Abb. 3.48 bzw. ➤ Abb. 7.29).

### Klinische Untersuchung

Bieten Sie Aromen wie Pfefferminz, Zimt, Kaffee u. ä. selektiv durch ein Nasenloch zu riechen an. Diese Riechprobe kann auch als Challenge vor der Testung eines normoreaktiven Indikatormuskels verwendet werden.

### Läsionsursachen

Durch ein Akzelerations- oder Schleudertrauma mit Coup und Contrecoup können die Fila olfactoria mechanisch verletzt werden, wobei eine Restitution häufig ausbleibt. Ein Therapieversuch ist angezeigt, aber der Erfolg nicht garantiert.

**Fallbeispiel 6**

**Geruchsverlust**

Die 40-jährige Patientin leidet seit 2½ Jahren unter Geruchsverlust sowie Abneigung gegen Zucker, Weizen- und Milchprodukte. Diese Aversion entwickelte sich während der zweiten Schwangerschaft, die wie die erste durch massive Hyperemesis gekennzeichnet war. Bis zur 15. SSW bestand eine ausgeprägte Hyperosmie (Überempfindlichkeit des Geruchssinns).
Die IRT-Behandlung der Glabella mit Kopfgelenkflexion, Gb38 + NL + EID (➤ Kap. 1.2.5) bringt keine wesentliche Befundbesserung, ebenso wenig wie der Versuch einer Hyposensibilisierung (gegenüber Weizen- und Milchprodukten) mittels IRT. In der dritten Sitzung erfolgt eine kraniale Behandlung mit Frontal-Lift- und Maxillare-Compaction-Technik. Einen Tag danach ruft die Patientin an und berichtet, dass sie nun wieder riechen könne.

## ❷ N. opticus [II] – Canalis opticus

Der Sehnerv (N. opticus) tritt durch den Canalis opticus des Os sphenoidale zwischen den beiden Processus clinoidei in den Schädel ein. Die Neurone dieses II. Hirnnervs liegen an der Rückseite der Retina (3. Neuron der Sehbahn, ➤ Abb. 3.26). Der N. opticus wird von drei Schichten bedeckt: Die äußere geht von der Dura aus und in die Sklera des Auges über. Die mittlere und die innere

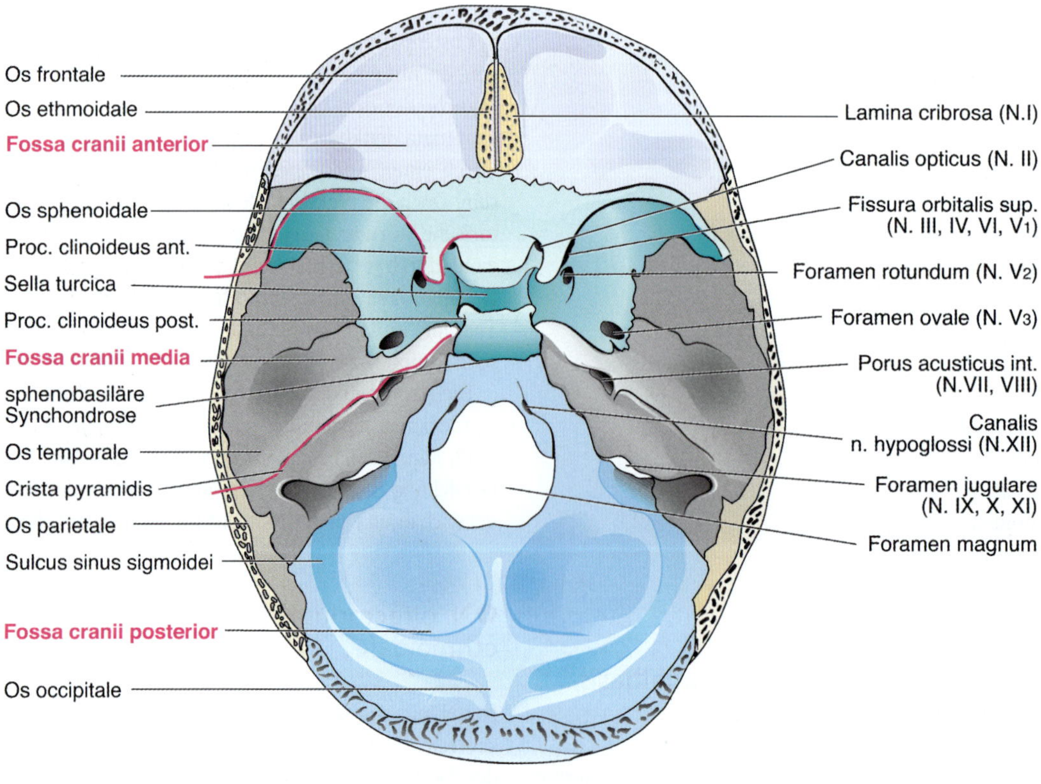


**Abb. 3.25** Schädelbasis von innen mit den Öffnungen für die Hirnnerven

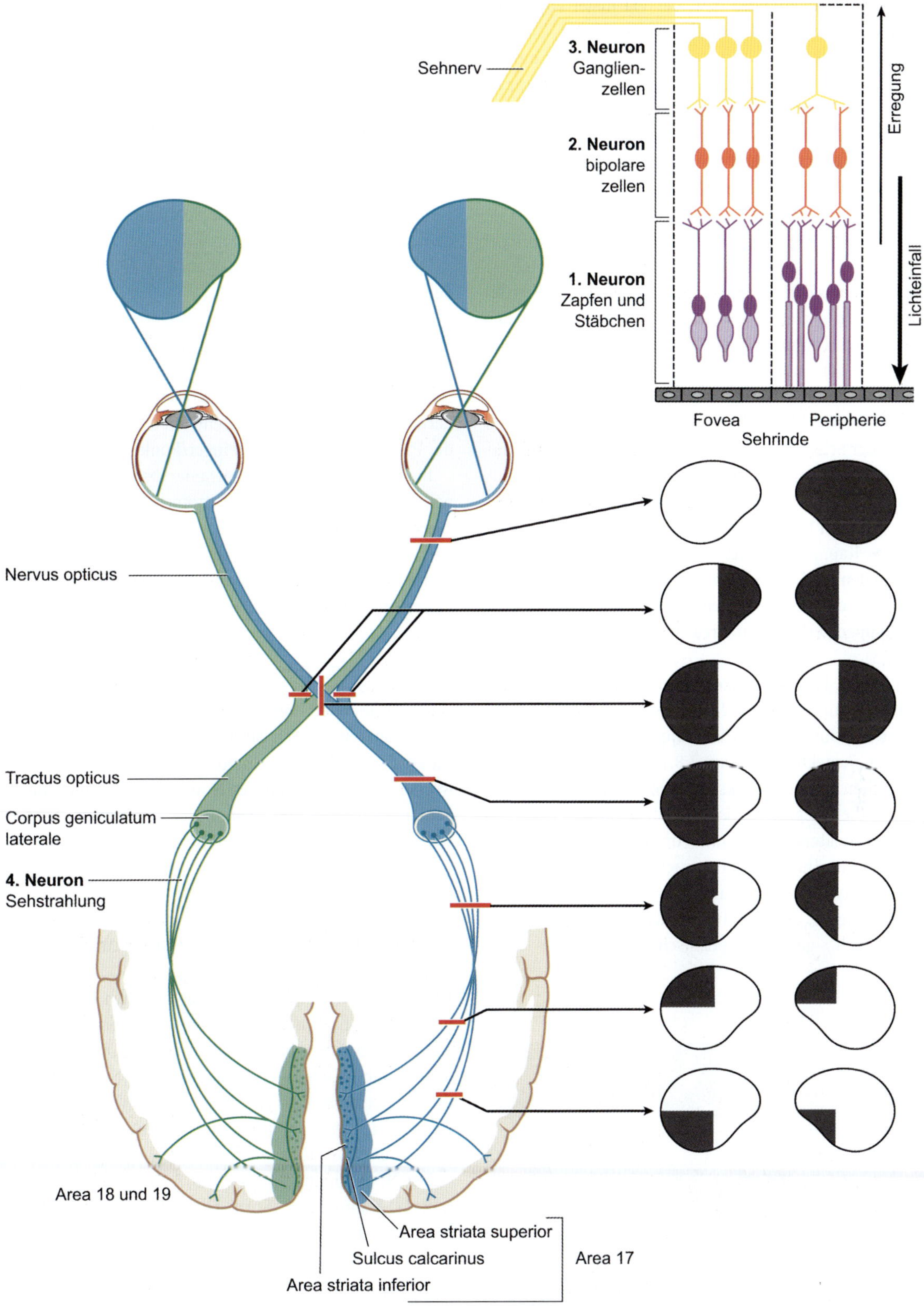


**Abb. 3.26** Sehbahn und Gesichtsfeldausfälle entsprechend dem Läsionsort (nach Bähr und Frotscher 2003)

Schicht sind von der Arachnoidea bzw. der Pia mater abgeleitet. Dies weist den N. opticus als Teil des Gehirns aus.

Da einige Augenmuskeln (M. rectus superior, M. rectus medialis) einen Ansatz an der Durascheide des N. opticus haben (Sevel 1986), könnten sich Duraspannungen auf seine Funktion auswirken. Dass sich die Sehschärfe nach kranialen Korrekturen häufig verbessert, ist jedoch eher auf eine Veränderung der Form der Orbita zurückzuführen.

### Sehbahn

Während die Fasern aus den temporalen Retinahälften (nasales Gesichtsfeld) ungekreuzt ipsilateral verlaufen, sind die Fasern aus den nasalen Retinahälften (temporales Gesichtsfeld) gekreuzt und bilden das Chiasma opticum in der Nähe der Sella turcica (➤ Abb. 3.24).

- Von den kranialen Gesichtsfeldern werden die Impulse über den kaudalen Teil der Sehstrahlung (MEYER-Schleife, die als 4. Neuron der Sehbahn im Corpus geniculatum laterale entspringt), um das Seitenhorn des dritten Ventrikels im Temporallappen zum primär visuellen Kortex (Area striata, BRODMANN-Area 17) geleitet (➤ Kap. 7.8.1, ➤ Abb. 7.23).
- Von den kaudalen Gesichtsfeldern (kraniale Retina) werden die Impulse über den kranialen Teil der Sehstrahlung, der über den Parietallappen verläuft, zur Area striata geleitet (➤ Abb. 7.23).

Dieser Verlauf wird bei der Aufzeichnung des blinden Flecks durch dessen Konfiguration deutlich und ist rehabilitativ für die Stimulation der Temporal- und Parietallappen von Bedeutung (zu den wesentlichen Aspekten ➤ Kap. 7.8.1). Eine Untersuchung des physiologischen blinden Flecks ist kein Sehnerventest, sondern dient dazu, die Integration visueller Stimuli im Bereich des Corpus geniculatum laterale (Thalamus) und damit eigentlich den Aktivitätszustand des Thalamus in der jeweiligen Hirnhälfte zu überprüfen. Eine Hypoafferenzierung führt zu einer Vergrößerung des blinden Flecks, der sich durch eine ipsilaterale kraniale Manipulation auch ganz unspezifisch verkleinern kann (➤ Kap. 7.14.6).

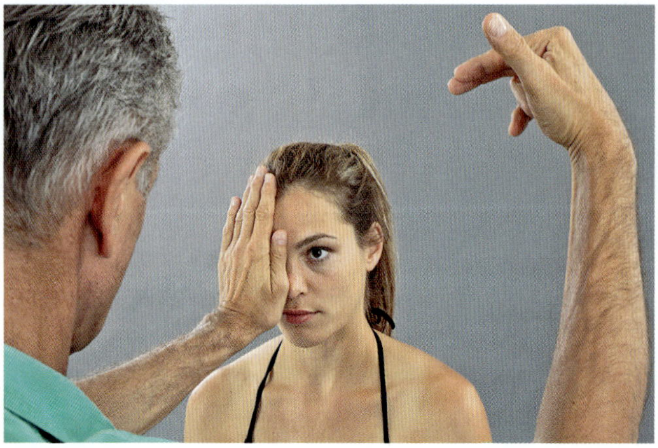

**Abb. 3.27** Oppositionstest zur Gesichtsfeldprüfung

### Klinische Funktionsprüfung

Die **Sehschärfe** wird im Hinblick auf die Fern- und die Nahsicht getestet. Die Fernsicht wird mit einer SNELLEN-Tafel (in 6 m Abstand zum Patienten) und die Nahsicht mit einer 30 cm entfernten Tafel geprüft. Für einen Übersichtstest reicht oft eine Zeitung, die üblicherweise unterschiedliche Schriftgrößen hat. Wenn die Sehschärfe mit Gläsern korrigiert werden kann, liegt ein okulärer Defekt vor, andernfalls ist die Sehbahn an irgendeiner Stelle betroffen.

Diese Sehprüfungen können auch als Challenge angewandt werden.

Zur **Gesichtsfeldtestung** mittels Oppositionstest (➤ Abb. 3.27) wird jeweils ein Auge des Patienten abgedeckt. Sie stehen ca. 60–80 cm vor dem Patienten, der Ihr Auge oder Ihre Nase fixiert, während Sie einen Finger oder einen roten Punkt von den äußeren Rändern des Gesichtsfelds zum Zentrum bewegen und vergleichen, wo der Patient und wo Sie den Finger/Punkt sehen.

Eine Schielamblyopie (zentralnervöse Unterdrückung des Doppelbildes) kann bei Heterotropien ebenso zu verkleinerten Gesichtsfeldern führen wie ein vergrößerter blinder Fleck (➤ Kap. 7.8.1) bei Hypoafferenzierung einer Hemisphäre. Bei definierten Gesichtsfeldausfällen ist die Form charakteristisch für den Läsionsort (➤ Abb. 3.26).

### Engpass(-Ursachen)

Ein funktioneller Engpass im Bereich des Canalis opticus kann möglicherweise durch Shift des Sphenoids bedingt sein. Davon müssen pathologische Engpässe bzw. Läsionen unterschieden werden, die im Verlauf des N. opticus bzw. auch im Bereich der Sehstrahlung, die aus Axonen der 4. Neurone der Sehbahn besteht, im Corpus geniculatum laterale auftreten können (➤ Abb. 3.26).

## ❸ N. ophthalmicus [$V_1$] – Fissura orbitalis superior

Die Fissura orbitalis superior liegt zwischen den großen und kleinen Keilbeinflügeln (Alae majores et minores) in der mittleren Schädelgrube (➤ Abb. 3.25). Durch diese Öffnung gelangen neben dem N. ophthalmicus – dem Augenast des N. trigeminus [V] – auch die Nn. oculomotorius [III], trochlearis [IV] und abducens [VI] zur Augenhöhle. Die V. ophthalmica superior zieht aus der Augenhöhle zum Sinus cavernosus.

Der N. ophthalmicus (➤ Abb. 3.46) versorgt Kornea (Kornealreflex!), Konjunktiva, Stirn, Oberlid und Nasenschleimhaut mit sensiblen Afferenzen (A).

### Klinische Funktionsprüfung und Engpass(-Symptome)

(Näheres unter N. trigeminus) Die Auslösung des Kornealreflexes kann als Challenge für den N. ophthalmicus mit anschließender Prüfung eines normoreaktiven Indikatormuskels verwendet werden.

Ein funktioneller Engpass des N. ophthalmicus ist im Bereich des Sinus cavernosus möglich, während es im Bereich der Fissura orbitalis superior nur zu einem traumatisch bedingten Engpass kommen kann.

## ❹ N. oculomotorius [III] – Fissura orbitalis superior

Er ist für die efferent (E) somatomotorische Versorgung der äußeren Augenmuskeln (Mm. rectus medius, rectus superior, rectus inferior und obliquus inferior) zuständig. Der Lidheber (M. levator palpebrae) ist ein Synergist des M. tarsalis, der sympathisch innerviert wird (und bei dessen Ausfall es zum HORNER-Syndrom kommt).

Eine efferent (E) parasympathische Versorgung aus dem Ncl. oculomotorius accessorius (EDINGER-WESTPHAL) erhalten M. sphincter pupillae und M. ciliaris, der bei der Akkommodation für die Verdickung der Linse sorgt (➤ Abb. 7.15).

### Nukleäre Parese

Bei nukleärer Parese des N. oculomotorius durch Tumoren, Aneurysmen, Traumata ist die Pupillomotorik gestört. Ein Aneurysma der A. communicans posterior ist eine häufige Ursache für Läsionen des III. Hirnnervs (Miller und Newman 1999).

### Symptome

- Abweichung des betroffenen Auges in der Primärstellung (d. h. bei Blick geradeaus) nach lateral und inferior mit Außenrollung (Überwiegen der Mm. rectus lateralis und obliquus sup.), je nach Beteiligung der einzelnen Äste des N. oculomotorius
- Ptosis (M. levator palpebrae)
- Anisokorie durch Pupillendilatation (Ncl. oculomotorius accessorius; M. sphincter pupillae)
- Akkommodationsstörung (N. ciliaris)

Akkommodationsstörungen können mit Traumata im Kopf- und Nackenbereich assoziiert sein: Durch abnormalen Input aus den oberen Zervikalwurzeln oder Kontusion des lateralen Zervikalmarks können theoretisch aszendierende spinotegmentale und spinomesenzephale Impulse beeinträchtigt werden, was zu einer gestörten Afferenzierung der parasympathischen EDINGER-WESTPHAL-Kerne führen kann. In dem Fall liegen in der Regel weitere bulbäre Symptome vor.

### Klinische Prüfung

Siehe Abschnitt „Klinische Funktionsprüfung der Okulomotorik" (➤ Kap. 3.3.3 ❼).

### Engpass(-Ursachen)

Klinisch ist das Klivuskanten-Syndrom bekann, bei dem durch horizontale Verschiebung des Hirnstamms bei Raumforderungen eine Okulomotoriusparese eintritt.

Ein Engpass des N. oculomotorius [III] kann am freien Rand des Tentorium cerebelli, an seiner Durchtrittsstelle durch die Dura mater lateral des Proc. clinoideus posterior, im Sinus cavernosus und in der Fissura orbitalis superior auftreten. Spannungen im Tentorium cerebelli können den Nerv so stark irritieren, dass sich klinische Symptome zeigen (➤ Abb. 3.28). Mögliche Ursachen sind Läsionen im Bereich des Os occipitale und Os sphenoidale sowie der Ossa temporalia.

## ❺ N. trochlearis [IV] – Fissura orbitalis superior

Er leitet Efferenzen (E) zum M. obliquus superior des Auges.

### Symptome

- Bei frischen Dysfunktionen: Doppeltsehen bei Blickrichtung nach nasal und kaudal, Abweichen des Auges nach kranial und medial sowie Rotation nach außen in der Primärstellung.
- Bei chronischen Dysfunktionen kommt es zum Ausblenden eines Bildes und zu einer zentralen Adaptation, sodass Doppelbilder nicht mehr wahrgenommen werden.
- Bei neutraler Blickrichtung wird der Kopf zur gesunden Seite geneigt (wichtig für Differenzialdiagnose zum Schiefhals).

### Klinische Prüfung

Siehe Abschnitt „Klinische Funktionsprüfung der Okulomotorik" (➤ Kap. 3.3.3 ❼).

### Engpass(-Ursachen)

Ein Engpass des N. trochlearis [IV] kann am freien Rand des Tentorium cerebelli vorkommen, wo er die Dura durchdringt (➤ Abb. 3.28). Mögliche Ursachen sind Läsionen im Bereich des Os occipitale und Os sphenoidale sowie der Ossa temporalia.

Engpässe können auch im Sinus cavernosus und in der Fissura orbitalis superior auftreten.

## ❻ N. abducens [VI] – Fissura orbitalis superior

Er leitet Efferenzen (E) zum M. rectus lateralis.

### Symptome

- Medialabweichung des Augapfels in Primärstellung
- Doppelbilder am stärksten bei Blick nach lateral

### Klinische Prüfung

Siehe Abschnitt „Klinische Funktionsprüfung der Okulomotorik" (➤ Kap. 3.3.3 ❼).

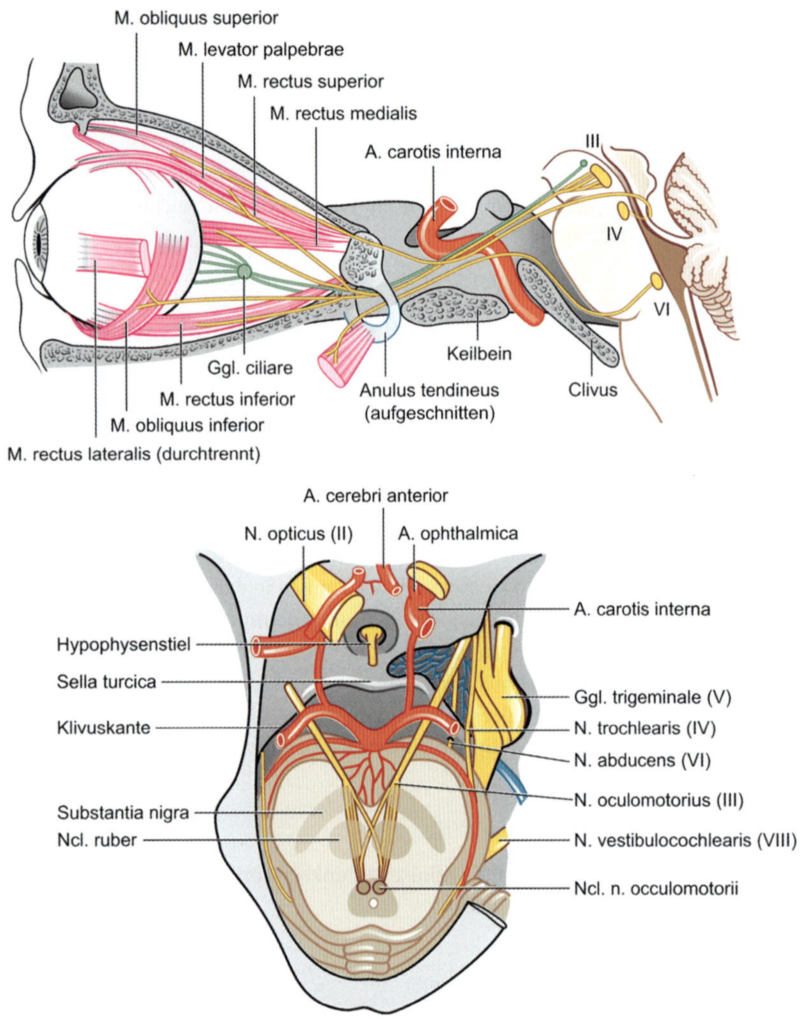


**Abb. 3.28** Die mesenzephalen Hirnnervenkerne: Ncl. oculomotorius und Ncl. oculomotorius accessorius, Ncl. n. trochlearis und der pontine Ncl. n. abducentis. Zu sehen ist ihre Lagebeziehung zu den Procc. clinoidei und zur Karotis sowie der Übertritt der Nerven in die äußeren Augenmuskeln an der Oberkante des Felsenbeins (Pars petrosa ossis temporalis). Dabei verläuft der N. abducens auf einer langen Strecke intradural. Auch die anatomische Nähe zum Ganglion trigeminale ist gut erkennbar.

### Engpass(-Ursachen)

Der N. abducens ist häufiger von Engpässen betroffen als andere Hirnnerven: Denn an der Felsenbeinkante wird er abgeknickt. Dort dringt er in die Dura ein und verläuft in der Nähe des Lig. petrosphenoidale (zwischen dem Apex des Felsenbeins und dem Proc. clinoideus post. aufgespannt) sowie der lateralen Äste der A. basilaris (➤ Abb. 3.28). Mögliche Ursachen sind Läsionen im Bereich des Os occipitale und Os sphenoidale sowie der Ossa temporalia. Weitere Engpässe können im Bereich des Sinus cavernosus und der Fissura orbitalis superior auftreten. Zu einer Abduzensläsion kann es auch durch ein Hyperextensionstrauma kommen (Schneider und Johnson 1971, Trautmann 1975).

## ❼ Klinische Funktionsprüfung der Okulomotorik

Die Funktionsprüfung der Augenmuskeln wird hier relativ ausführlich dargestellt, um im Rahmen der kranialen Osteopathie darauf zurückgreifen zu können. Okulomotorische Störungen sind tatsächlich häufig funktioneller Natur, besonders wenn sie akut auftreten, und einer funktionellen Therapie meist gut zugänglich, wie später dargestellt wird. Ob eine Heterophorie (latentes Schielen) bzw. „Winkelfehlsichtigkeit" im Kontext von Konzentrations- und Lernstörungen eine Rolle spielt, ist eine Frage, die in der praktischen Anwendung der Applied Kinesiology traditionell häufiger stellen wird. Daher ist es nicht nur für Optiker oder Optometristen wichtig, ein klares diagnostisches Konzept zu haben. Prismenbrillen oder gar operative Korrekturen sind immer erst angezeigt, wenn alle funktionellen Techniken versagt haben. Eine Heterophorie ist bei ca. der Hälfte der Fälle mit den AK-Techniken (➤ Kap. 3.3.4) und neurologischer Rehabilitation (➤ Kap. 7.14.5 und ➤ Kap. 7.14.6) zu korrigieren.

Bei der Diagnostik handelt es sich um motorische Challenges, die weder der Untersucher noch der Patient beeinflussen kann. Sie sind damit relativ objektiv und sollten daher auf keinen Fall durch das Testen mit einem Indikatormuskel ersetzt werden.

### Funktionelle Anatomie der äußeren Augenmuskeln

Die Augenmuskeln haben eine primäre und zwei sekundäre Funktionen (➤ Abb. 3.30). Sie arbeiten immer zusammen mit ihren Synergisten. Die Untersuchung der primären Funktion erfolgt in den

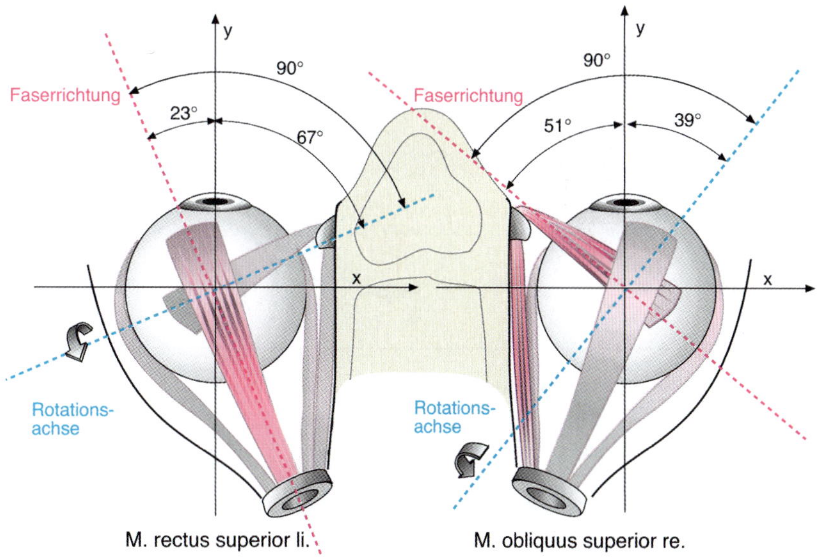


**Abb. 3.29** Äußere Augenmuskeln: funktionelle Anatomie

3

Kardinalblickrichtungen, in denen jeweils einer der untersuchten Augenmuskeln den maximalen mechanischen Vorteil hat (Hauptagonist) und damit eine Parese den ausgeprägtesten Effekt hat.

## Reziproke Innervation

Agonisten und Antagonisten der Augenbewegungen werden reziprok innerviert: Der rechte M. rectus lateralis ist beim Blick nach rechts zusammen mit dem linken M. rectus medialis aktiv (SHERRINGTON-Gesetz). Antagonisten sind jeweils ipsilateral Rectus superior und Rectus inferior sowie Obliquus superior und Obliquus inferior, aber auch Obliquus superior und kontralateraler Rectus superior sowie Obliquus inferior und kontralateraler Rectus inferior (➤ Abb. 3.30, ➤ Abb. 3.32). Diese Aktivität wird offensichtlich nicht von Muskelspindeln, sondern zentral (Keller und Robinson, zit. in Leigh und Zee 1999) durch exzitatorische und inhibitorische Burst-Neurone gesteuert.

Da die Innervation des Rectus lateralis rechts mit der Innervation des Rectus medialis links korrespondiert, ist eine konjugierte Augenbewegung nach rechts möglich. Auch vertikale Augenbewegungen basieren auf diesem Prinzip: Der Rectus superior rechts ist mit dem Obliquus inferior links gepaart, beide zusammen bewegen die Augen nach rechts oben (➤ Abb. 3.31). Man spricht vom HERING-Gesetz der motorischen Korrespondenz.

## Augenbewegungen

### Bewegungen eines einzelnen Auges

Unter **Duktion** versteht man die Bewegungen eines einzelnen Auges um die senkrechte Z-Achse oder die waagerechte X-Achse (➤ Abb. 3.29, ➤ Abb. 3.30). Diese in der Ophthalmologie benutzte Achsennomenklatur nach LISTING unterscheidet sich von der in der Manualmedizin gebrauchten (➤ Abb. 2.1).

- Adduktion: Rotation um die Z-Achse nach medial
- Abduktion: Rotation um die Z-Achse nach lateral
- Elevation (Supraduktion): Rotation um die X-Achse nach kranial
- Depression (Infraduktion): Rotation um die X-Achse nach kaudal

Unter **Torsion** versteht man die Rollbewegung eines oder beider Augen um die sagittale Y-Achse (➤ Abb. 3.29, ➤ Abb. 3.30):

- Intorsion (Inzykloduktion): Rotation um die Y-Achse zur Nase (rechtes Auge vom Betrachter aus gesehen im Uhrzeigersinn, linkes Auge gegen den Uhrzeigersinn)
- Extorsion (Exzykloduktion): Rotation um die Y-Achse weg von der Nase.

### Bewegungen beider Augen

Unter **Version** (Blickwendung) versteht man gleichsinnige Bewegungen beider Augen, die sie im selben Umfang in derselben Richtung ausführen. Man bezeichnet diese auch als „*konjugierte*" Bewegungen. Unterschieden wird zwischen Dextroversion (nach rechts) und Levoversion (nach links), Supraversion (nach oben) und Infraversion (nach unten) sowie Dextrozykloversion (Rotation nach rechts) und Levozykloversion (Rotation nach links). Hierzu zählen:

- Folgebewegungen
- Sakkaden (Blickzielbewegung, Blickrichtungsbewegung)
- Nystagmus (langsame und schnelle Phase des optokinetischen und vestibulären Nystagmus)

Unter **Vergenz** versteht man *dyskonjugierte* (dysjunktive) Augenbewegungen. Hierbei bewegen sich die Augen in entgegengesetzten Richtungen:

- Konvergenz: Bewegung beider Augen aufeinander zu
- Divergenz: Bewegung beider Augen in gegenläufiger Richtung

*Konvergenzbewegungen* dienen zur Fixierung eines Objekts, während es dem Gesicht angenähert wird. Gesteuert werden sie vom Mittelhirn aus (Area pretectalis, PERLIA-Kern, Ncl. n. oculomotorii, EDINGER-WESTPHAL-Kern).

## Augenpositionen

Unter **Primärposition** der Augen versteht man ihre neutrale Position, wenn sie geradeaus blicken, um ein Objekt in 6 m Entfernung zu fixieren.

| | Hirnnerv | Primär-Aktion<br>Sekundär-Aktion | Vertikale Aktion | |
|---|---|---|---|---|
| | | | in Adduktion | in Abduktion |
| M. rectus superior re.<br>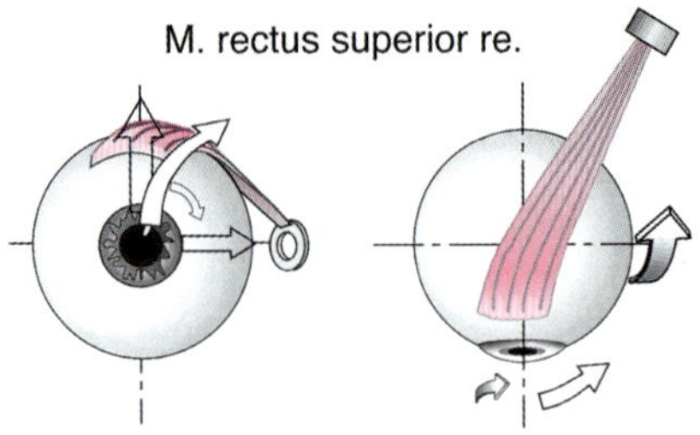 | N. III | Elevation<br>Adduktion (Innenrotation) | Innenrotation | Elevation |
| M. obliquus superior re.<br>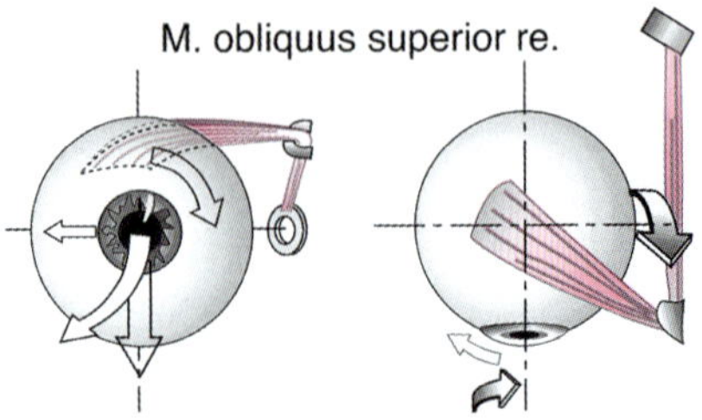 | N. IV | Depression<br>Innenrotation (Abduktion) | Depression | Innenrotation |
| M. rectus inferior re.<br>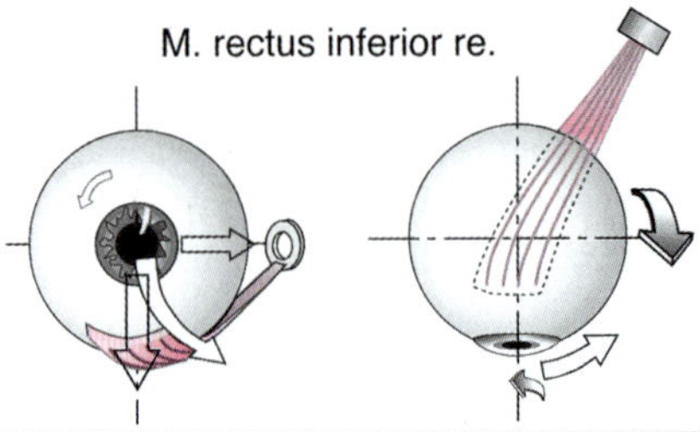 | N. III | Depression<br>Adduktion (Außenrotation) | Außenrotation | Depression |
| M. obliquus inferior re.<br>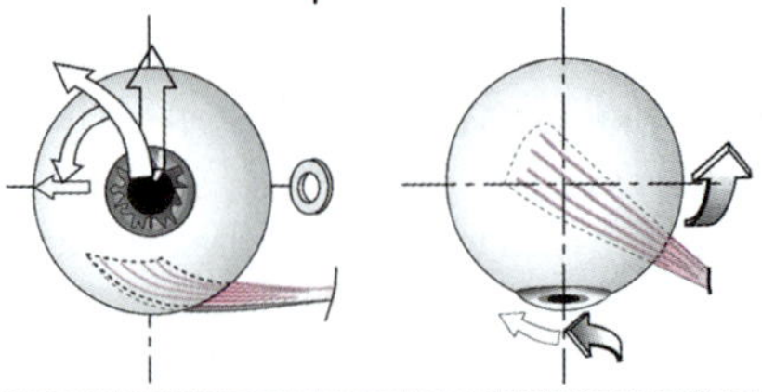 | N. III | Elevation<br>Außenrotation (Abduktion) | Elevation | Außenrotation |
| M. rectus medialis re.<br>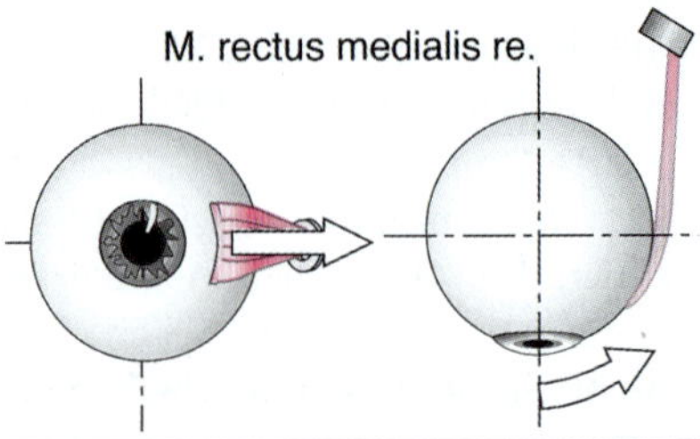 | N. III | Adduktion | | |
| M. rectus lateralis re.<br>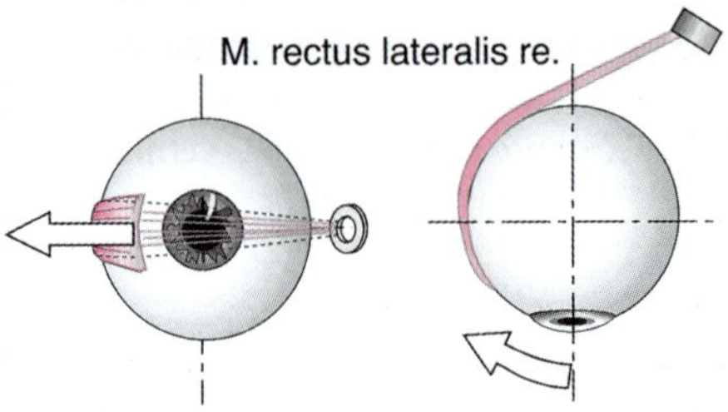 | N. VI | Abduktion | | |

**Abb. 3.30** Funktionen der Augenmuskeln

Die Einnahme der **Kardinalblickrichtungen** führen zu Bewegungen der Augen in die sog. *Sekundärpositionen* (in der Horizontalen und Vertikalen) und die *Tertiärpositionen* (diagonal nach oben und unten) und dient der Untersuchung von Paresen (s. o.).

Durch eine reflektorische Korrespondenz der Augenmuskeln mit den jeweiligen Bogengängen des Vestibularorgans kommt es bei Bewegungen des Kopfes über den vestibulo-okulären Reflex (VOR) zu kompensatorischen Augenbewegungen mit dem Ziel, die Blickfixierung zu erhalten. Auf diese Weise sind die Bogengänge jeweils funktionell mit spezifischen Augenmuskeln gekoppelt. So erregen z. B. Reize aus den posterioren Bogengängen (Canales semicirculares) den ipsilateralen Obliquus superior und den kontralateralen Rectus inferior bzw. Reize aus den anterioren Bogengängen den ipsilateralen Rectus superior und den kontralateralen Obliquus inferior (➤ Abb. 3.31 und ➤ Abb. 3.32).

Die Afferenzen aus den Bogengängen werden vom Zerebellum abgeglichen, um das reflektorische Geschehen metrisch zu machen, um den Blick präzise auf dem fixierten Objekt zu halten.

### Begleitbefunde bei okulomotorischen Nervenläsionen

Bei einer Parese des N. abducens [VI] ist der Kopf zur ipsilateralen Seite gedreht, während er bei einer Läsion des N. trochlearis [IV] zur Gegenseite (der gesunden Seite) geneigt ist. Diese Kopfposition dient dazu, die Störung auszugleichen, um einen Punkt geradeaus scharf und entspannt fixieren bzw. den Horizont waagerecht sehen zu können.

Von Läsionen des N. oculomotorius [III] sind die innervierten Augenmuskeln unterschiedlich betroffen, zumal der Ast für den M. rectus superior zur Gegenseite kreuzt, während die übrigen Muskeln ipsilateral innerviert werden. Durch begleitende Störungen lässt sich die Dysfunktion sichern und differenzieren:

- Liegt zusätzlich zu den Manifestationen einer Okulomotoriusdysfunktion eine **Lidptose** vor? Für diese gibt es zwei nervale Ursachen:
  - Der N. oculomotorius [III] innerviert den M. levator palpebrae, der bei Okulomotoriuslähmung schwach ist.
  - Der M. tarsalis wird vom Sympathikus innerviert, dann begleiten Miosis und Enophthalmus (Ausfall des M. orbitalis) die Ptose, also HORNER-Syndrom. Ein Enophthalmus muss differenzialdiagnostisch von einem kontralateralen Exophthalmus unterschieden werden. Daneben weist das betroffene Auge vermehrte Tränensekretion (Überwiegen des kranialen Parasympathikus) auf.

### Heterophorie

Der Begriff bedeutet „latentes Schielen" (Strabismus latens): Bei orthograder Augenstellung (Blick geradeaus mit Fixierung) sind die Augenachsen parallel ausgerichtet und die Bilder beider Augen werden zentral zur Deckung gebracht (fusioniert). Die Schielstellung wird sichtbar, wenn die Fusion aufgehoben wird, z. B. beim unten beschriebenen Cover-Test.

Bei Ermüdung oder unter dem Einfluss von Medikamenten, bei Intoxikation kommt es zu einer Achsabweichung, wobei das Retinabild eines Auges meist zentral supprimiert wird, sodass keine Doppelbilder auftreten – es sei denn, dass eine akute Heterophorie (oder Heterotropie, d. h. manifestes Schielen) durch Traumata oder ohne erkennbare Ursachen vorliegt (➤ Fallbeispiel 7).

#### Anatomische oder funktionelle Ursache?

Heterophorien sind bei einem **anatomischen Fehler** der Augenmuskeln **konkomitant,** d. h. in allen Blickrichtungen konstant. Die konkomitante Heterophorie ist mit funktionellen Mitteln nicht korrigierbar, sondern muss, wenn entsprechende Beschwerden damit assoziiert sind, mit Prismenbrille und bei Bedarf nachfolgender Operation behandelt werden.

**Funktionelle Heterophorien** sind **inkomitant,** d. h. in den verschiedenen Kardinalblickrichtungen unterschiedlich ausgeprägt. Mit dem unten beschriebenen alternierenden Cover-Test und dem Maddox-Rod-Test lässt sich dann bei Einnahme der Kardinalblickpositionen eine unterschiedlich ausgeprägte Korrekturbewegung feststellen. Inkomitantes Schielen heißt auch „Lähmungsschielen", die Ursache kann in der Großhirnhemisphäre, dem Mesenzephalon (den okulomotorischen Hirnnervenkernen), den okulomotorischen Hirnnerven oder im Muskel selbst (z. B. bei Myasthenie) liegen.

#### Klassifikation

Unterschieden wird zwischen

- latentem Einwärtsschielen (Esophorie)
- latentem Auswärtsschielen (Exophorie)
- latentem vertikalem Schielen (Hyperphorie bzw. Hypophorie)

Eine **Esophorie** im Nahbereich kann bei Hypermetropie (Fernsichtigkeit) durch Hyperakkommodation verursacht sein (sog. Konvergenzexzesstyp). Daher muss bei einem positiven Heterophoriebefund zunächst der Visus bestimmt werden (SNELLEN-Tafel, Nah-Leseprobe).

Bei einer **Exophorie** im Nahbereich (Konvergenzinsuffizienztyp) kann eine Akkommodationsinsuffizienz vorliegen.

Beim **vertikalen Schielen** ist die Abweichung bei der Fernsicht größer als bei der Nahsicht. Manche Patienten nutzen die Akkommodation als Ausgleichsmechanismus.

#### Epidemiologie und Symptome

Nach Angaben des Berufsverbands der Augenärzte findet sich bei 70 % der Bevölkerung eine Heterophorie, ohne dass deren Krankheitswert einen ähnlich hohen Prozentsatz erreicht (http://lexikon.freenet.de/Schielen). Begleitsymptome sind

- unspezifische Kopfschmerzen
- Verschwommensehen
- gerötete oder brennende Augen
- allgemeines Spannungsgefühl der Augen und des Kopfes
- verminderte visuelle Belastbarkeit beim Lesen und bei Tätigkeiten in der Nähe
- Konzentrationsmangel
- erhöhte Lichtempfindlichkeit
- Schwindel

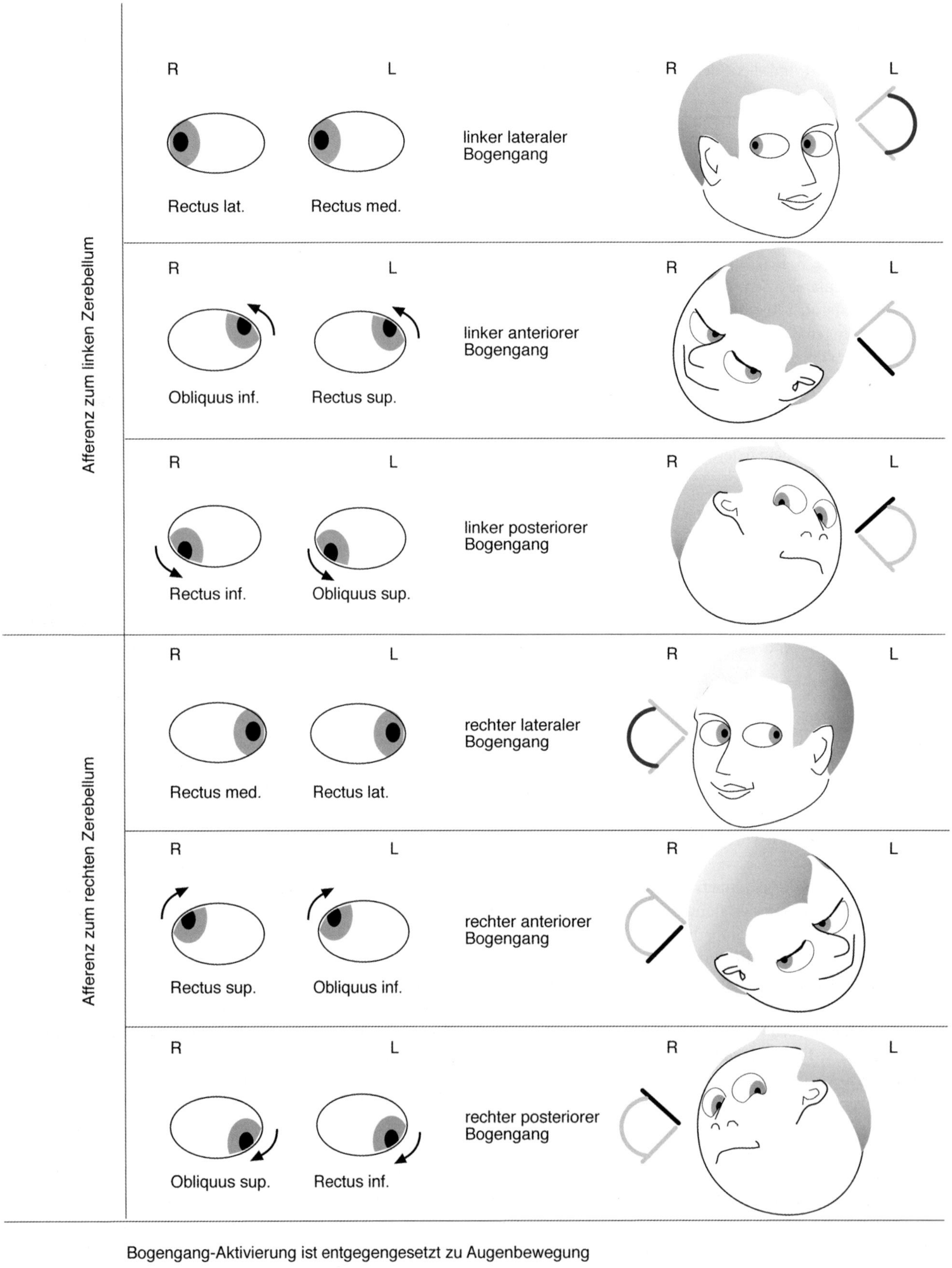


**Abb. 3.31** Kardinalblickrichtungen, Kopfpositionen, Augenpositionen, stimulierte Bogengänge

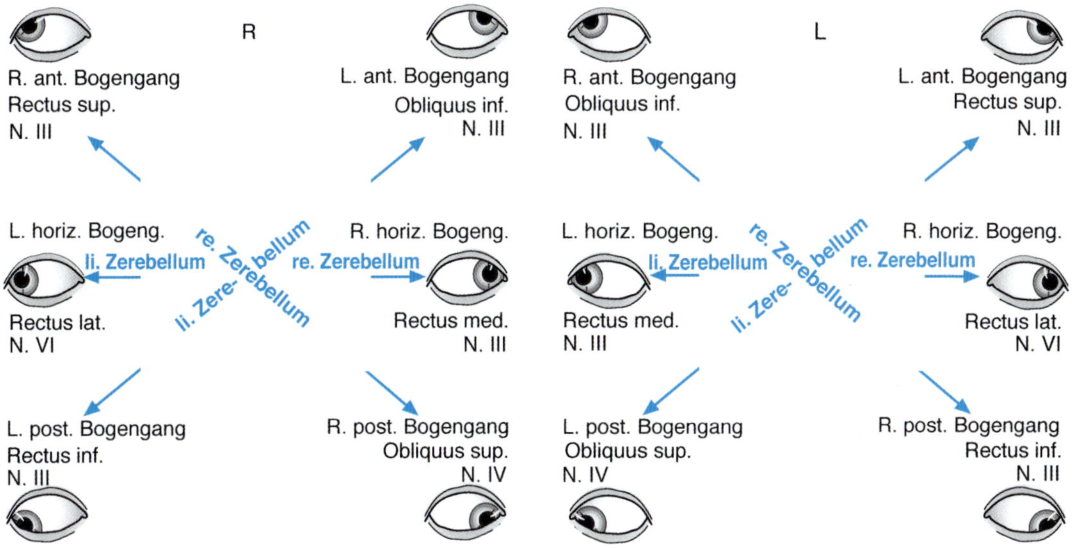


**Abb. 3.32** Blickrichtungen, assoziierte Bogengänge und Kleinhirnhemisphären

## Heterotropie

Der Begriff bedeutet „manifestes Schielen". Die einzelnen Formen werden analog zu Heterophorien als Eso-, Exo-, Hyper- und Hypotropie bezeichnet.

Auch hier muss unterschieden werden, ob die Abweichung der Augenachsen in allen Blickrichtungen konstant auftritt (**komitantes** Schielen) oder je nach Blickrichtung unterschiedlich oder sogar aufgehoben ist (**inkomitant**). Ersteres gilt meist für angeborenes Schielen, bei letzterem liegt eine Augenmuskelparese (funktionell oder pathologisch) mit dem oben beschriebenen Ursprung vor.

Bei komitantem Schielen fixiert der Patient in der Regel mit dem führenden Auge.

Beim inkomitantem Strabismus (Lähmungssschielen) fixiert der Patient, sofern beide Augen die gleiche Sehschärfe haben, üblicherweise mit dem nichtparetischen Auge. Die Abweichung des nichtfixierenden Auges wird Deviation genannt. Muss der Patient dasselbe Objekt mit dem paretischen Auge fixieren, kommt es zu einer sekundären Deviation des nicht paretischen Auges, die größer ist als die primäre (Miller und Newman 1999).

Ein manifester Strabismus bei Kindern erfordert eine frühzeitige augenärztliche Behandlung, damit sich keine Amblyopie entwickelt, d. h. eine kortikale Blindheit, die im Erwachsenenalter nicht rückgängig zu machen ist. Um das nichtfixierende Auge zu stärken, muss das führende Auge abgeklebt werden.

## Tests auf Paresen, Heterophorien und Heterotropien

### Korneale Lichtreflexionen

Sie geben erste Hinweise auf eine Achsabweichung der Augen. Die Lichtreflexe der Spaltlampe oder des Ophthalmoskops sollten an derselben Stelle auftreten. Wenn dies nicht der Fall ist, ist ein Auge abweichend vom anderen positioniert. Dies führt normalerweise zu Doppelbildern, wenn ein Auge nicht supprimiert wird. Dann kann daraus geschlossen werden, dass die Augenmuskelparese schon länger besteht.

Bei Heterophorie kann der Patient die Augen im ausgeruhten Zustand soweit kontrollieren, dass er nur ein Licht sieht.

Der Winkel zwischen der Gesichtslinie (der Linie zwischen Fovea und Fixierobjekt) und der Pupillenachse wird als **Kappa-Winkel** bezeichnet (Collins und Augustin 2001). Ein schwach positiver Winkel ist physiologisch, da die Fovea (Zone des schärfsten Sehens) etwas temporal der anatomischen Augenachse liegt.

- Die korneale Lichtreflexion ist bei positivem Kappa-Winkel etwas nach nasal dezentriert, was bei einem größeren Winkel als **Pseudostrabismus divergens** (scheinbares Auswärtsschielen) imponiert.
- Bei negativem Kappa-Winkel ist die Lichtreflexion nach temporal dezentriert, was bei höheren Graden wie Einwärtsschielen (**Pseudostrabismus convergens**) aussieht.

Man kann es einfach so ausdrücken: Bei diesen Personen liegt die Fovea centralis weiter temporal (Pseudostrabismus divergens) oder weiter nasal (Pseudostrabismus convergens) als normal. Das lässt die Augen bei parallelen Gesichtslinien und entspannter zentraler Fusion schielend erscheinen, da ihre Achsen (genauer die Pupillenachsen oder optischen Achsen) nicht parallel stehen. Die unten beschriebenen Strabismus-Tests sind aber negativ und die Heterophorie-Tests mit der gleichen Wahrscheinlichkeit positiv wie bei Personen mit neutralem Kappa-Winkel.

### MADDOX-**Rod-Test** (MADDOX-**Zylinder-Test**)

Der MADDOX-Rod-Test ist ein subjektiver Test (von der Aussage des Patienten abhängig), bei dem der Patient angibt, ob er die Bilder beider Augen übereinanderliegend (deckungsgleich) sieht oder nicht. Mit dem Test kann man z. B. den objektiv bestimmten Prismenwinkel subjektiv überprüfen. Da sich der MADDOX-Rod-Test als sehr sensitiv bewährt hat, verwendet der Autor ihn als Basisdiagnostikum für das Vorliegen von Achsabweichungen der Augen (latent oder manifest).

Die vom Berufsverband der Augenärzte Deutschlands (BVA) für Heterophorie angegebene Prävalenz von 70 % lässt sich mit dem MADDOX-Rod-Test in der Praxis sehr gut nachvollziehen und dürfte der mit dem Pola-Test nach HAASE (MKH, „Mess- und Korrektionsmethodik nach H.-J. Haase“, IVBS 2012) gefundenen Heterophorie-Häufigkeit entsprechen. Es handelt sich um ein sog. „assoziiertes“ Messverfahren wie das MKH-Verfahren (Grozny 2009).

Die Zahl der positiven Befunde ist beim alternierenden Cover-Test sehr viel geringer. Dies scheint der Bedeutung einer Heterophorie für die Lebensqualität des Patienten wesentlich näher zu kommen. Anders ausgedrückt, obwohl der MADDOX-Rod-Test das Vorliegen einer Heterophorie objektiver belegt, liefert er zu häufig positive Befunde.



#### Durchführung

Es handelt sich um einen modifizierten Rotglastest. MADDOX-Rod ist ein roter Filter (➤ Abb. 3.33), der wie ein Waschbrett (Prismen) aussieht und eine runde Lichtquelle linienförmig erscheinen lässt. Das verhindert die Fusion noch besser als der einfache Rotfilter: Neben der unterschiedlichen Farbe haben die Bilder beider Augen auch eine unterschiedliche Form. Das verhindert eine zentrale Fusion, aber die Bilder beider Augen werden eben gleichzeitig („assoziiert“) gesehen. Der Patient fixiert eine runde Lichtquelle (Ophthalmoskop oder Untersuchungslampe) im Abstand von 60 cm und 3 m – mit Blick geradeaus und in den Kardinalblickrichtungen zur Differenzierung konkomitanter und inkomitanter Heterophorie.

Der Test funktioniert nur, wenn das Bild eines Auges nicht supprimiert wird. Dies ist bei fast allen Heterophorien, bei frischen Paresen und bei manchen Strabismen der Fall. Wird ein Bild supprimiert, sieht der Patient nur eine Farbe (und Form), ohne dass die Richtung der Abweichung bestimmt werden kann. Das lässt sich nur mit einem Cover-Test objektivieren, bei dem der Patient gezwungen ist, nur mit einem Auge zu sehen.

Das Prinzip des MADDOX-Rod-Tests ist, mit dem roten Filter das rechte Auge des Patienten abzudecken. Abweichungen in der Horizontalen werden mit horizontaler Ausrichtung der Prismen geprüft, die das runde weiße Licht zu einem senkrechten roten Strich umformen. Abweichungen in der Senkrechten werden mit einer senkrechten Einstellung („Riffelung“) der Prismen untersucht, die zu einer waagerechten roten Linie des runden weißen Lichts führt.

Bei **Esotropie** rechts (auch bei Abduzensparese) sieht der Patient den roten Strich rechts des weißen Punkts (ungekreuzte Diplopie). Bei konkomitanter Esotropie bleibt der Abstand der beiden Bilder beim Blick nach rechts und links bestehen, bei funktioneller oder pathologischer Abduzensparese (inkomitantes Schielen) wird der Abstand beim Blick nach rechts größer und beim Blick nach links kleiner (➤ Abb. 3.34). Die Kardinalblickrichtungen werden durch Neigung und Drehung des Kopfes unter beibehaltender Fixierung der Lichtquelle untersucht (➤ Abb. 3.41).

Bei vertikaler Abweichung eines Auges (z. B. auch bei Trochlearisparese) wird das Objekt mit dem höheren Auge jeweils unter demjenigen des anderen Auges gesehen.

### Abdecktest (Cover-Uncover-Test)

Cover-Tests sind „objektive“, d. h. nicht von der subjektiven Beschreibung des Patienten abhängige Tests. Ob die Bilder beider Augen zur Deckung kommen, kann der Untersucher anhand von Korrekturbewegungen bei der Unterbrechung der zentralen Fusion beurteilen. Mit dem einfachen Abdecktest lassen sich **Heterotropien,** d. h. manifeste okuläre Deviationen aufdecken.

Dies setzt voraus, dass der Patient mit beiden Augen fixieren kann (d. h. weder okulär noch kortikal seheingeschränkt ist). Eine Suppression beim Schielen stellt normalerweise kein Hindernis dar. Ein Auge wird für 2–3 Sekunden abgedeckt, während der Untersucher auf das andere Auges achtet: Wenn das nichtfixierende Auge abgedeckt wird, lässt sich keine (Fixierungs-)Bewegung des führenden (fixierenden) Auges beobachten, da es ja bereits das Objekt fixiert (➤ Abb. 3.38).

Der Test wird mit Blick geradeaus und in den 8 Hauptblickrichtungen durchgeführt (liegt komitantes oder inkomitantes Schielen vor?). Bei inkomitanten Heterotropien kommt es beim Fixieren eines Objekts in einer der Kardinalblickrichtungen (ca. 60 cm Abstand) zu einer maximalen Korrekturbewegung des nichtfixierenden Auges, die in Richtung der Hauptwirkung des paretischen Muskels am ausgeprägtesten ist (vgl. MADDOX-Rod-Test). Die Abdecktests ermöglichen eine differenzierte Untersuchung der Nah- und Ferneinstellung im Abstand von 33 cm (nahes Objekt) und 6 m (entferntes Objekt). Bei Hypertropie oder vertikaler Diplopie sollte der Test auch mit Kopfseitneigung durchgeführt werden (BIELSCHOWSKY-Test).

### Alternierender Cover-Test

Er wird nach dem Cover-Uncover-Test durchgeführt. Dieser Test kann nach dem Maddox-Rod-Test objektiv bestätigen, ob eine Heterophorie von klinischer Relevanz besteht.

Beim alternierenden Cover-Test wird unmittelbar nacheinander zuerst das eine, dann das andere Auge bedeckt. Dabei soll das erste Auge solange bedeckt bleiben, dass der Patient mit dem anderen Auge das Objekt fixieren kann. Dieses Vorgehen verhindert den zentralen Fusionsmechanismus und dissoziiert die visuellen Achsen.

Der Patient fixiert einen Punkt in der Ferne (ca. 6 m Abstand, SNELLEN-Tafel; Levin und Arnold 2005) und in der Nähe (Abstand ca. 60 cm). Legen Sie einen Abdeckspatel zunächst über das rechte Auge und anschließend über das linke, um jeweils die Refixierungsbewegung des offenen Auges zu beobachten. Wenn der Spatel aus opaquem Material ist, kann der Patient mit dem Auge nicht fixieren, doch die Bewegungen sind trotzdem erkennbar. Wenn z. B. das rechte Auge esophorisch ist, nimmt es beim Bedecken des normalen linken Auges die Fixierung auf. Man sieht, wie sich das rechte Auge nach lateral und das normale Auge unter der Abdeckung nach medial bewegt.

Die Abweichung bzw. Korrekturbewegung des normalen Auges ist immer größer als diejenige des paretischen Auges. Fixierungsbewegungen treten manchmal erst nach einer Minute auf, und die Amplitude der Refixierungsbewegungen kann sich mit der Zeit vergrößern.

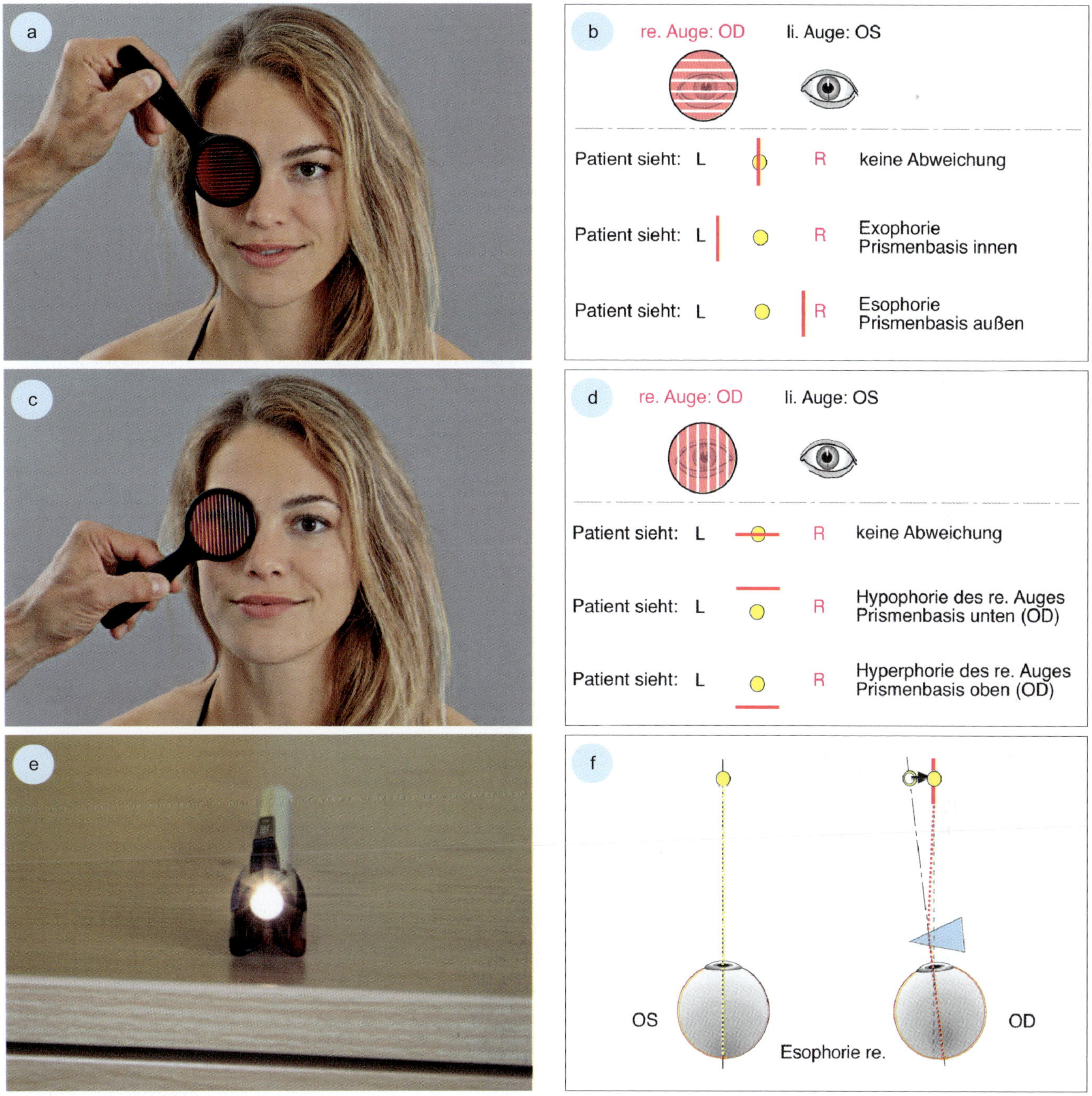


**Abb. 3.33** Maddox-Rod-Test:
**a.** Testung von horizontalen Abweichungen (Prismen horizontal)
**b.** Befunde bei Eso- und Exophorie
**c.** Testung von vertikalen Abweichungen (Prismen vertikal)
**d.** Befunde bei Hypo- und Hyperphorie
**e.** Einfaches Setup mit Spatellampe für die nicht-augenärztliche Praxis
**f.** Illustration des Befundes bei Esophorie: Der senkrechte rote Strich wird rechts vom gelben Licht gesehen, da der Seheindruck links der Fovea centralis auf die Retina fällt. Eine zentrale Fusion wird durch die unterschiedlichen Formen (Kreis links, Strich rechts) verhindert. Ein Prisma mit Basis außen gleicht dies aus.

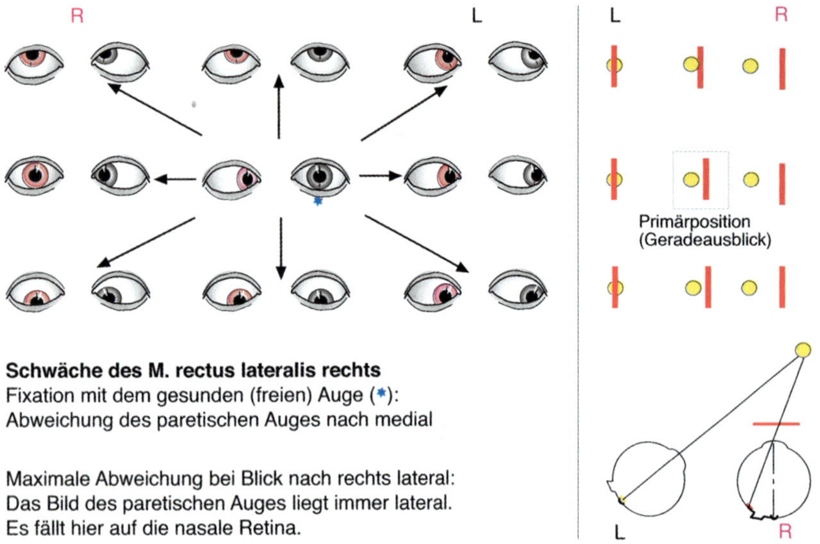


**Abb. 3.34** Parese des M. rectus lateralis (N. VI) rechts: Am stärksten ausgeprägt sind die Doppelbilder beim Blick in die Richtung der Hauptaktivität des jeweiligen Muskels, d. h. hier nach rechts-lateral. Das Bild des paretischen Auges liegt immer lateral. Es fällt hier auf die nasale Retina.

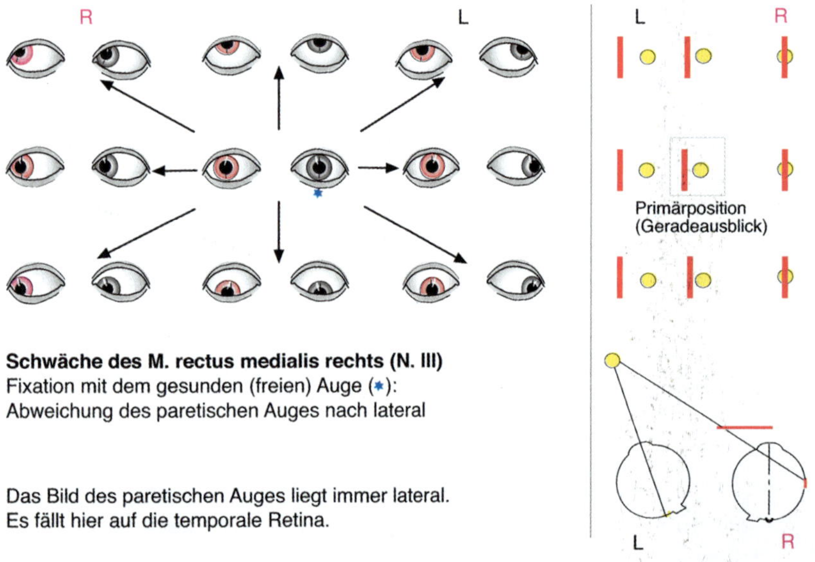


**Abb. 3.35** Frische Parese des M. rectus medialis (N. III) rechts. Das Bild des paretischen Auges liegt immer lateral. Es fällt hier auf die temporale Retina.

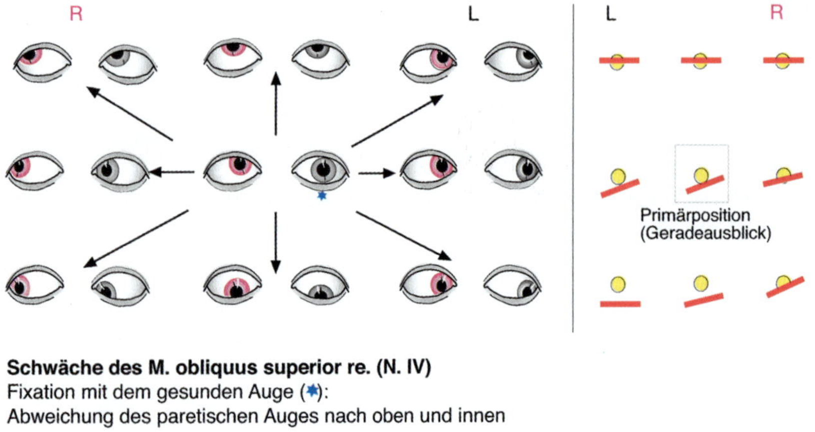


**Abb. 3.36** Parese des M. obliquus superior (N. IV) rechts (vgl. Bielschowsky-Test, ➤ Abb. 3.45)

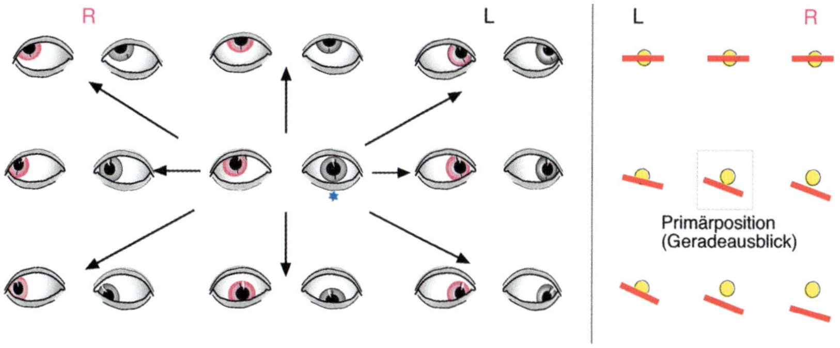


**Schwäche des M. rectus inferior re. (N. III)**
Bei Fixation mit dem gesunden Auge (*):
Abweichung des paretischen Auges nach oben und außen

**Abb. 3.37** Parese des M. rectus inferior (N. III) rechts (vgl. BIELSCHOWSKY-Test, ➤ Abb. 3.45)



**Wichtig:** Bei inkomitanten Heterophorien kann es erst zu Refixierungsbewegungen oder zu einer vergrößerten Amplitude kommen, wenn das Auge in die Kardinalblickrichtung des schwachen Augenmuskels gebracht wird. Dies kann eine periphere oder zentrale Ursache haben.

### Prismenkorrektur

Mit einer Prismenleiste, erhältlich im Optometrie-Fachhandel, kann der Heterophoriewinkel für die nichtaugenärztliche Praxis ausreichend genau bestimmt werden. Führen Sie hierzu den alternierenden Cover-Test erneut durch, während der Patient durch Prismen mit verschiedenen Winkeln blickt, bis die Korrekturbewegung beim alternierenden Cover-Test ausbleibt.

Verwenden Sie den alternierenden Cover-Test für die Prismenbestimmung in Kombination mit dem MADDOX-Rod-Test.

#### Fallbeispiel 7

**Exophorie**

Die 16-jährige Patientin kommt auf Empfehlung des HNO-Arztes.
Ihre Kopfgelenke seien verwachsen, im Kopf habe sie immer eine „wahnsinnige Spannung“, einen gewissen Druck und ständig Kopfweh; zusätzlich Kieferschmerzen bds., Ohrenschmerzen und Ohrgeräusche (mehrere Töne in beiden Ohren), beim Lesen tanzen die Buchstaben vor ihren Augen – das alles sei sehr anstrengend.
Im letzten Sommer Motorradunfall: Sturz auf linke Seite, Schleudertrauma. Seitdem geht es ihr noch schlechter, Ohrgeräusche sind jetzt stärker.

**4.3.2014**

Befund: Orthopädisch weitgehend o. B., Okklusion kieferorthopädisch korrigiert, hat nur max. 1 mm vertikale Stufe, offener Biss im Prämolarenbereich. ROMBERG-Test mit Provokation o. B. (➤ Kap. 7.2.3), PRI=0, Exophorie (nonkominant) mit MADDOX-Rod bestimmt, Konvergenzschwäche; Empfehlung, eine Orthoptistin aufzusuchen.

**11.3.2014**

Neuer MRT-Befund: „fragliche Segmentationsstörung mit Verdacht auf Fusion zwischen Hinterhauptskondyle links und Atlas ventral“; funktionell ist eine evtl. Fusion bei C0/C1 irrelevant, denn der ROMBERG-Test mit Provokation ist negativ.
Therapie: C3 $R_R$ gekoppelt mobilisiert, axiale Okziput- und Atlasimpulse von lateral bds. ➤ (Abb. 7.49) verbessern Konvergenzstress. Kraniale Dekompression in den drei Dimensionen (➤ Kap. 3.3.11) ändert nichts an der Konvergenzreaktion und am positiven Maddox-Test.
Test der B&E-Punkte zum Ausgleich der Dysreaktion durch Konvergenzreaktion (➤ Kap. 3.3.4). Keinen Punkt gefunden.

**15.4.2014**

Hat seit 4 Wochen eine Brille, Exophorie wird dadurch aber nicht vollständig ausgeglichen. Befund der Orthoptistin: „Die binokulare Messung ergab eine Exophorie von insgesamt 5,5 innen und eine Höhe von 1 nach Angleich von Ferne und Nähe. Starke alternierende Suppression macht eine Nachkontrolle in 4 Monaten erforderlich.“
Hatte nach der Behandlung heftige Reaktion: Tinnitus, Psyche, Nebenhöhlen, fühlt sich schwach, nachts nicht geschlafen, tagsüber müde. Daher in dieser Sitzung sanfteres Vorgehen.
Therapie: myofasziale Kette nach MYERS, Front- und Rückenleitbahn (➤ Abb. 1.3 und ➤ Abb. 1.4).

**12.5.2014**

Behandlung der Kaumuskulatur und der Schulter-Nacken-Muskulatur.
Mail der Orthoptistin: „Bei der Patientin haben sich die Suppressionen innerhalb von 3 Wochen komplett aufgelöst (ist sehr selten positiv!). Der Exophoriewinkel hat sich verringert, die Höhe ist etwas mehr geworden. Die Werte müssten jetzt stabil bleiben.“
Kontakt mit der behandelnden Kieferorthopädin wegen der Okklusion: „Der Biss öffnet sich stark im Bereich der oberen Eckzähne – als würde es die Zähne 13/23 nach kranial ‚ziehen‘. Ich möchte nicht mechanisch intervenieren, solange so viele andere Baustellen offen sind. Mir ist auch aufgefallen, dass starkes Pressen auf den Zahnreihen und Zungenpressen vorliegt!“

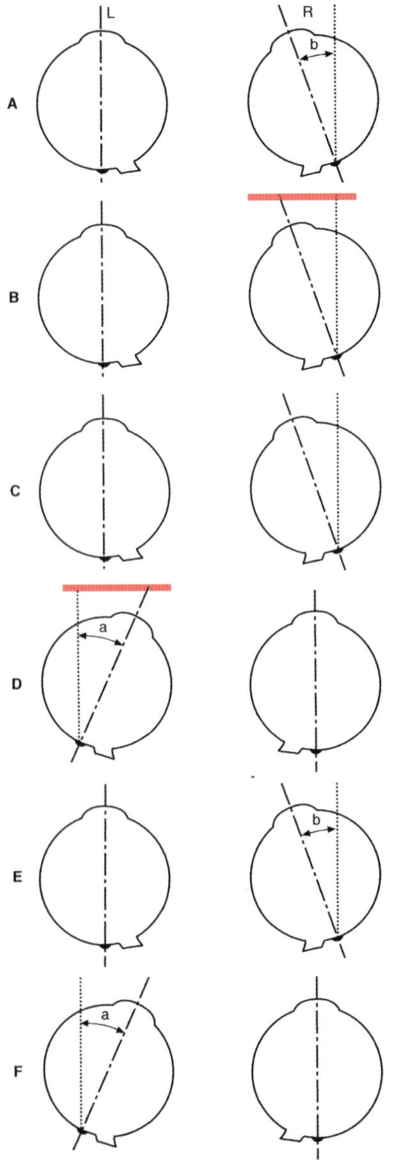


**Abb. 3.38** Cover-Uncover-Test (nach Leigh und Zee 1999)

**A.** Esotropie rechts

**B.** Bedecken des nichtfixierenden rechten Auges: keine Bewegung des offenen Auges

**C.** Abdecken (Freilegen): Esotropie rechts

**D.** Bedecken des fixierenden linken Auges: Refixierungsbewegung des offenen Auges nach lateral

**E.** Abdecken (Freilegen) des linken Auges: Refixierungsbewegung des linken (führenden) Auges (größere Bewegung), Bewegung des nichtführenden, nichtfixierenden Auges in Esotropie

**F.** Der Patient behält die Fixierung bei: „alternierender Fixierer"

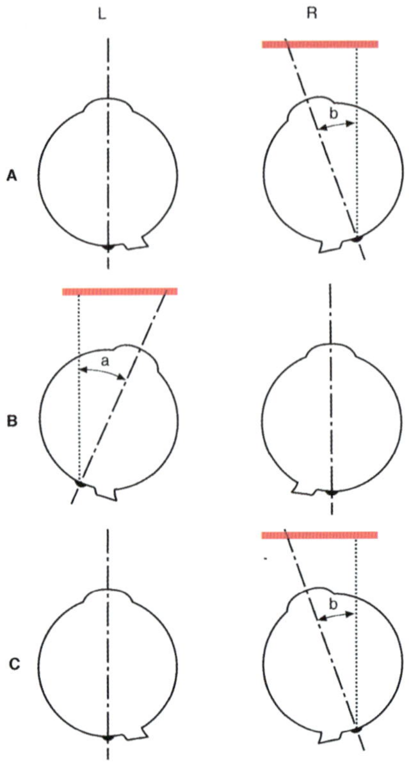


**Abb. 3.39** Alternierender Cover-Test (nach Leigh und Zee 1999)
Beispiel einer Esophorie rechts

**A.** Das linke Auge fixiert, das rechte (esophorische) wird bedeckt und verliert die Fixierung

**B.** Bedecken des linken gesunden Auges führt zur Fixierungsaufnahme des rechten esophorischen Auges (kleine Bewegung)

**C.** Bedecken des rechten esophorischen Auges führt zu größerer Refixierungsbewegung des gesunden Auges als die des paretischen

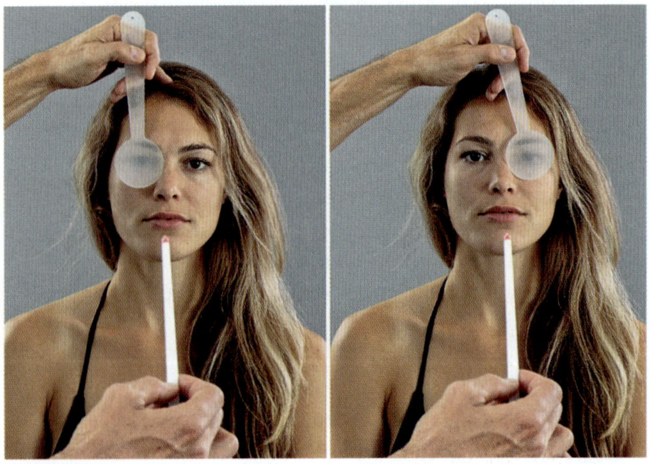

**Abb. 3.40** Alternierender Cover-Test: Ausführung für den Nahbereich (der Fokus liegt in ca. 60 cm Entfernung)

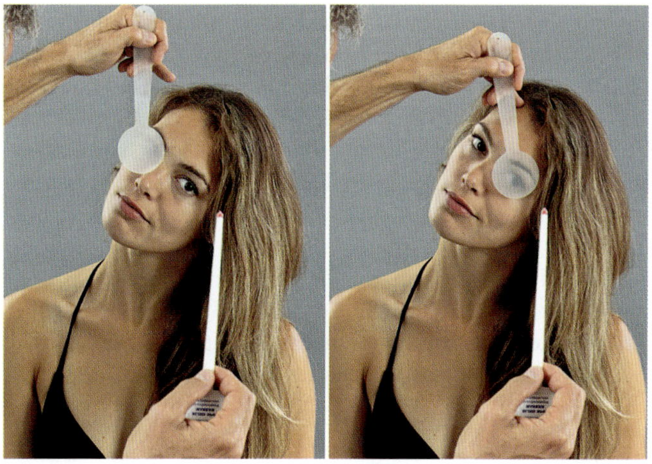

**Abb. 3.41** Alternierender Cover-Test mit Kardinalblickrichtung für den M. obliquus inferior rechts und den M. rectus superior links

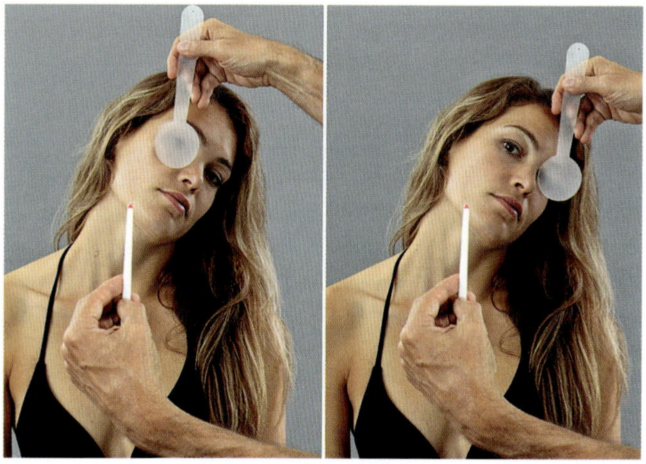

**Abb. 3.42** Alternierender Cover-Test mit Kardinalblickrichtung für den M. obliquus superior links und den M. rectus inferior rechts

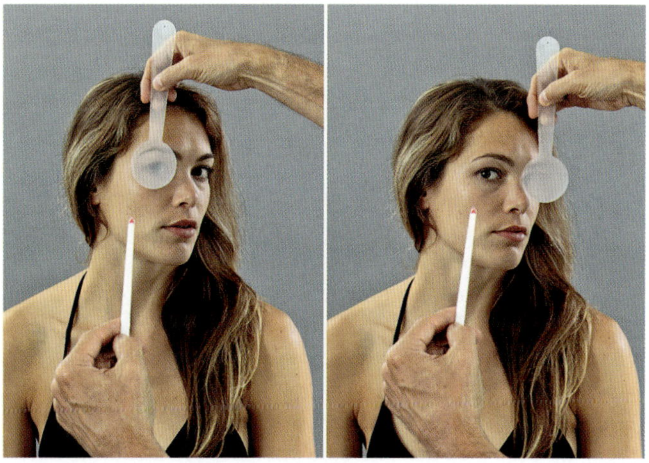

**Abb. 3.43** Alternierender Cover-Test mit Kardinalblickrichtung für den M. rectus medialis links und den M. rectus lateralis rechts

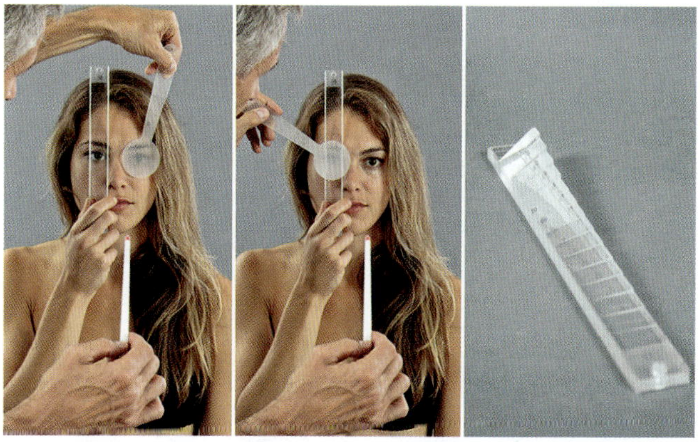

**Abb. 3.44** Prismenkorrektur zur Prüfung des Heterophoriewinkels

Gespräch mit der Mutter: Psychischer Druck, Verlust des Grundvertrauens scheinen ein Thema zu sein. Empfehlung zum Coaching.

### 20.5.2014

Der ganze Rücken tut der Patientin weh, aber die Augen sind sehr viel besser geworden: Die Buchstaben sind jetzt ruhiger, das Sehen ist nicht mehr so anstrengend (Wechsel von Ferne zu Nähe), in der Schule läuft es besser. Nur Spannung in der Kaumuskulatur und Druck auf den Ohren sind noch immer erhöht. Alles wird besser bei Bewegung: Sie läuft 4× wöchentlich 5–15 km, danach geht es ihr gut.
Behandlung: Kaumuskulatur, Mundboden, Dauernadeln in Ohrpunkten für TMG.
Empfehlung: weiter trainieren und sich wegen der emotionalen Spannung coachen zu lassen.

### 13.7.2015

Die Patientin hat sich nicht mehr gemeldet. Daher per Anruf nach ihrem Befinden erkundigt: Sie war in eine tiefe Depression gefallen und klinisch behandelt werden. Vor mehreren Monaten hatte sie eine Schienentherapie bei einer anderen Zahnärztin begonnen. Seitdem sind Kopfschmerzen und Tinnitus besser geworden.
Die Augen haben sich gebessert, sodass sie keine Brille mehr braucht. Sie ist auf einem guten Weg.

### Fazit

Das Beispiel zeigt mehrere Aspekte auf: Traumata können eine kraniomandibuläre Dysfunktion (CMD) zum Dekompensieren bringen. Die CMD steht in einer direkten Beziehung zu den Dysfunktionen der Kopfgelenke, die ihrerseits die Funktion der äußeren Augenmuskeln beeinflussen. Heterophorie ist bis zum Beweis des Gegenteils, d. h. bei Erfolglosigkeit der konservativen Therapie, kein anatomisches, sondern ein funktionelles Problem, das primär mit manualmedizinischen und funktionell neurologischen Mitteln behandelt werden muss. Und last but not least: So komplexe Fälle wie dieser müssen engmaschiger betreut werden, als es hier geschehen ist.

### Bielschowsky-Test

Er dient zur Diagnose des verantwortlichen Muskels bei vertikaler Blickabweichung (Hyper- oder Hypotropie), denn es kann prinzipiell das hypertrope (hoch stehend) oder das hypotrope Auge (tief stehend) das gestörte sein. Benutzen Sie jeweils den alternierenden Cover-Test (Leigh und Zee 1999) bzw. den Maddox-Rod-Test zur Bestimmung der Augenposition in Relation zueinander (➤ Fallbeispiel 8).

Bis Schritt 3 (➤ Abb. 3.45) werden normalerweise frische Paresen problemlos aufgedeckt. Bei länger zurückliegenden Läsionen sind die Muster bei seitlichem Blick nach oben und unten (Schritt 3) nicht mehr so klar erkennbar, da sich die Innervationsmuster oder mechanische Faktoren verändern können. Bei einem Patienten mit einer Trochlearisläsion rechts, der mit dem rechten Auge fixiert, kann es z. B. zu einer geringeren Innervation des rechten Obliquus inferior kommen, da dieser weniger arbeiten muss, um den Augapfel anzuheben. Nach dem Hering-Gesetz wird es auch zu einer verminderten Innervation des linken Rectus superior kommen (der mit dem rechten Obliquus inferior gekoppelt ist). Dadurch kann der Eindruck einer Parese des linken Rectus superior entstehen.

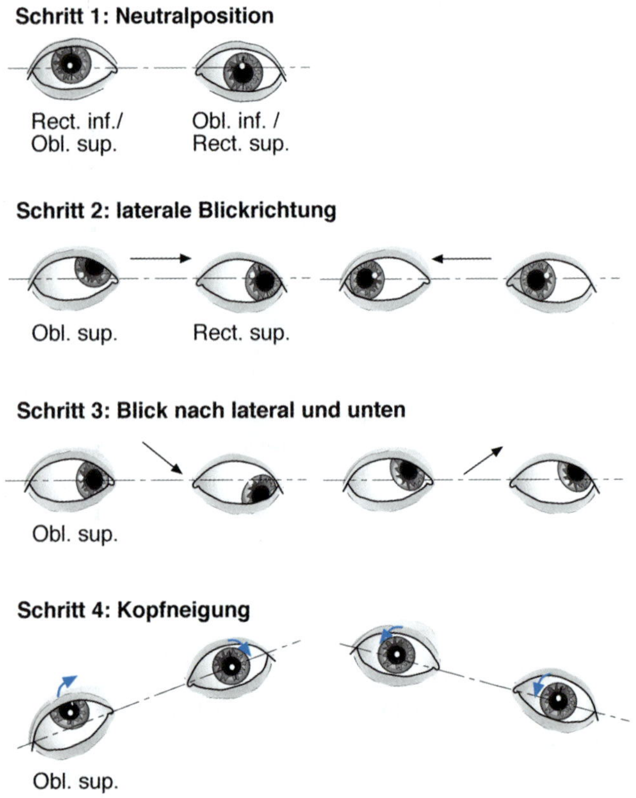


**Abb. 3.45** Bielschowsky-Test: Beispiel einer Parese des rechten M. obliquus superior
**Schritt 1:** Primäre und sekundäre Kopfposition in Ruhe (mit Tilt), subjektive Vertikale. Kopf gerade richten, Deviation beobachten. Mögliche betroffene Muskeln: Rect. inf./Obl. sup. re. oder Obl. inf/Rect. sup. li.
**Schritt 2:** Blick nach links verstärkt Abweichung; mögliche betroffene Muskeln: Obl. sup. re. oder Rect. sup. li.
**Schritt 3:** Blick nach links unten (Aktivität von Obliquus superior rechts und Rectus inferior links) verstärkt Deviation, Blick nach links oben gleicht aus (Aktivität von Obliquus inferior rechts und Rectus superior links). Betroffener Muskel: Obl. sup. re.
**Schritt 4:** Kopfneigung nach rechts (zur Seite der Hypertropie) verstärkt, Kopfneigung nach links schwächt ab. Obliquus superior rechts bewirkt Intorsion und Rectus inferior links Extorsion bei Rechtsseitneigung. Wenn der Obliquus superior rechts paretisch ist, macht der Rectus superior rechts eine geringere Intorsion und dabei auch Elevation.

Das Bild einer angeborenen oder erworbenen Trochlearisparese zu kennen ist wichtig, da die Kopfschiefhaltung differenzialdiagnostisch von orthopädischen Zuständen (traumatischer Schiefhals oder Torticollis spasticus) unterschieden werden muss.

**Fallbeispiel 8**

**Kopfschiefhaltung**

Ein 2,6-jähriger Junge mit der Diagnose „Schiefhals" und „KISS-Syndrom" wird vorgestellt. Anamnestisch sind an verschiedenen Orten in Deutschland zahlreiche osteopathische Behandlungen sowie Atlastherapien durchgeführt worden. Diese Behandlungen hätten aber immer nur eine kurze oder gar keine Wirkung gezeigt.
Der Junge hält den Kopf im Sitzen nach links geneigt. Der Versuch, den Kopf passiv gerade zu richten, führt zu einer Höhendiskrepanz: Das rechte Auge steht höher als das linke. Während Abdecken des rechten Auges reproduzierbar zu einer spontanen Begradigung der Kopfhaltung führt, ist die Abdeckung des linken Auges weniger wirkungsvoll. Dies ist durch „Verrollung" des rechten Auges nach außen zu erklären.
Der Junge wird zum Augenarzt und zum Optiker überwiesen, um bezüglich der Therapie mit einer Prismenbrille Rat einzuholen. Bei horizontalem Strabismus besteht die Gefahr einer kortikalen Blindheit (Amblyopie), weil sich die kortikale Repräsentation des abweichenden, nichtfixierenden Auges nicht richtig ausbilden kann. Diese Gefahr ist hier nicht gegeben, da die Achsabweichung durch die Kopfhaltung kompensiert und mit beiden Augen fixiert werden kann.

### Konvergenzreaktion

Sie ist eher ein zentrales Problem (Mesenzephalon, zerebraler Kortex), bei dem kranialosteopathische Läsionen keine große Rolle spielen (➤ Kap. 7.7.1).

### Pupillen-Lichtreflex

Als funktioneller Aspekt der Funktion des autonomen Nervensystems (Sympathikus und Parasympathikus) ist er ebenfalls kaum mit kranialosteopathischen Dysfunktionen assoziiert (➤ Kap. 7.7.4).

## ❽ N. trigeminus [N. V]

### N. ophthalmicus [$V_1$] – Fissura orbitalis superior

Der Augenast des N. trigeminus wurde weiter oben bereits beschrieben.

### N. maxillaris [$V_2$] – Foramen rotundum

Das Foramen rotundum liegt an der Wurzel der Ala major und ist die Durchtrittsstelle des N. maxillaris (N. $V_2$) zur Fossa pterygopalatina (➤ Abb. 3.25).

(A) Gesichtshaut der seitlichen Nase, Oberlippe, Wange, Oberkieferschleimhaut (außer weichem Gaumen: N. IX) und Zähne, Schleimhaut der Nasen- und Kieferhöhlen. Auch die Meningen der vorderen und mittleren Schädelgrube werden durch den Oberkieferast des Trigeminus innerviert.

### N. mandibularis [$V_3$] – Foramen ovale

(A): Wangenhaut und Schleimhaut, Ohrmuschel, äußerer Gehörgang, Kiefergelenk, Schläfe, Kaumuskeln, vordere zwei Drittel der Zunge, Zähne des Unterkiefers

(E) Die Kaumuskulatur wird motorisch vom Unterkieferast des Trigeminusversorgt (Garten 2012, Kap. 11), ebenso wie der M. tensor veli palatini, der den weichen Gaumen auf Höhe des Hamulus proc. pterygoidei anhebt.

Der R. meningeus des N. mandibularis (Trigeminusinnervation der Dura mater!) zieht von außen durch das Foramen spinosum an der Spitze (Spina) der Ala major hindurch und in Begleitung der A. meningea media (aus der A. maxillaris) in die Schädelhöhle.

### Klinische Prüfung

*Sensibilitätsprüfung* des Gesichts: mit Wattetupfer (Berührung), Nadelrad (Schmerz) und einer Wärmesonde (Temperatur) im Versorgungsbereich der drei Äste

*Kornealreflex* als weiterer Untersuchungsparameter für den N. ophthalmicus: Auf die korneale Stimulation einer Seite reagieren beide Augen konsensuell. Dabei sollte auch nach unterschiedlicher Empfindung bei der Auslösung gefragt werden.

- Afferente Störung: beidseitiges Ausbleiben bei Auslösung von der Läsionsseite, intakte Lidreaktion beidseits bei Auslösung von der intakten Seite
- Efferente Störung: Ausbleiben bei ipsi- und kontralateraler Auslösung
- DD: Auch zentrale Läsionen des Gesichtsnervs (N. VII) führen zu beidseitigem Ausbleiben (bei Auslösung von li. oder re.).

Hier ist die direkte Prüfung am sensitivsten. Die Verwendung eines Indikatormuskels ist hilfreich bzw. kann für die funktionelle Therapie notwendig sein (➤ Kap. 3.3.4).

*Motorische Prüfung der Kaumuskulatur,* am besten mit den Mitteln der Applied Kinesiology (➤ Kap. 3.3.10 ❺): Am deutlichsten lässt sich eine Dysfunktion des M. pterygoideus lateralis erkennen, weil es dann bei der Mundöffnung zu einer Abweichung der Mandibula zur kontralateralen Seite kommt. Dies muss natürlich von einer Asymmetrie der Gelenkbahn und einer Diskus(sub)luxation unterschieden werden.

### Engpass-Ursachen/-Symptome

Das Ganglion semilunare (Ganglion trigeminale) liegt in der Nähe der Felsenbeinkante (➤ Abb. 3.46). Die Sutura sphenopetrosa scheint zeitlebens relativ beweglich zu bleiben, daher kann es in diesem Bereich zu Duraspannungen und Irritationen kommen. Engpässe zwischen der Felsenbeinkante und der A. superior cerebelli kön-

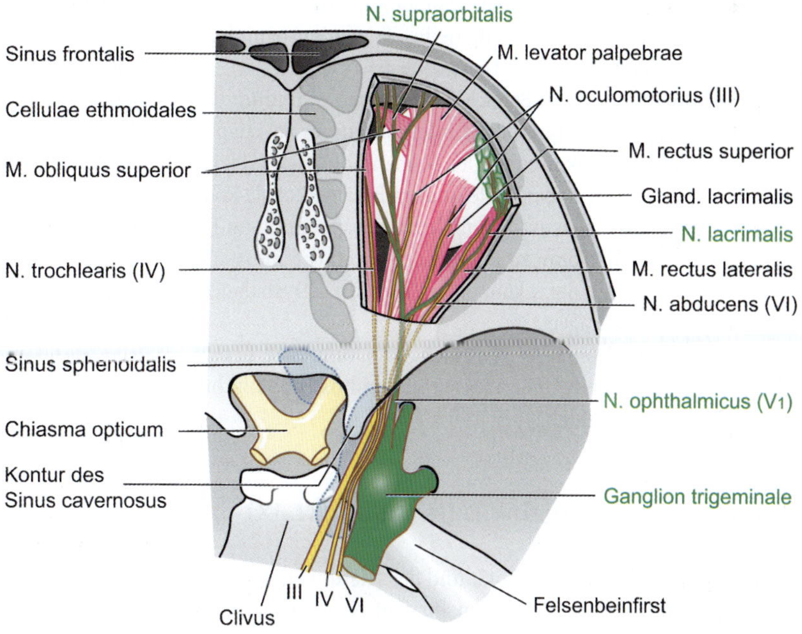


**Abb. 3.46** N. ophthalmicus, Ganglion trigeminale (Gasseri) mit den Hirnnerven III, IV, VI in situ

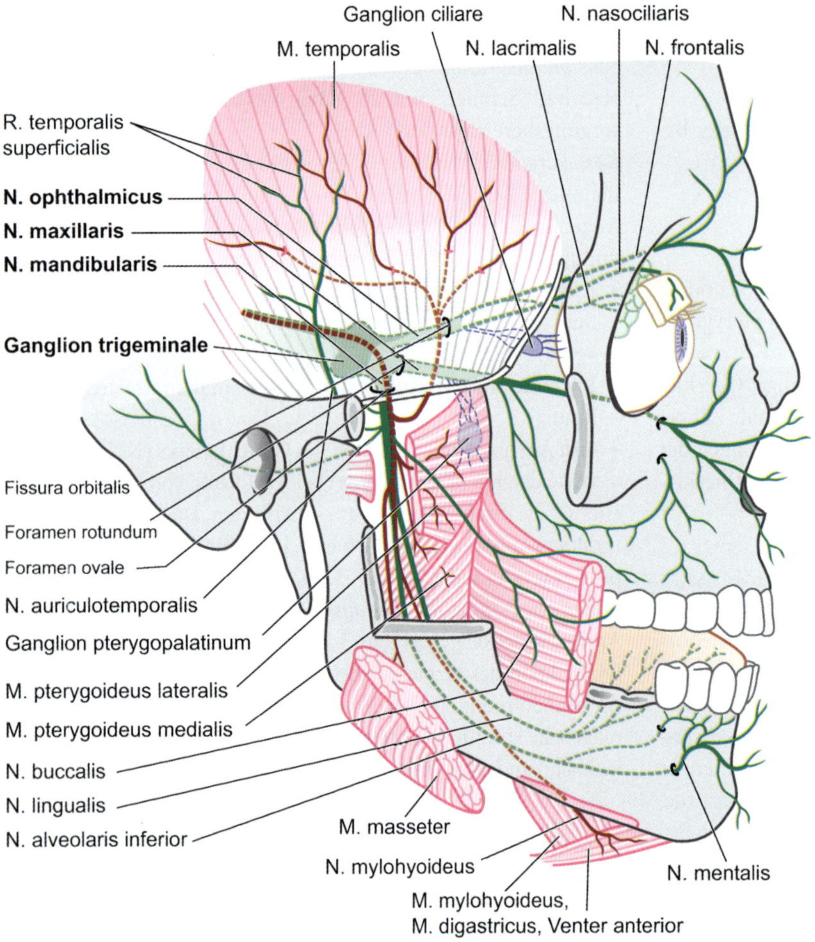


**Abb. 3.47** N. trigeminus

nen zu Trigeminusneuralgien führen und müssen operativ behandelt werden. Die chirurgische Beseitigung eines einschnürenden Durastrangs an der Kante der Felsenbeinpyramide (Spendel et al. 1997, Malis 2007) ist zu einer Routinemethode bei Trigeminusneuralgien nach entsprechender bildgebender Diagnostik geworden.

Durch Duraspannungen im Bereich des Foramen rotundum und Formänderungen der Fissura orbitalis inferior kann es zu Engpässen des N. maxillaris ($V_2$) kommen. Der N. mandibularis ($V_3$) kann an der Pars petrosa des Os temporale und im Foramen ovale komprimiert werden. Doch auch extrakraniale Faszienspannung im Bereich der M. pterygoidei kann zu Engpässen führen (Cathie 1952). Engpässe des N. mandibularis können wiederum zu Dysbalancen der Kaumuskulatur beitragen.

Auch Engpass-Syndrome der sensiblen Trigeminusäste (Trigeminusneuralgie, Gesichtsschmerz) lassen sich mit osteopathischen Mitteln erfolgreich behandeln.

## ❾ Kranialer Parasympathikus (N. VII und N. IX)

Der Hiatus canalis n. petrosi minoris und der Hiatus canalis n. petrosi majoris sind winzige Öffnungen für den N. petrosus major (aus dem N. VII, zum Ganglion pterygopalatinum) und den N. petrosus minor (aus dem N. IX, zum Ganglion oticum) an der ventralen, zur mittleren Schädelgrube gerichteten Fläche der Felsenbeinpyramide. Das Ganglion pterygopalatinum ist ein parasympathisches Ganglion, das u. a. die Tränensekretion und Nasensekretion steuert. Vom Ganglion oticum ziehen postganglionäre parasympathische Fasern zur Glandula parotidea (Garten 2012, Abb. 12.3.2).

Es ist denkbar, dass sich Irritationen in diesem Bereich auf die Nasensekretion sowie die Nasen- und Nebenhöhlenschleimhaut auswirken. In der Neuraltherapie (z. B. Badtke und Mudra 1994, Barop 2006) werden Injektionen an das Ganglion pterygopalatinum, das auch sympathische postganglionäre Fasern enthält (Frick et al. 1992), zur Abschwellung der Schleimhaut in diesem Bereich verwendet. Nach Owman und Edvinsson (1977, zit. in Upledger 1990) soll der N. petrosus major auch Einfluss auf die Blutzirkulation im Okzipitallappen haben!

## ❿ N. facialis [VII], N. intermedius – Porus acusticus internus

Der Porus acusticus internus befindet sich am dorsalen Hang der Felsenbeinpyramide. Der N. facialis tritt durch das Foramen stylomastoideum aus dem Schädel aus. Danach zieht er unter der Ohrspeicheldrüse nach vorn und am Hinterrand des Unterkiefers an die

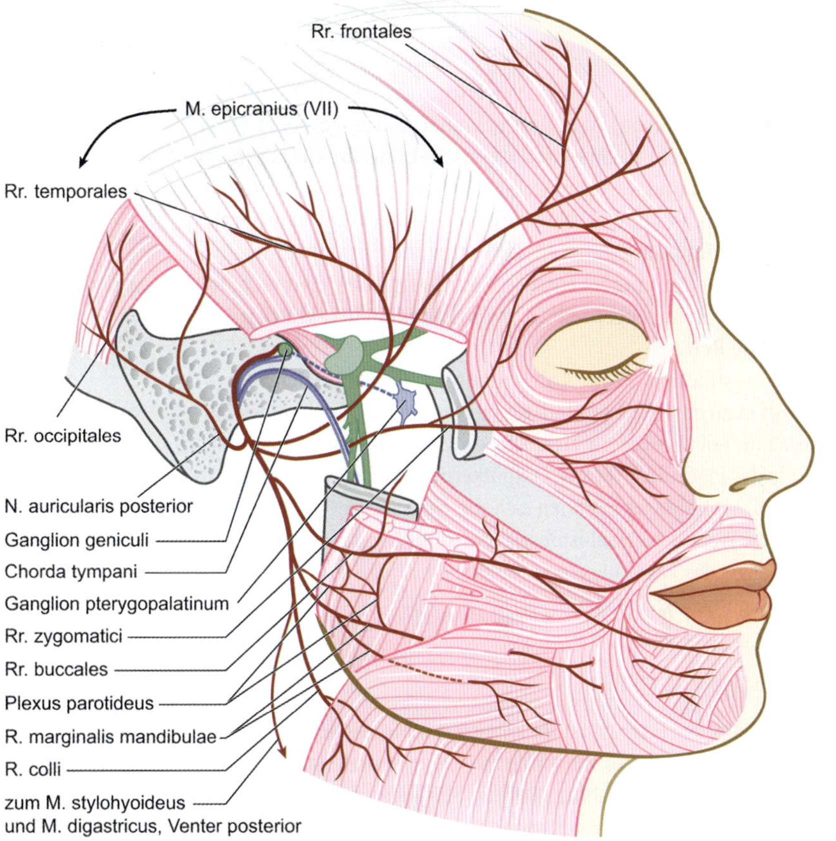


**Abb. 3.48** N. facialis bzw. N. intermedius

Oberfläche. Dort ist er relativ ungeschützt und kann durch äußere Einwirkungen geschädigt werden.

(A) Speziell viszerosensibel afferent: Geschmackssensation in vorderen zwei Dritteln der Zunge (zum Ncl. tractus solitarii). Das erste Neuron liegt im Ganglion geniculi im Felsenbein. Über die Chorda tympani (N. intermedius) ist der Nerv mit dem N. lingualis (N. trigeminus) verbunden (➤ Abb. 3.48).

(A) Somatisch afferent: aus einem kleinen Bereich des äußeren Ohres, Gehörgang und Membrana tympanica

(E) Viszeromotorisch, parasympathisch: Ncl. salivatorius superior – Chorda tympani, N. lingualis – Ganglion submandibulare zur Gl. submandibularis und Gl. sublingualis.

Stimuliert die Sekretion der Nasenschleim- und Tränendrüsen

(E) Somatomotorisch: Einzelne Äste des N. facialis innervieren die Mm. epicranii, die mimische Gesichtsmuskulatur und das Platysma sowie den hinteren Bauch des M. digastricus und den M. stylohyoideus,

## Engpass-Symptome/-Ursachen

Engpässe des N. facialis können zu Dysbalancen der mimischen Muskulatur (inkl. M. orbicularis oris, Buccinator, hinterer Bauch des Digastricus und Stylohyoideus) führen. Der Meatus acusticus internus kann bei Duraspannung zur Engpass-Stelle werden. Es kommt dann zu Hyperakusis, da der N. stapedius (ein Ast des N. facialis) mittels des Stapediusreflexes die Schallempfindlichkeit herabsetzt.

Tränensekretions- und einseitige Speichelsekretionsstörungen sind weniger auffällig.

*Zentrale Fazialisparese* (oberes Motoneuron): Nur die kontralaterale untere Gesichtspartie (ohne Stirn) ist betroffen. Dabei liegt keine osteopathisch behandelbare Ursache vor.

*Periphere Fazialisparese* (2. Motoneuron oder pontiner Kern): Hiervon ist eine gesamte Gesichtshälfte betroffen. Durch die konsensuelle Innervation der Stirn kann die Funktion dort auch bei peripheren Läsionen manchmal wieder zurückkehren.

## Klinische Prüfung

Ist Grimassieren, Stirnrunzeln, Augenschluss, Backenaufblasen seitengleich möglich?

Die Fazialisprüfung beinhaltet auch eine Inspektion des Platysmas: Auf der paretischen Seite ist eine flachere Nasolabialfalte und ein Ektropium (hangendes Unterlid) zu sehen. Ein **Ektropium** (hängendes Unterlid) spricht für eine

- ipsilaterale periphere Fazialisparese
- ipsilaterale neokortikale Läsion („pseudopyramidales Inhibitionsmuster" [PPIM], ➤ Kap. 7.11.2)

Eine Läsion des N. intermedius [VII] führt normalerweise zu einem trockenen Auge (Ncl. salivatorius sup.). Wenn das Auge feucht ist, könnte eine ipsilaterale kortikale Läsion vorliegen.

Testen Sie bei der Aktivierung des Fazialis einen Indikatormuskel auf Hyporeaktion für die Behandlung.

### ⓫ N. vestibulocochlearis [VIII] – Porus acusticus internus

(A) N. cochlearis: Von der Cochlea (Hörorgan) zieht er zum Ncl. cochlearis (2. Neuron), von dort gekreuzt und ungekreuzt (etwa im Verhältnis 2:1) nach weiterer Umschaltung im Ncl. corporis trapezoidei (3. und 4. Neuron) zum Corpus geniculatum mediale des Thalamus (4. und 5. Neuron) und zu den Gyri temporales transversi (Hörrinde). Ein Teil der Fasern, der im Colliculus inferior des Tectum mesencephali (Vierhügelplatte) umgeschaltet wird, vermittelt Augenreflexe und Körperstellreaktionen auf akustische Reize.

(A) N. vestibularis: Vom Labyrinthorgan (Gleichgewichtsorgan) verläuft er zu den Ncll. vestibulares (1. Neuron im Ganglion vestibulare). Ein Teil der Fasern zieht direkt zum ipsilateralen Kleinhirn (Rinde des Flocculus, Vermis, Outputkerne sind die Ncll. fastigii). In den Ncll. vestibulares befinden sich die Neurone des lateralen und medialen Tractus vestibulospinalis (posturale Muskulatur, Streckreflexe) sowie des Fasciculus longitudinalis medialis (konjugierte Augenbewegung, ➤ Abb. 3.49).

#### Engpass(-Symptome)

Ein funktioneller Engpass ist im Bereich des Meatus acusticus internus möglich. Durch ein innenrotiertes Os temporale kann es MAGOUN zufolge (zit. in Walther 2000) zu Störungen des Vestibularsystems mit Hörstörungen bzw. Schwindel und Gleichgewichtsstörungen kommen. Eine Irritation des N. cochlearis kann zu Tinnitus führen.

**Fallbeispiel 9**

**Hörminderung**

Der 1947 geborene Patient stellt sich wegen „verzerrten Hörens“ mit Hörminderung vor. Die Verschlechterung des Hörempfindens geht mit dem subjektiven Gefühl einer „verstopften“ Nase (links) einher. Ein Allergietest beim Allergologen war negativ.

**19.12.2006**

Neurologisch orientierte Behandlung im Sinne einer links-kortikalen Schwäche (PPIM, ➤ Kap. 7.14.6) mit entsprechendem Hypersympathikotonus links (AV-Ratio, Blutdruck links erhöht). Manipulation der oberen Rippen rechts führt zur Normalisierung des nicht definierbaren blindes Flecks rechts als Zeichen der kortikalen Funktionsschwäche (➤ Kap. 7.8.1) und macht die Nase frei.

**31.1.2007**

Keine weiteren Episoden mit verzerrtem Hören und verschlossener Nase; Wiederholung der Behandlung im selben Sinne.

**18.5.2007**

Vor 5 Tagen erstmals wieder ein Anfall, blinder Fleck erneut nach lateral weit offen.

Behandlung: Rippenmanipulation rechts, Radiusköpfchen rechts, Atlas von links-lateral; sämtliche Maßnahmen nicht unter lokalen Gesichtspunkten, sondern zentral neurologisch orientiert. Dies führt zur Normalisierung der Befunde.

Positiver Challenge mit NSAR-Mix legt Verdacht auf eine Salizylatunverträglichkeit nahe, deshalb Liste der entsprechenden Nahrungsmittel mitgegeben und Omega-3-PUFA verordnet.

**4.6.2007**

Nahrungsmitteltest. Das Befinden ist seitdem zufriedenstellend gut.

**9.10.2008**

Wiedervorstellung mit extremen Hörproblemen. Der Patient hat sich die Nasenscheidewand und die Nasenmuschel operieren lassen; danach ging es zunächst besser. Jetzt fühlt er sich jedoch depressiv und ängstlich, ausgepowert; als Führungskraft könne er wegen der Hörprobleme keine Teamgespräche mehr führen.

Behandlung einer Innenrotationsläsion des Os maxillare beidseits mit sphenobasilärer Inspiration-Assist-Technik links (➤ Kap. 3.3.5), danach ist das Kranium unauffällig.

**22.10.2008**

Das Verzerrt-Hören sei so gut wie weg, er hört wesentlich klarer und ist zufrieden.

Nachkorrektur des Os temporale links in Innenrotation und des oberen Diaphragmas.

Vergleichende Audiogramme (➤ Abb. 3.50) zeigen aber, dass es objektiv zu keiner Hörverbesserung kam.

#### Klassische Hörprüfmethoden

Die Prüfung sollte in einem schallgedämpften Raum erfolgen, der mindestens 6 m lang ist.

*Hörweitenprüfung* für Flüster- und Umgangssprache: Ausschaltung des Gegenohrs durch Geräusche (Lärmtrommel nach BARANY oder Schüttelversuch nach WAGNER, in der Praxis einfach durch Ohrstöpsel). Der Patient darf den Prüfer nicht sehen. Geprüft wird die Verständlichkeit von Flüstersprache (mit Reserveluft gesprochen) und Umgangssprache mit Zahlwörtern. Mit Flüstersprache lässt sich ein Hörverlust in den oberen Frequenzen (2.000–8.000 Hz) grob erfassen. Aus der Hörbarkeit bzw. Verständlichkeit von Umgangs- und Flüstersprache kann tabellarisch der Hörverlust ermittelt werden.

Einfacher und sicherer kann man den Hörverlust in den unterschiedlichen *Frequenzbereichen* mit kommerziellen Audiometern bestimmen.

Bei **Schallleitungsschwerhörigkeit** liegt eine Störung im Gehörgang, Mittelohr oder ovalen Fenster vor.

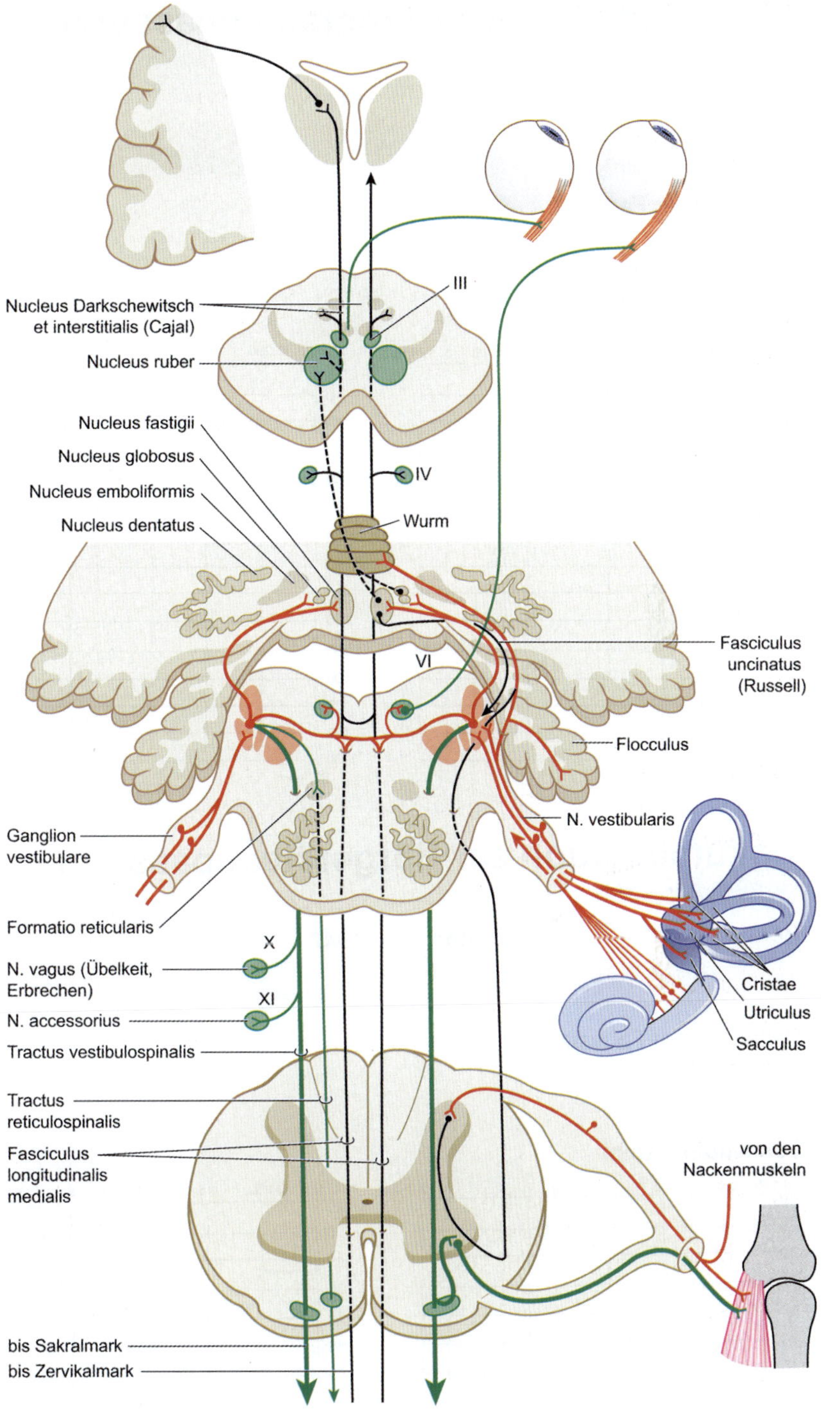


**Abb. 3.49** N. vestibulocochlearis. Dargestellt sind die Verbindungen des Vestibularapparats (Bogengänge, Utriculus, Sacculus) mit dem Hirnstamm. Das erste Neuron (Zellkörper des N. vestibularis) liegt im Ganglion vestibulare (Scarpa). Dessen Afferenzen werden zum Vestibulozerebellum (Flocculus) und zum Spinozerebellum (Vermis) sowie zu den Nuclei vestibulares geleitet. Dort liegt das zweite Neuron der Gleichgewichtsbahn, das mit den Outputkernen des Vestibulo- und Spinozerebellums (Ncll. fastigii, teilweise Ncl. globosus und Ncl. emboliformis) und über den Fasciculus longitudinalis medalis mit den Augenmuskelkernen (vestibulookulärer Reflex, VOR) und der tiefen HWS-Muskulatur (vestibulokollischer Reflex, VCR) in Verbindung steht. Die Vestibulariskerne senden über den Tractus vestibulospinalis auch Informationen in die gesamte Wirbelsäule (Stellreaktionen) und zu viszeromotorischen Kernen des N. vagus (Ncl. dorsalis n. vagi) und des N. accessorius. Die Afferenzen von der Cochlea (Hörorgan) sind hier nur angedeutet.

Zu **Schallempfindungsschwerhörigkeit** kommt es infolge von Haarzellschäden, Engpässen des VIII. Hirnnervs, einer Schädigung des Ganglion spirale oder einer zentralen Hörstörung.

### Weber-Versuch

Wenn Sie eine Stimmgabel (mit 256, 512 oder 1.024 Hz bzw. eine a¹-Stimmgabel) anschlagen und auf den Scheitel setzen, wird der Ton normalerweise in beiden Ohren gleich laut gehört. Bei Schallleitungsschwerhörigkeit ist der Ton der Stimmgabel im betroffenen Ohr lauter, bei Schallempfindungsschwerhörigkeit (Innenohr) wird er dagegen mit dem betroffenen Ohr schlechter gehört.

### Rinne-Versuch

Hierbei wird die Stimmgabel (mit 256, 512 oder 1.024 Hz bzw. eine a¹-Stimmgabel) auf den Proc. mastoideus (Knochenleitung) aufgesetzt und das andere Ohr abgedeckt. Warten Sie, bis der Patient den Ton dort nicht mehr hört, und halten Sie die Stimmgabel anschließend vor den Gehörgang, wo der Ton noch länger hörbar sein sollte

## Dokumentation zur Hörgeräteanpassung

gemessen: 21.1.2006

**Herr** **geb. am:** **1947**

Behandelnder Facharzt:
Kostenträger:

**Ton-Audiogramm**

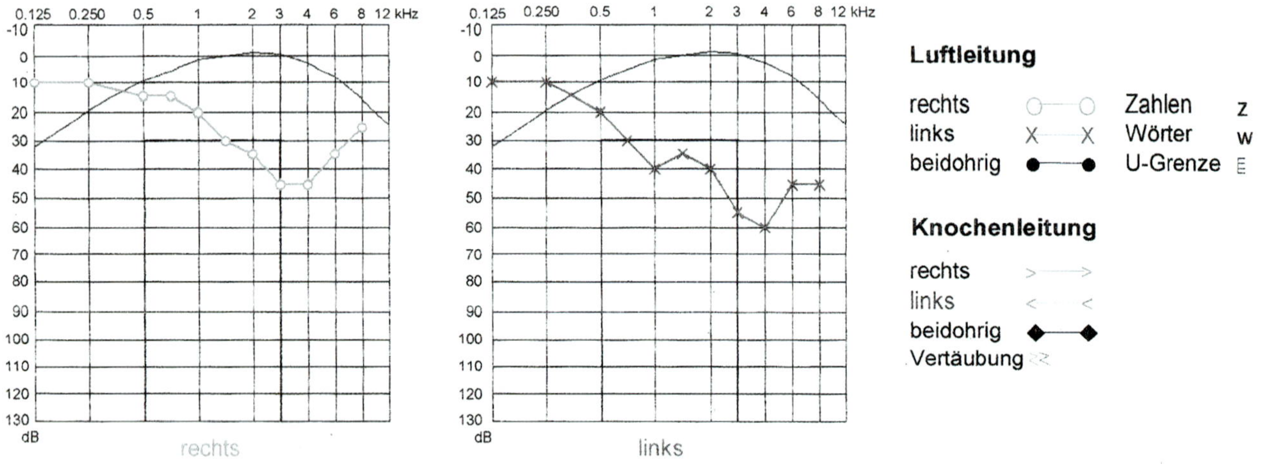


## Dokumentation zur Hörgeräteanpassung

gemessen: 8.12.2007

**Herr** **geb. am:** **1947**

Behandelnder Facharzt:
Kostenträger:

**Ton-Audiogramm**

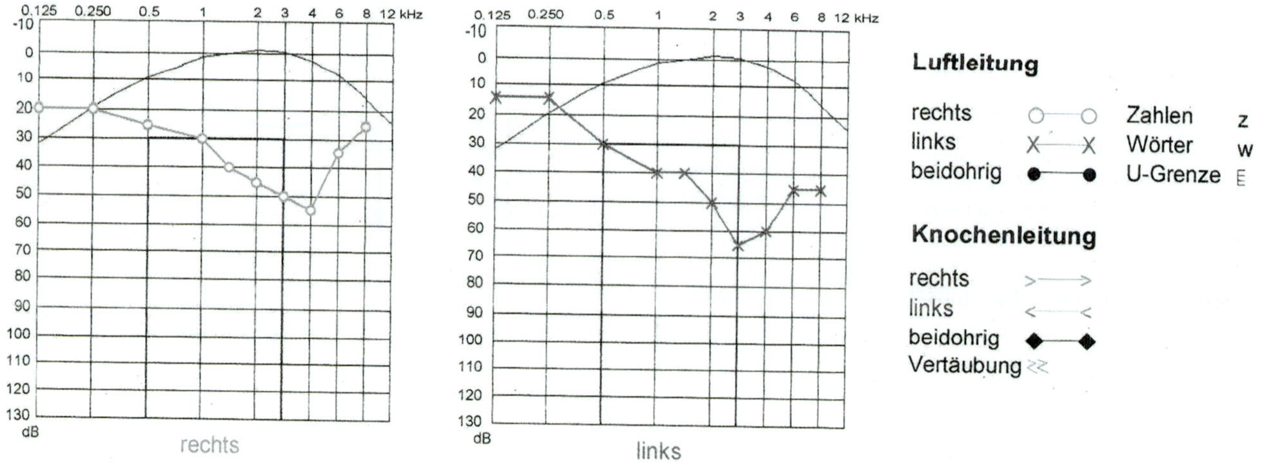


**Abb. 3.50** Audiogramme des Fallbeispiels vor (oben) und nach kranialer Korrektur (unten)

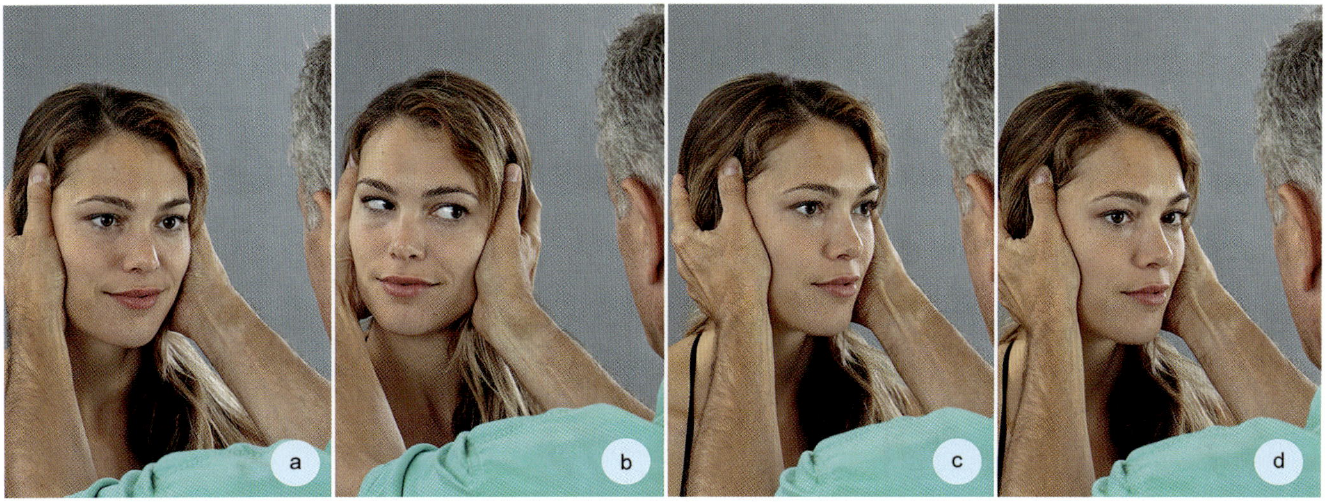


**Abb. 3.51** Kopfimpulstest
**a.** Beginn bei 0°-Kopfrotation
**b.** Kopf mit hoher Beschleunigung 30° nach rechts bewegen (stimuliert den rechten horizontalen Bogengang, der die Augen nach links „schiebt")
**c.** Kopf mit hoher Beschleunigung 30° nach links bewegen (stimuliert den linken horizontalen Bogengang, der die Augen nach rechts „schiebt"). Hier ist eine Schwäche des linken Vestibulums simuliert
**d.** Bei dieser kommt es zu einer Korrektursakkade (Refixierungssakkade) nach rechts
Interpretation: vestibuläre Schwäche links mit Ursache im Labyrinthorgan, im N. vestibularis oder in den Vestibulariskernen (weitere Details zum Test ➤ Kap. 7.6.1)

(Luftleitung). Bei einem normalen Befund ist die Luftleitung besser als die Knochenleitung („Rinne-positiv"). Wenn die Knochenleitung besser als die Luftleitung ist, liegt eine Schallleitungsstörung vor („Rinne-negativ").

### Prüfung des Vestibularapparats mit Kopfimpulstest (Halmagyi-Curtoys-Test)

Der Halmagyi-Curtoys-Test (head thrust test bzw. head impulse test, HIT) hat sich als sehr sensitiver und valider Test für die Funktion der Vestibularorgane erwiesen (Halmagyi et al. 1994, Aw et al. 1996, Oliva et al. 1999, Schubert et al. 2004). Geprüft wird der vestibulookuläre Reflex (VOR), der dafür sorgt, dass die Augen bei Kopfrotation reflektorisch einen Punkt fixiert halten können.

Nehmen Sie den Kopf des Patienten in beide Hände, nachdem Sie ihm erklärt haben, dass Sie den Kopf schnell nach links und rechts drehen werden, ohne dabei in schmerzhaft eingeschränkte Bereiche gehen oder eine Halswirbelsäulenmanipulation durchführen zu wollen. Nicht wenige Patienten reagieren aufgrund schlechter Erfahrungen mit HWS-Manipulationen bereits bei der ersten Berührung ihres Kopfes mit Verspannung. Machen Sie zuerst eine langsame rotatorische „Trockenübung". Der Patient soll Ihre Nase beim Test fixieren, während Sie eine schnelle, passive Kopfrotation durchführen (bis 300°/sec).

## ⓬ N. glossopharyngeus [IX] – Foramen jugulare

(A) Somatosensorisch: hinteres Drittel der Zunge, Pharynx, pharyngealer Zungenanteil, Schlund, Tonsillen, Paukenhöhle, Tube (in Ncl. spinalis n. trigemini, teilweise Ncl. principalis [mesencephalicus] n. trigemini)

(A) Viszerosensorisch: Geschmackssensation im hinteren Drittel der Zunge (speziell viszeroafferent über Ganglion inferius, Geschmack);

Pharynx und hinteres Drittel der Zunge (allgemein viszeroafferent über Ganglion superius: Würgereflex),

Barorezeptorafferenzen aus dem Glomus caroticum (in Ncl. tractus solitarii)

(E) Viszeromotorisch: parasympathisch zur Gl. parotidea über das Ganglion oticum (aus Ncl. salivatorius inf.)

(E) Somatomotorisch: Die unteren Motoneurone liegen im Ncl. ambiguus. Sie versorgen den M. levator veli palatini (zusammen mit dem N. vagus), die quergestreifte Pharynxmuskulatur und den M. stylopharyngeus.

### Engpass-Symptome

Verlust des Würgereflexes, leichte Dysphagie, Geschmacksverlust im hinteren Zungendrittel, Abweichung der Uvula (funktionelle Palatoparese ➤ Kap. 7.11.2), Verlust der motorischen Kontrolle der hinteren Pharynxwand, Sensibilitätsverlust im Pharynx und am Zungengrund, vermehrter Speichelfluss. Möglicherweise treten orthostatische Probleme durch Alteration der Barorezeptorenantwort auf.

### Klinische Prüfung

*Geschmacksprüfung* bei herausgestreckter Zunge: Prüfen Sie am hinteren Drittel der Zunge zuerst auf der einen, dann auf der anderen Seite das Geschmacksempfinden, z. B. mit Zucker oder Salz.

*Würgereflex* auslösen: Berühren Sie den hinteren Teil des weichen Gaumens und achten Sie auf die motorische Antwort (Bewegung) des Gaumensegels.

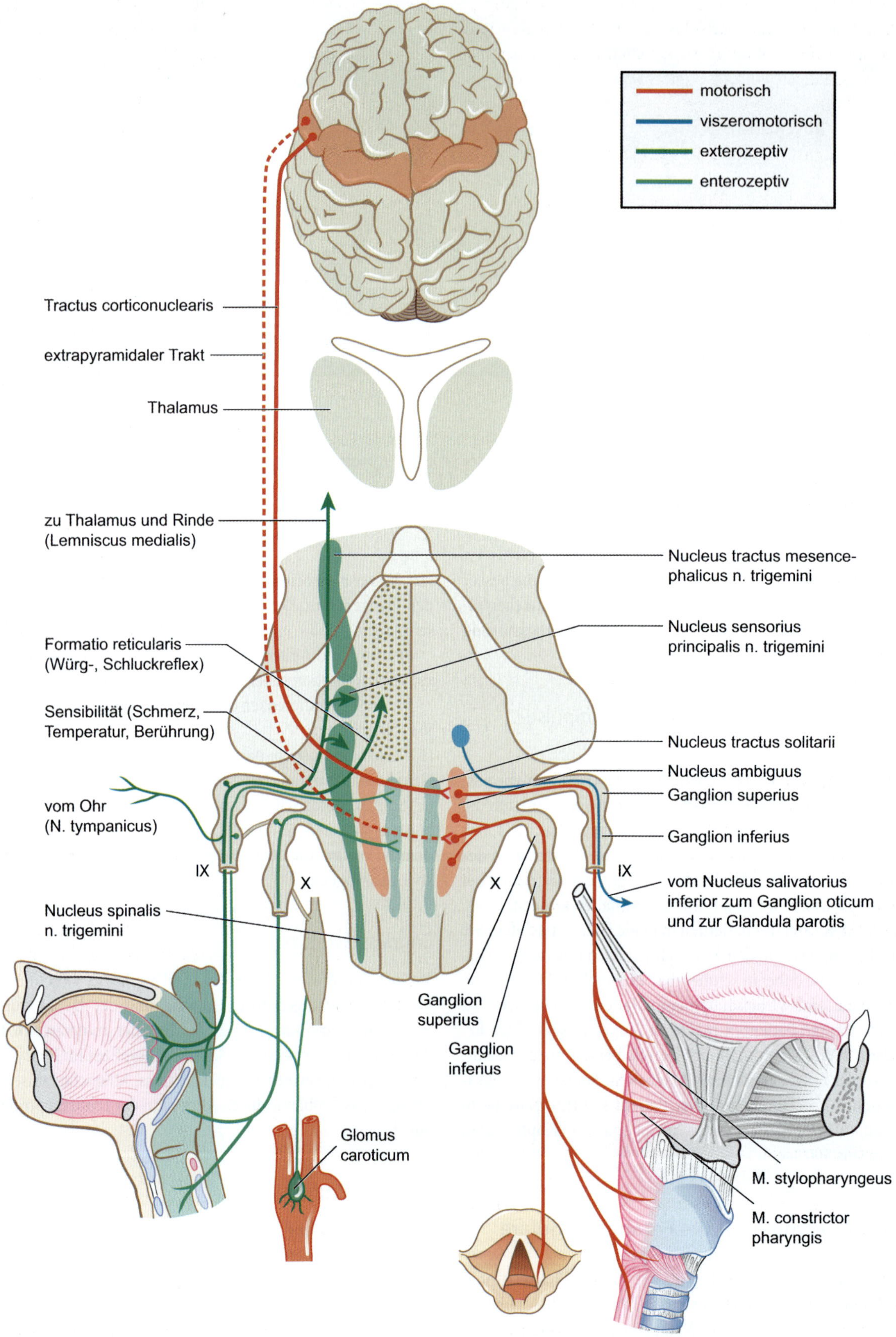


**Abb. 3.52** N. glossopharyngeus und N. vagus: Afferenzen (links im Bild, grün), somatomotorische und viszeromotorische Efferenzen

Um eine *Reaktion von Barorezeptoren* im Glomus caroticum an der Bifurkation der A. carotis auszulösen, wird der Puls dort kurz unterdrückt und sofort mit dem Druck nachgelassen, bis der Puls gerade wieder tastbar wird (*Glomus-caroticum-Test*). Dies ist reproduzierbar. Die Afferenz läuft über den IX. Hirnnerv in den Ncl. tractus solitarii und wird monosynaptisch in die ipsilaterale pontobulbäre Formatio reticularis geleitet (➤ Kap. 7.12). Dies führt über eine Inhibition der ipsilateralen IML bzw. eine Vagusstimulation zum Herzfrequenzabfall. Der afferente Schenkel ist also der N. glossopharyngeus, der efferente der N. vagus (➤ Abb. 3.52). Die Zeit bis zum Abfall der Herzfrequenz wird im Seitenvergleich (rechts/links) gemessen, ebenso wie die Zeit bis zum erneuten Pulsanstieg.

Schnelle Änderungen sprechen für ein hyperreagibles Glomus caroticum, eine Irritation des (afferenten) N. glossopharyngeus bzw. möglicherweise für eine Transneurale Degeneration der pontobulbären Zentren (➤ Kap. 7.14.1, ➤ Abb. 7.31).

### Engpass-Ursachen

Da die Ganglia superius und inferius (1. sensorisches Neuron) der IX. und X. Hirnnerven im Bereich des Foramen jugulare liegen, kann speziell die afferente Leitung bei Engpässen gestört sein. Zu einem Engpass kann es sowohl durch ossäre als auch durch membranöse Störungen kommen.

Ein Hypertonus der Halsmuskulatur, Läsionen der Okziputkondylen und Läsionen des Gehirnschädels können über das Membransystem der Dura nach kranial (Falx cerebelli und/oder Tentorium cerebelli sowie Falx cerebri) oder kaudal (spinaler Duraschlauch) übertragen werden und die normale Struktur der Foramina jugularia speziell beim Neugeborenen beeinträchtigen. Durch venösen Rückstau kann noch eine Dysfunktion der Hirnnerven IX, X, XI hinzukommen.

Funktionelle Engpässe im Bereich des Foramen jugulare können besonders durch Seitneigungsläsionen der Schädelbasis entstehen, möglicherweise aber auch durch laterale Strains der sphenobasilären Synchondrose sowie Okziputfixationen mit ausgeprägter Spannung der subokzipitalen Muskulatur. Die Engpass-Symptome des N. glossopharyngeus treten aber gegenüber denen des N. vagus und des N. accessorius, die ebenfalls betroffen sind, meist eher in den Hintergrund.

## ⑬ N. vagus [X] – Foramen jugulare

(A) Viszerosensorisch: Teil der Geschmacksempfindung aus Epiglottis und Valleculae (speziell viszeroafferent), enterozeptive Afferenzen (aus Larynx und Bauchorganen bis zur linken Kolonflexur) zum Ncl. tractus solitarii. Diese leiten alle Sensationen, außer Schmerzreize, die über die segmentalen afferenten Fasern geleitet werden (viszerosomatisches Reflexgeschehen).
(A) Somatosensorisch: Dura der hinteren Schädelgrube, äußerer Gehörgang, Trommelfell
(E) Somatomotorisch (branchiogen, d. h. von den Kiemenbögen abstammend, efferent): M. levator veli palatini und M. constrictor pharyngis (zusammen mit N. IX).
(E) Viszeromotorisch: Parasympathisch werden Trachea, Bronchien, Herz, Koronarien und Verdauungstrakt bis zur linken Kolonflexur sowie die Niere vom Vagus versorgt (➤ Abb. 3.53). Der Ncl. dorsalis n. vagi erhält Afferenzen aus Hypothalamus, Ncl. tractus solitarii und Formatio reticularis.

### Engpass-Symptome

Ein Engpass kann im Bereich des Foramen jugulare auftreten. Die Symptome sind dabei weit gestreut: Aphonie oder Dysphonie, Dysphagie, Pharynx- und Larynxspasmen, Ösophagospasmen, Kardiospasmen, Pylorospasmen, Parese des weichen Gaumens, Schmerzen oder Parästhesien im Pharynx, Larynx und äußeren Gehörgang, Husten, Atemstörungen, Störungen des Speichelflusses, Herzrhythmusstörungen, Magen- und intestinale Funktionsstörungen.

Kraniale Korrekturen zeigen hier vielfach eine positive Wirkung. So lassen sich die sog. „Dreimonatskoliken" von Säuglingen mit sehr guter Erfolgsrate durch kraniale Techniken behandeln (➤ Kap. 5.8.4).

### Klinische Prüfung (auf funktionelle Palatoparese)

Lassen Sie den Patienten den Mund weit öffnen und benutzen Sie nur bei Bedarf einen Mundspatel. Während Sie mit einer Untersuchungslampe den Rachen ausleuchten, soll der Patient wiederholt „ah, ah, ah, ah" sagen. Dabei wird der weiche Gaumen angehoben. Es kommt nicht auf die Höhe, sondern auf die Exkursion des Gaumensegels beim Ah-Sagen an. Achten Sie auf die Ermüdungszeichen. Die Höhe kann auch durch eine Inaktivitätsatrophie bestimmt sein, d. h. wenn der weiche Gaumen höher steht, kann es paretisch bedingt sein. Narbenverziehungen nach Tonsillektomie müssen ebenfalls berücksichtigt werden.

Vagus-Challenge: ➤ Kap. 5.4.5.

## ⑭ N. accessorius [XI] – Foramen jugulare

Der. N. accessorius besteht aus einem kranialen Teil und einem spinalen Teil.
(E) Kranial somatomotorisch: Die branchiogen efferenten kranialen Fasern stammen aus dem Ncl. ambiguus. Sie treten mit dem N. vagus über das Foramen jugulare aus und versorgen über den N. laryngeus recurrens alle Larynxmuskeln außer dem M. cricothyroideus (➤ Abb. 3.54).
(E) Somatomotorisch: Die spinalen Akzessoriuswurzeln (aus dem Ncl. spinalis n. accessorii im ventrolateralen Vorderhorn, C1–C5) verlassen das Rückenmark lateral zwischen den vorderen und hinteren Wurzeln der Spinalnerven und bilden einen Nervenstrang, der durch das Foramen magnum in den Schädel aufsteigt. Über das Foramen jugulare tritt der Nerv wieder aus dem Schädel aus und versorgt den M. sternocleidomastoideus und den M. trapezius. Diese Muskeln erhalten eine zweite Innervation aus den vorderen Zervikalwurzeln C2, C3 und C4.

### Engpass-Symptome

Engpässe können im Bereich des Foramen jugulare auftreten, wo der aus den kranialen und spinalen Wurzeln gebildete gemeinsame Nerv

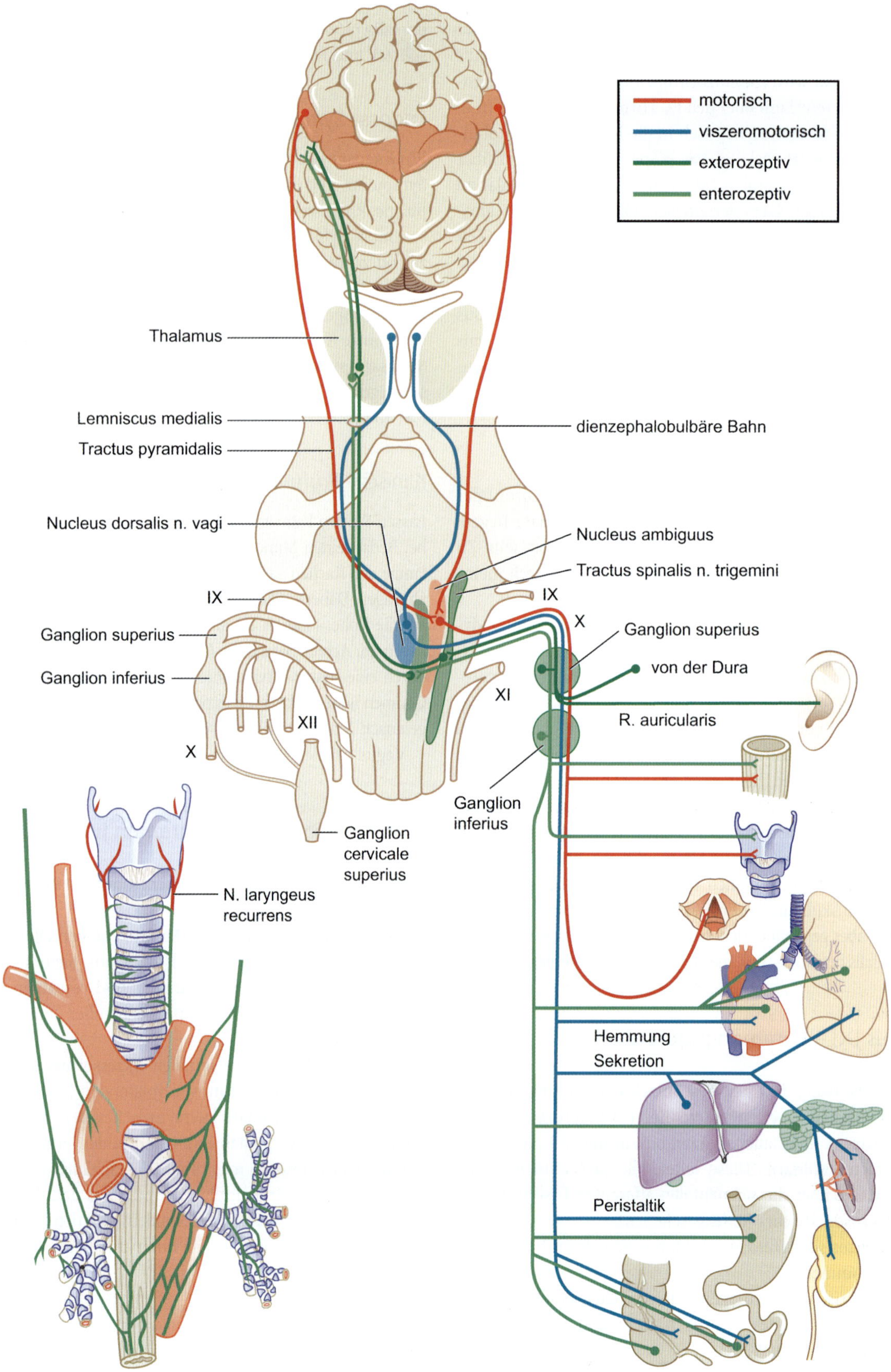


**Abb. 3.53** N. vagus

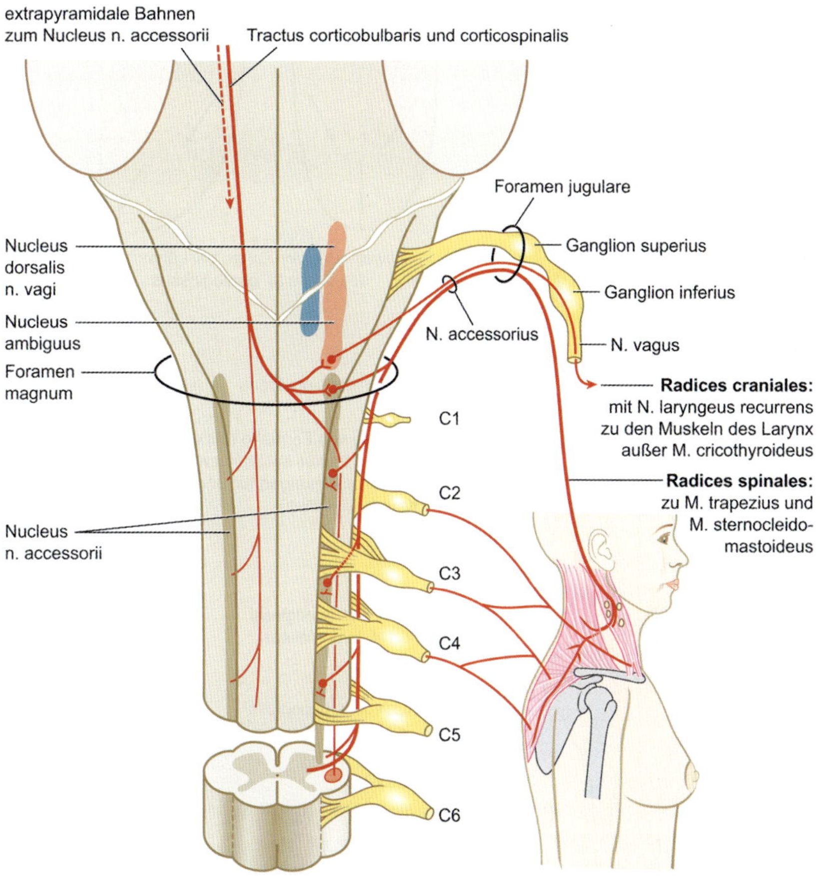


**Abb. 3.54** N. accessorius

aus dem Schädel austritt. Die klinischen Symptome sind eine Dysfunktion des M. sternocleidomastoideus (Kopfseitneigung und Rotation zur geschädigten Seite) und des M. trapezius. Ein möglicherweise (reaktiver) Hypertonus zervikaler Muskeln kann die Symptome verstärken und zu Stimmschwäche sowie Heiserkeit führen.

### Klinische Prüfung

Sie umfasst neben der Phonationsprüfung eine manuelle Testung des M. sternocleidomastoideus und des M. trapezius (oberer Teil) mithilfe eines normoreaktiven Indikatormuskels.

## ⓯ N. hypoglossus [XII] – Canalis n. hypoglossi

Lateral des Foramen magnum befindet sich der Canalis n. hypoglossi, durch den der N. hypoglossus den Schädel verlässt (➤ Abb. 3.55). Die äußere Mündung des Kanals liegt posterior der Okziputkondylen.

### Engpass-Ursachen/-Symptome

Ein Engpass kann im Canalis n. hypoglossi an der Stelle auftreten, wo der Nerv die Dura durchdringt. Als Ursache kommt am ehesten eine intrakondyläre Kompression im Sinne einer intraossären Läsion oder eine C0/C1-Dysfunktion infrage. Wesentlich häufiger sind Störungen von Fasern des Plexus cervicalis (aus dem 2. und 3. Zervikalsegment) zu erwarten, die über die Ansa cervicalis die Unterzungenbeinmuskeln versorgen.

Bei Hypoglossusparese kommt es neben der Zungenparese auch zu Schluckstörungen (Patten 1998), da Mobilität und Stabilisierung des Hyoids nicht ausreichend gewährleistet sind.

### Klinische Prüfung

Herausstrecken der Zunge: Bei Hypoglossusparese weicht sie zur kranken Seite ab.

## 3.3.4 Hirnnerven-Challenge und Therapie mit Applied Kinesiology

Mit den Techniken der Applied Kinesiology kann eine sehr subtile Diagnostik der Hirnnervenfunktion durchgeführt und die Ursache von Störungen behandelt werden: z. B. mechanisch bei kranialen Läsionen, mit Homöopathika und orthomolekularen Substanzen. Die Akupunktur bietet sich als zusätzliche, häufig entscheidende Komponente an. Das hier beschriebene Vorgehen ist auch bei manifesten klinisch neurologischen Störungen (wie Konvergenzschwäche, Doppelbilder, Fazialisparese, Schwindel etc.) indiziert. Ebenso z. B. bei

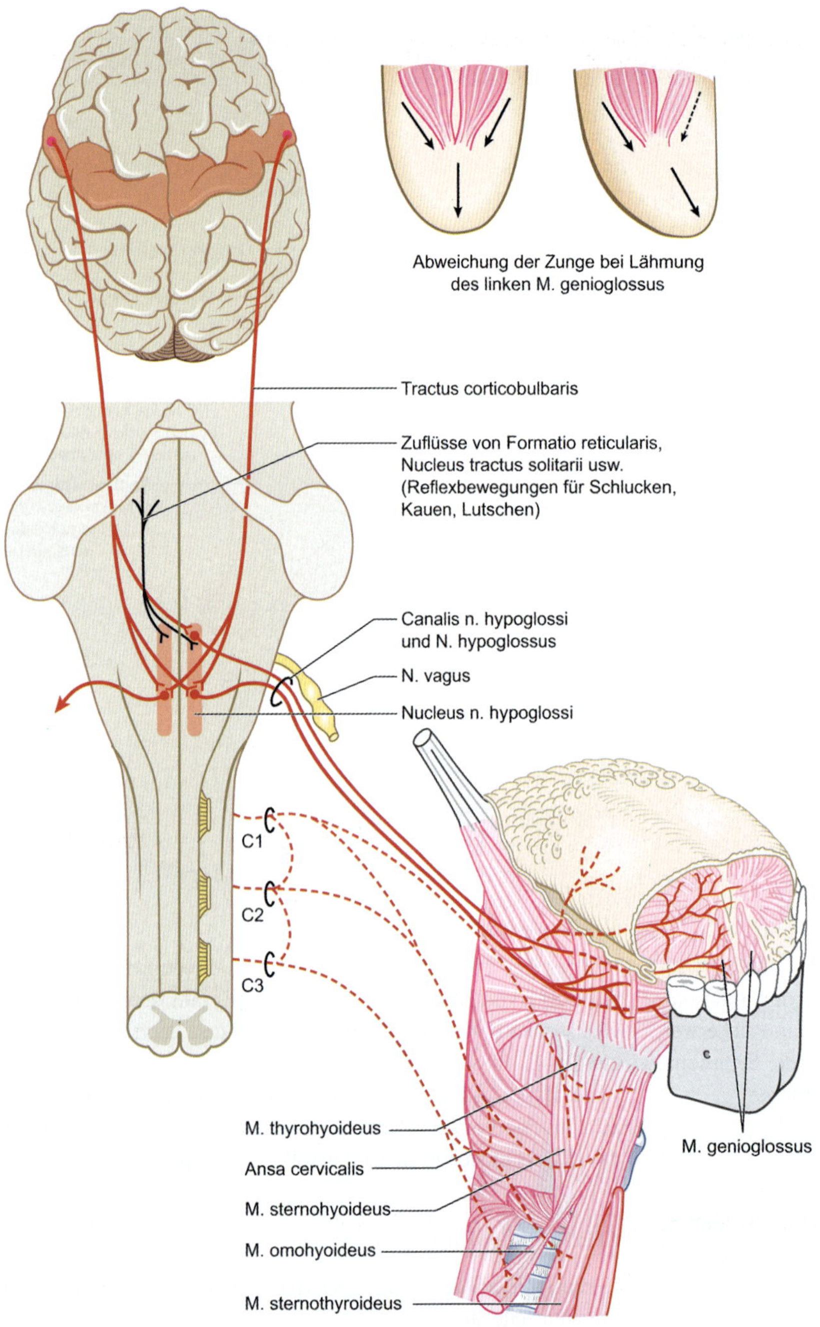


**Abb. 3.55** N. hypoglossus

ADS, bei dem die Schwächen in der Regel nicht so offensichtlich sind und mit den Challenges der Ak erst aufgedeckt werden müssen.

## ❶ Diagnostik und Therapie bei kranialen Läsionsursachen

Die diagnostische Provokation ist jeweils bei den einzelnen Hirnnerven beschrieben (Zusammenfassung ➤ Tab. 3.1). Neben der Beobachtung der Reaktionen wie in der klassischen Neurologie testen Sie zusätzlich einen Indikatormuskel. Prinzipiell am besten geeignet sind die Nackenflexoren (Mm. scaleni), weil sie eine enge funktionelle Beziehung zu kranialen Läsionen haben (Garten 2000). Sollten sie bilateral hyporeaktiv sein, wird als Erstes geprüft, ob eine obere zervikale Dysfunktion oder eine kraniale Läsion die Ursache ist. Durch Reiben dieser Regionen (Mechanorezeptoren-Aktivierung) werden die Nackenflexoren im Test normalisiert. Korrigieren Sie diese Läsionen – und Sie haben die idealen Indikatormuskeln vorliegen: normoreaktive Nackenflexoren. Für okulomotorische Challenges sind die Nackenstrecker oder der Trapezius wegen ihrer engen Assoziation mit der posturalen Muskulatur besonders gut geeignet.

**Tab. 3.1** Diagnostische Provokationen der Hirnnerven

| Hirnnerv | Schädelgrube (SG) | Läsion (typisch, aber nicht exklusiv) | Challenge | Erwartete Reaktion (außer Dysreaktion eines NIM) |
|---|---|---|---|---|
| I | Vordere SG | Ethmoidale | Riechen von Pfefferminz o. Ä. | Erkennen des Geruchs |
| II | Vordere SG, Canalis opticus | Sphenoid Shift | Gesichtsfeld: Oppositionstest | Sieht in denselben Bereichen wie der Untersucher |
| III | Mittlere SG, Fissura orbitalis superior | Sphenoid Shift, Temporale, Okziput | Blickrichtungen nach oben, oben außen, oben innen, innen, unten außen | Keine Doppelbilder, keine Stellreaktion im alternierenden Cover-Test |
| | | | Wiederholte Konvergenzreaktion | Fixierung mit beiden Augen im Nahbereich |
| | | | Wiederholte Miosis, Lichtreaktion | Pupille verengt sich, Pupillokonstriktion bleibt erhalten |
| IV | Mittlere SG, Fissura orbitalis superior | Sphenoid Shift, Temporale, Okziput | Blickrichtung nach unten innen | Keine Doppelbilder, keine Stellreaktion im alternierenden Cover-Test |
| $V_1$ | Mittlere SG, Fissura orbitalis superior | Sphenoid Shift, Temporale, Okziput | Bestreichen der Stirn<br>Kornealreflex | Gefühlsangabe<br>Lidschluss |
| $V_2$ | Mittlere SG, Foramen rotundum | Sphenoid, Spannung der Kaumuskulatur | Bestreichen der Wange, der Oberlippe | Gefühlsangabe |
| $V_3$ | Mittlere SG, Foramen ovale | Sphenoid<br>Spannung der Kaumuskulatur | Bestreichen des Unterkiefers<br>Aktivierung der Kaumuskulatur | Gefühlsangabe<br>Negativer Challenge |
| VI | Mittlere SG, Fissura orbitalis superior | Sphenoid Shift, Temporale, Okziput | Blickrichtung nach außen | Keine Doppelbilder, keine Stellreaktion im alternierenden Cover-Test |
| VII | Hintere SG, Porus acusticus internus | Temporale | Einseitiges Grimassieren<br>Geschmack auf vorderen ⅔ der Zunge | Keine Parese<br>Geschmack erhalten |
| VIII | Hintere SG, Porus acusticus internus | Temporale | Stimmgabel<br>Kopfimpulstest | Hören li./re., Knochen-/Luftleitung<br>Refixierungssakkade bei schneller Rotation |
| IX | Hintere SG, Foramen jugulare | Temporale, Okziput | Geschmacksprüfung hinteres ⅓ der Zunge<br>Barorezeptoren-Reaktion<br>Würgereflex | Geschmack wird erkannt<br>Pulsverlangsamung reduziert |
| X | Hintere SG, Foramen jugulare | Temporale, Okziput | Gaumensegel heben (ah-ah-ah)<br>Barorezeptoren-Reaktion | „Palatoparese"<br>Pulsverlangsamung |
| XI | Hintere SG, Foramen jugulare | Temporale, Okziput | Test des M. sternocleidomastoideus | Normoreaktion |
| XII | Canalis n. hypoglossi | C0/C1-Dysfunktionen | Test der Zungenfunktion | Normoreaktion |

Im Zweifelsfall werden Sie aber jeden anderen normoreaktiven Indikatormuskel verwenden können.

## ❷ Aufsteigende extrakraniale Läsionsursachen

Alle Läsionen in propriozeptiven Schlüsselregionen (HWS mit Kiefergelenk, LWS und Becken, Füße) können aufsteigend und als extrakraniale Läsionsursachen zur Dysfunktion von Hirnnerven führen. Dies ist besonders für die okulomotorischen Hirnnerven III, IV und VI von praktischer Bedeutung, denn sowohl Heterophorien also auch Konvergenzschwächen lassen sich durch propriozeptive Reorganisation behandeln. Dabei müssen die üblichen Korrekturen von Becken, HWS und Kiefergelenk erfolgen. Die Füße können manuell korrigiert worden sein, aber bei anhaltend schlechter Mechanik dennoch zu aufsteigenden Problemen führen. Dann erweisen sich propriozeptive Einlegesohlen möglicherweise als hilfreich (➤ Kap. 6.8.11). Die Zusammenhänge zwischen Okulomotorik und Wirbelsäulenmotorik sind an anderer Stelle detailliert beschrieben (➤ Kap. 7.7.1).

## ❸ Kombinierte Korrektur (manuell und Akupunktur)

Dieses Protokoll kann von Anfang an verwendet werden (➤ Abb. 3.56). Die kranialen und extrakranialen Korrekturen werden in ein Protokoll integriert, das an die IRT (➤ Kap. 1.2.6) angelehnt ist (s. Schritt 5. und 6.).

1. Ausgehend von dem normoreaktiven Indikatormuskel (NIM) führen Sie den Challenge der Hirnnerven (➤ Tab. 3.1) durch. Der Hirnnerven-Challenge führt dann zur Dysreaktion des NIM.
2. Wenn der NIM nicht dysreaktiv wird, benötigen Sie einen Ko-Stressor. Verwenden Sie BID-Positionen: (CWT: im Uhrzeigersinn,

CCT: im Gegenuhrzeigersinn) oder eine Seitneigung (links [(-Kurve] bzw. rechts [)-Kurve]). Eine dieser Positionen führt zusammen mit dem Hirnnerven-Challenge zur Dysreaktion des NIM.

3. Sie können jetzt eine oder mehrere Nosoden neurotroper Viren in D12 bis D200 (Garten und Weiss 2007, Kap. 5 und 13) suchen, die die Dysreaktion aufheben. Hier kommen Epstein-Barr-Virus (EBV), Zytomegalievirus (CMV), Masern-, Mumpsviren, Varicella-Zoster-, Coxsackie-Viren, FSME-Virus, Poliovirus, Herpesviren in Frage. Borrelien und Meningokokken sind ebenso zu testen. Die Belastung stammt aus tatsächlichen Erkrankungen oder aus Impfungen (Testsatz „Viren, Bakterien, Parasiten", Bezugsquelle Kybermedica: http://www.applied-kinesiology.org/kybermedica.html).

4. Die positiv getesteten Nosoden verordnen Sie für zu Hause: 1× tägl. bis 1× wöchentlich 5 Tr. der Nosode, je höher die Potenz, desto größer die Abstände. Sollten Reaktionen im Sinne einer Verschlechterung auftreten, die Reaktion ausklingen lassen und danach die Dosis reduzieren. Der Patient sollte dann viel Wasser trinken und evtl. ein Konstitutionsmittel (für Therapeuten, die es bestimmen können) oder ein Ausleitungsmittel wie Lymphdiaral®, LVR-Formula (PE) für die Leber und Solidago, Juniperus, Berberis o. ä. für die Niere einnehmen. Alle Mittel werden selbstverständlich getestet: Sie müssen zu einem normoreaktiven Challenge führen, der auch bei Temporal Tap haltbar ist (Garten und Weiss 2007, Kap. 2).

5. Prüfen Sie, ob Reiben der Schädelregion mit der Durchtrittsstelle des Hirnnervs den positiven Challenge aufhebt. Das definiert letztlich, ob eine kraniale Läsion die Hirnnervendysfunktion im Sinne eines funktionellen Engpasses verursacht.

Sie sollten auch prüfen, ob hier eine primäre oder sekundäre Läsion vorliegt. Dazu müssen Sie versuchen, durch Reiben der propriozeptiven Schlüsselregionen HWS, Kiefergelenk, LWS mit Sakroiliakalgelenken und Füßen oder der anamnestisch gefundenen Trauma-Regionen (➤ Kap. 1.2) den Hirnnerven-Challenge aufzuheben. Wenn dies in Regionen fernab vom Schädel geschieht, ist die Schädelläsion letztlich eher als sekundär einzustufen.

6. Die myofaszialen Leitbahnen nach Myers, die relevante Spannungsmuster repräsentieren, werden wie folgt getestet: Gehen Sie zu den „Ankerpunkten" im Bereich des Becken- und Schultergürtels und führen Sie einen Approximations-Challenge oder einen Elongations-Challenge durch (➤ Abb. 1.13a). Halten Sie das Gewebe flächig für ca. 30 Sekunden in die entsprechende Richtung. Notieren Sie die positiven Challenges. Sie benötigen evtl. einen Temporal Tap, um zur Dysreaktion zurückzukehren.

7. Testen Sie per TL oder Probestimulation einen B&E-Punkt nach dem anderen; die wirksamen heben die Dysreaktion des NIM auf.

8. Von da aus gehend suchen Sie die peripheren Akupunkte auf den den B&E-Punkten zugeordneten Leitbahnen (entspr. Stufe 2 IRT, ➤ Kap. 1.2.5).

9. Während der ganzen Korrektur wird der Hirnnerven-Challenge beibehalten, soweit dies technisch möglich ist.

- Die verursachende Region oder die primäre Schädelläsion sollte dann im Sinne der Injury-Recall-Technik (IRT) korrigiert werden: Vibration auf der betroffenen Knochenstuktur anwenden, Kneifen, wenn es sich um Narben handelt; mehrmalige Kopfnutation bei Injury-Regionen kranial des Schultergürtels, Talus-Flip bei solchen kaudal des Schultergürtels.
- Behandeln Sie die myofasziale Leitbahn nach Challenge (in 6) bis zum Gewebe-Release.
- Nadeln oder massieren Sie die peripheren Akupunkte, falls Sie nicht nadeln wollen oder dürfen. Stimulieren Sie sie dann jeweils etwa 2 Minuten.
- Reiben Sie gleichzeitig oder danach die zugehörigen Lymphreflexpunkte.
- Klopfen Sie die gefundenen B&E-Punkte.

10. Nach dieser Korrektur ist der Hirnnerven-Challenge normalerweise negativ. Sie können einen bisher nicht verwendeten Ko-Stressor anwenden (➤ Abb. 1.14). Damit kann der Hirnnerven-Challenge wieder positiv werden. Es gibt auch die Möglichkeit, die erwähnten Nosoden als Ko-Stressor zu verwenden: im Gegensatz zum primärem Challenge in Schritt 3 können sie dann zusammen mit dem Hirnnerven-Challenge zur Dysreaktion des Indikatormuskeln führen. Es reagieren dann andere Nosoden als im Schritt 3. Davon ausgehend wiederholen Sie die Schritte 5 bis 9 des Protokolls.

**Fallbeispiel 10**

**Doppelbilder**

Die 66-jährige Patientin hat seit 3 Tagen spontan aufgetretene Doppelbilder beim Blick nach unten („senkrecht übereinander") und ein „schummriges" Gefühl im Kopf; das Unsicherheitsgefühl verschwindet bei Abdecken eines Auges.

**21.6.2011**

Romberg-Versuch, auch auf weicher Unterlage, und Kopfimpulstest o. B.
Vertikale Nachstellreaktion im Heterophorietest (➤ Kap. 3.3.3 ❼, ➤ Abb. 3.44) beim Blick nach links (DD: Obliquus superior rechts/Rectus inferior links) und links unten (Obliquus superior rechts). Keine Nachstellreaktion beim Blick nach links oben.
Kraniale und extrakraniale Korrektur: kraniale Dekompression, Atlasimpuls von rechts (Finger-Nase-Versuch war links dysmetrisch), Entspannung der Kaumuskeln, C2 und C3 nach Challenge von links. Danach keine Änderung der optokinetischen Untersuchungsbefunde, deshalb MRT veranlasst, das aber keinen auffälligen Befund ergab.

**30.6.2011**

Keine Befundänderung
Kombinierte Korrektur: Mit gehaltenem Blick nach links unten B&E-Punkt-Challenge: Bl1, Gb1, 3E23 und periphere Punkte sowie NL-Reflexe, sphenobasiläre Dekompression während gehaltener Blickrichtung. Danach keine Heterophorie mehr in den Kardinalblickrichtungen.

**6.7.2011**

Alles ist zu 90 % gut geworden und zeigt Tendenz zu weiterer Besserung. Sie ist aber beunruhigt wegen der Aussage des Radiologen, sie müsse deswegen mal den Augenarzt aufsuchen. Unsere Empfehlung: abwarten.

normoreaktiver Indikatormuskel (NIM): Nackenflexoren oder andere

1. Challenge der Funktionen der zwölf Hirnnerven entsprechend Tab. 3.1

normoreaktiver Indikatormuskel

2. BID-Position als Ko-Stressor verwenden (s. unten und Abb. 1.14)

dysreaktiver Indikatormuskel

3. Nosoden neurotroper Viren und Borrelien testen, indizierte Therapeutika testen: Indizierte heben den dysreaktiven Challenge auf

normoreaktiver Indikatormuskel

4. Nosoden verordnen

dysreaktiver Indikatormuskel

5. Die Schädelregion möglichst nah an der Austrittsstelle des gestörten Hirnnervs reiben: Wenn dies den Challenge des Hirnnervs normalisiert, ist die verursachende (primäre?) kraniale Läsion gefunden.
Reiben der propriozeptiven Schlüsselregionen HWS, Kiefergelenk, LWS mit Sakroiliakalgelenken und Füßen oder der anamnestisch gefundenen Traumaregionen hebt den kranialen Challenge bei sekundären kranialen Läsionen auf. Danach Temporal Tap

6. Während Hirnnerven-Challenge: Myofasziale Leitbahnen nach Myers (s. Kap. 1.1.2.②) mit Approximation und Dehnung challengen, s. Abb. 1.13a (3a); danach Temporal Tap

7. Probestimulation aller B&E-Punkte inklusive LG27, KG24 während Hirnnerven-Challenge, einzelne heben die Hyporeaktion des NIM auf. Danach jeweils Temporal Tap

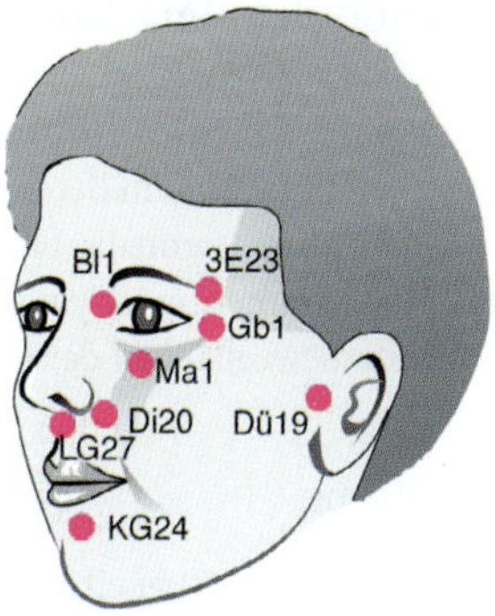


8. Wirksame Akupunkte auf den B&E-zugeordneten Leitbahnen gleichen bei Probestimulation die durch Hirnnerven-Challenge ausgelöste Indikator-Dysreaktion aus. Danach jeweils Temporal Tap

9. *Während der Hirnnerv provoziert wird:*
*Vibration auf knöcherner Injury-Region, Kneifen von Narben, mehrmalige Kopf-Nutation bzw. Talus-Flip.*
*Muskel-Leitbahn behandeln, periphere Punkte nadeln, zugeordnete NL-Reflexpunkte stimulieren, B&E-Punkte beklopfen*

10. Weitere BID-Positionen oder Nosoden als Ko-Stressoren verwenden, Protokoll damit erneut durchführen (Schritt 5–9)

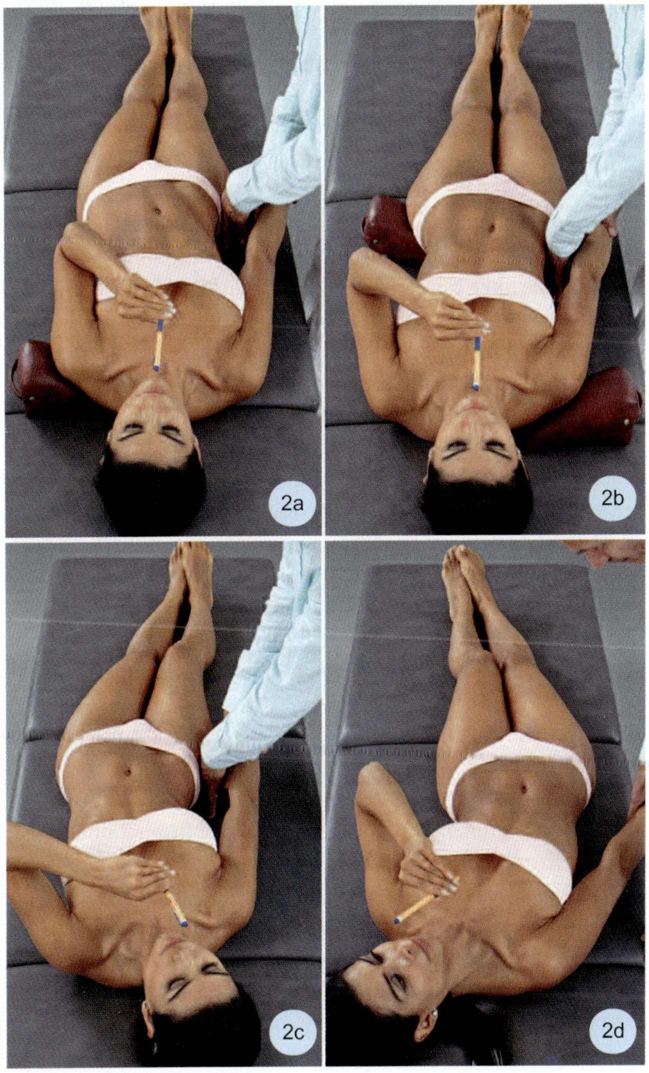


**Abb. 3.56** Flussdiagramm zur Diagnostik und Behandlung von Hirnnervenstörungen

22.7.2011

Es geht ihr sehr gut, sie hat keine Sehprobleme mehr, aber noch ein Gefühl von „Müdigkeit" im Nacken.
Behandlung mit Cervical Compaction (➤ Kap. 2.2.1 ❹) und lokaler Akupunktur.



## 3.3.5 Membranöse und ossäre kraniale Läsionen in der rostrokaudalen Dimension

Im Unterschied zu manchen anderen Werken der kraniosakralen Osteopathie (Liem 2001, Liem und Dobler 2002), in denen die Behandlung der Membranen in den drei Dimensionen getrennt von den Läsionen der Schädelbasis dargestellt wird, sind beide Aspekte hier integriert. Eine ossäre Läsion der Schädelbasis lässt sich nicht dauerhaft korrigieren, wenn ihr membranöser Aspekt nicht mit korrigiert wird. Auch in der Praxis sind beide Aspekte im Behandlungsablauf verflochten, was mit ein Grund für diese Option der Darstellung ist.

Die Beschreibungen der einzelnen Läsionen sind so aufgebaut, dass sie die Vorzüge der Applied Kinesiology zeigen: Sowohl in der kraniosakralen als auch der viszeralen Osteopathie bietet der diagnostische Challenge einen schnellen und zuverlässigen Zugang. Die Listening-Befunde sind anschließend angegeben. Je mehr Übung Sie mit den Techniken haben, desto eher wird die Indikation zur Korrektur durch den Challenge gestellt und desto mehr gehen diagnostischer Écoute und Therapie ineinander über.

### ❶ Sphenobasiläre Kompression

Charakteristisch ist die rostrokaudale Spannung der Falx cerebri, die zu einer Fixation im Bereich der sphenobasilären Synchondrose und der Sutura coronalis führt. Die Begriffe „Kompression" und „Fixation" können synonym gebraucht werden: Beide bedeuten eine Minderbeweglichkeit der fixierten Strukturen.

#### Symptome

- Allgemeines Mattigkeitsgefühl und andere Zeichen eines Stresssyndroms
- Kopfschmerzen
- Funktionelle neurologische Dysorganisation

Multiple Muskeldysreaktionen sind charakteristisch für eine Sphenobasiläre Kompression, häufig liegt eine generalisierte Hyperreaktion vor (Garten 2012, Kap. 4.2), deren Symptomatik oben beschrieben ist.

Es finden sich keine spezifischen Schmerzbefunde.

Ein Charakteristikum ist, dass sowohl eine gehaltene Inspiration als auch eine gehaltene Exspiration zur Normoreaktion führt, was bei generalisierter Hyporeaktion oder multipler Dysreaktion ein einfacher diagnostischer Zugang ist (➤ Abb. 3.57).

#### Ursachen

**Muskuläre Ursachen**

Am Schädel können vor allem die Kaumuskeln, aber prinzipiell auch jede andere Kombination von hypertonen Muskeln eine Kompression verursachen (➤ Abb. 3.24).

Bei primär kaudaler Läsion sind es hypertone Beckenbodenmuskeln, der Piriformis und der Psoas, die zunächst den sakrokokzygealen Komplex fixieren, sodass es aufsteigend zu einer Sphenobasilären Kompression kommen kann.

**Metabolische Ursachen**

Gerade am Beispiel der Sphenobasilären Kompression wird die enge Verbindung zwischen Metabolismus und Struktur deutlich: Biochemische Stressoren wie toxische oder auch endotoxische Belastungen z. B. bei Dysbiosen und Unverträglichkeitsreaktionen, allergische Reaktionen, Schwermetallbelastungen u. a. können zu einer Sphenobasilären Kompression führen.

**Emotionale Ursachen**

Auch emotionale Stressoren können, wenn sie überschwellig sind, eine Sphenobasiläre Kompression auslösen. Dann führt die Therapielokalisation der Emotionalen neurovaskulären Reflexe (ENV) zur Aufhebung des positiven strukturellen Challenge an der sphenobasilären Synchondrose.

#### Therapielokalisation

Ausgehend von einem normoreaktiven Indikatormuskel lassen Sie den Patienten seine rechte Hand auf die rechte und seine linke Hand auf die linke Körperseite (an eine beliebige Stelle) legen. Dies führt bei Vorliegen einer Sphenobasilären Kompression zur Indikatordysreaktion, in der Regel zu einer Hyporeaktion. Dabei kann die TL natürlich auch positiv sein, weil eine Hand auf einer gestörten Region liegt, dies muss differenziert werden: Ändern Sie dazu die Position der Hände auf Regionen, die selten eine positive Einzel-TL haben (Astill-Smith 1988). Vermeiden Sie also die Ileozökalklappenregion, Sigmoid und Leber (➤ Kap. 5.7 und ➤ Kap. 5.9). Im Zweifelsfall prüfen Sie, ob die TL mit jeweils nur einer Hand auch positiv ist. Wenn eine generalisierte Hyperreaktion vorliegt, kann unmittelbar oder mittelbar (bei sekundärer Läsion) eine Sphenobasiläre Kompression die Ursache sein. Dann führt die unten angegebene doppelhändige Therapielokalisation zum Superchallenge (➤ Abb. 3.58).

#### Challenge

Muskeldysreaktionen werden durch gehaltene Inspiration und gehaltene Exspiration aufgehoben (Sphenobasiläre Kompression). Man kann sich das so vorstellen, dass die sphenobasiläre Synchondrose in einer Mittelstellung zwischen Flexion und Extension fixiert ist: Dann führt sowohl Inspiration, die eine Flexion induziert, als auch Exspiration, die eine Extension induziert, zu einer Verbesserung (➤ Abb. 3.57).

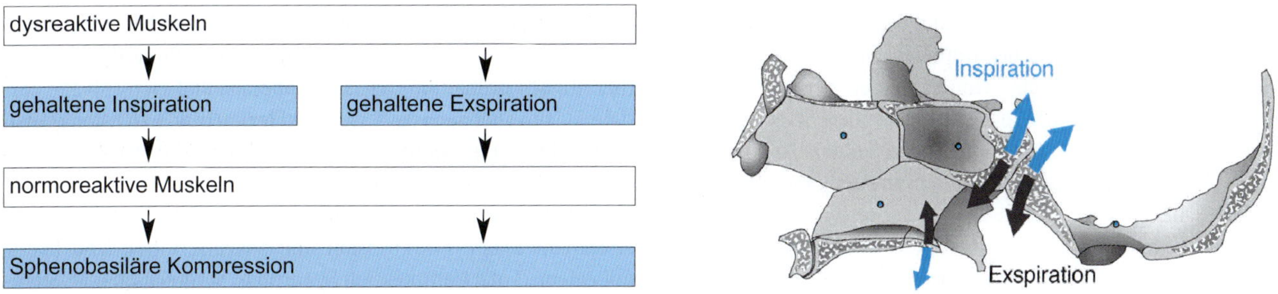


**Abb. 3.57** Respiratorischer Challenge bei Sphenobasilärer Kompression: Ausgangssituation sind hier dysreaktive Muskeln.

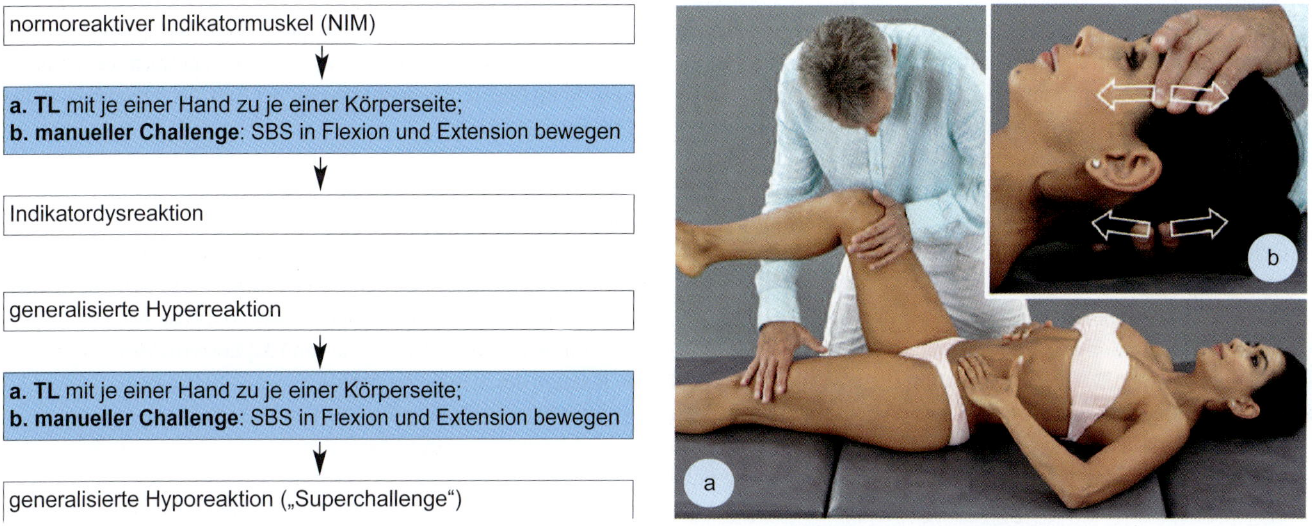


**Abb. 3.58** Therapielokalisation und Challenge bei Sphenobasilärer Kompression: ausgehend von einem normoreaktiven Indikatormuskel (oben) und bei generalisierter Hyperreaktion als Superchallenge (unten)

Der direkte mechanische Challenge der sphenobasilären Synchondrose besteht im Bewegen der fixierten Struktur (Astill-Smith 1988): Greifen Sie die Alae majores des Sphenoids und das Okziput je nach Größe Ihrer Hände mit dem ersten oder dritten Schädelgriff nach Sutherland (➤ Abb. 3.59) und bewegen Sie die sphenobasiläre Synchondrose 2–3 mal in Flexion (Alae majores und Okziput nach kaudal) und anschließend in Extension (Alae majores und Okziput nach kranial). Dies führt bei Vorliegen einer Sphenobasilären Kompression zur Indikatordysreaktion (meist Hyporeaktion).

## Listening

Muskeldysfunktionen, Therapielokalisation und Challenge sind der diagnostische „Point of Entry" der Applied Kinesiology. Sie können natürlich auch direkt über das osteopathische Listening zur Diagnose kommen. Dies wird besonders bei Säuglingen und Kleinkindern oder anderen Personen, die mittels Muskeltest nicht untersuchbar sind, der Fall sein. Sie können dann auch den Surrogat-Test benutzen (Garten 2012, Kap. 6.13).

Das folgende Flussdiagramm zeigt das Vorgehen bei einer Sphenobasilären Kompression (➤ Abb. 3.59).

1. Verwenden Sie den ersten, zweiten oder dritten Schädelgriff (Garten 2012, Kap. 8.8.2). Der erste, bei dem man mit allen Fingern den Schädel umfasst, ist sehr gut für ein globales Listening geeignet, mit dem zweiten und dritten Schädelgriff können Bewegungen an der sphenobasilären Synchondrose (SBS) induziert werden.

Der kraniale primär respiratorische Impuls ist „lahm", adynam, niederamplitudig oder kann völlig fehlen, induzierte Flexion und Extension sitzen fest.

## Diagnostik der Ursachen der Sphenobasilären Kompression

Die Sphenobasiläre Kompression gehört zu den primären Schädelläsionen, d. h. zu solchen, die direkt durch mechanische Einwirkungen (Traumata) auf den Schädel entstanden sind.

2. Die positive Therapielokalisation und der positive Challenge können z. B. durch Dekompression des Kiefergelenks mit Watterollen (➤ Kap. 3.4) aufgehoben werden, wenn eine kraniomandibuläre Dysfunktion die primäre Ursache ist. Der positive Bewegungs-Challenge an der SBS kann durch eine TL oder einen Reibe-Challenge am Atlas aufgehoben werden, wenn dessen Dysfunktion die primäre Läsion ist usw.

Die oben aufgeführten diagnostischen Befunde (TL, Challenge, Listening) können z. B. im Fall einer kraniomandibulären Dysfunktion aber auch erst beim Schlussbiss positiv werden. Hieran wird deutlich, dass es sich um eine adaptive Läsion handelt. Als osteopathischer Listening-Befund wird sich dann beim Schlussbiss ein Sistieren des primär respiratorischen Impulses (PRI) ergeben.

Die positiven Untersuchungsbefunde werden bei systemischen Stressoren als Ursache durch die entsprechenden Screening-Substanzen, z. B. Histamin D12 (oder eine andere Potenz) bei histaminvermittelten Reaktionen, aufgehoben (zum Screening mittels normoreaktiver Challenges vgl. Garten 2012, Kap. 6; Garten und Weiss 2007). Diese systemischen Stressoren (Histamin-Reaktion usw.) müssen beseitigt werden, sonst wird eine mechanische Korrektur der Sphenobasilären Kompression keinen dauerhaften Erfolg haben.

### Korrektur

Das hier beschriebene Manöver (➤ Abb. 3.59) löst in der Regel die ossäre Komponente der Sphenobasilären Kompression und ist daher bei relativ akuten primären Läsionen sehr erfolgreich. Länger bestehende Kompressionen erfordern eine Behandlung der membranösen Läsion mit der unten beschriebenen Sphenoid-Lift-Technik. In einer Pilotstudie von Becker (persönliche Mitteilung) hatte die sphenobasiläre Dekompression bei postspinalem Kopfschmerz eine Erfolgsquote von ca. 80 %.

**Sphenobasiläre Dekompression**

3. Während Inspiration werden Alae majores und Okziput nach kaudal (Flexion) bewegt, während Exspiration (Extension) nach kranial (➤ Abb. 3.59). Gleichzeitig bewegt der Patient während Inspiration die Füße in Dorsalextension („ziehen Sie die Fußspitzen kopfwärts") und während Exspiration in Plantarflexion („drücken Sie die Füße nach unten"). Letzteres dient gleichzeitig zur Mobilisierung des Sakrums, das über die dorsalen Faszien des Beines bei Dorsalextension der Füße in Flexion bewegt wird. Bei Plantarflexion der Füße wird die Extension des Sakrums in Extension an der SBS freigegeben.

**Mobilisierung bei Sakrumfixation**

4. Im Anschluss muss das Sakrum in Bauchlage mobilisiert werden (➤ Abb. 3.59): Legen Sie Ihre Handfläche auf das Sakrum (Fingerspitzen auf die Sakrumspitze) und bewegen Sie es während Inspiration des Patienten in Flexion: Die Sakrumspitze wird nach ventral und kranial gedrückt. Während Exspiration drücken Sie die Sakrumbasis nach ventral, was eine Extension induziert. Überprüfen Sie das Behandlungsergebnis mit einem Challenge (wie oben beschrieben).

Hier sei erwähnt, dass sich diese Mikrofixation des Sakrums im Sinne der kraniosakralen Motilität von der Fixation unterscheidet, bei der es tatsächlich zu einer Sakrumfehlstellung kommt (➤ Kap. 2.3.6). Die Notwendigkeit einer Muskelbehandlung, wie dort beschrieben (Gluteus max. und Psoas sowie Piriformis müssen detonisiert werden), ist jedoch auch hier gegeben.

**Korrektur der sakrokokzygealen Läsion**

Wie weiter oben beschreiben, ist eine sakrokokzygeale Läsion sehr häufig die primäre und die Sphenobasiläre Kompression die adaptive, sekundäre Läsion. In jedem Fall muss sie gesucht und korrigiert werden. Ihre Korrektur ist unter der Überschrift „Sakrokokzygeale Extensions-/Flexionsläsion" dargestellt (➤ Kap. 3.2.8). Im Kontext einer Sphenobasilären Kompression (bzw. eines Totalen Kompressionssyndroms, vgl. folgenden Abschnitt) handelt es sich möglicherweise eher um eine Fixation in Mittelstellung des Gelenks. Hier müssen primär die Ligg. sacrotuberalia und sacrospinalia korrigiert, dann aber auch das Gelenk in Flexion bzw. Extension provoziert und korrigiert werden.

**Korrektur assoziierter Läsionen**

5. Sphenobasiläre Kompression und Sakrumfixation sind häufig mit einem „Total Compression Syndrome" vergesellschaftet: Sternumfixation (➤ Kap. 5.6.3) und Fixation der Symphysis pubica. Auch alle Ursachen struktureller, chemischer und emotionaler Natur müssen behandelt werden.

Spätestens bei einem Rezidiv (oder auch schon vorher) sollte die Sphenobasiläre Kompression mit der klassischen osteopathischen Sphenoid-Dekompression behandelt werden, die auch die membranöse Komponente der Spannung an der Falx cerebri mitbehandelt (➤ Kap. 3.3.11).

## ❷ Totales Kompressionssyndrom

Unter Total Compression Syndrome (Smith 1991) versteht man eine Sphenobasiläre Kompression mit weiteren Läsionen:

- Fixation des Manubriosternal- und Xiphosternalgelenks
- Fixation der Symphysis pubica
- Sakrokokzygeale Fixation (➤ Kap. 3.2.8)

### Ursachen

Wir befinden uns immer noch in der Systematik der rostrokaudalen Läsionen: Daher kann die Sternumfixation Ursache (z. B. nach Traumata durch Sitzgurt, Thorakotomie etc.) oder Folge einer Sphenobasilären Kompression sein. Die Symphysis-pubica-Fixation ist Begleiterscheinung einer Sakrumfixation (kleinamplitudig, d. h. der primär respiratorischen Bewegung), die mit einer Sphenobasilären Kompression einhergeht. Auch hier kann der Beckenboden oder der sakrokokzygeale Komplex die Ursache sein, während Symphysenfixation und Sphenobasiläre Kompression die Folgen sind.

Abgesehen von diesen strukturellen Ursachen können auch durch übergeordnete chemische Stressoren wie Histamin- und Kinin-Reaktionen, Herde, Störfelder, chemisch toxische Belastungen usw. ein Totales Kompressionssyndrom (sowie eine Sphenobasiläre Kompression als Einzelläsion) auslösen (➤ Abb. 3.60). Ohne Beseitigung dieser Ursachen wird eine manuelle Behandlung allenfalls zu einer kurzzeitigen Verbesserung führen, sodass ein Rezidiv vorprogrammiert ist.

### Symptome

Die Symptome sind die gleichen wie bei einer Sphenobasilären Kompression.

Auf eine Sternumfixation können Symptome wie Kurzatmigkeit, Palpitationen, Herzrhythmusstörungen, präkordialer Schmerz ohne organisches Korrelat, eingeschränkter Bewegungsradius der Schulter und eingeschränkter Umfang der Nackenflexion/-rotation hinweisen. Die kardialen Symptome sind durch die Verbindung des

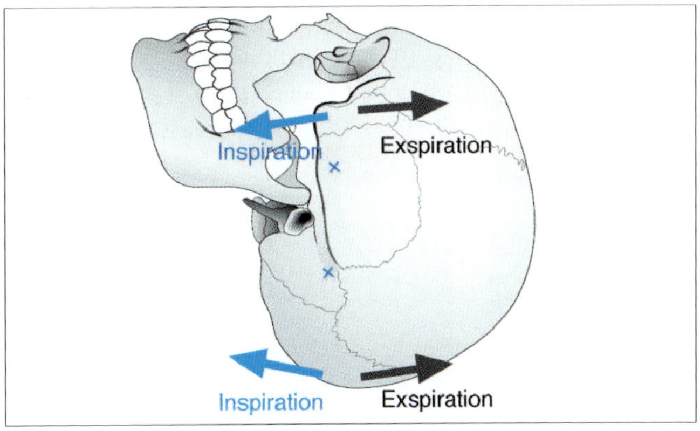


1. Listening mit 1., 2. oder 3. Schädelgriff

2. Diagnostik der möglichen Ursachen: Dekompression des Kiefergelenks mit Watterollen, TL des Atlas und andere strukturelle Stressoren
Normoreaktive Challenges mit den Screening-Substanzen metabolischer Stressoren (Histamin D12 u.a.)
Herd- und Störfeldsuche mittels TL und Challenge

3. *Korrektur der Sphenobasilären Synchondrose (SBS):*
   a. *Manuelle Flexion (sowohl Alae majores des Sphenoids als auch Squama des Okziputs werden nach kaudal bewegt) in Inspiration; der Patient bewegt seine Füße in Plantarflexion.*
   b. *Manuelle Extension (Alae majores und Okziput nach kranial) in Exspiration; der Patient bewegt seine Füße in Dorsalextension.*

4. *Korrektur des Sakrums:*
   - *manuelle Sakrumflexion (Spitze nach ventral) in Inspiration*
   - *manuelle Sakrumextension (Spitze nach dorsal) in Exspiration*

5. *Therapie assozierter Störungen: Sternum-Fixation, Symphysis-pubica-Fixation (s. Abb. 3.62)*
*Therapie der verursachenden Stressoren struktureller, chemischer und emotionaler Art*
*Spätestens bei Rezidiv: sphenobasiläre Dekompression per Sphenoid Lift (s. Kap. 3.3.5)*

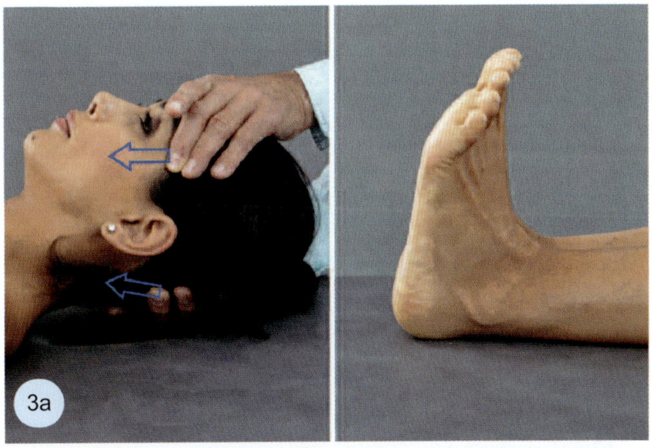


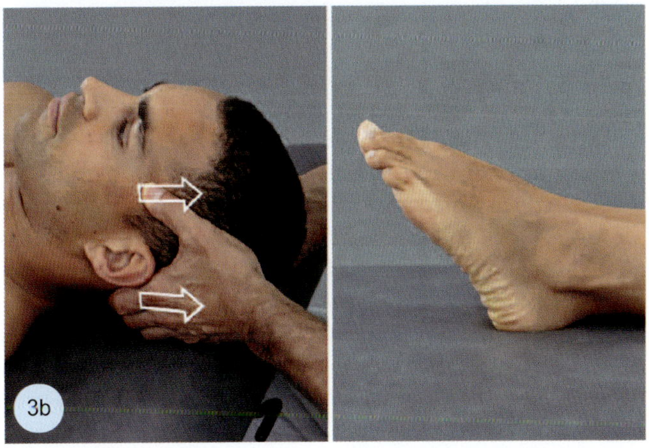


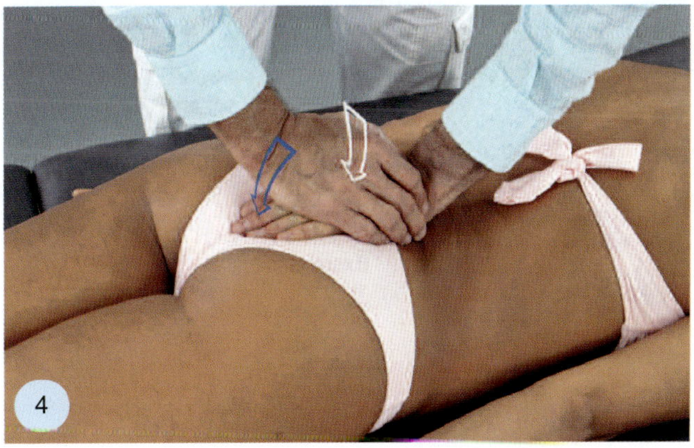


**Abb. 3.59** Sphenobasiläre Kompression: Listening, Diagnostik primärer Ursachen, Korrektur mit den respiratorischen Techniken der Applied Kinesiology

Perikards (➤ Kap. 5.6.3) zu parietalen Strukturen über die Ligg. sternopericardiaca erklärbar (També 1996).

### Listening

Der adyname, niederamplitudige oder völlig fehlende PRI ist an allen Körperstrukturen zu tasten.

### Muskuläre Befunde

Der Sternumfixation sind bilateral hyporeaktive Mm. subscapulares zugeordnet.

### Challenge und Korrektur der Sternumfixation

Zum Verständnis des Challenge sind die autonome (Motilität) und die durch die Atemmechanik induzierte Bewegung (Mobilität) des Sternums wichtig, die gleichsinnig, jedoch großamplitudiger ist.

Während Inspiration kommt es zur Flexion beider Gelenke: Der Thorax wird durch die Mm. sternocleidomastoideus, scaleni und intercostales angehoben; dabei wird der manubriosternale Winkel kleiner, weil sich das kraniale Ende des Manubriums relativ zum Corpus sterni nach posterior bewegt. Transversus thoracis und Diaphragma ziehen die Xiphoidspitze nach posterior in Flexion (➤ Abb. 3.61).

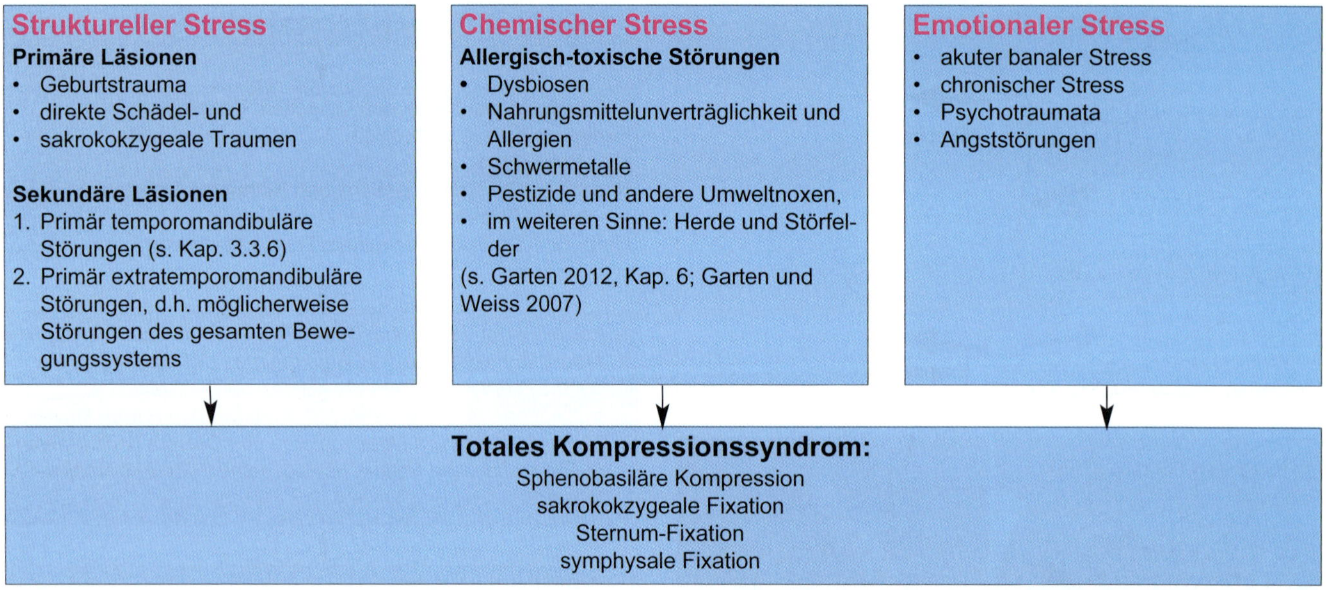


**Abb. 3.60** Triad of Health mit den Ursachen für ein Totales Kompressionssyndrom und eine Sphenobasiläre Kompression

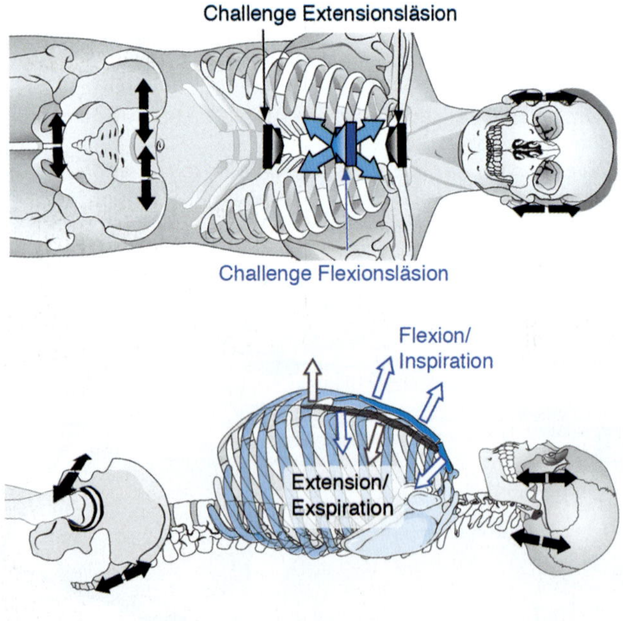


**Abb. 3.61** Mobilität des Sternums (von der Zwerchfellatmung abhängige Bewegung)

In Exspiration erfolgt eine passive Rückkehr zur Ausgangsposition, wobei sich das Sternum insgesamt in kaudaler und posteriorer Richtung (Extension) bewegt.

Den Ablauf der Untersuchung veranschaulicht das folgende Flussdiagramm (➤ Abb. 3.62).

Der Patient berührt mit je 2 Fingern einer Hand das Manubriosternal- und das Xiphosternalgelenk. Die TL ohne zusätzliche Bewegung sollte negativ sein. Wenn das nicht der Fall, muss nach einer anderen Störung gesucht werden, z. B. aktiven neurolymphatischen Reflexpunkten des Pectoralis minor oder einer positiven TL des neurovaskulären Thymus-Reflexpunkts über dem Manubriosternalgelenk.

1. Bei negativer Therapielokalisation in Ruhe induzieren Sie eine Bewegung in a. p.-Richtung, mit Kontakt zu den therapielokalisierenden Fingern. Ist die TL mit Bewegung positiv, wird per Challenge der richtige Kontakt und Vektor für die Korrektur gesucht:
2. Nehmen Sie zunächst Kontakt zum kranialen Ende des Manubriums und zum kaudalen Ende des Xiphoids auf und führen Sie einen nach posterior gerichteten Probeschub aus. Dieser nicht gehaltene Challenge bewirkt einen Rebound in Extension. Bei positivem Challenge handelt es sich um eine Fixation in relativer Extensionsstellung. Die Atemphase, die diesen Challenge aufhebt, ist die Inspiration, da sich das Manubriosternal- und das Xiphosternalgelenk dabei in Flexion, d. h. in die Korrekturrichtung bewegen.
3. Wenn dieser Challenge negativ ist, führen Sie mit Kontakt zum Corpus sterni in posteriorer Richtung einen Probeschub aus. Dieser nicht gehaltene Challenge bewirkt einen Rebound in Flexion und wird durch Exspiration aufgehoben, da die Exspiration beide Gelenke in Extension bringt.

Alle Läsionen, die bis hierher einen positiven Challenge hatten, werden korrigiert (Schritt 6). Wenn die Challenges negativ waren oder nachdem die Läsionen korrigiert wurden, sollten Sie noch nach Rotations- bzw. Torsionskomponenten einer Sternumläsionen suchen:

4. Führen Sie mit der ulnaren Handkante im Kontakt zum Sternum einen Challenge in schräger Richtung nach kaudal rechts bzw. kaudal links sowie nach kranial links bzw. kranial rechts durch. Auch rotatorische Challenge-Richtungen im oder gegen den Uhrzeigersinn können positiv sein.
5. Suchen Sie jeweils die Atemphase, die diesen Challenge aufhebt.

### Respirationsgestützte Korrektur

6. Die Korrektur erfolgt durch Mobilisation in Challenge-Richtung und in der Atemphase, die den Challenge aufgehoben, d. h. die Gelenke in die Korrekturrichtung bewegt hat.

assoziierte hyporeaktive Muskeln: Subscapularis bilateral

normoreaktiver Indikatormuskel

↓

1. Therapielokalisation der sternalen Gelenke mit Bewegung

↓

dysreaktiver Indikatormuskel

↓

2. Nicht gehaltener Challenge: a.p.-Druck an Manubrium und Xyphoid (Inspiration-Assist-Läsion: Extensionsläsion)

↓

normoreaktiver Indikatormuskel

↓

3. Nicht gehaltener Challenge: a.p.-Druck am Sternum kranial u. kaudal (Exspiration-Assist-Läsion: Flexionsläsion)

↓

normoreaktiver Indikatormuskel

↓

4. Challenge in schräger Richtung kraniokaudal und kaudokranial

↓

dysreaktiver Indikatormuskel

↓

5. Atemphase suchen, die den Challenge aufhebt (nur für (4) notwendig)

↓

6. *Korrektur: In Richtung des positiven Challenge in der Atemphase, die den Challenge aufgehoben hat, 5–7 mal mobilisieren*

↓

7. *Recoil-Korrektur: Bei Extensionsläsion (2) das Corpus sterni (wie Abb. 3) während Inspiration in dorsaler Richtung unter Spannung bringen, auf der Höhe der Inspiration blitzartig loslassen.*

↓

8. *Recoil-Korrektur: Bei Flexionsläsion (3) das Manubrium sterni und das Xyphoid (wie Abb. 2) während Inspiration in dorsaler Richtung unter Spannung bringen, auf der Höhe der Inspiration blitzartig loslassen.*

↓

9. *Thorax und Diaphragma korrigieren (s. Kap. 5.6.2)*

↓

normoreaktiver Indikatormuskel

↓

10. Therapielokalisation der Symphysis pubica plus Bewegung

dysreaktiver Indikatormuskel

11. *Korrektur: Patient spannt die Adduktoren bei gespreizten Knien an.*

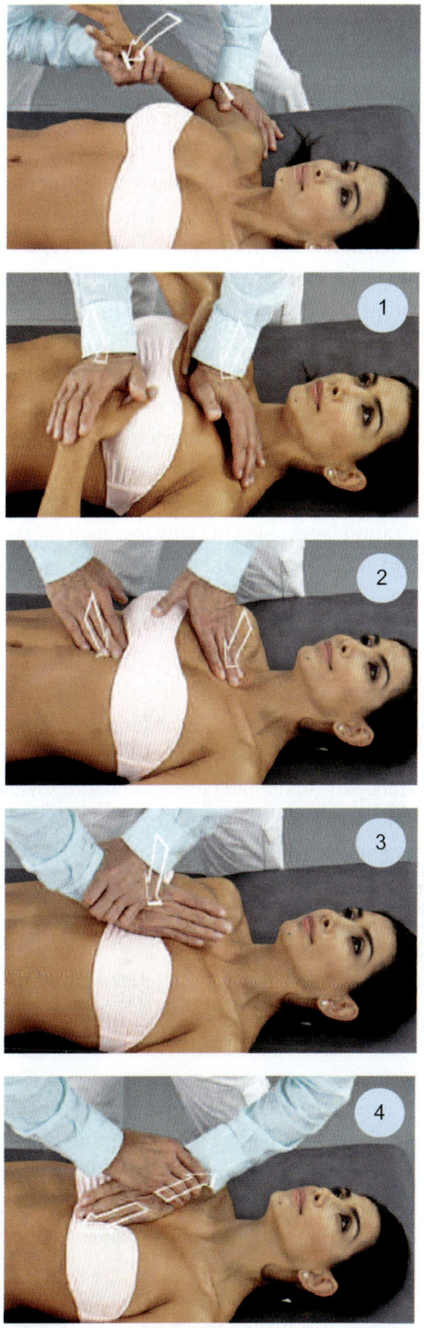


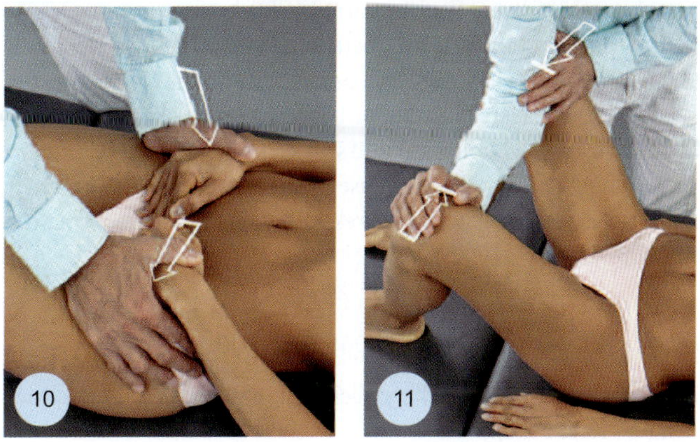


**Abb. 3.62** Flussdiagramm zur Behandlung einer Sternum- und Symphysenfixation

**Korrektur durch „Recoil"**

Diese Technik ist sehr effizient, wenn die Sternumfixation von einer Perikardfixation begleitet wird. Da keine eindeutige Differenzierung möglich ist, sollten Sie diese Therapie nur wählen, wenn Sie sie beherrschen und wenn der Patient nicht zu sensitiv ist, da die energetische Wirkung doch massiv sein kann.

7. Wenn es sich um eine Inspiration-Assist-Korrektur handelt (bei Extensionsläsion), bringen Sie das Corpus sterni in dorsaler Richtung während Inspiration unter Spannung. Auf der Höhe der Inspiration lassen Sie so schnell wie möglich los, was meist zu einem Schluckauf-artigen Geräusch führt. Ist dies nicht der Fall, haben Sie zu langsam mit dem Druck nachgelassen.

8. Im Falle einer Flexionsläsion bringen Sie Manubrium und Xiphoid während Inspiration unter Spannung (nur in Inspiration kann die nötige Spannung aufgebaut werden, dabei spielt es keine Rolle, dass eine Expiration-Assist-Läsion vorliegt). Auf der Höhe der Inspiration lassen Sie blitzartig los, auch hierbei kommt es zu dem besagten Geräusch.

**Challenge anderer Begleitläsionen des Thorax**

9. Ergänzend sollte ein myofaszialer Challenge des Thorax und des Diaphragmas durchgeführt werden (➤ Kap. 5.6.2 und ➤ Kap. 5.6.4). Bei diesen Läsionen ist die Korrektur zur Vermeidung eines Rezidivs ebenso notwendig wie die Korrektur von thorakalen vertebralen Fixationen. Mobilitäts- und Motilitätseinschränkungen einzelner thorakaler Strukturen lassen sich letztlich unter dem Begriff der thorakalen Fixation zusammenfassen.

### Challenge und Korrektur der Symphysis-pubica-Fixation

10. Die zweihändige Therapielokalisation zur Symphysis pubica sollte negativ sein. Falls nicht, könnten aktive NL-Reflexpunkte der Beckenorgane oder Läsionen z. B. der Ligg. pubovesicalia der Grund sein.

Bewegen Sie beide Ossa pubis gegeneinander, während der Patient die TL zu beiden Tubercula pubica hält. Dies führt bei einer Symphysis-pubica-Fixation zur Dysreaktion eines normoreaktiven Indikatormuskels. War die TL bereits in Ruhe positiv, können Sie auch mit einem Bewegungs-Challenge ohne gleichzeitige TL arbeiten.

11. Die einfachste Version ist eine Selbstkorrektur: Lassen Sie den Patienten in Rückenlage beide Füße auf die Liege stellen und beide Knie (zwischen denen Ihr Unterarm steckt) kräftig zusammendrücken. Dabei kommt es häufig bereits zu einem Release-Geräusch (Knacken). Doch auch ohne „Knacken" gelingt die Korrektur, sofern der Patient ausreichend mitarbeitet. Alternativ können Sie beide Knie von medial umfassen und sie zusammenpressen lassen, um sie anschließend impulsartig auseinanderzuziehen. Dies ist technisch etwas schwieriger. Die Korrektur erfolgt auch hierbei über die Adduktoren.

### Korrektur der sakrokokzygealen Läsion

Die Korrektur der sakrokokzygealen Läsion wurde bereits beschrieben (➤ Kap. 3.2.8).

## ❸ Frontal Compression (Sutura coronalis)

Diese kraniale Läsion lässt sich am ehesten als Spannungszustand der rostral am Os frontale und Os ethmoidale (Crista galli laminae cribrosae) ansetzenden Falx cerebri charakterisieren. Das führt zu einer Kompression der Sutura coronalis, die natürlich auch primär traumatisch entstehen kann. Eine frontale Kompression ist sozusagen die rostralste Läsion der Dura mater in der rostrokaudalen Dimension. Dass sie hier im Abschnitt über die Läsionen der Schädelbasis abgehandelt wird, ist nicht abwegig, da das Os frontale ja einen großen Teil der vorderen Schädelgrube bildet.

### Symptome und Befunde

Stirnkopfschmerzen, Sehstörungen; in akuten primär traumatischen Fällen kann die Kompression auch mit Verhaltensänderungen (Frontalhirn!) assoziiert sein.

Unter Umständen liegt eine Palpationsempfindlichkeit der Sutura coronalis vor. Häufig sind bilateral hyporeaktive Nackenflexoren mit einer frontalen Kompression vergesellschaftet.

### Diagnostik und Korrektur

Die Therapielokalisation ist nicht zuverlässig, und ein direkter Challenge ist genauso schnell durchzuführen (➤ Abb. 3.63).

**Challenge**

1. Nehmen Sie das Os frontale zwischen Daumen und Zeigefinger einer Hand und die Ossa parietalia genauso mit der anderen Hand. Bewegen Sie das Os frontale in einer lateralen Scherbewegung 2–3 mal hin und her (Astill-Smith 1990). Bei Vorliegen einer frontalen Kompression führt dies zur Indikatordysreaktion (meist Hyporeaktion).

Differenzieren Sie die Challenge-Richtung: nach links, rechts, kranial bzw. dorsal (scheitelwärts), kaudal (nasenwärts) und rostral (im Sinne eines Anhebens des Os frontale).

**Palpation/Listening**

2. Wenn Sie Ihre geschienten Mittelfinger oder Daumen (jeweils mit der Fingerbeere) am dorsalen Orbitarand anlegen und das Os frontale nach rostral anheben (in Rückenlage des Patienten nach oben), etwas nach links und rechts intendiert, werden Sie meist eine seitenbetonte Barriere finden. Das Gefühl ist anders als das üblicherweise „freie Flottieren", das Sie spüren, wenn das Os frontale frei ist (wie etwa nach der Korrektur der Läsion).

**Korrektur**

3. „Frontal-Lift": Wie beim Listening beschrieben, nehmen Sie – nach rostral intendiert – Kontakt zum Os frontale auf und folgen ihm in die freie Richtung nach links, rechts, kranial, kaudal. Testen Sie immer wieder die „gesperrte" Richtung an, bis diese frei ist.

Überprüfen Sie das Behandlungsergebnis mit einem Challenge wie oben.

assoziierte hyporeaktive Muskeln: Nackenflexoren bilateral

normoreaktiver Indikatormuskel (NIM)

↓

1. Challenge: Scherbewegung des Os frontale gegen Ossa parietalia (Sutura coronalis) in lateraler Richtung und rotatorisch ausführen. Das Os frontale anheben und loslassen

↓

Indikator wird dysreaktiv

↓

2. Palpation: Barriere in lateraler, kranialer oder kaudaler Richtung, bei probatorischem Frontal Lift: „Steckenbleiben"

↓

*3. Korrektur: Daumenkuppen, Mittelfingerbeeren oder Os pisiforme beidseits hinter der Orbita anschmiegen. Os frontale mit ca. 200 g anheben (in rostraler Richtung bzw. unter Beachtung der Challenge-Richtung), bis die Lösung zu fühlen ist.*

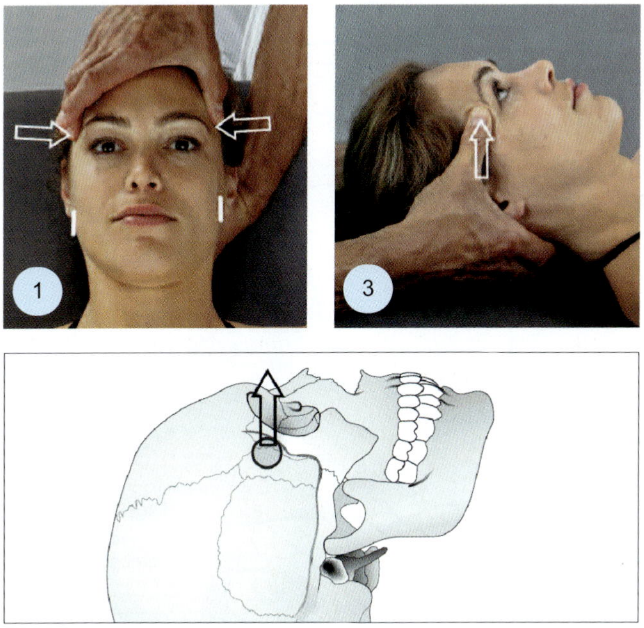


**Abb. 3.63** Flussdiagramm zur Diagnostik und Behandlung einer Kompression des Os frontale

Die Frontal-Lift-Korrektur hat auch einen membrankorrigierenden Effekt bei Spannung der Falx cerebri und kann mit einem Sphenoid-Lift kombiniert werden, bei dem die Daumenbeeren mit gutem Kontakt zu den Alae majores des Sphenoids angelegt werden.

## ❹ Glabella Fault (Falx cerebri und zervikale Ansätze der Dura mater)

Diese Läsion hat Goodheart (1973) bereits in den Anfangsjahren der Applied Kinesiology beschrieben, also viele Jahre, bevor Astill-Smith die Technik der Sphenobasilären Dekompression in die Applied Kinesiology integriert hat. Bei der sog. Glabella-Läsion (Goodheart) liegt eine Spannung der Falx cerebri im Bereich zwischen ihrem rostralen Ansatz am Os frontale, auf dem die Glabella lokalisiert ist, und ihren Ansätzen am 2. und 3. Halswirbel vor. Dies führt zu einer Kompression des Os frontale und der Ossa parietalia (Astill-Smith 1990), einer Sphenobasilären Kompression (Astill-Smith 1988) sowie einer Kompression der Kopfgelenke. Dort ist sicher die Spannung der subokzipitalen Muskulatur der entscheidende Faktor. Der Durazug in kaudaler Richtung lässt sich rein mechanisch über die (beidseitigen) Ansätze des M. rectus capitis posterior minor an der Dura erklären (Hack et al. 1995).

### Ursachen und Befunde

Goodheart (1973) hat einen arteriellen (Gefäß-)Hypertonus mit diesem Schädelfehler assoziiert, der prinzipiell auch bei anderen Schädelläsionen auftreten kann, und zwar umso eher, je mehr der PRI eingeschränkt ist. Fixationen der oberen HWS können ebenfalls zu einer Sympathikus-Enthemmung beitragen (➤ Kap. 7.14.7; vgl. Garten 2012, Kap. 12.3). Essenziell ist in dem Fall eine Verbesserung der Afferenzierung zum Cortex cerebri durch Normalisierung der propriozeptiven Informationen aus den gestörten Segmenten.

Palpationsschmerz kann im Bereich der Ala major ossis sphenoidalis und des Okziputs auftreten.

Je nach Ausprägung der sphenobasilären Kompressionskomponente können multiple Muskeldysreaktionen vorliegen.

### Diagnostik und Behandlung

Das Vorgehen bei einer Glabella-Läsion zeigt auch das Flussdiagramm (➤ Abb. 3.65).

**Respiratorischer Challenge**

1. Goodheart hat einen respiratorischen Challenge angegeben, der ausschließlich der empirischen Erfahrung entspringt. Demnach führt Inspiration nur durch die Nase oder nur durch den Mund zu einer Indikatordysreaktion.

2. Wenn Inspiration durch den Mund zur Indikatordysreaktion führt, wird ein dysreaktiver Muskel bei Inspiration durch die Nase meist normoreaktiv. Dieser Challenge kann als Screening benutzt werden, wird aber bei Integration der Glabella-Läsion in ein rostrokaudales Gesamtkonzept (wie hier dargestellt) kaum noch relevant sein. Einatmen nur durch die Nase führt beim üblichen respiratorischen Challenge einer Expiration-Assist-Läsion zur Indikatordysreaktion, sodass hier ohnehin per direktem mechanischen Challenge weiter differenziert werden muss.

**Therapielokalisation**

3. Eine gleichzeitige Therapielokalisation von Glabella und Protuberantia occipitalis führt zur Dysreaktion eines normoreaktiven Indikatormuskels.

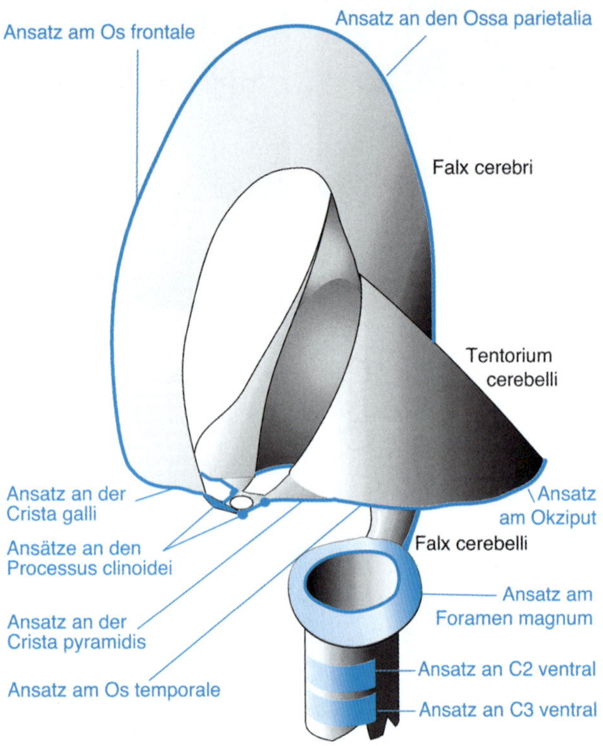


**Abb. 3.64** Ansätze der Dura mater zwischen Os frontale und Kopfgelenken

**Mechanischer Challenge**

4. Am sinnvollsten ist es, direkt mit dem mechanischen Challenge zu beginnen, der nach GOODHEART (1973) in zwei Schritten erfolgt: Nähern Sie Glabella und Protuberantia occipitalis mit beiden Händen einander an und lassen Sie los. Testen Sie einen NIM, der bei Vorliegen der Läsion dysreaktiv wird. Im zweiten Schritt drücken Sie die Glabella des Patienten nach posterior (in Richtung Liege) und gleichzeitig die Dornfortsätze der kranialen Wirbel nach kaudal. Auch dies führt zur Indikatordysreaktion. Suchen Sie dann wie üblich eine Atemphase, die diese positiven Challenges aufhebt.

Eigentlich genügt der zweite Schritt, denn durch die Kopfposition auf der Liege kommt es automatisch zu einer Kompression des Schädels in sagittaler Richtung, während die oberen Halswirbel kaudalisiert werden.

Im Übrigen sollte dieser Challenge nach einer Dekompression in kaudal-rostraler Richtung negativ sein (➤ Kap. 3.3.11): Denn der Okziput-Release (und evtl. weitere manuelle Maßnahmen) behebt die Läsion der oberen Halswirbel, der kombinierte Frontal- und Sphenoid-Lift die Spannung in der Sagittalen. Die von GOODHEART 1973 beschriebene Glabella-Läsion gehört damit sozusagen zur AK-Historie. Der Challenge ist jedoch hervorragend als Kontrolle für eine vollständige rostrokaudale Dekompression geeignet.

5. Suchen Sie eine Atemphase, die den mechanischen Challenge aufhebt.

**Palpation/Listening**

Es findet sich ein adynamer, langsamer bis fehlender PRI.

**Korrektur**

6. Nach GOODHEART erfolgt sie in zwei Schritten:
   a. Glabella und Protuberantia occipitalis während der Atemphase, die den Challenge aufgehoben hat, wie beim Challenge annähern.
   b. Glabella nach posterior, kraniale Halswirbel während der Atemphase, die den Challenge aufgehoben hat, nach kaudal mobilisieren.

7. Sie können die Korrektur auch unter Zuhilfenahme der (in 5.) gefundenen Atemphase (Nasenatmung, Inspiration oder Exspiration) durchführen.

Anm.: GOODHEART empfahl ausschließlich mit oraler oder nasaler Inspiration in der Phase zu korrigieren, die beim Challenge nicht zur Dysreaktion geführt hatte (Walther 1983, 2000).

Eine alternative Korrektur, die sich durch ihren „membranösen Aspekt" als sehr nachhaltig erweist, ist ausgezeichnet in das Gesamtkonzept rostrokaudaler Korrekturen integrierbar: Nach einem Okziput-Release der Schädelbasis und der Kopfgelenke folgt die kombinierte Sphenoid-Lift-Technik für die Falx cerebri (➤ Kap. 3.3.11).

**Korrespondierende Läsionen**

Das rostrale Ende der Dura mater „sitzt fest", ebenso das kaudale: Das Sakrum ist zwischen den beiden Ilia fixiert (Walther 2000). Dabei soll dasselbe Atemmuster wie oben beschrieben auftreten, was aber nicht zwischen einer Schädelbasis- oder Sakrumläsion unterscheiden hilft.

8. Dies gelingt mit einem positiven, nicht gehaltenen Challenge in ventraler Richtung an der Sakrumspitze, der durch Inspiration (oder nach GOODHEART nur durch Exspiration durch Mund oder Nase) aufgehoben wird.

9. Nach unserer Erfahrung kann die Glabella-Läsion auch mit einer Kokzyxspannung assoziiert sein, die sich mittels Kokzyx-Lift-Technik korrigieren lässt (➤ Kap. 3.2.9).

## ❺ Vertikaler Strain/Shift der sphenobasilären Synchondrose

Sphenoid und Okziput sind gleichsinnig um die horizontale Achse gedreht (➤ Magoun 1976, Upledger 1990), wobei es sich um eine unphysiologische Läsion handelt, die nicht den physiologischen Bewegungsrichtungen folgt. So vereinfacht, wie die Dislokation der beiden Knochen gegeneinander aus didaktischen Gründen dargestellt ist (➤ Abb. 3.65), entspricht es nicht der Realität. Es handelt sich vielmehr um einen intraossären Spannungszustand der SBS in der Vertikalen. Bei Kindern würde man bei einer entsprechenden Schädelform (➤ Abb. 3.66) von einer Läsion sprechen, bei Erwachsenen (wie den beiden Herren in der Abbildung) hat sich oft eine konstitutionelle Schädelform entwickelt, die eher ohne Krankheitswert ist.

**normoreaktiver Indikatormuskel (NIM)** → 1. Einatmung nur durch Nase oder Mund (meist durch den Mund) → dysreaktiver Muskel

**dysreaktiver Muskel** → 2. Einatmung nur durch Nase oder Mund (meist durch die Nase) → normoreaktiver Muskel

3. Therapielokalisation: Eine Hand auf der Glabella, die andere auf der Protuberantia occipitalis, führt zu Dysreaktion.

4. Challenge: Glabella nach posterior (Kopf liegt auf der Unterlage), Dornfortsätze von C1 bis C3 nach kaudal drücken, loslassen.

5. Atemphase suchen, die Challenge aufhebt (Nasenatmung, Inspiration oder Exspiration)

6. *Korrektur (Goodheart):*
a. *Mit dem Atemtyp, der nicht zur Indikatordysreaktion führte, während Inspiration die Glabella und die Protuberantia occipitalis zusammendrücken*
b. *Mit demselben Atemtyp (in Inspiration) die Glabella nach posterior und die Dornfortsätze C1 bis C3 nach kaudal drücken*

7. *Alternative Korrektur:*
a. *In der Atemphase, die den Challenge aufhob, die Glabella und die Protuberantia occipitalis zusammendrücken*
b. *In derselben Atemphase die Glabella nach posterior und die Dornfortsätze C1 bis C3 nach kaudal drücken*

8. *Assoziierte Sakrumläsion korrigieren: Inspiration/Exspiration durch Mund oder Nase wie bei der Schädelkorrektur (Goodheart), Kokzyx-Lift-Technik (Kap. 3.2.9)*

9. *Assoziierte Sakrumläsion korrigieren: Sakrummobilisation in derselben Atemphase wie beim Korrigieren der Schädelläsion, Kokzyx-Lift-Technik (Kap. 3.2.9)*

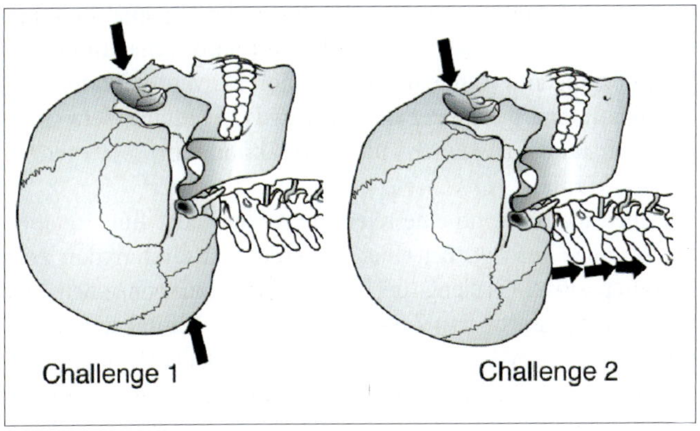


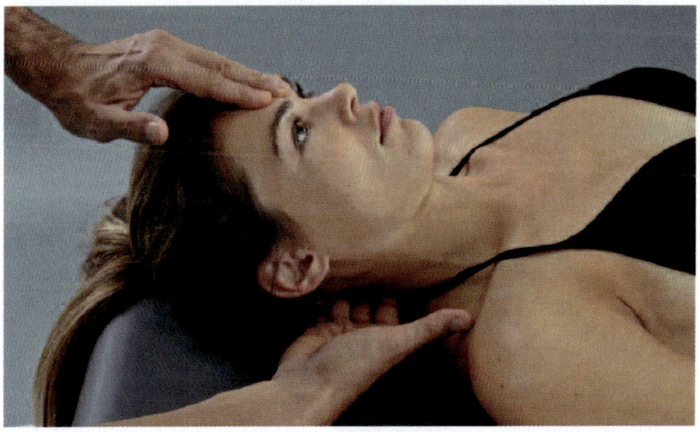

**Abb. 3.65** Flussdiagramm zur Diagnostik und Korrektur einer Glabella-Läsion

## Ursachen

Die Läsion gehört zu den primären Läsionen und entsteht meist traumatisch (Geburt, postpartales Schädeltrauma). Ein muskulärer Hypertonus (➤ Abb. 3.67 und ➤ Abb. 3.68) kann sekundär zu vertikalem Strain führen.

## Symptome und Befunde

Durch Duraspannung im Bereich der Sella turcica bzw. der Felsenbeinkante kann es zur Irritation der dort verlaufenden Hirnnerven mit entsprechenden okulomotorischen Befunden (N. III, IV, VI, ➤ Kap. 3.3.3 ❹, ➤ Kap. 3.3.3 ❺, ➤ Kap. 3.3.3 ❻) sowie Kopf- und Gesichtsschmerz (Trigeminus [V] ➤ Kap. 3.3.3 ❽) kommen. Spannung im Bereich der Sella turcica führt möglicherweise auch zu Hypophysenstörungen (Garten und Weiss 2007, Kap. 16.3). Aufgrund einer Außenrotation der Maxilla bei kaudalem Sphenoid und einer Innenrotation bei kranialem Sphenoid können Okklusionsveränderungen mit dieser Läsion assoziiert sein (➤ Abb. 3.69 und ➤ Abb. 3.70).

Es gibt keine spezifischen Schmerzbefunde bis auf gelegentliche Schmerzen im Bereich der Alae majores ossis sphenoidalis und des Okziputs.

Spezifische Muskelhyporeaktionen treten ebenfalls nicht auf.

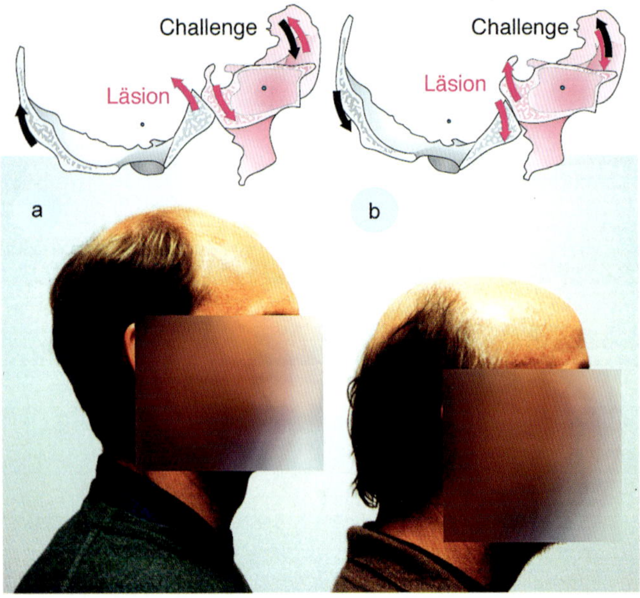


**Abb. 3.66** Sphenobasilärer vertikaler Strain: Schädelform mit kaudalem Sphenoid links bzw. kranialem Sphenoid rechts

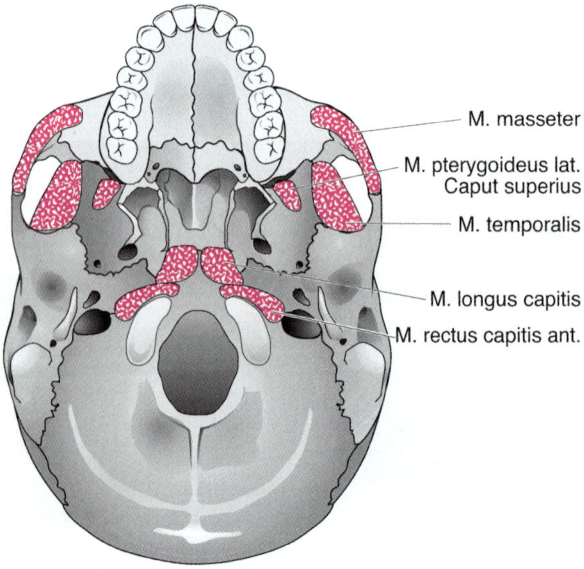


**Abb. 3.67** Muskulärer Hypertonus, der zu einem kranialen Sphenoid führen kann: Die hervorgehobenen Muskeln induzieren eine Flexion des Sphenoids und Extension des Okziputs.

## Diagnostik

Die Therapielokalisation wird gleichzeitig mit beiden Händen (jeweils an der Ala major und am Okziput) durchgeführt, ist aber unspezifisch und kann zugunsten des direkten Challenge weggelassen werden.

Die Randziffern verweisen auf die einzelnen Schritte im Flussdiagramm (➤ Abb. 3.71).

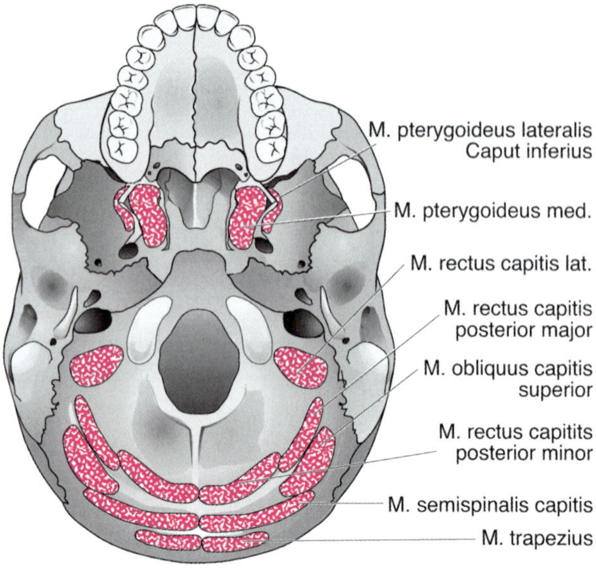


**Abb. 3.68** Muskulärer Hypertonus, der zu einem kaudalen Sphenoid führen kann: Die hervorgehobenen Muskeln induzieren eine Extension des Sphenoids und Flexion des Okziputs.

### Challenge

1. Nehmen Sie die Alae majores des Sphenoids zwischen Daumen und Mittelfinger einer Hand und die Squama occipitalis in die andere. Dies entspricht der Handhaltung des zweiten Schädelgriffs. Wenn Ihre Hände zu klein sind, benutzen Sie den dritten Schädelgriff: Beide Daumen liegen dabei auf den Alae majores und die Langfinger beider Hände auf der Squama. Bewegen Sie das Sphenoid gegen das Okziput in rotatorischer Intention, lassen Sie los und testen Sie den normoreaktiven Indikatormuskel: Wenn eine Bewegung des Sphenoids gegenüber dem Okziput nach kaudal zu keiner Indikatorreaktion führt, bewegen Sie es nach kranial.

Prüfen Sie dann, ob eine relevante Außen- oder Innenrotation der Maxillae vorliegt. Bei einer Außenrotationsdysfunktion zeigt sich ein positiver Challenge bei beidseitigem Druck von außen (vestibulär) gegen die oberen Zahnreihen. Um den Befund zu präzisieren, müssen Sie evtl. gleichzeitig mit dem Druck der Daumen gegen die Zahnreihen von außen den harten Gaumen anheben, d. h. das Gewölbe des Gaumens steiler machen.

2. Bei einer Innenrotationsdysfunktion führt Druck von palatinal gegen die oberen Zahnreihen, den Sie durch Gegenhalt an den Processus zygomatici der Maxillae im Sinne einer Außenrotation verstärken können, zu einem positiven nicht gehaltenen Challenge, sodass ein Rebound zu vermuten ist.

3. Suchen Sie eine Atemphase, die den Challenge aufhebt, indem Sie den nicht gehaltenen Challenge bei gehaltener Inspiration durchführen und im negativen Fall anschließend in gehaltener Exspiration wiederholen.

### Palpation/Listening

Das Listening ergibt normalerweise keinen eindeutigen Befund. Induzieren Sie daher wie beim Challenge eine Bewegung an der SBS

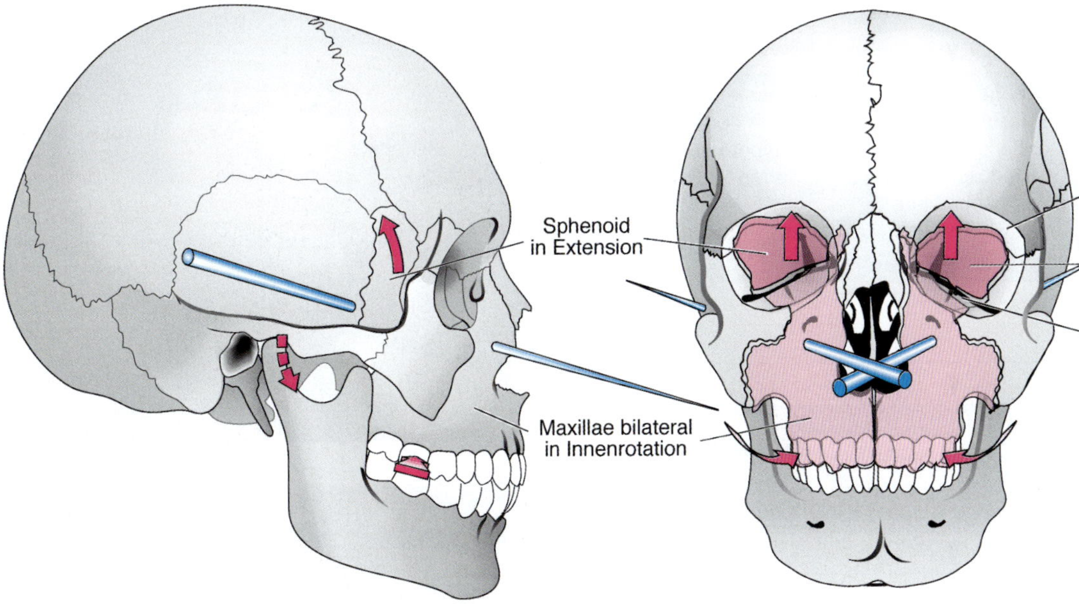


**Abb. 3.69** Gesichtsschädelläsion bei kaudalem Sphenoid: bilaterale Innenrotation der Maxilla mit Verschmälerung des oberen Zahnbogens

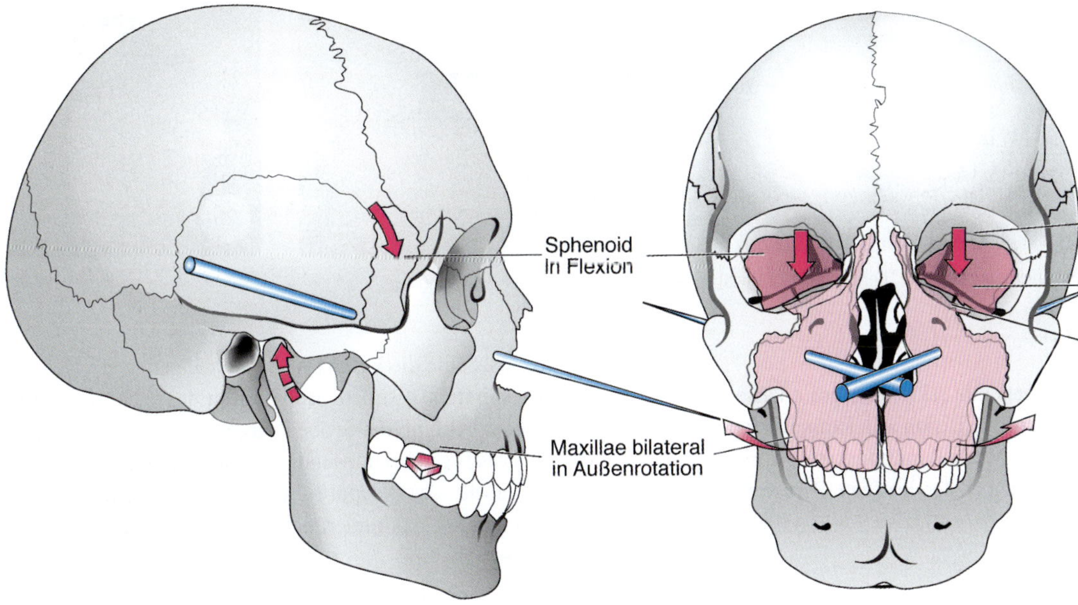


**Abb. 3.70** Gesichtsschädelläsion bei kranialem Sphenoid. bilaterale Außenrotation der Maxilla mit Verbreiterung des oberen Zahnbogens

und vergleichen Sie die Richtung der gefundenen Barriere mit dem Challenge. Dieser wird meist durch Druck in die Barriere positiv, evtl. liegt also ein Rebound-Mechanismus vor.

## Korrektur

Im Rahmen der kombinierten Behandlung mit Sphenoid-Lift wird das Sphenoid nach rostral intendiert bzw. gehalten. Währenddessen wird der vertikale Strain verstärkt bzw. in die Läsion hineingegangen (indirekte Technik). Bei Säuglingen und Kleinkindern wird mit direkter Technik gearbeitet und in die Barriere hineingehalten, schaukeln Sie hin und her: in die freie Richtung, anschließend an die Barriere heran usw.

4. Bei kooperationsfähigen Patienten können Sie dieses Vorgehen mit Atemunterstützung üben: Drücken Sie während der vorher getesteten Atemphase in Challenge-Richtung.

Eine Maxilla-Läsion wird entweder respirationsunterstützt im Sinne des Challenge korrigiert oder im Rahmen des Maxillare-Vomer-Komplexes durch Halten „en écoute" behandelt (➤ Kap. 3.3.2 ❺).

normoreaktiver Indikatormuskel (NIM)

↓

1. Nicht gehaltener Challenge: Mit etwa 1 kp im Sinne einer homonymen Rotation die Alae majores und die Squama des Okziputs bewegen, NIM wird bei positivem Challenge hyporeaktiv:
   a. Sphenoid nach kaudal, Okziput nach kranial: Sphenoid in Extension, kaudaler Strain, Abb. 3.66a
   b. Sphenoid nach kranial, Okziput nach kaudal: Sphenoid in Flexion, kranialer Strain, Abb. 3.66b

↓

dysreaktiver Muskel

↓

2. Nicht gehaltener Challenge:
   a. Die Maxillae mit zweihändigem Kontakt in die Außenrotation (bei Sphenoid-Extension) bzw.
   b. in die Innenrotation (bei Spenoid-Flexion) drücken

↓

dysreaktiver Muskel

↓

3. Atemphase suchen, die die positiven Challenges aufhebt

↓

4. *Korrektur:*
   a. *In der Atemphase, die den Challenge aufhob, ca. 6x in die Richtung des positiven Challenge drücken oder:*
   b. *Frontal Lift-Sphenoid Lift und Strains „en écoute" als kombinierte Technik (Kap. 3.2.11)*
   c. *Maxillae respirationsgestützt oder gehalten „en écoute" korrigieren*

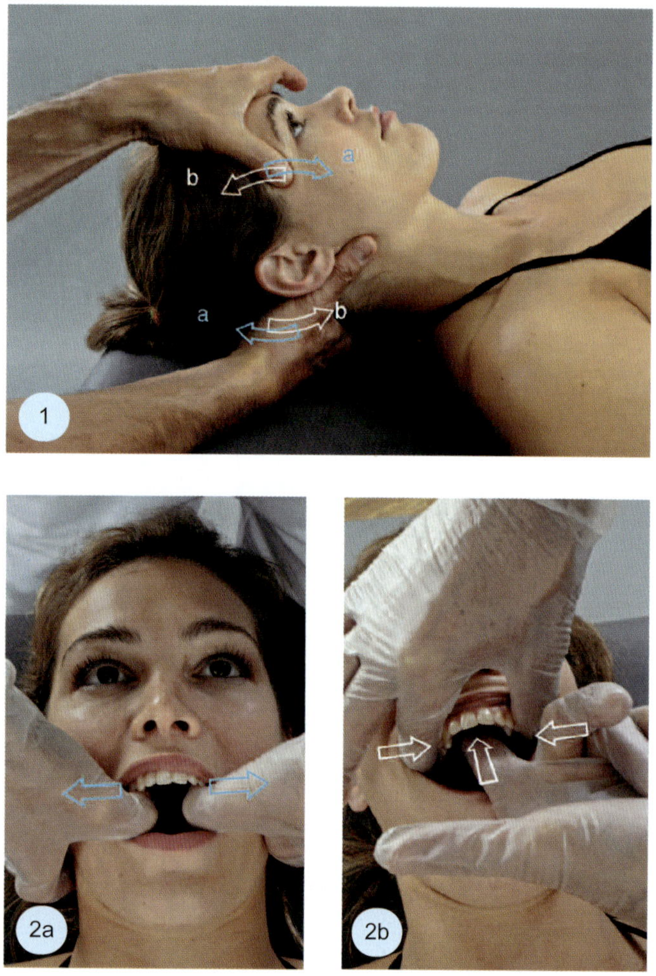


**Abb. 3.71** Flussdiagramm zur Diagnostik und Therapie eines Vertical Strain der sphenobasilären Synchondrose

## Assoziierte Läsionen

Potenziell ist eine entsprechende sakrokokzygeale Läsion vorhanden, die theoretisch die primäre Läsion sein kann. Es sind aber keine Duramechanismen oder Muskelfunktionsketten vorstellbar, die diese Parallelität von Läsionen an den Lovett-Partnern vermitteln könnten.

## Korrektur in der Synthese

Der osteopathische Sphenoid-Lift zur Korrektur der Sphenobasilären Kompression kann direkt mit einem Frontal-Lift kombiniert werden: Legen Sie die Daumenbeeren auf die Alae majores des Sphenoids und mit die Daumenkuppen an den dorsalen Orbitarand, den Sie quasi auf die Daumenkuppen aufladen (➤ Abb. 3.63, „Frontal Lift"). Der Kopf des Patienten ruht dabei auf den Langfingern Ihrer beiden Hände. Versuchen Sie dabei den kranialen Rhythmus im Sinne der Flexion und Extension der Schädelbasis wahrzunehmen, sofern er überhaupt vorhanden ist. Heben Sie mit einer nach rostral gerichteten Intention das Sphenoid zusammen mit den Os frontale an und warten Sie auf eine Lösung der Strukturen, die sich im Auftreten oder einer Dynamisierung des PRI äußert. Es kann sich auch wieein „Schwimmen" der Strukturen anfühlen, d. h. wie eine Lösungsbewegung nach links-rechts. Sollte die Lösung nicht schnell genug erfolgen, können Sie die respirationsgestützte Mobilisation der sphenobasilären Synchondrose durchführen, wie oben dargestellt. Ergänzend kann ein V-Spread der Falx cerebri notwendig sein: Die Finger einer Hand liegen auf der Glabella, das Okziput ruht auf Ihrer anderen Hand, während Sie eine Energie-Direktionierung in rostrokaudaler Richtung durchführen (➤ Abb. 3.21).

### ❻ Sphenobasiläre Extension: Sphenobasilar Inspiration-Assist Fault

Es handelt sich um eine ausgeprägte, fixierte sphenobasiläre Extensionsläsion mit Beteiligung der Gesichtsschädelknochen, insbesondere der Maxillae, und daraus resultierender Okklusionsveränderung. Die Läsion kann bilateral symmetrisch sein, ist jedoch häufig asymmetrisch. Walter (1983) hält es theoretisch für denkbar, dass eine Extensionsläsion auf der einen und eine Flexionsläsion auf der anderen Seite vorliegt. Bei Okklusionsstörungen kann die Läsion primär im Bereich der Maxillae entstehen, sie ist jedoch meist Folge einer sakrokokzygealen Extensionsläsion bzw. muskulärer Fehlspannung im Bereich der Schädelbasis.

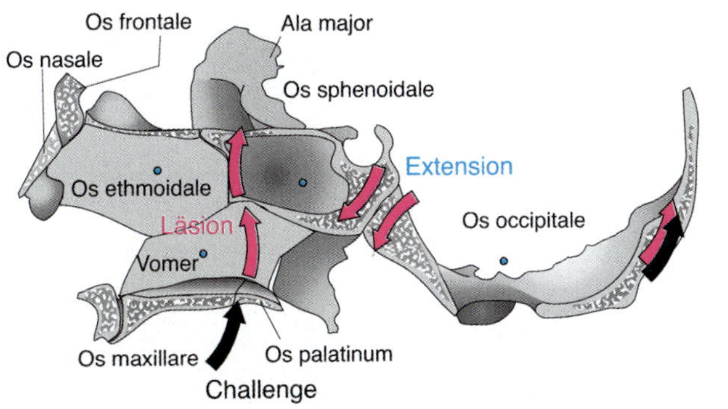


**Abb. 3.72** Sphenobasilar Extension Fault: Sagittalschnitt durch die Schädelbasis

## Symptome

Es gibt keine spezifischen Symptome, die dieser Läsion zuzuordnen wären. Eine Kompression der Sutura occipitomastoidea (mit Innenrotation des Os temporale und Extension des Okziputs) kann mit Schwindel einhergehen. Durch die Dysfunktion mit Extension von Vomer und Maxillae kann es zu einem positiven Schlussbiss-Challenge kommen (➤ Kap. 3.3.10 ❺). Kopfschmerzen können ebenso wie Steißbeinschmerzen damit assoziiert sein (➤ Fallbeispiel 11).

## Befunde

Schmerz kann im Bereich des Asterions, aber auch am Os frontale bei der Palpation entlang der Pupillarlinie von der Mitte der Stirn bis zur Haarlinie auftreten (Walther 1983).

Fehlfunktionen des M. sternocleidomastoideus, der Mm. splenius capitis, longissimus capitis und digastricus (hinterer Bauch) haben zentrale Bedeutung für diese Läsion (➤ Abb. 3.73): Ein Hypertonus dieser Muskeln kann das Mastoid nach kaudal und ventral ziehen, was zu einer Extensionsfehlfunktion führt. Aus der Häufigkeit eines solchen Hypertonus lässt sich schließen, dass auch eine sphenobasiläre Extensionsläsion sehr häufig vorkommt und primär einer muskulären Korrektur bedarf. Weitere Ursachen können hypertone Zustände im Bereich der Kaumuskulatur sein.

## Therapielokalisation

Die Randziffern im folgenden Text beziehen sich auf das Flussdiagramm (➤ Abb. 3.75).

Die Therapielokalisation ist in der Regel auf einer Seite über dem Asterion positiv. Dies kennzeichnet die Asymmetrie der Läsion.

3. Weitere positive Therapielokalisationen finden sich im Bereich des harten Gaumens (direkt über der Sutura cruciata [palatina mediana] oder etwas lateral davon) sowie über der Sutura squamosa und dem Pterion (Walther 1983).

## Challenge

4. Führen Sie an dem Mastoid, das die positive TL aufwies, einen nicht gehaltenen Challenge in ventraler, evtl. etwas medialer oder lateraler Richtung durch und drücken Sie gleichzeitig den harten Gaumen nach kranial (➤ Abb. 3.74). Weitere Challenges sind mit Kontakt zur Squama occipitalis und gleichzeitig am harten Gaumen möglich. Wenn es primär auf die okklusale Komponente ankommt, sollten Sie die Seitenzähne des Oberkiefers nach medial drücken: Eine Vomer-Extension geht mit einem schmaleren oberen Zahnbogen einher. Alle beschriebenen Challenges (➤ Abb. 3.75) sind als Non-Rebound-Challenges zu verstehen, d. h. sie verstärken die Läsion.

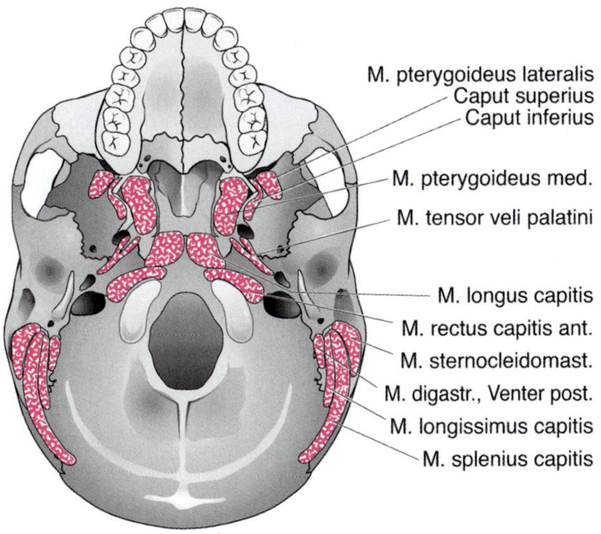


**Abb. 3.73** Sphenobasiläre Extensionsläsion durch hypertone Muskeln, die an der Schädelbasis ansetzen

Forcierte Inspiration hebt den positiven Challenge auf, denn sie bringt die Schädelbasis vermehrt in Flexion, d. h. in die Korrekturposition. Daher wurde die Läsion von Goodheart auch als „Sphenobasilar Inspiration Assist Fault" bezeichnet. Dies hat Goodheart auch für ein respiratorisches Screening verwendet: Bei forcierter Inspiration (1) wird ein hyporeaktiver Muskel im Test stark, während ein normoreaktiver Muskel bei forcierter Exspiration (2) hyporeaktiv wird (➤ Abb. 3.75).

## Palpation/Listening

Beim globalen Listening mit dem ersten Schädelgriff kann sich eine mangelnde Dynamik der lateralen Öffnung zeigen. Eindrücklicher ist aber normalerweise der Befund, der sich mit dem zweiten oder dritten Schädelgriff ergibt: die wesentliche leichtere Bewegung der SBS in die Extension als in die Flexion.

## Korrektur

5. Die Korrektur mit Atemunterstützung nach Goodheart (1973) ist sehr geeignet. Halten Sie Mastoid und harten Gaumen wie beim Challenge und mobilisieren mit sanften Kräften in Challenge-Richtung. Alternativ kann wie beim Challenge auch Kontakt zur Squama des Okziputs und zum harten Gaumen aufgenommen werden. „En écoute" kann auch direkt (d. h. in die Korrekturrichtung hinein) korrigiert werden: Legen Sie Mittel- und Ringfinger an die palatinalen Flächen der Oberkieferzähne und intendieren Sie eine Bewegung in Flexion und Außenrotation, am Okziput ebenfalls in Flexion.

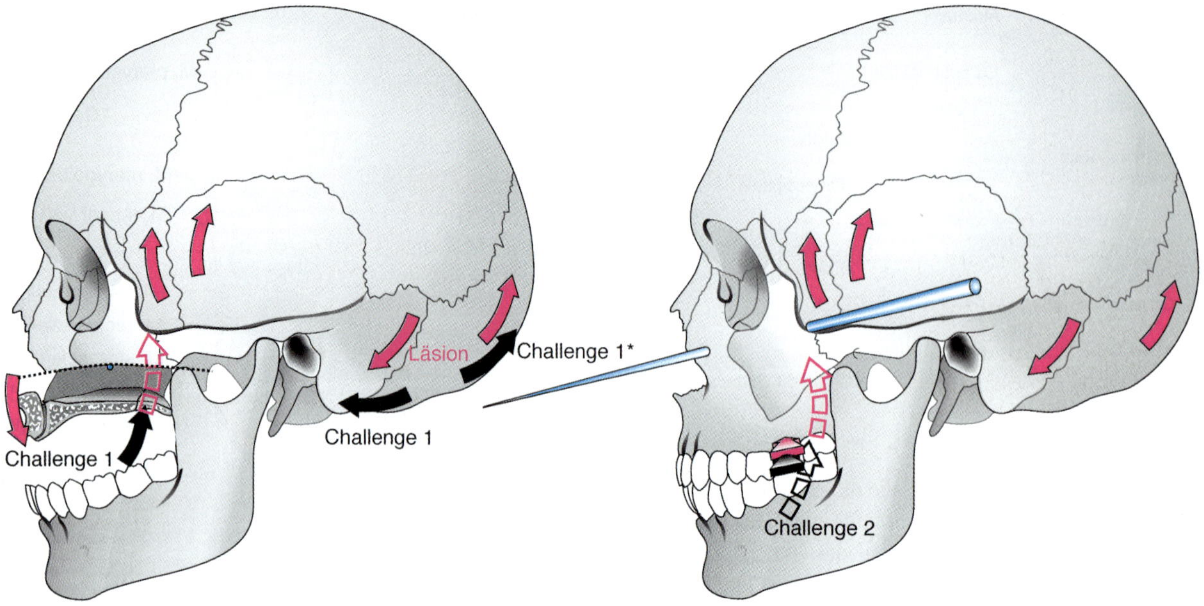


**Abb. 3.74** Challenge einer sphenobasilären Extensionsläsion. Die roten Pfeile geben die Läsionsrichtung an, die schwarze Pfeile die Challenge-Vektoren.

### Korrespondierende Läsionen

6. Sakrokokzygeale Extensionsläsionen (➤ Kap. 3.2.8), die mit der kranialen Extensionsläsion assoziiert sind, können naturgemäß auch die primäre Läsion darstellen, was aufgrund von Traumata wie Entbindung und Stürze häufiger der Fall sein dürfte als eine primär kraniale Läsion. Dahersollten immer „beide Enden" korrigiert werden.

**Fallbeispiel 11**

**Steißbeinschmerzen**

Der 24-jährige Patient klagt über extreme Steißbeinschmerzen, auch im Wartezimmer konnte er sich nicht hinsetzen. Die Beschwerden haben sich in den letzten 5 Wochen langsam ins Unerträgliche gesteigert (Stufe 9 VAS).
Er ist Kampfsportler, kann sich aber an keinerlei Verletzung oder Unfälle erinnern.
Die Untersuchung ergibt extrem empfindliche Kokzyx- und Bänderstrukturen. Der Versuch, die Palpation in eine Behandlung überzuführen, wird wegen der extremen Schmerzen aufgegeben. Stattdessen wird der Schädel behandelt, weil sich eine sphenobasiläre Extensionsläsion bei extrem langsamem und schwachem PRI fand: globale Dekompression.
Nach dieser ersten Behandlung soll sich der Patient wieder melden, falls es nicht besser geworden ist (er ist Student, Selbstzahler).
Acht Wochen später berichtet er, nach dieser ersten (und einzigen) Behandlung seien die Schmerzen fast vollständig abgeklungen. Um die Region zu schonen, habe er wieder mit Yoga angefangen und seinen gewohnten Kopfstand gemacht. Daraufhin seien die Steißbeinschmerzen innerhalb von 3 Tagen wiedergekommen.
Auf weiteres Nachfragen erinnert er sich nun doch, dass er kurz vor dem ersten Auftreten der Schmerzen mit dem Kopf heftig gegen einen Deckenbalken seiner Mansardenwohnung gestoßen war.
Durch erneute kraniale Dekompression und Korrektur der Schädelbasis konnten die Schmerzen vollständig beseitigt werden.

## ❼ Inspiration-Assist Fault (Extensionsläsion)

Diese Läsion hat eigentlich nur noch historische Bedeutung (Goodheart 1972). Es handelt sich um eine Extensionsläsion ausschließlich der Schädelbasis ohne Beteiligung des Gesichtsschädels. Dies ist immer ein Adaptationszustand und muss nicht eigenständig korrigiert werden (Diagnostik und Therapie ➤ Abb. 3.76).

## ❽ Sphenobasiläre Flexion: Sphenobasilar Expiration-Assist Fault

Es handelt sich um eine ausgeprägte, fixierte sphenobasiläre Flexionsläsion mit Beteiligung der Gesichtsschädelknochen, insbesondere der Maxillae, und daraus resultierender Okklusionsveränderung. Die Läsion kann bilateral symmetrisch sein, ist jedoch häufig asymmetrisch. Walther (1983) hält eine Flexionsläsion auf der einen und eine Extensionsläsion auf der anderen Seite für möglich. Die Läsion kann aufgrund von Okklusionsstörungen auch primär im Bereich der Maxillae auftreten, ist aber meist eine adaptive Störung (durch muskulären Hypertonus im Bereich der Schädelbasis) oder Folge einer primär sakrokokzygealen Läsion.

**dysreaktiver Muskel**

↓

1. Forcierte Inspiration

↓

**normoreaktiver Muskel**

**normoreaktiver Indikatormuskel (NIM)**

↓

2. Forcierte Exspiration

↓

**dysreaktiver Muskel**

3. TL: An Sutura occipitomastoidea (Seitendifferenzierung), aber auch an Sutura palatomaxillaris. Forcierte Inspiration hebt positive TL auf.

↓

4. Challenge:
a. Mastoid mit sanfter Kraft nach anterior drücken, gleichzeitig Maxillae im Bereich der Sutura palatina mediana sanft nach kranial drücken, loslassen, Kontaktpunkt und Vektor variieren, bis Challenge positiv ist.
Alternativ das Okziput in Extension bewegen, während der Gaumen in Extension bewegt wird (Challenge 1* in Abb 3.74).
b. Die Maxillae auf der einen Seite, dann auf der anderen Seite in Innenrotation challengen, d.h. im Sinne einer Verschmälerung des Zahnbogens distal, während der Gaumen angehoben wird (Challenge 2 in Abb. 3.74).

↓

5. *Korrektur: Mastoid bzw. Okziput und Sutura palatomaxillaris mit sanfter Kraft während Inspiration in Challenge-Richtung mobilisieren. Während Inspiration die Maxillae in Challenge-Richtung korrigieren oder „en écoute" halten*

↓

6. Assoziierte sakrokokzygeale Inspiration-Assist-Läsion korrigieren

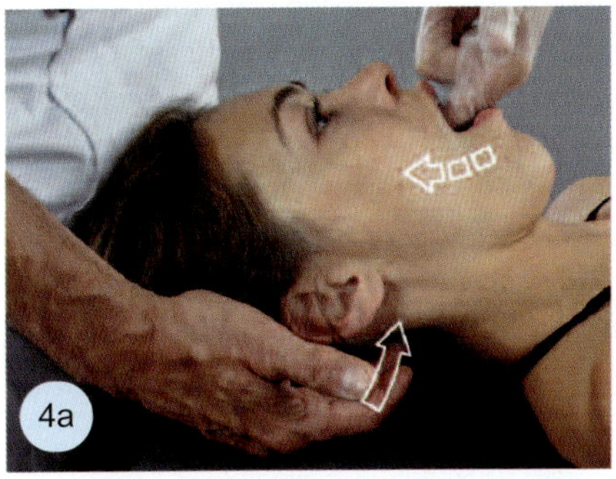


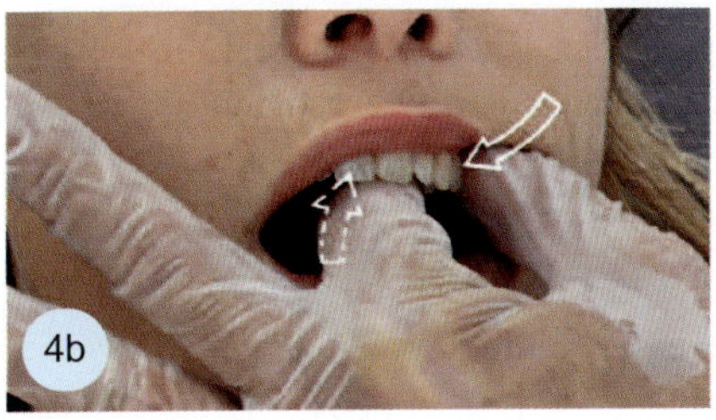


**Abb. 3.75** Flussdiagramm zur Diagnostik und Korrektur einer sphenobasilären (Inspiration-Assist-)Extensionsläsion.

**dysreaktiver Muskel**

↓

Inspiration

↓

**normoreaktiver Muskel**

**normoreaktiver Indikatormuskel**

↓

Exspiration

↓

**dysreaktiver Muskel**

Therapielokalisation: An Sutura occipitomastoidea, Inspiration hebt positive TL auf.

↓

Challenge: Mastoid mit sanfter Kraft nach anterior drücken, loslassen, Vektor variieren, bis Challenge positiv ist.

↓

*Korrektur: Mastoid mit sanfter Kraft während Inspiration in Challenge-Richtung mobilisieren*

↓

Assoziierte Inspiration-Assist-Läsion (Extensionsläsion) des Sakrums korrigieren

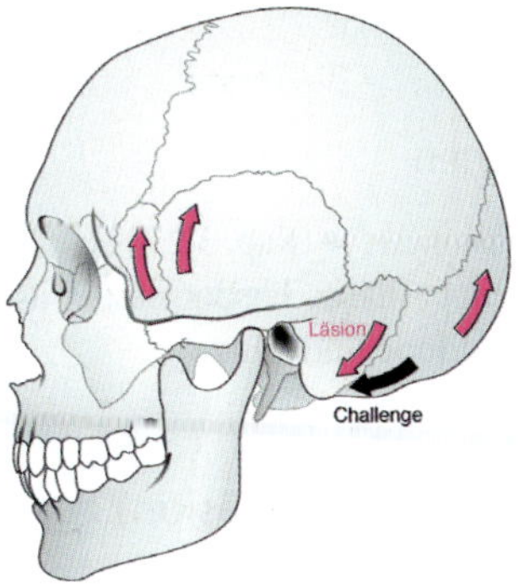


**Abb. 3.76** Diagnostik und Korrektur einer Extensionsläsion der Schädelbasis nach Goodheart

## Symptome und Befunde

Der Läsion sind keine spezifischen Symptome zuzuordnen. Durch die Dysfunktion im Bereich des Asterions kann es zu Schwindel kommen, durch die Dysfunktion von Vomer und Maxillae in Flexion zu einem positiven Schlussbiss-Challenge (➤ Kap. 3.3.10). Kopfschmerzen können ebenso damit assoziiert sein wie Steißbeinschmerzen (➤ Fallbeispiel 11).

Schmerz kann im Bereich des Asterions, aber auch bei der Palpation entlang der Sutura coronalis am Os frontale auftreten (Walther 1983).

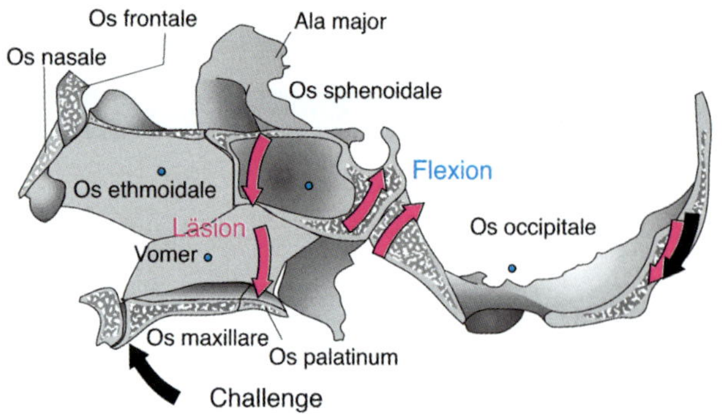


**Abb. 3.77** Sphenobasilar Flexion Fault: Sagittalschnitt durch die Schädelbasis

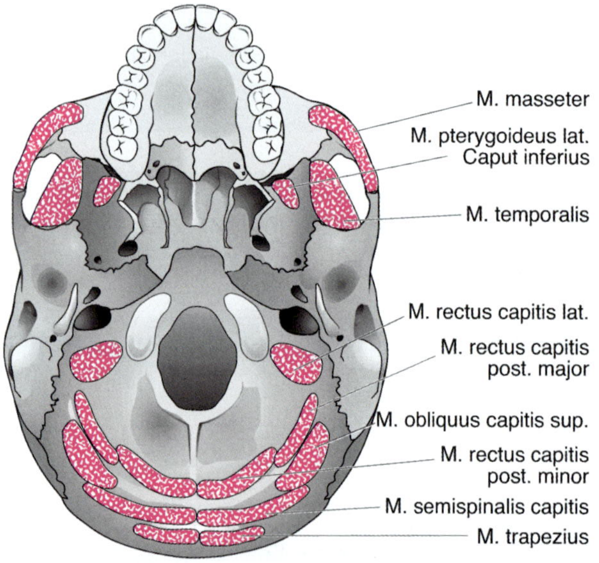


**Abb. 3.78** Sphenobasiläre Flexionsläsion durch hypertone Muskeln, die an der Schädelbasis ansetzen

Fehlfunktionen der subokzipitalen Muskulatur und der Kieferheber können mit dieser Läsion einhergehen (➤ Abb. 3.78).

## Therapielokalisation

Die Randziffern im folgenden Text verweisen auf das Flussdiagramm (➤ Abb. 3.80).

Die Therapielokalisation ist in der Regel über dem Asterion einer Seite positiv. Dies kennzeichnet die Asymmetrie der Läsion.

3. Weitere positive Therapielokalisationen können im Bereich des harten Gaumens (direkt über der Sutura palatina mediana [cruciata] oder etwas lateral davon) vorhanden sein (Walther 1983).

## Challenge

Führen Sie an dem Mastoid, das die positive TL aufwies, einen nicht gehaltenen Challenge in dorsaler, evtl. etwas medialer oder lateraler Richtung durch und drücken gleichzeitig am Alveolarfortsatz der Oberkieferschneidezähne nach ventral (➤ Abb. 3.79). Weitere Challenges sind mit Kontakt zur Squama des Okziput und gleichzeitig am Alveolarfortsatz möglich.

4. Für die okklusale Komponente werden die Seitenzähne des Oberkiefers nach lateral gedrückt: Dabei können Sie die Maxilla über die Schneidezähne etwas nach ventral und kranial „hebeln": Eine Vomer-Flexion geht mit einem verbreiterten oberen Zahnbogen einher. Alle beschriebenen Challenges sind als Non-Rebound-Challenges zu verstehen, d. h. sie verstärken die Läsion (➤ Abb. 3.80).

Forcierte Exspiration hebt den positiven Challenge auf, denn sie bringt die Schädelbasis vermehrt in Extension, d. h. in die Korrekturposition. Daher wurde die Läsion von Goodheart auch als „Sphenobasilar Expiration-Assist Fault" bezeichnet. Dies hat Goodheart auch für ein respiratorisches Screening verwendet: Bei forcierter Exspiration (1) wird ein hyporeaktiver Muskel im Test stark, während ein normoreaktiver Muskel bei forcierter Inspiration (2) hyporeaktiv wird (➤ Abb. 3.80).

## Palpation/Listening

Beim globalen Listening mit dem ersten Schädelgriff kann sich eine mangelnde Dynamik der temporalen Innenrotation zeigen. Mit dem zweiten oder dritten Schädelgriff ist die leichtere Bewegung der SBS in die Flexion als in die Extension spürbar.

## Korrektur

5. Die Korrektur mit Atemunterstützung nach Goodheart (1973) ist sehr geeignet. Mit demselben Kontakt wie beim Challenge mobilisieren Sie Mastoid und Alveolarfortsatz der Oberkieferschneidezähne mit sanften Kräften in Challenge-Richtung. Alternativ kann auch Kontakt zur Squama des Okziputs und zum harten Gaumen aufgenommen werden.

Die Korrektur der Gesichtsschädelläsion kann – speziell im Rahmen einer Gesamtbehandlung des Kraniums – auch „en écoute" erfolgen: Legen Sie Mittelfinger und Ringfinger hierbei palatinal an die Oberkieferschneidezähne, während Sie mit der zweiten Hand eine Okziputbewegung in Flexion intendieren. Da es eine indirekte Korrektur ist, wird die Läsion verstärkt.

## Korrespondierende Läsionen

6. Sakrokokzygeale Flexionsläsionen (➤ Kap. 3.2.8) sind häufig als primäre Läsion mit der sphenobasilären Flexionsläsion assoziiert. Mögliche Ursachen sind Entbindung und Stürze.

## ❾ Expiration-Assist Fault (Flexionsläsion)

Auch diese Läsion hat eigentlich nur noch historische Bedeutung (Goodheart 1972). Es handelt sich ausschließlich um eine Flexionsläsion der Schädelbasis, ohne Beteiligung des Gesichtsschädels. Dies ist immer ein Adaptationszustand und muss nicht eigenständig korrigiert werden (Diagnostik und Therapie ➤ Abb. 3.81).

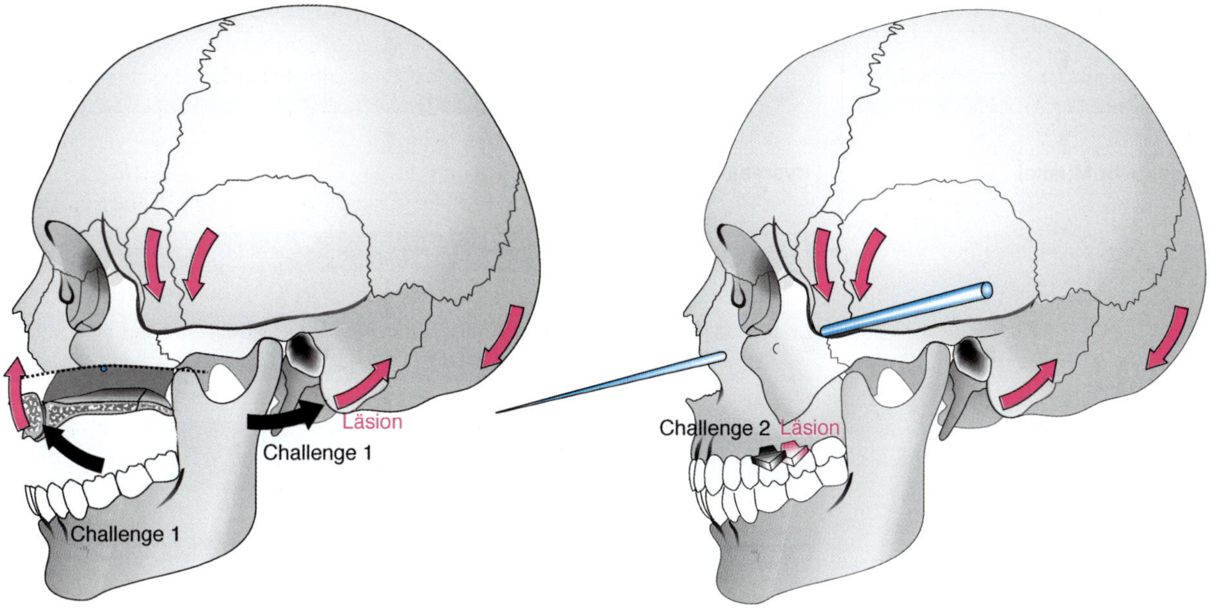


**Abb. 3.79** Challenge einer sphenobasilären Flexionsläsion. Die roten Pfeile geben die Läsionsrichtung an, die schwarze Pfeile die Challenge-Vektoren.

**dysreaktiver Muskel**

1. Forcierte Expspiration

**normoreaktiver Muskel**

**normoreaktiver Indikatormuskel**

2. Forcierte Inspiration

**dysreaktiver Muskel**

3. TL: An Sutura occipitomastoidea (Seitendifferenzierung), aber auch an Sutura palatina mediana. Forcierte Exspiration hebt positive TL auf.

4. Challenge:
   a. Mastoid mit sanfter Kraft nach posterior drücken, gleichzeitig im Bereich der Oberkieferfrontzähne sanft nach ventral drücken, loslassen, Kontaktpunkt und Vektor variieren, bis Challenge positiv ist.
   Alternativ das Okziput in Flexion bewegen, während der Gaumen ebenfalls in Flexion bewegt wird.
   b. Die Maxillae auf der einen Seite, dann auf der anderen Seite in Außenrotation challengen, d.h. im Sinne einer Verbreiterung des Zahnbogens distal, während der Gaumen abgesenkt wird (Challenge 2, Abb. 3.79).

5. *Korrektur: Mastoid bzw. Okziput und Alveolarfortsatz mit sanfter Kraft während Exspiration in Challenge-Richtung mobilisieren. Während Exspiration die Maxillae in Challenge-Richtung korrigieren oder „en écoute" halten*

6. Assoziierte sakrokokzygeale Expiration-Assist-Läsion korrigieren

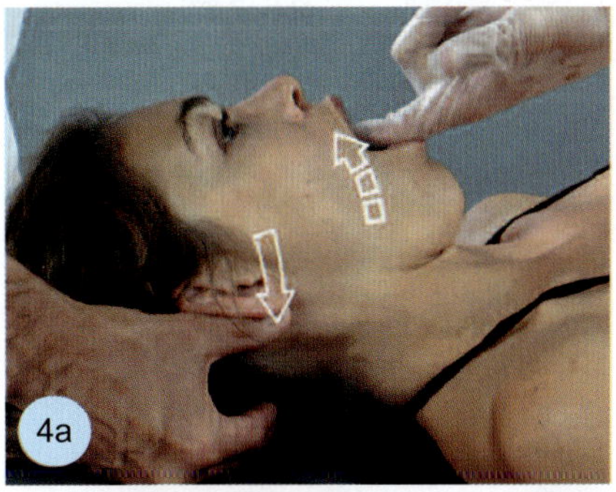


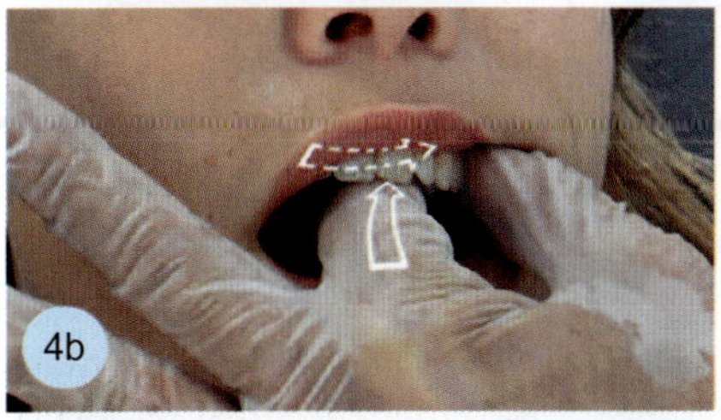


**Abb. 3.80** Flussdiagramm zur Diagnostik und Korrektur einer sphenobasilären (Expiration-Assist-)Flexionsläsion

**dysreaktiver Muskel**
↓
Exspiration
↓
**normoreaktiver Muskel**

**normoreaktiver Indikatormuskel**
↓
Inspiration
↓
**dysreaktiver Muskel**

TL: An der Sutura occipitomastoidea einer Seite, Exspiration hebt positive TL auf.
↓
Challenge: Mastoid mit sanfter Kraft nach posterior drücken, loslassen, Vektor variieren, bis Challenge positiv ist.
↓
*Korrektur: Mastoid mit sanfter Kraft während Exspiration in Challenge-Richtung mobilisieren*
↓
Assoziierte Expiration-Assist-Läsion (Flexionsläsion) des Sakrums korrigieren

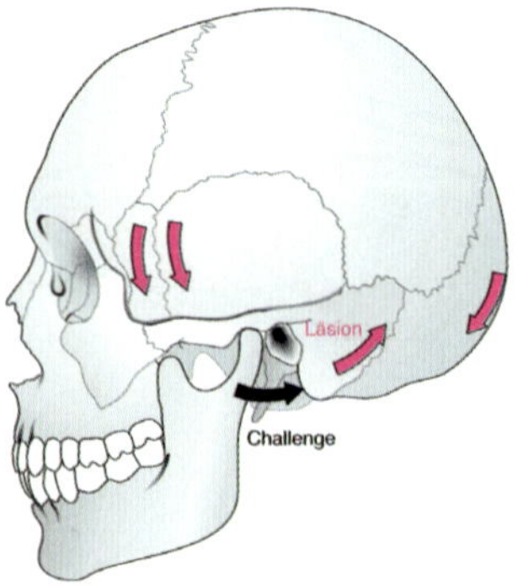


**Abb. 3.81** Diagnostik und Korrektur einer Flexionsläsion der Schädelbasis nach Goodheart

## 3.3.6 Läsionen in der laterolateralen Dimension

### ❶ Lateraler Strain/Shift der sphenobasilären Synchondrose

Sphenoid und Okziput sind gleichsinnig um die gedachte senkrechte Achse rotiert: Rechtsrotation führt zu links-lateralem Strain des Sphenoids, Linksrotation zu rechts-lateralem Strain (➤ Abb. 3.82). Dabei kommt im Begriff „Strain“ das Wesen der Läsion besser zum Ausdruck: Denn es liegt ja ein intraössärer Spannungszustand der SBS vor, keine Verschiebung („Shift“).

Durch diesen kann es zu Duraspannung im Bereich der Felsenbeinkante kommen, die sich auf die Hirnnerven II, IV, V und besonders VI auswirken kann (➤ Abb. 3.46). Duraspannung im Bereich der Sella turcica kann zu endokrinen Störungen führen. Denkbar sind auch Störungen im Bereich des Foramen jugulare (➤ Abb. 3.82).

Die beschriebene Rotation führt zu einer Schädeldeformität, die sich speziell bei Säuglingen und Kleinkindern zeigt: Von oben sieht der Schädel rautenförmig aus, wobei ein Ohr weiter ventral ansetzt als das andere (➤ Abb. 3.83).

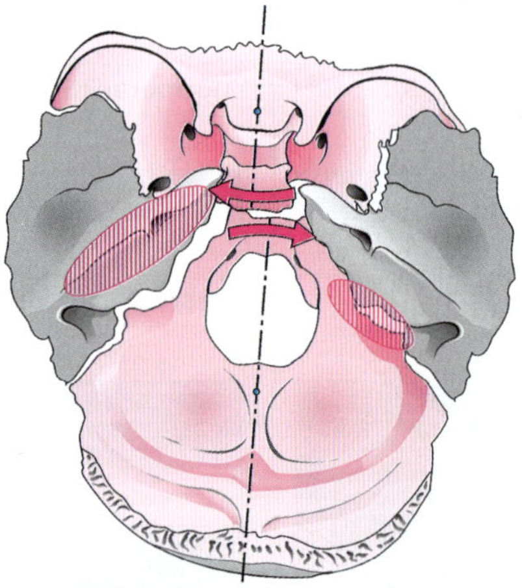

**Abb. 3.82** Lateraler Strain der sphenobasilären Synchondrose: Die schraffierten Flächen geben die Engpass- bzw. Irritationszonen für die kranialen Nerven an.

#### Symptome

Lateraler Strain kann Sehstörungen durch Heterophorie (latentes Schielen) verursachen und dadurch möglicherweise auch die Entwicklung einer Dyslexie und anderer Lernstörungen begünstigen.

Ebenso wie mit endokrinen Störungen kann er mit starken, mitunter lang anhaltenden Kopfschmerzen assoziiert sein, besonders nach einem Schädeltrauma. Upledger (1990) berichtet über Persönlichkeitsveränderungen bei lateralem Strain.

Bei Säuglingen treten lateraler Strain und „Dreimonatskoliken“ nicht selten gemeinsam auf. Da sich meist sehr prompt Behand-

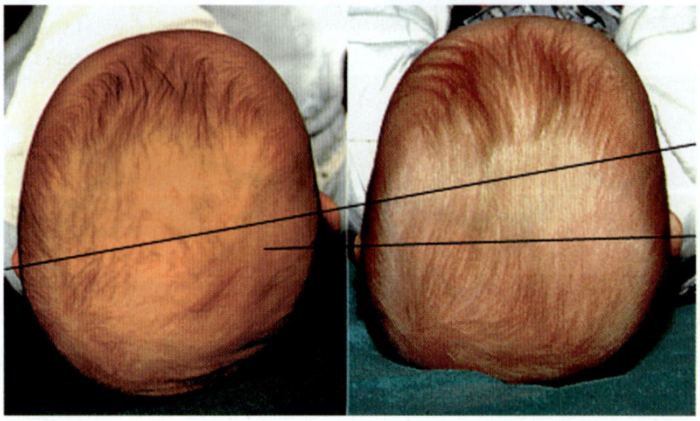

**Abb. 3.83** Rechts-lateraler Strain des Sphenoids mit Plagiozephalus bei einem Säugling von 5 Monaten (links) und nach 6 Behandlungen 6 Monate später (rechts)

lungserfolge einstellen, könnte es sich um Irritationen von Glossopharyngeus und Vagus im Bereich des Foramen jugulare handeln (➤ Kap. 3.3.3 ⑫, ➤ Kap. 3.3.3 ⑬).

Spannungen im Bereich des Hiatus canalis n. petrosi minoris bzw. majoris können sich möglicherweise auf die Blutzirkulation im Okzipitallappen auswirken (Owman und Edvinsson 1977).

## Muskuläre Befunde

Es gibt keine wirklich spezifischen muskulären Befunde. Relevante laterale Strains sind fast immer traumatisch bedingt (Geburt, postpartales Schädeltrauma). Auch okklusale Störungen sind vorstellbar: So könnte ein einseitiger Hypertonus der Mm. pterygoidei (z. B. durch Nozireaktionen aus dem Kiefergelenk) in Verbindung mit einem ipsilateralen Kreuzbiss, der bei der Interkuspidation zu Gleitkontakten führt, dazu beitragen, dass ein lateraler Strain entsteht.

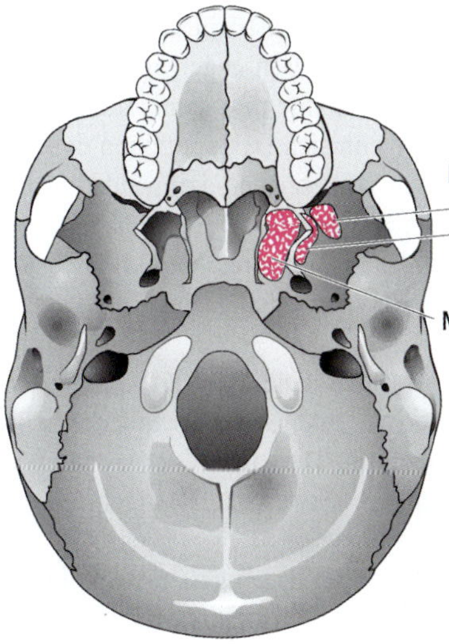


**Abb. 3.84** Muskulärer Hypertonus bei lateralem Strain des Sphenoids

## Diagnostik und Therapie

Die Randziffern verweisen auf das Flussdiagramm (➤ Abb. 3.85).

### Therapielokalisation

Sie ist nicht sehr zuverlässig, kann aber mit einem Finger zur Ala major des Sphenoids und mit der anderen Hand zum Okziput durchgeführt werden. Eine positive Magnet-TL über dem Pterion kann lateralen Strain anzeigen.

### Challenge

1. Halten Sie die Alae majores des Sphenoids mit einer Hand und das Okziput mit der anderen und induzieren Sie eine homonyme Rotation um eine gedachte axiale Achse durch das Corpus ossis sphenoidei und die Pars basilaris des Okziputs (➤ Abb. 3.82), zuerst nach links, und wenn dies zu keiner Indikatordysreaktion führt, nach rechts.
2. Direkt im Anschluss wiederholen Sie den positiven Challenge, während der Patient den Atem anhält. Wird der Challenge in Inspiration nicht aufgehoben, wiederholen Sie ihn mit gehaltener Exspiration.

### Palpation/Listening

Mit dem zweiten oder dritten Schädelgriff nach Sutherland (Garten 2012, Kap. 8) kann eine Scherbewegung im Bereich der SBS durch gleichsinnige Rotation von Sphenoid und Okziput induziert werden (vgl. Challenge).

### Korrektur

3. Während der Atemphase, die den Challenge aufgehoben hatte, drücken Sie Sphenoid und Okziput fünf- bis siebenmal mit sanfter Kraft in die Challenge-Richtung. Beachten Sie dabei den Challenge-Vektor.

Im Rahmen der Globalkorrektur (➤ Kap. 3.3.11) können Sie die Korrektur auch „en écoute“ vornehmen oder sie, wenn dies sich als „zu zäh“ erweisen sollte, zusätzlich mit Atemunterstützung durchführen.

normoreaktiver Indikatormuskel

↓

1. Challenge: Sphenoid und Okziput werden im Sinne einer gleichsinnigen Rotation durch eine axiale Achse gegeneinader rotiert, beide Richtungen prüfen.

↓

dysreaktiver Muskel

↓

2. Atemphase suchen, die den positiven Challenge aufhebt

↓

3. *Korrektur:*
a. *Ca. 6x in Richtung des Challenge drücken in der Atemphase, die den Challenge aufhob*
b. *Im Rahmen der Globalkorrektur der Sphenobasilären Synchondrose mit Sphenoid-Lift in lateraler Richtung „en écoute“ korrigieren.*

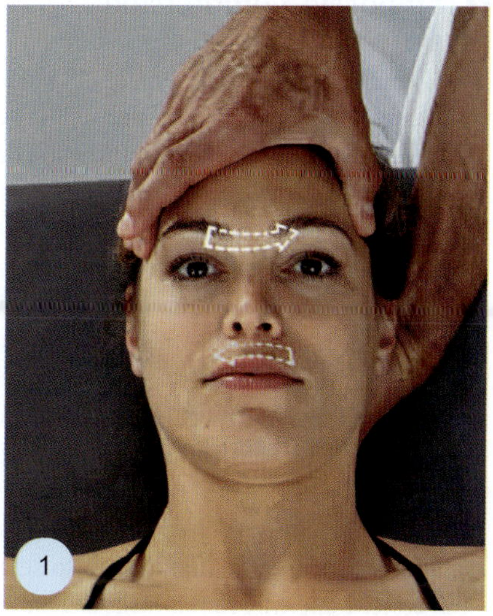


**Abb. 3.85** Flussdiagramm zur Diagnostik und Therapie bei Lateral Strain des Sphenoids

3

**Helmkorrektur eines Plagiozephalus**

Seit der Empfehlung der pädiatrischen Fachgesellschaften vor über 20 Jahren, schlafende Kleinkinder auf dem Rücken zu lagern („Back to sleep"), hat die Häufigkeit von Plagiozephalus-Fällen, d. h. ausgeprägten Schädelasymmetrien, stark zugenommen. Beim Brachyzephalus (Kurzkopf) ist der Hinterkopf mehr oder weniger symmetrisch abgeflacht. Asymmetrische Abflachungen entstehen dadurch, dass Kinder bei Kopfgelenkdysfunktionen oder vorbestehenden leichten Asymmetrien des Okziputs ihren Kopf (z. B. in Rückenlage) immer in dieselbe Richtung drehen, wodurch sich die Auflagefläche des Okziputs allmählich abflacht.

Der Umfang des Schädels wächst in den ersten Lebensmonaten überproportional stark. In dieser Zeit können sich ausgeprägte Asymmetrien entwickeln, zumal sich 6 Monate alte Kinder eher nicht selbstständig drehen. Gleichzeitig ist es (bis etwa zum 12. Lebensmonat) auch die beste Zeit für eine Korrektur. Als wohlproportioniert wird ein Kopf empfunden, der etwas länger als breit (Länge = Breite + mindestens ⅕ der Breite) und einigermaßen symmetrisch ist. Asymmetrien mit Diagonalendifferenzen unter 1 cm sind in der Regel unerheblich, Asymmetrien über 2 cm dagegen unbedingt zu therapieren. Schwierig zu beurteilen sind Grenzfälle mit Diagonalendifferenzen zwischen 1 und 1,5 cm (Willenborg 2011).

Eine stets behandlungsbedürftige Form stellt der „windschiefe" Kopf dar, dessen Verdrehung um eine virtuelle Mittelachse mit Schädelbasis- und Gesichtsasymmetrie am stark unterschiedlichen Ohransatz („Ear-Shift") zu erkennen ist. Da sich der Ear-Shift allerdings nicht suffizient korrigieren lässt, hat es den Anschein, als wäre nur die Form des Hirnschädels, nicht jedoch die der Schädelbasis korrigiert worden (K. Dörhage, mündliche Mitteilung).

Eine effiziente Korrektur ist mit einem Helm möglich, der am Schädel anliegt und die Regionen frei lässt, in die der Schädel für eine harmonische Rundung hineinwachsen soll. Innen besteht er aus Styropor. Die Anpassung des Korrekturhelms erfolgt nach 3D-Vermessung des Schädels und digitaler Ausformung in spezialisierten Instituten.

Das Problem liegt in der Indikationsstellung; wenn die osteopathische Therapie anschlägt, ist kein Helm nötig (➤ Abb. 3.83). Wenn sich allerdings herausstellt, dass die osteopathische Therapie nicht wirkt, ist es möglicherweise bereits zu spät für eine Helmtherapie.

Wichtig ist die Prophylaxe: Immer wenn das Kind beaufsichtigt werden kann, ist „Tummy Time", d. h. es sollte tagsüber auf dem Bauch gelagert werden (Empfehlung der pädiatrischen Gesellschaften; Willenborg 2011).

## ❷ Temporale-Kompression

Wenn ein Schläfenbein (Os temporale) zwischen Sphenoid und Okziput fixiert ist, kann das in Neutralstellung einseitig oder beidseitig der Fall sein, am ehesten bei Kompression oder Fixation der SBS. Es kann eine beidseitige Außenrotation- oder Innenrotationsfehlstellung vorliegen, aber durchaus auch ein Os temporale in Außenrotation und das andere in Innenrotation festsitzen. Eine ähnliche Situation ist auch bei den unten beschriebenen Seitneigungsläsionen der Schädelbasis möglich. Durch Außenrotation des Os temporale wird das Tentorium cerebelli gespannt. Auch asymmetrische Temporale-Bewegungen erzeugen eine Torsionsspannung im Tentorium cerebelli. Hier werden alle Temporale-Läsionen zusammengefasst, da die beschriebene Globaltechnik alle Komponenten erfasst. Temporale-Läsionen sind in den allermeisten Fällen Folge einer kraniomandibulären Dysfunktion, also sekundär. In diesen Fällen ist in erster Linie eine funktionelle Behandlung der Okklusionsstörung durchzuführen (durch Korrektur aller muskulärer Dysbalancen und mit Repositionierungsschienen, ➤ Kap. 3.4.3, ➤ Kap. 3.4.4 und ➤ Kap. 4), da andernfalls ein Rezidiv vorprogrammiert ist. Auch primäre Beckenläsionen sind häufig die Ursache, denn Os temporale und Os ilium sind LOVETT-Partner (Garten 2012, Abb. 7.28).

Zu primären Temporale-Läsionen kommt es meist durch Traumata. Dazu zählen neben Entbindung und Unfällen auch Verletzungen durch – aus medizinischer Sicht zweifelhafte – Sportarten wie Boxen u. ä. Diese Traumata können auch zu intraossären Läsionen führen, die in einem eigenen Abschnitt behandelt werden (➤ Kap. 3.3.8 ❼).

### Symptome

Eine klare klinische Zuordnung der Temporale-Kompression in Neutralstellung gibt es nicht, sie gehört jedoch zu den Kompressionen der Schädelbasis und ist ebenso häufig wie die Sphenobasiläre Kompression. Alle Fehlstellungen des Os temporale sind potenziell mit Störungen der Hirnnerven II bis VIII assoziiert. Die Nerven der äußeren Augenmuskeln haben anatomisch enge Lagebeziehungen zum Felsenbein und zur Felsenbeinkante und damit zum Tentorium cerebelli (➤ Kap. 3.3.3). Wenn sich Dysfunktionen der Hirnnerven bereits in den klinischen Tests zeigen oder in subklinischen Fällen (eines ADS etc.) mit der AK-Technik (➤ Kap. 3.3.4) aufdecken lassen, untersuchen Sie das Os temporale und seine Läsionsquellen. Wie schon gesagt sind Temporale-Läsionen meist sekundäre, adaptive Störungen.

Irritationen des Ganglion trigeminale (Gasseri) können mit Temporale-Läsionen einhergehen und Gesichtsschmerzen sowie Kopfschmerzen zur Folge haben (die Dura mater der vorderen und mittleren Schädelgrube wird sensorisch vom N. trigeminus versorgt).

Innenohr und Gleichgewichtsorgan liegen geschützt in der Pars petrosa des Os temporale. Schwindel und Hörstörungen, speziell Tinnitus, die mit diesen Organen und dem sensorischen VIII. Hirnnerv (N. vestibulocochlearis) assoziiert sind und mit hoher Prävalenz auftreten, können durch Korrektur von Temporale-Läsionen gebessert werden, das zeigt die klinische Erfahrung. Trotzdem weiß jeder, der über eine gewisse praktische Erfahrung verfügt, dass es keine lineare Beziehung zwischen diesen kranialen Läsionen und den Symptomen gibt. Anders ausgedrückt: Freuen Sie sich, wenn ein Behandlungserfolg Ihre Bemühungen belohnt, aber seien Sie nicht enttäuscht, wenn dieser nicht eintritt.

Das Os temporale grenzt dorsal an das Os occipitale. Durch das Foramen jugulare treten dort die Hirnnerven IX, X und XI aus. Wenn sie bei Temporale-Läsionen irritiert werden, kommt es zu entsprechenden Symptomen, wobei kardiovaskuläre und gastrointestinale im Vordergrund stehen. Temporale-Läsionen sind die Hauptursache für die sog. „Dreimonatskoliken" von Säuglingen.

### Muskuläre Befunde

Grundsätzlich wird das Os temporale bei einem Hypertonus von Muskeln, die ventral des Gehörgangs (markiert die Rotationsachse) ansetzen, d. h. M. temporalis und M. masseter, in Außenrotation gezogen. Alle Muskeln, die dorsal des Gehörgangs ansetzen, werden das Os temporale in Innenrotation ziehen: M. sternocleidomastoideus, M. longissimus capitis, M. splenius capitis und M. digastricus (dorsaler Bauch). Schon deshalb geht eine Außenrotation des Os temporale tendenziell mit einer Flexion bzw. eine Innenrotation mit einer Extension der SBS einher (vgl. Sphenobasiläre Flexions- und Extensionsläsion, ➤ Kap. 3.3.5 ❻ und ➤ Kap. 3.3.5 ❼).

### Therapielokalisation

Die Randziffern in den folgenden Absätzen verweisen auf das Flussdiagramm (➤ Abb. 3.86).

1. Die Therapielokalisation am Gehörgang kann positiv sein. Häufig ist eine TL mit mehreren Fingern am Mastoid und an der Pars squamosa notwendig. Sehr viel zuverlässiger ist die magnetverstärkte TL, die auch intraossäre Läsionen erfasst. In allen Fällen muss die Läsion allerdings per Challenge von Störungen des M. temporalis unterschieden werden.

### Challenge

2. Der reine Kompressions-Challenge erfolgt mit Druck von lateral nach medial (Non-Rebound). Wenn er negativ ausfällt, üben Sie einen Zug an den Ohrmuscheln (Ear-Pull) nach lateral und leicht dorsal bzw. ventral aus. Ergänzen Sie dann eine Rotationskomponente: Während Sie mit Daumen und Zeigefinger ansatznah Zug an der Ohrmuschel ausüben (dann tut er praktisch nicht weh), fügen Sie über Ihren Mittel- bzw. Ringfinger, der am Mastoid liegt, eine Rotationskomponente hinzu: Mastoid nach dorsal und medial induziert Außenrotation, Mastoid nach ventral und lateral induziert Innenrotation.



normoreaktiver Indikatormuskel

↓

1. Therapielokalisation: Mit mehreren Fingern an Mastoid und Pars squamosa; DD: M. temporalis!

↓

dysreaktiver Indikatormuskel

2. Challenge: Mit beiden Daumen und Zeigefingern die Ohrmuscheln am Ansatz fassen und in Richtung der Felsenbeinachse nach lateral und dorsal ziehen. Außenrotations- (a) bzw. Innenrotationskomponenten (b) hinzufügen

↓

dysreaktiver Indikatormuskel

*3. Korrektur: Per „Ear Pull" die Ossa temporalia nach lateral und dorsal „en écoute" mobilisieren, über das Mastoid mit dem Mittelfinger Außen- bzw. Innenrotationskomponenten einschließen. Für die Außenrotationskomponente die Inspiration, für die Innenrotationskomponente die Exspiration dazunehmen*

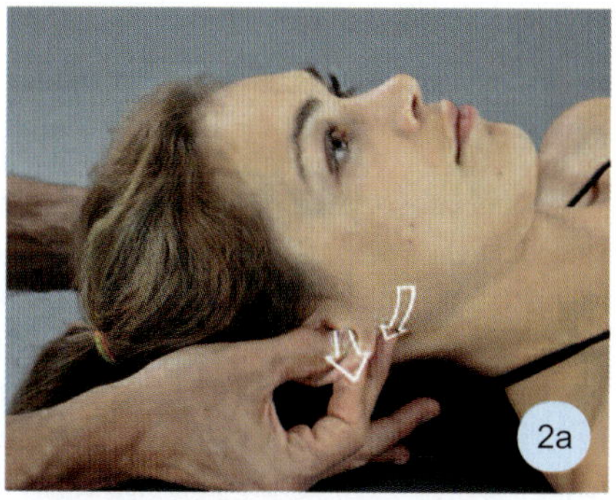


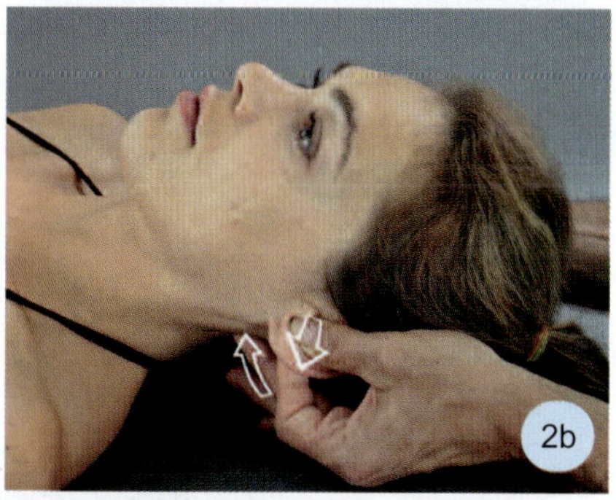


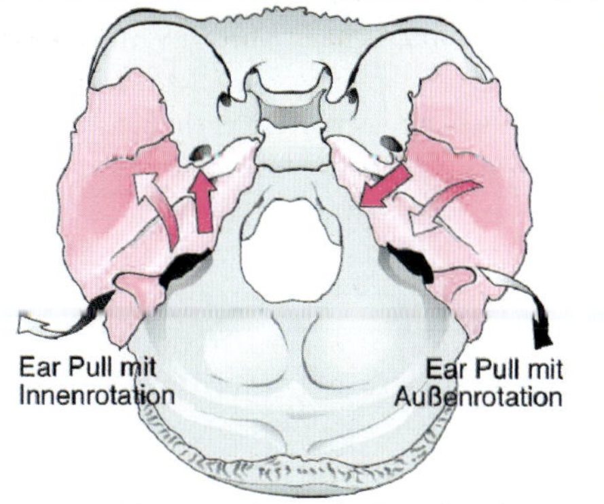


Temporale-Kompression mit Rotationskomponente: Das linke Os temporale ist vor allem in der Sutura temporosphenoidea fixiert und steht eher in Außenrotation, das rechte steht in Innenrotation und ist in der Sutura temporooccipitalis fixiert.

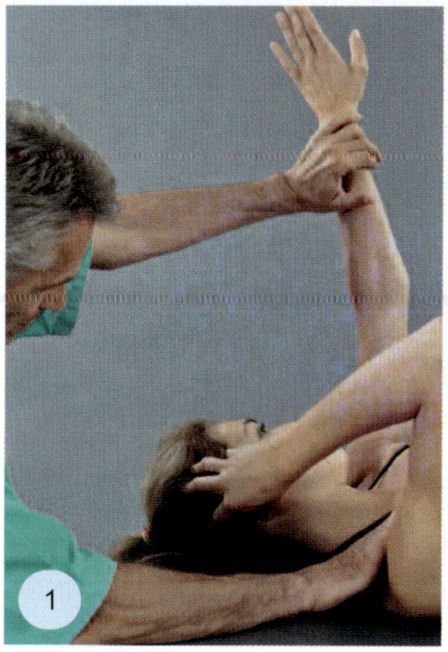


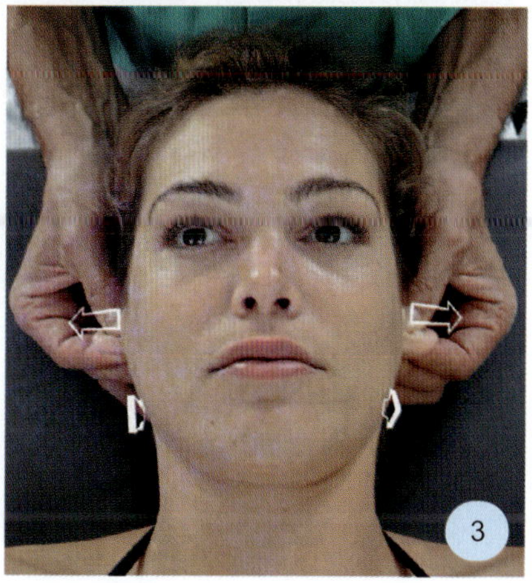


**Abb. 3.86** Flussdiagramm zur Diagnostik und Therapie einer Kompression des Os temporale

### Palpation/Listening

Einen ersten Eindruck gewinnen Sie beim globalen Listening mit dem ersten Schädelgriff: Der Ringfinger liegt auf dem Mastoid, der Mittelfinger auf dem Proc. zygomaticus ossis temporalis. Achten Sie auf die laterale Expansion des Schädels im Seitenvergleich und fokussieren Sie dann auf die Rotation des Os temporale: Die Seite mit der größeren Expansion sollte eine freie Außenrotation aufweisen.

Zur näheren Spezifizierung können Sie dann beide Mittelfinger in den Gehörgang legen, beide Ringfinger auf das Mastoid und beide Zeigefinger auf den Proc. zygomaticus. Ihre Daumen sind von kranial um den Proc. zygomaticus gebogen. Der Mittelfinger bildet die Achse, um die sich das Temporale drehen sollte. Erfassen Sie zunächst die spontane Rhythmik, bevor Sie mit den Fingern eine Innen- bzw. Außenrotation induzieren. Die freie Richtung gibt die Läsionsrichtung an.

### Korrektur

3. Üblicherweise genügt eine Kompression mit seitlichem Druck auf beide Ossa temporalia, um die Indikation zu stellen. Die Korrektur kann dann „en écoute“ mit demselben Handgriff wie beim Challenge erfolgen (➤ Abb. 3.86). Ziehen Sie in lateraler und leicht posteriorer Richtung an den Ohren. Ergänzen Sie mit den Mittel- bzw. Ringfingern eine Rotationskomponente entsprechend Challenge oder eben „en écoute“, bis sich eine Lösung spüren lässt.

Um dies zu beschleunigen, können Sie die Temporalia zunächst sanft nach medial und ventral in die Kompression drücken, dort etwas halten (indirekte Technik) und anschließend den Zug anwenden (direkte Technik). Zusätzlich können Sie das Mastoid auf der Seite der Innenrotation in tiefer Inspiration nach dorsal und auf der Seite der Außenrotation (wenn vorhanden) in tiefer Exspiration nach ventral drücken. Achtung: Dies ist eine direkte respirationsgestützte Korrektur, im Gegensatz zur indirekten Technik bei Inspiration- und Expiration-Assist-Läsionen nach GOODHEART (➤ Kap. 3.3.5 ❾).

Überprüfen Sie den Erfolg Ihrer Maßnahmen mit einem erneuten Challenge.

Bei seitendifferenten Korrekturmanövern besteht immer ein gewisses Risiko, durch nicht ganz exakte oder nicht bedarfsgerechte Anwendung Torsionen zu induzieren. Mit gleichmäßigem Zug nach lateral und dorsal sowie dorsalem Druck an den Processus mastoidei zur Verstärkung der Außenrotation sind Sie immer auf der sicheren Seite.

## ❸ Seitneigungsläsionen: Temporal Bulge

Bei dieser Läsion handelt es sich um eine Seitneigungsläsion der Schädelbasis, die mit einem Outflare (Außenrotation) des Temporale auf einer Seite und einem Inflare (Innenrotation) auf der anderen Seite einhergeht. Es ist die Frage, ob sie tatsächlich eine eigenständige Läsion gegenüber den anderen unter „Temporale-Kompression“ beschriebenen darstellt. Für die Applied Kinesiology hat GOODHEART (1973) sie jedoch als klassische Läsion mit einigen Spezifika beschrieben. Der Begriff des „Banana Head“ für diese Schädelform stammt ursprünglich von MAGOUN (1974). Er beschrieb sie so, dass das Okziput auf der Außenrotationsseite in Flexion und auf der Innenrotationsseite in Extension steht, dass also neben der Seitneigung noch eine Torsion der Schädelbasis vorliegt. Dies beruht auf einem muskulären Hypertonus (➤ Abb. 3.87).

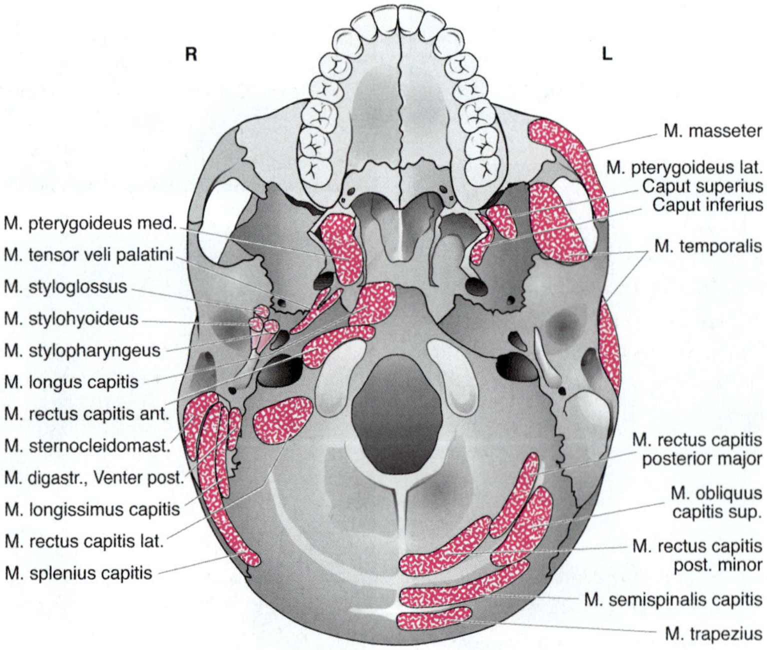


**Abb. 3.87** Muskulärer Hypertonus an der Schädelbasis, der zu Seitneigungsläsionen und Temporal Bulge führen kann. Gezeigt ist ein Temporal Bulge links (auf der Zeichnung rechts).

## Symptome

Neben den für die Kompression beschriebenen Symptomen ist hier vor allem die Irritation des Vagus im Foramen jugulare zu erwähnen: Goodheart assoziierte den Temporal Bulge mit Hypoazidität des Magens. Man kann jedoch mit Fug und Recht sagen, dass ebenso eine Hyperazidität des Magens und gastrointestinale Motilitätsstörungen mit der Läsion assoziiert sein können. Letzteres zeigt sich vor allem bei Säuglingen und Kleinkindern.

Schmerzen können entlang der Sutura squamosa auftreten.

## Muskuläre Befunde

(Siehe hierzu auch „Temporale-Kompression") Goodheart hat bei dieser Läsion eine bilaterale Hyporeaktion des M. pectoralis major, Pars clavicularis (PMC) beschrieben. Sie ist zwar ein häufiger Befund, aber nicht immer vorhanden. So können beide PMC einzeln getestet „stark", bei gleichzeitiger Testung jedoch „schwach" sein. Eine bilaterale PMC-Hyporeaktion kann durch eine bilaterale Hyporeaktion des M. trapezius (Pars inferior bzw. ascendens) maskiert werden, die bei thorakolumbalen Fixationen auftritt (➤ Kap. 2.3; Walther 1983). Bilaterale PMC-Hyporeaktionen sind nicht pathognomonisch für Temporal Bulge, sondern können auch isoliert bei Magendysfunktion vorkommen.

Auch PMC-Hyperreaktionen sind möglich. Ob sie mit Hypoazidität oder Hyperazidität einhergehen, muss jeweils per oralem Challenge differenziert werden: Bei Hyperazidität wird eine Basenmischung, bei Hypoazidität Betain-HCl zur Normoreaktion im oralen Test führen (Näheres s. Garten und Weiss 2007, Kap. 7.6.2).

## Diagnostik

Die Randziffern beziehen sich auf das Flussdiagramm (➤ Abb. 3.88).

1. Nach Goodheart wird die Hyporeaktion des PMC und jedes anderen hyporeaktiven Muskels aufgehoben, (a) wenn der Patient die halbe Inspiration hält. Entsprechend wird ein normoreaktiver Muskel (b) bei gehaltener halber Exspiration hyporeaktiv.

### Therapielokalisation

2. Die Therapielokalisation ist über der Sutura squamosa (temporoparietalis) oder am Gehörgang positiv. Die positive TL über der Sutura squamosa muss per Challenge von einer Suturenläsion und einer Dysfunktion des M. temporalis differenziert werden.

### Challenge

3. Benutzen Sie einen normoreaktiven Indikatormuskel. Mit Kontakt zur Ala major des Sphenoids und zur Squama des Okziputs bewegen Sie die beiden Knochen im Sinne einer Öffnung bzw. Seitnei-

**dysreaktiver Muskel** → 1.a. Halbe Inspiration → **normoreaktiver Muskel**

**normoreaktiver Indikatormuskel** → 1.b. Halbe Exspiration → **dysreaktiver Muskel**

2. TL: Über dem äußeren Gehörgang, über dem Os temporale, halbe Inspiration hebt die positive TL auf.

↓

3. Challenge: Mit Kontakt an der Ala major und am Okziput in variablen Richtungen (evtl. mit Rotationskomponente) die Seitneigung verstärken
Alternativ: Das Mastoid auf der konvexen Seite nach anterior drücken, auf der konkaven Seite nach posterior

↓

4. *Korrektur: Mit sanftem Druck während (halber) Inspiration in Challenge-Richtung in die Seitneigung mobilisieren (indirekt, respirationsgestützt).*
*Mit Ear-Pull und Atemunterstützung die Procc. mastoidei in Challenge-Richtung mobilisieren: auf der konvexen Seite nach anterior in Exspiration, auf der konkaven Seite nach posterior in Inspiration (direkt)*
*En écoute direkt ohne Atemunterstützung wie oben.*

↓

5. *Assoziierte Parietal-Descent-Schädelläsion und Kat.-1-Beckenläsion korrigieren*

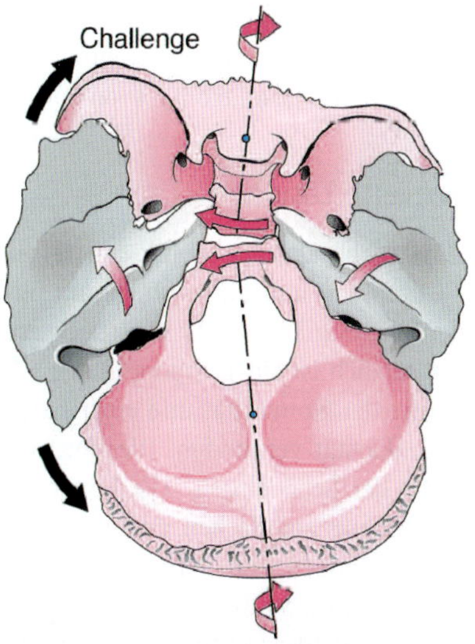


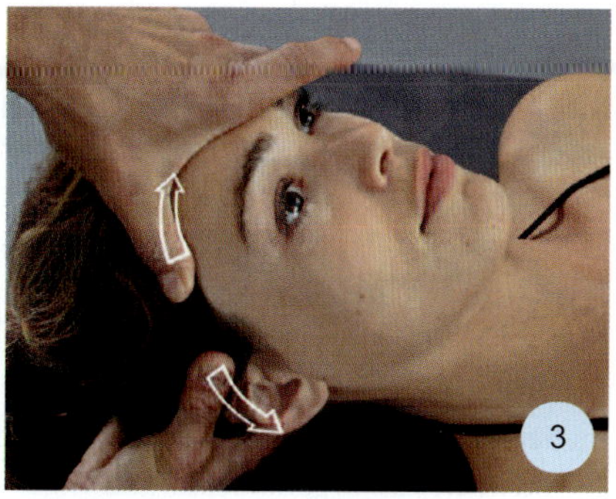


**Abb. 3.88** Flussdiagramm zur Diagnostik und Therapie eines Temporal Bulge

gung in Richtung der Konvexität der „Banane". Das heißt, bei diesem Challenge wird die Seitneigung verstärkt; es handelt sich um einen Non-Rebound-Challenge, der bei Vorliegen der Läsion zur Indikatordysreaktion führt. Wenn die Seitneigung allein keinen eindeutigen Indikatorwechsel bewirkt, ergänzen Sie eine Torsionskomponente. Alternativ können Sie ein Mastoid nach ventral (Innenrotation) das andere nach dorsal drücken (Außenrotation).

**Palpation/Listening**

Beim globalen Listening ist eine Asymmetrie der seitlichen Expansion spürbar: In Richtung des Temporal Bulge ist die Amplitude größer. Wenn Sie mit dem zweiten oder dritten Schädelgriff eine Seitneigung induzieren, werden Sie in Richtung des Temporal Bulge eine weichere Barriere spüren.

### Korrektur

4. Greifen Sie den Schädel wie beim Challenge und verstärken Sie während (halber) Inspiration die Seitneigung durch 5–7 Atemzyklen. Prüfen Sie mit einem Kontroll-Challenge die Pectorales majores (PMC).

Alternativ können Sie mittels Ear-Pull die Processus mastoidei in Challenge-Richtung mobilisieren: auf der konvexen Seite nach ventral (Innenrotation) in Exspiration, auf der konkaven Seite nach dorsal (Außenrotation) in Inspiration (direkte, respirationsgestützte Technik).

Die Korrektur kann auch „en écoute" durchgeführt werden: mit Ear-Pull als direkte Technik auf der konkaven Seite, wie bei der Temporale-Kompression beschrieben, sowie mit Induktion einer Außenrotation (Mastoidkontakt von ventral) auf der konkaven und einer Innenrotation (Mastoidkontakt von dorsal) auf der konvexen Seite.

### Assoziierte Läsionen

5. Ein Temporal Bulge ist mit einem Inflare des Os temporale auf der Gegenseite und dieses wiederum mit einem Parietal Descent, einem abgesunkenen Os parietale, assoziiert (➤ Kap. 3.3.9). Grundsätzlich ist ein Temporal Bulge mit einer Flexionsläsion auf der Seite der Konvexität und einer Extensionsläsion auf der Seite der Konkavität verbunden. Dies liegt an der oben besprochenen Torsion der Schädelbasis. Die Torsion der Schädelbasis hat ihre Entsprechung am Becken und ist typischerweise mit Kategorie-1-Beckenläsionen assoziiert. Letztere sind häufig die primäre Störung und können z. B. auch durch viszerale Störungen und damit einhergehende Psoas-Fehlspannungen entstehen.

## 3.3.7 Torsionen: Läsionen um die sagittale Achse

### ❶ Sphenoid-Torsion: Außenrotation des Os frontale; inferiores Sphenoid

Die Läsion betrifft das Os frontale und die umgebenden Knochen im Bereich der Orbita: Os sphenoidale, Os maxillare, Os palatinale, Os lacrimale, Os zygomaticum und Os ethmoidale. Der entscheidende Aspekt an der Schädelbasis ist die Torsion des Sphenoids um die sagittale Achse. Die Seite des außenrotierten Os frontale entspricht dabei der Seite des inferioren Sphenoids. „Inferiores Sphenoid" ist nicht mit dem „kaudalen Sphenoid" des vertikalen Strains zu verwechseln (➤ Kap. 3.3.5 ❺), wo das Sphenoid in kaudaler Spannung gegenüber dem Okziput in symmetrischer Extension steht. Hier steht die Ala major, d. h. die Kontaktfläche des Sphenoids mit der Orbita einer Seite inferior, was eine einseitige Flexion des Sphenoids, also Torsion des Sphenoids bedeutet. Einseitige Sphenoid-Flexion korreliert mit Os frontale in Außenrotation. Dadurch vergrößert sich die Orbita und der Augapfel sinkt potenziell etwas ein. Auch die Maxilla weist eine Fehlstellung auf: Sie ist auf derselben Seite wie das Os frontale ebenfalls außenrotiert.

Goodheart beschrieb die Außenrotation des Os frontale nach Sutherland (Magoun 1976) als „Internal Frontal Fault" mit Fokus auf der Sutura metopica, die man sich nach posterior eingesunken vorzustellen hat (Walther 2000). Die Sutura metopica ist eine in seltenen Fällen persistierende Sutura frontalis, die beide Ossa frontalia verbindet und etwa bis zum 6. Lebensjahr verknöchert. Eigentlich handelt es sich also bei älteren Kindern und Erwachsenen um eine intraossäre Störung.

### Symptome

Mit der Läsion sind retrobulbäre Kopfschmerzen assoziiert. Druckschmerzhaftigkeit findet sich am oberen Orbitarand sowie bilateral im Bereich der Ala major des Sphenoids, auf der Seite der Läsion jedoch ausgeprägter (Walther 1983). Relativ pathognomonisch ist eine Druckschmerzhaftigkeit eines oder beider Augäpfel.

### Muskuläre Befunde

Ein Hypertonus der Mm. pterygoidei ist meist die Ursache, d. h. bei jeder kraniomandibulären Dysfunktion kann es auch zu einer Sphenoid-Torsion kommen (➤ Abb. 3.89). Die Korrektur erfolgt daher

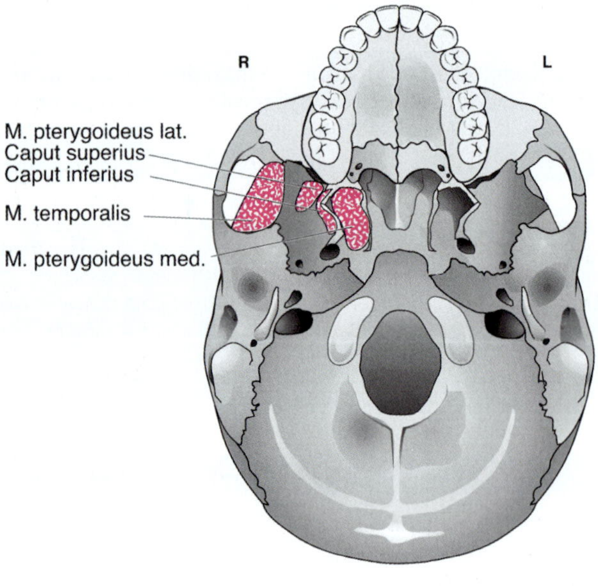


**Abb. 3.89** Muskulärer Hypertonus bei Sphenoid-Torsion: Sphenoid in Flexion rechts

durch myofasziale Behandlung der Mm. pterygoidei. Auch die Skalenusgruppe und der Sternocleidomastoideus können bei dieser Läsion einseitig oder zweiseitig hyporeaktiv sein.

## Untersuchung

Die Randziffern der Ablaufbeschreibung beziehen sich auf das Flussdiagramm (➤ Abb. 3.91).

### Therapielokalisation

1. Sie ist am Oberrand der Orbita positiv, am besten legt der Patient noch einen zweiten Finger bei geschlossenem Auge auf den Augapfel. Die zugordneten hyporeaktiven Nackenflexoren werden bei dieser TL stark.

Da auch am harten Gaumen und über der Sutura zygomaticomaxillaris eine positive TL gefunden werden kann, müssen sie per Challenge differenziert werden.

### Challenge

2. Drücken Sie im Bereich des Proc. zygomaticus, d. h. im Wangenbereich, die Maxilla nach kaudal und lassen los. Die Maxilla wird also in die Innenrotation hineingedrückt (Rebound-Challenge, ➤ Abb. 3.90). Dies führt zu einer Dysreaktion des normoreaktiven Indikators. Unter Umständen muss der Challenge-Vektor in leicht medialer oder leicht lateraler Richtung variiert werden. Wenn irgendwelche Zweifel bestehen, gehen Sie am besten gleich zu einem intraoralen Challenge im Bereich der Sutura palatomaxillaris in Höhe der zweiten und dritten Molaren (Weisheitszähne) über: Der gefundene Vektor gibt auch den Kontaktpunkt für die Korrektur und die Richtung an.

3. Testen Sie, ob eine Atemphase bei der Korrektur helfen kann, indem Sie den Challenge mit gehaltener Exspiration wiederholen. Dies sollte den Challenge aufheben, denn die Läsion ist eine einseitige Flexionsläsion von Os frontale und Os sphenoidale. Wenn dies nicht der Fall sein sollte, versuchen Sie es bei gehaltener Inspiration.

### Palpation/Listening

Mit den Langfingern beider Hände, die flach auf der Stirn des Patienten liegen, können Sie die Symmetrie der Außenrotation ertasten: Da die Läsion auf einer Sphenoid-Torsion basiert, kann zusätzlich zum außenrotierten Os frontale kontralateral noch ein innenrotiertes Os frontale vorliegen („External Frontal“ nach Goodheart (Walther 1983). Mit dem zweiten Schädelgriff können Sie das Sphenoid in beiden Richtungen gegen das Okziput torquieren. Dabei sollte sich in einer Richtung eine härtere Barriere finden. Wenn Sie das Sphenoid aktiv torquieren und das Okziput festhalten, werden Sie eher eine Sphenoid-Torsion als eine (unten beschriebene) Okziput-Torsion erfassen.

## Korrektur

4. Sie erfolgt in drei Schritten, modifiziert nach Goodheart (Goodheart 1972, Walther 1983; ➤ Abb. 3.91).

### Schritt 1

Auf der Seite der Internal-Frontal-Läsion drücken Sie mit Kontakt zum harten Gaumen im Bereich der Sutura palatomaxillaris (etwa auf Höhe 3. Molaren) während der getesteten Atemphase mit sanfter Kraft in Richtung des positiv getesteten Challenge bzw. nach kranial und etwas lateral. Alternativ halten Sie („en écoute“) in diese Rich-

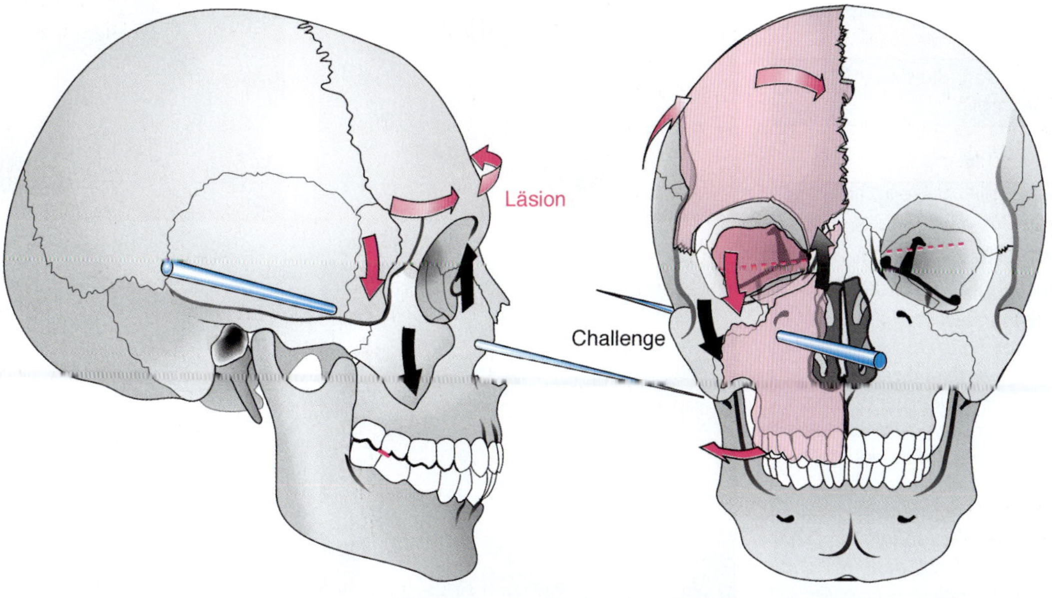


**Abb. 3.90** Außenrotation des (re.) Os frontale: Die roten Pfeile geben die Läsionsrichtung an: Das Sphenoid steht rechts einseitig in Flexion und nimmt das Os frontale in Außenrotation mit, die Maxilla steht ebenfalls in Außenrotation. Hier setzt der Challenge an, der die Maxilla in Innenrotation bewegt. Dabei wird das Os frontale in Innenrotation bewegt. Primäre Ursache kann auch eine Okklusionsstörung sein, die eine Außenrotation der Maxilla bewirkt. Dies ist mit dem farbigen „Okklusionshindernis" angedeutet.

tung, bis ein Release (Weicherwerden) spürbar wird. Dauer, Richtung und Intensität der Korrektur lassen sich gut überprüfen, wenn Sie den tastempfindlicheren der beiden Augäpfel als Monitor nehmen. Der Palpationsschmerz sollte während der Behandlung deutlich nachlassen. Bei diesem Korrekturschritt werden Os maxillare und Os frontale innenrotiert. Dabei handelt es sich um eine direkte Korrektur.

**Schritt 2**

Streichen Sie den M. pterygoideus medialis auf der Seite des inferioren Sphenoids nach kaudal aus mit der Intention, durch Entspannung des Muskels den Zug am Sphenoid über den Proc. pterygoideus medialis und damit die Flexionsspannung dort zu reduzieren. Der potenzielle Zug am Proc. pterygoideus medialis würde eine indirekte Korrektur darstellen, die muskuläre Entspannung diese ermöglichen.

**Schritt 3**

Drücken Sie mit Kontakt über dem M. pterygoideus lateralis der Gegenseite der Außenrotationsläsion von Os maxillare und Os frontale „en écoute" nach kranial. Das bewegt das Sphenoid auf dieser Seite, wo ohnehin eine Extensionsfehlspannug besteht, in Extension, sodass auch hier eine indirekte Korrektur vorliegt.

Diese Mischung aus direkten (Schritt 1) und indirekten (Schritt 2 und 3) Techniken ist historisch bedingt, die Vorgehensweise, die Goodheart beschrieben hat, hat sich jedoch seit mehr als 40 Jahren bewährt.

normoreaktiver Indikatormuskel

↓

1. TL: Am Augapfel, am oberen Orbitarand, am Proc. pterygoideus

↓

dysreaktiver Indikatormuskel

2. Challenge: Am Proc. maxillaris des Os zygomaticum nach kaudal und leicht medial oder leicht lateral drücken; alternativ am harten Gaumen im Bereich des Os maxillare (palatinal zwischen dem zweiten und dritten Molaren) nach kranial drücken (Kontakt wie (4.1))

↓

3. Atemphase suchen, die den Challenge aufhebt

↓

4. ***Korrektur:*** *Jeweils in der Atemphase, die den Challenge aufhob, arbeiten oder „en écoute"*

*Schritt 1. Am harten Gaumen (Sut. palatomaxillaris) zwischen 2. und 3. Molaren auf der Seite des positiven Challenge nach kranial drücken*
*Schritt 2. Auf der Seite des positiven Challenge den M. pterygoid. medialis mit medialem Kontakt nach kaudal ausstreichen (einseitige Sphenoid-Flexion indirekt korrigieren)*
*Schritt 3. Auf der Gegenseite das Gewebe im Bereich des M. pterygoideus lat. nach kranial drücken (einseitige Sphenoid-Extension indirekt korrieren)*

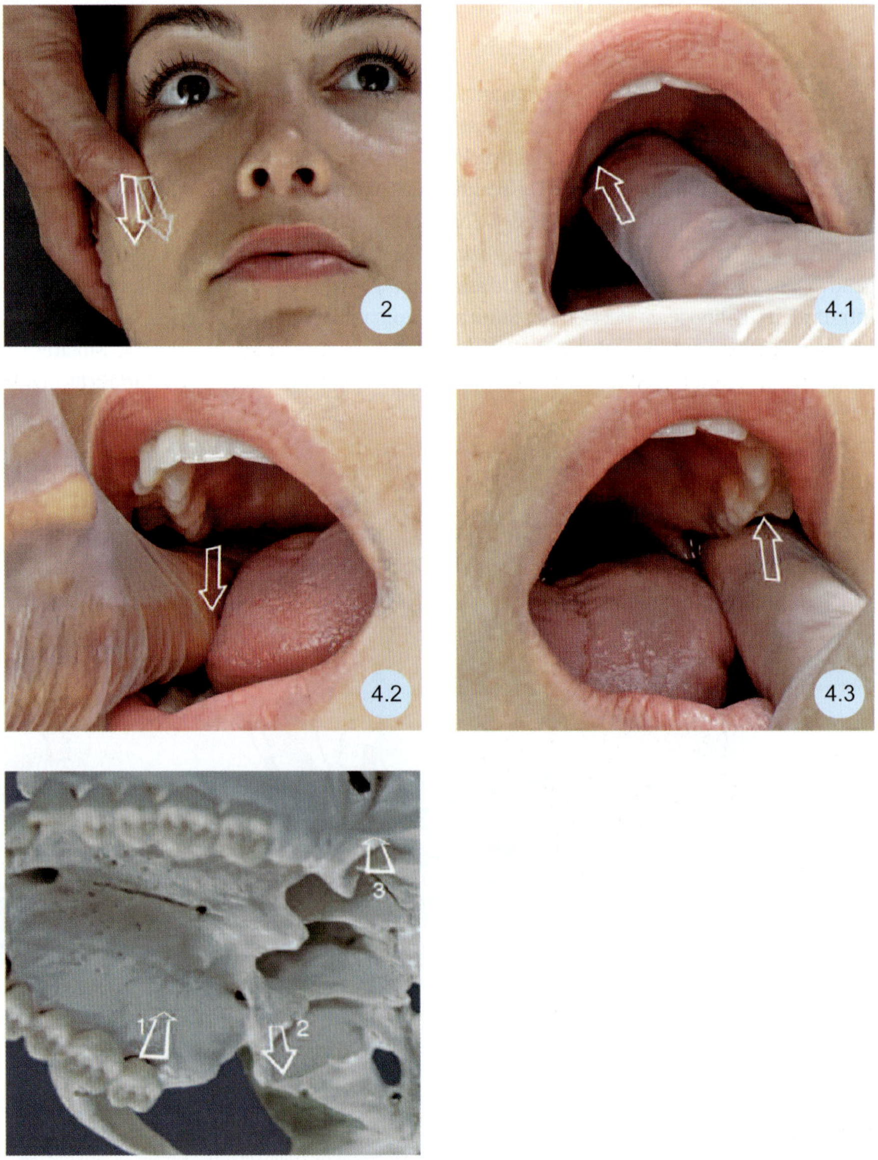


**Abb. 3.91** Flussdiagramm zur Diagnostik und Korrektur einer Außenrotationsläsion des (re.) Os frontale („Internal Frontal Fault" nach Goodheart); inferiores Sphenoid (re., Sphenoid einseitig in Flexion)

## ❷ Sphenoid-Torsion: Innenrotation des Os frontale; superiores Sphenoid

Goodheart (1972) beschrieb die Innenrotation des Os frontale nach Sutherland (Magoun 1976) als „External Frontal Fault". Der Proc. zygomaticus des Os frontale ist bei dieser Läsion nach medial rotiert, bei Goodheart liegt der Fokus jedoch auf der Sutura metopica, die man sich relativ prominenter („external") vorstellen muss.

Die Läsion betrifft das Os frontale und die umgebenden Knochen im Bereich der Orbita: Os sphenoidale, Os maxillare, Os palatinale, Os lacrimale, Os zygomaticum und Os ethmoidale. Sie gehört also auch zu den Gesichtsschädelläsionen (➤ Kap. 3.3.8).

Die Seite des innenrotierten Os frontale („External Frontal" nach Goodheart; Walther 1983) entspricht dabei der Seite des hohen Sphenoids, d.h. die Torsion entsteht durch einseitige Extension des Sphenoids: Sphenoid in Extension korreliert mit Os frontale in Innenrotation. Dadurch verkleinert sich die Orbita und lässt den Augapfel etwas protrudiert erscheinen. Auch die Maxilla weist eine Fehlstellung auf: Sie ist auf derselben Seite wie das Os frontale innenrotiert.

So entsteht ein Komplex aus Sphenobasilar Extension Fault, innenrotiertem Os frontale und innenrotierter Maxilla, alle auf derselben Seite (➤ Abb. 3.92). Auf der anderen Seite kann, muss aber nicht eine entsprechende Flexionsläsion vorliegen.

### Symptome

Mit der Läsion sind retrobulbäre Kopfschmerzen assoziiert. Druckschmerzhaftigkeit findet sich am oberen Orbitarand sowie bilateral im Bereich der Ala major des Sphenoids, auf der Seite der Internal-Frontal-Läsion jedoch ausgeprägter (Walther 1983). Relativ pathognomonisch ist Druckempfindlichkeit des protrudierten Augapfels.

### Muskuläre Befunde

Ein Hypertonus der Mm. pterygoidei kann die Ursache sein, meist jedoch eher auf der kontralateralen Seite. Die Skalenusgruppe und der Sternocleidomastoideus sind bei dieser Läsion häufig einseitig oder zweiseitig hyporeaktiv.

### Untersuchung

Die Randziffern der Ablaufbeschreibung beziehen sich auf das Flussdiagramm (➤ Abb. 3.93).

**Therapielokalisation**

1. Sie ist am Oberrand der Orbita positiv, am besten legt der Patient noch einen zweiten Finger bei geschlossenem Auge auf den Augapfel.

Da auch am harten Gaumen und über der Sutura zygomaticomaxillaris eine positive TL gefunden werden kann, müssen sie per Challenge differenziert werden.

**Challenge**

2. Ziehen Sie am Proc. alveolaris der oberen Frontzähne nach kaudal oder, wie Walther (1983) angibt, direkt an den Schneidezähnen. Dies ist kann aber auch einen positiven dentalen Challenge ergeben. Die Maxilla wird also mit einem Rebound-Challenge (➤ Abb. 3.92) in die Außenrotation hineingedrückt. Dies führt zu einer Dysreaktion des normoreaktiven Indikators. Wenn irgendwelche Zweifel bestehen, führen Sie einen intraoralen Challenge nach kranial an der Sutura palatomaxillaris auf der Gegenseite des innenrotierten Os frontale durch. Die Kontaktstelle liegt auf Höhe der zweiten und dritten Molaren (Weisheitszähne).

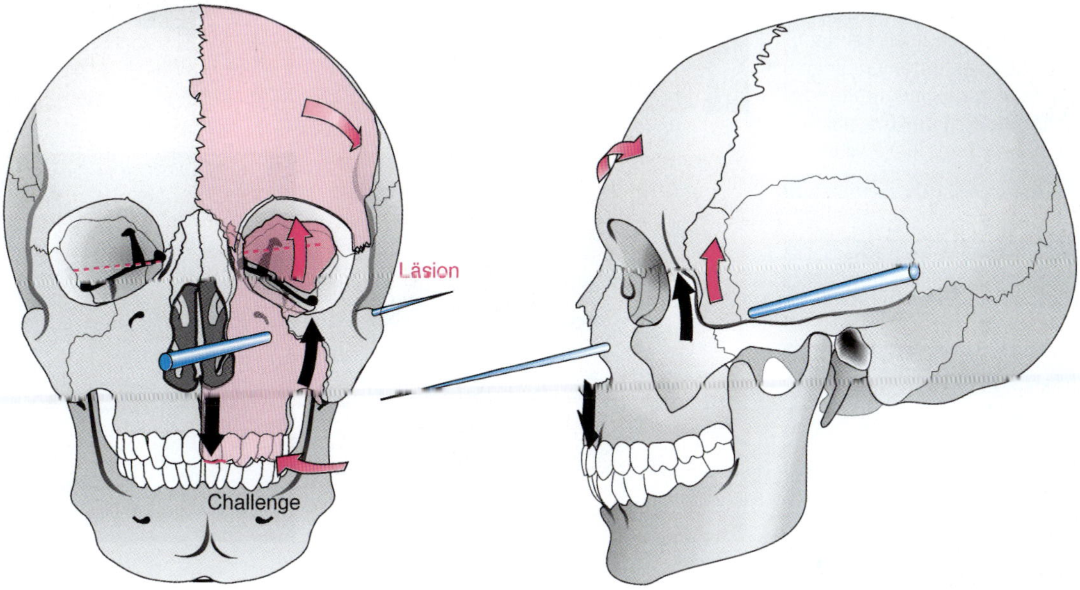


**Abb. 3.92** Innenrotiertes Os frontale links: Die roten Pfeile geben die Läsionsrichtung an: Das Sphenoid steht links einseitig in Extension und nimmt das Os frontale in Innenrotation mit. Die Maxilla steht ebenfalls in Innenrotation. Hier setzt der Challenge an, der die Maxilla in Außenrotation bewegt (Rebound-Challenge). Dabei wird das Os frontale in die Außenrotation bewegt. Als primäre Ursache kann auch eine Okklusionsstörung, speziell im Frontzahnbereich, eine Innenrotation der Maxilla bewirken.

3. Testen Sie, ob eine Atemphase bei der Korrektur helfen kann, indem Sie den Challenge mit gehaltener Inspiration wiederholen. Dies sollte den Challenge aufheben, denn es liegt ja eine einseitige Extensionsläsion von Os frontale und Os sphenoidale vor. Wenn dies nicht der Fall ist, versuchen Sie es bei gehaltener Exspiration.

**Palpation/Listening**

Mit den Langfingern beider Hände, die flach auf der Stirn des Patienten liegen, können Sie die Symmetrie der Außenrotation ertasten: Da die Läsion auf einer Sphenoid-Torsion basiert, wird sich häufig neben dem außenrotierten Os frontale kontralateral ein innenrotiertes Os frontale finden lassen („External Frontal" nach Goodheart). Mit dem zweiten Schädelgriff können Sie das Sphenoid in beiden Richtungen gegen das Okziput torquieren. Dabei sollte sich in einer Richtung eine härtere Barriere zeigen. Wenn Sie aktiv das Sphenoid torquieren und das Okziput festhalten, werden Sie eher eine Sphenoid-Torsion als eine Okziput-Torsion erfassen.

### Korrektur

4. Sie erfolgt in zwei Schritten, modifiziert nach Goodheart (➢ Abb. 3.93):

**Schritt 1**

Der erste Schritt zur Korrektur eines innenrotierten Os frontale (li.) entspricht dem bei der Korrektur eines kontralateralen außenrotierten Os frontale (re.). Auf der Gegenseite der Innenrotationsläsion drücken Sie mit Kontakt zum harten Gaumen im Bereich der Sutura palatomaxillaris (etwa auf Höhe der 2. und 3. Molaren) während der getesteten Atemphase mit sanfter Kraft in Richtung des positiv getesteten Challenge. Alternativ halten Sie in Challenge-Richtung (en écoute), bis ein Release (Weicherwerden) spürbar wird. Dauer, Richtung und Intensität der Korrektur lassen sich gut überprüfen, wenn Sie den tastempfindlicheren Augapfel als Monitor nehmen. Dessen Palpations-/Schmerzempfindlichkeit sollte während der Behandlung deutlich nachlassen. Bei diesem Korrekturschritt wird das kaudale, d. h. in Flexion befindliche Sphenoid über Maxilla und Os palatinum nach kranial bewegt. Dabei handelt es sich um eine direkte Korrekturtechnik.

**Schritt 2**

Er entspricht dem (oben beschriebenen) dritten Korrekturschritt bei einem außenrotierten Os frontale auf der Gegenseite. Drücken Sie mit Kontakt über der Region des M. pterygoideus lateralis auf Seite des positiven Challenge den Proc. pterygoideus lat. nach kranial. Das bedeutet für das auf dieser Seite in Extension stehende

normoreaktiver Indikatormuskel

↓

1. TL: Am Augapfel, am oberen Orbitarand, am Processus pterygoideus

↓

dysreaktiver Indikatormuskel

↓

2. Challenge: Am Proc. alveolaris der oberen Schneidezähne nach kaudal ziehen. Alternativ am harten Gaumen auf der Gegenseite des innenrotierten Os frontale im Bereich des Os maxillare (palatinal zwischen dem 2. und 3. Molaren) nach kranial drücken

↓

3. Atemphase suchen, die den Challenge aufhebt (meist Inspiration)

↓

4. ***Korrektur:** Jeweils in der Atemphase, die den Challenge aufhob, arbeiten oder „en écoute"*
*Schritt 1. Am harten Gaumen (Sut. palatomaxillaris) zwischen 2. und 3. Molaren auf der Gegenseite des innenrotierten Os frontale nach kranial drücken (direkte Korrektur)*
*Schritt 2. Den Proc. pterygoideus lat. auf der Seite des innenrotierten Os frontale mit lateralem Kontakt nach kranial drücken (indirekte Korrektur)*

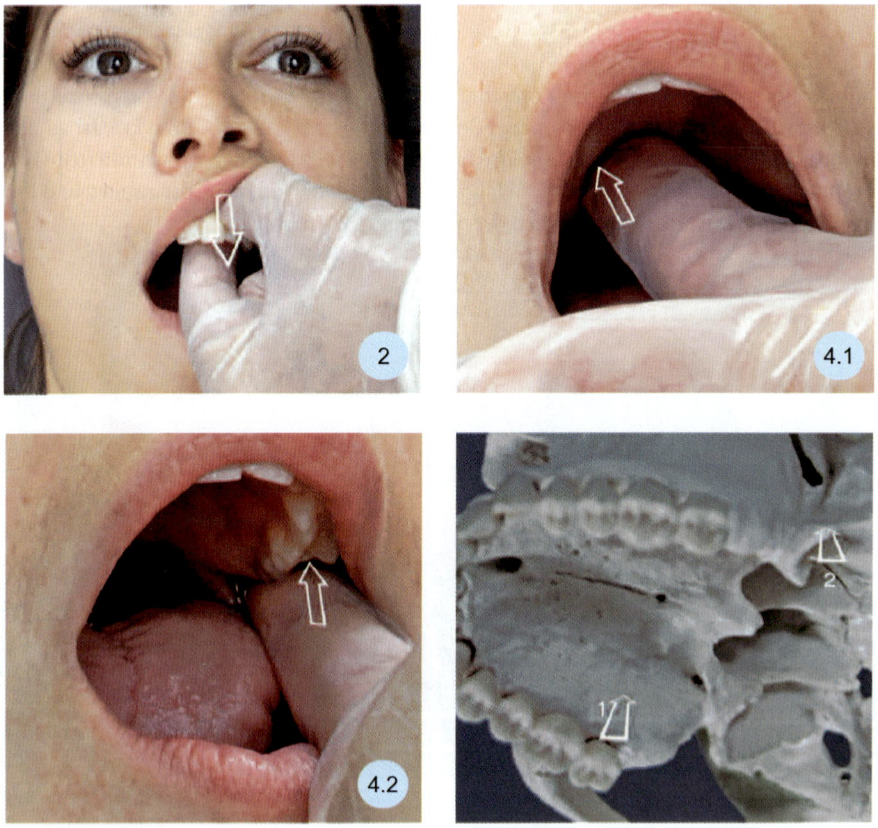


**Abb. 3.93** Flussdiagramm zur Diagnostik und Korrektur eines innenrotierten Os frontale nach Sutherland („External Frontal Fault" nach Goodheart)

Sphenoid eine indirekte Korrektur. Kontrollieren Sie anschließend den Challenge, denn die Maxilla muss möglicherweise noch in die Außenrotation hinein korrigiert werden.

## ❸ Okziput-Torsion (Universal Fault)

Die Bezeichnung ist aus der Geschichte der Applied Kinesiology erklärbar. GOODHEART (1974) fand bei einer Gesamtuntersuchung von Patienten bezüglich kranialer Läsionen in einem hohen Prozentsatz folgenden Fehler (universal): Das Okziput ist gegenüber dem Sphenoid um die sagittale Achse torquiert, sodass beide Ossa temporalia entsprechend rotiert sind – eher in Flexion auf der Seite des kaudalen Okziputs, eher in Extension auf der Seite des kranialen Okziputs. Das hat natürlich gewisse Konsequenzen für das Sphenoid. Dennoch kann man mit dem Konzept arbeiten, dass die rostralen Schädelanteile nicht von der Läsion betroffen sind, im Gegensatz zu einer Sphenoid-Torsion (Os frontale in Innen-/Außenrotation), wo sie die Spannung aufweisen.

Eine kondyläre intraossäre Spannung (Kompression), die auch zu Hypoglossus-Dysfunktionen führen kann, ist nicht selten Teil dieser Läsion.

### Symptome

Die Läsion ist mit Spannungszuständen im Bereich des Os sphenoidale und der Ossa temporalia assoziiert – mit all ihren Implikationen für die Hirnnerven (➤ Kap. 3.3.3). Die Torsion des Okziputs an sich steht in Beziehung zu Torsionen der Wirbelsäule und kann durch die Muskulatur der Kopfgelenke vermittelt werden. Die Korrektur eines Universal Fault kann viele dieser Torsionsmuster aufheben. Doch gemäß dem Grundsatz, dass Muskeln Knochen bewegen, wird primär eine muskulär orientierte Therapie von Dysfunktionen des Achsenorgans indiziert sein, auf deren Grundlage dann die Korrektur der kranialen Läsionen erfolgt. Eine große Zahl von Korrekturen persistierender primitiver Reflexe beinhaltet die Korrektur einer Okziput-Torsion, was ebenfalls den „universellen" Charakter der Läsion unterstreicht, die sich evtl. auch als „konstitutionelle" Dysfunktion durch ein Geburtstrauma entwickelt (➤ Kap. 3.5).

Sakrumtorsionen können mit Okziput-Torsionen (➤ Kap. 3.2.7) einhergehen. Nach GOODHEART sind Spasmen der Ileozökalklappe gelegentlich mit einem Universal Fault assoziiert.

Die Suturae lambdoidea und occipitomastoidea können tastempfindlich bzw. druckschmerzhaft sein.

### Muskuläre Befunde

Die Läsion kann durch einseitigen Hypertonus des oberen Trapezius und des Sternocleidomastoideus (aufgrund der Ansätze dieser Muskeln) sowie des Splenius und Semispinalis capitis und der kurzen Nackenstrecker verursacht werden. Das erklärt auch die Häufigkeit ihres Auftretens (➤ Abb. 3.95).

### Diagnostik

Die Randziffern in der folgenden Beschreibung beziehen sich auf die Schritte im Flussdiagramm (➤ Abb. 3.96).

**Screening**

Hierzu können Sie einen von GOODHEART angegebenen respiratorischen Challenge nutzen:

1. Wenn der Patient nur durch ein Nasenloch einatmet (das andere zuhalten) und die Luft anhält, würde bei Vorliegen eines Universal Fault ein normoreaktiver Indikatormuskel hyporeaktiv.
2. Ein aufgrund des Universal Fault hyporeaktiver Muskel würde bei gehaltener Inspiration durch dasselbe Nasenloch normoreaktiv (Walther 1983).

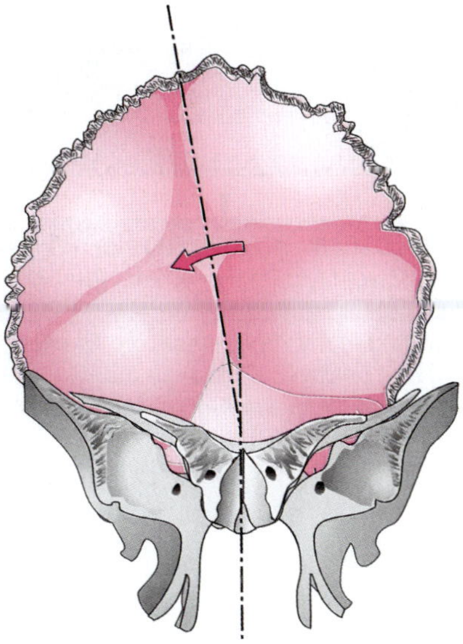

**Abb. 3.94** Universal Fault

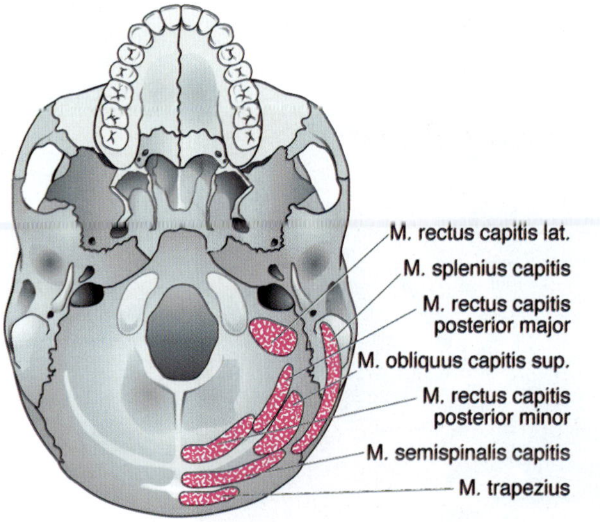


**Abb. 3.95** Muskeln, deren Hypertonus zu einer Okziput-Torsion führen kann

**Therapielokalisation**

3. Sie ist positiv, wenn der Patienten mit beiden Händen die Squama occipitalis berührt. Die beidhändige TL ist typisch für dreidimensionale, intraossäre Spannungszustände und wird auch bei Verdacht auf intraossäre Spannungen im Wirbel-, im Kiefer- („Holographic Jaw") und Beckenbereich (Kat.-1-Beckenläsion, ➤ Kap. 3.2.4) genutzt.

**Challenge**

4. Halten Sie das Okziput in der flachen Hand und die beiden Processus mastoidei mit Ringfinger und Daumen. Drehen Sie im Uhrzeigersinn und lassen Sie dann los, um einen normoreaktiven Indikatormuskel zu prüfen, der bei Vorliegen der Läsion hyporeaktiv wird. Führen Sie den Challenge in beiden Richtungen durch. Möglicherweise müssen Sie zweihändig arbeiten: mit einer Hand an der Squama occipitalis und der anderen an den Procc. mastoidei.

Eine kondyläre Kompression ist am besten mit einer Stimmgabel zu erfassen, deren Schwingung mit und ohne Extension in den Kopfgelenken zur Dysreaktion eines NIM führt.

5. Suchen Sie eine Atemphase, die bei der Korrektur helfen könnte: Während einer gehaltenen Inspiration führen Sie erneut den mechanischen Challenge in die Richtung durch, die den Indikator geschwächt hat. Wenn die Inspiration den Challenge nicht aufhebt, versuchen Sie es mit der Exspiration.

Sie können auch den unter „Screening" beschriebenen respiratorischen Challenge nutzen.

**Palpation/Listening**

Mit dem zweiten Schädelgriff können Sie das Okziput in beiden Richtungen gegen das Sphenoid torquieren. Dabei sollte sich in einer Richtung eine härtere Barriere finden lassen. Wenn Sie aktiv das Okziput torquieren und das Sphenoid festhalten, wird damit eher eine Okziput-Torsion als eine Sphenoid-Torsion erfasst.

## Korrektur

6. Bewegen Sie das Okziput ca. 5–7 mal in Richtung des positiven Challenge während der Atemphase, die diesen aufgehoben hat. Überprüfen Sie den Challenge, der danach negativ sein sollte. Für die Korrektur muss häufig ein Vektor gewählt werden, der das Ok-

**1. dysreaktiver Muskel**

Einatmung nur durch ein Nasenloch

**normoreaktiver Muskel**

**2. normoreaktiver Indikatormuskel (NIM)**

Einatmung nur durch ein Nasenloch

**dysreaktiver Muskel**

3. Therapielokalisation: beide Hände auf der Pars squamosa des Okziputs

4. Challenge (nicht gehalten): Rotation des Okziputs und der beiden Procc. mastoidei nach rechts, bei negativem Challenge nach links

5. Atemphase suchen, die Challenge aufhebt (Inspiration oder Exspiration)

6. *Korrektur: In der Atemphase, die den Challenge aufgehoben hat, in Richtung des positiven Challenge mobilisieren*
a. *Alternative Korrektur: Entgegengesetzt zur Challenge-Richtung in Inspiration mobilisieren (Goodheart)*

7. Assoziierte Sakrumläsion: Ossa ilia mit Kontakt zu den Spinae iliacae post. sup. nach lateral drücken und NIM auf Dysreaktion prüfen. Atemphase finden, die Challenge aufhebt.
*Korrektur: In Challengerichtung in der Atemphase, die Challenge aufgehoben hat, mobilisieren oder in Richtung des positiven Challenge manipulieren*
*Alternativ: Sakrum-Induktion mit „Ilium-Spread" in Rückenlage (Abb. 3.97)*

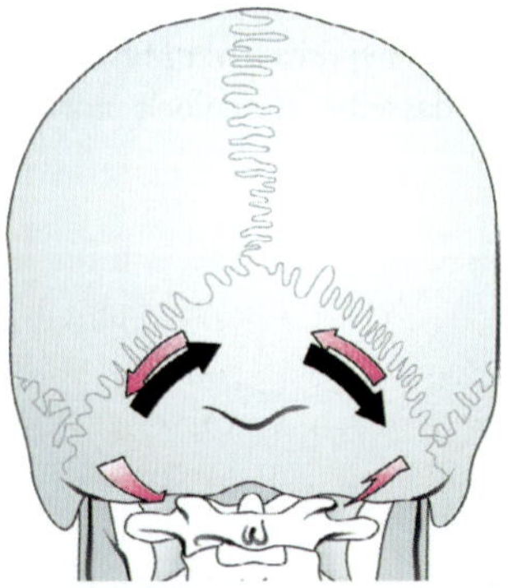

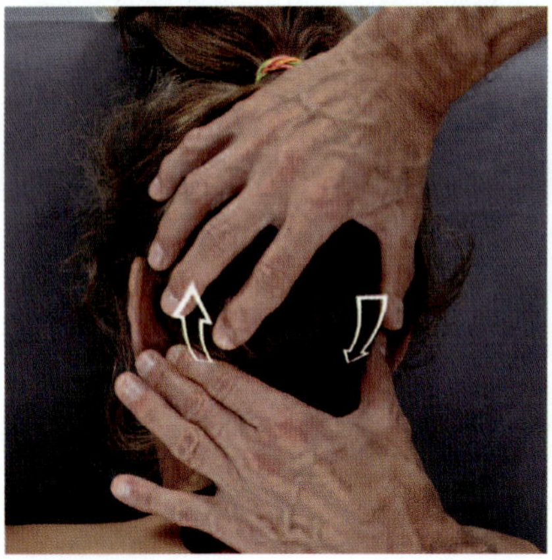

**Abb. 3.96** Flussdiagramm zur Diagnostik und Therapie eines Universal Fault

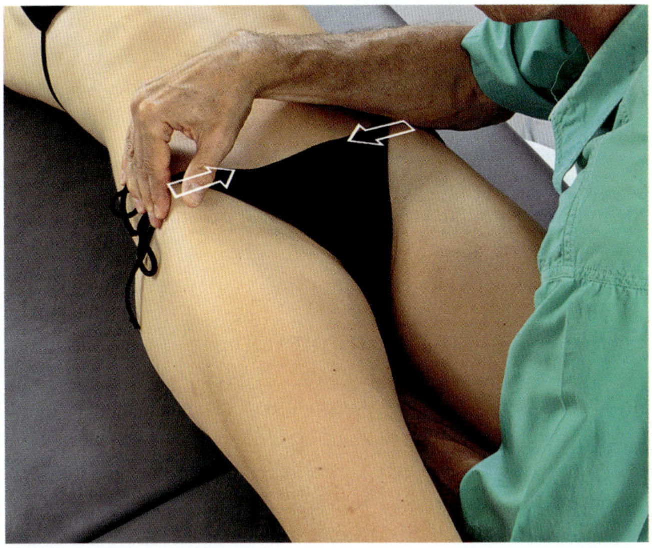

**Abb. 3.97** Induktion des Sakrums mit der linken Hand. Der rechte Unterarm und die rechte Hand nähern die beiden Spinae iliacae anteriores an, sodass sich die Sakroiliakalgelenke tendenziell öffnen (auseinanderklaffen).

ziput auf der einen Seite in Flexion, auf der anderen Seite in Extension bringt (farbige Pfeile in ➤ Abb. 3.96).

Eine kondyläre Kompression wird am besten mit Vibration korrigiert (➤ Kap. 3.3.2). In jedem Fall ist aber eine Entspannung hypertoner subokzipitaler Muskeln notwendig, z. B. auch mit Muscle-Interlink-Technik (➤ Kap. 2.1.7 und ➤ Abb. 6.4c).

Nach GOODHEART erfolgt die Korrektur in die Gegenrichtung des Challenge, der den Indikator dysreaktiv gemacht hat, und während Inspiration. Dies ist möglicherweise eine indirekte Korrektur (Walther 1983), im Unterschied zur hier angegebenen, eher direkten Technik.

### Assoziierte Läsionen

7. Typischerweise kann die Okziput-Torsion mit einer Torsion des LOVETT-Partners assoziiert sein: einer Sakrumtorsion (z. B. um die schräge Achse, ➤ Kap. 3.2.7 ⓫).

**Korrektur einer Sakrumtorsion**

GOODHEART hat als spezifischen Challenge einen „Ilium-Spread“ angegeben: Legen Sie beide Hände mit Kontakt der Ossa pisiformia auf die Spina iliaca und drücken Sie sie impulsartig mit beiden Hände nach lateral, ähnlich wie zur Öffnung beider Sakroiliakalgelenke. Wenn dies zur Indikatordysreaktion führt, manipulieren Sie in Challenge-Richtung oder suchen eine Atemphase, die den Challenge aufhebt. Während dieser Atemphase wird dann in Challenge-Richtung mobilisiert.

Eine sehr gute Alternative ist bei Nichtgelingen oder einem Rezidiv die Induktion des Sakrums in Rückenlage, bei der Sie mit Ihrer anderen Hand und dem Unterarm die beiden Spinae iliacae anteriores annähern, um so die Sakroiliakalgelenke zu öffnen (➤ Abb. 3.97).

Häufig ist auch ein Occipito-Atlantal Countertorque (OACT, ➤ Abb. 2.11) mit einem Universal Fault assoziiert.

## 3.3.8 Gesichtsschädelläsionen

Die hier beschriebenen Läsionen spielen vor allem im Zusammenhang mit Okklusionsanalysen und -korrekturen ein Rolle. Bis auf die sphenomaxilläre Kompression erzeugen alle okklusalen Stress, der zu einem positiven Schlussbiss-Challenge führt. Dies ist immer eine Indikation, diagnostisch in erster Linie die Maxilla im Sinne der hier beschriebenen Läsionen zu provozieren. Alle Konstruktionsbisse, die im Mund genommen werden (➤ Kap. 3.4.4), ohne vorher die notwendigen osteopathischen Korrekturen durchgeführt zu haben, „nehmen die Läsion mit“, d. h. sie zementieren diese. Dies ist vergleichbar mit der Verordnung einer Schuhsohlenerhöhung für eine funktionelle Beinlängendifferenz bei Beckentorsionen (Beckenläsionen Kat. 1 und Kat. 2, ➤ Kap. 3.2.2 und ➤ Kap. 3.2.4).



### ❶ Sphenomaxilläre Fixation (Kompression)

Fixation, Kompression und Compaction werden in der Osteopathie und Applied Kinesiology als synonyme Begriffe verwendet. Sie bezeichnen eine verminderte Beweglichkeit zweier oder mehrerer Strukturen gegeneinander ohne räumliche Fehlstellung. Hiervon sind meist Os sphenoidale, Os palatinum und Os maxillare betroffen.

#### Symptome und Befunde

Eine klare Zuordnung von Symptomen gibt es nicht, jedoch kann die Läsion eine dauerhafte Korrektur anderer Gesichtsschädelläsionen unmöglich machen. Auch bei muskulären Befunden gibt es keine Zuordnung.

#### Challenge

Da keine sichere Therapielokalisation bekannt ist, bietet der Challenge den schnellsten diagnostischen Zugang: Für ein globales Screening auf Maxillare-Läsionen halten Sie die Alae majores des Sphenoids mit einer Hand und mit der anderen Hand (intra- oder extraoral) die Maxillae an den Alveolarfortsätzen (➤ Abb. 3.98). Bewegen Sie beide Strukturen einmal hin und her und testen Sie einen normoreaktiven Indikatormuskel, der bei positivem Challenge dysreaktiv wird. Wenn dies der Fall ist, muss die Läsion differenzialdiagnostisch von einem lateralen Shift des Os maxillare, aber auch von Innen- und Außenrotationsläsionen sowie Torsionen der Maxilla abgegrenzt werden. Auch zu einer Kompression der Sutura palatina mediana und, in ihrer anterioren Fortsetzung, der Sutura intermaxillaris kann es bei diesem Challenge kommen. Diese müssen dann noch einmal gesondert geprüft werden (➤ Kap. 3.3.9).

Nehmen Sie anschließend von palatinal Kontakt zu den Alveolarfortsätzen des mesialen Oberkiefers auf, ziehen sie nach ventral und lassen los (➤ Abb. 3.98). Wenn dies nicht zu einem positiven Challenge führt, ändern Sie den Vektor etwas in lateraler Richtung.

Wiederholen Sie den Challenge während einer gehaltenen Atemphase: Inspiration oder Exspiration sollte den positiven Challenge aufheben.

### Palpation

Legen Sie Daumen und Zeigefinger entweder an die palatinalen Zahnflächen und Alveolarfortsätze oder fassen Sie die Maxilla zuerst auf der einen, dann auf der anderen Seite an den mesialen (ventralen) Alveolarfortsätzen (➤ Abb. 3.99). Mit der anderen Hand halten Sie die Alae majores. Ziehen Sie leicht nach ventral sowie etwas nach lateral (links und rechts). Achten Sie auf die dabei spürbare Barriere, die man normalerweise als zäh-elastisch beschreiben kann. Dies variiert natürlich von Schädel zu Schädel, und so wird der AK-Challenge einmal mehr zum zuverlässigsten Diagnostikum.

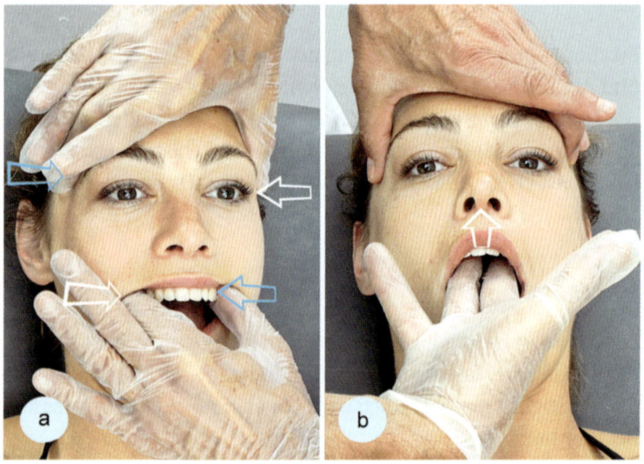


**Abb. 3.98** Screening von Maxillare-Läsionen

normoreaktiver Indikatormuskel

↓

1. Challenge: Die eine Hand hält die Alae majores des Sphenoids, die andere führt mit Kontakt zu den Alveolarfortsätzen des Oberkiefers die Maxillae nach rechts und links. Alternativ und wenn der genannte Challenge positiv ist, mit Kontakt zu den Alveolarfortsätzen des Oberkiefers die Maxillae vom Sphenoid wegziehen, Vektor variieren (Abb. 3.98)

↓

dysreaktiver Indikatormuskel

↓

2. Atemphase suchen, die den Challenge aufhebt

↓

3. *Korrektur: In der Atemphase, die den Challenge aufhob, die Maxillae in Challenge-Richtung mobilisieren oder mit gehaltenem Kontakt „en écoute" korrigieren*

**Abb. 3.99** Flussdiagramm zur Diagnostik und Korrektur einer sphenomaxillären Kompression

### Korrektur

Ziehen Sie die Maxillae während der Atemphase, die den Challenge aufgehoben hatte, 5–7 mal in Challenge-Richtung und wiederholen Sie den Challenge zur Überprüfung des Ergebnisses.

Alternativ können Sie die Maxillae „en écoute" in Challenge-Richtung intendieren, bis ein Release im Sinne eines Weichwerdens der Barriere auftritt.

## ❷ Os maxillare in Außenrotation

Bei allen einseitigen Flexionsläsionen des Sphenoids wurde bereits beschrieben, dass die Maxilla auf dieser Seite ebenfalls in Flexion, d. h. Außenrotation, gehen kann: sphenobasiläre Flexionsläsion, außenrotiertes Os frontale (➤ Kap. 3.3.5 ❽). Bei kranialem Strain des Sphenoids können die Maxillae beidseits in Außenrotation stehen.

### Ursachen und Symptome

Eine isolierte Außenrotationsstellung der Maxilla ist meist okklusal bedingt. Der Schlussbiss-Challenge (➤ Kap. 3.3.10 ❺) wird dann positiv sein.

Frühkontakte (z. B. durch neue Prothetik) können die Ursache für die Läsion sein: Sie sind am ehesten im Seitenzahnbereich auf der Seite der Maxillare-Außenrotation zu suchen. Da sie im strukturellen Sinne zu einer einseitigen („mikroskopischen") Erweiterung des Zahnbogens führen können (➤ Abb. 3.100), kann es in der geschlossenen Kette des kraniosakralen Systems zu Torsionen kommen.

Die häufigste Symptomatik ist Schmerz im Oberkieferbereich. Es gibt keine spezifischen muskulären Befunde.

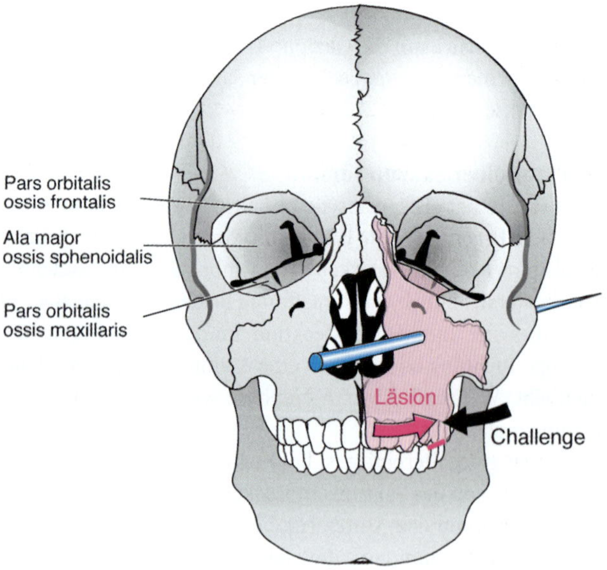


**Abb. 3.100** Außenrotationsläsion der Maxilla. Die farbigen Pfeile geben die Läsionsrichtung an, die schwarzen die Challenge-Richtung.

### Therapielokalisation

Die Magnet-TL über dem Oberkiefer ist häufig positiv: Sie führt zur Dysreaktion eines normoreaktiven Indikatormuskels. Differenzialdiagnostisch müssen Herde und Störfelder durch Challenge ausgeschlossen werden (Garten und Weiss 2007, Kap. 5; Garten 2012, Kap. 6). Ohne Magnet ist eine TL mit zwei Fingern notwendig: einer über dem unteren Orbitarand, der andere über den Alveolen der Seitenzähne.

### Challenge

Ein nach medial gerichteter, nicht gehaltener Challenge an den Alveolarfortsätzen der Seitenzähne kann positiv sein. Mit ein bisschen Übung gelingt es auch, mit Daumen und Zeigefinger an den Alveolarfortsätzen einen Rotations-Challenge auszuführen. Drücken Sie die Maxilla in Innenrotation und lassen Sie los. Sie können auch prüfen, ob eine gehaltene Inspiration oder Exspiration den Challenge aufhebt; meist verstärkt die Exspiration die Innenrotation.

### Palpation

Bewegen Sie die Maxilla mit dem Challenge-Kontakt in Innen- und Außenrotation und prüfen Sie die Barrieren auch im Seitenvergleich: Die induzierte Außenrotation wird durch weniger Widerstand beantwortet.

### Korrektur

Bewegen Sie die Maxilla 5–7 mal in Challenge-Richtung in der Atemphase, die den Challenge aufgehoben hatte. Dies entspricht einer direkten Korrektur.

Eine direkte Korrektur können Sie auch „en écoute" durchführen, indem Sie Ihren Ring- oder Mittelfinger auf die Seitenzähne legen und diese nach medial intendieren. Obwohl die Dura mater nicht an den Maxillae ansetzt, gelingt meist auch eine indirekte Korrektur, wenn mit Mittelfinger und Ringfinger an der palatinalen Seite der Alveolarfortsätze eine Außenrotation des Oberkiefers intendiert wird, wie unten bei der Korrektur eines „Vomer-Shear" angegeben.

Nach der Korrektur sollten Sie die Maxillae erneut mit einem Schlussbiss-Challenge testen: Wenn es zum Rezidiv kommt, ist die Läsion eindeutig okklusal bedingt.

## ❸ Os maxillare in Innenrotation

Bei allen einseitigen Extensionsläsionen des Sphenoids wurde bereits beschrieben, dass die Maxilla auf dieser Seite ebenfalls in Extension, d. h. Innenrotation, stehen kann: sphenobasiläre Extensionsläsion, Os frontale in Innenrotation. Bei kaudalem Strain des Sphenoids können die Maxillae beidseits in Innenrotation stehen (➤ Kap. 3.3.5 ❻).

### Ursachen und Symptome

Eine isolierte Innenrotationsstellung der Maxilla ist wie die Außenrotationsläsion meist okklusal bedingt. An diese Läsion ist bei einem positiven Schlussbiss-Challenge zu denken.

Frontzahnkontakte können die Ursache sein: Sie führen im strukturellen Sinne zu einer einseitige Verengung des Zahnbogens (➤ Abb. 3.101).

Durch Malokklusion können alle Varianten einer Torsion des Achsenorgans verursacht werden.

Im Oberkieferbereich können Schmerzen auftreten. Potenziell kann auch ein Hypertonus des M. masseter zu dieser Läsion führen.

### Therapielokalisation

Das Vorgehen bei Diagnostik und Therapie kann auch dem Flussdiagramm (➤ Abb. 3.102) entnommen werden.

Die Magnet-TL über dem Oberkiefer ist häufig positiv: Sie führt zur Dysreaktion eines normoreaktiven Indikatormuskels. Auch hier müssen Störfelder und Herde ausgeschlossen werden. Ohne Magnet sind zwei Finger für die TL notwendig: einer auf dem unteren Orbitarand, der andere auf den Alveolen der Seitenzähne.

### Challenge

Nehmen Sie die Maxilla mit Daumen und Zeigefinger, um einen Rotations-Challenge auszuführen. Drücken Sie die Maxilla in Außenrotation und lassen Sie los. Sie können auch prüfen, ob eine gehaltene Inspiration oder Exspiration den Challenge aufhebt (meist Inspiration).

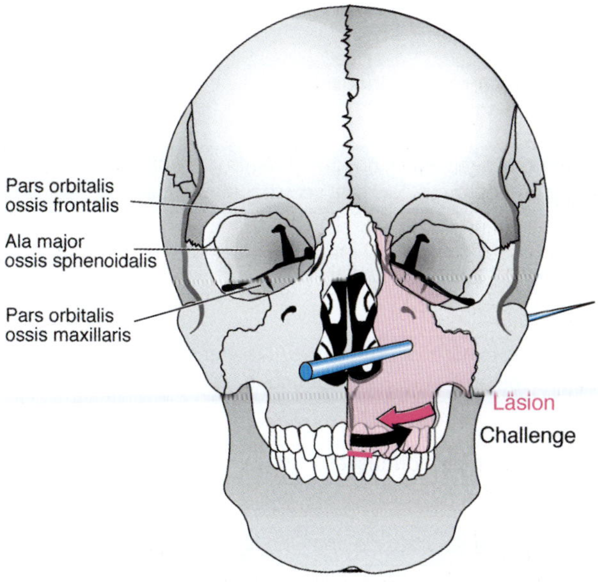


**Abb. 3.101** Innenrotationsläsion der Maxilla. Die roten Pfeile geben die Läsionsrichtung an, die schwarzen die Challenge-Richtung (nicht gehalten).

### Palpation

Bewegen Sie die Maxilla mit dem Challenge-Kontakt in Innen- und in Außenrotation und beurteilen Sie die Barrieren auch im Seitenvergleich: Die induzierte Innenrotation trifft auf weniger Widerstand.

### Korrektur

Bewegen Sie die Maxilla 5–7 mal in Challenge-Richtung während der Atemphase, die den Challenge aufgehoben hatte. Dies entspricht einer direkten Korrektur.

Eine direkte Korrektur können Sie auch „en écoute" durchführen, indem Sie Ihren Ring- oder Mittelfinger auf die Seitenzähne legen und diese nach lateral intendieren.



## ❹ Vertikaler Shift des Os maxillare

Hierbei handelt es sich um eine unphysiologische Läsion (d. h. eine, die keiner physiologischen Bewegungsrichtung folgt). Sie ist so gut wie immer traumatisch und potenziell okklusal bedingt. Es kann eine Stufe am harten Gaumen tastbar sein. Dabei zeigt sich eine Tendenz zur Mandibula-Verlagerung mit TMG-Belastung.

### Symptome

Die Läsion kann im Sinne einer Malokklusion sämtliche Varianten von Duraspannung verursachen, d. h. die gesamte Palette von okklusaler Dysbalance über eine obere zervikale bis hin zu einer lumboiliosakralen Dysbalance (➤ Kap. 3.4). Der Schlussbiss-Challenge ist positiv und wird meist durch mehrere Lagen Papier (zum Ausgleichen unterschiedlicher Höhen) aufgehoben.

Im Oberkieferbereich kann Schmerz auftreten. Spezifische muskuläre Befunde gibt es nicht.

### Therapielokalisation

Die Magnet-TL über dem mesialen Oberkiefer ist häufig positiv: Differenzialdiagnostisch müssen dann Herde und Störfelder durch Challenge ausgeschlossen werden (Garten und Weiss 2007, Kap. 5; Garten 2012, Kap. 6). Ohne Magnet sind zwei Finger für die TL notwendig: einer über der rechten Maxilla, der andere über der linken.

### Challenge

Nehmen Sie die Maxilla zwischen Daumen und Zeigefinger und ziehen Sie sie zunächst nach kaudal, dann nach kranial. Stabilisieren Sie die andere Maxilla oder drücken Sie sie jeweils gleichzeitig in die Gegenrichtung. Alternativ, d. h. bei negativem Challenge, kann es sinnvoll sein, das Sphenoid zu stabilisieren. Die palpatorische Evaluation lässt vermuten, dass ein Rebound-Challenge positiv sein könnte, wenn die Maxilla, an der ein nicht gehaltener Challenge nach kaudal positiv ist, einen kranialen Shift aufweist. Um weitere Klarheit zu erhalten, können Sie bei einem erneuten gehaltenen Challenge einen normoreaktiven Indikatormuskel testen, während Sie die Maxilla nach kranial drücken oder nach kaudal ziehen.

Sie sollten dann prüfen, ob eine gehaltene Inspiration oder Exspiration den Challenge aufhebt.

### Palpation

Bewegen Sie die Maxilla mit dem Challenge-Kontakt nach kaudal und nach kranial und beurteilen Sie dabei die Barrieren auch im Seitenvergleich. Prüfen Sie, ob die Sutura palatina mediana eine Stufe hat.

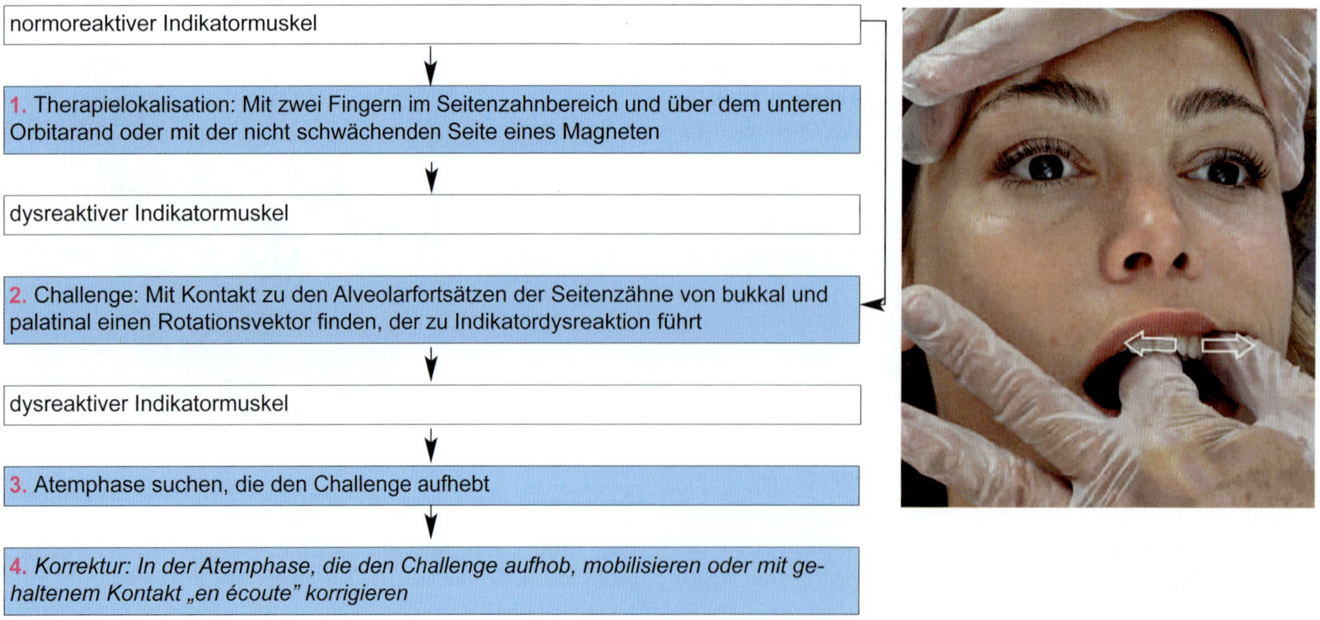


**Abb. 3.102** Flussdiagramm zur Diagnostik und Therapie von Innen- und Außenrotationsläsionen der Maxilla

### Korrektur

Bewegen Sie die Maxilla 5–7 mal in Challenge-Richtung während der Atemphase, die den Challenge aufgehoben hatte. Dies entspricht wahrscheinlich einer direkten Korrektur. Dabei können relativ große Kräfte notwendig sein (1–2 kp).

Eine direkte Korrektur kann auch „en écoute" durchgeführt werden. Prüfen Sie anschließend, ob der Challenge negativ geworden ist, ob die Stufe an der Gaumennaht beseitigt ist und die Barrieren gleichmäßig sind.

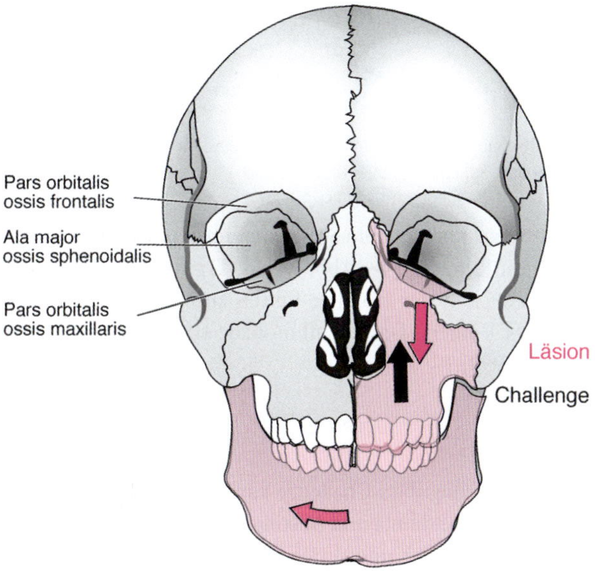


**Abb. 3.103** Vertikaler Shift der Maxilla und die okklusalen Folgen. Die roten Pfeile geben die Läsionsrichtung an, die schwarzen die Challenge-Richtung (nicht gehalten).

## ❺ Sphenomaxilläre Torsion

Beide Ossa maxillaria sind gegenüber dem Sphenoid um eine axiale Achse torquiert. Das Sphenoid kann in Bezug zum Okziput normal stehen. Durch die Torsion kommt es zu Spannung im Bereich der Ossa palatina und des Vomers.

### Symptome

Ein positiver Schlussbiss-Challenge kann Ausdruck einer Fehlrelation zwischen Mandibula und Maxillae sein: Dabei steht eine Zahnreihe des Oberkiefers zu weit mesial, die andere zu weit distal in Bezug zur Mandibula.

Upledger (1990) gibt für diese Läsion keine spezifischen Symptome an. Eine gestörte Nasenatmung ist ein klinisches Symptom, das nach Korrektur der Läsion häufig verschwindet. Muskuläre Befunde lassen sich ebenfalls nicht zuordnen.

### Therapielokalisation

Sie ist nicht zuverlässig, bei positiver Magnet-TL über den Maxillae ist die Läsion jedoch differenzialdiagnostisch genauer zu betrachten. Die TL mit den Fingern einer Hand zu den Alveolarfortsätzen des Oberkiefers und mit einem Finger der anderen Hand zur Ala major auf der einen oder anderen Seite kann positiv sein.

### Challenge

Halten Sie die Alae majores mit einer Hand und (von extraoral) die Alveolarfortsätze des Oberkiefers mit der anderen Hand. Während Sie die Maxillae gegenüber dem Sphenoid um eine gedachte axiale

normoreaktiver Indikatormuskel

↓

1. Therapielokalisation: Mit zwei Fingern über der Maxilla der einen und der anderen Seite

↓

dysreaktiver Indikatormuskel

↓

2. Challenge: Mit Kontakt zum Alveolarfortsatz der Front- bzw. Seitenzähne nach kaudal ziehen oder nach kranial schieben, Rotation vermeiden. Die Maxilla der anderen Seite stabilisieren.

↓

dysreaktiver Indikatormuskel

↓

3. Atemphase suchen, die den Challenge aufhebt

↓

4. *Korrektur: In der Atemphase, die den Challenge aufhob, mobilisieren oder mit gehaltenem Kontakt „en écoute" korrigieren*

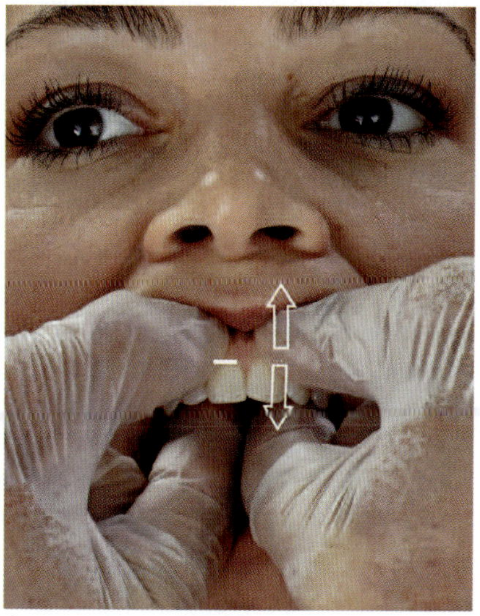

**Abb. 3.104** Flussdiagramm für Diagnostik und Therapie eines vertikalen Shifts der Maxilla

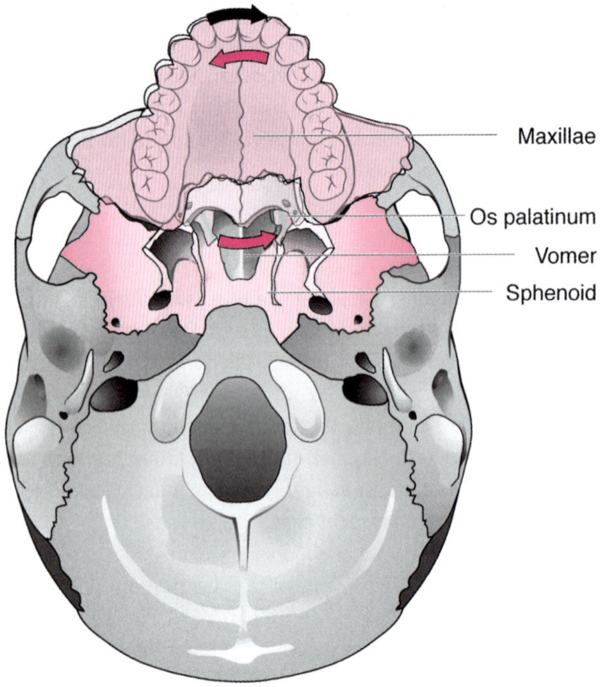


**Abb. 3.105** Sphenomaxilläre Torsion. Die roten Pfeile geben die Läsionsrichtung an, der schwarze die Challenge-Richtung.

Achse in beide Richtungen bewegen, prüfen Sie jeweils einen normoreaktiven Indikatormuskel. Sie können eine Atemphase suchen, die den Challenge aufhebt. Dieser respiratorische Challenge ist jedoch eher als Screening geeignet; gehen Sie nach positivem Challenge gleich zur Palpation über, die direkt zur Therapie führt.

### Palpation

Am besten legen Sie Ihren Mittelfinger und Ringfinger im Mund von palatinal an die Zähne. während Sie mit der anderen Hand die Alae majores halten, sodass Sie Sphenoid und Maxillae gegeneinander bewegen können. Prüfen Sie die Barriere in beiden Richtungen wie beim Challenge beschrieben.

### Korrektur

Aus der Palpation heraus können Sie direkt zur Therapie übergehen, indem Sie die Maxillae mit dem beschriebenen Palpationskontakt zunächst in die freie Richtung bewegen, dann in die Barriere hinein. Wenn eine Atemphase den Challenge aufgehoben hatte, können Sie die Maxillae jeweils während dieser Atemphase in die Barriere hinein bewegen. Wenn diese Maßnahme erfolgreich war, sollte die Barriere am Ende in beiden Richtungen gleich weich und der Kontroll-Challenge negativ geworden sein.

## ❻ Sphenomaxillärer transversaler Shear, Vomer-Shear

Das Pflugscharbein (Vomer) bildet den posterior-inferioren Teil des Nasenseptums. Es sitzt kaudal den Ossa maxillaria auf, hat posterior-superior Kontakt zum Sphenoid und den Ossa palatina sowie kranial zum Ethmoid (➤ Abb. 3.106). Transversale Shears (nach links oder rechts) der Maxillae führen zu einem entsprechenden Torque des Vomers. Das Os ethmoidale kann mit betroffen sein (Upledger 1990).

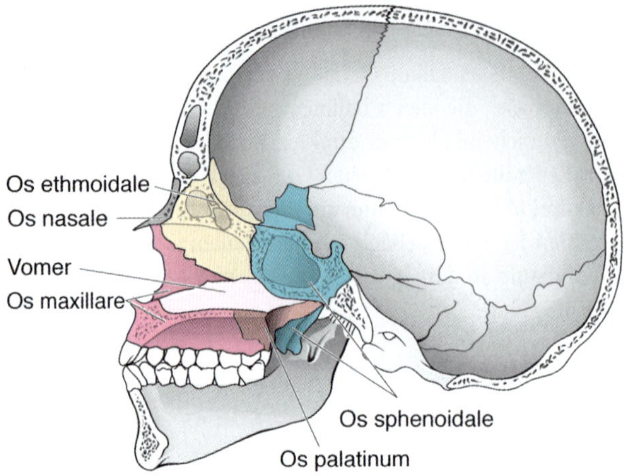


**Abb. 3.106** Sagittalschnitt durch die Schädelbasis: räumliche Beziehungen zwischen Maxillae, Sphenoid, Vomer und Ethmoid

### Symptome

Ein positiver Schlussbiss-Challenge kann Ausdruck einer Fehlrelation zwischen Mandibula und Maxillae sein. Die Position der Mandibula wird muskulär und durch die Kondylenposition definiert. Die Kaumuskeln entspringen an Sphenoid, Zygoma, Temporale, nur wenige Fasern des M. masseter haben ihren Ursprung an der Maxilla.

Kongestionen der Nasen- bzw. der Nebenhöhlenschleimhaut (besonders Sinus ethmoidalis) können als klinische Symptome mit der Läsion assoziiert sein.

Eine Zuordnung muskulärer Befunde gibt es nicht.

### Therapielokalisation

Sie ist nicht zuverlässig, bei positiver Magnet-TL über den Maxillae ist die Läsion jedoch differenzialdiagnostisch genauer zu betrachten. Die TL kann mit den Fingern einer Hand zu den Alveolarfortsätzen des Oberkiefers und mit einem Finger der anderen Hand zur Ala major auf der einen oder anderen Seite positiv sein.

### Challenge

Halten Sie die Alae majores mit einer Hand und (von extraoral) die Alveolarfortsätze des Oberkiefers oder die Kauflächen der Seitenzähne mit der anderen Hand. Bewegen Sie die Maxillae gegenüber dem Sphenoid nach links bzw., wenn sich keine Reaktion eines normoreaktiven Indikatormuskels darauf zeigt, nach rechts. Sie können eine Atemphase suchen, die den Challenge aufhebt. Gehen Sie nach einem positiven Challenge gleich zur Palpation über, die direkt zur Therapie führt (➤ Abb. 3.106).

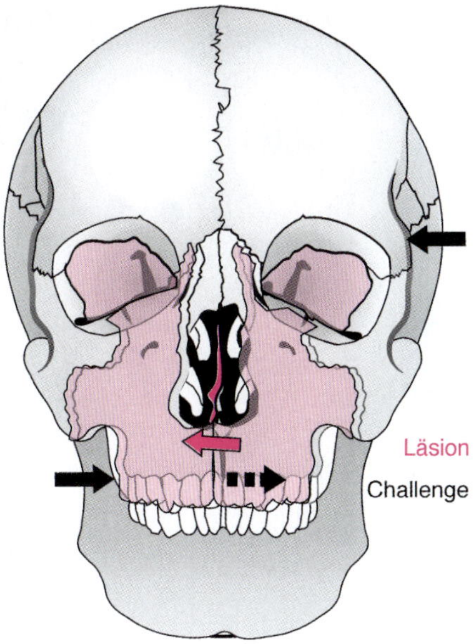


**Abb. 3.107** Rechts-lateraler Shear der Maxillae und des Vomers: Die roten Pfeile geben die Läsionsrichtung an, der schwarze die Challenge-Richtung.

## Palpation

Am besten legen Sie Mittelfinger und Ringfinger im Mund von palatinal an die Zähne und halten mit der anderen Hand die Alae majores. Während Sie Sphenoid und Maxillae gegeneinander bewegen, prüfen Sie die Barriere in beiden Richtungen.

## Korrektur

Aus der Palpation heraus können Sie direkt zur Therapie übergehen, indem Sie die Maxillae mit Kontakt zu den palatinalen Flächen der Oberkiefer-Seitenzähne zunächst in die freie Richtung, dann in die Barriere hinein bewegen. Wenn eine Atemphase den Challenge aufgehoben hatte, können Sie die Maxillae während dieser Atemphase jeweils in die Barriere hinein bewegen. Wenn diese Maßnahme erfolgreich war, sollte die Barriere am Ende in beiden Richtungen gleich weich sein. Führen Sie dann noch einen Kontroll-Challenge durch.

# ❼ Holographic Jaw: Intraossäre Spannungszustände

Die Kiefer verformen sich während des Kauakts erheblich. Diese elastische Verformung kann durch fest einzementierte Brücken über eine oder mehrere Leerstellen, Retainer (eingeklebte Drähte) nach kieferorthopädischer Behandlung oder Prothesen eingeschränkt werden. Die genannten Ursachen können auch eine permanente Spannung im Trabekelsystem der Kieferknochen erzeugen, die zu funktionellen Störungen unvorhersehbarer, unsystematischer Art führen kann. Diese wirken dann im Sinne eines Injury-Musters (➤ Kap. 1.2) neuromuskulär dysorganisierend. Von Beinlängendifferenzen bis zu myofaszialen und pseudoradikulären Schmerzen sind alle Symptome möglich. Es kann aber auch zu lokalisierten Kieferschmerzen kommen, die der zahnärztlichen Diagnostik entgehen, aber häufig einer manuellen Korrektur zugänglich sind.

## Diagnostik und Korrektur

### Therapielokalisation

Die Magnet-TL über der Spannungsregion ist positiv (ein NIM wird hyporeaktiv). Wenn dies nicht der Fall ist, nutzen Sie die Kopfreklination als Ko-Stressor (➤ Kap. 1.2.8). Führt dies zur Dysreaktion, ist der Knochen als Injury-Region zu behandeln.

Die TL mit einem Finger ist negativ, wird aber positiv, wenn der Patient die Region beidhändig mit je einem Finger sozusagen räumlich erfasst.

### Challenge

Führen Sie ausgehend von einem normoreaktiven Indikatormuskel mit zwei Fingern Torsions-, Traktions- und Kompressions-Challenges des Knochens durch, bis Sie Vektoren gefunden haben, die den NIM schwächen.

Suchen Sie eine Atemphase, die den Challenge aufhebt.

### Korrektur

Mobilisieren Sie 5–7 mal in Challenge-Richtung während der Atemphase, die den Challenge aufgehoben hat.

Überprüfen Sie den Challenge, der nunmehr negativ sein sollte.

## Alternatives Vorgehen

- Vibration (auf den Knochen aufgesetzte Stimmgabel oder Griff einer elektrischen Zahnbürste) führt zur Dysreaktion des NIM.
- Wenn Vibrations-Challenge oder Magnet-TL negativ ist: Reklination des Kopfes als Ko-Stressor (➤ Kap. 1.2.8). Führt dies zur Dysreaktion, den Knochen als Injury-Region behandeln.
- Suchen Sie per TL (Patient hält sie mit einem Finger) eine kontralateral oder diagonal durch den Schädel projizierte Korrespondenzregion, von der aus der Vibrations-Challenge aufgehoben wird.
- Setzen Sie die Stimmgabel (oder elektrische Zahnbürste) auf die Knochenregion, halten Sie die per TL gefundene Korrespondenzregion und versuchen Sie die Schwingung zu diesem „Empfängerfinger" hinzudirigieren (➤ Abb. 3.23).
- Überprüfen Sie anschließend die Befunde.

# ❽ Nasosphenoidale Läsion

Die Ossa nasalia sind zwei kleine paarige Knochen, die jeweils über eine Sutur mit den Maxillae (lateral), dem Os frontale (kranial) und dem Os ethmoidale (posterior) in Verbindung stehen. Os-nasale-Läsionen sind eigentlich Suturenläsionen.

Die nasosphenoidale Läsion wird in der Applied Kinesiology (Leaf 1996, Walther 2000) mit Störungen der Hypophyse assoziiert (vgl. Garten und Weiss 2007). Da es sich eigentlich in erster Linie

3

normoreaktiver Indikatormuskel

↓

1. Therapielokalisation: Mit je einem Finger im Frontzahnbereich und an den Alae majores des Sphenoids

↓

dysreaktiver Indikatormuskel

↓

2. Challenge: Die eine Hand hält die Alae majores des Sphenoids, die andere führt die Maxillae von außen mit Kontakt zu den Alveolarfortsätzen der Oberkieferseitenzähne oder intraoral mit Kontakt von palatinal zu den Oberkieferseitenzähnen.
   a. Rotation der Maxillae um die axiale, senkrechte Achse gegen das Sphenoid
   b. Seitverschiebung der Maxillae gegenüber dem Sphenoid. Jeweils in die Barriere gehen und loslassen, dann die andere Richtung prüfen

↓

3. Atemphase suchen, die den Challenge aufhebt

↓

4. *Korrektur: In der Atemphase, die den Challenge aufhob, oder mit Schaukeltechnik mobilisieren*

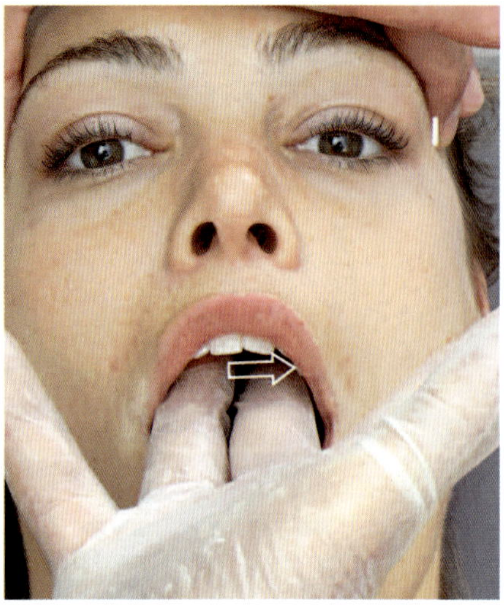

**Abb. 3.108** Flussdiagramm zur Diagnostik und Korrektur einer sphenomaxillären Torsion oder eines sphenomaxillären transversalen Shear

um Störungen des Os frontale und des Os sphenoidale handelt, wird sie hier gesondert unter den Gesichtsschädelläsionen besprochen. Das Os sphenoidale steht einseitig in Flexion oder Extension (Außenrotation und Innenrotation des Os frontale, ➤ Kap. 3.3.6), d. h. im Endeffekt liegt eine Sphenoid-Torsion um die sagittale Achse vor. Die Läsionskette kann über das Os ethmoidale und Os frontale zum Os nasale gehen.

Die nasosphenoidale Korrektur wird mit einer Mobilisation der Schädelbasis in Flexion oder Extension (Pituitary Drive Technique oder Pituitary Pump Technique; Goodheart 1980) kombiniert (➤ Abb. 3.109).

## Symptome und Befunde

Reine Läsionen des Os nasale entstehen in der Regel durch Traumata oder schlecht sitzende Brillen. Außenrotationsläsionen der Maxilla können mit einer maxillonasalen Kompression einhergehen.

Eine nasosphenoidale Läsion ist meist mit endokrinen Störungen assoziiert, die von der Hypophyse ausgehen.

Auf der Seite des kranialen Sphenoids (in Extension) findet sich ein Palpationsschmerz im Bereich der Ala major. Die Nackenflexoren können im Zusammenhang mit der Läsion des Os frontale hyporeaktiv sein.

## Therapielokalisation

Sie ist im Bereich des Proc. pterygoideus und des Proc. pyramidalis ossis palatini, d. h. im Bereich des Retromolarraums, häufig positiv (Walther 2000).

Innen- bzw. Außenrotationsläsionen des Os frontale haben über dem oberen Orbitarand bzw. bei geschlossenem Auge über dem Augapfel eine positive TL, die weiter differenziert werden muss. Eine Flexions- oder Extensionsläsion der Schädelbasis kann mit einer TL an der Sutura occipitomastoidea erfasst werden, die meist einseitig positiv ist.

Per Doppel-TL lässt sich die Verantwortlichkeit der Hypophyse für eine hormonelle Dysbalance feststellen (Garten und Weiss 2007). Dabei liegt ein Finger auf der Glabella, der Projektionszone der Hypophyse, was die Dysreaktion der den Hormondrüsen (Schilddrüse, Nebennieren und Gonaden) zugeordneten Muskeln normalisiert.

## Challenge

Der Challenge wird zwar am Os nasale angesetzt, primär sollen aber vor allem Os frontale und Os maxillare bewegt werden, damit ein Effekt am Sphenoid auftritt (Walther 2000). Drücken Sie das Os nasale in Richtung der gegenüberliegenden Ala major und lassen Sie los.

Suchen Sie eine Atemphase, die den Challenge aufhebt: Inspiration oder Exspiration.

Führen Sie am Mastoid (mit einer positiven TL) einen Challenge im Sinne einer Inspiration- oder Expiration-Assist-Läsion durch: Führt ein nicht gehaltener Challenge in ventraler Richtung zu einer Indikatordysreaktion, handelt es sich um eine Extensions-(Inspiration-Assist-)Läsion, ist der nicht gehaltene Challenge in dorsaler Richtung positiv, um eine Flexions-(Expiration-Assist-)Läsion.

## Korrektur

Vorab sollten Sie die Außen- und Innenrotationsläsionen des Os frontale korrigieren. Zur Korrektur der nasosphenoidalen Läsion wird das Os nasale in der getesteten Atemphase in Challenge-Richtung mobilisiert. Nach Leaf (1996) und Walther (2000) werden beide Processus mastoidei während Inspiration nach ventral oder

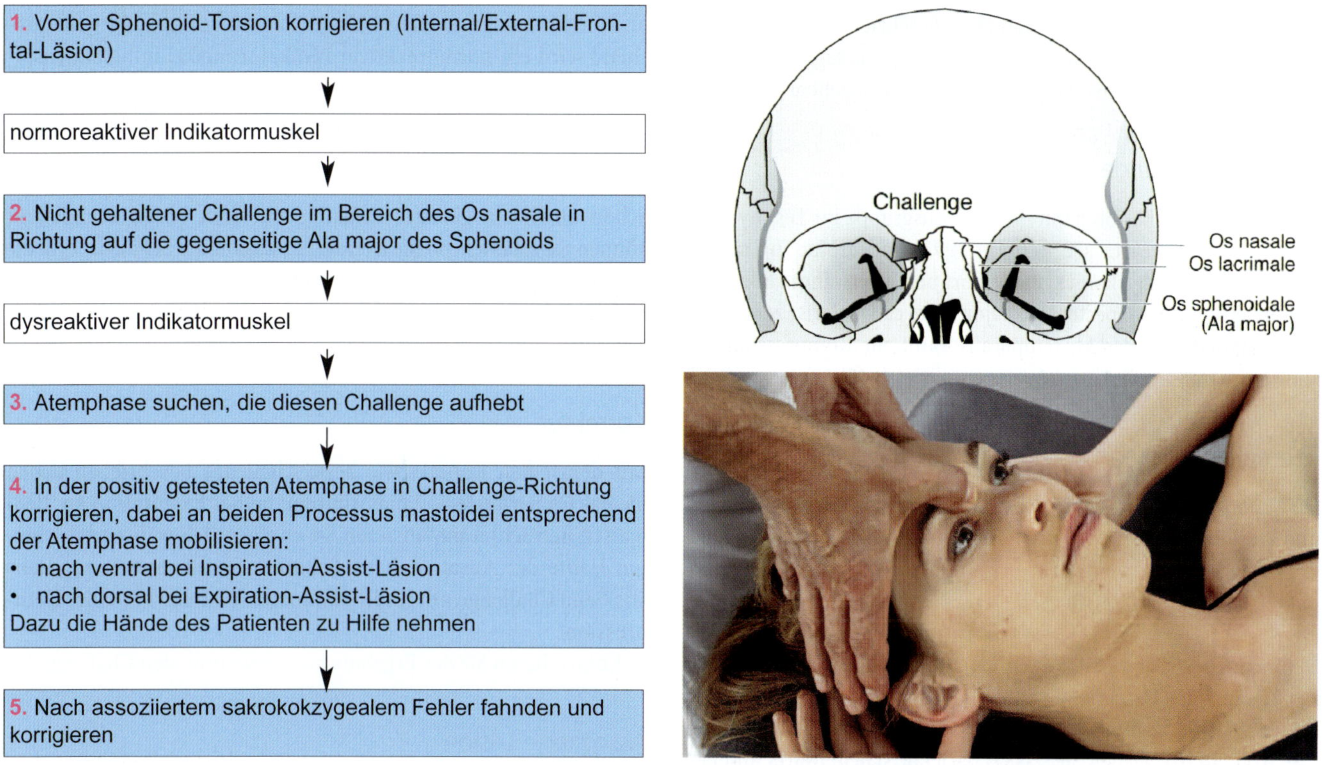


**Abb. 3.109** Flussdiagramm zur Diagnostik und Korrektur einer nasosphenoidalen Läsion mit Pituitary-Drive-Technik

während Exspiration nach dorsal (entsprechend Challenge) gedrückt. Dies können Sie mit Daumen und Zeige- oder Mittelfinger Ihrer anderen Hand durchführen, oder Sie lassen den Patienten mit beiden Daumen die Procc. mastoidei in der getesteten Atemphase mobilisieren, während Sie die Korrektur am Os nasale wie beschrieben durchführen.

Dies hat den Vorzug, dass der Patient dabei gleich lernt, die Hypophysen-Pumptechnik zur Selbstbehandlung anzuwenden, wie es bei Hypophysenstörungen indiziert sein kann (Garten und Weiss 2007, Kap. 16).

#### Assoziierte Läsion

Möglicherweise liegen zusätzlich sakrokokzygeale Läsionen (Flexions- und Extensionsstörungen, ➤ Kap. 3.2.8) vor.

### 3.3.9 Suturenläsionen

Suturenläsionen sind häufig primäre, mechanisch verursachte Läsionen, die sich mit den Techniken der Applied Kinesiology sehr gut diagnostizieren und behandeln lassen. Suturen können grundsätzlich komprimiert oder separiert (zu weit „offen“) sein.

Als klassische osteopathische Technik stellt der sog. „V-Spread“ (Upledger 1990) weniger eine mechanische Intervention, sondern vielmehr eine „Energie-Direktionierungstechnik“ dar. Daher wird sie synonym auch als „Direction of Energy“ oder „Direction of Fluid“ bezeichnet. Demgegenüber ist die mechanische Korrektur mit AK-Techniken wirklich strukturelle Arbeit. Im Einzelfall wird letztlich der Therapieerfolg darüber entscheiden, welche Methode die „bessere“ war.

#### ❶ Parietal Descent

Ein abgesenktes Os parietale ist grundsätzlich ein Os parietale in Innenrotation (Garten 2012, Abb. 7.19). Es ist eine typische Läsion am Säuglingsschädel, da beim Durchtritt durch den Geburtskanal die Ossa parietalia teilweise unter die Ossa temporalia geschoben werden (z.B. Sergueef 1995). Ein einseitig abgesenktes Os parietale kommt häufig in Verbindung mit einer Seitneigungsläsion der Schädelbasis vor, bei der ein Os temporale außenrotiert und das andere innenrotiert ist (Temporal Bulge, ➤ Kap. 3.3.6 ❸). Parietale-Läsionen können zwar auch durch ein direktes oder indirektes Trauma entstehen, sind aber meist adaptive Läsionen. Da die beiden Knochen im Bereich der Sutura temporoparietalis (S. squamosa) dachziegelartig übereinander liegen und relativ viel Bewegungsspielraum haben, dürfte eher die Region des Asterions für die Symptomatik bedeutsam sein: Dort treffen Os parietale, Os temporale und Os occipitale zusammen und dort kann es zu einer Kompression der Suturen kommen. Aus diesem Grund wird die Läsion hier im Zusammenhang mit den Suturenläsionen besprochen. Auch im Bereich des Pterions sind entsprechende Kompressionen möglich (➤ Abb. 3.110).

#### Symptome

Laut Upledger et al. (1978) können Kopfschmerzen mit dieser Läsion assoziiert sein.

Die in der osteopathischen Literatur beschriebenen Abflussstörungen (aufgrund von Deformierungen des Sinus sagittalis superior) bei Parietale-Läsionen sind nicht gut nachvollziehbar.

## Muskuläre Befunde

Auf der Seite der Läsion kann die Skalenusgruppe im Test hyporeaktiv sein (Goodheart 1972, Schmitt 1991). In Verbindung mit einem Temporal Bulge kann sich die dort bereits erwähnte bilaterale Hyporeaktion des M. pectoralis major (Pars clavicularis) zeigen.

Ein Hypertonus des M. temporalis kann zur Kompression der Sutura squamosa mit Absinken des Os parietale führen.

## Therapielokalisation

Sie ist über der Sutura squamosa, möglicherweise auch am Asterion und Pterion positiv.

## Challenge

Nehmen Sie mit den gestreckten Langfingern einer Hand Kontakt zur Squama des Os parietale auf. Beide Daumen liegen überkreuz auf der Sutura sagittalis, um sie zu separieren bzw. abzustützen (➤ Abb. 3.110). Ziehen Sie das Os parietale scheitelwärts und lassen Sie los. Prüfen Sie, ob ein normoreaktiver Indikatormuskel dysreaktiv wird.

Goodheart (1970, 1972) zufolge wird ein hyporeaktiver assoziierter Muskel (der Skalenusgruppe auf der Seite der Läsion) in halber Exspiration (d. h. Luft nach voller Inspiration ausatmen und in Mittellage anhalten lassen) normoreaktiv. Dementsprechend wird ein normoreaktiver Indikatormuskel in halber Inspiration hyporeaktiv.

## Palpation/Listening

Schon durch ein globales Listening mit dem ersten Schädelgriff können Sie erfassen, ob die laterale Expansion des Schädels, d. h. die Außenrotation von Os temporale und Os parietale, symmetrisch ist. Auf der Seite des Parietal Descent findet sich eine geringere Außenrotation.

## Korrektur

Mit demselben Kontakt wie beim Challenge beschrieben heben Sie das Os parietale 5–7 mal während halber Exspiration an. Realistisch betrachtet mobilisieren Sie es eigentlich während der ersten Hälfte der Ausatemphase. Schützen Sie die Sutura sagittalis wie beim Challenge mit Ihren gekreuzten Daumen vor einer Kompression.

Kontrollieren Sie das Ergebnis mit einem erneuten Challenge.

## Assoziierte Läsion

Neben dem schon erwähnten Temporal Bulge kann auch eine einseitige Extensionsläsion der Schädelbasis (Inspiration-Assist- oder Sphenobasilar-Inspiration-Assist-Läsion), die ja ebenfalls zu einer Innenrotation des Os temporale und damit des Os parietale führen kann, einen Parietal Descent verursachen.

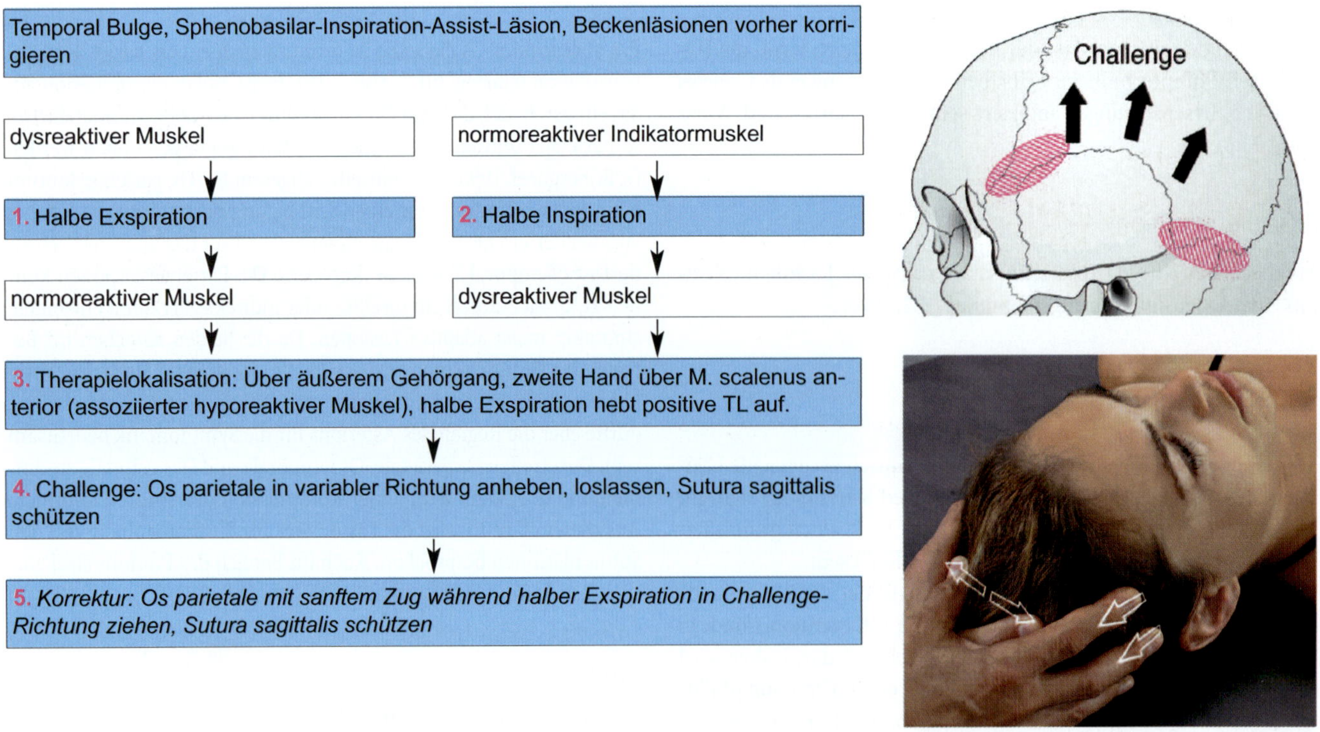


**Abb. 3.110** Flussdiagramm zur Diagnostik und Korrektur eines Parietal Descent

## ❷ Sutura palatina mediana

Die Sutura palatina mediana verbindet die Processus palatini der Maxillae mit den beiden Ossa palatina. Zwischen letzteren und den Maxillae verläuft die Sutura palatina transversa. Im englischen Sprachraum wird dieser Bereich auch als „Cruciate Suture" bezeichnet.

Die Sutur dehnt sich bei normaler Zungenfunktion bei jedem Schluckakt, bei Säuglingen z. B. beim Saugen. Dies hat eine wichtige Mobilisationsfunktion für das Kranium, d. h. es stellt so etwas wie den „Kickstarter" des kraniosakralen Mechanismus dar. Nach einer kieferorthopädischen Immobilisierung der Naht (durch Multiband oder in den letzten Jahren „Invisalign") treten häufig temporäre Kopfschmerzen auf, besonders wenn die Bänder nachgezogen wurden. Eine manuelle Behandlung der Naht, auch durch den Patienten selbst, hilft dieses Problem meist schnell und effizient zu beseitigen.

### Symptome und Befunde

Leaf (1996) gibt als Indikator für eine Störung der Sutura palatina mediana die Unfähigkeit an, mit offenem Munde zu schlucken. Hypertone Störungen des Mundbodens und der Zungenmuskulatur könnten zu dieser Art von Schluckstörungen und im weiteren Verlauf zu einer Kompression der Sutura palatina mediana führen. Die Zungen- und Mundbodenmuskulatur muss demnach immer mitbehandelt werden (➤ Kap. 3.4).

Die Sutur kann, besonders an der Läsionsstelle, palpationsempfindlich sein. Auch der M. masseter (beidseits) und die Nackenmuskulatur im mittleren Zervikalbereich sind häufig tastempfindlich.

Eine „offene" bzw. separierte Sutur soll mit einer bilateralen Hyporeaktion des M. coracobrachialis assoziiert sein (Schroeder, zit. in Leaf 1996).

### Therapielokalisation

Sie ist sehr gut für ein Screening geeignet: Der Patient legt seinen Daumen Stück für Stück auf die gesamte Länge der Sutur. Ein normoreaktiver Muskel wird bei Vorliegen einer Läsion dysreaktiv.

### Challenge

Verwenden Sie einen normoreaktiven Indikatormuskel. Mit Kontakt zu den Seitenzähnen wird die Naht separiert und wieder losgelassen oder, wenn dies nicht zur Dysreaktion des Indikatormuskels führt, komprimiert (➤ Abb. 3.111). Da häufiger die Separation (bzw. deren Rebound in Kompression) zu einem positiven Challenge führt, ist eine Kompression der Sutur die häufigere Läsion. Alle Abschnitte der Sutur müssen von vorn nach hinten diagnostisch provoziert werden.

Suchen Sie eine gehaltene Atemphase, die den Challenge aufhebt: Inspiration oder Exspiration.

### Palpation/Listening

Palpieren Sie die Sutur auf Empfindlichkeit, auf eventuelle Erhebungen bei komprimierter bzw. Einsenkungen bei separierter Sutur sowie auf eine Stufenbildung, die auf eine Os-maxillare-Läsion hinweisen könnte (vertikaler Shift des Os maxillare). Legen Sie Mittelfinger und Ringfinger gestreckt an die Seitenzähne, während Sie die Sutur separieren bzw. komprimieren, und prüfen Sie die Barriere.

### Korrektur

Separieren oder approximieren Sie die Sutur der Länge nach entsprechend der positiven Challenge-Richtung und in der gefundenen Atemphase, und überprüfen Sie das Ergebnis (nach 5–7 Wiederholungen) per Challenge.

## ❸ Torus palatinus

Ein Torus palatinus ist eine Exostose, meist in der Mitte des harten Gaumens, von individuell unterschiedlicher Größe und Höhe. Er ist nicht wirklich ein Phänomen der Sutura palatina mediana, aber über dieser gelegen undgeht häufig mit einem hohen „gotischen" harten Gaumen einher.

Ein Torus palatinus ist insgesamt selten. Er tritt häufiger bei Frauen als bei Männern auf und mit höherer Prävalenz bei Eskimos und Asiaten als in europäischen oder amerikanischen Bevölkerungsgruppen.

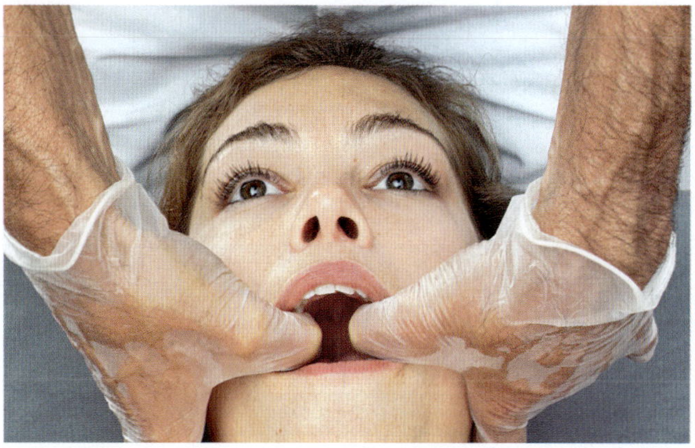

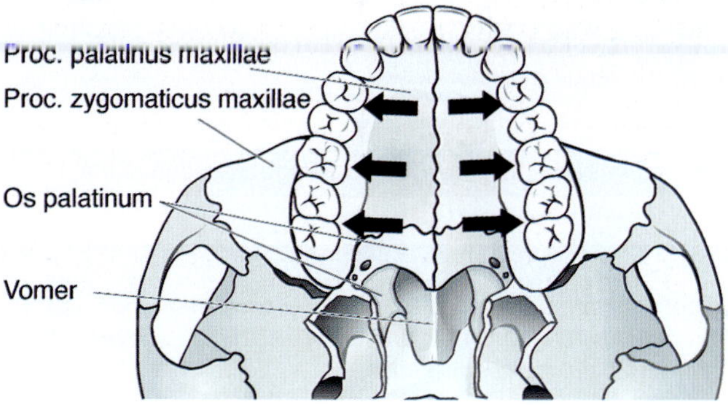


**Abb. 3.111** Challenge und Korrektur der Sutura palatina mediana in Separation

### Symptome

Pierotti (ICAK-International Meeting Bordeaux 2011) berichtete über eine häufige Assoziation des Torus palatinus mit einer starken Einschränkung der Außenrotation und Abduktion beider Hüften. Die Läsion kann daher als extreme Form einer Kompression der Sutura palatina mediana aufgefasst werden, die eine Art Lovett-Beziehung zur Symphysis pubica hat.

Ein Torus palatinus kann mit Beckenbodenschwäche, Stressinkontinenz und Koitusbeschwerden, aber auch mit Symphysenentzündungen einhergehen, wie sie häufig bei Fußballern vorkommen.



### Therapielokalisation und Challenge

1. Bei einer Therapielokalisation im Kreuzungsbereich der Sutura cruciata vergrößert sich der Bewegungsumfang der Hüften sofort deutlich (➤ Abb. 3.112). Die TL schwächt nur den M. rectus femoris im gestreckten Test.
2. Die Schwächung des Rectus femoris bei TL der Sutur wird durch eine Doppel-TL der Symphysis pubica aufgehoben.
3. Erst bei gehaltener Kompression der Sutur (Challenge) wird die TL positiv, wenn ein anderer Indikatormuskel benutzt wird.
4. Suchen Sie die Atemphase, die diese TL aufhebt.

### Korrektur

5. Die Sutur wird dann während der Respirationsphase, die den Challenge aufgehoben hatte, gleichzeitig mit der Symphysis pubica separiert (wie bei der Korrektur einer Fixation, ➤ Abb. 3.61).

Der Patient soll als Hausaufgabe die Sutura palatina mediana 3–4 mal separieren und dabei die angewinkelten Beine auseinanderfallen lassen.

## ❹ Sutura sagittalis

Die Sutur kann offen sein, wird in der Regel jedoch komprimiert gefunden.

### Symptome und Befunde

Nach Goodheart sind hyporeaktive Recti abdominis einer Kompression der Sutura sagittalis zugeordnet. Dies begünstigt eine Hyperlordose der LWS. Die Hyperlordose der LWS kann zu einer Hyperlordose der HWS und damit potenziell zu einer Fixation der oberen HWS führen, die wiederum eine bilaterale Gluteus-maximus-Hyporeaktion auslöst. Dadurch wird die Beckenkippung nach vorn verstärkt. Es entsteht also ein Circulus vitiosus mit der Kompression der Sutura sagittalis im Zentrum. Lumbosakrale Dysfunktionen können die Folge sein: Sakrum bilateral anterior (➤ Kap. 3.2.7 ❸), aber auch eine Kategorie 3-Beckenläsion (➤ Kap. 3.2.6).

### Therapielokalisation und Challenge

Die gesamte Sutur muss therapielokalisiert werden. Bei Vorliegen einer Läsion wird ein normoreaktiver Indikatormuskel dysreaktiv.

Separieren Sie die Sutur mit den Daumen (nicht gehalten) Stück für Stück, wobei Sie dieses Mal die Parietalia mit den auf-

Eingeschränkter Bewegungsumfang (ROM) der Hüften in Abduktion und Außenrotation, Symphyse schmerzhaft

↓

normoreaktiver M. rectus femoris im gestreckten Test

↓

1. Therapielokalisation im Kreuzungsbereich der Sutura cruciata verbessert ROM der Hüfte erheblich und schwächt den Rectus femoris

↓

2. Doppel-TL mit Symphysis pubica hebt diese Schwächung auf.

↓

3. Challenge: Gehaltene Kompression der Sutur plus TL schwächt jeden Indikatormuskel.

↓

4. Atemphase suchen, die den Challenge wie oben aufhebt

↓

*5. Korrektur:*
*In der Atemphase, die den Challenge aufhob, die Sutura palatina mediana energisch separieren, gleichzeitig auch die Symphysis pubica separieren.*

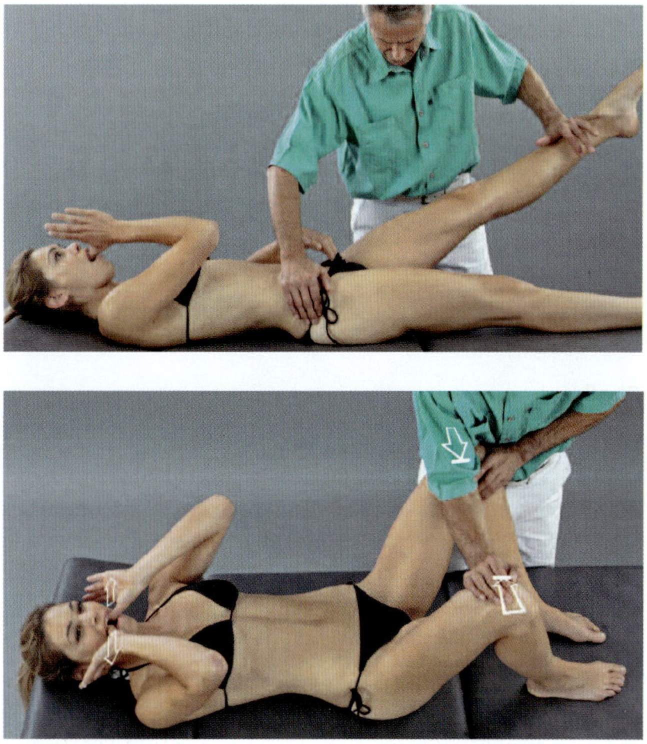

**Abb. 3.112** Flussdiagramm zur Diagnostik und Therapie einer mit Torus palatinus assoziierten Dysfunktion

gefächerten Langfingern vor einem „Descent“ schützen, indem Sie sie nach kranial halten (vergl. ➤ Abb. 3.110). Sollte das bei positiver TL nicht zur Indikatordysreaktion führen, komprimieren Sie sie.

Wiederholen Sie den Challenge während gehaltener Inspiration, und wenn das den Challenge nicht aufhebt, während gehaltener Exspiration.

Palpation bzw. Listening sind nicht sehr ergiebig.

### Korrektur

Während der positiv getesteten Atemphase wird die Sutur über die gesamte Länge, zumindest jedoch dort, wo die TL positiv war, in Challenge-Richtung mobilisiert, meist also separiert (➤ Abb. 3.113).

## ❺ Suturae zygomaticae

Das Suturae zygomaticae Os zygomaticum rotiert bei Flexion der Schädelbasis um eine schräge Achse, die etwa in der Richtung der Verbindungslinie zwischen Glabella und Kieferwinkel verläuft, nach außen (➤ Abb. 3.114). Der Proc. zygomaticus des Os temporale schiebt während der Außenrotation nach außen und kaudal, der Proc. zygomaticus des Os frontale leicht nach außen und ventral. Das Os zygomaticum kann in Außen- oder Innenrotation fixiert sein, wobei seine Außenrotationsläsion mit der Außenrotationsläsion des Os frontale korreliert.

### Symptome und Befunde

Die Läsion kann sich mit Schmerzen im Wangenbereich manifestieren.

Nach GOODHEART ist damit eine offene Ileozökalklappe (➤ Kap. 5.9.1) assoziiert, die aber auch bei anderen kranialen Läsionen vorliegen kann: Speziell alle kranialen Läsionen, die das Foramen jugulare beeinträchtigen, können durch einen veränderten Vagustonus zu einem veränderten (Sphinkter-)Tonus im Verdauungstrakt bis zur linken Kolonflexur führen (➤ Kap. 3.3.3 ⓭ und ➤ Kap. 3.3.6).

Zu einer Kompression der Sutura zygomaticofrontalis kann es bei Hypertonus der ventralen Fasern des M. temporalis kommen, zu einer Kompression der Sutura zygomaticomaxillaris bei Hypertonus des M. masseter.

### Therapielokalisation

Alle drei Nähte lassen sich mit drei Fingern (gleichzeitig) therapielokalisieren (➤ Abb. 3.115).

### Challenge

Der Challenge dieser drei Nähte muss einzeln erfolgen (➤ Abb. 3.116). Quer zur Grundrichtung wird jede Naht in der Regel separiert und losgelassen. Bei Vorliegen einer Kompression führt dies zur Dysreaktion eines normoreaktiven Indikatormuskels.

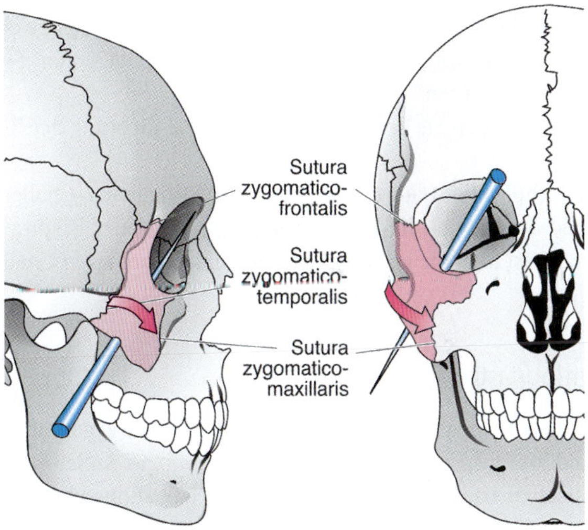


**Abb. 3.114** Motilität des Os zygomaticum: Die Pfeile stellen die Außenrotation dar.

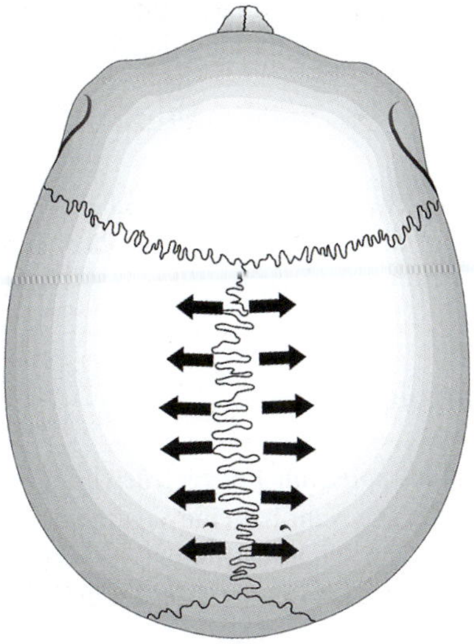

**Abb. 3.113** Challenge und Korrektur einer Kompression der Sutura sagittalis

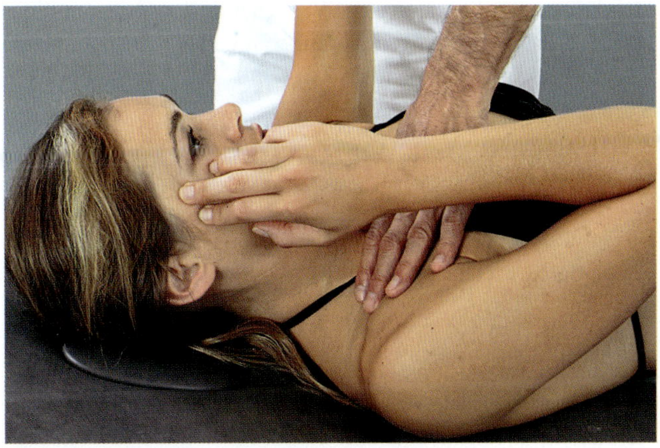

**Abb. 3.115** Therapielokalisation der Suturae zygomaticae

3

3

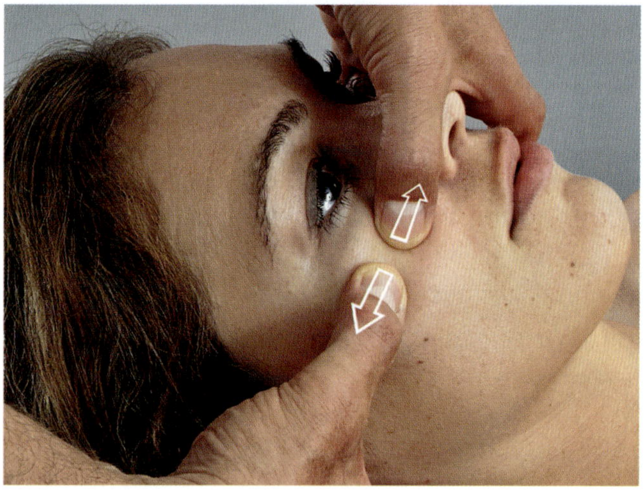

**Abb. 3.116** Challenge der Sutura zygomaticomaxillaris

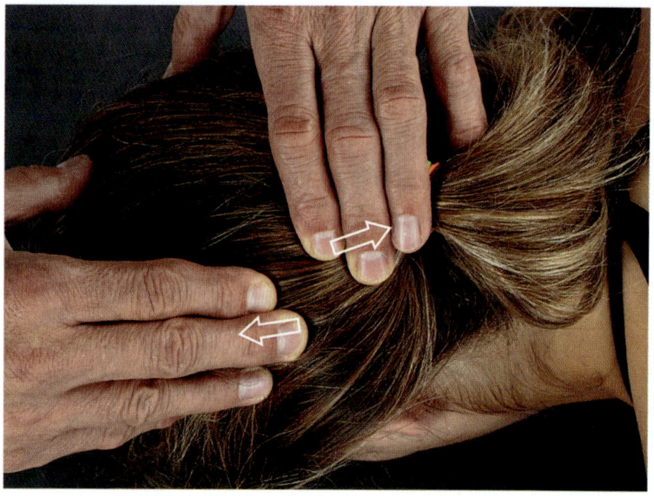

**Abb. 3.117** Challenge und Korrektur der Sutura lambdoidea

Die Koinzidenz zwischen Kompressionen der Sutura zygomaticomaxillaris und Außenrotationsläsion des Os frontale wurde oben bereits erwähnt. Der Challenge für diese Läsion (nach kaudal und etwas medial oder lateral) setzt auch im Bereich der Naht an, bewirkt aber eher eine Kompression. Daher muss der Challenge einer Frontale-Läsion getrennt vom Separations-Challenge der Sutur durchgeführt werden.

Berücksichtigen Sie beim Challenge auch die Richtung der Rotation.

Wiederholen Sie einen positiven nicht gehaltenen Challenge, während der Patient die Atemluft in Inspiration oder Exspiration anhält. Meist hebt die gehaltene Inspiration den positiven Challenge auf.

### Palpation/Listening

Sie können die gestreckten Finger flach auf die Ossa zygomatica legen und im Links-rechts-Vergleich die Innen- bzw. Außenrotation der Knochen ertasten. Die Suturen können palpationsschmerzhaft sein.

### Korrektur

Mobilisieren Sie die Nähte unter Verwendung der Challenge-Kontakte 5–7 mal in Challenge-Richtung während der Atemphase, die den Challenge aufgehoben hatte.

## ❻ Sutura lambdoidea

Die Sutura lambdoidea stellt die Verbindung des Okziput mit den beiden Ossa parietalia her.

### Symptome und Befunde

Die Sutur ist häufig in Beschleunigungstraumata der HWS involviert und kann palpationsschmerzhaft sein.

Eine spastische Ileozökalklappe kann nach Goodheart mit einer Kompression der Sutura lambdoidea assoziiert sein. Nach Leaf (1996) vergrößert sich die Pulsamplitude durch Approximation der Naht, während Separation der Naht sie verkleinert.

Die Integration persistierender primitiver Reflexe erfordert in vielen Fällen eine Korrektur der Sutura lambdoidea (➤ Kap. 3.5).

Eine Läsion ist oft mit einseitiger Hyporeaktion des Sternocleidomastoideus assoziiert.

### Therapielokalisation

Der Patient therapielokalisiert entlang der gesamten Länge der Naht. Bei Vorliegen einer Störung (meist Kompression) der Naht wird ein normoreaktiver Muskel dysreaktiv.

### Challenge

Drücken Sie die Naht dynamisch (nicht gehalten) in Richtung Separation oder, wenn dies nicht zur Dysreaktion führt, in Richtung Kompression und testen Sie einen normoreaktiven Indikatormuskel.

Wiederholen Sie den dysreaktiven Challenge, während der Patient die Atemluft in Inspiration bzw. Exspiration anhält.

### Korrektur

Mobilisieren Sie die Sutur in Richtung des positiven Challenge während der Atemphase, die den Challenge aufgehoben hatte (➤ Abb. 3.17).

## ❼ Sutura occipitomastoidea

Die Sutura occipitomastoidea spielt im Konzept der kranialen Motilität eine spezielle Rolle. Die Naht hat eine Sägezahnstruktur (oder, wenn man so will, eine Zahnradstruktur). Os occipitale und Os temporale bewegen sich im Bereich der Sutur gegenläufig in Extension/Innenrotation bzw. Flexion/Außenrotation

(➤ Abb. 3.118). Kompressionen der Sutur sind grundsätzlich mit Flexions-/Extensionsläsionen der Schädelbasis assoziiert, deren Therapielokalisation auf der Naht erfolgt (➤ Kap. 3.3.5 ❻, ➤ Kap. 3.3.5 ❽). Die respirationsgestützte Korrektur dieser Läsionen nach GOODHEART wird über das Mastoid durchgeführt, sodass bei dieser Maßnahme grundsätzlich die Sutura occipitomastoidea mit mobilisiert wird. Nach einer solchen Korrektur sollte die Sutur dennoch im Sinne einer Separation (bei Kompressionsläsionen) oder Approximation (selten) untersucht werden. Da Flexions- und Extensionsläsionen der Schädelbasis meist adaptive Läsionen sind, ist es durchaus sinnvoll, das Augenmerk zunächst auf eine suturale Dysfunktion zu richten und das „kraniosakrale Umfeld" zu behandeln.

### Symptome und Befunde

Lokale Schmerzen können angegeben werden. Bei einer Läsion zeigt sich meist eine ausgeprägte Palpationsempfindlichkeit der Sutur.

Die Kompression der Sutur bedeutet, dass eine okzipitotemporale Dysfunktion vorliegt, die ihrerseits eine strukturelle Veränderung im Bereich des Foramen jugulare mit all ihren Konsequenzen verursachen kann (➤ Kap. 3.3.3 ⓬, ➤ Kap. 3.3.3 ⓭).

Die intraossäre Spannung in diesem Bereich kann auch mit Schwindel einhergehen.

Muskuläre Befunde sind nicht regelmäßig assoziiert.

### Therapielokalisation und Challenge

Der Patient therapielokalisiert die Naht.

Führen Sie eine Separation der Naht durch und variieren Sie die Challenge-Vektoren, sodass sie in weiten Bereichen den Bewegungsrichtungen von Os temporale und Okziput entsprechen.

Ein Vektor wird zur Dysreaktion eines normoreaktiven Indikatormuskels führen. Suchen Sie auch hier eine Atemphase, die den dysreaktiven Challenge aufhebt.

### Korrektur

Mobilisieren Sie die Sutur 5–7 mal in Challenge-Richtung während der Atemphase, die den Challenge aufgehoben hatte.

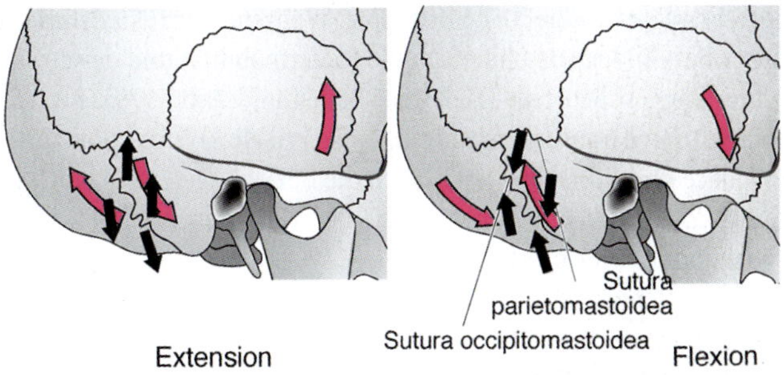


**Abb. 3.118** Motilität im Bereich der Sutura occipitomastoidea (farbige Pfeile): in Extension (links) und in Flexion (rechts). Der Challenge im Sinne der Separation (nicht gehalten) kann senkrecht zum Verlauf der Sutur angelegt werden oder eher, wie hier (links) dargestellt, in die Gegenrichtung der Extensionsposition. Der Challenge im Sinne der Kompression würde als Rebound-Challenge eher die Flexionsposition verstärken und dabei zu einer Indikatordysreaktion führen (rechts).

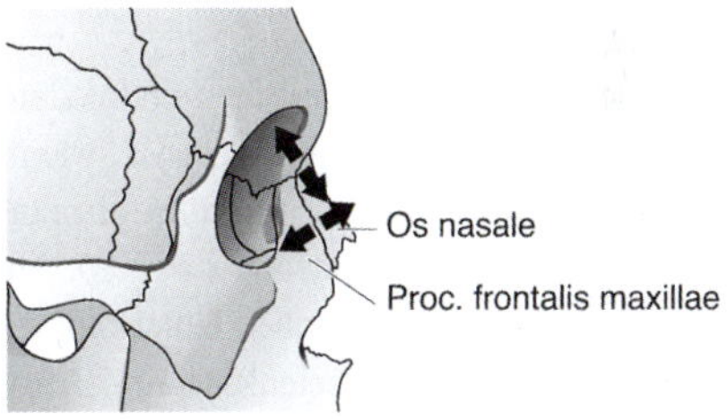


**Abb. 3.119** Challenge der Suturae nasales

## ❽ Suturae nasales

Man unterscheidet zwischen Sutura frontonasalis, Sutura nasomaxillaris und Sutura internasalis. Rein nasale Läsionen entstehen in der Regel durch Traumata oder schlecht sitzende Brillen. Außenrotationsläsionen der Maxilla (➤ Kap. 3.3.8 ❷) können mit Kompressionen der Sutura nasomaxillaris einhergehen (vgl. auch nasosphenoidale Läsion, ➤ Kap. 3.3.8 ❽).

### Symptome und Befunde

Schmerzen können im Bereich der Nasenwurzel und Stirn auftreten. Die Palpation ist evtl. druckschmerzhaft.

Es gibt keine spezifischen muskulären Befunde.

### Challenge und Korrektur

Bei positiver Therapielokalisation über den Suturen bewegen Sie die Ossa nasalia mit Betonung des Os nasale einer Seite (➤ Abb. 3.119). Suchen Sie eine Atemphase, die den Challenge aufhebt.

Mobilisieren Sie das Os nasale danach 5–7 mal in Challenge-Richtung während der Atemphase, die den Challenge aufgehoben hatte.

## 3.3.10 Kraniomandibuläre Dysfunktion (CMD)

Die klinischen Folgen einer kraniomandibulären Dysfunktion (CMD) sind in den letzten Jahren erfreulich klarer und stärker ins Bewusstsein gerückt. Da sich eine Reihe von Berufsgruppen (Zahnärzte und Kieferorthopäden, Physiotherapeuten, Osteopathen und Manualmediziner) geradezu um das Thema „schlägt", gibt es entsprechend unterschiedliche Konzepte. Während der 1979 definierte HELKIMO-Index ausschließlich die Kiefermobilität und deren Einschränkungen beurteilt (Helkimo, Bailey und Ash 1979), berücksichtigt der darauf basierende kraniozervikale Dysfunktionsindex (Wallace und Klineberg 1993) auch die Beziehungen zwischen Kiefergelenk und Kiefermuskeln sowie den Gelenken der Halswirbelsäule und der Halsmuskulatur.

Ein aufschlussreicher Review von KORBMACHER et al. (2004) belegt die zunehmende Akzeptanz der Tatsache, dass zwischen temporomandibulärer Funktion und zervikaler Funktion eine enge Beziehung besteht. HAUBRICH (vgl. Boisserée und Schupp 2012, Kap. 6) hat eine Literaturübersicht zu den wechselseitigen Beziehungen des kraniomandibulären und muskuloskelettalen Systems zusammengestellt.

Es ist das Verdienst der mit Applied Kinesiology vertrauten Kieferorthopäden, dass sich führende manualmedizinische Zeitschriften seit einigen Jahren besonders mit dem Themenkomplex der kraniomandibulären Dysfunktion befassen (z. B. Schupp et al. 2008).

In diesem Kapitel wird zunächst auf die rein lokalen Befunde des kraniomandibulären (temporomandibulären) Systems eingegangen, bevor die Integration in ein Gesamtkonzept manualmedizinischer Untersuchung und Therapie erfolgt (➤ Kap. 3.4).

Lesen Sie vorab im Lehrbuch „Applied Kinesiology“ noch einmal die Kapitel zur Anatomie des Kiefergelenks (Kap. 7.2.8, Garten 2012), zur Palpation und Funktionsprüfung des Kauapparats (Kap. 8.7.2, Garten 2012), über die propriozeptive Steuerung (Kap. 12.2.9.1, Garten 2012) und die Kaumuskulatur im Einzelnen nach.

## ❶ Kiefergelenk als Teil des Kraniums

Das Kiefergelenk (Temporomandibulargelenk, TMG) besteht grob vereinfachend aus dem Kondylus der Mandibula, seinem temporalen Gelenklager (Fossa articularis und Eminentia articularis) sowie dem dazwischen liegenden Discus articularis (Garten 2012, Abb. 7.38 und 7.39). Die Mandibula ist über die knöchernen Kontakte und nicht zuletzt auch über die myofaszialen Kontakte der Kau- und Schlundmuskulatur sowie der mimischen Muskulatur an der kraniosakralen Motilität beteiligt: In Flexion/Außenrotation des Os temporale verbreitert sich die Querdimension der Mandibula, wobei die Kontakte zwischen Ober- und Unterkieferzähnen mehr oder weniger unverändert erhalten bleiben, da auch die Maxillae in Außenrotation breiter werden und der Gaumen sich abflacht (➤ Kap. 3.3.7 ❷). Läsionen der Ossa temporalia werden sich daher auf die Mandibula und damit auf die Okklusion auswirken. Flexions- und Extensionsläsionen der Schädelbasis (➤ Kap. 3.3.5 ❻ und ➤ Kap. 3.3.5 ❽), die entweder primär (traumatisch oder muskulär) oder sekundär nach sakrokokzygealen Läsionen entstehen können, sind meist asymmetrisch und mit einseitig betonter Außen- oder Innenrotationsläsion der Maxilla verbunden. Auch Sphenoidtorsionen (➤ Kap. 3.3.7 ❶ und ➤ Kap. 3.3.7 ❷) sind von diesen Läsionen der Masilla begleitet.

Bedeutsamer sind jedoch okklusale Störungen (mit artikulären Störungen wie Diskusverlagerung, Gelenkkompression etc.), die sich in umgekehrter Verkettung auf die Funktion des Os temporale, die gesamte Schädelbasis sowie den Gesichtsschädel und damit das gesamte kraniosakrale System auswirken.

Kommt es danach durch Kauen zu einem Rezidiv vorher korrigierter kranialer Dysfunktionen, kann davon ausgegangen werden, dass primär ein okklusales Trauma die Ursache ist.

In diesen Fällen sollten osteopathische Behandlungsversuche nur in Kombination mit zahnärztlichen Therapiemaßnahmen erfolgen, die sowohl das okklusale Trauma als auch die Adaptationen beheben. Auch wenn solche interdisziplinären Behandlungen die kraniomandibuläre Dysfunktion (CMD) nur schrittweise aufheben können, lassen sich umso größere Fortschritte erreichen, je frühzeitiger die okklusalen Fehler vollständig beseitigt werden (Dmoch 2014).

## ❷ Funktionsbeziehung von Kiefergelenken und Bewegungssystem

Die Kopfgelenke (Atlantookzipitalgelenk, C1/C2- und C2/C3-Gelenke) und der Kauapparat sind für einen Großteil der gesamten propriozeptiven Afferenzen des Körpers verantwortlich. Die sensorische Repräsentation des Kopfes ist im Verhältnis zum Körper überproportional groß (Wolff 1996, Hülse, Neuhuber und Wolff 1998, 2005).

Das Trigeminussystem hat neurologisch eine enge Beziehung zum afferenten und efferenten System der oberen zervikalen Segmente (Garten 2012, Abb. 12.35):

- Der Ncl. mesencephalicus n. trigemini erhält sämtliche propriozeptiven Afferenzen aus dem Kauapparat. Er besteht aus den Zellkörpern der afferenten ersten Neurone, die bipolar sind. Das zweite Axon nimmt monosynaptisch Kontakt mit den efferenten Neuronen im Ncl. motorius n. trigemini auf. Dadurch entsteht eine sehr schnelle Reflexschleife.
- Zum sensorischen Hauptkern des N. trigeminus im Pons gelangen exterozeptiv sensorische Afferenzen wie Vibration, Berührung, Druck.
- Der spinale Kern des N. trigeminus empfängt nozizeptive Afferenzen (Schmerz, Temperatur). Da er bis ins C3-/C4-Segment hinabreicht, laufen auch nozizeptive Afferenzen aus diesen zervikalen Segmenten bei ihm ein. Weitere Konvergenzen stammen vom N. facialis, N. glossopharyngeus und N. vagus.

Darüber hinaus sind die Verbindungen weiterer Hirnnerven zu den Trigeminuskernen relevant:

- Der N. facialis [VII] innerviert die mimische Muskulatur, den posterioren Bauch des M. digastricus und den M. stylohyoideus.
- Der N. glossopharyngeus [IX] innerviert den M. levator veli palatini (zusammen mit dem Vagus) sowie einen Teil der Pharynxmuskulatur (M. palatopharyngeus, M. palatoglossus, M. stylopharyngeus).
- Der N. vagus [X] innerviert den M. levator veli palatini, die Mm. constrictores pharyngis und die innere Kehlkopfmuskulatur.
- Der N. accessorius [XI] innerviert den M. sternocleidomastoideus und den M. trapezius.
- Der N. hypoglossus [XII] innerviert die innere und äußere Zungenmuskulatur.

Sämtliche motorische Aktivität ist abhängig von der propriozeptiven Rückkopplung, die über die erwähnten Hirnnerven zentral koordiniert wird. Das erklärt die Funktion des Kausystems in einer geschlossenen Kette mit dem Bewegungssystem (Garten 2012, Kap. 7.1).

Die wechselseitige funktionelle Abhängigkeit von Halswirbelsäule und Kiefergelenk wird in vielen Arbeiten deutlich.

- Gresham und Smithells (1954) stellten fest, dass die HWS-Haltung bei der Okklusionsanalyse berücksichtigt werden muss.
- Hülse, Neuhuber und Wolff (1998) lieferten umfangreiche Daten zur propriozeptiven Funktion des kraniozervikalen Übergangs.
- Ellrich et al. (1998) konnten eine Konvergenz von Mechanorezeptoren- und Nozizeptoren-Afferenzen aus dem Kiefergelenk und der HWS nachweisen.
- Gregory (1993) beschrieb Zusammenhänge zwischen Sakroiliakalgelenk- und Kiefergelenkstörungen.
- Auch andere Autoren haben auf Zusammenhänge zwischen Kopf- bzw. HWS-Haltung und kraniofazialer Entwicklung bzw. Malokklusion hingewiesen (Solow, Siersbaek-Nielsen und Greve 1984, Solow und Siersbaek-Nielsen 1992, Solow und Sonnesen 1998, Solow und Sandham 2002).
- Mertensmeier und Diedrich (1992) dokumentierten, dass sich nach kieferorthopädischen Behandlungen (Angle-Kl. I, II und III) die Position der HWS veränderte.
- Korbmacher et al. (2004) präsentierten eine Literaturübersicht über Veröffentlichungen zu Wechselwirkungen zwischen Gebissanomalien und Erkrankungen des Halte- und Bewegungsapparats.

Dies bedeutet, dass keinerlei strukturelle (mechanische) Veränderungen im okklusalen Bereich vorgenommen werden können, ohne gleichzeitig die Mechanik der HWS zu verändern. Dies ist der entscheidende Aspekt für zahnärztliche und kieferorthopädische Behandlungen. Umgekehrt gilt ebenso, dass jede HWS-Störung Einfluss auf die Okklusion haben wird. Dabei kann es sich um eine primäre Störung handeln oder um eine sekundäre, infolge einer Dysfunktion der Füße, des Beckens, der Viszera etc. (in aufsteigender Läsionskette) entstandene. Das bedeutet, dass vor einer Okklusionskorrektur eine Überprüfung und Korrektur der Halswirbelsäule erfolgen sollte. Wegen der funktionellen Verbindung mit dem übrigen Achsenorgan (Lovett-Beziehungen s. Garten 2012, Abb. 10.11) muss letztendlich doch das gesamte Achsenorgan einschließlich Becken korrigiert werden. Für Zahnärzte stellt hier die Ohrakupunktur ein praktisches Hilfsmittel dar, da der Patient mit einer Nadel im richtigen Punkt zumindest temporär „gerade gerichtet" werden kann (➤ Kap. 3.4.4).

**Fallbeispiel 12**

**Offener Biss, C2-Dysfunktion**

Eine 60-jährige Patientin wurde von der behandelnden Zahnärztin überwiesen, da sich innerhalb eines Tages bei ihr ein offener Biss im rechten Seitenzahnbereich (Nonokklusion mit einem Abstand in IKP von knapp 1 mm) entwickelt hatte, nachdem drei neu angefertigte Kronen im rechten Unterkiefer provisorisch eingesetzt worden waren.
Befund: C2-Rotationsdysfunktion. Nach der Korrektur war die Okklusion der Patientin wiederhergestellt.
Die C2-Dysfunktion wurde durch propriozeptive Fehlsteuerung durch einen Frühkontakt der neuen Kronen verursacht. Nach Korrektur der HWS musste der verursachende Frühkontakt eingeschliffen werden.
Dieser Extremfall eines „vertebragen offenen Bisses" verdeutlicht, dass prinzipiell vor jeder Einschleifmaßnahme zumindest die HWS-Funktion überprüft werden sollte.

## ❸ Definition der CMD

In Deutschland wird der Begriff „kraniomandibuläre Dysfunktion (CMD)" üblicherweise als Sammelbezeichnung für diverse muskuloskelettale Beschwerden im Kausystem verwendet. In der Schweiz hat sich der Begriff „Myoarthropathie" etabliert, und im englischen Sprachraum ist neben „CMD" auch „Temporomandibular Disorder" (TMD) oder „Temporomandibular Joint Disorder" gebräuchlich (z. B. Ahlers 2004). Die alte Bezeichnung „Costen-Syndrom" ist inzwischen obsolet.

In dieser Buchreihe werden „temporomandibuläre Dysfunktion" und „extratemporomandibuläre Dysfunktion" einander gegenübergestellt, um die primäre Dysfunktion innerhalb der Kette des Gesamtbewegungssystems zu benennen. Dies soll keineswegs bedeuten, dass beide isoliert voneinander zu betrachten wären, sondern soll vielmehr einen ätiologischen Hinweis auf Beschwerden geben, die den kraniomandibulären Bereich sowie das übrige Bewegungssystem und darüber hinaus die innere Homöostase betreffen können. Diese Begriffe ersetzen die alten Bezeichnungen einer „aufsteigenden" und „absteigenden" Störung, die prinzipiell dasselbe meinen, aber ignorieren, dass auch eine kraniale Dysfunktion zu Kiefergelenkdysfunktionen führen kann. Das Kranium befindet sich aber anatomisch „über" dem Kiefergelenk.

Die Prävalenz der CMD liegt bei etwa 4,6–4,7 % der Gesamtbevölkerung (Türp und Schindler 2004). Diese Angabe ist aber äußerst selektiv und steht einer anderen diametral gegenüber: In einer Metaanalyse von Carlsson (1999) betrug die Prävalenz der CMD zwischen 33 und 86 %, d. h. je nach Studie durchschnittlich ca. 40 %. Dies lässt vermuten, dass die Diagnose abhängig ist von den Symptomen, die einbezogen wurden, und von der Zusammensetzung der Stichprobe bzw. der untersuchten Bevölkerungsgruppe (Geschlecht, Alter, ethnische Zugehörigkeit usw.).

Ein Klick ist eine Kiefergelenkdysfunktion, die Patienten häufig lebenslang ohne subjektiv relevante Beschwerden „mitnehmen". Zum Vergleich Ergebnisse zur Prävalenz von Kniegelenkdysfunktionen: In einer französischen epidemiologischen Studie (Guillemin et al. 2011) mit insgesamt 27.632 Teilnehmern wurde bei 2,1–10,1 % der Männer und bei 2,5–6,6 % der Frauen eine Kniegelenkarthrose festgestellt. In einer epidemiologischen Studie mit 760 Patienten (Guermazi et al. 2012), die keine radiologischen Zeichen einer Kniegelenkarthrose aufwiesen, wurde mittels MRT nach strukturellen Läsionen gesucht. 29 % hatten im Vormonat Knieschmerzen gehabt. Bei 89 % der Patienten fand sich eine „Anomalie", z. B. Osteophyten bei 74 %, Knorpelschäden bei 69 %, Knochenschäden bei 52 %. Hier soll nicht dazu angeregt werden, „Äpfel mit Birnen" zu vergleichen, sondern jeden Patienten individuell zu betrachten, d. h. differenzialdiagnostische Überlegungen bezüglich der Ätiologie seiner Beschwerden (kraniomandibuläres und übriges Bewegungssystem, innere Homöostase) anzustellen, die nicht auf lokalen Einzelbefunden beruhen können.

Wie GELB (1991) es auszudrücken pflegte: Ein Kiefergelenkklick ist eine Dysfunktion, die irgendwo auf der langen Strecke zwischen Normalbefund und Pathologie liegt. Ob sie behandlungsbedürftig ist, muss anhand einer Vielzahl von Kriterien definiert werden, damit die Therapie möglichst frühzeitig beginnt, bevor die Pathologie eingetreten ist.

Die Applied Kinesiology ist anders als bekannte apparative oder auch manuelle Methoden in der Lage, vor aufwändigen Korrekturen der Kondylenposition mittels Prothetik oder Kieferorthopädie zu klären, ob möglicherweise eine kraniomandibuläre Dysfunktion, auch wenn sich keine entsprechenden lokalen Symptome zeigen, die extratemporomandibulären Beschwerden des Patienten verursacht. Hier liegt der Fokus auf den extratemporomandibulären Störungen, also denen des Bewegungssystems, und der Frage: Was ändert sich an der Funktion des Bewegungssystems, wenn die Kondylenposition – und das bedeutet die Okklusion – verändert wird? Die apparative Dokumentation des Einflusses eines perfekt nach temporomandibulären und okklusalen Kriterien mit den entsprechenden Geräten angefertigtes Registrat auf das Bewegungssystem steht erst am Anfang und wird wahrscheinlich auch in Zukunft nur Teilaspekte erfassen können. Die Applied Kinesiology kann diese Wechselwirkungen schon heute erfassen.

## ❹ Klassifikationssysteme, Leitsymptome und Ursachen

Die erstmals 1934 durch den US-amerikanischen Kieferchirurgen JAMES BRAY COSTEN (1895–1962) beschriebene Störung wurde damals als „Costen-Syndrom" bezeichnet (Michael 1997). Die erste Auflistung der Leitsymptome (➤ Tab. 3.2) lässt eine deutlich umfassendere Sicht des Problems CMD erkennen als modernere Klassifikationen (➤ Tab. 3.3 und ➤ Tab. 3.4), da sie myofasziale Störungen im Nacken-Schulter- und Rückenbereich sowie Augenschmerzen mit berücksichtigt.

Es gibt verschiedene Klassifikationssysteme, wobei die Research Diagnostic Criteria for Temporomandibular Disorders (RDC/TMD) aus dem Jahre 1992 international die größte Verbreitung gefunden haben (http://www.rdc-tmdinternational.org). Demnach ist zwischen einer somatischen und einer psychosozialen „Achse" zu unterscheiden (➤ Tab. 3.3, vgl. Türp und Schindler 2004). Diese Klassifikation bietet gleichzeitig eine (aus ganzheitlicher Sicht leider eingeschränkte) Übersicht über das Symptomenspektrum.

Die International Headache Society (IHS) hat in ihren Richtlinien folgende diagnostische Kriterien festgelegt: „Headache or Facial Pain attributed to TMJ Disorder" (➤ Tab. 3.4).

Nur multidisziplinär angelegte Veröffentlichungen beschreiben Symptome, die über die Kiefer-Kopf-Nackenregion hinausgehen. Die folgenden Symptomlisten sind aus zahnärztlicher Sicht (➤ Tab. 3.5) und aus allgemeinmedizinischer Sicht (➤ Tab. 3.6) zusammengestellt.

**Tab. 3.2** Leitsymptome des COSTEN-Syndroms von 1934 (nach Michael 1997)

| Kriterium | Symptombeschreibung |
|---|---|
| A | Schmerzen in Kiefermuskulatur und/oder Kiefergelenken beim Kauen; eingeschränkte Kieferöffnung |
| B | Knacken oder Reiben der Kiefergelenke beim Öffnen oder Schließen des Mundes |
| C | Schmerzausstrahlung in Mund, Gesicht, Kopf-, Nacken, Schulter oder Rücken, Halswirbelsäulen-Schulterprobleme, eingeschränkte Kopfdrehung, Kopfschmerzen, Augenschmerzen |
| D | Ohrenschmerzen, Tinnitus, Schwindel |

**Tab. 3.3** Klassifizierungssystem der CMD – Research Diagnostic Criteria for Temporomandibular Disorders (RDC/TMD)

| Achse I: Somatische Diagnosen | |
|---|---|
| **Betroffene Bereiche** | **Art der Beschwerden** |
| Bereich I: Kaumuskulatur (vor allem Mundöffner- und Mundschließermuskeln) | Myofaszialer Schmerz<br>• mit eingeschränkter Kieferöffnung |
| Bereich II: Discus articularis | Anteriore Diskusverlagerung<br>• mit Reposition bei Kieferöffnung<br>• ohne Reposition bei Kieferöffnung, mit eingeschränkter Kieferöffnung<br>• ohne Reposition bei Kieferöffnung, ohne eingeschränkte Kieferöffnung |
| Bereich III: Kiefergelenke | Arthralgie<br>(aktivierte) Arthrose |
| **Achse II: Schmerzbezogene psychosoziale Diagnostik** | |
| Schmerzbezogene Beeinträchtigungen täglicher Aktivitäten | |
| Depressive Verstimmung | |
| Unspezifische somatische Symptome | |

**Tab. 3.4** Leitkriterien für eine Dysfunktion des Temporomandibulargelenks (IHS 2005)

| Kriterium | Beschreibung |
|---|---|
| A | Rezidivierender Schmerz in einer oder mehreren Regionen des Kopfes und/oder Gesichts, der die Kriterien C und D erfüllt |
| B | Bildgebende Diagnostik (Röntgen, MRT, Szintigrafie) zeigt TMJ-Dysfunktion |
| C | Der Schmerz kann einer Kiefergelenkstörung zugeordnet werden, wenn mindestens eines der folgenden Kriterien erfüllt ist:<br>• Schmerzprovokation durch Kieferbewegung und/oder Kauen von harter oder zäher Nahrung<br>• Reduzierter Umfang oder abweichende Kieferbewegungen<br>• Geräusche in einem oder beiden Kiefergelenken bei Bewegung<br>• Empfindlichkeit der Gelenkkapsel(n) eines oder beider Kiefergelenke |
| D | Kopfschmerz verschwindet innerhalb von 3 Monaten oder rezidiviert nicht nach erfolgreicher Behandlung der TMJ-Dysfunktion |

**Tab. 3.5** Symptome okklusionsbedingter Störungen im kraniomandibulären System und in Strukturen des Gesamtorganismus (Boisserée und Schupp 2012)

| Betroffene Struktur, Art der Störung | Symptome |
|---|---|
| **Symptome im kraniomandibulären System (CMS)** | |
| Zahnhartsubstanz: Okklusopathien | • Attritionen/Abrasionen<br>• Keilförmige Defekte, Sprünge und Frakturen<br>• Temperaturempfindlichkeit<br>• Unspezifische Schmerzen |
| Zahnhalteapparat: Parodontopathien | • Zahnlockerung<br>• Rezessionen<br>• Knochenverlust, Knochenapposition<br>• Unspezifische Schmerzen |
| Muskulatur: Myopathien | • Verspannung<br>• Triggerpunkte, projizierte Schmerzen<br>• Hypertrophie |
| Kiefergelenke: sekundäre Arthropathien | • Kondylusverlagerung, Kiefergelenkkompression<br>• Diskusverlagerung, Diskusformveränderung<br>• Arthrose<br>• Kapsulitis<br>• Kiefergelenkdistraktion |
| **Symptome in Strukturen des Gesamtorganismus** | |
| Veränderungen der Kopfhaltung und Wirbelsäulenstatik | • Kopf- und Gesichtsschmerzen, migräneartige Schmerzen<br>• Nackenschmerzen, Rückenschmerzen<br>• Schulterschmerzen (z. T. mit pseudoradikulärer Ausstrahlung) |
| Neurophysiologische Dysfunktion | • Stimmungsveränderung, Schlafstörung, Schlafapnoe<br>• Lernstörungen, Verhaltensstörungen bei Kindern<br>• Konzentrationsstörungen<br>• Hormonelle Störungen |
| Mechanische Belastung der Ohrfunktion | • Hörstörungen, Ohrgeräusche<br>• Gleichgewichtsstörungen |
| Neuromuskuläre Hyperaktivität | • Pressen und Bruxismus<br>• Verspannung und Triggerpunkte in der Muskulatur |

**Tab. 3.6** Ursachen einer kraniomandibulären Dysfunktion

| Primär temporomandibuläre Ursachen | Primär extratemporomandibuläre Ursachen |
|---|---|
| Dentogen/okklusogen (Störfaktoren der Verzahnung) | Störungen des Bewegungssystems inkl. Neurokranium und Viszera |
| Skelettal (Störungen der skelettalen Relation von Ober- und Unterkiefer, genetisch, traumatisch oder iatrogen bedingt) | Störungen der hormonellen Balance und des Stoffwechsels inkl. entzündlich rheumatische Erkrankungen |
| | Psychogen, neurogen |

**Mit CMD assoziierte Diagnosen unterschiedlicher Fachdisziplinen**

(Ridder 2011)

**Neurologisch-internistisch**
- Migräne, Kopfschmerz
- Schwindel, Tinnitus
- Sehstörungen
- Globusgefühl
- Herzrhythmusstörungen
- Bauchschmerzen

**Orthopädisch-rheumatologisch**
- HWS-Syndrom
- Gonalgien, Lumbalgien
- Fußschmerzen bei Senk-Spreiz-Fuß
- Muskelkrämpfe
- Fibromyalgiesyndrom, rezidivierende Tenosynovitis

**Psychosomatisch**
- Müdigkeit
- ADHS
- Ständiges „Unter-Strom-Stehen"

## Ursachen

Die Ursachen einer kraniomandibulären Dysfunktion lassen sich in zwei Hauptgruppen einteilen (➤ Tab. 3.6), die jeweils noch weiter differenziert werden können.

### Primär temporomandibuläre Ätiologie

Die Ursachen sind am häufigsten im Bereich des kraniomandibulären Systems selbst gelegen. Zu den Ursachen im temporomandibulären System (Kiefergelenk, Kondylenposition und Verzahnung) wurden im Wesentlichen Angaben aus Boisserée und Schupp (2012) verwendet (➤ Tab. 3.7; Näheres zu zahnmedizinischen Aspekten ➤ Kap. 4).

### Primär extratemporomandibuläre Ätiologie

Die nicht primär im Kauapparat gelegenen Ursachen kann man in strukturelle (osteomuskuläre), metabolische (hormonelle Dysbalancen, entzündliches Geschehen) und psychogen-neurologische Ursachen aufteilen.

**Strukturelle Dysbalancen:** Sie betreffen Fehlfunktionen der Füße (Knick-Senk-Spreizfuß, Metatarsalgien, Fasciitis plantaris mit damit zusammenhängenden Gangveränderungen), des iliosakrokokzygealen Systems, der BWS und LWS (Skoliosen), der HWS (traumatisch oder degenerativ) und des Neurokraniums (Schädelfehlfunktionen und -asymmetrien genetischer, epigenetischer und traumatischer Genese).

Hierzu gehören auch die strukturellen Folgen von Viszeroptosen und Fixationen der Viszera (➤ Kap. 5), besonders der zwerchfellnahen wie Leber, Nieren, Kolonflexuren und der Organe des kleinen Beckens. Diese können besonders ausgeprägte viszeroparietale Rückwirkungen haben (wie Entwicklung von Torsionen des Achsenorgans und anderer Fehlhaltungen).

**Metabolische Störungen:** Typische mit CMD assoziierte *hormonelle Dysbalancen* sind das Menopausensyndrom und das Stresssyndrom mit Hypo- oder Hyperfunktion der Nebennieren (Garten und Weiss 2007, Kap. 16). Diese metabolischen Faktoren wirken sich über die assoziierten Muskeldysreaktionen auch auf das Bewe-

3

**Tab. 3.7** Primär temporomandibuläre Ursachen der CMD

| | |
|---|---|
| **Dento- und okklusogene Ursachen für CMD, Störungen der statischen und dynamischen Okklusion** | |
| Einzelzahnfehlkontakte | |
| Iatrogen | • Restaurative/prothetische Maßnahmen, Kieferorthopädie<br>• Extraktionen<br>• Einschleifmaßnahmen |
| Nicht iatrogen | • Hypodontie/Hyperdontie<br>• Parodontopathie<br>• Abrasion/Attrition<br>• Einzelzahnfehlstellungen, z. B. Rotation, Frontzahnkontakt |
| Fehlende anteriore Führung | |
| Skelettale Ursache | • Vertikales Gesichtswachstum<br>• Stark vergrößerter Overjet<br>• Frontal offener Biss |
| Dentale Ursache | • Frontal offener Biss<br>• Nach anterior gekippte Molaren bei mesialem Zahnverlust<br>• Extrusion im Seitenzahnbereich bei fehlendem Antagonisten<br>• Fehlende Eckzahnführung |
| Fehlende posteriore Abstützung | |
| Ursachen im Seitenzahnbereich | • Unterentwicklung des posterioren alveolären Segments, unzureichender Durchbruch des 1. Molaren<br>• Abrasion der Seitenzähne<br>• Vertikal zu niedriger Zahnersatz<br>• Abgesunkener herausnehmbarer Zahnersatz<br>• Unversorgte Lücken<br>• Prämolarenextraktion im Oberkiefer, zu kleiner Zahnbogen |
| Ursachen im Frontzahnbereich | • Vertikale Überentwicklung des unteren Frontzahnsegments mit ausgeprägter Spee-Kurve<br>• Proklination/Extrusion der Unterkieferfrontzähne<br>• Reklination/Extrusion der Oberkieferfrontzähne<br>• Erfolgter Lückenschluss im Oberkiefer trotz Bolton-Diskrepanz (Zahnbreitendiskrepanzen zwischen den OK- und UK-Zähnen), dadurch bedingter fehlender Overjet und zu kleiner oberer Zahnbogen<br>• Kontakt auf stark ausgeprägten Randleisten der oberen Schneidezähne |
| Komplettes Abrasionsgebiss | |
| Unilateral fehlende Abstützung | |
| Dentogen | • Extrusion im Seitenzahnbereich |
| Iatrogen | • Einseitig zu hohe oder zu niedrige restaurative/prothetische Arbeiten<br>• Vertikal falsch eingestellte Okklusion nach kieferorthopädischer Behandlung |
| **Skelettale Ursachen** | |
| • Posterior-kraniale (retrale) Kondylenposition, Angle-Klasse II, 1 (Garten 2012, Abb. 7.49)<br>• Längendiskrepanz der Rr. mandibulae<br>• Skelettale Asymmetrien (inkl. der Gelenkbahn), Gesichtsskoliose<br>• Skelettaler Kreuzbiss | |

gungssystem aus: Mit den Nebennieren und Gonaden assoziierte Muskeln sind wichtige Beckenstabilisatoren, durch deren Fehlfunktion es zu iliosakrokokzygealen Dysfunktionen und aufsteigenden Rückwirkungen auf das kraniomandibuläre System kommen kann. Das Nebennieren-Stresssyndrom kann hormonell bedingt auch zu einer Ligamentschwäche führen (positive Ligament-Stretch-Reaktion s. Garten und Weiss 2007, Kap. 16.5.6; vgl. auch Gelb 1991).

Eine *Kiefergelenkarthritis* im Rahmen eines rheumatischen, bakteriell entzündlichen (Borreliose), post- und parainfektiösen oder psoriatischen Geschehens ist in aller Regel kein Einzelphänomen, sondern andere Gelenke sind ebenfalls betroffen. *Entzündungsmediatoren* wie Histamin, Bradykinin, Prostaglandine und Leukotriene, die dabei produziert und freigesetzt werden, können ebenso wie Protonen und ATP zu Muskelspannung und Muskelschmerz führen (Mense 1977, 2003). Man kann sie daher als „Kofaktoren" der Genese auffassen (Boisserée und Schupp 2012).

**Psycho- und neurogene Faktoren:** Emotionale Spannung kann zu Muskelspannung und Bruxismus (Pressen und Knirschen) mit den entsprechenden Abnutzungsfolgen an Zähnen und Gelenkstrukturen führen, aber auch zu den oben beschriebenen hormonellen Veränderungen beitragen.

Neurogene Störfaktoren können über einen muskulären Hypertonus z. B. bei Bewegungsstörungen (Torticollis spasticus und orofaziale Dyskinesien) oder über einen muskulären Hypotonus bei neuromuskulär degenerativen oder autoimmunologischen Erkrankungen (Myasthenia gravis) eine Rolle spielen.

**Extratemporomandibuläre Ursachen einer CMD**

**Störungen des Bewegungssystems inkl. Neurokranium und der Viszera**
- Störungen der Füße (Knick-, Senk-, Spreizfuß)
- Störungen der Beine (anatomische Beinlängendifferenz, Hüft- und Kniegelenksstörungen)
- Iliosakrokokzygeale Störungen
- Skoliosen
- HWS-Störungen traumatisch oder degenerativ

**Störungen der hormonellen Balance und des Stoffwechsels (inkl. entzündlich rheumatische Erkrankungen)**
- Menopausensyndrom, Stresssyndrom
- Entzündliche Erkrankungen: bakteriell, post- und parainfektiös, autoimmunologisch, Unverträglichkeitsreaktionen

**Psychogen bzw. neurogen**
- Emotionaler Stress
- Muskulärer Hypertonus bei Bewegungsstörungen
- Muskulärer Hypotonus bei neuromuskulär-degenerativen und autoimmunologischen Erkrankungen

## ❺ Muskuläre Komponenten der CMD

Wie die temporomandibuläre Region in den Gesamtkontext eingefügt werden kann, zeigt ein Protokoll im Anschluss (➤ Kap. 3.4). Hier geht es ausschließlich um die Diagnostik des temporomandibulären Bereichs mit den Mitteln der Professional Applied Kinesiology. Abweichend von der hier dargestellten Vorgehensweise (➤ Abb. 3.121) gibt es sicher eine Reihe weiterer sinnvoller Sequenzen. Da sich die Untersuchungsergebnisse nie an eine lineare Abfolge halten, geht es hier darum, zunächst das Prinzip von muskulärem Challenge und muskulärer Korrektur sowie anschließend das Prinzip einer ossär-ligamentären Korrektur mit osteopathischen Mitteln zu verstehen.

Die Korrektur der kraniomandibulären Strukturen ist Voraussetzung für eine zuverlässige Differenzialdiagnose bezüglich der Genese einer CMD. Sie können dazu z. B. den Dokumentationsbogen aus GARTEN (2012, S. 144) verwenden.

### Ausschluss von Herden und Störfeldern

An dieser Stelle sei noch einmal betont, dass auch die strukturelle Osteopathie in das System der Triad of Health eingebettet ist: Strukturelle Läsionen können ganz oder teilweise durch metabolische (und emotionale) Stressoren verursacht werden.

Herde und Störfelder haben eine okklusionsverändernde Wirkung, die durch ihre direkte Wirkung auf die Kaumuskulatur und dadurch bedingte Funktionsstörungen der Halswirbelsäule zustande kommt. Nach diesen praktischen Erfahrungen muss eine Herdsanierung immer Priorität haben vor okklusionsverändernden Maßnahmen wie Einschleifen oder Schienentherapie und kieferorthopädische Maßnahmen (Garten, Girthofer und Klein 2007).

Beherdungen im Zahn- und Leerkieferbereich können auch zu Spannungen und Tenderpoints im M. masseter und M. buccinator führen, die möglicherweise als myofasziale Triggerpunkte fehlgedeutet werden. Durch solche Muskelspannungen verändern sich naturgemäß die okklusalen Beziehungen.

Eine als Therapie gedachte Injektion in diese „Triggerpunkte" lässt zuweilen einen vorher asymptomatischen Herd „hochgehen", d. h. für den Patienten spürbar werden.

Auch diese Zusammenhänge lassen sich mit den Werkzeugen der Applied Kinesiology klären (➤ Kap. 7.15.3).

**ADLER-Reflexzonen**

Infolge der oben beschriebenen neurologischen Zusammenhänge können nach E. ADLER Projektionssymptome auftreten (Gleditsch 1997). Herde und Störfelder im Bereich des Gesichtsschädels können zu chronischer Irritation der subokzipitalen, Nacken- und Schultermuskulatur führen (➤ Abb. 4.9). Durch Muskelspannung im Bereich der Kopfgelenke kommt es zwingend zu okklusalen Veränderungen, die teils offensichtlich sind, teils jedoch nur mit sensiblen (vor allem auch AK-)Methoden einer Okklusionsanalyse aufgedeckt werden können. Zur Herd- und Störfeldtestung sei auf GARTEN (2012, Kap. 6.4 und 6.5) sowie GARTEN und WEISS (2007, Kap. 5) verwiesen.

### Palpation und Therapie der Kaumuskulatur, des Kiefergelenks sowie der Hals- und Nackenmuskulatur

Gehen Sie grundsätzlich so vor, dass Sie alle relevanten Muskeln des kraniomandibulären Systems auf Hypertonus und Triggerpunkte hin prüfen und direkt behandeln (Garten 2012, Kap. 8.7.2). Ausgehend von den Palpationsbefunden können Sie offensichtliche Tenderpoints und Triggerpunkte direkt mit osteopathischen oder neuraltherapeutischen Mitteln sowie mit Akupunktur (Garten 2012, Kap. 10.3.3) behandeln.

Die manuelle Behandlung besteht im Ausstreichen bzw. Ausmassieren der Muskeln in Richtung ihres Faserverlaufs, was beim M. masseter und M. temporalis eine Manipulation in Richtung ihres Muskelbauchs bedeutet; dies wird AK-historisch auch als „Spindelzelltechnik" bezeichnet (Garten 2012, Kap. 10.3.1.2). Zur Neuraltherapie kann Procain 0,5 % oder Lidocain 0,5 % verwendet werden, die Akupunktur erfolgt als „Dry Needling", d. h. die Nadeln werden gleich nach Auslösen der Nadelsensation bzw des „Local Twitch" wieder entfernt (Zusammenfassung des Vorgehens ➤ Abb. 3.120).

Die Challenges der Applied Kinesiology (➤ Abb. 3.121) sollten Sie als Therapiekontrolle und zum „Feinschliff" benutzen. Zeigen sich nach dem AK-Challenge noch positive Befunde, werden sie nachgebessert mit Dry Needling, myofaszialen und Strain-Counterstrain-Techniken. Wie immer sind die mittels Challenge erhobenen Befunde mit den palpatorischen und orthopädischen Befunden abzugleichen.

Als Minimum sollten Sie zudem die Kapsel-Bandstrukturen des Kiefergelenks (von außen vor dem Tragus und mit Kleinfingern im Gehörgang) bei Schlussbiss und Kieferöffnung palpieren und dabei auf Klicks, Knack- und Reibegeräusche achten. Auch hier wird die differenzierte Diagnostik mit den Mitteln der AK (➤ Kap. 3.3.10 ❻) das Bild abrunden.

### Korrektur von iliosakrokokzygealen und Wirbelsäulendysfunktionen sowie der Füße

(➤ Kap. 2 und ➤ Kap. 3.2)

Wie oben bereits ausgeführt, wird sich durch jede HWS-Dysfunktion die Okklusion potenziell verändern, sodass erstere vorab beseitigt werden muss, um ein klareres Bild von der temporomandibulären Funktion zu bekommen. Wenn Ihr Patient von der Liege aufsteht, werden von den Füßen aufwärts sämtliche gewichttragenden Strukturen belastet, was sich auch auf die temporomandibuläre Region auswirken kann. In diesem Stadium ist normalerweise noch nicht klar, ob primär eine temporomandibuläre oder eine extratemporomandibuläre Dysfunktion vorliegt oder wie orthopädische Kofaktoren eine primär kraniomandibuläre Dysfunktion beeinflussen. In der ersten Sitzung haben Sie immer einen Patienten in einem Adaptationsstadium – mit absteigenden und aufsteigenden Läsionskomponenten – vor sich.

### Muskuläre Funktionsdiagnostik und Therapie

Sie haben vorab nach der Palpation bereits die Tenderpoints der Muskeln behandelt. Der im folgenden Flussdiagramm dargestellte Ablauf (➤ Abb. 3.121a, b, c) dient also zur Kontrolle über die Vollständigkeit der manuellen und reflextherapeutischen Korrektur. Lassen Sie sich von der Komplexität des Protokolls nicht einschüchtern, es dokumentiert alle Eventualitäten und Sie werden bald zu einem eigenen pragmatischen Vorgehen kommen, wenn Sie in der Lage sind, die logischen Schlüsse aus jedem Diagnostikschritt zu ziehen. Das Flussdiagramm dient dem „virtuellen" Training: „Was ist wenn …"?

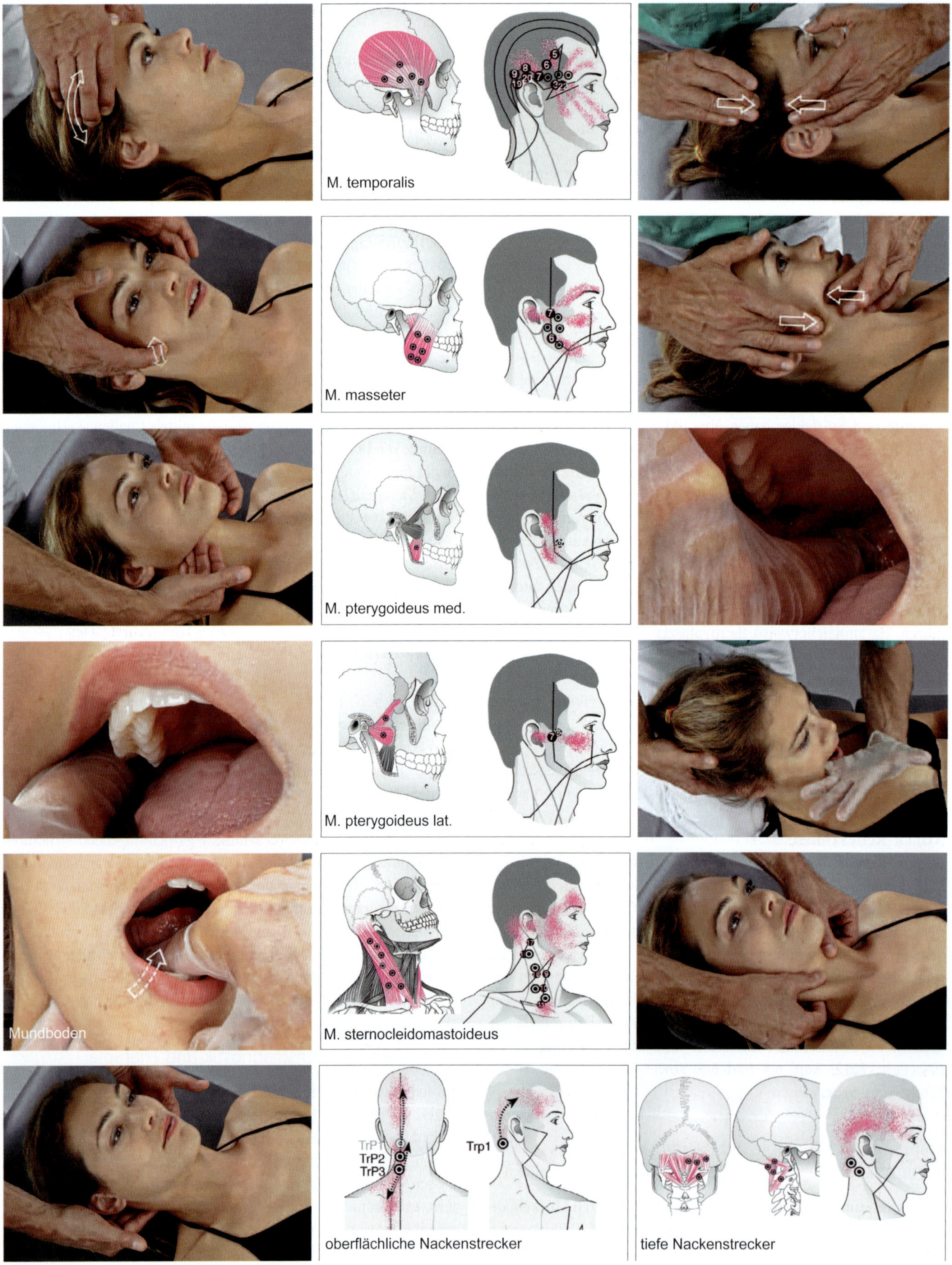


**Abb. 3.120** Palpation der kraniomandibulären Muskulatur auf Triggerpunkte und manuelle Korrektur. In den Zeichnungen sind die Punkte für ein lokales Dry Needling angegeben (s. Garten 2012, Kap. 11).

1. Suchen Sie einen **normoreaktiven Indikatormuskel (NIM),** sinnvollerweise möglichst am Bein, denn der Patient benötigt beide Hände für die Therapielokalisation.

Eine *generalisierte Hyperreaktion* kommt gerade bei CMD häufig vor. Denn bei dem multifaktoriellen Syndrom spielen allergische, toxische und hormonelle Aspekte häufig eine Rolle (➤ Tab. 3.6 und „Extratemporomandibuläre Ursachen"). Schon jetzt haben Sie Gelegenheit, durch ein metabolisches Screening (modifiziert nach Anamnese) übergeordnete Stressoren zu finden, die eine CMD mitverursachen können (Garten 2012, Kap. 6; Garten und Weiss 2007). Dies ist sogar zwingend erforderlich, da Sie für das weitere Vorgehen einen NIM benötigen, den Sie z. B. auch durch Testen des Patienten in (temporärem) Kontakt mit einer Ampulle Histamin D12 oder Kinin D12 usw. erhalten können.

Strukturelle Stressoren wie eine Kiefergelenkkompression oder eine daraus resultierende sphenobasiläre Kompression können in seltenen Fällen auch zu einer generalisierten Hyperreaktion führen, sodass die Therapielokalisation zu den Kiefergelenken als Superchallenge wirkt. Im ersten Schritt muss dann versucht werden, die Hyperreaktion durch Korrektur der sphenobasilären Kompression zu beseitigen. Dazu gehört eine kraniosakrale Dekompression (➤ Kap. 3.4) mit Okziput-Release, Dekompression in der rostrokaudalen Dimension und kraniosakraler „Schaukel".

Ergänzend zu dem hier behandelten Thema der aktiven muskulären Diagnostik sei zu diesem Zeitpunkt noch eine Anmerkung gemacht: Die TL der Kiefergelenke kann ausgehend von dem gefundenen normoreaktiven Indikatormuskel auch in Ruheschwebelage positiv sein, wenn eine Arthritis oder eine andere Gelenkpathologie vorliegt. Bei stark schmerzhaften Kiefergelenken empfiehlt sich u. U. eine Untersuchung des Kiefergelenks in Ruheschwebelage. Diese Faktoren müssen dann mittels der metabolischen Challenges untersucht werden: Der Challenge mit antiinflammatorischen Substanzen inkl. nichtsteroidale Antirheumatika, mit den bakteriellen Nosoden wie Borrelien D12, Chlamydien D12, Yersinien D12 hilft dann weiter. Auch muskuläre Dysbalancen führen nicht selten aufgrund der dabei vorliegenden Inkongruenzen der Gelenkpartner zu einer positiven TL der Kiefergelenke. Sie werden aber mit der im Folgenden dargestellten Sequenz bestens erfasst. Eine frische Diskusluxation mit Erguss und Kiefersperre ist kein diagnostisches Problem.

2. **Schlussbiss-Challenge:** Lassen Sie den Patienten ohne TL fest beißen (maximale Interkuspidation, IKP). Die Differenzierung von „festem Biss" und „leichtem Biss" ist als differenzialdiagnostisches Kriterium eher zweifelhaft, da jeder Patient eine andere Vorstellung davon hat, was dabei „fest" oder „leicht" ist. Zur Erinnerung: Ziel ist hier, muskuläre Dysfunktionen im Sinne eines myofaszialen Hypertonus mit Tenderpoints und Triggerpunkten zu erfassen und zu behandeln. Teilweise haben Muskeln mit myofaszialen Störungen (die Sie hier suchen) bereits in Ruhe eine positive TL im Bereich der Triggerpunkte, in der Regel wird die TL aber erst durch Kontraktion und Aktivierung positiv, daher die Untersuchung der Kieferheber bei Schlussbiss.

3. Wenn die IKP zu keiner Änderung des normoreaktiven Indikatormuskels führt, können Sie davon ausgehen, dass keine ausgeprägte strukturelle Okklusionsstörung (d. h. keine Frühkontakte, keine Kiefergelenkkompression) vorliegt. Hier könnten Sie das Thema abschließen, aber Sie suchen nach myofaszialen Gründen für Kiefergelenk-Klicks und kraniosakrale Störungen. Gehen Sie dann gleich zu Schritt 8 über. Da es sich also eher nicht um ein primär zahnärztliches Problem handelt, konzentrieren Sie Ihre weitere Untersuchung und Behandlung auf eine exakte Balancierung der Kaumuskulatur, auch bei Diskusverlagerungen (Klicks, Knacken) und kranialen Dysfunktionen.

4. Wenn der Indikatormuskel durch die IKP dysreaktiv wird, gibt es dafür mehrere mögliche Ursachen:

- muskuläre Dysbalance der Kieferheber, die zu Gleitkontakten führt (okklusaler Stress funktioneller Art)
- strukturelle Okklusionsstörung, d. h. Frühkontakte und/oder Frontzahnkontakte sowie möglicherweise eine
- Kiefergelenkkompression

Aufgrund der Physiologie des Bewegungssystems ist es sinnvoll, zunächst die muskuläre Steuerung zu untersuchen und bei Bedarf zu normalisieren.

5. Um **Frühkontakte zu eliminieren,** legen Sie eine bis maximal drei Lagen von Streifen normalen Briefpapiers (Stärke ca. 80 µm) zwischen die Seitenzähne. Okklusionspapier hat üblicherweise die Stärke 12 µm und ist für diesen Zweck nicht geeignet. Frühkontakte sind als einzelne Zahnkontakte definiert, die vor maximaler Interkuspidation, d. h. maximalen Vielpunktkontakten, wirksam werden. Relevant ist u. U. schon eine Erhöhung, die lediglich 10–40 µm beträgt.

Watterollen zwischen die Seitenzähne zu platzieren wäre nicht korrekt, da diese Erhöhung im Zweifelsfall verkürzte Kieferheber in eine Korrekturposition bringen kann, in der die gesuchte myofasziale Störung nicht mehr auffindbar ist. Eine Gelenkkompression (die Sie ja erst noch finden bzw. nachweisen wollen) würde dabei dekomprimiert. Insgesamt würde also die Mandibula durch die Watterollen bereits in eine mögliche Korrekturposition gebracht. Ebenso ungeeignet ist aus denselben Gründen in diesem Kontext, Holzmundspatel zwischen die Zähne zu platzieren.

6. Wenn die Papierlagen die Dysreaktion beim Schlussbiss aufheben, heißt das nur, dass Frühkontakte vorhanden sind. Diese können im Sinne von Gleitkontakten durch eine muskuläre Dysbalance verursacht oder tatsächlich strukturell sein: d. h. durch neue Prothetik, aber auch „neurologische Zähne" (Garten 2012, Kap. 6.4, Abb. 6.9; Garten und Weiss 2007, Kap. 5.5.7, Abb. 5.23). Letztere sollten eigentlich bei der vorhergehenden Störfeldtestung bereits eliminiert worden sein. Sie können dann mit Schritt 8 weitergehen.

7. Wenn die Papierlagen den Schlussbiss-Challenge nicht aufheben, liegt am ehesten eine ausgeprägtere strukturelle Störung wie z. B. eine Kiefergelenkkompression und/oder eine massive Okklusionsstörung vor (z. B. fehlende posteriore Abstützung, ➤ Tab. 3.7), die u. a. auch zu kranialen Läsionen führt (Gesichtsschädel, Schädelbasis). Frontzahnkontakte können auch ohne TL zu einem positiven Schlussbiss-Challenge führen, sollten aber durch 1–3 Papierlagen zwischen den Seitenzähnen genügend abgefedert werden.

Sie haben ja bereits bei der Palpation hypertone Aspekte der Kieferheber erfasst und sollten nach Palpationsbefund auch schon gezielt Triggerpunkte und Tenderpoints mit Akupunkturnadel, Procainspritze oder manuell behandelt haben. Suchen Sie dennoch zur Sicherheit per Therapielokalisation nach mitverursachenden muskulären Komponenten: Die Magnet-TL (MTL) dort müsste die Dysreaktion beim Schlussbiss aufheben. An dieser Stelle sollten Sie spezifisch nachbessern (wie in Schritt 9, 13 und 15).

Wenn der Schlussbiss-Challenge trotzdem noch positiv ist, liegt wohl eine echte Gelenkkompression vor.

Wenn die (Magnet-)TL über den Kiefergelenken die Dysreaktion aufhebt und damit das Kiefergelenk als Ursache des positiven Schlussbiss-Challenge deutlich wird, machen Sie den Versuch, das Kiefergelenk manuell zu beeinflussen: Führen Sie eine unspezifische Detonisierung der gefundenen Kieferheber mittels postisometrischer Relaxation oder reziproker Hemmung und eine manuelle Dekompression des Kiefergelenks durch:

a. Zur *postisometrischen Relaxation (PIR)* legen Sie beide Daumen oder Zeigefinger und Mittelfinger einer Hand auf die unteren Seitenzähne des Patienten, um darüber eine Traktion nach kaudal und etwas ventral auszuführen. Bringen Sie den Unterkiefer an die jeweils mögliche Öffnungsposition heran und lassen Sie den Patienten gegen Ihren gehaltenen Widerstand (mit leichter Kraft von 100 g) 10 Sekunden lang den Kiefer heben. Anschließend dehnen Sie 10 Sekunden lang leicht nach, indem Sie ausschließlich die durch die Kontraktion neu gewonnene Länge nutzen, d. h. ohne die Muskeln aktiv zu dehnen! Wiederholen Sie diesen Zyklus etwa 7-mal.
b. Die Technik der *reziproken Hemmung (RI)* induziert eine Relaxation der Kieferheber durch Kontraktion der Antagonisten. Lassen Sie den Patienten gegen Ihren gehaltenen Widerstand (10 Sek.) den Kiefer leicht öffnen. In der Entspannungsphase (10 Sek.) nutzen Sie die neu gewonnene Öffnung für einen erneuten Anspannungs-Entspannungs-Zyklus (etwa 7-mal wiederholen).
c. Führen Sie eine Kiefergelenkdekompression durch (➤ Kap. 3.3.10 ❼). Diese kann zur Symptombesserung führen, ist jedoch meist keine entgültige Lösung. Eine Korrektur der Kompression wird nur mittels Aufbissschiene gelingen. Provisorisch kann ein Aqualizer® angewandt werden.

Sie sollten dann jedenfalls eine manuelle artikuläre Diagnostik durchführen (➤ Kap. 3.3.10 ❻), die mit hoher Wahrscheinlichkeit positive Befunde ergeben wird. Häufig ist auch ein MRT des Kiefergelenks in Schlussbiss und bei definierter Öffnung angezeigt.

8. Wenn beim Schlussbiss-Challenge ohne TL mit oder ohne Abfederung keine Indikatordysreaktion auftritt (vgl. Schritt 3 und 6), lassen Sie den Patienten nacheinander eine **TL zu allen Kieferhebern** (Mm. temporalis, masseter und pterygoideus medialis) durchführen, evtl. auch mit Magnetverstärkung (nähere Beschreibung der Kaumuskeln s. Garten 2012, Kap. 11). Der M. pterygoideus medialis kann an seinem Ansatz innen am Kieferwinkel therapielokalisiert werden.

Hier ist zu beachten, dass Therapielokalisationen auch durch kraniale Läsionen positiv sein können, speziell bei Magnetverstärkung. Behandeln Sie die Muskeln und prüfen Sie sie dann erneut.

9. Die gefundenen Muskeln werden mit „Spindelzelltechnik" bzw. „Fascial-Flush-Technik" behandelt. Erstere ist nur eine modifizierte Fascial-Flush-Technik, bei der die Massage im Faserverlauf zum Muskelbauch hin durchgeführt wird.

Für den M. masseter hat Goodheart eine Kombinationsbehandlung mit dem M. buccinator empfohlen (➤ Abb. 3.120).

10. Mit einer **passiven Dehnung der Kieferheber** als Schluss-Challenge kann überprüft werden, ob der Hypertonus vollständig beseitigt ist. Die positive Dehnungsreaktion wird in diesem Fall mit einem NIM geprüft. Beim Dehnen sollten Sie nicht einfach die Unterkieferfrontzähne herunterdrücken, sondern z. B. beide Daumen auf die Unterkieferseitenzähne legen, um eine Kompression des Kiefergelenks beim Aufhebeln zu vermeiden.

11. Wenn der Dehnungs-Challenge positiv ist, wiederholen Sie ihn, während Sie eine TL zu den einzelnen Muskeln durchführen lassen, am besten mit der nicht schwächenden Seite eines kleinen Ringmagneten. Durch die Magnet-TL (MTL) über der ursächlichen Muskelpartie wird der Dehnungs-Challenge dann aufgehoben. Dort muss die myofasziale Behandlung nachgebessert werden, z. B. auch mittels PIR oder reziproker Hemmung, wie oben (7) beschrieben.

12. Lassen Sie eine **TL zu den Kiefergelenken mit Laterotrusion** des Unterkiefers nach links und nach rechts durchführen. Wenn dies zur Indikatordysreaktion führt, liegt in erster Linie eine Fehlfunktion der Mm. pterygoidei laterales vor. Die Mm. pterygoidei laterales lassen sich nicht direkt therapielokalisieren, durch ihre Ansätze an Diskus, Kapsel und Collum mandibulae ist die TL zu den Kiefergelenken jedoch als Resultierende der Dysfunktion sehr zuverlässig.

13. Zu einem positiven Challenge bei der Laterotrusion nach links kommt es wahrscheinlich durch Aktivierung eines hypertonen (rechten) M. pterygoideus lateralis. Auf ihn richtet sich zunächst die Therapie. Es ist allerdings nicht ganz auszuschließen, dass auch der linke M. pterygoideus lateralis bei der Laterotrusion nach links etwas gedehnt wird (Boisserée und Schupp 2012) und daher durch ihn der positive Challenge auftritt. Insofern ist es bei einem positiven Laterotrusions-Challenge sinnvoll, beide Mm. pterygoidei laterales zu behandeln.

An der Laterotrusion sind auch die posterioren Fasern des ipsilateralen M. temporalis, die anterioren Fasern des kontralateralen M. temporalis sowie die Mm. masseter und pterygoideus medialis auf der Gegenseite der Laterotrusion als Synergisten beteiligt. Diese wurden aber bereits in Schritt 9, spätestens 11 korrigiert.

a. Führen Sie eine myofasziale Therapie beider Mm. pterygoidei laterales durch Ausstreichen durch.
b. Nach Goodheart lassen sich die Mm. pterygoidei auch gut und schonend mit Strain-Counterstrain behandeln: Suchen Sie mit Palpationskontakt in der Pterygoid-Region nach einem Tenderpoint und bringen Sie dann den Kopf des Patienten in Flexion und evtl. in Rotation, bis der Schmerz maximal reduziert ist. Halten Sie den Kopf 90 Sekunden lang in dieser Position. Goodheart hat zudem eine spondylogen reflektorische Beziehung der oberen Brustwirbel (Th2–Th4) zum Kiefergelenk gefunden (Walther 2000). Beklopfen Sie die genannten Wirbel, während Sie den empfindlichsten Punkt in den Mm. pterygoidei halten. Bei erfolgreicher Anwendung der Technik sollte die Empfindlichkeit im Bereich der Mm. pterygoidei erheblich nachlassen.
c. Völlig „aus dem Schneider" bezüglich der Frage, welcher Muskel zu entspannen ist, sind Sie bei Anwendung der PIR- und RI-Technik: Lassen Sie den Kiefer bei leichter Öffnung aus Rechtslateralisierung (der rechte Pterygoideus lateralis ist ge-

1. NIM am Bein

2. **Ohne TL: Schlussbiss (IKP)**

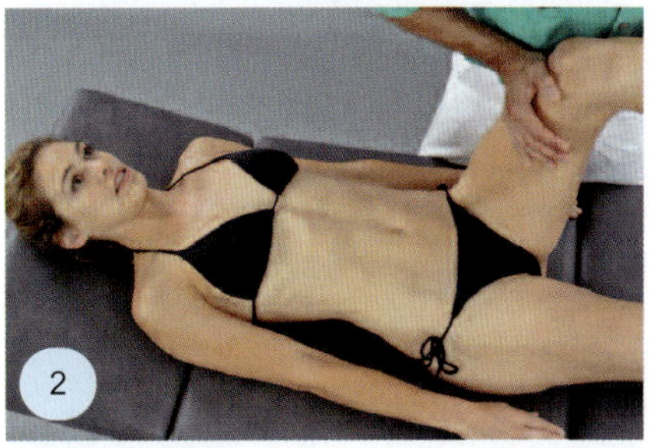


3. **Indikator normoreaktiv**: > Schritt (8)

4. **Indikator dysreaktiv:**
   - Dysbalance der Kieferheber, Gleitkontakte
   - Frühkontakte, Frontzahnkontakt
   - Kompressionsgelenk

   > Schritt (5)

5. **Ohne TL: Schlussbiss, „Abfedern" der Okklusion** mit 1 bis 3 Papierlagen

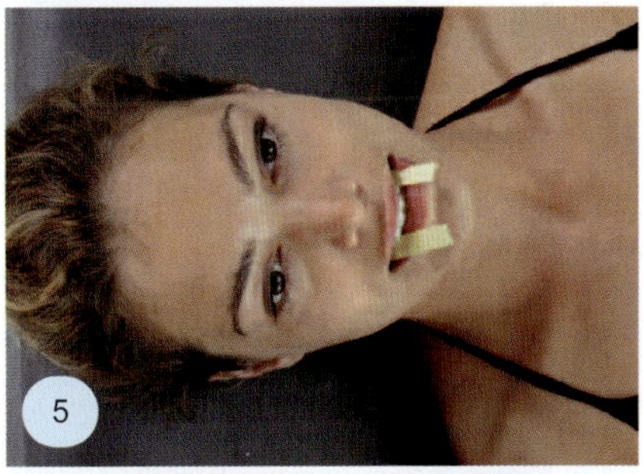


6. **Indikator normoreaktiv:** Frühkontakte beseitigt > Schritt (8)

7. **Indikator dysreaktiv:**
   - Ausnahmsweise muskulär: MTL auf Kaumuskeln hebt Dysreaktion auf
   - Kompressionsgelenk, resultierende Schädelläsionen: MTL auf TMG hebt häufig die Dysreaktion auf
     a. *PIR*
     b. *Reziproke Inhibition*
     c. *Kiefergelenkdekompression manuell*

   > artikuläre Diagnostik (s. Kap. 3.3.10.⑥)

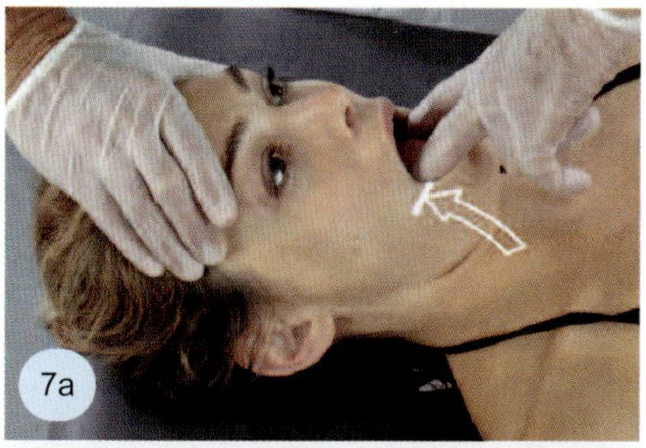


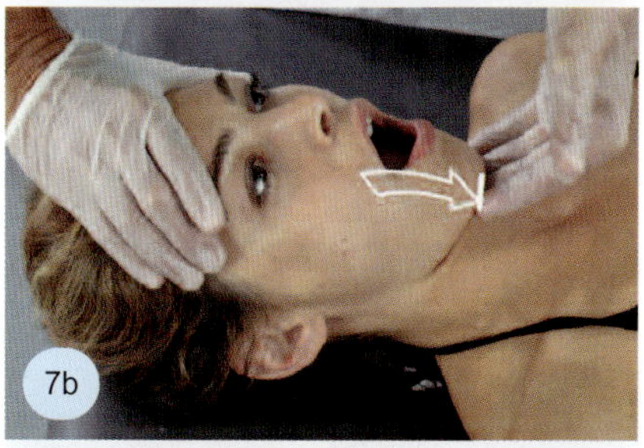


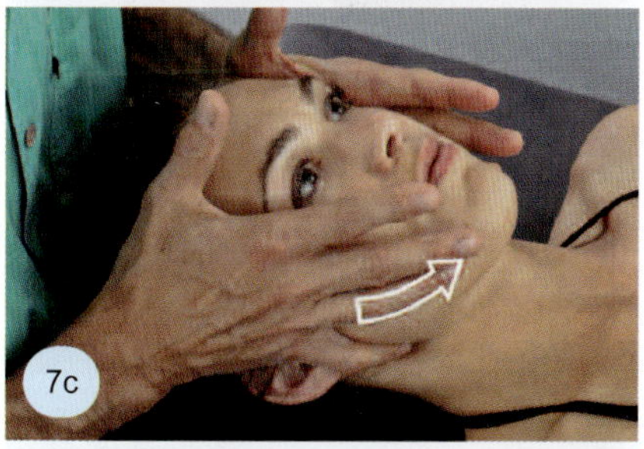


8. **IKP, bei Bedarf abgefedert**
   (M)TL der einzelnen Kieferheber bds.:
   a. Temporalis
   b. Masseter
   c. Pterygoideus medialis

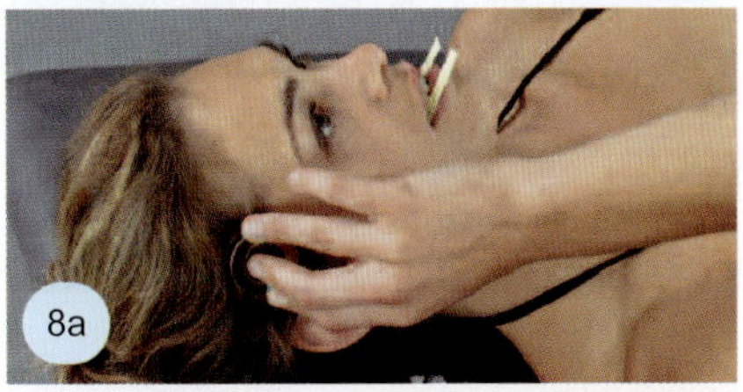


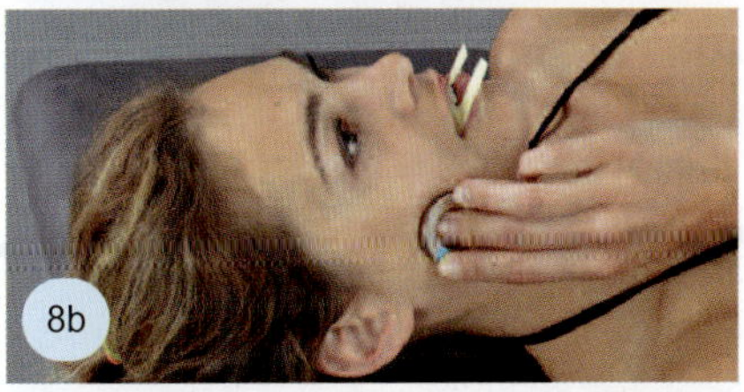


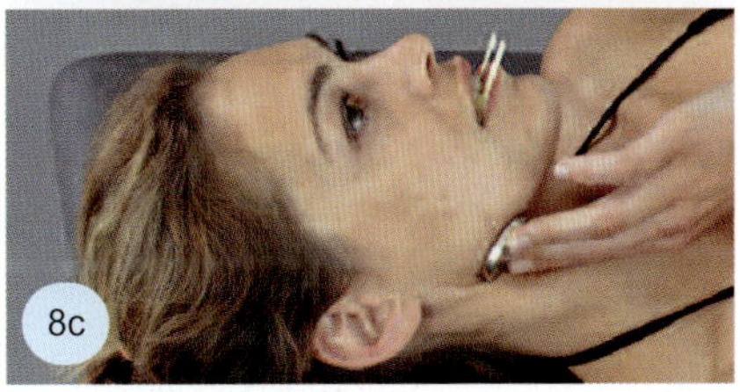


9. *Detonisierung der betroffenen Kieferheber („Fascial Flush")*
   a. *Temporalis*
   b. *Masseter*
   c. *Pterygoideus medialis*

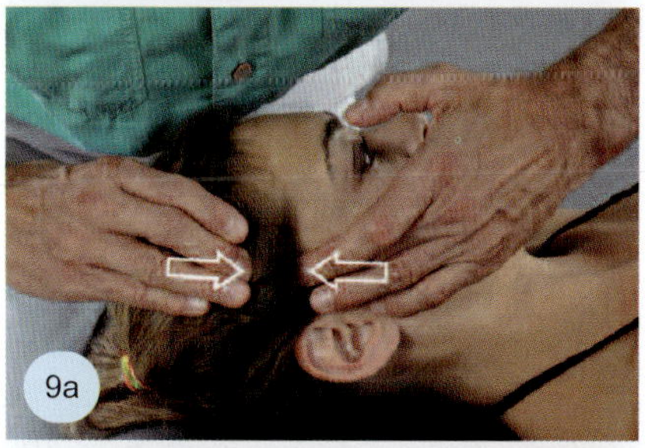


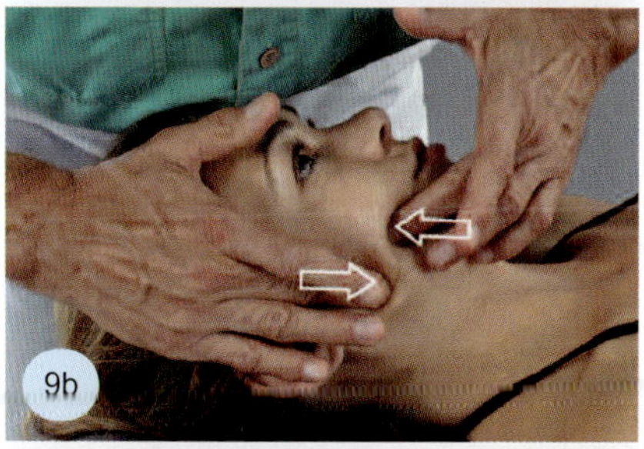


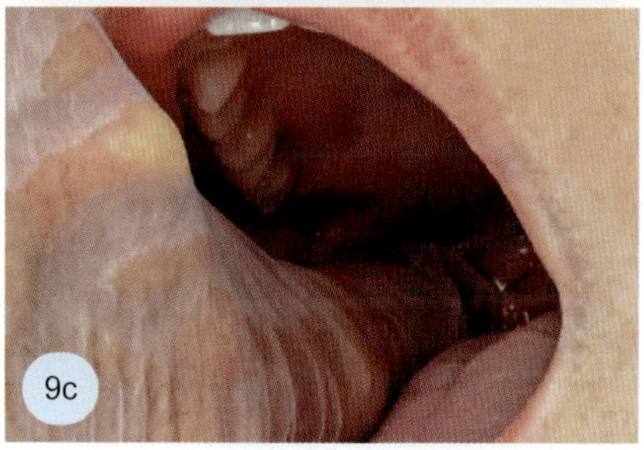


**Abb. 3.121a** Flussdiagramm zur Diagnostik und Therapie der kraniomandibulären Muskulatur (als Bestandteil der Behandlung des Gesamtbewegungssystems, nicht isoliert)

**10. Passive Dehnung der Kieferheber**
(Kompression im Gelenk vermeiden)

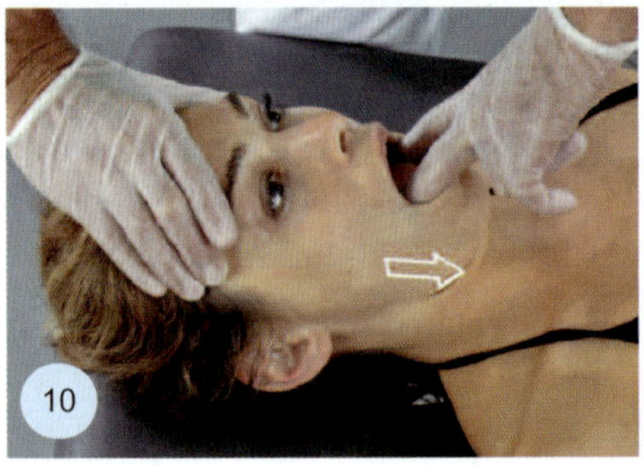


11. Sollte nach Schritt (9) negativ sein; MTL an den hypertonen Regionen hebt positiven Dehnungschallenge auf. *Detonisierung wie Schritt (9) nachbessern, PIR, reziproke Inhibition wie in (7)*

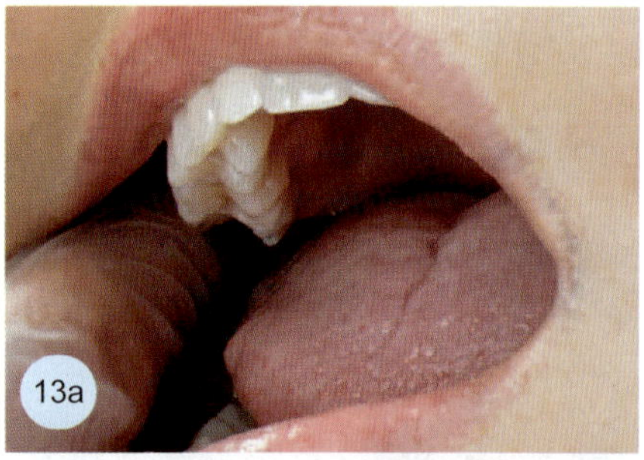


**12. TL der TMG bds., Laterotrusion**

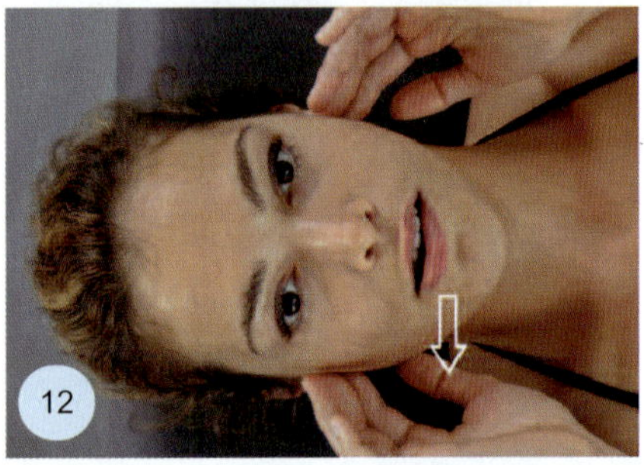


**13. Indikator dysreaktiv:**
*Detonisierung der Pterygoidei laterales* ***bds.***

- a. *Fascial Flush (Abb.: Pterygoideus lat. re.)*
- b. *Strain-Counterstrain (Abb.: Pterygoideus lat. re.)*
- c. PIR Pterygoid. lat. re., *reziproke Inhibition Pterygoideus lat. li.*
- d. *PIR Pterygoideus lat. li., reziproke Inhibition Pterygoideus lat. re.*
- e. *Mundakupunktur*

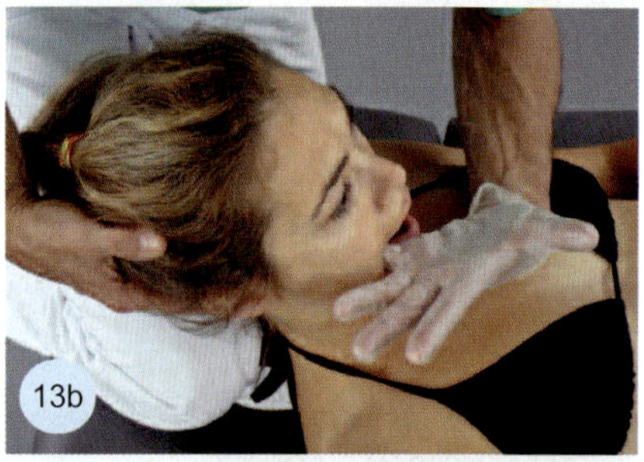


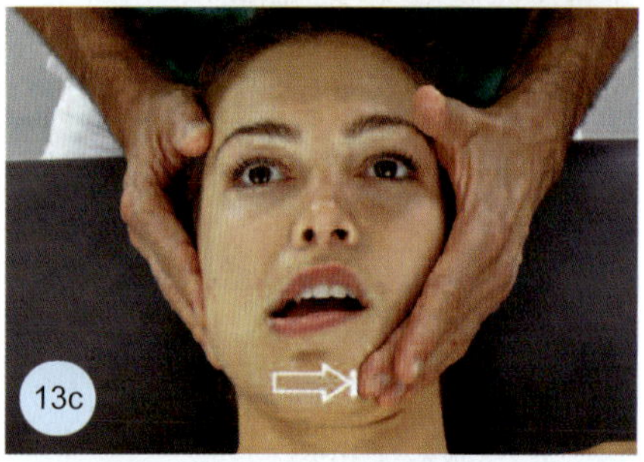


**14. TL der TMG bds., Protrusion**

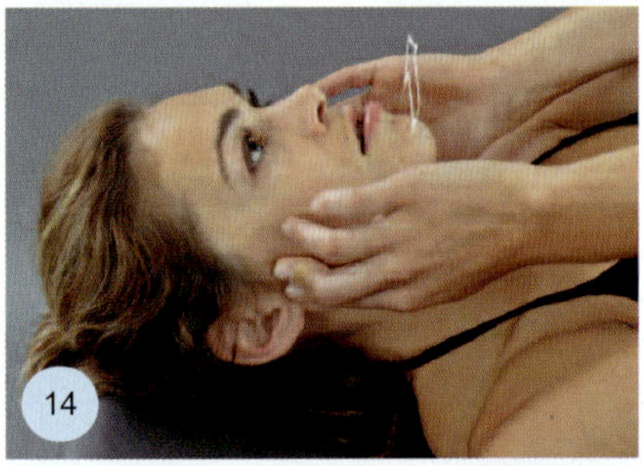


15. Sollte nach Schritt (12) negativ sein; wenn nicht: *Pterygoidei laterales und mediales, Masseter- und Temporalis-anterior-Fasern nachtherapieren*

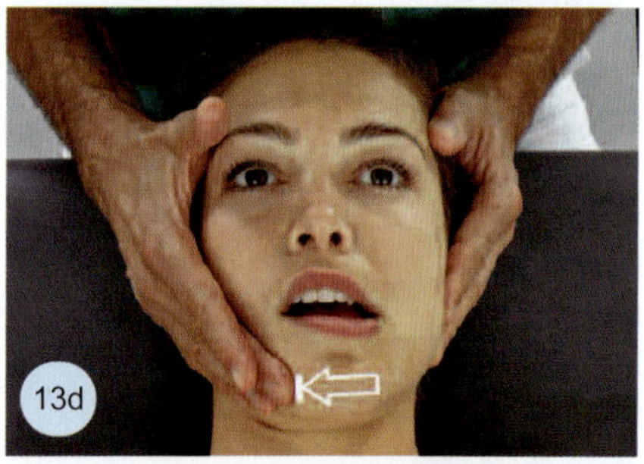


**16. Zungenrücken an harten Gaumen an legen lassen, TL am Mundboden**
Mund öffnen lassen (pos. TL der Sutura palatina mediana ausschließen)

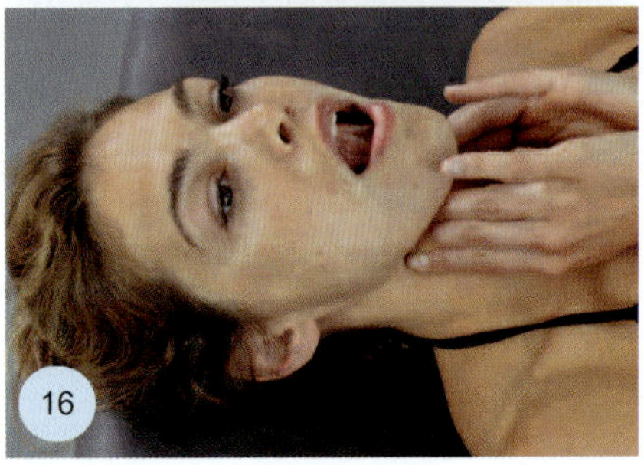


**17. Indikator dysreaktiv:**
*Mundboden, suprahyoidale Muskulatur und Zungenmuskulatur entspannen*

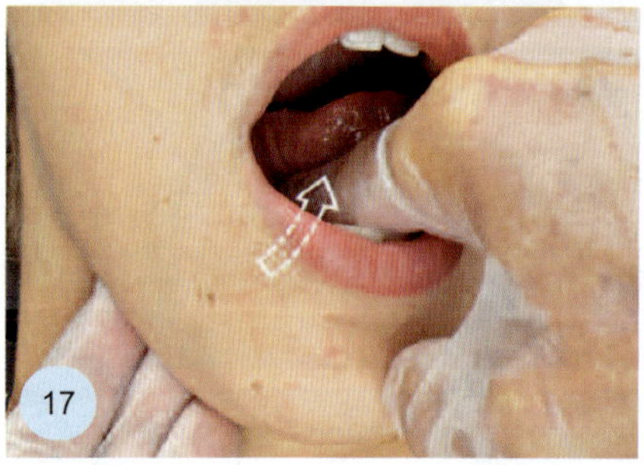


**Abb. 3.121b** Flussdiagramm zur Diagnostik und Therapie der kraniomandibulären Muskulatur (als Bestandteil der Behandlung des Gesamtbewegungssystems, nicht isoliert)

18. a. Mit Zug am Corpus ossis hyoidei nach lateral die **suprahyoidalen**, mit Zug nach kranial die **infrahyoidalen Muskeln dehnen**
    b. **Digastricus und Stylohyoideus selektiv dehnen**
    NIM testen

→

19. **Indikator dysreaktiv:**
    a. *Detonisierung der Muskeln mit positivem Dehnungs-Challenge*
    b. *Myofascial Release unspezifisch*

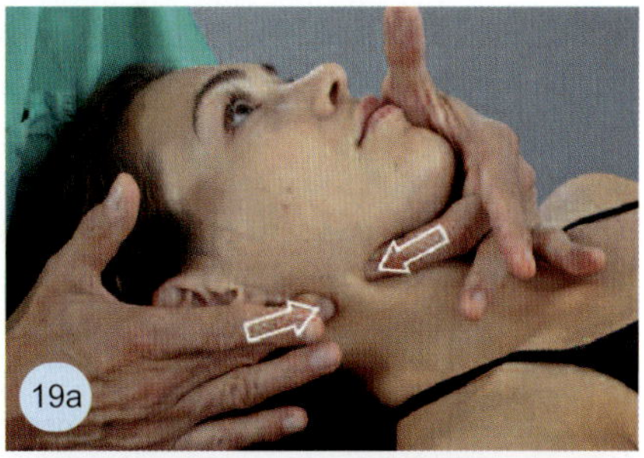


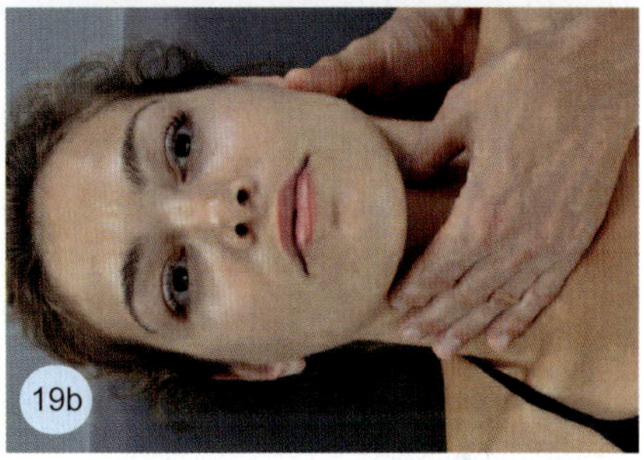


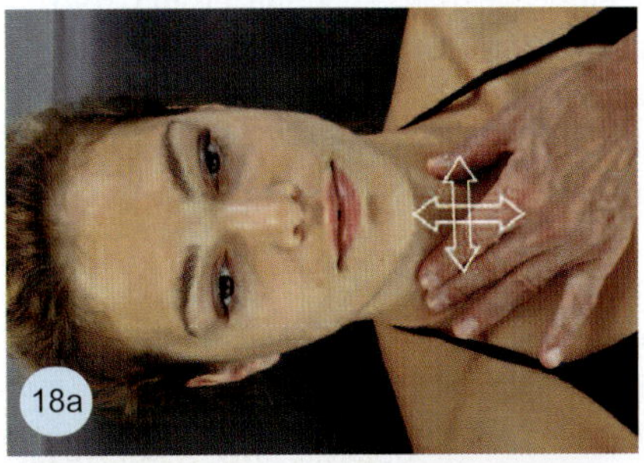


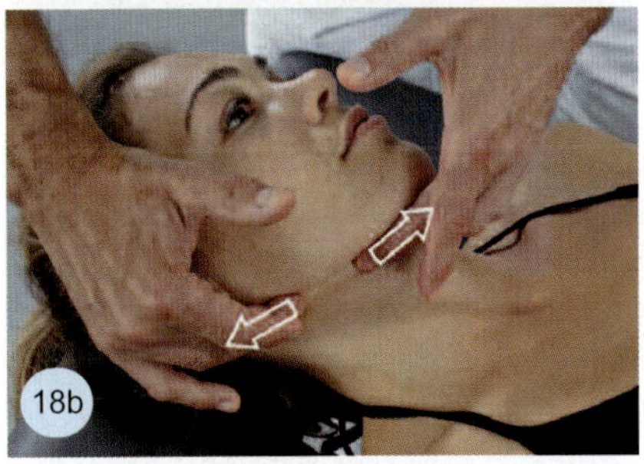


20. **Challenge des M. orbicularis oris und M. buccinator:**
    Backen aufblasen lassen, TL

→

21. **Indikator dysreaktiv:**
    *Detonisierung der betroffenen Muskeln*

**Abb. 3.121c** Flussdiagramm zur Diagnostik und Therapie der kraniomandibulären Muskulatur (als Bestandteil der Behandlung des Gesamtbewegungssystems, nicht isoliert)

dehnt, der linke verkürzt) zunächst gegen Ihren gehaltenen Widerstand nach links drücken (ca. 100 g!), diese Kontraktion 10 Sekunden lang halten und anschließend für 10 Sekunden entspannen. Dies bewirkt eine postisometrische Relaxation des rechten Pterygoideus lateralis und eine reziproke Hemmung des linken Pterygoideus lateralis.

d. Wechseln Sie mit Ihrem stabilisierenden Kontakt gleich danach zur rechten Unterkieferseite und lassen den Patienten den Unterkiefer aus der endgradigen Linkslateralisierung nach rechts drücken, diese Kontraktion 10 Sekunden lang halten und anschließend für 10 Sekunden entspannen. Dies führt zur postisometrischen Relaxation des linken Pterygoideus lateralis und zur reziproken Hemmung des rechten. Führen Sie 5–7 Zyklen durch.

Neben diesen manuellen Techniken besteht die Möglichkeit der Mundakupunktur im „9er-Gebiet" nach Gleditsch (Garten 2012, Abb. 10.38 und 10.39).

**14.** Lassen Sie anschließend mit Therapielokalisation zu den Kiefergelenken eine **Protrusion** ausführen. Das aktiviert primär die beiden Mm. pterygoidei laterales, in geringerem Maße auch die Mm. pterygoidei mediales und die oberflächlichen Masseter-Muskelfasern sowie die anterioren Temporalisfasern. Die Fasern der drei Synergisten des M. pterygoideus lateralis verlaufen schräg nach ventral und kranial.

**15.** Wenn dieser Challenge positiv ist, haben Sie einen der genannten Muskeln nicht vollständig korrigiert. Sie müssen dann noch einmal sorgfältig nachbessern.

**16. Challenge der Mundboden- und Zungenmuskulatur:** Lassen Sie den Patienten die Zunge an den harten Gaumen legen und den Unterkiefer senken. Dabei muss sichergestellt sein, dass die Sutura palatina mediana keine positive TL aufweist, sonst müssen Sie sie vorher korrigieren (➤ Kap. 3.3.9 ❷). Hierbei wird die Zungen- und Mundbodenmuskulatur inkl. der suprahyoidalen und infrahyoidalen Muskulatur aktiviert. Letztere stabilisiert das Zungenbein nach kaudal.

Eine TL am Mundboden (links und anschließend rechts) führt bei hypertonen suprahyoidalen und Zungenmuskeln zu einer Indikatordysreaktion.

**17.** Einzelne hypertone suprahyoidale Muskeln können Sie per Fascial Flush detonisieren oder einen Fascial Release der Osteopathie (➤ Kap. 5.6.1) durchführen.

Für die direkte myofasziale Behandlung (Fascial Flush) gehen Sie mit Ihrem Zeigefinger von intraoral auf den Mundboden, während die andere Hand von außen dagegenhält. Wandern Sie den gesamten

Mundboden palpierend von hinten nach vorn, verharren Sie an Stellen, die der Patient als schneidend oder stechend schmerzhaft empfindet, und warten Sie ein Nachlassen der Spannung, einen Release ab.

Heben Sie die Zunge mit einer nach kranial und medial gerichteten Bewegung vom Mundboden ab, dort wo Sie eine Weichteilbarriere spüren, halten Sie betont in die Barriere hinein, bis das Gewebe nachgibt.

18. Anschließend lassen Sie bei weit geöffnetem Mund noch eine TL zur infrahyoidalen Muskulatur durchführen.

Als direkten Challenge ziehen Sie bei geschlossenem Mund das Zungenbein nach lateral (was die suprahyoidale Muskulatur dehnt) und nach kranial (dehnt die infahyoidale Muskulatur) und testen einen Indikatormuskel (NIM). In beiden Fällen wird dieser dysreaktiv, wenn die gedehnte Muskulatur hyperton ist.

Digastricus und Stylohyoideus können auch mit manuellem Kontakt selektiv gedehnt werden.

19. Behandeln Sie die hypertonen Muskeln per Fascial Flush oder Myofascial Release.

20. Testen Sie die Mm. orbicularis oris und buccinator, indem Sie den Patienten mit aufgeblasenen Wangen eine TL durchführen lassen.

21. Im positiven Fall werden diese mimischen Muskeln ebenfalls durch Fascial Flush detonisiert. Wenn Sie den Masseter (vgl. 9) bereits mit der Kombinationstechnik behandelt haben, sollte ohnehin kein Befund mehr vorhanden sein. Auch hier bietet sich ein Myofascial Release der Osteopathie als sinnvolle Alternative an.

Eine etwas andere Vorgehensweise, die häufig bei der Diagnostik und Therapie der Muskulatur schneller zum Ziel führt, ist am Ende des folgenden Fallbeispiels beschrieben. Dabei wird die Diagnostik der Kieferheber mit einem Indikatormuskel, der beim Schlussbiss-Challenge dysreaktiv geworden ist, mittels Therapielokalisation zu den möglicherweise ursächlichen Tenderpoints und Triggerpunkten in den Kieferhebern durchgeführt. Dies entspricht dem (Kausalitäts-)Prinzip, dass die Therapielokalisation an der verursachenden Stelle die Dysreaktion aufhebt. Es entfällt dabei der Schritt 5 des „Abfederns" der Okklusion mit Papierlagen, der andererseits eine gewisse differenzialdiagnostische Einsicht in den Charakter des okklusalen Stresses erlaubt.

**Fallbeispiel 13**

**BWS-, HWS- und Kiefergelenkschmerzen**

Die 55-jährige Patientin hatte seit 1½ Jahren punktuelle BWS-Schmerzen und einen HWS-Dauerschmerz in Höhe von C2/C3. Ihre Hände schliefen oft ein, betont im Segment C6. Ausgelöst wurden die Beschwerden in einer Pilates-Stunde mit Rotationsübungen der BWS und Dehnung der HWS in Rechts-Seitneigung. Der spontane Schmerz war wie eine Zerrung im oberen Trapezius, der Bewegungsschmerz blieb.
Seit 3 Monaten trugt sie nachts eine Aufbissschiene, aber ohne Effekt.

19.6.2013

Befund: Deltoideus bilateral w., SCM links w, AF neg.
Diagnostik und Therapie:

- IRT-Stufe 1–3 in Höhe von Th8–Th10
- Positiver C2-Rotations-Challenge in beiden Richtungen, d. h. Kontraindikation für Manipulation; → IRT-Stufe 1
- Links-Seitneigung [(-Kurve, ➤ Kap. 3.6.4] mit TL an C2/C3 schwächte; → IRT-Stufe 2 in dieser Position
- Korrektur des Lig. sacrotuberale links und mit Kokzyx-Expiration-Assist normalisierte die Befunde (➤ Kap. 3.6.4).
- Schwingstabtraining

21.7.2013

Es ging ihr sehr viel besser.
Die BWS hatte noch einen Punkt bei Th6 und 6. Rippe li. Akupunktur, Kokzyx-Lift-Technik (➤ Kap. 3.2.9), Okziput von links-lateral (➤ Abb. 2.10).

11.2.2014

Es war alles gut, aktuell hatte sie „den Kiefer verrenkt" (bei Linksrotationsbewegung und Sprechen im Pilates-Unterricht). C2 RR gekoppelt manipuliert, myofasziale Therapie der Kieferheber und des Mundbodens, Traktion des TMG, Akupunktur des TMG-Ohrpunkt rechts.

17.2.2014

Schlussbiss > w, Magnet-TL von Masseter, Pterygoideus medialis, Mundboden > n
Nach manueller myofaszialer Behandlung dieser Muskeln war die Patientin beschwerdefrei.

## ❻ Protokoll zur Untersuchung artikulärer Komponenten einer CMD

Hierbei handelt es sich um ein vereinfachtes Schema der manuellen Funktionsdiagnostik, wie es in der Zahnmedizin üblich ist (Bumann und Lotzmann 2000). Der Vorteil ist, dass die Challenges der Applied Kinesiology einen Funktionsparameter, nämlich die Muskelfunktion, prüfen. Das heißt, der Untersucher ist nicht nur auf sein Palpationsgefühl und die Schmerzangaben des Patienten angewiesen, sondern kann ein drittes Kriterium hinzuziehen.

Kriterien wie die Reposition des Discus articularis bei der Protrusionsbewegung müssen palpatorisch erfasst werden, da sie dem AK-Challenge entgehen. Sie können jedoch davon ausgehen, dass es bei der Reposition eines nach anterior oder anteromedial verlagerten Diskus zu einem Öffnungsklick kommt und dass der Diskus durch die Rückwärtsbewegung des Kondylus beim Kieferschluss wieder subluxiert (➤ Abb. 3.122). Einzig ein Öffnungs- und Schließ-Klick, der bei Öffnung gegen Widerstand des Untersuchers („dynamische Kompression") leiser wird oder verschwindet, ist ligamentär bedingt und bedarf keiner Therapie (Bumann und Lotzmann 2000).

Wenn aus einer Subluxation eine Luxation (ohne Reposition) wird, tritt kein Klick mehr auf. Anamnestisch ist dieser Übergang durch plötzlichen Verlust des Kieferknackens gekennzeichnet, gefolgt von einer Phase mit Kiefersperre durch Kiefergelenkerguss und Spannung der Kaumuskulatur sowie Kiefergelenkschmerz.

Die Randziffern im folgenden Text verweisen auf das Flussdiagramm (➤ Abb. 3.123).

Führen Sie die Challenges im Sitzen durch. Stützen Sie den Kopf des Patienten an Ihrer Brust ab. Mit der Palpationshand auf dem Kiefergelenk können Sie während der Provokation Spannungen in Kapsel und Ligamenten erfassen. Die Testhand führt den Unterkiefer. Dabei liegt der Daumen auf den Seitenzähnen, die Langfinger unter dem Corpus mandibulae und zwar so, dass der Griff nicht schmerzhaft ist. Der Patient muss den Kiefer absolut locker halten, das ist die Grundvoraussetzung.

1. Als normoreaktiven Indikatormuskel können Sie praktischerweise den Deltoideus, aber auch den Serratus oder den Rectus femoris verwenden.
2. Führen Sie nacheinander (nach jeder Provokation den Indikator testen) eine Kompression
   a. nach posterokranial (bilaminäre Zone),
   b. nach kranial (Fossa articularis) und ventrokranial durch. Bei ventrokranialer Kompression prüfen Sie mit einer Reibebewegung die Diskus- und Gelenkflächenstrukturen (wie zur Prüfung des Steinmann-Zeichens bei der Meniskusuntersuchung).
3. Sind die entsprechenden Strukturen geschädigt, kommt es zur Indikatordysreaktion.
4. Um sich Klarheit über die Position von Diskus und Kondylus sowie eine mögliche Arthrose zu verschaffen, kann ein MRT angezeigt sein.

Knorpelstrukturen können neben einer strukturellen Entlastung mittels COPA (Craniomandibular Orthopedic Positioning Appliance) oder einem anderen Aufbissbehelf (➤ Kap. 4) ergänzend mit orthomolekularen Substanzen wie Zink, Mangan, Vitamin C, Chondroitinsulfat, Glukosaminkomplex behandelt werden. Alle sind essenziell für kollagenes Bindegewebe, Knochen- und Knorpelgrundsubstanz; bei entsprechender Wirksamkeit und Verträglichkeit heben sie die Challenges auf.

5. Führen Sie auch einen Traktions-Challenge nach kaudal, ventrokaudal, dorsokaudal, lateral und medial aus, um die Integrität von Kapsel und Ligamenten zu prüfen.
6. Der Challenge ist nur wirksam und aussagekräftig, wenn der Patient die Kieferheber optimal entspannt. Dies kann Geduld erfordern!
7. Testen Sie dieselben Supplemente wie für Knochen und Knorpel genannt.

Als spezifische Therapie kann die Ligament-Interlink-Technik am kontralateralen SIG angewandt werden (➤ Abb. 3.127).

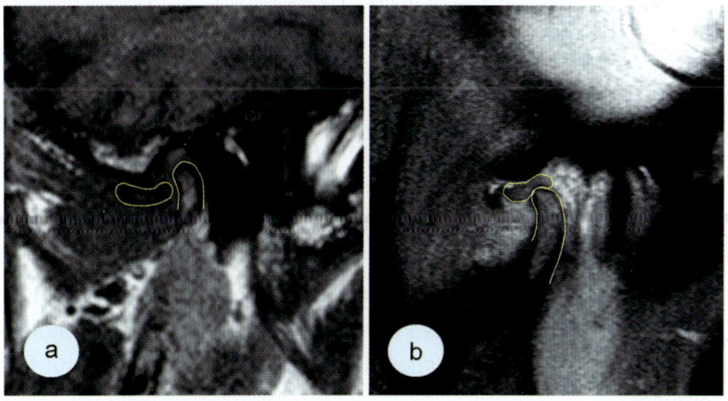


**Abb. 3.122** MRT des Kiefergelenks:
**a.** Schlussbiss mit anterior verlagertem Diskus und Kondylus in retraler Kontaktposition
**b.** Mundöffnung mit wiederhergestellter Beziehung von Diskus und Kondylus des Kiefergelenks

## ❼ Manuelle Therapie des Kiefergelenks und der Mandibula

### Osteopathische Induktionsbehandlung des Kiefergelenks

Sie ermöglicht eine sehr effiziente Dekompression des Gelenks bei gleichzeitiger Entspannung der Kiefermuskulatur. Damit lässt sich in vielen Fällen eine Linderung von Kiefergelenkschmerzen erreichen. Auch wenn sich Patienten eine Schienentherapie und die danach indizierte prothetische oder kieferorthopädische Umstellung nicht leisten können oder wollen, kann ihnen auf diese Weise für längere Zeit oder dauerhaft aus einem Schmerzzustand herausgeholfen werden, in den sie sich in speziellen Stresssituationen „hineingebissen" haben.

#### Technik

Legen Sie beide Kleinfingerballen an die Rr. mandibulae und umfassen Sie mit den Langfingern die Kieferwinkel von dorsokaudal und das Corpus mandibulae (➤ Abb. 3.124a). Wie immer – aber ganz besonders in diesem Fall – kommt es auf einen großflächigen Kontakt an, um möglichst viel Knochen und möglichst wenig Haut zu bewegen.

Mit Kontakt zur Mandibula erfassen Sie zunächst den PRI, also die Motilität. Dann können Sie direkt dazu übergehen, mit Traktionsintention den Kondylus nach kaudal und ventral zu bewegen. Dies empfinden Patienten mit einer Gelenkkompression oft als ausgesprochen entspannend. Halten Sie die Position, bis Sie einen Release bzw. eine verbesserte Motilität spüren, oder einfach 3–5 Minuten lang, wenn Sie nichts spüren sollten. Kontrollieren Sie den Schlussbiss-Challenge.

#### Alternative Technik, auch mit PIR

Alternativ können Sie beide Daumen auf die unteren Seitenzähne des Patienten legen und darüber eine Traktion nach kaudal und etwas ventral ausführen (➤ Abb. 3.124b). Mit dieser Handhaltung kann z. B. auch sehr effizient eine postisometrische Relaxation (PIR) durchgeführt werden, wie oben beschrieben (➤ Kap. 3.3.10 ❺).

#### Indirekte Technik

Wenn die Behandlung auf diese Weise nicht gelingt, wenden Sie zunächst eine indirekte Technik an, indem Sie das Kiefergelenk gering-

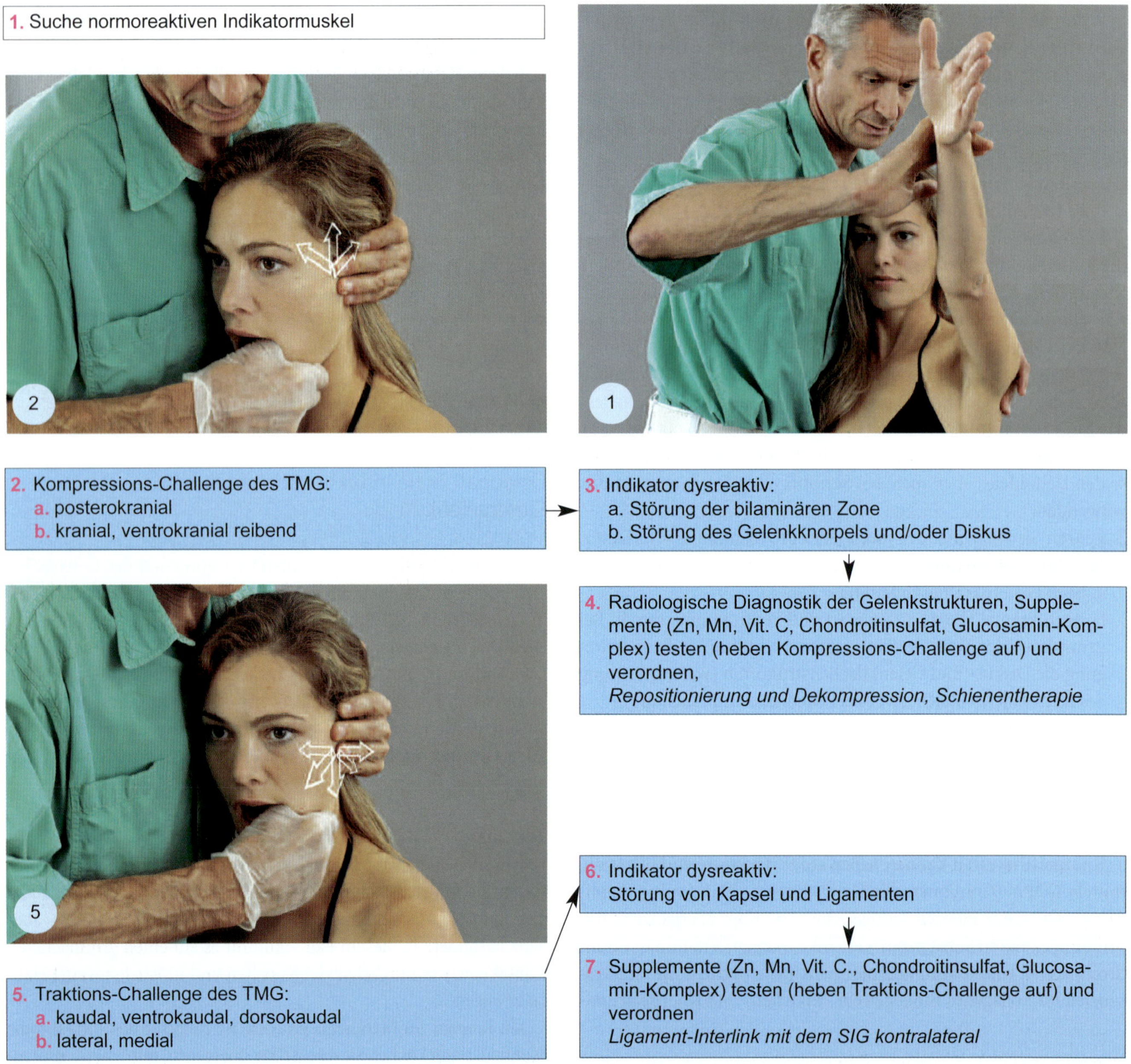


**Abb. 3.123** Flussdiagramm zu artikulären Diagnostik des TMG: passive Challenges

fügig komprimieren, um dann erst die angegebene Korrekturrichtung anzusteuern. Grundsätzlich dürfen Sie aber nicht erwarten, dass sich ein subluxierter oder gar luxierter Diskus auf diese Weise wieder in die korrekte Beziehung zum Kondylus bringen lässt.

### Ohrakupunktur

Die Maßnahme kann sehr effizient durch Ohrakupunktur, z. B. mit Dauernadel für maximal eine Woche im Kieferpunkt oder Schläfenpunkt (➤ Abb. 3.131), unterstützt werden.

## Impulsmanipulation des Kiefergelenks

Hiermit besteht eine Chance, den Diskus wieder „einzufangen". Darauf deutet zumindest die Tatsache hin, dass nach der Manipulation die Kieferöffnungsbewegung in der Sagittalen verbessert ist, d. h. ohne die Seitabweichungen durch die Gelenkbahninkongruenz verläuft, und ein Klicken beseitigt werden kann. Hierzu gibt es aber keine MRT-kontrollierten Studien, Einzelfallstudien (Saghafi und Curl 1995) mit klinischer Kontrolle belegen jedoch gute Ergebnisse.

Während der Kopf des Patienten mit dem Ohr nach unten auf Ihrem Unterarm und der stabilisierenden Hand liegt, halten Sie Ramus und Corpus mandibulae mit der manipulierenden Hand so, wie oben für die Induktion beschrieben. Haken Sie den Klein-

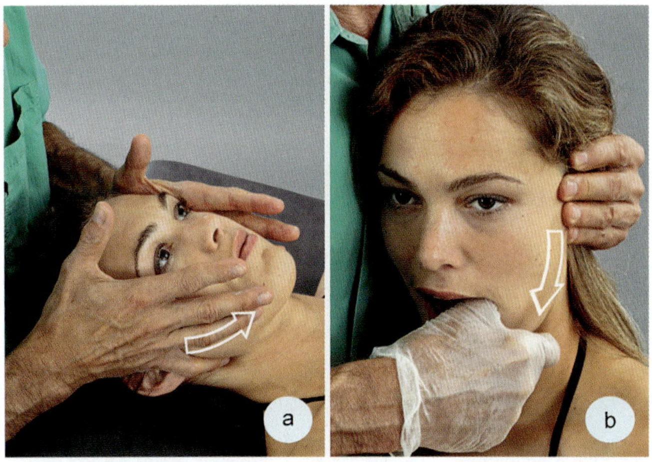


**Abb. 3.124** Osteopathische Behandlung des Kiefergelenks (extraoral, intraoral)

finger der Manipulationshand hinter dem Kieferwinkel ein (➤ Abb. 3.125).

Erzeugen Sie mit Traktion in kaudaler und ventraler Richtung eine Vorspannung, um dann endexspiratorisch einen Manipulationsschub auf die Mandibula zu geben. Der Vektor verläuft entlang der Gelenkbahn der Eminentia articularis.

## Selbstbehandlung mit PIR oder RI

Die muskulären Behandlungen sind auch schon im Band „Applied Kinesiology“ (Garten 2012, Kap. 11) beschrieben.

Jede Diskusluxation geht mit einer reduzierten Kieferöffnung einher, daher sollen die Entspannungstechniken für die Kieferheber hier noch einmal demonstriert werden (➤ Abb. 3.126).

Der Patient sitzt an einem Tisch, hat einen Arm mit dem Ellenbogen aufgestützt und stabilisiert mit dieser Hand seine Stirn. Die andere Hand liegt auf der Unterkieferzahnreihe und hält den Mund allein durch das Armgewicht offen. Nach dem Einatmen blickt der Patient nach oben und hebt den Kiefer leicht an. Diese Kontraktion wird 10 Sekunden gehalten. Danach atmet er aus und senkt den Kiefer wieder ausschließlich durch das Armgewicht.

Alternativ kann eine reziproke Inhibition (RI) angewandt werden: Der Patient versucht den Mund möglichst weit gegen seinen eigenen Widerstand zu öffnen bzw. den Unterkiefer abzusenken. Diese leichte Kontraktion wird ca. 10 Sekunden gehalten. Danach geht es in die neu erreichte Position, die entspannt für 10 Sekunden gehalten wird. Jede Selbstbehandlung sollte 5–7 Zyklen umfassen.

## Behandlung von Kapsel und Bändern des Kiefergelenks

Wie Extremitätengelenke kann auch das Kiefergelenk mittels Ligament-Interlink-Technik (LIL) behandelt werden (➤ Kap. 6.2.3 ❷). Als korrespondierende Gelenke eignen sich die Sakroiliakalgelenke. Die Grundregel, dass jeweils ein Gelenk auf der anderen Körperseite genutzt wird, gilt jedoch auch hier.

Durchführung der Behandlung (➤ Abb. 3.127):

1. Führen Sie den Traktions-Challenge des Kiefergelenks wie oben beschrieben durch.

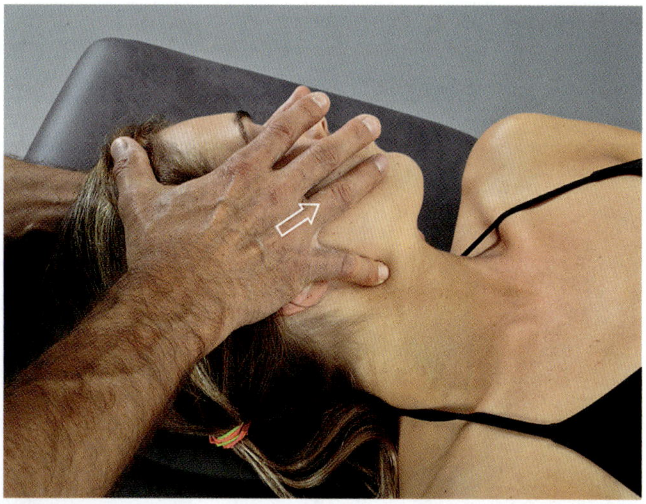

**Abb. 3.125** Impulsmanipulation des Kiefergelenks

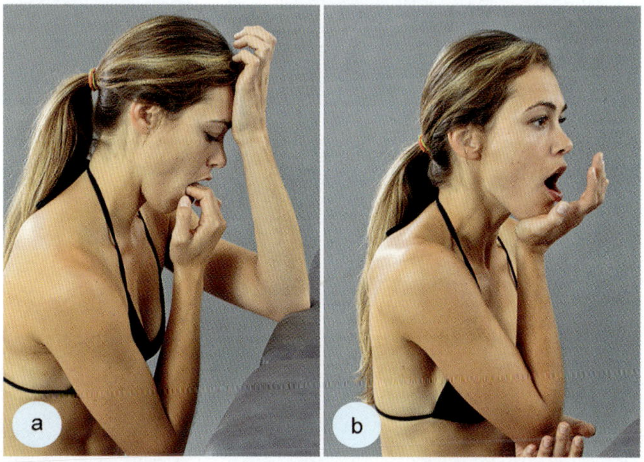


**Abb. 3.126** Selbstbehandlung der Kieferheber mit PIR (a) und reziproker Inhibition (b)

2. Wenn dies zur Dysreaktion eines normoreaktiven Indikatormuskels führt, lassen Sie zunächst den Patienten eine TL am Kiefergelenk durchführen, die den erneuten Challenge aufheben sollte, wenn keine Injury-Region verantwortlich ist (➤ Kap. 1.2.4).
3. Die TL beizubehalten ist notwendig, um an der korrespondierenden Stelle des kontralateralen Sakroiliakalgelenks eine knotige, schmerzhafte Verhärtung zu finden, die dann die Therapieregion darstellt.
4. Die TL dort hebt ihrerseits den positiven TMG-Challenge auf. So haben Sie eine doppelte Kontrolle, dass Sie mit der LIL-Technik das Richtige tun.
5. Während Sie die korrespondierende Stelle des SIG-Bandapparats mit einer relativ schmerzhaften tiefen Massage behandeln, therapielokalisiert der Patient das Kiefergelenk, am besten mit Verstärkung durch einen Ringmagnet, den er auf einen Finger gesteckt hat. Die Massage dauert 3–10 Sekunden.
6. Anschließend sollte der Kontroll-Challenge am Kiefergelenk negativ sein.

1. Traktions-Challenge des Kiefergelenks führt zu Dysreaktion eines NIM →
2. TL am Kiefergelenk hebt den erneuten Challenge auf, wenn nicht: Injury-Muster →
3. TL des TMG, um eine korrespondierende Stelle des kontralateralen Sakroiliakalgelenks zu finden

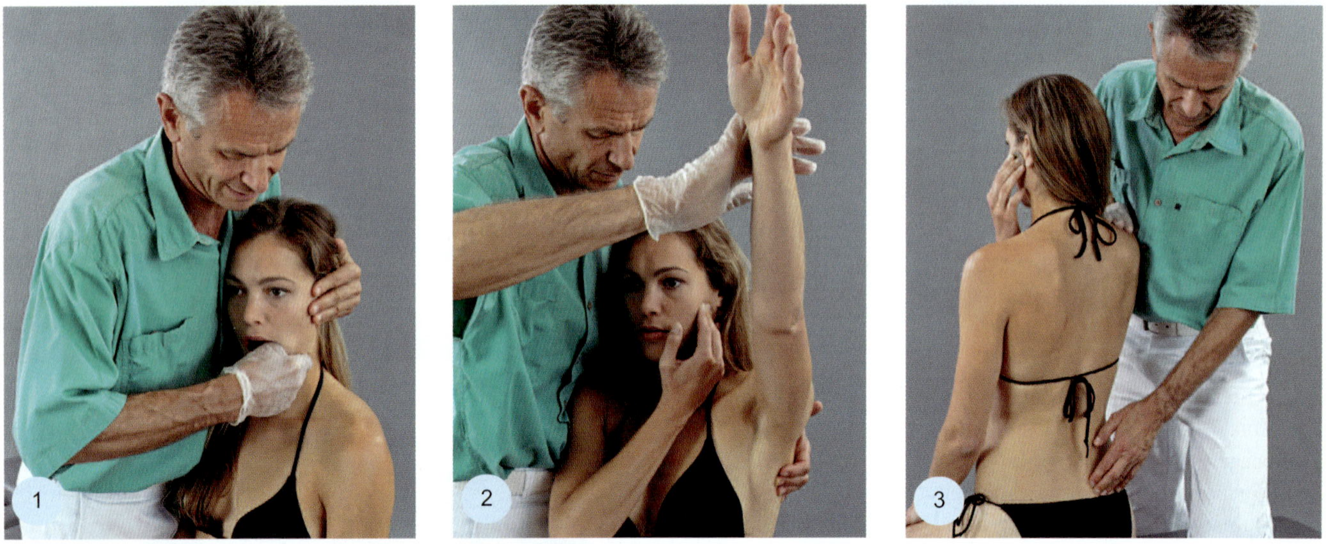


4. TL der Korrespondenzregion hebt den erneuten TMG-Challenge auf. →
5. *Tiefe Massage am korrespondierenden SIG-Bandapparat, während der Patient das Kiefergelenk mit dem Finger (durch einen Magnet gesteckt) therapielokalisiert* →
6. Befundkontrolle

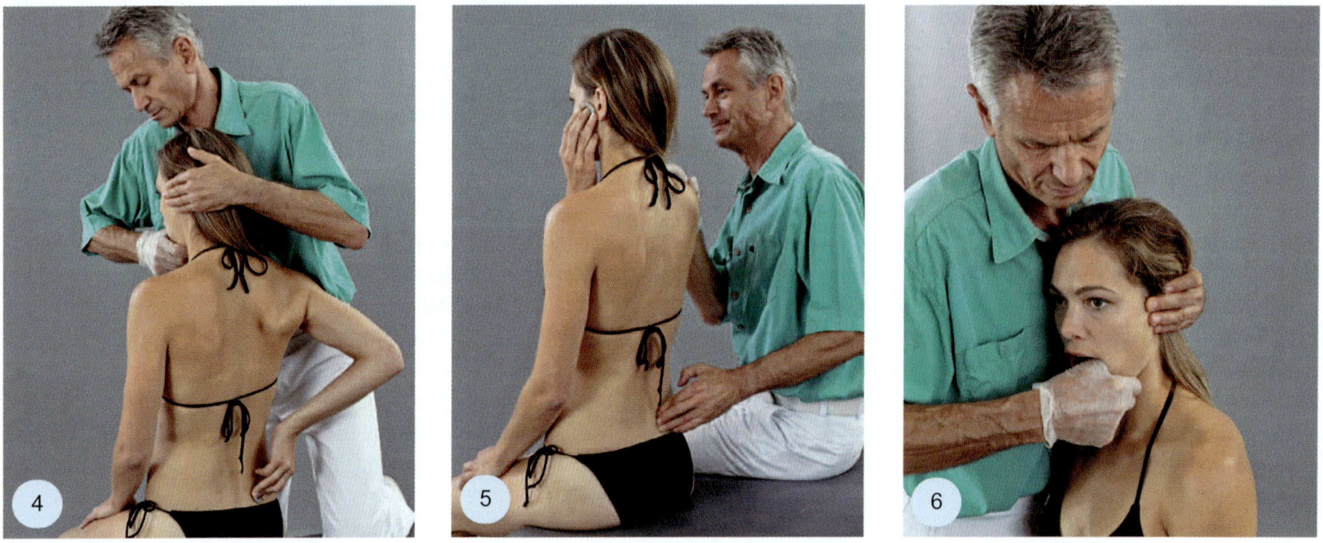


**Abb. 3.127** Ligament-Interlink-Behandlung des Kiefergelenks

**ZUSAMMENFASSUNG**

**Challenge-Formen am Kiefergelenk und ihre Interpretationen**

Sie können auf diese Kurzfassung immer wieder zurückgreifen.

| Positiver Challenge | Bedeutung |
|---|---|
| Fester Biss | Okklusionsstörung, auch durch muskuläre Dysbalance, TMG-Kompression (Cave: Herde, neurologische Zähne) |
| Weite Mundöffnung | Myogen durch Dehnung der hypertonen (verkürzten) Mundschließer, Kapseldehnung ggf. lymphogen (jede allergisch-toxische Belastung führt zu lymphatischen Problemen!) |
| Protrusion | Aktivierung der Protraktoren: M. pterygoideus lat., M. masseter, M. pterygoideus med., ventrale Fasern des M. temporalis Geringe Dehnung der Retraktoren, des bilaminären Bandes und der Kapsel |
| Retrusion | Aktivierung der Retraktoren: posteriore Fasern des M. temporalis, M. digastricus Geringe Dehnung der Protraktoren und der Gelenkkapsel sowie Kompression der bilaminären Zone |
| Links-Rechts-Laterotrusion | Aktivierung des M. pterygoideus lat. kontralateral, in geringerem Maße des M. masseter und M. pterygoideus med. kontralatera Geringe Dehnung der Mm. pterygoidei lat. und med. ipsilateral sowie der Gelenkkapsel |
| Schnelles Öffnen und Schließen, mind. 30× oder 10 sec | (ohne vorherigen positiven Challenge) muskuläre anaerobe Dysfunktion |
| Langsames Öffnen und Schließen, mind. 30× oder 60 sec | (ohne vorherigen positiven Challenge) muskuläre aerobe Dysfunktion |
| Öffnen und Schließen mit HWS-Extension | (HWS-Flexion und -Extension dürfen ohne Kieferbewegung keinen positiven Challenge auslösen)Muskuläre Spannungskette (hyoidale Muskulatur, ventrale Halsmuskulatur) Injury-Muster (➤ Kap. 1.2.5) bei Extension |
| Schlucken und Sprechen | Orofaziale und pharyngeale Muskulatur |
| Hyoid-Challenge | Hyoidmuskulatur |
| Phonation ohne Wortartikulation | Stimmbänder, Kehlkopf |

### 3.3.11 Praktische Behandlungssequenz kranialer Osteopathie

Dieser Abschnitt fasst auf pragmatische Weise die oben dargestellten kranialen und kraniomandibulären Techniken zusammen, so wie Sie sie im täglichen Behandlungsablauf zeitsparend durchführen können. Die Komponenten der unteren Extremitäten und des Beckens sowie der Wirbelsäule werden in die Beschreibung der Gesamtstrategie integriert (➤ Kap. 3.4).

Die folgenden Schritte sind auch als Flussdiagramm dargestellt (➤ Abb. 3.128).

1. Selbst wenn Sie z. B. bei Kopfschmerzen oder Gesichtsschmerzen eine gezielte kraniale Behandlung durchführen wollen, beginnen Sie immer mit der Korrektur makroskopischer Beckenläsionen. Auf einem verwrungenen Becken kann ein Schädel nicht gerade stehen. Zur Beckenkorrektur gehört auch eine Korrektur der Lendenwirbelsäule. Denn von dort aus werden die beckenstabilisierenden Muskeln innerviert und sie ist zugleich der Lovett-Partner der Halswirbelsäule. Hier müssen Injury-Muster mit berücksichtigt werden. Ein adäquates Werkzeug ist ein Test der autogenen Fazilitation (AF) von hyporeaktiven Muskeln. Bei einem negativen AF-Befund ist eine IRT angezeigt (➤ Kap. 1.2.5).
2. Der nächste Schritt betrifft die zervikalen und subokzipitalen Strukturen und Muskeln: Die Schädelbasis kann sich durch Muskelfehlspannungen verformen und Restriktionen aufweisen. Daher hat es immer oberste Priorität, Muskeldysfunktionen zu korrigieren, einschließlich der einsegmentalen vertebralen Läsionen (➤ Kap. 2.2) und mehrsegmentalen Fixationen (➤ Kap. 2.3), die sie verursachen oder aus denen sie resultieren können. Die Kopfgelenke werden mittels Okziput-Release oder, falls nötig, mit spezifischeren Techniken (➤ Kap. 2.2.1 und ➤ Kap. 2.3.2) behandelt.
3. Danach sind Kiefergelenke und Kiefergelenkmuskulatur an der Reihe, deren Dysfunktionen primär oder sekundär mit Störungen des Achsenorgans zusammenhängen können. Nach der Palpation von Muskulatur und Kapsel sowie einer Prüfung der Öffnungs- und Schließbewegung führen Sie einen Schlussbiss-Challenge durch: ohne bzw. – wenn dieser negativ ist – mit TL der Kiefergelenke. Bei einem negativen Befund ergänzen Sie noch einen Test mit Protrusion und Laterotrusion, und haben so ein sinnvolles Screening gemacht.

   Führen Sie eine gezielte Therapie myofaszialer Störungen und eine Dekompression des Kiefergelenks durch.
4. Wenn Sie es nicht schon zu Beginn getan haben, sollten Sie jetzt den kranialen Rhythmus global bezüglich Symmetrie und Frequenz untersuchen. Nachdem die extrakraniellen und temporomandibulären Störungsquellen beseitigt sind, können Sie den Befund vor und nach der Korrektur „makroskopischer" Läsionen beurteilen (wenn Sie vor Beginn der Korrekturen den Ausgangszustand erfasst haben). Dies erlaubt eine gewisse Hierarchisierung innerhalb der Läsionsketten.
   a. Ein langsamer oder fehlender Rhythmus kann auf einer strukturellen Störung beruhen, doch auch einen metabolischen Stressor als Ursache nahelegen. Führen Sie insbesondere bei anamnestischen Hinweisen das entsprechende Screening durch (Garten 2012, Abb. 6.1; Garten und Weiss 2007, Abb. 3.1 und Tab. 3.2).
   b. Zeigt das globale Listening eine Asymmetrie in der Bewegung des Kraniums, sind strukturelle Stressoren anzunehmen, metabolische oder emotionale jedoch nicht ausgeschlossen. So kann z. B. ein Histamin-Challenge zu einer Beinlängendifferenz führen.

3

5. Gehen Sie jetzt zur aktiven Motilitätsprüfung über. Das bedeutet, dass Sie aktiv Bewegungen im Kranium induzieren, und zwar in physiologischen und in unphysiologischen Richtungen. Geprüft werden: Shears, Shifts (vertikal und horizontal), Flexion, Extension, Seitneigung, Sphenoid-Torsion und Okziput-Torsion (➤ Kap. 3.3 ❻).

6.

a. Führen Sie ein Screening mit Therapielokalisation durch, wenn möglich mit der nicht schwächenden Seite eines Magneten, sofern dieser nicht generell zu einer Schwächung führt; wichtige Schädelregionen sind dabei Sutura sagittalis, Asterion, Lambda, Pterion, Orbita, Maxillae, Sutura cruciata (ohne Magnet). Notieren Sie die Befunde.

b. Wenn beim Screening in Neutralposition ein negativer Befund auftritt, wiederholen Sie es mit Reklination des Kopfes. Dies entspricht der ersten Stufe der Provokation eines Injury-Recall-Musters (➤ Kap. 1.2.5).

c. Wenn die TL mit Reklination positiv ist, handelt es sich um eine primäre Läsion, denn eine Injury-Region muss immer als solche aufgefasst werden und steht ganz oben in der Hierarchie. Die Therapie (1. Stufe der IRT) ist einfach: Kneifen Sie das Gewebe in der Schädelregion mit der positiven TL oder stimulieren Sie es mit einer Stimmgabel-Vibration und bewegen Sie den Kopf aus der Extension in die Flexion (ca. 5–7× wiederholen). Kontrollieren Sie den Challenge.

d. Nach Korrektur der Injury-Muster sind die meisten kranialen Läsionen oft schon ohne spezifische Korrekturmaßnahme beseitigt. Wenn also ein Injury-Muster vorlag, sollten Sie eine völlig neue Evaluierung durchführen, da sich das Bild drastisch geändert haben kann.

7. In Regionen mit noch verbliebener positiver Magnet-TL in Neutralposition können primäre oder sekundäre Läsionen vorliegen: Mit gehaltener Magnet-TL und noch sicherer nach einem positiven mechanischen Challenge sollten Sie versuchen, durch Reiben von Körperregionen, in denen typischerweise sekundäre kraniale Läsionen lokalisiert sein können, diese positive TL aufzuheben. Am wichtigsten sind Kiefergelenk, Sakrokokzygealgelenk, HWS, SIG und LWS, Sprunggelenke und Füße, die dann auch primär korrigiert werden.

Das hier geschilderte Vorgehen ist nur dann relevant, wenn Sie primäre extrakranielle Läsionen nicht vorab korrigiert haben: Durch TL oder Reiben einer Körperregion wird natürlich kein kranialer Challenge aufgehoben, wenn Sie diese Läsionen (wie in Schritt 1 bis 3 beschrieben) bereits beseitigt haben. Dann gibt es zwei Möglichkeiten: Entweder ist die sekundäre (Folge-)Läsion am Kranium nicht mehr vorhanden, oder sie muss nachkorrigiert werden, da noch keine Neuadaptation stattgefunden hat.

8. Führen Sie die Korrekturen in kaudorostraler Richtung durch: Das Okziput und die Muskeln an der Schädelbasis sind bereits (in Schritt 2) freigemacht bzw. korrigiert worden. Kombinieren Sie nun einen Sphenoid Lift mit einem Frontal Lift, indem Sie beide Daumen auf die Alae majores ossis sphenoidalis und die Daumenkuppen unter die Procc. zygomatici des Os frontale legen. Prüfen Sie „en écoute", ob laterale und vertikale Strains sowie Sphenoid-Torsionen vorliegen und korrigieren Sie sie. Das bedeutet, dass nunmehr alle Spannungen der Falx cerebri und damit einhergehende Kompressionen des Os frontale und der sphenobasilären Synchondrose (SBS) beseitigt sind, ebenso wie die Strains und Shifts der SBS und Sphenoid-Torsionen. Letztere müssen wegen ihrer Auswirkungen im Gesichtsschädelbereich noch einmal nachgebessert werden (vgl. Schritt 10).

9. Auch in der lateralen Dimension muss eine Dekompression durchgeführt werden: Mit „Ear Pull" (➤ Abb. 3.86) werden „en écoute" die Ossa temporalia gelöst. Prüfen Sie sie auf Außen- und Innenrotationsrestriktionen und verfahren Sie mit diesen nach bewährtem Muster: hinein in die Barriere, heraus aus der Barriere, etc.

10. Stabilisieren Sie das Sphenoid mit einer Hand, während Sie das Okziput mit der anderen Hand in die Torsionsrichtungen führen („Universal Fault"). Prüfen Sie die Barrieren und beseitigen Sie sie mit der „Schaukeltechnik" im Sinne einer direkten und indirekten Korrektur.

11. Gesichtsschädelläsionen können mit einem globalen Release der Maxillae „en écoute" behandelt werden. Damit lassen sich maxillosphenoidale Kompressionen, maxilläre Rotationen, maxilläre Shears (Vomer!) und maxillosphenoidale Countertorsionen korrigieren. Die Torsionskomponente des Sphenoids (Außen- und Innenrotationsläsion des Os frontale) haben Sie bereits beim Spenoid-Lift beseitigt, nun sollten Sie auch noch die Gesichtsschädelkomponente korrigieren.

Legen Sie Mittel- und Ringfinger der Therapiehand auf die Oberkieferzahnreihen bzw. an die palatinalen Flächen der Oberkieferseitenzähne. Mit der anderen Hand halten Sie die Alae majores ossis sphenoidalis und nutzen sie für das Monitoring der Flexions- und Extensionsbewegungen. Diese müssen mit der Außen- und Innenrotationsbewegung der Maxillae synchronisiert werden. Bewegen Sie die Maxillae „en écoute" in Flexion und Extension, bis an die Barriere eines lateralen Shifts und einer Maxillare-Torsion, gehen Sie von der Barriere aus wieder in die freie Richtung usw. Am Ende der Behandlung muss sowohl eine freie Bewegung in der physiologischen Flexions- und Extensionsrichtung als auch eine gleichmäßig weiche Bewegung in die unphysiologischen Richtungen von Shears und Torsionen spürbar sein.

12. Der Kontroll-Challenge aller Komponenten entscheidet letztendlich über den Erfolg Ihrer Maßnahmen. Überprüfen Sie das Ergebnis mittels Magnet-TL und direktem Challenge. Weiterhin positive Challenge-Befunde erfordern eine spezifische Therapie (vgl. die entsprechenden Abschnitte dieses Kapitels).

### 3.3.12 Neuorganisation von Muskelfunktionsketten nach Esposito

Mit einer von V. Esposito auf der Internationalen ICAK-Konferenz 2012 in Montreal vorgestellten Technik können chronische Fehlspannungsmuster in den Muskelketten des gesamten Bewegungssystems korrigiert werden.

Im Prinzip wird dabei die maxillosphenoidale Verbindung gleichzeitig als diagnostischer Parameter und als Korrekturvehikel des gesamten Bewegungssystems benutzt.

1. Iliosakrokokzygeale Läsionen behandeln („makroskopische“ Läsionen); Injury-Muster aufdecken und behandeln

2. Challenge und Behandlung des kraniozervikalen Übergangs (Okziput-Release) und der HWS inkl. Muskulatur (Kap. 2.2.1)
   a. segmentale Dysfunktionen
   b. Fixationen

3. TMG challengen und behandeln, inkl. Muskulatur

4. Global Listening:
   a. Frequenz, Dynamik: bei Abweichung metabolisches Screening
   b. Symmetriestörungen: meist strukturelle Ursache

5. Aktive Motilitätsprüfung
   a. Shears, Shifts vertikal, horizontal
   b. Flexion, Extension
   c. Seitneigung
   d. Sphenoid-Torsion
   e. Okziput-Torsion

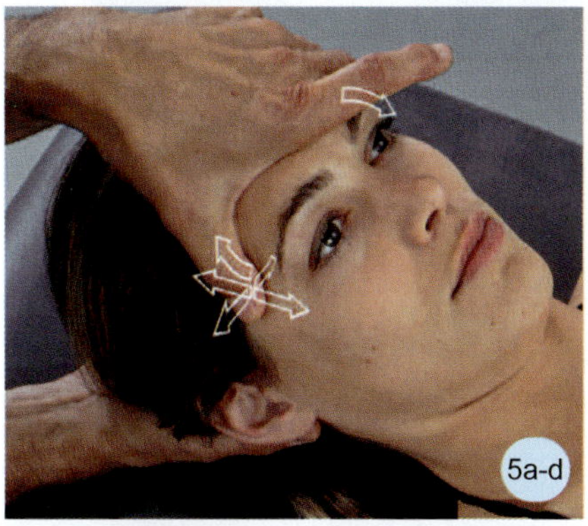


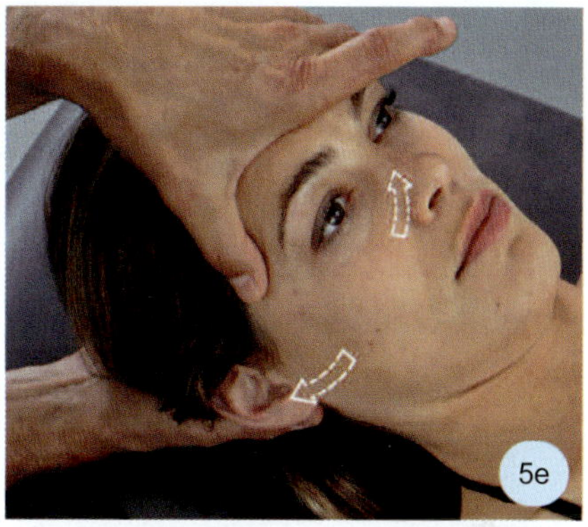


6. Magnet-Screening (MTL) über allen Schädelpartien, mindestens jedoch: Sutura sagittalis, Asterion, Lambda, Pterion, Orbita, Maxillae, Sutura cruciata
   a. In Neutralposition positive MTL: die Strukturen zunächst nicht behandeln sondern Suche nach der primären Läsion in Schritt 7
   b. Regionen ohne positive MTL: Wenn Kopfreklination als Ko-Stressor zu positiver MTL führt: > IR-Muster, die immer als primäre Läsion aufzufassen sind
   c. Die gefundenen IR-Muster korrigieren: mindestens Vibration oder Kneifen und 3–5 mal Kopfflexion als Stufe 1 IRT (Kap. 1.2.5)
   d. Erneutes Screening, das Bild kann sich drastisch geändert haben

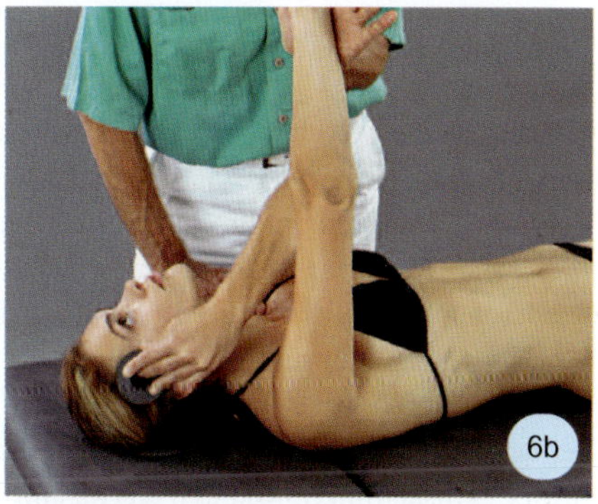


7. Suche nach primären extrakranialen Läsionen, die kraniale Läsionen verursachen: Mit gehaltener Magnet-TL oder nach positivem kranialem Challenge der verbliebenen Läsionen durch Reiben (MRC) der wichtigsten verursachenden Körperregionen diese kranialen Befunde aufzuheben versuchen:

- Kiefergelenk
- Sakrokokzygealgelenk, SIG und LWS
- HWS
- Sprunggelenke und Füße

Liefert nach Schritt 1 bis 3 nur Befunde, die nicht ausreichend korrigiert wurden

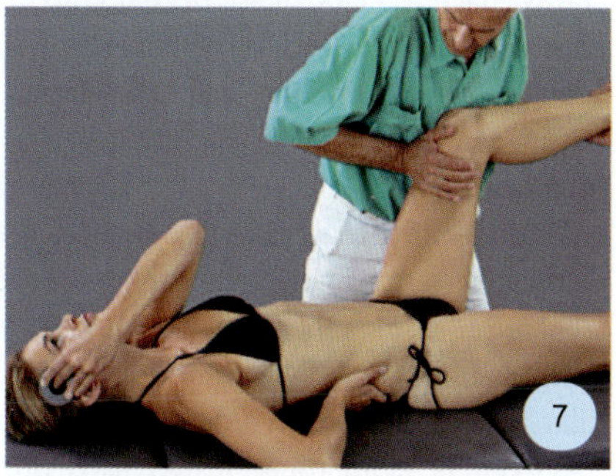


8. Globale Dekompression „en Ecoute“ in der kaudorostralen Dimension:
Okziput-Release, Abb. 2.6
Sphenoid-Lift plus Frontal-Lift mit Korrekturen der Strains und Sphenoid-Torsion

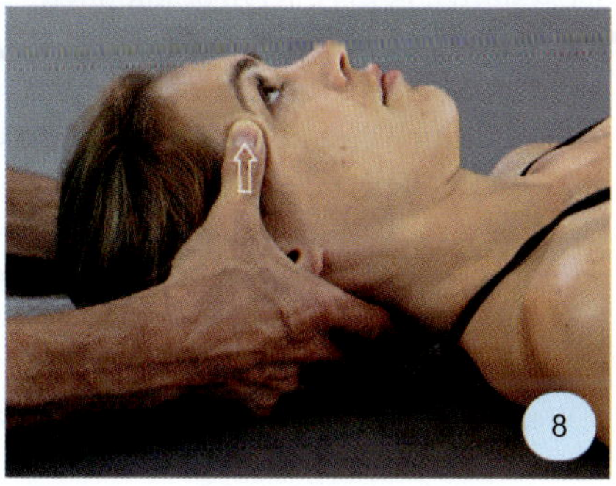


**Abb. 3.128a** Flussdiagramm zur Behandlung kranialer Läsionen

9. Globale Dekompression in der latero-lateralen Dimension: Ear-Pull mit Außen- bzw. Innenrotationskomponenten des Os temporale

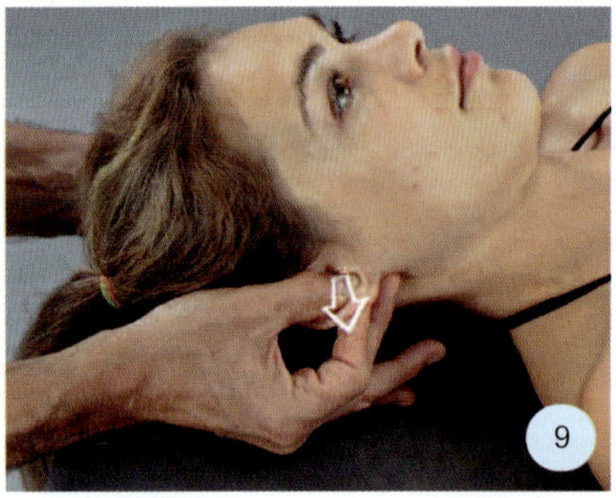


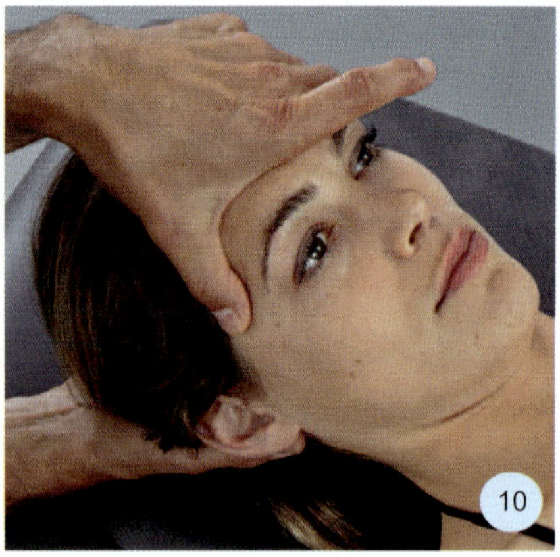


10. Okziput-Torsion (Universal Fault) beseitigen

11. Gesichtsschädelläsionen mit globalem Release der Maxillae „en écoute" behandeln (Maxillare-Spread, Sphenoid-Monitor)
   a. Maxillosphenoidale Compaction
   b. maxillare Rotationen
   c. maxillare Shears (Vomer!)
   d. Maxillosphenoidale Countertorsionen (Vomer!)

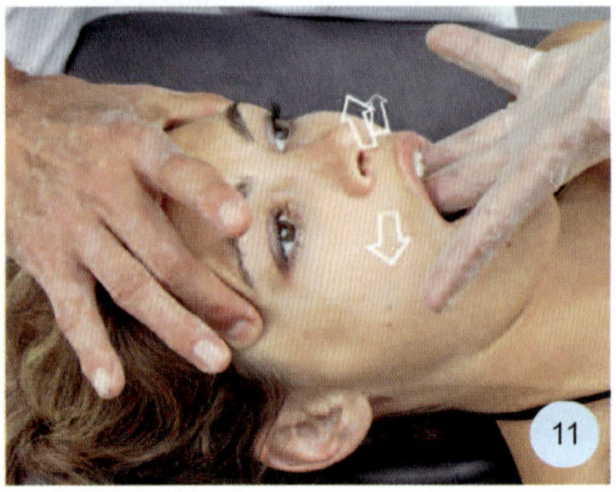


12. Kontroll-Challenges mit Magnet und direkt mechanisch; verbliebene Befunde mit spezifischer Technik nachkorrigieren

**Abb. 3.128b** Flussdiagramm zur Behandlung kranialer Läsionen (Fortsetzung)



Indiziert ist diese Technik z. B. bei chronischen Fehlfunktionen einzelner Muskelketten wie:

- Gestörte Muster beim Wechsel vom Sitzen zum Stehen (Schwäche von Hamstrings, Gluteus maximus, Rectus femoris) und/oder beim Wechsel von der Rückenlage zum Sitzen
- Gestörte Gangmuster
- Fehlmuster sämtlicher Bewegungen beim Sport

Bei der Technik handelt es sich um eine Neuprogrammierung gestörter Muskelfunktionsketten (etwa im Sinne der „Anatomy Trains" nach Myers 2004), bei der eine für den kranialen Mechanismus essenzielle Region, nämlich die maxillo-maxilläre Verbindung (Sutura palatina mediana) als „Hebel" benutzt wird.

**Durchführung**

Dokumentieren Sie zunächst die Bewegung des Patienten, auch mit Videoaufzeichnung (z. B. Smartphone). Führen Sie dann in Rückenlage oder im Stehen, d. h. in Neutralposition, eine kraniale Dekompression (➢ Abb. 3.128) durch, insbesondere der sphenomaxillären Verbindung und der Sutura palatina mediana.

Lenken Sie den Patienten sukzessive durch den Gesamtumfang der gestörten Bewegung. In bestimmten Positionen wird sie „eingefroren", um die Maxillae gegenüber dem Sphenoid (mit Kontakt der einen Hand zu den Oberkieferzahnreihen und der anderen Hand zum Okziput bzw. den Alae majores des Sphenoids) in links-/rechts-lateraler, kraniokaudaler, rostraler und torsionaler Richtung zu bewegen und dabei die Barrieren zu testen. Die Überprüfung der Challenges kann palpatorisch und mit einem beliebigen Indikatormuskel erfolgen (Esposito schlägt den Extensor indicis vor).

Wenn in irgendeiner Position der gestörten Bewegung eine Barriere auftritt, wird sie jeweils gleich mit direkter Technik und Atemunterstützung korrigiert. Dazu führt der Patient wiederholt die Bewegung um den gestörten Punkt herum aus (z. B. Aufsetzen, Hinsetzen, Aufsetzen-Hinsetzen usw.), während Sie die Maxillae mobilisieren.

Manchmal muss der Bewegungsumfang erst schrittweise in verschiedenen Positionen untersucht und behandelt werden, bis die gesamte Bewegung richtig „rund läuft", d. h. ohne Duraspannung zu provozieren: wie etwa beim Aufstehen vom Stuhl in 10 cm, 20 cm, 30 cm Höhe und im Stehen oder beim Ausholen zum Golfschwung alle 10–20° des Bewegungsumfangs etc.

Lassen Sie die Bewegung erneut ausführen und dokumentieren Sie das Ergebnis. Speziell bei Leistungssportlern kann ein richtiges „Feintuning" mit verschiedenen Bewegungsvektoren erfolgen.

## 3.4 Gesamtstrategie bei kranio-iliosakrokokzygealer Dysfunktion

In diesem Abschnitt wird die allgemeine Behandlung des Achsenorgans und des Kraniums in einer Gesamtschau dargestellt, bei der sich der Blick speziell auf eine Differenzialdiagnose bezüglich der Priorität temporomandibulärer und extratemporomandibulärer Primärursachen richtet. Hier geht es um die Frage, ob ein Patient primär vom Manualtherapeuten oder primär vom Zahnarzt behandelt werden sollte. Beides schließt sich keineswegs gegenseitig aus, denn die meisten Patienten müssen interdisziplinär behandelt werden. Man kann die Fragestellung aus Sicht des Manualtherapeuten auch so formulieren: Muss ich für einen dauerhaften Behandlungserfolg einen Zahnarzt hinzuziehen? Oder hat der Patient relevante Okklusionsstörungen, die einen rein manualmedizinischen Behandlungserfolg verhindern? Gleichzeitig leitet dieser Abschnitt zu

Kapitel 4 über, in dem die zahnärztliche Seite des Themas dargestellt wird.

### 3.4.1 Short Cuts zur Differenzialdiagnostik „absteigend versus aufsteigend"

Alle Beteiligten und natürlich besonders die Zahnärzte haben ein Interesse daran, möglichst schnell den Beweis anzutreten, dass eine Gesundheitsstörung primär in ihre Hand gehört, also in die des Zahnarztes oder eben in die des Manualtherapeuten. Hier hat speziell der „Meersseman-Test" wegen seiner scheinbaren (differenzialdiagnostischen) Einfachheit und Klarheit für Furore gesorgt.

#### Meersseman-Test

In den Test fließen sowohl die orthopädischen Befunde an Kranium, Wirbelsäule, Becken und Füßen sowie die Gesamthaltung, wie unten dargestellt, als auch Befunde der Applied Kinesiology wie zugeordnete Muskelhyporeaktionen und Challenges mit ein (Gerz 2000).

Watterollen, die zwischen die Seitenzähne platziert werden, dienen zur Entkopplung der Okklusion. Durch diese Maßnahme lassen sich Frühkontakte, Kiefergelenkkompressionen, Höhendifferenzen im Seitenzahnbereich und natürlich muskuläre Verkürzungen mit den entsprechenden okklusalen Konsequenzen ausgleichen: mit anderen Worten die wesentlichen Ursachen „absteigender" Störungen beseitigen. Während er auf die Watterollen beißt, soll der Patient mehrmals schlucken und umhergehen, um eine neuromuskuläre Reorganisation zu erreichen.

Mit den Watterollen in situ werden sämtliche vorher erhobenen Befunde überprüft. Wenn ein Großteil oder die meisten von ihnen aufgehoben sind, wird dies als Beleg für eine absteigende oder – besser gesagt – primäre Störung mit Ursprung im temporomandibulären Bereich (Meersseman-positiv) gewertet (s. a. „modifizierter Meerseman-Test" in Boisserée und Schupp 2012).

#### Kontroverse Diskussion

Der entscheidende Punkt ist, ob eine solche absteigende Störung auch tatsächlich vorliegt. Das ist bei geschätzten 90 % der Patienten sicher der Fall, denn bei diesem Beschwerdekomplex handelt es sich meist um chronischen Störungen, sodass wir fast immer Patienten in einem Adaptationszustand sehen.

Der Autor hat über Jahre, besonders in Ausbildungskursen, das Experiment durchgeführt, Patienten mit einem positiven Meersseman-Test und einem positiven Kiefergelenk-Challenge analog auf eine aufsteigende Läsionskette hin zu untersuchen. Eine Beinlängendifferenz (um nur das eklatanteste Zeichen zu nennen) wird entsprechend mit SOT-Blocks korrigiert (➤ Kap. 3.2), sodass möglichst alle zugeordneten Muskelhyporeaktionen aufgehoben sind, und dann werden die Kiefergelenk-Challenges wiederholt. Wenn sie negativ geworden sind, spricht das für eine aufsteigende Läsionskette. Dieser Test ist ebenfalls in geschätzten 90 % der Fälle positiv, d. h. die Patienten haben beide Komponenten in ihrem Kompensationszustand vereinigt. Auf diese Problematik weist auch Gerz (2000) hin.

Es bleibt zur Definition der primären Dysfunktion (primär temporomandibulär oder primär extratemporomandibulär?) nichts anderes übrig, als die Kompensationen des Patienten zu beseitigen, die Strukturen zunächst einmal zu korrigieren, dann per gezieltem Einzel-Challenge das Bewegungssystem zu belasten (ohne Zahnkontakt gehen lassen) und die Befunde danach zu überprüfen. Wenn dies nicht zu einem Rezidiv führt, ist der okklusale Stressor zu prüfen (kauen lassen) Wenn dies zu einem Rezidiv der Befunde führt, ist damit der temporomandibuläre Ursprung belegt.



Ein Nichtbeachten dieser Regeln ist im Zweifelsfall problematisch: Unterbleibt die Korrektur primärer Läsionen wie z. B. einer sakrokokzygealen Läsion, wird eine möglicherweise indizierte Schienentherapie dadurch erschwert, dass die Befunde im temporomandibulären Bereich wechseln und der Patient seinen „richtigen Biss" nicht findet, oder weil die kraniomandibulären Schmerzen nicht gelindert werden und sich zuweilen sogar zusätzliche Beschwerden durch neue Dysbalancen entwickeln.

Ein weiterer Aspekt: Durch eine Mandibula-Positionierung und Bisssperrung mit Watterollen lassen sich praktisch alle funktionellen und sogar viele anatomische Beinlängendifferenzen ausgleichen. Mit entsprechender Lateralisierung bzw. rechts und links unterschiedlich hohen Aufbissen kann eine Gegenspannung von temporomandibulär aufgebaut werden, die z. B. die kausale „Duraspannung" aus dem Beckenbereich kompensieren und damit die Befunde aufheben kann. Der Haken an der Sache ist, dass diese unphysiologische Kondylenposition mit entsprechenden muskulären, artikulären und okklusalen Stressoren verbunden ist.

Dies ist leider keine rein theoretische Betrachtung: Der Autor kennt Patienten, denen aufgrund eines positiven Meersseman-Tests vom Zahnarzt eine unphysiologische Kondylenposition eingestellt wurde.

Wenn die Prioritäten klar sind, kann der Watterollentest jedoch sehr wohl orientierend helfen, eine Mandibula-Position für die Bissnahme zu finden (➤ Kap. 3.4.3). Zahnärzte haben hierzu natürlich ihre eigenen Techniken (➤ Kap. 4.5.2).

### 3.4.2 Behandlungssequenz und Differenzialdiagnostik im Gesamtkontext

Eine Gesamtübersicht über eine kranio-iliosakrokokzygeale Behandlung gibt die folgende Beschreibung; eine mögliche Strategie zeigt auch das Flussdiagramm (➤ Abb. 3.129) auf.

#### Untersuchung im Stehen, Gehen

1. Führen Sie die bereits mehrfach beschriebene orthopädische Untersuchung im Stehen mit den entsprechenden Funktionsprüfungen durch.

a. Für die statische Haltungsanalyse im Stehen von hinten definieren Sie Becken-, Schulter-, Okziputebenen (Garten 2012, Abb. 8.18 bis 8.41).
b. Wirbelsäulenkurven frontal und sagittal
c. Hipdrop, Spine-Test und Vorlaufphänomen zur SIG-Funktionsprüfung sowie Beurteilung des Rückenprofils (Vorbeuge verdeutlicht Skoliose)
d. Lassen Sie den Patienten gehen, achten Sie dabei auf Asymmetrien im Armschwung und der Schrittlänge.
Ein verminderter Armschwung kann durch ein Pseudopyramidales Inhibitionsmuster (PPIM) verursacht sein (➤ Kap. 7.11.2), aber auch eine periphere Ursache haben: Die Flexoren oder Extensoren des betroffenen Armes können im Test hyporeaktiv sein. Dasselbe gilt für die Flexoren des Beines mit der kürzeren Schrittlänge.
Eine verminderte Außenrotation des Schwungbeins deutet auf eine Hyporeaktion des ipsilateralen Piriformis hin, vermehrtes laterales „Wackeln" des Beckens auf eine Gluteus-medius-/Gluteus-maximus-Hyporeaktion.
e. Testen Sie die nach der Haltungsanalyse möglicherweise hyporeaktiven Muskeln, zumindest den Sternocleidomastoideus (SCM) und den Latissimus, weil der SCM der „Kennmuskel" für das kraniomandibuläre System ist und der Latissimus am besten bei (funktionellen) Skoliosen reagiert.
f. Führen Sie den Challenge zur autogenen Fazilitation (AF) durch: Reiben über der gesamten Muskelstruktur oder eine langsame Dehnung gegen Widerstand sollte den hyporeaktiven Muskel temporär stärken, wenn die Dysfunktion in seiner eigenen neuromuskulären Struktur oder bekannten Reflexzuordnungen (7-FVSS) begründet liegt (➤ Kap. 1.2.4).
Wenn die AF negativ ist, d. h. der Muskel sich durch die genannten Manöver nicht stärken lässt, wird die Hyporeaktion durch ein Injury-Muster nach Schmitt (1990) oder durch ein Störfeld (im deutschen Sprachgebrauch) verursacht. Das Störfeld finden Sie durch Reiben der Körperoberfläche in der verdächtigen Region. Wenn Reiben über der Appendektomienarbe den SCM stärkt, ist diese Narbe als Injury-Region zu behandeln. Bei eklatanten Haltungsabweichungen können Sie hier gleich in die Korrektur der Injury-Muster (vgl. 4) einsteigen, da dies die Gesamtsituation immer deutlich verändert. Meist sollten Sie jedoch noch weitere Befunde sammeln.
g. Wenn die AF der hyporeaktiven Muskeln positiv ist, d. h. die Muskeln durch die beschriebenen Maßnahmen temporär gestärkt werden, können Sie auch jetzt schon im Stehen orientierend die Schlüsselregion suchen: Mechanorezeptoren-Challenge (Reiben) normalisiert die Muskeln dann, wenn die verursachende Region stimuliert wird. Führen Sie diesen „Reibe-Challenge" an der Kiefergelenkregion, der Halswirbelsäule und der Sakroiliakalgelenkregion durch. Dies widerspricht nicht dem oben genannten differenzialdiagnostischen Prinzip der autogenen Fazilitation: Wenn die posteriore Iliumläsion aufsteigend zur C2-Läsion führt, wird durch Reiben der SIG-Region der hyporeaktive SCM stark. Man befindet sich dann innerhalb einer linearen Läsionskette, im Gegensatz zu einem „Zufallsbefund" wie einem Störfeld, das unvorhersehbar („nicht linear") Störungen verursachen kann.
Notieren Sie die Ergebnisse, da es sich hier um eine erste Definition der vorliegenden Läsionskette handelt.

## Untersuchung im Sitzen

2. Prüfen Sie
a. HWS-Funktion: Rotation in Flexion (obere HWS) und Extension (untere HWS), Seitneigung im Bereich C0/C1 (laterales Okziput?) und in den übrigen Segmenten
b. BWS- und Rippenfunktion, Rotationstest im thorakolumbalen Übergang
c. Kiefergelenke: Lassen Sie mit Palpation der Kiefergelenke den Mund weit öffnen und achten Sie auf eventuelle Seitabweichungen sowie den absoluten Umfang der Öffnung (Garten 2012, Kap. 8.2.7).
Definieren Sie die Bissklasse (Garten 2012, Kap. 7.2.10).
d. Okulomotorik: Sakkaden, Folgebewegungen geben vor allem Auskunft über das Zerebellum (➤ Kap. 7.4), Konvergenz- und Heterophorietests über okulomotorische Probleme durch zerebral-kortikale, Hirnstamm- und periphere Probleme der Hirnnerven III, IV und VI (➤ Kap. 3.3.3, ❹, ➤ Kap. 7.7.1).
e. Gaumensegel und Würgereflex: Sie geben Auskunft über die Funktion der Hirnnerven IX und X (➤ Kap. 3.3.3 ⓬).
f. Halmagyi-Kopf-Impulstest als zuverlässige Funktionsprüfung des VIII. Hirnnervs und der Vestibulariskerne (➤ Kap. 7.6.1)

## Untersuchung in Rückenlage

3.
a. Beinlänge im Liegen, Hüftabduktion und Hüftinnenrotation (➤ Kap. 3.2.2 ❷; Garten 2012, Kap. 8.8 ff.)
b. Palpation des Zökums, des Sigmoids und des Leberrands: Sie kann wichtige Hinweise auf viszeroparietale Störungen und metabolische Stressoren geben (➤ Kap. 5.5.2).
c. Facettenpalpation der HWS, Funktionsprüfung und Challenge: Suchen Sie sich einen bequem erreichbaren Indikatormuskel wie den M. pectoralis (Pars sternalis oder clavicularis).
d. Palpation der Muskulatur des kraniomandibuläres System und des Kraniums: Sie gibt eine erste Übersicht über diese entscheidende Region (globales Listening und palpatorische Provokationen s. Garten 2012, Kap. 8.8.2).
e. Challenge des kraniomandibulären Systems: Führen Sie zumindest einen Schlussbiss-Challenge ohne und mit TL der Kiefergelenke durch.
f. Nun können Sie entweder mit der Korrektur der Schlüsselregion (z. B. HWS/Kiefergelenk oder Becken) beginnen oder nach dem Prinzip, dass eine Wirbelsäule nur dann gerade stehen kann, wenn sie auf einem geraden Becken steht, mit Beckenläsionen anfangen. Nach Nötzel et al. (2006) werden Beckenläsionen der Kategorie 1 (➤ Kap. 3.2.4) durch Repositionierung der Kondylen mittels Schiene korrigiert, wenn die Ursache eine kraniomandibuläre Dysfunktion ist, nicht aber

Beckenläsionen der Kategorie 2. Diese müssen, mit anderen Worten, immer gesondert und speziell korrigiert werden. Führen Sie daher einen Challenge bezüglich Kategorie-2- und Kategorie-1-Beckenläsionen durch (➤ Kap. 3.2.2 und ➤ Kap. 3.2.4), damit Sie die Seite einer Ilium-anterius- bzw. Ilium-posterius-Läsion definieren oder eine Beckenverwringung feststellen können.

g. Testen Sie mindestens die folgenden Muskeln: M. rectus femoris, M. sartorius, M. gracilis, M. tensor fasciae latae, M. quadratus lumborum, M. piriformis. Diese Beckenstabilisatoren können bei Ilium posterius hyporeaktiv sein. Hat der Challenge ein Ilium anterius ergeben, kann in Rückenlage nur der M. piriformis und der M. obliquus abdominis als verursachende Muskeln getestet werden.
h. Es ist strategisch bedeutsam, symptomzugeordnete oder läsionszugeordnete Hyporeaktionen zu erkennen: Testen Sie zumindest zwei hyporeaktive Muskeln auf ihre autogene Fazilitation (AF).
Wenn die AF negativ ist, sollten Sie hier die Untersuchung unterbrechen und zunächst die Injury-Region suchen, nach deren Behandlung sich das Bild fundamental verändern kann (➤ Kap. 1.2.5). Das bedeutet, dass Sie danach alle vorher gefundenen Dysfunktionsbefunde überprüfen sollten. Fangen Sie also noch einmal von vorne (vgl. 1) an. Kein Problem, denn eine ganze Reihe von Befunden wird nicht mehr vorhanden sein, da Sie Störungsmuster höchster Priorität beseitigt haben.
i. Wenn die AF positiv ist, bewegt sich die Läsionskette „auf vorhersehbaren Wegen": Propriozeptorenstörungen des Muskels oder systematisch zugeordnete Dysfunktionsregionen (7-FVSS, weitere regelmäßige Zuordnungen wie hyporeaktive Nackenflexoren bei kranialen Läsionen etc.).
j. Shock-Absorber-Test (➤ Kap. 6.8.4): Wenn Beklopfen der gesamten Fußsohle zu einer Indikatordysreaktion führt, liegt eine Fußfehlfunktion vor, die sofort korrigiert werden sollte. Wenn Sie dies (noch) nicht spezifisch beherrschen, sollten Sie zumindest eine unspezifische Mobilisation aller Fußgelenke durchführen (vgl. 4.h).

## Korrektur in Rückenlage

**4.**

a. Korrigieren Sie eine vorliegende Kategorie-2-Läsion, indem Sie die SOT-Blocks positionieren (➤ Abb. 3.2c). Während der wenigen Minuten, die der Patient auf den Blocks liegt, haben Sie Zeit für eine große Zahl anderer Korrekturen:
b. Es bietet sich auch an, Läsionen des Zökums bzw. der Ileozökalklappe und des Sigmoids während der Blocklagerung zu korrigieren. Diese sind häufig primäre Störungsquellen (➤ Kap. 5.9.)
c. Von den 7-FVSS der Muskeln, die bei Hyporeaktion zu Beckenläsionen führen, sind zumindest die Wirbelebenen, die NL-Reflexzonen und die Duraspannung zu korrigieren. Behandeln Sie also jetzt die anterioren NL-Reflexpunkte der hyporeaktiven Muskeln.
d. Auch die HWS lässt sich in Rückenlage mit geeigneten Techniken nach Challenge bestens korrigieren. Dazu zählen segmentale vertebrale Dysfunktionen und Fixationen, zu deren Diagnose eine TL und Bewegung benötigt werden.
e. Sie können nun Challenges und Korrekturen der Kaumuskulatur und des Kiefergelenks anschließen. Führen Sie zumindest eine kraniosakrale Dekompression im Sinne der atemunterstützten Mobilisation der sphenobasilären Synchondrose durch, wie im Rahmen der Korrektur der Kat.-2-Beckenläsion dargestellt wurde (➤ Abb. 3.2c). Damit beseitigen Sie alle adaptiven Läsionen im Zusammenhang mit der Beckendysfunktion. Das sollte auf jeden Fall noch während der Blocklagerung geschehen, denn dann ist die Sakrummobilisierung am effizientesten. Wenn mehr als maximal 5 Minuten vergangen sind, seitdem der Patient auf den Blocks liegt, nehmen Sie ihn für alle weiteren Korrekturen herunter, damit keine Überkorrektur auftritt.
Jetzt können Sie die Kaumuskulatur und danach noch etwaige andere relevante kraniale Läsionen (positive Magnet-TL?) spezifisch korrigieren bzw. mindestens eine globale Dekompression in den drei Dimensionen (➤ Kap. 3.3.11) durchführen.
f. Rippenläsionen und BWS-Läsionen (die Sie in Schritt 2 gefunden haben) können jetzt in Rückenlage manipuliert werden.
g. Wenn es nicht schon direkt nach Feststellung des positiven Shock-Absorber-Tests (vgl. 3.j) geschehen ist, sollten Sie jetzt die Fußdysfunktionen korrigieren.

## Korrektur in Bauchlage

**5.**

a. Überprüfen Sie in Bauchlage zumindest noch den M. gluteus maximus und die Hamstrings, da deren Dysfunktionen für Beckenläsionen (Kat. 2, Kat. 1, aber auch assoziiert mit Kat. 3) verantwortlich sind. Hyporeaktive Hamstrings können zudem mit sakrokokzygealen Läsionen assoziiert sein. Wenn sie normoreaktiv sind, sind sie geeignete Indikatormuskeln.
b. Der sakrokokzygeale Komplex muss korrigiert werden, an vorderster Stelle das Lig. sacrotuberale. Je nach Indikation werden Beckenläsionen (Kat. 1 und Kat. 3) in Bauchlage korrigiert (➤ Kap. 3.2.4 und ➤ Kap. 3.2.5).
c. Wenn nicht schon in Rückenlage mittels Impulsmanipulation geschehen, können Sie BWS und Rippen jetzt mobilisierend korrigieren, ebenso die LWS. Damit haben Sie alle relevanten Wirbelebenen für die beckenstabilisierenden Muskeln korrigiert (motorische Versorgung und viszerosomatische Reflexebenen).
d. Es bleiben noch die posterioren NL-Reflexpunkte aller hyporeaktiven Muskeln zu korrigieren.

## Schluss-Challenge

**6.**

a. Lassen Sie den Patienten gehen, wobei er Zahnkontakt vermeiden soll. Es geht um eine differenzierte Belastung der nicht-temporomandibulären Strukturen. Kommt es zu einem

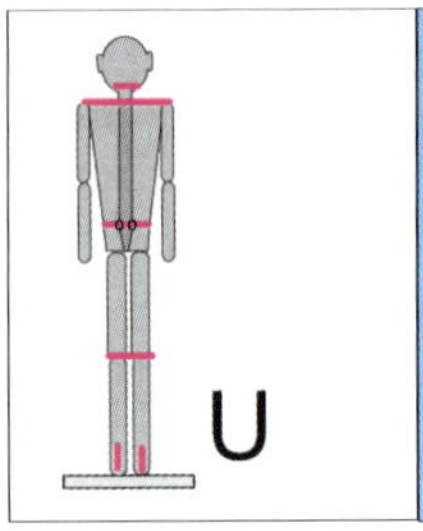


1. a. Becken-, Schulter, Okziputebenen
   b. Wirbelsäulenkurven frontal und sagittal
   c. Hipdrop, Spine-Test, Vorlauf (Rückenprofil; Skoliose?)
   d. Ganganalyse: Armschwung, Schrittlänge
   e. Testung von SCM, Nackenflexoren, Latissimus und der Muskeln, die nach Gang- und Standanalyse hyporeaktiv sein könnten
   f. Autogene Fazilitation (AF) hyporeaktiver Muskeln: Falls negativ: Störfelder und Injury-Regionen (s. Kap. 1.2.4)? Gefundene Injury-Regionen korrigieren (s. Kap. 1.2.5), danach alle Befunde erneut aufnehmen
   g. Falls AF positiv: Mittels Mechanorezeptoren-Challenge (Reiben) die Schlüsselregion finden

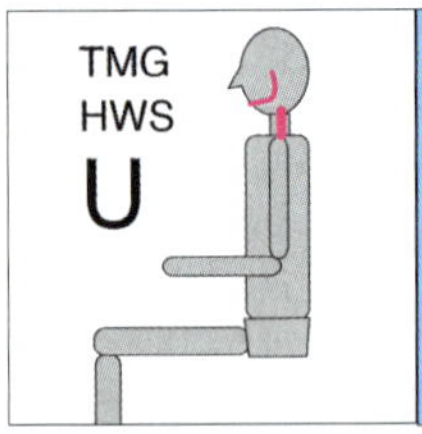


2. a. Links-, Rechtsrotation der HWS in Flexion und Extension, Seitneigung der HWS inkl. Okziputlateralität
   b. BWS- und Rippendysfunktionen, Rotation im thorakolumbalen Übergang
   c. Kiefergelenkfunktion, Bissklasse
   d. Okulomotorik (OM): Folgebewegungen (s. Kap. 7.4.3), Sakkaden (s. Kap. 7.4.4)
   Heterophorie, Konvergenz (N. III, IV, VI)
   e. Gaumensegel, Würgereflex (N. IX, X)
   f. Kopf-Impuls-Test (N.VIII)

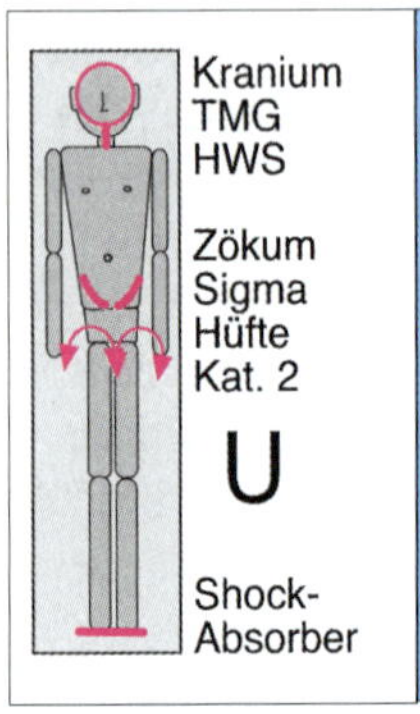


3. a. Beinlänge im Liegen, Hüftabduktion, Hüftinnenrotation
   b. Palpation Zökum, Sigmoid, Leberrand
   c. Facettenpalpation der HWS und Funktionsprüfung, Challenge
   d. Palpation kraniomandibuläres System, Palpation des Kraniums
   e. Challenge des kraniomandibulären Systems (Schlussbiss ohne und mit TL der Kiefergelenke)
   f. Challenge Kat.-2- und Kat.-1- Beckenläsionen
   g. Testung der potenziell beteiligten Muskeln:
   Kat. 2, Ilium post.: M. rectus fem., M. sartorius, M. gracilis, M. tensor fasc. lat., M. quadratus lumb., M. piriformis;
   Kat. 2, Ilium anterius: M. piriformis, M. obliquus abdominis
   h. Mindestens zwei hyporeaktive Muskeln auf autogene Fazilitation (AF) prüfen, falls negativ: Injury-Region suchen (Kap. 1.2.4). Gefundene Injury-Regionen korrigieren (Kap. 1.2.5), danach alle Befunde erneut aufnehmen
   i. Shock-Absorber-Test

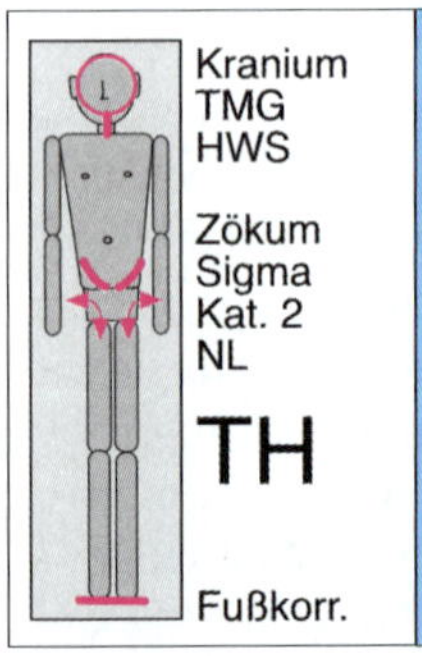


4. a. Korrektur einer Kategorie-2-Beckenläsion auf SOT-Blocks (s. Kap. 3.2.2)
   b. Korrektur von ileozökalen und Sigmoid-Läsionen (s. Kap. 5.9)
   c. Behandlung der anterioren NL-Reflexpunkte der hyporeaktiven Muskeln (und weitere der 7 Faktoren des viszerosomatischen Systems [7-FVSS])
   d. Korrektur von einsegmentalen vertebralen Läsionen der HWS: Mobilisation, Manipulation, Strain-Counterstrain (s. Kap. 2.2)
   Korrektur von Fixationen des Okziput und der HWS nach Challenge mit TL und Bewegung (s. Kap. 2.3)
   e. Kraniale und kraniomandibuläre Korrektur (s. Kap. 3.3.5 bis 3.3.10)
   f. Korrektur von Rippenläsionen und BWS-Läsionen mittels Impulsmanipulation
   g. Korrektur der Fußläsionen (s. Kap. 6.8.5)

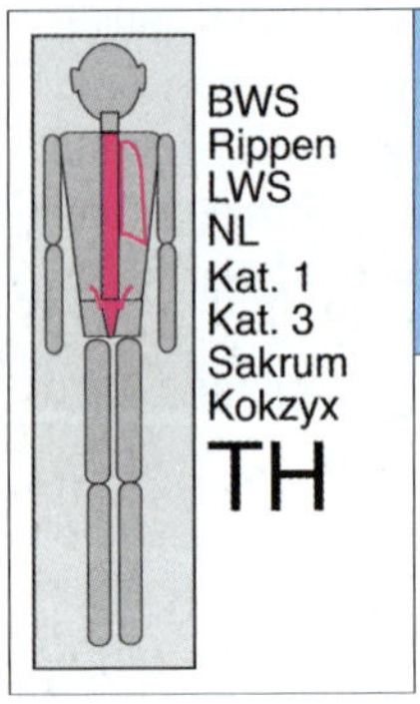


5. a. Testung mindestens folgender Muskeln: M. gluteus maximus, Hamstrings
   b. Lig. sacrotuberale, Beckenbodenmuskeln, Sakrum, Kokzyx, Kat. 1, Kat. 3: Challenge und Korrektur (s. Kap. 3.2.4 und 3.2.5)
   c. LWS-, BWS- und Rippenpalpation sowie Challenge und atemunterstützte Korrektur (s. Kap. 2.2.3 bis 2.2.5)
   d. Posteriore NL-Reflexpunkte der hyporeaktiven Muskeln behandeln (u.a. 7-FVSS)

6. Schluss-Challenge
   a. Patient geht ohne Zahnkontakt > Befunde überprüfen, bei Rezidiv aufsteigende Läsionskette nachkorrigieren
   b. Patient kaut im Sitzen > bei Rezidiv von Befunden diese nachkorrigieren, mittelfristig und je nach okklusalem Befund: Indikation für Schienentherapie

**Abb. 3.129** Flussdiagramm zur kranio-iliosakrokokzygealen Gesamtbehandlung mit Differenzialdiagnose zwischen primär temporomandibulären versus primär extratemporomandibulären Läsionen. In anderen Kapiteln besprochene Techniken sind farbig hervorgehoben.

Rezidiv im Bereich der Füße, des Beckens, der HWS und evtl. im temporomandibulären System, beweist dies eine „aufsteigende" Läsionskette. Dann müssen Sie nachkorrigieren, evtl. erst in der nächsten Sitzung. Möglicherweise ist die Fußmechanik nicht stabil oder eine viszerale Läsion nicht ausreichend korrigiert worden.
Wenn kein Rezidiv auftritt und wenn nicht gleich eine Woche später ein nächster Behandlungstermin vereinbart werden kann, lassen Sie den Patienten eine weitere Runde um den Block gehen und untersuchen ihn danach noch einmal.

b. Wenn durch Gehen kein Rezidiv auftritt, lassen Sie den Patienten noch im Behandlungszimmer kurz etwas kauen (z. B. Kaugummi oder Mandeln). Wenn eine relevante Okklusionsstörung oder Kiefergelenkdysfunktion vorliegt, wird das Kauen nicht nur zum Rezidiv eines positiven Schlussbiss-Challenge, sondern auch der deszendierenden Läsionskette führen.
Wenn kein Rezidiv auftritt und nicht gleich eine Woche später ein erneuter Behandlungstermin vereinbart werden kann, lassen Sie den Patienten im Wartezimmer sitzen und weiter Kaugummi kauen; nach dem nächsten Patienten können Sie dann die Befunde noch einmal überprüfen.
Es ist eine Frage der Erfahrung und der strukturellen Situation des Kauapparats (Tiefbiss, retrale Kondylenlage, Kreuzbiss, Zwangsbiss frontal?), ob Sie manuelle Korrekturen noch einmal wiederholen oder direkt den Zahnarzt (für eine Schienentherapie) einschalten wollen.

#### Trainingstherapie, Prophylaxe

Wie bereits erwähnt, müssen Korrekturen des Achsenorgans (➤ Kap. 2) – und hier ist zu ergänzen: des kranio-iliosakrokokzygealen Systems – zur Stabilisierung neuromuskulär integriert werden (Hinweise zu Trainingsprogrammen: ➤ Kap. 7.14.3).

### 3.4.3 Provisorische Aufbissbehelfe bei primär temporomandibulärer Dysfunktion

Wenn der Patient mit kraniomandibulärer Dysfunktion eine sofortige Entlastung des Kiefergelenks benötigt, ist es meist nicht realistisch, dass er gleich nach der manuellen Korrektur einen Termin beim Zahnarzt bekommt, bei dem neben Abdrücken für Modelle gleichzeitig eine Konstruktionsbissnahme erfolgt, die der Zahntechniker direkt zu einem Aufbissbehelf verarbeiten kann.

Sie können den Patienten aber in jedem Fall mit einer provisorischen Aufbissschiene versorgen, einem sog. Aqualizer®. Dabei handelt es sich um ein Gelpolster, das links und rechts zwischen die Seitenzähne platziert wird und so für eine Entkopplung der Okklusion und eine gewisse Bisssperrung sorgt (➤ Abb. 3.130). Dieses Mittel eignet sich auch sehr gut dazu, manualtherapeutische Korrektureffekte aufrechtzuerhalten, wenn sich der Patient auf den Weg zum Zahnarzt macht, wo ein Konstruktionsbiss angefertigt werden soll.

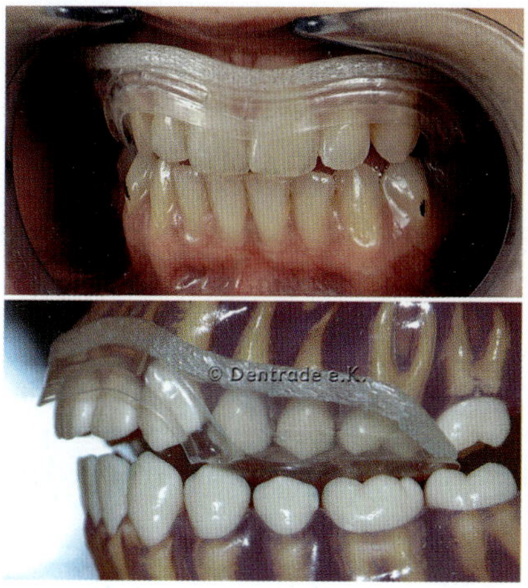


**Abb. 3.130** Aqualizer® im Mund

Es ermöglicht auch, auf wenig aufwändige Weise zunächst einmal zu testen, inwieweit eine Entkopplung der Okklusion zu einer Symptombesserung führt. Dazu ist es allerdings notwendig, dass der Patient das etwas störende Plastikteil eine ganze Nacht lang (und das mehrere Nächte hintereinander) im Mund tolerieren kann.

Ohne selbst Zahnarzt zu sein, können Sie einen weichen provisorischen Aufbissbehelf aus Silikon herstellen. Die Vorgehensweise entspricht der bei einer Konstruktionsbissnahme: Nach einem Watterollentest (um die annähernd optimale Kondylenposition, d. h. Unterkieferlage zu finden) beißt der Patient in eine vorbereitete „Silikonwurst", die im Mund aushärten soll und danach zurechtgeschnitten wird. Das Problem ist wie beim Aqualizer® die begrenzte Haltbarkeit. Aber es handelt sich ja ohnehin um ein Provisorium, das möglichst bald durch einen professionellen Aufbissbehelf ersetzt werden soll.

### 3.4.4 Konstruktionsbissnahme

Grundsätzlich sollte jede Bissnahme zur Anfertigung eines sog. Konstruktionsbisses erst nach temporärer Beseitigung der extratemporomandibulären Folgestörungen erfolgen.

Das garantiert einen schnelleren Erfolg bei der Korrektur der gesamten Störungskette, als wenn bei der Konstruktionsbissnahme noch sämtliche Adaptationen bestehen. Einfach ausgedrückt: Wenn eine Kategorie-2-Läsion durch eine Malokklusion verursacht wird, dann ist es sinnvoll, das Becken gerade zu stellen und die Okklusionskorrektur auf einem geraden Becken aufzubauen, anstatt mit langwierigen Schienenadaptationen allmählich darauf zu warten, dass die absteigende Komponente nicht mehr aktiv ist und das Becken gerade wird. Unbehandelte Patienten zeigen immer eine Kombination von aufsteigenden und absteigenden Störungskomponenten, gleichgültig ob die primäre Ursache temporomandibulär oder extratemporomandibulär ist, da die beiden Systeme adaptieren müssen. Diese Adaptationen sollten Sie vor Bissnahme beseitigen.

Wir gehen von der Situation aus, dass orthopädische Befunde beim Kauen rezidiviert sind.

Gehen Sie dann wie unten beschrieben vor (➤ Abb. 3.131).

1. Erheben Sie die relevanten orthopädischen und AK-Befunde
   a. Führen Sie die orthopädischen Tests für die HWS und das Beckens (Hipdrop-Test, Beckenschiefstand, Beinlängendifferenz) durch.
   b. Finden Sie assoziierte hyporeaktive Muskeln: Testen Sie mindestens den Sternocleidomastoideus (C2, kraniomandibuläres System) und den Piriformis (L5, Becken), evtl. noch den Latissimus dorsi (Skoliose, auch funktionell?).
   c. Finden Sie positive Therapielokalisationen und Challenges von den Strukturen, die Sie mit der Schienentherapie korrigieren möchten, in erster Linie Halswirbelsäule, Kranium und Becken.

## Vorbereitende Akupunktur

2. Für Manualtherapeuten ist die Ohrakupunktur eine sehr einfache, hilfreiche Methode, den Patienten temporär „gerade zu stellen". Für Zahnärzte, die nicht die gesamte Korrektur des Achsenorgans (➤ Kap. 3.4.2 und ➤ Abb. 3.129) durchführen können bzw. keinen Manualtherapeuten in der Praxis zugeordnet haben, bietet sie die hervorragende Möglichkeit, einen Patienten trotzdem „gerade" zu machen: Ohne die zugehörigen Dysfunktionen ausgleichen, d. h. kausal therapieren zu müssen, kann einer der beiden Ohrpunkte für das Kiefergelenk genadelt werden. Der wirksame Ohrpunkt ist der besonders empfindliche. Wenn die Nadel richtig sitzt, sollten die hyporeaktiven Muskeln (Sternocleidomastoideus, Piriformis im Liegen und im Sitzen, Latissimus im Stehen) normalisiert sowie die Challenges an Wirbelsäule, Kranium und Becken bei einer primär temporomandibulären Läsion aufgehoben werden.

3. Für die Konstruktionsbissnahme hilft wieder der Temporal Tap: Er bringt einerseits Hyporeaktionen und positive Challenges wieder zutage, während die Beinlänge und andere orthopädische Befunde bei liegender Nadel noch ausgeglichen sind. Genau das ist aber erforderlich, um einen Konstruktionsbiss und daraus abgeleitet einen Aufbissbehelf herzustellen, der nicht sämtliche orthopädischen Fehlfunktionen mitnimmt (s. o.). Nebenbei sei noch erwähnt, dass sich die Akupunktur in kontrollierten Studien als wirksam bei Schmerzen im temporomandibulären Bereich erwiesen hat (La Touche et al. 2010) und daher begleitend zur Behandlung einer kraniomandibulären Dysfunktion immer empfohlen werden kann.

## Watterollentest als Probepositionierung und Wachsbiss

4. Sie können die Mandibulaposition probatorisch mit einem Watterollentest im Sitzen ermitteln. Dazu brauchen Sie hyporeaktive Muskeln, die den durch die CMD verursachten Dysfunktionen zugeordnet sind: zumindest jedoch den Sternocleidomastoideus für C2/Kiefergelenk und den Piriformis für das Becken.

Versuchen Sie zunächst mit den Watterollen eine Mandibulaposition einzustellen, in der Oberkiefer und Unterkiefer mittig aufeinanderstehen. Ihre Mitte wird eher durch das obere und untere Lippenbändchen als durch die Lücke zwischen den oberen und unteren zentralen Schneidezähnen definiert.

Bringen Sie die Mandibula primär in eine Kopfbissposition nach vorn (die Kanten der Ober- und Unterkieferschneidezähne stehen übereinander) und dann wieder etwas zurück, sodass sich die Unterkieferschneidezähne hinter den Oberkieferschneidezähnen befinden, ohne Kontakt zu haben und ohne dass ein offener Biss entsteht (lesen Sie hierzu Garten 2012, Kap. 7.2.10). Für diese provisorischen Positionierungen gilt, dass zu weit ventral (mesial) selten ein Stressor ist. Sie können die Einstellung also bei nahezu Kopfbiss beginnen und von da aus etwas nach rückwärts (retral) gehen. Die Mandibula sollte primär so positioniert werden, dass dental annähernd eine Klasse-1-Relation entsteht: Der Höcker des oberen Eckzahns steht dabei in der Lücke zwischen unterem Eckzahn und 1. Prämolaren. Der Kondylus sollte damit bei retralen Lagen aus einer Kompressionsposition (retral, kranial) herausgeholt werden (zu den exakteren Kriterien der Zahnmedizin ➤ Kap. 4).

Ist die Mandibula mit Biss auf die Watterollen positioniert, sollten die hyporeaktiven Muskeln im Test normoreaktiv und die Challenges negativ werden.

Merken Sie sich die Relation von Ober- und Unterkiefer anhand der Schneidezahnlücke und der mesial-distalen Relation der Eckzähne bzw. der ersten Molaren. Dazu können Sie mit einem wasserfesten Filzschreiber an Schneidezähnen und Eckzähnen (ggf. den ersten Prämolaren links und rechts) eine senkrechte Markierung anbringen, die die Ober- und Unterkieferrelation in der Sagittalen und der Lateralen definiert. Danach entfernen Sie die Watterollen.

5. Bringen Sie im Wasserbad angewärmtes Wachs zwischen die Zahnreihen von Ober- und Unterkiefer und dirigieren Sie den Patient aktiv, d. h. mit verbaler Führung und möglichst nicht passiv mit Ihrer Hand, in die vorher definierte Position, in der er langsam in das Wachs hineinbeißen soll.

Bei der Herstellung einer provisorischen Silikonschiene gehen Sie genauso vor.

Wenn Sie als Nichtzahnarzt einen Konstruktionsbiss herstellen, kann dieser allenfalls eine Referenz, ein Vorschlag für den Zahnarzt sein, der mit den spezifisch zahnärztlichen Techniken ganz unabhängig davon zu einem Ergebnis kommen wird.

Die Befunde müssen mit dem fertigen Wachsbiss aufgehoben sein.

## Kunststoff-Konstruktionsbiss

Eleganter ist die Verwendung von weichen Kunststoffplättchen (so wie es der Zahnarzt macht). Solche Fleximeter-Strips (➤ Abb. 4.33) werden statt Watterollen zwischen die Seitenzähne geschoben und damit wie oben beschrieben die Mandibulaposition bestimmt, in der möglichst alle Dysfunktionen beseitigt sind. In dieser Position wird zwischen die Ober- und Unterkieferzahnreihen ein selbsthärtender Kunststoff aus der Pistole appliziert, der dann direkt den Konstruktionsbiss liefert.

## Screening von Balancekontakten

Wenn Nichtzahnärzte nach Behandlung des Bewegungssystems (➤ Kap. 3.4.2) zu dem Schluss kommen, das kraniomandibuläre System sei eine primäre Störungsquelle, müssen sie den Patienten über den Fortgang der Behandlung beraten. Eine Okklusionskorrektur im weiteren Sinne kann bedeuten, dass einfach nur Frühkontakte und Balancekontakte (➤ Kap. 4) eingeschliffen werden müssen, da

1. **Sämtliche orthopädischen und AK-Befunde erheben:**
   a) Mindestens HWS-Funktionsprüfung, Hip-Drop-Test, Beinlänge
   b) Muskelinhibitionen dokumentieren:
   Mindestens Mm. sternocleidomastoideus, piriformis, latissimus dorsi testen
   c) Positive Therapielokalisationen und Challenges an HWS, Kanium und Becken dokumentieren

↓

2. **Akupunktur:** Entsprechend der vermuteten Ursache-Folge-Kette die führende Region am Ohr, in diesem Falle einen der Punkte für das Kiefergelenk nadeln: Alle Befunde mit möglichst wenigen Nadeln (meist eine) beseitigen

↓

3. **Temporal Tap:** Bringt die Muskelinhibitionen wieder zutage, diese werden zur Kontrolle des Konstruktionsbisses benötigt.

↓

4. Repositionierung der Mandibula mit (a) Watterollen oder (b) Fleximeter-Strips: Im Sitzen primär nahezu Kopfbiss einstellen (Protrusion), möglichst an Klasse 1 annähern und skelettale Mitte. Die optimale Position hebt sämtliche erhobenen Befunde (Schritt (1) bzw. (3))auf. Zahnrelation markieren

↓

5. **Konstruktionsbiss:** Im Sitzen mit „Beauty Pink" o.ä. Wachs bzw. Silikonmasse im Mund anfertigen, indem die vorher mit Watterollen getestete Position übernommen wird.
   Alternativ Einstellen der Mandibula mit Kunststoffplättchen (Fleximeter-Strips) und „Ausguss" der Zahnzwischenräume mit Autopolymerisat (s. Abb. 4.33)

↓

6. **Kontrolle:** Alle Muskelbefunde und Challenges müssen mit dem Konstruktionsbiss im Mund normal sein.

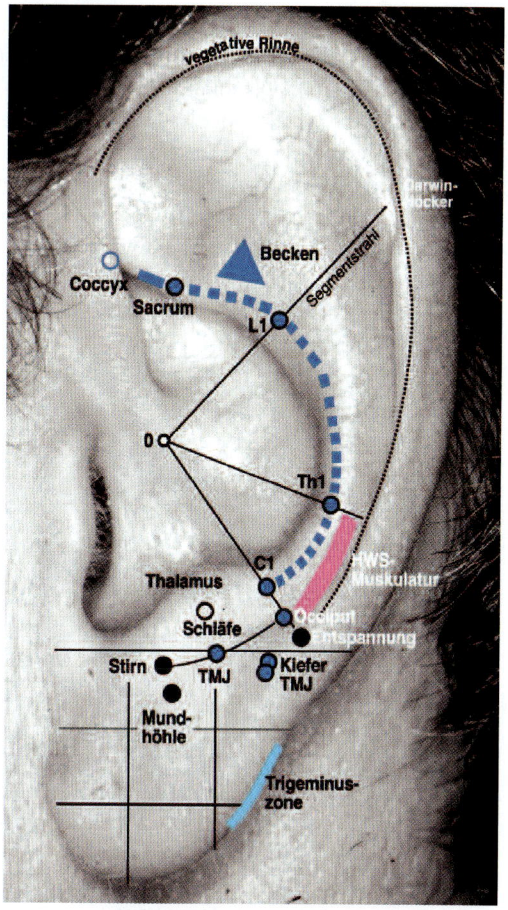


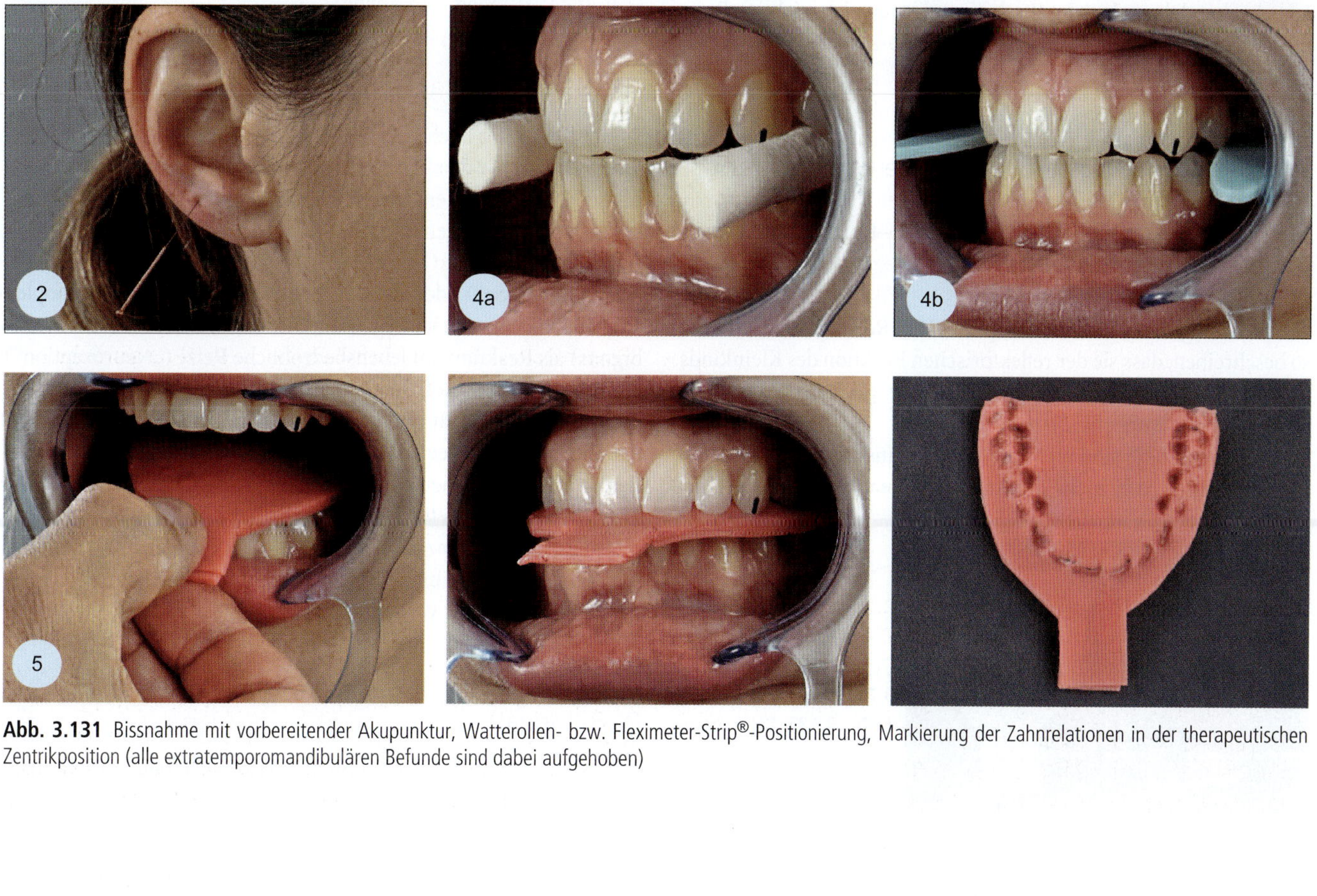


**Abb. 3.131** Bissnahme mit vorbereitender Akupunktur, Watterollen- bzw. Fleximeter-Strip®-Positionierung, Markierung der Zahnrelationen in der therapeutischen Zentrikposition (alle extratemporomandibulären Befunde sind dabei aufgehoben)

die Struktur des Kauapparats grundsätzlich eher problemlos ist und Klasse I nach ANGLE entspricht (kein Tiefbiss, kein Zwangsbiss etc.).

Kiefergelenkdysfunktionen mit Diskusverlagerung, Kompression und Fehlbisssituation, die typisch für ANGLE-Klasse II, Division 2 mit Tiefbiss und Zwangsbiss (Garten 2012, Kap. 7.2.10) sind, erfordern häufig eine kieferorthopädische („Zähne bewegen") oder prothetische Behandlung (Zähne überkronen, vertikale Dimension aufbauen, ➤ Kap. 4). Höheres Alter und mangelnde Intaktheit des Zahnhalteapparats (Rückgang des Zahnfleischsaums und Abbau des Alveolarknochens) können Ausschlusskriterien für eine kieferorthopädische Behandlung sein.

Grundsätzlich sollte dann das zahnärztlich-kieferorthopädische Netzwerk konsultiert werden. Eine gewisse Entscheidungshilfe kann die einfache Registrierung von Balancekontakten mit Okklusionsfolie und Post-it-Zetteln bieten (➤ Abb. 3.132, vgl. Prodinger-Glöckl 2013).

## 3.5 Primitive Reflexe und persistierende primitive Reflexe (PPR)

### 3.5.1 Einleitung

Die Techniken, die in diesem Kapitel präsentiert werden, sind eine Synthese aus verschiedenen Informationsquellen: Wir danken Keith KEEN, Sally GODDARD, Wilfried COENEN, Ted CARRICK, Martin BRUNCK, Dieter BECKER u.a. für ihren inspirierenden Input.

Das Thema wird hier im Rahmen der kraniosakralen Dysfunktionen abgehandelt, da kraniosakrale Korrekturen eine wichtige Basis für die Korrektur oder – besser gesagt – Suppression primitiver Reflexe (KEEN) sind.

### 3.5.2 Entwicklungsneurologische Grundlagen

#### ❶ Primitive Reflexe, die bis zum 4.–6. Lebensmonat abgebaut sein müssen

Die physiologische Funktion der primitiven Reflexe lässt sich kurz so beschreiben, dass sie der reflektorischen Reaktion des Kleinkinds auf seine Umgebung im Sinne des Überlebens sowie der zunehmenden posturalen Kontrolle dienen.

- Primitive Reflexe sind im Sinne der Stimulus-Response-Kette automatisiert, d.h. nicht kortikal kontrolliert.

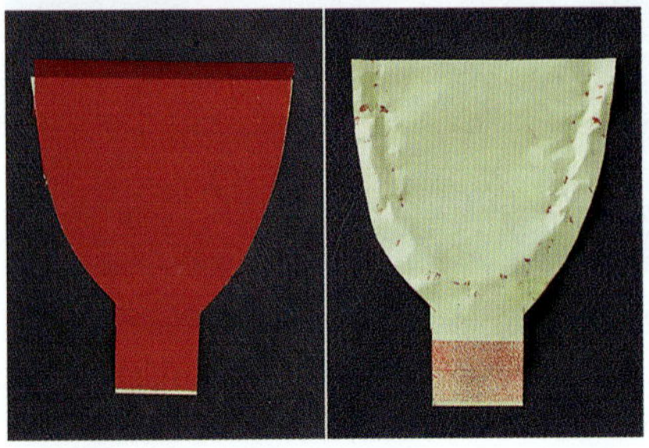

**Abb. 3.132** Balancekontakte in der nicht-zahnärztlichen Okklusionsanalyse (Patienten-Beispiel)

- Für eine normale sensomotorische und sozialkompetente Entwicklung müssen sie integriert, d.h. kortikal supprimiert werden. Dies geschieht in einer physiologischen Sequenz, die auch bei der therapeutischen Intervention beachtet werden sollte.

Im Prinzip sind sie lebenslang abrufbar, d.h. wenn die kortikale Kontrolle z.B. durch ein Schädel-Hirn-Trauma ausfällt, treten sie wieder auf („Regained Primitive Reflexes").

Haltungsreflexe spielen eine überragende Rolle für die Stärke und Verteilung des Muskeltonus. Die meisten posturalen Reflexe werden durch Stimulation der propriozeptiven Organe (Muskelspindeln, Gelenkrezeptoren) sowie der Gleichgewichtsorgane im Labyrinths (Otolithen und Bogengänge) ausgelöst, andere durch exterozeptive (taktile) sowie durch visuelle Reize (optische Stellreflexe).

Unter „Tonus" wird hier der generalisierte Zustand der motorischen Peripherie in Vorbereitung auf die Ausführung von Haltungen oder Bewegungen verstanden (Magnus und DeKleijn, zit. in Bobath und Bobath 2005).

Die Untersuchung der primitiven Reflexe und komplexer Reaktionsmuster („Vojta-Reaktionen") gehört zur Diagnostik der (normalen und anormalen) neurologischen Entwicklung von Säuglingen. Nach VOJTA (2008) spielen Eigenreflexe, die tonische Reflexologie (TNR, TLR, Körperstellreflexe), exterozeptive Reflexe (Haut-, Schleimhautreflexe) und manche Automatismen (Geh-Automatismus, Rooting-Reflexe) in der Diagnostik einer zentralen Störung in der Neugeborenenzeit bzw. in den ersten 4 Lebenswochen eine geringe Rolle. Erst im Laufe des zweiten Trimenons werden manche zu negativen Meilensteinen der Entwicklung, denn das Persistieren primitiver Reflexe kann auf eine Entwicklungsstörung hinweisen.

Die wichtigsten primitiven Reflexe werden im Folgenden dargestellt (Flehmig 2007, Vojta 2008).

#### Totstellreflex (intrauterin)

Dieser Reflex hat nach KAADA (1987, 1995) möglicherweise klinische Relevanz für den plötzlichen Kindstod, während er nach GODDARD (2003) mit einem frühen Rückzugsreflex assoziiert sein kann, der sich 5–7½ Wochen nach Empfängnis zeigen soll.

In diesem Kontext ist die „Polyvagale Theorie" von PORGES (2001) interessant, der dem nicht-myelinisierten Vaguskomplex (Ncl. dorsalis n. vagi, im Gegensatz zum myelinisierten des Ncl. ambiguus) als Reaktion auf lebensbedrohliche Reize („Neurozeption") ein Erstarren zuordnet. Bei Geburt sollte der Totstellreflex prinzipiell integriert sein, hat aber laut PORGES weiterhin Bedeutung bei der Interpretation der posttraumatischen Belastungsstörungen. In der neuropädiatrischen Untersuchung spielt er keine Rolle.

In utero ist der Reflex durch Kopf- und Körperbewegungen bei Bedrohungen gekennzeichnet. Nach KAADA soll er mit einem hyperparasympathikotonen „Sturm", mit Bradykardie und vermindertem Muskeltonus verbunden sein.

#### MORO-Reflex (Schreckreaktion, Klammerreflex, 0.–3. Monat)

In den ersten 2–3 Lebensmonaten lässt sich beim Rückwärtsschwingen des kindlichen Kopfes (ebenso wie bei Bewegung der

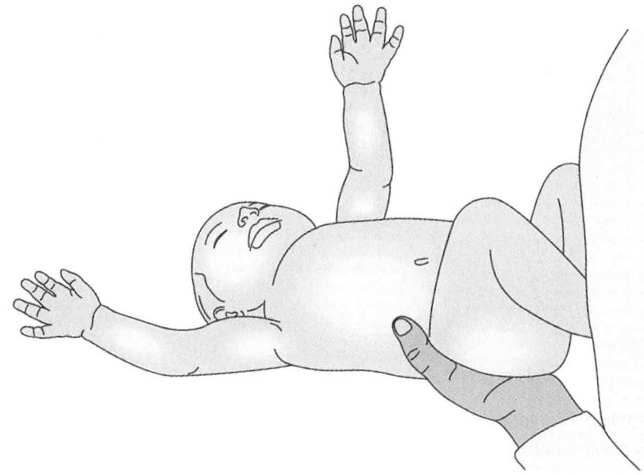

Abb. 3.133 Moro-Reflex

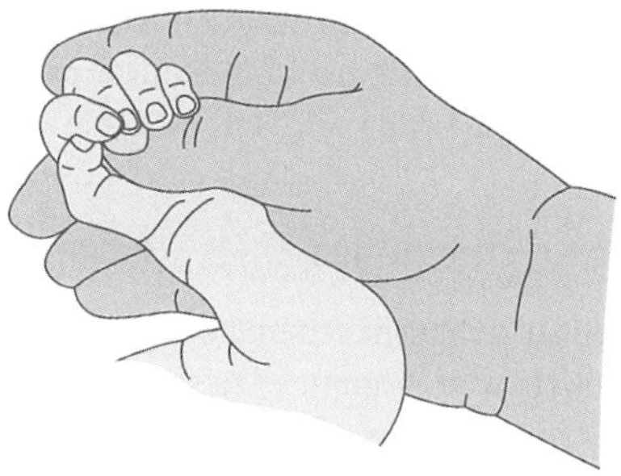

Abb. 3.134 Palmarer Greifreflex

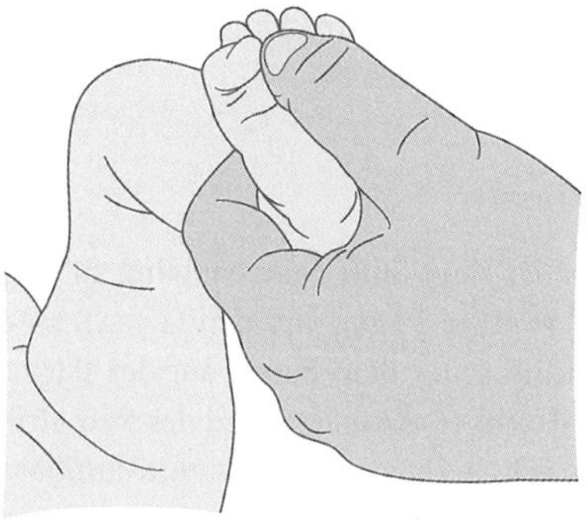

Abb. 3.135 Plantarer Greifreflex

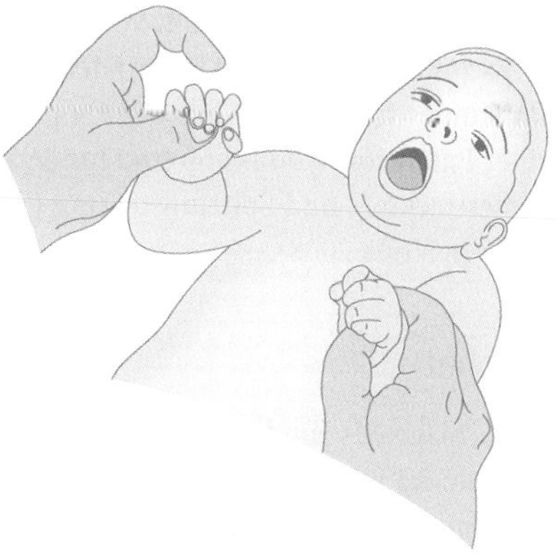

Abb. 3.136 Babkin-Reflex

Unterstützungsfläche, Antippen des Unterleibs, plötzlicher passiver Beinstreckung oder Ins-Gesicht-Blasen) eine plötzliche Öffnung des Mundes, eine Extension und Abduktion der Arme mit Öffnen der Hände beobachten, gefolgt von einer Beugung zur Mittellinie. Die Beine führen gleichzeitig eine ähnliche Bewegung aus („Umklammerungs- oder Umarmungsreflex"). Oft endet die Streck- und Abduktionsphase mit einer tonischen Nackenreflexhaltung. Die Reaktion geht mit der Ausschüttung von Stresshormonen einher.

Schaltenbrand (zit. in Flehmig 2007) konnte den Moro-Reflex durch passive Bewegungen, besonders des Kopfes, auslösen: Wenn er einen Säugling am Rumpf hielt und ihn in einer geraden Linie in beliebiger Richtung bewegte, trat eine Extension und Abduktion der Gliedmaßen auf. Er bezeichnete diese Bewegungsformen als „Reaktion auf Progressivbewegungen" (Flehmig 2007; vgl. Vojta-Reaktion).

Bei Persistieren des Moro-Reflexes kann der Säugling nicht sitzen lernen, den Mund nicht zum Essen schließen und nicht sprechen lernen. Das Kind sabbert, da der Speichel nicht heruntergeschluckt wird (Flehmig 2007).

### Greifreflex, palmar (0.–5. Monat)

Bei Berührung der Handinnenfläche schließt sich die Hand des Kindes und kann fest geschlossen bleiben, solange der Reiz besteht (➤ Abb. 3.134). Man kann es daran hochziehen, wobei die Ellenbogengelenke leicht gebeugt bleiben. Der Reflex verstärkt sich physiologisch beim Saugen, d. h. es gibt eine gewisse Synergie von Hand und Mund. Wenn der Reflex länger persistiert, kann sich das Kind nicht mit der offenen Hand abstützen (keine Gleichgewichtsreaktionen).

### Greifreflex, plantar (0.–12. Monat)

Der plantare Greifreflex sollte nur durch leichten Druck am Fußballen und in Mittelstellung des Fußes ausgelöst werden (➤ Abb. 3.135), da man sonst feinere Unterschiede, z. B. bei einem abgeschwächten Greifreflex, nicht feststellen kann. Außerdem darf kein exterozeptiver Reiz auf den Fußrücken einwirken, weil sonst eine Zehenstreckung provoziert und der Greifreflex geschwächt würde. Bei Persistieren des Reflexes kann das Kind nicht flach auf den Füßen stehen und sie beim Gehen abrollen.

### Babkin-Reflex (0.–6. Woche)

Bei gleichzeitigem Druck in beide Handflächen öffnet das Neugeborene seinen Mund (➤ Abb. 3.136).

### Primäres Stehen (Stützreaktion, 0.–2. Monat)

Wenn das neugeborene Kind senkrecht mit den Fußsohlen auf der Unterlage gehalten wird, lässt sich ein langsames „Hinstellen" der einzelnen unteren Gliedmaßensegmente beobachten. Man kann den Effekt durch Unterstützung eines Beines auslösen. Das „Hinstellen" ist zunächst oft inkonstant. Manchmal wird es durch passive Extension des Kopfes begünstigt.

## Automatisches Schreiten (Schreitreflex, 0.–2. Monat)

Wenn das neugeborene Kind aufrecht gehalten und mit den Füßen am Boden sanft vorwärts bewegt wird, beginnt es zu schreiten und braucht nicht mehr „angeschoben" zu werden (➤ Abb. 3.137). Dieses Schreiten ist gut koordiniert, der Rhythmus regelmäßig. Der Fuß wird bei starker Dorsalextension zuerst mit der Ferse aufgesetzt.

MacKeith (1964) stellte fest, dass automatisches Schreiten auch dann noch durch eine passive Kopfstreckung ausgelöst werden kann, wenn der Reflex verschwunden ist.

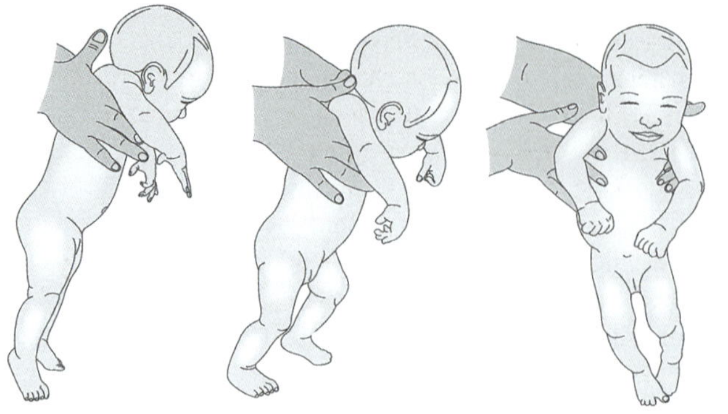

**Abb. 3.137** Stützreaktion (links), Schreitreflex (Mitte); rechts ist eine pathologische Schreitreaktion dargestellt: Die Beine strecken sich entweder zu stark (positive Stützreaktion) oder zu wenig (Astasie) der Unterlage entgegen.

## Galant-Reflex (0.–2. Monat)

Paravertebrales Bestreichen der Haut führt beim Säugling zu einer Seitneigung des Rumpfes (➤ Abb. 3.138). Um den Galant-Reflex auszulösen, wird das Kind unter dem Bauch auf der flachen Hand gehalten (wie bei der Landau-Reaktion) und der Reiz strikt paravertebral vom unteren Schulterblattwinkel bis zum lumbosakralen Übergang ausgeübt.

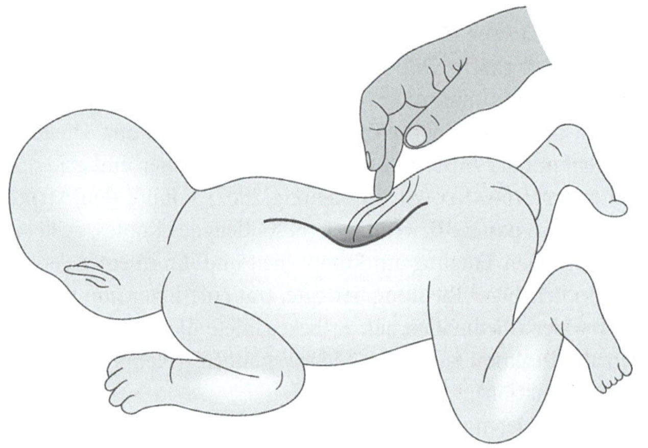

**Abb. 3.138** Galant-Reflex

## Suprapubischer Streckreflex (0.–3. Monat)

Der suprapubische Streckreflex ist vom 1. Tag bis zur 4. Woche auslösbar und sollte spätestens bis zum 3. Monat nicht mehr nachweisbar sein. In Rückenlage des Kindes führt Druck auf das Os pubis senkrecht nach dorsal zu einer Extension, Adduktion und Innenrotation im Hüftgelenk mit Kniestreckung und Spitzfußstellung (Zafeiriou et al. 1995, Zafeiriou 2004, Vojta 2008).

## Bauer-Reaktion (0.–4. Monat)

Wenn der Untersucher in Bauchlage des Kindes mit dem Daumen auf die Fußsohle drückt (➤ Abb. 3.139), beginnt es alternierend zu kriechen. Dies geschieht manchmal auch ohne Stimulation.

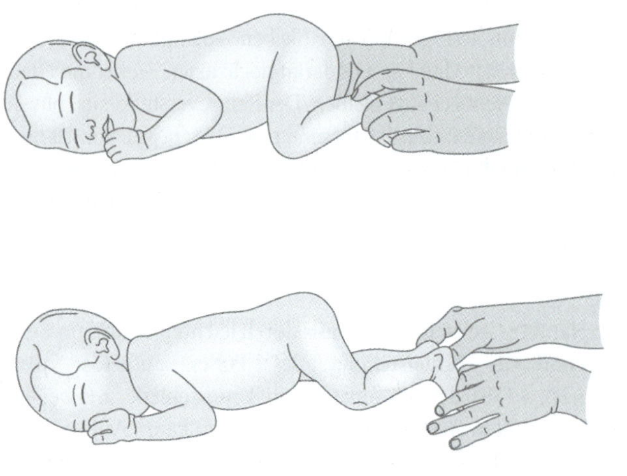

**Abb. 3.139** Bauer-Reaktion

## Magnetreflex (0.–2. Monat)

Ein ähnlicher Mechanismus ist der sog. Magnetreflex: In Rückenlage des Kindes werden bei gebeugten Hüften und Knien die Daumen des Untersuchers auf die Fußsohlen gedrückt und langsam zurückgezogen. Als ob der Kontakt zwischen Finger und Fußsohle „magnetisch" erhalten bliebe, streckt das Kind dabei die Beine.

## Tonischer Labyrinthreflex (TLR, 0.–12. Tag)

Der tonische Labyrinthreflex (TLR) bewirkt verschiedene Exzitations- und Inhibitionsmuster der Gliedmaßen, um die aufrechte Körperhaltung und das Auffangen des Körpers beim Fallen zu ermöglichen (Guilbaud, Peschanski und Besson 1985). Als Sensor für diesen Reflex reagiert das Otolithenorgan (Utriculus und Sacculus) auf Linearbeschleunigung (im Gegensatz zu den Bogengängen, die ausschließlich auf Winkelbeschleunigung ansprechen). In diesem Sinne stellt die Schwerkraft einen konstanten Linearbeschleunigungsreiz dar, dessen Richtung sich mit Veränderungen der Kopfposition im Schwerkraftfeld ändert. Im Normalfall ist der Reflex nicht tonisch, sondern adaptierend (in Rückenlage wird keine Stützreaktion der Extensoren mehr für den Körper benötigt). Es gibt vier unterschiedliche TLR-Muster in Rückenlage, Bauchlage, Rechtsseitenlage, Linksseitenlage:

- In Rückenlage kommt es zur symmetrischen Streckung von Rumpf und Beinen, die adduziert und innenrotiert sind; der Armstreckertonus ist erhöht, der Kopf überstreckt (in Opisthotonushaltung).
- In Bauchlage sind die Flexoren aller vier Gliedmaßen fazilitiert. In pathologischen Fällen zeigt sich eine totale Beugung, der Kopf wird nicht zur Seite gelegt, die Atemwege werden nicht freigehalten.
- Bei Rechtsrotation des Kopfes sind die rechten Gliedmaßenextensoren fazilitiert und die rechten Flexoren inhibiert.
- Bei Linksrotation sind die linken Flexoren fazilitiert und die linken Extensoren inhibiert.

Der TLR darf eigentlich nur in den ersten (0–12) Lebenstagen auslösbar sein, danach wird er übersteuert und ist später immer pathologisch. Bei Tetraspastik ist der TLR der am häufigsten sichtbare Reflex.

Die Nacken- und Labyrinthreflexe sollten in Rückenlage des Kindes geprüft werden, während man es immer an der Brust fixiert, um eine Vermischung mit Körperstellreflexen zu vermeiden.

Die Auslösung des Labyrinthreflexes ist immer von einer Auslösung des Nackenreflexes begleitet, da die Position des Kopfes gegenüber dem Körper verändert wird. Der Nackenreflex kann selektiv ausgelöst werden, wenn die Position des Labyrinthorgans im Schwerkraftfeld dabei nicht verändert wird (➤ Abb. 3.141 und ➤ Abb. 3.142).

Die tonischen Labyrinthreflexe sind bei Gesunden nicht stark genug, um eine funktionelle Muskelschwäche im manuellen Muskeltest auszulösen (z. B. Inhibition der Flexoren in Rückenlage), aber ihre exzitatorische Wirkung ist oft stark genug, um andere Quellen einer Inhibition zu überdecken (Schmitt und Yanuck 1999). Daher können sie Muskelschwächen verdecken, die anderweitig sichtbar wären: Ein im Stehen oder Sitzen segmental inhibierter Schulterstrecker kann beim Testen in Rückenlage stark sein, da die Extensoren durch die im lateralen vestibulospinalen Trakt vermittelten Reflexmechanismen aktiviert sein können (Guilbaud et al. 1985). Wenn dies der Fall ist, handelt es sich nach Auffassung des Autors um ein pathologisches Persistieren des Reflexes.

## Asymmetrisch-tonischer Nackenreflex (ATNR, 0.–5. Monat)

Dieser zervikale (zervikokollische) Reflex vermittelt Reaktionen auf Änderungen der Kopfposition in Relation zum Rumpf.

Bei isolierter Kopfdrehung zu einer Seite werden die Extremitäten auf der „Gesichtsseite" des Säuglings gestreckt und auf der „Hinterhauptsseite" gebeugt. Es handelt sich um die sog. „Fechterstellung" (➤ Abb. 3.140, ➤ Abb. 3.141, ➤ Abb. 3.142).

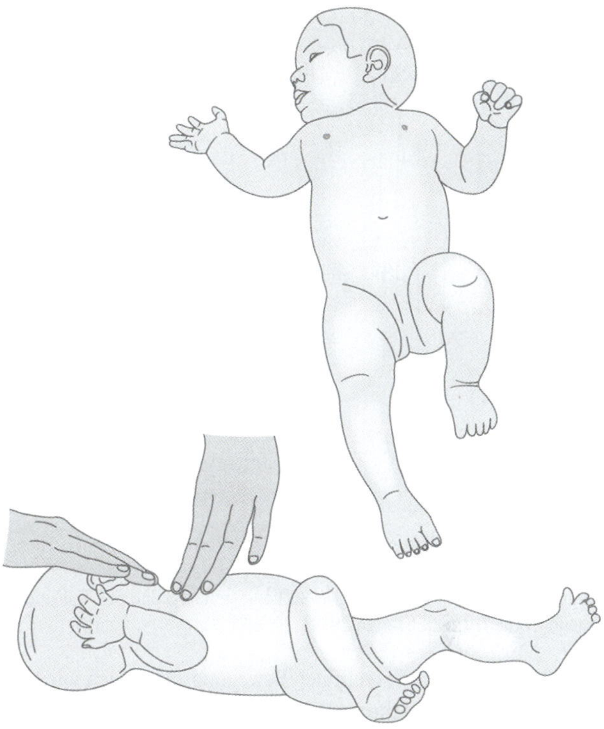

**Abb. 3.140** ATNR: spontanes Auftreten (li.) und Auslösung (re.). Dabei wird auch der tonische Labyrinthreflex (TLR) ausgelöst (s. Text).

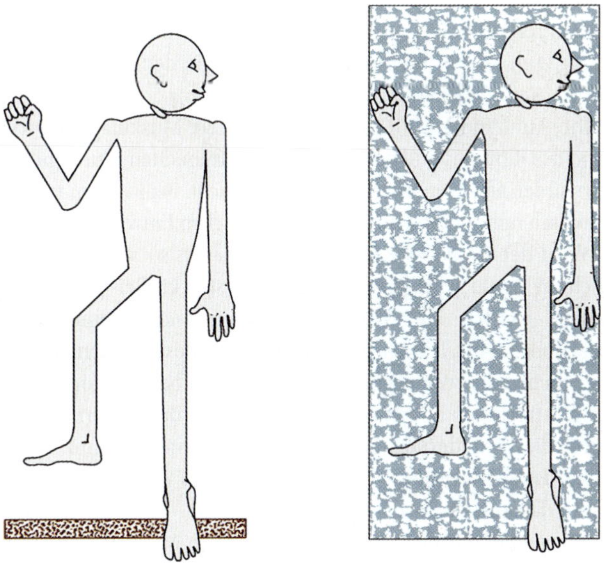

**Abb. 3.141** Tonischer Labyrinthreflex (TLR) und tonischer Nackenreflex (TNR) im Vergleich: Eine isolierte Auslösung des TNR durch Rotation ist nur im Stehen möglich. Hier sind Muskelinhibitions- und -fazilitationsmuster bei Auslösung des TNR durch Rotation stehend (links) und des TLR und TNR in Rückenlage (rechts) gezeigt (Garten 2012).

In den meisten Fällen lässt sich nur eine geringe Reflexwirkung auf die Extremitäten erkennen, sie ist jedoch elektromyografisch nachweisbar. Persistiert der ATNR, verhindert dies eine Hand-Au-

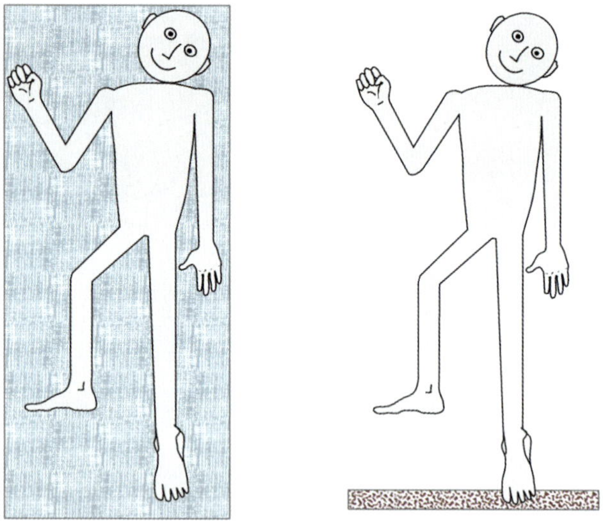

**Abb. 3.142** Eine isolierte Auslösung des ATNR durch Seitneigung ist nur im Liegen möglich. Hier sind Muskelinhibitions- und -fazilitationsmuster bei Auslösung des ATNR durch Seitneigung in Rückenlage (links) und des TLR und ATNR stehend (rechts) gezeigt (Garten 2012).

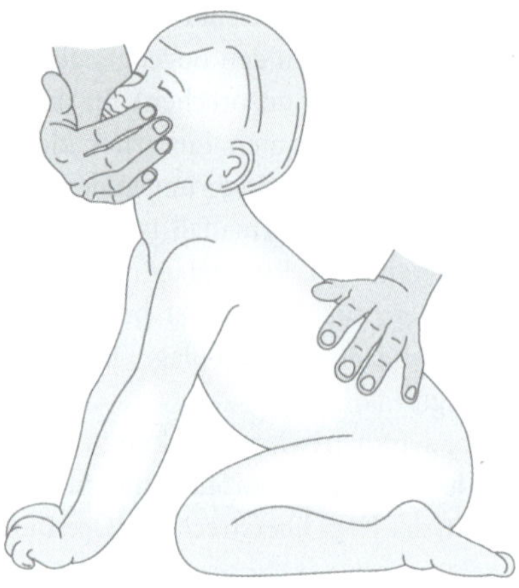

**Abb. 3.143** Symmetrisch-tonischer Nackenreflex

gen-Koordination. Bei zerebralen Bewegungsstörungen wird durch die tonisch fixierte Haltung jede Bewegung der Kinder gegen die Schwerkraft erschwert oder unmöglich gemacht.

## Symmetrisch-tonische Nackenreflexe (STNR, immer pathologisch)

Nackenreflexe reagieren auf Veränderungen der Kopfposition in Bezug zum Körper. Der Reizursprung liegt in den Propriozeptoren der Nackenmuskulatur.

Ihre Funktion besteht darin, den Tonus der Muskulatur – vorwiegend des Rumpfes und der proximalen Extremitäten – zu regulieren. Sie wurden an dezerebrierten Tieren erforscht. Bei Kindern treten sie praktisch nur im Rahmen einer pathologischen Entwicklung auf.

Wird der Kopf des Kindes passiv gebeugt, so werden reflektorisch die Arme gebeugt und die Beine gestreckt. Bei Extension des Kopfes werden die Arme gestreckt und die Beine gebeugt (➤ Abb. 3.143). Die tonischen Labyrinthreflexe werden dabei immer mehr oder weniger mit ausgelöst, da es bei der Kopfbeugung oder -streckung immer auch zur Reizung der Labyrinthorgane durch die Veränderung der Schwerkraftrelationen kommt.

Ein Persistieren des STNR verhindert den Vierfüßlerstand und damit das Aufrichten zum Sitzen.

Die genannten Effekte sind im manuellen Muskeltest beim Gesunden nicht erkennbar, potenziell aber bei persistierenden Mustern vorhanden.

## Stellreaktionen

Es handelt sich um komplexe Bewegungsprogramme, die teils verschwinden, teilweise aber als normale Bewegungsprogramme persistieren, wie die frontale Labyrinthstellreaktion. Sie richten Kopf und Körper gegen die Schwerkraft auf (in Normalstellung). Diese statokinetischen Reaktionen treten bei Lageänderungen auf, im Gegensatz zu den tonischen Reflexen. Man unterscheidet Labyrinthstellreaktionen, Hals- und Körperstellreaktionen. Ausgelöst werden sie durch Sensoren des Labyrinths und Propriozeptoren der Nackenmuskulatur. Kutane und visuelle Afferenzen sind ebenfalls an der reflektorischen Anpassung der Stütz- und Haltemotorik beteiligt.

Stellreaktionen sind auch beim Erwachsenen völlig unwillkürlich ablaufende, normale Reaktionen zur Anpassung der Körperstellung im Raum. Beim Säugling treten sie etwa ab dem 3. Monat auf und ermöglichen eine allmähliche Aufrichtung zum Stand und eine normale motorische Entwicklung.

### Labyrinthstellreaktion (0.–12. Monat)

Sie dient zur Korrektur der Kopfhaltung, wenn sich die Körperposition im Raum verändert (schiefe Ebene etc.). Legt man das Kind z. B. auf den Bauch, stellt sich der Kopf auf die veränderte Lage im Raum ein: Das Kind hebt seinen Kopf in die Vertikale (➤ Abb. 3.144).

### Halsstellreaktion (0.–2. Monat)

In den ersten 4–6 Lebenswochen kann es zu einer En-bloc-Rotation des ganzen Körpers bei passiver Drehung des Kopfes kommen, die bei jungen Säuglingen normal ist. Auch wenn sie seitendifferent sein kann, ist dies als singuläres Zeichen nicht als pathologisch zu werten. Ab dem 3. Lebensmonat sollte eine passive Rotation des Kopfes zu beiden Seiten möglich sein, ohne den Körper mitzubewegen, zulässig ist nur eine leichte Rumpfkonvexität zur Gesichtsseite (➤ Abb. 3.145).

Damit die Prüfung verwertbar ist, muss die passive Drehung des Kopfes oder des Beckens sehr langsam erfolgen, da sie sonst zu einer Drehung führt, die auch nach dem 2. Monat noch en bloc und nicht in der Reihenfolge Kopf-Rumpf-Becken bzw. Becken-Rumpf-Kopf abläuft.

**HWS-Dysfunktionen:** Bei Nozireaktion in der Halswirbelsäule kommt es auch beim jungen Säugling (bis 2. Monat) gleichzeitig mit der Kopfdrehung zu einer Seitneigung des Rumpfes. Abnormal ist eine einseitige oder auch beidseitige Mitrotation des Rumpfes (➤ Abb. 3.145) sowie eine seitendifferente Bewegungsantwort bei älteren Kindern, ggf. mit Schulterretraktion, Adduktion und Innenrotation der Beine sowie Spitzfußhaltung.

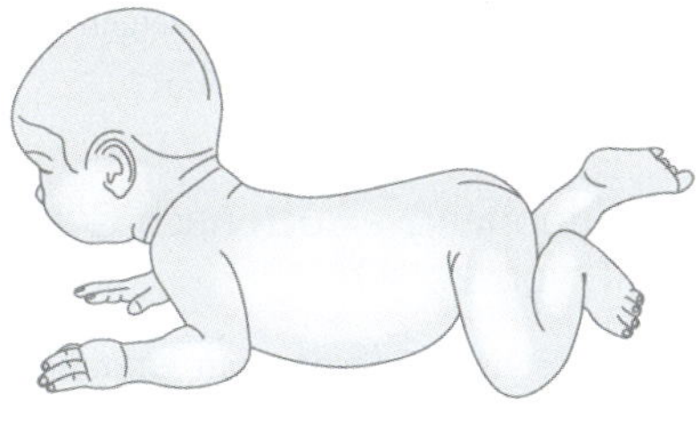

**Abb. 3.144** Labyrinthstellreaktion (2. Monat)

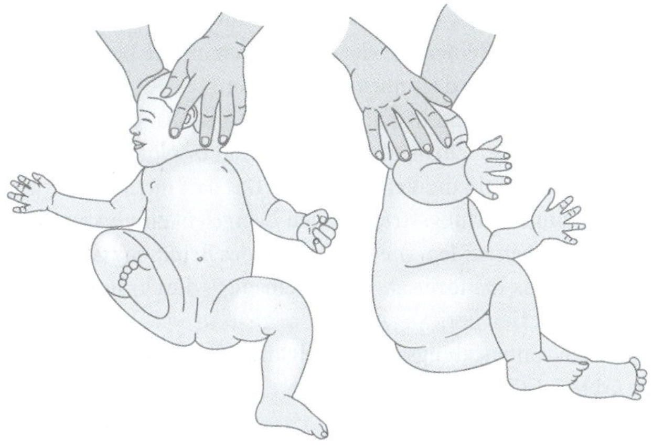

**Abb. 3.145** Halsstellreaktion: rechts normal, links pathologisch

Dieser Kopfrotationstest wird zur Funktionsprüfung in Mittelstellung der Halswirbelsäule, in Nutation (für die obere HWS) und in Reklination (für die untere HWS) durchgeführt. Das ermöglicht eine ungefähre Höhenbestimmung bei einer segmentalen Dysfunktion. Eine einseitig positive Halsstellreaktion spricht für eine segmentale Dysfunktion, eine doppelseitig positive Reaktion mit Erhöhung des Muskeltonus und einem Opisthotonus kann auf eine zentrale Störung hinweisen (Coenen 2010).

Bei (pathologisch) positiven Halsstellreaktionen erschwert die eingeschränkte Rotation zwischen Kopf und Körper die Drehung, mit der sich das Kind aus der Rückenlage zum Sitzen aufrichten kann.

### Landau-Reaktion (4.–12. Monat)

Das Kind wird mit der flachen Hand unter dem Bauch streng in der Horizontalen gehalten. In dieser Lage hält das Kind den Kopf hoch und streckt die Beine. Wenn der Untersucher den Kopf des Kindes beugt, hat das eine totale Beugung des gesamten Körpers zur Folge. Bei der Durchführung und Verwertung dieses Lagereaktionstests ist wieder streng darauf zu achten, dass das Kind ruhig ist, da sonst eine Streckhaltung der Beine oder eine Opisthotonus-ähnliche Rumpfhaltung ohne Aussagekraft auftreten kann.

### Frontale Labyrinthstellreaktion bzw. Seitlagerungsreaktion (ab. 3. Monat)

Die frontale Labyrinthstellreaktion (auch als Seitlagerungsreaktion bezeichnet; Flehmig 2007) ist bei jeder Säuglingsuntersuchung obligatorisch zu prüfen: Halten Sie den Säugling senkrecht von hinten am Becken fest und kippen Sie ihn in einer langsamen Bewegung

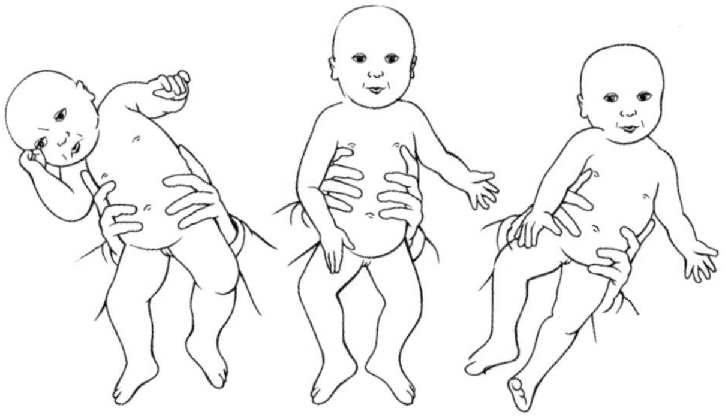

**Abb. 3.146** Frontale Labyrinthstellreaktion bzw. Seitlagerungsreaktion (Garten 2012)

zur rechten und anschließend zur linken Seite. Beurteilt wird die Aufrichtung des Rumpfes und Einstellung des Kopfes im Raum (ab dem 3. Lebensmonat).

Physiologisch ist eine lotrechte Einstellung des Kopfes mit horizontaler Mundstellung und harmonischer Ausgleichskonvexität des Rumpfes zur jeweiligen Kippseite (➤ Abb. 3.146).

Als pathologisch gilt einseitiges oder beidseitiges Abkippen des Rumpfes spätestens ab dem 4. Lebensmonat. Diese Reaktion ist nicht spezifisch für die Kopfgelenke oder die Halswirbelsäule, sondern kann auch bei primären Funktionsstörungen anderer Wirbelsäulensegmente bis hin zum SIG positiv ausfallen. Letztendlich ist sie Ausdruck des Rumpftonus insgesamt und von dessen Symmetrie.

## ❷ Entwicklungsneurologische Diagnostik: Vojta-Reaktionen

Bei den sog. „sieben Vojta-Reaktionen" handelt es sich um komplexe Reaktionen, mit denen sich sowohl die entwicklungsneurologische Reife als auch pathologische Muster diagnostisch erfassen lassen.

Auf Einzelheiten kann hier nicht eingegangen werden, dazu sei auf die Originalliteratur verwiesen (Vojta 2008). Jeder Säugling sollte vor einer osteopathischen oder manualmedizinischen Behandlung dieser Diagnostik unterzogen werden, um periphere (kraniale und wirbelsäulenbasierte) Störungen und zerebrale Bewegungsstörungen frühzeitig unterscheiden zu können. Auch genetische Erkrankungen wie eine spinale Muskelatrophie (SMA I, II), die verhindert, dass Kleinkinder sitzen können bzw. laufen lernen, müssen frühzeitig von funktionellen Störungen differenziert werden, auch wenn keine kausale Therapie bekannt ist.

### 1. Traktionsversuch (modifiziert von Vojta)

Traditionell wurde der Säugling aus der Rückenlage in die Vertikale hochgezogen und dabei nur auf seine Kopfhaltung geachtet.

Wenn das Kind jedoch in Schräglage hochgezogen wird (etwa 45° über die Horizontale), lässt sich in dieser labilen Lage die Reaktion am ganzen Körper und den Extremitäten beobachten (Vojta 2008).

Achten Sie darauf, auch den Greifreflex der Hände, der zur Gesamtkoordination dieses Lagereflexes gehört, auszunutzen: Legen Sie Ihren Finger von der ulnaren Seite her in die Hand des Kindes und umfassen Sie mit den anderen Fingern das distale Ende des Unterarms, denn am Handrücken kann der Reiz den Greifreflex bremsen.

Diese Voraussetzungen sind strikt zu beachten, wenn die Reaktion des Körpers und der Extremitäten genau prüfen will. In allen Phasen reagiert das Kind reflektorisch. Zur Beurteilung der 3. und 4. Phase sollte es möglichst ruhig und ausgeglichen sein; denn beim Schreien wirft es häufig den Kopf nach hinten, stemmt sich mit den Fersen ab und streckt sich. Es erfordert einige Übung, solche Reaktionen von abnormalen zu unterscheiden.

Selbstverständlich muss das Kind wach sein; denn im schläfrigen Zustand ist der Traktionsversuch ebenso wenig aussagekräftig wie alle anderen Lagereaktionen.

- Ausgangslage: Rückenlage, Kopf in Mittelstellung
- Ausführung: das Kind langsam bis 45° hochziehen
- Reaktion: je nach der Entwicklungsstufe in 4 Phasen (➢ Abb. 3.147)

### 2. Axillarhangversuch

Halten Sie das Kind senkrecht und von hinten am Rumpf, d. h. mit dem Kopf nach oben und dem Rücken zu Ihnen gewandt. Das Kind soll dabei nicht „in seinem Schultergürtel hängen“, und Sie dürfen es nicht mit Ihren Daumen am unteren Trapeziusrand berühren, da durch diesen Reiz eine Streckhaltung der Beine ausgelöst werden kann.

Je nach der Entwicklungsstufe erfolgt die Reaktion in 3 Phasen (➢ Abb. 3.147).

### 3. Landau-Reaktion

Halten Sie das Kind mit der flachen Hand unter dem Bauch streng in der horizontalen Lage. Diese Lagereaktion kann nur beurteilt werden, wenn das Kind ruhig ist, da der Test sonst wegen einer Streckhaltung der Beine oder einer Opisthotonus-ähnlichen Haltung des Rumpfes keinen Aussagewert hat.

Je nach der Entwicklungsstufe erfolgt die Reaktion in 3 Phasen (➢ Abb. 3.147).

### 4. Vojta-Reaktion

Halten Sie das Kind vertikal von hinten am Rumpf, d. h. mit dem Rücken zu Ihnen gewandt.

Kippen Sie es seitlich in die horizontale Lage (beachten Sie den Unterschied zur Seitkippreaktion (LSR), bei der es nur langsam geneigt werden darf). Realistisch ist diese Reaktion erst ab etwa der 10. bis 12. Woche testbar, da vorher jegliche Kopfkontrolle fehlt und die Auslösung traumatisch wäre. Volle Kopfkontrolle wird erst mit ca. 4 Monaten erreicht.

Vor diesem Manöver müssen Sie dem Kind unbedingt die Hände öffnen, denn sonst kommt es besonders in der perinatalen Periode und auch im frühen Säuglingsalter zu einer stereotypen Beugehaltung des Armes. Am oben liegenden Am wäre sie ein abnormales Muster und die Reaktion würde fälschlich als abnormal gewertet.

Je nach Entwicklungsstufe zeigen sich 5 verschiedene Phasen dieser Reaktion (➢ Abb. 3.147).

### 5. Kopfabhangversuch nach Collis (Collis vertikal, modif. von Vojta)

Dieser Test ist ausgesprochen empfindlich: Bei einer abnormalen posturalen Reaktionsfähigkeit führt er schon in der Neugeborenenzeit zu einer eindeutig abnormalen Streckreaktion des freien Beines.

In der perinatalen Periode kommt es zu einer plötzlichen Streckung des freien Beines, die ebenso plötzlich in eine Beugung übergehen kann. Das wird als normal betrachtet.

Halten Sie das Kind in Rückenlage an einem Knie (beim jungen Säugling am Oberschenkel) und ziehen Sie es plötzlich, mit dem Kopf nach unten, in die Vertikale hoch. Das darf nicht ruckartig geschehen, um Belastungsstress an den Beingelenken und ein Ilium-Downslip zu vermeiden. Die Muskulatur des Beines muss „packen“. Führen Sie das Manöver aber trotzdem zügig durch, sonst reagiert das Kind mit Geschrei.

Je nach Entwicklungsstufe erfolgt die Reaktion in 2 Phasen (➢ Abb. 3.147).

### 6. Horizontalabhangversuch nach Collis (Collis horizontal, modif. von Vojta)

Halten Sie das Kind am Oberarm und am gleichseitigen Oberschenkel freischwebend in der Seitenlage. Um eine Überdehnung der Schultergelenkkapsel zu vermeiden, sollten Sie auf das „Zupacken“ warten, also auf den Moment, in dem das Kind versucht, den festgehaltenen Arm an den Körper heranzuziehen.

Je nach der Entwicklungsstufe erfolgt die Reaktion in 4 Phasen (➢ Abb. 3.147).

### 7. Kopfabhangversuch nach Peiper-Isbert

Führen Sie die Untersuchung mit offenen Händen des Säuglings durch, da sich sonst ein Armbeugemuster mit Faustschluss als scheinbar abnormale Reaktion zeigen kann.

Kinder, die jünger als 5 Monate sind, sollten Sie unbedingt aus der *Rückenlage* heraus untersuchen. Da jeder Säugling in den ersten 4 Lebenswochen eine massive ventrale Beckenbeugehaltung hat, würde eine Prüfung der Peiper-Isbert-Reaktion aus der Bauchlage heraus eine massive Dehnung der Hüftbeuger bedeuten. Durch Ausbreitung des Reaktionsmusters käme es zu einer Kontraktion der ventralen Rumpfmuskulatur. Dies hätte eine fehlende Nackenstreckung zur Folge, sodass die Reaktion als falsch positiv (abnormal) bewertet würde. Als pathologische Reaktion träte bei einer mittelschweren zentralen Störung noch mit 4–5 Monaten eine deutliche Beckenbeugehaltung auf.

Ist das Kind älter als 6 Monate, lässt sich die Peiper-Isbert-Reaktion besser in *Bauchlage* auslösen. Wenn Sie das Kind mit dem Kopf zu sich gewandt auf den Bauch legen, kann es sich nicht an Sie klammern und die Reaktionsweise des 3. Trimenons bleibt länger nachweisbar.

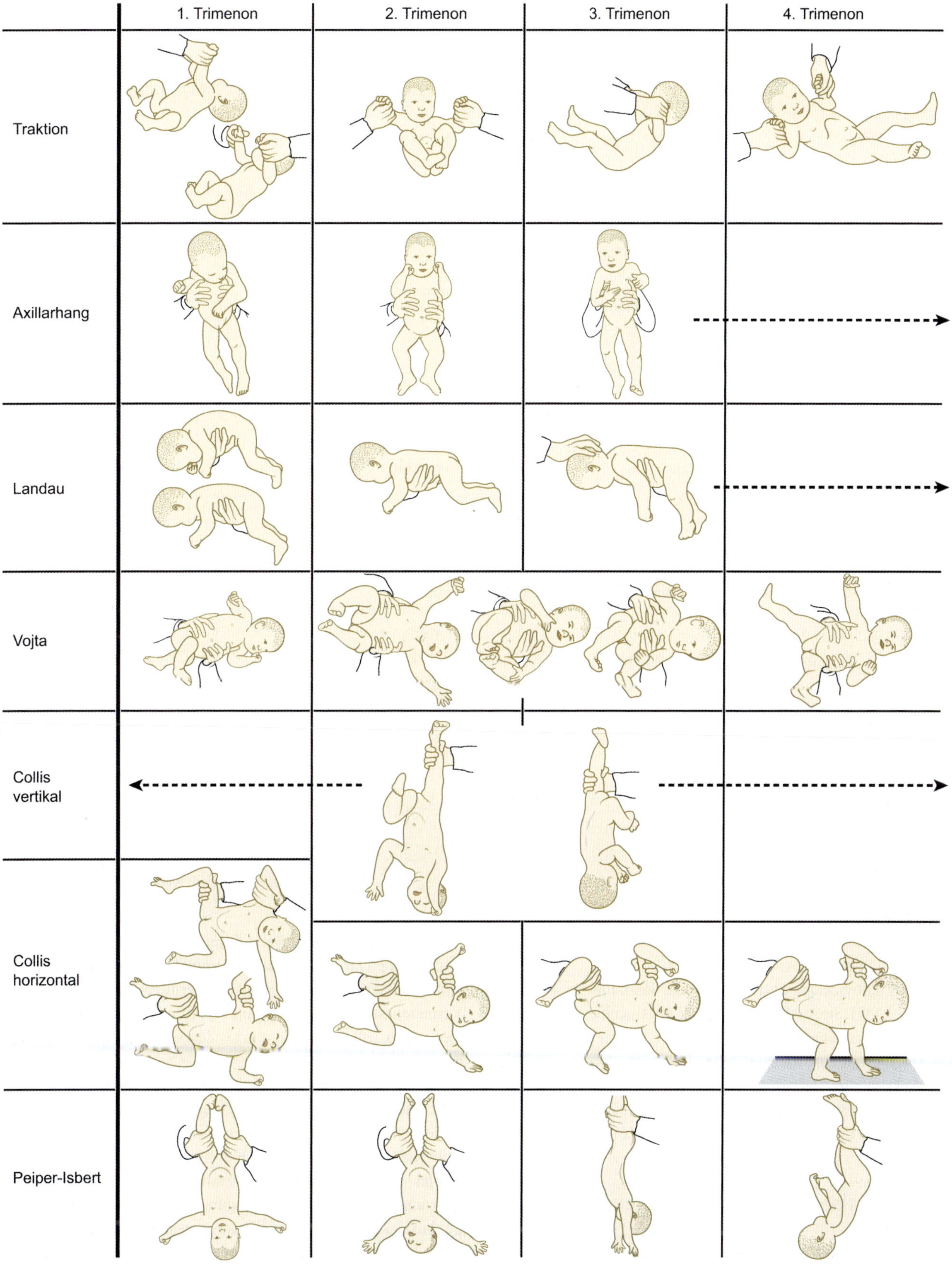


**Abb. 3.147** Die sieben VOJTA-Reaktionen und ihre Reaktionsphasen (nach Coenen 2010)

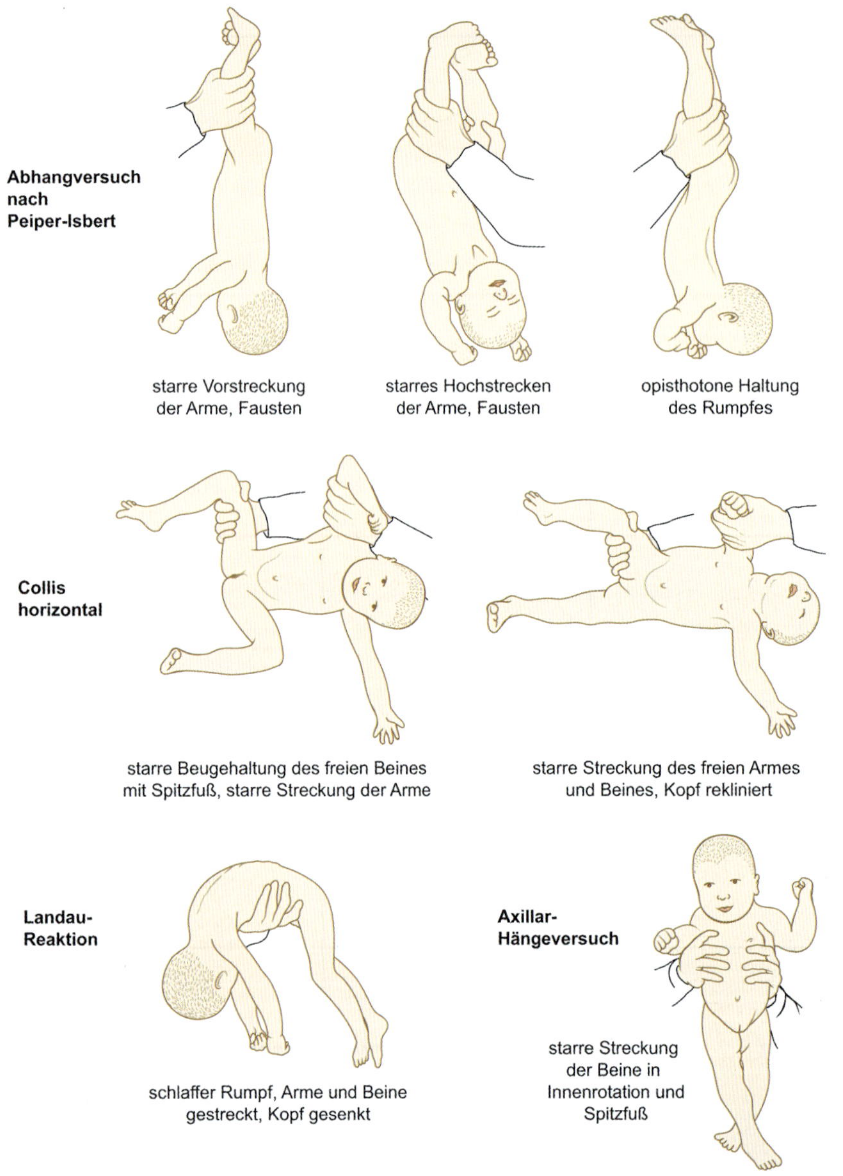


**Abb. 3.148** Abnorme VOJTA-Reaktionen bei zerebralen Schäden (nach Coenen 2010)

Fassen Sie das Kind an den Knien und ziehen es plötzlich an den Beinen hoch in die Vertikale.

Je nach Entwicklungsstufe erfolgt die Reaktion in 4 Phasen (➤ Abb. 3.147). Sie wird im Augenblick des Hochhebens bewertet. Jedes Kind, das einige Sekunden mit dem Kopf nach unten gehalten wird, reagiert mit einer Beugehaltung der Arme.

Im 1. Trimenon steht der Oberarm senkrecht zur Körperachse. Im 2. Trimenon vergrößert sich der Winkel allmählich von 90° auf 135°. Am Ende des 3. Trimenons beträgt er etwa 160°.

## 3.5.3 Persistierende primitive Reflexe (PPR)

Primitive Reflexe müssen innerhalb definierter Zeitfenster supprimiert werden (➤ Abb. 3.149), um motorischen Willkürreaktionen Platz zu machen. Die Suppression erfolgt durch höhere kortikale Zentren.

Man muss bei dieser Betrachtung klar unterscheiden zwischen funktionellen Störungen, die zu minimalen Defiziten wie grob- oder feinmotorischen Entwicklungsverzögerungen, Lernstörungen und Verhaltensstörungen führen, und zerebral verursachten Störungen, die in ihrer vollen Ausprägung als Zerebralparesen bezeichnet werden.

Die infantile Zerebralparese ist als sensomotorische Störung definiert, die auf einer Läsion des sich entwickelnden Gehirns bis zum Ende der Markreifung im 4. Lebensjahr beruht. Ihre Symptome sind Haltungsanomalien der Extremitäten, des Rumpfes und des Kopfes, Tonusstörungen der Muskulatur (spastische Paresen), hyper- und hypokinetische Bewegungsstörungen, denen Störungen der basalganglionären Regelkreise zugrunde liegen.

Im Gegensatz zu letzteren kommt es bei funktionellen Störungen nach Auslösung primitiver Reflexe nicht zu einer offensichtlich automatisierten motorischen Reaktion, d. h. es müssen subti-

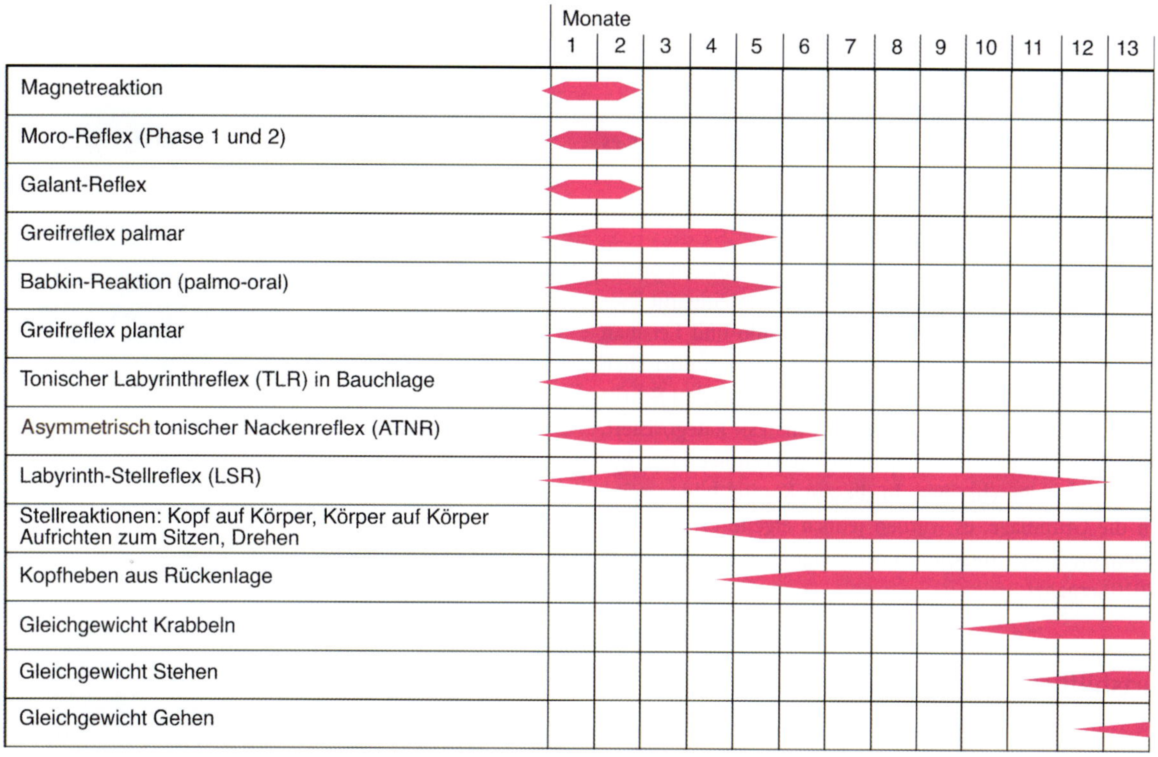


**Abb. 3.149** Reflexe und motorisches Verhalten, Zeitfenster (modif. nach Flehmig 2007)

le funktionelle Parameter zur Diagnostik verwendet werden. Die Applied Kinesiology hat hierfür zusätzliche Werkzeuge anzubieten. Bei funktionellen Störungen lässt sich zuweilen nach einer einzigen Behandlung eine deutliche Veränderung z. B. des Verhaltens und der Aufmerksamkeit eines Kindes beobachten, während bei Zerebralparesen auch durch ein intensives langjähriges Übungsprogramm nur begrenzt eine Besserung erzielt werden kann.

Sally Goddard (2003) dürfte die Modelle zum funktionellen Persistieren primitiver Reflexe am stärksten geprägt haben. McPhillips, Hepper und Mulhern (2000) führten im renommierten „Lancet" den Nachweis, wie bedeutend die Integration dieser Reflexe bei Lernstörungen ist.

Vegetative Reaktionen bei Angst- und Panikstörungen sowie Schlafstörungen können auch bei Erwachsenen durch die unten beschriebenen Korrekturen verbessert werden. Die unten beschriebenen kranialen Korrekturen und Übungen beziehen sich in erster Linie auf funktionelle Störungen, nicht auf Zerebralparesen.

## ❶ Ursachen einer mangelnden Integration primitiver Reflexe

### Perinatale Traumata

Die normale Entbindung ist ein Trauma, das die Natur „vorgesehen" hat und für das es entsprechende Kompensationsmechanismen gibt, die jedoch nicht immer vollständig greifen, gerade wenn postnatal Stressoren wie Infekte, Malassimilation etc. dazukommen. Insbesondere folgende Traumata müssen anamnestisch berücksichtigt werden:

- Forzeps (Zange), Saugglocke
- Kaiserschnitt
- Geburtseinleitung

Die Darstellung einiger relevanter Details des Geburtsvorgangs aus osteopathischer Sicht (im Abschnitt „Geburtshilfliche Grundlagen") soll zum Verständnis der kranialen Korrekturen bei persistierenden primitiven Reflexen beitragen (Sergueef 1995).

### Sensomotorische Entwicklungsstörungen

Störungen können die gesamte sensomotorische Entwicklung betreffen, die postpartal beginnt und über die vollständige Myelinisierung des ZNS (ca. 4. Lebensjahr) bis zur Ausprägung einer Hemisphärendominanz (etwa bis zum Schuleintrittsalter) verläuft. Motorische und kognitive Entwicklung sind von sensorischen (propriozeptiven und exterozeptiven) Reizen abhängig, Schwächen der Wahrnehmungsfähigkeit führen zu sensomotorischen Integrationsstörungen (Ayres und Robbins 1998, Kiphard 2009).

Ganz allgemein kann jede Einschränkung der sensomotorischen Entwicklung ein Grund für die ungenügende Integration von frühkindlichen Reflexen sein: Die Automatismen werden dann nur unzureichend durch höhergeordnete Programme kontrolliert. Manche Orthopäden sehen jede Kopfgelenkdysfunktion mit Symmetriestörungen bereits als Bahnung für Lern- und Verhaltensstörungen an („KISS-Syndrom“, Biedermann 1996). Die Ursachen sensomotorischer Integrationsstörungen sind jedoch vielfältig und reichen von rein orthopädischen über allergisch-toxische Traumata bis zu Infekten und allgemeinem Bewegungsmangel: zu viel Fernsehen, zu wenig Seilhüpfen. Sicher gibt es auch einen genetischen Faktor, dessen Expression jedoch durch ausreichende epigenetische (therapeutische) Reize verhindert werden kann.

Die von Goddard (2003) und anderen dem Persistieren primitiver Reflexe zugeordneten Symptome werden anderweitig mit Dysfunktionen präfrontaler Regelkreise erklärt (Melillo und Leisman 2004), deren Ursachen wiederum u. a. auch in sensomotorischen Defiziten vermutet werden. Keen (2008) hat den genialen Schritt gemacht, für diese Zustandsbilder, gleich, wie man sie kategorisiert, einen Behandlungsansatz mit osteopathischen Techniken der Applied Kinesiology zu beschreiben. In diesem Kapitel bilden seine Techniken die Grundlage, es wurden jedoch eigene Erfahrungen und Komponenten einer funktionell neurologischen Rehabilitation (Melillo 2010) ergänzt.

## ❷ Geburtshilfliche Grundlagen

### Säuglingsschädel: Fontanellen

Die Fontanellen befinden sich im Kreuzungsbereich von zwei oder mehreren Schädelnähten.

- Die anteriore Fontanelle (große Fontanelle oder Bregma) schließt sich bis zum Alter von 18 Monaten, kann aber radiologisch noch ca. 6 Monate länger festgestellt werden.
- Die posteriore Fontanelle (kleine Fontanelle oder Lambda) bleibt bis zum 12. Lebensmonat offen.
- Die Temporal- oder Pterion-Fontanellen und die Gasser- oder Asterion-Fontanellen schließen sich meist mit ca. 6 Monaten.
- Die Gerdy-Fontanelle (sog. falsche Fontanelle) zwischen Bregma und Lambda kann durch unvollständige Parietalverknöcherung entstehen.

Bei fehlerhafter Ossifikation der Knochen zu beiden Seiten einer Naht kommt es manchmal zur Bildung von überzähligen Knochen, die meist auf Höhe einer Fontanelle liegen (sog. Worm-Knochen).

### Geburtslagen

Die Geburtslagen werden nach dem Körperteil des Fetus, der zuerst in den Beckeneingang eintritt, in drei Typen (Schädellage, Beckenendlage und Querlage) unterschieden.

**Schädellage**
Sie ist die häufigste Geburtslage (in 96 % der Fälle) und wird wiederum in drei Typen unterteilt:
*Scheitellage:* Am günstigsten ist sie in Flexionshaltung des Kopfes; der Durchmesser beträgt dann 9,5 cm und passt sich gut dem schrägen Beckendurchmesser (12 cm) an. In diesem Fall tritt das Okziput als erster Teil des Kopfes in den Geburtskanal ein.

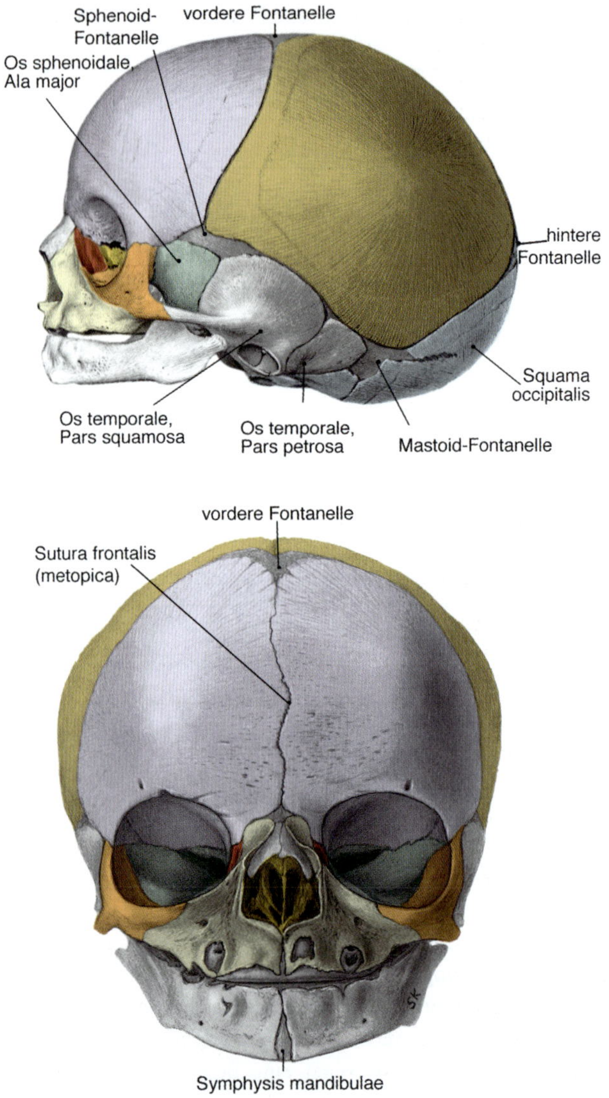


**Abb. 3.150** Säuglingsschädel: Fontanellen (Fonticuli). Am Säuglingsschädel ist noch kein Proc. mastoideus ausgebildet. (Sobotta 2007)

Da es zwei schräge Beckendurchmesser und für jeden Durchmesser zwei mögliche Hinterhauptslagen (je nach Position des Os occipitale anterior oder posterior in Bezug zum Os ilium) gibt, ergeben sich vier Möglichkeiten:

- Im linken Schrägdurchmesser:
  - Position O. I. L. A. (okzipito-iliakal links anterior), die häufigste und günstigste Position
  - Position O. I. R. P. (okzipito-iliakal rechts posterior)
- Im rechten Schrägdurchmesser:
  - Position O. I. L. P. (okzipito-iliakal links posterior)
  - Position O. I. R. A. (okzipito-iliakal rechts anterior)

*Gesichtslage:* Hierbei steht der Kopf in Extension.
*Stirnlage:* Der Kopf befindet sich in einer Zwischenposition.

**Beckenendlage**
Möglich sind vier Lagen, die durch die Position des fetalen Sakrums im Verhältnis zum Os ilium der Mutter definiert werden:

- Position S. I. L. A. (sakro-iliakal links anterior), am häufigsten
- Position S. I. R. P. (sakro-iliakal rechts posterior)
- Position S. I. L. P. (sakro-iliakal links posterior)
- Position S. I. R. A. (sakro-iliakal rechts anterior)

Eine komplette Beckenendlage liegt vor, wenn die Beine des Kindes gebeugt sind, eine inkomplette Beckenendlage, wenn die Beine gestreckt sind.

**Querlage**

Dabei bildet die Körperlängsachse des Kindes einen rechten Winkel zu der der Mutter bzw. zur sog. „Führungslinie" des Geburtskanals. Diese Lage macht eine vaginale Geburt unmöglich und erfordert eine Entbindung per Kaiserschnitt.

## Die Geburt

Die normale Geburt läuft in drei Phasen ab:
- Verkürzung und Erweiterung des Muttermunds
- Austritt des Fetus
- Austritt der Plazenta und der Membranen

Der Durchtritt durch das Becken erfolgt in drei Etappen:

**1. Eintritt in den Beckeneingang**

Dies geschieht insbesondere bei Erstgebärenden oft schon vor Beginn der Wehen (erkennbar an der Verkürzung und Erweiterung des Muttermunds). Meist liegt der Schädel dann in der schrägen Position O. I. L. A., sodass sich sein größter Durchmesser im größten Beckendurchmesser der Mutter befindet.

Der Schädel wird beim Durchtritt durch den Geburtskanal je nach Präsentation unterschiedlich komprimiert. In einigen Durchmessern ist er stärker komprimierbar als in anderen; so kann sich z. B. der Querdurchmesser (auf der Höhe der Parietalia) durch Übereinanderschieben der Scheitelbeine stark verringern.

Der Kopf kann je nach Flexions- oder Extensionshaltung leichter oder schwieriger durchtreten. Am günstigsten ist eine starke Flexionshaltung des Kopfes. In diesem Fall kommt der geringe Subokziput-Bregma-Durchmesser zum Tragen. In einer neutralen Position zwischen Flexion und Extension weist der kindliche Kopf den größten Durchmesser auf (fronto-okzipital) und erschwert dadurch die Passage. Unter Einwirkung des intrauterinen Drucks verformt sich der Schädel des Fetus so, dass er sich dem Geburtskanal optimal anpassen kann (➤ Abb. 3.153).
- Bei Scheitel- und Stirnlagen schieben sich die Knochen der Schädeldecke übereinander.
- Bei Gesichtslagen „sperren" sich die Gesichtsknochen gegen eine Kompression, sodass es häufig zu Ödemen kommt. In diesem Fall verformen sich Os frontale, Os parietale und Os occipitale.
- Bei Beckenendlagen erfolgt die Anpassung hauptsächlich durch Weichteilkompression, wobei Sakrum und Ilia der Mutter aber dennoch belastet werden.

Der Rumpf ist in allen Durchmessern komprimierbar und läuft daher weniger Gefahr, geschädigt zu werden. Die Distanz zwischen beiden Acromia beträgt durchschnittlich 12 cm und kann auf etwa 9,5 cm reduziert werden; die Distanz zwischen beiden Trochanteren beträgt ca. 9 cm.

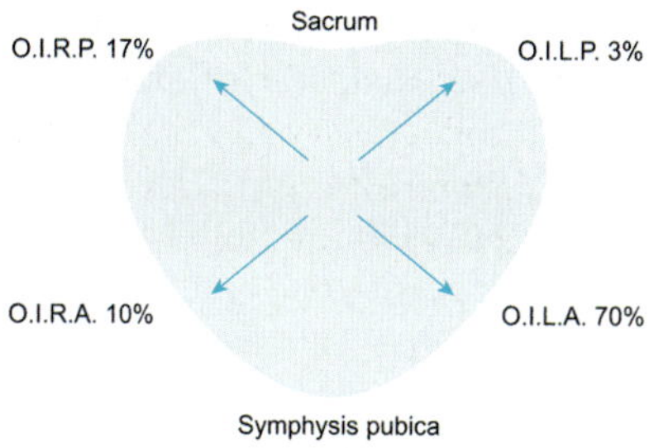


**Abb. 3.151** Die verschiedenen Schädelpräsentationen: Horizontalschnitt durch das Becken

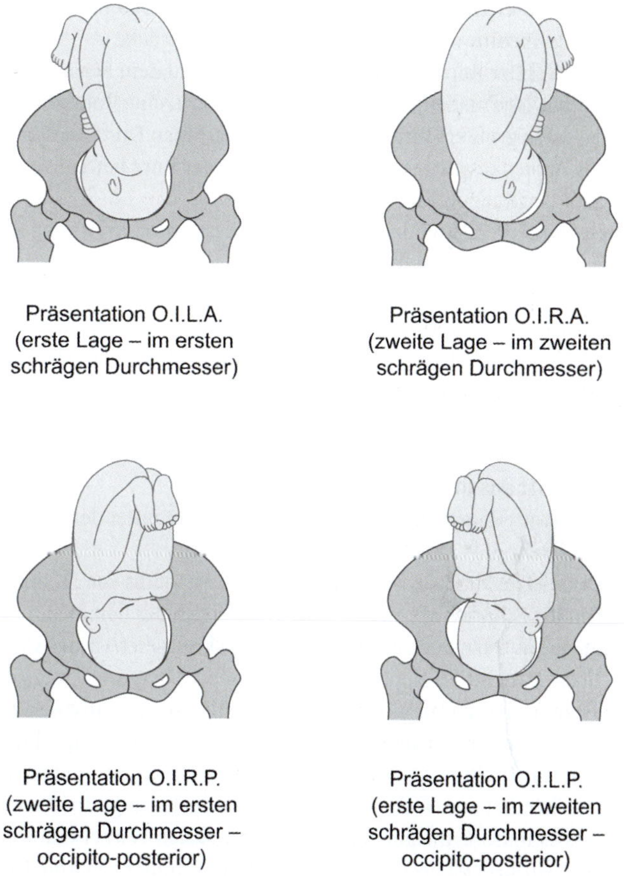


**Abb. 3.152** Position des Kindes bei den verschiedenen Präsentationen in Schädellage (nach Sergueef 1995)

**2. Tiefertreten ins Becken**

Die größten Durchmesser des Beckeneingangs und der Beckenhöhle stehen diagonal zur Sagittalebene, während der größte Durchmesser des Beckenausgangs in anterior-posteriorer Richtung verläuft. Der Fetus muss sich daher in der Beckenhöhle drehen. Das geschieht in drei Phasen:
- Phase 1: Zunächst dreht er sich um eine Achse, die vom Nabel zum Steißbein verläuft. Der Scheitel kommt mit der Ventralfläche des Sakrums und des Kokzyx in Berührung und drückt letzteres nach posterior.
- Phase 2: Am Ende der Steißbeinbewegung nach posterior liegt der Kopf auf dem dorsalen Perineum, das nun unter Spannung

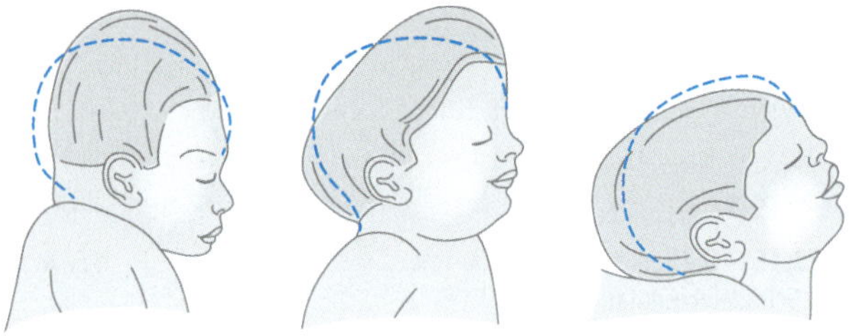

**Abb. 3.153** Verformung des kindlichen Schädels während des Geburtsvorgangs (Biedermann 1996)

steht. Durch diese Spannung oder eine eventuelle Kontraktion des Perineums wird das Kind nach ventral gedrückt.
- Phase 3: Der Kopf des Kindes vollzieht nun auf dem Perineum, das gewissermaßen einen Drehpunkt darstellt, eine Rotation, sodass sein größter Durchmesser mit dem größten Durchmesser des Beckenausgangs übereinstimmt, d. h. der Kopf bewegt sich in die sagittale Achse.

Diese Rotation scheint durch kräftigen Widerstand des dorsalen Perineums begünstigt und durch zu starke Dehnbarkeit des Perineums verhindert zu werden. In der Position O. I. L. A. dreht sich der Kopf nach links (Okziput nach rechts), wobei die Drehung erst durch den Druck des Os pubis auf das Okziput stattfindet. Die vielfältigen Spannungen, denen das Okziput dabei ausgesetzt ist, könnten seine häufigen intraossären Dysfunktionen erklären.

**3. Austritt aus dem Beckenausgang**

In der Austreibungsphase ist der Kopf des Kindes unter dem Os pubis als Drehpunkt einer Extension unterworfen.

Diese letzte Phase ist wesentlich für das Verständnis von Dysfunktionen der Schädelbasis, insbesondere im Bereich des Foramen magnum, da das Okziput einem sehr hohen Druck ausgesetzt sein kann.

Nach Austritt des Kopfes muss sich der Schultergürtel im größten Durchmesser (von Akromion zu Akromion) um 90° in die sagittale Achse des Beckenausgangs drehen. Diese Bewegung wird durch eine Rechtsdrehung des Kopfes begünstigt. Dann tritt zuerst die rechte Schulter aus. Wenn der Kopf des Kindes leicht gestützt wird, sodass sich die Seitneigung der zervikothorakalen Wirbelsäule verändert, wird zuerst die dorsale, also die linke Schulter geboren. Diese Unterstützung vermindert die auf den zervikothorakalen Übergang einwirkenden Kräfte; eine zu starke Kopfdrehung (z. B. wegen Schwierigkeiten beim Durchtritt der Schultern) kann jedoch die erste Belastung für diese Segmente darstellen.

Grundsätzlich ist die Geburt ein (physiologisches) Trauma, bei dem es zu massiven Belastungen der Halswirbelsäule kommt. Dabei stehen Hyperextension und Torsion im Vordergrund (➤ Abb. 3.154).

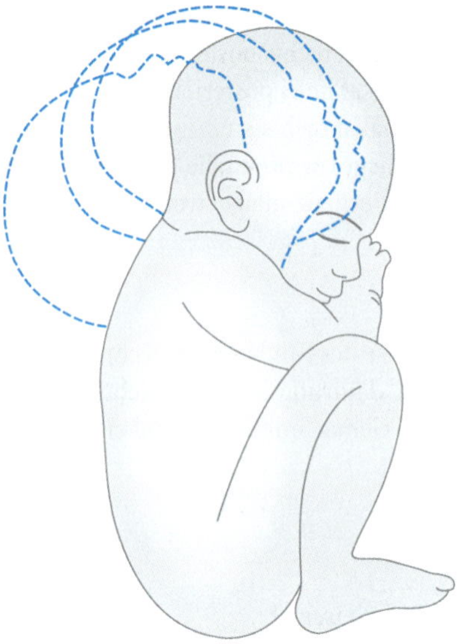

**Abb. 3.154** HWS-Bewegungen während des Geburtsvorgangs: von Flexion zu maximaler Extension

## ❸ Allgemeine Prinzipien der Diagnostik und Therapie von PPR

### Neurologische Basisuntersuchung

Die neurologische Basisuntersuchung (➤ Kap. 7.1) zur Diagnostik sensomotorischer Störungen beinhaltet ein paar Spezifika wie Einbeinhüpfen mit/ohne Ballfangen, Hampelmannsprung, Seiltänzergang und andere Tests, die wiederum in eine eigene Testbatterie eingebaut sein können (z. B. Motokybernetischer Test nach Coenen 2010).

Die Basisuntersuchung erfolgt im Stehen und in sitzender Position:
- Im Stehen: ROMBERG-Versuch auf weicher Unterlage mit Kopfrotation, -flexion und -extension zur Provokation der Nackenreflexe, Einbeinstand, Einbeinhüpfen links-rechts, Einbeinhüpfen mit Ballfangen (Durchführung und Interpretationen ➤ Kap. 7.4.6), Hampelmannsprung
  Der Einbeinstand sollte ab 4 Jahren 3–5 Sekunden lang mit offenen Augen sicher sein; mit 5 Jahren ≥8 Sekunden, mit 6 und 7 Jahren ≥10 Sekunden. Ab 8 Jahren wird der Test mit geschlossenen Augen durchgeführt, wobei nicht mehr die Dauer, sondern Sicherheit und Koordination entscheidend sind.
- Im Sitzen: Finger-Nase-Versuch, Folgebewegungen, Sakkaden, optokinetischer Test, Konvergenztest, Heterophorie-Test (➤ Kap. 3.3.3 ❹); Kopfimpulstest zur vestibulären Prüfung (➤ Kap. 7.6.1)

### Trampolinspringen

Als diagnostisch und therapeutisch wertvolles Instrument kann der Trampolin-Koordinationstest (Kiphard 1990) vor allem die Folgen von nicht vollständig integrierten Reflexen (MORO-Reflex und tonische Labyrinth- und Nackenstellreflexe) aufdecken. Er wird hier in modifizierter Form beschrieben.

**Ausführung**

Der Patient beginnt ohne vorheriges Einspringen zunächst in Frontstellung zum Untersucher auf dem Trampolin zu springen und soll sich nach jeweils 30 Sekunden um 90° drehen. Als weitere Variante können Sie ihn mit wechselnder Kopfrotation (rechts-links) springen lassen.

**Beobachtungskriterien**

Achten Sie generell auf Tempo und Rhythmus, Dynamik und Sprunghöhe sowie besonders auf:

- Körperstabilität
  - Normal: Kopf, Rumpf Arme und Beine in einer senkrechten Linie
  - Oberkörpervorbeugung, Kopf eingezogen, Tendenz nach vorn zu kommen, gebeugte Knie, Arme gestreckt nach hinten (STNR? TLR?)
  - Überstreckter Körper, beidseits gebeugte Arme, gestreckte Füße (STNR? TLR?): ➤ Abb. 3.168 und ➤ Abb. 3.171
- Körpersymmetrie
  - Normal: Schulter und Hüfte horizontal?
  - Ein Arm gebeugt, auf derselben Seite höher kommendes Knie (ATNR?): ➤ Abb. 3.165
- Tonus
  - Normal: gute Höhe, harmonisches Mitschwingen der Arme und federndes Beugen der Knie
  - Hypertonie mit gestreckten starren Armen und Beinen, geringe Sprunghöhe (TLR?)
  - Hypotonie: schlaffe Arme, auf und ab schaukelnder Oberkörper, geringe Sprunghöhe, unkoordiniert mit der Trampolinspannung (bilateral zerebrale oder zerebelläre Störung?)
  - Dystonie, wechselnder Tonus (basalganglionäre Störung?)
- Zusatzbewegungen
  - Drehende, zuckende Bewegungen, eingedrehte Handgelenke, Fingerbewegungen (basalganglionäre Störung?)
  - Assoziierte Mitbewegungen im Gesichtsbereich (persistierende Babkin-Reaktion?)

## ❹ Allgemeine AK-Diagnostik- und Behandlungsprinzipien

Der Challenge auf Vorliegen einer fehlenden Integration primitiver Reflexe erfolgt grundsätzlich durch Auslösung des Reflexes bzw. durch Positionierung in die Reflexposition (BIR: Body-into-Reflex-Position). Neben einem normoreaktiven Indikatormuskel sollten vor allem Muskeln getestet werden, die in der Reflexposition inhibiert sind. Durch Provokation primitiver Reflexe verursachte Muskelinhibitionen können sich manchmal nur auf der Seite eines Pseudopyramidalen Inhibitionsmusters (PPIM) zeigen, d. h. auf der ipsilateralen Körperseite einer ohnehin schon kompromittierten Hirnhälfte (➤ Kap. 7.11.2; vgl. Garten 2012, Kap. 12.2.11).

Für Kinder unter 5 Jahren ist im Allgemeinen ein Surrogattest notwendig (Garten 2012, Kap. 6.13).

Die folgende Beschreibung ist auch als Flussdiagramm (➤ Abb. 3.155) zusammengefasst.

**Body into Reflex-Position (BIR)**

1. Provokation der Reflexposition mittels BIR führt zu spezifischen Muskelinhibitionsmustern.

**Injury-Muster**

2. Ausgehend von Muskeln, die durch BIR hyporeaktiv geworden sind, suchen Sie jeweils nach kraniosakralen Läsionen und andere Störungen, die im Sinne eines Injury-Musters mit der Provokationsposition assoziiert sein können. Dies geschieht per Mechanorezeptoren-Challenge (Reiben) über Asterion, Pterion (jeweils beidseits), Bregma und Lambda, im Gesichtsschädel sowie möglichst auch in der iliosakrokokzygealen Region, d. h. an beiden kraniosakralen „Enden“, während die BIR beibehalten wird. Dazu gehören in jedem Fall der Nabel und andere Narben (sichtbar oder unsichtbar) von Unfällen und Operationen (➤ Kap. 1.2). Durch Reiben über der Region mit dem verantwortlichen Injury-Muster wird der BIR-Challenge aufgehoben, d. h. die durch BIR dysreaktiven Muskeln werden im Test temporär normoreaktiv.

**Eyes into Reflex-Position (EIR)**

3. Wenn möglich, schaut der Patient (Kooperation des Kindes!) nacheinander in die 8 Kardinalblickrichtungen, bis eine erneut zur Hyporeaktion führt (EIR). Stellen Sie sicher, dass die Normoreaktion (aus 2) jeweils vor der Augenpositionierung erhalten ist, im Zweifelsfall die gefundene Injury-Region jeweils „nachrubbeln“. Wenn sich keine Augenposition findet, wenden Sie – falls nötig – einen Temporal Tap an, um wieder die Hyporeaktion zu erhalten, von der ausgehend geeignete Akupunkturpunkte zur Therapie gesucht werden.

**Wirksame B&E-Punkte, periphere Akupunkturpunkte**

4. Die B&E-Punkte werden in kombinierter BIR- und EIR-Position probestimuliert: Beginnen Sie mit Bl1, nach peripheren Akupunkturpunkten auf dem zugeordneten Yin- oder Yang-Meridian zu suchen, die ebenso die Dysreaktion aufheben. Notieren Sie diese für die anschließende Behandlung. Ein Temporal Tap bringt die Dysreaktion zurück. Suchen Sie weitere Punkte, beginnend mit Gb1 usw. Das entspricht dem Vorgehen bei IRT (➤ Kap. 1.2.5).

**PPR-spezifische Schädelläsion**

5. Die PPR-spezifische Läsion (Keen 2008) wird häufig als Injury-Region wirksam sein, d. h. Reiben über der Schädelläsionsregionen wird die durch BIR provozierte Hyporeaktion aufheben. Nach der entsprechenden IR-Korrektur wird der spezifische Challenge der dem PPR zugeordneten kranialen Läsion häufig negativ. Es ist aber sinnvoll, die spezifische kraniosakrale Korrektur per strukturellem Challenge zu testen und später vorsichtshalber entsprechend zu korrigieren.

Ausgehend von der Dysreaktion testen Sie also die spezifische kraniale Läsion: Ein nicht gehaltener Challenge führt im positiven Fall zur Normoreaktion. Testen Sie die Atemphase, die die Normoreaktion nicht wieder aufhebt, dies ist die korrektive Atemphase. Grundsätzlich bietet sich in den meisten Fällen die Inspiration zur atemunterstützten Korrektur an.

Als pragmatischste Lösung können die spezifischen Schädelläsionen gleich nach der IR-Korrektur (6b) behandelt werden.

**Korrekturen unter BIR und EIR**

6. Dazu gehört:

a. Stimulation der peripheren Akupunkte (Nadel, Laser, Acupatch) und NL-Reflexpunkte und Beklopfen der B&E-Punkte Während die Akupunkte weiter stimuliert werden:

b. Vibration der Schädelregion und/oder iliosakrokokzygealen Region mit Stimmgabel oder dem Griff einer elektrischen Zahnbürste, Kneifen von Narbenregionen und – soweit möglich – bei Injury-Regionen kranial des Schultergürtels den Kopf mehrfach in Nutation bewegen bzw. bei Injury-Regionen kaudal des Schultergürtels einen Talus-Flip durchführen (➤ Kap. 1.2.5.).

c. Die für den PPR spezifischen kraniosakralen Korrekturen werden durchgeführt.

d. Habituationskorrektur der Augen (Keen 2008), während die BIR aufrechterhalten wird, soweit dies möglich ist: Halten Sie bei geschlossenen Augen die Augäpfel des Patienten sanft in Richtung des positiven Challenge (EIR, vgl. 3). Dort sollte ein erhöhter Widerstand spürbar sein. Halten Sie die Augen weiterhin dort, bis sich die Augäpfel weicher anfühlen, die Augenlider zu zittern beginnen oder die Augen eine Art REM-Bewegung zeigen.

**Hausaufgaben mit spezifischen Übungen**

7. Sie ergeben sich aus der mit dem PPR assoziierten präfrontalen Störung und werden in den jeweiligen Abschnitten beschrieben.

Es sollten maximal zwei Reflexkorrekturen pro Sitzung durchgeführt werden. Beachten Sie dabei in etwa die Reihenfolge der physiologischen Integration. Zwischen zwei Korrekturen sollte mindestens eine Woche Pause liegen.

Die per IRT zu korrigierenden kraniosakralen Läsionen, d. h. die kranialen IR-Muster, treten üblicherweise nicht wieder auf. Bei einigen PPR kann eine andere Schädelregion ein Injury-Muster aufweisen, was mit dem unterschiedlichen Ko-Stressor der BIR zusammenhängt.

Da die betroffenen Kinder in der Regel gerade nicht ruhig und gelassen mitarbeiten, kann das eine oder andere Manöver schwierig umzusetzen sein (z. B. „schau dauernd nach links oben, während ich deinen Kopf behandle"). Tun Sie einfach das, was möglich ist. Nicht alles hängt von der Korrektur in der Praxis ab. Die fehlende Integration von frühkindlichen Reflexen ist ein Problem mangelhafter präfrontaler Kontrolle. Doch die präfrontale Funktion lässt sich durch Üben neuroplastisch verbessern. Manchmal können sich schon nach einer einzigen Therapiesitzung „lichtschalterartig" unglaubliche Veränderungen der motorischen, emotionalen und kognitiven Situation eines Patienten ergeben, manchmal ist das erst nach langem ausdauerndem Üben der Fall.

1. Muskeln testen, die durch Challenge (Position) des persistierenden primitiven Reflexes (BIR, Body into Reflex-Position) **hyporeaktiv** werden (Fazilitations- und Inhibitionsmuster beachten!)

2. Injury-Muster am Schädel (Pterion, Asterion, Bregma, Lambda, Gesichtsschädel) und am iliosakrokokzygealen Bereich sowie Nabel und andere Narben per Mechanorezeptor-Challenge (Reiben) suchen: Im positiven Fall werden die hyporeaktiven Muskeln **normoreaktiv.**

3. Augen in die 8 Kardinalblickrichtungen positionieren lassen (EIR, Eyes into Reflex-Position): Eine führt wieder zu **Hyporeaktion**. Wenn nicht: Temporal Tap

4. In BIR-Position mit EIR-Position, hyporeaktiver Muskel:
B&E-Punkte, beginnend mit BI1 probestimulieren, diejenigen suchen, die die **Hyporeaktionen aufheben**. Die dazugehörenden peripheren Akupunkte suchen, die dies ebenfalls tun. Punkte notieren, Temporal Tap, weitere Punkte suchen, Temporal Tap

5. Hyporeaktiver Muskel, BIR-Position und EIR-Position:
Challenge der spezifischen kraniosakralen Läsion nach Keen kann zu Normoreaktion führen. Atemphase suchen, die diese nicht wieder aufhebt

6. *In BIR und mit EIR:*
   a. *Periphere Akupunkte und NL-Reflexpunkte stimulieren, B&E-Punkte beklopfen*
   b. *Injury-Region Kneifen (Narben), mit Vibration stimulieren (Knochen) und Kopfflexion (IR kranial des Schultergürtels) bzw. Talus-Flip (IR-Region kaudal des Schultergürtels)*
   c. *PPR-spezifische Läsion korrigieren*
   d. *Habituationskorrektur der Augen nach Keen*

7. *Hausaufgaben: spezifische Übungen*

**Abb. 3.155** Flussdiagramm zur Diagnostik und Korrektur von persistierenden primitiven Reflexen (PPR)

**ZUSAMMENFASSUNG**

Checkliste 3.5 zeigt noch einmal zusammenfassend ein mögliches Prozedere. Andere Sequenzen sind natürlich ebenfalls denkbar: So könnten zunächst einzelne Komponenten mit IRT (Stufe 1–3 und mehr) und die spezifischen kranialen Läsionen, die den einzelnen Reflexen zugeordnet sind, separat korrigiert werden, anstatt alle Challenges vorab zu stapeln und dann insgesamt zu korrigieren. Einige Challenge-Positionen der PPR sind auch sehr gut als Ko-Stressoren bei jeder IRT-Korrektur geeignet (Einzelheiten ➤ Kap. 1).

**Checkliste 3.5: Vereinfachtes Prozedere bei persistierenden primitiven Reflexen**

Befunde sammeln

1. PPR-verursachende Injury-Muster allgemein
   a. BIR einnehmen, spezifischer Challenge: spezifische Muskeln w
   b. IR-Muster durch Reiben suchen: Muskeln n
   c. EIR in BIR: spezifische Muskeln w
   d. Periphere Akupunkte suchen: Muskeln n
   e. Wenn EIR negativ: Temporal Tap, damit spezifische Muskeln wieder w, B&E-Punkte, periphere Akupunkte suchen, die Muskeln normalisieren.
   f. Temporal Tap: spezifische Muskeln w
2. PPR-spezifische kraniale Läsionen per Challenge bestätigen
   In BIR (spezifische Muskeln [w]), spezifischer kranialer Challenge nach Keen, Atemphase für die Korrektur suchen.

Korrekturen stapeln

3. BIR und EIR beibehalten
   a. Akupunkte und zugehörige NL-Reflexpunkte stimulieren
   b. IRT Stufe 1 (wenn dies die BIR erlaubt)
   c. PPR-spezifische kraniale Läsion korrigieren
   d. Habituationskorrektur der Augen nach Keen

Weiterbehandlung

4. Hausaufgaben, Übungen

## 3.5.4 Persistierender Totstellreflex

Der auch als Withdrawal Reflex (Rückzugsreflex) oder Erstarrungsreflex bezeichnete Reflex entwickelt sich normalerweise 5 Wochen nach Konzeption und wird mit der 9. bis 12. Embryonalwoche assoziiert.

Es handelt sich um einen bekannten Reflex bei Säugetieren, der ein Beutetier angesichts des Raubtiers erstarren, „wie tot" sein lässt (Matturri et al. 2005).

Möglicherweise gibt es eine Assoziation mit dem Sudden Infant Death Syndrome (SIDS). Alle gefundenen Veröffentlichungen hierzu nehmen Bezug auf Kaada (1989), Matturri et al. (2005) und Blumenthal (2008).

Nach Kaada liegt eine hyperparasympathikotone Reaktionslage vor, die einer völligen Dominanz des sog. „dorsalen Vagus" (Ncl. dorsalis n. vagi, Ncl. solitarius; vgl. Porges 2001, 2011) entspricht. Dementsprechend kann ein Challenge mit Parasympathikomimetika durchgeführt werden (Keen 2008).

### ❶ Symptome bei mangelnder Integration

Ähnlich wie bei einer Funktionsschwäche des dorsolateralen präfrontalen Regelkreises (DLPF), der für viele Aspekte des psychosozialen Verhaltens verantwortlich ist (vgl. auch Melillo und Leisman 2004), erinnern die Symptome klinisch am ehesten an ein ADS:

- Mangelnde Motivation und Handlungsinitiative, verminderter Antrieb
- Schlechte Zeitplanung
- Inflexibilität des Denkens und der Problemlösung, der Planung und des zielgerichteten Verhaltens:
  - Schwierigkeiten, sich an neue Situationen anzupassen
  - Entscheidungsschwierigkeiten, jede neue Aufgabe erscheint schwierig
  - Schwierigkeiten, Irrtümer zu korrigieren (eher rechtshemisphärisch: neuere Ereignisse, eher linkshemisphärisch: ältere Ereignisse)
  - Unfähigkeit, Handlungen an neue Situationen und veränderte Anforderungen anzupassen
- Reduzierter, flacher Affekt, gedämpfte emotionale Reaktionen
- Räumlich-visuelle Wahrnehmungsstörung, Gelenklagesinn kann gestört sein:
  - Konstruktionsdyspraxie, Kleidungsdyspraxie (eher linkshemisphärisch), Prosopagnosie (Schwäche, Gesichter zu erkennen, eher rechtshemisphärisch)
  - Defekte des dorsalen visuellen Systems, d. h. des lokalisatorischen „wo"-Systems des Sehens (Devinsky und D'Esposito 2004)
- Gestörtes Arbeitsgedächtnis (kurzzeitige Speicherung von Informationen, Verstehen der gegenwärtigen Umgebung, Zielformulierung und Problemlösung)
- Gestörte Sprache (linkshemisphärisch betont)
- Motorischer oder intentionaler Neglect: Bewegungen der Extremitäten oder der Augen im linken Raum gestört bei rechts-frontalen Läsionen. Hypokinesie, Bradykinesie und Hypometrie der linken Extremitäten. Positiver Patch-Test für rechtes Parietalhirn (Dysmetrie im Finger-Finger-Versuch im rechten und linken Halbfeld der li. Hand sowie im linken Halbfeld für die rechte Hand bei Abdecken eines Auges, ➤ Kap. 7.4.11)
- Auffälligkeiten bei der Basisuntersuchung: Beim Abspringen von der Liege, beim Purzelbaumschlagen, beim Trampolinspringen Oberkörpervorbeugung mit eingezogenem Kopf, Tendenz zum Nachvornkommen, Knie gebeugt, Arme gebeugt und nach vorn gehalten (ähnlich wie beim persistierenden Moro-Reflex).

### ❷ Diagnostik und Therapie

Zur Illustration vgl. das Flussdiagramm (➤ Abb. 3.156a) und entsprechende Fotos (➤ Abb. 3.156b)

#### Challenge und Korrektur, Schritt 1

1. Transmitter-Challenge
   a. Ein biomagnetischer Challenge mit Tinct. fol. Jaborandi oder Pilocarpin 1 % (parasympathikomimetisch) führt zur Dysreaktion (Garten und Weiss 2007, Kap. 7.2.1).
   b. Vagusstimulation durch beidseitigen Druck am Glomus caroticum führt zur Dysreaktion. Tinctura Belladonnae oder Atropin

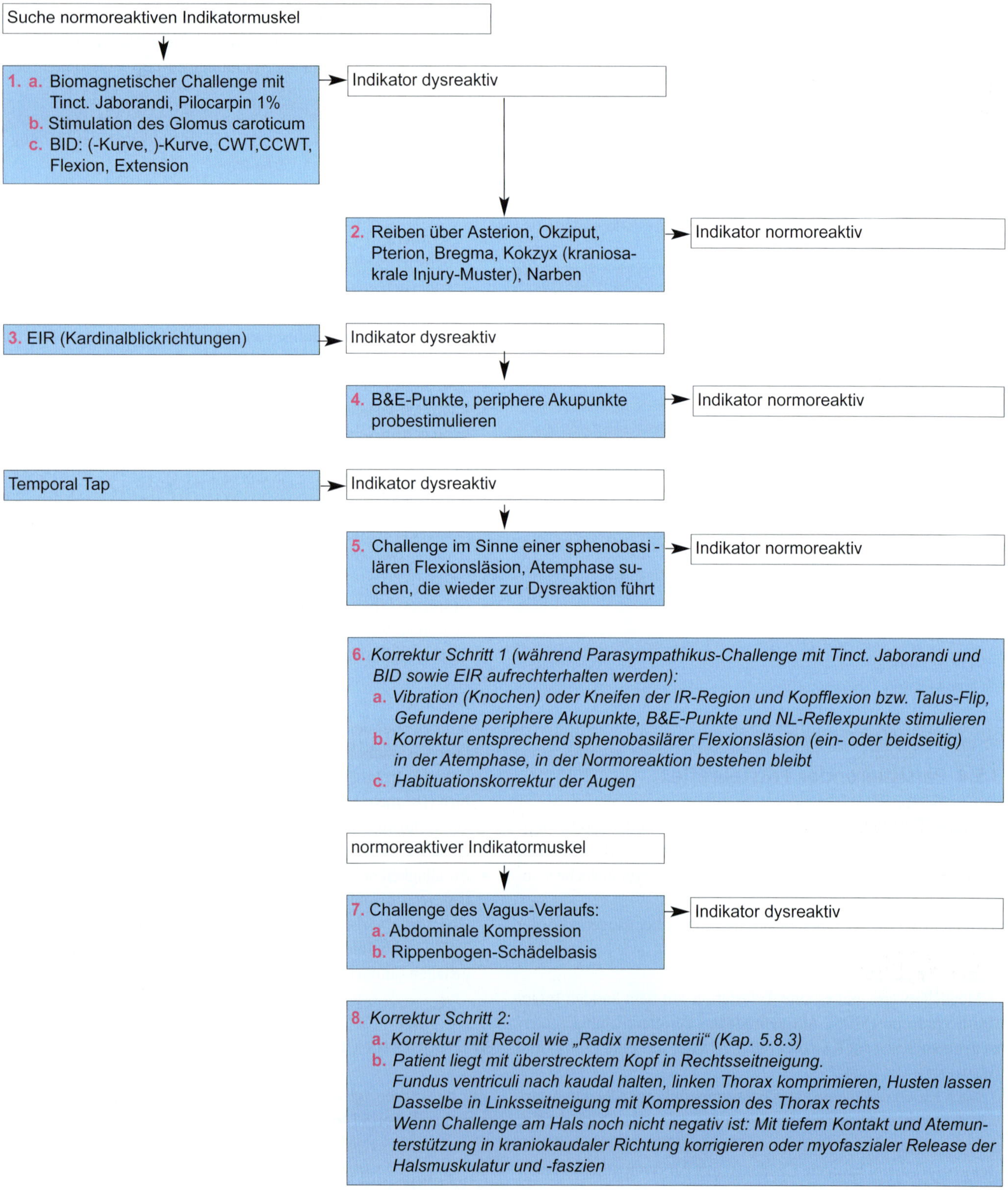


**Abb. 3.156a** Flussdiagramm zur Diagnostik und Korrektur des persistierenden Totstellreflexes

0,5 % hebt diese Dysreaktion im biomagnetischen Challenge auf. Im Leertest dysreaktive Muskeln werden mit diesem Challenge normoreaktiv.

c. Wenn in Neutralposition kein positiver Challenge auftritt, kann hier als Ko-Stressor eine BID-Position (axiale Torsion, Seitneigung, Flexion/Extension) verwendet werden.

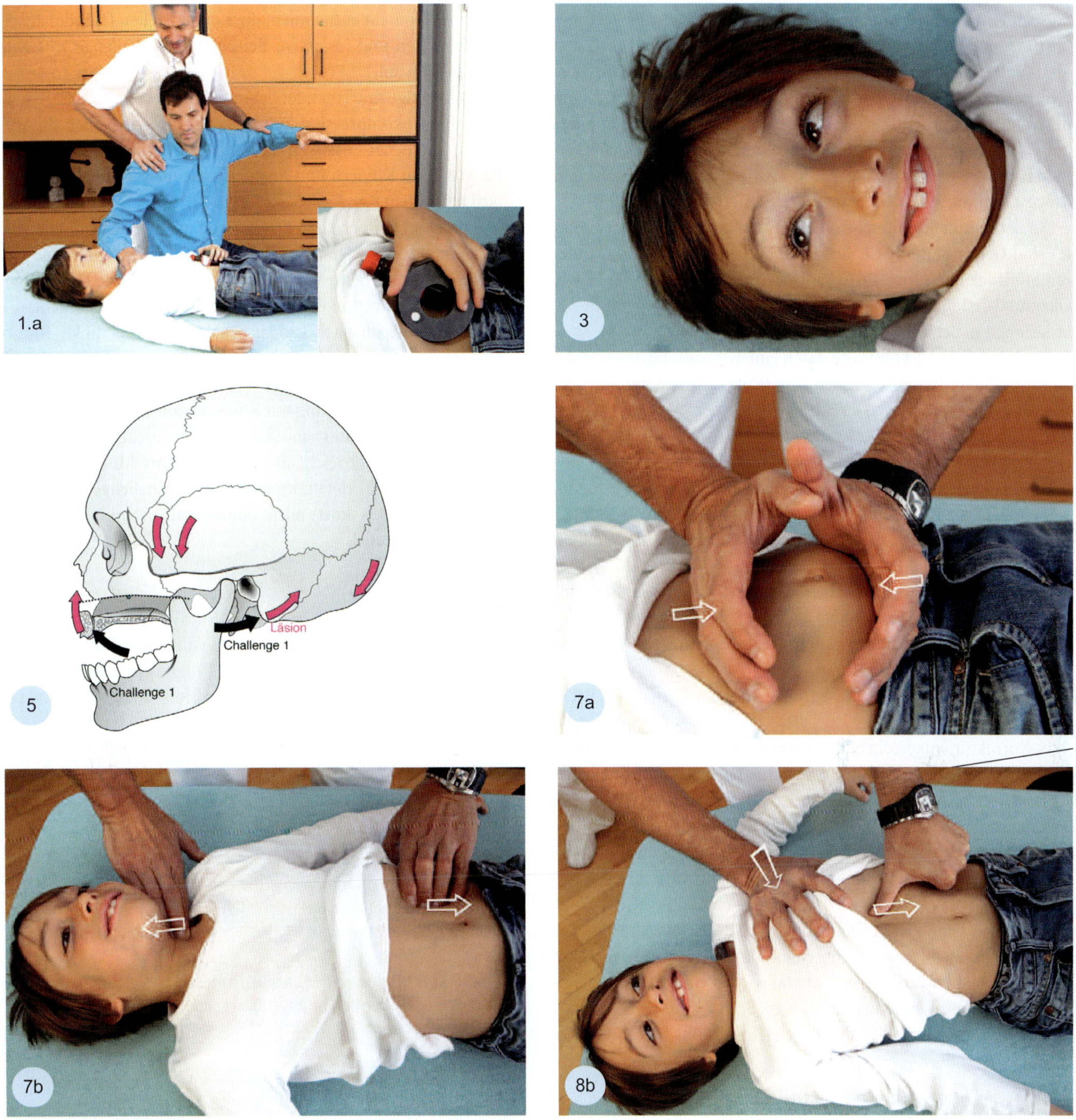


**Abb. 3.156b** Abbildungen zum Flussdiagramm (Korrektur eines persistierenden Totstellreflexes)

Beim Surrogat-Test (kleine Kinder) wird ein normoreaktiver Indikatormuskel der Surrogatperson getestet, während sie den Patienten berührt. Die Challenges werden am Kind genauso durchgeführt.

2. Typischerweise hebt Reiben über dem Asterion (aber evtl. auch über dem Okziput, Pterion, Bregma, Kokzyx; Injury-Muster) die Dysreaktion auf. Ebenso tiefe gehaltene Exspiration (sphenobasiläre Flexionsläsion) oder selten Inspiration (sphenobasiläre Extensionsläsion).

3. Wenn möglich den Patienten (Kooperation des Kindes!) nacheinander in die 8 Kardinalblickrichtungen schauen lassen, bis eine Augenstellung gefunden wird, die erneut zur Hyporeaktion führt. Wenn nicht: Temporal Tap.

4. Unter Exposition mit Tinct. fol. Jaborandi und EIR die B&E-Punkte inkl. LG 27 und KG 24 nacheinander probestimulieren, um diejenigen zu finden, die den Parasympathikus-Challenge und EIR aufheben. Zu diesem Punkt (einseitig oder beidseitig) auf der zugehörigen Yang-Leitbahn oder der gekoppelten Yin-Leitbahn nach peripheren Akupunkten suchen, die den Challenge ebenfalls aufheben (➤ Kap. 1.2.5). Per Temporal Tap wieder die Hyporeaktion auslösen und entsprechend nach anderen Punkten suchen.

5. Nach KEEN (2008) wird ein nicht gehaltener Challenge durchgeführt, der dem bei einer sphenobasilären Flexionsläsion (➤ Kap. 3.3.5 ❽) nach GOODHEART entspricht: beidseits am Mastoid nach dorsal, am Os maxillare nach ventral, ausgehend vom dysreaktiven Muskel. Die Intention ist, einen möglichen Engpass am Foramen jugulare zu finden und zu beseitigen. Prinzipiell kommen hier auch andere Challenges infrage, etwa wie beim Temporal Bulge (➤ Kap. 3.3.6 ❸ oder lateralen Strain (➤ Kap. 3.3.6 ❶).

An der Sutura occipitomastoidea (Os temporale und Os occipitale) sind Gegenrotations-Challenges angezeigt. Hier sind alle anderen Störungen der dorsalen Schädelbasis und der Kopfgelenke wie Okziput-Torsionen (Universal Fault), Okziput-Fixationen und Atlasläsionen in Betracht zu ziehen.

6. Die kraniale Korrektur sollte durch eine Behandlung der Kopfgelenke und des kraniozervikalen Übergangs vorbereitet werden. Hierzu gehört auch die typische Befreiung der Okziputkondylen durch Okziput-Release. Der Parasympathikus-Challenge muss aufrechterhalten bleiben: zumindest (wie in Schritt 1) als biomagnetischer Challenge mit Tinct. fol. Jaborandi oder Pilocarpin 1 % und, wenn möglich, wiederholter Challenge durch Druck auf die Karotisbifurkation. Wenn eine EIR-Position gefunden wurde, diese halten lassen (wenn möglich).
   a. Korrektur des gefundenen Injury-Musters mit Vibration auf Knochenregionen, Kneifen bei anderen Störfeldern und Kopfflexion. Bei Injury-Regionen unterhalb des Schultergürtels Talus-Flip (➤ Kap. 1.2.5) ausführen.
   Stimulation von Akupunkten, NL-Reflexpunkten und B&E-Punkten
   b. Korrektur entsprechend sphenobasilärer Flexionsläsion: Drücken Sie für die spezifische Korrektur entsprechend Challenge das Mastoid und die Maxillae in Exspiration sanft in Challenge-Richtung. Das kann zunächst auf der einen Seite, dann auf der anderen Seite erfolgen. Wenn Ihre Hände groß genug sind, können Sie Daumen und Kleinfinger einer Hand von okzipital her ventral an die Procc. mastoidei und gleichzeitig Mittel- und Ringfinger der anderen Hand im Bereich der Seitenzähne an den harten Gaumen legen (wie für einen Maxillare-Spread), um eine Bewegung der Maxillae nach rostral wie bei einer Maxillare-Dekompression zu intendieren (➤ Kap. 3.3.8 ❶).
   c. Habituationskorrektur der Augen (Keen 2008)

### Challenge und Korrektur, Schritt 2

7. Für einen Challenge im Vagusverlauf, vom Abdomen bis zum Foramen jugulare, gehen Sie jeweils vom normoreaktiven Indikatormuskel aus, der im positiven Fall dysreaktiv wird.
   a. Abdominale Kompression: Die offenen Hände unter dem Rippenbogen und über der Symphyse anlegen, das Darmpaket dazwischen komprimieren und wieder loslassen. Alternativ das Darmpaket hochheben wie beim Challenge der Radix mesenterii. Am besten einen assoziierten normoreaktiven Muskel (Rectus femoris) testen, der im positive Fall dysreaktiv wird (➤ Abb. 3.156a).
   b. Rippenbogen-Schädelbasis: Mit beiden Händen ventral des M. sternocleidomastoideus unter dem Kieferwinkel und im Epigastrium Kontakt aufnehmen, die Kontaktstellen (Hände) auseinanderziehen und loslassen. Bei positivem Challenge tritt eine Dysreaktion auf.
8. Den Challenge mit Tinct. fol. Jaborandi aufrechterhalten.
   a. Die Bauchkompression in Inspiration im Sinne eines „Recoil" durch plötzliches Loslassen der Challenge-Spannung behandeln. Bei größeren Kindern und Erwachsenen auch wie Radix mesenterii behandeln (➤ Kap. 5.8.2).
   b. Korrektur im peripheren Vagusverlauf: Die abdominale und zervikothorakale Läsion wird am einfachsten entsprechend der Mediastinumkorrektur nach PORTELLI korrigiert: Der Patient wird mit überstrecktem Kopf in Rechtsseitneigung gebracht, der Fundus ventriculi nach kaudal gehalten und der linke Thorax komprimiert. Nach Inspiration husten lassen (➤ Kap. 5.8.1). Dreimal wiederholen.

Dasselbe in Linksseitneigung mit Kompression des rechten Thorax. Diese Seite lässt sich aufgrund der Anatomie nicht so effizient behandeln, das Manöver reicht aber meist zur Korrektur aus. Eventuell muss nach einem tiefen, kraniokaudalen Challenge der rechtsseitigen Halsfaszien dort noch einmal mit Atemunterstützung nachgearbeitet werden.

### Übungen

Die Erläuterung des Übungsprogramms würde den Rahmen dieses Buches sprengen. Es ist Bestandteil des Programms „Neuromuscular Functional Assessment" (www.applied-kinesiology.org) und relativ leicht umzusetzen.

**Beispiele aus dem Übungsprogramm**

**Bewegungsübungen**
- Schreiben, Malen im Sand, Kneten, Modellieren
- Feedforward-Mechanismus der zerebellaren Bewegungsprogrammierung: Visualisierung von Bewegungen, ohne diese auszuführen, Modellbauen, Bausteinkasten (LEGO)
- Passiv mit geschlossenen Augen durchgeführte Bewegungen nachahmen

**Visuelle Stimulation mit Schachbrettmustern**
- Magnozellulärer Teil des Corpus geniculatum laterale: große Quadrate (kleine räumliche Frequenz), geringer Kontrast, hohe zeitliche Wechselfrequenz

**Kognitive Übungen**
- Geschichten vorgeben, vervollständigen lassen, kreieren
- Visualisierungen („Guided Imagery")
- Hypnose

**Gelenkmanipulationen**
- Eher peripher (laterales Zerebellum)

## 3.5.5 Persistierender MORO-Reflex

Der MORO-Reflex ist durch eine Sympathikusaktivierung gekennzeichnet, Stichworte sind Flucht und Kampf.

## ❶ Symptome bei mangelnder Integration

Vom neuropsychologischen Standpunkt aus entspricht die Symptomatik beim retinierten MORO-Reflex derjenigen bei funktioneller Schwäche des lateralen orbitofrontalen und teilweise des anterioren zingulären (präfrontalen) Regelkreises. Gerade Schwächen des letzteren sind mit Nicht-Integration und Wiederauftreten primitiver Reflexe assoziiert, da es sich um einen medialen, limbischen (d. h. zu entwicklungsgeschichtlich älteren Hirnarealen gehörenden) Regelkreis handelt. Zu den Symptomen gehören:

- Aufmerksamkeitsdefizit-Hyperaktivitäts-Syndrom (ADHS)
  - Aggression, Hyperaktivität, kann nicht abschalten, kennt keinerlei Grenzen, ist überemotional, übersensitiv gegenüber äußeren Reizen
  - reduzierte Reaktion auf nozizeptive Stimuli
- Angst- und Panikstörungen
- Soziales „Mismatch", sexuelle Enthemmung, soziale Gleichgültigkeit, aber auch Euphorie (Bähr und Frotscher 2003), Antriebsmangel, Selbstvernachlässigung (Unreinheit)
- Suchtverhalten: Schwierigkeiten, stark gewohnheitsmäßiges Verhalten zu kontrollieren oder Versuchungen zu widerstehen
- Abulie (generalisierte Verlangsamung mentaler Aktivität, von Motorik und Sprache)
- Räumliche visuelle Wahrnehmung gestört, Konstruktionsdyspraxie, Kleidungsdyspraxie (linkshemisphärisch betont), Prosopagnosie (mangelndes Erkennen von Gesichtern, rechtshemisphärisch betont).
- Übererregbares Vestibularsystem, Kinetosen, schlechte Koordination
- Motorische Impersistenz: Frontalhirnstörung (rechts); Anweisungen wie: „Halten Sie Ihre Augen geschlossen, halten Sie Ihre Arme oben" beim neurologischen Test werden nicht durchgehalten.
- Mangelnde Sphinkterkontrolle (Enuresis, Einkoten)
- Auffälligkeiten bei der Basisuntersuchung:
  - beim Abspringen von der Liege, beim Purzelbaumschlagen, Hampelmannsprung (gebeugte Gliedmaßen)
  - beim Seiltänzergang und möglicherweise beim Kopfimpulstest (vestibuläre Dysbalance)
  - beim Trampolinspringen: ängstlich, geringe Höhe, Oberkörpervorbeugung, Kopf eingezogen, Tendenz zum Nachvornkommen, gebeugte Knie, Arme gebeugt und nach vorn gehalten

**Fallbeispiel 14**

### Persistierender MORO-Reflex

Die 18-jährige Patientin neigte nach protrahierter Geburt und zweifacher Nabelschnurumschlingung in den ersten Lebensmonaten häufig zu Erbrechen und Schlafstörungen bis ins 10. Lebensjahr.
Häufig Kopf- und Bauchschmerzen, Angstzustände: Unter Stress bekommt sie Panikattacken, schreit, läuft weg, weint und ist durch nichts zu trösten, lässt sich nicht anfassen. Veränderungen und Ereignisse, die sie nicht erwartet, versetzen sie in Panik.
Durch Homöopathie haben sich die auditiven und visuellen Wahrnehmungsstörungen gebessert, sonst waren Therapien weitgehend erfolglos.
Motorische Entwicklung verzögert, auditive und visuelle Wahrnehmungsstörungen, Dyskalkulie und Legasthenie; feinmotorische Schwäche, Konzentrationsstörungen.

#### Befunde

Pupillenreaktion mit Hippus, AV-Ratio 1:2 bds. als Zeichen eines Hypersympathikotonus (➤ Kap. 7.12).
Positiver Challenge eines p-Fear-Reflexes mit Tinct. Fl. Jaborandi (unter dem Magneten) Positiver Challenge eines p-Moro-Reflexes mit Adrenalin (unter dem Magneten) und Extensionsposition.

#### Therapie

Die Integration von p-Fear-Reflex und p-Moro-Reflex führt nach der Sitzung zur Normoreaktion sämtlicher vorher dysreaktiven Muskeln.
Bei der Zweitvorstellung 8 Wochen später:

- Keine Panikattacken mehr, keine aggressiven Reaktionen
- Palmarreflex korrigiert; Provokation für weitere primitive Reflexe negativ

## ❷ Diagnostik und Therapie

Die Flussdiagramme (➤ Abb. 3.157a und ➤ Abb. 3.157b) fassen das im Folgende beschriebene Protokoll zusammen.

### Screening

1. Als globaler Challenge für einen persistierenden MORO-Reflex kann ein biomagnetischer Challenge mit Adrenalin 0,001 % (sympathikomimetisch) zur Dysreaktion führen. Unvermitteltes Auf-die-Brust-Klopfen, Anschubsen, Kneifen oder Händeklatschen führt zur Dysreaktion als Zeichen der Enthemmung tektaler (Schutz-)Reflexe. Zum Screening können zusätzlich die Arme über den Kopf und der Nacken überstreckt werden, wie beim Challenge MORO-Extension.

### Challenge MORO-Flexion

2. Testen Sie die Extensoren oder Außenrotatoren des Armes: M. deltoideus (Pars posterior), M. triceps brachii und M. teres minor, die in Neutralposition normoreaktiv sein sollten. Sind diese Indikatoren bereits im Schneidersitz hyporeaktiv, muss nach einer anderen Ursache, wie z. B. einer Becken- oder Wirbelsäulenstörung, gesucht werden. Beim Surrogat-Test sollte die Surrogatperson die erwähnten Muskeln berühren, während Sie einen normoreaktiven Indikatormuskel testen.

1. Screening → Normoreaktiver Indikatormuskel wird mit Adrenalin 0,001% dysreaktiv, Stoßen, Kneifen, unvermittelt In-die-Hände-Klatschen führt zu Dysreaktion.

2. Schneidersitz → Deltoideus post., Triceps, Teres minor, mittlerer Trapezius normoreaktiv, falls nicht: korrigieren

3. Fötalposition im Sitzen → Deltoideus post., Triceps, Teres minor, mittlerer Trapezius hyporeaktiv (3a), Indikatormuskel des Surrogats bei TL dieser Muskeln dysreaktiv (3b)

4. Reiben über Okziput, Asterion, Pterion, Bregma, Kokzyx; Narben → Muskeln wie in (3) normoreaktiv (zugeordnete IR-Muster)

5. Augen in die Kardinalblickrichtungen blicken lassen (EIR) → Muskeln wie oben dysreaktiv

6. B&E-Punkte, periphere Akupunkte suchen → Muskeln wie oben normoreaktiv, danach Temporal Tap

7. Scher-Challenge an der S. sagittalis und S. coronalis, Atemphase prüfen, bei der Normoreaktion erhalten bleibt → Muskeln wie oben normoreaktiv

*Korrektur p-Moro-Flexion:*
*Fötalposition und Adrenalin-Challenge, EIR:*
8. *Akupunkte stimulieren, NL-Reflexpunkte reiben (Eltern)*
 *B&E-Punkte beklopfen*
 *Knöcherne Injury-Region (IR) mit Vibration, Narben mit Kneifen stimulieren, Nutationsmobilisation bzw. Talus-Flip (IR kaudal der Schultern)*
9. *Die Moro-spezifische kraniale Läsion in getesteter Atemphase behandeln*
10. *Habituationskorrektur der Augen*

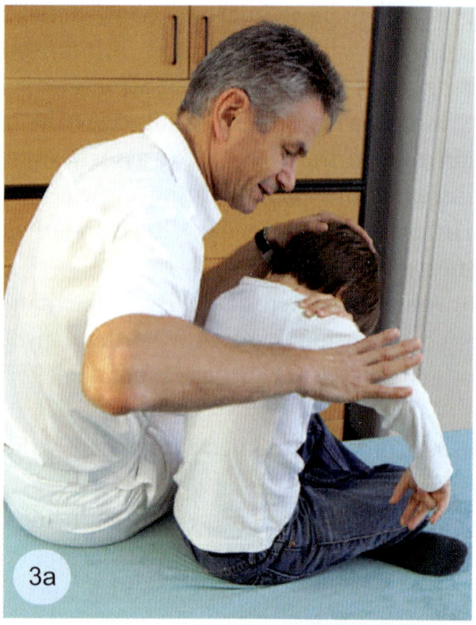


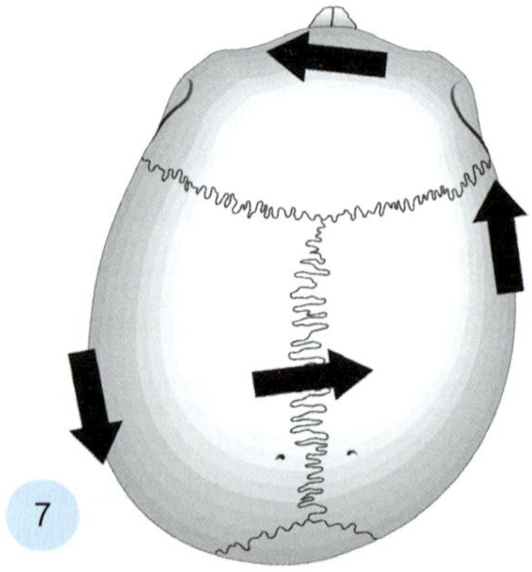


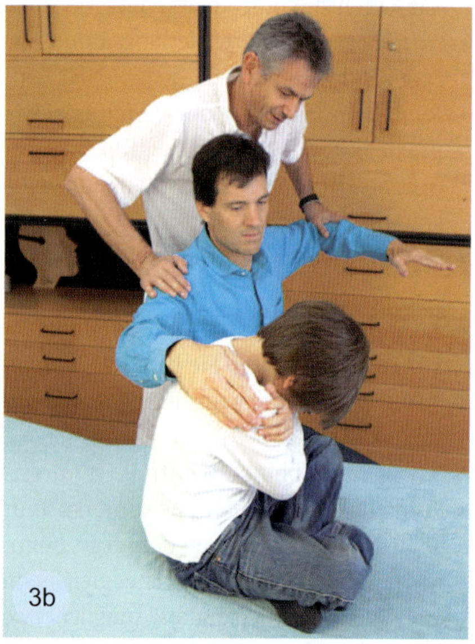


**Abb. 3.157a** Flussdiagramm zur Korrektur eines persistierenden Moro-Reflexes: p-Moro-Flexion

3. BIR-Challenge (Body into Reflex-Position) in fötaler Flexionsposition (Schneidersitz): Den Kopf vornüberbeugen und die Arme vor der Brust verschränken lassen: Das führt bei persistierendem Reflex überwiegend zu einer Fazilitation der Flexoren/Innenrotatoren und dementsprechend zur Inhibition der Außenrotatoren und Extensoren. Dieses Muster kann nicht (wie im Normalfall) willkürlich beim Test übersteuert werden.
4. Injury-Muster suchen: In der Moro-Flexionsposition per Reibe-Challenge die typischen kranialen Regionen (Asterion, Pterion, Bregma, Lambda), die Kopfgelenke, das Kokzyx usw. als mögliche Injury-Region identifizieren. Die Dysreaktion der Muskeln (vgl. 3) wird dann durch Mechanorezeptorstimulation über der Injury-Region aufgehoben.
5. EIR: Augenpositionen in den Kardinalblickrichtungen prüfen und notieren, welche erneut zu einer Hyporeaktion führt.
6. B&E-Punkte und periphere Akupunkte suchen, die diese Hyporeaktion aufheben, notieren.
7. Moro-spezifische kraniale Läsion provozieren: Ein Scher-Challenge an der Sutura coronalis und an der Sutura sagittalis kann den dysreaktiven Muskel normalisieren.

**11.** BIR-Position Extension: Patient in Rückenlage, Arme hoch, überstreckt → Rectus femoris, Tibialis anterior, Handflexoren hyporeaktiv

**12.** Reiben über Okziput, Asterion, Pterion, Bregma, Kokzyx, Narben → Muskeln wie oben normoreaktiv (IR-Muster)

**13.** Augen in die Kardinalblickrichtungen halten lassen (EIR) → Muskeln wie oben dysreaktiv

**14.** B&E-Punkte und Akupunkte suchen → Muskeln wie oben normoreaktiv

**15.** Rotations-Challenge am Okziput, Atemphase suchen, die normoreaktiven Challenge aufrechterhält. → Muskeln wie oben normoreaktiv

*Korrektur p-MORO-Extension:*
*In BIR-Position (überstreckt, mit EIR)*
*16. gefundene Akupunkte und zugehörige NL-Reflexpunkte stimulieren,*
*B&E-Punkte beklopfen*
*Okziput-Korrektur in der getesteten Atemphase*
*17. Habituationskorrektur der Augen*

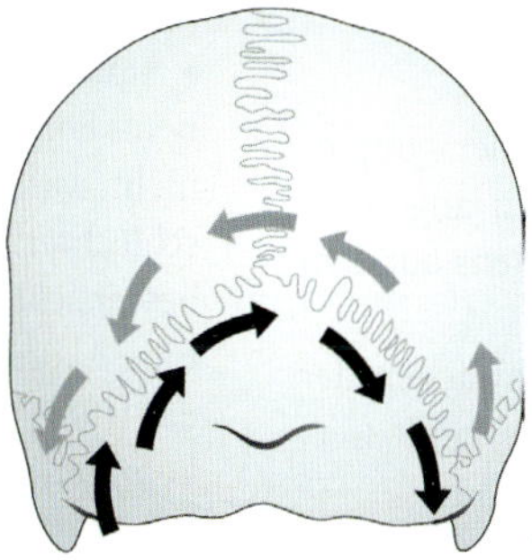


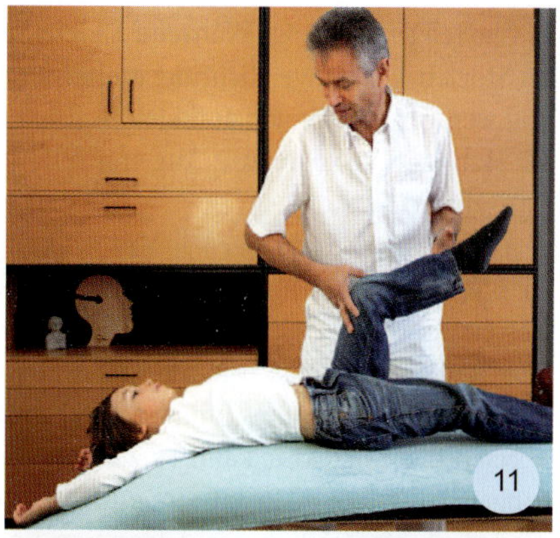


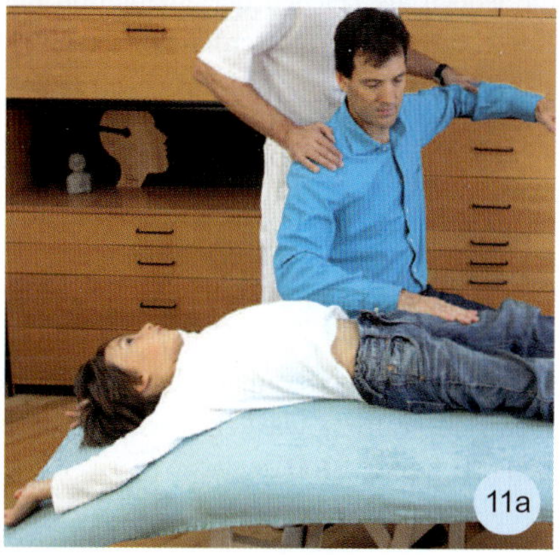


**Abb. 3.157b** Flussdiagramm zur Korrektur eines persistierenden Moro-Reflexes: p-MORO-Extension (Fortsetzung)

## Korrektur MORO-Flexion

Bei der Korrektur müssen die MORO Flexionsposition und der Adrenalin-Challenge beibehalten werden.

8. In BIR mit EIR: Akupunkte stimulieren, NL-Reflexpunkte reiben (das können z. B. die Eltern machen), B&E-Punkte beklopfen.

Injury-Region am Schädel und anderen knöchernen Strukturen mit Vibration stimulieren, Narben kneifen, Nutationsmobilisation der HWS. Bei Injury-Regionen unterhalb des Schultergürtels Talus-Flip (➤ Kap. 1.2.5) ausführen.

9. Moro-spezifische kraniale Läsion in Inspiration (oder, wenn gefunden, Exspiration) korrigieren.

10. Habituationskorrektur der Augen in EIR-Challenge-Richtung: In Fötalposition des Patienten mit geschlossenen Augen halten Sie die Augäpfel sanft und behutsam in Richtung des positiven Challenge, bis ein Release spürbar wird.

## Challenge MORO-Extension

11. BIR-Challenge: Der Patient hält in Rückenlage die Arme ausgebreitet hoch und den Kopf in Extension, wie in der ersten Untersuchungsphase. Testen Sie den Rectus femoris, die Handgelenkflexoren oder den M. tibialis anterior (alles Flexoren), die in Neutralposition normoreaktiv gewesen sein sollten. In der Extensionsposition werden sie bei nicht integriertem MORO-Reflex hyporeaktiv.

Beim Surrogat-Test wird der normoreaktive Indikatormuskel der Surrogatperson bei Berühren dieser Muskeln dysreaktiv.

12. Prüfen Sie vorsichtshalber noch einmal, ob IR-Muster vorliegen, indem Sie über die relevanten Schädelregionen und Narben sowie den Nabel reiben. Wenn dies zur Normoreaktion der abgeschwächten Muskeln führt, steht diese Injury-Region mit dem PPR in Verbindung.

13. Lassen Sie den Patienten nacheinander in die 8 Kardinalblickrichtungen schauen (EIR); dabei kann es in einer Augenposition zur Indikatordysreaktion kommen.

14. Suchen Sie B&E-Punkte und per Probestimulation nach peripheren Akupunkten, die diesen positiven Challenge aufheben.

15. Führen Sie einen Rotations-Challenge am Okziput durch (meist im Uhrzeigersinn von dorsal gesehen), während Sie die Ossa parietalia in der Gegenrichtung stabilisieren. Der wirksame Challenge führt zur Normoreaktion.

## Korrektur MORO-Extension

Alle Korrekturschritte werden in BIR- und EIR-Position ausgeführt.

16. Lassen Sie von den Eltern des Kindes die gefundenen Akupunkte und die zugehörigen NL-Reflexpunkte stimulieren, während der Patient die BIR und EIR-Position (wenn gefunden) beibehält. Erwachsene werden praktischerweise an den peripheren Akupunkten genadelt. Korrigieren Sie währenddessen den Schädel in Inspiration

in Challenge-Richtung. Während Sie die Sutura lambdoidea Stück für Stück in Challenge-Richtung mobilisieren, werden Ihnen festere und weniger feste Zonen auffallen.

17. Habituationskorrektur: Augen in EIR-Richtung halten und Release abwarten.

**Anmerkung:** Auch hier kann prinzipiell jede Schädelregion unter BIR ein Injury-Muster aufweisen, insbesondere, wenn die erste Korrektur wegen eines Moro-Reflexes erfolgt. Wenn vorher der Fear-Reflex sowie eine p-Moro-Flexion korrigiert wurde, ist normalerweise kein weiteres Injury-Muster mehr zu finden.

Nach der Korrektur kann es zu dramatischen Verhaltensänderungen kommen, auch im Sinne unerwartet heftiger Reaktionen, die jedoch als Zeichen der Adaptation und einer Integration der Korrekturen gewertet werden können.

### Weitere Übungen

Bei entsprechender Indikation (vestibuläre Schwäche oder symptomatische Übererregbarkeit) sind vestibuläre Übungen angezeigt: z. B. Drehübungen in der Sitzhängematte oder wenigstens auf dem Drehstuhl.

Darüber hinaus können alle Übungen, die bei Schwächen der medialen präfrontalen Regelkreise hilfreich sind, angewandt werden (➤ Kap. 3.5.6 ❷).

**Fallbeispiel 15**

**Kopf- und Nackenschmerzen, Panikattacken**

Ein 45-jähriger Patient mit Kopfschmerzen, Nacken- und Schulterschmerzen, Schwindel sowie Tinnitus wurde von der Psychotherapeutin überwiesen, die ihn wegen Panikstörungen behandelte.

**Beschwerden**

Schlafstörungen ließen ihn morgens um 5 Uhr mit starkem Tinnitus und Muskelspannung aufwachen.
Wegen Bandscheibenvorfällen im LWS- und HWS-Bereich wurde er seit ca. 3 Jahren mit Ohrakupunktur behandelt, die sehr gut geholfen hatte.
2014 begann die HWS stark weh zu tun, was er einfach ignoriert hat. Danach traten massive Schlafstörungen auf (früher wachte er schon um 2 Uhr auf, heute etwas besser), gegen die er 4 Wochen lang Mirtazapin (noradrenerges und serotonerges Antidepressivum) einnahm. Die Nackenschmerzen zogen etwas in den Kopf hoch.
Sein Magen „machte dicht": Er reagierte mit Übelkeit, Brustschmerzen beidseits, hohem Blutdruck während der Arbeit, der sich abends wieder besserte. Hatte Betablocker verordnet bekommen, aber wegen Schwindel als Nebenwirkung abgesetzt.
Seine Verdauung war gut; er hatte kaum noch Blähungen, seitdem er keine Milch mehr trank.

**Diagnostik**

- AV-Ratio 1:2,5 (Hypersympathikotonus, ➤ Kap. 7.12), Pupillen-Lichtreaktion prompt und stabil bei relativ weiter Pupille; RR 150/95 (situativ); Muskeln o. B.
- Adrenalin-Challenge > w
- Zahnstatus: 4er unten gezogen, Amalgam, Gold, Spannung zwischen den Metallen 50 mV (im Toleranzbereich)

**Therapie**

- Manipulation eines rechts-lateralen Okziputs nach Challenge, C3 RL gekoppelt
- Korrektur eines persistierenden Moro-Reflexes in Extension und Flexion mit EMDR-artiger Augenbewegung. Die Augen werden dabei zum Punkt gerichtet, der jeweils gerade beklopft wird. Möglichst zufällige, „chaotische" Folge wählen.
- Aqualizer® für die Nacht

Beim Folgetermin nach 3 Wochen war er begeistert: „Ich weiß nicht, was Sie mit mir gemacht haben. Nach einer ersten Verschlechterung ist die Spannung komplett raus, kann Klassen besser schlafen. Bin beschwerdefrei."
Eine Akupunktur der Schulter-Nacken-Partie lehnte er ab, da das früher nur zeitweise genutzt hat. „Ich hätte gleich hierherkommen sollen."

## 3.5.6 Persistierender Saugreflex und Babkin-Reaktion

Der Saugreflex ist im entwicklungsneurologischen Vorspann nicht erwähnt, da er klinisch nicht wirklich als Meilenstein verwertet wird.

Wird der harte Gaumen eines Säuglings mit dem Finger berührt, beginnt er sofort intensiv daran zu saugen und rhythmisch zu schlucken. Die Babkin-Reaktion wird über die Handflächen ausgelöst: Drückt man in die Handfläche, öffnet sich der Mund. Solche oralen Automatismen bei Reizung der Hände oder manueller Tätigkeit können bei präfrontalen Schädigungen im Zusammenhang mit dem Palmarreflex auftreten. Jede Art von mesolimbischem Escape (d. h. einfach ausgedrückt: primitive Verhaltensweisen, inadäquates Sozialverhalten), das mit oralen Automatismen und emotionalen Ausbrüchen einhergeht, fällt in diese Kategorie. Als primäre Ursache wird dabei ebenfalls eine ungenügende präfrontale Aktivität (anteriorer zingulärer Regelkreis) diskutiert (Devinsky und D'Esposito 2004, Melillo und Leisman 2004).

Zu einer mangelnden Integration des Saugreflexes kann es sowohl durch Inkubation (Brutkasten) als auch (nach der Erfahrung des Autors) durch Intubation bei Operationen in der frühkindlichen Phase bis 4 Jahre kommen. Daher müsste man eher von einer Reaktivierung des Reflexes sprechen.

### ❶ Symptome bei mangelnder Integration

- Sigmatismus, d. h. falsche Aussprache der S-Laute. Ein abnormer Zungendruck nach ventral kann zur Verformung des oberen Zahnbogens mit Labialkippung der oberen Schneidezähne und möglicherweise engem Zahnbogen beitragen.

- Manche Patienten neigen bei manuellen Tätigkeiten zu oralen Automatismen oder zum Vokalisieren (BABKIN-Reaktion). Umgekehrt kann die manuelle Geschicklichkeit durch orale Automatismen gestört sein.
- Die Zufuhr fester Nahrung kann ein Problem sein, da die Zungenfunktion nicht dem normalen „Schluckprogramm" entspricht.
- Daumenlutschen, Lutschen an Bleistiften und Zigarettenkonsum zur Bedürfnisbefriedigung können die Folge des Reflexes sein.
- Beim Trampolinspringen zeigen sich orale Mechanismen.
- Symptome, die zum anterioren zingulären Regelkreis gehören, bei dessen Fehlfunktion auch die primitiven Reflexe mit oralen Mechanismen enthemmt sind (➤ Kap. 3.5.5)

## ❷ Diagnostik und Therapie

Vergleiche auch das Flussdiagramm (➤ Abb. 3.158a, b) zur folgenden Beschreibung.

### Challenge und Korrektur, Schritt 1

1. Der Patient streckt die Zunge durch die halboffenen Zähne nach vorne. Dies führt normalerweise nicht zu einer Indikatordysreaktion. Falls doch, muss zunächst die Zungenmuskulatur korrigiert werden. Fordern Sie den Patienten danach auf, den Kopf zu überstrecken, was für sich alleine auch keine Indikatordysreaktion verursachen sollte. Falls doch, war die Korrektur des kraniozervikalen Übergangs nicht vollständig.

Bei persistierendem Saugreflex führt nur die Kombination aus Zungenmotorik und Kopfextension zur Indikatordysreaktion.

2. Im negativen Falle können Sie noch einen Ko-Stressor anwenden, z. B. eine kraniale Kompression oder zumindest einen Temporal Tap.
3. Wenn die kraniale Kompression zur Indikatordysreaktion führt: Duraspannung halten mit SOT-Keilen bzw. Seitneigung.
4. Versuchen Sie diesen Challenge durch Reiben am Kranium, im sakrokokzygealen Bereich, an Narben und am Nabel aufzuheben: IR-Muster. Dies führt zu Normoreaktion.
5. Suchen Sie eine EIR, die die Normoreaktion wieder aufhebt; falls keine gefunden wird: Temporal Tap führt wieder zu Dysreaktion.
6. Suchen Sie aktive B&E-Punkte sowie periphere Akupunkte, die die Dysreaktion aufheben. Danach Temporal Tap.
7. Führen Sie einen Rotations-Challenge des Okziputs in der BIR durch. Die richtige Rotationsrichtung sollte die positiven Challenges aufheben. Suchen Sie eine Atemphase, die nach Okziput Torsion nicht wieder zur Indikatordysreaktion führt.

Die Korrektur (Schritt 1) wird mit Nackenextension sowie EIR durchgeführt, während der Patient die Zunge zwischen den Zähnen hält (BIR).

8. Stimulieren Sie die gefundenen peripheren Akupunkte, die zugehörigen Lymphreflexpunkte und beklopfen Sie die B&E-Punkte.

Stimulieren Sie die gefundene Injury-Region mit Vibration (Knochen) oder Kneifen (Narben), mobilisieren Sie die Kopfgelenke in Nutation oder führen Sie bei Injury-Regionen kaudal des Schultergürtels den Talus-Flip durch.

9. Führen Sie die Korrektur des Okziputs in Challenge-Richtung wie oben in Inspiration durch, während der Patient die Zunge vorstreckt und den Kopf in Extension hält.

Die Sutura lambdoidea kann in einzelnen Bereichen besonders fest erscheinen; dort sollte die Korrektur besonders sorgfältig erfolgen.

10. Habituationskorrektur der Augen

### Challenge und Korrektur, Schritt 2: assoziierter Sakrumfehler

11. Der Challenge des Sakrums (wie bei Sakrumtorsionen um die schräge oder sagittale Achse beschrieben), mit Zungenprotrusion und Kopfextension, führt zur Indikatordysreaktion.
12. Suchen Sie eine Atemphase, die diesen Challenge aufhebt.
13. Die Korrektur der Sakrumläsion erfolgt durch Mobilisation in der getesteten Atemphase, während der Patient die BIR hält.

### Übungsprogramm

Es umfasst Übungen für den medialen präfrontalen Kortex (anteriorer zingulärer Regelkreis).

- Sport: Seilspringen, jede Art von Kampfsport, Völkerball und andere Ballsportarten
- Interaktive Metronome wie Brainboy (Training von visuell-akustischen Basalfunktionen durch „Taktgeber" von außen), interaktive Musiktherapie (Improvisation mit Therapeuten)
- Olfaktorische Stimulation: Beim Lernen und Üben Lieblingsgerüche anbieten
- Visuelle Stimulation mit Schachbrettmustern: hoher Farbkontrast, kleine Quadrate, niedrige Wechselfrequenz (gehört zum ventralen visuellen System, vgl. Kandel, Schwartz und Jessell 2000, Devinsky und D'Esposito 2004)
- Grenzen setzen, Disziplin einfordern!

**Fallbeispiel 16**

**Lese-Rechtschreib-Schwäche, Atlasblockade**

Bei dem 8-jährigen Mädchen bestand der Verdacht auf eine Lese-Rechtschreib-Schwäche. Sie wurde vom Ergotherapeuten zur Abklärung einer „Atlasblockade" überwiesen.

**Diagnostik**

Es lag eine Rechts-Links-Konfusion beim Einbeinstand und im Finger-Nase-Versuch vor, zudem zeigten sich Schwierigkeiten bei der Fingererkennung und dem Zahlenerkennen auf der Haut. Dies wurde als rechtsbetontes Temporoparietalsyndrom (Gyrus supramarginalis und Gyrus angularis) interpretiert.
Die neurologische Basisuntersuchung ergab keine Befunde, insbesondere die Heterophorietests waren negativ. Deshalb wurde empfohlen, zunächst auf eine optometrische Untersuchung, wie vom Ergotherapeuten angeregt worden war, zu verzichten.
Als orthopädischer Befund lag ein linkslaterales Okziput vor.

1. BIR-Position: Zunge zwischen den Zähnen, Kopf überstreckt → Indikatormuskel hyporeaktiv → Indikatormuskel normoreaktiv

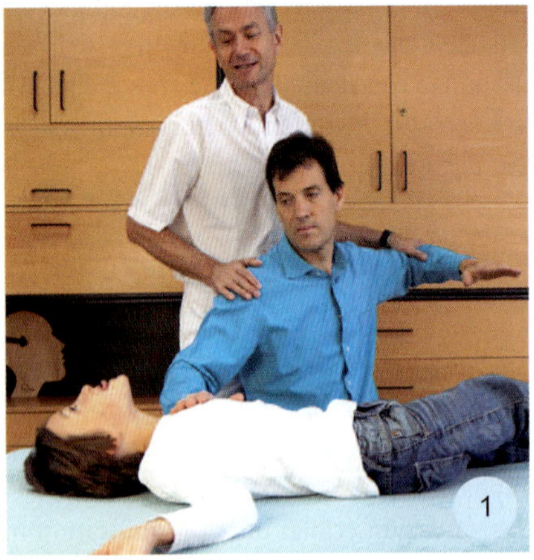

2. Ko-Stressor kraniale Kompression, Temporal Tap → Indikatormuskel hyporeaktiv

3. Keile unter die Hüfte und gegenüber liegende Schulter positionieren, Seitneigung → Indikatormuskel hyporeaktiv

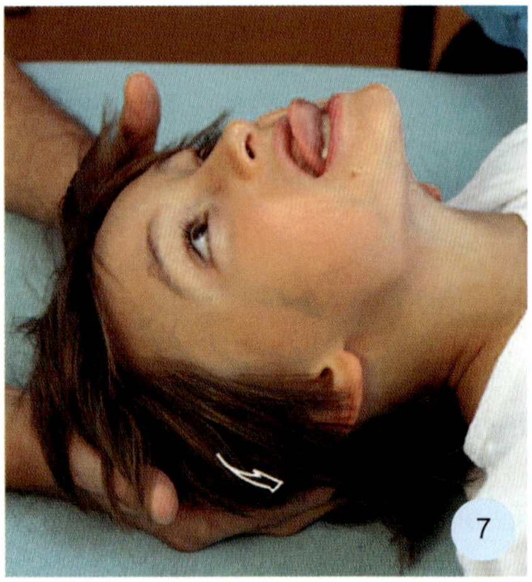

4. Reiben über Okziput, Asterion, Pterion, Bregma, Kokzyx, Narben → Indikatormuskel normoreaktiv (Injury-Muster)

5. Augen in die Kardinalblickrichtungen halten lassen (EIR), evtl. Temporal Tap → Indikatormuskel hyporeaktiv

6. B&E-Punkte und periphere Akupunkte suchen, danach Temporal Tap → Indikatormuskel normoreaktiv

7. Rotations-Challenge am Okziput, Atemphase suchen, die normoreaktiven Challenge aufrechterhält → Indikatormuskel normoreaktiv

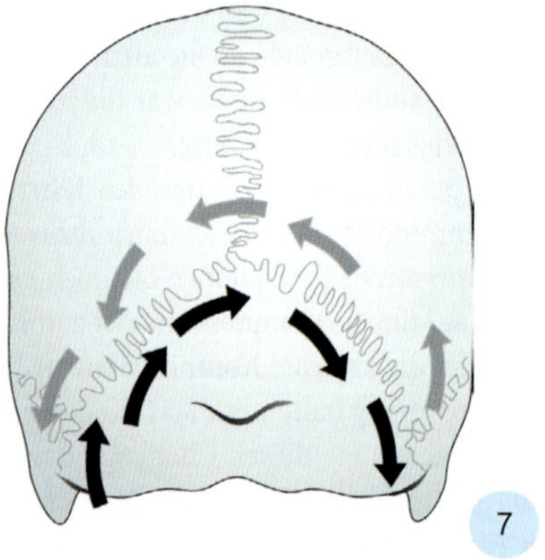

*Korrektur Schritt 1*
*In BIR-Position (überstreckt, Zunge zwischen den Zähnen, entsprechend Challenge mit EIR, Positionierung auf Keilen)*
8. *Periphere Akupunkte, NL-Reflexpunkte stimulieren, B&E-Punkte beklopfen; IRT: Injury-Region (IR) mit Vibration (Knochen) oder Kneifen (Narben) stimulieren, Kopfgelenke mobilisieren bzw. Talus-Flip (IR kaudal des Schultergürtels)*
9. *Okziput-Korrektur in getesteter Atemphase*
10. *Habituationskorrektur der Augen*

**Abb. 3.158a** Flussdiagramm zur Diagnostik und Korrektur eines persistierenden Saugreflexes, Schritt 1

Therapie

- IRT-Behandlung eines persistierenden Saugreflexes, der als einziger gefunden wurde
- Atlas-Impulstherapie von links (➤ Kap. 7.14.6); danach waren Rechts-Links-Unterscheidung und Zahlenerkennen auf der Haut perfekt

Dem Mädchen wurde der Unterschied zwischen „Emma (Name geändert) ist Legasthenikerin" und „Emma kann im Moment noch nicht so gut lesen und schreiben" vermittelt. Die spezifische Ergotherapie sollte nun begonnen werden.

### 3.5.7 Persistierender Suchreflex (Rooting-Reflex)

Auch dieser Reflex spielt in der entwicklungsneurologischen Diagnostik eine geringe Rolle, kann aber funktionell bei mangelnder Integration ein Problem darstellen. Bei Hunger dreht der Säugling den Kopf suchend im Raum; wenn sein Mund oder Mundwinkel berührt wird, wendet er den Kopf diesem Reiz zu und öffnet den Mund. Es werden Zungenbewegungen ausgelöst, begleitet von Lippen- und Kieferbewegungen. Der Reflex ist naturgemäß eng mit dem Saugreflex verbunden. Zu einer Reaktivierung kann es auch

11. Bauchlage: BIR-Position: Zunge zwischen den Zähnen, Kopf überstreckt, evtl. EIR; Sakrum-Challenge in Torsion um schräge oder sagittale Achse → Indikatormuskel hyporeaktiv

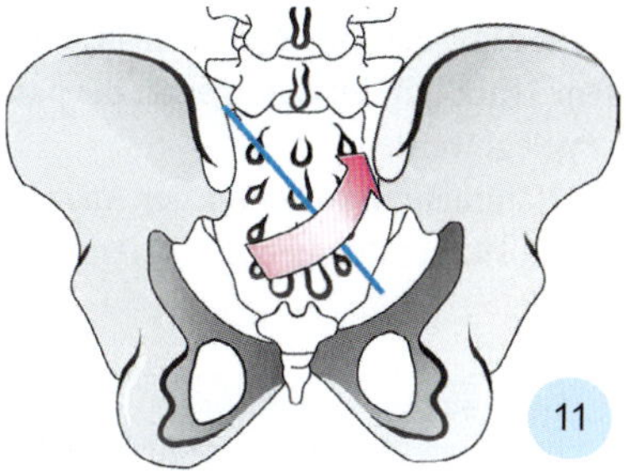


12. In gehaltener Inspiration bzw. Exspiration erneut challengen → Indikatormuskel normoreaktiv

13. *Korrektur Schritt 2*
*In BIR-Position (überstreckt, Zunge zwischen den Zähnen, mit EIR nach Challenge, Sakrum in der getesteten Atemphase mobilisieren*

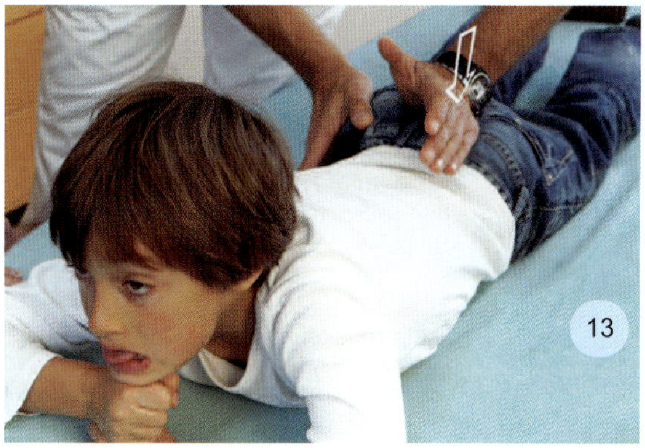


**Abb. 3.158b** Flussdiagramm zur Korrektur eines persistierenden Saugreflexes, Schritt 2

kommen, wenn durch Zahntraumata eine kraniale Läsion entsteht (Keen 2008), die mit diesem Reflex assoziiert ist.

## ❶ Symptome bei mangelnder Integration

- Überempfindlichkeit um den Mund herum
- Probleme beim Sprechen, Artikulieren und Mundschluss durch die Zunge, die zu weit vorn ist; Daumenlutschen
- Ungeschicklichkeit durch BABKIN-Reaktion (persistierender Saugreflex), orale Automatismen bei Handaktivität
- Weitere Symptome wie beim retinierten Saugreflex (➤ Kap. 3.5.6)

## ❷ Diagnostik und Therapie

Der Zusammenfassung der einzelnen Schritte dient ein dreiteiliges Flussdiagramm (➤ Abb. 3.159a, b, c).

### Challenge und Korrektur, Schritt 1

1. Sanftes Bestreichen der Haut um den Mund (evtl. zusammen mit Kopfextension) führt zu einer Indikatordysreaktion. Primitive orale Mechanismen treten dabei nur selten auf. Das Bestreichen hat hier eine reflexauslösende Funktion und kann wie die Nozizeption bei der üblichen IRT wirken. Leichtes Kneifen und Kopfextension kann als Challenge notwendig sein, wenn ein Injury-Muster im Bereich der Maxillae vorliegt.
2. Wenn diese Challenges negativ sind, bringen Sie einen weiteren Ko-Stressor an: Bestreichen oder Kneifen der Maxillae, kraniale Kompression oder Temporal Tap.
3. Wenn die kraniale Kompression zur Indikatordysreaktion führt, lagern Sie den Patienten auf Keilen. Wenn keine der damit gehaltenen Torsionspositionen zur Indikatordysreaktion führt, bringen Sie ihn in Links- oder Rechts-Seitneigung (Duraspannung).
4. Suchen Sie per Reibe-Challenge kraniosakrale Injury-Regionen und Narbenstörfelder. Reiben aktiver Injury-Regionen hebt die Dysreaktion auf. Danach Temporal Tap.
5. Drücken Sie mit zweihändigem Kontakt die Ossa maxillaria und zygomatica beidseits gegen den Uhrzeigersinn (falls negativ, im Uhrzeigersinn), um zu prüfen, ob dies den Wangen-Challenge aufhebt. Stabilisieren Sie dabei die Alae majores des Sphenoids.

   Wenn kein Challenge in diesem Sinne positiv ist, müssen Sie ihn mit intraoralem Kontakt zur bukkalen bzw. vestibulären Fläche der Seitenzähne wiederholen. Suchen Sie die korrektive Atemphase, die diesen Challenge nicht wieder aufhebt.
6. Der Patient liegt ggf. weiter auf den Blocks. Wenn der Challenge an den Ossa maxillaria die Dysreaktion aufgehoben hat, ergänzen Sie eine EIR. Eine der Kardinalblickrichtungen kann zur Indikatordysreaktion führen. Wenn nicht: Temporal Tap und – falls notwendig – Bestreichen der Haut um den Mund bringt die Indikatordysreaktion zurück.
7. Suchen Sie bei positivem Challenge die B&E-Punkte und von dort ausgehend die peripheren Akupunkte, die den Challenge aufheben. Diese notieren.
8. Korrektur in Duraspannungsposition (wie in 3 gefunden) mit EIR:

   Bestreichen oder Kneifen über den Maxillae, periphere Akupunkte und NL-Reflexpunkte stimulieren. Gefundene B&E-Punkte beklopfen.

   Das Injury-Muster korrigieren: Injury-Region am Schädel und anderen knöchernen Regionen mit Vibration stimulieren, Narben kneifen, Nutationsmobilisation der HWS. Bei Injury-Regionen unterhalb des Schultergürtels Talus-Flip (➤ Kap. 1.2.5) durchführen.

9. Die Maxillae korrigieren, am besten mit intraoralem Kontakt, bei dem Mittel- und Ringfinger an die palatinale Fläche der Seitenzähne gelegt werden.
10. Habituationskorrektur der Augen nach KEEN: Die Augäpfel in EIR-Position intendieren, während der Reflex ausgelöst wird.

## Challenge und Korrektur, Schritt 2

11. Suchen Sie nach Auslösung des Reflexes (Kneifen, Bestreichen) nach einer assoziierten Okziput-Torsion (Universal Fault, meist im Uhrzeigersinn). Dies wird ausgehend von einem normoreaktiven Indikatormuskel durchgeführt. Der Challenge der Maxillae führt ja

1. Bestreichen oder Kneifen der Haut über den Maxillae, evtl. mit Kopfextension (Injury-Muster) → Indikatormuskel hyporeaktiv → Indikatormuskel normoreaktiv
2. Ko-Stressor kraniale Kompression, Temporal Tap → Indikatormuskel hyporeaktiv
3. Keile unter Hüfte und gegenüberliegende Schulter positionieren; Seitneigung (BID für Injury-Muster) → Indikatormuskel hyporeaktiv
4. Reiben über Okziput, Asterion, Pterion, Bregma, Kokzyx, Narben → Indikatormuskel normoreaktiv (Injury-Muster)
5. Maxillae im Uhrzeigersinn bzw. im Gegenuhrzeigersinn drücken. Atemphase suchen, die nicht wieder zur Dysreaktion führt → Indikatormuskel normoreaktiv
6. Augen in Kardinalblickrichtungen halten lassen (EIR), evtl. Temporal Tap → Indikatormuskel hyporeaktiv
7. B&E-Punkte und Akupunkte suchen → Indikatormuskel normoreaktiv

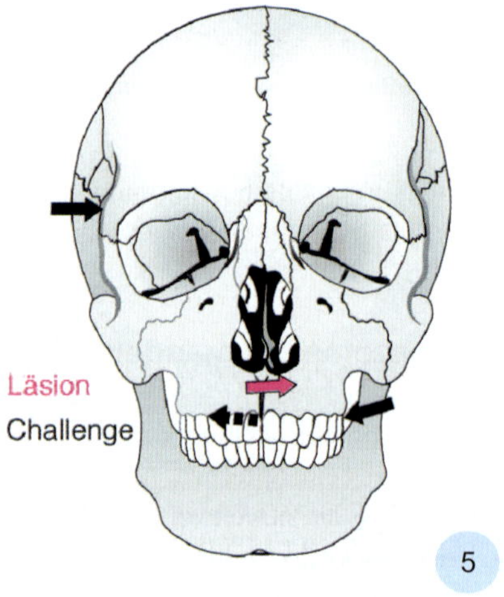


*Korrektur Schritt 1*
*In BIR-Position (überstreckt, nach Challenge mit EIR, Positionierung auf Keilen)*
8. *Periphere Akupunkte, NL-Reflexpunkte stimulieren, B&E-Punkte beklopfen*
*IRT: Kneifen über den Maxillae, mehrmalige Kopfflexion, Talus-Flip bei Injury-Regionen kaudal des Schultergürtels*
9. *Maxillae-Korrektur in getesteter Atemphase*
10. *Habituationskorrektur der EID*

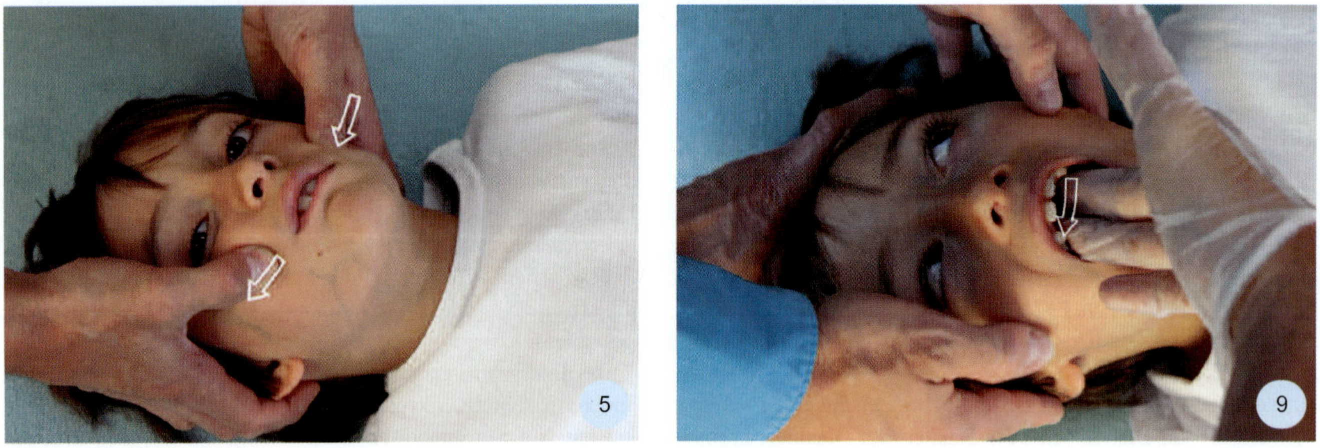


**Abb. 3.159a** Flussdiagramm zur Diagnostik und Korrektur eines persistierenden Suchreflexes, Schritt 1

**11.** Kneifen bzw. Bestreichen der Haut über den Maxillae, evtl. mit Kopfextension plus Okziputtorsion → Indikatormuskel hyporeaktiv

**12.** Atemphase suchen, die diesen Challenge aufhebt → Indikatormuskel normoreaktiv

***13.** Korrigieren mit Stimulation über den Maxillae: Okziput in Richtung des positiven Challenge korrigieren in der Atemphase, die den Challenge aufgehoben hat*

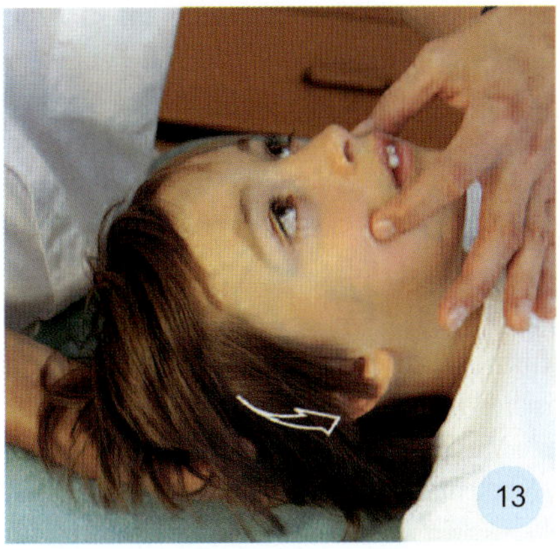


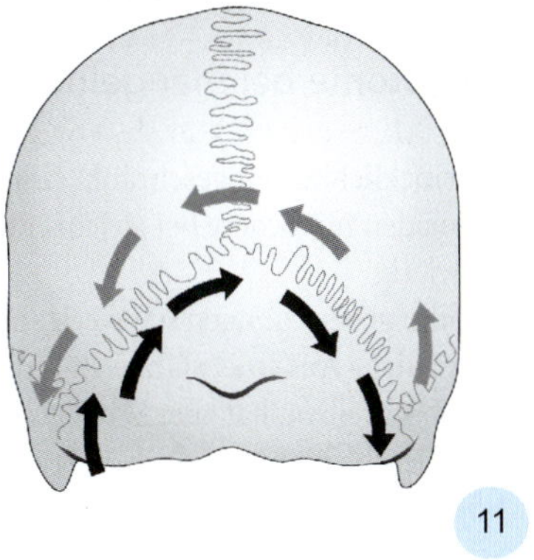


**Abb. 3.159b** Flussdiagramm zur Diagnostik und Korrektur eines persistierenden Suchreflexes, Schritt 2

**14.** Kneifen bzw. Bestreichen der Haut über den Maxillae evtl. mit Kopfextension plus Sakrumrotation um die sagittale Achse → Indikatormuskel hyporeaktiv

**15.** Atemphase suchen, die diesen Challenge aufhebt → Indikatormuskel normoreaktiv

***16.** Korrigieren mit Stimulation über den Maxillen: Sakrum in Richtung des positiven Challenge korrigieren in der Atemphase, die den Challenge aufgehoben hat*

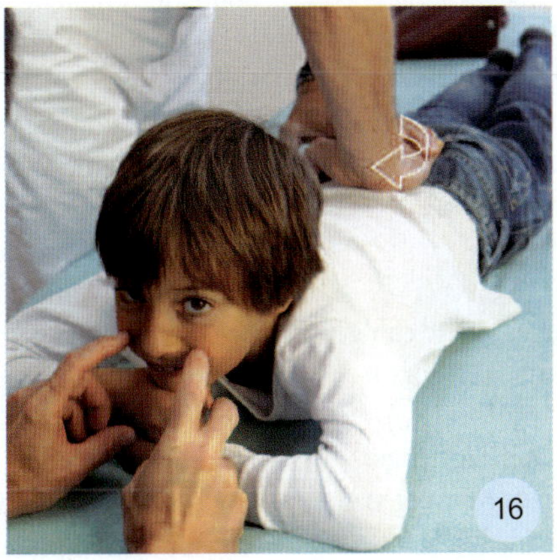


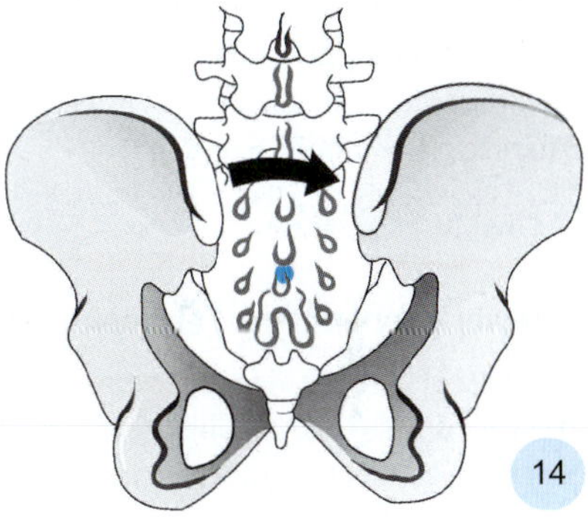


**Abb. 3.159c** Flussdiagramm zur Diagnostik und Korrektur eines persistierenden Suchreflexes, Schritt 3

nach der Korrektur (Punkt 7, 8, 9) nicht mehr zur Dysreaktion des Indikators, sondern ist hier wie ein Ko-Stressor aufzufassen.

12. Suchen Sie eine Atemphase, die diesen Challenge aufhebt.

13. Korrigieren Sie während der Auslösung des Reflexes, wie für den Universal Fault (➤ Kap. 3.3.7) beschrieben, mit Atemunterstützung.

## Challenge und Korrektur, Schritt 3 (Sakrumrotation)

14. Während der Reflex provoziert wird, wird das Sakrum im Sinne einer Rotation um die sagittale Achse provoziert.

15. Wenn dies zur Indikatordysreaktion führt, die Atemphase suchen, die den positiven Challenge aufhebt.

16. Während der Reflex provoziert wird, das Sakrum in Challenge-Richtung mobilisieren.

### 3.5.8 Persistierender palmarer Greifreflex

#### ❶ Symptome bei mangelnder Integration

- Geschicklichkeit eingeschränkt (Daumenopposition schwierig)
- Schneiden mit Schere bei gleichzeitigem Drehen des Blattes schwierig
- Handfolgebewegungen schwierig: Schere, Stein, Papier
- Schriftliche Ausdrucksfähigkeit reduziert: Das Kind kann Texte gut abschreiben, hat aber Schwierigkeiten, Aufsätze zu schreiben. Geschichten mündlich zu erzählen geht besser.
- Überempfindlichkeit der Handflächen
- Sprachstörungen (Babkin-Reaktion: Verbindung von Hand und Mundfunktion)
- Mundbewegungen beim Schreiben und Zeichnen
- Geschicklichkeit beim Sprechen reduziert (Babkin-Reaktion)
- Hypotones „Zusammenfallen" beim neurologischen Klaviertest oder bei Fingeropposition: Rumpfstabilisierende Muskeln werden schwach (Rücken- und Bauchmuskulatur, Nackenflexoren, -extensoren).
- Handhaltung beim Schreiben: kein Pinzettengriff
- Tendenziell eher hyperton bei feinmotorischen Handlungen („Schreibkrampf")
- Beim Trampolinspringen geballte Faust und orale Mechanismen

Dieselben Symptome wie bei Schwäche des anterioren zingulären Regelkreises können auch mit dem Persistieren dieses Reflexes assoziiert sein (➤ Kap. 3.5.6).

**Fallbeispiel 17**

**Schwierigkeiten beim Zeichnen nach Vorlage**

Ein 2002 geborenes Mädchen wurde vorgestellt, um eine bei der U9 festgestellte Auffälligkeit abzuklären: Es bereitete ihr Schwierigkeiten, Quadrate, Dreiecke, Linien nachzuzeichnen. Sie ist eindeutig Rechtshänderin. Die Augenuntersuchung sei o. B. gewesen. Nun erhielt sie Ergotherapie.

**Erstvorstellung 22.4.2008**

Anamnese: Das Kind war gerne draußen, radelte, spielte ruhig, ging in den Kindergarten. Entbindung per Sektio, alle Vorsorgeuntersuchungen bis U8 waren unauffällig.
Diagnostik: Einbeinstand und Einbeinhüpfen unauffällig, Finger-Nase-Versuch unauffällig, leichte Heterophorie, gute Konvergenz, 3D-Sicht gut, Optokineseversuch o. B., PRI gut, Wirbelsäule o. B.
Beratung: Falls nach der Einschulung erste Probleme auftreten würden, primär eine Behandlung mit NLP-/Musiktherapie vorsehen.

**15.1.2009**

Das Kind besuchte eine Montessorischule und fand das gut, doch das Problem mit der Feinmotorik war geblieben. Die Ergotherapie war beendet.
Nach der Korrektur von Moro-Reflex und Palmarreflex sollte sie als Hausaufgabe das Abzeichnen von einfachen Formen mit Farben üben.

**12.2.2009**

Die Zeichnungen und nach Auskunft der Lehrerin auch das Sozialverhalten waren viel besser geworden.

**Weiterer Verlauf**

Der Vater, Dozent für Psychologie, äußerte anlässlich eines Besuchs am 10.5.2009, dass sich bei seiner Tochter „unglaubliche Veränderungen getan" hätten.
Es folgten noch zwei Kontrolltermine:
- Am 15.4.2010 war die Schrift noch ungelenk. Der Palmarreflex wurde erneut korrigiert (der entsprechende Challenge ist üblicherweise selten wiederholt positiv).
- Am 12.5.2010 hatte sich die Schrift weiter gebessert. Das Mädchen fühlte sich selbstbewusster mit seinen Fähigkeiten (➤ Abb. 3.160).

#### ❷ Diagnostik und Korrektur

Vergleiche die entsprechenden Flussdiagramme (➤ Abb. 3.161a und ➤ Abb. 3.161b).

##### Challenge und Korrektur, Schritt 1

1. Testen Sie die Nackenextensoren im Sitzen. Diese sollten stark sein; wenn nicht: korrigieren.
2. Lassen Sie die Finger opponieren (Daumen gegen Zeigefinger, Mittelfinger, Ringfinger, Kleinfinger und zurück) oder Klavierspielen simulieren. Dies führt zur Inhibition der Nackenextensoren. Sollte der Challenge negativ sein, bringen Sie einen Ko-Stressor an: kraniale Kompression, Temporal Tap sowie EIR. Beim Challenge sollten Sie auch auf Haltungsänderungen achten. Beim Bewegen der Finger können orale Mechanismen, gleichzeitiges Bewegen der Zehen und eine Veränderung der Atmung zu beobachten sein.
   Beim Surrogattest berührt eine Hilfsperson die Nackenextensoren.
3. Führt Reiben einer Schädelregion zur Aufhebung des positiven Challenge? Wenn ja, liegt ein Injury-Muster vor.
4. Ein Temporal Tap (oder ein anderer Ko-Stressor) kann die Dysreaktion zurückbringen.
5. Suchen Sie die B&E-Punkte und die entsprechenden peripheren Akupunkte, die den Finger-Challenge aufheben. Notieren Sie diese.
6. Lassen Sie in die Kardinalblickrichtungen schauen, bis sich eine Augenposition findet, in der die Nackenextensoren wieder hyporeaktiv werden. Falls nicht, gelingt dies mit Temporal Tap.
7. Führen Sie den ersten Teil des kranialen Challenge durch: Mit beidseitigem (rechts und links) Kontakt zur Squama des Os temporale und zum Os parietalemachen Sie einen Rotations-Challenge. Meist ist er im Uhrzeigersinn positiv, d. h. die Nackenextensoren werden normoreaktiv. Suchen Sie eine Atemphase, die den kranialen Challenge nicht mehr aufhebt, meist ist es Inspiration.
8. Temporal Tap
9. Führen Sie den zweiten Teil des kranialen Challenge durch: Neben der (meist ossifizierten) Sutura metopica drücken Sie das Os

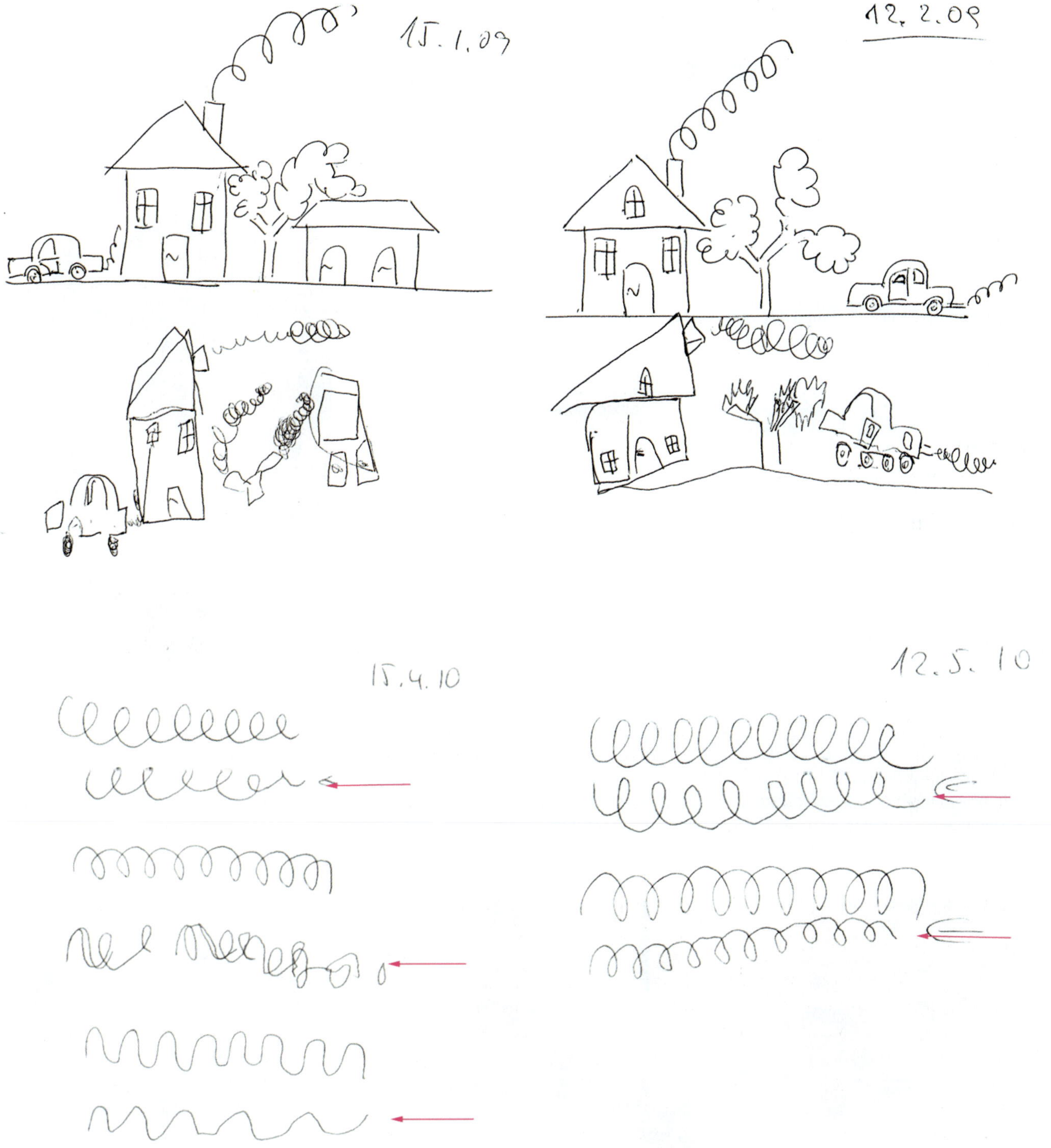


**Abb. 3.160** Zeichnungen nach Vorlage vor und nach Korrektur eines p-Moro-Reflexes und p-Palmarreflexes im Abstand von 4 bzw. 8 Wochen. Bei den Feinmotorikproben (unten) hatte der Untersucher die mit rotem Pfeil markierten jeweils vorgegeben.

frontale rechts nach kranial und links nach kaudal; wenn dies nicht zur Normoreaktion der Nackenextensoren führt, in umgekehrter Richtung. Suchen Sie eine Atemphase, die diesen Challenge nicht mehr aufhebt. Meist ist es Exspiration.

**10.** Zur Korrektur lassen Sie den Patienten Fingeroppositionsübungen machen oder Klavierspielen simulieren.

Mit EIR (falls diese gefunden wurde):

Injury-Region am Schädel und anderen knöchernen Regionen mit Vibration stimulieren, Narben kneifen, Nutationsmobilisation der HWS. Bei Injury-Regionen unterhalb des Schultergürtels Talus-Flip (➤ Kap. 1.2.5) durchführen.

1. Test der Nackenextensoren im Sitzen → Nackenextensoren normoreaktiv, wenn nicht: korrigieren

2. Fingeropposition, „Klavierspielen". Evtl. zusätzlich kraniale Kompression, Temporal Tap oder EIR → Nackenextensoren hyporeaktiv; beim Surrogattest inhibiert TL der Nackenextensoren des Patienten den Indikator d. Surrogats

3. Reiben über Okziput, Asterion, Pterion, Bregma, Kokzyx (IR?) → Nackenextensoren normoreaktiv (IR-Muster)

4. Temporal Tap oder anderer, bisher nicht benutzter Ko-Stressor → Nackenextensoren hyporeaktiv

5. B&E-Punkte, periphere Akupunkte suchen → Nackenextensoren normoreaktiv

6. Augen in Kardinalblickrichtungen halten lassen (EIR), evtl. Temporal Tap → Nackenextensoren hyporeaktiv

7. Rotations-Challenge der Ossa parietalia → Nackenextensoren normoreaktiv

8. Temporal Tap → Nackenextensoren hyporeaktiv

9. Scher-Challlenge an der Sutura metopica → Nackenextensoren normoreaktiv

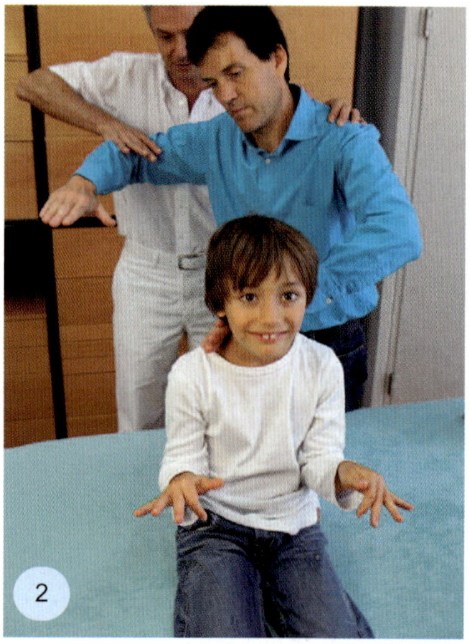


*Mit EIR (falls diese gefunden wurde) „Fingerspiele" machen lassen*
10. *Akupunkte stimulieren (Nadel, Acupatch, Laser), NL-Reflexpunkte reiben (Eltern)*
*B&E-Punkte stimulieren*
*IR mit Vibration bzw. Kneifen stimulieren, Nutationsmobilisation bzw. Talus-Flip*
11. *Parietalia und Frontale in getesteter Atemphase korrigieren*
12. *Habituationskorrektur der Augen*

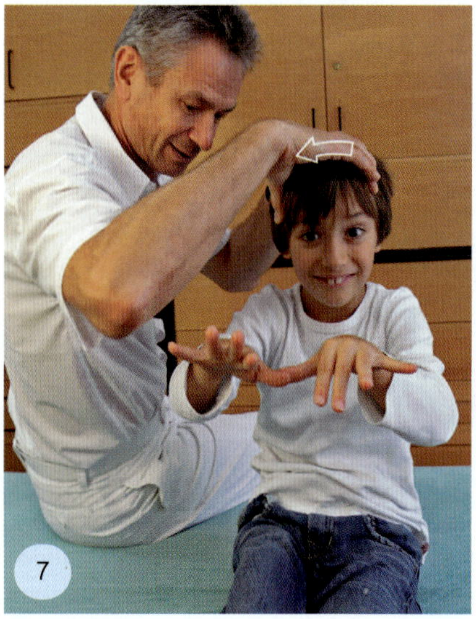


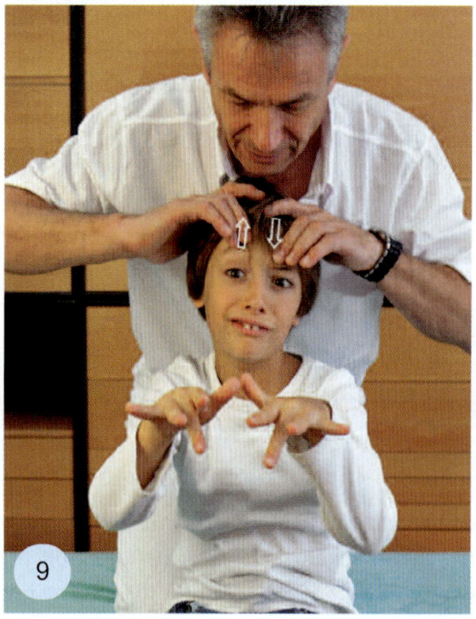


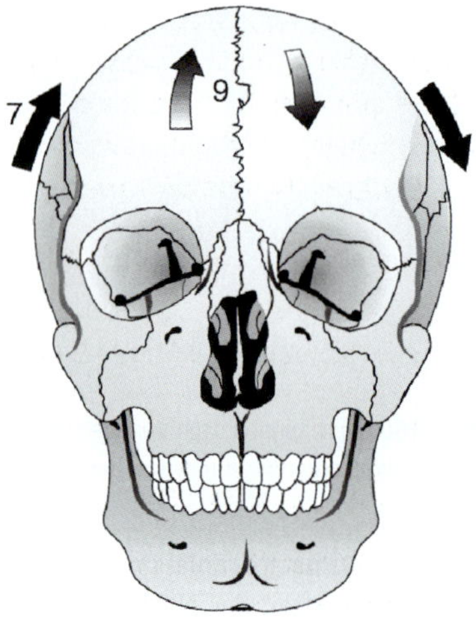


**Abb. 3.161a** Flussdiagramm zur Korrektur eines persistierenden palmaren Greifreflexes, Schritt 1

**13.** Patient liegt auf dem Rücken, SOT-Blocks induzieren Duraspannung: „Fingerspiele" → Indikatormuskel hyporeaktiv

**14.** Okziput-Torsion → Indikatormuskel normoreaktiv

**15.** Atemphase suchen, die nicht wieder schwächt

**16.** EIR → Indikatormuskel dysreaktiv

**17.** B&E-Punkte und periphere Akupunkte suchen → Indikatormuskel normoreaktiv

**18.** *Korrigieren mit EIR und „Fingerspielen":*
*Periphere Akupunkte, NL-Reflexpunkte, B&E-Punkte stimul.*
*Okziput in Richtung des positiven Challenge korrigieren in der Atemphase, die von Normoreaktion begleitet war*
*Habituationskorrektur der Augen*

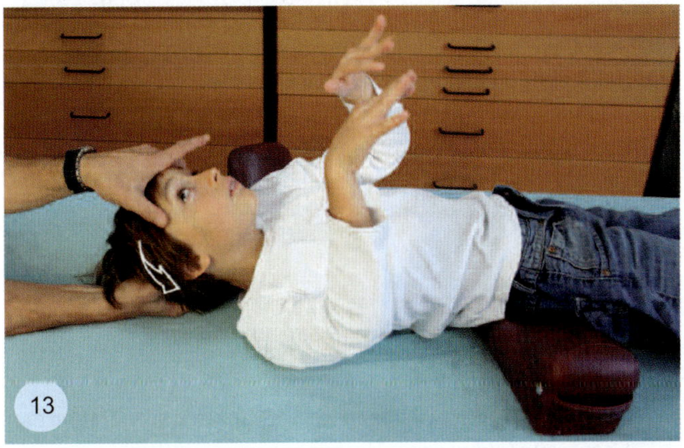


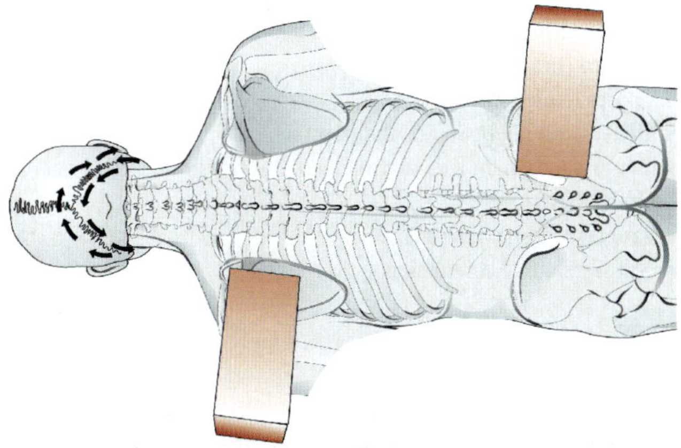

Die Abbildung verdeutlicht die Korrekturvektoren; die Korrektur mit Blocklagerung erfolgt auf dem Rücken wie in der Abb. links zu sehen.

**Abb. 3.161b** Flussdiagramm zu Challenge und Korrektur eines persistierenden palmaren Greifreflexes, Schritt 2

Akupunkte stimulieren (Nadel, Acupatch, Laser), NL-Reflexe reiben (Eltern).

**11.** Die spezifische kraniale Läsion in Inspiration korrigieren, dabei die vorher gefundenen Akupunkte zusammen mit den NL-Reflexen stimulieren (Eltern); sanfte Mobilisation der Ossa parietalia in Challenge-Richtung sowie der Ossa frontalia an der Sutura metopica, jeweils während der Atemphase, die positiv getestet wurde.

**12.** Habituationskorrektur der Augen in EIR-Challenge-Richtung: Halten Sie bei geschlossenen Augen die Augäpfel des Patienten sanft in Richtung des positiven Challenge, während dieser „Klavier spielt".

## Challenge und Korrektur, Schritt 2

**13.** Der Patient liegt auf dem Rücken und bewegt die Finger. Legen Sie einen SOT-Block unter das Becken, den anderen unter die kontralaterale Schulter (beide Torsionsrichtungen ausprobieren). Wenn dies zur Indikatordysreaktion führt (die Surrogatperson berührt den Patienten unspezifisch irgendwo, wo ohne Challenge Normoreaktion vorhanden ist):

**14.** Okziput-Torsion wie beim Universal Fault in der einen oder anderen Richtung hebt diesen Challenge auf.

Wenn die Blockpositionierung mit Fingerbewegungen nicht zur Dysreaktion führt, weil das Injury-Muster (vgl. Punkt **10**) bereits korrigiert wurde, führen Sie den Challenge des Okziputs auf den Blocks mit Fingerbewegung als Ko-Stressor durch, ausgehend von einem normoreaktiven Indikatormuskel, der bei positivem Challenge dysreaktiv wird.

**15.** Inspiration oder Exspiration verändern die Reaktion, zur Korrektur nehmen Sie immer die von Normoreaktion begleitete Atemphase zuhilfe.

**16.** EIR-Position suchen, die Dysreaktion wiederbringt.

**17.** B&E-Punkte und periphere Akupunkte suchen, die sie aufheben.

**18.** Korrektur, während Sie den Patienten gleichzeitig die Finger bewegen lassen:

In Rückenlage (wie oben mit EIR) periphere Akupunkte und NL-Zonen stimulieren, B&E-Punkte stimulieren.

Mobilisieren Sie das Okziput mehrmals in der Atemphase, die von Normoreaktion begleitet war, und stabilisieren dabei die Parietalia in der Gegenrichtung.

Führen Sie eine Habituationskorrektur der Augen durch, wenn eine EIR-Position gefunden wurde.

#### Weitere Übungen

Der Patient kann zu Handübungen – mit Qi-Gong-Kugeln oder (bei Kindern) Murmeln, die in den Händen gedreht werden – und zu Fingeroppositionsübungen angeleitet werden. Dasselbe Übungsprogramm wie beim Saug- und Suchreflex (➤ Kap. 3.5.6 und ➤ Kap. 3.5.7) ist auch hier gültig.



## 3.5.9 Persistierender plantarer Greifreflex

### ❶ Symptome bei mangelnder Integration

- Schlechte Balance, Gleichgewichtsprobleme
- Unkoordiniertes Gehen und Laufen, Schwierigkeiten beim Gehen im Dunkeln
- Spätes Laufenlernen
- Zehenbeugung beim Schuhanziehen
- Bei Erwachsenen: Kreuzschmerzen, die sich beim Gehen verschlechtern
- Eingewachsene Zehennägel
- Schmerzhafte Schienbeine

### ❷ Diagnostik und Therapie

#### Challenge und Korrektur

Testen Sie am sitzenden Patienten die Nackenextensoren. Wenn diese nicht normoreaktiv sind, korrigieren Sie sie.

Lassen Sie den Patienten die Zehen bewegen wie beim (simulierten) Klavierspielen. Alternativ können Sie die Zehen strecken lassen. Dies führt im positiven Fall zur Hyporeaktion der Nackenextensoren, evtl. auch anderer Indikatormuskeln. Zeichen eines positiven Challenge sind zudem orale Synergismen, Luftanhalten, gleichzeitiges Bewegen der Finger.

Beim Surrogattest berührt die Surrogatperson den Patienten am Nacken.

Das weitere Vorgehen ist identisch mit dem bei einem persistierenden Palmarreflex, nur mit dem Unterschied, dass hier die Zehen statt der Finger bewegt werden.

#### Weitere Übungen

Der Patient übt mit den Zehen z. B. Gegenstände aufzuheben, Knetmasse zu bearbeiten.

## 3.5.10 Persistierender ATNR (p-ATNR)

Zwischen der HWS-Funktion und der Augenfunktion besteht eine reflektorische Beziehung: Bei Rotation nach rechts kommt es zu einer reflektorischen Bewegungstendenz der Augen nach links. Dies beruht auf dem vestibulookulären Reflex, aber z. T. auch auf dem zervikookulären Reflex (Garten 2012, Kap. 12.2.9.1).

### ❶ Symptome bei mangelnder Integration

Zu Symptomen kommt es aufgrund einer automatisierten Kopplung von Kopf- und Handbewegungen und durch Tonusveränderungen der Flexoren und Extensoren.

- Leichte Ablenkbarkeit durch Hintergrundreize
- Schwierigkeiten bei Aktivitäten im seitlichen (peripheren) Gesichtsfeld
- Schwierigkeiten bei Mittellinie überkreuzenden Aktivitäten: Seiltänzergang schwierig
- Schwierigkeiten beim Ballspielen, da ein Teil des Gesichtsfelds wird nicht adäquat wahrgenommen wird
- Erschwerte Folgebewegung der Augen
- Erschwerte (Hemisphären-)Dominanzentwicklung bei Kindern
- Schwierigkeiten, Distanzen richtig einzuschätzen
- Übermäßige Anstrengung, beim Schreiben den Stift zu halten: Der Blick zur beschrifteten Seite bewirkt eine Öffnungstendenz der Hand/Finger. Dies ist besonders bei der Sitzplatzwahl des Kindes in der Klasse von Bedeutung.
- Rezidivierende Probleme im Schulter- und zervikothorakalen Übergangsbereich, aber in der Folge auch im Lumbalbereich bei Sportlern.

#### Weitere diagnostische Hinweise

- ROMBERG-Versuch:
  - Kopfdrehung verstärkt laterales Schwanken mit Initiation zur Gegenseite (auf weicher Unterlage besser sichtbar).
  - Bei nach vorn ausgestreckten Armen führt Kopfdrehung zum Absinken des gleichseitigen Arms (Extensorenfazilitierung).
- Schlechte Hand-Auge-Koordination: Einbeinhüpfen mit Ballfangen ist der adäquate Test.
- Trampolinspringen (➤ Abb. 3.162): asymmetrischer Tonus, besonders deutlich bei Kopfrotation
- Knie-Hand-Stand (Vierfüßlerstand): einseitiges Einknicken auf der Gegenseite der Kopfrotation

### ❷ AK-Diagnostik und Therapie

Der ATNR wird im Stehen durch Rotation, im Liegen durch Seitneigung selektiv ausgelöst (➤ Abb. 3.141 und ➤ Abb. 3.142). Der Test im Liegen ist günstiger, besonders als Surrogattest bei Kindern.

Das Prozedere ist in dem Flussdiagramm (➤ Abb. 3.164a und b) zusammengefasst.

#### Challenge und Korrektur, Schritt 1

1. Testen Sie repräsentative Flexoren (Pectoralis major, Pars clavicularis, Biceps) und Extensoren (Latissimus, Triceps, mittlerer

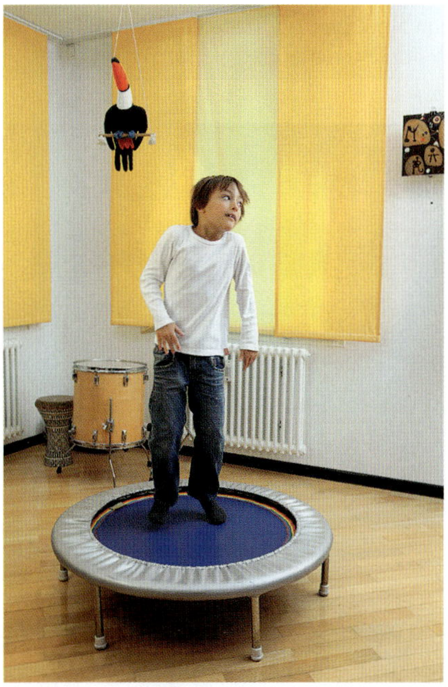

**Abb. 3.162** Trampolinspringen: Das Foto zeigt einen grenzwertig normalen Befund von Tonusasymmetrie.

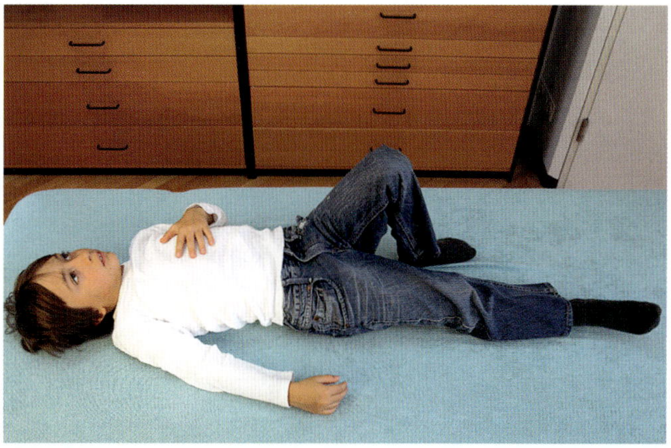

**Abb. 3.163** ATNR-Muster: Fazilitierung der rechtsseitigen Extensoren und der linksseitigen Flexoren

Trapezius) beider Arme in Neutralposition. Den Rectus femoris und die Hamstings in Rückenlage bds. testen. Per Palpation und Therapielokalisation HWS-Dysfunktionen ausschließen, dysreaktive Muskeln korrigieren.

2. Der Kopf wird nach rechts geneigt, was bei persistierendem ATNR zu einer Fazilitierungstendenz der rechtsseitigen Extensoren und linksseitigen Flexoren an Arm und Bein führt (➤ Abb. 3.163), die bei Integration des Reflexes kompensiert wird. Entsprechendes gilt bei der Kopfneigung nach links.

3. Die Extensoren des linken Armes und die Flexoren des rechten Armes und Beines sind bei retiniertem ATNR im Test hyporeaktiv. Wenn die Seitneigung des Kopfes zu einem anderen Dysreaktionsmuster führt, auf eine HWS-Dysfunktion untersuchen und korrigieren.

4. Im Surrogattest: Halten Sie bei Rechtsneigung des Kopfes gleichzeitig die rechtsseitigen Extremitäten in Flexion und die linksseitigen in Extension. Dies führt bei mangelnder Integration des ATNR zu Stress, da das ATNR-Fazilitationsmuster umgekehrt wird. Dies wird durch Indikatordysreaktion des Surrogats angezeigt. Die Surrogatperson sollte am besten die potenziell durch den Challenge hyporeaktiven Muskeln therapielokalisieren, es geht aber auch unspezifisch (➤ Abb. 3.164a).

5. Suchen Sie stufenweise nach IR-Regionen (kraniosakral, Narben u. a.) durch Reiben; Reiben über einer IR-Region führt zur Normoreaktion.

6. Eine EIR wird, falls vorhanden, zur Dysreaktion führen, sonst Temporal Tap, der ebenfalls wieder zur Dysreaktion führt.

7. Untersuchen Sie die B&E-Punkte, um anschließend die entsprechenden peripheren Akupunkte zu finden, die die Dysreaktion aufheben; Temporal Tap.

8. Führen Sie einen Rotations-Challenge am Okziput in der positiv getesteten Challenge-Position des Kopfes aus. Im Uhrzeigersinn wird meist der positive Challenge in BIR wie oben beschrieben aufgehoben. Prüfen Sie, in welcher Atemphase die Normoreaktion anhält, d. h. das Hyporeaktionsmuster nicht zurückkehrt.

Die Korrekturschritte werden jeweils in Challenge-Position des Kopfes (Seitneigung in Rückenlage) und EIR durchgeführt:

9. Periphere Akupunkte und die zugehörigen NL-Reflexpunkte stimulieren, Kopf mehrmals in der getesteten Seitneigungsposition nach Kneifen (Narben) bzw. Vibrationsstimulation (Knochen) der IR-Region in Nutation bewegen. Bei Injury-Regionen unterhalb des Schultergürtels Talus-Flip (➤ Kap. 1.2.5) durchführen. B&E-Punkte stimulieren.

10. Das Okziput in der normoreaktiv getesteten Atemphase in Rotation korrigieren. Dies bedeutet eher eine Korrektur der Sutura lambdoidea. Dort sind üblicherweise besonders „feste" Regionen vorhanden.

11. Habituationskorrektur: Die Augen in EID-Position korrigieren.

## Challenge und Korrektur, Schritt 2

12. Testen Sie in Bauchlage mit Kopf in ATNR-Challenge-Position, ob eine Sakrumläsion vorliegt: Am ehesten ist eine Sakrumtorsion um die schräge Achse zu erwarten (➤ Kap. 3.2.7). Die Läsion ist hier jedoch eher „mikroskopisch", d. h. kleinamplitudig ohne Fehlrelation zwischen Ilium und Sakrum.

13. Suchen Sie eine Atemphase, die den Challenge aufhebt.

14. Bei posteriorem oberem Pol diesen ventralisieren, bei anteriorem oberem Pol den kontralateralen unteren Pol ventralisieren, während die Seitneigung des Kopfes beibehalten wird.

## Weitere Übungen

Kopfneigung und Streckübungen

- In Rückenlage des Patienten den Kopf nach rechts neigen, den rechten Arm und das rechte Bein beugen, den linken Arm und das linke Bein strecken. Danach mit Kopfneigung nach links und umgekehrten Arm- und Beinbewegungen wiederholen (3–5×).
- Immer mit gekreuztem Muster abschließen: Im Stehen, oder bei kleineren Kindern passiv in Rückenlage den rechten Arm und das linke Bein nach vorne strecken, dabei Kopf nach rechts dre-

1. PMC, Biceps, Latissimus, Triceps, mittlerer Trapezius beider Arme in Neutralposition testen. Rectus femoris und Hamstrings in Rückenlage bds. testen. Dysreaktive Muskeln korrigieren; HWS-Dysfunktionen ausschließen

2. Kopf nach rechts neigen, nach Abschluss nach links

↓

3. Deltoideus post., Triceps, mittlerer Trapezius, Latissimus, Hamstrings auf der Gegenseite der Kopfneigung hyporeaktiv PMC, Biceps re., Rectus femoris auf der Seite der Kopfneigung hyporeaktiv

4. Surrogattest: Extremitäten auf der Seite der Kopfneigung beugen: Streckmuster auf dieser Seite wird zusätzlich provoziert. TL zu potenziell hyporeakt. Muskeln oder unspezifisch

↓

Indikator am Surrogat dysreaktiv

5. Kraniosakrale und andere potenzielle IR-Regionen reiben

↓

Muskeln am Patient/Surrogat wie oben normoreaktiv

6. EIR

↓

Muskeln am Patient/Surrogat wie oben dysreaktiv

7. B&E- sowie periphere Akupunkte suchen

↓

Muskeln am Patient/Surrogat wie oben normoreaktiv, Temporal Tap führt wieder zur Dysreaktion.

8. Rotations-Challenge am Okziput hebt Dysreaktion durch BIR auf; Atemphase suchen, in der Normoreaktion aufrechterhalten bleibt

*Korrektur: Seitneigung des Kopfes in Rückenlage, Flexion der Extremitäten auf der Neigungsseite und EIR:*

9. *Periphere Akupunkte, zugehörige NL-Reflexpunkte und B&E-Punkte stimulieren*
   *Vibrationsstimulation oder Kneifen der IR-Region, Kopf mehrmals in Nutation bewegen bzw. Talus-Flip*
10. *Das Okziput in der normoreaktiv getesteten Atemphase in Rotation korrigieren*
11. *Habituationskorrektur der Augen (wie EID, s.o.)*

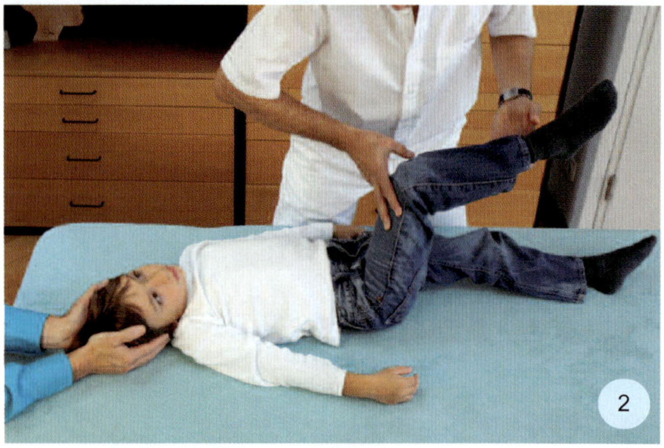


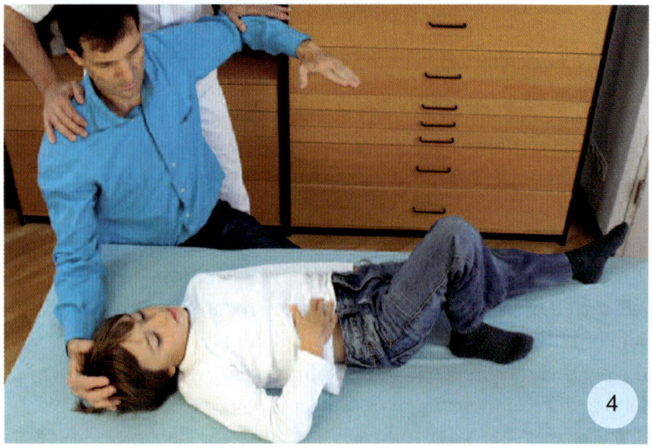


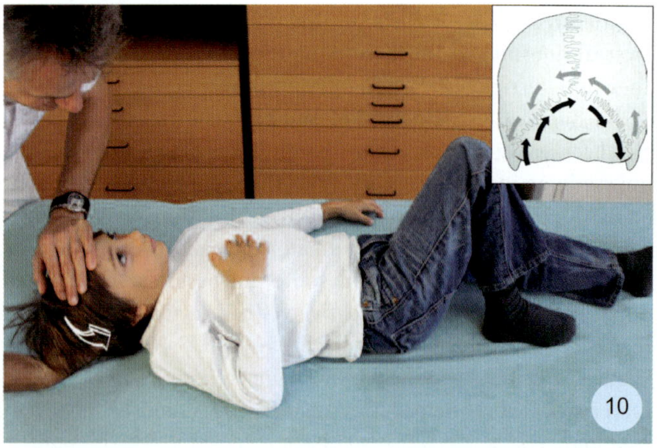


**Abb. 3.164a** Flussdiagramm zu Challenge und Korrektur eines persistierenden ATNR, Schritt 1

hen, dann linker Arm und rechtes Bein nach vorn, Kopf nach links drehen.

Übungen für Augenfolgebewegungen:

- Der Patient selbst oder eine Hilfsperson führt ein interessantes Objekt von der Mitte nach rechts außen und von dort nach links außen. Die Führungsbahn sollte möglichst stark variiert werden.
- Hierfür sind auch Computer-gestützte Übungsprogramme erhältlich (z. B. http://www.drgarten.de/index.php?id=okulomotorik).

Weitere Übungen: Ball werfen und fangen, Seiltänzergang auf Balken, Trampolinspringen mit Kopfrotation.

12. Bauchlage: ATNR-Position: Sakrum-Challenge in Torsion um die schräge oder sagittale Achse → Indikatormuskel hyporeaktiv

13. In gehaltener Inspiration bzw. Exspiration erneut challengen → Indikatormuskel normoreaktiv

14. *Korrektur Schritt 2*
*In BIR-Position Sakrum mobilisieren in der Atemphase, die den Challenge aufgehoben hat*

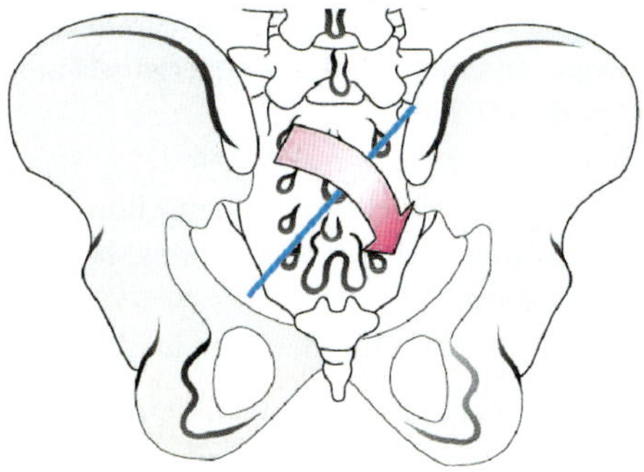

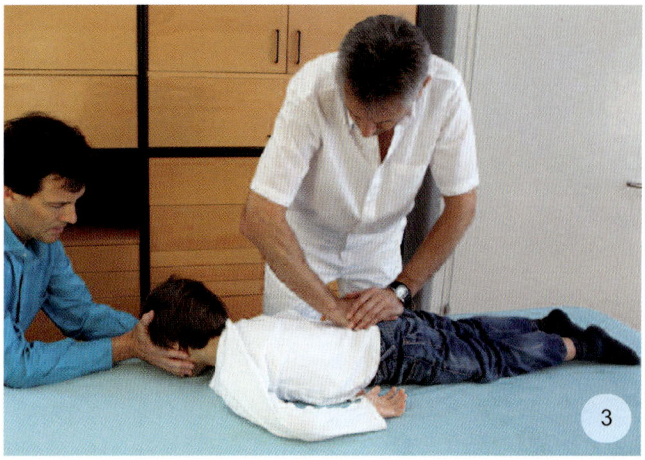


**Abb. 3.164b** Flussdiagramm zu Challenge und Korrektur eines persistierenden ATNR, Schritt 2



## 3.5.11 Persistierender tonischer Labyrinthreflex (p-TLR)

### ❶ Symptome bei mangelnder Integration

- Gang- und Standunsicherheit, schlechte Körperkontrolle, Balance-Schwierigkeiten (z. B. auf Schwebebalken)
- Kinetosen
- Probleme in der Raumwahrnehmung
- Schlechte Bildstabilisation bei Bewegung (kann im Auto nicht lesen) aufgrund eines fehlerhaften vestibulookulären Reflexes (➤ Kap. 7.6.1)
- Koordinationsstörung bei Hampelmannsprung

Die Challenges bei diesem Reflex sind ähnlich wie beim ATNR. Dies liegt daran, dass Nacken- und Labyrinthreflexe sich synergistisch überlagern und nur mit sehr spezifischen Tests getrennt provozierbar sind.

### ❷ Persistierender lateraler TLR (p-TLR-l)

#### Spezielle Tests

- Beim Romberg-Versuch auf weicher Unterlage und mit Kopfseitneigung wird die Unsicherheit besser sichtbar.
- Beim Trampolinspringen mit Kopfseitneigung zeigt sich eine Tonusasymmetrie.

#### Challenge und Korrektur, Schritt 1

Der Test wird am besten im Liegen durchgeführt, da diese Position auch für den Surrogattest geeignet ist. Der TLR lässt sich in Rückenlage einseitig durch Rotation des Kopfes auslösen. Dadurch wird das unten liegende Vestibulum (Ohr) stimuliert (➤ Abb. 3.166).

Das Flussdiagramm (➤ Abb. 3.167a und b) fasst das folgende Protokoll zusammen.

1. Testen Sie repräsentative Flexoren (Pectoralis major, Pars clavicularis, Biceps brachii und Rectus femoris) und Extensoren (Latissimus, Triceps, mittlerer Trapezius und Hamstrings in Rückenlage) in Neutralposition. Per Palpation und Therapielokalisation sollten Sie HWS-Dysfunktionen ausschließen.

2. Der Kopf wird nach rechts gedreht: Das führt zu einer Fazilitierungstendenz der rechtsseitigen Extensoren und linksseitigen Flexoren an Arm und Bein (➤ Abb. 3.163), die bei Integration des Reflexes kompensiert wird. Die Drehung des Kopfes darf auch keine globale Dysreaktion hervorrufen. Wenn dies doch der Fall sein sollte, korrigieren Sie die HWS-Dysfunktion.

Hat die Neigung des Kopfes zur Provokation des ATNR (➤ Kap. 3.5.10) bereits zu einem positiven Challenge im Sinne der Extensorenfazilitation auf der Neigungsseite geführt, sollten Sie den Kopf direkt zu dieser Seite drehen, um auch das ipsilaterale Labyrinth zu stimulieren, denn in Rückenlage ist die kraniale Korrektur für beide persistierenden Reflexe ipsilateral identisch.

In Bauchlage zeigt sich allerdings eine deutliche Diskrepanz, weil der Kopf dann nach links gedreht werden muss, damit das rechte Ohr unten liegt. Das stimuliert die linken Nackenrezeptoren. Der p-ATNR-l sollte also bereits vorher korrigiert worden sein, damit er nicht in Bauchlage das Bild des p-TLR-r unvorhersehbar überlagert.

3. Die Flexoren des rechten Armes und die Extensoren des linken Armes sind im Test (bei Rechtsrotation) bei persistierendem TLR schwach. Wenn HWS-Dysfunktionen vorher nicht erkannt wurden, führen sie zu einem anderen Inhibitionsmuster: Flexoren und Extensoren werden hyporeaktiv. Sie können auch hier eine kraniale

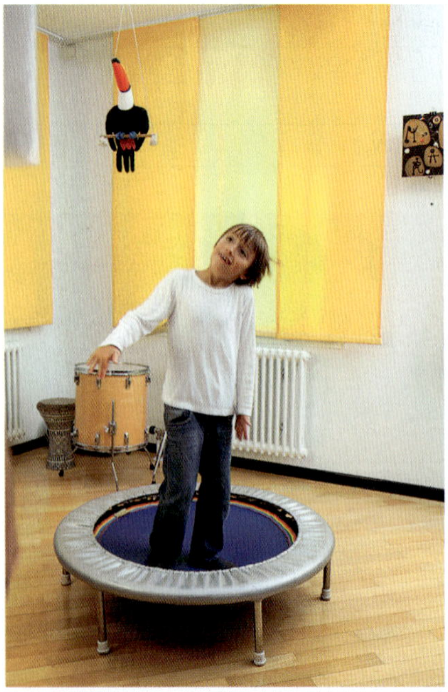

**Abb. 3.165** Trampolinspringen mit Kopfseitneigung zeigt Tonusasymmetrie

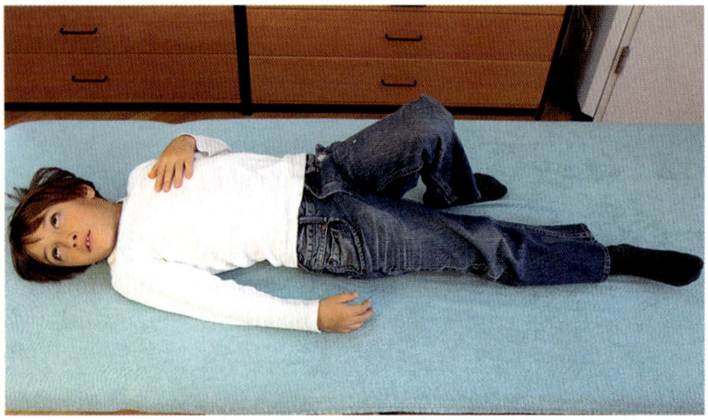

**Abb. 3.166** TLR-I-Muster

Kompression oder einen Temporal Tap als Ko-Stressor verwenden, wenn das Inhibitionsmuster bei entsprechender Symptomatik nicht deutlich wird. Dann mit Blocklagerung weiterarbeiten, um die Duraspannung aufrechtzuerhalten.

4. Im Surrogattest: Halten Sie während Rechtsrotation des Kopfes gleichzeitig die rechtsseitigen Extremitäten in Flexion und die linksseitigen in Extension. Dies führt bei mangelnder Integration des TLR zu Stress, erkennbar an einer Indikatordysreaktion des Surrogats, da es dem Fazilitationsmuster zuwiderläuft.

5. Suchen Sie stufenweise nach IR-Regionen (kraniosakral, Narben usw.) durch Reiben; Reiben über einer IR-Region führt zu Normoreaktion.

6. Eine EIR wird, falls vorhanden, erneut zur Dysreaktion führen. Wenn Sie keine Augenposition finden, die zu einem positiven Challenge führt, wenden Sie den Temporal Tap an, um zur Dysreaktion durch Kopfreaktion zurückzukehren.

7. Untersuchen Sie die B&E-Punkte, um anschließend die entsprechenden peripheren Akupunkte zu finden, die die Dysreaktion aufheben; danach Temporal Tap.

8. Führen Sie einen Rotations-Challenge am Okziput in der obigen Challenge-Position des Kopfes aus. Im Gegenuhrzeigersinn (von vorn gesehen) hebt er meist den positiven Challenge in BIR wie oben beschrieben auf. Suchen Sie die Atemphase, in der die Normoreaktion anhält.

Alle Korrekturschritte werden in Challenge-Position des Kopfes (Rotation in Rückenlage) und EIR durchgeführt.

9. Die peripheren Akupunkte nadeln oder manuell stimulieren (evtl. durch die Eltern), NL-Reflexpunkte stimulieren.

Während einer Vibrationsstimulation der IR-Region des Schädels oder Kneifen von Narben den Kopf mehrmals in Nutation bewegen. Bei IR-Regionen unterhalb des Schultergürtels arbeiten Sie mit Talus-Flip (➤ Kap. 1.2.5).

10. Das Okziput wird in der normoreaktiv getesteten Atemphase in Rotation korrigiert. Dies bedeutet eher, dass eine Korrektur der Sutura lambdoidea erfolgt, an der sich üblicherweise besonders „feste“ Regionen finden lassen.

11. Habituationskorrektur: Die Augen werden in EID-Position korrigiert.

### Challenge und Korrektur, Schritt 2

12. Testen Sie mit ATNR-Challenge-Position des Kopfes, ob eine Sakrumläsion vorliegt. Am ehesten ist eine Sakrumtorsion um die schräge Achse zu erwarten (➤ Kap. 3.2.7). Die Läsion ist hier jedoch eher „mikroskopisch“, d. h. kleinamplitudig ohne Fehlrelation zwischen Ilium und Sakrum.

13. Suchen Sie eine Atemphase, die den Challenge aufhebt.

14. Bei posteriorem oberem Pol diesen ventralisieren, bei anteriorem oberem Pol den kontralateralen unteren Pol ventralisieren. Dazu die Atemphase nutzen, die den Challenge wie oben aufgehoben hatte.

Nach der Korrektur fühlt sich der Patient möglicherweise noch etwas unsicher, bis sich die Komponenten des Gleichgewichtssystems neu justiert haben. Die Nackenbeweglichkeit kann direkt nach der Korrektur größer sein.

## ❸ Persistierender TLR in Flexion (p-TLR-f)

### Spezielle Tests

- Beim ROMBERG-Versuch auf weicher Unterlage wird vermehrtes Schwanken bei der Kopfbeugung besser sichtbar.
- Beim Trampolinspringen (➤ Abb. 3.168) zeigt sich eine Oberkörpervorbeugung mit eingezogenem Kopf und eine Tendenz zum Nachvornkommen; die Knie sind gebeugt, die Arme nach hinten gestreckt.
- Auf dem Rollbrett kann das Kind die Position mit gestreckten Armen und Beinen in Bauchlage nicht 20 Sekunden lang halten (➤ Abb. 3.169). Dabei kann jede andere Extensorenschwäche eine Rolle spielen.

1. PMC, Biceps, Latissimus, Triceps, mittlerer Trapezius beider Arme in Neutralposition testen. Rectus femoris und Hamstrings in Rückenlage bds. testen. Dysreaktive Muskeln korrigieren; HWS-Dysfunktionen ausschließen

2. Kopf nach rechts drehen, nach Abschluss nach links

↓

3. Deltoideus post., Triceps, mittlerer Trapezius, Latissimus und Hamstrings auf der Gegenseite der Rotation hyporeaktiv PMC, Biceps, Rectus femoris auf der Seite der Rotation hyporeaktiv

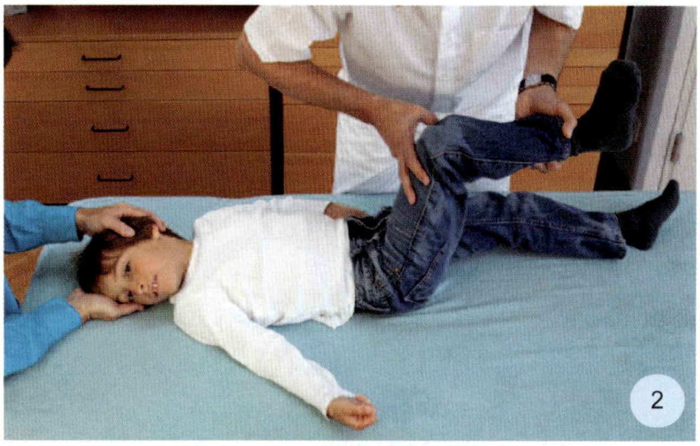


4. Surrogattest: Extremitäten re. beugen: Streckmuster re. wird zusätzlich provoziert.

↓

Indikator am Surrogat dysreaktiv

5. Kraniosakrale und andere mögliche IR-Regionen reiben

↓

Muskeln am Patient/Surrogat wie oben normoreaktiv

6. EIR

↓

Muskeln am Patient/Surrogat wie oben dysreaktiv

7. B&E- sowie periphere Akupunkte suchen

↓

Muskeln am Patient/Surrogat wie oben normoreaktiv, Temporal Tap führt wieder zur Dysreaktion.

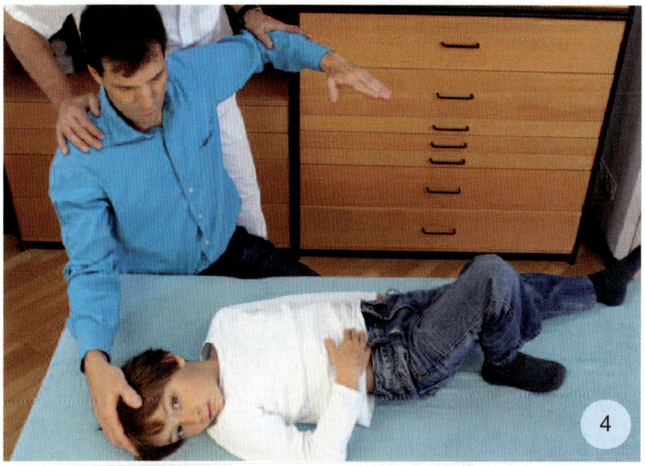


8. Rotations-Challenge am Okziput hebt Dysreaktion durch BIR auf; Atemphase suchen, in der Normoreaktion aufrechterhalten bleibt.

*Korrektur Schritt 1: Rotation des Kopfes in Rückenlage. Flexion der gesichtsseitigen Extremitäten und EIR:*

9. *Periphere Akupunkte und zugehörige NL-Reflexpunkte stimulieren, B&E-Punkte beklopfen. Vibrationsstimulation der knöchernen IR-Regionen, Kneifen von Narben; Kopf mehrmals in Nutation bewegen bzw. Talus Flip*
10. *Das Okziput in der normoreaktiv getesteten Atemphase in Rotation korrigieren*
11. *Habituationskorrektur der Augen in EID-Position*

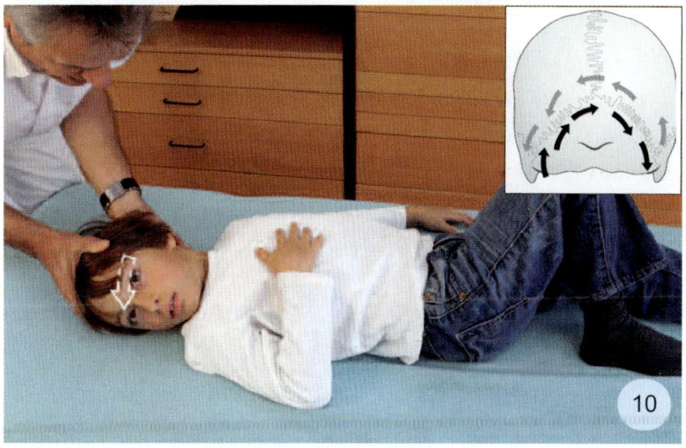


**Abb. 3.167a** Flussdiagramm zu Challenge und Korrektur eines persistierenden TLR-I, Schritt 1

## Challenge und Korrektur in Bauchlage

Hier sei der Deutlichkeit halber noch einmal erwähnt, dass durch die Provokation im Sitzen sowohl der Labyrinthreflex als auch die Nackenreflexe ausgelöst werden. Um die symmetrischen Nackenreflexe isoliert untersuchen zu können, müsste der Körper nach vorn gebeugt und der Kopf senkrecht im Raum gehalten (Extension im Nacken) bzw. der Körper nach hinten geneigt (zurückgelehnt) und der Kopf in der Senkrechten gehalten werden (Flexion im Nacken). In diesen Positionen ändert sich die Lage des Labyrinthorgans im Schwerkraftfeld nicht. Klinisch spielt diese Differenzierung für die PPR aber keine Rolle.

Die folgende Beschreibung bezieht sich auf das Flussdiagramm (➤ Abb. 3.170).

12. Bauchlage: In TLR-Position (re. Ohr unten wie in (2)). Sakrum-Challenge um die schräge oder sagittale Achse → Indikatormuskel dysreaktiv

13. In gehaltener Inspiration bzw. Exspiration erneut challengen → Indikatormuskel normoreaktiv

14. *Korrektur Schritt 2*
*In BIR-Position Sakrum entspr. Challenge mobilisieren in der Atemphase, die den Challenge aufgehoben hat*

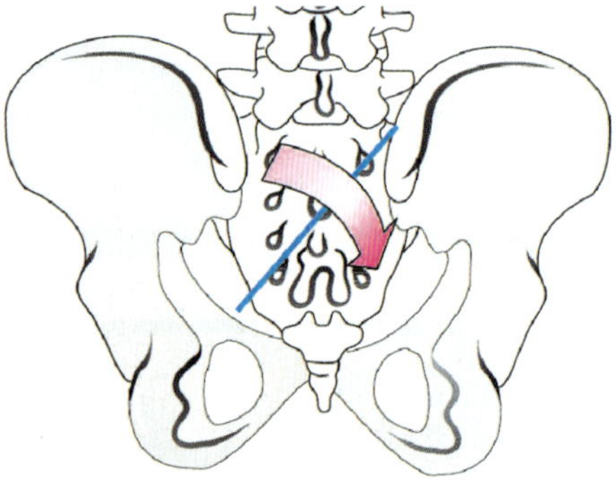

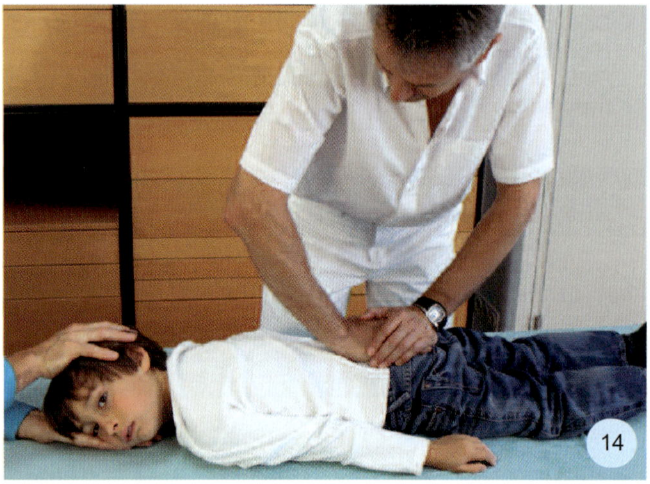


**Abb. 3.167b** Flussdiagramm zu Challenge und Korrektur eines persistierenden TLR-I, Schritt 2

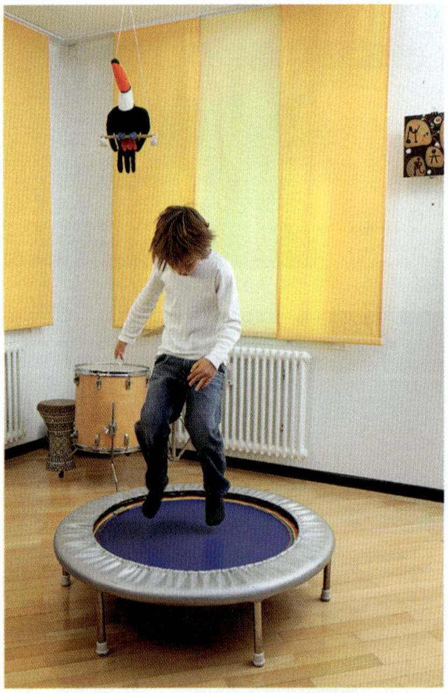

**Abb. 3.168** Trampolinspringen bei persistierendem TLR in Flexion

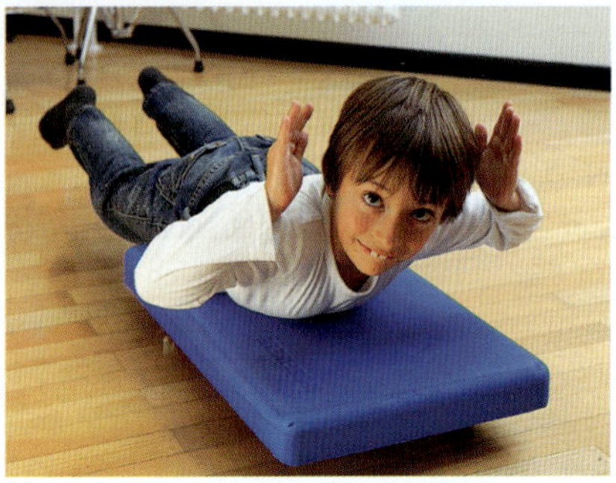

**Abb. 3.169** Persistierender TLR (p-TLR-f) auf dem Rollbrett

1. In Bauchlage sind die Extensoren bei persistierendem TLR im Test inhibiert: Als Indikatoren sind Nackenextensoren, Latissimus, Teres major ebenso wie die Hamstrings und der Gluteus maximus geeignet (direkter Test). Einzelne hyporeaktive Muskeln könnten auch auf segmentale Dysfunktionen oder Fixationen (Teres major, Gluteus maximus, Nackenextensoren, ➤ Kap. 2.3) oder Sakrumläsionen (➤ Kap. 3.2.7) hinweisen. Durch Reiben der zugeordneten Regionen kann getestet werden, ob es sich um diese Ursachen handelt – dann müsste die jeweilige Hyporeaktion aufgehoben werden. Eine globale Hyporeaktion der Extensoren ist also das diagnostische Kriterium für einen p-TLR-f. Meist werden die Arme noch über den Kopf gestreckt: Wenn in Bauchlage (mit den Armen am Körper) normoreaktive Hamstringshyporeaktiv werden, sobald die Arme über den Kopf geführt werden, ist das ebenfalls ein Kriterium.
2. Surrogattest: Positionieren Sie die Arme des Kindes über dem Kopf ausgestreckt auf der Liege. Diese Extension bedeutet bei persistierendem symmetrischem TLR einen Stress, der bei der Surrogatperson zur Indikatordysreaktion führt. Diese sollte das Kind z. B. im Bereich der Rückenstrecker anfassen.
3. Suchen Sie stufenweise nach möglichen IR-Regionen (kraniosakral, Narben u. a.) durch Reiben; Reiben der IR-Region führt zur Normoreaktion.
4. Eine EIR wird, falls vorhanden, zur Dysreaktion führen, ebenso wie ein Temporal Tap die Dysreaktion wiederbringt.
5. Führen Sie eine Probestimulation der B&E-Punkte durch, um die entsprechenden peripheren Akupunkte zu finden, die dann die Dysreaktion aufheben; anschließend Temporal Tap.
6. Lagern Sie den Patienten auf SOT-Blocks wie für die Korrektur von Kategorie-1-Beckenläsionen: Ein Keil liegt unter dem Ilium, der andere kontralateral unter dem Azetabulum. Das allein kann bereits das Inhibitionsmuster aufheben.

**1.** In Rückenlage Latissimus und Hamstrings testen, sollten normnoreaktiv sein; segmentale Dysfunktionen, Fixationen etc. ausschließen. In Bauchlage Extensoren testen: Nackenextensoren, Latissimus, Teres major, Hamstrings, Gluteus max.

↓

Extensoren im Test in Bauchlage hyporeaktiv

**2.** Surrogattest: Bauchlage, Arme gestreckt über dem Kopf

↓

Indikator am Surrogat dysreaktiv

**3.** Kraniosakrale u.a. mögliche IR-Regionen reiben

↓

Muskeln am Patient/Surrogat wie oben normoreaktiv

**4.** EIR

↓

Muskeln am Patient/Surrogat wie oben dysreaktiv

**5.** B&E- sowie zugehörige periphere Akupunkte suchen

↓

Muskeln am Patient/Surrogat wie oben normoreaktiv, Temporal Tap führt wieder zur Dysreaktion.

**6.** Patient auf SOT-Blocks legen

↓ Muskeln am Patient/Surrogat wie oben normoreaktiv → **7.** Blöcke wegnehmen: Gegentorsions-Challenge an beiden Ossa temporalia

↓ Muskeln am Patient/Surrogat wie oben dysreaktiv → **8.** Gegentorsions-Challenge an den beiden Ossa temporalia

*Korrektur: in Challenge-Position, EIR halten lassen*
*9. IR-Korrektur mit Vibration, Kneifen, Kopfgelenksmobilisation, Talus-Flip. Periphere Akupunkte und zugehörige NL-Reflexpunkte sowie B&E-Punkte stimulieren*
*Temporalia in der getesteten Atemphase mobilisieren*
*10. Habituationskorrektur der Augen*

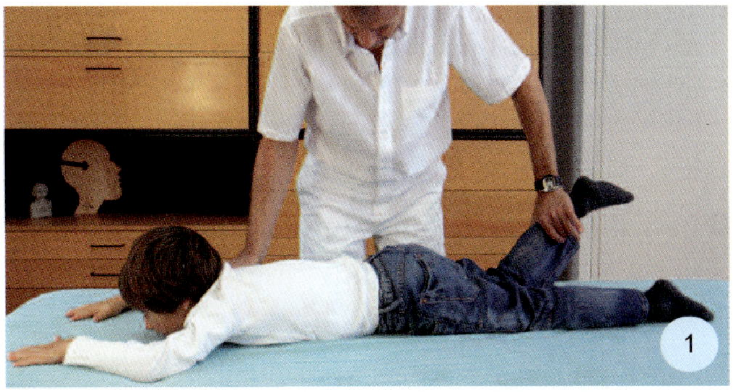


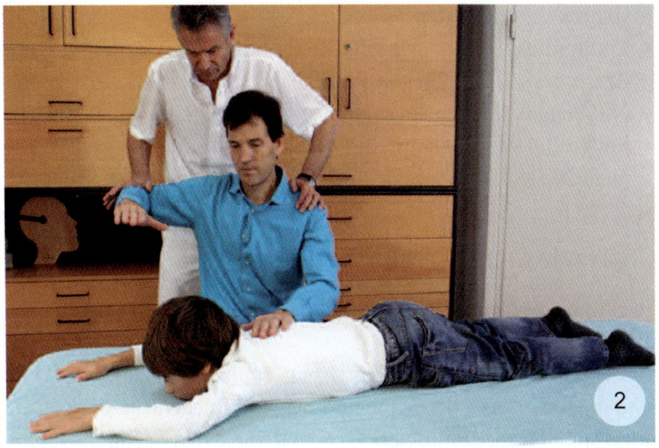


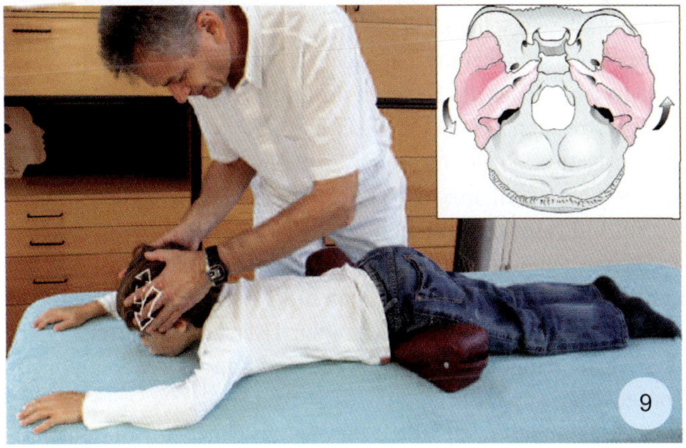


**Abb. 3.170** Flussdiagramm zu Challenge und Korrektur eines persistierenden TLR in Flexion

**7.** Wenn die Blocklagerung die Hyporeaktion beseitigt hat, nehmen Sie die Blocks zunächst noch einmal weg und führen den kranialen Challenge durch.

**8.** Wenn die Blocklagerung die Hyporeaktion nicht beseitigt hat, belassen Sie die Blocks und führen an beiden Ossa temporalia einen Gegenrotations-Challenge durch (Außenrotation auf der einen, Innenrotation auf der anderen Seite). Eine Richtung wird die Inhibition aufheben.

Die Korrektur erfolgt jeweils entsprechend dem Challenge:

**9.** Den Patienten auf SOT-Blocks lagern (Arme gestreckt nach vorn). Die Injury-Region mit Vibration bzw. Kneifen stimulieren, Kopfgelenke mobilisieren bzw. Talus-Flip.

Periphere Akupunkte und die zugehörigen NL-Reflexpunkte stimulieren, B&E-Punkte beklopfen.

Die Temporalia in der Atemphase, die positiv getestet wurde, mehrmals sanft mobilisieren.

**10.** Habituationskorrektur der Augen in der Challenge-Position

### Weitere Übungen

Jede Art von vestibulärer Stimulation ist geeignet:

- Rotation auf Drehstuhl oder besser in einer Sitzhängematte mit Blickfixierung auf den nach vorn gehaltenen Daumen
- Gekreuzte Übungen in Bauchlage auf dem Gymnastikball mit geschlossenen Augen

## ❹ Persistierender TLR in Extension (p-TLR-e)

### Spezielle Tests

- Beim ROMBERG-Versuch auf weicher Unterlage wird vermehrtes Schwanken bei der Kopf-Überstreckung besser sichtbar.
- Trampolinspringen: überstreckte Haltung, beidseits gestreckte Arme, gestreckte Füße; Hypertonie mit steif gestreckten Armen und Beinen, geringe Sprunghöhe (➤ Abb. 3.171)
- Rollbrett: Das Kind kann die gebeugte Position in Rückenlage nicht 20 Sekunden lang halten (➤ Abb. 3.172).

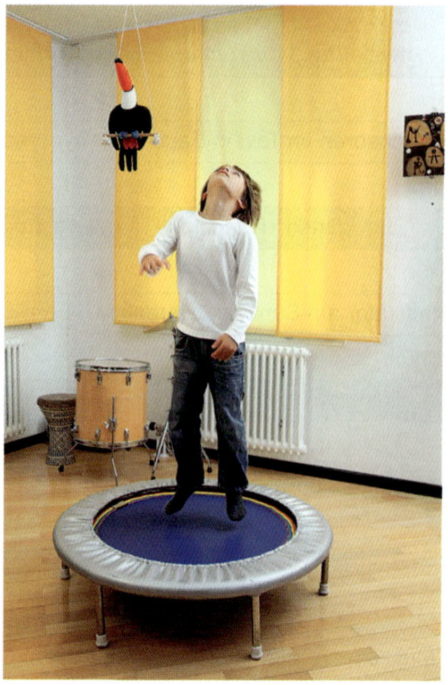

**Abb. 3.171** Trampolinspringen bei persistierendem TLR in Extension

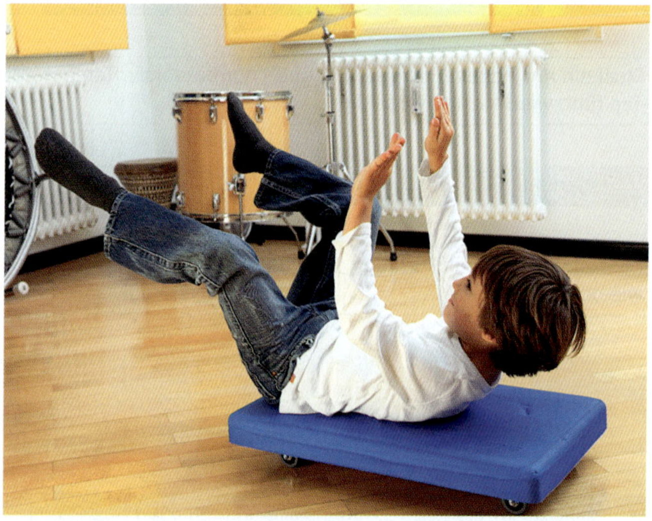

**Abb. 3.172** Persistierender TLR (p-TLR-e) auf dem Rollbrett

### Challenge und Korrektur in Rückenlage

Die Punkte der folgenden Beschreibung beziehen sich auf das Flussdiagramm (➤ Abb. 3.173).

1. Bei nicht vollständig integriertem tonischem Labyrinthreflex sind die Extensoren der Arme und Beine in Rückenlage stark (fazilitiert), die Flexoren inhibiert: Verwenden Sie den Pectoralis major (Pars clavicularis) und den Rectus femoris als Testmuskeln, die im Sitzen stark sein sollten.

Der Unterschied zum Challenge eines p-Moro-e (➤ Kap. 3.5.5) besteht darin, dass die Flexoren dort nur bei gleichzeitig über den Kopf gestreckten Armen hyporeaktiv sind.

2. Surrogattest: Positionieren Sie Arme und Beine in Flexion. Dies bedeutet bei symmetrischem p-TLR-e einen Stress, der beim Surrogat zur Indikatordysreaktion führt.
3. Suchen Sie mittels Reiben nach Injury-Regionen (kraniosakral und Narben); Reiben der IR-Region führt zur Normoreaktion.
4. Eine EIR wird, falls vorhanden, zur Dysreaktion führen. Wenn diese nicht gefunden wird, den Temporal-Tap verwenden, um zur Dysreaktion (aus 2) zurückzukehren.
5. Probestimulation der B&E-Punkte, anschließend die entsprechenden peripheren Akupunkte finden, die die Dysreaktion aufheben; danach Temporal-Tap.
6. Lagern Sie den Patienten auf SOT-Blocks wie für die Korrektur einer Kategorie-2-Beckenläsion: Ein Keil liegt unter dem Ilium, der andere unter dem Azetabulum. Das allein kann bereits das Inhibitionsmuster aufheben.

Wenn die Blocklagerung bereits die Hyporeaktion beseitigt hat, nehmen Sie die Blocks zunächst noch einmal weg und führen den kranialen Challenge durch.

7. Führen Sie einen Gegenrotations-Challenge an beiden Ossa temporalia durch. Eine Richtung wird die Inhibition aufheben. Suchen Sie eine Atemphase, in der die Inhibition nicht wiederkehrt.
8. Wenn die Blocklagerung (vgl. 6) die Dysreaktion nicht aufgehoben hat, lassen Sie den Patienten auf den Keilen liegen und führen einen gegensinnigen Rotations-Challenge an beiden Ossa temporalia durch. Eine Richtung wird die Hyporeaktion aufheben.

Die Korrektur erfolgt jeweils entsprechend dem Challenge:

Belassen Sie den Patienten auf die SOT-Blocks, der Patient sollte die EIR möglichst beibehalten.

9. Die peripheren Akupunkte und die zugehörigen NL-Reflexpunkte stimulieren (auch durch die Eltern), die B&E-Punkte beklopfen.

Injury-Behandlung mit Vibrationsstimulation von knöchernen Injury-Regionen (IR) bzw. Kneifen von Narben, Kopfnutation bzw. Talus-Flip bei IR kaudal des Schultergürtels.

Die Temporalia in der getesteten Atemphase mobilisieren

10. Habituationskorrektur: Die Augen werden in der Challenge-Position manipuliert.

1. In Rückenlage Flexoren testen: Pectoralis major clavicularis, Rectus femoris testen
Segmentale Dysfunktionen, Fixationen etc. ausschließen

↓

Flexoren im Test in Rückenlage hyporeaktiv

2. Surrogattest: Rückenlage, Arme und Beine in Flexion

↓

Indikator am Surrogat dysreaktiv

3. Kraniosakrale und andere mögliche IR-Regionen reiben

↓

Muskeln am Patient/Surrogat wie oben normoreaktiv

4. EIR

↓

Muskeln am Patient/Surrogat wie oben dysreaktiv

5. B&E- sowie periphere Akupunkte suchen

↓

Muskeln am Patient/Surrogat wie oben normoreaktiv, Temporal Tap führt wieder zur Dysreaktion.

6. Patient auf SOT-Blocks legen

↓ Muskeln am Patient/Surrogat wie oben normoreaktiv

↓ Muskeln am Patient/Surrogat wie oben dysreaktiv

7. Blöcke wegnehmen: Gegentorsions-Challenge an beiden Ossa temporalia

8. Gegentorsions-Challenge an den beiden Ossa temporalia

*Korrektur: in Challenge-Position auf den Keilen liegend mit EIR*
*9. Die peripheren Akupunkte und zugehörigen NL-Reflexpunkte stimulieren, B&E-Punkte beklopfen*
*Vibrationsstimul. bzw. Kneifen der Injury-Regionen,*
*Kopfnutation bzw. Talus-Flip*
*Die Temporalia in der getesteten Atemphase mobilisieren*
*10. Habituationskorrektur der Augen*

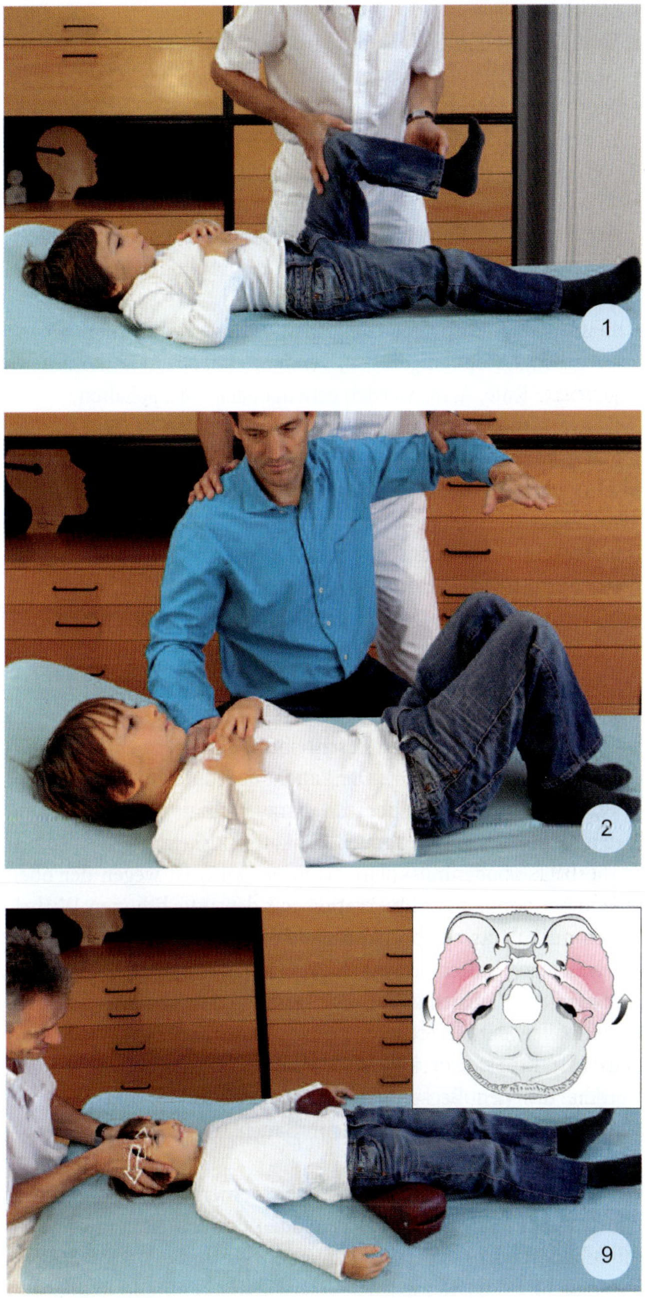


**Abb. 3.173** Flussdiagramm zu Challenge und Korrektur eines persistierenden TLR in Extension

## Weitere Übungen

Geeignet ist jede Art von vestibulärer Stimulation:

- Rotation auf einem Drehstuhl oder besser in einer Sitzhängematte mit Blickfixierung auf den nach vorn gehaltenen Daumen
- Sit-ups mit Blickfixierung auf ein Objekt in mittlerer Höhe
- Gekreuzte Übungen in Rückenlage

## 3.5.12 Persistierender GALANT-Reflex

### ❶ Symptome bei mangelnder Integration

- Mangelnde Blasenkontrolle, Bettnässen. Die autochthone Wirbelsäulenmuskulatur gehört zu einem homologen motorischen System zusammen mit der Beckenbodenmuskulatur und den äußeren Augenmuskeln. Die beidseitige Auslösung

des GALANT-Reflexes kann beim Säugling zur Blasenentleerung führen.
- Haltungsschwäche
- Irritables Kolon
- Skoliose bei einseitig fehlender Integration
- Abweichendes Gangmuster, Haltung
- Motorische Unruhe, Lernstörung, Symptome, wie sie dem anterioren zingulären präfrontalen (ACC-)Regelkreis zugeordnet werden können (➤ Kap. 3.5.6)
- Auffälligkeiten bei der Basisuntersuchung, beim Abspringen von der Liege, beim Purzelbaumschlagen, Hampelmannsprung (gebeugte Gliedmaßen), Auffälligkeiten beim Seiltänzergang und beim Drehtest
- Beim Trampolinspringen: ängstlich, geringe Höhe; Oberkörper vorgebeugt, Kopf eingezogen, Tendenz zum Nachvornkommen, gebeugte Knie, Arme werden gebeugt nach vorn gehalten.

## ❷ Diagnostik und Therapie

Den Beckenboden sollten Sie vorab kontrollieren: VALSALVA-Manöver ausführen lassen und Indikatormuskel (Beckenbodenmuskeln, Pirformis) testen. Immer das Os pubis kontrollieren!

### Challenge

Die Punkte in der folgenden Beschreibung verweisen auf das Flussdiagramm (➤ Abb. 3.174). Der Patient liegt auf dem Bauch.

1. Streichen Sie dreimal über die paravertebrale Muskulatur und testen Sie einen normoreaktiven Indikatormuskel.

Die Beckenbodenmuskulatur (Garten 2012) ist wegen der oben erwähnten homologen Innervation mit der autochthonen Wirbelsäulenmuskulatur am besten geeignet und deutlich sensitiver als ein beliebiger Indikatormuskel. ALLEN (2014) zufolge sollen die ipsilateralen Hamstrings bei Persistieren des GALANT-Reflexes nach Challenge inhibiert sein, ebenso wie der kontralaterale Deltoideus. Als Ko-Stressor kann ein VALSALVA-Manöver verwendet werden, das den Beckenboden provoziert. Dann sind auch die Hamstrings oder der Latissimus in Bauchlage als Indikator geeignet.

2. Wenn ein Surrogattest verwendet werden muss, berührt die Hilfsperson möglichst den Beckenboden des Patienten (am besten mit Magnet) oder die paravertebrale Muskulatur.

Mögliche Injury-Regionen sind zu diesem Zeitpunkt in aller Regel bereits behandelt, da vor dem persistierenden GALANT-Reflex bereits andere Reflexe behandelt wurden. Ist dies nicht der Fall, verwenden Sie die dort beschriebene Routine zum Auffinden und zur Behandlung von verantwortlichen Injury-Regionen.

3. Für den korrektiven Challenge muss der Patient in lumbosakraler Flexion gelagert werden. Das geht auf einer Liege, die eine Dachstellung ermöglicht; sonst sollte sich das Becken des Patienten soweit am Fußende der Liege befinden, dass die Unterschenkel herabhängen und die Knie gerade noch nicht aufliegen. Dann wird das Sakrum entsprechend dem Palpationsbefund (Sulcus, unterer Pol) in p.a.-Richtung im Sinne eines nicht gehaltenen Challenge provoziert. Testen Sie danach einen normoreaktiven Indikatormuskel, der jedoch meist nur dysreaktiv wird, wenn gleichzeitig ein VALSALVA-Manöver durchgeführt wird. Bei kleineren oder unkooperativen Kindern ist dies nicht möglich, dann arbeiten Sie eher nach Palpationsbefund. Fangen Sie mit dem palpatorisch eher posterior stehenden Pol an. Es handelt sich um eine Art Sakrumfixation, die nur in dieser spezifischen Position zu finden ist.
4. Suchen Sie eine Atemphase, die diesen Challenge aufhebt.
5. Von den EIR-Positionen kann eine zur Dysreaktion führen.

### Korrektur

6. Lumbosakrale Flexion ist obligatorisch für die Korrektur.

Korrigieren Sie den (in Schritt 3) gefundenen Sakrumpol nach anterior (EIR halten lassen). Dies geschieht am besten per Impulsmanipulation, kann aber auch mit atemgestützter Mobilisation erfolgen. Davor wird die paravertebrale Muskulatur bestrichen.

Testen Sie danach alle anderen Sakrumpole mit p.a-Challenge, der positive Befund wird jeweils korrigiert. Gehen Sie auf diese Weise alle vier Sakrumpole durch:

7. Testen Sie, ob eine L5-Anteriorität vorliegt. Wenn L5 die Sakrumfixation kompensiert hat, wird die Läsion erst nach Korrektur des Sakrums aufgedeckt. Drücken Sie die Sakrumbasis nach ventral, lassen Sie los und testen Sie einen normoreaktiven Indikatormuskel. Suchen Sie eine Atemphase, die diesen Challenge aufhebt.

Korrigieren Sie dann durch Druck in Challenge-Richtung in der Atemphase, die den Challenge aufgehoben hat. Eine Korrektur wie beim bilateral posterioren Sakrum beschrieben kann sinnvoll sein (➤ Kap. 3.2.7 ❺).

Eine weitere Option ist eine Korrektur mit dem sog. „Chicago-Griff" der Osteopathie: Der Patient liegt auf dem Rücken und hat seine Hände im Nacken verschränkt. Greifen Sie links stehend von kranial mit Ihrer Hand unter der rechten Ellenbeuge des Patienten hindurch und legen Sie den Handrücken auf das Sternum. Mit der linken Hand halten Sie das rechte Ilium des Patienten nach unten (auf der Liege). Heben Sie den Patienten mit Ihrem rechten Arm in Flexion hoch, indem Sie die Hand auf dem Sternum als Drehpunkt nutzen. Das führt zu einer einseitigen Befreiung des Lendenwirbels L5, der dabei auf S1 nach dorsal „absacken" kann. Wiederholen Sie das Manöver auf der anderen Seite. Bei Kindern ist die Technik nicht möglich. Ihre Arme sind zu kurz, um einfach hindurchgreifen zu können.

8. Habituationskorrektur der Augen

### Weitere Übungen

Siehe unter Saugreflex (➤ Kap. 3.5.6)

## 3.5.13 Persistierender suprapubischer Streckreflex

Druck auf das Os pubis senkrecht nach dorsal führt beim Säugling zu einer Extension, Adduktion und Innenrotation in den

1. In Bauchlage: Überstreichen der paravertebrale Muskulatur, evtl. zusätzlich Valsalva-Manöver als Ko-Stressor

↓

Ipsilaterale Beckenbodenmuskeln (Abb. 3.8a), ipsilaterale Hamstrings, kontralateraler Deltoideus im Test hyporeaktiv

2. Surrogattest: Surrogatperson berührt möglichst die Ansätze der Beckenbodenmuskulatur (alternativ die paravertebrale Muskulatur des Patienten, möglicherweise mit einem Magneten. Ipsilaterale Rückenstrecker überstreichen

↓

Muskeln am Patient/Surrogat wie oben dysreaktiv, Temporal Tap

3. Patienten in lumbosakrale Flexion positionieren, Valsalva-Manöver durchführen lassen, nach Palpationsbefund den entsprechenden Sakrumpol nach ventral drücken, loslassen

↓

Indikatormuskel am Patient bzw. Surrogat hyporeaktiv

4. Atemphase suchen, die den Challenge aufhebt

Muskeln am Patient/Surrogat wie oben normoreaktiv

↓

5. EIR-Position finden, die zur Dysreaktion führt

*Korrektur: in Challenge-Position (lumbosakrale Flexion)*

*6 Sakrumpol nach anterior korrigieren (EIR halten lassen), die paravertebrale Muskulatur bestreichen*

*7. L5-Anteriorität prüfen: Sakrumbasis nach ventral drücken, Atemphase suchen, die den positiven Challenge aufhebt, korrigieren mit Atemunterstützung oder wie Sakrum bilateral posterior (s. Kap. 3.2.7.⑤); "Chicago"-Griff in Rückenlage*

*8. Habituationskorrektur der Augen*

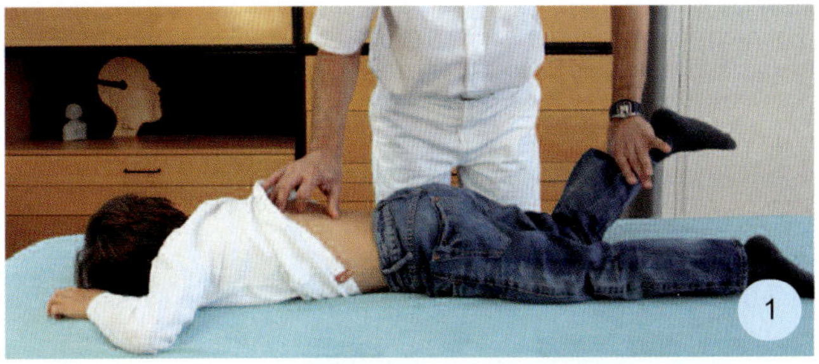


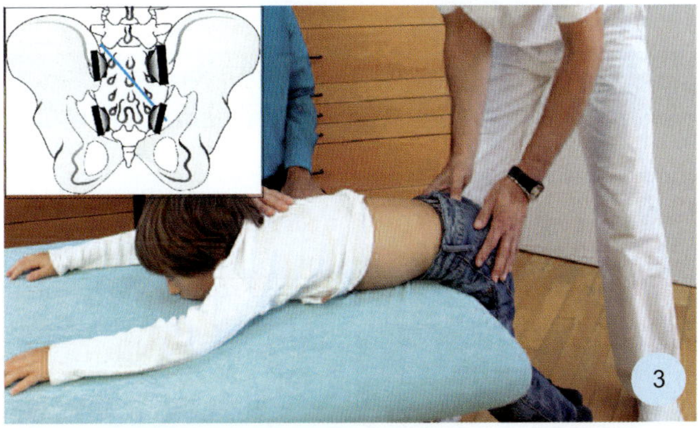


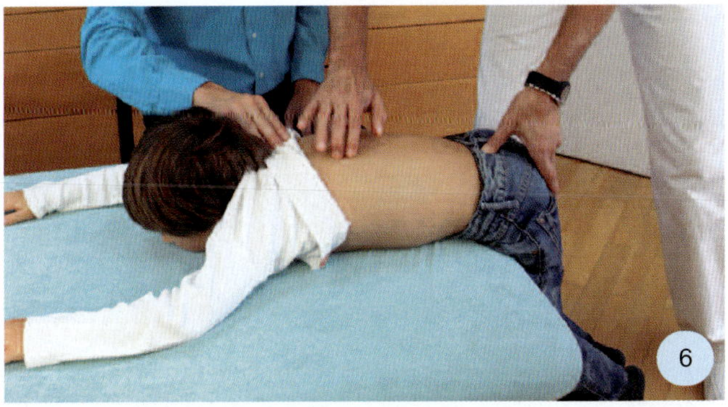


**Abb. 3.174** Flussdiagramm zur Diagnostik und Korrektur eines mangelhaft integrierten GALANT-Reflexes

Hüftgelenken, zu einer Streckung der Knie und zur Spitzfußstellung.

Beim Erwachsenen führt das Beklopfen der suprapubischen Region zu einem erhöhten perinealen Tonus (Amarenco et al. 2001) und einem erhöhten Tonus des M. bulbocavernosus (Amarenco et al. 2002). Der Reflex wird daher auch als „Kontinenzreflex“ bezeichnet.

Bei Rückenmarksverletzten (Querschnittslähmung) kann der Detrusor vesicae durch Beklopfen der suprapubischen Region zur Kontraktion und damit die Blase zur Entleerung gebracht werden. Die Integrationsebene des Reflexes liegt im Sakralmark, die Afferenzen leitet der N. pudendus, die Efferenzen die (parasympathischen) Nn. pelvici (➤ Kap. 5.11.2).

## ❶ Symptome bei mangelnder Integration

Neben endokrinen Störungen (Walker und Brady 2010), die hier keine Berücksichtigung finden, zählen dazu:

- Inkontinenz bzw. Blasenentleerungsstörungen
- Beckenbodenprobleme
- Posturale Störungen

## ❷ Diagnostik und Therapie

### Challenge

Die Punkte in der folgenden Beschreibung beziehen sich auf das entsprechende Flussdiagramm (➤ Abb. 3.175).

1. Druck auf das Tuberculum pubicum einseitig oder beidseitig

↓

Hyporeaktion der vorher normoreaktiven Mm. rectus femoris und psoas ipsilateral des Drucks, evtl. des M. gluteus medius

2. Surrogattest: Surrogatperson berührt Rectus femoris und Psoas.

3. Symphysis-pubica-Läsion ausschließen bzw. korrigieren

4. Lig.-pubovesicale-Läsion ausschließen bzw. korrigieren

5. Bei negativem Challenge: Wiederholen mit Blocklagerung oder anderer BID-Position als Ko-Stressor; führt zu dysreakt. Rectus

6. Reiben von verantwortlichen Injury-Regionen hebt den Challenge des suprapubischen Reflexes auf, besonders den Nabel untersuchen. Danach Temporal Tap

7. Auf den Blocks liegend mit Magnet-TL auf Os pubis (führt zu Indikatordysreaktion): B&E-Punkte, die den Challenge aufheben, und zugehörige periphere Akupunkte finden u. notieren. Temporal-Tap

8. Os frontale auf der Seite des positiven Os-pubis-Challenge nach posterior, das Okziput auf der Gegenseite nach anterior drücken. Normalisiert Rectus femoris, Temporal Tap

9. Scher-Challenge an der Sutura coronalis ipsilateral und der Sutura occipitomastoidea kontralateral, Atemphase suchen, die den normoreaktiven Challenge nicht wieder aufhebt, diese zur Korrektur verwenden

*Korrektur:*
*10. Mobilisation der Komponenten des Schädels nach Challenge unter Stapelung der Ko-Stressoren, d.h. auf den SOT-Blocks, während die Symphysis pubica mit einem Magneten therapielokalisiert wird. Periphere Akupunkte und zugehörige NL-Reflexpunkte stimulieren, B&E-Punkte beklopfen*

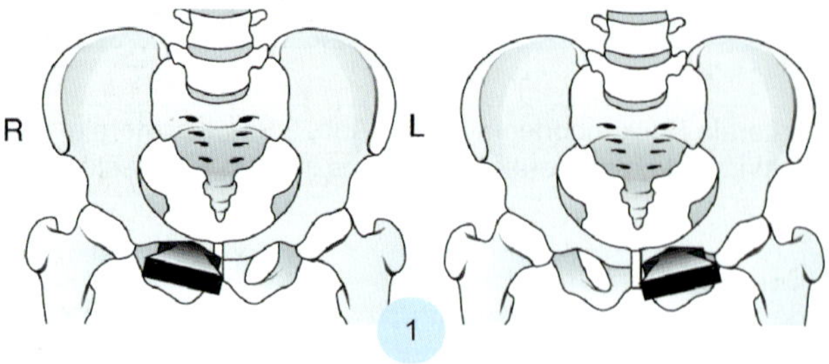


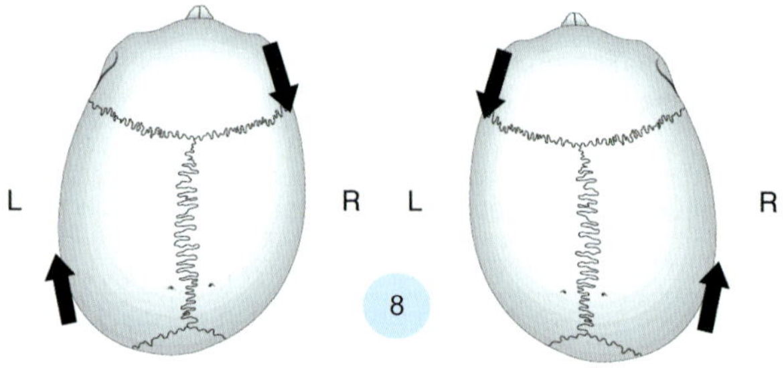


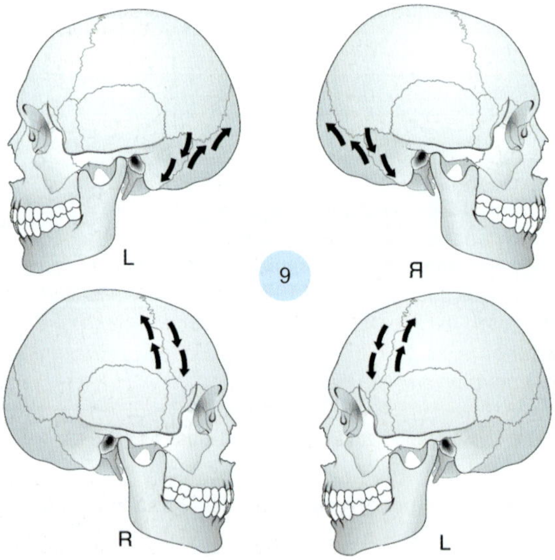


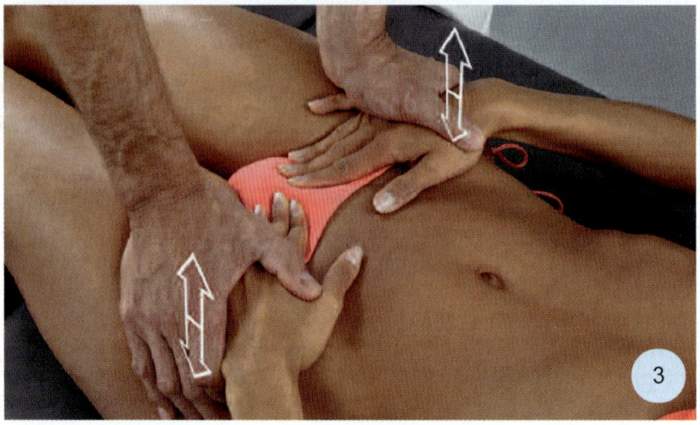


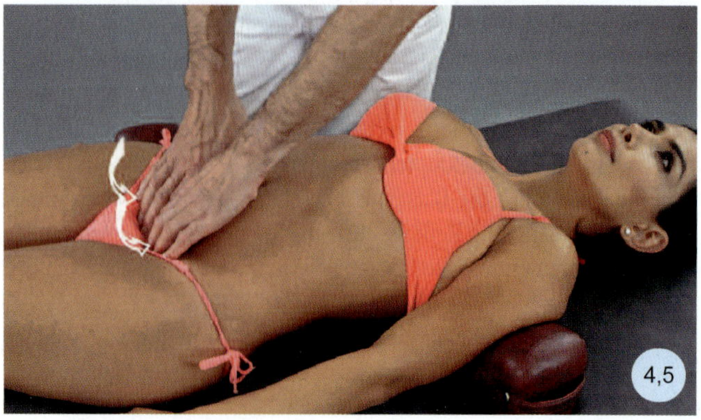


**Abb. 3.175** Flussdiagramm für Diagnostik und Korrektur bei persistierendem suprapubischem Reflex

1. Druck auf das Tuberculum pubicum (einseitig oder beidseitig) führt ipsilateral zur Hyporeaktion vorher normoreaktiver Muskeln (M. rectus femoris und M. psoas). Auch der Gluteus medius kann im Test hyporeaktiv sein. Es handelt sich jeweils um die Antagonisten der durch die Auslösung des Reflexes fazilitierten Muskeln: Extensoren der Hüfte und Adduktoren. Am besten ist der gestreckte Test des Rectus femoris geeignet (Garten 2012, Abb. 11.126).
2. Beim Surrogattest berührt das Surrogat den Ansatz des Psoas und gleichzeitig den Rectus femoris des Kindes, während der Untersucher den Challenge der Symphyse ausführt.
3. Schließen Sie aus, dass durch den Druck eine Symphysis-pubica-Läsion provoziert wird, die ähnliche Symptome verursachen kann. In dem Fall werden auch andere Indikatormuskeln hyporeaktiv, und Sie müssen andere Challenge-Vektoren finden, etwa in kraniokaudaler und kaudokranialer Richtung. Suchen Sie eine Atemphase, die den Challenge aufhebt, und korrigieren Sie dann in dieser Atemphase. Das unspezifische Separationsmanöver (➤ Kap. 3.6.2) für eine Fixation der Symphysis pubica kann ausreichend sein.
4. Schließen Sie weiter aus, dass keine lokale Störung des Lig. pubovesicale vorliegt: Führen Sie einen spezifischen Challenge durch, indem Sie das Gewebe kranial der Tubercula pubica mit tiefem Kontakt nach dorsal und kranial ziehen. Korrigieren Sie bei einem positiven Challenge entsprechend mit Atemunterstützung (➤ Abb. 3.62).
5. Wenn dieser Challenge negativ ist, führen Sie sofort eine kraniale Kompression als Ko-Stressor ein. Wenn dies den Challenge positiv werden lässt, bringen Sie den Patienten wie üblich auf SOT-Keilen in eine axiale Torsionsposition oder in Seitneigung.
6. Zum Zeitpunkt der Diagnose eines persistierenden suprapubischen Reflexes sollten sämtliche Injury-Regionen gefunden und korrigiert sein. Speziell der Nabel (Urachus, Lig. umbilicale mediale, ➤ Kap. 5.11.5) ist hier eine typische Injury-Region: Reiben hebt den positiven Challenge auf, ein Temporal Tap bringt die Dysreaktion wieder zurück.
7. Während der Blocklagerung (wenn notwendig) mit Magnet-TL (nicht schwächende Seite) auf dem Os pubis suchen Sie nach B&E-Punkten und zugehörigen peripheren Akupunkturpunkten, die dann die Hyporeaktion nach Druck auf das Tuberculum pubicum aufheben; anschließend Temporal Tap. Die Akupunkte und NL-Reflexpunkte dienen hier genau wie bei der Injury-Behandlung als „sensorisches Konkurrenzprogramm" zur Anpassung des Reflexprogramms (➤ Kap. 1.2.6).
8. Der kraniale korrektive Challenge besteht darin, auf der Seite des positiven Challenge (am Tuberculum Pubicum) am Os frontale Druck in a. p.-Richtung und gleichzeitig kontralateral am Okziput und Parietale Druck in p. a.-Richtung auszuüben. Dies führt zur Aufhebung der Hyporeaktion des M. rectus femoris, danach Temporal Tap.
9. Wenn dieser Challenge positiv ist, wird die Sutura coronalis auf der Seite des Challenge-Befunds am Os frontale noch im Sinne einer Scherbewegung provoziert: Das Os frontale wird nach kaudal gedrückt, das Os parietale nach kranial gehalten.

Auch die Sutura occipitomastoidea wird scherend provoziert: dazu das Okziput nach kranial, das Os temporale nach kaudal halten. Suchen Sie eine Atemphase, die den normoreaktiven Challenge nicht wieder aufhebt.

### Korrektur

10. Sie erfolgt durch Mobilisation der Komponenten des Schädels nach Challenge unter Stapelung der Ko-Stressoren: Das heißt, auf den SOT-Blocks liegend und während einer Magnet-TL auf der Symphysis pubica werden die gefundenen peripheren Akupunkte genadelt oder manuell stimuliert, ebenso wie die B&E-Punkte und die zugehörigen NL-Reflexpunkte.

### Weitere Übungen

Sie sind an anderer Stelle beschrieben (➤ Kap. 5.11.2 ❸).

## 3.6 PRYT

### 3.6.1 Geschichte

Goodheart, der im Zweiten Weltkrieg Bomberpilot war, hat die Begriffe „Pitch", „Roll" und „Yaw", mit denen die Flugzeugposition im Raum definiert wird, auch zur Beschreibung posturaler Veränderungen bei Patienten übernommen. In der Schwindeldiagnostik werden die Begriffe ebenfalls verwendet, um die entsprechende Richtung eines Schwankens bzw. Nystagmus zu bezeichnen (➤ Abb. 3.176).

Später fügte Goodheart noch den Begriff „Tilt" hinzu. Mit Pitch, Roll, Yaw und Tilt (PRYT) lassen sich komplexe Fehlspannungssituationen beschreiben, die osteopathisch als „Duraspannung" bezeichnet würden, bei denen aber eigentlich ein muskuläres Fehlspannungsmuster des Haltesystems vorliegt. Dies kann (ursächlich oder nicht) mit einzelnen artikulären Dysfunktionen, speziell des Sakroiliakalgelenks, einhergehen (axiales Torsionsmuster). Einige Kompo-

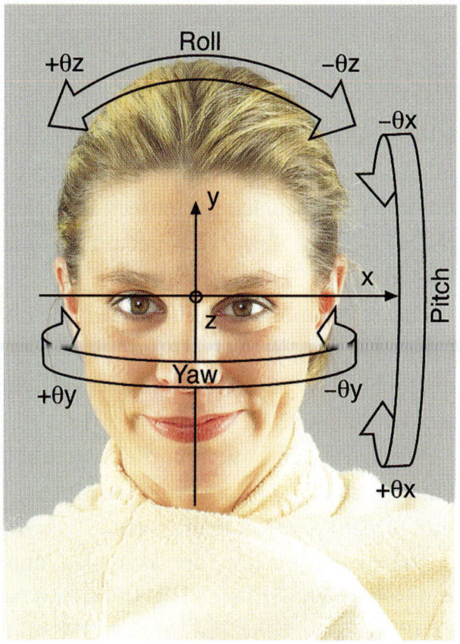


**Abb. 3.176** Pitch-, Roll- und Yaw-Ebene

nenten ähneln dem Fixationskomplex (➤ Kap. 3.3). Dies gilt für das Flexions-Extensions-Muster und das axiale Torsionsmuster, das ebenfalls auf eine muskuläre Fehlspannung als Ursache hindeutet.

Die Ebenen, auf denen sich „Duraspannung" als einzelnes Phänomen manifestiert und als solches dort per Challenge gefunden und korrigiert werden kann, wurden bereits beschrieben (➤ Kap. 3.1). Kopfgelenkdysfunktionen sowie die jeweiligen Lovett-Partner im Bereich der unteren LWS werden demnach auf der lokalen Ebene jeweils mit einem Einzel-Challenge untersucht und korrigiert. Dasselbe gilt für sakrokokzygeale Dysfunktionen usw.

In diesem Kapitel werden propriozeptive Störungsmuster behandelt, die sich nur mittels Challenge-Formen finden lassen, die gleichzeitig den Kopf und die HWS sowie das Becken und die LWS einbeziehen.

Schmitt (2008) hält die PRYT-Techniken seit der Entwicklung seiner Injury-Recall-Technik für überholt. Tatsächlich werden auch mit der IRT propriozeptive Störungsmuster behandelt, aber in einzelnen Fällen besteht doch die Notwendigkeit einer spezifischen manuellen Therapie der hier dargestellten Dysbalancen. PRYT zeigt Überschneidungen mit dem von Schmitt (1996) entwickelten CSP-Konzept („Centering the Spine"), sodass eine Synthese der beiden Challenge-Formen nach Goodheart und nach Schmitt sinnvoll erscheint.

Diagnostik und Korrektur mit den PRYT-Techniken sind der „Feinschliff", nachdem zuvor alle segmentalen Dysfunktionen wie Beckenläsionen (verschiedene Kategorien), Sakrumdysfunktionen, vertebrale Läsionen, Fixationen sowie das kraniomandibuläre System behandelt wurden.

### 3.6.2 Kombinationsläsionen von HWS und Becken: Flexion-Extension und Rotation

#### ❶ Challenge

Dieser Komplex setzt sich aus den folgenden Challenges zusammen:

#### Pitch-Flexion

HWS und Hüfte werden gebeugt (Goodheart 1979), was die Spannung im Rückenstreckersystem verstärkt. Verwenden Sie einen in neutraler Rückenlage normoreaktiven Muskel als Indikatormuskel (NIM), z. B. den M. pectoralis major, Pars clavicularis (➤ Abb. 3.177a).

Dieser Kombinations-Challenge beinhaltet auch den Einzel-Challenge für „Rocker Motion" (➤ Kap. 2.3.2), was erneut verdeutlicht, dass segmentale Challenge-Befunde zunächst korrigiert werden müssen.

Wenn Sie den Patienten die Augen nach kaudal richten lassen, wird gleich das sog. „anterograde Muster" (Schmitt 1996, Lebowitz und Steele 1989) mit einbezogen.

Neben der Flexion der kranialen und kaudalen Dura-Anheftungsregionen wird eine HWS-Rotation (nach links und rechts) als Challenge eingeführt (➤ Abb. 3.177b und c).

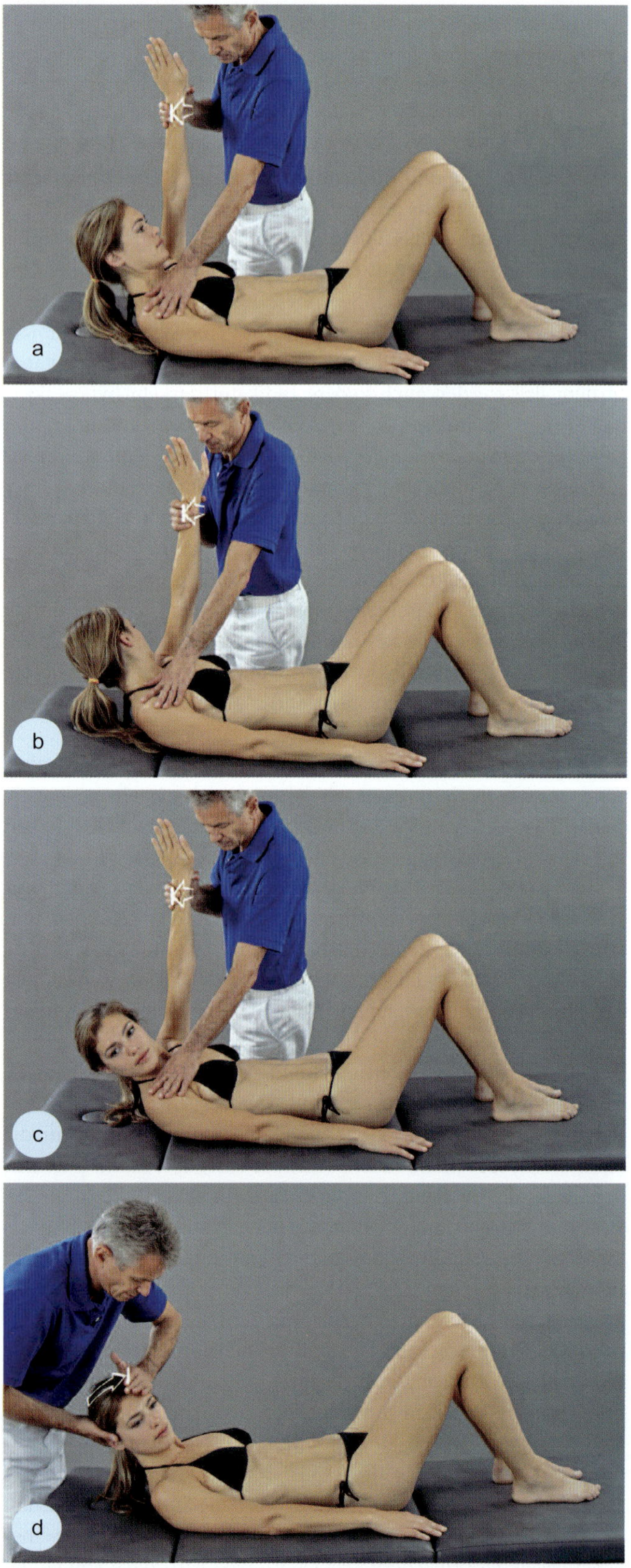


**Abb. 3.177** Challenge und Korrektur von Flexionsmustern

### Pitch-Extension

Bringen Sie den Kopf des Patienten in Tieflage, wobei die Beine seitlich von der Liege hängen (➤ Abb. 3.178; Goodheart 1979). Wenn Sie den Patienten die Augen nach kranial richten lassen, beziehen Sie gleich den Challenge des „retrograden Musters" nach Schmitt mit ein (Lebowitz und Steele 1989). Auf die von Schmitt beschriebenen metabolischen Assoziationen wird hier nicht eingegangen.

Es fällt auf, dass dieser Challenge ähnlich ist wie beim persistierenden Moro-Reflex in Extension (➤ Kap. 3.5.5) und letztendlich auch beim persistierenden TLR (➤ Kap. 3.5.11). Hier werden spezifisch die Flexoren hyporeaktiv. Verwenden Sie also einen Extensor als normoreaktiven Indikatormuskel (NIM), z. B. den Latissimus dorsi oder den mittleren Trapezius, wenn Sie ein Duraspannungsmuster testen wollen, was hier das Thema ist. Bei Letzterem ist die muskuläre Inhibition nicht selektiv wie bei den PPR, daher sollten sowohl Flexoren als auch Extensoren die Hyporeaktion anzeigen.

Eine Pitch-Extension mit zervikaler Rotation wurde von Goodheart nicht beschrieben, sie gehört aber systematisch zu diesem dreidimensionalen Challenge-Konzept dazu (➤ Abb. 3.178b und c). Das oben zu den (NIM-)Inhibitionsmustern Gesagte gilt auch hier. Verwenden Sie bevorzugt einen Extensormuskel als Indikator, da die Flexoren in dieser Position durch Aktivierung des TLR (Extension) inhibiert werden könnten. In jedem Fall sollten sie in neutraler Position des Nacken- und lumbosakralen Übergangsbereichs normoreaktiv zu testen sein. Schließen Sie also einen persistierenden TLR aus bzw. korrigieren Sie ihn (➤ Kap. 3.5.11).

### ❷ Korrektur

Lassen Sie den Patienten mehrfach (5–8×) gegen Ihren Widerstand den Kopf in die positiv getestete Challenge-Position drücken: in Flexion bzw. Flexion und Rotation (➤ Abb. 3.177d) oder in Extension bzw. Extension und Rotation (➤ Abb. 3.178d; Goodheart 1979). Halten Sie mit Ihren Händen großflächig dagegen.

Da die hier beschriebenen Challenges erst nach der Behandlung von zervikalen Dysfunktionen inkl. Fixationen (➤ Kap. 2.2.1 und ➤ Kap. 2.3.2) durchgeführt werden sollen, sind zuvor bereits manipulative oder mobilisierende Techniken inkl. Okziput-Release angewandt worden. Die hier beschriebene Korrektur entspricht exakt der Korrektur von Okziputfixationen in Flexion/Extension (➤ Kap. 2.3.2), jedoch verbunden mit Flexion/Extension in der lumbosakralen Ebene.

Nur in Ausnahmefällen muss ein spezifischer, nicht gehaltener Challenge am Okziput bzw. den Kopfgelenken durchgeführt werden (➤ Kap. 2.2.1).

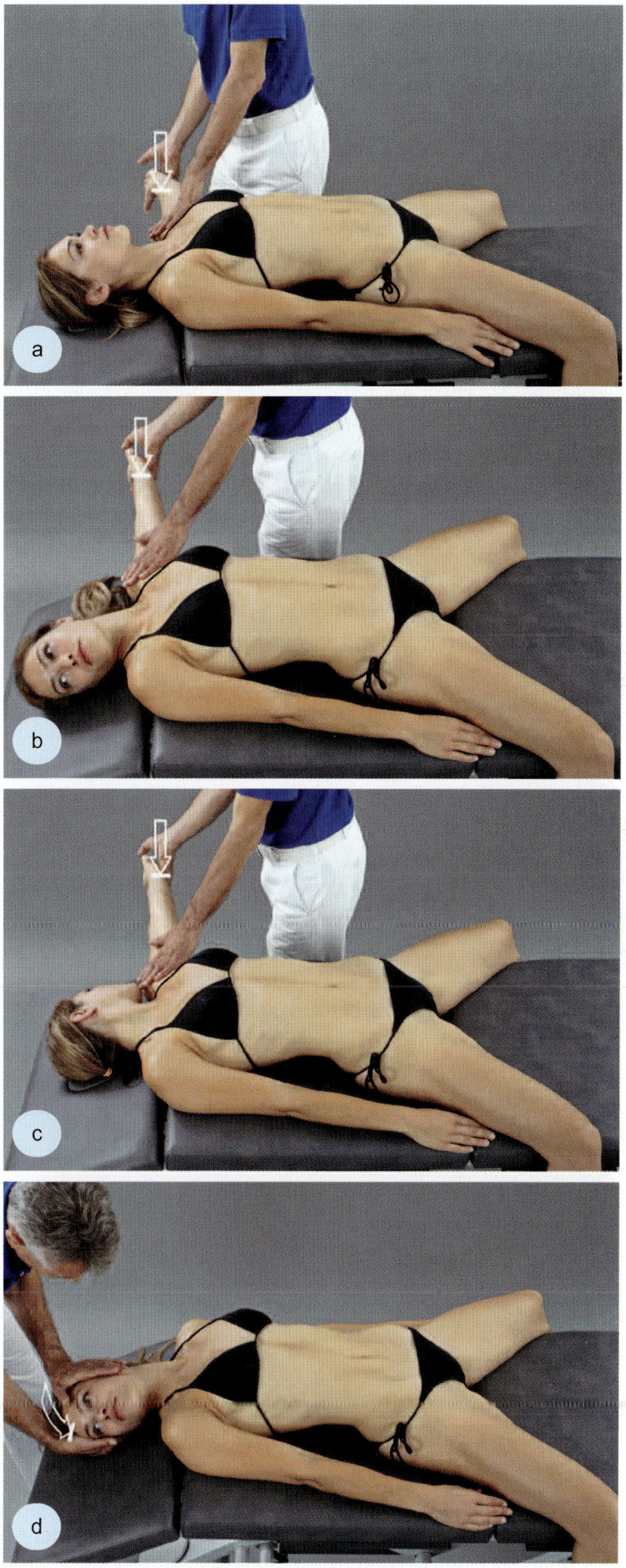

**Abb. 3.178** Challenge und Korrektur von Extensionsmustern

## 3.6.3 Kombinationsläsionen von HWS und Becken: axiale Torsion

Im Rahmen der IRT wurde bereits eine axiale Torsion auf SOT-Blocks als Ko-Stressor beschrieben. Wie dort schon erwähnt, lässt sich ein Spannungsmuster zuweilen durch die IRT-gemäße Korrektur nicht ausreichend beseitigen. Dann muss noch eine spezifische Korrektur erfolgen.

Der hier beschriebene Challenge besteht aus einer Zusammenfassung von „Roll" (Becken- und LWS-Rotation, Goodheart 1979) und „Yaw-Occiput" (Becken- und LWS-Rotation mit gegenläufiger Rotation der HWS). „Yaw-Sacrum" wird nach Goodheart in Bauchlage untersucht, wobei ein SOT-Block unter der Schulter und ein zweiter kontralateral unter dem Becken liegt. Diese Art der Torsion unterscheidet sich jedoch nicht grundsätzlich von der hier dargestellten, sodass keine Notwendigkeit besteht, sie separat zu untersuchen.



### ❶ Challenge

Verwenden Sie einen normoreaktiven Indikatormuskel, der nicht dem Inhibitionsmuster des persistierenden TLR entspricht: Flexoren am Hinterkopf und Extensoren auf der Gesichtsseite sollten auch bei persistierendem TLR stark sein.

Der Patient lässt die angewinkelten Beine zur rechten Seite fallen und dreht den Kopf nach links (➤ Abb. 3.179), sollte dies nicht zu einem positiven Challenge führen, macht er es in der Gegenrichtung. Zusätzlich kann noch ein SOT-Block unter die Schulter auf der Hinterhauptsseite gelegt werden, um die Torsion zu verstärken. Lassen Sie den Patienten in Richtung der Kopfrotation blicken. Dies kann ebenfalls zu einer Indikatordysreaktion führen, wenn die Kopfrotation allein es nicht bewirkt hat. Blick in die Gegenrichtung sollte den durch die Torsion hyporeaktiven NIM wieder stärken.

### ❷ Korrektur

#### Okziput

Beginnen Sie in Rückenlage des Patienten.

- Verwenden Sie den bisherigen NIM, um einen anterioren Challenge des Okziputs durchzuführen; primär auf der Seite, die beim positiven Challenge oben gelegen hat (➤ Abb. 3.179c). Dabei sollte das Okziput so eingestellt werden, wie in Kapitel 2 (➤ Abb. 2.7) gezeigt, aber in diesem Fall die Beckenrotation beibehalten werden. Manipulieren Sie nach positivem Challenge in die entsprechende Challenge-Richtung.
- Sie können auch einen Okziput-Release unter Beibehaltung der Beckenrotation anwenden denn es geht um eine Adaptation an diese Stresssituation.

#### Sakrum

Die von Goodheart für „Roll" und „Yaw-Sacrum" beschriebenen Korrekturen erfolgen in Bauchlage des Patienten.

- Verwenden Sie als NIM am besten die Hamstrings.
- Der Patient wird auf SOT-Blocks gelagert, ein Block unter der Schulter, der andere kontralateral unter dem Becken, sodass das Torsionsmuster des Challenge in Rückenlage übernommen wird.
- Führen Sie primär einen kranialen Challenge über das Lig. sacrotuberale auf einer Seite der Sakrumspitze durch. Ist dieser positiv, sollten Sie in Challenge-Richtung in der positiv getesteten Atemphase mobilisieren: Dabei wird die Sakrumspitze eher nach dorsal bewegt, wenn Exspiration geholfen hatte, und eher nach ventral, wenn Inspiration geholfen hatte. Lassen Sie den Patienten in die Richtung blicken, die beim Challenge den NIM geschwächt hatte (➤ Abb. 3.179d).
- Testen Sie noch einmal beidseits Piriformis und Gluteus maximus. Palpieren Sie beide Muskeln auf Hypertonus und führen Sie dann einen Dehnungs-Challenge am Piriformis durch; am Gluteus maximus ist das nicht effizient (➤ Abb. 3.179e). Hyporeaktionen werden über die 7-FVSS bzw. mit propriozeptiven Techniken behandelt. Beachten Sie die synergistische Beziehung zwischen Gluteus maximus und Piriformis: Wenn der Gluteus maximus hyporeaktiv ist, kann sich im Piriformis ein Strain-Counterstrain-Muster ausbilden.
- Führen Sie einen nach ventral gerichteten, nicht gehaltenen Sakrum-Challenge auf der Seite des Beckenblocks durch (➤ Abb. 3.179f). Das sollte den Indikatormuskel schwächen. Sie können dann eine Atemphase suchen, die diesen Challenge aufhebt, und in dieser Atemphase entsprechend korrigieren. Wenn Inspiration ihn aufhebt, nehmen Sie näher am unteren Sakrumpol Kontakt auf, um eher eine Flexion oder Kontranutation zu induzieren. Wenn Exspiration ihn aufhebt, nehmen Sie näher am oberen Sakrumpol Kontakt auf und induzieren damit eher eine Extension oder Nutation.
- Die Korrektur selbst erfolgt entweder mit Impulsmanipulation oder mobilisierend in der Atemphase, die den Challenge wie oben aufgehoben hat. Sie entspricht in den Grundzügen der Korrektur einer Sakrumfixation, die Ihnen evtl. bis zu diesem Zeitpunkt in der Behandlung „durch die Lappen gegangen ist".

#### Dorsolumbale Fixation

Dabei handelt es sich um eine Fixation, die nicht mit bilateraler Hyporeaktion des unteren Trapezius einhergeht (Goodheart 1979). Der Challenge erfolgt mit je einem Block unter dem Ilium und unter dem unteren Thoraxbereich. Die Korrektur entspricht der üblichen bei Fixationen (➤ Kap. 2.3.3).

## 3.6.4 Kombinationsläsionen von HWS und Becken: spinale Seitneigung

Die Challenge- und Korrekturkonzepte von „Tilt" (Goodheart 1992), (-Kurve und )-Kurve sind getrennt voneinander entwickelt worden (Schmitt 1996, Video/Audioprogramm erhältlich unter www.theuplink.com, vgl. auch Lebowitz und Steele 1989). Sie beinhalten unterschiedliche Korrekturen bei ähnlichem Challenge. (-Tilt und )-Tilt sind als C-Tilt und Gegen-C-Tilt zu lesen, was für „rechtskonvexe" und „linkskonvexe Seitneigung" steht, wenn Sie den Patienten auf der Behandlungsliege vom Fußende aus betrachten. Es sind Akronyme, die eine Zusammenfassung der beiden Techniken von Goodheart bzw. Schmitt verdeutlichen sollen.

An dieser Stelle sei noch einmal betont, dass sämtliche segmentalen Dysfunktionen der Wirbelsäule inkl. Fixationen und iliosakro-

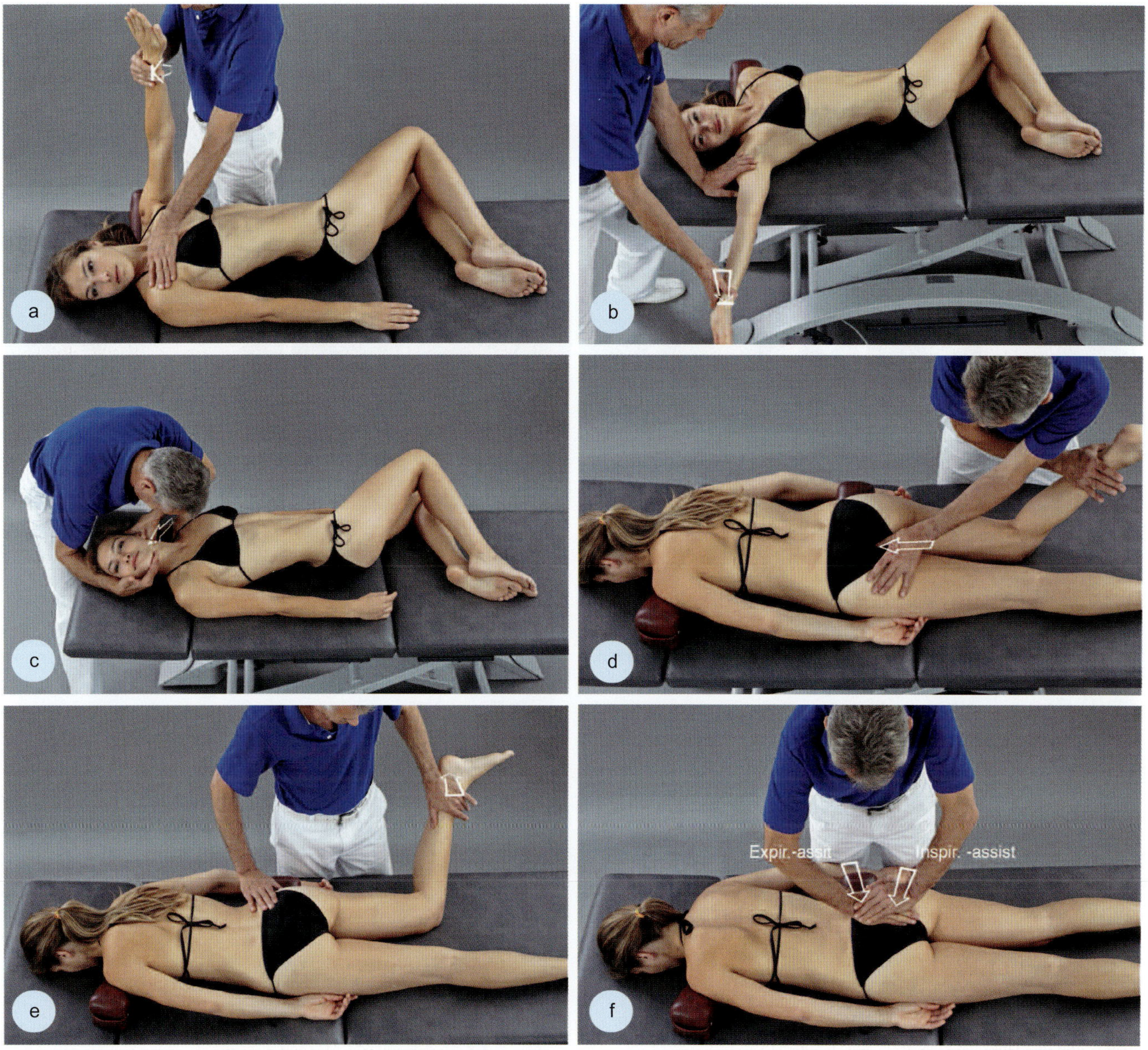


**Abb. 3.179** Challenge und Korrektur spinaler axialer Torsionsmuster

kokzygeale Dysfunktionen, die ebenfalls einen positiven Challenge durch Seitneigung verursachen können, vorher beseitigt sein sollten.

## ❶ Challenge

Verwenden Sie einen normoreaktiven Indikatormuskel (NIM) am Arm: einen Extensor (wie den Latissimus auf der Neigungsseite der HWS) oder einen Flexor auf der Gegenseite (Pectoralis major, Pars clavicularis oder anteriorer Deltoideus), um ein Inhibitionsmuster der Nackenreflexe auszuschließen (➤ Kap. 3.5.10).

Bringen Sie den Patienten in Links-Seitneigung (rechtskonvex). Das bedeutet eine Seitneigung der LWS und BWS sowie der HWS, um das Ohr der Schulter anzunähern. Auf der Seite der Konkavität lassen Sie zusätzlich das Bein abwinkeln (➤ Abb. 3.180a, b).

Diese Positionierung schwächt den NIM bei Vorliegen eines C-Tilt-Musters. Sollte sich durch dieses Seitneigungsmuster keine Änderung des NIM ergeben, testen Sie es mit Positionierung in der Gegenrichtung.

## ❷ Korrektur

Korrigieren Sie direkt *in Rückenlage* die zervikale Komponente: Lassen Sie den Patienten den Kopf aus Neutralposition der HWS und der Challenge-Position in Richtung des positiven Seitneigungs-Challenge (etwa 5–7×) isometrisch in Ihre Hand hineindrücken. Da zervikale Dysfunktionen vorher ausgeschlossen bzw. therapiert wurden, kann das direkt und ohne weiteren Challenge geschehen (➤ Abb. 3.180c).

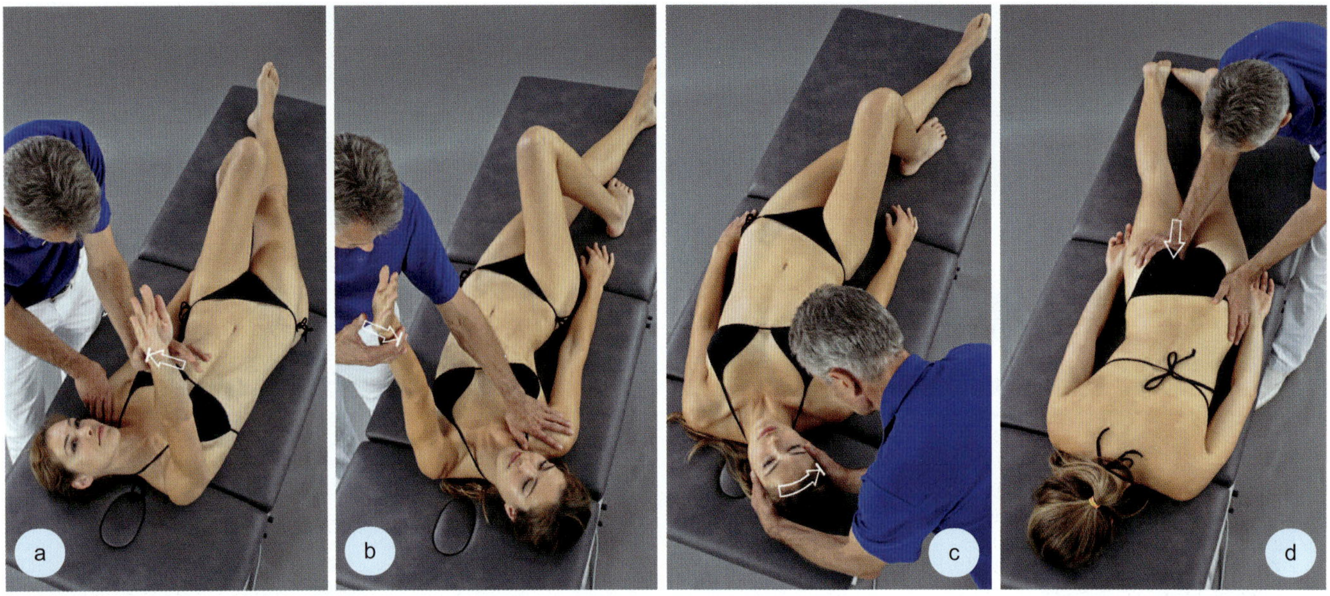


**Abb. 3.180** Challenge und Korrektur spinaler Seitneigungsmuster

*In Bauchlage* wird das Lig. sacrotuberale auf der Seite der Konkavität des Challenge behandelt: Ein für 30 bis 60 Sekunden gehaltener, nach kranial gerichteter Druck sollte den Tonus normalisieren. Dabei ist es vorteilhaft, wenn der Kopf die ursprüngliche Seitneigung beibehält (➤ Abb. 3.180d).

Auch hier ist es effizienter, wenn Sie zuerst die Korrektur durchführen und anschließend den Challenge kontrollieren.

LITERATUR


Ahlers O. Funktionsdiagnostik – Systematik und Auswertung. Zahnärztl. Mitteilungen 2004; 94(22): 34–43.

Allen M. Receptor Based Solutions. Functional Neurology, Concepts Every Doctor Should Know. Privately published, 2014.

Amarenco G, Bayle B, Ismael SS, Kerdraon J. Bulbocavernosus muscle responses after suprapubic stimulation: analysis and measurement of suprapubic bulbocavernosus reflex latency. Neurourol Urodyn 2002; 21(3): 210–213.

Amarenco G, Perrigot M, Bayle B, Parratte B, Jaulmes M, Sheikh Ismael S, Kerdraon J. Suprapubic reflex. Electrophysiological study in normal patients. Ann Readapt Med Phys 2001; 44(8): 508–513.

Anderson C. Category II Analysis and Treatment Sacro Occipital Technique. Idaho Falls, ID: Sacro Occipital Research Society International, 2005.

Astill-Smith C. Sphenobasilar compression, München: DÄGAK, 1988.

Astill-Smith C. Frontal compression, lateral and vertical strain patterns. Chris Astill-Smith Teaching Manual Notes 1990.

Aw ST, Halmagyi GM, Haslwanter T, Curthoys IS, Yavor RA, Todd MJ. Three-dimensional vector analysis of the human vestibuloocular reflex in response to high-acceleration head rotations. II. Responses in subjects with unilateral vestibular loss and selective semicircular canal occlusion. J Neurophysiol. 1996; 76(6): 4,021–4,030.

Ayres AJ, Robbins J. Bausteine der kindlichen Entwicklung. Die Bedeutung der Integration der Sinne für die Entwicklung des Kindes. Berlin: Springer, 1998.

Badtke G, Mudra I. Neuraltherapie, Lehrbuch und Atlas. Berlin: Ullstein Mosby, 1994.

Bähr M, Frotscher M. Duus' Neurologisch-topische Diagnostik. Stuttgart: Thieme, 2003.

Barop H. Taschenatlas der Neuraltherapie nach Huneke. Stuttgart: Hippokrates, 2006.

Bathie R. SORSI SOT Manual. Leawood, KS: Sacro Occipital Research Society International, 1996.

Biedermann H. KISS-Kinder. Stuttgart: Enke, 1996.

Blumenthal J. Retained Primitive Reflexes: Their Relation to Pervasive Developmental Disorders, Autistic Spectrum Disorders, Attention Deficits, and Learning Difficulties. J Verteb Sublux Res. 2008; 5(7): 15.

Bobath B, Bobath K. Die motorische Entwicklung bei Zerebralparesen. Stuttgart: Thieme, 2005.

Boisserée W, Schupp W. Kraniomandibuläres und Muskuloskelettales System. Berlin: Quintessenz, 2012.

Bumann A, Lotzmann U. Farbatlanten der Zahnmedizin, Bd. 12. Funktionsdiagnostik und Therapieprinzipien. Stuttgart: Thieme, 2000.

Carlsson GE. Epidemiology and treatment need for temporomandibular disorders. J Orofac Pain 1999; 13(4): 232–237.

Cathie, AG. Fascia of the head and neck as it applies to dental lesions; a preliminary consideration. J Am Osteopath Assoc. 1952; 51(5): 260–261.

Coenen W. Manuelle Medizin bei Säuglingen und Kindern. Heidelberg: Springer, 2010.

Collins JF, Augustin AJ. Augenheilkunde. Berlin: Springer, 2001.

DeJarnette MB. Sacro Occipital Technique. Nebraska City, NE: privately published, 1981.

DeJarnette MB. Sacro Occipital Technique. Overland Park, KS: Sacro Occipital Research Society International, 1984. http://www.sorsi.com.

Devinsky O, D'Esposito M. Neurology of Cognitive and Behavioral Disorders. Oxford: University Press, 2004.

Dmoch A. CMD-Therapie mit CAD/CAM gefertigten Cranio Caps. Digital Dental News 2014; 8: 20–23.

Dvorák J, Dvorák V. Manuelle Medizin, Diagnostik. Stuttgart: Thieme, 1991.

Ellrich J, Andersen OK, Treede RD, Arendt-Nielsen L. Convergence of nociceptive and non-nociceptive input onto the medullary dorsal horn in man. Neuroreport 1998; 9(14): 3,213–3,217.

Flehmig I. Normale Entwicklung des Säuglings und ihre Abweichungen. Stuttgart: Thieme, 2007.

Frick H, Leonhardt H, Starck D. Spezielle Anatomie 2. Stuttgart: Thieme, 1992.

Garten H. Applied Kinesiology als funktionelle Neurologie. Man M. 2000; 38(3): 120–164.

Garten H. Applied Kinesiology. München, Urban & Fischer, 2004.

Garten H. Applied Kinesiology, Muskelfunktion, Dysfunktion und Therapie. München: Elsevier, 2012.

Garten H. Das Muskeltestbuch. München: Urban & Fischer, 2012.

Garten H, Girthofer S, Klein B. Herde und Störfelder im Trigeminusbereich. Man M. 2007; 45(5): 320–329.

Garten H, Weiss G. Systemische Störungen – Problemfälle lösen mit Applied Kinesiology. München: Urban & Fischer, 2007.
Gelb H. Head, Neck and TMJ Pain and Dysfunction. St. Louis: Ishiyaku Euro-American, 1991.
Gerz W. Applied Kinesiology in der naturheilkundlichen Praxis. Wörthsee: AKSE-Verlag, 2000.
Gleditsch J. Akupunktur in der Hals-Nasen-Ohren-Heilkunde. Stuttgart: Hippokrates, 1997.
Goddard S. Greifen und Be-Greifen. Kirchzarten: VAK-Verlag, 2003.
Goodheart GJ. Applied Kinesiology 1970 Workshop Procedure Manual, 7th ed. Grosspoint, MI: privately published, 1970.
Goodheart GJ. Applied Kinesiology 1972 Workshop Procedure Manual, 9th ed. Grosspoint, MI: privately published, 1972.
Goodheart GJ. Applied Kinesiology 1973 Workshop Procedure Manual, 10th ed. Grosspoint, MI: privately published, 1973.
Goodheart GJ. Applied Kinesiology 1974 Workshop Procedure Manual, 11th ed. Grosspoint, MI: privately published, 1974.
Goodheart GJ. Applied Kinesiology 1979 Workshop Procedure Manual, 15th ed. Grosspoint, MI: privately published, 1979.
Goodheart GJ. Applied Kinesiology 1980 Workshop Procedure Manual. Grosspoint, MI: privately published, 1980.
Goodheart GJ. Applied Kinesiology 1985 Workshop Procedure Manual. Grosspoint, MI: privately published, 1985.
Goodheart GJ. Applied Kinesiology Workshop Procedure Manual 1990/1991. Grosspoint, MI: privately published, 1991.
Goodheart GJ. Collected Published Articles and Reprints. Grosspoint, MI: privately published, 1992.
Goodheart GJ. Applied Kinesiology Workshop Procedure Manual 1992–93. Grosspoint, MI: privately published, 1993.
Goodheart GJ. Applied Kinesiology Workshop Procedure Manual 1997/98. Grosspoint, MI: privately published, 1998.
Gregory TM. Temporomandibular disorder associated with sacroiliac sprain. J Manipul Physiol Ther. 1993; 16(4): 256–265.
Gresham HG, Smithells PA. Cervical and mandibular posture. Dent Rec. 1954; 74: 261–264.
Grozny F. Winkelfehlsichtigkeit – Diagnose oder Scharlatanerie? Man M. 2009; 47: 138–140.
Guermazi A, Niu J, Hayashi D, Roemer FW, Englund M, Neogi T, Aliabadi P, McLennan CE, Felson DT. Prevalence of abnormalities in knees detected by MRI in adults without knee osteoarthritis: population based observational study (Framingham Osteoarthritis Study). Br Med J. 2012; 345: e5339.
Guilbaud G, Peschanski M, Besson JM. Experimental data related to nociception and pain at the supraspinal level. New York: Churchill Livingstone, 1985.
Guillemin F, Rat AC, Mazieres B, Pouchot J, Fautrel B, Euller-Ziegler L, Fardellone P et al. Prevalence of symptomatic hip and knee osteoarthritis: a two-phase population-based survey. Osteoarthritis Cartilage 2011; 19(11): 1,314–1,322.
Hack GD, Koritzer RT, Robinson WL, Hallgren RC, Greenman PE. Anatomic Relation Between the Rectus Capitis Posterior Minor Muscle and the Dura Mater. Spine 1995; 20(23): 2,484–2,486.
Halmagyi GM, Colebatch JG, Curthoys IS. New tests of vestibular function. Baillieres Clin Neurol. 1994; 3(3): 485–500.
Helkimo MI, Bailey jr JO, Ash jr MM. Correlations of electromyographic silent period duration and the Helkimo dysfunction index. Acta Odontol Scand. 1979; 37(1): 51–56.
Howat JMP. Category I Analysis and Treatment Sacro Occipital Technique. Idaho Falls, ID: Sacro Occipital Research Society International, 2005.
Hülse M, Neuhuber WL, Wolff HD. Der kranio-zervikale Übergang. Berlin: Springer, 1998.
Hülse M, Neuhuber WL, Wolff HD. Die obere Halswirbelsäule. Berlin: Springer, 2005.
IHS (International Headache Society). The International Classification of Headache Disorders, 2nd ed, 1st rev. Cephalagia 2005; 25: 460–465.
IVBS. Mess- und Korrektionsmethodik nach H.-J. Haase. IVBS 2012.
Kaada B. The sudden infant death syndrome induced by the "fear paralysis reflex"? Med Hypotheses 1987; 22(4): 347–356.
Kaada B. Electrocardiac responses associated with the fear paralysis reflex in infant rabbits and rats. Relation to sudden infant death. Funct Neurol. 1989; 4(4): 327–340.
Kaada B. Nocebo – the antipode to placebo. Nord Med. 1989; 104(6–7): 192–198.
Kaada B. Nocebo – the opposite of placebo. Tidsskr Nor Laegefor. 1989; 109(7/8): 814–821.
Kaada B. Fear paralysis – still a possible cause of crib death. Tidsskr Nor Laegefor. 1995; 115(7): 848–852.
Kandel ER, Schwartz JH, Jessell TM. Principles of Neural Science. New York: McGraw-Hill, 2000.
Kapandji IA. Funktionelle Anatomie der Gelenke, Rumpf und Wirbelsäule. Stuttgart: Hippokrates, 2001.
Keen K. Retained Neonatal Reflexes. Edgecliff, NSW: privately published, 2008.
Kessler WJ. Category III Analysis and Treatment Sacro Occipital Technique. Idaho Falls, ID: Sacro Occipital Research Society International, 2005.
Kiphard EJ. Mototherapie, Teil I. Dortmund: Verlag Modernes Lernen, 1990.
Kiphard EJ. Motopädagogik. Dortmund: Verlag Modernes Leben, 2009.
Korbmacher H, Eggers-Stroeder G, Koch L, Kahl-Nieke B. Correlations between dentition anomalies and diseases of the postural and movement apparatus – a literature review. J Orofac Orthop. 2004; 65(3): 190–203.
La Touche R, Goddard G, De-la-Hoz JL, Wang K, Paris-Alemany A, Angulo-Diaz-Parreno S, Mesa J, Hernandez M. Acupuncture in the treatment of pain in temporomandibular disorders: a systematic review and meta-analysis of randomized controlled trials. Clin J Pain 2010; 26(6): 541–550.
Leaf D. Applied Kinesiology Flowchart Manual. Samoset, MA: MoJo-Enterprise, 1996.
Lebowitz M, Steele M. Correcting Chronic Health Problems: A Doctors Manual. Mount Zion, privately published, 1989.
Leigh RJ, Zee DS. The Neurology of Eye Movements. New York: Oxford Press, 1999.
Levin LA, Arnold AC. Neuro-Ophthalmology. New York: Thieme, 2005.
Liem T. Praxis der Kraniosakralen Osteopathie. Stuttgart: Hippokrates, 2000.
Liem T. Kraniosakrale Osteopathie. Stuttgart: Hippokrates, 2001.
Liem T, Dobler TK. Leitfaden Osteopathie. München: Urban & Fischer, 2002.
Logan HB: Logan Basic Technique and the Logan System of Body Mechanics. http://www.logan.edu/future-students/academic-degrees-and-programs/doctor-of-chiropractic-dc-degree-program/chiropractic-techniques-offered/logan-basic-technique-and-the-logan-system-of-body-mechanics (aufgerufen am 13.7.2012).
MacKeith R. The primary walking response and its facilitation by passive extension of the head. Acta Paed Lat. 1964: 710.
Magoun HI. Osteopathy in the Cranial Field. Kirksville: Journal Printing Co, 1966 + 1976.
Magoun HI. Entrapment neuropathy of the central nervous system. II. Cranial nerves I–IV, VI–VIII, XII. J Am Osteopath Assoc. 1968; 67(7): 779–787.
Magoun HI. The temporal bone: trouble maker in the head. J Am Osteopath Assoc. 1974; 73(10): 825–835.
Malis LI. Petrous ridge compression and its surgical correction. J Neurosurg. 2007; 107(1): 220–224.
Matturri L, Ottaviani G, Benedetti G, Agosta E, Lavezzi AM. Unexpected perinatal death and sudden infant death syndrome (SIDS): anatomopathologic and legal aspects. Am J Forensic Med Pathol. 2005; 26(2): 155–160.
Matturri L, Ottaviani G, Lavezzi AM. Techniques and criteria in pathologic and forensic-medical diagnostics in sudden unexpected infant and perinatal death. Am J Clin Pathol. 2005; 124(2): 259–268.
McPhillips M, Hepper PG, Mulhern G. Effects of replicating primary-reflex movements on specific reading difficulties in children: a randomised, double-blind, controlled trial. Lancet 2000; 355: 537–541.
Melillo R. Disconnected Kids. New York: Perigee Books, 2010.
Melillo R, G. Leisman. Neurobehavioral Disorders in Childhood. New York: Kluwer- Academic Plenum Publishers, 2004.
Mense S. Nervous outflow from skeletal muscle following chemical noxious stimulation. J Physiol. 1977; 267(1): 75–88.

Mense S. The pathogenesis of muscle pain. Curr Pain Headache Rep. 2003; 7(6): 419–425.

Mertensmeier I, Diedrich P. Der Zusammenhang von Halswirbelsäulenstellung und Gebißanomalien. Fortschr Kieferorthop. 1992; 53(1): 26–32.

Michael LA. Jaws revisited: Costen's syndrome. Ann Otol Rhinol Laryngol. 1997; 106(10): 820–822.

Miller NR, Newman NJ. The Essentials, Walsh & Hoyt's Clinical Neuro-Ophthalmology. Philadelphia: Lippincott Williams & Wilkins, 1999.

Myers TW. Anatomy Trains, Myofasziale Meridiane. München: Urban & Fischer, 2004.

Neuhuber W. M. longissimus als Vermittler zwischen kraniozervikalem Übergang und Becken. Manuelle Med. 2005; 43: 395–399.

Nötzel D, Puta C, Meierhöfer R, Gabriel HHW. Die Beeinflussung der Beckenfehler der Kategorie I und II nach de Jarnette durch einen individuell angepassten Aufbissbehelf [The impact of an individually adapted splint on pelvic Cat. I and II according to DeJarnette]. J Prof Appl Kinesiol. 2006; pilot issue: 24–26.

Oleski SL, Smith GH, Crow WT. Radiographic evidence of cranial bone mobility. Cranio 2002; 20(1): 34–38.

Oliva M, Martin Garcia MA, Bartual J, Ariza A, Garcia Teno M. Head-thrust test: its validity as a diagnostic clinical test. Ann Otorrinolaringol Ibero-Am. 1999; 26(4): 377–383.

Owman C, Edvinsson L. Neurogenic Control of the Brain Circulation. Proceedings of the International Symposium held in the Wenner-Gren Center, Stockholm. Oxford: Pergamon Press, 1977.

Patten J. Neurologische Differentialdiagnose. Berlin: Springer, 1998.

Pecina MM, Krmpotic-Nemanic J, Markiewitz AD. Tunnel Syndromes – Peripheral Nerve Compression Syndromes. Boca Raton: CRC Press, 2001.

Porges SW. The polyvagal theory: phylogenetic substrates of a social nervous system. Int J Psychophysiol. 2001; 42(2): 123–146.

Porges SW. The Polyvagal Theory: Neurophysiological Foundations of Emotions, Attachment, Communication, and Self-Regulation. New York: Norton, 2011.

Prodinger-Glöckl D. CMD in der Osteopathie. Stuttgart: Haug, 2013.

Queckenstedt H. Zur Diagnose der Rückenmarkskompression. Dt Ztschr Nervenheilkd. 1916; 55: 325–333.

Retzlaff EW, Jones L, Mitchell F, Upledger J, Walsh J. Possible autonomic innervation of cranial sutures of primates and other mammals. Anat Rec. 1982; 202: 156A (Abstract).

Ridder P. Craniomandibuläre Dysfunktion. München: Elsevier, 2011.

Saghafi D, Curl DD. Chiropractic manipulation of anteriorly displaced temporomandibular disc with adhesion. J Manipulative Physiol Ther. 1995; 18(2): 98–104.

Savarese RG, Capobianco JD, Cox JJ. OMT Review, omtreview@hotmail.com, 2003.

Schmitt WH. Injury recall technique. Proceedings. Shawnee Mission, KS: ICAK-USA, 1990.

Schmitt WH. The functional neurology of cranial dural referred pain. Proceedings. Shawnee Mission, KS: ICAK-USA, 1991.

Schmitt WH. Centering the Spine. The Uplink 1996 (4).

Schmitt WH. What IRT makes obsolete. Proceedings of the Annual Meeting of the ICAK-USA. Shawnee Mission, KS: ICAK-USA, 2008.

Schmitt WH, Yanuck SF. Expanding the neurological examination using functional neurological assessment part II. Int J Neurosc. 1999; 97: 77–108.

Schneider RC, Johnson FD. Bilateral traumatic abducens palsy. A mechanism of injury suggested by the study of associated cervical spine fractures. J Neurosurg. 1971; 34(1): 33–37.

Schubert MC, Tusa RJ, Grine LE, Herdman SJ. Optimizing the sensitivity of the head thrust test for identifying vestibular hypofunction. Phys Ther. 2004; 84(2): 151–158.

Schupp W, Haubrich J, Boisserée W, Läkamp M, Schuppan K. Interdisziplinäre Behandlung von Patienten mit kraniomandibulärer Dysfunktion. Man M. 2008; 6: 393–400.

Sergueef N. Die Kraniosakrale Osteopathie bei Kindern. Kötzting: Verlag für Osteopathie, 1995.

Sevel D. The origins and insertions of the extraocular muscles: development, histologic features, and clinical significance. Trans Am Ophthalmol Soc. 1986; 84: 488–526.

Shafer J. Jugular Compression in the Diagnosis and Treatment of Cranio-sacral Lesions. Int J Appl Kinesiol. 1998; 2: 29–37.

Smith C. New Thinking in Cranio-Sacral Diagnosis. ICAK-E Collected Papers. 1991; 4: 131.

Sobotta J. Anatomie des Menschen. München: Urban & Fischer, 2007.

Solow B, Sandham A. Cranio-cervical posture: a factor in the development and function of the dentofacial structures. Eur J Orthod. 2002; 24(5): 447–456.

Solow B, Siersbaek-Nielsen S. Cervical and craniocervical posture as predictors of craniofacial growth. Am J Orthod Dentofacial Orthop. 1992; 101(5): 449–458.

Solow B, Sonnesen L. Head posture and malocclusions. Eur J Orthod. 1998; 20(6): 685–693.

Solow B, Siersbaek-Nielsen S, Greve E. Airway adequacy, head posture, and craniofacial morphology. Am J Orthod. 1984; 86(3): 214–223.

Sommerfeld P, Kaider A, Klein P. Inter- and intraexaminer reliability in palpation of the "primary respiratory mechanism" within the cranial concept. Man Ther. 2004; 9(1): 22–29.

Spendel MC, Deinsberger R, Lanner G. Operative treatment of trigeminal neuralgia. Stereotact Funct Neurosurg. 1997; 68(1–4): 187–189.

Sutherland WG. The Cranial Bowl. Mankato: Free Press Co, 1939.

Sutter M. Wesen, Klinik und Bedeutung spondylogener Reflexsyndrome. Schweiz Rdsch Med Prax. 1975; 64(42): 1.351–1.357.

També I. The role of the sternum in craniosacral therapy. ICAK-Europe Collected Papers. München: DÄGAK, 1996.

Trautmann JC. Diseases of the third, fourth and sixth cranial nerves. In: Dyck PJ, Thomas PK, Lambert EH (Eds.). Peripheral Neuropathy 1. Philadelphia: WB Saunders, 1975.

Türp JC, Schindler HJ. Schmerzhafte Myoarthropathien des Kausystems. Schmerz 2004; 18: 109–117.

Upledger JE. Craniosacral Therapy. Seattle: Eastland Press, 1990.

Upledger JE, Retzlaff EW, Vredevoogd JD. Diagnosis and Treatment of Temporoparietal Suture Head Pain. Osteopathic Medicine 1978; 7: 19–26.

Vojta V. Die zerebralen Bewegungsstörungen im Säuglingsalter. Stuttgart: Thieme, 2008.

Walker S, Brady M. Suprapubic reflex. ICAK-Australasia AGM Seminar, Brisbane 2010.

Wallace C, Klineberg IJ. Management of craniomandibular disorders. Part 1: A craniocervical dysfunction index. J Orofac Pain 1993; 7(1): 83–88.

Walther DS. Applied Kinesiology, Vol II. Pueblo, CO: Systems D. C, 1983.

Walther DS. Applied Kinesiology, Synopsis. Pueblo, CO: Systems D. C, 2000.

Ward RC et al. Foundations for Osteopathic Medicine. Philadelphia: Lippincott Williams & Wilkins, 2003.

Willenborg H. Back to sleep plus tummy time. pädiatrie hautnah 2011; 33(4): 300–313.

Wolff HD. Neurophysiologische Aspekte des Bewegungssystems. Berlin: Springer, 1996.

Zafeiriou DI. Primitive reflexes and postural reactions in the neurodevelopmental examination. Pediatr Neurol. 2004; 31(1): 1–8.

Zafeiriou DI, Tsikoulas IG, Kremenopoulos GM. Prospective follow-up of primitive reflex profiles in high-risk infants: clues to an early diagnosis of cerebral palsy. Pediatr Neurol. 1995; 13(2): 148–152.

KAPITEL

# 4

Andreas Dmoch

# Kraniomandibuläre Dysfunktion (CMD) – Diagnose und Therapie aus zahnärztlicher Sicht

## 4.1 Modeerscheinung oder Volkskrankheit?

Unter der Bezeichnung CMD, die als Abkürzung für „kraniomandibuläre Dysfunktion" bzw. eine Erkrankung des kraniomandibulären Systems steht, wird eine Vielzahl an Symptomen von Kopf bis Fuß subsummiert (➤ Kap. 3.3.10). Größere Studien zur Prävalenz der CMD (Cooper und Kleinberg 2007, Hirsch 2007) lassen erkennen, dass es sich keineswegs um eine „Modeerscheinung" oder einen vorübergehenden Trend bei zahnärztlichen Diagnosen handelt, sie lassen vielmehr erahnen, dass wir uns beim Thema CMD offenbar einem bislang eher unterschätzten medizinischen Problem gegenüber sehen.

Zu den häufigen Befunden bei einer CMD gehören neben Kiefergelenkbeschwerden in erster Linie Rückenschmerzen. Diese sind in Deutschland inzwischen der häufigste Grund für Krankmeldungen und verursachen geschätzte volkswirtschaftliche Kosten von jährlich 40–50 Milliarden Euro (Helmholtz-Zentrum 2008). Rückenschmerzen neigen zur Chronifizierung (Wagner et al. 2009). Bei chronischen Fällen („unspezifischer Rückenschmerz"; Hildebrandt 2004) ist es häufig schwierig, die Ursache zu finden. Statt einer kausalen Behandlung werden deshalb oft symptomatische Schmerztherapien eingeleitet, die bei vielen Patienten keine nachhaltige Wirkung zeigen. So versuchen interdisziplinäre Teams aus Ärzten, Physiotherapeuten und Psychologen, die Patienten multimodal zu behandeln. Ein psychotherapeutischer Therapieansatz wird vielfach auch für das Zähneknirschen gewählt, das in den meisten Fällen immer noch auf „Stress" zurückgeführt wird. Dabei wird jedoch übersehen, dass Zähneknirschen zur Symptomatik einer CMD gehört und wie andere Faktoren (z. B. Zahnfehlkontakte und unphysiologische Bissverhältnisse) dazu beitragen kann, die Kompensationsmechanismen der Patienten zu überfordern und zusammenbrechen zu lassen.

Die Häufigkeit chronischer Rückenschmerzen nimmt mit dem Alter zu, wobei Frauen in allen Lebensphasen stärker betroffen sind als Männer (Robert-Koch-Institut 2012). Hinzu kommt, dass weltweit 31,1 % der Erwachsenen körperlich inaktiv geworden sind (Hallal et al. 2012). Der moderne Mensch legt durchschnittlich nur noch 1–2 Kilometer pro Tag zu Fuß zurück, und wegen gestiegener Belastungen im Beruf bleibt in vielen Fällen nicht genügend Zeit für sportliche Aktivitäten als Ausgleich, mit denen sich eine Chronifizierung vermeiden ließe (Müller 2010). Statistiken zur Schmerztherapie zeigen, dass zwar immer mehr operative Eingriffe wie Bandscheibendekompression, Nervenverödung oder Versteifungen durchgeführt werden, wobei die Erfolgsbilanz dieser Eingriffe im Sinne einer Beseitigung der chronischen Schmerzen allerdings eher mager ausfällt. Daher ist ein großer Prozentsatz der durchgeführten Operationen wohl als unnötig anzusehen.

Selbst unter Laien ist es mittlerweile ein offenes Geheimnis, dass das Kiefergelenk eine entscheidende Rolle für die Funktionsabläufe von Kopf bis Fuß spielt (Weitz 2010). Trotzdem werden Zahnärzte nur selten in „multimodale" Behandlungskonzepte für Rückenschmerzpatienten einbezogen, obwohl inzwischen eine ausreichende Zahl von Publikationen die Zusammenhänge mit dem Kauapparat belegen konnte (➤ Kap. 3.3.10; Neuhuber 2005, 2007; Heymann 2010; vgl. Garten 2012, Abb. 7.1 und 12.35).

Kinderärzten, Kieferorthopäden und Hausärzten kommt beim Thema Prophylaxe und Therapie von Rückenschmerzen ebenfalls eine große gesundheitspolitische Bedeutung zu (Hirsch 2007).

- Kinderärzte könnten z. B. schon bei den Jüngsten die Weichen für eine gesunde Rückenentwicklung stellen, indem sie haltungsauffällige Kinder zu einem auf CMD spezialisierten Zahnarzt überweisen, damit die Kieferentwicklung fachlich kontrolliert wird.
- Kieferorthopäden könnten bei Kindern verstärkt vor Behandlungsbeginn die zentrische Einstellung der Kondylenposition überprüfen und bei Bedarf vorbehandeln.
- Hausärzte sollten die Diagnostik (➤ Kap. 3.3.10) selbst erlernen oder Patienten zur Mit-/Weiterbehandlung an einen Manualtherapeuten bzw. Zahnarzt überweisen, der eine CMD richtig erkennen und behandeln kann.

Es wäre wünschenswert, dass alle Berufsgruppen universitär und postuniversitär auf diese gesundheitspolitische Aufgabe vorbereitet werden, um sich neue und bessere Therapiemöglichkeiten durch vernetzt agierende Gesundheitssysteme zu eröffnen.

## 4.2 CMD-Diagnostik aus zahnärztlicher Sicht

### 4.2.1 Anamnese

Die kraniomandibuläre Dysfunktion (CMD) ist eine Erkrankung der „Triad of Health" (Garten 2012, Abb. 1.2). Für die allgemeine Anamnese vor einer CMD-Therapie sind somit sämtliche allgemeinmedizinisch-internistischen, neurologischen und HNO-ärztlichen Aspekte relevant, die Einfluss auf das kraniomandibuläre System oder auf dessen Behandlung haben können, wie etwa Unfälle, Voroperationen, Gerinnungsstörungen, Infektionen, Krampfleiden.

Ein Anamnesebogen sollte dem Patienten schon im Vorfeld ausgehändigt werden, damit er diesen zu Hause in Ruhe beantworten und vollständig ausgefüllt zum ersten Gespräch in die Praxis mitbringen kann. Im persönlichen Gespräch kann der Zahnarzt bei therapierelevanten Punkten nachfragen und gleich zu Beginn evtl. notwendige Voruntersuchungen veranlassen.

Durch eine unfall- oder operationsbedingte Reklination der HWS kann es zur Traumatisierung im HWS-Bereich kommen. Da dies sowohl nervale Fehlsteuerungen und muskuläre Dysbalancen im Trigeminusbereich als auch Schmerzen in Kaumuskeln und Kiefergelenken, anormale Unterkieferbewegungen sowie Fehlbisse auslösen kann, muss bei entsprechendem Verdacht eine fachgerechte Diagnose erfolgen (Kuklinski 2006).

Endokrine Störungen hat Gelb (1991) bereits in seine ätiologischen Betrachtungen mit einbezogen. In der Literatur wird jedoch weitgehend vernachlässigt, dass Dysfunktionen des Verdauungstrakts sowohl die Haltung beeinflussen (➤ Kap. 5.5.1) als auch toxische Belastungen verursachen können (Garten und Weiss 2007, Kap. 7). Die Relevanz neuromuskulärer und neurodegenerativer Erkrankungen sowie rheumatischer Erkrankungen für das kraniomandibuläre System mit seinen muskulären und artikulären Komponenten erklärt sich von selbst. Letztendlich sind alle metabolischen und neuromuskulären Faktoren mit Einfluss auf die Muskelfunktion von Bedeutung, also auch Allergien (vgl. Garten und Weiss 2007).

Die allgemeine Anamnese dient dazu, Pathologien wie Tumorerkrankungen im Kopfbereich, Bandscheibenläsionen und andere Ursachen für spezifische Rückenschmerzen (Wagner 2010), die im Einzelfall ebenfalls eine chronische Schmerzsymptomatik unterhalten können, vor Beginn der CMD-Therapie auszuschließen bzw. aufzudecken und sie einer spezifischen Therapie durch Spezialisten des jeweiligen Fachgebiets zuzuführen.

**Allgemeine Anamnese bei CMD**

(Aufzählung in alphabetischer Reihenfolge)
- Allergien und Unverträglichkeiten inkl. Nahrungsmittel
- Gerinnungsstörungen
- Hals-Nasen-Ohren- und pulmonale Erkrankungen (chronische Sinusitis, chronische Otitis, „Verstopfungsgefühl" der Ohren, chronische Bronchitis, Asthma)
- Herz- und Gefäßerkrankungen (Z. n. Herzinfarkt oder Apoplex, Hypertonus)
- Infektionen (HIV, Hepatitis, Tbc)
- Medikamente (Antihypertensiva, Cholesterinsenker, Antikoagulanzien, Analgetika, Psychopharmaka)
- Neurologische Erkrankungen (Kopfschmerzen, Schwindel, neuromuskuläre Erkrankungen, Parkinson-Syndrom und andere neurodegenerative Erkrankungen sowie Anfallsleiden, Encephalitis disseminata)
- Orthopädische Erkrankungen (Nacken-, Schulter-, Lendenschmerzen)
- Rheumatische Erkrankungen (rheumatische Arthritis, Psoriasis-Arthritis, Borreliose)
- Sozialanamnese: private, berufliche (Stress-)Situation
- Stoffwechselkrankheiten (Diabetes, Fettstoffwechselstörungen, Hormonstörungen)
- Unfälle mit Schleudertrauma (HWS), Operationen in Vollnarkose (HWS-Reklination)
- Verdauungsstörungen (Blähungen, Stuhlunregelmäßigkeiten, „Reizdarm")
- Zyklusstörungen, Infertilität, Dysmenorrhö

Bei der spezifischen Anamnese hat es sich bewährt, mit einer numerischen Rating-Skala (NRS) den Schweregrad der Beschwerden zu dokumentieren (➤ Abb. 4.1). Analog zur International Classification of Functioning, Disability and Health (ICF) der WHO (WHO 2005), die sowohl in der Forschung als auch in der gesundheitlichen Versorgung Anwendung findet, lassen sich mit der NRS Angaben der Patienten zu subjektiv empfundenen Beschwerden in einheitlicher und standardisierter Form erfassen (Wert von 0 = kein Schmerz, Wert von 10 = stärkster vorstellbarer Schmerz). So kann während der CMD-Therapie bei Kontrollterminen leicht eine Reevaluation der Beschwerden mit der NRS erfolgen, um die Effektivität der CMD-Therapie zu beurteilen und bei Bedarf Veränderungen und Anpassungen vorzunehmen.

## 4.2.2 Zahnärztliche Befunde und Dokumentation

Die Aufgabe der zahnärztlichen Diagnostik bei CMD-Patienten besteht darin, Abweichungen der Form, der Stellung und der damit verbundenen Funktion der Zähne zu erkennen. Hinzu kommt die Diagnostik von Funktionsveränderungen im Bereich der Kiefergelenke.

Das vollfunktionsfähige Gebiss besitzt mindestens 28 kariesfreie Zähne. Bei habituellem Schlussbiss **(habituelle Okklusion)** ohne Bewegung des Unterkiefers (statische Okklusion, IKP) stehen sich die Schneidekanten der Frontzähne in der sog. Neutralverzahnung der Angle-Klasse I (➤ Abb. 4.2) mit einer vertikalen und sagittalen Stufe gegenüber, ohne Kontakt zueinander zu haben, während sich die Eckzähne punktförmig berühren. Durch den punktförmigen Eckzahnkontakt beim Schlussbiss wird zum einen die Lage des Unterkiefers im ventralen Bereich stabilisiert und zum anderen bei exkursiven Bewegungen des Unterkiefers (dynamische Okklusion) eine sofortige Aufhebung des Seitenzahnkontakts ermöglicht, die dem Schutz der Seitenzähne vor Horizontalkräften dient.

- Um bei **Laterotrusion** des Unterkiefers (dynamische Okklusion nach lateral) die Kiefergelenke vor dorsalen Bewegungen zu schützen, befinden sich die unteren Eckzähne in der Neutralverzahnung vor den oberen Eckzähnen.
- Bei **Protrusion** des Unterkiefers (dynamische Okklusion nach anterior) entsteht ein Führungskontakt zwischen den Palatinalflächen der oberen Frontzähne und den Inzisalkanten der unteren Frontzähne, der die Seitenzähne trennt und so ebenfalls vor horizontalen Fehlbelastungen schützt.
- Dass die **Retrusion** des Unterkiefers (dynamische Okklusion nach posterior) normalerweise nur sehr begrenzt möglich ist, erscheint sinnvoll, da in dieser Bewegungsrichtung kein natürlicher Schutzmechanismus für die Seitenzähne existiert.

Im Idealfall ermöglichen Zahnstellung und Zahnformen eine Übereinstimmung von habitueller und zentrischer Okklusion, bei der sich die Gelenkköpfe des Unterkiefers in der zentrischen (neuromuskulär neutralen) Kondylenposition befinden. Gleichzeitig wird durch die anatomischen Zahnkontakte eine Abstützung der Zähne gewährleistet, ohne dass dabei abnorme Scher- oder Schubkräfte auf die Zähne einwirken. In Untersuchungen

☐ Unterkieferweglichkeit eingeschränkt — ICF 0 1 2 3 4 5 6 7 8 9 10

☐ Schmerzen Ohr/ Kiefergelenk — ICF 0 1 2 3 4 5 6 7 8 9 10

☐ Geräusche bei Mundöffnung oder -schließung — ICF 0 1 2 3 4 5 6 7 8 9 10

☐ Geräusche im Ohr (Tinnitus) — ICF 0 1 2 3 4 5 6 7 8 9 10

☐ Schwindelgefühl — ICF 0 1 2 3 4 5 6 7 8 9 10

☐ Kopfschmerzen/ Migräne — ICF 0 1 2 3 4 5 6 7 8 9 10

☐ ungleichmäßige/ störende Kontakte beim Zubeißen — ICF 0 1 2 3 4 5 6 7 8 9 10

☐ Knirschen oder Pressen — ICF 0 1 2 3 4 5 6 7 8 9 10

☐ Beschwerden im Nacken- oder Schulterbereich — ICF 0 1 2 3 4 5 6 7 8 9 10

☐ depressive Stimmung — ICF 0 1 2 3 4 5 6 7 8 9 10

Bitte kreuzen Sie Ihre Beschwerden an und informieren Sie uns auf einer Skala von 0 – 10 über den Schweregrad (0 = keine aktuellen Beschwerden, 1= sehr leichte Beschwerden, 5 = mittlere Beschwerden, 10 = extrem starke Beschwerden).

**Abb. 4.1** CMD-spezifische Anamnese mit ICF-Index

von Polz (2012) fand sich ein klarer Bezug zwischen der natürlichen Morphologie der Seitenzahn-Kauflächen und den Unterkieferbewegungen, den er als „okklusalen Kompass" beschrieb; d. h. die fehlerfreie Integration eines Zahnes in das kraniomandibuläre System hängt von seinen Konstruktionsmerkmalen ab. Daher ist es wichtig, neben Karies und Parodontitis auch morphologische Veränderungen der Zähne durch Parafunktionen (Knirschen, Pressen) rechtzeitig zu erkennen.

**MERKE**

Damit die statische und dynamische Okklusion von Ober- und Unterkiefer richtig funktionieren kann, müssen Anzahl und Form der Zähne sowie die Zahnstellung den natürlichen Vorgaben entsprechen.
Jeder dieser Punkte ist bei der Befundung abzufragen und im Falle einer Abweichung zu dokumentieren.

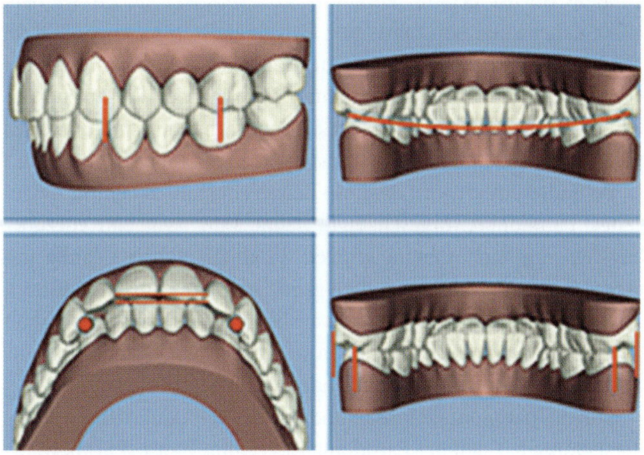

**Abb. 4.2** Neutralverzahnung in Angle-Klasse I

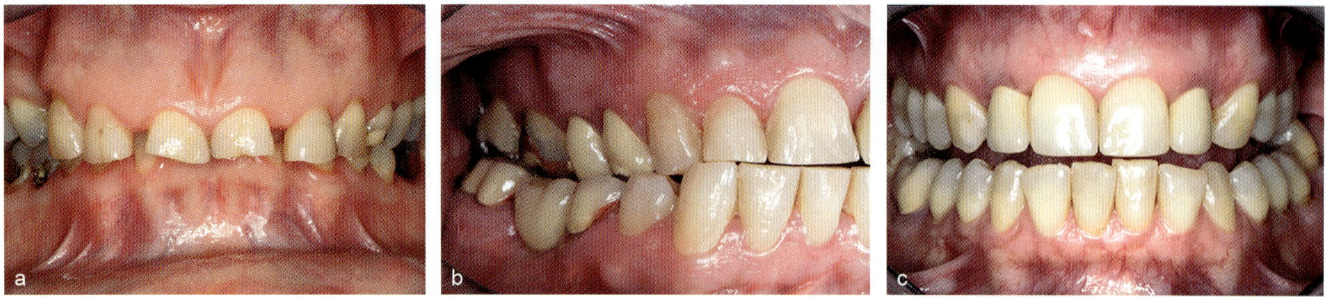

**Abb. 4.3** Zahnfehlkontakte: a) in statischer Okklusion, b) in dynamischer Okklusion nach rechts-lateral, c) in dynamischer Okklusion nach anterior

Im Alltag zeigen sich jedoch viele Abweichungen vom physiologischen Idealzustand des menschlichen Gebisses. Darunter befinden sich drei dentale Kardinalstörungen, die Patienten besonders zur Entwicklung einer CMD-Erkrankung im Laufe des Lebens prädestinieren. Sie können einzeln oder in Kombination vorliegen. Jede Störung kann für sich genommen zu einer Überlastung der physiologischen Strukturen führen und damit zur Dekompensation und Symptombildung beitragen. Dabei spielt unphysiologischer Zahnersatz als vermeidbare iatrogen verursachte Störung eine Sonderrolle (➤ Kap. 4.4.2).

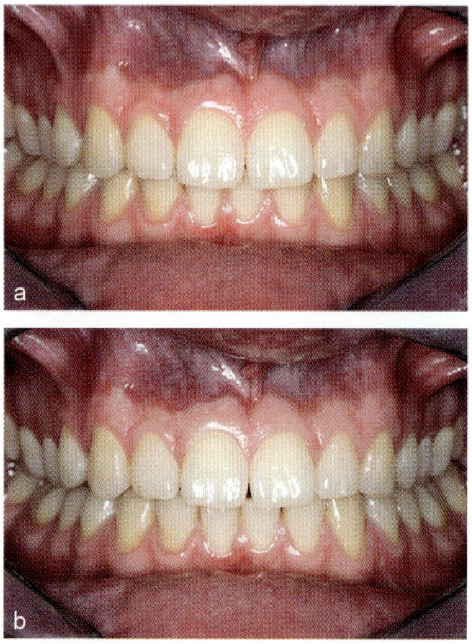

**Abb. 4.4** Unterschiedliche Bisslage in habitueller Okklusion (a) und in zentrischer Okklusion (b)

**Drei dentale Kardinalstörungen**

- Zahnfehlkontakte in statischer und dynamischer Okklusion (➤ Abb. 4.3)
- Zentrische Okklusion außerhalb der habituellen Okklusion (➤ Abb. 4.4)
- Unphysiologischer Zahnersatz (➤ Abb. 4.5)

Als kurative Therapie einer temporomandibulär bedingten CMD bedarf es in der Regel einer Zentrikeinstellung mittels individueller zahngetragener Apparaturen, an die sich dann eine kieferorthopädische und/oder prothetische Behandlung zur Umsetzung der neuen Kiefer- und Zahnbeziehungen in die anatomisch und funktionell richtige Regelverzahnung anschließt. Wichtige Voraussetzungen für eine erfolgreiche CMD-Therapie sind wie bei anderen zahnärztlichen Maßnahmen Kariesfreiheit und ein entzündungsfreier Zahnhalteapparat. Zu den grundsätzlichen zahnärztlichen Routinebefunden, die zu Beginn jeder CMD-Diagnostik erhoben werden, zählt daher auch ein Zahn- und Parodontalstatus (➤ Abb. 4.6). Festgehalten wird zudem, ob eine Voll- oder Teilbezahnung vorliegt, ob bei teilbezahnten Patienten Asymmetrien durch Lückenschluss, Freiendlücken oder Schaltlücken vorhanden sind und ob es sich um festsitzenden oder herausnehmbaren Zahnersatz handelt.

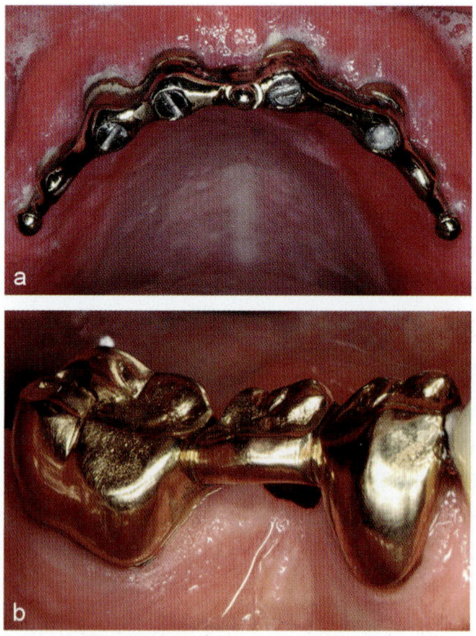

**Abb. 4.5** Starre unphysiologische Prothetikelemente im Oberkiefer (a) und im Unterkiefer (b), die zur Kompression (intraossäre Spannungszustände) führen können

Befundorientiert wird dann bei Bedarf eine Kariestherapie eingeleitet. Parodontal vorgeschädigte Zähne sind zwingend vorzubehandeln und einem engmaschigen Recall zuzuführen. Zähne mit irreversiblen Vorschäden sollten gleich zu Therapiebeginn entfernt werden. Wenn im Einzelfall ein vorübergehender palliativer Erhalt solcher Zähne indiziert ist, sollten sie zu gegebener Zeit, spätestens vor Beginn der prothetischen Behandlungsphase, entfernt werden.

Für die parodontale Erstbefundung bei der zahnärztlichen Untersuchung hat sich der Parodontal-Screening-Index (PSI) bewährt (➤ Abb. 4.7). Mit einer speziellen Parodontalsonde (WHO-Sonde), die Längenmarkierungen im 3-mm-Abstand aufweist und zur schmerzfreien Untersuchung das Zahnfleischsaums am Arbeitsende eine Halbkugel besitzt, wird der Zusammenhang zwischen Zahnfleischblutung und Zahnstein ermittelt sowie die Tiefe von Zahnfleischtaschen gemessen und in einen PSI-Code übertragen: Während bei einer Gingivitis (Code 1–2) neben Instruktion und Motivation des Patienten die üblichen zahnprophylaktischen Maßnahmen

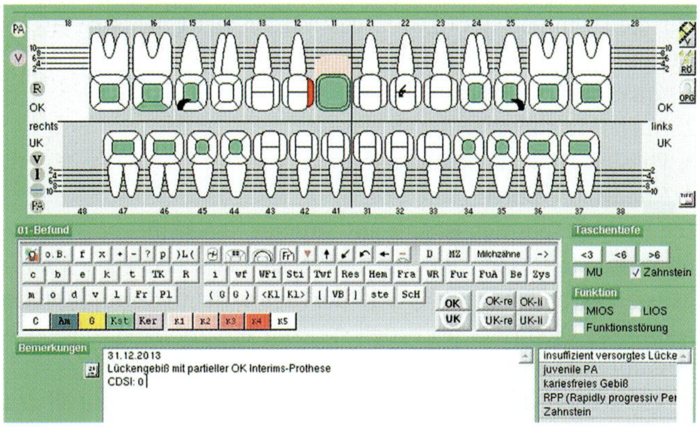


**Abb. 4.6** Zahnstatus mit Feld für erweiterte Befunddokumentation

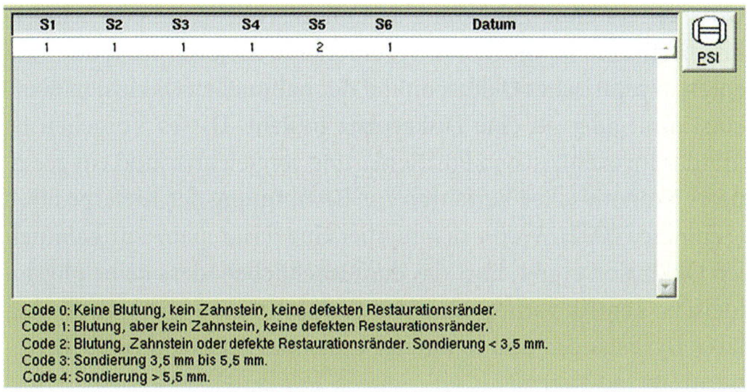


**Abb. 4.7** Parodontal-Screening-Index (PSI)

im Rahmen einer professionellen Zahnreinigung zur Vorbehandlung ausreichen, ist bei Code 3–4 eine geschlossene und/oder offene Parodontalbehandlung indiziert.

Darüber hinaus sollten neben dem Zahnstatus im Rahmen der CMD-Diagnostik noch weitere Befunde erhoben werden, die über das übliche Zahnschema der zahnärztlichen EDV hinausgehen können.

**Erweiterter Zahnstatus bei CMD-Diagnostik**

- Habituelle Okklusion in Klasse I, II/1, II/2, III
- Vorhandensein eines unphysiologischen Frontzahnkontakts
- Fehlen eines physiologischen Eckzahnkontakts
- Lagebeziehung der transversalen Okklusionsebene zur Bipupillarlinie
- Lagebeziehung der Gesichtsmitte zur Mitte der Ober- und Unterkieferbezahnung
- CDSI-Code

Chronische Entzündungen, die von wurzelkanalbehandelten Zähnen oder Kieferleerstellen ausgehen, können im Sinne von Beherdungen auch Störungen in anderen Bereichen des Körpers hervorrufen (vgl. Garten 2012, Kap. 6.4; Garten und Weiss 2007, Kap. 5). So können Zahnherde entweder direkt über den M. masseter und die Mm. pterygoidei oder indirekt, indem sie über die Ausbildung von Irritationszonen im zervikalen Weichgewebe (Adler-Projektionszonen, ➤ Abb. 4.9) die Motorik der HWS beeinflussen, zu okklusalen Veränderungen führen. Aufgrund der zervikotrigeminalen Konvergenz (Neuhuber 2005, 2007) wirkt sich eine gestörte vertebrale Motorik zwangsläufig auf die Kaumuskulatur aus. Daher ist der Ausschluss oder die Sanierung von Zahnherden neben einer Karies- und Parodontitistherapie eine zwingend notwendige Vorbehandlung im Rahmen der CMD-Therapie (➤ Kap. 3.3.10 und ➤ Kap. 4.2.4).

**MERKE**

Keine Okklusionstherapie vor einer Herdsanierung, außer bei akuten Schmerztherapien!

Zur Ausschlussdiagnostik gehört neben der Inspektion der Mundhöhle mindestens die Anfertigung eines Orthopantomogramms (OPT, OPG, „Panoramaaufnahme“). Des Weiteren sollten in der herdverdächtigen Umgebung von Leerkieferstellen und wurzelbehandelten Zähnen die Weichgewebe im Vestibulum oris (labial bzw. bukkal) im Seitenvergleich palpiert werden (➤ Abb. 4.8). Beherdungen führen häufig zu empfindlichen Indurationen im Bereich des entsprechenden „Odontons“ (Gleditsch 2000).

Palpieren Sie die Halswirbelsäule segmentweise (➤ Abb. 4.9), um nach Adler-Langer-Projektionszonen zu suchen, die leicht mit vertebralen Dysfunktionen zu verwechseln sind. Eine Therapielokalisation ist häufig positiv, wenn auch zuweilen nur mit Magnetverstärkung. Während sie sich durch eine gehaltene Links- oder Rechtsrotation der HWS meist nicht verändert (was bei vertebralen Dysfunktionen üblicherweise der Fall ist), wird sie durch die (Doppel-)TL zum beherdeten Zahn bzw. Leerkieferbereich aufgehoben. Zahnherde lassen sich auch durch Abscannen der Kieferbereiche mit einer Wärmebildkamera diagnostizieren (➤ Abb. 4.10). Dabei wird die Wärmeabstrahlung der Haut im Infrarotbereich gemessen. Auffällige Abweichungen von der normalen Umgebungstemperatur im untersuchten Hautareal oder im Seitenvergleich sprechen für entzündliche oder degenerative Veränderungen, die bei der Therapieplanung berücksichtigt werden müssen.

Die regelmäßige CMD-Kontrolle bei den Patienten muss in der täglichen Praxis so vereinfacht werden, dass sie ohne großen zeitlichen und apparativen Aufwand routinemäßig durchführbar ist. Analog zum Parodontal-Screening-Index (PSI) empfiehlt sich daher als Einstieg in die Diagnostik die Erhebung des CMD-Screening-Index (CDSI). Unabhängig von primär extratemporomandibulären Störungen dient der CDSI als rein okklusaler Index dazu, routinemäßig bei zahnärztlichen Kontrollen morphologische (Okklusions-)Störungen aufzudecken (Dmoch 2014).

Der Vorteil des CDSI besteht darin, dass sich daraus bei positivem Befund nicht nur eine Indikation für eine weitergehende Diagnostik (zahnmedizinisch, manualmedizinisch, allgemeinmedizinisch) ableiten lässt, sondern dass er zusätzlich eine dem jeweiligen Code zugeordnete Therapieempfehlung beinhaltet (➤ Tab. 4.1 und ➤ Kap. 4.4). Dem Zahnarzt stehen dadurch je nach Schweregrad der Befunde abgestufte, einheitliche Therapieschritte zur Verfügung, die eine gleichbleibende Qualität der CMD-Therapie ermöglichen. Bei Patienten ohne CMD-Anamnese (kompensierte temporomandibuläre Störung) richtet sich der Code nach dem schwersten Befund.

4

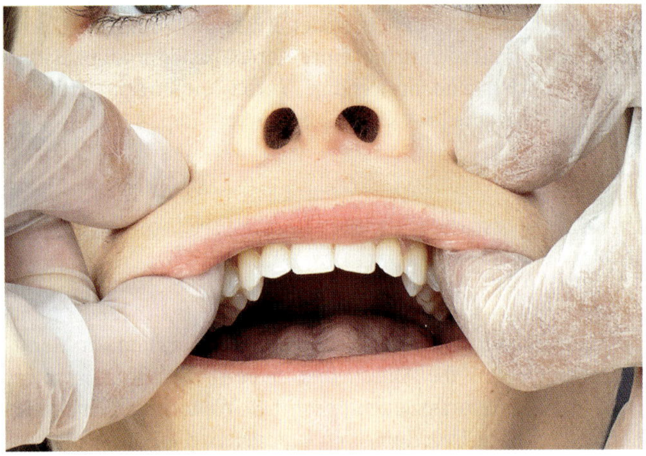

**Abb. 4.8** Palpation des Vestibulum oris im Seitenvergleich (© H. Garten, München)

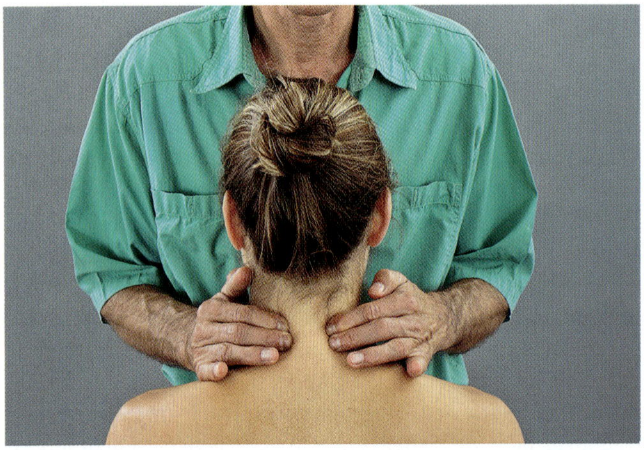

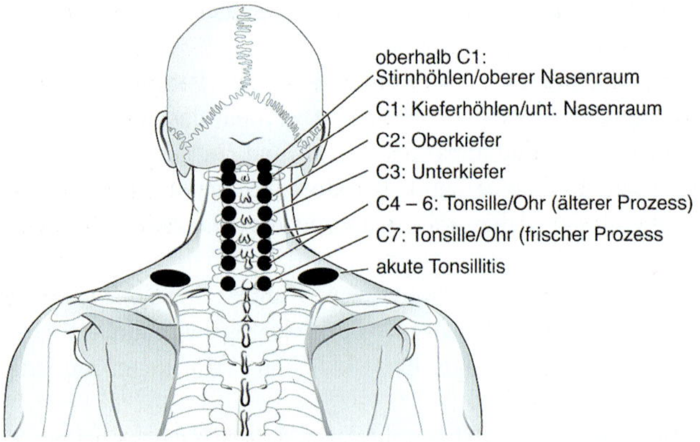


**Abb. 4.9** Adler-Langer-Projektionszonen (Garten und Weiss 2007)

Für die Definition des CDSI-Codes werden vier Qualitäten ausgewertet:

1. Anamnese
2. Angle-Klassifikation der Okklusion
3. Physiologie der Zahnkontakte
4. Kondylenposition

Die Kondylenposition ist eine aus Struktur, Biochemie und Psyche resultierende Größe. Um eine Diskrepanz zwischen der gewohnheitsmäßigen (habituellen) und der zentrischen (neuromuskulär neutralen) Okklusion festzustellen, kann der Zahnarzt folgenden Test durchführen:

Aus der individuellen muskulären Situation heraus – mit all den im Hintergrund vorhandenen oder nicht vorhandenen muskulären Dysbalancen – wird nach fünfmaligem Öffnen und Schließen des Unterkiefers ohne Zahnkontakte und anschließend beim Schlussbiss bestimmt, ob die daraus resultierende Kieferposition des Patienten in zentrischer Okklusion mit der habituellen Okklusion übereinstimmt oder ob eine Diskrepanz besteht. Dieses Vorgehen ist mit der myozentrischen Positionierung vergleichbar und ein geeignetes ökonomisches Verfahren zur Bestimmung der Kieferposition (Schindler 2002). Wenn sich hierbei eine Diskrepanz zur habituellen Okklusion ergibt, lässt das darauf schließen, dass keine physiologische Zentrik vorliegt und somit zunächst eine Therapie muskulärer Dysbalancen und in zweiter Linie auch ein okklusaler Therapieansatz indiziert ist.

### 4.2.3 Funktionsanalyse der Kiefergelenke

Vor jeder zahnärztlichen Therapie sollte ab CDSI 2–4 eine über die Erhebung des CMD-Screening-Index hinausgehende Funktionsanalyse der Kiefergelenke erfolgen. Die manuelle Funktionsanalyse (MFA) wird ab CDSI 3–4 durch die elektronische Funktionsanalyse (EFA) zur Objektivierung von okklusalen Einflüssen und zur Artikulatorprogrammierung ergänzt. Unabhängig von der Methode der Funktionsanalyse müssen am Ende der Untersuchung spezifische Informationen als medizinische Entscheidungsgrundlage für die Therapie vorliegen (Bumann und Heekeren 2013).

Bei der **manuellen Funktionsanalyse (MFA)** werden unterschiedliche diagnostische Parameter erhoben, die in der Summe eine klinische Beurteilung der beiden Kiefergelenke und bei Bedarf eine diagnoseorientierte spezifische Therapie ermöglichen sollen. In der Vergangenheit wurde daher schon früh der Versuch unternommen, standardisierte Diagnostik- und Klassifikationsschemata für die CMD zu entwickeln.

Als eine der älteren Klassifizierungen einer CMD fasst der Helkimo-Index (Helkimo 1974) die Muskulatur- und Gelenkbefunde in Dys-

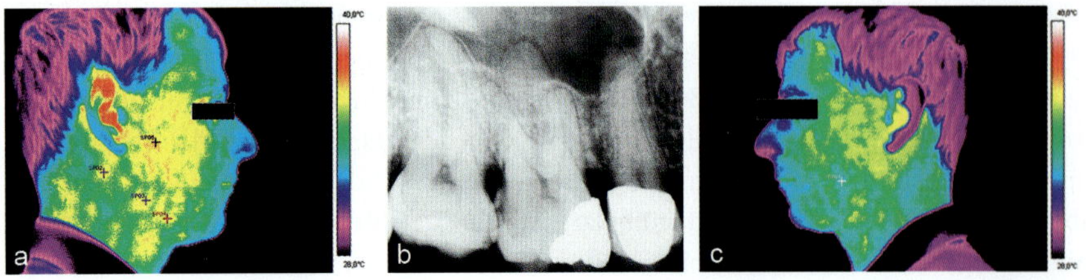


**Abb. 4.10** Temperaturabweichungen im rechten Gesichtsbereich durch zwei devitale Zähne (16 und 15), Aufnahme mit Wärmebildkamera der Fa. FLIR, Ranstadt, Deutschland (Fotos: © Dr. W. Burk, www.OldenBurk.de)

funktionsklassen zusammen. Eine gewebebezogene diagnostische Abgrenzung (van der Weele und Dibbets 1987) ist aber mit dem Helkimo-Index ebenso schwierig wie die Ableitung einer spezifischen Therapie.

Von Dworkin und LeResche (1992) wurden die Research Diagnostic Criteria for Temporomandibular Disorders (RDC/TMD) veröffentlicht. Dabei handelt es sich um ein zweiachsiges System, mit dem physische (Achse I) und schmerzassoziierte psychosoziale Parameter (Achse II) erfasst werden können, wobei insbesondere die für CMD-Beschwerden relevanten somatischen und psychischen Aspekte Berücksichtigung finden (Kight et al. 1999).

Für den Behandler, dem aufgrund seiner klinischen Erfahrung die Stellung einer Diagnose und die Auswahl des Therapieverfahrens obliegt (Freesmeyer et al. 1998), erweist es sich mit den bisherigen Klassifizierungen teilweise als schwierig, zu den für die individuelle Therapieplanung notwendigen spezifischen Gelenkbefunden zu gelangen. Von Bumann wurde daher die **manuelle Strukturanalyse (MSA)** entwickelt, die im Ergebnis zu spezifischen Befunden in Bezug auf Kieferbewegungen und Kiefermuskulatur, Gelenkflächen, Gelenkkapsel und Gelenkscheiben führt, aus denen der klinisch tätige Zahnarzt dann gezielt die jeweils indizierte Therapie ableiten kann (Bumann und Lotzmann 2000). Ein modifizierter Erhebungsbogen findet sich in Garten (2012, Kap. 8.7.2), während die Vorgehensweise unter Nutzung der Möglichkeiten der Applied Kinesiology in ➤ Kap. 3.3.10 dargestellt ist.

Die **elektronische Funktionsanalyse (EFA)** kann als objektive Untersuchungsmethode die manuelle Funktionsanalyse für die Herstellung der CMD-Therapiemittel ergänzen. Die Registrierung der individuellen Gelenkdaten ermöglicht die Programmierung eines realen oder virtuellen Artikulators. Darüber hinaus ist eine EAEF- oder EPA-Analyse (z. B. im ARCUSdigma® [Fa. KaVo, Leutkirch] oder im Zebris Jaw Motion Analyzer® [Fa. Schütz Dental, Rosbach]) differenzialdiagnostisch wichtig für den Nachweis okklusaler Einflussfaktoren bei einer bestehenden CMD (Bumann und Heekeren 2013).

**Tab. 4.1** CMD-Screening-Index (CDSI)

| Code | Anamnese, Befunde | Therapeutische Maßnahmen |
|---|---|---|
| Code 0 | keine CMD-Anamnese, physiologische Kontakte, Okklusion in Klasse I, TMG in Zentrikposition | Keine |
| Code 1 | CMD-Anamnese positiv, physiologische Kontakte, Okklusion in Klasse I, TMG in Zentrikposition | Überweisung zum Manualtherapeuten und ggf. Behandlung aufsteigender Läsionskette, keine zahnärztliche Therapie |
| Code 2 | CMD-Anamnese positiv, unphysiologische Kontakte, Okklusion in Klasse I, TMG in Zentrikposition | Herstellung der physiologischen Kontakte (Einschleifen FzK, AbK, BK, Aufbau EzK), jeweils nach manueller Begleitbehandlung |
| Code 3 | CMD-Anamnese positiv, unphysiologische Kontakte, Okklusion nicht in Klasse I, TMG in Zentrikposition | Herstellung der physiologischen Kontakte, manuelle Begleitbehandlung, KFO für Klasse I |
| Code 4 | CMD-Anamnese positiv, unphysiologische Kontakte, Okklusion nicht in Klasse I, keine Zentrikposition des TMG | Herstellung der physiologischen Kontakte, manuelle Begleitbehandlung, Einstellung Zentrik (Cranio Caps, ➤ Kap. 4.5.3), KFO für Klasse I |

AbK= Arbeitskontakt, BK= Balancekontakt, EzK= Eckzahnkontakt, FzK=Frontzahnkontakt, KFO = Kieferorthopädie, TMG= Temporomandibular- bzw. Kiefergelenk

So hilfreich die Aufzeichnung von Gelenkspuren für die exakte Anfertigung einer Aufbissapparatur sein kann, so wenig hilft sie bei der Klärung der Frage nach einem Zusammenhang zwischen der kraniomandibulären Situation, der Halswirbelsäule und dem übrigen Bewegungssystem weiter. Hierzu sind Therapeuten auf die Applied Kinesiology angewiesen (➤ Kap. 3.4.2). Auch für die Validität der häufig kolportierten Interpretierbarkeit von aufgezeichneten Gelenkspuren im Hinblick auf eine differenzierte Therapieentscheidung finden sich in der Fachliteratur keine wissenschaftlichen Belege (Bumann und Heekeren 2013).

Unabhängig davon ermöglicht die Aufzeichnung der Gelenkdaten und der Kieferbewegungen jedoch eine objektive Dokumentation der Bewegungsabläufe im Kiefergelenk vor und nach der CMD-Therapie. Daher sollte sie nicht zuletzt auch aus forensischen Gründen in der heutigen Zeit Bestandteil der erweiterten Diagnostik sein.

### 4.2.4 Bildgebende Untersuchungsverfahren

Das **Orthopantomogramm (OPT)** ist als radiologische Übersichtsaufnahme in der zahnärztlichen Praxis bei folgenden diagnostischen Fragestellungen indiziert:

1. Kariesdiagnostik
2. Parodontaldiagnostik
3. Herddiagnostik

Eine Diagnostik der Kiefergelenke und -gewebe ist mit dem OPT nicht möglich. Formale Auffälligkeiten der kondylären oder temporalen Gelenkanteile haben daher klinisch keine Bedeutung. Zur weiteren Abklärung positiver Befunde sind bei Bedarf spezifische Verfahren einzuleiten. Zur Herddiagnostik und -therapie sind **Zahnfilmaufnahmen** in den jeweiligen Projektionstechniken für den Ober- und Unterkiefer indiziert.

Bei spezifischen Fragestellungen und vor operativen Herdsanierungen können mittels **digitaler Volumentomografie (DVT)** viele

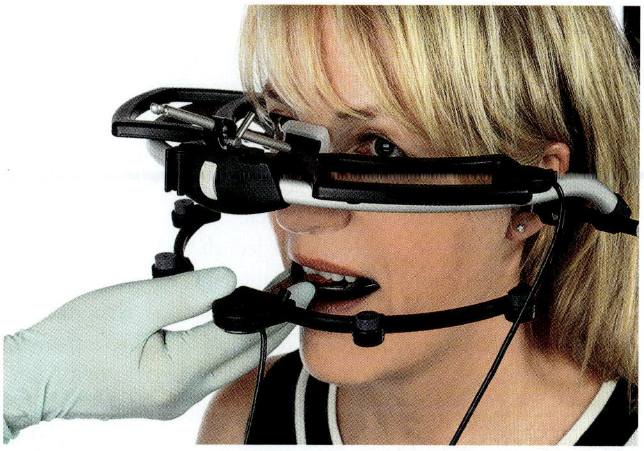

**Abb. 4.11** Elektronische Funktionsanalyse mit dem ARCUSdigma®

4

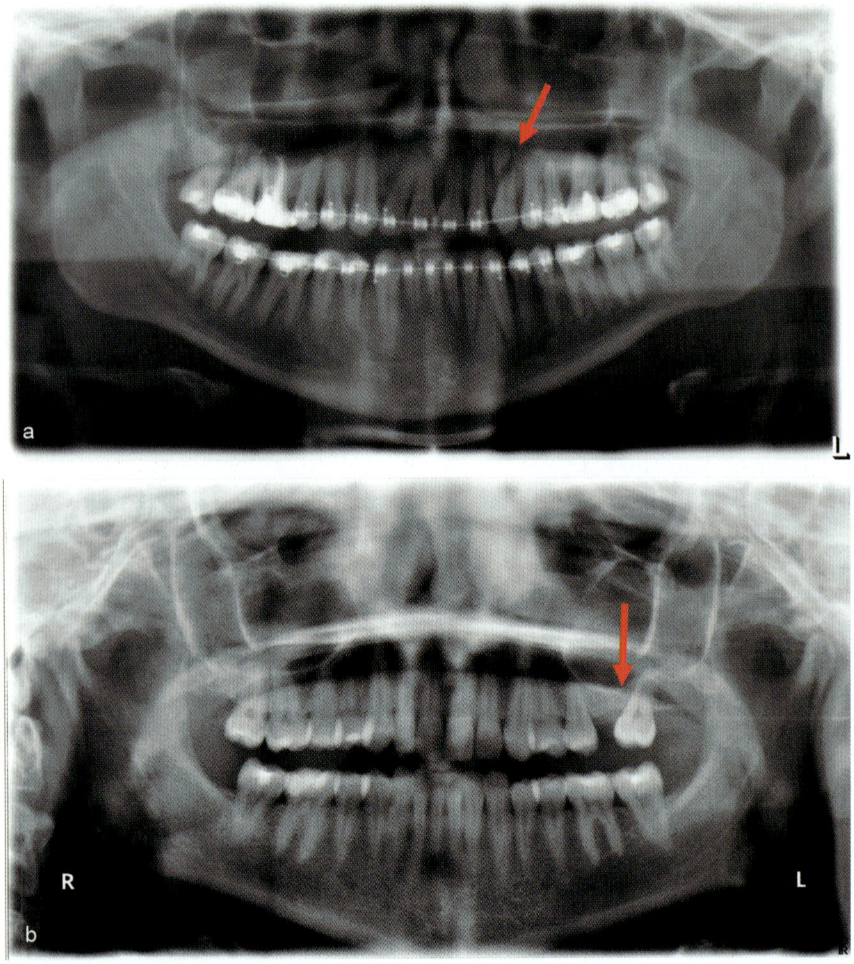


**Abb. 4.12** OPT-Aufnahmen zweier CMD-Patienten: a) Verlust des Eckzahnkontakts von Zahn 23 nach Fraktur, b) Okklusionshindernis durch Zahn 27 nach Kippung in Zahnlücke (Regio 26)

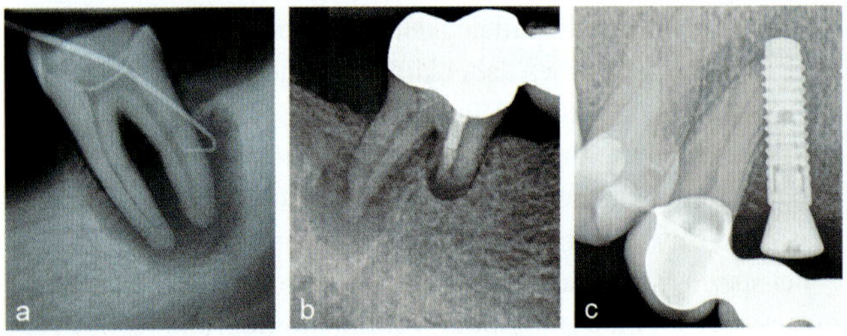


**Abb. 4.13** Zahnfilme mit Indikation zur Herdsanierung vor der CMD-Therapie

Zahnherde dreidimensional erfasst werden, um ihren Kontakt zu wichtigen anatomischen Nachbarstrukturen präoperativ abzuklären. Die Strahlendosis der DVT-Aufnahmen ist im Vergleich zu Computertomogrammen deutlich reduziert. Die DVT erlaubt allerdings keine diagnostischen Aussagen bei Verdacht auf eine Diskusverlagerung oder Weichteilveränderungen.

Ein negativer DVT-Befund schließt jedoch nicht grundsätzlich aus, dass eine Beherdung, speziell im Sinne einer NICO (Bouquot et al. 1992, Brown 1996, Lechner 2003), vorliegt. Diese Neuralgia-inducing Cavitational Osteonecrosis (NICO) wird häufig erst intraoperativ oder histologisch gefunden. Bei Herdverdacht und Zahnfilmaufnahmen ohne Befund ist die Herddiagnostik der Applied Kinesiology (➤ Kap. 7.15.3; vgl. Garten 2012, Kap. 6.4) weiterhin indiziert.

Mit der **Magnetresonanztomografie (MRT)** können Differenzierungen aus dem Knackprotokoll der manuellen Strukturanalyse (Bumann und Lotzmann 2000) objektiviert werden, wobei die Stärke der MRT-Untersuchung in der Weichteildiagnostik liegt (Vargas-Pereira 1997). Auch der obere Ansatz des M. pterygoideus lateralis und der Ansatz seines unteren Kopfes am Kondylus einschließlich der bilaminären Zone sind sehr gut darstellbar. Üblicherweise werden Standardsequenzen gewählt (T1-gewichtete Sekundärelektronen-[SE-]Bilder in schräg sagittaler und schräg koronarer Schnittführung), während zur Darstellung von Beherdungen eine MRT mit Spezialspulen und Gadoliniumkontrast erforderlich ist.

Bei einer Diskusverlagerung ermöglicht die MRT-Untersuchung zusätzlich die klinisch relevante Differenzierung zwischen partieller und totaler Diskusverlagerung, die für den Erfolg einer Diskusreposition von ausschlaggebender Bedeutung ist (Aidar et al. 2006).

Besteht nach der manuellen Strukturanalyse der Verdacht auf eine totale, nicht reponierbare Diskusverlagerung, dient das MRT in erster Linie zur Diagnosesicherung und zur Kontrolle, welche Entlastungen im Gelenk, insbesondere im Bereich der bilaminären Zone, durch eine Neupositionierung des Unterkiefers beim jeweiligen Patienten erreichbar sind. Um die diagnostische Aussagekraft im Hinblick auf die angestrebte Intervention zu erhöhen, händigt man dem Patienten statt der sonst übli-

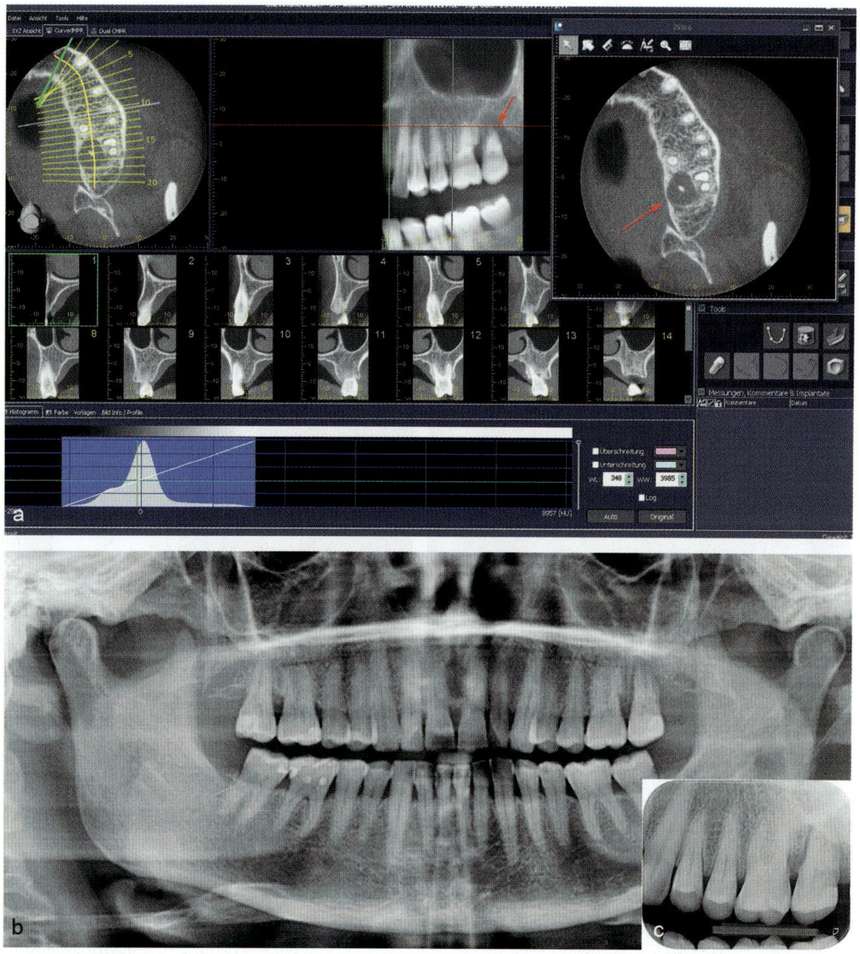


**Abb. 4.14** a) DVT zur dreidimensionalen Herddiagnostik: Zahn 27. Zum Vergleich zweidimensionale Röntgenaufnahme von Zahn 27: b) OPT und c) Zahnfilm



chen Stufenkeile einen im Vorfeld angefertigten Kunststoffsplint aus, mit dem er die angedachte therapeutische Unterkieferposition während der MRT-Untersuchung einstellen kann. Zeigt sich im MRT keine Verbesserung der Diskus-Kondylus-Relation in dieser Position, ist die klinische Prognose für eine erfolgreiche Diskusreponierung eher als gering einzuschätzen – ein wichtiger Hinweis vor Therapiebeginn. In den Fällen, in denen auch die maximale Mundöffnung zu keiner besseren Reponierbarkeit führt, ist jede Lageveränderung des Unterkiefers in der Therapie eines Gelenkgeräuschs als reine Palliativmaßnahme anzusehen, was dem Patienten im Vorfeld entsprechend mitgeteilt werden sollte.

Für die praxisgerechte Auswertung der MRT-Untersuchung empfiehlt sich eine Reduktion der Bildsequenzen, wie in der folgenden Anordnung gezeigt (➤ Abb. 4.15).

Zur Beurteilung des Kiefergelenks ist das **Fernröntgenseitenbild** nur sehr bedingt geeignet. Die Hauptindikation von Fernröntgenseitenaufnahmen ist die Definition der Relation von Schädelknochen und Mandibula in der Sagittalen und der Vertikalen, vor allem im Wachstum. Während die Angle-Klassifikation eine dentale Klassifizierung ist, kann die skelettale Analyse mittels Fernröntgenseitenbild für die kieferorthopädische Planung und vor der Anfertigung von funktionellen Geräten von Bedeutung sein.

### 4.2.5 Orientierende orthopädische Untersuchung

An die zahnärztliche CMD-Diagnostik schließt sich ein posturales und orthopädisches Screening an (➤ Abb. 4.16). Dieses Minimalprogramm orthopädischer Tests ist bei jeder Okklusionskorrektur, auch bei einfachem Einschleifen, empfehlenswert. Bei auffälligen Befunden sollte vor der Weiterbehandlung zunächst eine Manualtherapie zwischengeschaltet werden (➤ Kap. 3.4).

Die orientierende Untersuchung beinhaltet folgende Schritte:

1. Dokumentation der horizontalen Körper- und Gesichtsebenen im Stehen
2. Dokumentation der Wirbelsäulenform in der Sagittalebene (Lordosen, Kyphosen) und der Frontalebene (Skoliosen)
3. Beckenuntersuchung im Stehen mittels Hipdrop-Test und Vorlaufphänomen (dient besonders zur Beurteilung des Rückenprofils, d. h. zur Definition von Skoliosen)
4. Untersuchung der Rotation und Seitneigung der oberen und unteren HWS im Sitzen; Thoraxrotation im Sitzen
5. Beinlängendifferenz (Bein-Innenrotation und Priener Abduktionstest im Liegen)

Die Tests unter Ziffer 4 und 5 werden in Ruheschwebelage und mit festem Biss durchgeführt. Diskrepanzen deuten dabei auf einen ok-

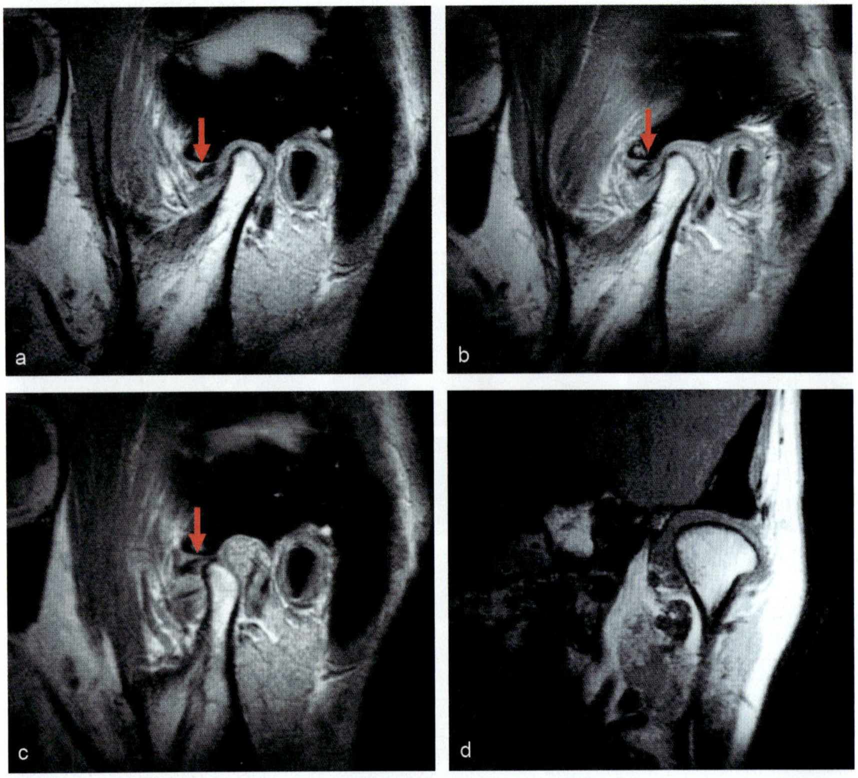


**Abb. 4.15** MRT zur Sicherung der Diagnose „totale Diskusverlagerung ohne Reponierbarkeit"
**1.** Diskus-Kondylus-Relation (sagittal) in habitueller Okklusion
**2.** Diskus-Kondylus-Relation (sagittal) mit Splint (therapeutische Unterkieferposition)
**3.** Diskus-Kondylus-Relation (sagittal) bei maximaler Mundöffnung
**4.** Diskus-Kondylus-Relation (koronal) in habitueller Okklusion

klusalen Störfaktor hin. Ausführlicher sind diese Untersuchungstechniken in Garten (2012, Kap. 8) dargestellt, wo sich auch die entsprechenden Dokumentationsbögen finden.

## 4.2.6 Tests der Applied Kinesiology

Die Applied Kinesiology hat in der CMD-Diagnostik zwei Alleinstellungsmerkmale:

Sie hilft bei der klinischen Untersuchung, zwischen einer primär temporomandibulären und einer primär extratemporomandibulären Dysfunktion zu unterscheiden. Das hier skizzierte Vorgehen ermöglicht eine erste Annäherung an die Differenzialdiagnose und kann in die orthopädische Untersuchung (➤ Kap. 4.2.5) eingebaut werden.

Des Weiteren kann mithilfe von CMD-spezifischen Testmuskeln und spezifischen Challenges eine Korrelation zwischen den anamnestischen CMD-Beschwerden und den positiven klinischen Befunden aus der oralen, posturalen und orthopädischen Untersuchung hergestellt werden (➤ Kap. 3.4 und ➤ Tab. 4.2).

### Tests im Stehen

1. Testen Sie beidseits mindestens folgende Muskeln (➤ Abb. 4.14):
   a. M. sternocleidomastoideus (wegen seiner Innervation durch C2 und der Beziehung zum Kiefergelenk, zervikotrigeminale Konvergenz)
   b. M. latissimus dorsi (wegen seiner Reagibilität auf Achsabweichungen der Wirbelsäule und seiner Beziehung zu thorakalen Fixationen)
   c. M. deltoideus und
   d. M. serratus anterior wegen ihrer Beziehung zu Fixationen des zervikothorakalen Übergangs (➤ Kap. 2.3.1)

Registrieren Sie normoreaktive und hyporeaktive Muskeln.

2. Lassen Sie den Patienten im Stehen fest zubeißen. Werden dadurch vorher normoreaktive Muskeln hyporeaktiv, spricht das für eine temporomandibuläre Störungskomponente.

Dies bedeutet jedoch keineswegs, dass primär eine temporomandibuläre Störung vorliegt. Denn auch bei einem funktionellen Beckenschiefstand im Sinne einer Beckendysfunktion der Kategorie 1 oder 2 (➤ Kap. 3.2.2 und ➤ Kap. 3.2.4) oder bei einem Beckenschiefstand durch anatomische Beinlängendifferenz, die beide mit einer adaptiven Skoliose einhergehen, kann der Test positiv ausfallen. Diese Skoliose wird sich über die Kopfgelenke auf die Kieferposition auswirken. Wenn der ursprüngliche posturale Stress z. B. zu einem einseitig hyporeaktiven Latissimus geführt hat, wird zusätzlicher okklusaler Stress durch den festen Biss weitere Dysreaktionen nach sich ziehen.

### Tests in Rückenlage

3. Lassen Sie den Patienten anschließend mit locker gehaltenem Kiefer (Ruhe-Schwebelage [RSL] ohne Zahnkontakt) auf dem Rücken liegen.

Wenn in Rückenlage Muskeln normoreaktiv werden, die im Stehen dysreaktiv waren, liegt das wahrscheinlich am geringeren posturalen Stress im Vergleich zur gewichttragenden Position. Dies weist auf eine extratemporomandibuläre Störungskomponente hin, d. h. auf eine Störung im Bewegungssystem.

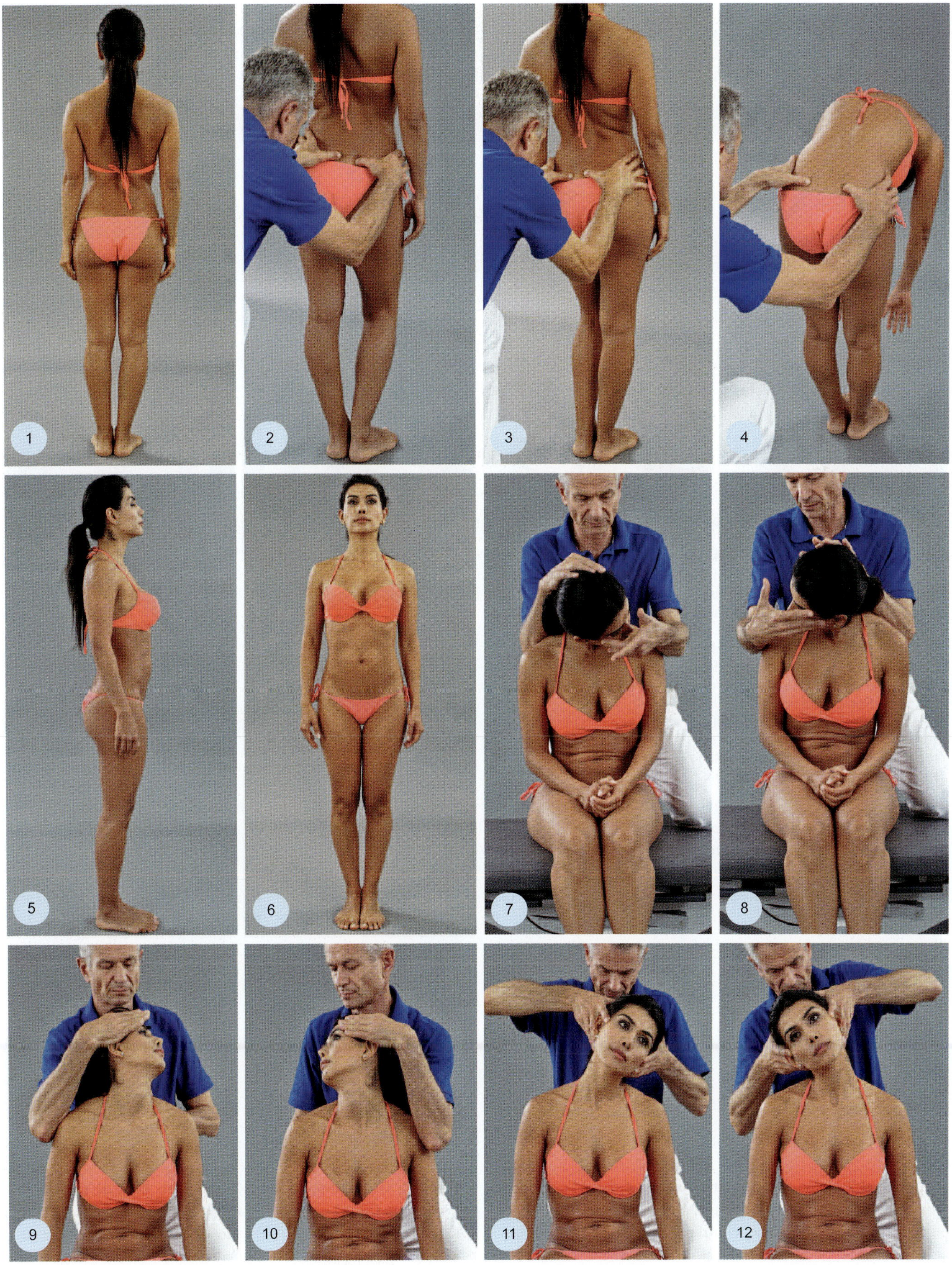


**Abb. 4.16a** Sequenz eines Minimalprogramms orthopädischer Untersuchung bei der zahnärztlichen CMD-Diagnostik (© H. Garten, München)

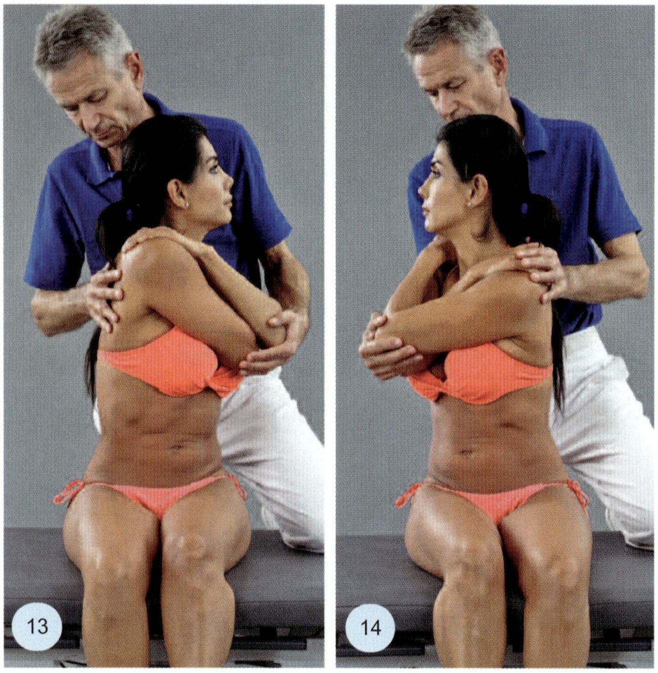


1. Körperebenen von dorsal, Skoliose (?)
2./3. Hipdrop-Test
4. Vorlauf-Phänomen, Rückenprofil (Skoliose?)
5. Haltung in der Sagittalen: HWS, LWS-Lordose, Kopfvorhaltung (?), Bauchprofil
6. Körperniveaus, Gesichtsebenen: Augen, Gehörgänge, Okklusalebene
7./8. Globale Prüfung obere HWS
9./10. Globale Prüfung untere HWS
11./12. Palpation des Atlasquerfortsatzes bei Seitneigung
13./14. Rumpfrotation
15. Ruhe-Schwebelage (RSL)
15a. Beinlänge bei RSL
15b. Bein-Innenrotation in RSL
15c./d. Priener Abduktionstest in RSL
16. Fester Biss (IKP)
16a. Beinlänge bei IKP
16b. Bein-Innenrotation in IKP
16c./d. Priener Abduktionstest in IKP

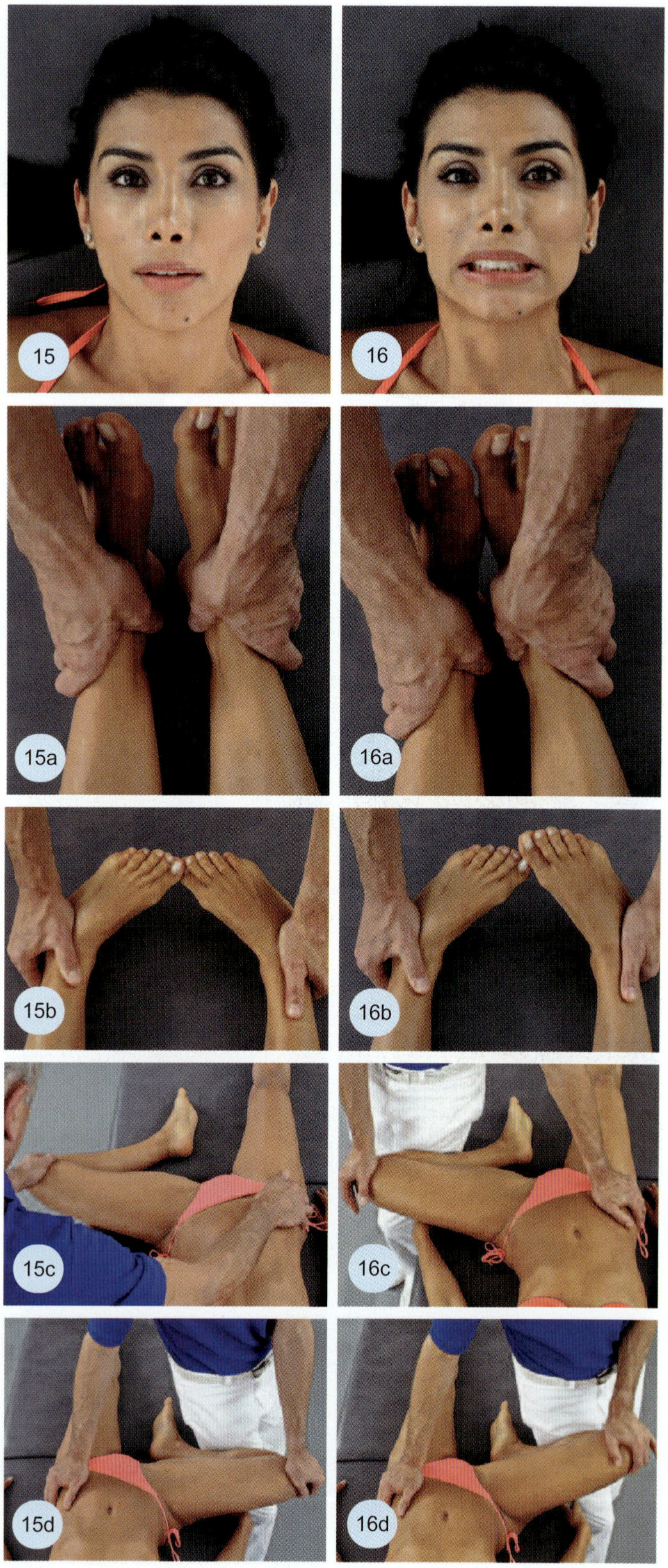


**Abb. 4.16b** Sequenz eines Minimalprogramms orthopädischer Untersuchung bei der zahnärztlichen CMD-Diagnostik (© H. Garten, München)

Auch diese Reaktion ist nicht sehr zuverlässig, da beim Positionswechsel vom Stehen zum Liegen und umgekehrt eine Reihe von Veränderungen eine Rolle spielen, durch die sich die Muskeltestreaktionen nicht vorhersehbar und nicht linear verändern können.

4. Testen Sie mindestens den M. piriformis bds., da jegliche Beckentorsion (Kat. 1 oder Kat. 2) mit einem einseitig hyporeaktiven M. piriformis einhergeht, der auch als Parameter absteigender Komponenten dienen und mit einer funktionellen Beinlängendiffe-

**1. Im Stehen, Ruhe-Schwebelage:**
SCM (a), Latissimus (b), Serratus ant. (c), Deltoideus (d) testen:

↓

Im Stehen normoreaktive Muskeln

↓

**2. Im Stehen, fester Biss**

↓

Hyporeaktive Muskeln

↓

Temporomandibuläre Störungskomponente

---

Im Stehen hyporeaktive Muskeln aus (1.)

↓

**3. Rückenlage, Ruhe-Schwebelage:** Muskeln wie in (1.) testen

↓

Muskeln aus (1.) normoreaktiv (stark)

↓

extratemporomandibuläre Störungskomponente

↓

4. Piriformis und Rektus fem. bds. testen, Befund notieren

↓

**5. Rückenlage, fester Biss**

↓

Keine Reaktionsänderung der Muskeln durch festen Biss (IKP): Hinweis für extratemporomandibuläre Störung

Reaktionsänderung durch festen Biss, keine unterschiedlichen Muskeltestreaktionen im Stehen und im Liegen: Temporomandibuläre Störung anzunehmen.

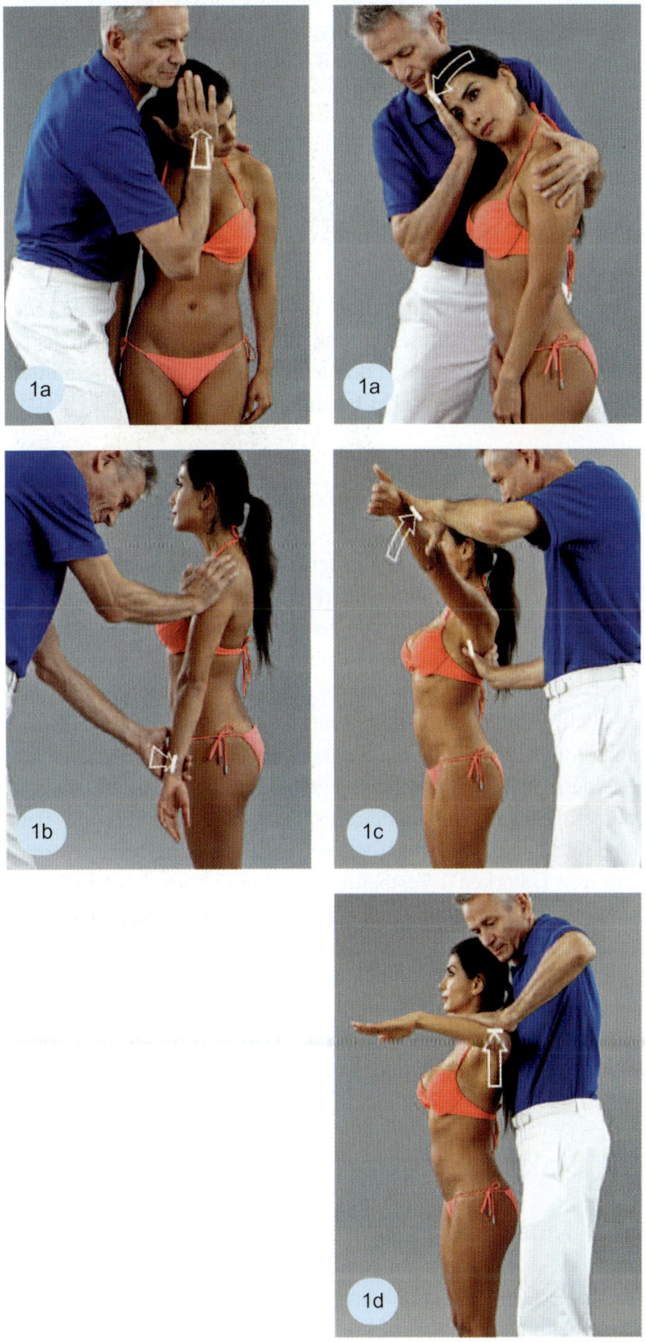


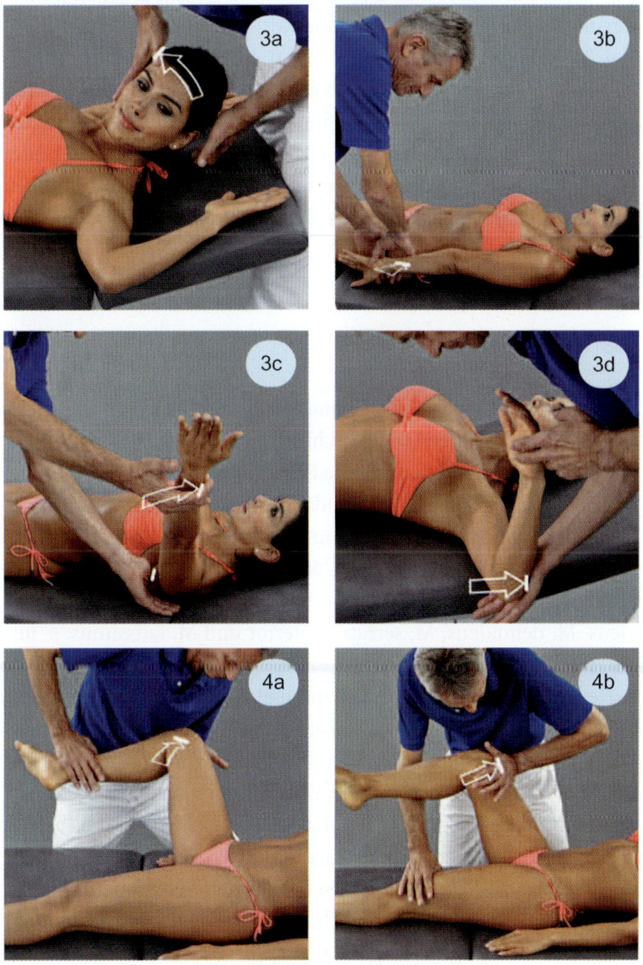


**Abb. 4.17** Screening auf temporomandibuläre und extratemporomandibuläre Dysfunktionen

renz korreliert sein kann. Zudem ist der M. rectus femoris immer als normoreaktiver Indikatormuskel (NIM) geeignet.

5. Fester Biss (IKP, Interkuspidation) in Rückenlage: Führt er – anders als im Stehen – zu keiner Dysreaktion der im Liegen normoreaktiven Muskeln (und bleiben auch die dysreaktiven Muskeln unverändert), bestätigt das ein weiteres Mal eine extratemporomandibuläre Ursache der Störung.

### Befundinterpretation

Wenn der Test im Liegen und im Stehen keine unterschiedlichen Muskelreaktionen ergibt und ausschließlich der feste Biss eine Veränderung bewirkt, weist dies mehr oder weniger eindeutig auf eine primär temporomandibuläre Störung hin. Diese Situation ist auch bei minimalen Okklusionsstörungen zu erwarten, denn jede länger bestehende CMD führt zu adaptiven Störungen des Bewegungssystems (und umgekehrt).

Wenn nach der orientierenden orthopädischen Untersuchung (➤ Kap. 4.2.5) auch das Screening auf extratemporomandibuläre Störungskomponenten positiv ist (dysreaktive Muskeln im Stehen werden im Liegen normoreaktiv), existiert eine befundorientierte Indikation zur Zusammenarbeit mit weiteren Fachrichtungen, z. B. mit einem Manualtherapeuten. Doch abgesehen von dieser befundorientierten Indikation ist eine Kooperation mit Manualtherapeuten wegen der neuronalen Konvergenzen und Adaptationen im Bewegungssystem immer empfehlenswert. Bei Patienten mit CDSI 2–4 (➤ Tab. 4.1) sind auch vor dem einfachen Einschleifen zumindest Störungen der Halswirbelsäule zu beseitigen. Um zur Reduktion der individuellen Symptome des Patienten beizutragen, sollte unabhängig davon, ob die Okklusionsstörung primärer oder sekundärer Natur ist, eine Besserung aller temporomandibulären und extratemporomandibulären Befunde mit der CMD-Therapie angestrebt werden.

### Standardtests

Zur Anfertigung eines Konstruktionsbisses und zur Überprüfung der Korrekturmaßnahmen (wie Einschleifen, Zentrikeinstellungen, prothetische und kieferorthopädische Behandlung) bei einer CMD sollte routinemäßig eine Reihe von Standardtests durchgeführt werden.

Hierzu kann man zu jeder Funktionsebene, d. h. Kiefergelenk, obere HWS, zervikothorakaler Übergang, BWS, LWS und Becken, mindestens einen Testmuskel verwenden (M. sternocleidomastoideus, M. deltoideus, M. serratus anterior und M. latissimus; s. unter „Tests im Stehen“).

Der M. piriformis ist im Stehen nicht testbar, in Rückenlage jedoch ein äußert wichtiger Indikatormuskel für die Integrität des Beckens und des lumbosakralen Übergangs. Aufgrund seiner L5/S1-Innervation wird praktisch jede Beckentorsion von einer Piriformis-Dysfunktion begleitet. Der M. rectus femoris ist ein praktischer Indikatormuskel, der darüber hinaus Hinweisfunktion für Beckendysbalancen und Darmstörungen hat. In der Auflistung der Challenges (➤ Tab. 4.2) bleiben die bei CMD relevanten Komorbiditäten unberücksichtigt (zu internistischen Problemen ➤ Kap. 4.2.1).

**Tab. 4.2** Mindestparameter der Applied Kinesiology für die CMD-Therapie

| **Muskeltests bilateral** |
|---|
| • SCM<br>• M. deltoideus<br>• M. serratus<br>• M. latissimus dorsi<br>• M. piriformis<br>• M. rectus femoris |
| **Challenges** |
| • Schlussbiss (IKP) mit/ohne TL der Kiefergelenke (➤ Kap. 3.3.10 ❺)<br>• Funktionsbewegungen der Mandibula: Öffnung, Protrusion, Laterotrusion mit TL der aktiven Muskeln<br>• Maxilla-Challenge: Shifts, Rotationen<br>• TL (evtl. magnetverstärkt) an Sutura palatina mediana, Pterion, Asterion, Bregma, Lambda<br>• TL der HWS mit gleichzeitiger Rotation, Flexion und Extension als gehaltener Challenge<br>• Dekompression des Kiefergelenks und resultierende Funktionsänderungen (➤ Kap. 3.3.10 ❼, Watterollentest ➤ Kap. 3.4.1)<br>• Ilium-Challenge einseitig (Ilium anterius/posterius, ➤ Kap. 3.3.2) und beidseitig (Beckenverwringung oder Beckenläsion Kat. 1, ➤ Kap. 3.2.4) |

Bei jedem Behandlungsschritt der CMD-Therapie ist eine möglichst vollständige Normalisierung sämtlicher Challenges anzustreben. Dies gelingt häufig erst durch aufeinander abgestimmte Interaktionen mehrerer Fachrichtungen.

### 4.2.7 Messung muskulärer Parameter

Aufgrund der zervikotrigeminalen Konvergenz (Neuhuber 2005, 2007) gibt es Funktionsbeziehungen zwischen Kauapparat und Halswirbelsäule. Dies lässt sich bei der CMD-Diagnostik und -Therapie zur Objektivierung der Befunde heranziehen. Gemessen wird dabei, wie sich die Maximalkräfte der Halsmuskulatur in habitueller Okklusion im Vergleich zur zentrischen Okklusion mit Einstellung physiologischer Okklusionskontakte verändern. Den Muskeltests der Applied Kinesiology liegt weniger eine Kraftmessung als vielmehr eine neuromuskuläre Reaktionsprüfung zugrunde. Dennoch sind Funktionsverbesserungen nicht nur durch einen normoreaktiven („starken“) Testbefund gekennzeichnet, sondern häufig auch durch in Newton ausdrückbare Kraftänderungen. Die Messung der Muskelkräfte ist zur Zeit in der Praxis noch kein Routineverfahren, sondern muss in wissenschaftlichen Studien erst noch weiter untersucht werden, um die Zusammenhänge zwischen dem kraniomandibulären System und der Halswirbelsäule auch mittels objektiver Messmethoden belegen zu können.

## 4.3 Dokumentation

### 4.3.1 Modelldokumentation

Die klassische Form der Dokumentation in der CMD-Therapie ist die Modelldokumentation. Bei CDSI 1–3 ist ein Modellpaar in habituel-

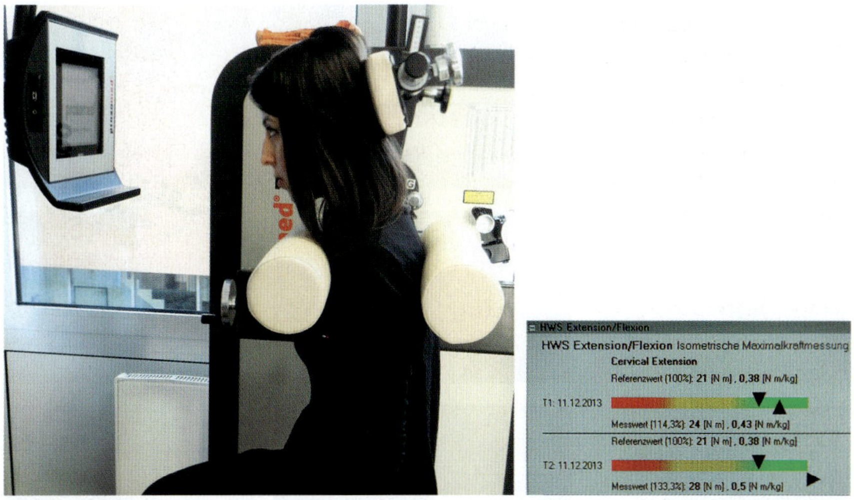


**Abb. 4.18** Kraftmessung mit Zunahme der Messwerte nach Zentrikeinstellung mit Fleximeter-Strips (tergumed® 700 Cervical Trainer, Fa. Proxomed Medizintechnik)

ler Okklusion (entspricht der Zentrik) anzufertigen. Ab CDSI 4 ist für die Neupositionierung des Unterkiefers ein weiteres Modellpaar in der situativen Zentrik einzuplanen. Dazu wird der Schlussbiss nach fünfmaligem Öffnen und Schließen des Unterkiefers ohne Zahnkontakte mit einer Bissnahme fixiert. Bei diesem Schritt geht es zunächst nur um eine situative Bissnahme, für die z. B. ein Silikonmaterial ausreichend ist (Konstruktionsbissnahme ➤ Kap. 4.5.2). Für die Bissnahme sollten die Okklusionsflächen oral nicht vollständig bedeckt werden, um von vestibulär freie Sicht auf die Okklusion zu haben (➤ Abb. 4.19).

## 4.3.2 Fotodokumentation

Neben den Modellen, die im Rahmen der Dokumentation und Therapieplanung erstellt werden, dienen auch intraorale Fotos dazu, den zahnärztlichen Behandlungsablauf, beginnend mit der Ausgangssituation über die therapeutischen Zwischenschritte bis hin zum Behandlungsabschluss, zu dokumentieren. Anhand der Fotos kann der Behandler in jeder Phase der CMD-Therapie seine Therapieplanung überprüfen, die Entwicklung der einzelnen Therapieschritte nachverfolgen und mit dem Patienten darüber kommunizieren. Nach Behandlungsbeginn lässt sich die Ausgangssituation im Mund des Patienten nicht mehr rekonstruieren, daher sollte sie auch aus forensischen Gründen vorher festgehalten werden.

Darüber hinaus ist die Fotodokumentation hilfreich für die Kommunikation mit dem zahntechnischen Labor (Herstellung von CMD-Therapiemitteln oder Zahnersatz) und für die interdisziplinäre Kommunikation zwischen den an der CMD-Therapie beteiligten Fachrichtungen. Nicht zuletzt wird sie in vielen Fällen auch für die Kommunikation mit privaten und gesetzlichen Kostenträgern, insbesondere mit Beratungszahnärzten der Krankenkassen benötigt.

Die Fotodokumentation sollte sich an einem festgelegten, immer gleichbleibenden Schema orientieren und folgende Punkte beinhalten:

- Aufsicht Oberkiefer und Unterkiefer
- Verlauf der Gesichtshorizontalen in Relation zum Verlauf der transversalen Kompensationskurve

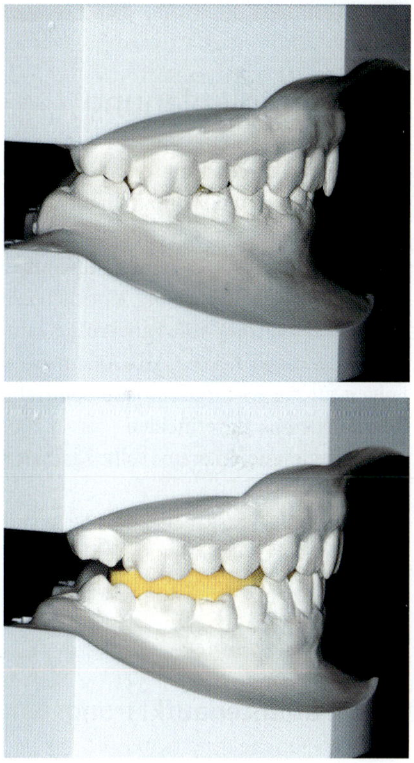

**Abb. 4.19** Situationsmodelle in habitueller und zentrischer Okklusion (Sockelschalen nach Hinz)

- Habituelle Okklusion in der Frontal- und Seitenansicht (rechts und links)
- Zentrische Okklusion in der Frontal- und Seitenansicht (rechts und links) bei Abweichung von der habituellen Okklusion

Für die sachgerechte Fotodokumentation wird folgende Ausrüstung benötigt:

- Digitale Spiegelreflexkamera mit Makroobjektiv und Ringblitz (kein Zangenblitz)
- Wangenhalter zum Abhalten von Lippen und Wangen
- Intraorale Spiegel für indirekte Aufnahmen (Aufsicht und Seitenansicht)
- Bildbearbeitungssoftware zum horizontalen und vertikalen Spiegeln der indirekten Aufnahmen

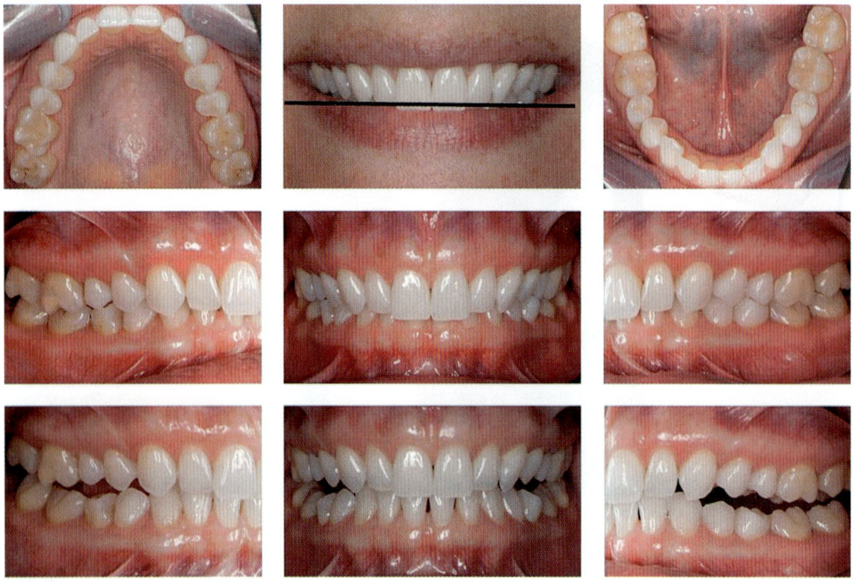

**Abb. 4.20** Fotodokumentation eines CMD-Falls



## 4.4 Therapieplanung

Die CMD-Therapie ist umso erfolgreicher, je frühzeitiger und konsequenter sie nach eindeutiger Indikationsstellung erfolgt. Dies gilt sowohl für bereits bestehende CMD-spezifische Beschwerden und Befunde als auch für Patienten mit kompensierten Dysfunktionen. Daher sollte die Aufhebung eines Kreuzbisses bereits im Milch- oder Wechselgebiss von Kindern geplant werden, auch wenn in dem Alter noch keine CMD-Anamnese vorliegt, um irreversible Folgen für das Kiefergelenk und den Halteapparat nach Abschluss des Wachstums zu vermeiden.

Vor Beginn der Therapie sollte Klarheit über folgende Punkte bestehen:

- Verwendung festsitzender oder herausnehmbarer Therapiemittel
- Ziel und okklusales Design der Positionierungsapparatur
- Position der Kondylen
- Materialwahl

### 4.4.1 Patientenaufklärung

Jede CMD-Therapie ist für den Patienten mit einem Eingriff an den Zähnen (Form, Stellung) und am Kiefergelenk verbunden und bedarf daher der Aufklärung und Einwilligung, um legal gerechtfertigt zu sein. Die gesetzlichen Bestimmungen sind in § 630e BGB (Aufklärungspflicht) geregelt. Darüber hinaus können die Therapiemaßnahmen auf dem Weg zur Beschwerdefreiheit im Einzelnen nicht unerhebliche Umstellungen mit sich bringen und Patienten eine hohe Compliance abverlangen. Erschwerend kommt hinzu, dass der Behandler zwar den finanziellen Aufwand für den Patienten im Vorfeld sehr gut kalkulieren, aber keine exakte Prognose über den zeitlichen Aufwand, den Heilungsverlauf und evtl. notwendige Unterstützungstherapien stellen kann.

Deshalb ist es unabhängig von den gesetzlichen Vorgaben für ein vertrauensvolles Arzt-Patienten-Verhältnis während des gesamten Therapiezeitraums wichtig, bereits im Vorfeld ausführlich über die Ziele und die einzelnen Aspekte der CMD-Therapie sowie die individuell notwendigen Anschlussbehandlungen zu sprechen und dies zu dokumentieren. Der Behandler sollte auch nicht vergessen, den Patienten bereits vor Therapiebeginn auf die später notwendig werdende definitive Umsetzung der neuen Unterkieferposition hinzuweisen und ihm entsprechende Möglichkeiten aufzuzeigen.

### 4.4.2 Indikation für herausnehmbare oder festsitzende Therapiemittel

Jede CMD-Therapie sollte möglichst konsequent über 24 Stunden täglich durchgeführt werden. Dass herausnehmbare Therapiemittel größer dimensioniert sind und je nach Konstruktion Halteelemente benötigen, schränkt den Tragekomfort während der Nacht ein. Deshalb werden sie im Zweifelsfall nicht ausreichend getragen oder vom Patienten abgelehnt, wodurch sich die erforderliche Stabilität in der Therapie nicht erreichen lässt. Auch der häufig zu beobachtende Wechsel von Oberkiefer- zu Unterkieferapparaturen unterschiedlichster Bauart verbessert in den meisten Fällen die Patientencompliance nicht (➤ Abb. 4.22). Eine Therapie ohne Unterbrechung (nachts, tagsüber oder zu den Mahlzeiten) und ohne Einbußen beim Komfort ist nur mit festsitzenden Therapiemitteln im Mund des Patienten technisch umsetzbar. Festsitzende Therapiemittel haben den Vorteil, dass sie die temporomandibuläre Kausalkette dauerhaft unterbrechen und somit zu einer schnelleren und nachhaltigeren Regeneration von Läsionen beitragen. Die Überlegenheit von festsitzenden Apparaturen bezüglich einer effektiven Diskusreponierung konnten bereits Lund et al. (1988) in einer Vergleichsstudie mit nur nachts getragenen Schienen feststellen.

Eine Indikation für herausnehmbare Therapiemittel besteht in erster Linie bei einem probatorischen oder palliativen Therapiewunsch oder bei teilbezahnten Patienten mit Freiendsituationen ab dem zweiten Molaren.

# AUFKLÄRUNG ZUM CDM THERAPIEPLAN

## 1. Einleitung

Die eingehend erhobene Anamnese, die fachärztliche Untersuchung sowie die Auswertung der diagnostischen Unterlagen ergaben die Diagnose einer Fehlfunktion im Kiefergelenk (CMD).
Die Behandlung hat die Behebung oder zumindest Verbesserung der CMD-Erkrankung zum Ziel. Dabei soll versucht werden, vorhandene orthopädische Fehlbefunde oder Muskelschwächen durch Neupositionierung des Unterkiefers zum Oberkiefer zu beheben. Die Behandlung ist daher in dem vorgesehenen Umfang aus allgemeingesundheitlichen, kau- und gelenkfunktionellen Gründen indiziert.

## 2. Zahnärztliche Aufklärung

• Die Aufbissgerätebehandlung ist ein Teil der Gesamtbehandlung und kann durch eine Harmonisierung der Muskelfunktionen im Mund- und Gesichtsbereich sowie im Hals- und Schulter- und Brustbereich, ggf. in anderen Regionen, unterstützt werden.
• Nach einer Justierungsphase, die im Einzelfall bis zu 180 Tage und länger dauern kann, folgt die definitive Umsetzung der neuen Unterkieferposition. Dies kann entweder durch eine kieferorthopädische Behandlung oder durch geeignete prothetische Maßnahmen oder einer Kombination dieser Maßnahmen erfolgen.
• Nach Einstellen der richtigen Unterkieferlage ist eine Rückkehr in die falsche Ausgangsposition nicht mehr möglich und als Erfolg anzusehen.
• Im Rahmen der Therapie notwendige Physiotherapie, chiropraktische Behandlungen, manuelle Medizin oder homöopathische Behandlungen sind nicht in diesem Plan enthalten.
• Behandlungserfolg und -dauer sind in erster Linie von einer guten Mitarbeit und einer guten Zahn- und Zahnfleischpflege abhängig. Sie werden aber auch beeinflusst durch nicht vorhersehbare Faktoren wie Konstitution, Ernährung, Hormon-, Enzym- und Elektrolythaushalt sowie Reaktionen der verschiedenen Gewebe und Gewebssysteme, ggf. Durchführung und Erfolg unterstützender, von uns empfohlener Maßnahmen bei Ärzten und anderen therapeutisch tätigen Personen.
• Folgende Nebenwirkungen und Komplikationen können auftreten:
  - leichte vorübergehende Veränderungen der Aussprache
  - Einschränkung der Kauleistung
  - Entkalkungen und Karies bei mangelhafter Mundhygiene
  - ausbleibender Erfolg bei schlechter Mitarbeit
  - funktionelle Anpassung der Zähne nach Abschluss der Behandlung
  - Lockerungen der Geräte bei Retentionsschwierigkeiten
  - Teile der Geräte können verschluckt oder eingeatmet werden
  - Oberflächenveränderungen am Zahnersatz, soweit vorhanden und in die Behandlung integriert.
  - Sonstiges:______________________________

• alternative Behandlungsmethode wäre ______________________________

## 3. Erklärung des Versicherten/ gesetzlichen Vertreters

Ich, ______________________, wurde von meinem behandelnden Zahnarzt über die o.a. Behandlung ausführlich informiert. Es stand genügend Zeit zur Beantwortung aller Fragen zur Verfügung. Ich habe die Bedingungen, die in dieser Einverständniserklärung aufgeführt sind, gelesen, verstanden und bin mit ihnen einverstanden, was durch meine Unterschrift unten angezeigt wird. Ich habe ein Exemplar über die zahnärztliche Aufklärung bekommen.

______________, den ____________

______________________ Patient/in

______________________ Zahnärztin/Zahnarzt

______________________ Mitarbeiter/in

**Abb. 4.21** Aufklärungsbogen zur CMD-Therapie (unverbindliches Beispiel)

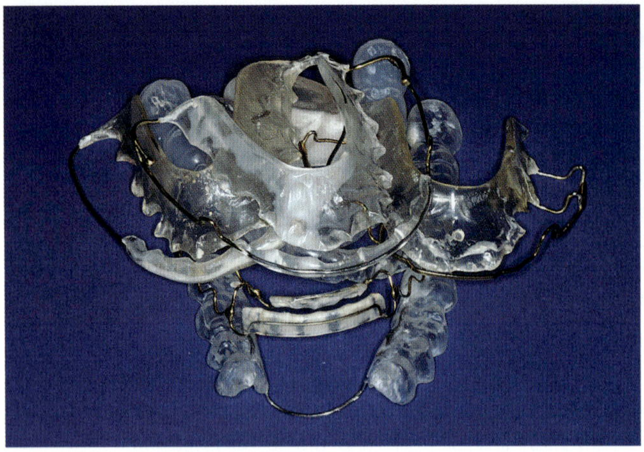

**Abb. 4.22** Ansammlung herausnehmbarer Therapiemittel bei einer CMD-Patientin

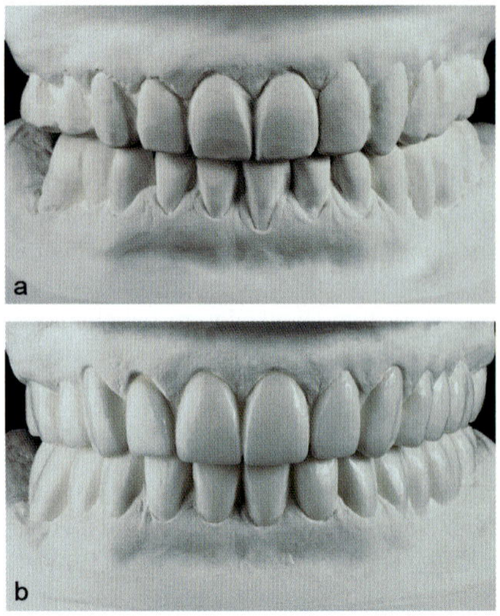

**Abb. 4.23** Analoger 3D-Check in Form eines Wax-up: a) Ausgangssituation, b) Planungssituation durch Abtragen von Gips und/oder Auftragen von Wachs



## 4.4.3 Modellanalyse (3D-Check)

Durch eine dreidimensionale Modellanalyse (3D-Check) lässt sich im Rahmen der Therapieplanung abklären, welche Folgebehandlungen nach der CMD-Therapie notwendig werden, um die Unterkieferposition inkl. der physiologischen Kontakte in Statik und Dynamik dauerhaft zu erhalten. Im Gegensatz zur klassischen instrumentellen Funktionsanalyse, bei der in der Regel ein Einschleifprotokoll erstellt wird, bietet der 3D-Check die Möglichkeit, alle notwendigen Veränderungen an der Zahnform und der Zahnstellung im Voraus zu planen und gleichzeitig auch ästhetische Anpassungen im Zahnfleischverlauf planerisch vorwegzunehmen. Ausgangslage für den 3D-Check ist die Erfassung der Ober- und Unterkieferzahnbögen vor Behandlungsbeginn mit Anfertigung eines situativen Registrats in der nicht vorbehandelten „Tageszentrik". Das Vorgehen gleicht der Konstruktionsbissnahme für die neuromuskuläre zentrische Kondylenposition (➤ Kap. 4.5.2), allerdings ohne Vorbehandlung möglicher Restriktionen. Nach fünfmaligem Öffnen und Schließen des Mundes ohne Zahnkontakte wird der Unterkiefer im Eckzahnbereich so abgestützt, dass sich im Zuge der Therapiemaßnahmen eine physiologische sagittale und vertikale Frontzahnstufe ohne Frontzahnkontakt erreichen ließe.

Die Ermittlung der Gelenkdaten des Patienten und die Programmierung eines justierbaren Artikulators bereits für den 3D-Check trägt im Front- und Eckzahnbereich zu einer größeren Genauigkeit der individuellen Vorplanungen für die dynamischen Unterkieferbewegungen bei.

### Analoger 3D-Check

**Workflow**

- Situationsabformung und Modellherstellung
- Situatives Zentrikregistrat
- Axiografie zur Artikulatorprogrammierung
- Oberkiefermontage mit Schädelbezügen
- Unterkiefermontage
- Analoge Erstellung des 3D-Checks in Wachs

Nach der Modellmontage im Artikulator muss vor Beginn des 3D-Checks überprüft werden, ob die Okklusalebenen die gleiche Ausrichtung in Bezug zu den Artikulatorebenen wie zu den originalen Schädelebenen haben. In der Frontalansicht verläuft die Okklusalebene im Normalfall parallel zur Bipupillarlinie und dementsprechend auch parallel zur Artikulatoroberseite. Besonders für die Planungen im Frontzahnbereich ist es wichtig, dass in natura vorhandene Abweichungen im Verlauf der Verbindungslinie der Oberkiefereckzahnspitzen zur Bipupillarlinie richtig erfasst und auf die Artikulatorsituation übertragen werden. Selbst wenn die Oberkieferposition mithilfe eines gelenkorientierten Gesichtsbogens übertragen wird, garantiert das bei Schädelasymmetrien nicht automatisch eine korrekte schädelbezügliche Montage.

Bei den anschließenden analogen Arbeitsschritten lassen sich sämtliche Fehler der Zahnform durch Abtragen von Gips oder Auftragen von Wachs ausgleichen. Gleiches gilt für kleinere Zahnstellungsfehler, zu denen Hochstände, Tiefstände, Rotationen und Angulationen zählen. Bei größeren Abweichungen können einzelne Zähne oder Zahngruppen von der Modellbasis abgetrennt, verschoben und neu auf ihr montiert werden. Das Ziel aller planerischen Maßnahmen ist der Versuch, eine natürliche eugnathe Okklusion am Modell herzustellen, die Voraussetzung für die angestrebten physiologischen statischen und dynamischen Abläufe im Gebiss nach der CMD-Therapie ist. Die Axiografie mit Ermittlung der Gelenkdaten zur Programmierung eines justierbaren Artikulators trägt dazu bei, dass mittels der dynamischen Kontrolle im Artikulator störende Kontakte bei Laterotrusion, Mediotrusion und Protrusion besser erkannt werden können.

Je nachdem, ob an den Modellzähnen nur subtraktiv (Einschleiftherapie) bzw. additiv (Prothetik) oder auch mit räumlichen Verschiebungen (Kieferorthopädie) gearbeitet werden muss, zeigt die Planung mit dem 3D-Check für Therapeut und Patient bereits vor Behandlungsbeginn sehr genau auf, welche Behandlungen im Rahmen der CMD-Therapie notwendig sein werden.

### Digitaler 3D-Check

**Workflow**

- Situationsabformung und Abdruck- oder Modell-Scan versus Intraoral-Scan
- Situatives Zentrikregistrat und Registrat-Scan extraoral versus intraoral
- Axiografie zur virtuellen Artikulatorprogrammierung
- DVT zur schädelbezüglichen virtuellen Modellmontage
- Digitale Erstellung des 3D-Checks

Die Fortschritte in der Digitaltechnik in Praxis und Labor erlauben inzwischen einen vollständig digitalisierten Workflow ausgehend vom Abdruck bis zum CAD/CAM-gefertigten zahnmedizinischen Endprodukt (Computer Aided Design, Computer Aided Manufacturing). Auch beim digitalen 3D-Check sind Vernetzungen zwischen der digitalen Volumentomografie (DVT), der 3D-Fotografie und den STL-Oberflächendaten (STL = Surface Tesselation Language) für die Planung nutzbar. So kann die Behandlung auch unter Berücksichtigung äußerer und innerer anatomischer Strukturen optimal vorbereitet werden (➤ Abb. 4.24). Die Planungsziele unterscheiden sich dabei nicht von der analogen Vorgehensweise.

Nachdem die STL-Oberflächendaten vom Ober- und Unterkiefer (➤ Kap. 4.5.2 Abdrucknahme) sowie vom Registrat mittels Software importiert wurden, erfolgt eine dreidimensionale Zuordnung der Kiefer (Matching). Wenn eine Neupositionierung des Unterkiefers zum Oberkiefer geplant ist, muss die Software auch die dabei entstehenden okklusalen Freiräume über ein Matching mittels Registrat darstellen können.

Alle Freiräume oder Störstellen werden wie beim analogen 3D-Check durch virtuelle Formgebung oder virtuelle Zahnbewegungen in Richtung einer physiologischen Neutralverzahnung verändert. Dabei entstehen digitale Kauflächen und Kompensationskurven in der statischen Okklusion. Um die dynamische Okklusion in den digitalen Arbeitsprozess zu integrieren, bietet sich ein Kiefer-Matching mit intraoral erstellten funktionellen Registraten (Reiss 2003) oder das Errechnen von virtuellen FGPs (Functionally Generated Pathways) als Möglichkeit an (Mehl 2013). Die statischen Konstruktionen im digitalen 3D-Check können anschließend in der dynamischen Okklusion auf Störstellen überprüft werden.

Die Vorteile der digitalen 3D-Planung liegen zunächst darin, dass die vereinfachte Datenübermittlung die Kommunikation aller Beteiligten erleichtert, angefangen von Arzt und Patient über Praxis und Labor bis hin zu anderen Fachrichtungen oder Kostenträgern. Die medizinischen Vorteile der digitalen 3D-Planung sind vor allem in der interaktiven Nutzung der einzelnen digitalen Systeme über eine integrierende Software zu sehen. So lassen sich die kieferorthopädischen Zahnbewegungen zur Einstellung der eugnathen Okklusion durch Abgleichen der Modelldaten mit den DVT-Daten unter Berücksichtigung des Knochenangebots besser planen und in vivo präziser umsetzen. Für eine implantologisch begleitete Herdsanierung eröffnet sich durch den digitalen 3D-Check die Möglichkeit der Rückwärtsplanung (Planung der Abfolge notwendiger Einzelschritte) unter Berücksichtigung des Knochenlagers und potenziell gefährdeter anatomischer Strukturen. Hier kann eine virtuelle Prothetikplanung auf den digitalen Modelloberflächen in Verbindung mit dem DVT-Datensatz eine Implantatpositionierung passend zur Krone und zum knöchernen Implantatlager ermöglichen. Zusätzlich können die Auswirkungen der geplanten Behandlungsmaßnahmen auf die äußere Ästhetik durch Überlagerung mit 3D-Fotografien veranschaulicht und mit dem Patienten im Vorfeld besprochen werden.

## 4.4.4 Position der Kondylen

Therapeutisch wird beim Schlussbiss fast immer die neuromuskulär neutrale zentrische Kondylenposition angestrebt (➤ Kap. 4.5.2, Konstruktionsbiss). In ihr befinden sich das Caput mandibulae und der Discus articularis – unmanipuliert – in einer idealen Position in Relation zur temporalen Gelenkfläche, wobei alle beteiligten Muskelgruppen in einem neuromuskulären Gleichgewicht zueinander stehen sollen. Dieses neuromuskuläre Gleichgewicht ist allerdings nicht als Konstante, sondern eher als eine Art resultierende Größe aller Einflüsse auf das stomatognathe System anzusehen. Da sich dieses Gleichgewicht durch Einflüsse der Triad of Health und sensomotorische Anpassungen permanent ändert, ist die zentrische Kondylenposition und damit die zentrische Okklusion nicht auf einen einzigen räumlichen Punkt im Gelenk fixierbar. Es ist vielmehr von einer „Wolke“ von zentrischen Punkten auszugehen, die man therapeutisch möglichst zielgenau zu treffen versucht. So wie in der Wissenschaft die Wahrheit nie völlig erreichbar, aber als Idealgestalt dennoch immer das Ziel allen wissenschaftlichen Arbeitens ist (Walach 2013), lässt sich die zentrische Einstellung der Kondylenposition bei der CMD-Therapie immer damit vergleichen, der Wahrheit so nahe wie möglich zu kommen.

In den seltenen Fällen, in denen die zentrische Kondylenposition nicht zur Symptombesserung beiträgt, wird initial eine therapeutische Kondylenposition gewählt. Das heißt, der Unterkiefer des Patienten wird so positioniert, dass therapiebedürftige Gelenkgeräusche, Schmerzen oder AK-Befunde aufgehoben werden.

Wenn bei der Neupositionierung des Unterkiefers Restriktionen in sagittaler Richtung vorhanden sind, die im Vorfeld nicht ausreichend manualtherapeutisch (vor)behandelt werden können, ist dies beim okklusalen Design der Positionierungsapparatur zu berücksichtigen. Statt einer strengen okklusalen Schlussbissposition sind bei der Okklusionsgestaltung sagittale Gleitflächen freizugeben, auf denen sich die antagonistischen Höckerspitzen hindernisfrei bewegen können, bis sich die zentrische Kondylenposition stabilisiert hat.

## 4.4.5 Materialwahl

Kraniomandibuläre Dysfunktionen können auch durch biochemischen Stress bedingt sein bzw. durch Unverträglichkeitsreaktionen entstehen oder verstärkt werden (zu den extratemporomandibulären Ursachen einer CMD ➤ Kap. 3.3.10). Es ist daher unabdingbar, bei Patienten mit eingeschränkter Kompensationsfähigkeit, zu denen CMD-Patienten ohne Zweifel zählen, ausschließlich individuell verträgliche Materialien für die Therapie zu verwenden, um chemische Stressoren zu vermeiden.

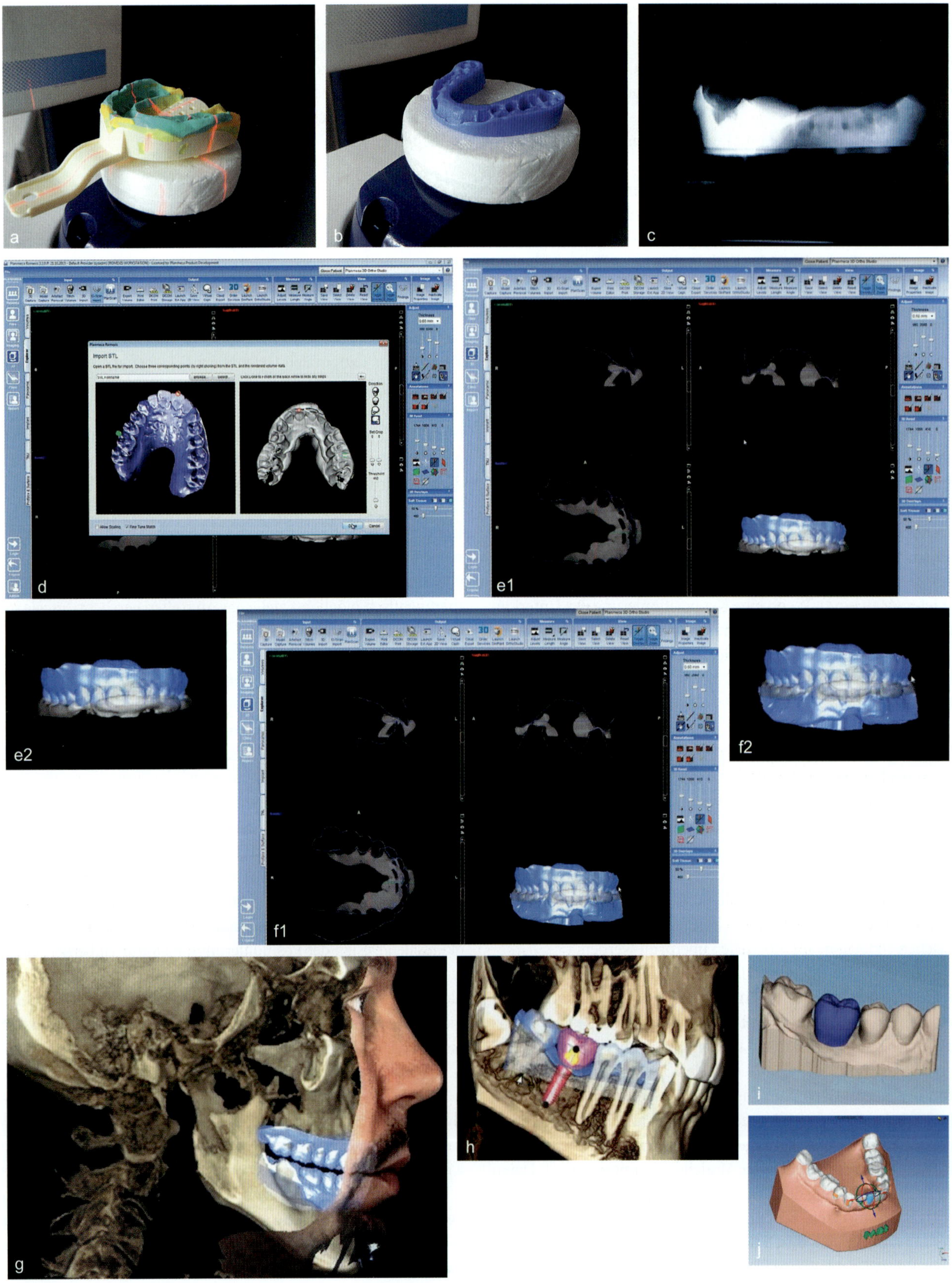

**Abb. 4.24** Digitaler 3D-Check mit Romexis® (Fa. Planmeca, Bielefeld)
**a)** Abdruck-Scan, **b)** Registrat-Scan, **c)** DVT-Bild vom Oberkieferabdruck, **d)** Umrechnung der DVT-Daten in STL-Daten, **e)** Matchen von Oberkiefer und Registrat, **f)** Matchen von Unterkiefer und Registrat, **g)** Überlagerung von Modelldaten mit Kieferdaten und Profilfoto, **h)** Planung einer chirurgischen Herdsanierung (Zahn 46) durch ein Implantat, **i)** Planung Zahnersatz, **j)** Planung präprothetischer Zahnbewegungen

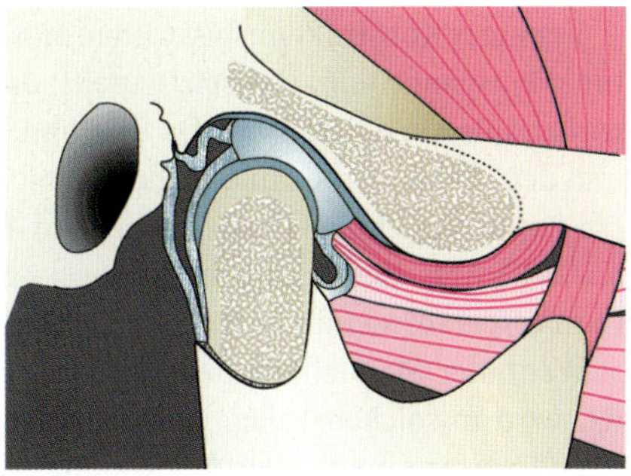

**Abb. 4.25** Diskus-Kondylus-Relation in der angestrebten zentrischen Kondylenposition

Die materialtechnischen Fortschritte in der Kunststofftechnik haben es ermöglicht, dass heute hypoallergenes PMMA-Material (Polymethylmethacrylat) mit einem Restmonomergehalt von unter 0,3 % verwendet werden kann. PMMA-Kunststoffe sind sehr gut für eine spanabhebende Bearbeitung geeignet. Aus PMMA-Blanks (Rohlingen) lassen sich dementsprechend in Fräsmaschinen exakt passende Therapiemittel wie Cranio Caps (➤ Kap. 4.5.3) herstellen, die auch später im Mund leicht einzuschleifen sind.

Für die Spritzgusstechnik verwendet man das aus der Implantat- und Prothesentechnik bekannte Polyvinylidenfluorid (PVDF). Neben seinen guten mechanischen und thermischen Eigenschaften besitzt das thermoplastische PVDF eine hervorragende chemische Beständigkeit, durch die es gut für herausnehmbare Positionierungsapparaturen wie Cranio Liner geeignet ist.

### 4.4.6 Druckfreie Therapiemittel

Ober- und Unterkiefer sind als Teile des Schädels keine starren Knochengebilde. Während die Mandibula eine elastische Knochenspange ist, sind die beiden Hälften der Maxilla wie die übrigen Schädelknochen durch Suturen miteinander verbunden.

Schädelnähte haben eine große Bedeutung für das suturale (sekundäre) Wachstum und die Motilität der Schädelknochen (➤ Kap. 3.3; vgl. Garten 2012, Kap. 7.2). Nicht korrigierte Verluste der Suturenbeweglichkeit können eine Vielzahl klinischer Symptome zur Folge haben (Fanghänel und Preuße 2004, Winograd et al. 1997, Polz 2012). Auch bei Verknöcherung der Suturen bleibt eine gewisse ossäre Elastizität und damit Verformbarkeit erhalten, die im Rahmen der Untersuchung des kraniosakralen Rhythmus nicht nur erfassbar („Listening"), sondern auch messbar ist.

Die rechte und linke Maxilla vereinigen sich in der Mittellinie und bilden die Sutura palatina mediana, die für die Motilität der Maxillae besondere Bedeutung hat. Diese Gaumennaht verläuft von der Sutura palatina transversa nach vorn zum Foramen incisivum und teilt sich dort nach rechts und links in die Sutura incisiva auf, die zwischen Eckzahn und seitlichem Schneidezahn jeweils die Grenze zum Os incisivum markiert (Waldeyer und Mayet 1986). Die Gaumensuturen verknöchern in der Regel nicht vollständig, sondern weisen histologisch in der Grenzschicht Bindegewebe auf (➤ Abb. 4.26). Da das Gewölbe des harten Gaumens in Flexion der Schädelbasis (und Außenrotation der paarigen Schädelknochen) breiter und flacher wird, weitet sich der obere Zahnbogen entsprechend. In Extension der Schädelbasis (Innenrotation) wird das Gaumengewölbe schmaler und höher und der Zahnbogen enger, was sich mit entsprechenden Messapparaturen darstellen lässt (➤ Abb. 4.27). Eine Einschränkung dieser Motilitätsbewegungen kann klinische Konsequenzen haben (Fanghänel und Preuße 2004).

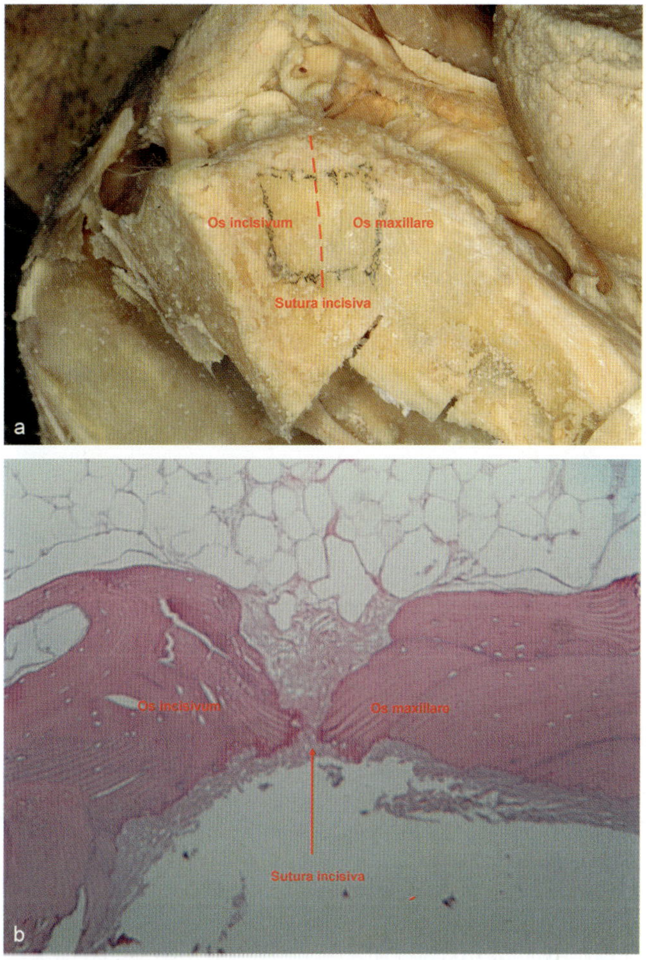


**Abb. 4.26** Histologische Untersuchung der Zwischenkiefernaht (Sutura incisiva) zwischen Os incisivum und Maxilla (Präparat A. Dmoch): a) anatomischer Situs vor Knochenentnahme, b) histologisches Präparat (HE-Färbung)

Die Beweglichkeit des Unterkiefers ist in zahlreichen Studien wissenschaftlich erforscht und nachgewiesen worden (Jung 1960; Marx 1966; Goodkind und Heringlake 1972; DeMarco und Paine 1974; Burgh 1985; Horiuchi et al. 1997; van Eijden 2000). Genau wie im Oberkiefer sollten Therapiemittel auch im Unterkiefer so ausgewählt werden, dass sie die Motilität des Kiefers nicht einschränken.

## 4.5 Therapiemaßnahmen

Die Umsetzung der neuen Unterkieferposition sollte in jeder Phase der CMD-Therapie möglichst minimal invasiv erfolgen. Fehlkontakte in der statischen oder dynamischen Okklusion sind soweit möglich im unkritischen Bereich des Zahnschmelzes bzw. im Bereich von Füllungen oder Zahnersatz einzuschleifen. Angeborene oder erworbene Zahnstellungsfehler lassen sich mittels kieferorthopädischer Therapiemaßnahmen korrigieren. Nur Abweichungen in der Zahnform sollten prothetisch mit möglichst zahnschonenden Keramik- oder Kunststoff-Adhäsivsystemen versorgt werden.

Die tägliche Tragezeit der Positionierungsapparaturen zur Zentrikeinstellung ist so festzulegen, dass alle erkrankten Strukturen ohne Rezidivgefahr ausheilen können. Dies kann durch die Wahl geeigneter Therapiemittel gewährleistet werden.

Eine erste Orientierung für den Behandler, welche Therapiemaßnahmen bei einem CMD-Befund eingeleitet werden müssen, ermöglicht der CDSI-Index (➤ Tab. 4.1). Weitere zahnärztliche Therapieschritte im Rahmen der CMD-Therapie sind nachfolgend zusammengefasst.



**Zahnärztliche Therapieschritte im Rahmen der CMD-Therapie**

- Aufhebung von statischen und dynamischen Fehlkontakten durch:
  - Einschleifen
  - Einstellung Okklusion Klasse I
  - Einstellung vertikale und sagittale Frontzahnstufe
  - Einstellung Eckzahnkontakt und -führung
- Neueinstellung der Kondylenposition
- Beseitigung aller Kompressionen
- Verwendung von biokompatiblen Materialien
- Korrektur fehlerhafter Kompensationskurven am Ort des okklusalen Fehlers
- Festlegung der Tragezeit der Positionierungsappartur und der Therapiedauer

## 4.5.1 Nichtzahnärztliche Therapiemaßnahmen

Bei CDSI 1 (➤ Tab. 4.1) beschränkt sich die Therapie auf manualmedizinische Maßnahmen. Bei CDSI 2–4, d. h. wenn die orthopädische Übersichtsuntersuchung bei positiver CMD-Anamnese und CMD-Befunden Dysbalancen des Bewegungssystems nahelegt, ist vor der Registrierung der Gelenkbahnen und der Erstellung eines Konstruktionsbisses zunächst eine Korrektur sämtlicher extratemporomandibulärer Faktoren notwendig.

Mit diesem Vorgehen sollen störende extratemporomandibuläre Einflüsse auf die Kondylenposition gleich zu Beginn der Therapie möglichst vollständig beseitigt werden. Umgekehrt ist auch anzunehmen, dass ein bei neutraler, störungsfreier Situation des Bewegungssystems angepasster Aufbissbehelf die Funktion aller beteiligten Strukturen optimal unterstützt.

Vor einer Konstruktionsbissnahme muss die Kaumuskulatur optimal entspannt sein. Das setzt voraus, dass mindestens die Halswirbelsäule korrigiert wird. Da dies ohne Korrektur des Beckens und der Lendenwirbelsäule so gut wie nie ausreichend möglich ist (zu Lovett-Beziehungen am Schädel und der Wirbelsäule vgl. Garten 2012, Abb. 10.11), muss in der Regel eine manualtherapeutische Ganzkörperkorrektur (➤ Kap. 3.4.2) durchgeführt werden.

Wenn der Manualtherapeut nicht sozusagen „nebenan" arbeitet, wird in solchen Fällen eine zeitnahe Koordinierung der Behandlungstermine angestrebt. So kann sich der Patient nach einer Korrektur durch den Manualtherapeuten mit einem provisorischen Aufbissbehelf wie dem Aqualizer® auf den Weg zum Zahnarzt machen (➤ Abb. 3.130). Als hilfreich hat sich eine Dauernadel in einem wirksamen Kiefergelenkpunkt des Ohres erwiesen (➤ Abb. 3.131). Weitere spezielle Vorbehandlungen wie eine Darmsanierung, Unverträglichkeitstestungen oder auch eine Versorgung mit sensomotorischen Einlegesohlen sollten ebenfalls zeitnah stattfinden.

Die Bissnahme muss bei gerade ausgerichtetem, d. h. möglichst störungsfreiem Becken (➤ Kap. 3.2.2 und ➤ Kap. 3.2.4) und Schultergürtel erfolgen. Ob dies im Stehen, Sitzen oder Liegen geschieht, ist nicht ausschlaggebend dafür, ob sich die angestrebte Kondylenposition mit der Bissnahme tatsächlich erfolgreich fixieren lässt. Neben subjektiven Vorlieben einzelner Patienten bezüglich der Position für die Bissnahme (Wohlfühlposition), die der Behandler berücksichtigen sollte, ist eine neutrale Kopfhaltung (ohne Rotation, Flexion, Extension oder Seitneigung) entscheidend für das Gelingen der Bissnahme.

### Manuelle Kiefergelenkdekompression und Ohrakupunktur

Vor jedem Einschleifen und jeder Bissnahme sollte die Muskulatur des kraniomandibulären Systems optimal entspannt sein. Das erfordert häufig einen direkten Einsatz des Zahnarztpraxisteams. Die manuelle Kiefergelenkdekompression (➤ Kap. 3.3.10 ❼) ist von jedem Zahnarzt schnell erlernbar und bereitet keine berufsrechtlichen Probleme.

Mit der Ohrakupunktur kann nicht nur die Kaumuskulatur entspannt, sondern auch ein torquiertes Becken begradigt werden. Wegen ihrer Einfachheit und Effizienz erfreut sie sich in vielen Zahnarztpraxen großer Beliebtheit (➤ Kap. 3.4.4).

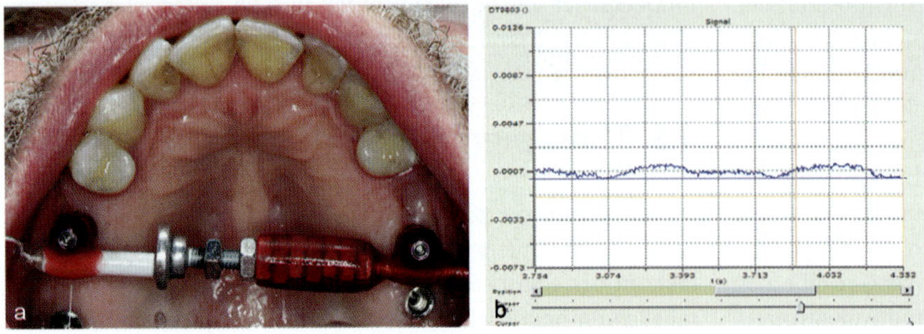

**Abb. 4.27** a) Messapparatur mit Wirbelstrom-Sensor (A. Dmoch) und b) Aufzeichnung der Bewegungen im Bereich der Sutura palatina mediana auf einer Weg-Zeit-Achse während der Ruheatmung durch die Nase

### R. E. S. E. T.

Da Physiotherapeuten in den meisten Zahnarztpraxen nicht fest zum Behandlungsteam gehören, kann zur Entspannung die R. E. S. E. T.-Therapie nach Rafferty (http://www.kinergetics.com.au/reset/) angewandt werden.

R. E. S. E. T. steht für „Rafferty Energy System of Easing the Temporomandibular Joint" und bedeutet analog zur wörtlichen Übersetzung des Begriffs „Reset" soviel wie ein Zurücksetzen oder auf Null-Stellen mit dem Ziel, das Kiefergelenk (TMG) bzw. die Kaumuskulatur zu entspannen. Durch diese Entspannung wird das Kiefergelenk auf die Anfertigung des Konstruktionsbisses vorbereitet.

Das R. E. S. E. T.-Verfahren entspricht einem osteopathischen Myofascial Release der Kiefergelenke. Auf weitere Komponenten wie Lichttherapie etc. soll hier nicht eingegangen werden.

## 4.5.2 Zahnärztliche Therapiemaßnahmen

Bei der Behandlung von CMD-Patienten sind unterschiedliche Kompetenzen des Zahnarztes gefordert. Insbesondere zur Vermeidung von zeit- und kostenintensiven Doppelbehandlungen hat es sich bewährt, dass der Zahnarzt, der die Diagnose und die Indikation zur Therapie einer CMD gestellt hat, auch für alle weiterführenden Therapiemaßnahmen verantwortlich zeichnet. Dies beinhaltet sowohl die Einschleiftherapie als auch alle notwendigen Therapieschritte zur Umsetzung der Neutralverzahnung in zentrischer (neuromuskulär neutraler) Kondylenposition inkl. Einstellung der physiologischen Zahnkontakte in der statischen und dynamischen Okklusion (➤ Kap. 4.2.2). Neben zahnprothetischen Schritten zur Rehabilitation von formalen Veränderungen müssen auch die kieferorthopädischen Behandlungsschritte geplant und durchgeführt werden. Gerade für Letzteres sind die digitalen Planungsmöglichkeiten (➤ Kap. 4.4.3) sehr hilfreich. Sie erlauben dem auf CMD spezialisierten Zahnarzt eine optimale Planung und zielgerichtete Umsetzung der Behandlungsschritte (➤ Abb. 4.28).

### Einschleifen von Fehlkontakten

Das menschliche Gebiss ist ein Funktionsorgan, das im täglichen Gebrauch durch Abrasion und Attrition ständigen Veränderungen ausgesetzt ist. Auch im kariesfreien und parodontal gesunden Gebiss kommt es im Laufe der Jahre zu (Form-)Veränderungen an okklusionstragenden und funktionsführenden Zähnen, die zwangsläufig zu funktionellen Veränderungen bei der statischen und dynamischen Okklusion führen. In engen Grenzen sind solche formalen Fehler und die damit verbundenen Funktionsstörungen durch okklusales Einschleifen oder eine zahnärztliche Nachkonturierung der betroffenen Zähne behebbar. Dabei muss man sich als Behandler von der Vorstellung lösen, den Zahnschmelz als unantastbare Zahnhartsubstanz zu betrachten. Man sollte sich insbesondere vor Augen halten, dass ungleich größere und in der Regel irreversible Schäden an der Zahnhartsubstanz und am Zahnhalteapparat auftreten können, wenn solche Eingriffe unterblieben. In vielen Fällen ermöglicht erst die Konturierung der Antagonisten eine korrekte Umsetzung physiologischer Kauebenen bei der prothetischen oder kieferorthopädischen Behandlung. Zum Einschleifen und Nachkonturieren der Zahnhartsubstanz sollten ausschließlich Feinkorndiamanten verwendet werden. Eine Politur (mit Gummipolierern) und abschließende Fluoridierung machen die Zahnoberfläche wieder widerstandsfähig.

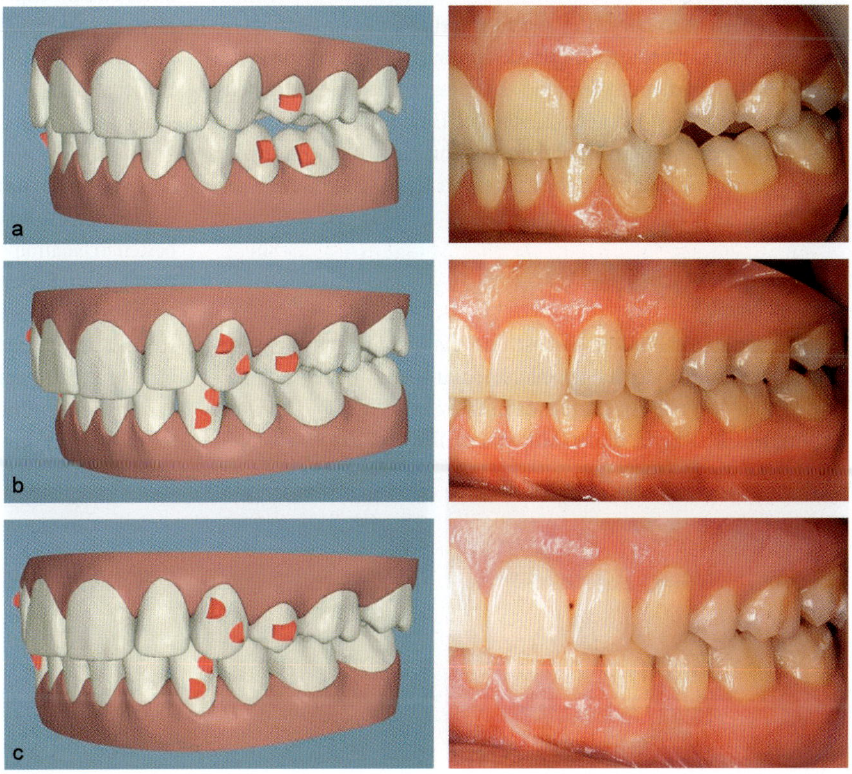

**Abb. 4.28** Kieferorthopädische Planung mit Invisalign®: a) Start- bzw. Phase 1 KFO nach Neupositionierung des Unterkiefers in Zentrik mit Cranio Caps, b) Phase 2 KFO „Midcourse Correction", c) Abschluss der KFO

### Statisches Einschleifen

Das Einschleifen von Fehlkontakten in der statischen Okklusion an natürlichen Zähnen ist nur dann indiziert, wenn die Abweichung von der physiologischen Zentrikposition oder ein Seitenunterschied in der vertikalen Dimension maximal 0,2 mm beträgt. Unter dieser Voraussetzung können CMD-induzierende Fehlkontakte der Zähne relativ leicht zeit- und kostensparend durch ein okklusales Einschleifen aufgehoben werden. Unphysiologische Frontzahnkontakte sind dabei möglichst im Bereich ihrer palatinalen (Oberkiefer-)Flächen einzuschleifen, Fehlkontakte der Seitenzähne möglichst im Bereich der nichtokklusionstragenden Scherhöcker oder im Randleistenbereich. Das Einschleifprotokoll kann analog durch Montage der Modelle im Artikulator nach einer instrumentellen Funktionsanalyse oder digital durch Abgleichen (Matching) der Oberkiefer- und Unterkieferdaten mit den Daten des Registrats erstellt werden.

4

### Dynamisches Einschleifen

Bei der dynamischen Okklusion (Laterotrusion und Protrusion) dient das Einschleifen immer dazu, dynamische Fehlkontakte im Seitenzahnbereich bei der Laterotrusion aufzuheben. Alle Seitenzähne im menschlichen Gebiss, sowohl Prämolaren als auch Molaren, sind mit ihrem Zahnhalteapparat für senkrechte Krafteinwirkungen entlang der Zahnachse ausgelegt. Treten bei den Unterkieferbewegungen zusätzlich horizontale Kraftkomponenten auf, können sie wie beschrieben zu destruktiven Veränderungen am Parodontium und den Zähnen selbst führen. Per definitionem wird zwischen Arbeits- und Balancekontakten unterschieden, je nachdem, ob die dynamischen Fehlkontakte auf der Arbeits- oder auf der Balanceseite bei der Seitwärtsbewegung des Unterkiefers entstehen. Funktionell ist die Wirkung beider Fehlkontakte als gleichermaßen ungünstig und therapiebedürftig einzustufen. In seltenen Fällen kann es je nach Zahnstellung auch bei der Protrusion zu Fehlkontakten an den distalen Höckerabhängen der Oberkiefermolaren und den mesialen Höckerabhängen der Unterkiefermolaren kommen, die der physiologischen Frontzahnführung bei der Protrusion widersprechen. Sie lassen sich ebenfalls durch Einschleifen korrigieren.

## Konstruktionsbiss

Der Konstruktionsbiss ist nach Abschluss der Planung mit allen Vorarbeiten und Vorbehandlungen inkl. Herdsanierung und Parodontalbehandlung der erste entscheidende zahnärztliche Therapieschritt zu Beginn der CMD-Behandlung. Mit seiner Hilfe wird das jeweils indizierte Therapiemittel für die Neupositionierung des Unterkiefers hergestellt. Damit die kurativen und palliativen CMD-Therapieziele erreicht werden können, muss der Konstruktionsbiss die ersten drei Okklusionskriterien der CMD-Therapie (➤ Kap. 4.4) erfüllen:

1. Abstützung des Unterkiefers in zentrischer Kondylenposition
2. Frontzahnfreiheit in sagittaler Richtung
3. Beibehaltung der vertikalen Frontzahnstufe für Frontzahnkontakte bei Protrusion

Die zentrische Kondylenposition ist die Position, die der Patient nach der osteopathischen Dekompressionsbehandlung der Kiefergelenke und der manualtherapeutischen Behandlung der Wirbelsäule eigenständig (patientendeterminiert) am Tag der Konstruktionsbissnahme in der sagittalen und transversalen Achse einnehmen kann. Diese ist prinzipiell unabhängig von der Okklusion des Patienten. Einzig die vertikale Relation wird vom Zahnarzt eingestellt (behandlerdeterminiert). Zur Aufrechterhaltung des Frontzahnkontakts bei Protrusion, der physiologisch für das Abbeißen und den Seitenzahnschutz notwendig ist, darf dabei eine vertikale Frontzahnstufe von 0,5 mm nicht unterschritten werden.

Ergibt sich dadurch im Seitenzahnbereich ein interokklusaler Abstand von weniger als 1 mm, ist die Neupositionierung des Unterkiefers statt mit Cranio Caps oder Cranio Liner mittels Cranio Spots durchzuführen, die für ein Ausgleichen von interokklusalen Abständen von 0,1–0,9 mm prädestiniert sind (➤ Kap. 4.5.3).

Zur Einstellung der vertikalen Relation eignen sich die Fleximeter-Strips, die in den Stärken 1,0 mm, 1,5 mm und 2,0 mm verfügbar sind (Fa. Bausch GmbH & Co. KG). Dabei ist primär eine physiologische vertikale Dimension mit der entsprechenden vertikalen Stufe das entscheidende Kriterium. Bei der anschließenden neuromuskulären Funktionsprüfung mit AK oder unter Umständen technischen Mitteln sollten sämtliche kraniosakralen und muskulären Befunde Stressfreiheit belegen: d. h. Normoreaktion der relevanten Muskeln, negative Challenges oder physiologische Maximalkräfte bei technischen Messungen.

Unmittelbar vor der Konstruktionsbissnahme wird die Kaumuskulatur mit einem der oben geschilderten Verfahren entspannt. Der Patient führt dann in der „Wohlfühlposition", in der er seinen Kopf am besten in Neutralposition halten kann, fünf maximale Mundöffnungen durch. Beim Kieferschluss darf sich jeweils nur ein (nicht mimisch unterstützter) Lippenkontakt, jedoch kein Zahnkontakt ergeben. Danach schließt der Patient mit einer langsamen Bewegung den Mund soweit, bis es zur Abstützung auf den Fleximeter-Strips kommt.

In dieser Position werden sämtliche vorab erhobenen AK-Parameter erneut geprüft: Beinlängendifferenz, Beininnenrotation, Hüftab-

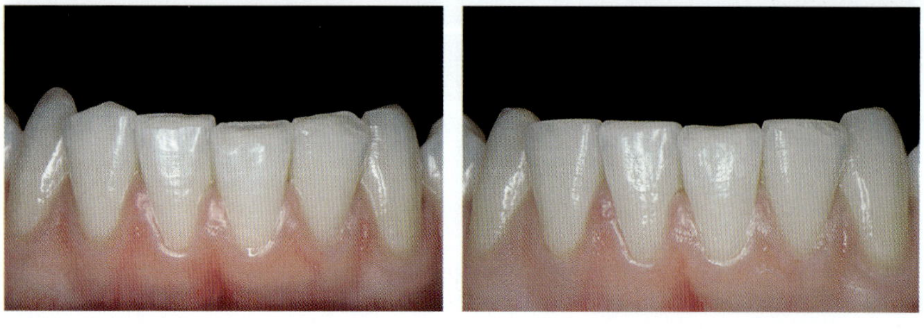

**Abb. 4.29** Fehlbiss mit traumatischem Frontzahnkontakt sowie ungleichmäßiger und nach links abfallender Verlauf der unteren Eckzahnspitzen und Schneidekanten; Zustand vor und nach der Konturierung mit Feinkorndiamanten und Gummipolierern

duktion, M. piriformis und andere getestete Muskeln, positive Becken-Challenges, TL der Halswirbelsäule und gehaltener Challenge in Rotation, Flexion und Extension. Zuvor vorgenommene isometrische Kraftmessungen sollten bei eingesetztem Konstruktionsbiss in den Normbereich tendieren.

Wenn das Ergebnis zufriedenstellend ist, wird die Okklusion mit einem Kunststoffmaterial fixiert. Nach Aushärten des Kunststoffs wird der Patient noch einmal im Stehen getestet (hier besonders der M. sternocleidomastoideus) sowie nach Umhergehen.

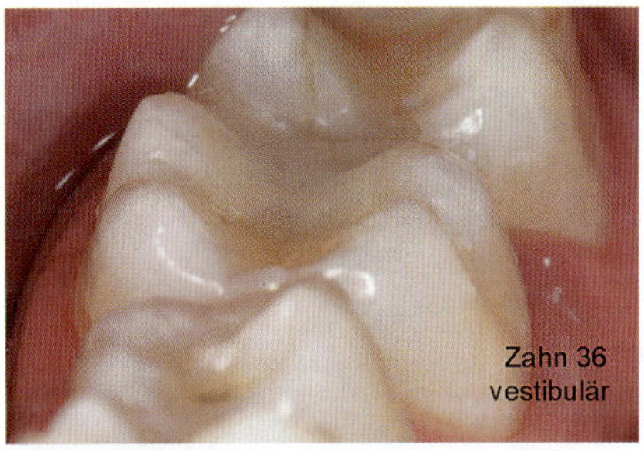


**Abb. 4.30** Umgekehrte transversale Kompensationskurve am Zahn 36 mit relativ überdimensionierten lingualen Scherhöckern (links im Bild) infolge von Abrasion und Attrition der vestibulären okklusionstragenden Höcker

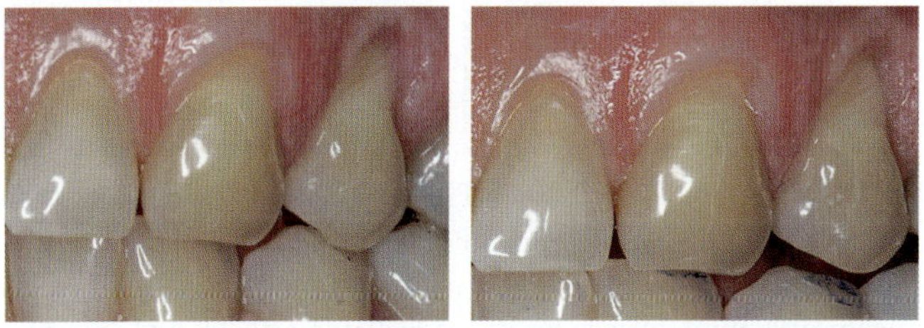

**Abb. 4.31** Rezession und Zahnhalsdefekt am Zahn 24 durch dynamischen Fehlkontakt infolge einer unzureichenden Eckzahnführung links (Abrasion der Eckzahnspitze); Zustand vor und nach Konturierung der vestibulären Höckerspitze

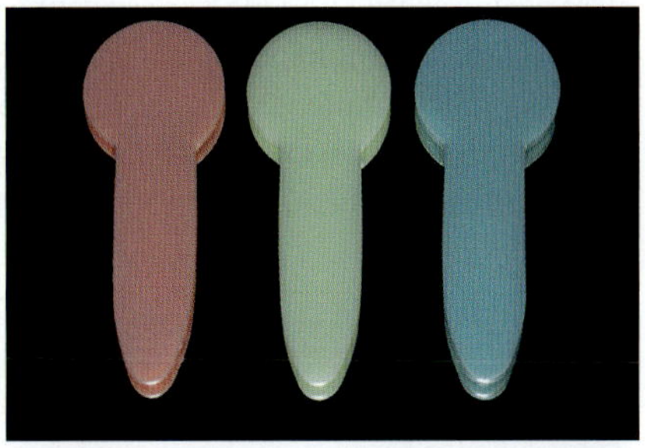

**Abb. 4.32** Fleximeter-Strips (1 mm, 1,5 mm, 2 mm) zur Einstellung der vertikalen Relation beim Konstruktionsbiss

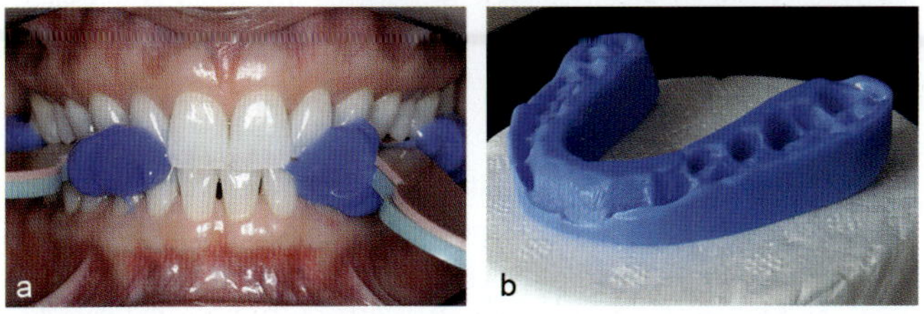


**Abb. 4.33** Konstruktionsbiss: **a)** therapeutische Okklusion mit Einstellung der vertikalen Relation, Fixierung der statischen therapeutischen Okklusion mit einem scanbaren Kunststoffmaterial, **b)** zum Scannen oder zur Modellmontage im Zahnbogen ergänzter Konstruktionsbiss

### Abdrucknahme

Bei der Abdrucknahme muss zwischen analoger und digitaler Abdrucknahme unterschieden werden. Bei analogen Verfahren gibt es die Möglichkeit der einzeitigen Doppelmischabformung (Putty und Soft simultan) und der zweizeitigen Korrekturtechnik (Putty und Soft nacheinander). Zur besseren Dimensionsstabilität (Konstanz beim Aushärten) sollte für beide Techniken ein additionsvernetztes Silikonabdruckmaterial verwendet werden.

Für die Abformung der okklusalen Strukturen des Gegenkiefers, der nicht Träger von Aufbissbehelfen und Therapiemitteln ist, kann die Doppelmischtechnik als ausreichend betrachtet werden. Ansonsten ist für die präzise Darstellung der zervikalen Bereiche inkl. des vestibulären und oralen Alveolarfortsatzes die Korrekturabformung zu bevorzugen. Keilförmige Abformungsdefekte an den endständigen Zähnen lassen sich durch eine Modifikation der Korrekturabformung mit dem Zwischenschritt der dorsalen Dämmung in der ersten Abdruckphase vermeiden (➤ Abb. 4.34).

Analoge Abformungen und Konstruktionsbisse können analog weiterverarbeitet oder gescant werden, bevor mit CAD-Programmen eine Zuordnung (Matching) erfolgt (➤ Abb. 4.35). Die digitale Abdrucknahme per intraoralem Scan kann die konventionelle Abformung mit Löffel und Abformmaterial vollständig ersetzen. Der intraorale Scan ganzer Kiefer, der sich bereits in der Kieferorthopädie bewährt hat (➤ Abb. 4.36), ist inzwischen soweit entwickelt, dass seine Genauigkeit für die Herstellung von festsitzenden und herausnehmbaren CMD-Therapiemitteln als ausreichend angesehen werden kann (Ender und Mehl 2011).

## 4.5.3 Therapiemittel

### Chairside Cranio Spots

Wenn zwischen der zentrischen Okklusion und der habituellen Okklusion nur geringe Unterschiede bestehen und insbesondere der interokklusale Abstand für die geplante Neupositionierung des Unterkiefers in Zentrik im Seitenzahnbereich weniger als 1 mm beträgt, können sog. „Cranio Spots" eingesetzt werden. Sie bestehen aus einem hochgefüllten Kompositmaterial (hoher Keramikanteil) und dienen dazu, in Adhäsivtechnik die für die Stabilisierung der Zentrik benötigten Okklusionskontakte aufzubauen. Im Seitenzahnbereich sind dies die okklusionstragenden Höcker, wobei gleichzeitig physiologische sagittale und transversale Kompensationskurven anzustreben sind. Abrasionsdefekte im Eckzahnbereich können ebenfalls mit Cranio Spots ausgeglichen werden, um für die statische Okklusion den Eckzahnkontakt und für die dynamische Okklusion die Eckzahnführung wiederherzustellen.

### Cranio Caps

Sehr häufig entstehen bei der Zentrikeinstellung im Seitenzahnbereich große interokklusale Abstände von mehr als 1 mm. Sie müssen ausgefüllt werden, wenn der Unterkiefer sicher abgestützt wer-

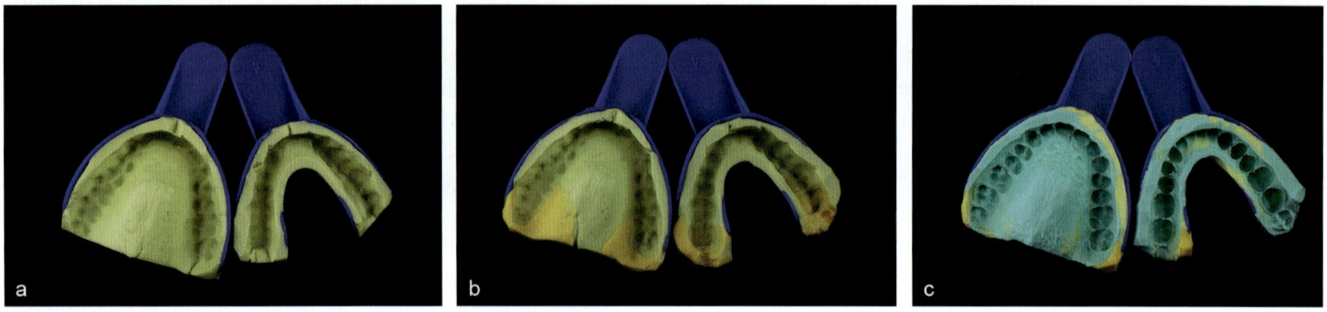


**Abb. 4.34** Drei Phasen der analogen Abformung (modifizierte Korrekturabformung): **a)** Individualisierung eines konfektionierten Löffels mit Putty, Separation mit Plicafol, **b)** dorsale Dämmung, Nachtrag von Fehlstellen, **c)** Feinkorrektur mit Soft

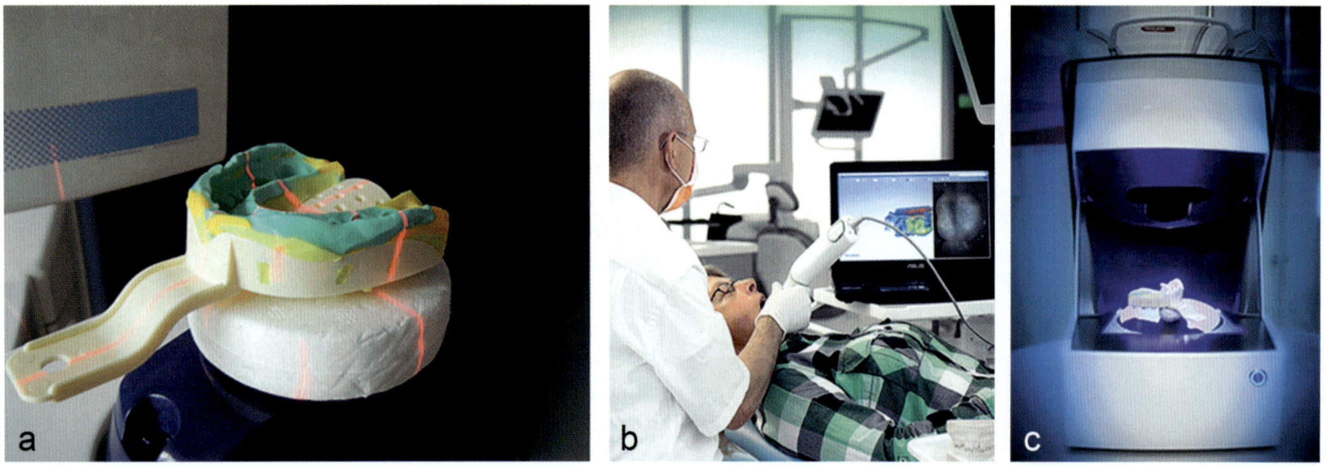


**Abb. 4.35** Erzeugung digitaler Abformdaten: **a)** Abdruck-Scan mit Planmeca ProMax®, **b)** intraoraler Scan mit Planmeca PlanScan®, **c)** Modell-Scan mit Planmeca PlanScan® Lab

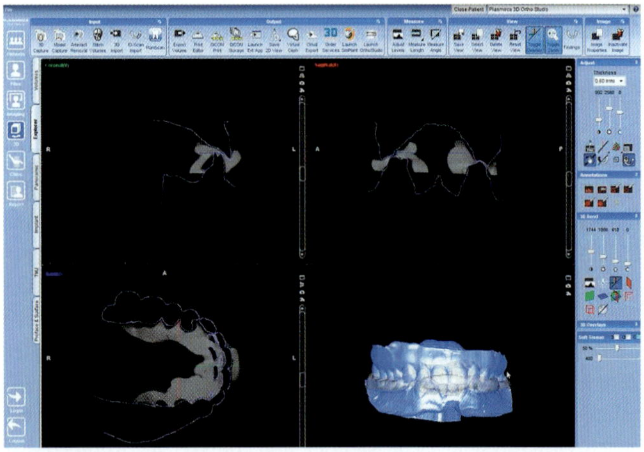

**Abb. 4.36** Matchen der digitalisierten Kiefer- und Registratdaten im Planmeca Romexis®-Programm

den soll. Hier ermöglichen individuelle zahnbezogene Cranio Caps eine semipermanente Abstützung des Unterkiefers in neuromuskulärer Zentrik über den gesamten Tagesverlauf.

Durch die semipermanente Befestigung der Cranio Caps erhält der Patient bei Mahlzeiten, d.h. in der Phase der größten Belastung für das Kauorgan, die notwendige therapeutische Unterstützung, sodass eine Unterbrechung der CMD-Therapie mit Rezidivgefahr für die CMD-Symptome vermieden werden kann. Da sie ohne Halte- oder Stützelemente auskommt, bleiben bei dieser Methode Ästhetik und Sprechfähigkeit des Patienten während der Therapie uneingeschränkt gewahrt.

Jeder Zahn erhält ein einzelnes, individuell gefertigtes Cap, was im Gegensatz zu Aufbissblöcken die Zahnzwischenraumhygiene nicht beeinträchtigt und die Kariesgefahr während der Tragezeit reduziert. Cranio Caps können auf Eck- und Seitenzähne gesetzt werden – bei vollbezahnten Patienten, bei Patienten mit Teilbezahnung und vorhandener dorsaler Abstützung sowie auf Prothesen in den jeweiligen therapiebedürftigen Kieferabschnitten.

Durch zahnbezogene Einzelkappen wird auch eine Kompression (Einschränkung der ossären Elastizität) des betreffenden Kiefers bzw. Kieferabschnitts verhindert, die bei starren Schienen oder Aufbissblöcken sehr leicht auftreten kann.
Durch selektives Entfernen der Caps lässt sich die eingestellte Unterkieferposition nach Abschluss der Vorbehandlung 1:1 in eine stabile Okklusion umsetzen (Bumann und Heekeren 2013).

In den letzten Jahren wurde bestätigt, dass insbesondere partielle Diskusverlagerungen erfolgreich reponiert werden können (Ruf 2013). In einer randomisierten Studie (Lundh et al. 1988) zeigte sich, dass für sechs Monate fest zementierte Repositions-Onlays effektiver bei der Diskusreponierung und der Behandlung der Gelenk- und Muskelschmerzen waren als eine nur nachts getragene Schiene. In der Gruppe mit Schienentherapie waren die persistierenden Gelenkbe-

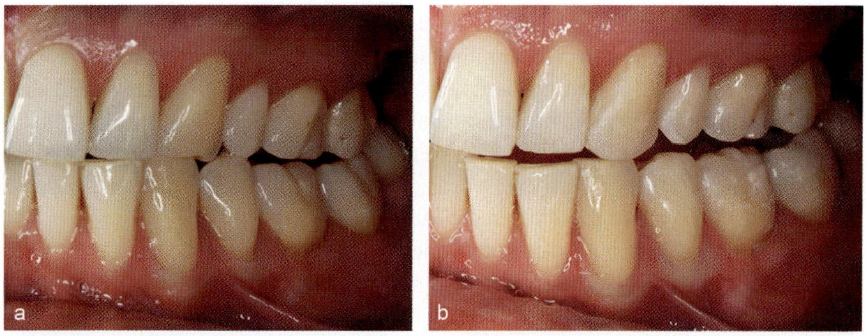


**Abb. 4.37 a)** Unphysiologischer Arbeitskontakt zwischen Zahn 24 und 34 durch Abrasion der Eckzahnspitze bei Zahn 23 und 33; **b)** Cranio Spots aus Kompositmaterial zur temporären Rekonstruktion der Eckzahnführung links

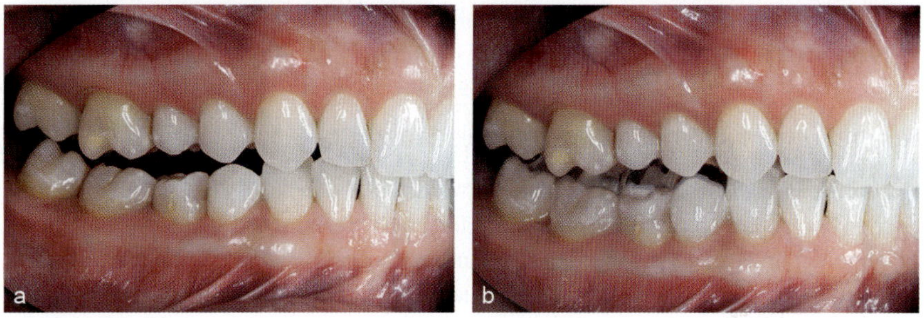


**Abb. 4.38** Cranio Caps zur Zentrikeinstellung und zum Ausgleich einer defizitären Unterkieferkompensationskurve: **a)** zentrische Okklusion, **b)** Abstützung der Zentrik mit Cranio Caps

funde und die Schmerzsymptome der Patienten vergleichbar mit denen der Kontrollgruppe ohne eingeleitete Therapie. Für eine kurative CMD-Therapie mit okklusaler Anschlussbehandlung sind daher aus heutiger Sicht Cranio Caps das Therapiemittel der Wahl.

Die digitalen Möglichkeiten erlauben eine CAD/CAM-Fertigung der Cranio Caps aus hypoallergenen PMMA-Kunststoff-Rohlingen (➤ Abb. 4.39). Der Workflow hängt davon ab, ob der Zahnarzt konventionelle Abformungen vom Ober- und Unterkiefer zusammen mit dem Konstruktionsbiss und der Übertragungsgabel ins Labor sendet oder ob sog. STL-Daten (Surface Tesselation Language) per Scan in der Praxis erzeugt und mit dem Labor ausgetauscht werden:

- konventioneller Abdruck → Modellherstellung → Modell-Scan → STL-Daten
- konventioneller Abdruck → Abdruck-Scan → STL-Daten
- intraoraler Scan → STL-Daten

Mit unterschiedlichen CAD-Software-Programmen können heute STL-Daten der Kiefer und Registrate im Labor weiterverarbeitet werden. In die Freiräume werden virtuell dreidimensionale Caps konstruiert. Je nach Verfahren werden zur virtuellen Kontrolle der dynamischen Okklusion die gerätespezifischen Gelenkdaten aus der elektronischen Gelenkbahnvermessung (z. B. ARCUSdigma®) eingelesen oder die Position der Scharnierachse, das Bonwill-Dreieck und die Gelenkbahnneigungen aus dem vorliegenden DVT benutzt. Anschließend werden die Konstruktionsdaten für die CAM-Fertigung an eine CNC-Fräseinheit (Computerized Numerical Control) übertragen. Zum Finish werden die Caps aus dem PMMA-Blank herausgetrennt und die Innen- und Außenflächen nachgearbeitet, um sie abschließend auf das Einsetzen vorzubereiten (➤ Abb. 4.40).

## Empfehlungen vor Einsetzen der Cranio Caps

- Kontrollieren Sie den Parodontalstatus und führen Sie ggf. eine parodontale Behandlung durch.
- Beherdungen jeder Art (Wurzelspitzenherde, Leerkieferostitiden) müssen beseitigt werden.
- Primär- und Sekundärkaries sollten Sie zumindest an den für die Cranio Caps vorgesehenen Zähnen behandeln.
- Schleifen Sie den Gegenkiefer zur Begradigung und physiologischen Einstellung der Kompensationskurven ein.
- Unmittelbar vor dem Einsetzen legen Sie die Cranio Caps nach den Zahnquadranten bereit.
- Halten Sie folgende Materialien und Geräte griffbereit:
  - zahnärztliches Grundbesteck mit Scaler
  - Wangenhalter
  - Watterollen
  - Zahnseide und Pinselhalter
  - Polymerisationslampe mit Abdeckung des Lichtaustrittsfensters
  - Säure-Ätztechnik-Materialien für Schmelz und Keramik
  - Flow-Composite (alternativ bei Unverträglichkeit Glasionomer-Zement)
  - Bohrerset
  - Blaupapier und Shimstockfolie

## Einsetzen der Cranio Caps

- Das simultan-adhäsive Einkleben der Cranio Caps erfolgt unter relativer Trockenlegung mittels Wangenhalter und Watterollen.
- Alle für die Behandlung vorgesehenen Zähne bzw. Kronen werden vestibulär geätzt und mit Bond konditioniert, bei Bedarf (Keramik) vorher silanisiert.
- Setzen Sie die Cranio Caps quadrantenweise von posterior nach anterior ein.
  - Die Innenseite der Cranio Caps mit Flow benetzen und sie punktförmig vestibulär und lingual anpolymerisieren.
  - Mit einem Pinsel die Flow-Überschüsse entfernen und mit Zahnseide die Approximalbereiche reinigen.

- Die weitere Polymerisation erfolgt zunächst nur sekundenweise, von posterior nach anterior und unter ständiger Separation der Kontaktpunkte mit Zahnseide.
- Wenn alle Cranio Caps in dieser Form unter Freihaltung der Approximalräume eingesetzt sind, werden sie einzeln jeweils 30 Sekunden nachpolymerisiert.
- Nach dem Polymerisieren können die Ränder mit einem Scaler von Flow-Überschüssen befreit und bei Bedarf vestibulär und lingual mit Feinkorndiamanten und Gummipolierern weiter ausgedünnt werden.

- Bei der abschließenden Okklusionskontrolle ist zwingend darauf zu achten, dass auf beiden Seiten Eckzahnkontakt im Schlussbiss vorhanden ist.

## Kontrolluntersuchungen und Therapiedauer

- Zentrik und beidseitiger Eckzahnkontakt werden alle vier Wochen kontrolliert, bis an zwei aufeinanderfolgenden Terminen keine Veränderungen mehr feststellbar sind.
- Ob eine begleitende Physiotherapie/Manualtherapie erforderlich ist, richtet sich nach den physikalischen Befunden und dem subjektiven Befinden.
- Empfohlen wird eine Therapiedauer von 3–6 Monaten mit den Cranio Caps. In dieser Zeit wird das Therapieergebnis okklusal, am Kiefergelenk (Zentrik) und im Bewegungssystem beurteilt. Ist es optimal, schließt sich die definitive Umsetzung der Okklusionsveränderung in Zentrikposition (kieferorthopädisch, prothetisch oder kombiniert) daran an.

## Cranio Liner im Spritzgussverfahren

In bestimmten Fällen ist es nicht möglich, festsitzende semipermanente Positionierungshilfen wie Cranio Caps oder Cranio Spots zu verwenden. So muss die CMD-Therapie bei teilbezahnten Patienten mit Freiendsituationen ab Zahn 5 alternativ mit herausnehmbaren Apparaturen wie dem Cranio Liner erfolgen, wenn kein vorhandener Zahnersatz aufgebaut werden kann. In diesen Fällen müssen die Patienten darüber aufgeklärt werden, dass die wechselnden Kondylenpositionen, die damit verbunden sind, und die kürzeren täglichen Tragezeiten eine effektive Therapie der CMD-Symptome erschweren können und unter Umständen Rezidive entlang der Muskelfunktionsketten provoziert werden. Insbesondere eine Diskusreponierung ist in diesen Fällen weniger erfolgreich. Vor diesem

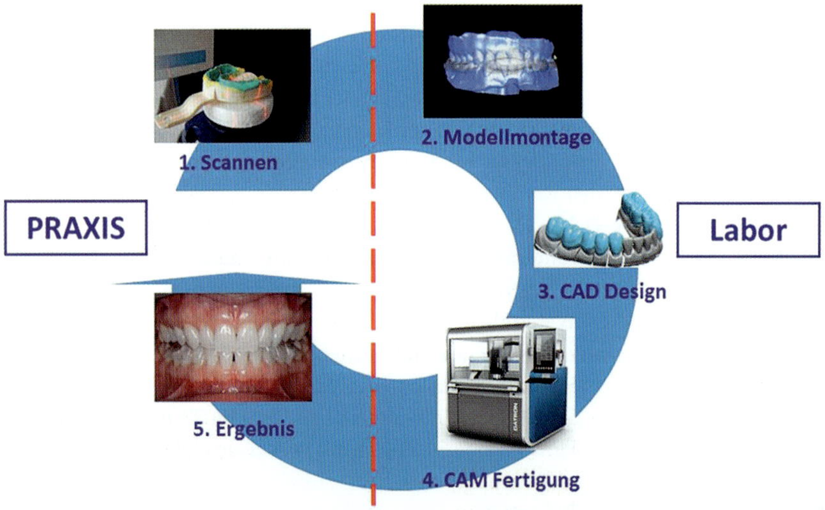


**Abb. 4.39** Digitaler Workflow zwischen Zahnarzt und Labor bei der Herstellung der Cranio Caps

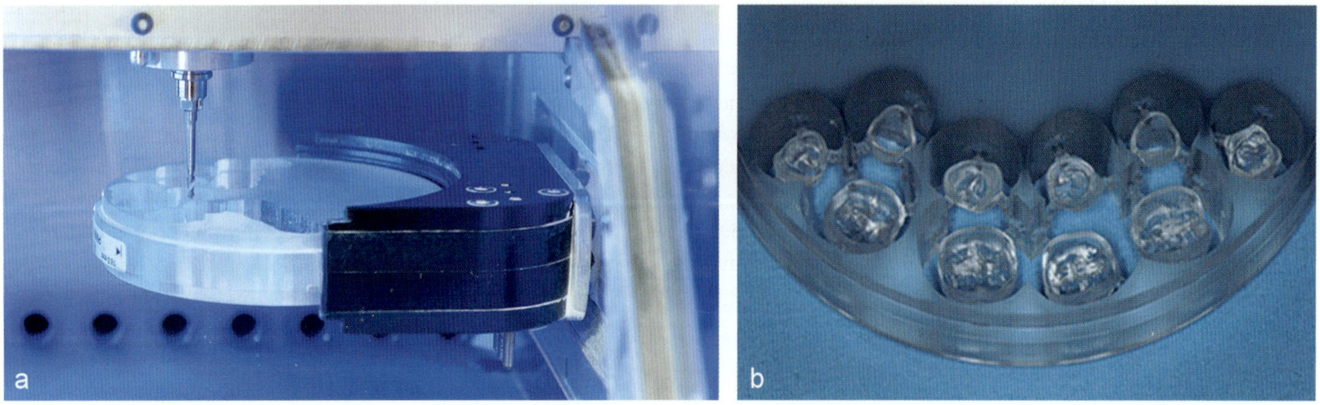


**Abb. 4.40** Cranio Caps: **a)** CAM-Fräsung aus biokompatiblen Kunststoff-Rohlingen, **b)** individuelle Einzelkappen für jeden therapiebedürftigen Zahn vor dem Heraustrennen aus dem PMMA-Rohling (Blank)

Hintergrund sind Therapieansätze mit herausnehmbaren Apparaturen nach Möglichkeit zu vermeiden.

Wenn keine okklusale Folgetherapie geplant ist, kann der Cranio Liner auch bewusst als probatorische Behandlung oder palliativ zum Einsatz kommen. Im Vordergrund steht bei diesen Patienten eine temporäre Entlastung schmerzhafter Regionen und Schonung überlasteter Zähne, ohne die Lage des Unterkiefers und die Okklusion der Zähne dauerhaft zu verändern. Die Therapiezeit sollte dementsprechend drei Monate nicht übersteigen.

Der Cranio Liner wird in Spritzgusstechnik aus Polyvinylidenfluorid-(PVDF-)Kunststoff gepresst (➤ Kap. 4.4.5). Zuvor muss man einen Rohling in Wachs erstellen (➤ Abb. 4.41). Dies kann durch analoges Aufwachsen oder per digitalem Workflow wie bei den Cranio Caps erfolgen. Dabei entspricht die Erstellung der STL-Daten den bekannten Arbeitsabläufen. Nach der virtuellen Konstruktion und Okklusionskontrolle wird ein Wachsrohling mittels 3D-Drucker geplottet oder mittels CNC-Fräse ausgefräst. Nach seiner Einbettung in eine Pressküvette und Auskochen des Wachses kann die Hohlform unter hohem Druck mit dem Presskunststoff gefüllt werden. Der Herstellungsprozess endet mit dem Polieren der Oberfläche nach dem Ausbetten.

### 4.5.4 Geschichte der Schienentherapie in der AK

#### Gelb-Schiene

Die CMD-Therapie mit der therapeutisch indizierten Neupositionierung des Unterkiefers wurde Mitte der 1990er Jahre integraler Bestandteil der AK, und die ersten Aufbissbehelfe nahmen meist Bezug auf Harold Gelb, der in seinem 1977 das erste Mal aufgelegten Werk „Head, Neck and TMJ Pain and Dysfunction" (Gelb 1991) auch seinerseits auf die Verwendung der AK eingeht (Eversaul 1991).

Die herausnehmbaren Aufbissschienen nach Gelb werden im Unterkiefer platziert und sollten nach Möglichkeit rund um die Uhr getragen werden. Dies ließ sich jedoch wegen der Verkleinerung des Zungenraums gerade bei Personen mit Sprechberufen nicht immer im Alltag realisieren.

Gelb lehrte die Konstruktionsbissnahme im Galetti-Artikulator, der ein gipsloses Einspannen der Oberkiefer- und Unterkiefermodelle nach dentalen Kriterien (Angle-Klasse I, dentale Mittellinienübereinstimmung, vertikale und sagittale Stufe) ermöglicht. Nach der Modellmontage im Galetti-Artikulator wurde ein Wachsbiss gefertigt (➤ Abb. 4.42) und im Mund des Patienten nach den AK-Kriterien getestet, d. h. die Wirkung der neuen Mandibulaposition überprüft. Bei festem Biss mit dem Konstruktionsbiss im Mund mussten die lokalen kraniomandibulären Befunde ebenso negativ sein wie die orthopädischen Befunde. Der getestete Wachsbiss wurde anschließend vom Zahntechniker in eine Schiene umgesetzt, die nach dem Erstbeschreiber als Gelb-Schiene bekannt wurde.

Die Konstruktionsbissnahme nach Gelb berücksichtigt nur arbiträr die Kondylenposition des Patienten, indem der Unterkiefer bis zur Klasse-I-Relation mesialisiert bzw. mehr oder weniger bis an die Grenze der wünschenswerten sagittalen Stufe herangeführt wird. Selbst wenn man den Konstruktionsbiss aus dem Artikulator nach AK-Kriterien nachtestet, berücksichtigt dieses Vorgehen zu wenig die Bedeutung der Kondylenposition in der CMD-Therapie (➤ Kap. 4.4.2). Aus heutiger Sicht sollte der Konstruktionsbiss im Mund des Patienten angefertigt werden (➤ Kap. 4.5.2). Mit der Konstruktionsbissnahme am und mit dem Patienten ist der Therapieansatz von Gelb („Think orthopaedic first, then dental!") weiter aktuell und steht damit auch im Einklang mit den Erkenntnissen zur zervikotrigeminalen Konvergenz (Neuhuber 2005).

#### COPA

Nach den Gelb-Schienen tauchte im Umfeld der AK etwas später die Bezeichnung COPA auf. Die Bissnahme erfolgte hierbei im Mund des Patienten. Heute verbergen sich hinter dem Begriff COPA (Craniomandibular Orthopedic Positioning Appliance) die unterschiedlichsten Aufbissbehelfe für den Unterkiefer, teilweise mit lingualem oder vestibulärem Metallbügel, teilweise mit Einbeziehung der Eckzahnregion oder ohne Eckzahnbeteiligung, teilweise mit Frontzahnführung bei Protrusion oder mit extremer Erhöhung der vertikalen Dimension ohne Möglichkeit der physiologischen Frontzahnführung, weil es „so gut testete" (➤ Abb. 4.42).

Wenn sich die Symptome durch die COPA nach einer Tragezeit von 3–6 Monaten ausreichend gebessert hatten, wurde die Höhe allmählich soweit reduziert, bis das Therapieergebnis gerade noch stabil blieb. Da herausnehmbare COPAs meist ohnehin nicht 24 Stunden getragen werden konnten, testete man durch schrittweise Verkürzung der Dauer, ob auch ohne COPA weiterhin Symptomfreiheit bestand. War das der Fall, wurden geeignete prothetische

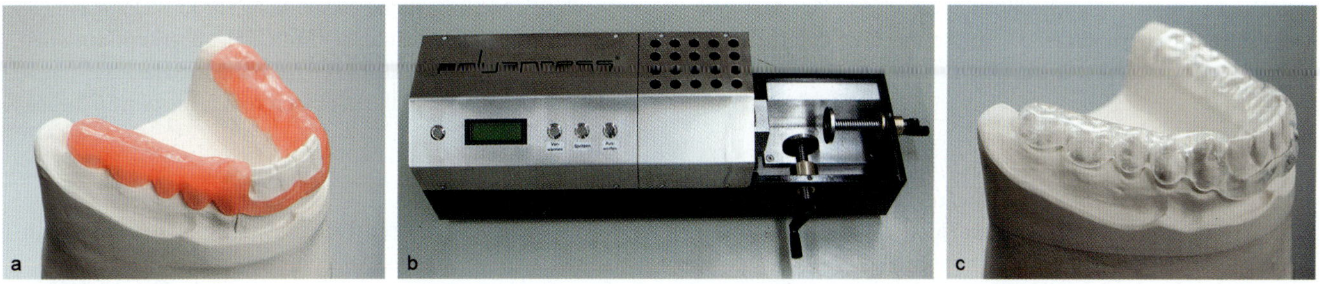

**Abb. 4.41** **a)** Analog hergestellter Wachsrohling; **b)** Spritzgussvorrichtung; **c)** im Spritzgussverfahren hergestellter Cranio Liner

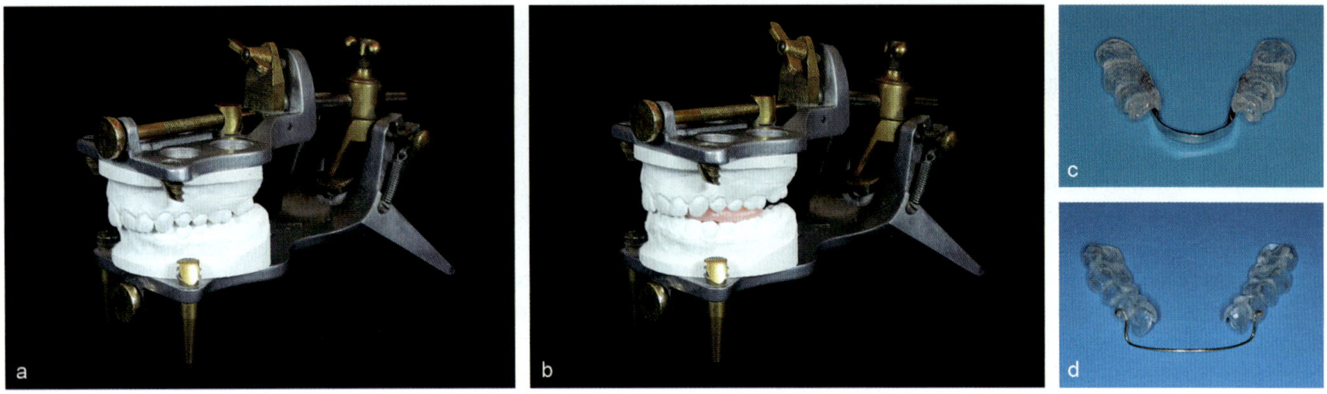

**Abb. 4.42** Historische Aufnahmen von der Herstellung einer COPA: **a)** Modelle im Galetti-Artikulator, **b)** Konstruktionswachsbiss-Herstellung im Galetti-Artikulator; **c)** COPA-Schiene mit lingualem Modellgussbügel (CrCoMd) ohne Eckzahneinbindung, **d)** COPA-Schiene mit vestibulärem Metallbügel (CrNi hartvergoldet)



oder kieferorthopädische Therapiemaßnahmen eingeleitet, die die Kondylenposition so einstellten, wie sie mit der COPA definiert worden war.

Alternativen zur herausnehmbaren COPA-Schiene waren und sind gerade bei begrenzten Platzverhältnissen adhäsive Kunststoffaufbisse aus zahnärztlichem Kompositmaterial, die wie Cranio Caps bei jeder dauerhaften Veränderung der Kondylenposition Verwendung finden können. Sie lassen sich *chairside* im direkten Verfahren vom Zahnarzt auftragen und entsprechend dünner gestalten. Durch die semipermanente Befestigung beläuft sich die Tragezeit zwangsläufig auf 24 Stunden täglich.

**Fazit**

Die technischen Entwicklungen und digitalen Neuerungen der letzten Jahre haben neue Behandlungsabläufe bei der CMD-Therapie ermöglicht. Im Vergleich zur konventionellen COPA können durch den digitalen Workflow in der Zahnarztpraxis und im zahntechnischen Labor CMD-Therapiemittel heute kostengünstiger und unter dem Materialaspekt gesünder als aus gestreutem Polymerisat hergestellt werden.

## 4.6 Therapiebeispiele

### 4.6.1 KFO-Behandlung im Milchgebiss

**Ausgangssituation**

- 3-jähriger Junge, Haltungsfehler im Schulterbereich und Tendenz zu asymmetrischer Kielbrust
- Anliegen der Eltern war eine Verbesserung der Körperhaltung und Vermeidung einer Kielbrust-OP.

**Diagnose**

- Vollständiges Milchgebiss in Okklusion Klasse I
- Habituelle Okklusion mit mandibulärer Mittellinienabweichung nach rechts und linksseitigem Kreuzbiss
- Zentrische Okklusion mit Rückschwenken des Unterkiefers nach links in eine instabile Höcker-Höcker-Okklusion
- CDSI 4

**Therapie**

- Oberkiefer-Plattenapparatur mit anteriorem Plateau zur Einstellung der Zentrik und zur transversalen Erweiterung mit Einstellung einer Höcker-Fossa-Okklusion
- Tragezeit: nachts, für eine Dauer von 10 Monaten

**Ergebnis**

- Rückgang der Haltungsfehler im Schulterbereich und Verbesserung der Kielbrust

### 4.6.2 KFO-Behandlung im Wechselgebiss

**Ausgangssituation**

- 3-jähriger Junge, Kopfschmerzen, nächtliches Knirschen, fortgeschrittene Zahnabrasionen
- Eltern wünschen Frühbehandlung

**Diagnose**

- Habituelle Okklusion in Kl. I mit Frontzahnkontakt
- Zentrische Okklusion in Kl. III
- CDSI 4

**Therapie**

- Einstellung der Zentrik mittels Cranio Caps (Keramik) auf den Zähne 75, 74, 84 und 85
- Im Wechselgebiss unterstützende Stabilisierung der Bisslage mittels Bionator und Reduktion der Kl.-III-Okklusion
- Abschließende Invisalign®-Behandlung zur Einstellung der Okklusion in Kl. I, Einstellung der Mittellinienübereinstimmung und der Eckzahnkontakte ohne Frontzahnkontakt
- Dauer: mehrere Behandlungsphasen vom 3. bis zum 16. Lebensjahr

**Ergebnis**

- Nach Einstellung der Zentrik mit Aufhebung des Frontzahnkontakts im Milchgebiss vollständige Remission der Kopfschmerzen und des Knirschens bis zum Abschluss der Behandlung

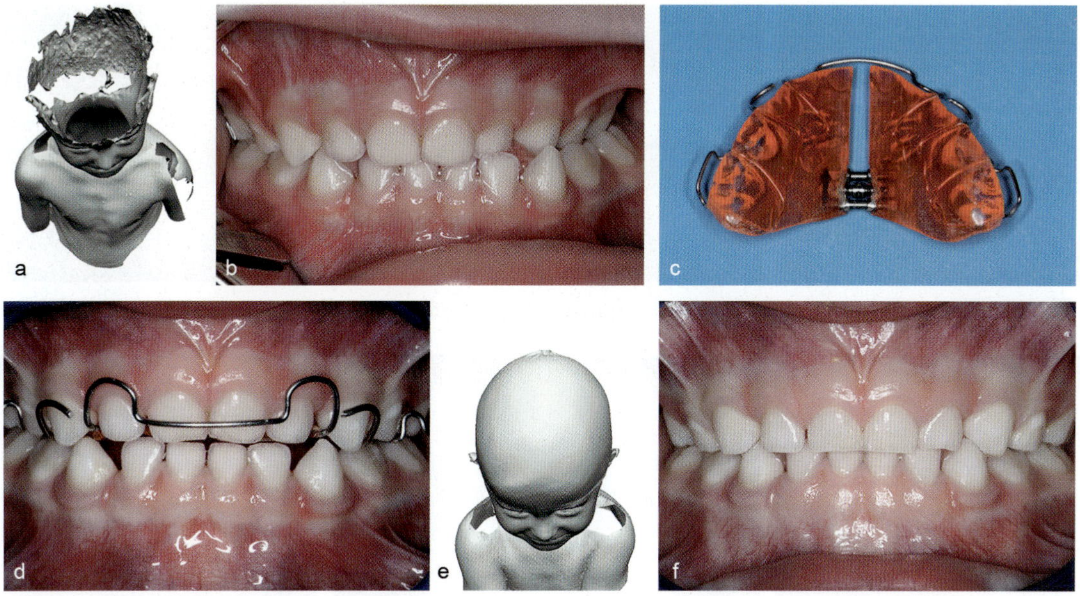

**Abb. 4.43** **a)** Schultergürtel vor KFO, **b)** Okklusion vor KFO, **c)** Oberkiefer-Plattenapparatur, **d)** Überstellung Kreuzbiss mit Plattenapparatur, **e)** Schultergürtel nach KFO, **f)** Okklusion nach KFO

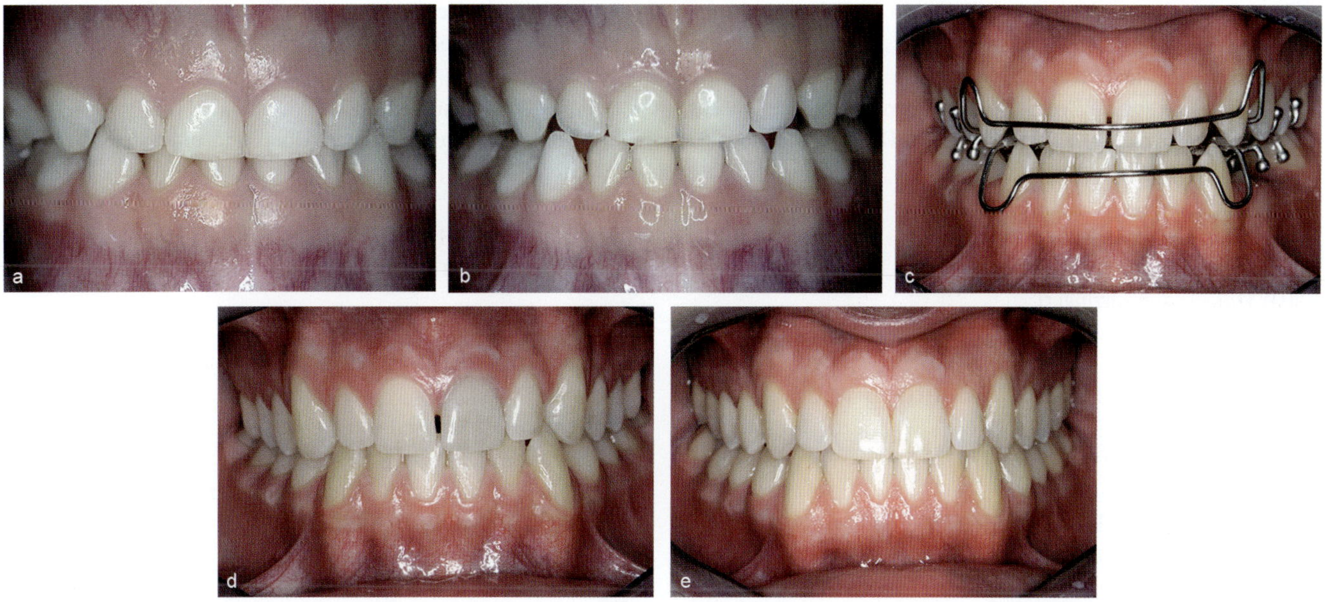

**Abb. 4.44** **a)** Habituelle Okklusion vor Zentrikeinstellung (Alter 3 J.), **b)** Zentrikeinstellung und Anhebung des Tiefbisses mittels Cranio Caps (Alter 3 J.), **c)** Bionator-Behandlung im Wechselgebiss (Alter 12 J.), **d)** Start Invisalign®-Behandlung (Alter 13 J.), **e)** Abschluss Invisalign®-Behandlung (Alter 16 J.),

### 4.6.3 KFO-Behandlung im bleibenden Gebiss

**Ausgangssituation**

- 29-jährige Frau, Kiefergelenkgeräusch links, Kopfschmerzen, HWS-Beschwerden
- Patientin möchte Einstellung der Mittellinienübereinstimmung ohne Umstellungsosteotomie des Unterkiefers (Therapieempfehlung alio loco).

**Diagnose**

- Habituelle Okklusion Klasse I ohne Eckzahnkontakt links, Mittellinienabweichung nach links
- Zentrische Okklusion vorne rechts mit Rückschwenkung des Unterkiefers (fast Mittellinienübereinstimmung)
- Links partielle Diskusverlagerung mit Reposition
- CDSI 4

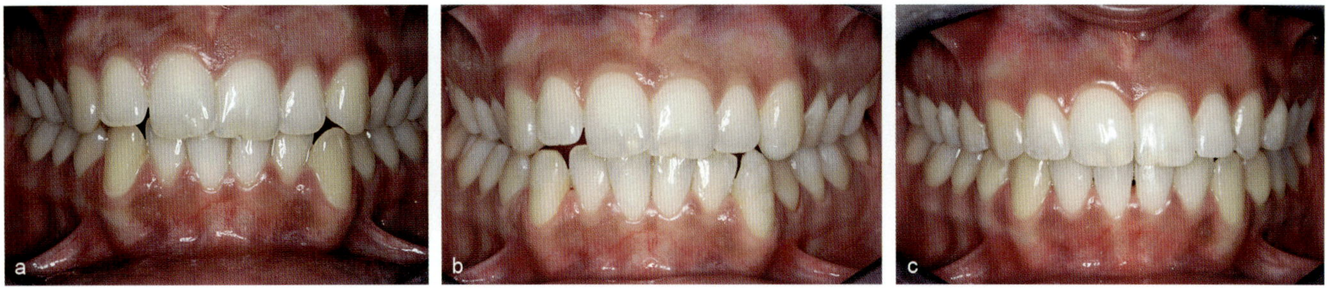


**Abb. 4.45** **a)** Habituelle Okklusion vor Zentrikeinstellung, **b)** Zentrikeinstellung mittels Cranio Spots, **c)** zentrische Okklusion nach KFO mittels Invisalign®

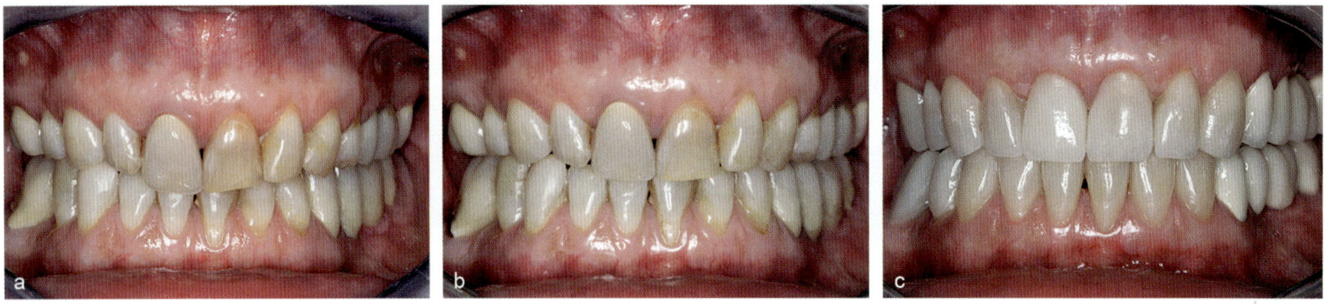


**Abb. 4.46** **a)** Habituelle Okklusion vor Zentrikeinstellung, **b)** Zentrikeinstellung mittels Cranio Spots, **c)** zentrische Okklusion nach Versorgung mit Veneers, Kronen und Brücken



**Therapie**

- Zentrikeinstellung mittels Cranio Spots auf die Zähne 13, 23, 36, 35, 33, 43 und 46 für vier Monate
- Begleitende Manualtherapie
- Nach Stabilisierung der Zentrik und Reponierung des linken Diskus Beginn der Invisalign®-Behandlung für eine Dauer von 15 Monaten

**Ergebnis**

- Aufhebung linkes Gelenkgeräusch
- Kopfschmerzen nur noch selten
- HWS-Blockaden verringert

### 4.6.4 Behandlung durch Sanierung von Zahnersatz

**Ausgangssituation**

- 53-jährige Frau mit HWS-Beschwerden
- Die Patientin möchte rezidivierende Keramikfrakturen am Zahnersatz (Chipping) zukünftig vermeiden.

**Diagnose**

- Habituelle Okklusion Klasse II/1, kein Eckzahnkontakt links, Mittellinienabweichung nach rechts
- Zentrische Okklusion 1 mm vorne links
- Umgekehrte transversale Kompensationskurve im Ober- und Unterkiefer, dadurch dynamische Okklusion mit Arbeitskontakten der Zähne 16, 14, 26 und 27
- CDSI 4

**Therapie**

- Einschleifen und Umgestaltung der transversalen Kompensationskurve im Unterkiefer
- Präprothetische Neupositionierung des Unterkiefers in Zentrik für 6 Monate mittels Cranio Spots für die Zähne 16, 14, 13, 23, 24, 25, 26 und 27
- Begleitende Manualtherapie
- Prothetische Neuversorgung im Ober- und Unterkiefer

**Ergebnis**

- Beschwerdefreiheit der HWS nach Zentrikeinstellung mit Eckzahnkontakt in der statischen Okklusion

### 4.6.5 Kombinationsbehandlung

**Ausgangssituation**

- 64-jährige Frau mit HWS-Beschwerden
- Die Patientin möchte KFO-Behandlung zur Aufhebung des Engstands im Unterkieferfrontzahnbereich ohne Extraktion von Zahn 31 (Therapieempfehlung alio loco).

**Diagnose**

- Habituelle Okklusion Klasse I mit Frontzahnkontakt
- Zentrische Okklusion vorne links in Klasse III
- CDSI 4

**Therapie**

- Zentrikeinstellung mittels Cranio Caps für 5 Monate
- Begleitende Manualtherapie
- Behandlung für 19 Monate mit Invisalign® zur Rückführung der zentrischen Okklusion von Klasse III zu Klasse-I-Okklusion
- Abschließende prothetische Sanierung von Ober- und Unterkiefer alio loco

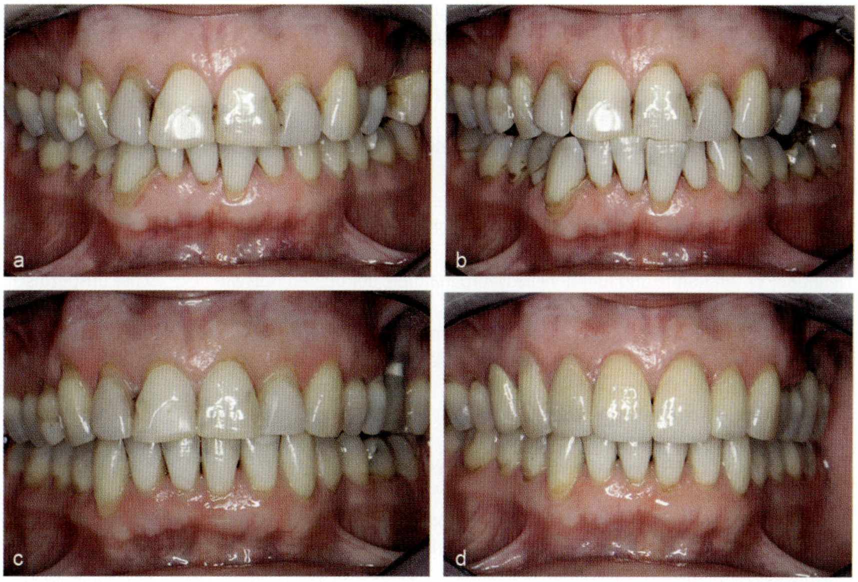


**Abb. 4.47** a) Habituelle Okklusion vor Zentrikeinstellung, b) Zentrikeinstellung mittels Cranio Caps, c) zentrische Okklusion nach KFO mittels Invisalign®, d) Zahnersatzbehandlung mit Veneers und Kronen



## Ergebnis

- Die KFO-Behandlung konnte nach Zentrikeinstellung unter Erhalt von Zahn 31 durchgeführt werden.
- Dadurch kam es zur Reduktion der HWS-Beschwerden.

LITERATUR

Aidar LA, Abrahao M, Yamashita HK, Dominguez GC. Herbst appliance therapy and temporomandibular joint disc position: a prospective longitudinal magnetic resonance imaging study. Am J Orthod Dentofacial Orthop. 2006; 129(4): 486–496.

Bouquot JE, Roberts AM, Person P, Christian J. Neuralgia-inducing cavitational osteonecrosis (NICO). Osteomyelitis in 224 jawbone samples from patients with facial neuralgia. Oral Surg Oral Med Oral Pathol. 1992; 73(3): 307–319; discussion 319–320.

Brown CR. NICO. Necrotizing ischemic chronic osteitis. Pract Periodontics Aesthet Dent. 1996; 8(9): 916.

Bumann A, Heekeren D. Individuelle Schienentherapie bei CMD-Patienten. Quintessenz Zahntech. 2013; 39(11): 1.518–1.529.

Bumann A, Lotzmann U. Farbatlanten der Zahnmedizin, Bd. 12. Funktionsdiagnostik und Therapieprinzipien. Stuttgart: Thieme, 2000.

Burgh JG. Die dynamische Bogenweite des Unterkiefers. Zahnarzt; Coll med dent. 1985; 29: 101–105.

Cooper BC, Kleinberg I. Examination of a large patient population for the presence of symptoms and signs of temporomandibular disorders. Cranio. 2007; 25(2): 114–126.

DeMarco T, Paine S. Mandibular dimensional change. J Prosthet Dent. 1974; 31: 482–485.

Dmoch A. CMD-Therapie mit CAD/CAM gefertigten Cranio Caps. Digital Dental News 2014; 8: 20–23.

Dworkin SF, LeResche L. Research diagnostic criteria for temporomandibular disorders: review, criteria, examinations and specifications, critique. J Craniomandib Disord. 1992; 6(4): 301–355.

Ender A, Mehl A. Full arch scans: conventional versus digital impressions – an in-vitro study. Int J Comput Dent. 2011; 14(1): 11–21.

Eversaul GA. Applied Kinesiology and the Treatment of TMJ Dysfunction. St. Louis: Ishiyaku EuroAmerican, 1991.

Fanghänel J, Preuße U. Zur klinischen Bedeutung der Suturen im Hinblick auf das kraniosakrale System. Osteopathische Med. 2004; 5(2): 10–12.

Freesmeyer W, Koeck B, Reiber T. Zur Therapie der funktionellen Erkrankungen des Kauorgans. Stellungnahme der DGZMK (1998). http://www.dgzmk.de/set2.htm.

Garten H. Applied Kinesiology, Muskelfunktion, Dysfunktion und Therapie. München: Elsevier, 2012.

Garten H, Weiss G. Systemische Störungen – Problemfälle lösen mit Applied Kinesiology. München: Urban & Fischer, 2007.

Gelb H. Head, Neck and TMJ Pain and Dysfunction. St. Louis: Ishiyaku Euro-American, 1991.

Gleditsch JM. Mundakupunktur. Schorndorf: Biologisch-Medizinische Verlagsges., 2000.

Goodkind RJ, Heringlake CB. Mandibular flexure in opening and closing movements. J Prosthet Dent. 1972; 30: 134–138.

Hallal PC, Andersen LB, Bull FC, Guthold R, Haskell W, Ekelund U. Global physical activity levels: surveillance progress, pitfalls, and prospects. Lancet 2012; 380(9838): 247–257.

Helkimo M. Studies on function and dysfunction of the masticatory system. II. Index for anamnestic and clinical dysfunction and occlusal state. Sven Tandlak Tidskr. 1974; 67(2): 101–121.

Helmholtz-Zentrum. Alter, Einkommen und Familienstand: Soziodemografische Faktoren beeinflussen Kosten durch Rückenschmerzen. Pressemitteilung. München: Helmholtz Zentrum, 2008.

Heymann, W. CMD und Wirbelsäule – Aspekte der Wechselwirkungen. Modell einer kybernetischen und neuromuskulären Interaktion. In: Könecke C. (Hrsg.). Craniomandibuläre Dysfunktion. Interdisziplinäre Diagnostik und Therapie. Berlin: Quintessenz, 2010, S. 133–155.

Hildebrandt J. Gibt es einen unspezifischen Rückenschmerz? Z Orthop Grenzgeb. 2004; 142(2): 139–145.

Hirsch C. Kraniomandibuläre Dysfunktionen (CMD) bei Kindern und Jugendlichen. Oralprophylaxe & Zahnheilk. 2007; 29(1): 42–46.

Horiuchi M, Ichikawa T, Noda M, Matsumoto N. Use of interimplant displacement to measure mandibular distortion during jaw movements in humans. Arch Oral Biol. 1997; 42(2): 185–188.

Jung F. Die funktionell elastische Deformation des Kieferknochens und die Eigenbeweglichkeit der Zähne. Schweiz Mschr Zahnheilk. 1960; 70: 17–30.

Kight M, Gatchel RJ, Wesley L. Temporomandibular disorders: evidence for significant overlap with psychopathology. Health Psychol. 1999; 18(2): 177–182.

Kuklinski B. Das HWS-Trauma. Bielefeld: Aurum, 2006.

Lechner J. Kieferostitis und Systemerkrankungen – Dokumentation des NICO-Störfeldes. Regulationsmed. 2003; 2: 41–43.

Lundh H, Westesson PL, Jisander S, Eriksson L. Disk-repositioning onlays in the treatment of temporomandibular joint disk displacement: comparison with a flat occlusal splint and with no treatment. Oral Surg Oral Med Oral Pathol. 1988; 66(2): 155–162.

Marx H. Untersuchung der funktionsbedingten elastischen Deformierung der menschlichen Mandibula. Dtsch Zahnärztl Z. 1966; 21: 937–938.
Mehl A. Ein neues Konzept zur Integration der dynamischen Okklusion in den digitalen Konstruktionsprozess. Quintessenz Zahntech. 2013; 39(7): 902–912.
Müller R. Wie lässt sich die Chronifizierung lumbaler Rückenschmerzen verhindern? Man Med. 2010; 48(4): 260–266.
Neuhuber W. Funktionelle Neuroanatomie des kraniozervikalen Übergangs. In: Hülse M, Neuhuber W, Wolff H (Hrsg.). Die obere Halswirbelsäule. Berlin: Springer, 2005, S. 56–69.
Neuhuber W. Anatomie und funktionelle Neuroanatomie der oberen Halswirbelsäule. Man Med. 2007; 45: 227–231.
Polz U. Zahnanatomie, Zahnfunktion und biomechanische Okklusion. In: Boisserée W, Schupp W (Hrsg.). Kraniomandibuläres und Muskuloskelettales System. Berlin: Quintessenz, 2012, S. 5–7.
Reiss B. Occlusal surface design with Cerec 3D. Int J Comput Dent. 2003; 6(4): 333–342.
Robert-Koch-Institut. Rückenschmerzen. Berlin: Gesundheitsberichterstattung des Bundes – Stat. Bundesamt 2012, Heft 53.
Ruf S. Aufklärung ist essentiell. Kieferorthop Nachr. 2013; 7–8: 1–13.
Schindler H. Die therapeutische Position des Unterkiefers mit ballistischen Schließbewegungen. Dtsch Zahnärztl. Z. 2002; 57(6): 368–372.
van der Weele LT, Dibbets JM. Helkimo's index: a scale or just a set of symptoms? J Oral Rehabil. 1987; 14(3): 229–237.
van Eijden TM. Biomechanics of the mandible. Crit Rev Oral Biol Med. 2000; 11(1): 123–136.
Vargas-Pereira MR. Quantitative Auswertungen bildgebender Verfahren und Entwicklung einer neuen metrischen Analyse für Kiefergelenkstrukturen im Magnetresonanztomogramm. Med. Diss. Kiel 1997.
Wagner E. Differentialdiagnostik des chronischen Rückenschmerzes. Rheuma plus 2010; 4: 6–11.
Wagner H, Puta C, Anders C, Petrovitch A, Schilling N, Scholle HC. Chronischer unspezifischer Rückenschmerz. Man Med. 2009; 47(1): 39–51.
Walach H. Wa(h)re Wissenschaft. Zschr für Anomalistik 2013; 13: 325–340.
Waldeyer A, Mayet A. Anatomie des Menschen, Teil 2: Kopf und Hals – Auge – Ohr – Gehirn – Arm – Brust. Berlin: de Gruyter, 1986.
Weitz L. Lange Leitung vom Zahn zum Zeh. Kieferfehlstellungen können orthopädische Probleme im ganzen Körper auslösen. Doch Ärzte übersehen diese Zusammenhänge oft. Welt am Sonntag 2010; 02.05.
WHO. International Classification of Functioning, Disability and Health (ICF). Geneve: WHO, 2005.
Winograd JM, Im MJ, Vander Kolk CA. Osteoblastic and osteoclastic activation in coronal sutures undergoing fusion ex vivo. Plast Reconstr Surg. 1997; 100(5): 1,103–1,112.

KAPITEL

# 5 Viszerale Osteopathie

Hans Garten

## 5.1 Geschichte

Bereits Andrew Taylor STILL (1828–1917), der Begründer der Osteopathie, beschrieb die Behandlung von Störungen des Respirations- und Verdauungstrakts sowie urogenitaler Störungen (Still 1992/1911, Ward 2003). WOODALL (1999/1926) befasste sich mit der Behandlung von Störungen der Beckenorgane, und HOOVER (1947) beschrieb in den 1940er Jahren die Manipulation der Leber und der Gallenblase. Heute ist der Name BARRAL jedoch untrennbar mit der viszeralen Osteopathie verbunden, auf den sich praktisch sämtliche Beschreiber beziehen (Barral und Mercier 1983; Barral 1989; Barral und Prât 1995) u. v. a.

An dieser Stelle kann die Frage gestellt werden, warum die Techniken der viszeralen Osteopathie in einem Lehrbuch der Applied Kinesiology dargestellt werden müssen. Bis auf wenige Ausnahmen sind die Manipulationstechniken von BARRAL und Kollegen (Barral und Mercier 1983, 2005) beschrieben. Der entscheidende Gesichtspunkt, den die Applied Kinesiology der klassischen Osteopathie voraus hat, ist einmal mehr die Einfachheit des diagnostischen Zugangs über den Challenge: Sowohl die Indikationsstellung als auch Therapiekontrollen sind in Sekundenschnelle möglich. Für diejenigen, die sich mit der Motilitätsprüfung der viszeralen Osteopathie auskennen, ergibt sich zudem ein zweiter diagnostischer Zugang, mit dem sich die Befunde besser sichern lassen.

## 5.2 Grundlagen

### 5.2.1 Biomechanik der Organe

In diesem Kapitel wird nicht zwischen Viszera (Hohlorganen) und „soliden" (parenchymatösen) Organen unterschieden (Barral und Mercier 1983, 2005), da diese begriffliche Unterscheidung entbehrlich erscheint.

#### ❶ Verbindungen der Organe: viszerale „Artikulationen"

Im Skelett spricht man bei der Verbindung zweier oder mehrerer Knochen von Gelenk bzw. „Articulatio". Dieser Begriff wird in der viszeralen Osteopathie synonym für die Verbindung von Organen gebraucht.

##### Ligamente und Faszien

Die abdominalen und thorakalen Viszera sind durch bindegewebige Strukturen (Ligamente) mit der Wand der Körperhöhle oder untereinander verbunden. Dabei gibt es fließende Grenzen zwischen Ligamenten, Faszien und Muskeln. Faszien als ein den Ligamenten analoges Gewebe umhüllen Muskeln, Muskelgruppen und ganze Extremitäten sowie den Rumpf. Die fließenden Übergänge zwischen Muskeln, Ligamenten und Faszien im funktionellen Sinne sind bereits von Staubesand und Li (1996) beschrieben und durch aktuelle Untersuchungen bestätigt worden: Ligamente können Muskelfasern enthalten und Faszien sind kontraktionsfähig (Schleip et al. 2008). Ein Beispiel ist das TREITZ-Band, das in der älteren anatomischen Literatur zum Teil auch als TREITZ-Muskel beschrieben wird (Toldt und Hochstetter 1973).

Der entscheidende Aspekt im Rahmen der viszeralen Osteopathie besteht darin, dass das Fasziensystem netzartig sämtliche Körperstrukturen miteinander verbindet. Somit gibt es nicht nur Funktions- und Läsionsketten von parietalen Strukturen (Muskeln), sondern auch von Viszera, sodass Dysfunktionen sowohl über die neurologischen viszerosomatischen und somatoviszeralen Reflexbeziehungen (Garten 2012, Kap. 12) als auch über fasziale Verbindungen zwischen viszeralen und parietalen Strukturen vermittelt werden können.

Ligamente haben eine Haltefunktion: Ein Beispiel ist das Lig. coronarium hepatis, das die Leber mit dem Diaphragma verbindet. Sie dienen zudem als Leitstrukturen für Gefäße und Nerven (das Lig. hepatoduodenale enthält z. B. den Ductus choledochus, die V. portae sowie die A. und V. hepatica).

##### Turgor und intrakavitärer Druck

Turgor bedeutet nach der biologischen Definition „Zelldruck", d. h. Druck des Zellsafts auf die Zellwand. Diesem Turgor wirkt der elastische Wanddruck entgegen, der bei einem parenchymatösen Organ durch die Organkapsel und die angrenzenden Strukturen gebildet wird. Durch den Turgor (Organbinnendruck) füllt jedes parenchymatöse Organ den ihm zur Verfügung stehenden Raum maximal aus. Zusammen mit dem intrakavitären Druck der Hohlorgane führt dies zu einer engen Kohäsion der Organe.

Als intrakavitärer Druck (Barral und Mercier 1983) wird sowohl der Druck innerhalb der Leibeshöhlen (Thorax und Abdomen) als auch der Druck innerhalb der Hohlorgane bezeichnet. Der intrakavitäre Druck steht immer im Gleichgewicht mit dem extrakavitären Druck, der sich aus Gewicht, Atmosphärendruck und der osteomuskulären Wandspannung von Thorax und Abdomen zusammensetzt. Da der Muskeltonus der Bauchwand die Säule der Eingeweide formt, begünstigt ein Hypotonus der muskulären Wand Eingeweideptosen, durch die Zug an den Ligamenten und Mesenteria ausgeübt wird und die Kohäsion der Viszera verloren geht.

### Mesenterialsystem

Das Mesenterium ist ein Doppelblatt des Peritoneums, das die sog. intraperitonealen Strukturen an der Hinterwand des Bauchraums befestigt. Zwischen den beiden Blättern befinden sich Bindegewebe, Fett, Blutgefäße, Lymphgefäße und Nerven. Das Mesenterium hält Dünn- und Dickdarm an der hinteren Abdominalwand. Es ist aber schlaff und hat normalerweise nur eine geringe Haltefunktion. Seine wichtigste Funktion ist die Blut- und Lymphzirkulation.

### Omenta (Netze)

Sie bestehen aus zwei Peritonealblättern, die jeweils zwei Elemente des Verdauungstrakts verbinden, und haben ebenfalls geringe Haltefunktion (Omentum majus und Omentum minus).

Das **Omentum majus** hängt schürzenartig von der großen Kurvatur des Magens und vom Colon transversum herab und bedeckt die Dünndarmschlingen normalerweise vollständig. Es hat immunologische Funktionen.

Das **Omentum minus** liegt zwischen Magen, Duodenum und Leberpforte. Es wird in zwei Abschnitte unterteilt: das Lig. hepatogastricum (zwischen der kleinen Kurvatur des Magens und der Leber) und das Lig. hepatoduodenale (zwischen Leber und Anfangsteil des Zwölffingerdarms). In dieser Struktur verlaufen ventral der Ductus choledochus, in der Mitte die A. hepatica propria und dorsal die Pfortader (V. portae hepatis): ➤ Abb. 5.53.

### System der zwei Schichten

Seröse Membranen kleiden die Leibeshöhlen aus (Peritoneum parietale und Pleura parietalis) und umhüllen auch jedes Organ (Peritoneum viscerale bzw. Pleura visceralis). Dasselbe gilt für das Perikard mit seiner Lamina parietalis und Lamina visceralis. Im Falle der Pleura bewirkt ein Flüssigkeitsfilm zwischen den serösen Häuten, dass sie mittels Kapillarkräften aneinander „kleben", jedoch gegeneinander gleiten können, ähnlich wie zwei angefeuchtete, aufeinander liegende Glasscheiben, die sich zwar nicht voneinander abheben lassen, aber gegeneinander verschieblich sind. Diese Adhäsion geht bei Lufteintritt in den Pleuraspalt verloren (Pneumothorax). Dasselbe geschieht bei einer Darmperforation. Die Hohlorgane und die parenchymatösen Organe füllen den ihnen zur Verfügung stehenden Raum maximal aus, wobei nur eine dünne Flüssigkeitsschicht, jedoch keine Luft zwischen ihnen bleibt.

Funktionell entsteht so eine „kompakte" Säule von Organen in dem von Brust- und Bauchhöhle (getrennt durch das Diaphragma) gebildeten „Zylinder".

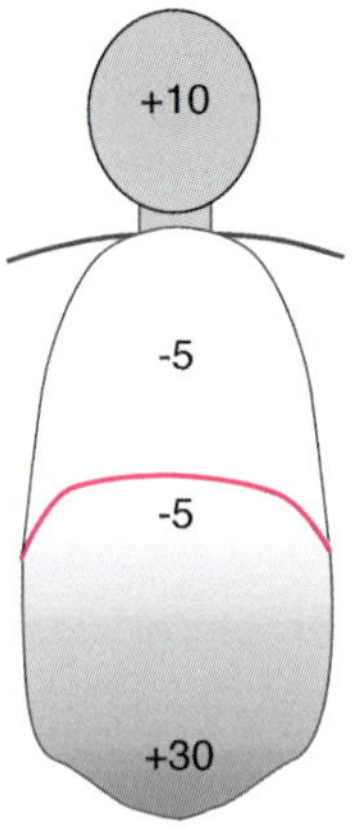


**Abb. 5.1** Druckverhältnisse in den Leibeshöhlen (Angaben in cm $H_2O$)

## ❷ Druckgradient innerhalb der Leibeshöhlen

Ein wichtiger Faktor für das Verständnis der Biomechanik der Organe ist die Tatsache, dass ein kaudokraniales Druckgefälle die Haltearbeit der ligamentären und faszialen Strukturen gegen den Einfluss der Schwerkraft unterstützt. Dabei herrschen folgende Drücke (Barral und Mercier 1983):

- intrathorakal –8 cm $H_2O$ (Inspiration) bis +5 cm $H_2O$ (Exspiration)
- intraabdominell –5 cm $H_2O$ unter dem Diaphragma, +8 cm $H_2O$ im Epigastrium, +30 cm $H_2O$ im Douglas-Raum (stehende Position)

Bei der Defäkation erhöht sich der intraabdominelle Druck bis auf 100 cm $H_2O$.

Die Organe haben durch dieses Phänomen ein reales und ein virtuelles Gewicht.

So ist z. B. das reale Gewicht der Leber ca. 2 kg, während ihr virtuelles Gewicht etwa 1 kg weniger betragen soll. Aufgrund der Tatsache, dass der eigentliche Einflussfaktor der negative Druck oberhalb des Zwerchfells ist, spricht Barral von einem „Zwerchfellmagnetismus".

Auch dass die Niere in einem nach unten offenen Faszienbeutel ohne ligamentäre Aufhängung ausreichend Halt hat, wird über dieses Phänomen erklärt (➤ Kap. 5.10.1).

Der Magen unterliegt einerseits einem Sog aus dem Thoraxraum und andererseits der Schwerkraft seines Gewebes und seines Inhalts sowie dem „Turgoreffekt" der Organe. Positive intraabdominelle Druckverhältnisse können zu Zwerchfellhernien führen.

## ❸ Bewegungen der Viszera

### Mobilität

Hierunter versteht man alle großamplitudigen Bewegungen, die durch die Zwerchfellbewegung, Körperbewegungen (Vornüberbeugen, Seitneigen etc.), Herz- und Gefäßpulsationen sowie durch glattmuskuläre (Peristaltik-)Bewegungen ausgelöst und bestimmt werden. Hauptmotor ist die „kolbenartige" Bewegung des Zwerchfells im „Zylinder" von Thorax und Abdomen.

Das Centrum tendineum des Diaphragmas liegt nicht zentral, sondern besteht aus kontraktilen Fasern, die dorsal und lateral länger sind als ventral. Die seitlichen Anteile bewirken eine beinahe symmetrische Abflachung des Zwerchfells bei der Kontraktion. Das Centrum tendineum bewegt sich kaudalwärts und etwas nach dorsal, sodass sich die Wölbung des Zwerchfells insgesamt abflacht, was mit einer Art „Nickbewegung" der unter dem Zwerchfell liegenden Organe einhergeht (➤ Abb. 5.20). In der Summe kommt es zu einer Art Flexion von Strukturen in der Mitte und zu einer Rotation der rechtsseitigen Bauchorgane im Uhrzeigersinn nach links bzw. der linksseitigen Organe gegen den Uhrzeigersinn nach rechts.

#### Motilität

Wie die kraniosakrale beschreibt auch die viszerale Osteopathie (Barral und Mercier 1983) einen langsamen, nicht sichtbaren, jedoch tastbaren Rhythmus, bei dem es sich um eine aktive, kleinamplitudige („mikroskopische") organimmanente Bewegung mit einer Frequenz von 7–8 (bis 12?) pro Minute handelt.

Analog zu den diaphragmalen Bewegungen spricht man von **„Inspir"** und **„Expir"**, was in der kraniosakralen Nomenklatur einer Flexionsbewegung, die durch Inspiration, und einer Extensionsbewegung, die durch Exspiration verstärkt wird, entspricht.

Die seitlicher gelegenen Organe, z. B. auch die Leber, vollführen während des Inspir eine Art Außenrotations- und während des Expir eine Art Innenrotationsbewegung. Hinzu kommt eine Flexions- und Extensionskomponente, sodass dann insgesamt bei nahezu allen Organen eine komplexe Torsionsbewegung resultiert.

Die Motilität ist so etwas wie das „physiologische Leben" der Organe, d. h. sie stellt die Schnittstelle zwischen metabolischer Funktion der Organe und ihrer Biomechanik dar. Wie im Falle der kraniosakralen Osteopathie setzt die Kritik der wissenschaftlichen Medizin (Buchmann et al. 2009) auch in der viszeralen Osteopathie hauptsächlich an diesem Punkt an. Unabhängig von der Frage, ob ein solcher autonomer Rhythmus tatsächlich existiert, dient dieser zu einer Fokussierung der therapeutischen Intention im Rahmen viszeraler Arbeit.

Die Motilität (Barral und Mercier 1983, 2005) könnte ihren Ursprung haben:

- Im primär respiratorischen kraniosakralen Mechanismus: Dies würde eine Synchronizität kranialer und viszeraler Motilitätsbewegungen bedeuten, die jedoch nicht immer gefunden wird. Das erscheint jedoch unerheblich, da diese Frage in der Praxis nicht im Mittelpunkt der Untersuchung steht.
- In einer Art Engramm der Bewegung, die das Organ während der embryologischen Entwicklung durchgemacht hat.

### 5.2.2 Gestörte Bewegungen (viszerale Restriktionen)

In diesem Kapitel werden die Begriffe **„Dysfunktion"** und **„Läsion"** synonym benutzt. Es wird also unter „Läsion" eine funktionelle Störung verstanden.

Man kann zwischen Restriktionen der Mobilität und Restriktionen der Motilität unterscheiden (Barral und Mercier 1983, 2005).

#### Adhäsionen

Hier ist bei normaler Mobilität nur die Motilität eingeschränkt. Der Begriff ist etwas unglücklich gewählt und nicht mit „Adhäsionen" in der Chirurgie zu verwechseln, unter denen man bindegewebige Verwachsungen oder fibrinöse Verklebungen versteht.

#### Fixationen

Sie sind charakterisiert durch eine eingeschränkte Mobilität und Motilität, partielle oder totale artikuläre Restriktionen und eine Veränderung der (Bewegungs-)Achse der Motilität.

#### Ptosen

Sie können als eine durch die Schwerkraft verursachte „Fixation" angesehen werden, die durch verminderten Halt der Viszera infolge einer Schwäche der Ligamente und/oder der stabilisierenden Kräfte entsteht. Da z. B. bei der Niere keine direkte Aufhängung vorhanden ist, kann ein Verlust des oben beschriebenen kaudokranialen Druckgradienten, z. B. bei Entbindungen, typischerweise zu einer Nierenptose führen.

Die häufiger vorkommende Darmptose wird durch ödematose Veränderungen der Darmwand selbst und der Mesenterien sowie eine möglicherweise vermehrte Füllung („Kotbauch", ➤ Kap. 5.5.1, ➤ Abb. 5.6), d. h. durch eine reale Gewichtsvermehrung ausgelöst.

Ptosen können weitreichende Folgen haben:

- Entzündungen bzw. Adhäsionen (Verklebungen im chirurgischen Sinne) durch die Sekretion von Peritonealflüssigkeit
- Zirkulationsstörungen (venöse Stase)
- Passageprobleme (Verklebungen, Verschlüsse) speziell an Abknickungsstellen wie den Kolonflexuren und Ureterabgängen
- Muskuläre Restriktionen (Viszerospasmen): Betroffen sind fast ausschließlich die Hohlorgane. Durch meist nur partielle und lokale Spasmen in den ligamentären und muskulären Aufhängungen kann es zu Passagestörungen kommen. Wenn ein Viszerospasmus als Schutzreflex auftritt, führt er zur Einschränkung der Motilität. Die Mobilität wird erst bei Beteiligung der Aufhängungen eingeschränkt.

## 5.3 Untersuchung

### 5.3.1 Mobilitäts- und Motilitätsprüfung

Auch wenn Sie sich dafür entscheiden, direkt mit den Challenge-Techniken der Applied Kinesiology zu arbeiten, ist es von Vorteil, die Palpation zu üben. Ein „Gefühl" für eine normale Leber, ein normales Zökum zu entwickeln, ist diagnostisch wertvoll. Abgesehen davon ist für einen manuellen AK-Challenge immer auch ein präziser Kontakt zu dem Organ notwendig, das dazu ertastet werden muss.

Bis auf die Peristaltikphänomene, die sich aber besser auskultieren lassen, ist die Interpretation der Mobilität extrem subjektiv. Es geht z. B. um die Wahrnehmung der Nierenbewegung, deren Dynamik nach unten während der Inspiration bei Ptose stärker ist als während der Exspiration nach oben.

Immer wird die Mobilitätsprüfung mit **tiefem Kontakt** durchgeführt, der bis an die Organ-„Barriere" geht. Dann fühlt sich die Niere z. B. wie ein Stück Seife in der Hand an, obwohl je nach Konstitution des Patienten viele Zentimeter Gewebe zwischen der tastenden Hand und dem Organ liegen. Bei der viszeralen Palpation sei immer an das Prinzip der „Prinzessin auf der Erbse" gedacht.

Die Motilitätsprüfung erfolgt dagegen mit flächig auf der Leibeswand liegender Hand, deren Druck 20 bis 100 g nicht überschreitet. Man lässt sich sozusagen induktiv auf das Organ einschwingen. In der Osteopathie spricht man hier sinnigerweise von einem *„Écoute"* (Barral) oder *„Listening"*, einem „Hineinhören" in das Gewebe. Inwieweit es sich bei dem gespürten Rhythmus um einen vom Therapeuten induzierten handelt, ist durchaus eine interessante Frage (vgl. Heymann und Kohrs 2006). In der Praxis jedoch ist relevanter, dass bei dieser induktiven Kontaktaufnahme eine energetische Therapiekomponente zum Tragen kommt. Demgegenüber erscheint es unerheblich, wie der therapeutische Effekt zustande kommt, der auch objektiv nachweisbar sein kann (➤ Kap. 5.7.2, Fallbeispiel 7 und 8).

Bei den globalen Listening-Techniken (Barral und Mercier 1983) zur Suche nach der primären Läsion ist die Subjektivität doch ein sehr bedeutender Faktor. Daher werden sie hier nicht wiedergegeben, zumal die Applied Kinesiology geeignetere Hierarchisierungsmittel zur Verfügung hat (➤ Kap. 1).

## 5.3.2 Therapielokalisation und Challenge der Applied Kinesiology

### Therapielokalisation (TL)

Die TL kann als Screening benutzt werden, ist jedoch unterschiedlich zuverlässig: So können tiefer gelegene Organe wie der Sphincter Oddi bei Motilitätsstörungen eine negative TL aufweisen, die jedoch bei Magnetverstärkung (nicht schwächende Seite auf der Körperoberfläche) meist positiv wird. Die TL mit Magnetverstärkung sollte also primär bevorzugt werden.

### Viszeraler Challenge

Organe können von einem zugeordneten dysreaktiven Muskel oder einem normoreaktiven Indikatormuskel ausgehend untersucht werden. Sowohl ein gehaltener wie ein nicht gehaltener Challenge ist möglich.

In diesem Kapitel wird, wenn nicht anders vermerkt, grundsätzlich von einem nicht gehaltenen Challenge ausgegangen. Dabei wird das Organ mit tiefem Kontakt in Richtung seiner Mobilität und Motilität „angeschoben" und losgelassen, anschließend wird dann ein vorher normoreaktiver Indikatormuskel oder ein dysreaktiver organzugeordneter Muskel nachgetestet. Veränderungen im Ergebnis des Muskeltests sind als positiver Challenge zu interpretieren.

### Dysreaktiver Challenge

Ein normoreaktiver Indikatormuskel, der organassoziiert sein kann, es aber nicht unbedingt sein muss, wird bei positivem Challenge dysreaktiv.

Meist wird dann sofort nach der Atemphase gesucht, die den positiven Challenge aufhebt, es sei denn, die **unterstützende Atemphase** liegt auf der Hand, wie etwa bei der Korrektur einer Nieren- oder Leberptose. In dem Fall lässt man sich das Organ, während man es nach kranial hält, immer durch das Zwerchfell „in die Hand atmen". Die Atmung ist hier das Mittel einer indirekten Korrekturtechnik (➤ Kap. 5.4.2).

**MERKE**

Besonders wenn ein Challenge durch Inspiration aufgehoben wird, muss mit einem Challenge bei gehaltener Exspiration genau differenziert werden, ob evtl. durch die Inspiration der Kontakt zum untersuchten Organ verloren gegangen ist. Am Beispiel des Nieren-Challenge wird dies deutlich: Beim Einatmen hebt sich die Bauchdecke, die Organe werden abgesenkt und der Kontakt zur Niere kann verloren gehen.

### Normoreaktiver Challenge

Ein organzugeordneter oder oft auch nicht-organzugeordneter dysreaktiver Muskel wird bei positivem Challenge normoreaktiv. Beispielsweise kann ein hyporeaktiver Pectoralis major (Pars sternalis) durch den positiven nach kranial gerichteten Challenge einer fixierten ptotischen Niere, die mit einem hyporeaktiven Psoas assoziiert war, normoreaktiv werden.

Das Testergebnis lässt sich wie die generelle Reaktion auf eine Information, dass etwas „Hilfreiches" auf den Körper einwirkt, interpretieren.

Hat sich ein Muskel durch den Challenge von hyporeaktiv nach normoreaktiv verändert, wird er sich durch die Respirationsphase, die bei der Korrektur verwendet wird, nicht noch weiter verändern. Die entgegengesetzte Respirationsphase führt erneut zur Inhibition des Muskels.

#### Mögliche Erklärung für das Challenge-Phänomen an Organen

Mit dem Probedruck am Organ wird sowohl die Mobilität als auch die Motilität provoziert: Mit einem kranialen Schub an einer ptotischen Niere lässt sich ihre Position und ihre Mobilität testen. Es könnte zu einem Rebound-Challenge in Richtung einer verstärkten Ptose kommen, der in erster Linie durch das Diaphragma bewirkt wird und zur Dysreaktion des vorher normoreaktiven Indikatormuskels führt. Ebenso kann ein kranialer Schub an der Niere auch ihre Motilität provozieren.

Da Mobilitäts- und Motilitätsbewegungen eines Organs in den meisten Fällen mehr oder weniger in die gleiche Richtung gehen (Barral und Mercier 1983), sind auch die Challenge-Richtungen meist identisch oder ähnlich. Der Challenge induziert möglicherweise eine kurzzeitige Verbesserung der Motilität und muss dann für die atemunterstützte Korrektur (➤ Kap. 5.4.1) 5–6 mal wiederholt werden. Dass es sich um eine hilfreiche Maßnahme handelt, wird dadurch anzeigt, dass sich ein vorher hyporeaktiver Muskel durch den Challenge normalisiert. Dies könnte erklären, warum bei der Untersuchung eines fixierten Organs gleichzeitig ein „normoreaktiver" und ein „dysreaktiver" Challenge auftreten können.

### Korrekturrichtung

Im Allgemeinen stimmen die Richtungen des positiven Challenge und der Korrektur bei Viszera und Organen mit ihren Bewegungsrichtungen (Mobilität und Motilität) überein. In einzelnen Fällen wird der Challenge eines Organs zu einem Rebound führen, in anderen nicht.

## 5.4 Viszerale Manipulationen

Das Prinzip viszeraler Arbeit ist, eine Selbstkorrektur des Körpers anzustoßen, aber keine Korrektur zu erzwingen. Das bedeutet, der Therapiekontakt mit dem Gewebe darf keineswegs gegen eine Spannung erfolgen, die Schmerzen auslöst. Mit Geduld lässt sich der notwendige tiefe Kontakt langsam erreichen, indem man unter sanftem Druck abwartet, dass das Gewebe nachgibt. Wenn dies nicht geschieht, war der Zugriff entweder immer noch zu aggressiv oder die Korrekturtechnik war ungeeignet, weil zu diesem Zeitpunkt vorhandene Entzündungen oder andere Gewebeveränderungen ohnehin eine Kontraindikation für eine viszerale Manipulation darstellen würden (➤ Kap. 5.4.7).

### 5.4.1 Direkte Mobilisation

Diese Technik kommt primär bei **Mobilitätsstörungen** zur Anwendung.

**Beispiel:** Behandlung einer Zökumfixation mit direktem abdominalem Kontakt in Rückenlage. Mit einem kurzen Hebel wird das Organ unter Spannung gesetzt und dann unter Beibehaltung der Spannung mobilisiert. In der getesteten Respirationsphase wird der Druck leicht erhöht, während in der anderen Atemphase nur der Kontakt gehalten wird. Nach 5–7 Atemzyklen sollte sich die Mobilität verbessert haben und eine Entspannung spürbar sein.

Direkte Mobilisationstechniken mit relativ großen Korrekturamplituden verbessern mittelbar auch die Motilität. Falls der Challenge nach einer Mobilisation allerdings noch immer positiv ist, kann weiterhin eine Motilitätsstörung vorliegen, die dann mittels Induktion behandelt werden sollte.

#### Recoil-Technik

Bei dieser Unterform direkter Manipulationstechniken wird das Organ im Sinne einer „Rebound"-Korrektur unter Spannung gesetzt und dann plötzlich losgelassen, also nicht allmählich wie bei den normalen mobilisierenden Techniken. Typische Indikationen sind Thorax- und Perikardfixationen (➤ Kap. 5.6.3), aber auch Dünndarm-Mobilisationen (➤ Kap. 5.8.2).

### 5.4.2 Indirekte Mobilisation

Sie wird ebenfalls primär bei **Mobilitätsstörungen** verwendet, wobei das für die direkte Mobilisation Gesagte auch hier gilt: Mittelbar

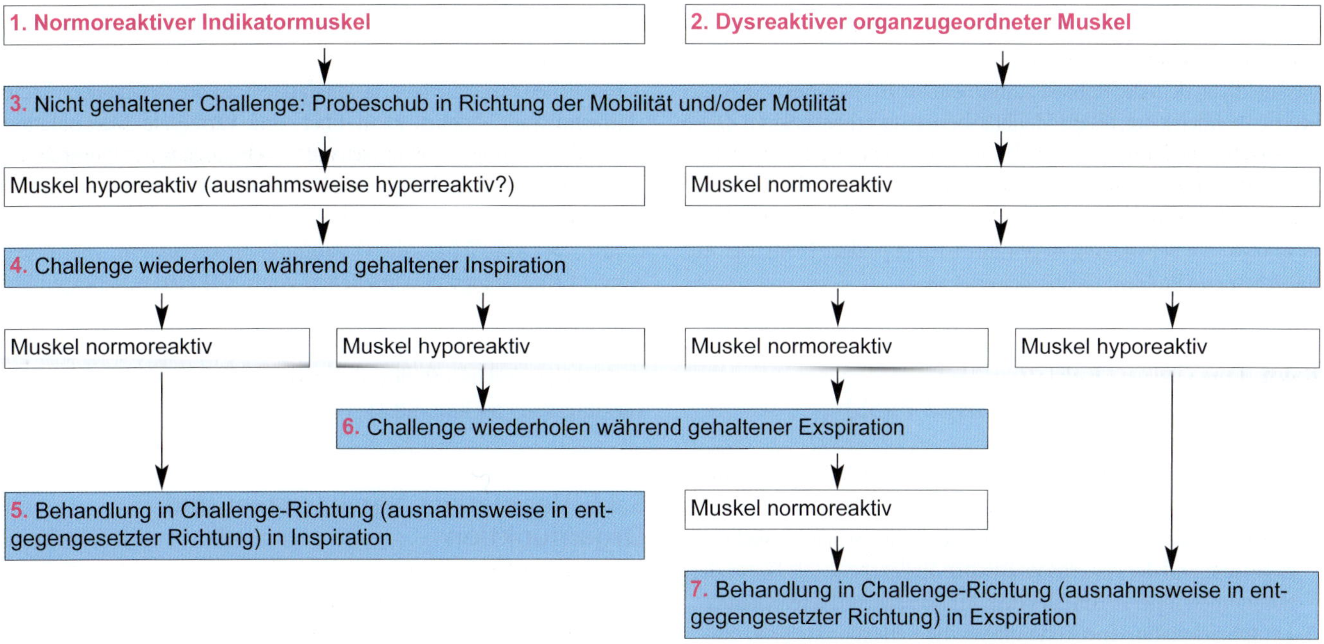


**Abb. 5.2** Flussdiagramm für viszeralen Challenge und Therapie

verbessert sich dabei auch die Motilität. Wenn dies nicht ausreichend der Fall ist, muss mittels Induktion nachgebessert werden.

Bei der indirekten Technik wird das Organ am Platz gehalten und das darunter liegende oder umgebende Gewebe mobilisiert. Die atemunterstützte Mobilisation der Niere ist demnach eigentlich eine indirekte Technik: Die Niere wird nach kranial unter Spannung gehalten, während das Zwerchfell und das gesamte angrenzende Gewebe bei der Inspiration nach unten bewegt wird. Daraus resultiert eine relative Mobilisation der Niere nach kranial.

Nach Barral und Mercier (1983) kann man eine Nierenptose indirekt mobilisieren, indem die Beine in Rückenlage flektiert werden, um mithilfe des Oberschenkelhebels den Psoas unter der Niere zu bewegen, während gleichzeitig an der Niere ein kranialer Schub ausgeübt wird. Hier wird also über einen langen Hebel indirekt auf das Organ eingewirkt (➤ Abb. 5.58).

**MERKE**

Im kraniosakralen Sprachgebrauch bezeichnet man es als „direkte Technik", wenn eine Struktur (Faszie, kraniosakrale Struktur etc.) in die Barriere hinein mobilisiert wird. Bei „indirekten Techniken" wird in Richtung der größeren Mobilität oder in die Läsion hinein mobilisiert (Upledger 1990).

5

## 5.4.3 Induktionstechniken

Diese werden bei **Motilitätsstörungen** angewandt. Aus dem Listening (écoute) wird das Organ sanft in die Richtung des positiven Challenge, d. h. meist in die Richtung der größten Mobilität „induziert". Induktion bedeutet, eine Bewegung zu intendieren, die zunehmend die organimmanente Bewegung aufnehmen sollte, um sie dann sozusagen „aufzuschaukeln", ähnlich wie eine Schiffsschaukel auf einem Volksfest, die immer wieder von einer Seite angeschoben wird, bis ihre Auslenkung ausreicht für den Überschlag. Dann braucht es nur noch einen geringen Energieaufwand, um die Bewegung weiter zu unterhalten. Dabei kann auch ein „Stillpoint" auftreten (die Schiffsschaukel steht im Kulminationspunkt), an dem der Kontakt zum Organ für 10 bis 20 Sekunden aufgegeben werden kann, bis die Motilitätsbewegung erneut beginnt. Diese Analogie wurde bereits in Kapitel 3 erwähnt. In der Literatur zur kraniosakralen Therapie wird jedoch betont, dass der Kontakt bei Erreichen des „Stillpoints" in keinem Fall unterbrochen werden darf, um eine erfolgreiche Behandlung zu gewährleisten (Upledger 1990). Der Autor sieht dieses Problem als überbewertet an.

## 5.4.4 Die sieben Faktoren des viszerosomatischen Systems (7-FVSS)

Zu den klassischen **fünf Faktoren des Intervertebralforamens** nach Goodheart gehören:

1. Die vertebrale Läsion auf der Ebene der motorischen Muskelinnervation und der viszerosomatischen Reflexebene (als Ebene der autonomen Innervation) des dem Muskel zugeordneten Organs
2. Lymphzirkulation (neurolymphatische Reflexpunkte bzw. -zonen, Chapman-Reflexpunkte)
3. Blutzirkulation (neurovaskuläre Reflexpunkte, Bennett-Reflexpunkte)
4. Duraspannung (kraniosakrale Läsionen)
5. Meridian-Assoziation (Organ-Muskel-Meridian)

Dazu kommen noch zwei weitere Faktoren:

6. Assoziiertes Organ
   Wegen der funktionellen Verbindungen zwischen Muskeln und Organen (zum großen Teil über den sympathischen Grenzstrang) muss als konstanter Einflussfaktor auf die Muskelfunktion das betreffende Organ mit einbezogen werden. Denn Mobilität und Motilität des Organs können eine Muskelfunktionsstörung verursachen.
7. Nährstoffe
   Bestimmte orthomolekulare Substanzen verursachen überdurchschnittlich häufig Muskelfunktionsstörungen. Die Häufigkeit erklärt sich durch die metabolische Funktion der zugeordneten Organe, wobei die orthomolekularen Substanzen in der Regel als Kofaktoren wirken.

Die Liste der behandlungsbedürftigen Faktoren bei muskulärer Dysfunktion muss also um die Organfunktion im viszeralosteopathischen Sinne erweitert werden. Daher sprechen wir im Sinne der Klarheit von „7 Faktoren des viszerosomatischen Systems [7-FVSS]" (vgl. Garten 2012, Kap. 10.2.1).

### Anwendung in der viszeralen Osteopathie

In Band I (Garten 2012, Kap. 10.2.1) wurden die relevanten Reflexzonen nach Chapman („neurolymphatische Reflexpunkte") und nach Bennett („neurovaskuläre Reflexpunkte") behandelt, die ursprünglich ja nicht in Assoziation mit Muskeln (Goodheart), sondern mit Organen beschrieben wurden. Bei der Behandlung der Viszera verändert sich einfach nur der Fokus:

Der assoziierte Muskel ist der bestmögliche Indikator für die Organ(dys)funktion. Bei einer Organdysfunktion muss neben dem Organ selbst unbedingt die viszerosomatische Reflexebene der Wirbelsäule behandelt werden. Auch wenn die vertebrale Dysfunktion in diesen Fällen meist die Folgeläsion darstellt, ist der Reflexbogen keine „Einbahnstraße"; daher kann über eine vertebrale Manipulation (oder Mobilisation) reflektorisch auf das Organ eingewirkt werden.

Über die Chapman-Reflexpunkte lässt sich – ebenso wie mittels der anderweitig beschriebenen viszerosomatischen Reflexzonen (VSRZ, ➤ Abb. 5.3) – die Organfunktion verbessern. Die in der Applied Kinesiology beschriebenen neurovaskulären Reflexpunkte (Bennett-Reflexpunkte) am Schädel haben sich allerdings nicht als sehr wirksam erwiesen. Dagegen sind die am Rumpf lokalisierten neurovaskulären Reflexpunkte bei Dreimonatskoliken äußerst wirkungsvoll (➤ Kap. 5.8.4).

## 5.4.5 Vegetatives Nervensystem und Organfunktion

In Garten (2012, Kap. 12.3) sind ausführlich die Grundlagen der Physiologie des vegetativen Nervensystems und in Garten und Weiss (2007, Kap. 7.2) die Untersuchung von (Tonus-)Dysbalancen des Sympathikus und des Parasympathikus im Verdauungstrakt beschrieben. Auf beide Quellen sei an dieser Stelle verwiesen. Hier wird nur das Flussdiagramm der Challenges noch einmal wiedergegeben (➤ Abb. 5.4).

Das Grundprinzip der Challenges besteht darin, durch Reiben (Aktivierung von Mechanorezeptoren) über der viszerosomatischen Reflexzone (VSRZ, ➤ Abb. 5.3) der Organe die Parasympathikusaktivität und durch Kneifen (Aktivierung von Nozirezeptoren) die Sympathikusaktivität zu steigern.

Zur Erfassung vegetativer Dysbalancen sind auch **anamnestische Daten** zu erfragen (➤ Tab. 7.1).

## ❶ Hyposympathikotonus, Hyperparasympathikotonus

Das häufigste klinische Bild ist ein überaktiver Verdauungstrakt mit Hyperperistaltik und offenen Sphinktern wie beim Reizdarmsyndrom (➤ Tab. 7.1).

### Challenge

1. Führt Reiben über der VSRZ (bzw. der NL-Reflexzone) des Organs zur Dysreaktion eines normoreaktiven organassoziierten Muskels, deutet dies möglicherweise auf einen Hyposympathikotonus oder Hyperparasympathikotonus hin.
2. Wenn Kneifen der VSRZ zur Normoreaktion des organzugeordneten Muskels führt, ist dies ebenfalls ein Hinweis auf einen Hyposympathikotonus oder Hyperparasympathikotonus.

Differenziert wird wie folgt:

3. Wenn Atropin 0,05 % oder Tinct. Belladonnae die Dysreaktion im biomagnetischen Test ausgleicht, weist dies auf einen Hyperparasympathikotonus hin. Dann kann die Behandlung mit Belladonna D5 (oder D6) bis zu 1× stdl. oder Tinct. Belladonnae 3× tägl. 8 Tr. (Weiss und Fintelmann 1999) erfolgen. Phytotherapeutische Mischungen wie in Iberogast® oder Myrrhinil Intest®, die Myrrhe, Coffea und Kamille enthalten, können nach entsprechender Testung symptomatisch bei hyperaktivem Darm verabreicht werden.
4. Wenn Tinct. Fol. Jaborandi oder Pilocarpin 1 % zu einem dysreaktiven Challenge führt, deutet dies auf einen Hyperparasympathikotonus hin.
5. Führt Adrenalin (als 0,1 ‰-Lösung), biomagnetisch getestet, zum normoreaktiven Challenge, spricht das für einen Hyposympathikotonus.

### Therapie

**Hyperparasympathikotonus**

Bei einer Irritation des Vagus entsprechen der Challenge und die Korrektur dem zum persistierenden Fear-Reflex Ausgeführten (➤ Kap. 3.5.4). Dabei muss der gesamte Nervenverlauf – von der Austrittsstelle am Foramen jugulare über die Halsfaszien und das Mediastinum – berücksichtigt werden.

Grundsätzlich sind alle kraniosakralen osteopathischen Techniken, die den kranialen (Nn. III, VII, IX und X) bzw. den sakralen Teil des Parasympathikus (S2–S4) erreichen, zu einer Modulierung des Parasympathikus geeignet (➤ Kap. 3.3.6 ❶ und ➤ Kap. 3.3.6 ❸), z. B. bei lateralem Strain der sphenobasilären Synchondrose, Os-temporale-Kompression, Temporal Bulge und anderen Läsionen, die das Foramen jugulare kompromittieren. Das bedeutet, dass es sich prinzipiell um unspezifische Techniken handelt, die sowohl eine hypo- als auch eine hyperparasympathikotone Situation bei Irritation der Hirnnerven IX und X beim Durchtritt durch das Foramen jugulare positiv beeinflussen können. Techniken wie ein Occiput Release und CV4, V-Spread an der Sutura occipitomastoidea, eine Atlas-Impulstherapie sowie andere manuelle Techniken an Atlas und Axis wirken sich auf den kranialen Parasympathikus aus (➤ Kap. 7.14.7).

5

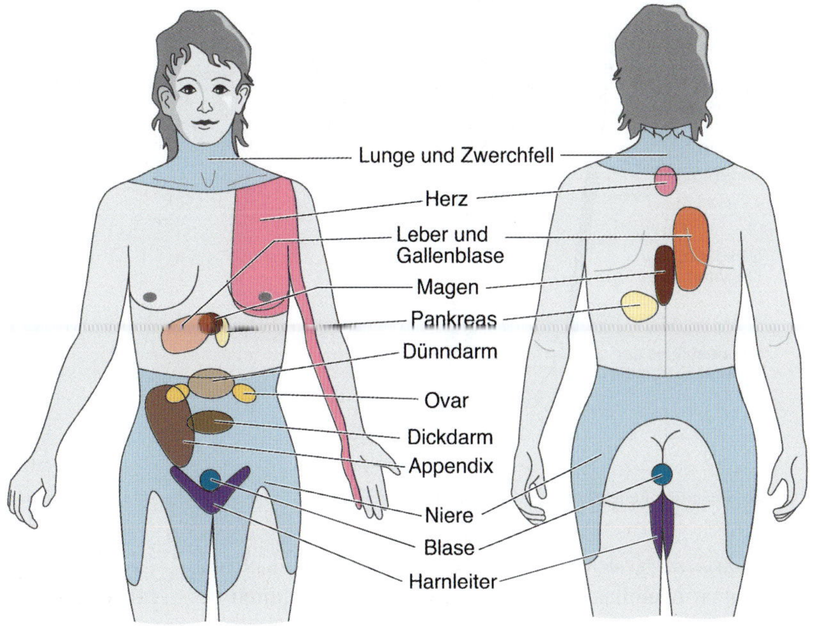


**Abb. 5.3a** Viszerosomatische Reflexzonen (Garten und Weiss 2007)

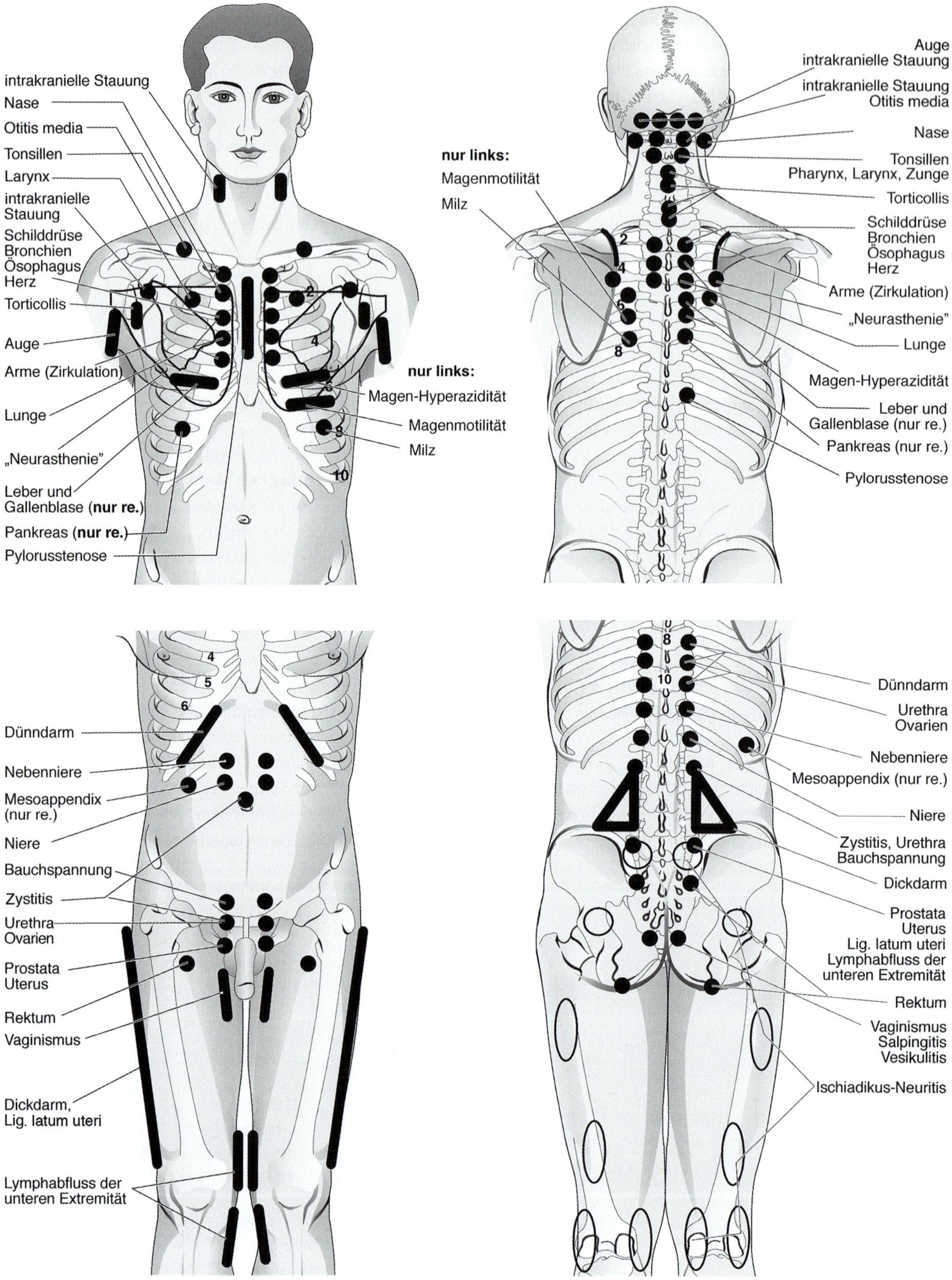


**Abb. 5.3b** Chapman-Reflexzonen der Organe (Garten 2012)

Vom sakrokokzygealen Komplex und Beckenboden aus kann der sakrale Parasympathikus beeinflusst werden. Hierzu gehören die Techniken für sakrokokzygeale Flexions- und Extensionsläsionen (➤ Kap. 3.2.8) sowie Techniken zur Mobilisierung des Lig. sacrotuberale und des M. levator ani (➤ Kap. 3.2.2), Ward 2003).

Bei diesen Ausführungen darf nicht vergessen werden, dass beim Reizdarmsyndrom insbesondere Nahrungsmittelunverträglichkeiten, häufig auf der Basis von Dysbiosen, eine wichtige Rolle spielen (Brune et al. 2009).

Bei Säuglingen mit sog. Dreimonatskoliken lassen sich mit kranialosteopathischen Techniken und Anwendung der BENNETT-Reflexpunkte (➤ Kap. 5.8.4) oft eindrucksvolle Ergebnisse erzielen.

**Hyposympathikotonus**

Ein Hyposympathikotonus ist ein eher seltenes Phänomen und am ehesten durch die inhibierende Wirkung eines überaktiven kranialen Parasympathikus zu erklären (also der obige Fall). Da Schmerzreize die Sympathikusaktivität steigern, kann eine Behandlung mittels Bürsten der VSRZ der Organe versucht werden.

Depressionen, die häufig auch mit entsprechenden funktionellen Veränderungen speziell des Verdauungstrakts einhergehen, können durch einen Mangel der Neurotransmitter Noradrenalin und Dopamin charakterisiert sein. Orthomolekulare Ansätze sind eher nur bei Serotoninmangel erfolgversprechend (5-Hydroxytryptophan z. B. 2× 100 mg/Tag), während sich ein Katecholaminmangel zuverlässig nur durch Psychopharmaka beeinflussen lässt.

## ❷ Hypersympathikotonus, Hypoparasympathikotonus

Das klinische Bild entspricht einer Hypomotilität der Hohlorgane im Verdauungstrakt mit spastischen Sphinktern und atonischer Obstipation. Ein Hypersympathikotonus kann zu Vasokonstriktion mit Minderdurchblutung der Organe führen, die z. B. bei Kolitis einen zusätzlich schädigenden Effekt entfaltet. Tachykardien deuten eher auf einen rechtsseitigen Hypersympathikotonus, ventrikuläre Rhythmusstörungen eher auf einen linksseitigen Hypersympathikotonus hin; weitere Symptome ➤ Tab. 7.1.

### Challenge

6. Wenn Reiben über der VSRZ des Organs zur Normoreaktion eines dysreaktiven organzugeordneten Muskels führt, weist dies auf einen Hypersympathikotonus (der häufigste Fall) oder differenzialdiagnostisch auf einen Hypoparasympathikotonus hin.

7. Das trifft auch zu, wenn Kneifen über der VSRZ zur Dysreaktion eines normoreaktiven organzugeordneten Muskels führt.

8a. Extr. Rauwolfiae führt zur Normoreaktion eines organassoziierten dysreaktiven Muskels, wenn ein Hypersympathikotonus vorliegt.

8b. Adrenalin 0,1 ‰ führt dann zur Dysreaktion (häufig zur Hyperreaktion) eines normoreaktiven organassoziierten Muskels. Hier liegt eine ähnliche Situation vor wie beim Challenge des persistierenden Moro-Reflexes (➤ Kap. 3.5.5).

9. Tinct. Fol. Jaborandi oder Pilocarpin 1 % führt zur Normoreaktion eines dysreaktiven organassoziierten Muskels, wenn ein Hypoparasympathikotonus die Ursache ist.

### Therapie

**Hypersympathikotonus**

Wenn weitere Zeichen eines Hypersympathikotonus vorliegen, wie Hippus („Flackern") der Pupille auf Lichtreiz, erhöhte AV-Ratio am Augenhintergrund (> 1:1,5), arterieller Hypertonus, evtl. ein Pseudopyramidales Inhibitionsmuster (➤ Kap. 7.11.2), sollte für eine allgemeine Sympathikusdämpfung gesorgt werden. Dies gelingt am besten durch Stimulierung der Mechanorezeptoren, d. h. muskuläre Aktivität auf der Gegenseite des hyperaktiven Sympathikus, z. B. durch Ausdauertraining als globale Maßnahme und Massage der viszerosomatischen Reflexzonen als lokale Maßnahme. Dies stimuliert gleichzeitig den Parasympathikus.

Die sog. neurolymphatischen (NL-)Reflexzonen sind spezielle viszerosomatische Reflexzonen, aus denen bei Gewebsirritationen vermehrt afferente Signale zum Rückenmark gesendet werden, die zu einer segmentalen Stimulation des thorakalen Sympathikus führen (Garten 2012, Kap. 12.3.2). Dies zeigten Tierversuche, bei denen sowohl ein vermehrter nozizeptiver als auch Mechanorezeptoren-Input registriert wurde (Coote et al. 1969). Bei Stimulation der NL-Zonen mittels Reiben scheint sich das Muster vermehrter Noziafferenz aufzulösen, sodass die Parasympathikusaktivität relativ überwiegt, da der parasympathische Zufluss zum entsprechenden Organ derselbe bleibt. Therapeutisch können dieselben VSRZ wie für den Challenge benutzt werden.

Zur Sympathikusdämpfung kann auch das „Rib Raising" der Osteopathie verwendet werden, da sich die Rippenköpfchen in unmittelbarer Nähe des sympathischen Grenzstrangs befinden: Der Patient liegt auf dem Rücken, und Sie sitzen neben ihm auf der zu behandelnden Seite auf einem Stuhl. Mit Ihren in den Mittelgelenken gebeugten Fingern, die medial der Rippenwinkel unter den Thorax des Patienten geschoben sind, heben Sie die Rippen an und lassen den Patienten dabei tief durchatmen. Aber auch alle vertebralen Korrekturen kommen zur Sympathikusdämpfung infrage (Ward 2003).

Das bedeutet konkret, dass Sie bei Dysfunktionen der kranialen Regionen (Sinus paranasales) und des Halses die Segmente Th1 bis Th4 bzw. bei Symptomen der Thoraxorgane die Segmente Th2 bis Th8 behandeln müssen. Das Herz wird aus den Segmenten Th1 bis Th5, der Respirationstrakt aus Th2 bis Th7 versorgt. Die Oberbauchorgane mit Teilen des Duodenums und des Pankreas werden von Th5 bis Th9 (Ganglion coeliacum) innerviert, die Darmabschnitte bis zum Colon transversum von Th9 bis Th12 (Ganglion mesentericum superius), die kaudalsten Darmabschnitte von Th12 bis L2 (Ganglion mesentericum inferius). Der Urogenitaltrakt schließlich wird aus den Segmenten Th11 bis L2 versorgt.

Zwingend angezeigt ist eine IRT-Behandlung (➤ Kap. 1.2.5), da bei Hypersympathikotonus die klassische Konstellation „Reiben bessert" vorliegt.

Bei einem positiven Challenge im Sinne des persistierenden Moro-Reflexes lohnt es sich, diesen zu korrigieren, denn hier besteht keine Altersabhängigkeit.

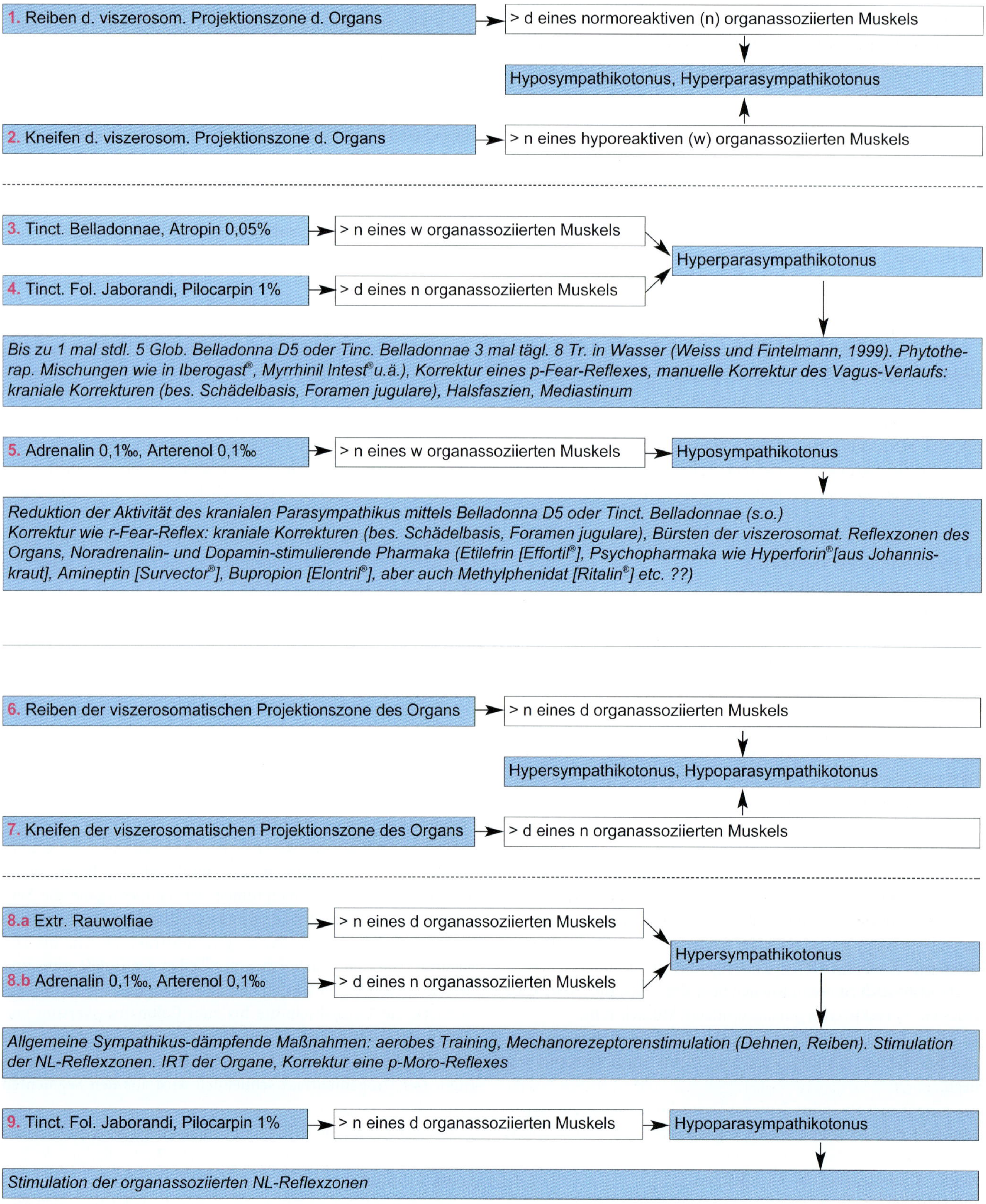


**Abb. 5.4** Challenge und Therapie bei Dysbalancen der vegetativen Versorgung der Organe

**Hypoparasympathikotonus**
Grundsätzlich liegt in den meisten Fällen eine Balancestörung im Sinne eines Hypersympathikotonus vor. Angezeigt ist eine Stimulation der NL-Reflexzonen bzw. der viszerosomatischen Reflexzonen (➤ Abb. 5.3) von bis zu 10 Minuten.

### 5.4.6 IRT bei Organstörungen

Die unten beschriebene Injury-Recall-Technik (IRT, ➤ Abb. 5.5) zur Korrektur der Ösophagusperistaltik mit Talus-Flip (➤ Kap. 5.8.1) entspricht der Stufe 1 der IRT (➤ Kap. 1.2.5): Per Challenge wird eine Dysreaktion ausgelöst, während dieses Afferenzmuster durch eine Überflutung mit Mechanorezeptor-Afferenzen „gelöscht" wird.

Wird der organassoziierte dysreaktive Muskel durch Reiben über der VSRZ oder der NL-Reflexzone normoreaktiv, entspricht dies einer hypersympathikotonen Situation am Organ, die mit vermehrter Noziaktivität im Bereich seines viszerosomatischen Reflexgeschehens zu erklären ist.

1. Nach einem positiven Challenge durch Reiben oder einer positiven Therapielokalisaton (TL) wird der organspezifische Challenge durchgeführt, um die Manipulation des Organs selbst zu definieren und ggf. die Atemphase zu finden, die den Challenge aufhebt und damit bei der Korrektur hilfreich sein wird.
2. Dann wird mittels positiver TL oder positivem Challenge nach B&E-Punkten gesucht, die den positiven Challenge aufheben. Suchen Sie auch nach peripheren Akupunkturpunkten mit dieser Wirkung. Streichen Sie hierzu an den Prädilektionsstellen in der Nähe der Hand- und Sprunggelenke, der Knie und Ellenbogen zuerst über die Yang-Leitbahn, und wenn dieser Challenge negativ ist, über die mit ihr gekoppelte Yin-Leitbahn, die zu den gefundenen B&E-Punkten gehören. Auf diese Weise können Sie exakt die wirksamen Punkte definieren.
3. Daran kann sich die Stufe 1 der IRT mit Kneifen über der Reflexzone und Talus-Flip anschließen.
4. Nadeln Sie die gefundenen Akupunkturpunkte (oder stimulieren Sie diese mit Akupressur), um die viszerale Manipulation des Organs wie durch den Challenge indiziert durchzuführen, während die Nadeln liegen. Danach können Sie die NL-Reflexzonen oder VSRZ reiben oder vom Patienten reiben lassen, während Sie die B&E-Punkte behandeln. Das Beklopfen dieser Punkte hat sich besser bewährt als die Stimulierung mit Laser oder selbst als die Nadelung.
5. Zur Komplettierung der Korrektur der wichtigen Faktoren des viszerosomatischen Systems sollte nun noch der viszerosomatisch zugeordnete Wirbel manipuliert oder mittels Ligament-Interlink (➤ Kap. 2.1.7) behandelt werden. Prüfen Sie auch, ob die Wirbelebene der Zustimmungspunkte der (in 2) gefundenen Leitbahnen evtl. behandelt werden muss.

**Fallbeispiel 1**

**Dorsalgie**

Beschwerden und Anamnese

Die 55-jährige, schlanke Patientin stellt sich vor wegen rechtsseitiger Schmerzen: im Bereich des Rippenbogens, paravertebral zwischen den Schulterblättern, im Glutealbereich sowie im Lumbalsegment L5 (re.), die bis in den Wadenbereich ausstrahlen. 2003 Nierenexstirpation rechts wegen Tumor, 2004 nach Ovarialzystenruptur akutes Abdomen, mehrere laparoskopische Bridenlösungen. ANA erhöht („unspezifische Kollagenose"); Karenz von Milch und Eiern bzw. rohem Hühnereiweiß, da diese starke Muskelschmerzen machen.

Therapieverlauf

- 26.1.2012: Im Romberg-Test zeigt sich Fallneigung nach rechts, verstärkt durch Kopfrotation nach links. Rectus femoris bds. w, desgleichen Gluteus medius und Quadratus lumborum, autogene Fazilitation negativ. Nach IRT-Stufe 1–3 der Nieren-OP-Narbe hat sich der Romberg-Test noch nicht normalisiert, erst nach einer Atlas-Impulstherapie, dreimal von rechts.
- 8.2.2012: Lumbaler Schmerz rechts gebessert, Kopfschmerzen beseitigt, die Patientin kann nachts wieder durchschlafen. Nach IRT-Stufe 1–2 der Unterbauchnarbe sind Gluteus medius und Quadratus lumborum n, Atlas-Impulstherapie dreimal von rechts.
- 22.2.2012: Nach der Behandlung schon am Abend linksbetonter Nackenschmerz, Schmerz re. ins Gesäß und lateral in den Unterschenkel ausstrahlend. Die Patientin fragt nach wegen Kontaktlinsen, ein „bekannter kinesiologischer Kollege" habe getestet, dass diese „schlecht" seien; keine Bestätigung für den Befund. Nach erneuter Behandlung der Unterbauchnarbe mit IRT-Stufe 1–3 Muskeln stark. Sphincter Oddi, Gallendrainage. Verordnung von LVR-Formula® zur phytotherapeutischen Leberunterstützung.
- 29.2.2012: Das Bein ist nun vollkommen beschwerdefrei. Geblieben ist ein multisegmentaler Schmerz zwischen den Schulterblättern rechts, nach dem Essen verstärkt. In Rückenlage Behandlung des Sphincter Oddi, der Leberfixation unter Nadelung (nach Test) von Ni3, Dü3, der IRT-Muster und des Ductus choledochus. Im Sitzen Ptosebehandlung der Leber.

Danach ist die Patientin beschwerdefrei.

### 5.4.7 Kontraindikationen

Für gewöhnlich sind akute Infektionen eine Kontraindikation für viszerale Manipulationen, da eine Streuung der Infektion möglich ist. Eine Ausnahme stellt die Blase dar (Barral und Mercier 1983, Barral und Prât 1995).

Bei einer viszeralosteopathischen Behandlung mit AK sollte nur dann manipuliert werden, wenn ein positiver Challenge zu erzielen ist. Sind TL und Challenge nach einer Korrektur nach wie vor positiv, kann eine andere Challenge-Richtung geprüft werden. Ähnlich wie bei osteomuskulären Challenge-Formen lassen unterschiedliche positive Challenge-Richtungen vermuten, dass eine Manipulation nicht erfolgreich sein wird. Dies ist der Fall bei Pathologien wie Infektionen und Tumoren, wo eine Manipulation kontraindiziert ist.

Reiben über der viszerosomatischen Reflexzone (VSRZ) oder der NL-Reflexzone führt zur Normoreaktion eines dysreaktiven organassoziierten Muskels. Kneifen dieser Reflexzonen führt zu Dysreaktion der organassoziieren normoreaktiven Muskeln. Oder: Der Organchallenge ist positiv.

↓

1. Therapielokalisation (evtl. mit Magnet), Challenge des Organs, Atemphase suchen, die Challenge aufhebt

↓

2. B&E-Punkte suchen, die TL und Challenge aufheben, periphere Akupunkte dazu suchen

↓

3. *Stufe 1 IRT: Kneifen der NL- und VSR-Zonen, Talus-Flip*

↓

4. *Gefundene Akupunkte nadeln, das Organ entsprechend Challenge manipulieren. Während die Nadeln liegen, die NL-Reflexpunkte reiben, die gefundenen B&E-Punkte beklopfen, den Patienten zu den jeweils beklopften Punkten blicken lassen*

↓

5. *Die Wirbelebene des viszerosomatischen Reflexgeschehens korrigieren: Manipulation oder Ligament-Interlink*
*Wirbelebene der Zustimmungspunkte der gefundenen Leitbahnen ebenso behandeln*



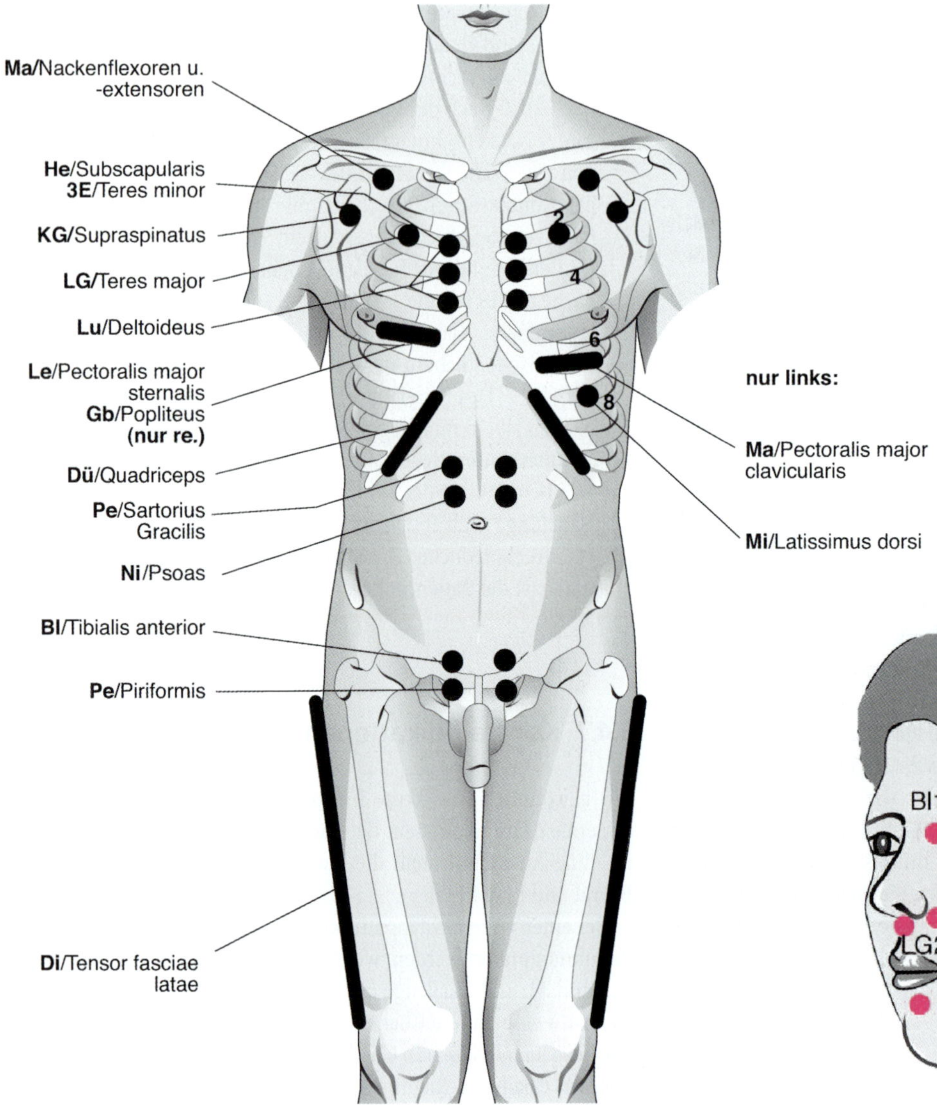


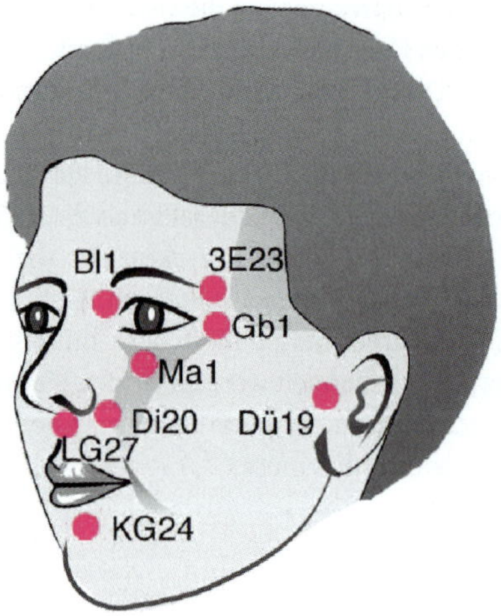


**Abb. 5.5** IRT bei Organdysfunktion

Das oberste Gebot lautet: „Primum nil nocere". Mit Manipulationen darf niemals Schmerz ausgelöst werden, da Schmerz eine Gegenspannung erzeugt und die Manipulation behindert. Wenn schon bei geringster Kraftanwendung Schmerzen auftreten, sollte ein sanfter Challenge in verschiedene Richtungen entsprechend dem oben Gesagten erfolgen. Zeigt sich in den verschiedensten Richtungen ein positiver Challenge, ist dies ein weiterer Hinweis darauf, dass eine Manipulation nicht angezeigt oder sogar kontraindiziert ist.

Die Kontraindikationen werden jeweils bei der Besprechung der einzelnen Organe angeführt.

## 5.5 Allgemeine Untersuchung der Organe

### 5.5.1 Bauchprofil

Eine viszerale Diagnostik sollte mit der Haltungsanalyse nach F. X. Mayr beginnen (Rauch 1994). Diese beurteilt je nach Konstitution unterschiedliche Haltungsänderungen als Resultat des größeren Raumbedarfs, den ein kranker Darm benötigt. Bei allen viszeralosteopathischen Maßnahmen ist zu bedenken, dass bei einem spastischen oder ptotischen Darm, der von außen manuell behandelt wird, auch der Inhalt die Störung verursacht haben könnte. Zusammen mit dem Palpationsbefund (➤ Kap. 5.5.2) gibt das Bauchprofil einen strukturellen Hinweis auf die Notwendigkeit eines systemischen AK-Screenings (vor allem Dysbiosen und Unverträglichkeiten) mit entsprechender Behandlung des erkrankten Darmtrakts (Garten und Weiss 2007, Kap. 7, 10 und 11).

#### Darmtonus und Entzündung

Eine vermehrte Flüssigkeitsansammlung im Darmgewebe selbst, in den Mesenterien („Radixödem") und im Lumen eines atonischen Darmes („Kotbauch" nach Mayr) ist das Resultat einer eher subklinischen chronischen Entzündung, die endoskopisch unauffällig ist. Der hypotone Darm neigt zur Ptose.

Diese Art der Darmstörung geht mit Dysbiosen (bakterielle, mykotische und parasitäre Fehlbesiedlung) und Permeabilitätsstörungen („Leaky-Gut-Syndrom", s. Garten und Weiss 2007, Kap. 7) einher, deren Folge Unverträglichkeitsreaktionen und Allergisierungen sind.

Dysbiosen führen zu Gärungs- (geruchlose Blähungen) und Fäulnisprozessen (übelriechende Blähungen), die das Bauchvolumen meist eher in den oberen Bauchabschnitten vergrößern („Gasbauch" nach Mayr). Während bei Gärungsprozessen Fuselalkohole entstehen, bilden sich bei Fäulnisprozessen Skatol, Indikan, Putrescin und andere Fäulnisprodukte. Insgesamt handelt es sich um eine enterohepatische Autointoxikation, die eine entsprechende Belastung für die Leber bedeutet und sich auf die Mobilität und Motilität, d. h. die Funktion auswirkt.

Akute oder chronisch aktive Entzündungen (wie bei Morbus Crohn oder Colitis ulcerosa) gehen dagegen eher mit spastischen Darmveränderungen einher, bei denen die Darmflora meist erstaunlich normal ist.

#### Bauchformen nach Mayr

Grob lassen sich nach Mayr kräftige und schlaffe Konstitutionen unterscheiden. Bei kräftigen, athletischen Konstitutionstypen beansprucht der erkrankte Darm eher Platz im Oberbauch („Großtrommelträger", ➤ Abb. 5.6, c), während es bei schwacher Konstitution eher zu einer Darmptose und „lässiger Haltung" (➤ Abb. 5.6, d) oder „Sämannshaltung" kommt.

Einschränkend ist zu sagen, dass sowohl die psychosomatische Konstellation des Patienten als auch kulturelle Prägungen großen Einfluss auf Körperhaltung und Körperausdruck haben.

### 5.5.2 Topografie der Organe

Verschaffen Sie sich zunächst einen Überblick über die Situation der Organe. Bei der ersten orientierenden Untersuchung wird die Palpation direkt in den AK-Challenge übergehen können. Hier folgt eine topografische Darstellung des Bauchsitus, die immer wieder als Orientierung herangezogen werden kann. Die Wirbelebenen dienen der Höhenlokalisation und sind dem Wikibook Radiation Oncology (Cook und Dvorak) entnommen, dessen Angaben zuverlässiger erscheinen als die aus der osteopathischen Literatur.

#### Orientierende Palpation der Bauchorgane

##### Leber

Legen Sie Ihre Hand flach ca. 3 QF unter dem rechten Rippenbogen auf, um mit der ulnaren Handkante den Rand der Leber zu spüren, der sich scharfkantig anfühlen sollte und der während der Inspirati-

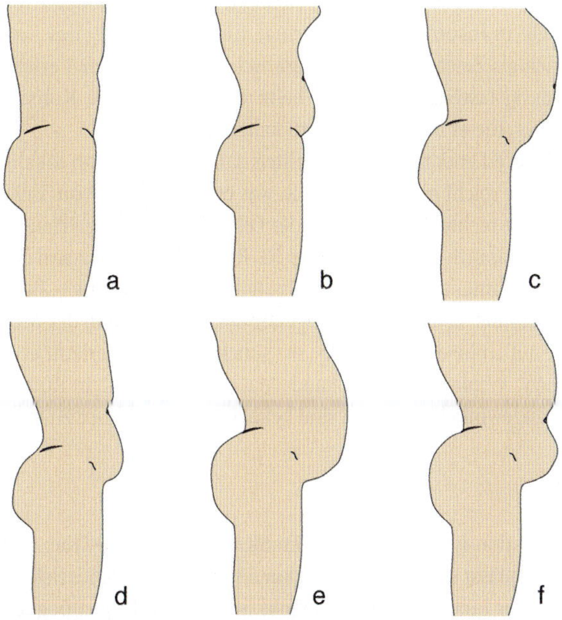


**Abb. 5.6** Bauchprofile nach Mayr (Garten 2012, Kap. 8)
**a.** Normales Bauchprofil, **b.** Entzündlicher Kahnbauch, **c.** Gasbauch, **d.** Kotbauch mit entzündlicher Komponente, **e.** Gas-Kotbauch, **f.** Entzündlicher Gas-Kotbauch

5

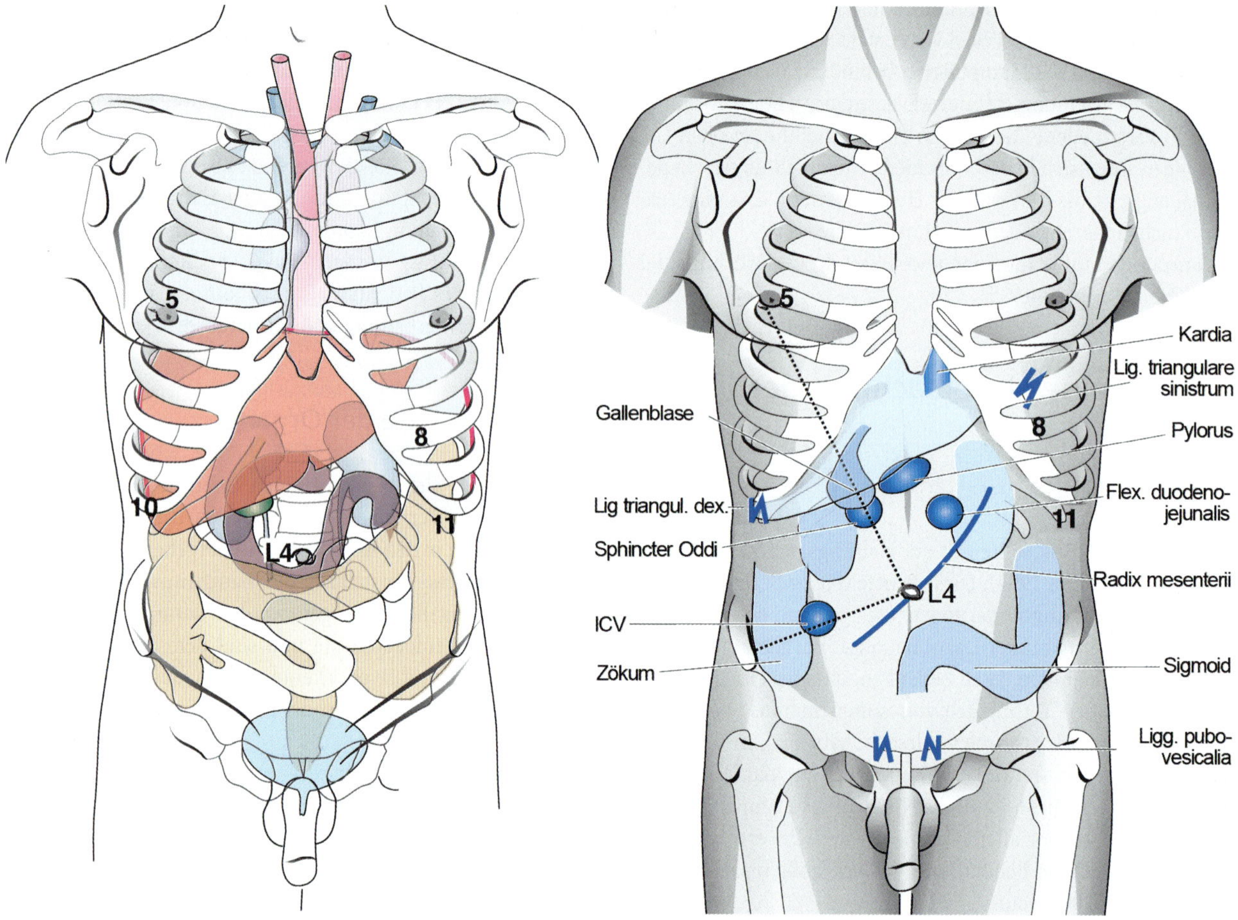


**Abb. 5.7** Topografie der Organe

on unter die Hand gleitet. Den Abstand zum Rippenbogen variieren. 3 QF in Inspiration sind normal. Eine Abrundung des Randes lässt sich als Zeichen einer sonografisch nachweisbaren Verfettung zuverlässig tasten. Denken Sie beim Palpieren an die Konsistenz von Leber, die es beim Metzger zu kaufen gibt.

Die obere Lebergrenze kann mittels sanfter Perkussion lokalisiert werden; sie reicht bis in den 4. ICR, was etwa der Höhe von Th9 entspricht. Die rechte „Begrenzung" der Leber bildet das Lig. triangulare dextrum, das sich an der Spitze der XI. Rippe als kraniokaudal ausgerichteter ligamentärer Widerstand palpieren lässt. Als linke „Begrenzung" befindet sich das Lig. triangulare sinistrum etwa in der Mamillarlinie auf Höhe der VIII. Rippe tief subchondral. Es verläuft etwa in einem 45°-Winkel von mediokaudal nach laterokranial. In Rückenlage mit angewinkelten Beinen sind beide Ligamente besser zu tasten.

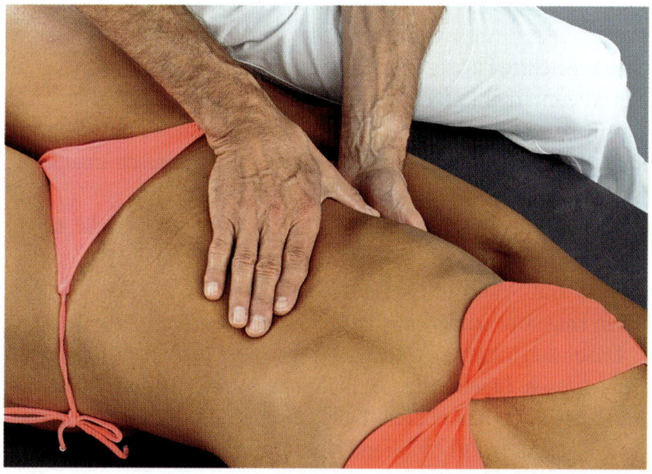

**Abb. 5.8** Palpation der Leber

## Kardia

Ihre Palpation ist eigentlich nur im Sitzen möglich (➤ Kap. 5.8.1). Die Kardia lässt sich dann wie ein kurzes festes, elastisches Schlauchstück in der Lücke zwischen Xiphoid und linkem Rippenbogen tasten. Wenn eine Irritation (etwa bei Reflux) vorhanden ist, fühlt sich ihr Gewebe fester an. Die Kardia bzw. der gastroösophageale Übergang befindet sich in Höhe von Th11 und der Xiphoidspitze.

## Pylorus

Bei leerem Magen und im Liegen ist der Pylorus nicht tastbar, da die Leber ihn etwa auf der Höhe von L1 überlagert, während er im Stehen annähernd mittig zwischen dem Nabel und der Spitze des Proc. xiphoideus liegt (entspricht KG12, dem „Alarmpunkt" der Akupunktur). Bei einem „Hakenmagen" kann der Pylorus im Stehen auf Nabelhöhe (L4) absinken. Im Liegen verschiebt er sich jeweils um mehrere Querfinger nach kranial. Gelegentlich ist der Pylorus selbst als etwa 2,5 QF starke Rolle zu tasten, meist aber nur bei Reizzuständen (wie einem Ulcus ventriculi [pyloricum]) sowie eindeutig bei Pylorospasmen der Säuglinge.

### Sphincter Oddi

Diese Struktur ist nur tastbar, wenn eine Irritation vorliegt, d. h. eine ödematöse Schwellung in der Umgebung der Einmündungsstelle des Ductus choledochus und des Ductus pancreaticus. In dem Fall lässt sich 3–4 QF rechts-lateral und kranial des Nabels (entspricht dem NL-Reflexpunkt der Niere) eine ca. 4 cm im Durchmesser messende Verdichtung durch die Bauchdecke palpieren. Man kann aber nicht wirklich unterscheiden, ob sich der NL-Reflexpunkt oder das Gewebe in der Tiefe verdichtet hat. Die Stelle befindet sich etwa in Höhe von L1/L2.

### Flexura duodenojejunalis, M. suspensorius duodeni (Treitz-Muskel)

Für diese Strukturen gilt dasselbe wie für den Sphincter Oddi: Nur bei Veränderungen ist 3–4 QF links-lateral und kranial des Nabels (entspricht dem NL-Reflexpunkt der Niere) eine ca. 4 cm im Durchmesser messende Verdichtung zu tasten. Der M. suspensorius duodeni ist an L1 angeheftet.

### Nieren

Legen Sie Ihre Hand flach auf den Bauch des Patienten, sodass ein Stück Seife (rundoval) darunter Platz finden könnte. Stellen Sie die „Ferse“ der Hand etwas auf, und beginnen Sie die Palpation auf Nabelhöhe (L4) oder etwas darunter; die ulnare Handkante der rechten Hand befindet sich rechts neben dem Nabel. Während der Patient einatmet, spüren Sie, wie sich die Niere unter Ihre Hand schiebt bzw. an der „Handferse“ anstößt. Bei Verdacht auf eine Nierenptose müssen Sie weiter kaudal anfangen zu palpieren.

Die rechte Niere liegt auf Höhe von Th12 bis L3/L4.

Die linke Niere ist etwas größer, und weil der linke Leberlappen kleiner ist und nur bis zur Mamillarlinie reicht, befindet sie sich ca. eine Wirbelkörperhöhe weiter kranial, auf der Höhe von Th11 bis L2/L3. Ihre Palpation ist spiegelbildlich zur Palpation der rechten Niere.

### Zökum und Colon ascendens

Die Ileozökalklappe liegt ungefähr auf halber Strecke zwischen Nabel und Spina iliaca anterior superior. Das Zökum bildet eine ca. 2–3 QF breite, flach ovale „Wurst“ im rechten Unterbauch, die aber ebenfalls nur bei Irritationen deutlich als solche zu tasten ist. Andernfalls ist dieser Darmabschnitt (wenn überhaupt) nur wie eine „leere Wursthülle“ zu palpieren.

Diese „Wurst“ setzt sich lateral des M. rectus abdominis und der duodenokolischen Rinne als Colon ascendens fort. Am besten lassen Sie Ihre flach aufgelegten Finger in einem Bogen über diesen Darmabschnitt wandern, damit Sie seine Dicke und Konsistenz abschätzen können.

### Sigmoid und Colon descendens

Je nach Darmfüllung und Irritationszustand (Divertikulitis u. a.) ist das Sigmoid als eine in unterschiedlichem Winkel quer im linken Unterbauch liegende Rolle zu tasten. Die Palpation des Colon descendens entspricht der des Colon ascendens.

### Radix mesenterii

Die Radix mesenterii verläuft etwa im 70°-Winkel über den 2. LWK und erstreckt sich von der Flexura duodenojejunalis (in Höhe von L1) bis zur Ileozökalklappe (in Höhe von L5). Sie ist kaudal und links des Nabels zu tasten. Die Qualität der Barriere und ihre Distanz zum Bauchnabel geben Hinweise auf mögliche Reizzustände („Radixödem“ der Mayr-Ärzte, Rauch 1994).

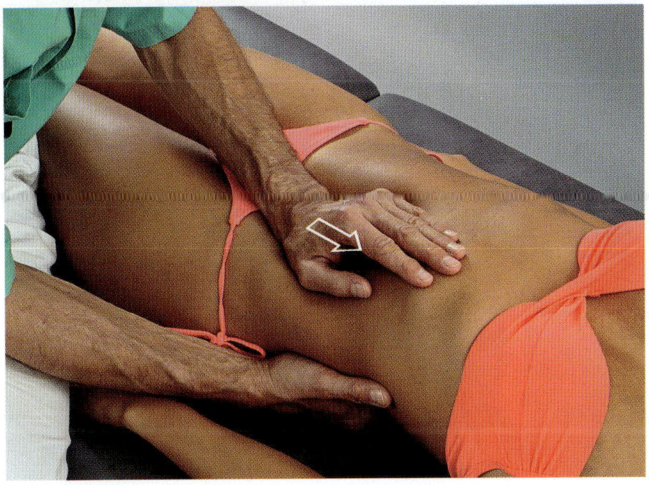

**Abb. 5.9** Palpation der linken Niere

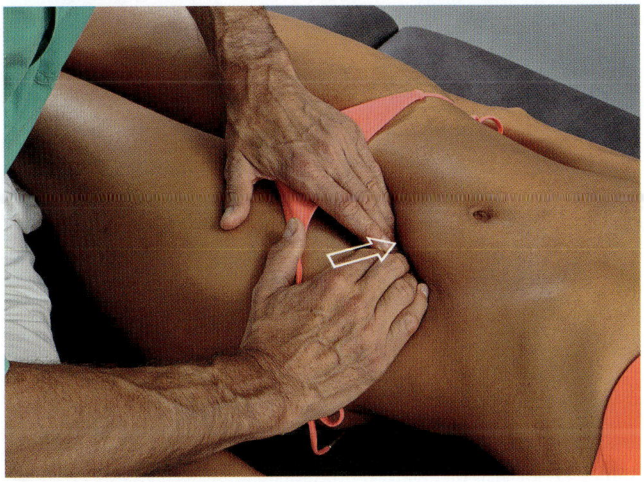

**Abb. 5.10** Palpation der Radix mesenterii

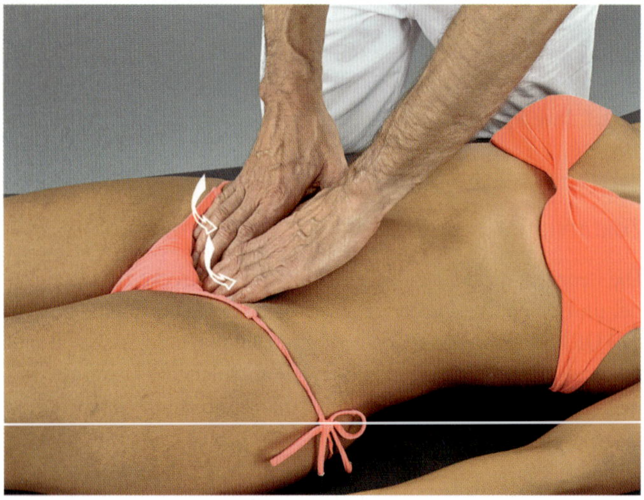

**Abb. 5.11** Palpation der Ligg. pubovesicalia

### Lig. pubovesicale

Diese Struktur befindet sich beidseits tief unter der Bauchdecke an der dorsalen Fläche des Os pubis. Bei Spannungen und Irritationen, die mit einer chronischen Blasenreizung einhergehen können, sind die Ligg. pubovesicalia kranial der Tubercula pubica schmerzhaft zu tasten. Dies spricht für eine Blasenstörung (Fixation im viszeralosteopathischen Sinne oder Entzündung mit oder ohne mikrobiologischen Befund).

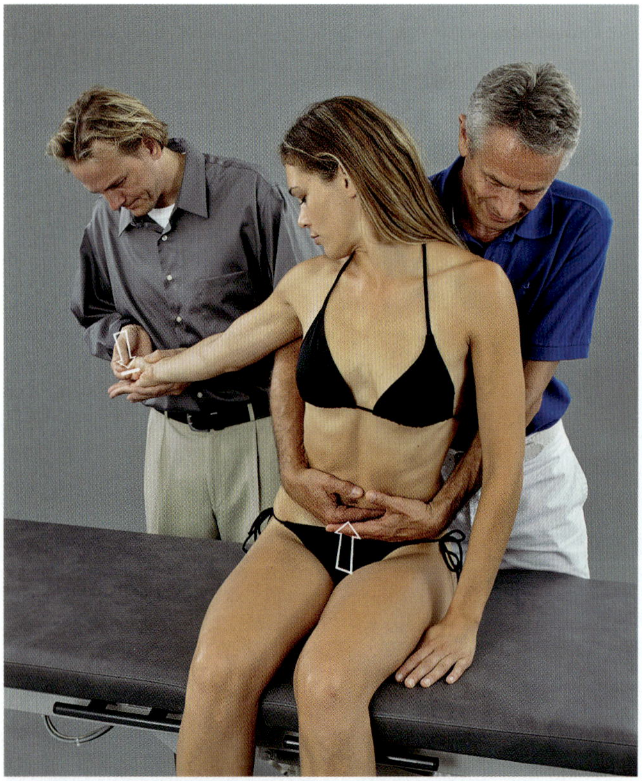

**Abb. 5.12** Kombinierte Rotations-Hyperextensions-Abduktionstests mit Ptose-Challenge

## 5.6 Thorax

### 5.6.1 Thoracic-Outlet-Syndrom bei viszeralen Ptosen

Die obere Thoraxapertur (Thoracic Outlet) kann durch lokale muskuläre Spannungen (z. B. Skalenussyndrom), durch Spannungen im Bereich der thorakalen Faszien sowie durch Ptosen der abdominalen Organe (wobei die Spannungen bis in den Bereich der Halsfaszien aufsteigen können) beeinträchtigt werden.

Ptosen der Leber und der rechten Niere wirken sich auf die rechte, Ptosen der linken Niere auf die linke Zervikobrachialregion aus, während intestinale Ptosen allgemein zu Einschränkungen der Halswirbelsäule führen.

Hier wird nur auf die viszeralen und myofaszialen Aspekte des Thoracic-Outlet-Syndroms eingegangen (ausführliche Beschreibung ➤ Kap. 6.9.5).

#### ❶ Kombinierte Tests

#### Adson-Test, Eden-Test und Wright-Test

Eine Kombination aus dem Adson-, dem Eden- und dem Wright-Test dient der Prüfung der drei Engpassstellen im Thoracic Outlet (➤ Kap. 6.9.5).

Am besten wird im Stehen getestet: Bei einem Thoracic-Outlet-Syndrom führen Abduktion, Extension und Außenrotation des Armes plus Rotation und Seitneigung der HWS zur Seite („Skalenus-Krampftest") bzw. zur Gegenseite der Radialisprüfung (Adson-Test) zu einer Abschwächung des Radialispulses sowie zu Schmerzen, Parästhesien und Kältegefühl im Bereich der oberen Extremität mit Betonung der ulnaren Segmente C7 und C8. Dieser Test wird auch als Soto-Hall-Test bezeichnet (Barral und Mercier 1983), ist aber in der Literatur als traumatologischer Flexionstest für Verstauchungen und Frakturen des zervikothorakalen Übergangs beschrieben (Miller et al. 2007).

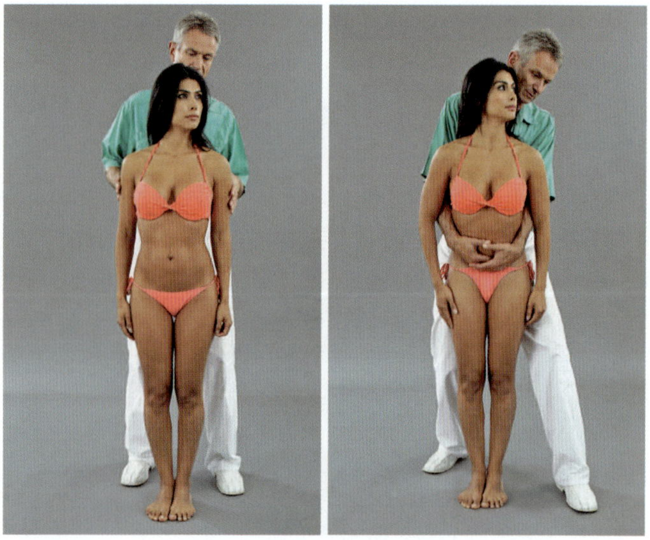

**Abb. 5.13** Ptose-Challenge und HWS-Rotationsprüfung

Die von den kaudalen Segmenten des Plexus cervicalis innervierten Muskeln können durch diese Provokation hyporeaktiv werden. Ein geeigneter Testmuskel ist der Adductor pollicis (C8/Th1). Selten kann der Kennmuskel auch bereits im Leertest hyporeaktiv sein und durch den unten beschriebenen Ptose-Challenge normoreaktiv werden.

Durch einen gehaltenen Challenge am ptotischen Organ kommt es zu einer Verbesserung des abgeschwächten Pulses bzw. der Parästhesie sowie der Funktion des Kennmuskels. Ohne Assistenz ist es aber schwierig, gleichzeitig den Puls zu tasten bzw. die Muskeln zu testen und die Bauchorgane anzuheben.

Am besten heben Sie hinter dem Patienten stehend das gesamte Darmpaket und mit ihm die Oberbauchorgane an. Einfacher Druck auf das Organ, das aus der Faszien-Läsionskette herausgenommen werden soll (Hebgen 2008), genügt hier definitiv nicht.

#### HWS-Rotationstest mit Ptose-Challenge

Wesentlich einfacher ist es, zuerst die HWS-Rotation des Patienten im Stehen zu prüfen und dann das Darmpaket anzuheben. Dadurch lässt sich bei relevanten Ptosen oftmals eine für den Patienten eindrucksvolle Verbesserung der Rotationsfähigkeit erreichen.

Der Test bestätigt, dass es einen viszeralen Einfluss auf die Funktion der HWS und des zervikothorakalen Übergangs gibt.

### ❷ Myofasziale Störungen des Thoracic Outlet („oberes Diaphragma")

Wie bereits gesagt, ist die Therapie des Thoracic-Outlet-Syndroms an anderer Stelle (➤ Kap. 6.9.5) umfassend dargestellt. Die viszeralen Ursachen erfordern eine spezifische Korrektur, dabei kommt den Oberbauchorganen und dem („mittleren") Diaphragma (➤ Kap. 5.6.4) eine Sonderstellung zu. Die myofasziale Therapie des oberen Diaphragmas spielt auch im Kontext der kranialen Behandlung eine wichtige Rolle: Die Halsmuskulatur setzt an der Schädelbasis an, sodass Dysbalancen zu Torsionen der Schädelbasis führen können und dementsprechend vor der kranialen Korrektur normalisiert werden müssen.

#### Challenge

Die Faszien des oberen Diaphragmas können auf einfache Weise untersucht werden. Nehmen Sie flächigen Kontakt mit der Hand auf, den Sie unterschiedlich tief ansetzen sollten. Üben Sie in kraniokaudaler, kaudokranialer und schräger Richtung einen Zug an der vorderen Halsmuskulatur und über dem seitlichen Halsdreieck aus und testen Sie einen normoreaktiven Indikatormuskel.

Ein positiver Challenge wird während einer gehaltenen Inspiration wiederholt. Wenn dies den Challenge aufhebt, wird in Inspiration korrigiert, wenn nicht, wiederholen Sie den Test auf dieselbe Weise bei gehaltener Exspiration.

#### Korrektur

Die Korrektur wird in Challenge-Richtung mit demselben Tiefen- (oder eher oberflächlichen) Kontakt wie bei der Untersuchung und

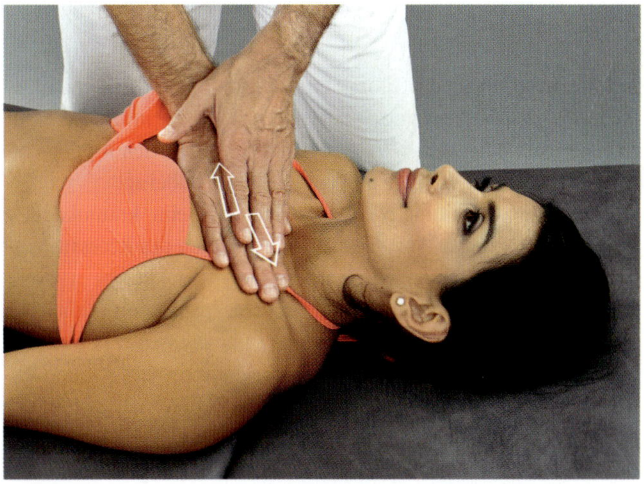

**Abb. 5.14** Challenge der Halsfaszien und des oberen Diaphragmas

mit leichtem Zug während der Atemphase durchgeführt, die den Challenge aufgehoben hatte. Nach 5–7 Wiederholungen wird der Erfolg durch einen erneuten Challenge kontrolliert.

Alternativ kann hier die Technik des „Myofascial Release" angewandt werden: Mit Tiefenkontakt wie beim Challenge lassen Sie sich vom Gewebe „leiten". Wenn es Sie wie magnetisch in eine bestimmte Richtung „zieht", die üblicherweise mit der Challenge-Richtung übereinstimmt, folgen Sie diesem Zug, bis er nicht mehr zu spüren ist. Dann wiederholen Sie den Challenge wie oben beschrieben oder gehen unter Beibehaltung des Handkontakts eine Schicht tiefer und lassen sich erneut „ziehen".

Kontrollieren Sie, ob nach der jeweiligen Korrektur möglicherweise noch andere Schichten (Kontakttiefe variieren) in weiteren Richtungen einen positiven Challenge aufweisen.

## 5.6.2 Thorax und Lunge

### ❶ Mobilität

#### Mobilität der Thoraxwand – Biomechanik der Rippen

Die Rippen bewegen sich um eine Achse, die von ihrem Köpfchen durch den Rippenhals zum Kostotransversalgelenk verläuft. An der oberen Brustwirbelsäule liegt die Bewegungsachse horizontal annähernd in der Frontalebene, sodass es hier zu einer Art „Eimerhenkelbewegung" kommt (a. p.-Expansion, ➤ Abb. 5.15), die ein Heben und Senken des Thorax mit „Pumpenschwengelbewegung" des Brustbeins zur Folge hat (Lewit 1992). An der unteren Brustwirbelsäule verläuft diese Achse schräg nach lateral, dorsal und kaudal, sodass es zu einer Art Flügelbewegung kommt (laterale Expansion, ➤ Abb. 5.15).

Einfach ausgedrückt: Die Mobilitätsbewegung mit ihrem kraniokaudalen Vektor weist am oberen Thorax ventral und am unteren Thorax ventral und lateral die größte Amplitude auf.

## Mobilität und Motilität der Lunge

Auf die Erweiterung des Thorax und das Absenken des Zwerchfells folgt eine „Auffaltbewegung“ beider Lungenflügel in die Recessus costomediastinales, deren Vektor grundsätzlich an den Rippen entlang verläuft. Die Zwerchfellkuppel flacht sich dabei ab.

Die größte Amplitude hat jedoch auch hier eine kraniokaudale Bewegung, die durch Aufweitung und Ausfüllen des Recessus costodiaphragmaticus (bds.) entsteht.

Der Lungenrand verschiebt sich bei tiefer Inspiration seitlich um 2–3 cm nach kaudal und dorsal um 5–6 cm. Die Gesamtverschieblichkeit der Lunge gegenüber der Thoraxwand beträgt beim Erwachsenen ventral 5–6 cm sowie im Bereich der Axillar- und der Skapularlinie 10 cm (Larsen und Ziegenfuß 2004).

Die Motilität der Lunge folgt mehr oder weniger demselben Vektor wie die Mobilität, allerdings mit der typischen mikroskopischen Amplitude. Wegen der ausgeprägten Mobilität setzt das Listening (écoute) einige Übung voraus. Dies ist jedoch unproblematisch, da beim AK-Challenge auch Motilitätsstörungen mit erfasst werden.



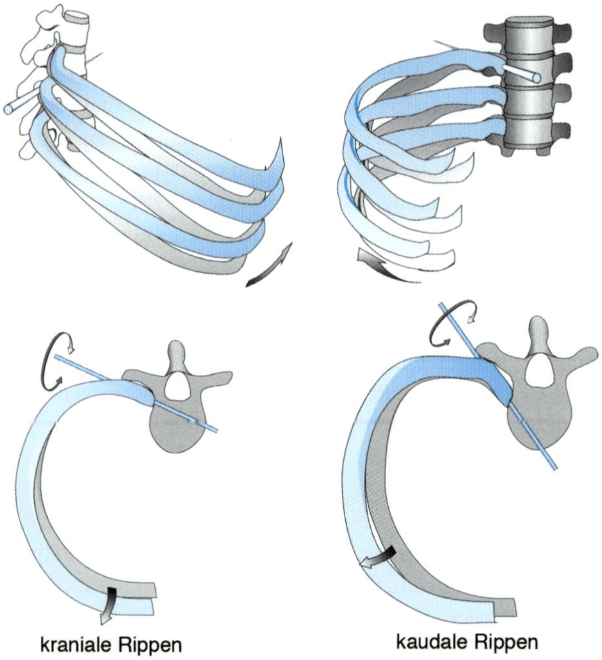


**Abb. 5.15** Mobilität der Rippen

## Symptome und Indikationen

Mobilitätseinschränkungen des Thorax können mit subjektiver Atemnot (eher inspiratorisch) oder einem Druckgefühl auf der Brust wie beim Menopausensyndrom, mit Restriktionen durch Pleuranarben und myofaszialer Spannung sowie Kloßgefühl im Hals beim Menopausensyndrom verbunden sein. Eine chronisch obstruktive Bronchitis und spezielle Pathologien wie Mukoviszidose sind dankbare Indikationen für eine manuelle Behandlung.

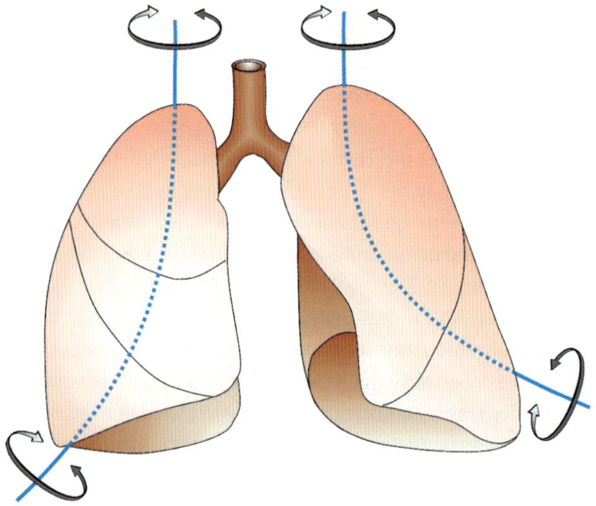

**Abb. 5.16** Mobilität der Lunge

# ❷ AK-Diagnostik und -Therapie

Als objektivierbarer Parameter sollte vor und nach der Behandlung die Vitalkapazität gemessen werden, was mit einfachen, preisgünstigen Spirometern möglich ist. Durch die Therapie verbessert sich die Vitalkapazität häufig um mehrere 100 ml. Das Flussdiagramm illustriert das Vorgehen (➤ Abb. 5.17).

## Challenge

1. Ausgehend von einem normoreaktiven Indikatormuskel (NIM) wird ein Challenge der Thoraxwand mit oberflächlicherem Kontakt zu den Rippen (kraniokaudal in Richtung ihrer Mobilität) und mit tieferem Kontakt zu den Pleurastrukturen (anterior-posterior entlang dem Rippenverlauf) durchgeführt. Wichtig ist dabei ein flächiger Kontakt Ihrer Hand. Der kraniokaudale Challenge sollte auch noch einmal mit tieferem Kontakt wiederholt werden (Mobilität der Lunge). Challenges mit schrägen Vektoren können teilweise positiv sein. Bei Restriktionen führt dies zur Dysreaktion des NIM.
2. Wiederholen Sie den Challenge bei gehaltener Inspiration; dies hebt die Indikatordysreaktion meist auf, andernfalls bei gehaltener Exspiration prüfen.

## Korrektur

3. Dehnen und mobilisieren Sie den entsprechenden Thoraxabschnitt bzw. die Pleurastruktur mit dem Challenge-Kontakt in Challenge-Richtung und in der Atemphase, die den Challenge aufgehoben hat.
4. Sehr effizient ist eine globale Mobilisation der gesamten Thoraxwand im Sitzen: Zur Behandlung der linken Thoraxwand platzieren Sie Ihr linkes Knie rechts neben dem Patienten auf die Liege und legen ihn seitlich über Ihren Oberschenkel. Der Patient sollte sich dabei nicht mit dem unten liegenden Ellenbogen abstützen.

Nehmen Sie seinen linken, im Ellenbogen abgewinkelten Arm, um die linke Thoraxwand unter Spannung zu bringen. Mit Ihrer linken Hand greifen Sie zwischen die Rippen und halten diese nach kaudal, während der Patient einatmet.

Gehen Sie Rippe für Rippe von kaudal nach kranial vor. Über den Arm des Patienten können Sie den Grad der Flexion oder Extension variieren und damit unterschiedliche Abschnitte des Thorax behandeln. Dabei sollten Sie sich nach dem Challenge-Befund richten.

Für den rechten Thorax gilt spiegelbildlich das gleiche Vorgehen.

## 5.6.3 Sternum und Perikard

### ❶ Anatomie und Mobilität

Das Sternum besteht aus Manubrium sterni, Corpus sterni und Proc. xiphoideus. Manubrium sterni und Proc. xiphoideus sind mit dem Brustbein über knorpelige Verbindungen (Synchondrosen) verbunden, die eine gewisse Bewegung in diesen „Gelenken" erlauben. Die I. Rippe setzt am Manubrium sterni an, die II. Rippe im Winkel zwischen Manubrium und Corpus sterni (Angulus sterni [Ludovici]), die Rippen III bis VII am Corpus sterni.

Das Pericardium serosum (viszerales Blatt) umhüllt das Herz und ist im Sinne der zwei Schichten mit dem Pericardium fibrosum (parietales Blatt) verbunden. Das Pericardium fibrosum ist über Bänder mit dem Diaphragma (Lig. pericardiodiaphragmale), dem Sternum (Ligg. sternopericardiaca superius und inferius) und mit den Halswirbeln (Lig. vertebropericardiale) verbunden.

Für die Technik nach Portelli ist weiterhin von Bedeutung, dass der Ösophagus im dorsalen Mediastinum hinter dem Herzbeutel liegt. Er verläuft zunächst rechts neben der Aorta, wendet sich dann nach ventral und links, um ventral des Hiatus aorticus durch den Hiatus oesophageus des Zwerchfells zu treten (➤ Kap. 5.6.4).

Bei der Inspiration bewegt sich das Corpus sterni nach ventral und kranial, während es im Manubriosternal- und Xiphosternalgelenk zu einer Flexionsbewegung kommt. Entsprechend tritt dann bei der Exspiration eine Streckbewegung auf (➤ Abb. 3.61).

Das Perikard bewegt sich primär mit dem Herzschlag, zudem wird seine Mobilität in der Sagittalen vom Zwerchfell induziert.

### ❷ Symptome von Perikard-/Sternumfixationen

Der unten beschriebene Challenge ist mehr oder weniger derselbe wie für Sternumfixationen (➤ Kap. 3.3.5 ❷).

Auf eine Sternumfixation können folgende Symptome hinweisen:

- Druckgefühl auf der Brust oder Kloßgefühl im Hals wie beim Menopausensyndrom
- Kurzatmigkeit
- Palpitationen, Herzrhythmusstörungen, präkordialer Schmerz ohne organisches Korrelat
- eingeschränkter Bewegungsradius der Schulter, der Nackenflexion und -rotation

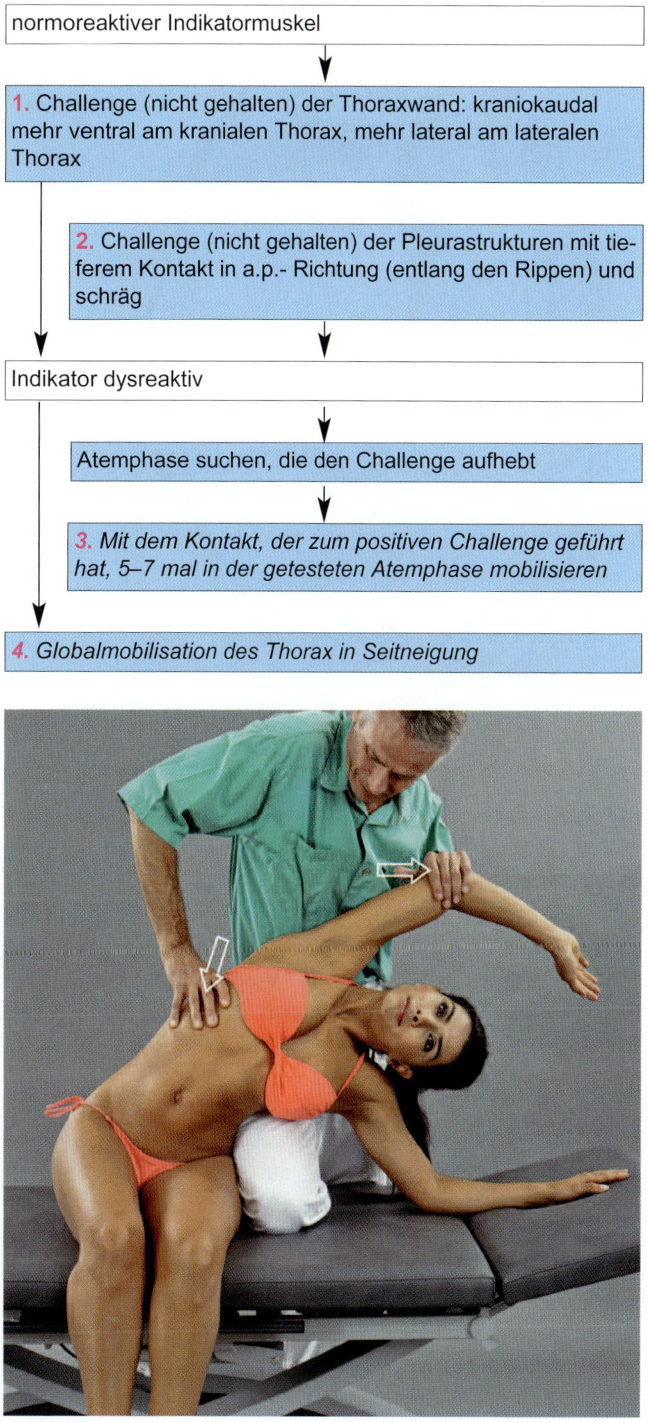


Abb. 5.17 Flussdiagramm zur Behandlung des Thorax

Die kardialen Symptome sind durch die Verbindung des Perikards mit parietalen Strukturen über die Ligg. sternopericardiaca zu erklären (També 1996). Besonders bei ventrikulären Extrasystolen besteht die Chance, sie mit der Korrektur von Fixationen zu beseitigen, selbst wenn diese bereits seit vielen Jahre bestanden. Eine kardiologische Diagnostik muss dem vorausgehen.

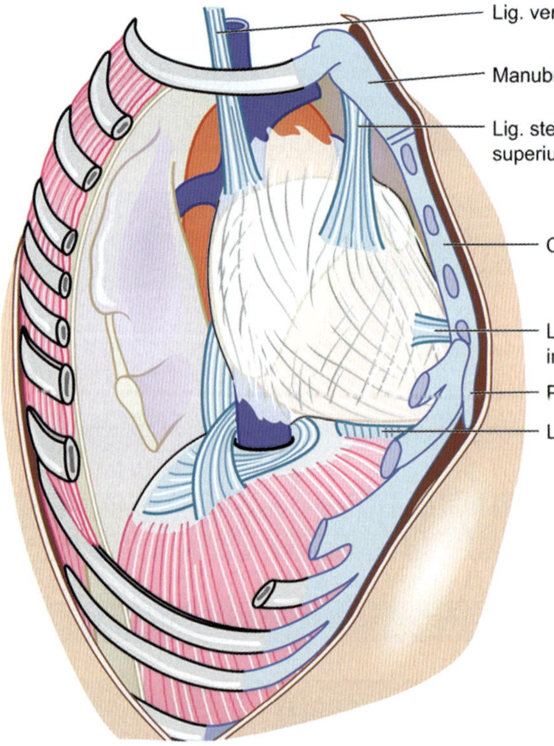


**Abb. 5.18** Perikard und ligamentäre Verbindungen

### ❸ AK-Diagnostik und -Korrektur

AK-Diagnostik und -Korrektur von Sternumfixationen wurden bereits beschrieben (➤ Kap. 3.3.5 ❷). Besonders die Recoil-Behandlung erweist sich bei Perikardfixationen als wirksam. Das folgende Flussdiagramm illustriert die Portelli-Technik (➤ Abb. 5.19).

#### Technik nach Portelli

Portelli (mündliche Mitteilung auf dem ICAK-International Meeting, Freiburg 2001) entwickelte eine sehr effiziente Technik zur Behandlung von Perikardfixationen und Kardiainsuffizienzen bei Gleithernien und Reflux. Das Prinzip ist dabei, den Ösophagus sozusagen als Katapult für das Herz zu benutzen.

1. Der Patient liegt auf dem Rücken. Der M. subscapularis, der bei diesen Indikationen ein- oder beidseitig hyporeaktiv sein kann, dient als Monitor.
2. Nicht gehaltener Challenge: Drücken Sie mit Ihrer rechten Hand den linken Thorax des Patienten in Richtung der Wirbelsäule und lassen Sie wieder los. Bei Frauen ist es angemessener, wenn die Patientin zunächst ihre Hand auf die linke Brust legt und die Challenge-Hand daraufgelegt wird.

   Bei positivem Challenge wird der M. subscapularis normoreaktiv bzw. so gut wie jeder andere normoreaktive Indikatormuskel dysreaktiv.
3. Durch Lagerung des Patienten mit überstreckter HWS in Rechtsseitneigung soll der Ösophagus gerade gerichtet und unter Spannung gebracht werden.

Um diese Vorspannung zu verstärken, legen Sie Ihren linken Thenar und Daumen unter dem Rippenbogen im linken Epigastrium mit Tiefenkontakt an den Fundus ventriculi. Lassen Sie den Patienten einatmen (führt den Magen nach kaudal) und versuchen Sie, möglichst tiefen Kontakt aufrechtzuerhalten, während der Patient ausatmet. Wiederholen Sie diesen Zyklus 2–3 mal, um einen zu hoch im Hiatus oesophageus des Zwerchfells liegenden Magen nach kaudal zu mobilisieren.

Legen Sie Ihre rechte Hand nach der dritten tiefen Inspiration wieder auf den linken Thorax des Patienten und halten Sie die Spannung in Richtung Wirbelsäule. Dann lassen Sie den Patienten kräftig husten, während Sie die Vorspannung im Sinne eines Recoil blitzartig aufheben.

Nach 3–5 Wiederholungen kontrollieren Sie den Challenge sowie die Mm. subscapulares.

## 5.6.4 Diaphragma

### ❶ Anatomie

Das Zwerchfell (Diaphragma) ist ein kuppelförmiges Muskelseptum mit zentraler Sehnenplatte. Dieses Centrum tendineum begrenzt das Foramen venae cavae (➤ Abb. 5.20).

Das Diaphragma entspringt an folgenden Strukturen:

- Untere Thoraxapertur
- Lendenwirbelsäule: Bei der Pars lumbalis werden ein Crus dextrum und ein Crus sinistum unterschieden, die jeweils einen medialen Ursprung an den LWK 1–4 (re.) bzw. 1–3 (li.) sowie

| normoreaktiver Indikatormuskel | 1. Subscapularis (bds.) hyporeaktiv |
|---|---|
| 2. Challenge: linken Thorax in Richtung Wirbelsäule drücken, loslassen. Subscapularis wird normoreaktiv, normoreaktiver Indikatormuskel wird dysreaktiv. | |
| Indikator dysreaktiv | Subscapularis (bds.) stark |
| 3. *Korrektur: Patient in Kopfüberstreckung und Rechts-Seitneigung. Fundus des Magens nach kaudal mobilisieren, halten. Den linken Thorax komprimieren, am Ende der Inspiration als Recoil loslassen, während der Patient kräftig hustet.* | |

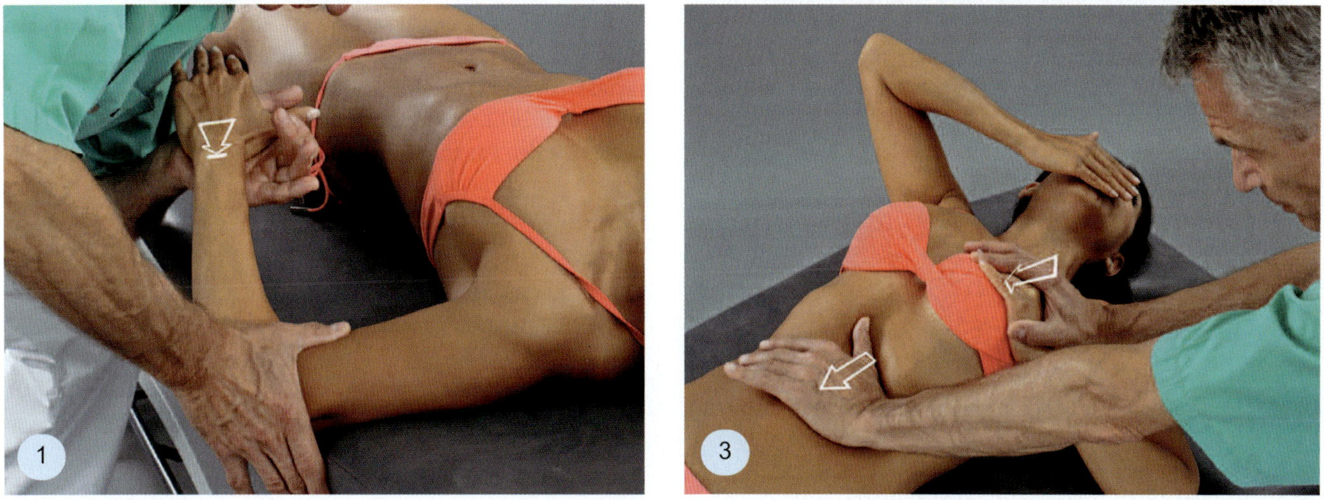


**Abb. 5.19** Flussdiagramm zur Behandlung einer Perikardfixation nach PORTELLI

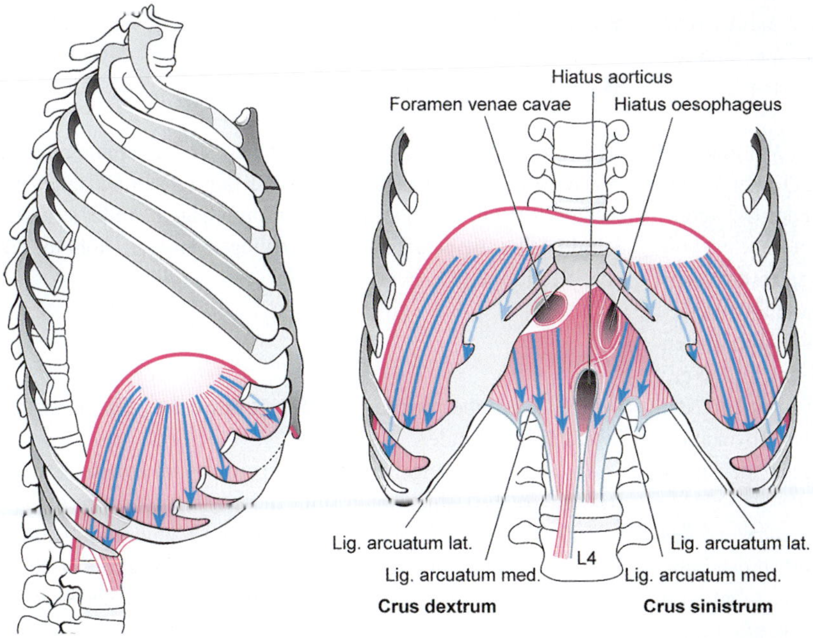


**Abb. 5.20** Anatomie des Zwerchfells (aus Garten 2012)

einen lateralen an zwei Sehnenbögen (Lig. arcuatum mediale und Lig. arcuatum laterale) haben. Die Sehnenbögen überbrücken auf beiden Seiten die Mm. psoas und quadratus lumborum. Vor dem 1. Lendenwirbel befindet sich im Crus mediale dextrum die Durchtrittsöffnung für die Aorta (Hiatus aorticus), weiter kranial der Hiatus oesophageus.

- 6 kaudale Rippen
- Sternum

Der Ansatz des Diaphragmas befindet sich im Centrum tendineum.

Für die motorische Innervation ist der N. phrenicus (C3/C4/C5) zuständig, wobei über den N. subclavius auch tiefere Halssegmente daran beteiligt sein können. Die sensorische Innervation erfolgt durch die Nn. intercostales (6–12).

Als viszeroparietales Segment wird dem Diaphragma Th5/Th6 zugeordnet.

### ❷ Indikationen für viszerale Manipulationen

- Folgen von pleuropulmonalen Erkrankungen (zusammen mit Manipulationen der Lunge und des Mediastinums)
- Sämtliche Restriktionen der Atmung, auch psychosomatischer Natur
- Zervikobrachiale Störungen (C4/C5-Läsionen und Thoracic-Outlet-Läsionen)
- Alle Thorakalsyndrome (inkl. Sternumläsionen)
- Gastroösophagealer Reflux, Sodbrennen
- Hepatobiliäre Störungen

### ❸ Diagnostik und Therapie

Die einzelnen Schritte illustriert auch das folgende Flussdiagramm (➤ Abb. 5.21).

#### Therapielokalisation und Challenge

1. Lassen Sie den Patienten unter dem Xiphoid eine TL durchführen. Wenn ein normoreaktiver Indikatormuskel (NIM) dysreaktiv wird, ist zwischen einer Diaphragmadysfunktion und einer anderen Ursache für die positive TL zu unterscheiden. Am besten ist dann ein direkter Challenge (wie in 3) durchzuführen.
2. Ist die TL in Atemruhelage negativ, soll der Patient 3–4 mal ein- und ausatmen, während die TL gehalten wird. Nach diesem Manöver tritt bei Zwerchfelldysfunktion eine Dysreaktion des Indikatormuskels auf.
3. Direkter Challenge: Um das Diaphragma direkt zu testen, nehmen Sie links und rechts unter dem Rippenbogen Kontakt auf. Gehen Sie mit den ulnaren Handkanten flach unter den Rippenbogen in die Tiefe und führen Sie mit einem nach kranial und lateral gerichteten Zug einen Dehnungs-Challenge des Zwerchfells aus. Bei Vorliegen einer Dysfunktion wird ein NIM durch diese Provokation dysreaktiv. Der Challenge kann in Rückenlage oder im Sitzen durchgeführt werden.
4. Wiederholen Sie den Challenge (wie in 2 oder 3), während der Patient die zugeordneten Faktoren therapielokalisiert: motorische Innervationsebene C3/C4/C5, als viszerosomatisches Segment Th5/Th6, NL-Reflexzone, evtl. NV-Reflexpunkte am Schädel und thorakolumbaler Übergang. Dort können Sie am einfachsten die nichtschwächende Seite eines Magneten zur TL unter die Wirbelsäule legen.

Die indizierten Faktoren werden behandelt.

#### Korrektur

5. Lassen Sie den Patienten 5–7 mal tief einatmen, während Sie den Kontakt wie beim direkten Challenge beschrieben beibehalten. Am bequemsten ist es in Rückenlage.

Dagegen wird die Behandlung einer Leberfixation, die immer auch das Zwerchfell mit einbezieht, möglichst im Sitzen durchgeführt.

6. Nach Goodheart kann ein reaktives Muster zwischen einem hypertonen Psoas und dem Diaphragma bestehen. Lassen Sie den Patienten zuerst das eine, dann das andere Bein wie beim Psoas-Test anheben, halten und wieder absenken, und führen Sie dann einen Diaphragma-Challenge (wie in 2 oder 3) durch. Bei Vorliegen eines reaktiven Musters wird dieser wieder positiv. Dann muss ein myofaszialer Release des Psoas mittels postisometrischer Relaxation (Garten 2012, Abb. 11.120) oder folgendem Manöver erfolgen: Lassen Sie den Patienten in Rückenlage mit aufgestützter Ferse das Bein mehrmals beugen und strecken, während Sie tiefen Kontakt auf dem Psoas halten.

**Läsionsketten**

C3/C4/C5-Läsionen können über das Diaphragma zu Läsionen der angrenzenden Organe (Leber, Magen, Milz, letztere ohne klinische Relevanz) führen, ebenso wie viszerale Störungen dieser Nachbarorgane des Diaphragmas zu C3/C4/C5-Läsionen führen können.

## 5.7 Leber und Gallenwege

### 5.7.1 Leber

### ❶ Anatomie

Der Vorderrand der Leber ist etwa 1 QF unter dem rechten Rippenbogen zu tasten. Bei tiefer Inspiration ragt er 2–4 QF unter dem rechten Rippenrand hervor. In Atemmittellage befindet sich seine Schnittstelle mit dem linken Rippenbogen etwa in Höhe der VI. oder VII. Rippe.

#### Bänder

Die Leber ist über das **Lig. coronarium hepatis** direkt mit dem Zwerchfell verbunden.

Als laterale Verlängerung des Lig. coronarium inseriert das **Lig. triangulare dextrum** etwa in Höhe der rechten, vorderen Axillarlinie am Diaphragma. Bei der Palpation und Mobilisation kann die XI. Rippe als Orientierungspunkt dienen. Während die senkrecht verlaufenden Fasern des Lig. triangulare sich hinter der Rippe befinden, ist vor ihr das Lig. phrenicocolicum dextrum lokalisiert, das sich jedoch nie wirklich gut abgrenzen lässt.

Links bildet das **Lig. triangulare sinistrum** das laterale Ende des Lig. coronarium. Es ist etwa in der linken Medioklavikularlinie unterhalb des linken Rippenbogens im 6. oder 7. ICR zu tasten. Wenn

normoreaktiver Indikatormuskel

1. TL unter dem Xyphoid → dysreaktiv → Diaphragmaläsion, evtl. lokales Problem, aktiver Akupunkturpunkt; DD mit dem nächsten Schritt

normoreaktiv

2. TL unter dem Xyphoid, zusätzlich tiefes Ein- und Ausatmen

Indikator dysreaktiv

3. Direkter Challenge (nicht gehalten): unter den Rippenbogen rechts und links fassen, nach kranial und lateral ziehen

Indikator dysreaktiv

4. TL der NL- und NV-Reflexzonen, C3, 4, 5, thorakolumbaler Übergang, indizierte korrigieren

5. Diaphragma wie beim direkten Challenge (3) in Inspiration 5–7 mal mobilisieren

6. Reaktives Muster Psoas/Diaphragma testen; wenn indiziert, Psoas entspannen

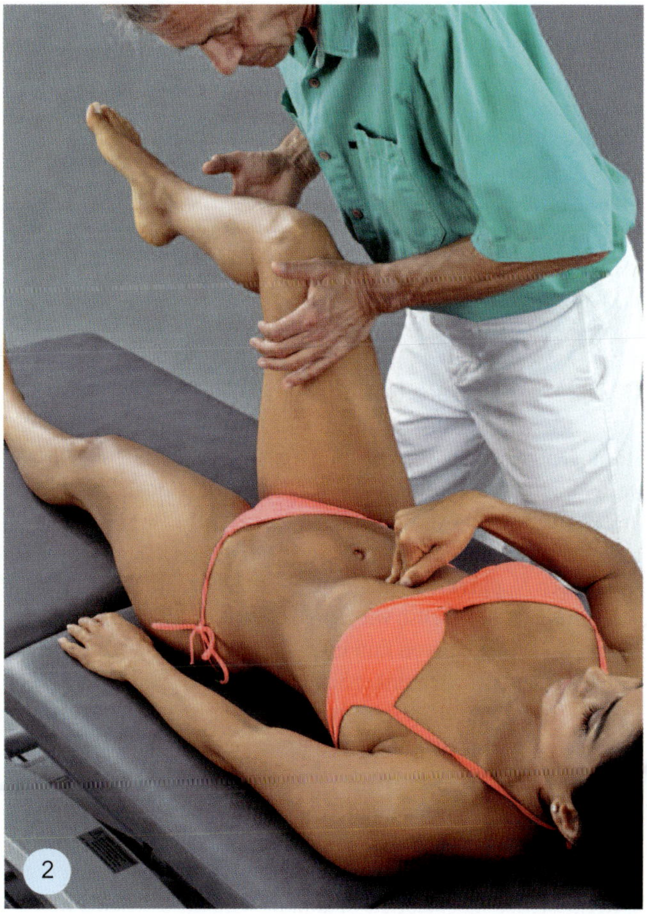


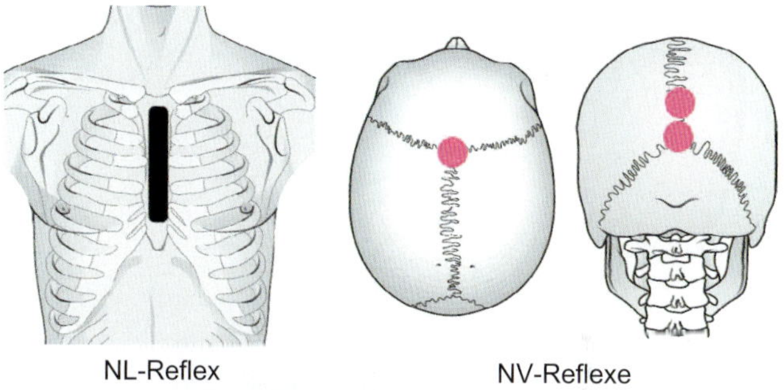


**Motorische Innervation:** N. phrenicus, C3, 4, 5
**Viszeroparietales Segment:** zwischen Th5 u. 6

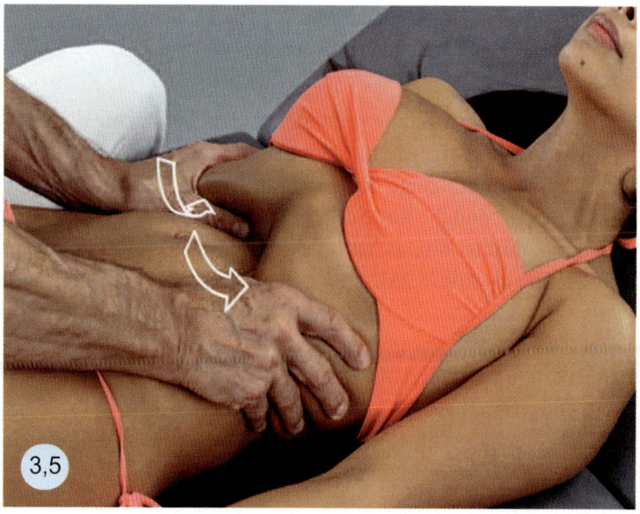


**Abb. 5.21** Flussdiagramm zur Diagnostik und Behandlung des Diaphragmas

Sie im Sitzen links-lateral des Xiphoids in die Tiefe gehen, ist zunächst als halbrunde, dichte Struktur die Kardia zu tasten und etwas weiter lateral dann das Lig. triangulare sinistrum mit seinen schräg verlaufenden Fasern.

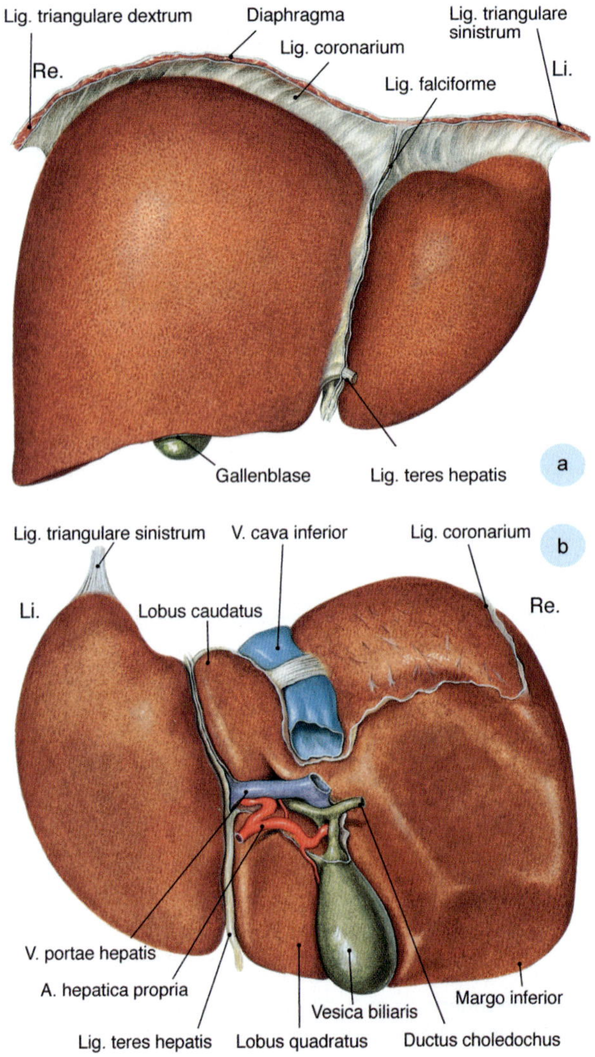


**Abb. 5.22** Anatomie der Leber, Ansicht von ventral (a) und von dorsal (b)

Als dünne Peritonealfalte verbindet das **Lig. falciforme** die Leber mit dem Diaphragma. Es unterteilt die Leber in einen rechten und linken Lappen und hängt sie an der vorderen Bauchwand auf. Im Lig. falciforme sind die Reste der Umbilikalvene (Lig. teres hepatis) enthalten. Darüber hinaus hat es Bedeutung als Vermittler von Läsionsketten (➤ Abb. 5.25).

## ❷ Mobilität und Motilität

Die Leber bewegt sich in einer Art Nickbewegung mit Rotation gegen den Uhrzeigersinn aufgrund ihrer rechtsbetonten Lage unter dem Zwerchfell (➤ Abb. 5.23).

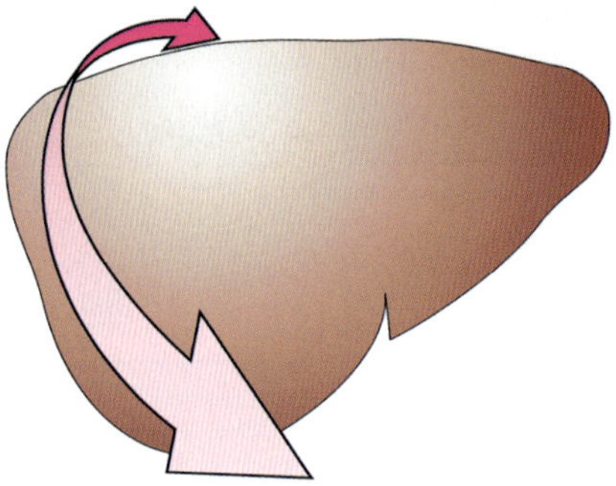

**Abb. 5.23** Gesamtmobilität der Leber (nach Barral und Mercier 1983)

## ❸ Indikationen

Die Indikationen erklären sich direkt aus der Funktion der Leber: Als Entgiftungsorgan muss sie exo- und endotoxische Substanzen bei enterohepatischer Autointoxikation, deren Ursache häufig Dysbiosen sind, sowie Steroidhormone abbauen (vgl. Garten und Weiss 2007, Kap. 7, 11, 12, 14, 15, 16).

Indikationen sind daher folgende klinische Zeichen:

- toxische Störungen (endo- und exotoxisch)
- hormonelle Dysbalancen, prämenstruelles Syndrom
- Zephalgien
- Schwindel (unspezifischer, d. h. nicht gerichteter), Unsicherheitsgefühl
- Morgenmüdigkeit, leichte Erschöpfbarkeit
- vermehrte Schweißneigung
- Stauungen im Portalkreislauf (inkl. Hämorrhoiden)
- Gallenstauungen
- Pruritus

## ❹ Viszeroparietale Bezüge

Störungen folgender osteomuskulärer Regionen sind möglicherweise durch Dysfunktionen der Leber wie Fixationen und Ptosen (mit)verursacht (➤ Abb. 5.24):

1. Vertebrale Dysfunktionen der Segmente C3/C4/C5, vermittelt über den N. phrenicus; dieser gilt zwar als rein motorischer Nerv, leitet aber ebenso wie der N. hypoglossus die propriozeptiven Afferenzen des von ihm innervierten Muskels weiter.
2. Rechte (seltener auch linke) Schulterprobleme: über die beschriebenen Verbindungen zwischen Dysfunktionen der zwerchfellnahen Organe und Thoracic Outlet (➤ Kap. 5.6.1)
3. Vertebrale Dysfunktionen der Segmente Th7 bis Th9 und der entsprechenden Kostovertebralgelenke, Schmerzen im rechten Skapulabereich: Hierbei handelt es sich um naheliegende viszeroparietale Reflexbezüge.
4. Rechtsseitige subokzipitale Spannung wird nicht selten durch Leberläsionen mitverursacht.
5. Wurzelreizsyndrome der unteren Extremität (meist links)

Bei portaler Stauung kann es zu Rückstau und Enge im Epiduralraum und im Foramen intervertebrale über folgende Anastomosen kommen: V. portae – V. mesenterica inferior – Vv. sigmoideae – Vv. rec-

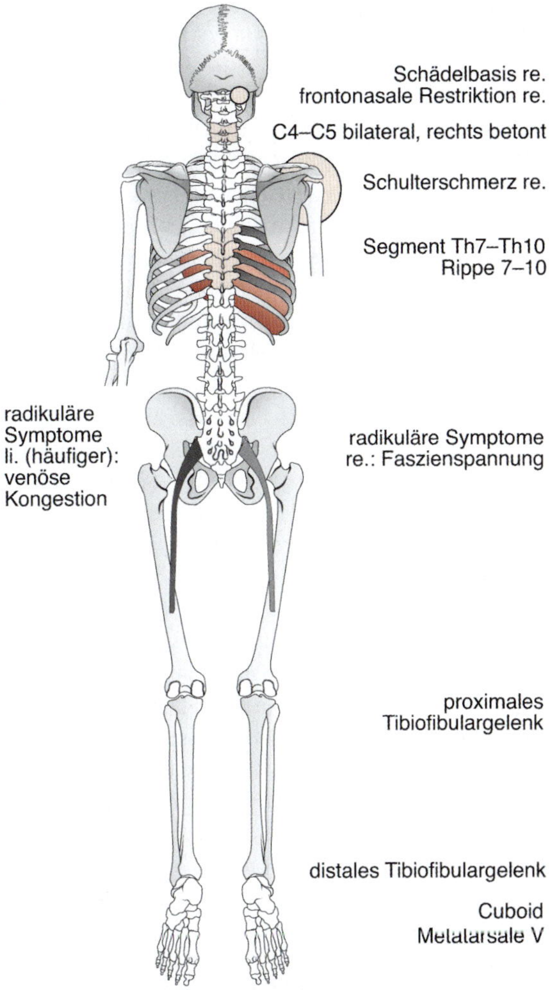


**Abb. 5.24** Viszeroparietale Bezüge der Leber

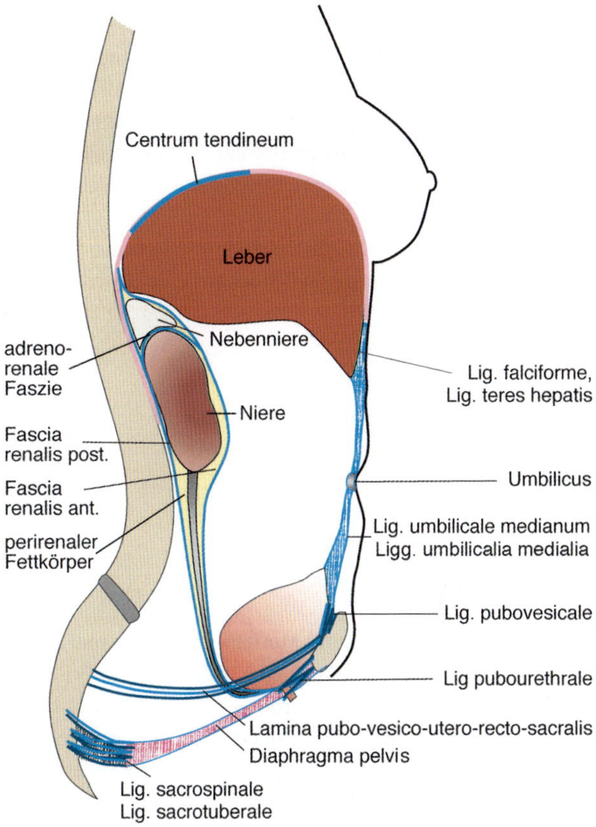


**Abb. 5.25** Läsionskette zwischen Leber, Beckenboden und Kokzyx

tales superiores – Vv. rectales inferiores (Plexus rectalis) – Vv. gluteae – Vv. spinales internae (epidural). Diese Situation ist bei den meist funktionellen Störungen der Leber in der osteopathischen Praxis jedoch eher selten anzutreffen (➤ Kap. 5.9.2 und ➤ Abb. 5.48).

Wurzelreizsyndrome im rechten Bein sind möglicherweise durch fasziale Spannungen bedingt. Diese Läsionskette kann vom Lig. falciforme ausgehen: Lig. falciforme – Lig. teres hepatis – Umbilicus – Ligg. umbilicalia medialia (bilaterale Stränge der obliterierten Umbilikalarterien) und Lig. umbilicale medianum (obliterierter Urachus) – Lig. pubovesicale – Lig. pubourethrale – Diaphragma pelvis – Lig. sacrotuberale und Lig. sacrospinale – M. biceps femoris – Fibulaköpfchen – Fußwurzel (➤ Abb. 5.25).

**Fallbeispiel 2**

**Erschöpfung und Knieschmerz**

Der 36-jährige Patient klagt über Erschöpfung und Benommenheit sowie ein Druckgefühl rechts-subokzipital nach einer Kreuzband-OP zwei Monate zuvor. Im Bereich des linken Fibulaköpfchens liegt noch eine Restschmerzsymptomatik vor.

Da der Leber-Kompressions-Challenge positiv ist, erfolgt eine Korrektur der Ligg. triangularia dextrum und sinistrum.

Am Abend ist der Patient extrem müde, geht früh schlafen und fühlt sich auch am nächsten Morgen noch wie gerädert. Das Druckgefühl rechts-subokzipital ist jedoch verschwunden.

In der nächsten Behandlungssitzung wird eine Korrektur des Lig. falciforme nach Challenge sowie des Lig. pubovesicale und eine Leber-Induktion durchgeführt.

Danach ist der fibulare Knieschmerz beseitigt.

**Fallbeispiel 3**

**BWS-Schmerzen und Ligg. triangularia**

Die 40-jährige Patientin klagt über chronisch rezidivierende BWS-Schmerzen links im Bereich von Th5 bis Th7, subokzipitale Spannung und chronischen Kopfschmerz.

**Befunde**

Positiver Challenge im Sinne einer Linksrotationsläsion des Atlas, Beinlängendifferenz (li. Bein 1 cm kürzer) im Sinne einer Kategorie-1-Beckenläsion.

**Therapie**

IRT-Korrektur der Narbe in der linken Axilla (Zustand nach Mammakarzinom vor 9 Jahren und -implantat); Challenge und Korrektur des Lig. triangulare sinistrum (extrem schmerzhaft) und des Lig. triangulare dextrum (weniger schmerzempfindlich). Anschließend ist die Beinlänge ausgeglichen, der Challenge am Atlas negativ.
Die Korrektur der Ligg. triangularia wurde im Wochenabstand noch 2× wiederholt, danach kein Befund mehr, Beschwerdefreiheit.

## ❺ AK-Diagnostik und -Therapie

Die folgenden Randziffern verweisen auf das Flussdiagramm (➤ Abb. 5.26).

### Therapielokalisation

1. Die TL ist bei Mobilitäts- und Motilitätsstörungen meist positiv. Sicherer wird sie, wenn ein Magnet mit der nicht-schwächenden Seite auf die Leberregion gelegt wird.

In Rückenlage sind drei verschiedene Challenges möglich, wobei der Kompressions-Challenge als Screening verwendet werden kann. Dann sollte man zunächst eine mögliche Fixation und Ptose behandeln und danach den Kompressions-Challenge überprüfen.

### Kompressions-Challenge und Korrektur

2. Nehmen Sie dazu die Leber von ventral und dorsal zwischen beide Hände und komprimieren Sie sie kurz und dosiert. Ein NIM wird bei Vorliegen einer Leberstauung, die fast immer mit einer Fixation oder Ptose einhergeht, dysreaktiv. Der zugeordnete M. pectoralis major (Pars sternalis) oder auch die Rhomboidei, die möglicherweise dysreaktiv sind, werden normoreaktiv.

Bei positivem Challenge muss nicht noch nach einer Atemphase, die den Challenge aufhebt, gesucht werden: Für die indizierte Leberdrainage (wie in 10) mittels „Pumptechnik" immer die Inspiration benutzt.

### Fixations-Challenge

3. Der Challenge des Lig. triangulare dextrum und des Lig. triangulare sinistrum kann in Rückenlage bei angewinkelten Beinen erfolgen, besser jedoch im Sitzen. Im Sitzen können der Deltoideus und der Serratus als NIM benutzt werden. Nehmen Sie mit jeweils zwei Fingern Tiefenkontakt zu den Ligamentstrukturen auf, um einen dosierten Probeschub anzubringen. Der NIM wird danach dysreaktiv. Der zugeordnete M. pectoralis major (Pars sternalis), der möglicherweise dysreaktiv ist, wird durch den Challenge normoreaktiv.

### Korrektur der Fixation

4. Führen Sie eine sanfte Mobilisation in Challenge-Richtung aus: Der Kontakt wird über mehrere Atemphasen beibehalten, während Sie mit dem Gewebe gehend („en écoute") eine Entspannung des Ligaments abwarten. Dabei ist die Unterstützung durch eine Atemphase nicht notwendig.

Zur Behandlung des Lig. triangulare dextrum im Sitzen stellen Sie Ihren linken Fuß auf die Liege, Ihr Oberschenkel befindet sich unter der Achselhöhle des Patienten. So können Sie den Oberkörper des Patienten mit Ihrem Bein etwas nach links rotieren, während Sie den Kontakt am rechten Lig. triangulare aufrechterhalten. Dabei sind die korrigierenden Finger senkrecht ausgerichtet.

In Rückenlage sollte der Patient am besten die Beine aufstellen, damit sich die Bauchdecke etwas entspannt. Bei Patienten mit sehr kurzem Oberkörper, konstitutionell oder z. B. durch Osteoporose bedingt, kann diese Position von Vorteil sein, denn im Sitzen würde ihr Rippenbogen rechts praktisch dem Beckenkamm aufsitzen.

Nach der Korrektur sollten Sie den Erfolg direkt mit einem erneuten Challenge kontrollieren: Verwenden Sie dazu einen in der jeweiligen Position gut zugänglichen Indikatormuskel.

5. Challenge des Lig. triangulare sinistrum: Gehen Sie auf halber Strecke zwischen Median- und linker Mamillarlinie unter den Rippenbogen, bis Sie mit sanftem Druck im 45°-Winkel nach links oben die Weichteilbarriere erreicht haben; geben Sie einen kleinen zusätzlichen Druck und testen Sie direkt anschließend einen Indikatormuskel, der im positiven Falle dysreaktiv wird.

6. Für die Korrektur gilt spiegelbildlich dasselbe Vorgehen wie beim Lig. triangulare dextrum: Der rechte Arm des Patienten hängt über Ihrem auf der Liege abgestellten Bein, mit dem Sie wie beim Challenge nach Erreichen der Barriere und unter Beibehaltung des Kontakts am Ligament den Rumpf des Patienten sanft nach rechts rotieren können.

### Ptose-Challenge

7. Dieser sollte in Richtung der Mobilität durchgeführt werden, indem Sie dem vorderen Leberrand, der auf den ulnaren Handkanten liegt, einen Schub im Uhrzeigersinn nach kranial und posterior geben. Im positiven Fall wird ein normoreaktiver Indikatormuskel danach dysreaktiv und ein zugeordneter dysreaktiver Muskel normoreaktiv, es genügt jedoch die Benutzung des NIM.

Eine Atemphase braucht nicht gesucht werden, da die Korrektur immer in Inspiration erfolgt.

### Korrektur der Leberptose

8. Die Korrektur einer Leberptose ist ausschließlich im Sitzen möglich, da es im Liegen nicht gelingt, die Hände ausreichend unter der Leber zu platzieren.

Legen Sie Ihre Hände mit gestreckten Fingern wie beim Challenge flach ca. 5 QF unterhalb des Rippenbogens auf: Sobald sich der Patient dann vornüber beugt, „fällt" Ihnen die Leber sozusagen auf die Hände. Jetzt müssen Sie nur noch dagegenhalten, wenn der Patient tief einatmet, was die Leber in Relation zu den Zwerchfellstrukturen anhebt. 3–5 Atemzyklen sind normalerweise ausreichend. Um den Erfolg der Korrektur zu überprüfen, können Sie den erneuten Challenge direkt in der Korrekturposition anbringen: Testen Sie anschließend einen NIM wie den Deltoideus, den Serratus oder den Pectoralis major (Pars sternalis) etc.

### Kompressions-Challenge zur Kontrolle und Korrektur

**9.** Bei weiterhin positivem Leber-Kompressions-Challenge (was nach den vorherigen Schritten extrem selten ist) kann folgender Versuch unternommen werden.

**10.** Kompression der Leber in Inspiration (ca. 3–5×): Bei dieser „Leber-Pumptechnik" wird am Ende der Inspiration plötzlich losgelassen (Recoil). Bei akuten Kopfschmerzen, die mit Toxizität im weitesten Sinne zu tun haben, kann die Maßnahme zur Reduktion oder Beseitigung der Schmerzen führen. Versuchen Sie aber nicht, es besonders gut zu meinen. Wenn keine Besserung eintritt, sollten Sie spätestens nach etwa 5 Kompressionen aufhören, damit sich die Beschwerden nicht noch verschlimmern.

### Induktion

**11.** Sollte der Kompressions-Challenge nach diesen Manipulationen immer noch positiv sein (was extrem selten der Fall ist) oder der Patient mit Übelkeit, Schmerzen im Hypochondrium, Kopfschmerzen, Müdigkeit, Verdauungsstörungen oder allgemeinem

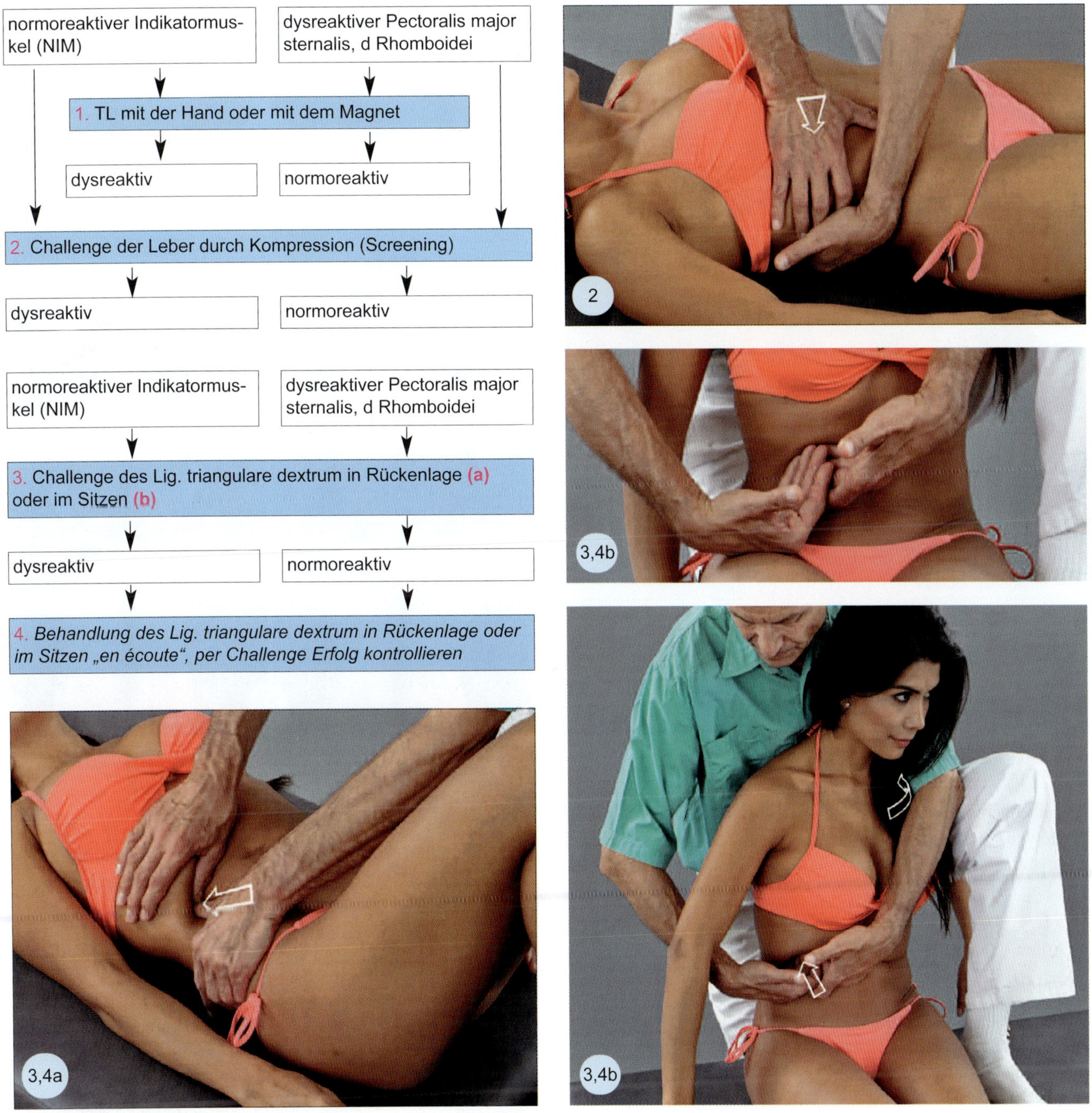


**Abb. 5.26a** Flussdiagramm zur Leberbehandlung

normoreaktiver Indikatormuskel (NIM) → dysreaktiver Pectoralis major sternalis, d Rhomboidei

5. Challenge des Lig. triangulare sinistrum in Rückenlage (a) oder im Sitzen (b)

dysreaktiv | normoreaktiv

*6. Behandlung des Lig. triangulare sinistrum in Rückenlage oder im Sitzen „en écoute", per Challenge Erfolg kontrollieren*

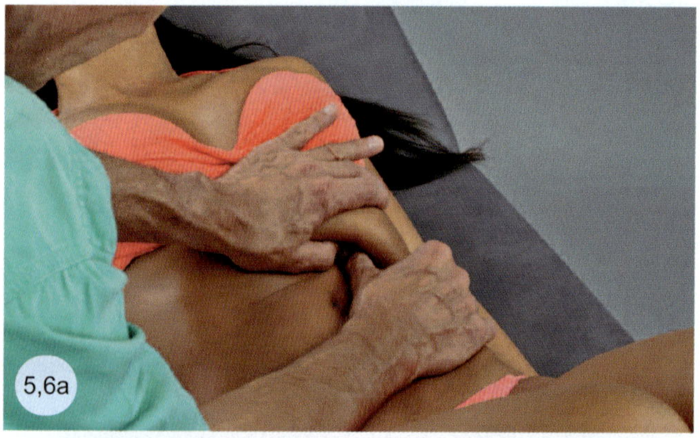


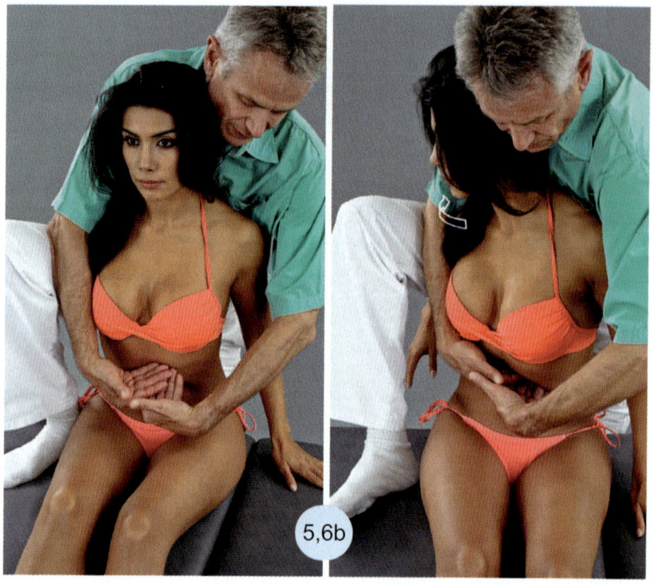


7. Ptose-Challenge

*8. Behandlung der Leberptose in Inspiration, per Challenge Erfolg kontrollieren*

9. Challenge der Leber durch Kompression (Kontrolle), wenn weiter positiv: Schritt 10 bzw. 11

10. Leber-Pumptechnik mit Recoil

11. Induktionstechnik

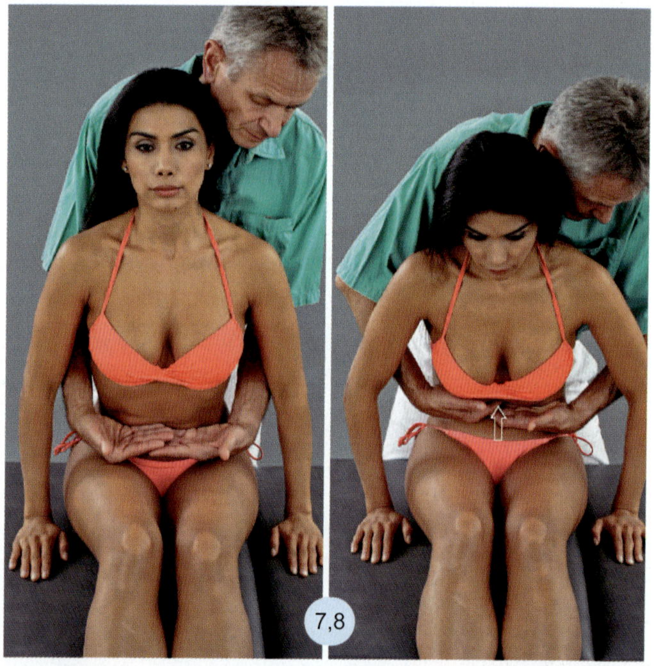


**Abb. 5.26b** Flussdiagramm zur Leberbehandlung (Fortsetzung)

Krankheitgefühl reagieren, spricht dies normalerweise dafür, dass die Mobilisationsbehandlung ein zu starker Reiz war. Führen Sie dann nur eine Induktion aus, die der Motilitätsbewegung folgt (➤ Kap. 5.4.3).

**Fallbeispiel 4**

**Pyelonephritis, Kopfschmerz**

Eine 32-jährige Patientin mit Pyelonephritis und linksbetonten Kopfschmerzen kommt 2 Tage nach Beginn der antibiotischen Behandlung zur AK-Untersuchung.

**Befunde**

Sartorius bds. w, Psoas bds. w, Rectus femoris n (Indikatormuskel)
TL Niere links =, TL Niere re. > w; Sartorius wird durch TL zur Niere stark, Psoas nicht.
TL Okziput mit Bewegung w, mit Zunge nach links w, d. h. links-laterales Okziput (➤ Kap. 2.2.1).
Challenge im Sinne einer Nierenptose und Challenge des Lig. triangulare sinistrum sind positiv.

**Therapie**

Korrektur der Nierenptose: danach Sartorius bds n., Psoas weiterhin w.

Behandlung des Lig. triangulare bds. beseitigt Kopfschmerzen, danach TL und Challenge des Okziputs negativ, Psoas n.
In diesem Fall war es über die viszeroparietale Beziehung der Leber zu den Kopfgelenken zu einer Okziputfixation mit dazugehöriger Psoas-Hyporeaktion gekommen.

Fallbeispiel 5

**Postcholezystektomie-Syndrom**

Eine 56-jährige Patientin klagt über Schmerzen im Narbenbereich nach Gallenblasen-OP (vor 18 Jahren) und Durchfall.

Befunde

Zunge weiß belegt, Bauch allseits empfindlich, besonders rechter Rippenbogen.
Challenge mit Candida-Antigen negativ, mit Geotrichum-Antigen positiv.
Leber-Challenge positiv, Challenge des Sphincter Oddi negativ.

Therapie

Nach Mobilisation des Lig. triangulare bds. ist der Leber-Challenge negativ.
Manipulation der VIII. Rippe rechts.
Empfehlung: Verzicht auf Milchprodukte und Zwiebelgewächse nach Nahrungsmitteltest.

Verlauf

Die nach der Gallenblasen-OP vermehrt breiige bis flüssige Stuhlkonsistenz wurde durch die Behandlung wieder fester. Die Oberbauchbeschwerden waren nach der ersten Behandlung zu 80 % gebessert. Die Patientin wurde bis zur völligen Beschwerdefreiheit in 2-wöchigem Abstand noch 3× behandelt.

## ❻ Begleitende Maßnahmen

Leberdysfunktionen sind nach osteopathischem Verständnis, wie bereits ausgeführt, meist Folgen metabolischer Störungen. Emotionale Stressoren im Sinne der Chinesischen Medizin (Leber-Qi-Stagnation) oder der Volksmedizin („eine Laus über die Leber gelaufen“) kommen ebenfalls infrage.

Dies bedeutet, dass begleitende Maßnahmen essenziell sind.

- Leberpackungen (Heusack) können bei der Entgiftung helfen. Dazu wird ein feuchtes Handtuch, etwa 30 cm breit gefaltet, im Backofen auf bis zu 50° erwärmt und der Patient damit auf Leberhöhe umwickelt. Von außen kann man es mit einem breit abdeckenden Handtuch befestigen bzw. die Wirkung mit einer Wärmflasche verlängern. Der Wickel verbleibt 45–60 Minuten, danach wird Nachtruhe empfohlen. In seiner Inauguraldissertation konnte Weisser (2006) die Verbesserung der Entgiftungsaktivität mittels Leberwickel objektivieren.
- Weitere begleitende Maßnahmen sind Dysbiosetherapie (Garten und Weiss 2007, Kap. 7), Verzicht auf bestimmte Nahrungsmittel bei Unverträglichkeit und eine Umstellung auf Schonkost wie die „Milde Ableitungsdiät“ (Rauch und Mayr 1994) oder „ICV-Diät“ (Garten und Weiss 2007, Kap. 5.9.1.5 und Kap. 11).
- Als Phytotherapeutika kommen Chelidonium, Artischocke, Carduus marianus und Bupleurum infrage.

Fallbeispiel 6

**Gelenkschmerzen und Oberbauchbeschwerden**

Die 38-jährige Patientin klagt über Schmerzen im Bereich der gesamten Wirbelsäule, unter dem Rippenbogen (links mehr als rechts), im linken Brustbereich, im rechten Knie und über krampfartige Oberbauchbeschwerden mit Gasbildung (wenig riechend).

Befunde

Kostotransversalgelenke (4–6 links) schmerzhaft, Sigmoid und Zökum druckempfindlich, gespannt, Leber 4 QF unter Rippenbogen bei Inspiration. Leichte Irritation des SIG links, spondylogene Reflexzone S3 links, Gluteus maximus links hyporeaktiv.

- Positiver Challenge: Diaphragma, Leberptose, Sigmoid, Ilium anterius li.
- Positiver Challenge mit Candida-Antigen wird durch Nystatin aufgehoben.
- Positiver SIG-Challenge re. wird durch Nystatin aufgehoben.
- Positive TL rechte Kieferhöhle (anamnestisch Schleimhautschwellung) wird durch Candida D12, Salviathymol, Symbioflor 1 und Emser Salz aufgehoben.

Die Patella weicht bei Kniestreckung rechts nach lateral ab, schräge Vastus-medialis-Fasern sind hyporeaktiv (➤ Kap. 6.7.3) und werden durch Candida D12 gestärkt.

Behandlung

- Manipulation der VI. Rippe links, Mobilisation von Zwerchfell, Lig. triangulare dextrum und Lig. triangulare sinistrum in Rückenlage auf Blocks zur Korrektur des Ilium anterius links, Korrektur der Leberptose im Sitzen
- Candidatherapie mit Nystatin und Diät; Inhalation mit den getesteten Substanzen

Nach 3 Tagen keine Blähungen mehr, nach 6 Tagen Reduktion der BWS-Beschwerden um 80 %, nur noch Restschmerz unter dem linken Rippenbogen. Kniebeschwerden sind abgeklungen (Assoziation zwischen schrägen Vastus-medialis-Fasern und Dünndarm!).
Das extrem gespannte Lig. triangulare sinistrum korreliert mit dem Restschmerz unter dem linken Rippenbogen. Nach Mobilisation des Ligaments und erneuter Mobilisation der VI. Rippe links ist der Candida-Challenge negativ (bessere Immunkompetenz).
Die Patientin ist seitdem beschwerdefrei.

## 5.7.2 Sphincter Oddi

### ❶ Anatomie, Mobilität, Indikationen

Der retroperitoneal an der Medialseite des Duodenums (Pars descendens, D2) lokalisierte Sphincter Oddi hat seine Projektionsstelle in Rückenlage ca. 3 QF lateral und kranial des Nabels und wird von folgenden Strukturen überlagert: vordere Bauchwand, Omentum majus, Colon transversum, Dünndarm, Duodenum (D2). Lateral befindet sich die rechte Niere, medial der Pankreaskopf (➤ Abb. 5.27).

Seine Mobilitäts- und Motilitätsbewegungen verlaufen im Uhrzeiger-/Gegenuhrzeigersinn auf einem Kreisbogen um den Nabel als Mittelpunkt.

Indikationen für die Behandlung ergeben sich aus einem positiven Palpationsbefund und positiven Challenge vor einer Leber- und Gallenblasenbehandlung sowie bei jeglicher Erhöhung der Bauchspeicheldrüsenenzyme und sämtlichen funktionellen Gallenwegsbeschwerden (wie schmerzhafte Reaktionen und Stuhlveränderungen, meist nach fetten Speisen, Kaffee etc.). Im letzteren Fall sollte neben einer Mobilisation immer eine Induktion durchgeführt werden.

### ❷ Diagnostik und Therapie

Ein therapiebedürftiger Sphincter Oddi ist als etwa kreisrunde, dichte Zone von ca. 4 cm Durchmesser an der beschriebenen Position unter der Bauchdecke zu tasten. Dort zeigt sich eine positive TL häufig nur mit Magnetverstärkung.

#### Challenge

Mit Tiefenkontakt, der nicht schmerzhaft sein sollte, drehen Sie den Gewebebereich im Uhrzeiger- bzw. Gegenuhrzeigersinn und lassen los. Bei positivem Challenge wird ein NIM dysreaktiv. Suchen Sie nach der Atemphase, die den Challenge aufhebt.

#### Mobilisation

Mobilisieren Sie den Sphincter Oddi mit demselben Kontakt wie beim Challenge sanft und rhythmisch 5–10 mal in Richtung des positiven Challenge.

#### Induktion

Bei den oben beschriebenen Indikationen kann direkt nach dem positiven Challenge eine Induktion erfolgen. Eine Hand liegt dabei flach über der Region des Sphincter Oddi und die andere Hand unter dem Rücken. Um Motilität im Uhrzeiger- bzw. Gegenuhrzeigersinn zu intendieren, gehen Sie bei der Induktion in die freie Richtung mit, während Sie die Bewegung in die „gesperrte", adyname Richtung „anschieben", bis sie sich in beiden Richtungen gleichermaßen frei anfühlt. Hierbei ist wie auch bei der Mobilisation häufig ein Drainagegeräusch zu hören und ein Release (Peristaltik) zu spüren.

**Fallbeispiel 7**

**Oberbauchschmerz**

Die 49-jährige Patientin klagt über Oberbauchschmerzen. Mit mehrfach wiederholter ERCP war eine Stenose der Papilla Vateri diagnostiziert und zur Entlastung bereits 2× eine Schlitzung (Papillotomie) vorgenommen worden.
Befunde: Lipaseerhöhung (154 U/l; n <60 U/l), Amylaseerhöhung (75 U/l); Oberbauchsonografie und abdominales CT sind o. B.
Therapie: Nach 7 Behandlungen mit Induktion der Papilla Vateri ist die Patientin schmerzfrei; die Amylase- (33 U/l) und Lipasewerte (17 U/l) haben sich normalisiert.

**Fallbeispiel 8**

**Oberbauchschmerz**

Ein 82-jähriger Patient mit Typ-1-Diabetes und Pankreaskarzinom (TR, N0, M0, G3; gering differenzierter Residualtumor nach explorativer Laparotomie mit Biopsie) stellt sich wegen postoperativ zunehmender Oberbauchschmerzen vor, die sich nach dem Essen krampfartig verstärken.
Befund: CA 19–9 auf 154 U/ml erhöht (n < 37–40 kU/l)
Therapie: Nach 2 Behandlungen des oberen Diaphragmas und Induktion der Papilla Vateri war der Patient schmerzfrei, sodass die geplante Ganglion-coeliacum-Blockade zur Schmerztherapie 4 Wochen verschoben werden konnte.

## 5.7.3 Ductus choledochus

### ❶ Anatomie

Der Ductus choledochus leitet Gallenflüssigkeit aus dem Ductus hepaticus und dem Ductus cysticus ins Duodenum. Er ist 6–8 cm lang, zieht durch das Lig. hepatoduodenale und mündet – getrennt vom Ductus pancreaticus oder gemeinsam mit diesem (70 %) – von dorsomedial retroperitoneal ins Duodenum. Der Ductus choledochus wird durch den Sphincter Oddi (M. sphincter ductus choledochi) verschlossen und wirft bei seinem schrägen Durchtritt durch die Duodenalwand eine Schleimhautfalte auf: die Papilla duodeni major (Papilla Vateri).

Der Ductus choledochus verläuft etwa in Richtung der Verbindungslinie zwischen Nabel und Klavikulamitte, retroperitoneal und dorsal des Duodenums (Pars descendens, D2). Vor seiner Einmündung liegt der Ductus choledochus medial des Duodenums!

### ❷ AK-Diagnostik und -Therapie

Der Zugang ist wegen der tiefen Lage des Ductus choledochus schwierig. Am besten zugänglich ist der Teil im Bereich des Duodenums.

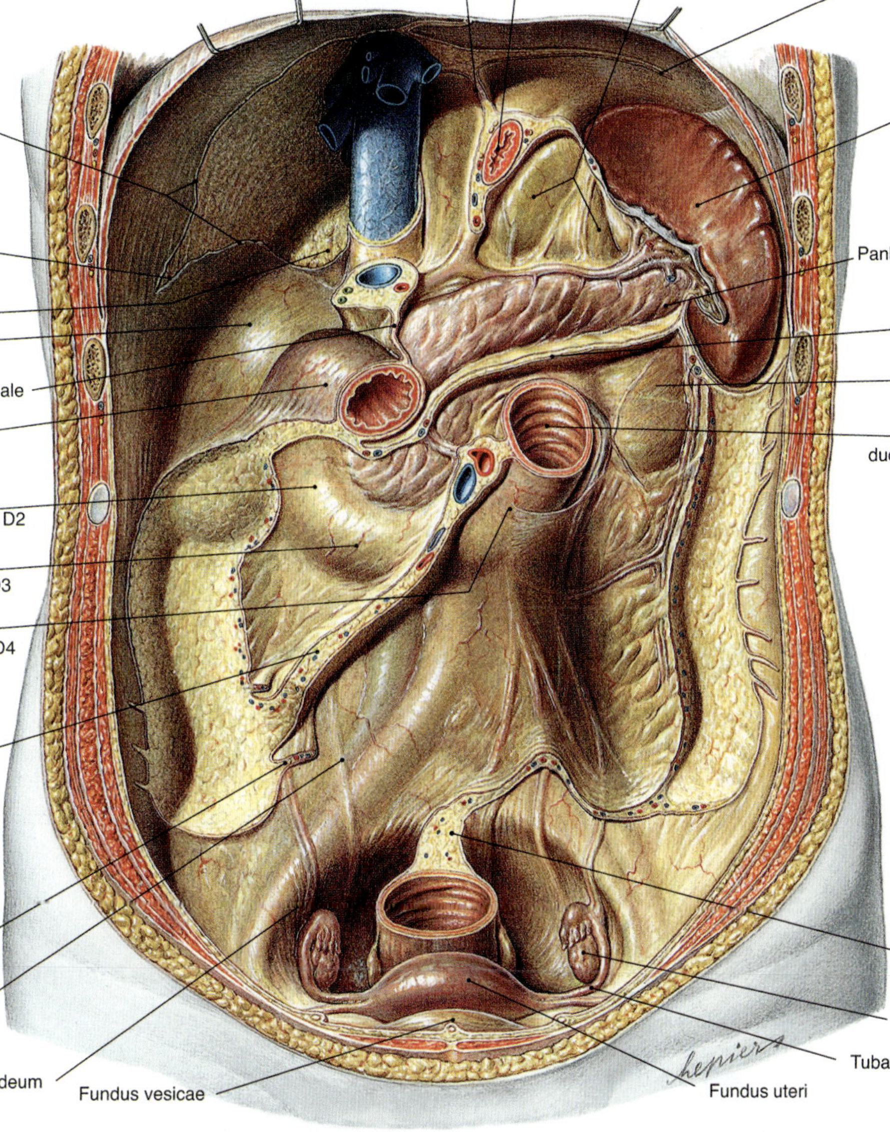


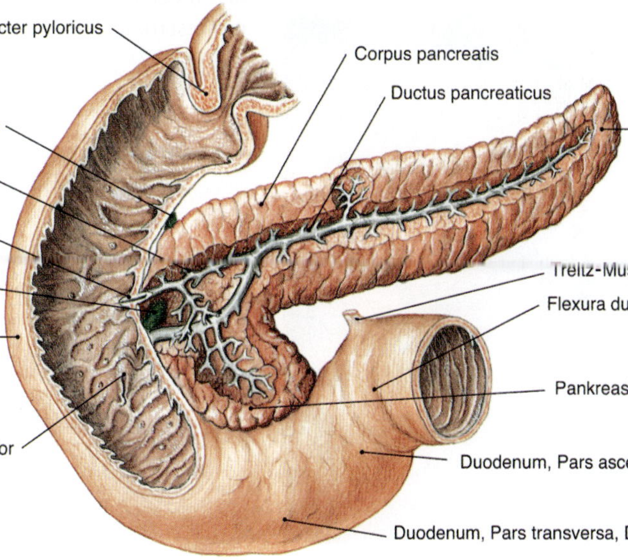


**Abb. 5.27** Anatomie des Retroperitonealraums im Oberbauch, Ductus choledochus, Papilla Vateri (Sobotta 2007)

### Challenge

Der Challenge erfolgt auf der Klavikulamitte-Umbilikus-Linie, 2 QF unter dem Rippenbogen, in sitzender Position oder in Rückenlage. Mit den Fingern einer Hand wird das Gewebe nach kranial gehalten, während die Finger der anderen Hand zunächst nach posterior in die Tiefe gehen, um dann sanft in Richtung Nabel gleitend nach kaudal zu wandern.
Suchen Sie eine Atemphase, die den Challenge aufhebt.

### Therapie

In der Atemphase, die den Challenge aufgehoben hatte, wird das Challenge-Manöver 4–5 mal wiederholt. Im Liegen sind es die gleichen Kontakte wie beim Challenge, im Sitzen gehen Sie wie folgt vor: Stützen Sie Ihr rechtes Knie abgewinkelt rechts vom Patienten auf die Liege. Mit dem linken Arm greifen Sie unter der Schulter des Patienten durch, mit dem rechten über die Schulter. Nehmen Sie mit der linken Hand tiefen Kontakt zur Sphincter-Oddi-Region auf und schieben Sie die rechte Hand links neben dem Gallenblasenfundus unter die Leber und den Rippenbogen. Während Sie den kaudalen Kontakt fixieren, ziehen Sie den Patienten über Ihren Oberschenkel in eine Rechtstorsion und Extension.



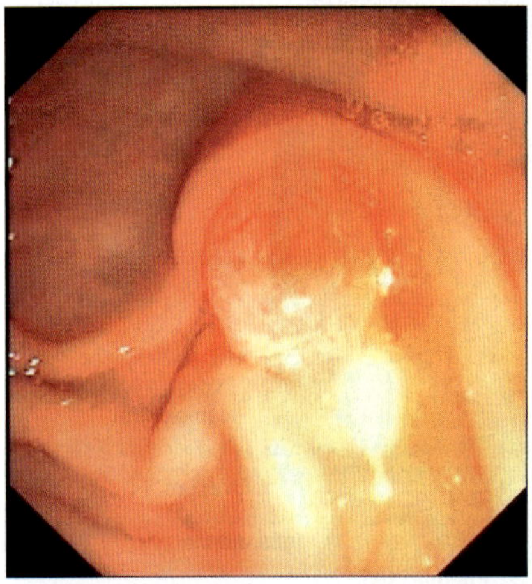

**Abb. 5.28** Endoskopischer Normalbefund der Papilla Vateri (Mit freundlicher Genehmigung v. Dr. med. Joachim Guntau, Albertinen-Krankenhaus Hamburg)

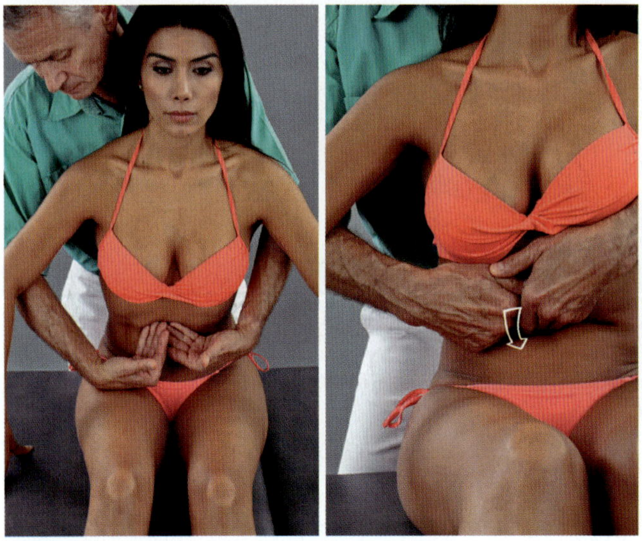

**Abb. 5.29** Mobilisation des Ductus choledochus im Sitzen

## 5.7.4 Gallenblase

### ❶ Anatomie, viszeroparietale Bezüge

Unter dem Leberrand ist die Gallenblase auf einer Linie vom Nabel zur rechten Mamille zu tasten (➤ Abb. 5.7). Das 8–12 cm lange und 4–5 cm breite sackförmige Hohlorgan ist über den Ductus cysticus mit dem Ductus choledochus verbunden. Dieser mündet von dorsomedial in die Pars descendens des Duodenums (➤ Kap. 5.8.2). Die Achse der Gallenblase verläuft von vorne rechts unten nach hinten links oben. Nur bei praller Füllung überragt ihr Fundus den Leberrand (➤ Abb. 5.30).

Viszeroparietale Bezüge zu Schulterschmerzen (re.) und BWS-Syndromen sind bei der Gallenblase nicht ganz so regelmäßig wie bei der Leber zu finden.

**Indikationen** sind sämtliche Leberstörungen sowie Beschwerden im (Leber-)zugeordneten osteomuskulären Bereich; zudem Unverträglichkeit oder Empfindlichkeit gegenüber fetten Speisen, Kaffee etc.

Einzige **Kontraindikation** ist die Cholezystitis, bei der eine Manipulation ohnehin schmerzbedingt nicht möglich wäre.

Eine Cholelithiasis stellt keine Kontraindikation dar. So hat der Autor es in den 16 Jahren der Praxis mit viszeraler Osteopathie nie erlebt, dass Leber- oder Gallenblasenmanipulationen eine Gallenkolik auslösten – eine Erfahrung, die er wohl mit allen erfahrenen Viszeraltherapeuten teilen dürfte.

### ❷ AK-Diagnostik und -Therapie

### Therapielokalisation

Eine positive TL findet sich bei Funktionsstörungen und Steinen, die zu Funktionsstörungen führen. Sie wird zuverlässiger mit Magnetverstärkung.

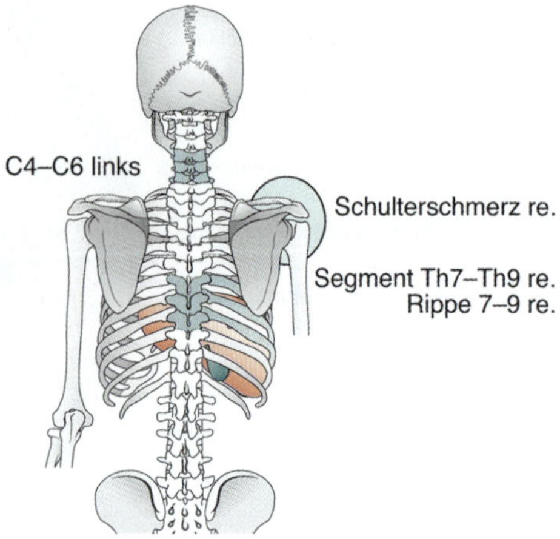


**Abb. 5.30** Viszeroparietale Bezüge der Gallenblase

### Challenge

Der Challenge erfolgt grundsätzlich im Sitzen: Wie beim Ptose-Challenge lehnt sich der Patient nach vorn auf Ihre gestreckten Finger, sodass Sie mit den Fingerbeeren ca. 5 cm kaudal des Rippenbogens eingehen und dann von kaudal rechts anterior nach kranial links posterior vordringen können.

Nach einer Atemphase zu suchen ist nicht notwendig, da die Therapie während Exspiration durchgeführt wird; Inspiration führt zum Verlust des Tiefenkontakts.

### Korrektur

Sie besteht in einer Drainage der Gallenblase in Challenge-Richtung, jedoch erst nachdem der Sphincter Oddi und der Ductus choledochus – falls nötig – behandelt wurden.

Bewegen Sie Ihre gestreckten Finger nach kranial, dorsal und links, um dann eine nach kaudal orientierte Drainage der Gallenblase und der Gallenwege durchzuführen (➤ Abb. 5.31). Wiederholen Sie dieses Manöver 3–4 mal.

**ZUSAMMENFASSUNG**

**Diagnostik und Therapie von Leber und Gallenwegen**

**Reihenfolge der einzelnen Schritte**

1. Kompressions-Challenge der Leber als Screening, wenn positiv:
2. Challenge des Sphincter Oddi, wenn positiv: Behandlung
3. Challenge des Ductus choledochus, wenn positiv: Behandlung
4. Behandlung des Lig. triangulare (dextrum und sinistrum)
5. Kontroll-Challenge, Ptose-Challenge, wenn positiv: Behandlung
6. Challenge der Gallenblase, wenn positiv: Behandlung

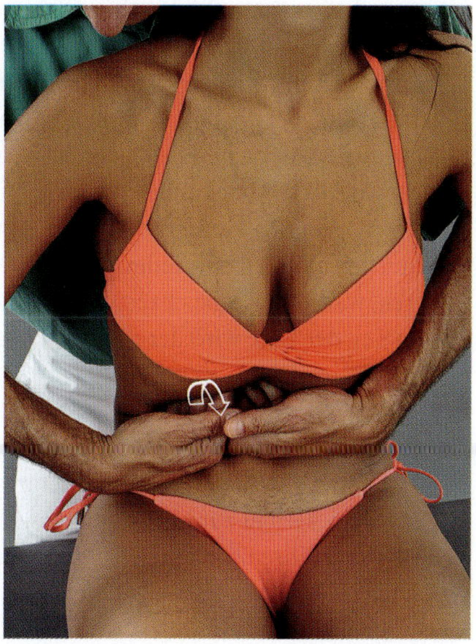

**Abb. 5.31** Manipulation der Gallenblase

## 5.8 Magen und Dünndarm

### 5.8.1 Magen

#### ❶ Anatomie, viszeroparietale Beziehungen

Am Magen können Kardia, Fundus gastricus, Corpus gastricum, Antrum pyloricum und Pylorus unterschieden werden.

- An der kleinen Kurvatur setzt das Omentum minus an, das den Magen mit der Leber bzw. links oben mit dem Zwerchfell verbindet und dessen freier Rand vom Lig. hepatoduodenale und Lig. hepatogastricum gebildet wird.
- Der Magenfundus ist über das Lig. gastrophrenicum mit dem Zwerchfell verbunden.
- An der großen Kurvatur setzt das Omentum majus an, das mit dem Querkolon verwachsen ist (Lig. gastrocolicum) und dann über dem Dünndarmkonvolut liegt.

Lage und Form des Magens variieren sehr stark. So kann er fast quer liegend bis in Höhe von L2/L3 oder hakenförmig („Hakenmagen") bis in Höhe von L4 oder tiefer reichen. In diesen Fällen existiert im Bereich der Incisura angularis gastricae der kleinen Kurvatur ein Knick nach kranial zum relativ konstant auf der Höhe von L3 liegenden Pylorus.

Viszeroparietale Bezüge: Osteomuskuläre Restriktionen in Höhe von Th6 bis Th11 können mit dem Magen assoziiert sein. Da L1 eine Beziehung zum Diaphragma hat, dürfte sich auch die Behandlung dieser Wirbelebene positiv auf den Magen auswirken.

#### ❷ Indikationen

Wenn Magenptosen im Kontext einer allgemeinen Darmptose bei schlaffer Konstitution auftreten, sind verzögerte Magenentleerung, Fäulnisprodukte und fauliges Aufstoßen die Symptome. In dem Fall könnten neben einer Umstellung auf mehrere kleinere Mahlzeiten die Einnahme von Bitterstoffen vor den Mahlzeiten, Trennkost (Garten und Weiss 2007, Kap. 11) und allgemeine Schonung sowie die unten beschriebene retonisierende Bauchbehandlung nach F. X. Mayr hilfreich sein. Auch eine prolongierte Stimulation der NL-Reflexzonen des Magens ist wegen der parasympathikotonen Wirkung unter Umständen sinnvoll (Garten und Weiss 2007, Kap. 7.2).

Die häufigste Indikation stellt die Refluxkrankheit dar. Hier muss die Säuresituation des Magens abgeklärt werden, denn auch Hypazidität des Magens (Salzsäuremangel!) kann zu Refluxsymptomen führen und durch Gasbildung eine Kardiainsuffizienz noch verstärken. Die Symptomatik kann durch Säureblocker gebessert werden, da natürlich auch ein für den Magen hoher pH-Wert von z. B. 3 oder 4 zu Reizungen des Ösophagus führt. Die Hypazidität und ihre Folgen (intraabdominale Druckerhöhung) werden jedoch noch verstärkt. Um so mehr ist eine Behandlung der Kardiafunktion notwendig.

## ❸ AK-Diagnostik und -Therapie

Die eigentliche Diagnostik des Magens beginnt erst nach der Untersuchung und Behandlung des Zwerchfells (➤ Kap. 5.6.4), da eine optimale Unterstützung der Verschlussfunktion der Kardia durch das Diaphragma die Voraussetzung für eine erfolgreiche Behandlung ist.

### Challenge der Kardia und des Magenfundus

Führen Sie in Rückenlage einen Schub am Corpus und Fundus gastricus aus, als wollten Sie den Magen in kranialer Richtung durch den Hiatus oesophageus „stopfen". Wenn dieser Challenge negativ ist, nehmen Sie langsam tiefer gehend („en écoute") Kontakt zum Magenfundus auf, ziehen ihn nach kaudal und lassen dann los.

Bei diesem Challenge dürfte es zu einer Art „Rebound" nach kranial kommen, der zur Indikatordysreaktion führt, wenn eine (Hiatus-)Gleithernie der Kardia vorliegt. Die besten Indikatormuskeln sind der M. pectoralis major, Pars clavicularis (PMC) für den Magen sowie (nach Portelli, mündliche Mitteilung) der M. supraspinatus für den Ösophagus. Beide können als Ausgangsbefund normoreaktiv oder dysreaktiv sein. Nur bei einem dysreaktiven Muskel kann mit einer gewissen Wahrscheinlichkeit rückgeschlossen werden, dass eine Fehlfunktion im Ösophagus oder im Kardiabereich des Magens vorliegen dürfte. Bei einem positiven Challenge kommt es zu einer nichtselektiven Veränderung der Muskeltestbefunde, wie allgemein üblich bei viszeralem Challenge (➤ Kap. 5.3.2).

### Korrektur der Kardia

Es gibt hier mehrere Möglichkeiten:

Portelli-**Technik** (wie oben zur Korrektur einer Perikardfixation beschrieben): Sie lässt sich auch sehr effizient zur Korrektur einer Hiatusgleithernie verwenden. Technisch ändert sich dabei nichts im Vergleich zur Behandlung einer Perikardfixation.

**Im Sitzen** (Ausgangsposition wie bei der Korrektur des Lig. triangulare sinistrum): Ihr rechtes Bein ist auf der Liege aufgestellt, sodass das Knie in der rechten Achselhöhle des Patienten liegt.

Gehen Sie links vom Xiphoid im epigastrischen Winkel in die Tiefe, bis Sie eine Struktur tasten können, die sich wie ein dickwandiger senkrecht stehender Schlauch anfühlt. Dies ist die Kardia. Führen Sie die gestreckten Finger links und rechts der Kardia noch mehr in die Tiefe, wenn der Patient einatmet, und dann nach kaudal, wenn der Patient ausatmet. Dadurch wird der Fundus gastricus nach kaudal geführt, während das Zwerchfell sich nach kranial bewegt. Wiederholen Sie dieses Manöver über 3–5 Atemzyklen.

**Korrektur nach** Walther**:** Im Stehen lehnt sich der Patient an die Wand oder die Liege, damit die Bauchmuskulatur entspannt ist (➤ Abb. 5.32).

Gehen Sie während einer Inspiration unter dem linken Rippenbogen nach dorsal in die Tiefe, um Kontakt zum Fundus gastricus zu bekommen. Bei der Exspiration ziehen Sie den Magenfundus dann nach kaudal, während sich das Diaphragma nach kranial bewegt. Wiederholen Sie dies über 3–5 Atemzyklen, indem Sie bei jedem Schritt etwas tiefer ins Gewebe eindringen. Am Ende des letzten Atemzyklus verstärken Sie mit einem kurzen, ruckartigen Zug noch einmal die relative Kaudalbewegung.

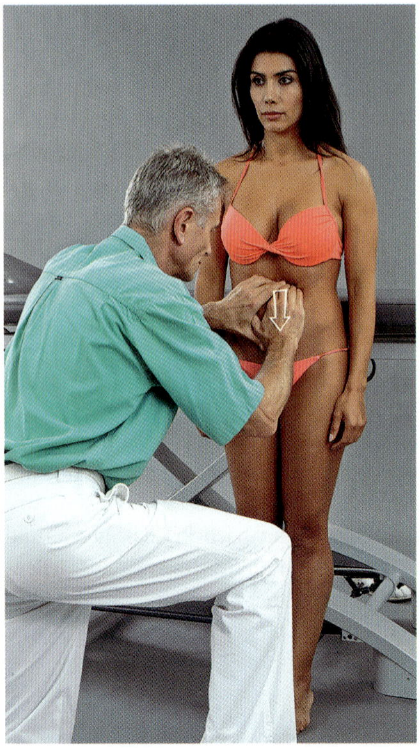

**Abb. 5.32** Korrektur einer Hiatusgleithernie im Stehen (nach Walther 2000)

### Challenge und Korrektur der Ösophagus-Peristaltik

Schmitt gibt in seinen QA-Seminaren (www.quintessentialapplications.com) folgende Challenge-Technik an:

1. Lassen Sie den Patienten einen Mund voll Wasser schlucken. Testen Sie dabei den Pectoralis major, Pars clavicularis (PMC) 1 mal pro Sekunde und beobachten Sie, ob und wann er hyporeaktiv wird (nach x Sekunden).
2. Wenn dies der Fall ist, lassen Sie den Patienten erneut Wasser schlucken und den NL-Reflexpunkt des Magens therapielokalisieren, während Sie gleichzeitig wieder den PMC testen. In einem Teil der Fälle wird der positive Challenge dadurch aufgehoben.

Für die IRT-artige Korrektur (➤ Kap. 1.2.5) lassen Sie den Patienten erneut Wasser schlucken und, wenn der Challenge positiv war, den NL-Reflexpunkt des Magens therapielokalisieren oder noch besser reiben. Genau zum Zeitpunkt des positiven Challenge (nach x Sekunden) führen Sie einen Talus-Flip an beiden Füßen durch (➤ Kap. 1.2.5).

### Challenge und Korrektur des Vagus

Für den Magen gilt ebenso wie für den gesamten Verdauungstrakt, dass die Sympathikus- und Parasympathikusfunktion angepasst werden muss (➤ Kap. 5.4.5, vgl. Garten und Weiss 2007, Kap. 7.2).

Speziell der N. vagus sollte auf seinem Weg vom Foramen jugulare über die vorderen Halsfaszien bis in den Bauchraum strukturell korrigiert werden, wie in Bezug auf den Totstellreflex (➤ Kap. 3.5.4) beschrieben.

### Challenge und Korrektur des Psoas

Die Fasern der medialen Zwerchfellschenkel bilden eine achterförmige Schlinge um den Ösophagus. Dabei setzen die von rechts kommenden Fasern links und die von links kommenden rechts an der Lendenwirbelsäule an. Im Bereich dieser Ansätze gibt es eine myofasziale Verbindung zum jeweiligen Psoas, für die GOODHEART reaktive Muskelmuster beschrieben hat (➤ Kap. 5.6.4).

## 5.8.2 Duodenum

### ❶ Anatomie

Das Duodenum liegt wie ein rechts oben offener Kreisbogen im Oberbauch. In kraniokaudaler Richtung dehnt es sich etwa zwischen den Lendenwirbeln L1 bis L4 aus.

Der Pylorus ist bei leerem Magen im Liegen meist nicht tastbar, da er dann mehr oder weniger mittig unter der Leber liegt (etwa in Höhe von L1). Bei gefülltem Magen befindet er sich etwas weiter kaudal und kann dann auch als etwa 2,5 QF starke Rolle zu tasten sein, meist aber nur bei Irritationen (Ulcus pyloricum) bzw. eindeutig immer bei Säuglings-Pylorospasmen.

Der osteopathisch auch „D1" genannte Anfangsteil des Duodenums (Barral und Mercier 1983) liegt intraperitonal, die Pars descendens duodeni (D2) retroperitoneal. Wenn D2 etwa 3 QF rechts des Nabels als leicht C-förmig gebogene, schmerzhaft verdichtete Struktur zu tasten ist, besteht Behandlungsbedarf. Im deszendierenden Teil des Duodenums befindet sich posteromedial der Sphincter ODDI. Die retroperitoneal gelegene Pars transversa duodeni (D3) wird von der Radix mesenterii überkreuzt.

Die links von L2–L4 lokalisierte Pars ascendens duodeni (D4) liegt retroperitoneal bis auf das letzte intraperitoneal befindliche Drittel, das in die Flexura duodenojejunalis übergeht. Diese Flexur liegt in etwa dem Sphincter ODDI (auf der rechten Seite) gegenüber, 3 QF links und 3 QF kranial des Nabels. Durch das TREITZ-Band (TREITZ-Muskel), einer Verlängerung des linken Zwerchfellschenkels, ist sie in Höhe von L1 an der hinteren Bauchwand fixiert (➤ Abb. 5.27).

Da das Band bzw. der Muskel über die Nierengefäße zieht, kann es bei Spasmen zu funktionellen Stauungen kommen. Mögliche Folgen sind Varikozelen und Orgasmusbeschwerden, besonders bei Männern (Penisschmerzen nach Ejakulation), aber auch bei Frauen (linksbetonte Schmerzen im kleinen Becken), die verstärkt bei Ptosen der linken Niere auftreten können (➤ Kap. 5.10.6).

Restriktionen des Duodenums (inkl. Sphincter ODDI) gehen mit Dysfunktionen von Th12 und L1, manchmal auch von Th10 bis L2 einher.

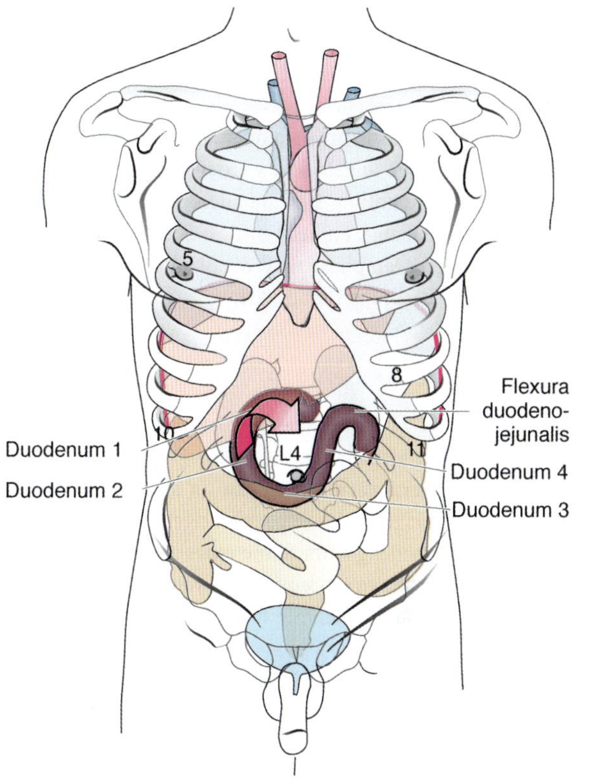


**Abb. 5.33** Mobilität und Motilität des Duodenums (nach Barral und Mercier 1983)

### ❷ Mobilität und Motilität

Bei diesen Bewegungen (➤ Abb. 5.33) handelt es sich um Rotationsbewegungen mit einer Flexions-/Extensionskomponente im Bereich des freien, intraperitonealen Teils des Duodenums (D1).

### ❸ Indikationen

Palpable Spasmen des Duodenums bei entzündlichen Irritationen (Ulkus) mit Störungen des Pankreassaft- und Galleflusses sowie eine Schwellung im Bereich des Sphincter ODDI sind Indikationen zur Evaluation und Behandlung des Pylorus und der Pars descendens duodeni.

Für eine Behandlung der Flexura duodenojejunalis bzw. des Treitz-Muskels ergeben sich die Indikationen (wie oben beschrieben) aus der speziellen Anatomie der Nierengefäße, nämlich Orgasmusbeschwerden und Varikozelen.

### ❹ Diagnostik und Therapie

#### Pylorus

Für den Pylorus eignet sich am besten die direkte Technik zur Behandlung einer Leberptose in sitzender Position (subkostale Technik). Da der Pylorus tief subhepatisch liegen und demnach nicht immer zu erreichen sein kann, aber über das Lig. hepatoduodenale mit der Leber verbunden ist, wird er bei der Lebermobilisation mit mobilisiert.

**Challenge:** Am Pylorus kann auch quer zur Faserrichtung (kaudokranial) ein Challenge angebracht werden. Positive Challenges in Inspir- oder Expir-Richtung sind möglich. Jeweils die Atemphase suchen, die den Challenge aufhebt.

Während dieser Atemphase wird die Struktur dann jeweils 3–5 mal in Challenge-Richtung mobilisiert.

### Pars descendens duodeni

Dieser Abschnitt (D2) des Duodenums ist sehr gut zugänglich und relativ häufig therapiebedürftig.

**Challenge:** Von lateral nach medial bzw. in Richtung der Mobilität und leicht im Uhrzeiger- oder Gegenuhrzeigersinn von lateral nach medial. Positive Challenges im Sinne eines Abflachens oder einer Verstärkung der C-Kurve (spreizende Bewegung nach kranial und kaudal) sind möglich. Suchen Sie nach einer Atemphase, die den Challenge aufhebt.

Die Behandlung erfolgt in Rückenlage (➤ Abb. 5.34) oder Rechtsseitenlage in Challenge-Richtung.

### Flexura duodenojejunalis

(Lokalisation und Qualität des Palpationsbefunds ➤ Kap. 5.5.2).

**Challenge:** An der annähernd ringförmigen, gequollen-gespannten Struktur kann sich ein positiver Challenge im Uhrzeiger oder Gegenuhrzeigersinn ergeben, wobei der Nabel den Mittelpunkt des Kreisbogens bildet.

Treitz-Muskelspasmen erfordern eine Induktionsbehandlung, bei der Sie sich – wie für den Sphincter Oddi beschrieben – in die freie Bewegungsrichtung „führen“ lassen und die eingeschränkte Richtung „anschieben“.

Wegen seiner Anheftung am 1. LWK lässt sich die Spannung des Treitz-Muskels/-Bands über eine Manipulation dieses Wirbels reflektorisch beeinflussen (➤ Abb. 5.35). Bringen Sie den Patienten in Rechtsseitenlage mit weitgehender Extension des thorakolumbalen Übergangs. Nehmen Sie dann mit dem Os pisiforme Ihrer Hand Kontakt zum rechten Querfortsatz von L1 auf und manipulieren Sie ihn in p. a.-Richtung. Die Extension und Rotation im Bereich der

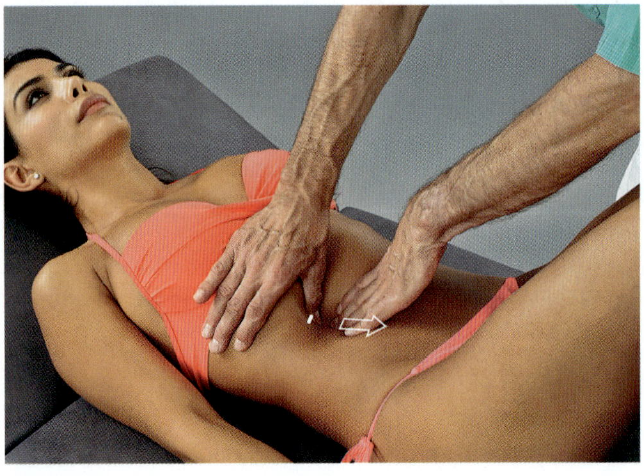

**Abb. 5.34** Manipulation des Duodenums in Rückenlage

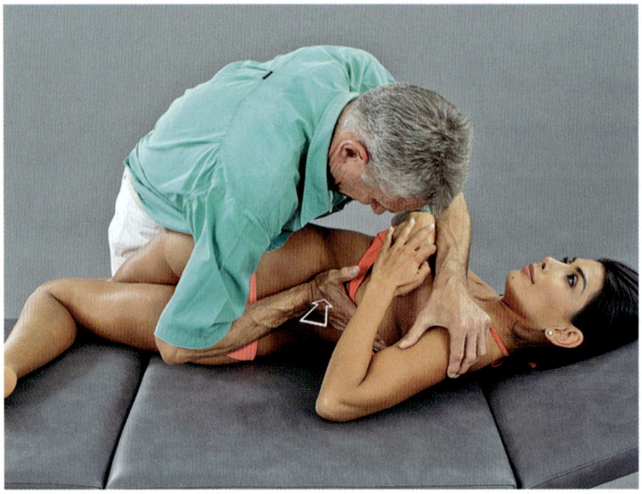

**Abb. 5.35** Manipulation von L1 in Linksrotation und Extension

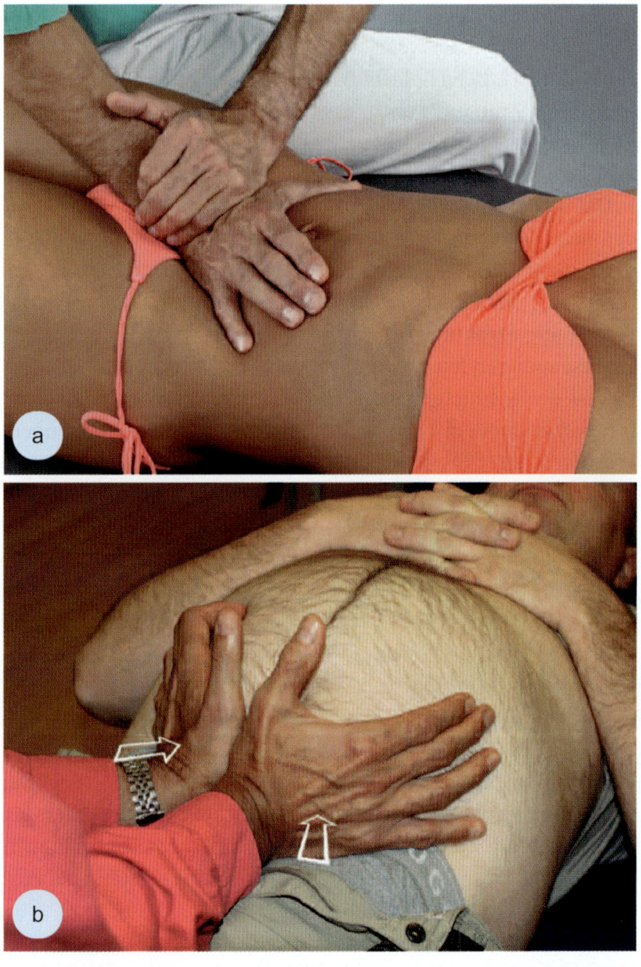

**Abb. 5.36** Manuelle Bauchbehandlung nach Mayr: a) mit großen Händen bei kleinem Bauch, b) bei großem Bauch

Insertion (L1) zielt auf eine optimale Zugwirkung am M. suspensorius duodeni ab. Ergänzend kann in derselben Position im Anschluss noch L2 mit Kontakt zum linken Querfortsatz in Rechtsrotation manipuliert werden.

### 5.8.3 Radix mesenterii

#### ❶ Anatomie und Indikationen

Die Radix mesenterii hat ihren Ansatz in der Mitte der dorsalen Bauchwand in Höhe des Nabels (L4) und erstreckt sich von rechts kaudal nach links kranial mit einem Neigungswinkel von ca. 70°. Bei Behandlungsbedürftigkeit („Radixödem") ist sie jedoch mindestens ca. 3 QF kaudal des Nabels mit einer schrägen Verlaufsrichtung zu tasten.

**Viszeroparietale Beziehungen:** Auf die Auswirkungen eines gestörten Dünndarmpakets inkl. seiner Mesenterien wurde bereits hingewiesen (➤ Kap. 5.5). Vermehrter Platzbedarf führt zu posturalen Veränderungen, meist Hohlkreuz, vermehrte Nackenkyphose mit Kopfvorhaltung. Die betroffenen Segmente variieren etwas.

Indikationen sind dementsprechend Kotbauch nach Mayr (➤ Kap. 5.5), Malassimilation, „Reizdarm" und enterohepatische Toxizität mit „Radixödem".

#### ❷ AK-Diagnostik und -Behandlung

##### Challenge

Ein positiver Challenge zeigt sich meist in kranialer Richtung (auf die rechte Schulter zu).

##### Therapie

Sie erfolgt als direkte Technik mit der manuellen Bauchbehandlung nach Mayr (➤ Abb. 5.36): Lassen Sie den Patienten tief einatmen, während Sie das gesamte Dünndarmpaket inkl. Radix mesenterii von kaudal nach kranial halten. Führen Sie das Dünndarmpaket mit derselben Hand in Exspiration nach kranial. So können alle Darm- und Mesenterialstrukturen effektiv entstaut werden. Dazu ist eine Behandlung von 10 bis 15 Minuten Dauer notwendig.

Es ist sinnvoll, den Patienten zur Selbstbehandlung anzuleiten. Wenn er seine Handkanten so auf den eigenen Bauch aufsetzt, dass sie das Dünndarmpaket umgreifen, kann er es in seine Hände „hineinatmen" (➤ Abb. 5.37).

Die Radix mesenterii kann auch wie folgt manipuliert werden: Das Dünndarmpaket inkl. ein oder zwei vorderen Bauchwandfalten zwischen beiden Händen anheben und ruckartig nach oben ziehen (im Sinne einer Recoil-Technik, ➤ Abb. 5.38). Dies kann die oben geschilderte Technik zwar nicht ersetzen, aber möglicherweise einen gewissen retonisierenden Effekt haben.

### 5.8.4 Neurovaskuläre Reflexe zur Behandlung von Dreimonatskoliken

Goodheart (1999) empfahl in einem seiner Seminare, Bennett-Reflexe (Bennett 1977), die als sog. „neurovaskuläre Reflexe" der Applied Kinesiology organzugeordnet auf dem Abdomen liegen, zur Behandlung von Koliken bei Säuglingen (Dreimonatskoliken) und Kleinkindern zu verwenden.

Dabei ist eine feste Sequenz einzuhalten, denn sonst (Goodheart, mündliche Mitteilung) kann es zum Erbrechen des Säuglings kommen. Diese Vorgehensweise hat sich in der Praxis des Autors sehr bewährt. Meist genügt eine einmalige Behandlung, um die geplagten Kinder und ihre Eltern zu entlasten. Allerdings ist in solchen Fällen immer auch eine kraniosakrale Behandlung sinnvoll, um eine mögliche Irritation des Vagus bei seinem Austritt aus der Schädelbasis oder im weiteren Verlauf zu beseitigen (➤ Kap. 3.5.4).

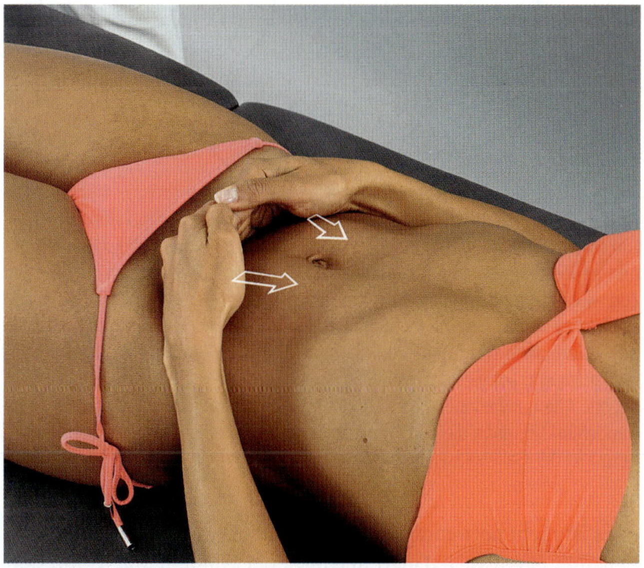

**Abb. 5.37** Selbstbehandlung zur Entstauung des Darmpakets

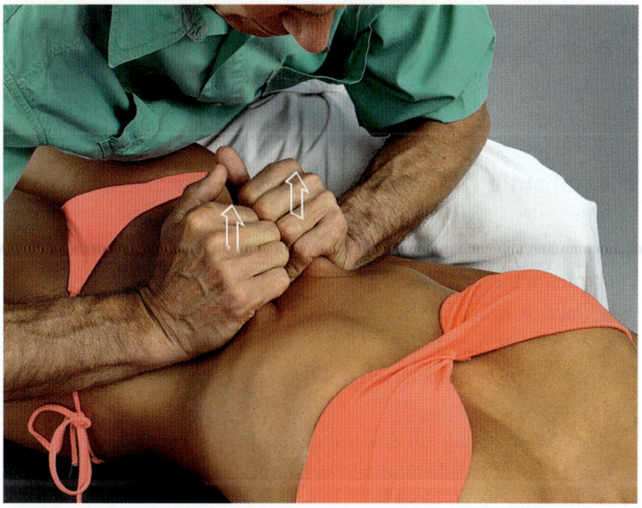

**Abb. 5.38** Recoil-Behandlung des Dünndarmpakets

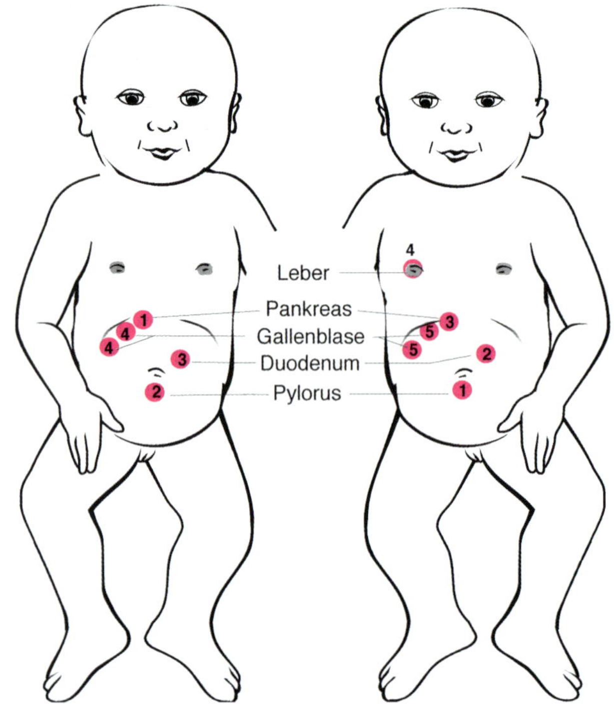


**Abb. 5.39** „Pädiatrische Sequenz" zur Behandlung von Dreimonatskoliken
Links: Nehmen Sie zunächst mit den Zeige- und Mittelfingern beider Hände Kontakt zu den Reflexpunkten von Pankreas (1) und Pylorus (2) auf, um mit leichtem Zug, wie bei Neurovaskulären Punkten üblich (Garten 2012, Kap. 10.2.3.1), den Kontakt zu halten, bis eine leichte Pulsation auftritt. Im zweiten Schritt halten Sie die Reflexpunkte von Duodenum (3) und Gallenblase (4) mit denselben Fingerkontakten und auf dieselbe Weise.
Rechts: Alternativ können im ersten Schritt die Reflexpunkte von Pylorus (1) und Duodenum (2), dann die von Pankreas (3) und Leber (4) und schließlich der Reflexpunkt der Gallenblase (5) wie beschrieben behandelt werden.

Es ist nicht notwendig, die einzelnen Reflexpunkte zu testen; der Behandlungsversuch dauert maximal 3–4 Minuten und ist mit sehr hoher Wahrscheinlichkeit erfolgreich.

## 5.9 Kolon

### 5.9.1 Zökum mit Ileozökalklappe

#### ❶ Anatomie und Motilität

Das Zökum liegt intraperitoneal in der rechten Fossa iliaca auf dem Peritoneum parietale und hat Kontakt zu folgenden Strukturen: Fascia iliaca, A und. V. iliaca externa, Lig. inguinale, M. psoas, N. femoralis und N. genitofemoralis. Die Ileozökalklappe befindet sich im superioren und posterioren Aspekt an der Grenze vom Zökum zum Colon ascendens.

Als Variante kann ein Zökumhochstand vorkommen, bei dem es aufgrund einer unvollständigen embryologischen Darmdrehung direkt unter der Leber liegt.

Die **Ileozökalklappe** (Valva [Plica] ileocoecalis, BAUHIN-Klappe) bildet einen funktionellen Verschluss zwischen Dick- und Dünndarm. Sie stülpt sich mit einer oberen und unteren „Lippe" des Ileums (Labrum superius/inferius ostii ilealis) ins Zökum vor. Diese „Lippen" sind bei der Endoskopie (Koloskopie) verstrichen, für die das Kolon mit Luft aufgedehnt wird. Die Klappe öffnet sich normalerweise in Richtung Dickdarm, ist also (nur) nach distal durchgängig, damit kein Darminhalt mit Dickdarmbakterien in den Endabschnitt des Ileums eindringt. Kaudal der Ileummündung (Ostium ileale) befindet sich die Öffnung der Appendix vermiformis.

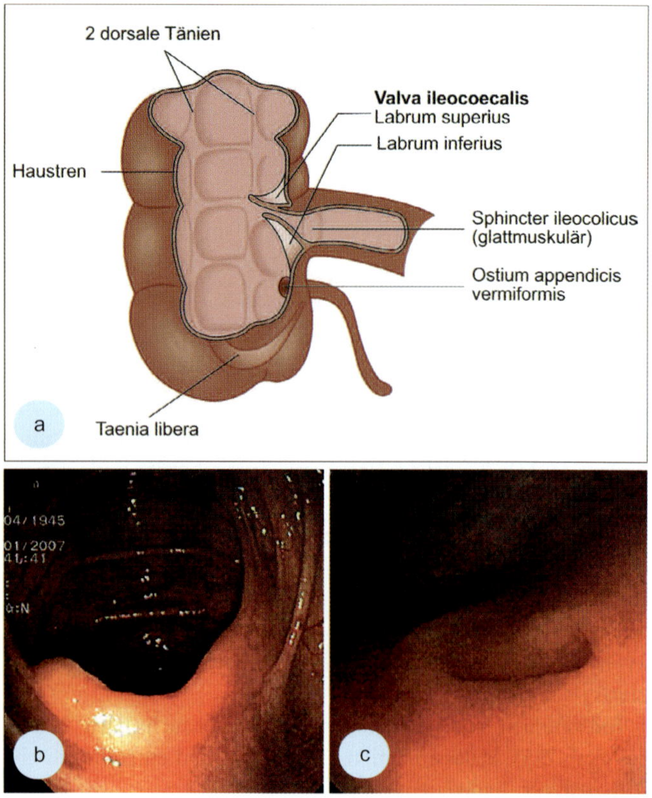


**Abb. 5.40** Ileozökalklappe: a) Anatomie (nach Kapanji 2001), b) endoskopisches Bild; c) Appendixmündung

Ihre Projektionen auf der Bauchdecke lassen sich wie folgt beschreiben:

- Basis der Appendix: MCBURNEY-Punkt (⅓ der Strecke von der SIAS zum Nabel)
- Ileozökalklappe: in der Medioklavikularlinie etwa 2 cm oberhalb des MCBURNEY-Punkts (➤ Abb. 5.40)

Die Motilitätsvektoren von Zökum und Sigmoid gehen aus ➤ Abb. 5.41 hervor.

#### ❷ Viszeroparietale Bezüge

Fixationen mit faszialen Spannungen können zu lumboischialgiformen Beschwerden führen (Pollard et al. 2006). Das rechte Sakroiliakalgelenk ist eng mit Störungen der Ileozökalklappe assoziiert. So können entzündliche Irritationen des SIG, die extrem schmerzhaft sind und kaum oder gar nicht auf manualmedizinische Maßnahmen reagieren, sehr wohl auf die Behandlung der Zökalregion ansprechen.

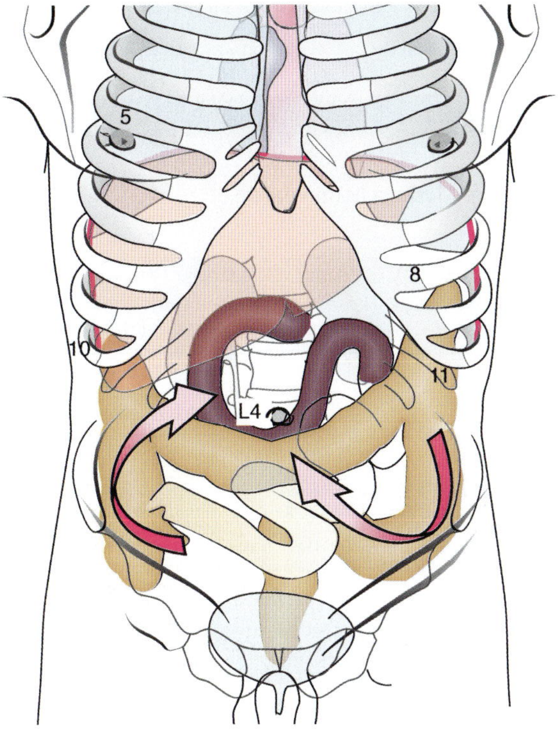


**Abb. 5.41** Motilität von Zökum und Sigmoid (nach Barral 1983)

Schmerzzustände der rechten Schulter, bei denen ein klarer struktureller Befund fehlt, hängen häufig mit Störungen der Ileozökalklappe und des Zökums zusammen (DD: Leber-/Gallenblasenstörungen).

Da Zökum und Sigmoid den M. psoas und den N. obturatorius (Adduktoren!) beeinflussen, kann es zu (re.) Hüft- und Knieproblemen kommen. In manchen Fällen entsteht über eine Irritation des R. articularis des N. obturatorius eine Irritation der Hüftgelenkkapsel.

## ❸ Indikationen

Bei jeder Beckenläsion müssen die Ileozökalklappe bzw. das Zökum überprüft werden, da es bei Störungen über die Spannung der darunterliegenden Muskelstrukturen zu Beckentorsionen (Kategorie-1- und in der Folge Kategorie-2-Beckenläsionen, ➤ Kap. 3.2.2) kommen kann.

Zökumirritationen können sich auf das rechte Ovar auswirken. Auch bei Störungen der rechten Niere muss in aller Regel das Zökum mitbehandelt werden.

Ileozökalklappenstörungen sind vor allem durch metabolische Störungen wie ein Overgrowth-Syndrom gekennzeichnet (aus der Dickdarmflora wandern Bakterien in den Dünndarm hoch, wo sie das Substrat für Gärungs- und Fäulnisprozesse antreffen). Generalisierte Lymphprobleme mit Ödemen der unteren Extremitäten und der Augenlider, die mit einem Gefühl von „Benebeltsein“ und rascher Erschöpfbarkeit einhergehen, was die Patienten gelegentlich als „Schwindel“ bezeichnen, sind Zeichen einer enterohepatischen Toxizität.

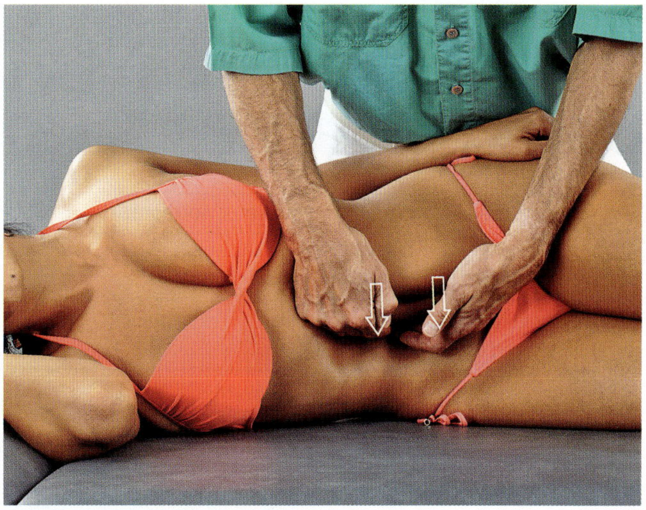

**Abb. 5.42** Zökumfixation: Mobilisation in Rechtsseitenlage

## ❹ AK-Diagnostik und -Therapie

### Zökumfixationen

Challenge und Mobilisation des Zökums werden von lateral nach links oder in Richtung der linken Schulter sowie von medial nach rechts oder in Richtung der rechten SIAS durchgeführt. Der Kontakt sollte möglichst tief sein, damit das Zökum wirklich von lateral mobilisiert werden kann. Suchen Sie eine Atemphase, die den Challenge aufhebt.

Die Mobilisation erfolgt in Challenge-Richtung während der Atemphase, die den Challenge aufgehoben hatte. Die Technik von lateral ist besonders wirkungsvoll in Rechtsseitenlage (➤ Abb. 5.42). Bei einem positiven Challenge von medial kann ebenfalls eine Behandlung in Rechtsseitenlage günstiger sein.

### Störungen der Ileozökalklappe (ICV)

Die traditionelle Technik der Applied Kinesiology (Goodheart 1992) hat sich tausendfach bewährt und darf in keinem viszeralosteopathischen Repertoire fehlen. Bei Irritationen der Ileozökalklappe kommt es mitunter zu ähnlichen Schmerzen wie bei einer Appendizitis. Die Fälle, in denen sich nach einer Appendektomie zeigt, dass ausschließlich eine Lymphadenopathie im Mesenterium, aber keine Entzündung der Appendix vermiformis vorlag, dürften in der Mehrzahl wohl auf das Konto einer Ileozökalklappenirritation gehen. Diese tritt zuweilen chronisch oder chronisch rezidivierend auf, wobei die Endoskopiebefunde dann meist ebenfalls negativ sind.

**Nicht ausreichend schließende („offene“) ICV**

Die Randziffern beziehen sich auf das folgende Flussdiagramm (➤ Abb. 5.43).

1. Mit einer „offenen“ ICV assoziierte dysreaktive (meist hyporeaktive) Muskeln sind der M. iliacus, aber auch – meist nur ipsilateral – die Handextensoren, was bei der Behandlung von Epikondylopa-

normoreaktiver Indikatormuskel

1. Potenziell assoziiert: Iliacus, Handgelenkextensoren hyporeaktiv

2. TL im Bereich des McBurney-Punkts bzw. halbe Strecke von Spina iliaca ant. sup. zum Nabel (am besten mit der rechten Hand)

Indikator dysreaktiv

Indikator normoreaktiv

hyporeaktive Muskeln normoreaktiv

4. Gehaltener Challenge: Der Patient zieht mit der TL-Hand mit tiefem Kontakt das Gewebe über der ICV nach kranial in Richtung der linken Schulter (schließt ICV).

3. „Subklinische ICV-Störung". Gehaltener Challenge: Der Patient zieht mit der TL-Hand das Gewebe über der ICV nach kaudal in Richtung der rechten Hüfte (öffnet ICV).

Indikator normoreaktiv

Indikator dysreaktiv

Indikator dysreaktiv

5. Spastische Klappe in Betracht ziehen
Nosoden testen: z.B. chronische Appendizitis
Narbenstörfeld in Betracht ziehen

6. Ohne mechanischen Challenge wie oben mit TL Supplemente testen: Chlorophyll, Verdauungsenzyme

7. Mit mechanischem Challenge wie oben Supplemente testen: Chlorophyll, Verdauungsenzyme

8. Sieben Faktoren des viszerosomatischen Systems prüfen, indizierte behandeln

9. Mögliche assoziierte Schädelläsionen: Sutura lambdoidea, Suturae zygomaticae korrigieren

10. ICV-Diät: keine Rohkost, keine scharfen Gewürze, kein Kaffee, kein Alkohol (entspr. MAD nach Rauch)

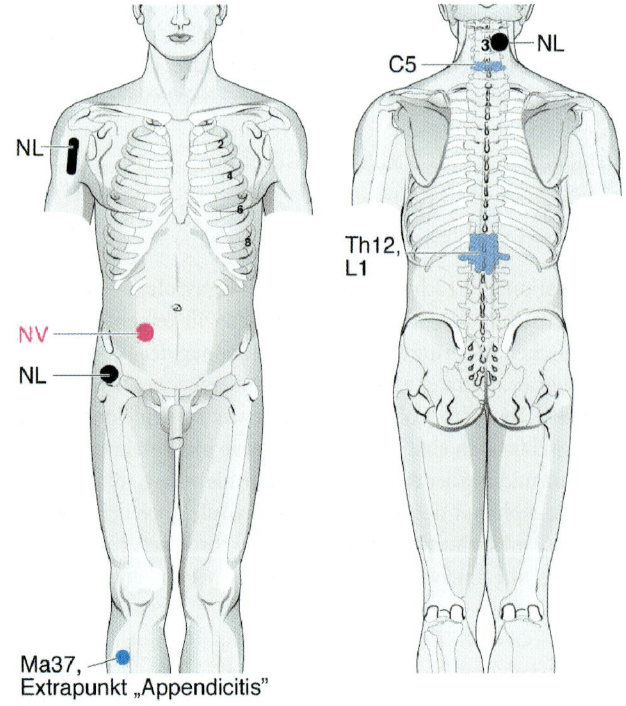


Wirbelebene: T12, L1 (evtl. L2) – C5 (Lovett)

NL: 1. Sulcus bicipitalis re.
2. Lamina C3 re.
3. über der SIAS

NV: halbe Strecke von Spina iliaca ant. sup. (SIAS) zum Nabel
Akupunkt: ca. Ma 37, d.h. „Appendizitis-Punkt" der TCM)

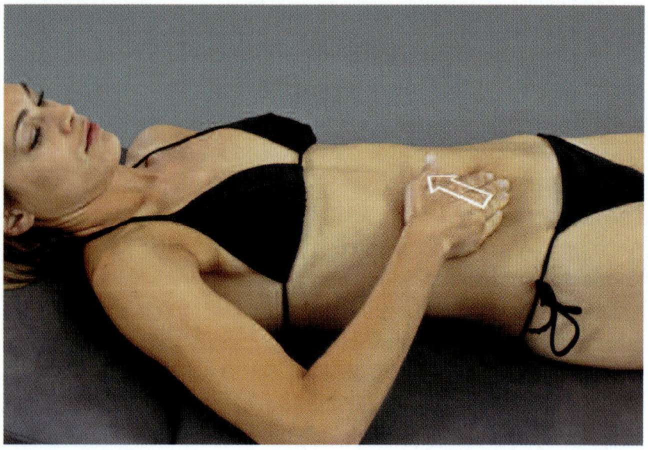

**Abb. 5.43** Flussdiagramm zur Behandlung einer „offenen" Ileozökalklappe

thien eine große Rolle spielt. Sie werden bei TL der McBurney-Region normoreaktiv, manchmal ist allerdings ein gehaltener korrigierender Challenge (wie in 4) notwendig, um die Hyporeaktion aufzuheben.

2. Ein normoreaktiver Indikatormuskel wird bei TL der McBurney-Region dysreaktiv, wenn Sie dazu einen Magnet (nicht schwächende Seite auf der Haut) verwenden, und zwar fast immer hyporeaktiv, nicht hyperreaktiv.

3. Wenn die TL negativ ist, sollte ein gehaltener Challenge durchgeführt werden: Lassen Sie den Patienten das Gewebe über der ICV in Richtung SIAS (Spina iliaca anterior superior) ziehen und dort halten. Dies soll die Klappe öffnen (Goodheart 1992) und wird bei ohnehin nicht ausreichend schließender Klappe zu einer Indikatordysreaktion führen. Wenn dies bei gehaltenem Zug in Richtung der linken Schulter geschieht, liegt wie unten beschrieben eine spastische ICV vor.

4. Gehaltener Zug in Richtung der linken Schulter, vom Patienten durchgeführt, wird die positive TL (aus 2) aufheben, wenn die Klappe offen ist. Dies bedeutet, dass die positive TL, die ja aufrechterhalten bleibt, durch den gehaltenen Challenge aufgehoben wird.

5. Wenn dies nicht der Fall ist, sollte der Patient das Gewebe in Richtung SIAS unter Spannung halten, was die TL aufhebt, wenn eine spastische Klappe vorliegt.

Differenzialdiagnostisch ist an ein entzündliches Geschehen (Appendizitis) zu denken, was sich mit einer entsprechenden Nosode, die den TL-Befund aufhebt, bestätigen lässt. Leider sind diese Nosoden aufgrund der Gesetzgebung nicht mehr ohne Weiteres verfügbar. Energetische Kopien der Originale können über Kybermedica (www.Applied-kinesiology.org) erworben werden. Wenn der Nosoden-Challenge positiv ist, muss eine klinische Entscheidung getroffen werden, ob ein chirurgischer Eingriff nötig ist.

Bei Z. n. Appendektomie ist ein Narbenstörfeld in Betracht zu ziehen. In dem Fall sind möglicherweise andere Challenge-Richtungen positiv, z. B. längs oder quer zum Narbenverlauf. Führen Sie einfach einen nicht gehaltenen Challenge des Gewebes durch, denn die TL entfällt. Wenn der Challenge positiv ist, suchen Sie eine Atemphase, die ihn aufhebt; mobilisieren Sie das Gewebe während dieser Atemphase 5–7 mal in Challenge-Richtung. Im Anschluss daran ist auch noch ein IRT-Challenge angebracht (➤ Kap. 1.2.5).

6. Die positive TL (wie in 2) wird vor der mechanischen Korrektur einer offenen ICV dazu benutzt, Supplemente zu testen: Nach Goodheart kommen Chlorophyll (Algenpräparate) und Verdauungsenzyme infrage. Da eine bakterielle, mykotische oder parasitäre Dysbiose (Garten und Weiss 2007, Kap. 7) an dem Geschehen beteiligt sein kann, sollten die entsprechenden Therapeutika in diesem Kontext getestet werden. Die Ileozökalklappe gilt als „Wetterecke" des Darmtrakts. Mit Ozovit® (Magnesiumperoxid) lassen sich anaerobe Keime, die Fäulnis und Gärung verursachen, reduzieren; daher sollten Sie es bei typischen Symptomen eines Overgrowth-Syndroms testen und ggf. verabreichen.

7. Bei negativer TL und positivem gehaltenem Challenge (wie in 3) gehen Sie genauso vor: Die Dysreaktion des entsprechenden Muskels wird durch die passenden Supplemente aufgehoben.

8. Auch hinsichtlich der ICV hat Goodheart „5 Faktoren des Intervertebralforamens" beschrieben: Die viszerosomatisch assoziierten Wirbelebenen Th12 und L1 müssen untersucht und korrigiert werden, ebenso der Lovett-Partner C5 (Garten 2012, Abb. 10.11).

Während der Behandlung der Reflexpunkte in Rückenlage kann zusätzlich der Extrapunkt „chronische Appendizitis" der Akupunktur genadelt werden, der zwischen Ma36 und Ma39 liegt. Seine Probestimulation müsste die TL- und Challenge-Befunde aufheben. Die von Goodheart angegebenen Punkte Bl58 und Ni5 haben sich in unserer Praxis nicht bewährt.

Die neurolymphatischen (NL-)Reflexzonen werden wie üblich behandelt. Der neurovaskuläre Reflexpunkt liegt über der Klappe und auf halber Strecke zwischen SIAS und Nabel. Das Gewebe wird dort mit relativ tiefem, jedoch nicht schmerzhaftem Kontakt in Richtung des positiven Challenge (bei offener Klappe in Richtung der linken Schulter) gehalten, bis die typische Pulsation auftritt.

9. Assoziierte Schädelläsionen betreffen (meist Kompression) die Sutura lambdoidea und die Suturae zygomaticae (➤ Kap. 3.3.9). Wenn diese Befunde vorliegen, müssen sie korrigiert werden.

10. Um jegliche zusätzliche Reizung der Ileozökalregion zu vermeiden, ist für mindestens vier Wochen ein Ernährungsregime (d. h. wenig Ballaststoffe, keine Rohkost, kein Kaffee, keine scharfen Gewürze. kein hochprozentiger Alkohol) unerlässlich, das einer „milden Ableitungsdiät" entspricht (Rauch und Mayr 1994; Garten und Weiss 2007, Kap. 11).

Zudem müssen Dysbiosen beseitigt, Nahrungsmittelunverträglichkeiten identifiziert und die Ernährung entsprechend modifiziert werden.

### Hypertone, spastische ICV

Das Vorgehen illustriert auch ein Flussdiagramm (➤ Abb. 5.44).

1. Assoziierte dysreaktive (meist hyporeaktive) Muskeln sind M. rectus abdominis, M. obliquus abdominis und M. quadriceps.

2. Ein normoreaktiver Indikatormuskel wird bei TL (evtl. mit Magnetverstärkung) der McBurney-Region dysreaktiv.

3. Wenn die TL negativ ist, sollte ein gehaltener Challenge durchgeführt werden: Lassen Sie den Patienten das Gewebe über der ICV in Richtung der linken Schulter ziehen und dort halten. Dies soll die Klappe schließen (Goodheart 1992) und wird bei tendenziell hypertoner Klappe zu einer Indikatordysreaktion führen. Wenn dies bei gehaltenem Zug in Richtung SIAS geschieht, liegt eine (oben beschriebene) offene ICV vor.

4. Ein gehaltener Zug in Richtung SIAS, vom Patienten durchgeführt, hebt die positive TL (aus 2) auf, wenn die Klappe hyperton ist.

5. Wenn dies nicht der Fall ist, bringt der Patient das Gewebe in Richtung der linken Schulter unter Spannung, was die TL aufhebt, wenn eine offene Klappe vorliegt.

Differenzialdiagnostisch gilt das oben für die „offene" ICV (unter 5) Gesagte.

6. Die positive TL (wie in 2) wird vor der mechanischen Korrektur einer offenen ICV noch benutzt, um Supplemente zu testen: Nach Goodheart kommen Calcium und Vitamin D, Magnesium und Chlorophyll (Algenpräparate) infrage. (Zur Dysbiosetherapie vgl. Punkt 6 im Abschnitt „offene ICV")

normoreaktiver Indikatormuskel

1. Hyporeaktiver Rectus abdominis, Obliquus abdominis, Quadriceps

2. TL im Bereich des McBurney-Punkts bzw. halbe Strecke von Spina iliaca ant. sup. zum Nabel (am besten mit der rechten Hand)

Indikator dysreaktiv

Indikator normoreaktiv

hyporeaktive Muskeln normoreaktiv

4. Gehaltener Challenge: Der Patient zieht mit der TL-Hand mit tiefem Kontakt das Gewebe über der ICV nach kaudal in Richtung der rechten SIAS (öffnet ICV).

3. „Subklinische ICV-Störung". Gehaltener Challenge: Der Patient zieht mit der TL-Hand das Gewebe über der ICV nach kranial in Richtung der linken Schulter (schließt ICV).

Indikator normoreaktiv

Indikator dysreaktiv

Indikator dysreaktiv

5. Offene Klappe in Betracht ziehen
Nosoden testen: z.B. chronische Appendizitis
Narbenstörfeld in Betracht ziehen

6. Ohne mechanischen Challenge wie oben mit TL Supplemente testen: Calcium, Vit. D, Mg, Chlorophyll

7. Mit mechanischem Challenge wie oben Supplemente testen: Calcium, Vit. D, Mg, Chlorophyll

8. Sieben Faktoren des viszerosomatischen Systems prüfen, indizierte behandeln

9. Mögliche assoziierte Schädelläsionen: Universal Fault, Sutura lambdoidea, Sutura zygomatica

10. ICV-Diät: keine Rohkost, keine scharfen Gewürze, kein Kaffee, kein Alkohol (entspr. MAD nach Rauch)

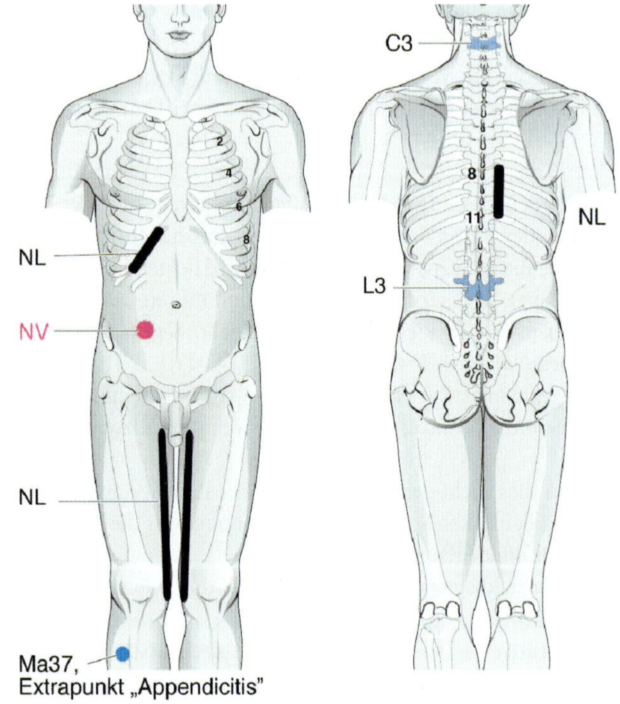


Wirbelebene: L3, C3 anterior, L3 anterior, evtl. L5

NL: 1. medialer Oberschenkel (wie Bauchmuskeln)
2. re. Rippenbogen (wie Quadriceps)
3. Lamina Th3–8 (wie Quadriceps) re.

NV: halbe Strecke von Spina iliaca ant. sup. zum Nabel

Akupunkt: ca. Ma 37, d.h. „Appendizitis"-Punkt der TCM

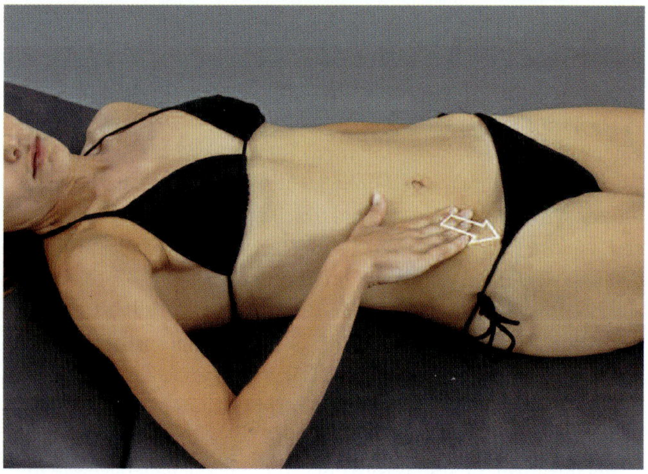

**Abb. 5.44** Flussdiagramm zur Behandlung einer spastischen Ileozökalklappe

5

7. Bei negativer TL und positivem gehaltenem Challenge (wie in 3) gehen Sie genauso vor: Die Dysreaktion des entsprechenden Muskels wird durch die passenden Supplemente aufgehoben.
8. Die „5 Faktoren des Intervertebralforamens" hinsichtlich der spastischen ICV sind L3 und der LOVETT-Partner C3 (der eine anteriore Dysfunktion haben kann) sowie evtl. L5 als viszerosomatisch assoziierte Wirbelebenen.

Der Extrapunkt „chronische Appendizitis" der Akupunktur muss getestet und behandelt werden (wie in 8 unter „offene ICV" beschrieben).

Die NL-Reflexzonen entsprechen denen der Bauchmuskeln und des M. quadriceps, die dem Dünndarm zugeordnet sind.

Der neurovaskuläre Reflexpunkt über der Klappe wird mit relativ tiefem, jedoch nicht schmerzhaftem Kontakt in Richtung SIAS gehalten, bis die typische Pulsation auftritt.
9. Assoziierte Schädelläsionen sind ein Universal Fault (➤ Kap. 3.3.7 ❸) sowie Restriktionen (meist Kompression) der Sutura lambdoidea und der Suturae zygomaticae (➤ Kap. 3.3.9).
10. Die „ICV-Diät" entspricht der für die offene Klappe beschriebenen.

**Fallbeispiel 9**

**„Offene ICV"**

Der 82-jährige Patient konnte nur mühsam gehen und sich nicht alleine (vom Sitz) erheben wegen lumboischialgiformer Beschwerden rechts mit Schmerzausstrahlung vom dorsalen Oberschenkel bis in die Wade. Er hat im letzten halben Jahr 8 kg zugenommen und starkes Übergewicht.

**Befunde**

Rot livide Gesichtsfärbung, Gas-Kotbauch (Großtrommelträger) nach Mayr.
Ilium posterius rechts, offene ICV, Zökum-Challenge positiv.

**Therapie und Verlauf**

- Korrektur der Kat.-2-Beckenläsion mit SOT-Blocks, auf den Blocks auch Korrektur der ICV
- Diätanweisung: keine Rohkost, kein Salat, kein Obst, keine scharfen Gewürze, kein Kaffee, keine hochprozentigen alkoholischen Getränke

Nach der Behandlung geht der Patient praktisch beschwerdefrei nach Hause.
Am nächsten Tag Wiedervorstellung, da die Beschwerden zu 50 % zurückgekehrt sind. ICV erneut offen, erneut Manipulation. Einbestellen der Haushälterin zusammen mit dem Patienten zur Ernährungsberatung.
Der schnelle Erfolg der strukturellen Behandlung mit ebenso schnellem Rezidiv sprach in diesem Fall deutlich für eine ausgeprägte metabolische Komponente der Darmsituation.
Innerhalb von 6 Wochen ließ sich mit zwei weiteren Behandlungen Beschwerdefreiheit des Patienten erzielen.

## 5.9.2 Colon ascendens mit Flexura coli dextra

### ❶ Anatomie, viszeroparietale Beziehungen und Indikationen

Das Colon ascendens liegt gut tastbar rechts lateral im Bauchraum. Es ist mit der hinteren Bauchwand verwachsen, jedoch durch die sog. TOLDT-Faszie von der Fascia iliaca, der Aponeurose des M. quadratus lumborum und der prärenalen Faszie getrennt. Das medial, anterior und lateral vom Peritoneum bedeckte Colon ascendens grenzt medial direkt an das Duodenum descendens an („duodenokolische Rinne").

Die Flexura coli dextra hat posterior Kontakt zur rechten Niere sowie anterior und superior zur Leber. Das Lig. phrenicocolicum dextrum verläuft dorsal der rechten Axillarlinie in Höhe der X. Rippe, wo es sich palpatorisch nicht abgrenzen lässt.

Vom Kolon können segmental-reflektorische Störungen im Bereich der unteren BWS bis zum Lumbosakralbereich ausgehen, die in den unteren Lumbalsegmenten besonders prominent erscheinen (➤ Abb. 5.49).

Ebenso wie die Flexura coli sinistra sind auch Colon ascendens und Flexura coli dextra bei Mobilitätsstörungen und Reizzuständen des Darmes zu untersuchen und zu behandeln. Durch ein ptotisches Colon transversum kann es zu Abknickungen kommen, die wegen des engeren Krümmungswinkels jedoch eher an der linken als an der rechten Flexur auftreten und dann zu Passagestörungen beitragen können.

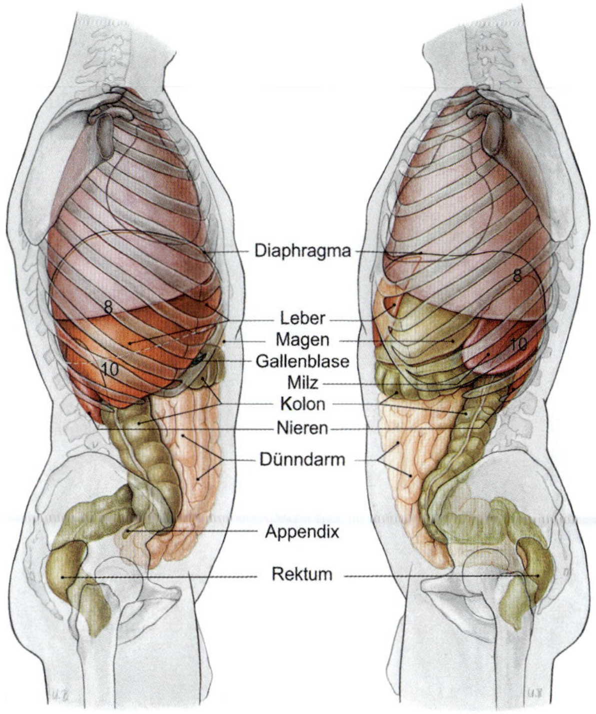


**Abb. 5.45** Projektion der Organe von lateral (Sobotta 2007)

## ❷ AK-Diagnostik und -Therapie

### Challenge

Der Challenge der rechten Flexur erfolgt mit Tiefenkontakt etwa 3–4 QF kaudal des Rippenbogens, ventral der Spitze der XI. Rippe. Der beidhändige Challenge wird mit der Intention ausgeführt, den Winkel zwischen Colon ascendens und Colon transversum zu öffnen. Halten Sie den Winkel, mit dem Sie den Tiefenkontakt aufnehmen, anfangs sehr klein, damit Sie auch bei evtl. ptotischem Colon transversum die Darmstrukturen auf Ihre linke Hand „aufladen" können.

Für die Korrektur muss nicht erst eine Atemphase gesucht werden, denn sie wird immer in Inspiration durchgeführt.

Das Colon ascendens wird wie das Zökum von medial nach lateral bzw. von lateral nach medial provoziert.

### Korrektur

5

Sie ist effektiv nur im Sitzen möglich.

Stellen Sie Ihren linken Fuß auf die Liege, sodass der Oberschenkel in der Achselhöhle des Patienten liegt. Greifen Sie mit aneinanderliegenden Fingern in die Flexur hinein, um sie mit Tiefenkontakt zu öffnen (➤ Abb. 5.46). Halten Sie das Lig. phrenicocolicum dextrum nach kranial und lateral und rotieren Sie mit Ihrem linken Bein den Thorax des Patienten nach links. Dabei sollte auch der thorakolumbale Übergangsbereich des Patienten möglichst gestreckt sein.

Indirekt kann die Flexur durch ein Leber-Lifting behandelt werden, da beide Strukturen über das Lig. hepatocolicum verbunden sind.

Die Korrektur des Colon ascendens erfolgt wie beim Zökum in Rückenlage nach Challenge oder in Rechtsseitenlage.

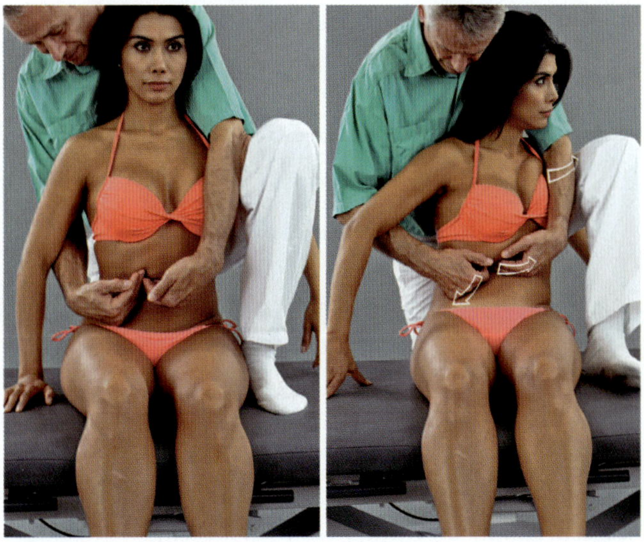

**Abb. 5.46** Mobilisation der Flexura coli dextra, dabei liegt die Hand (links) etwa 3 QF kaudal des Rippenbogens.

## 5.9.3 Colon transversum

Das Colon transversum liegt sehr variabel im Bauchraum. Es ist am Mesocolon transversum aufgehängt, das an die hintere Bauchwand (median in Höhe von L1/L2) geheftet ist und in einem Winkel von ca. 30–40° schräg von rechts unten nach links oben verläuft. Das Colon transversum zieht über das Pankreas und ist über das Lig. gastrocolicum mit der großen Magenkurvatur verbunden. Vom Colon transversum hängt das Omentum majus über den Dünndarm herab.

Störungen im osteopathischen Sinne können sich ergeben, wenn sich das Colon transversum infolge einer Ptose bis ins Becken hinabsenkt. Durch Abknickungen an den Flexuren kann es zu Passagestörungen und damit zu Irritationen kommen.

## 5.9.4 Colon descendens mit Flexura coli sinistra

## ❶ Anatomie und Indikationen

Die Flexura coli sinistra befindet sich weiter kranial und dorsal als die rechte Flexur (etwa auf Höhe der VIII. Rippe). Das Lig. phrenicocolicum sinistrum ist dort ebenfalls nicht zu tasten.

Das Colon descendens ist wie das Colon ascendens – getrennt durch die Toldt-Faszie – an die hintere Bauchwand geheftet.

Die Flexura coli sinistra sollte bei Mobilitätsstörungen und Reizzuständen des Darmes untersucht und behandelt werden. Bei ptotischem Colon transversum kann es zu Abknickungen kommen, die wegen des engeren Krümmungswinkels der linken Flexur dort besonders relevant sind.

## ❷ AK-Untersuchung und -Therapie

### Challenge

In sitzender Position gehen Sie mit den Fingern auf Höhe der VIII. Rippe unter den Rippenbogen. Als festere (dickwandige) Struktur ist dort der Fundus gastricus [ventriculi] zu tasten. Etwas weiter lateral liegt die linke Kolonflexur, die sich jedoch allenfalls erahnen lässt. Mit einer öffnenden Bewegung halten Sie das Colon descendens nach links und ziehen das Colon transversum nach rechts und kranial. Dies führt zur Hyporeaktion eines NIM.

### Mobilisation

Die Mobilisation erfordert demnach eine globale Technik, um den Magenfundus und die linke Kolonflexur in kranialer und linkslateraler Richtung zu bewegen. Nachdem die Finger ca. 4 QF kaudal des Rippenbogens Kontakt gefunden haben, wird der Patient aus seiner kyphosierten Sitzhaltung heraus mit gleichzeitigem Zug der Finger nach links kranial „entkyphosiert", wodurch sich der sternoumbilikale Abstand vergrößert. Gleichzeitig wird eine leichte Rechtsrotation des Thorax induziert.

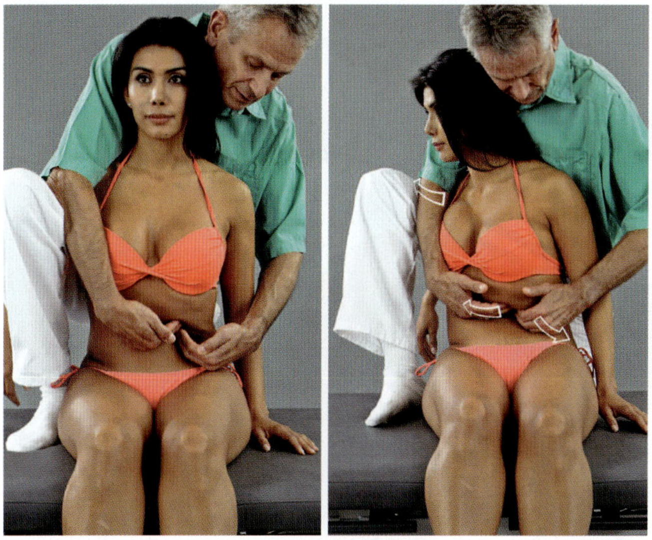

**Abb. 5.47** Mobilisation der Flexura coli sinistra

Das Colon descendens wird wie das Colon ascendens und das Zökum mobilisiert, am besten in Linksseitenlage (➤ Abb. 5.47).

### 5.9.5 Colon sigmoideum

#### ❶ Anatomie

Der intraperitoneale proximale Teil des Colon sigmoideum (Sigmoid) ist an der hinteren Bauchwand aufgehängt, wo er posterior mit der Fascia iliaca, der Toldt-Faszie und Iliakalgefäßen (A. und V. iliaca externa) Kontakt hat. Der intraperitoneale Mittelteil des Sigmoids kann bis zu 15 cm lang sein. Der distale Teil des Sigmoids beginnt am medialen Rand des Psoas und geht auf Höhe von S3 in das Rektum über.

Das Mesocolon sigmoideum verläuft vom Hinterrand der Crista iliaca nach inferior, anterior und medial. Es überquert den Psoas, der dort Fasern mit der Mesenterialwurzel austauscht. Im weiteren Verlauf folgt es dem medialen Rand des Psoas, macht eine S-förmige Schleife und kreuzt die A. iliaca communis (➤ Abb. 5.27).

Die Vv. sigmoideae sind über Anastomosen mit den Vv. rectales superiores, den Vv. rectales inferiores (Plexus rectalis), den Vv. gluteae und den Vv. spinales internae verbunden (➤ Abb. 5.48), was große Bedeutung bei radikulären Syndromen hat.

#### ❷ Indikationen

Bei links-lateralen Bandscheibenläsionen der Segmente L4/L5 und L5/S1 verstärkt sich die Symptomatik sehr häufig durch Störungen des Sigmoids, deren Behandlung daher hohe Priorität hat. Im Beinhebeversuch (Lasègue) zeigen sich teilweise Verbesserungen von 20 bis 30° nach der Behandlung. Die reflektorische Beziehung lässt sich bereits vorab testen, indem man den Lasègue-Versuch mit nach kranial und rechts gehaltenem Sigmoid wiederholt.

Da ein Rückstau nicht nur im linken, sondern auch im rechten Abflussgebiet der spinalen venösen Plexus auftreten kann, wird sich auch bei entsprechender Engpasssituation die radikuläre Symptomatik rechts durch eine Stauung in den Sigmoidvenen verstärken können. Der Effekt einer Sigmoidmanipulation ist aber bei rechtsseitigen Spinalwurzelsyndromen meist weniger beeindruckend.

Daneben ist bei sämtliche Schmerzzustände im linken Unterbauch das Sigmoid zu untersuchen und zu behandeln.

#### ❸ Osteomuskuläre Bezüge

So wie das Zökum zur rechten Schulter hat das Sigmoid eine reflektorische Beziehung zur linken Schulter, die jedoch nicht ganz so häufig symptomatisch wird.

Irritationen des Sigmoids, die teilweise endoskopisch ohne Befund bzw. teilweise mit einer Divertikulose oder Divertikulitis assoziiert sein können, gehen häufig mit Beckenläsionen (Kategorie 1 und 2) einher.

#### ❹ AK-Diagnostik und -Therapie

Der Challenge erfolgt wie beim Zökum (➤ Kap. 5.9.1) beschrieben von links kaudal nach rechts kranial bzw. umgekehrt und in den senkrecht verlaufenden Abschnitten wie beim Colon descendens von medial oder von lateral (➤ Abb. 5.50). Die Korrektur wird am besten mit Atemunterstützung in Rückenlage oder Linksseitenlage durchgeführt.

#### Mobilisation von Zökum und Sigmoid durch indirekte Technik über den Psoas

Das lateral fixierte Zökum wird in Rückenlage oder Linksseitenlage behandelt. Halten Sie es mit tiefem Kontakt von lateral, während gleichzeitig das rechte Bein aus Flexion und Adduktion in Extension und Abduktion geführt wird. Dies bewirkt eine mediolaterale Gleitbewegung des Psoas unter dem fixierten Zökum (➤ Abb. 5.51).

Dieselbe Technik kann zur Mobilisation des Sigmoids in Rückenlage oder Rechtsseitenlage angewandt werden.

## 5.10 Nieren

### 5.10.1 Anatomie

Die Nieren liegen retroperitoneal, wobei sich der obere Pol in Höhe von Th12/L1 und der untere in mittlerer Höhe von L3 befindet. Die Nieren sind ca. 10–12 cm lang, 5–7 cm breit und 3–4 cm dick. Die rechte Niere steht etwa 1,5 cm tiefer als die linke und ist häufig etwas kleiner (➤ Abb. 5.7). Der Nierenhilus und das Nierenbecken liegen etwa auf der Höhe von L2.

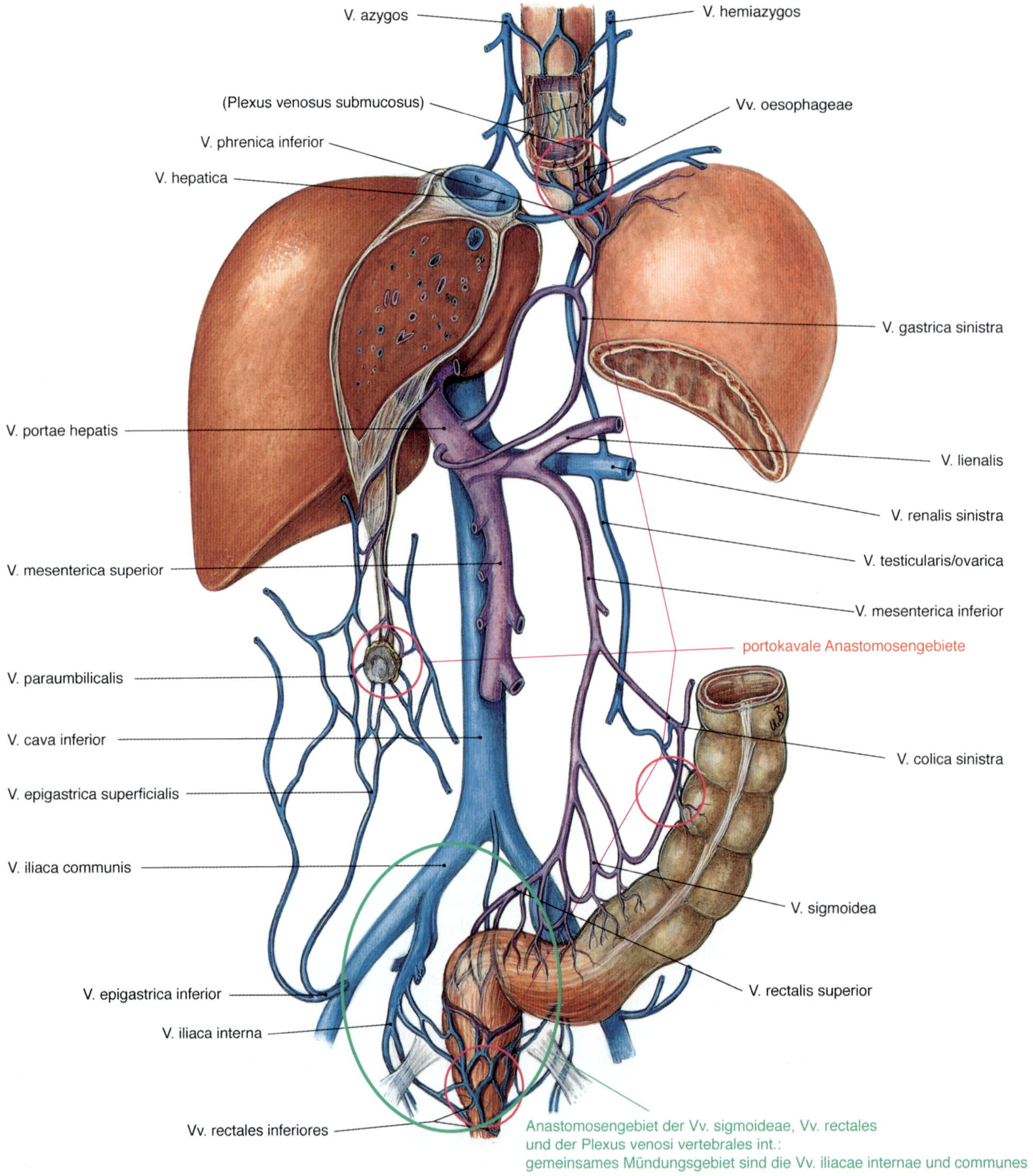


**Abb. 5.48** Anastomosen zwischen dem Pfortadersystem (Portalkreislauf), Rektalvenen und der V. iliaca communis, die den Abfluss aus den epiduralen Spinalvenen aufnimmt (Sobotta 2007)

## Faszien

Beide Nieren hängen jeweils in einem unten offenen Fasziensack, sodass verschiedene Gewebsschichten von anterior nach posterior aufeinanderfolgen:

- Peritoneum parietale
- Fascia praerenalis
- Perirenaler Fettkörper (Capsula adiposa perirenalis)
- Niere
- Perirenaler Fettkörper
- Fascia postrenalis
- Pararenaler Fettkörper (Corpus adiposum pararenale)
- Fascia iliopsoas, Aponeurose des M. quadratus lumborum (➤ Abb. 5.52)

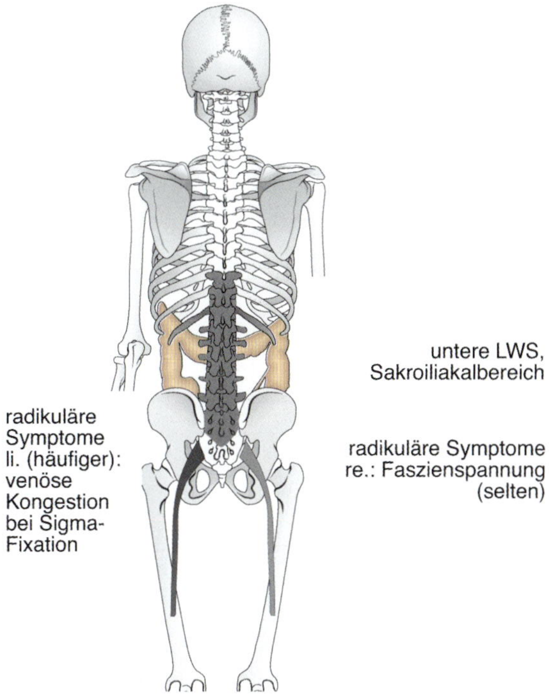


**Abb. 5.49** Viszeroparietale Bezüge des Kolons

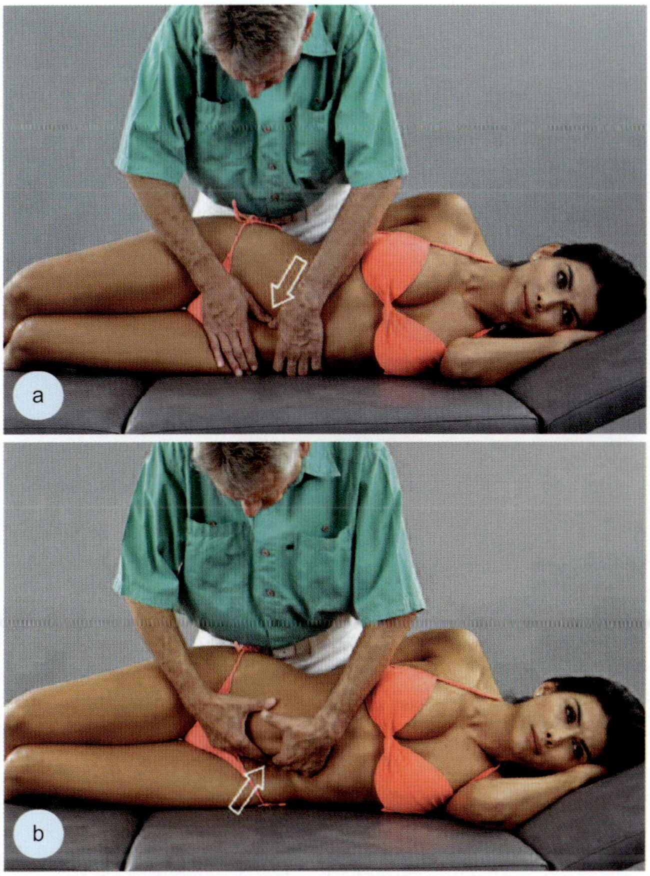


**Abb. 5.50** Mobilisation des Sigmoids in Seitenlage von mediokranial nach laterokaudal (a) bzw. von laterokaudal nach mediokranial (b)

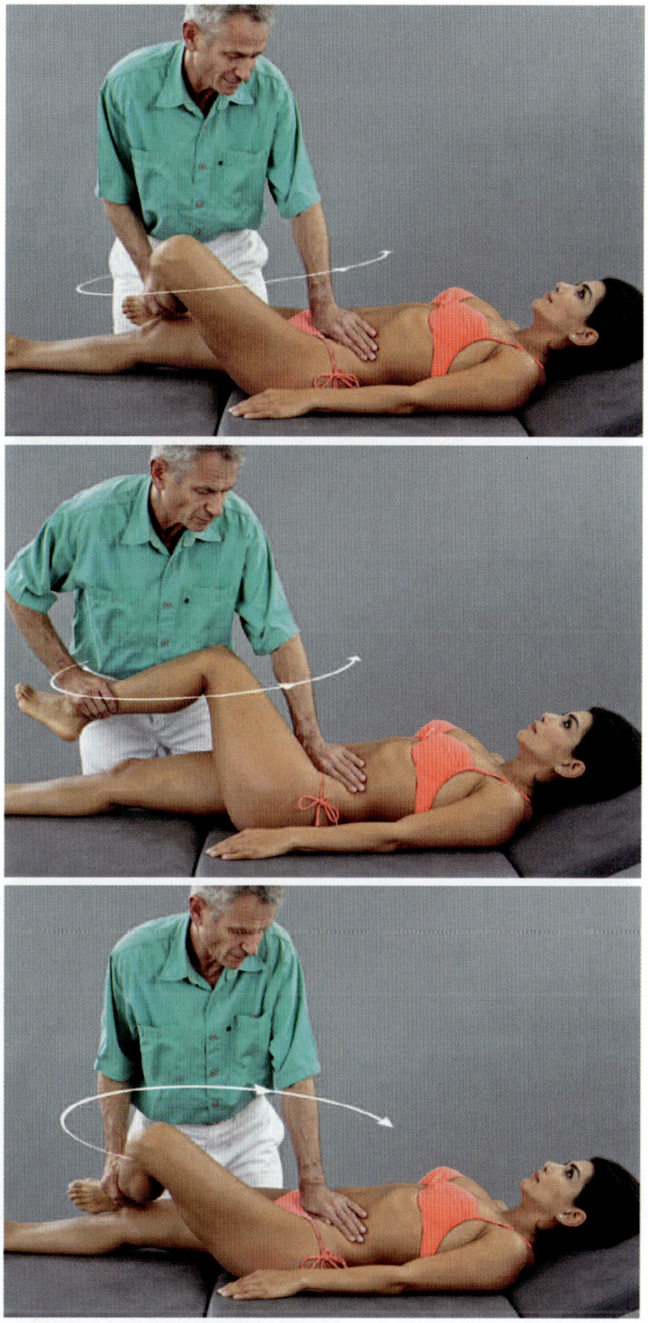

**Abb. 5.51** Indirekte Mobilisation des Sigmoids über den Psoas

Die prärenale Faszie über der rechten und linken Niere stellt eine Einheit dar, während die postrenale Faszie hinter der Niere links und rechts getrennt ist. Prärenale und postrenale Faszie verschmelzen oberhalb der Nebenniere und sind fest mit dem Diaphragma verbunden. Zwischen Nebenniere und Niere verläuft die sog. „Lamina interadrenorenalis", durch die es bei einer Ptose zur Trennung der Niere von der Nebenniere kommt. Prä- und postrenale Faszie verlieren sich im Fettgewebe der Fossa iliaca. Das bedeutet, dass die Niere in ihrem unten offenen „Fasziensack" mehr oder weniger ausschließlich durch den Druckgradienten zwischen Thorax und subdiaphragmalem Raum sowie den Druck der Abdominal-

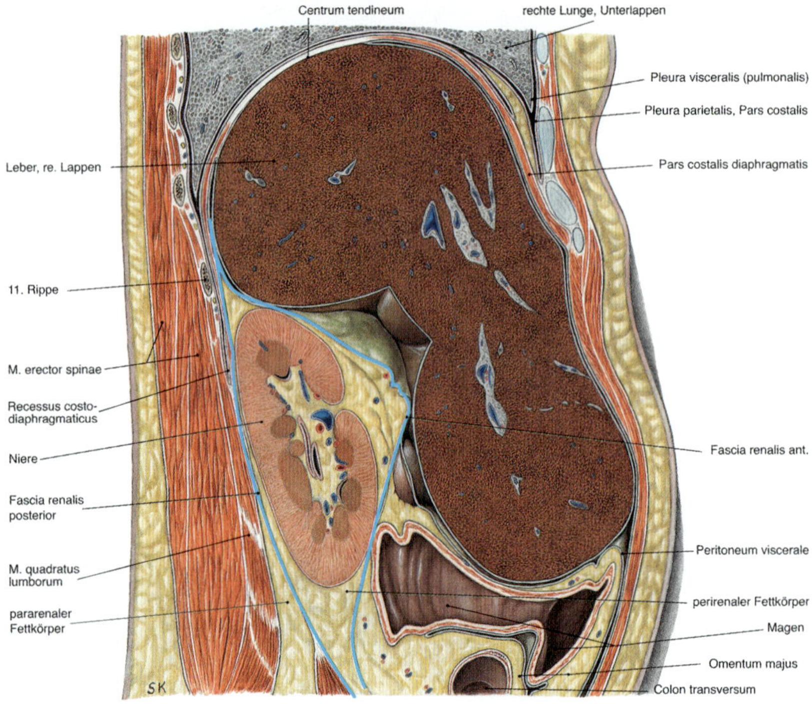


**Abb. 5.52** Anatomie des Nierenlagers im Sagittalschnitt (Sobotta 2007; ergänzt nach Barral 1989)

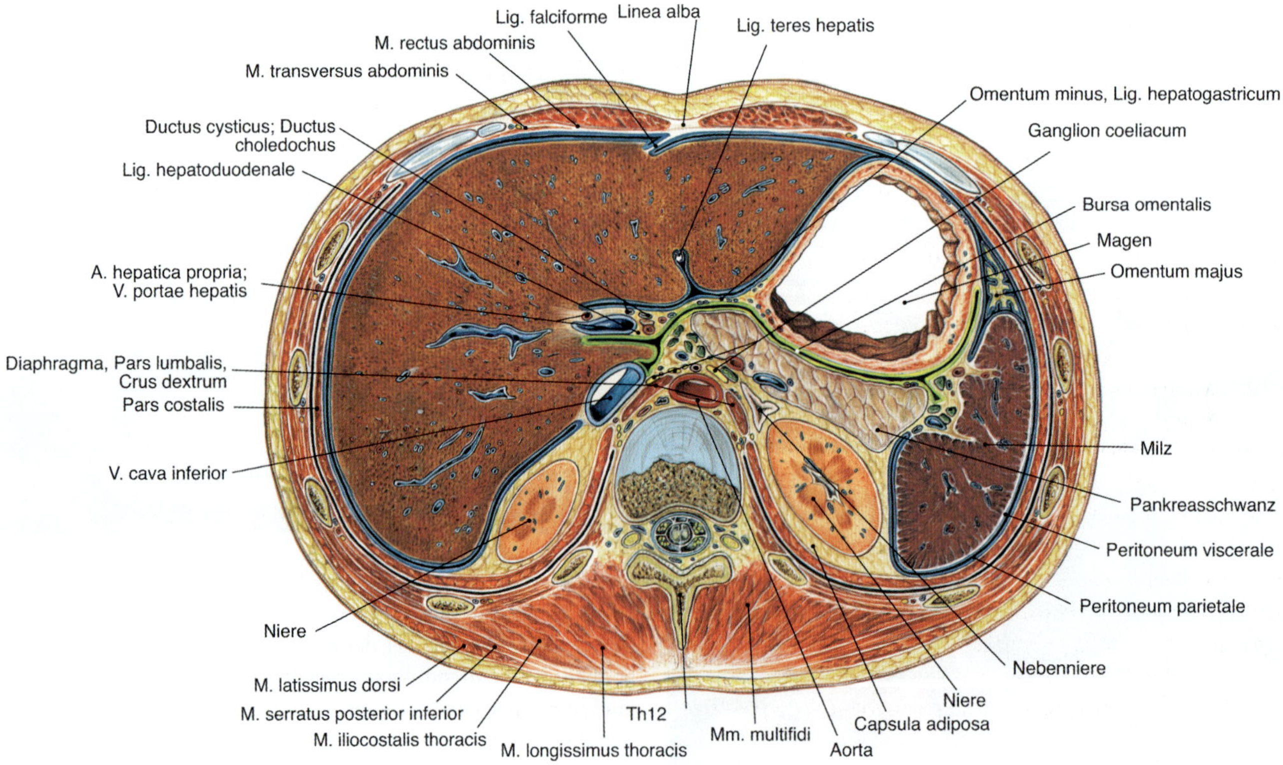


**Abb. 5.53** Querschnitt auf Höhe der Nieren (Sobotta 2007)

wand an ihrem Platz gehalten wird. Die Toldt-Faszie verstärkt die Fascia praerenalis im Bereich von Colon ascendens und Colon descendens. Sie ist rechts schwächer als links, was zur größeren Häufigkeit von Ptosen der rechten Niere beitragen könnte.

Zwischen der Rumpfwand- und der postrenalen Faszie, also im „pararenalen Fettkörper“, verlaufen die folgenden Nerven:

- N. intercostalis XII; • N. iliohypogastricus (Th12/L1);
- N. ilioinguinalis und N. genitofemoralis (L1)

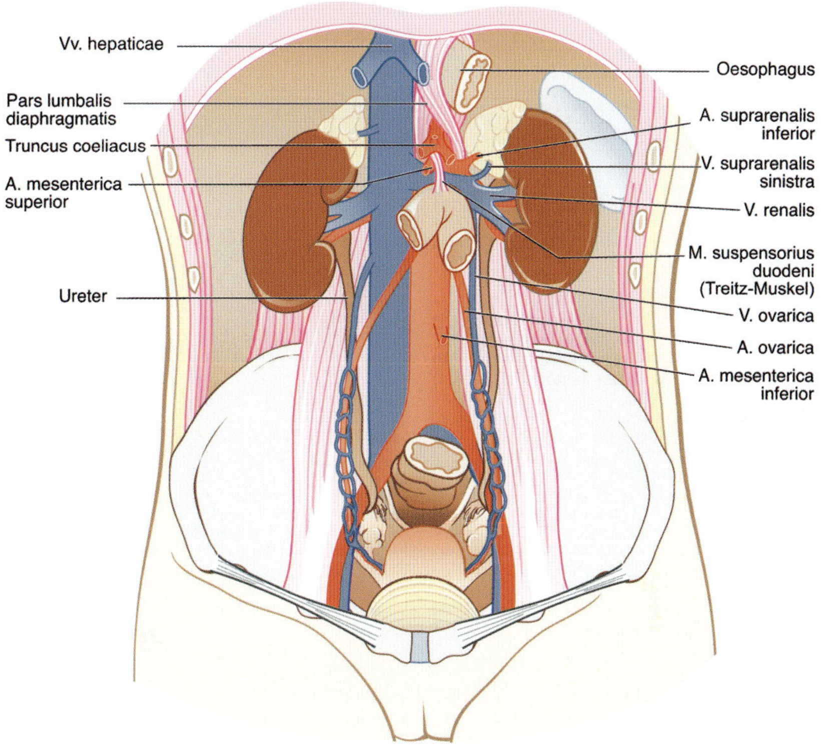


**Abb. 5.54** Anatomie der Nieren- und Nebennierengefäße sowie des Treitz-Muskels/-Bands

Diese anatomische Lagebeziehung kann eine entsprechende Schmerzausstrahlung bei Nierenptosen begünstigen (Nierenptose Grad 1–3; ➤ Kap. 6.9.9 „Oberes Psoas-Syndrom").

### Gefäßversorgung der Nieren und Nebennieren

Die Gefäßversorgung der Nieren und Nebennieren ist variabel: Die Aa. suprarenales superiores zweigen aus der A. phrenica ab, die Aa. suprarenales mediae direkt aus der Aorta oder aus der A. renalis, ebenso wie die Aa. suprarenales inferiores. An der Abgangsstelle aus der A. renalis kann es zu Gefäßspannungen kommen, wenn sich die Niere absenkt, was eine anatomische Erklärung für die mit Nierenptosen einhergehenden Nebenniereninsuffizienzen sein könnte (➤ Abb. 5.54).

Die linke V. renalis zieht kaudal des Abgangs der A. mesenterica superior über die Aorta. Kaudal der V. renalis und ebenfalls unter der A. mesenterica superior befindet sich die Flexura duodenojejunalis, die über den Treitz-Muskel (M. suspensorius duodeni) an L1 geheftet ist. Ein Treitz-Muskelspasmus (auch bei Hyperlordose des thorakolumbalen Übergangs) kann zu einem Rückstau in der V. renalis mit entsprechenden Störungen führen (➤ Kap. 5.10.3).

## 5.10.2 Osteomuskuläre Beziehungen

Das Segment Th11/Th12 und die entsprechenden Kostovertebralgelenke sind die viszeroparietale Reflexebene der Nieren. Funktionsstörungen können den Bereich von Th10 bis L1 betreffen, neurologische Reflexe auch noch die Segmente Th6/Th7 und L1/L2 (entwicklungsgeschichtlich bedingt). Innerhalb des viszerosomatischen Komplexes sollte immer zunächst die Niere behandelt werden.

Dass eine Kokzyxläsion häufig zusammen mit einer Nierenläsion auftritt, lässt sich sowohl durch fasziale Läsionsketten als auch durch Stürze auf das Steißbein, bei denen es zu Nierenptosen kommen kann, erklären.

Eine aufsteigende Läsionskette kann das Kuboid, das obere Tibiofibulargelenk, eine Psoas-Dysfunktion und eine Nierenläsion einbeziehen (Barral und Mercier 1983).

## 5.10.3 Viszerale Interaktionen

Durch Spannungen des Treitz-Muskels bei Hyperlordose des thorakolumbalen oder Ptose des duodenojejunalen Übergangs kann es zu einem Rückstau in die Nierenvene kommen. Eine Fixation der Niere ist die typische Folge. Eine Ptose der linken Niere kann aufgrund der erwähnten anatomischen Beziehungen dieselben Folgen haben.

Da die linke V. testicularis [spermatica] in der Regel in die V. renalis einmündet (die rechte dagegen direkt in die V. cava), kann die Entstehung von Varikozelen links begünstigt werden. Ein gestörter venöser Rückfluss kann zu typischen linksseitigen inguinalen Schmerzen nach Erektion und Ejakulation führen, die bis in die Niere ausstrahlen.

Für die V. ovarica gelten dieselben anatomischen Verhältnisse (➤ Abb. 5.54). Ein Rückstau in die venösen Plexus der Ovarien kann gynäkologische Beschwerden wie Ovulationsschmerz und

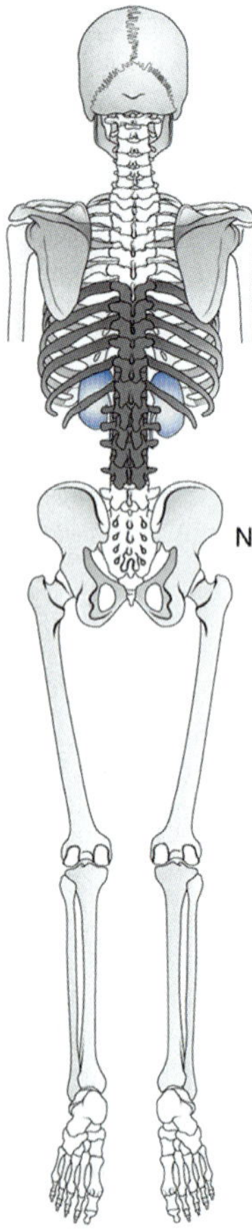


**Abb. 5.55** Viszeroparietale Beziehungen der Niere

Dysmenorrhö oder eine Varikose im linken Bein (➤ Kap. 5.10.1, Gefäßversorgung) verursachen.

Eine (Links-)Flexion des Uterus verstärkt die Problematik noch, sodass die linke Niere dann häufig prämenstruell palpationsempfindlich ist.

Eine Leberptose kann mit einer Ptose der rechten Niere vergesellschaftet sein. Wenn die Nierenptose eine Ureterabknickung verursacht, können rezidivierende Harnwegsinfekte die Folge sein.

## 5.10.4 Mobilität und Motilität

Die Niere bewegt sich bei der In- und Exspiration mit einer Amplitude von 3–4 cm auf der „Gleitschiene" des M. psoas. Durch die Abwärtsbewegung wird der obere Nierenpol nach anterior verlagert, verbunden mit einer Außenrotation der Niere.

Nach Barral und Mercier (1983) entsprechen die Vektoren der Motilität der Nieren (➤ Abb. 5.56) mit kleiner Amplitude denen ihrer Mobilität mit dem Unterschied, dass sich die Anteriorbewegung des oberen Pols nicht erfassen lässt. Stattdessen kommt es im Inspir zu einer Lateralbewegung des unteren Pols zusammen mit einer Außenrotation bei der Kaudalbewegung.

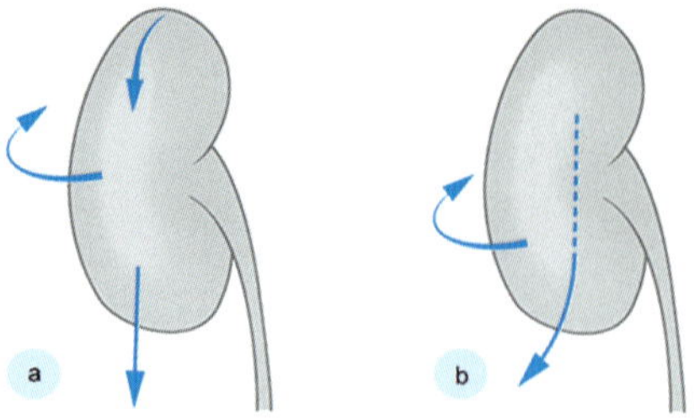


**Abb. 5.56** Mobilität (a) und Motilität (b) der rechten Niere; bei der linken Niere verhält es sich entsprechend spiegelbildlich.

## 5.10.5 Restriktionen

Man kann zwischen Ptosen unterschiedlichen Grades und Fixationen bzw. Adhäsionen (➤ Kap. 5.2.2) unterscheiden.

### ❶ Ptosen

Grundsätzlich ist dies ein funktioneller Befund, bei dem es nicht unbedingt eine physikalische, d. h. im Sonogramm, MRT oder Urogramm dokumentierbare kaudale Verlagerung geben muss. Es genügt vielmehr, dass eine „zähe" Aufwärtsbewegung bzw. ein im Sinne der Applied Kinesiology positiver Ptose-Challenge vorliegt.

#### Ursachen und Indikationen

Nach der Leber ist wahrscheinlich die Niere das Organ, das am häufigsten und effizientesten manipuliert wird.

Jede Entbindung stellt eine Indikation zur Abklärung einer funktionellen Nierenptose dar, um die häufiger damit assoziierte postpartale Nebenniereninsuffizienz zu verhindern. Auch Steißbeintraumata und Stürze (etwa auf die Sitzbeine) sind wegen der damit verbundenen Beschleunigungskräfte eine Indikation.

Ein Erschöpfungssyndrom ist immer als verdächtig anzusehen, da Unfälle und starke Gewichtsverluste von den Patienten nicht immer vollständig erinnert oder in der Anamnese angegeben werden.

Weitere Indikationen sind:

- schneller Gewichtsverlust mit Reduktion des pararenalen Fettkörpers sowie der Capsula adiposa
- allgemeine Viszeroptose
- rezidivierende Harnwegsinfekte
- Dysmenorrhö, Amenorrhö
- Varikozelen, Impotenz aufgrund der beschriebenen viszeroviszeralen Beziehungen
- Schmerzen im thorakolumbalen Übergang
- lumboischialgiforme Beschwerden (besonders links)

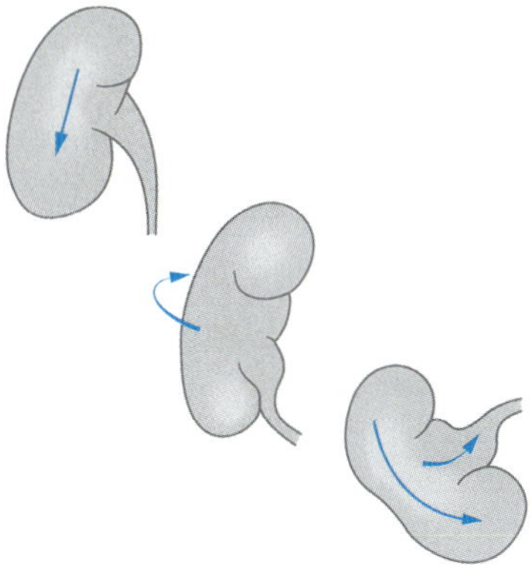

**Abb. 5.57** Stadien einer Nierenptose (nach Barral 1989)

### Stadien einer Nierenptose

**Stadium 1** (Kaudalverlagerung):
- Schmerzen im Bereich des Nierenlagers, die evtl. in die Nabelregion ausstrahlen
- Irritation des N. intercostalis XII

**Stadium 2** (Kaudalverlagerung, Außenrotation, Sagittalisierung des Nierenbeckens):
- Flankenschmerzen, die in die Inguinal- und Genitalregion ausstrahlen
- Irritation des N. iliohypogastricus (Th12, L1) und des N. ilioinguinalis (L1)

**Stadium 3** (Innenrotation und Horizontalisierung: Nierenbecken wieder in der Frontalebene, rechte Niere im Gegenuhrzeiger, linke Niere im Uhrzeigersinn gedreht):
- Schmerzen in der Inguinalregion, die medial in Oberschenkel und Knie ausstrahlen
- Irritation des N. genitofemoralis (L1, L2), evtl. des N. cutaneus femoris lateralis (L2, L3)

## ❷ Adhäsionen, Fixationen

Diese sind meist mit inflammatorischen und toxischen Störungen verbunden. Hierzu zählen:
- chronisch rezidivierende Nephritiden
- Autoimmunnephritiden
- Schwermetallbelastungen
- Urolithiasis

Adhäsionen und Fixationen lassen sich nicht immer klar von Ptosen unterscheiden, da sie beim kaudokranialen Ptose-Challenge gleichfalls positive Challenge-Befunde bieten.

**Kontraindikationen**

Eine schmerzlose Hämaturie stellt eine absolute Kontraindikation für viszerale Manipulationen dar, da sich dahinter ein Tumor verbergen kann.
Eine Urolithiasis ist dagegen keine Kontraindikation, obwohl Konkremente in den Harnwegen bei den Manipulationen in Bewegung geraten können. Dann sollten die üblichen Maßnahmen (viel trinken, Spasmolytika) ergriffen werden.

Fieberzustände sind ebenso wie akute Harnwegsinfekte Kontraindikationen für viszerale Manipulationen. Gegen diese Regel wird aber kaum verstoßen, da Nephritiden und Zystitiden so schmerzhaft sind, dass jeder Therapeut, der sich an den Grundsatz hält, nicht gegen den Schmerz des Patienten anzuarbeiten, auf eine Manipulation verzichten wird.

## 5.10.6 AK-Diagnostik und -Therapie

## ❶ Ptose

### Therapielokalisation

Die TL wird großflächig mit der Hand über den Rippen XI und XII durchgeführt, eine Magnetverstärkung kann durchaus von Vorteil sein. Als normoreaktiver Indikatormuskel sind prinzipiell alle Muskeln geeignet, am spezifischsten natürlich der M. psoas. Er kann im Leertest hyporeaktiv sein und wird durch die TL stark, wenn eine Nierenstörung die Ursache der Dysreaktion ist.

### Challenge

Nachdem Sie die Niere palpatorisch lokalisiert haben (➤ Kap. 5.5.2) und sie wie ein „Stück Seife" in Ihrer Hohlhand haben, behalten Sie den Tiefenkontakt bei und führen in neutraler Atemlage einen kaudokranialen, nicht gehaltenen Challenge durch. Eine Atemphase braucht nicht gesucht zu werden, da die Korrektur immer in Inspiration erfolgt.

### Korrektur

Die direkte Korrektur erfolgt am besten in Rückenlage mit Thenar-/Hypothenar-Kontakt zur Niere. Während Inspiration wird dieser Kontakt in kranialer Richtung beibehalten und während Exspiration der Kranialbewegung der Niere gefolgt. Die Handhaltung ist dieselbe wie bei der Palpation (➤ Abb. 5.9).

Eine Mobilisation in sitzender Position ist schwieriger und hat zudem keine unmittelbaren Vorteile. Sollte eine Mobilisation in Rückenlage über die Bauchdecke nicht gelingen, kann als indirekte Technik eine Kopftieflage kombiniert mit einer Nierenmobilisation nach kranial über das flektierte homolaterale Bein angewandt werden (➤ Abb. 5.58).

### Kontroll-Challenge

Wenn nach diesen Korrekturmaßnahmen noch immer ein positiver TL-Befund vorliegt, führen Sie die unten für eine Fixation beschriebenen Challenges durch. Zeigt sich nach der Korrektur erneut ein („rezidivierender") Ptosebefund bei der nächsten Behandlung, so ist – außer bei extremer Abmagerung oder einem rezidivierenden Trauma – an eine toxische (besonders Schwermetalle) bzw. immunologische Belastung oder Infektion zu denken. Führen Sie dann zunächst eine Provokation im Sinne einer Fixation durch, um vor einer manuellen Korrektur die erwähnten Faktoren zu testen (Garten und Weiss 2007).

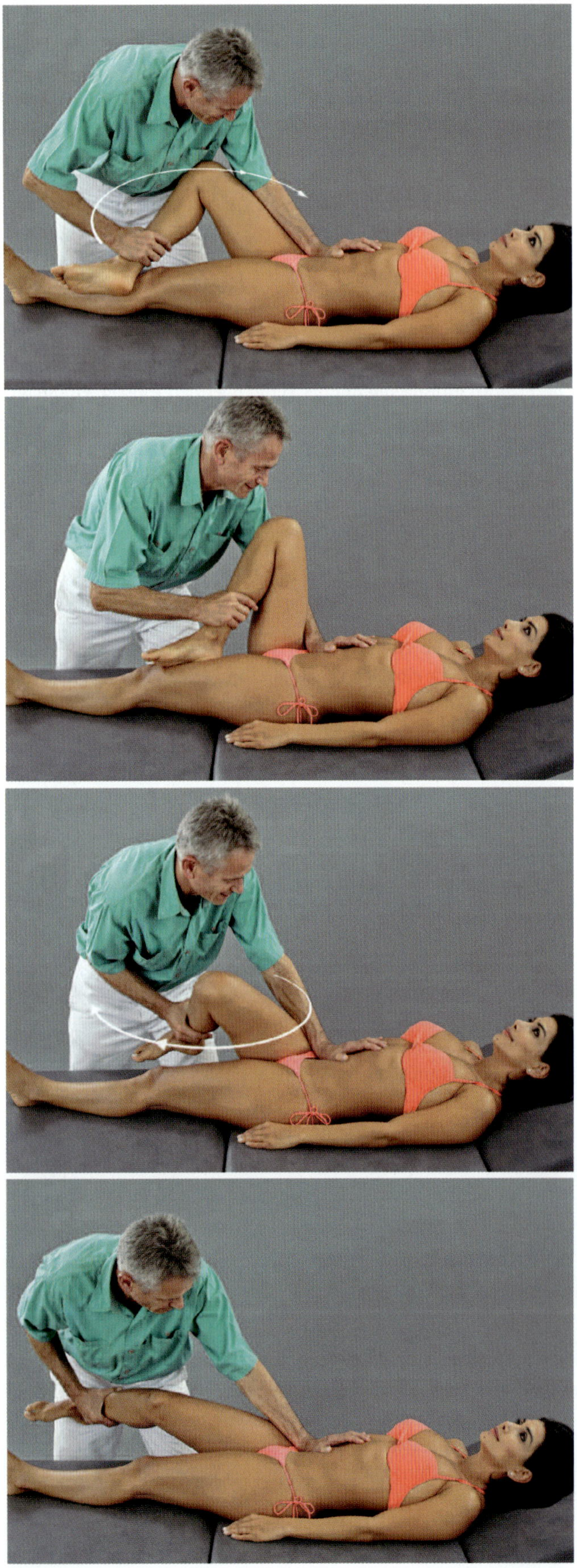

**Abb. 5.58** Indirekte Manipulationstechnik über den Psoas bei Ptose der rechten Niere

## ❷ Fixationen und Adhäsionen

Hier liegt wie bei der Ptose eine positive TL vor. Am häufigsten kommt eine posteriore Fixation vor.

### Challenge und Korrektur einer posterioren Fixation

In Rückenlage wird mit Kontakt des gestreckten Mittelfingers unter der XII. Rippe ein ventraler Challenge-Schub angewandt. Dabei stehen Sie am besten auf der gegenüberliegenden Seite und schienen den Mittelfinger mit Ihrem Zeigefinger.

Bei posteriorer Fixation führt dieser Challenge zu einer Reaktionsänderung des Indikatormuskels (➤ Abb. 5.59). Suchen Sie eine Atemphase, die den Challenge aufhebt, und mobilisieren Sie in der gefundenen Atemphase 5–7 mal in Challenge-Richtung.

### Challenge und Mobilisation des Nierenbeckens

In Rückenlage oder in Seitenlage, sodass das zu mobilisierende Nierenbecken oben liegt, wird mit dem geschienten und gebeugten Mittelfinger lateral der Rückenstrecker und kaudal der XII. Rippe eher punktförmig Kontakt aufgenommen und ein ventraler Challenge-Schub angewandt (➤ Abb. 5.60).

Für die Korrektur sitzen Sie auf der Behandlungsseite. Suchen Sie eine Atemphase, die den Challenge aufhebt, und mobilisieren in der gefundenen Atemphase 5–7 mal in Challenge-Richtung.

## ❸ Induktionstechnik

Die Motilität wird erst nach Beseitigung von Mobilitätsstörungen behandelt. Mit Thenar-/Hypothenar-Kontakt prüfen Sie zunächst die Motilität und nehmen dementsprechend eine Induktion vor, bei der die andere Hand dorsal unter der Niere liegt. Gehen Sie in die freie Bewegungsrichtung passiv mit und schieben Sie in die einge-

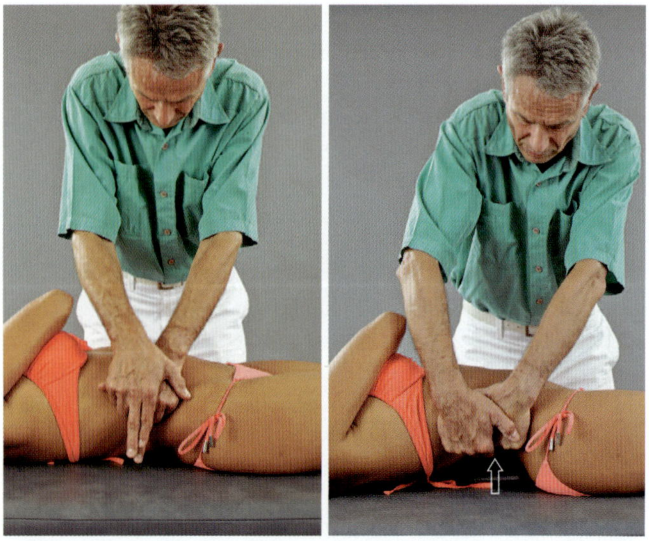

**Abb. 5.59** Mobilisation einer Nierenfixation, Handhaltung und Ausführung

schränkte Richtung an, bis ein gleichmäßiger Inspir-Expir-Rhythmus spürbar ist. Dies geht dann auch mit einer negativen TL und einem negativen Challenge einher.

### Fallbeispiel 10

**Nierenptose und Stress-Syndrom**

Die 35-jährige Patientin (in der 24. Schwangerschaftswoche) klagt über chronische Müdigkeit, Erschöpfung, Durchfall. Seit der Geburt ihrer ersten Tochter (vor 4 Jahren) sei sie nicht mehr „auf die Füße gekommen", habe chronischen Durchfall und chronischen Schnupfen seitdem. Jetzt fühle sie sich schon während der gesamten Schwangerschaft „hundeelend", habe Übelkeit, massive Wassereinlagerungen, morgens gleich Stuhldrang.

#### AK-Befunde

TL re. Niere positiv, Ptose-Challenge positiv. PRI 3–4/min, AK-Challenge: sphenobasiläre Kompression; TL Glabella positiv, Nebennieren-zugeordnete Muskeln: Sartorius li. w.
Durch ein Präparat mit Hypophysenextrakt und Kofaktoren sowie ADR-Formula® zur Unterstützung der Nebennieren wird die positive TL an der Glabella aufgehoben und der Sartorius normalisiert. Nahrungsmittelscreening positiv.

#### Therapie und Verlauf

- Verordnung der getesteten Mittel
- Klassische kranialosteopathische Korrektur: Falx cerebri, Sphenoid Lift, Pituitary-Drive-Technik (Garten und Weiss 2007, Kap. 16.3.5)
- Korrektur der Nierenptose
- Nach Nahrungsmitteltest Verzicht auf Weizen- und Milchprodukte

Innerhalb von 4 Wochen nach der Erstvorstellung sind die Wasseransammlungen zurückgegangen, die Patientin fühlt sich energetisch sehr gut. Niere o. B, PRI normal, Nebenniere und Hypophyse o. B., die Ernährung wird normalisiert.

#### Interpretation

Eine Nierenptose seit Geburt der ersten Tochter führte zu einer Nebenniereninsuffizienz mit energetischem Defizit und sekundär zu einer Hemmung des kraniosakralen Rhythmus, Duraspannung und hypophysärer Suppression.
Dadurch bedingte Nahrungsmittelunverträglichkeiten verschwanden nach Besserung des Stress-Syndroms.

### Fallbeispiel 11

**Nierenptose, Amenorrhö, Kopfschmerz**

Die 19-jährige Patientin mit beginnender leichter Skoliose klagt über generelle Erschöpfung, Amenorrhö und häufige Kopfschmerzen. Sie ist Reiterin und hat vor ein paar Monaten 4 kg abgenommen, ist aber noch normalgewichtig (BMI 19,5).

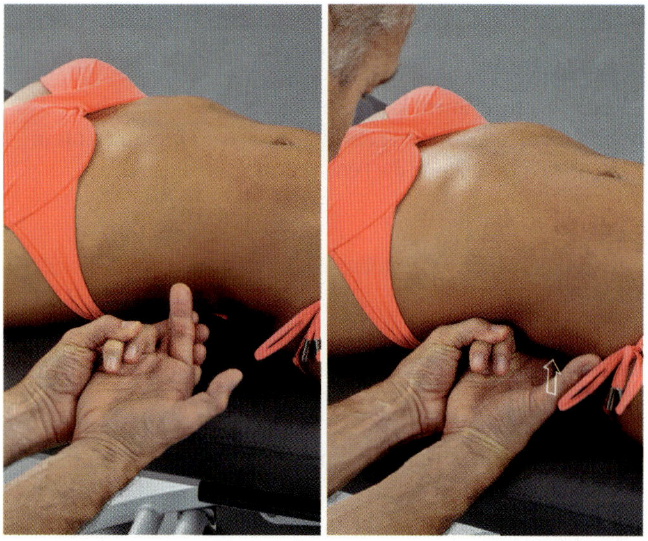

**Abb. 5.60** Mobilisation des Nierenbeckens, Handhaltung und Ausführung

#### Befunde

Sphenobasiläre Kompression und totales Kompressionssyndrom, Kat.-1-Beckenläsion, L5-, C1-Läsionen, hyporeaktiver Quadratus lumborum links, hyporeaktiver Psoas links, lateraler Talus links.

#### Behandlung und Verlauf

Strukturelle Korrektur der erhobenen Befunde. Eine anatomische Beinlängendifferenz von ca. 4 mm war dabei funktionell ohne Bedeutung.

- Nach 3 Wochen: keine Veränderung der Symptome. Rezidiv der Kat.-1-Läsion, Psoas-Hyporeaktion. Positiver Challenge einer Nierenptose. Die Mutter der Patientin, die als Zahnärztin EAV praktiziert, hatte eine Nierenptose bei ihrer Tochter festgestellt (Messwerte von etwa 30 mit Zeigerabfall an den Messpunkten für die Nierenarterien). Diese wurde korrigiert und das Lig. pubovesicale entspannt, sonst keine weiteren Korrekturen.
- Nach 5 Wochen: Vor der nächsten Behandlung fand sich bei einer Thermografie eine generalisierte Hyporegulation. Der Nieren-Challenge in kranialer Richtung war positiv. Nach entsprechender Korrektur zeigte sich ein erstaunliches Resultat: Die Regulation normalisierte sich. Die EAV-Werte an den Messpunkten der Nierenarterien waren mit 40 und leichtem Zeigerabfall verbessert. Der Menstruationszyklus setzte wieder ein.

#### Ergebnis

Nach 8 Wochen zeigte eine dritte Thermografie, dass die Regulation normal blieb. Die EAV-Werte hatten sich normalisiert. Eine Gewichtszunahme der Patientin von 4 kg trug wahrscheinlich mit dazu bei, über eine Fettvermehrung im Nierenlager die Nierenposition zu stabilisieren.
Bei fixierten Organen scheint ein Optimum an Motilität wesentlich wichtiger zu sein als eine optimale Mobilität oder – in anderen Worten – die Position des Organs selbst.

Fallbeispiel 12

## Nierenptose

Der 46-jährige Patient klagt über ziehende bis stechende Schmerzen in der linken Leiste, die nach der Ejakulation bis in den linken Hoden und die Peniswurzel ausstrahlen.

### Befund

Nierenptose links mit Beteiligung des Lig. pubovesicale links.

### Therapieverlauf

Die Befunde werden korrigiert. Nach der 2. und 3. Behandlungssitzung zeigt sich keine wesentliche Besserung, der Nierenbefund ist unverändert.

- 4. Behandlungssitzung: anamnestisch Prostatitis, Piriformis im Test normoreaktiv, keine positive TL. Rektale Prostatamassage (etwas schmerzhaft), rektale Kokzyxmobilisation, Lig. sacrotuberale (extrem schmerzhaft). Danach ist der vorher positive Nieren-Challenge negativ!
- 5. Behandlungssitzung: Beschwerden fast vollständig behoben, erneute Prostatamassage, Kokzyxmobilisation

### Erklärung

In diesem Fall waren die Kokzyxläsion und die Läsionskette über das Lig. puboprostaticum zur Niere Auslöser der Beschwerden, nicht wie oben beschrieben eine Nierenptose (➤ Kap. 5. 10.3).

Fallbeispiel 13

## Nierenptose

Der 38-jährige Patient wollte eine zweite Meinung zur Indikation einer Varikozelenoperation links bei unerfülltem Kinderwunsch einholen. Das Spermiogramm habe 20 % beweglicher Spermien ergeben. Klinisch fand sich kein Hinweis auf eine Varikozele, die Diagnose war sonografisch gestellt worden.
Nach Challenge erfolgt die Korrektur einer Nierenptose und nach Testbefund die Verordnung von Selen (200 µg). Nach 4 Wochen fand sich keine Nierenptose mehr, nach weiteren 8 Wochen wies ein erneutes Spermiogramm 80 % bewegliche Spermien auf. Der Patient ist inzwischen Vater geworden.

Fallbeispiel 14

## Nierenptose, Nebennierenschwäche

Die 75-jährige Patientin klagt bei der Erstvorstellung am 12.2.2015 über ausgeprägte Erschöpfung und Kollapsneigung.

### Anamnese

- 1959 Steißbeinverletzung
- 1978 Autounfall mit Verletzung des 5./6. Halswirbels – ohne spürbare Folgen; häufiger „eingerenkt", Massagebehandlung
- 2009 Bergtour mit langem Abstieg, Gefühl von Kompression der HWS, im Tal musste sie sich übergeben, Todesangst. Klinikbehandlung mit Wärmebett und Infusion, danach als gebessert entlassen. Am nächsten Tag hatte sie wieder gearbeitet. Eine Woche später nach dem Aufstehen Torkeln, aber kein Drehschwindel, Vomex half. Das passierte ihr dreimal.
- 2–3 Monate später Katarakt-OP, danach wieder Torkeln und Erbrechen. Es habe sie völlig fertig gemacht, sie spricht von „Burnout". Entwicklung einer Neurodermitis. V. a. Nebennierenschwäche (Kortisol grenzwertig), Muskelschmerzen, Krämpfe in den Beinen (Phytocortal® habe geholfen).
- 2013 TEP
- Im Januar 2014 Leistenbruch-OP, seitdem „schmeißt" es sie wieder, erneuter Kollaps: Blutdruck 80/40

### Befunde

- Romberg-Test mit Provokation in Reklination, Rotation vermehrt schwankend (➤ Kap. 7.2.4)
- AVR 1:2 re., li. nicht einsehbar
- Schellong-Test: RR 140/90 im Liegen, 135/80 im Stehen
- Finger-Nase-Versuch (FNV) dysmetrisch li. betont
- Einbeinstand li. nicht erhaltbar, re. unsicher
- Rectus femoris bds. w, autogene Fazilitation (AF) negativ, Psoas bds. w, AF pos., Sartorius bds. w, AF pos., TL der NL-Reflexpunkte normalisiert, positiver Ptose-Challenge

### Therapieverlauf

Korrektur der Nierenptose bds. nach Challenge, danach Rectus femoris und Sartorius bds. stark, C3 RR, keine kranialen Läsionen. Vor der Korrektur Verordnung von ADR-Formula® (PE) 3 × 1 Kps. nach Test
18.2.2015

- Rectus femoris, Psoas, Sartorius, Gracilis bds. n, FNV gebessert, Einbeinstand noch unsicher; RR 130/75 > 125/65
- HWS-Mobilisation nach Challenge. Atlasimpulse bds. von lateral

16.4.2015

- Patientin fühlt sich sehr stabil.
- 140/70 > 130/70, keine Nierenptose mehr; Romberg-Test stabil

### Kommentar

Die Patientin hatte sich offensichtlich bei der anstrengenden Bergab-Tour durch die Stöße eine Nierenptose zugezogen, die zusammen mit diversen Operationen zu einer relevanten (symptomatischen) Nebennierenschwäche geführt hatte. Leitbefund war ein positiver Schellong-Test (der sich auch nach Abschluss der Therapie am 16.4.2015 noch nicht vollständig normalisiert hat). Dennoch war bereits nach einer manuellen Korrektur eine entscheidende, auch nachhaltige Verbesserung des Befindens eingetreten.
Die neurologischen Befunde dürften Begleitbefunde gewesen sein und wurden im Sinne einer Haltungsstabilisierung korrigiert.
Die Hyporeaktion des Rectus femoris könnte außerhalb der üblichen Organzuordnung durch die Nebennierenschwäche bedingt sein, daher AF negativ.

# 5.11 Organe des kleinen Beckens

## 5.11.1 Anatomie

### ❶ Beckenwände

Das kleine Becken stellt in der Aufsicht von kranial einen „Behälter" mit ovaler (bei Frauen) bzw. herzförmiger (bei Männern) Öffnung dar. Grob schematisch kann man seine Struktur als einen auf der Spitze stehenden, abgeschnittenen Kegel betrachten. Begrenzt wird es ventral durch die Symphysis pubica, lateroventral durch die Membrana obturatoria mit dem aufliegenden M. obturatorius internus, dorsolateral durch die Ligg. sacrotuberale und sacrospinale (sowie den aus dem Foramen ischiadicum austretenden M. piriformis) und dorsal durch Sakrum und Kokzyx. Der Kegelstumpf wird unten durch die Muskulatur des Perineums verschlossen (➤ Abb. 5.61). Dieser Beckenboden hat die Funktion, die Organe von unten zu stützen und gleichzeitig bei Veränderungen des intraabdominellen Drucks für einen Druckausgleich zu sorgen. Hinzu kommt eine Verschlussfunktion für zwei Öffnungen beim Mann und drei Öffnungen bei der Frau.

Die Dammregion ist aus ligamentären und muskulären Schichten aufgebaut (von dorsal nach ventral und von der Oberfläche in die Tiefe):

- Lig. sacrotuberale und Lig. sacrospinale
- M. coccygeus und M. levator ani (mit 2 Teilen: M. iliococcygeus und M. pubococcygeus)

Im Dammbereich zwischen Anus und Vagina liegt das Centrum perinei, das beidseits nach lateral durch den M. transversus perinei superficialis verspannt wird. Nach ventral schließt sich der M. transversus perinei profundus an. Im Centrum perinei sind Vagina und Anus von einer achtförmigen Muskelschlinge umschlossen: die Vagina vom M. bulbospongiosus und der Anus vom M. sphincter ani (➤ Abb. 5.62, ➤ Abb. 5.64).

Die Fascia musculi obturatorii interni bildet die ventrolaterale Wand des kleinen Beckens. Der M. obturatorius internus gehört zu den Außenrotatoren der Hüfte und übt bei seiner Kontraktion eine „Pumpfunktion" an der Membrana obturatoria interna aus. Über Fasern, die in die Fascia prevesicalis und damit in die Ligg. pubovesicale und pubourethrale einstrahlen, hat der Muskel auch eine Beziehung zur Blase. Mit Fehlfunktionen der Hüfte assoziierte muskuläre Dysbalancen können zu Störungen der Organe im kleinen Becken beitragen, ebenso wie umgekehrt Störungen der Beckenorgane über diese muskulären Beziehungen zu Hüftsymptomen führen können. Dabei nimmt der M. obturatorius internus eine herausragende Stellung ein.

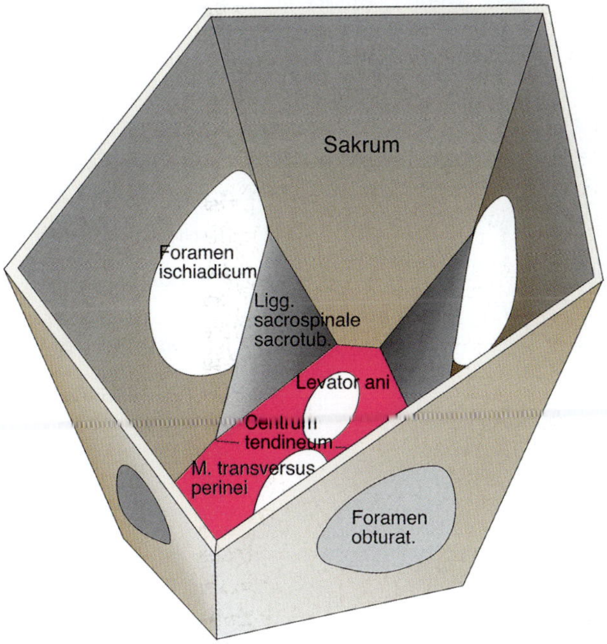


**Abb. 5.61** Beckenmodell mit knöchernen, ligamentären und muskulären Strukturen

### ❷ Laminae pubovesico-utero-rectosacrales

Bei den beidseits von anterior nach posterior verlaufenden Laminae pubovesico-utero-rectosacrales handelt es sich jeweils um eine sagittale peritoneale Auffaltung, deren ligamentäre Strukturen vom Os pubis zu den Foramina sacralia ziehen:

- Zwischen Os pubis und Blase befindet sich das Lig. pubovesicale und weiter kaudal das Lig. pubourethrale.
- Im oberen Drittel der Cervix uteri sind posterior die Ligg. sacrouterina lokalisiert, die mit einer Höhe von 6–7 cm die laterale Wand des DOUGLAS-Raums bilden und im Bereich der Foramina sacralia 3 und 4 ansetzen.
- Zwischen Uterus und Rektum lässt sich noch das Lig. rectouterinum innerhalb der sagittalen Laminae differenzieren.

Als quer verlaufende ligamentäre Haltestruktur des Uterus folgt das Lig. latum uteri dessen Ante- und Retroflexions- bzw. -versionsbewegungen. An seinem Oberrand befinden sich drei peritoneale Falten, die das Lig. rotundum (Lig. teres uteri), das Lig. ovarii proprium und die Tuba uterina enthalten. Der kaudale Teil des Lig. latum uteri ist dicker; hier führt es jeweils den Ureter, die A. und V. uterina sowie Nervenplexus der Parametrien mit sich. Die Ligg. rotunda uteri ziehen von den Cornua uteri in sagittaler Richtung zu den Labia majora.

## 5.11.2 Urogenitalorgane

### ❶ Innervation und Blasenfunktion

Mechanorezeptoren in der Blasenwand vermitteln deren Dehnung bei Füllung der Blase. Diese Afferenzen werden viszerosomatisch zu Motoneuronen, die den Sphincter urethrae externus innervieren, und zum pontinen Miktionszentrum (Ncl. BARRINGTON) geleitet (Kandel et al. 2000).

Die efferente Innervation der Blasenwand durch sympathische Fasern aus dem unteren thorakalen und oberen lumbalen Rückenmark läuft über das Ganglion mesentericum inferius und den

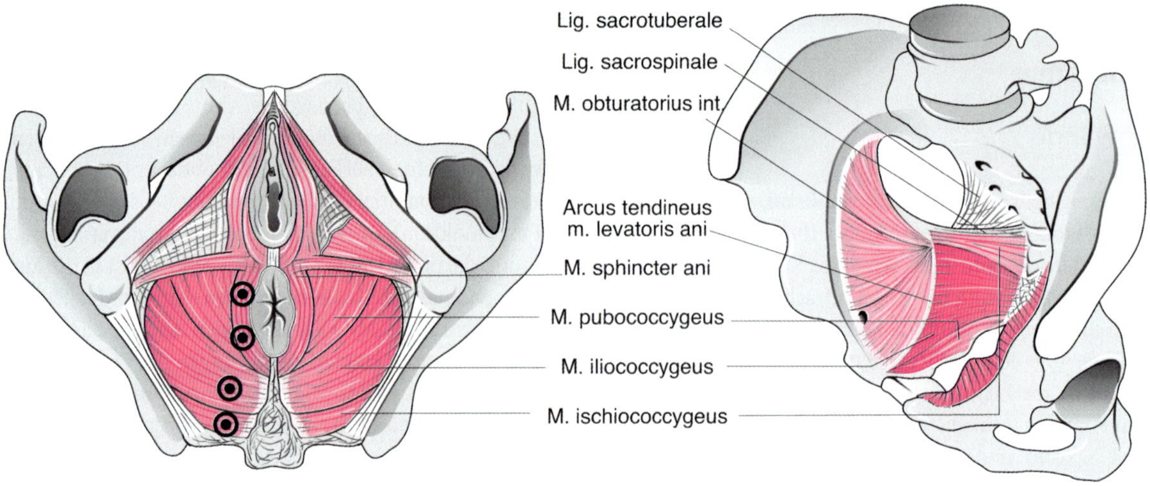


**Abb. 5.62** Beckenbodenmuskulatur



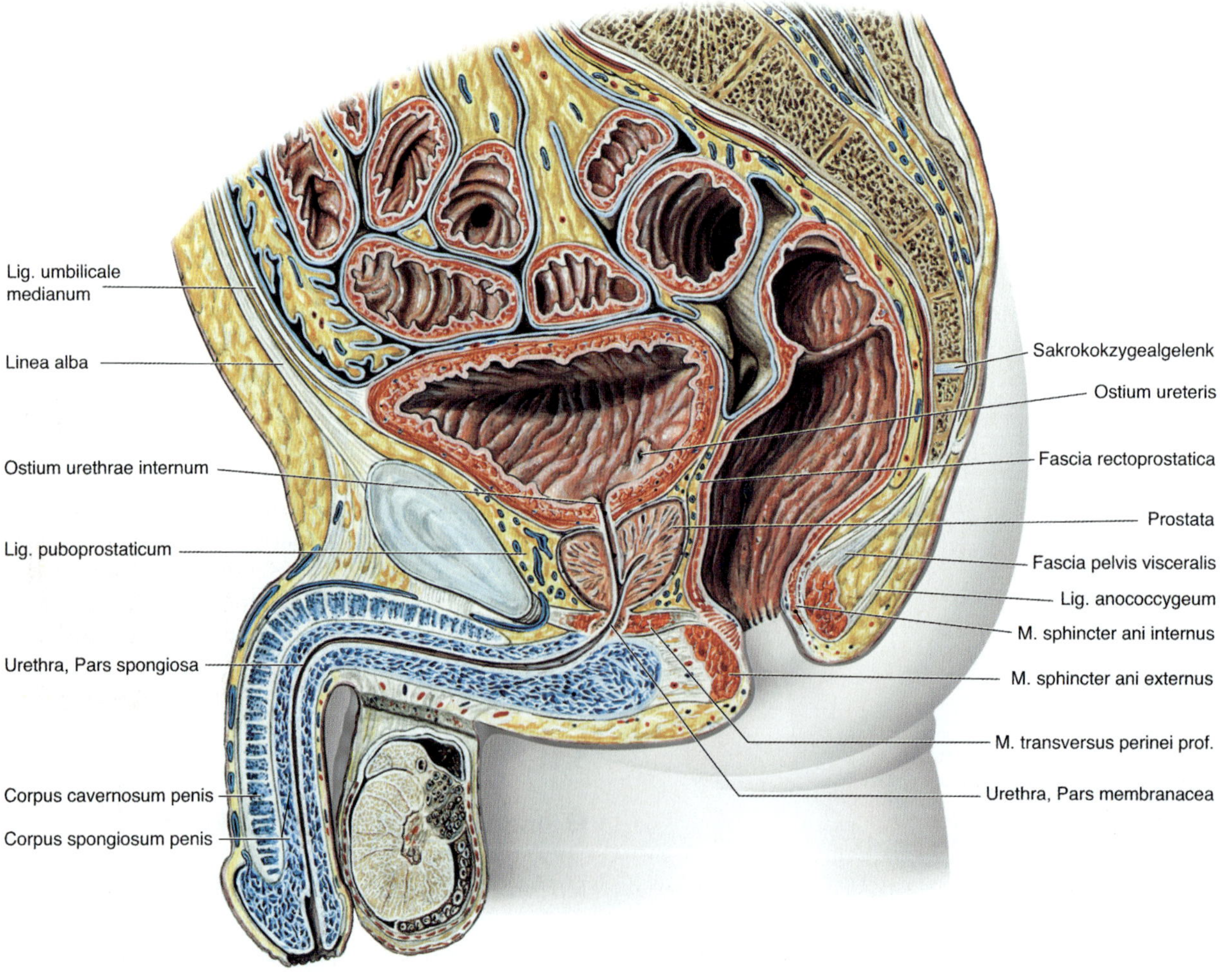


**Abb. 5.63** Organe des kleinen Beckens beim Mann (Sagittalschnitt; Sobotta 2007)

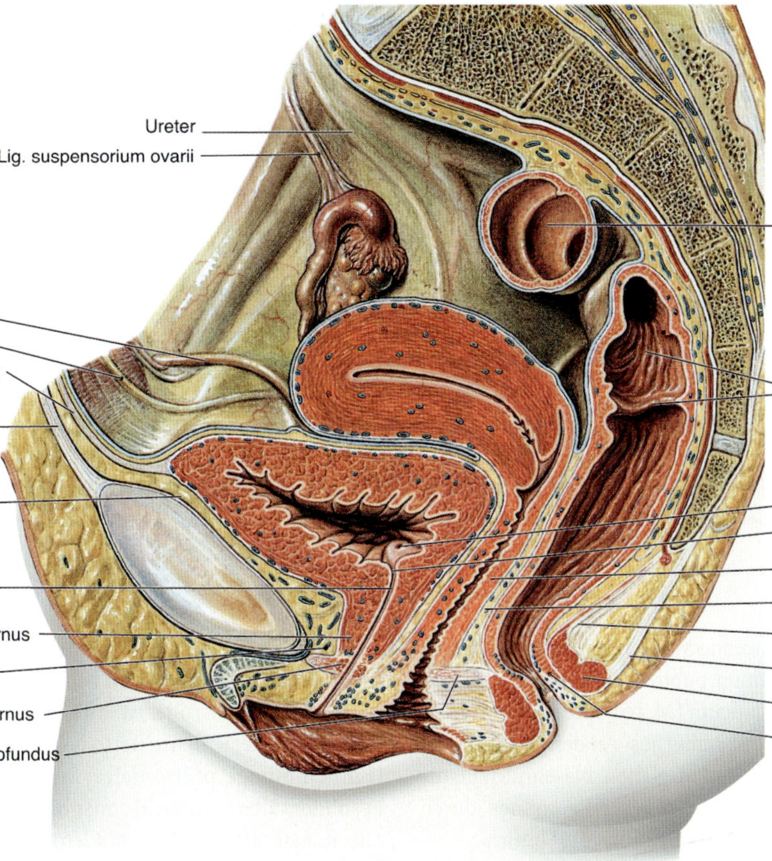


**Abb. 5.64** Organe des kleinen Beckens bei der Frau (Sagittalschnitt; Sobotta 2007)

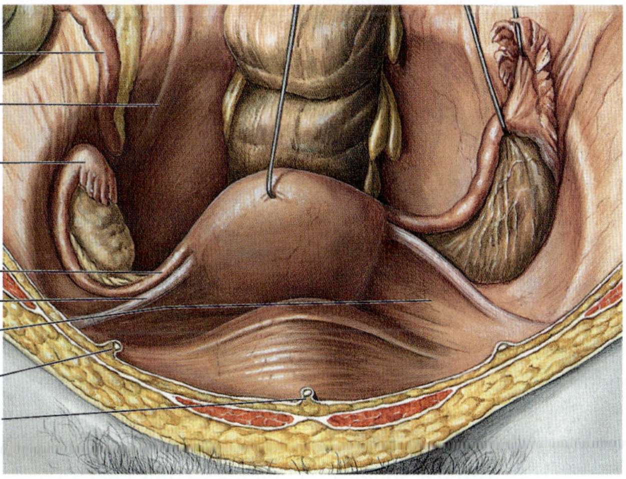


**Abb. 5.65** Lagebeziehungen des Uterus zu den Beckenwänden (Sobotta 2007)

N. hypogastricus. Unter Sympathikuseinfluss wird die glatte Muskulatur relaxiert, während der Parasympathikus, dessen Ganglien nahe oder in der Blasenwand liegen, diese kontrahiert (➤ Abb. 5.67).

Der glattmuskuläre **Sphincter urethrae internus** besteht aus einer von dorsal und einer von ventral kommenden Längsmuskelschleife, die eine Fortsetzung des M. pubovesicalis (Lig. pubovesicale) darstellt, und wird vom Sympathikus erregt. Der **Sphincter urethrae externus** ist quergestreift und mit dem M. transversus perinei fusioniert. Er dient dem willkürlichen Verschluss der Blase. Bei Blasenfüllung induzieren spinale Motoneurone die Kontraktion des Sphincter urethrae externus auf viszerosomatischem Reflexwege.

Der **Detrusor vesicae** besteht aus einer äußeren und einer inneren longitudinalen und einer mittleren zirkulären Schicht glatter Muskulatur. Die mittleren zirkulären Muskelzüge erreichen den Blasenausgang nicht. Die längsverlaufenden Fasern konvergieren

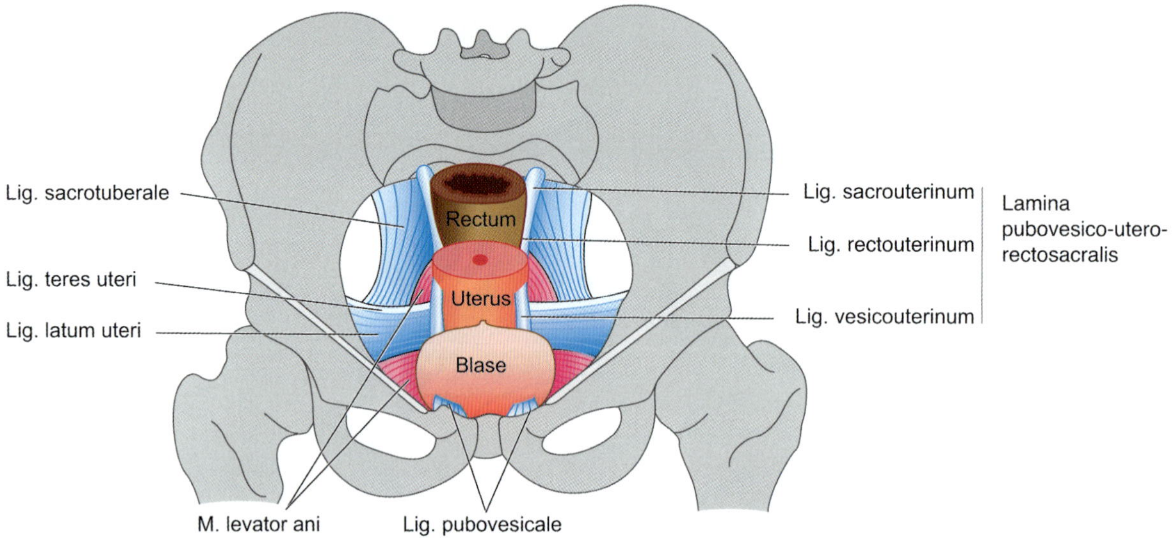


**Abb. 5.66** Ligamentäre Verbindungen der Organe des kleinen Beckens (Sagittal- und Frontalebene)

zur Harnröhre (Urethra) hin, einzelne Muskelzüge tauschen Fasern mit den Haltebändern Ligamentum pubovesicale (M. pubovesicalis) und Ligamentum puboprostaticum (M. puboprostaticus) sowie dem Lig. vesicosacrale (M. vesicosacralis) aus. An der Blasenentleerung ist die Kontraktion der gesamten glatten Blasenmuskulatur beteiligt, die dargestellten spezialisierten Faserzüge öffnen durch Zug in Richtung der Symphyse und des Rektums die Urethra.

**Detrusor vesicae**

Als Detrusor vesicae wird sinnvollerweise die gesamte Blasenmuskulatur bezeichnet, die an der Entleerung beteiligt ist, also auch die Blasenwand. Die Blasenentleerung ist eine Parasympathikusfunktion.

### Blasenfüllung

Die niedrigfrequenten Afferenzen aus der Blasenwand führen zur segmentalen Stimulierung des Sympathikus im oberen Lumbalmark, durch die der kaudal davon liegende Parasympathikus gehemmt wird. Sympathikus und Parasympathikus bestehen aus homologen Neuronen der intermediolateralen Zellsäule (IML), die unterschiedliche postganglionäre Transmitter benutzen. So wird bei Blasenfüllung die Blasenwandmuskulatur unter Sympathikuseinfluss relaxiert und der Sphincter urethrae internus kontrahiert. Gleichzeitig wird der Sphincter urethrae externus über viszerosomatische Reflexe kontrahiert.

### Blasenentleerung

Das pontine Miktionszentrum erhält vom präfrontalen Kortex Impulse, die das willkürliche Miktionsverhalten steuern, indem sie vom Miktionszentrum aus den Sympathikus und den Sphincter urethrae externus hemmen. Die Sympathikusinhibition zu Beginn der Miktion ist mit einer Disinhibition des Parasympathikus verbunden, die den Detrusor vesicae, also die gesamte Blasenwandmuskulatur, zur Kontraktion bringt.

Die Blasenkontrolle ist offensichtlich eher rechtshemisphärisch lokalisiert, denn Bettnässen scheint mit einem „Escape“ (Enthemmung) präfrontaler Regelkreise (z. B. mesolimbisch), besonders der rechten Hemisphäre, assoziiert zu sein. Präfrontale Regelkreise werden mit emotionalen Äußerungen in Verbindung gebracht.

Ein Hypersympathikotonus (Stress-Syndrom, neurologisch definiert als Disinhibition der IML durch Hemisphärendepression, ➤ Kap. 7.14.7) kann durch übermäßige Kontraktion des Sphincter urethrae internus und Relaxation der Blasenmuskulatur bei gleichzeitig vermehrter Inhibition des Parasympathikus zu Miktionsstörungen führen, verbunden mit vermehrter Dilatation der Blase, Harndrang bei erschwerter Miktion, rezidivierenden chronischen Infektionen und Balkenblasenbildung.

### Harninkontinenz

In bestimmten Situationen kann der Urin nicht gehalten werden (Husten, Aufstehen), wenn mechanische Probleme durch vermehrte Inhibition des Sympathikus (thorakolumbale IML) verschärft werden.

Ein üblicher Mechanismus sind z. B. Auf- und Abbewegungen wie Springen, Drehbewegungen, Karussell-Fahren oder einfach nur Aufstehen, die über **vestibuläre Reize** zur Stimulation der pontobulbären Formatio reticularis mit vermehrter Inhibition der IML führen. Neben einer Senkung des Sympathikotonus kommt es zum Anstieg des Parasympathikotonus: Daraus resultiert ein verringerter Tonus des Sphincter urethrae internus und ein erhöhter Tonus der Blasenwand (Detrusor) mit Urinabgang als Folge.

Der **Hustenreflex** wird über den Ncl. tractus solitarii und den Ncl. dorsalis n. vagi vermittelt. Der Ncl. tractus solitarii sendet dabei inhibitorische Impulse zur IML, was dieselbe Wirkung wie oben

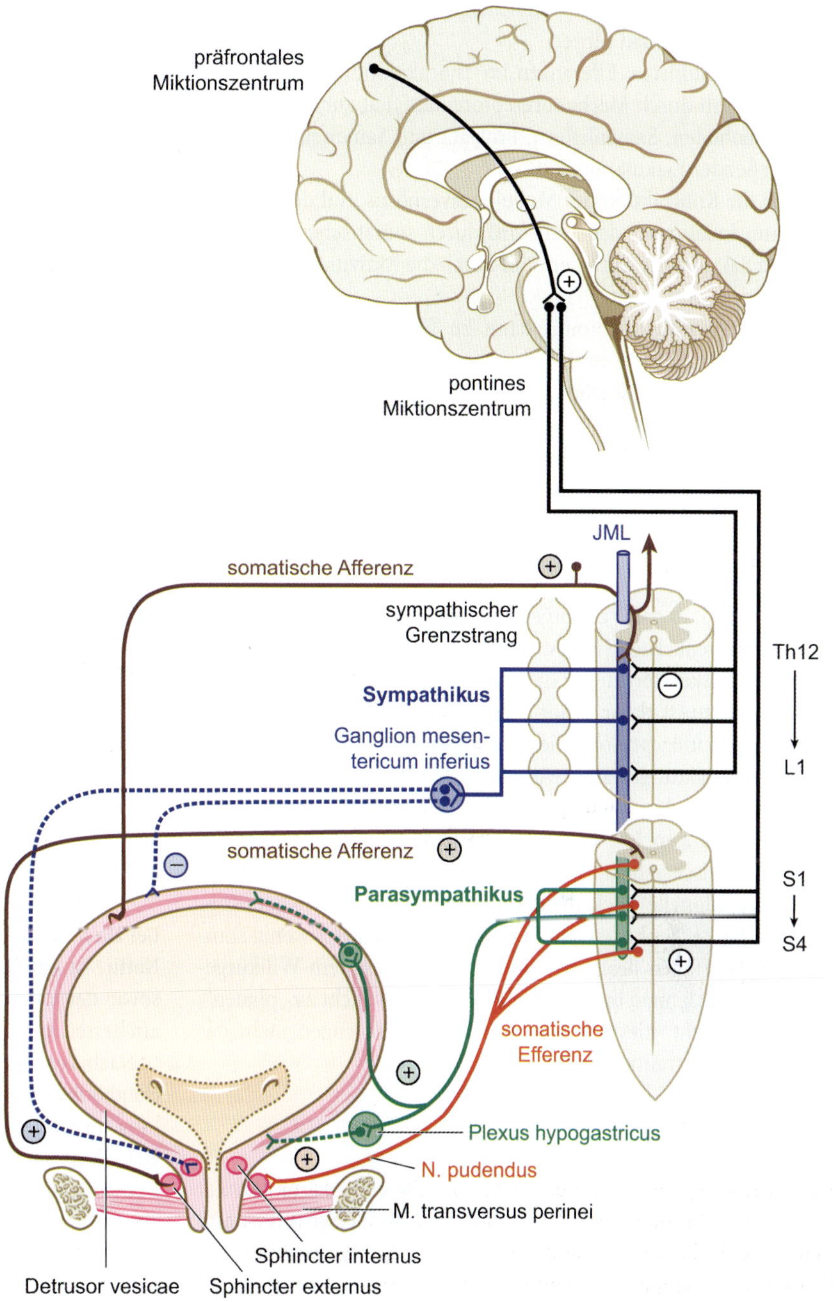


**Abb. 5.67** Innervation der Blase

beschrieben hat. Zum mechanischen Effekt der intraabdominellen Druckerhöhung durch Husten kommt also noch ein neurologischer Effekt hinzu, der die Schwierigkeiten beim Halten des Urins erklärt.

Da die hochaktive IML anfällig für toxische Einflüsse ist, kann eine Phase hoher Sympathikusaktivität (Hochdruck, Blasensymptome und Impotenz) in eine Phase niedriger Aktivität (Blutdruckabfall, Inkontinenz) umschlagen.

„Sich vor Angst in die Hose machen": Auch der **Angst- oder Totstellreflex** (eigentlich ein intrauteriner Reflex, ➤ Kap. 3.5.4) ist mit Hyperaktivität des Parasympathikus gekoppelt (Kaada 1987). Der Parasympathikus-„Sturm" führt dann zur Blasenentleerung.

## ❷ Genitalfunktion

Die Erektion des Penis und der Klitoris kommt durch (NO-bedingte) Dilatation der Arterien im Schwellkörper und in den Labia minora der Frau zustande und wird durch Parasympathikusaktivität aus dem Sakralmark über die Nn. splanchnici pelvici vermittelt. Die parasympathische Stimulation erfolgt durch Mechanorezeptoren in der Glans penis bzw. der Klitoris und andernorts über den N. pudendus sowie psychogen deszendierend aus dem limbischen System.

Ein Hypersympathikotonus kann durch Hemmung des kaudal untergeordneten Parasympathikus zu Erektionsschwäche bzw. verminderter Lubrikation des weiblichen Genitales in Vorbereitung auf den Geschlechtsakt führen.

Über sympathische Efferenzen im Thorakolumbalmark kommt es beim Mann durch Mechanorezeptorenaktivität zur Kontraktion von Nebenhoden, Samenleitern, Prostata und Samenbläschen mit anschließender Ejakulation.

Auch die Kontraktion des M. bulbocavernosus und der Beckenbodenmuskulatur bei der Frau wird durch somatische Efferenzen aus dem Sakralmark stimuliert und durch die Aktivität von Mechanorezeptoren vermittelt.

Ein Hypersympathikotonus kann zu Ejaculatio praecox, eine übermäßige Inhibition der IML hingegen zu verzögerter Ejakulation bzw. Orgasmusschwäche der Frau führen.

## ❸ Rehabilitation

### Inkontinenz



In dem Fall gilt es dafür zu sorgen, dass sich die homologen Strukturen von Nervenkernen (III, IV, VI, XII) und Vorderhornzellen der medialen Muskulatur, zu der die intrinsische Wirbelsäulen- und die Beckenbodenmuskulatur gehört, wieder normalisieren. Am besten sind dazu propriozeptiv orientierte Übungen der tiefen autochthonen Rückenmuskulatur geeignet, wie gekreuzte Übungen auf dem Gymnastikball, auf der Vibrationsplatte („Powerplate"), mit einem Schwingstab u. a. m. (➤ Kap. 7.14.3). Hierdurch wird vor allem das somatomotorisch-reflektorische System des Beckenbodens trainiert.

Das traditionelle Beckenbodentraining mit willkürlicher Kontraktion des Beckenbodens, mit Pressen usw. erscheint wenig sinnvoll: Da das Halten des Urins ein reflektorisches, kein Willkürgeschehen ist (d. h. man braucht den Blasenschluss nicht zu „planen", bevor man lacht, niest etc.), wird bei Willkürübungen nicht das richtige System trainiert.

### Miktionsstörungen

Sämtliche vestibulären Übungen, die für eine verbesserte Aktivierung der Nuclei vestibulares mit Inhibition des Sympathikus und daher Enthemmung (Disinhibition) des sakralen Parasympathikus sorgen, sind geeignet. Der zentrale Effekt der oben erwähnten Übungen für die autochthone Wirbelsäulenmuskulatur besteht darin, dass sie durch Aktivierung des zerebralen Kortex die Sympathikusaktivität verringern. Es handelt sich also um Übungen, die sowohl für Inkontinenz als auch für Miktionsstörungen geeignet sind, allerdings durch unterschiedliche Mechanismen:

- Spinale Manipulationen können die zerebellare und damit die pontobulbäre Aktivität verbessern, was zur Sympathikusinhibition beiträgt.
- Eine unterschwellige TENS (90–120 Hz) an der Innenseite der Oberschenkel (sakrale Segmente) kann zerebellär aktivierend und miktionsfördernd wirken.
- Kognitive Übungen oder Rechenaufgaben können den Beginn der Miktion erleichtern (indem sie im Sinne einer zerebralen Aktivierung zur Inhibition der IML beitragen).

Grundsätzlich gibt es kein Patentrezept, um alle Patienten „nach Schema F" zu behandeln, sondern die ergriffenen Maßnahmen müssen sich am neurologischen Gesamtbild orientieren.

## 5.11.3 Viszeroparietale Verbindungen

Läsionen der Beckenorgane führen häufig zu Dysfunktionen des Bewegungssystems. Dazu gehören ISG-Dysfunktionen, Wirbelsäulendysfunktionen und Hüftgelenkdysfunktionen. Einzelheiten zeigt die folgende Übersicht.

**Übersicht über viszeroparietale Beziehungen der Organe des kleinen Beckens**

- Läsionen der unteren BWS (Th10–Th12) bei ovariellen Störungen
- L1/L2-Läsionen bei Störungen von Uterus und Prostata
- Sakrumläsionen bei Störungen von Blase, Rektum und Vagina
- Eingeschränkte ISG-Beweglichkeit durch Spannung des Lig. latum uteri
- Eingeschränkte ISG-Beweglichkeit über die Ligg. sacrouterina bei Uterusdysfunktion
- Perineale und kokzygeale Restriktionen führen zu erhöhter Spannung des Lig. sacrotuberale und verminderter Spannung des Lig. iliolumbale.
- Eine rektale Kokzyx-Mobilisation hat über das Lig. sacrococcygeum unmittelbar Einfluss auf die Dura mater (Anheftungsstellen bei C2 und intrakraniell).

## 5.11.4 Untersuchung des Beckenbodens

Bei allen Beckendysfunktionen, gleich ob viszeraler oder parietaler Natur, ist eine Palpation der Ligg. sacrospinale und sacrotuberale sowie der Ursprünge des M. levator ani angezeigt. Dies geschieht am besten in Bauchlage (➤ Abb. 3.2d).

Nach der Behandlung lässt sich die (normale) Funktion der Beckenbodenmuskeln mit einer Testung (➤ Abb. 3.8a) und Behandlung im Sinne der Ursprungs-Ansatz-Technik überprüfen (Garten 2012, Kap. 11, Abb. 11.24, 11.25).

Das Os coccygeum wird mit den in ➤ Kap. 3.2.8 geschilderten Techniken untersucht und behandelt.

## 5.11.5 Harnblase

### ❶ Anatomie

Unterschieden wird ein Fundus vesicae, das Corpus vesicae und ein Apex vesicae (Blasenscheitel). Vom Blasenscheitel zieht der obliterierte Urachus (Lig. umbilicale medianum) zum Nabel (➤ Abb. 5.63, ➤ 5.64, ➤ 5.65). Der kaudal befindliche Fundus vesicae (Blasengrund) liegt beim Mann der Prostata und den Samenblasen auf, während er bei der Frau eine enge Beziehung zur ventralen Scheidenwand hat. Am Blasengrund treten die Ureteren von kraniolateral in die Blase ein. Die schlitzförmigen Ureteröffnungen bilden mit der Urethra ein gleichschenkliges Dreieck, das Trigonum vesicae.
**Ligamentäre Verbindungen** der Blase bestehen beidseits

- über das Lig. pubovesicale (M. pubovesicalis) und das Lig. puboprostaticum (M. puboprostaticus) nach ventral zur Symphyse,
- über das Lig. vesicosacrale (M. vesicosacralis) zur Vorderfläche des Sakrums.
  Bei der Frau lässt sich das Band noch weiter unterteilen in ein Lig. vesicouterinum, ein Lig. rectouterinum und ein Lig. sacrouterinum (➤ Abb. 5.66).

Über das „Paracystium" ist die Blase zudem lateral an der seitlichen Beckenwand fixiert.

## ❷ Viszeroparietale Verbindungen

Die viszeroparietalen Wechselbeziehungen der Blase sind vielfältig:
- Sakrum- und sakrokokzygeale Läsionen
- Läsionen von L2/L3
- Läsionen im Bereich der Fußwurzel, die zu einer Bewegungseinschränkung der Symphysis pubica und damit zu Harnblasenfixationen führen können
- Umgekehrt können Fixationen der Blase zu Läsionen der unteren Extremität führen:
  - Wenn die Blase an der Faszie des M. obturatorius internus fixiert ist, kann es über die Verbindung zum M. levator ani zu Spannungen in den Ligg. sacrotuberalia und sacrospinalia kommen, die mit dem M. biceps femoris in Verbindung stehen. Mögliche Folgen sind Dysfunktionen des proximalen/distalen Tibiofibulargelenks sowie Dysfunktionen im Bereich des Chopart-Gelenks und des Os cuboideum.
  - Wenn die Blase an der Fascia obturatoria fixiert ist, kann es über eine Irritation der A. obturatoria und des N. obturatorius zu Irritationen im Bereich der Adduktoren und des Pes anserinus kommen.

## ❸ Viszerale Manipulation

Indikationen sind Inkontinenz, rezidivierende Harnwegsinfekte und osteomuskuläre Störungen. Eine **Stressinkontinenz** kann grundsätzlich folgende Ursachen haben (in der Reihenfolge der Bedeutung):
1. Blasenptose
2. Anteriore Fixation
3. Laterale Fixation
4. Posteriore Fixation

### Blasenptose und anteriore Fixation

Die Ursachen einer Blasenptose können auf verschiedenen Ebenen liegen:
- Superior: eine allgemeine Viszeroptose, speziell des Dünndarms und des Uterus, teilweise auch des Sigmoids
- Inferior: eine Schwächung des Beckenbodens (M. pubovesicalis, M. sacro-recto-vesicalis, M. transversus perinei), z. B. durch zahlreiche Geburten unter Anwendung einer Saugglocke. Auch eine anteriore Dislokation des Kokzyx kann zur Erschlaffung der perinealen Muskelfasern führen.

Bei einer Blasenptose ist der Sphincter urethrae internus, der normalerweise in der Ebene des Beckenbodens liegen muss, nach kaudal verlagert und in seiner Funktion eingeschränkt (➤ Abb. 5.67).

**Behandlungsvoraussetzungen**

Sofern eine äußere Korrektur der Blasenptose über die Bauchdecke möglich ist, entspricht sie der Korrektur der Ligg. pubovesicalia bei anteriorer Fixation.

Zunächst müssen sämtliche Viszeroptosen, insbesondere des Dünndarms, behandelt werden. Als weitere Störungsquelle kann eine Anteversion des Uterus vorliegen (➤ Kap. 5.11.6), die sich aber – wenn überhaupt kausal – nur auf vaginalem Wege behandeln lässt.

**Challenge**

In Rückenlage werden die Ligg. pubovesicalia (➤ Abb. 5.68) mit tiefem Kontakt kranial der Ossa pubica ca. 2–3 cm lateral der Symphyse mit einer Bewegung nach posterior und nach superior provoziert. Der Kontakt mit den Ligg. pubovesicalia ist bei entsprechender Indikation bereits schmerzhaft und führt zur Dysreaktion eines normoreaktiven Indikatormuskels.

Die Ligg. pubourethralia (➤ Abb. 5.69) werden mit Kontakt zum kaudalen Teil der Symphysis pubica, d. h. kraniolateral der Harnröhrenöffnung und lateral der Klitoris, in posterokranialer Richtung provoziert.

**Korrektur**

Die Korrektur erfolgt in Rückenlage mit angewinkelten Beinen: Mit tiefem Kontakt zur Bauchdecke üben Sie in Exspiration einen kranialen Zug aus, indem Sie sukzessive von direkt oberhalb der Symphyse (Ligg. pubovesicalia) bis hinauf zum Nabel Kontakt aufnehmen, sodass im Endeffekt der Apex vesicae nach kranial gezogen wird und die Ligg. umbilicalia medianum und medialia (lateralia) gespannt werden (➤ Abb. 5.65).

Bei der Manipulation sollten Sie wie immer auf die Gewebespannung achten, die sich nach erfolgreicher Manipulation verändern wird.

Die Ligg. pubourethralia werden mit demselben Kontakt wie beim Challenge „en écoute" korrigiert.

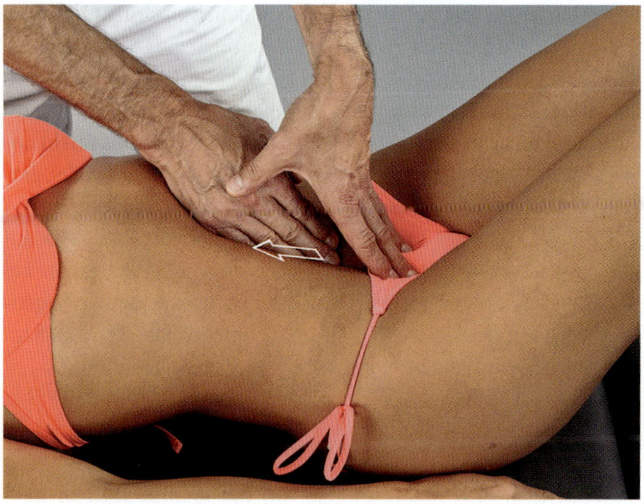

**Abb. 5.68** Challenge bzw. Manipulation der Ligg. pubovesicalia

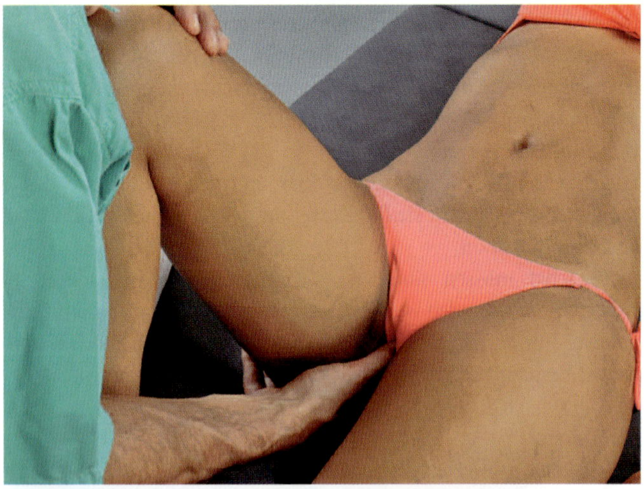

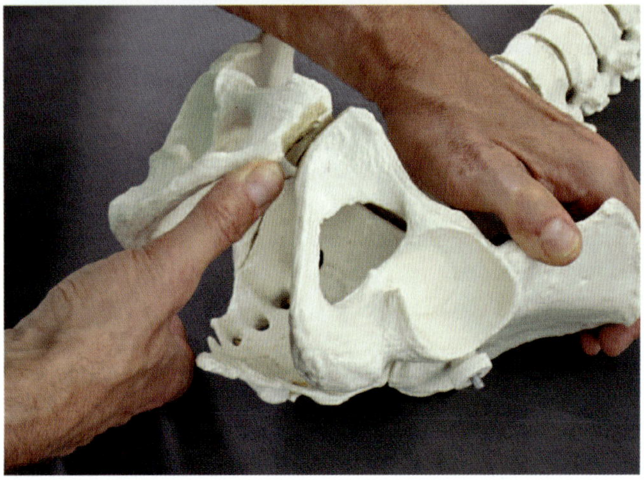

**Abb. 5.69** Challenge bzw. Manipulation des Lig. pubourethrale

### Membrana obturatoria

Die Patientin hat in Rückenlage das dem Therapeuten zugewandte Bein abgewinkelt. Der Therapeut sitzt mit Blick zu ihr auf der Kante neben dem abgewinkelten Bein, und sucht mit dem (patientinnahen) Daumen die Lücke zwischen den Sehnen des M. adductor magnus und des M. biceps femoris auf. Die Patientin drückt das Bein leicht gegen Widerstand nach lateral, damit sich die Lücke zwischen den Sehnen weiter öffnet. Nun kann die Membrana obturatoria von lateral des R. inferior ossis pubis kommend von außen „en écoute" entspannt bzw. rhythmisch mobilisiert werden (dazu das Bein abwechselnd 1 Sekunde lang in Abduktion drücken und wieder entspannen lassen).

Die linke Hand des Therapeuten liegt oberhalb der Symphyse auf der Bauchdecke (Projektion des Fundus vesicae). Wenn man auf die Membrana obturatoria drückt, kann sich die Blase zur Gegenseite bewegen. Es kann evtl. nötig sein, einen Challenge durchzuführen und Spannungen zu lösen.

### Posteriore Fixation

Sie entwickelt sich häufig infolge von Episiotomie-Narben bzw. posterioren Kokzyx-Dislokationen. Unter Umständen geht damit

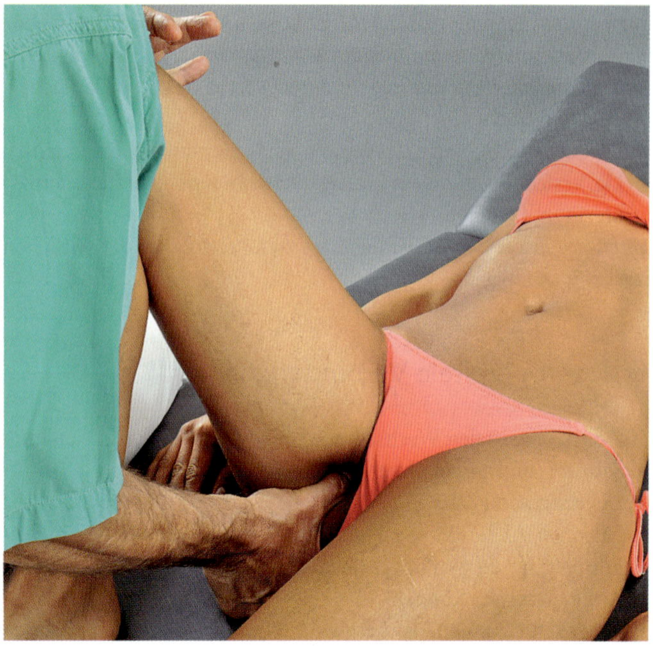

**Abb. 5.70** Behandlung der Membrana obturatoria

eine Anteversion des Uterus einher, sodass die Zervix relativ posterior steht. Die Manipulation erfolgt nach einer rein palpatorischen Diagnostik auf vaginalem und rektalem Weg, um die Ligg. sacrouterina zu entspannen. Einen entsprechenden Hinweis gibt ein nicht gehaltener Challenge an der Sakrumspitze nach anterior, der zu einem positiven Rebound in Richtung Sakrumextension (makroskopisch: Nutation) führt.

Obwohl eine posteriore Fixation nur begrenzt von außen (d. h. weder per rektalem noch per vaginalem Zugang) therapierbar ist, sollte jede Behandlung der Organe des kleinen Beckens mit einer Behandlung des Beckenbodens, der Ligg. sacrotuberalia und der Ligg. sacrospinalia beginnen. Diese Region ist anfällig für vielfältige entbindungs- und unfallbedingte Störungen, deren Behandlung in anderem Zusammenhang bereits geschildert wurde (➤ Kap. 3.2).

## 5.11.6 Uterus

Die normale Aufhängung des Uterus im kleinen Becken wurde bereits weiter oben beschrieben (➤ Kap. 5.11.1).

### ❶ Positionsabweichungen

**Anteversion:** Dabei sind Corpus und Cervix uteri nach vorn geneigt (anteriore Kippung).
**Anteflexion:** Diese Abknickung des Corpus uteri gegenüber der Zervix im Isthmusbereich kann durch Druck auf die Blase möglicherweise zu Inkontinenz führen.
**Retroversion/Retroflexion:** Bei Retroversion sind Corpus und Cervix uteri nach dorsal geneigt, sodass die Gebärmutter auf dem Rektum liegt. Verstärkend kann noch eine Retroflexion hinzukommen, d. h. eine Abknickung des Fundus gegenüber der Cervix uteri

nach dorsal. In dieser Situation kann der Dünndarm auf der Blase liegen, was ebenfalls zu Inkontinenz führen kann.

**Lateroversion/Lateroflexion:** Sie entsteht durch eine laterale Fixation des Lig. sacrouterinum und des Lig. latum uteri bzw. des Zökums oder des Sigmoids. Häufig handelt es sich um eine Lateroflexion nach links. Durch eine Lateroflexion nach links und Retroversion/-flexion kann es bei verstärkter Sakrumnutation (Basis anterior) zur Kompression der linken V. iliaca communis durch die rechte A. iliaca communis kommen, da sich beide Gefäße auf Höhe des Promontoriums überkreuzen. Mögliche Folgen sind Varizen, Ödem, Thrombose und Schmerzen im linken Bein (Cockett-Syndrom; Becquemin et al. 1981, Barral und Prât 1995). In Ausnahmefällen scheint dies auch rechts vorzukommen (Molloy et al. 2002).

**Ptose:** Die gravierendste Fehlposition ist eine Ptose bzw. ein Uterusprolaps unterschiedlichen Grades. Wenn der Uterus völlig aus dem kleinen Becken austritt, ist eine chirurgische Intervention notwendig.

### ❷ Behandlungsindikationen

Dazu zählen Kontinenzstörungen, Dysmenorrhö, Kohabitationsschmerz, Infertilität, habitueller Abort, Hämorrhoiden und Varikosen der unteren Extremitäten, rezidivierende sakrokokzygeale Läsionen und Hüftbeschwerden.

### ❸ Untersuchung und Therapie

Position und Mobilität des Uterus lassen sich nur begrenzt durch die Bauchdecke hindurch (transabdominell) beurteilen und sollten besser (wie unten beschrieben) auf vaginalem Wege, d. h. bimanuell, untersucht werden.

Der Challenge von außen entspricht dem einseitigen Challenge der Ligg. pubovesicalia mit einer lateralen oder medialen Komponente. Ausnahmsweise kann auch der Fundus uteri in laterolateraler Richtung bewegt und provoziert sowie entsprechend mobilisiert werden. Suchen Sie hierzu eine Atemphase, die den positiven Challenge aufhebt.

## 5.11.7 Untersuchungs- und Behandlungsschema für die Urogenitalorgane und parietalen (Becken-)Strukturen der Frau

### ❶ Äußerliche Untersuchung und Behandlung

#### In Rückenlage mit angewinkelten Beinen

1. Palpation der Ligg. pubovesicalia, Challenge, um die Seite der vermehrten Spannung festzustellen, mit Atemunterstützung oder „en écoute" korrigieren.
2. Das Lig. pubourethrale wird mit Kontakt zum kaudalen Teil der Symphysis pubica, d. h. kranial und lateral der Harnröhrenöffnung

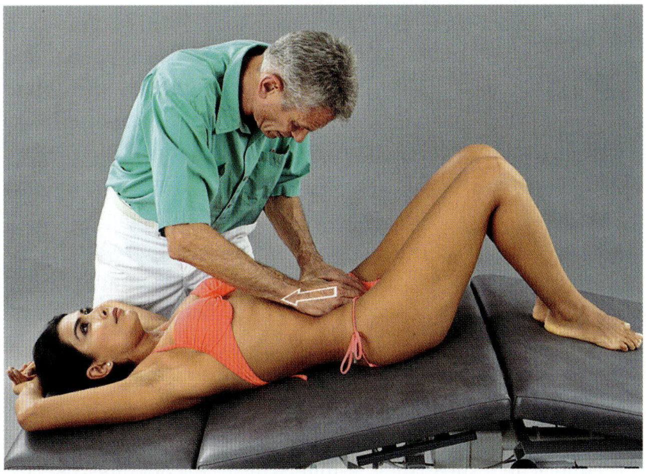

**Abb. 5.71** Behandlung einer Uterusptose in Kopftieflage

und lateral der Klitoris, in posterokranialer Richtung palpiert, provoziert und behandelt.
3. Uteruspalpation von kranial, Challenge in kranialer Richtung mit tiefem, medianem Kontakt. Bei positivem Challenge die kombinierte Technik für Blasen- und Uterusptosen anwenden (➤ Kap. 5.11.2).
4. Falls der Challenge danach immer noch positiv ist, eine kombinierte sakrouterine Technik am besten in Seitenlage durchführen: Das Sakrum wird in Flexion (Spitze nach kaudal und anterior) mobilisiert und der Fundus uteri gleichzeitig nach kranial. Diese Mobilisation sollte während einer Inspiration erfolgen.
5. Uteruspalpation von lateral (wenn möglich), Challenge, um die Seite der vermehrten Spannung festzustellen (Restriktion des Fundus uteri links entspricht einer Fixation der Cervix uteri rechts und/oder einer Spannung des Lig. latum und des Lig. teres uteri links); jeweilige Restriktion entsprechend behandeln.
6. Palpation und Korrektur der Membrana obturatoria.

#### In Bauchlage

7. In Bauchlage erfolgen Palpation und Korrektur des Beckenbodens sowie der Ligg. sacrotuberalia und sacrospinalia: Mit beiden Daumen (zum Seitenvergleich) die Ligg. sacrotuberalia und sacrospinalia und die Ursprünge der gesamten Beckenbodenmuskulatur auf Spannung prüfen, alle schmerzhaften Insertionen „en écoute" behandeln, d. h. einfach den Druck jeweils ca. 1 Minute aufrechterhalten.

### ❷ Intravaginale Untersuchung und Behandlung

Sie wird in Rückenlage der Patientin mit angewinkelten Beinen vorgenommen. Dabei kann der Therapeut auf Höhe der Oberschenkel rechts neben der Liege stehen oder sitzen. Tragen Sie stets Handschuhe; Gleitmittel werden nur in Ausnahmefällen bei extremer Trockenheit und Verletzlichkeit der Vaginalschleimhäute verwendet.

1. Mit der linken Hand die Schamlippen spreizen und den rechten Zeigefinger einführen (etwa im Winkel von 30° nach kranial und posterior), um die dorsokaudale Fläche der Symphysis pubica und die Urethra zu palpieren, die mittelständig, bleistiftstark und vollkommen gerade verlaufen sollte (➤ Abb. 5.72).

Mit der externen (linken) Hand werden die Ligg. pubovesicalia getastet und nach kranial und posterior unter Spannung gebracht, sodass Sie mit dem intravaginalen Finger die Reaktion spüren können. Der intravaginale Befund sollte mit dem bei der äußerlichen Untersuchung erhobenen übereinstimmen. Bei Restspannung erfolgt die Korrektur direkt „en écoute".

Bei Blasenptose verläuft die Urethra nicht gerade, sondern etwas gebogen und wird nach Einführen des Mittelfingers wie unten beschrieben korrigiert. Zuvor bewegen Sie die Urethra noch rechts-links und achten auf Spannungsunterschiede, die dokumentiert sowie direkt „en écoute" korrigiert werden.

2. Wenn Sie die Kuppe des Mittelfingers am bereits eingeführten Zeigefinger entlanggleiten lassen, kann er ohne Widerstand eingeführt werden.

3. Mit gestrecktem Zeige- und Mittelfinger nach dem Trigonum vesicae in der Nähe der Cervix uteri tasten (➤ Abb. 5.72): Diese Region weist keine Besonderheit auf, kann sich aber speziell nach (chronischen) Infektionen wie „ein nasser Lappen" anfühlen und sollte dann „en écoute" behandelt werden; dazu die Finger dem Zug des Gewebes bis zum „Stillpoint" folgen lassen und dort verharren, bis evtl. eine therapeutische Pulsation auftritt.

Eine direkte Mobilisation ist mit der „Regenschirmtechnik" („en parapluie") möglich, bei der ein Finger das Gewebe fixiert, während der andere seitlich abgespreizt wird, um das Gewebe zu dehnen.

4. Bei anormalen Befunden (wie in 1) wird der distale Anteil der Urethra mit dem Mittelfinger an der Symphysis pubica fixiert, während der proximale Anteil mit dem Zeigefinger nach kranial geschoben wird, um die Urethra in Längsrichtung maximal zu dehnen. Nach dem „Gesetz der Röhren [loi des tubulures]" (Barral und Prât 1995) ist eine optimale Funktion von röhrenförmigen Strukturen wie der Urethra nur bei maximaler longitudinaler Ausdehnung gewährleistet, was mit der optimalen Spannung der Fasernetze in dieser Situation zusammenhängt (➤ Abb. 5.73).

5. Anschließend kann die Fähigkeit zum aktiven Anheben der Blase geprüft werden: Der Zeigefinger des Therapeuten liegt in Höhe des Trigonum vesicae unter der Blase. Die Patientin wird nun aufgefordert, ein muskuläres Manöver („Kegelübung") wie zum Zurückhalten des Urins zu machen. Dabei sollte sich die Blase etwas vom Zeigefinger abheben. Ist dies nicht der Fall, könnte eine Spannung in longitudinalen Ligamenten (Laminae pubovesico-utero-rectosacrales) oder eine Insuffizienz des Levator ani vorliegen, speziell der puborektalen Fasern. Zur Differenzierung können Zeigefinger und Mittelfinger intravaginal in der Frontalebene gehalten werden, während die Patientin versucht, ihre Beckenbodenmuskulatur wie zum Zurückhalten von Urin und Stuhl zu kontrahieren. Dabei sollte lateral an den Scheidenwänden jeweils ein Muskelwulst – der M. bulbocavernosus nahe des Scheideneingangs, der M. levator ani etwa 1 QF tiefer – mit seitensymmetrischer Spannung zu tasten sein.

Bei einseitiger Minderfunktion sollte a) an Spannung durch eine Episiotomie- oder Kaiserschnittnarbe bzw. b) an eine Läsionskette (Levator ani – Lig. pubovesicale – Lig umbilicale medianum/mediale – Lig falciforme hepatis) gedacht werden.

a. Wenn Narbenspannung die Funktionsstörung des Beckenbodens verursacht haben könnte, sind TL und Challenge geeignete Mittel. Die Korrektur erfordert per IRT (➤ Kap. 1.2.5).
b. Mit Ihrer linken Hand nehmen Sie Kontakt zu den beschriebenen Strukturen (in kaudokranialer Reihenfolge) auf und lassen die Patientin erneut die Beckenbodenmuskulatur kontrahieren, während Sie mit den intravaginalen Fingern die Muskelspannung überprüfen. Wenn sich die

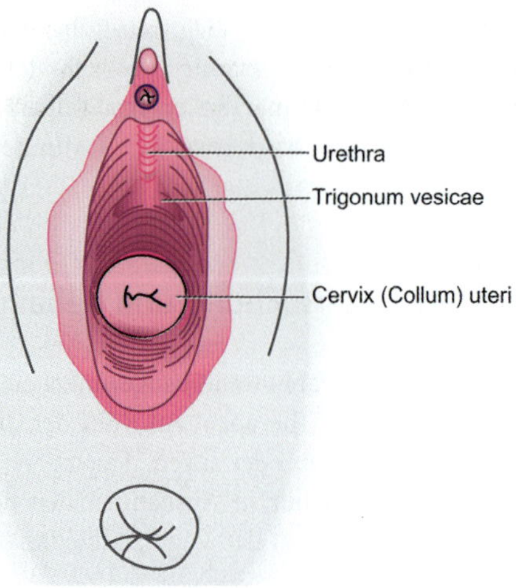


**Abb. 5.72** Urethra und Trigonum vesicae

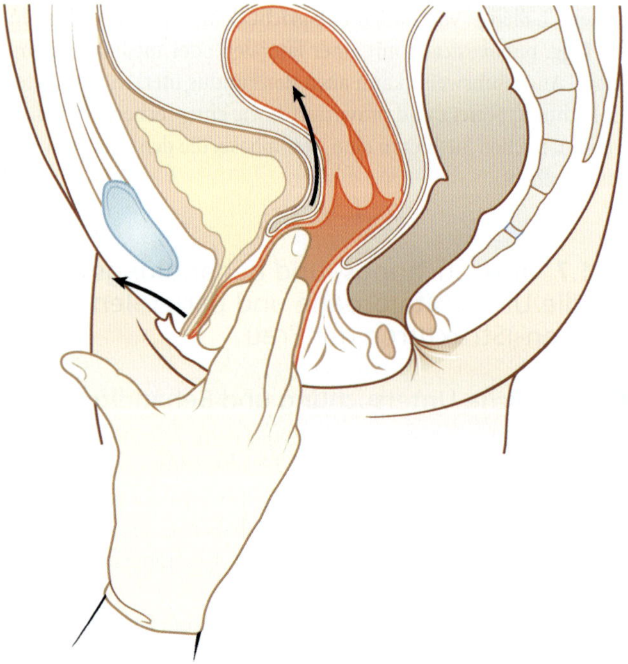

**Abb. 5.73** Streckung der Urethra, Anheben des Blasenbodens

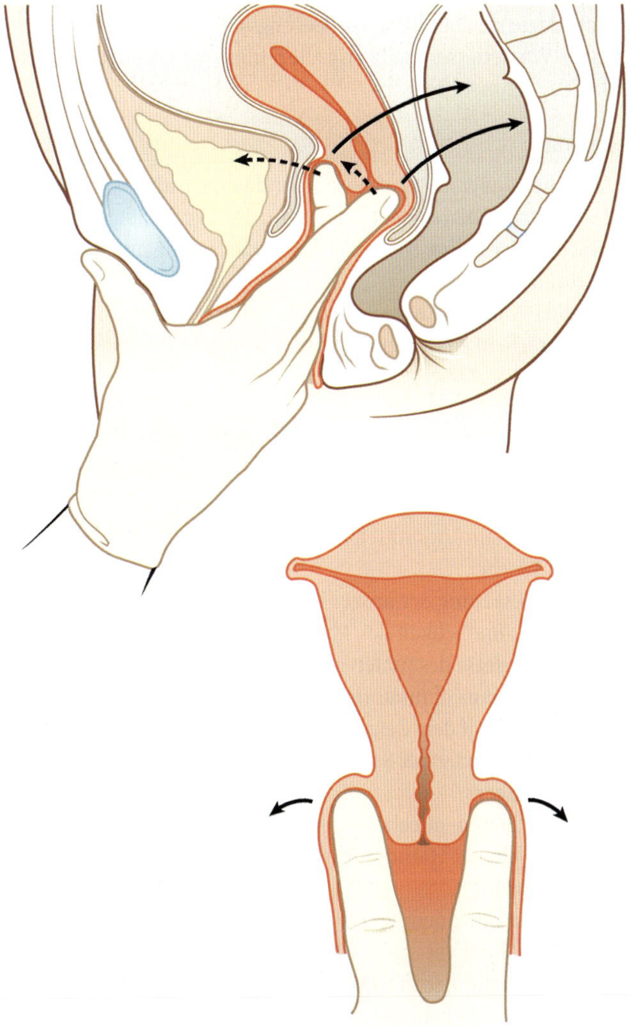

**Abb. 5.74** Mobilisation der Cervix uteri (in der Horizontalen und der Sagittalen)

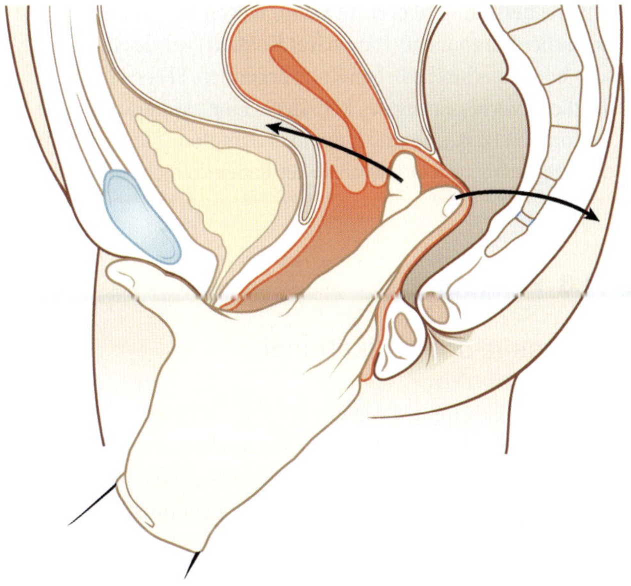

**Abb. 5.75** Mobilisation der Ligg. rectouterina

Kontraktion bei kranialem Zug an den (medianen) Ligamenten über die Bauchdecke verbessert, muss das betreffende Ligament (atemunterstützt oder „en écoute") tonisiert werden.

6. Schließlich werden die Finger an die Cervix uteri geführt, um sie zwischen beiden Fingern nach lateral (Lig. latum, Lig. teres uteri, Episiotomie-Narben; Lateroversion), anterior (Lig. sacrouterinum; Anteversion) und posterior (Lig. pubovesico-uterinum, Episiotomie-Narben; Retroversion) zu bewegen. Bei Restriktionen zeigt sich eine verminderte Beweglichkeit in die Gegenrichtung der Fixierung. Die Lösung erfolgt mittels direkter Technik in Zugrichtung aus der Fixierung heraus.

Bei Anteversion ist die Cervix uteri schwieriger erreichbar, hier hilft stärkeres Anwinkeln der Beine (über 90°). Oberhalb der Symphyse sind normalerweise die oberen zwei Drittel des Uterus zu tasten. Mit einer bimanuellen Untersuchung (zwei Finger intravaginal an der Cervix uteri, zwei Finger außen am Fundus uteri) lässt sich die laterale Beweglichkeit des Fundus daher relativ gut beurteilen.

Laterale Fixationen können über den M. obturatorius gelöst werden: Die Patientin drückt das angewinkelte Bein auf der fixierten Seite gegen Widerstand nach außen, damit sich der M. obturatorius internus und die Membrana obturatoria anspannen. Während der Relaxation des Muskels wird die Cervix uteri dann mit den beiden intravaginalen Fingern zur nichtfixierten Seite geführt. Verbessern lässt sich diese Technik bei einer Lateroflexion, indem der Fundus uteri transabdominell nach lateral und die Cervix uteri intravaginal zur Gegenseite mobilisiert wird.

Posteriore Fixationen können auf rektalem Wege korrigiert werden, weil dann die ligamentären Strukturen von Sakrum und Kokzyx besser zugänglich sind (➤ Kap. 5.11.8).

Fallbeispiel 15

### Chronisch rezidivierende Zystitis

Die 58-jährige Patientin litt an einer chronisch rezidivierenden Zystitis mit Brennen beim Wasserlassen. In Sediment und Kultur fanden sich wenig Keime.

Nach Challenge Mobilisation der rechten Niere, des Lig. pubovesicale und der Membrana obturatoria rechts, vaginale Mobilisation der Urethra und des Trigonum vesicae „en parapluie", Mobilisation des linksflektierten Uterus, Fascial-Release des Beckenbodens.

Danach war sie 2 Wochen beschwerdefrei.

Erneute Behandlung beim Wiederauftreten der Beschwerden in einer emotionalen familiären Stress-Situation. Die Patientin wurde danach zur NLP-Behandlung überwiesen. Sie meldete sich sporadisch wieder zu einer Blasenbehandlung, wenn sie unter Stress litt.

Fallbeispiel 16

**Chronisch rezidivierende Zystitis**

Die 50-jährige Patientin litt seit 2 Jahren an rezidivierenden Blasenentzündungen, die im Vorjahr 7-mal antibiotisch behandelt werden mussten, und sollte sich nun einer Dauerbehandlung mit Nitrofurantoin unterziehen.
Als Nebenbeschwerden gab sie chronische Kopfschmerzen, Übelkeit, Schwindel, BWS-Beschwerden, Blähungen und Verdauungsbeschwerden an.

**Befunde**

- HWS-Befund unauffällig, Okklusion ideal (Kieferorthopädin!), Zunge mit normalem Belag, weist Zahneindrücke auf
- Rectus femoris links w, rechts h, Teres minor h, Piriformis h
- Candida-Antigen verursacht Superchallenge. Rectus femoris: Undecyn® > n, Citricidin > n
- Zökum palpationsempfindlich. Zink > n, EPA > n
- Nierenptose links, positiver Challenge des Lig. pubovesicale

**Therapie**

Behandlung der Nierenptose, des Lig. pubovesicale und des Trigonum vesicae von vaginal
Candida-Behandlung mit Undecyn® und Diät

**Verlauf**

3 Wochen nach Behandlung keine Blasenbeschwerden, keine Kopfschmerzen und keine Rückenschmerzen mehr; Stuhlgang verbessert
Nach 10 Monaten Beschwerdefreiheit Wiedervorstellung wegen erneuter Obstipation, Schlaflosigkeit, Juckreiz, beginnender Blasenreizung.
Befunde:

- ICV spastisch, Th5 bis Th9 empfindlich, Leber-Challenge positiv
- Nierenptose links, Challenge des Lig. pubovesicale positiv
- Candida-Antigen-Challenge positiv

Behandlung nach Challenge führt erneut zu Beschwerdefreiheit.

**Erläuterung**

In der Krankengeschichte findet sich kein Hinweis, wie es zu der Nierenptose gekommen sein könnte. Grundsätzlich ist es also sinnvoll, vom Modell einer Nierendysfunktion auszugehen, bei der der kaudokraniale Challenge positiv ist. Die Nebenbeschwerden lassen eine hohe systemische Belastung durch die Dysbiose vermuten. Ob die strukturellen Korrekturen oder die Dysbiosetherapie entscheidend für die Zustandsbesserung waren, lässt sich nicht klar unterscheiden. Der Patientin dürfte es egal gewesen sein.

Fallbeispiel 17

**Harnröhren- und Blasenschmerz**

Die 22-jährige Patientin hat seit 3 Jahren Harnröhren- und Blasenschmerzen, die sich während der Periode verstärken. Anamnestisch führte eine Fehleinmündung des linken Ureters zu einem Reflux im Kindesalter (behoben durch Implantation). Nun klagte sie über Blasenentleerungsstörungen und schmerzhaftes Wasserlassen (teilweise alle 5 min). Sie sei praktisch keinen Tag schmerzfrei.

**Befunde**

Abdomen äußerst palpationsempfindlich: positiver Challenge des Lig. triangulare hepatis dextrum, des Lig. falciforme, des Urachus, der linken Niere, des Lig. pubovesicale und des Lig. sacrotuberale links
Candida-Antigen-Challenge positiv (zahlreiche Antibiosen), Unverträglichkeitsscreening positiv (Kinin D12 > n)

**Therapie**

Mobilisation: Lig. triangulare hepatis dextrum, Lig. falciforme, Urachus, linke Niere, Lig. pubovesicale, Lig. sacrotuberale links (jeweils nach Challenge). Kraniosakrale Synchronisation. Candida-Diät, Nahrungsmitteltest wurde angesetzt.
Nach 1 Woche:

- Keine Besserung der urogenitalen Symptomatik, etwas geringere Empfindlichkeit des Abdomens und weniger Blähungen
- Fascial-Release des (unteren und mittleren) Diaphragmas und der Membrana obturatoria, vaginale Mobilisation der Urethra von lateral mit dem Zeigefinger; Einführen des Mittelfingers wird wegen extremer Schmerzhaftigkeit unterlassen.

Nach 14 Tagen:

- Bessere Blasenentleerung, geringere Reizung beim Wasserlassen, seltener Harndrang; Beckenboden und Urethra weniger gespannt
- Zunächst mit einem Finger Induktion der Urethra, Induktion des Trigonum vesicae möglich

Nächster Termin: Jetzt vaginale Behandlung mit Zeige- und Mittelfinger möglich, „Streckung" der Urethra und Anheben der Blase, Trigonum-vesicae-Behandlung „en parapluie"

**Weiterer Verlauf**

Erneute Besserung, aber nicht stabil. Wegen starker psychosomatischer Komponente (familiärer Konflikt) wurde eine klassische homöopathische Behandlung begonnen. Sie bewirkte eine deutliche Verbesserung des Befindens. Eine psychosomatische Exploration (z. B. „Gespräch mit dem Symptom" des NLP) wurde dagegen bis zum Ortswechsel der Patientin nicht eingeleitet.

## 5.11.8 Prostata

### ❶ Anatomie und Indikationen

Prostata und Blase werden von muskulären und ligamentären Strukturen gehalten, die einem umgekehrten Pyramidenstumpf entsprechen:

- Die vordere Wand bildet das Os pubis zusammen mit ligamentären Strukturen (Lig pubovesicale, Lig. puboprostaticum, Lig arcuatum pubis bzw. Lig. pubourethrale).
- Die seitlichen Wände werden dorsal durch den M. levator ani, lateroventral durch die Membrana obturatoria (mit dem darü-

ber liegenden M. obturatorius) und lateral durch die Laminae pubovesico-rectosacrales gebildet.

- Die hintere Wand besteht aus lockerem Gewebe in Form der Denonvilliers-Faszie (Barral und Prât 1995) oder der Fascia intrapelvina [endopelvina] (Toldt und Hochstetter 1973), die Prostata und Rektum verbindet.
- Die gekappte Spitze der umgekehrten Pyramide entspricht dem Diaphragma urogenitale und wird durch die Mm. transversus perinei profundus und superficialis sowie die Mm. bulbocavernosus und ischiocavernosus gebildet.

Eine Verbindung zwischen Rektum und Prostata besteht im Bereich des Diaphragma urogenitale durch den M. rectourethralis (Barral und Prât 1995) oder den M. sphincter urethrae diaphragmaticae (Toldt und Hochstetter 1973), der als Teil des M. transversus perinei profundus von der Vorderseite des Rektums zur Urethra und damit zur Prostata zieht (➤ Abb. 5.63).

Behandlungsindikationen sind Prostatodynie, rezidivierende Kokzyx-Läsionen, seltener auch Hüftbeschwerden.

Für die **viszeroparietalen Beziehungen** sind die sagittalen muskuloligamentären Züge entscheidend: M. coccygeus (mit seiner engen Verbindung zum Lig. sacrotuberale), die Mm. rectococcygeus und levator ani (Diaphragma pelvis) sowie die Laminae pubovesico-rectosacrales. Kokzyx-Läsionen können zu Prostatabeschwerden führen und umgekehrt.

## ❷ Untersuchung und Therapie

Die Ligg. sacrotuberalia und sacrospinalia werden in Bauchlage von außen mit beiden Daumen auf Spannung geprüft und „en écoute“ behandelt. Das Kokzyx wird nach einem Challenge in Flexion/Extension und Seitneigung mit Atemunterstützung mobilisiert (➤ Kap. 3.2.8).

Hartnäckige Extensionsläsionen (Spitze anterior) müssen u. U. von rektal behandelt werden: Dazu wird in Bauchlage oder Seitenlage des Patienten mit angewinkelten Beinen ein behandschuhter Zeigefinger mit Gleitmittel eingeführt, um das Kokzyx zu palpieren. Nach der Mobilitätsprüfung a. p. und seitlich muss ggf. eine Mobilisation erfolgen. Auch das Lig sacrotuberale bzw. der M. coccygeus werden palpiert und bei Schmerzen und Spannung mobilisiert („en écoute“). Anschließend mit nach ventral gerichtetem Finger die Form und Konsistenz der Prostata prüfen: Größe und Oberflächenbeschaffenheit der Lappen, klare Furchung. Wenn die Mobilität (a. p. und seitlich) eingeschränkt ist, wird die Prostata „en écoute“ mobilisiert.

**ZUSAMMENFASSUNG**

**Viszerale Therapie**

Die Indikation zur Behandlung von viszeralen Organen ergibt sich aus :
- direkt den Organen zuzuordnenden Symptomen
- viszeroparietalen Symptomen bzw. im Kontext der 7-FVSS, d. h. auch wenn posturale Störungen im Zusammenhang mit myofaszialer Spannung durch diese Reflexbeziehungen verursacht werden
- Fernwirkungen, die Organe als Störfelder oder Injury-Regionen auslösen können. In diesem Fall wird eine IRT (➤ Kap. 1.2.5) durchgeführt, die hier noch einmal kurz zusammengefasst werden soll (➤ Kap. 5.4.6).

**IRT an Organen**

Sowohl bei Normoreaktion von hyporeaktiven Muskeln durch Reiben über dem Organ, der viszerosomatischen Projektionszone oder der NL-Reflexzone des Organs als auch bei Dysreaktion eines Indikatormuskels durch Kneifen dieser Zonen plus Talus-Challenge oder Kopfreklination ist eine IRT indiziert:

1. Talus Flip oder HWS-Flexion benutzen, während die NL-Reflexzone des Organs gekniffen wird.
2. Kneifen der NL-Reflexzone oder Magnet-TL mit einem der folgenden Ko-Stressoren:
   a. BID (Body into Distortion)
   b. EID (Eyes into Distortion)
   c. Organassoziierte Emotion
   d. Organassoziierter metabolischer Stressor
3. B&E-Punkt suchen, der den Organ-Challenge aufhebt, mit dem organassoziierten beginnen. Akupunkturpunkt(e) auf dem zugehörigen Yang- oder Yin-Meridian, der/die den Challenge aufheben, suchen und stimulieren (Nadel, Laser), während der Ko-Stressor benutzt wird.

**Systematisches Therapieschema der relevanten Organe**

1. Challenge Thorax, Sternum, Lunge, Zwerchfell:
   Sternumfixation behandeln, Portelli-Technik Herz, Seitneigungs-Mobilisation, Diaphragma, oberes Diaphragma
2. Challenge Sphincter Oddi, Choledochus:
   Induktion mit Atemunterstützung
3. Leber-Challenge (Kompression, Fixations-, Ptose-Challenge, Mobilität bzw. Motilität):
   Lig. triangulare (dextrum, sinistrum), Ptose, Drainage, Induktion
4. Gallenblasendrainage: Challenge und Therapie
5. Thoracic Inlet, HWS, BWS diagnostizieren und behandeln
6. Lig. falciforme, Urachus, Lig. pubovesicale:
   atemgestützte Mobilisation
7. Duodenum, Flexura duodenojejunalis, Zökum, Sigmoid, Radix mesenterii (Bauchbehandlung nach Mayr), linke und rechte Kolonflexur
8. Magen-Challenge nach kranial oder kaudal:
   Hiatushernie (AK) im Stehen, Portelli-Technik
9. Nieren-TL, Challenge: Ptose, Fixation, Nierenbecken:
   Mobilisation, Induktion nach Challenge
10. Lig. sacrotuberale, Beckenboden, sakrokokzygealer Komplex:
    makroskopische und mikroskopische Störungen in Nutation/Kontranutation, Flexion/Extension, Torsionen um die schrägen Achsen
11. Membrana obturatoria
12. Blasen-Challenge, Uterus-Challenge kranial, lateral
13. Becken (Läsionen Kat. 1, Kat. 2, Kat. 3), unteres Diaphragma:
    Blocklagerung und Induktion
14. HWS, Kranium, oberes Diaphragma
15. Intravaginale, intrarektale Mobilisationen

**Vorgehen an einzelnen Organen**

1. Mobilität der Organe palpieren, Écoute der Motilität
2. Assoziierte Muskeln testen: Normoreaktion und Dysreaktion notieren
3. Normoreaktiven Indikatormuskel definieren
4. Therapielokalisation, möglicherweise magnetverstärkt (nicht schwächende Seite):
   Muskeltestreaktion verändert sich bei Dysfunktion des dazugehörigen Organs.
5. Challenge des Organs in Richtung der Mobilität und der Motilität:
   Testreaktionen der assoziierten Muskeln und der Indikatormuskeln verändern sich. Respirationsphase suchen, die den Challenge aufhebt.
6. Therapielokalisation
   a. NL-Reflexpunkte
   b. NV-Reflexpunkte am Kopf und Rumpf
   c. Viszerosomatisch-reflektorische Wirbelebene

7. Orthomolekulare Substanzen, die zu dem Organ gehören, ebenso testen wie andere Therapeutika.
8. Optional:
   a. B&E-Punkt suchen, der den Organ-Challenge aufhebt, mit dem organassoziierten beginnen. Akupunkturpunkt(e) auf dem zugehörigen Yang- oder Yin-Meridian, der/die den Challenge aufheben, suchen und stimulieren (Nadel, Akupressur), vgl. oben: IRT an Organen.
   b. Behandle entsprechend Challenge und Atemphase, behandle NL- und NV-Reflexpunkte sowie Wirbelebene. Danach erneut challengen.
   c. Wenn noch positiv: Motilität per Induktion behandeln.

LITERATUR

Barral JP. Visceral Manipulations II. Seattle: Eastland-Press, 1989.
Barral JP, Mercier P. Visceral Manipulation I. Seattle: Eastland Press, 1983.
Barral JP, Mercier P. Lehrbuch der Viszeralen Osteopathie 1. München: Urban & Fischer, 2005.
Barral JP, Prât D. Nouvelles Techniques Urogénitales. Aix en Provence: Editions de Verlaque, 1995.
Becquemin JP, Juillet Y, et al. Clinical presentations of Cockett's syndrome. 16 cases. Nouv Presse Med. 1981; 70(12): 959–962.
Bennett TJ. Dynamics of Correction of Abnormal Function. Sierra Madre: privately published, 1977.
Brune A, Awwad E, et al. AK-Test gestützte Eliminationsdiät bei Patienten mit Reizdarmsyndrom (RDS) – Ein symptomorientierter Vergleich [AK-based elimination diet in patients with irritable bowel syndrome – a symptom orientated comparison]. Med J Appl Kinesiol (MJAK). 2009; 38(8): 8–11.
Buchmann J, Haas N, et al. Wissenschaftliche Bewertung osteopathischer Verfahren. Dtsch Ärztebl. 2009; 106(46).
Cook B, Dvorak T. Radiation Oncology. http://en.wikibooks.org/wiki/Radiation_Oncology/Anatomy.
Coote JH, Downman CB, et al. Reflex discharges into thoracic white rami elicited by somatic and visceral afferent excitation. J Physiol. 1969; 202(1): 147–159.
Frick H, Leonhardt H, et al. (1992). Allgemeine Anatomie, spezielle Anatomie. Stuttgart: Thieme, 1992.
Garten H. Applied Kinesiology, Muskelfunktion, Dysfunktion und Therapie. München: Elsevier, 2012.
Garten H, Weiss G. Systemische Störungen – Problemfälle lösen mit Applied Kinesiology. München: Urban & Fischer, 2007.
Goodheart GJ. Collected Published Articles and Reprints. Grosspoint/MI: privately published, 1992.
Goodheart GJ. The Pediatric Sequence – Bennett Reflexes. ICAK-International Annual Meeting, New Orleans 1999.
Hebgen E. Viszeralosteopathie. Stuttgart: Hippokrates, 2008.
Heymann W, Kohrs C. Was ist der „kraniosakrale Rhythmus"? Manuelle Med. 2006; 44(3): 177–184.
Hoover HV. Liver and gallbladder technique. AAO Yearbook, American Academy of Osteopathy 1947.
Kaada B. The sudden infant death syndrome induced by "the fear paralysis reflex"? Med Hypotheses 1987; 22(4): 347–356.
Kandel ER, Schwartz JH, et al. Principles of Neural Science. New York: McGraw-Hill, 2000.
Kapandji IA. Funktionelle Anatomie der Gelenke, Rumpf und Wirbelsäule. Stuttgart: Hippokrates, 2001.
Larsen R, Ziegenfuß T. Beatmung. Heidelberg: Springer, 2004.
Lewit K. Manuelle Medizin. Leipzig: Barth, 1992.
Miller KJ, Sittler MD, et al. Combination testing in orthopedic and neurologic physical examination: a proposed model. J Chiropractic Med. 2007; 6: 163–171.
Molloy S, Jacob S, et al. Arterial compression of the right common iliac vein; an unusual anatomical variant. Cardiovasc Surg. 2002; 10(3): 291–292.
Pollard HP, Bablis P, et al. Can the Ileocecal Valve Point Predict Low Back Pain Using Manual Muscle Testing? Chiropr Aust. 2006; 36: 58–62.
Rauch E. Lehrbuch der Diagnostik und Therapie nach F. X. Mayr. Heidelberg: Haug, 1994.
Rauch E, Mayr P. Milde Ableitungsdiät. Heidelberg: Haug, 1994.
Schleip R, Klingler W, Lehmann-Horn F. Faszien besitzen eine der glatten Muskulatur vergleichbare Kontraktionsfähigkeit und können so die muskuloskelettale Mechanik beeinflussen. Osteopath Med. 2008; 4: 19–21.
Sobotta. Anatomie des Menschen. München: Urban & Fischer, 2007.
Staubesand J, Li Y. Zum Feinbau der Fascia cruris mit besonderer Berücksichtigung epi- und intrafaszialer Nerven. Manuelle Med. 1996; 34: 196–200.
Still AT. Osteopathy: Research and Practice. Seattle: Eastland-Press, 1992 (Originalausgabe 1911).
També I. The role of the sternum in craniosacral therapy. ICAK-Europe Collected Papers. München: DÄGAK, 1996.
Toldt C, Hochstetter F Anatomischer Atlas. München: Urban & Schwarzenberg, 1973.
Upledger JE. Craniosacral Therapy. Seattle: Eastland Press, 1990.
Waldeyer A. Anatomie des Menschen. Berlin: de Gruyter, 1972.
Walther DS. Applied Kinesiology, Synopsis. Pueblo/CO: Systems D. C, 2000.
Ward RC. Foundations for Osteopathic Medicine. Philadelphia: Lippincott Williams & Wilkins, 2003.
Weiss RF, Fintelmann V. Lehrbuch der Phytotherapie. Stuttgart: Hippokrates, 1999.
Weisser S. Effekte von Leberwickeln auf die exkretorische Leberfunktion – eine randomisierte Cross-over-Studie bei Gesunden. Inaugural-Dissertation. Freiburg: Albert-Ludwig-Universität, 2006.
Woodall PH. Intra-pelvic Technique. The Ridge, Hastings: Society of Metaphysicians Ltd., 1999 (Originalausgabe 1926).

KAPITEL

# 6

Hartmut Fuchs (HF) und Hans Garten(HG)

# Störungen der Extremitäten und Engpass-Syndrome

## 6.1 Einleitung

Grundlage für die Diagnostik und Therapie der Extremitäten mit den Techniken der Applied Kinesiology (AK) ist, wie in jedem anderen Fach auch, die Kenntnis und sichere Beherrschung der klinischen Standardtechniken. Mit einer gezielten Anamnese und gründlicher klinischer Untersuchung muss eine möglichst sichere Diagnose erstellt werden, die bei Bedarf durch technische Hilfsmittel wie Röntgen, CT, MRT, EMG und andere gesichert werden kann.

Wichtige anatomische Gegebenheiten und klinische Untersuchungstechniken werden in diesem Kapitel in der gebotenen Kürze besprochen. Der Schwerpunkt liegt aber auf der Darstellung der spezifischen AK-Techniken.

Funktionelle Störungen erfordern eine spezielle Art des klinischen Vorgehens, das sich in der Regel von dem bei akuten traumatischen Ereignissen und klinisch pathologisch definierbaren Störungen wie z. B. Entzündungen, Degenerationen, Tumoren oder andere destruktive Veränderungen unterscheidet.

Für akute Traumen gibt es viele AK-Methoden, die die Situation im gestörten Gebiet verbessern können. Die Indikationen für diese funktionellen Behandlungen sind nach Ausschluss der Notwendigkeit einer operativen Intervention mit den üblichen klinischen Techniken gegeben. Nach Abklingen der akuten Symptomatik kann mit dem „neuromuskulären funktionellen Assessment" (NFA) der AK die Regeneration deutlich beschleunigt werden, eine Normalfunktion wird oftmals sehr schnell erreicht.

Auch bei chronischen Gelenkprozessen und anderen funktionellen Störungen erweitern sich durch die Anwendung der AK die therapeutischen Möglichkeiten – mit häufig deutlich besseren Ergebnissen.

Von besonderem Wert sind die AK-Mittel bei der Diagnostik und Therapie von Engpass-Syndromen (➤ Kap. 6.9): Neben Schmerzen treten neuromuskuläre Symptome auf, die logischen Ursache-Folge-Ketten gehorchen. Deren Entschlüsselung ist die Domäne der AK.

Entzündliche Prozesse im Bewegungssystem können mit den AK-Methoden behandelt werden (Garten 2012, Kap. 6; Garten und Weiss 2007, Kap. 10). Orthomolekulare Substanzen, Homöopathika, Phytotherapeutika und entgiftende Verfahren kommen dabei zur Anwendung, im Bedarfsfall auch Antirheumatika und Analgetika.

## 6.2 Allgemeine Vorgehensweise bei Gelenkstörungen

### 6.2.1 Anamnese

Auch bei Erkrankungen der Extremitätengelenke hilft eine genaue Anamnese bei der Ursachenfindung und bei der Festlegung weiterer Diagnostik- und Therapieschritte.

#### ❶ Traumata

Akute, aber auch länger zurückliegende Unfallereignisse können die Ursache für Gelenkprobleme sein. Je genauer sich die Position des Gelenks während des Unfalls rekonstruieren lässt, umso schneller sind die gestörten Gelenkstrukturen definierbar und somit die betroffenen Muskeln zu finden. Es ist wichtig zu wissen, ob bei dem Unfall Bänder, Kapseln und Muskeln gezerrt oder überdehnt bzw. Knorpel und/oder Knochen gestaucht oder disloziert wurden.

Bei vorwiegender Dehnungs- und Zerrungskomponente sollte man immer versuchen, den Muskel einzugrenzen, der die Hauptarbeit für die Bewegung während des Traumas leisten musste. Dieser Muskel wird auch als Hauptagonist („Prime Mover") bezeichnet und ist nach solchen Unfallereignissen oft funktionell schwach. Winkel und Stärke der Krafteinwirkung geben Anhaltspunkte für mögliche strukturelle Schäden.

Bei einem Unfallereignis kann neben den Gelenk- (Knochen, Knorpel, Ligamente und Kapseln) und Muskel-Sehnenstrukturen immer auch die Haut über dem betroffenen Bereich geschädigt werden. Selbst nach einer lange zurückliegenden Hautschädigung kann es durch die gestörte Funktion der Hautrezeptoren zu einer anhaltenden Muskeldysfunktion mit daraus resultierenden Gelenkstörungen kommen (➤ Kap. 6.2.3).

Aus der Abklärung einer Bewegungseinschränkung, die je nach Ausgangsposition unterschiedlich sein kann (z. B. Außenrotationsprüfung in der Schulter bei hängendem Arm und bei 90° abduziertem Arm), können sich wertvolle Hinweise auf Störungen im Gelenk (Kapselmuster) oder auf andere Ursachen wie z. B. reaktive Muskelmuster ergeben (Garten 2012, Kap. 10.3.1.3).

Die Schmerzangaben der Patienten sind meist ungenau. Gerade deshalb gilt es durch gezielte Befragung alle wichtigen Faktoren zu finden. Die Lokalisation der Schmerzen (Schmerzpunkt mit dem Finger zeigen lassen) gehört ebenso dazu wie die zeitliche Charakteristik der Schmerzen und die Schmerzqualität. Aber auch die Modalitäten, unter denen sich die Schmerzsymptomatik bessert oder verschlechtert (Ruhe, Bewegung, Körperposition), sind ein wichtiger Faktor. Ein vom Patienten geführtes Schmerztagebuch kann auch bei der Diagnostik im Extremitätenbereich wertvolle Hilfe leisten.

### Unfallmuster

In seinen Flowcharts hat Leaf (1996) ein allgemeines Schema für die Diagnostik und Therapie von Muskeldysbalancen nach Unfällen dargestellt. Dabei unterscheidet er entsprechend dem Unfallmechanismus Traumata mit Folgen an den Muskel-, Sehnen-, Ligament- und Kapselstrukturen durch Überdehnung: Distorsions-, Scher-, (Shear), und Rotationsverletzungen. Diese werden im Folgenden insgesamt als Distorsionen bezeichnet. Andererseits können Stauchungen Knorpel und Knochen durch übermäßige Kompression schädigen (Bone bruise).

**Distorsionen**

Rund 80 % aller Unfallereignisse sind Distorsionsunfälle. Bei Distorsionen findet man im Gelenkbereich nicht selten nur einen funktionell schwachen Muskel. Dieser Muskel war oft der Hauptagonist („Prime Mover") zum Zeitpunkt des Unfalls, d. h. am aktivsten an der Stabilisierung des Gelenks beteiligt. Hier kann also eine genaue Anamnese schnell zum funktionell inhibierten Muskel führen. Dieser Muskel muss oft mit Rezeptortechniken behandelt werden. Dazu gehören die von Garten (2012, Kap. 10.3.1) beschriebenen Ursprungs-Ansatz-Technik, die Strain-Counterstrain-Technik und die myofaszialen Techniken.

Häufig liegt zudem eine segmentale Dysfunktion auf der Ebene der motorischen Versorgung des schwachen Muskels vor. Natürlich können auch alle anderen bekannten ursächlichen Faktoren (7-FVSS; vgl. Garten 2012, Kap. 10.2.1) die funktionelle Muskelschwäche unterhalten.

**Stauchungen**

Bei einer Stauchung (Compaction) standen die Gelenkflächen kurzzeitig unter extremer Kompression, was zu einer Irritation von Rezeptoren im gelenknahen Bereich (Dvorak et al. 1997) führt. Hinzu kommt oft eine Verletzung oder Reizung der Spongiosastruktur in Gelenknähe, möglicherweise durch piezoelektrische Effekte (Goodheart 1979, Brügger 1986). Dadurch werden fast alle Muskeln in der Gelenkumgebung inhibiert und im Test somit hyporeaktiv, häufig sind nur ein oder zwei Muskeln intakt.

Bei der Untersuchung sollte man die assoziierten Muskeln nach einer Traktion erneut testen und auf Veränderungen achten: Da die Traktion des Gelenks den irritierten Knorpel entlastet, wird die allgemeine Muskelinhibition nach einem Stauchungstrauma zumindest temporär aufgehoben. Die Muskeln, die im Test auch nach der Traktion weiterhin funktionell schwach bleiben, haben von der Stauchung unabhängige Rezeptorstörungen und müssen entsprechend behandelt werden.

**Störungen nach länger zurückliegenden Unfällen**

Wenn Gelenkstörungen länger als zwei Wochen bestehen, werden die oben beschriebenen muskulären Dysbalancen ausgeprägter sein. Leaf (1996) zufolge soll sich schon kurze Zeit nach dem Unfallereignis ein Strain-Counterstrain-Muster in Synergisten der abgeschwächten Muskeln und ein Verkürzungsmuster im Sinne von myofaszialen Verklebungen der Antagonisten zeigen. Auch reaktive Muskelmuster können sich in diesem Zusammenhang entwickeln. Muskeln sollten nach einem bestimmten Protokoll untersucht und behandelt werden, denn es gibt eine logische Abfolge bei der Entstehung von Muskelläsionen und Folgeläsionen über Läsionsketten (➤ Kap. 6.2.3 und Garten 2012, Kap. 10.4). Diese Abfolge geht aus dem Flussdiagramm (➤ Abb. 6.1) hervor. Funktionsstörungen der Extremitätengelenke können Ursache oder Folge muskulärer Dysbalancen sein und müssen mittels Mobilisation und Manipulation behandelt werden.

## ❷ Rheumatische Erkrankungen

Wechselnde Schwellungen, Morgensteifigkeit und teilweise Überwärmung der Gelenke in der Anamnese lassen eine rheumatische Erkrankung vermuten. Durchfälle, Tonsillitiden (bei post- und parainfektiösen Arthritiden) und Zeckenbisse (Borreliose) in der Krankengeschichte können auf ein infektiöses Agens als Ursache der Arthritis hinweisen. Ohne jegliche Anamnese können auch positive Chlamydienbefunde vorliegen.

Wenn sich Muskel- und Gelenkschmerzen nicht schlüssig durch Störungen der Gewebestrukturen (Knochen, Knorpel, Kapsel, Bänder, Sehnen und Muskeln) erklären lassen, müssen immer die Nosoden

- Borrelien D12,
- Chlamydien (C. trachomatis und C. pneumoniae) D12,
- Yersinien D12

getestet werden. Schmerzhaft hyporeaktive Muskeln werden bei entsprechender bakterieller Aktivität durch die Nosode normoreaktiv. In seltenen Fällen kann die Normoreaktion durch eine höhere oder niedrigere Potenz eintreten.

Als Bestätigung der Diagnose hat sich ausschließlich der Lymphozytentransformationstest (LTT; vgl. Garten und Weiss 2007, Kap. 8.6) bewährt. Andere Laboruntersuchungen wie Antikörpertests und Immunoblots sind zu häufig falsch negativ. Bei Borreliose korreliert der durch adäquate Therapie negativ gewordene LTT so gut wie immer mit einer entsprechenden Symptombesserung, was bei Chlamydien- und Yersinien-Infektionen leider nicht in dieser Regelmäßigkeit zutrifft (zur Therapie ➤ Kap. 6.2.3).

## ❸ Systemisch wirksame Störungen

Injury-Muster können durch die davon ausgehenden fehlerhaften Bewegungsprogramme und Haltungsmuster immer auch Extremitätenstörungen verursachen (➤ Kap. 1.2.5).

Dysfunktionen im kraniomandibulären System können vielfältige Störungen im gesamten Körper unterhalten (➤ Kap. 3.3.10). Somit können sich durch Fragen nach einer kürzlich durchgeführten Zahnbehandlung, einer Versorgung mit Zahnprothesen oder Brücken, nach nächtlichem Knirschen oder Pressen der Zähne und sonstigen Störungen im Kauapparat weitere Hinweise zu Störeinflüssen auf die Extremitätengelenke ergeben.

Nicht zuletzt können Beherdungen im Zahn-Kiefer-Bereich unvorhersehbare Gelenkbeschwerden verursachen (➤ Kap. 7.15.3).

Auch jede andere Gesundheitsstörung kann sich natürlich auf die Extremitätengelenke auswirken. Fragen nach Allergien, Schwermetallbelastungen, Störungen des Magen-Darm-Trakts, des Hormonsystems, des Säure-Basen-Haushalts und anderen biochemischen Störungen gehören daher zu jeder Diagnostik im Extremitätenbereich (Garten 2012, Kap. 6; Garten und Weiss 2007, Kap. 10).

## 6.2.2 Allgemeine Untersuchungsprinzipien

Untersuchen Sie möglichst alle Gelenke nach demselben Schema, um keine wichtigen Details zu übersehen. Nach der statischen und dynamischen Inspektion erfolgt die Palpation mit anschließender Funktionsprüfung. Sie beginnt mit der aktiven und passiven Testung des Bewegungsausmaßes („Range of Motion", ROM) der Gelenke. Spezielle Muskelfunktionsprüfungen, Kapsel-, Bänder- und Knorpeltests werden jeweils im Rahmen von Diagnostik und Therapie der einzelnen Gelenke im Detail beschrieben. Einleitend wird hier die allgemeine Abfolge der Diagnostikschritte dargestellt, die dann direkt zur entsprechenden Therapie führen können. Die Untersuchung kann in stehender, sitzender und liegender Position des Patienten notwendig sein, da sich manche Befunde nur in einer der drei Positionen erheben lassen oder die Beschwerden nur in einer bestimmten Position auftreten („Body into Distortion").

### ❶ Statische Haltungsanalyse

Funktionell schwache (hyporeaktive) Muskeln können, selbst wenn sie etwa der Stärke 4– bis 4+ nach Janda (1994) oder der Klassifikation des British Medical Research Council (1978) entsprechen (➤ Tab. 2.6), oft eine typische Änderung der Haltung verursachen. Die posturalen Zeichen von Muskelschwächen sind in Garten (2012, Kap. 8 und 11) systematisch beschrieben, zusammen mit einem Untersuchungsgang für die statische posturale Evaluation. Bei Abweichungen von der Norm müssen Sie stets berücksichtigen, welche Muskeln die Normalposition aufrechterhalten, welche hyporeaktiven Muskeln die Abweichung von der Normalposition verursacht und welche Muskelgruppen (Antagonisten, teilweise Synergisten) kompensatorisch hyperton reagiert haben könnten. Auf typische (Befund-)Konstellationen wird in diesem Kapitel bei der Darstellung der einzelnen Krankheitsbilder eingegangen.

### ❷ Dynamische Haltungsanalyse

Nicht alle funktionell schwachen Muskeln führen zu einer sichtbaren Veränderung der statischen Körperhaltung, d. h. die Hyporeaktionen von Muskeln korrelieren nicht immer mit den Haltungsabweichungen.

Die Beobachtung von normalen Bewegungsabläufen mit dem Ziel, eventuelle Abweichungen zu erkennen, bezeichnet man als dynamische Haltungsanalyse. Auch damit gelangt man diagnostisch schnell zum inhibierten Muskel. So ist z. B. eine Schwäche des M. subclavius nicht auf den ersten Blick erkennbar. Erst wenn der Patient beide Arme gestreckt abduziert, lässt das Höhertreten einer Klavikula eine gleichseitige Subclavius-Schwäche vermuten. Der Tastbefund des Fingers auf der Klavikula kann eine Instabilität bei der Abduktion bestätigen.

#### Gangbild

Das Gangbild und die Kriterien einer dynamischen Ganganalyse sind hier zusammenfassend beschrieben. Eine genauere Darstellung folgt weiter unten (➤ Kap. 6.8.4).

- Achten Sie im Seitenvergleich auf die Schrittlänge (links/rechts) und den Armschwung (rechts/links): Beide können durch peripher verursachte (segmentale) Muskelinhibitionen (Psoas, Quadriceps) verringert sein, aber auch durch zentrale Störungsmuster wie etwa ein Pseudopyramidales Inhibitionsmuster (PPIM, ➤ Kap. 7.11.2 und ➤ Kap. 7.14.6).
- Wird das Becken in seitlicher Richtung stabilisiert? Wenn nicht, legt das eine Gluteus-medius-Inhibition nahe (Trendelenburg-Gang).
- Ist das Knie in seitlicher Richtung stabil oder kommt es bei Fersenkontakt zu Instabilitätsbewegungen (Ligg. collateralia, seitlich stabilisierende Muskeln: lateral Tensor fasciae latae, Gluteus

6

**Tab. 6.1** Sichtbare Gangabweichungen und mögliche Ursachen

| Gangabweichung | Mögliche Ursache |
|---|---|
| kurzer Schritt | Quadriceps- oder Psoas-Schwäche |
| verstärkte Seitkippung des Beckens | Gluteus-medius-Schwäche |
| reduzierter Armschwung | Armmuskelschwäche, spinale Fixation |
| Gang mit vermehrter Abduktion | schwache Adduktoren |
| Knieinstabilität nach lateral | Schwäche des TFL, des Gluteus max. oder der lateralen Hamstrings |
| Knieinstabilität nach medial | Schwäche von Sartorius, Gracilis oder medialen Hamstrings |
| Hyperextension des Knies | Schwäche von Gastrocnemius, Popliteus oder Hamstrings |
| Fuß dreht in der Schwungphase nach außen | schwacher Psoas oder Adduktoren |
| Fuß dreht in der Schwungphase nach innen | schwacher Piriformis |
| Fuß knickt in der Stützphase ein | schwacher Tibialis posterior |
| Zirkumduktion | Heberschwäche, PPIM |

maximus, Biceps femoris, medial Sartorius, Gracilis, Semimembranosus und Semitendinosus)?

- Hyperextension des Knies in der Stützphase deutet auf eine mangelnde dorsale Stabilisierung hin (Gastrocnemius, Popliteus).
- Ist der Fuß in der Stützphase mit Bodenkontakt stabil oder knickt er ein? Letzteres lässt auf einen Knick-Senkfuß und mangelnde mediale Fußstabilisierung schließen.
- Zeigen sich rotatorische Abweichungen in der Schwungphase (Außenrotation: Psoas- und Adduktoren-Inhibition, Innenrotation: Piriformis-Inhibition)?
- Geht der Patient mit angedeuteten Zirkumduktionsbewegungen (Beinschwung nach lateral in angedeutetem Kreisbogen bei Heberschwäche, peripherer Ursache oder PPIM)?

## 6.2.3 Allgemeine Diagnostik- und Therapieprinzipien

### ❶ Muskulatur

#### Muskel-Leertest: hyporeaktive und hyperreaktive Muskeln

6

Aus der statischen und dynamischen Haltungsanalyse ergeben sich erste Verdachtsmomente im Hinblick auf funktionell schwache Muskeln. Aber erst ein exakt ausgeführter Muskeltest liefert die Bestätigung für eine Hyporeaktion (funktionelle Inhibition). Alle Muskeln, die ein Gelenk bewegen, müssen einzeln getestet werden. Manchmal überlagert eine Hyperreaktivität von Muskeln, die meist infolge von chemischen oder emotionalen Stressoren auftritt, die durch mechanische Störungen zu erwartenden Hyporeaktionen. Dies kann die Diagnostik einer mechanischen Störung erschweren, zumal hyperreaktive Muskeln im manuellen AK-Test keinesfalls mit hypertonen Muskeln gleichzusetzen sind und in der Haltungsanalyse auch nicht als verkürzte Muskeln imponieren.

Es kann sinnvoll sein, zunächst per Challenge den Auslöser der Hyperreaktion zu finden, um sich strukturell ein klareres Bild zu verschaffen. So kann z. B. der Kontakt mit einer Ampulle Histamin D12 bei Hyperhistaminzuständen zur Normoreaktion führen (vgl. Garten 2012, Kap. 4 und 6).

Stimmen die Ergebnisse des manuellen Muskeltests nicht mit den posturalen Befunden überein, könnten Injury-Muster eine neurologische Desorganisation verursachen (➤ Kap. 1.2.6 und Garten 2012, Kap. 5). Sie sollten jeweils zu Beginn der Behandlung beseitigt werden, da sie für Gelenkstörungen verantwortlich sein können, die nicht durch ein lokales Trauma oder eine lokale Dysfunktion verursacht sind (➤ Kap. 1.2.5).

#### Autogene Fazilitation: Injury-Recall-Muster

Das neurologische Modell der Injury-Recall-Technik und die Technik der autogenen Fazilitation (AF), mit der sich differenzialdiagnostisch definieren lässt, ob eine Muskelhyporeaktion durch segmentale Störungen und/oder Propriozeptorenstörungen des Muskels selbst oder durch ein Störfeld bzw. eine Injury-Region verursacht wird, sind an anderer Stelle beschrieben (➤ Kap. 1.2.4).

**Fallbeispiel 1 (HG)**

**Hyporeaktive Hamstrings nach Muskelfaserriss**

Ein 38-jähriger Kite-Surfer und Snowboarder erlitt im Januar einen Muskelfaserriss der Hamstrings rechts, der ihn zu 4 Wochen sportlicher Inaktivität zwang. Im August musste er wegen einschießender Schmerzen in den rechten Hamstrings beim Kite-Surfen erneut seine sportliche Aktivität stoppen. Anamnestisch ging ein Snowboard-Sturz auf das Sakrum vor 8 Jahren voraus.

**Befunde**

Beidseits hyporeaktiver Quadriceps femoris, AF negativ
Reiben über der Sakrokokzygealregion stärkte den Quadriceps bds.

**Therapie**

IRT Stufe 1 an Kokzyx und Sakrum, Korrektur einer Sakrumtorsion rechts posterior. Die Hamstrings (rechts-lateral) waren im Test schmerzhaft hyporeaktiv. Myofasziale Therapie hypertoner knotiger Muskelregionen (manualtherapeutisch tiefes Ausmassieren im Muskelfaserverlauf) und Akupunktur. Kinesiotape.
Der Patient nahm am nächsten Tag seinen Sport wieder auf. Die Kontrolluntersuchung am Abend zeigte einen beidseits normoreaktiven Quadriceps. Die Hamstrings (re. lateral) waren wieder hyporeaktiv, normalisierten sich aber nach erneuter myofaszialer Therapie.

**Kommentar**

Durch das lange zurückliegende Trauma der sakrokokzygealen Strukturen war es zu einer ungewöhnlichen Hemmung des Quadrizeps bds. gekommen (normalerweise sind hyporeaktive Hamstrings mit sakrokokzygealen Fehlfunktionen assoziiert). Die Hamstrings waren infolge mangelhafter Antagonistenhemmung myofaszial hyperton geworden, was sie bei sportlichen Dauerbelastungen anfällig für Zerrungen und Faserrisse machte. Eine ausschließliche Therapie von Quadrizeps und Hamstrings mit Propriozeptorentechniken und den 7-FVSS hätte nicht zum Erfolg geführt.

#### Rezeptorstörungen im funktionell schwachen Muskel

Bei Extremitätenstörungen liegt die Ursache für die Muskelinhibition im manuellen Test oft im Muskel selbst bzw. den Rezeptoren. Die AF ist dann positiv. Reiben über dem Läsionsbereich normalisiert die Hyporeaktion, so ist die therapiebedürftige Stelle sehr einfach zu finden. Auch dass eine Therapielokalisation (TL) mit dem Finger des Patienten an dieser Stelle zur Stärkung des Muskels im gleichzeitig ausgeführten Muskeltest führt, verweist auf die zu behandelnde Struktur. Sicherer und praktischer ist die TL mit einem Magnet, der mit der nicht schwächenden Seite auf die fraglich gestörte Region gelegt wird (Magnet-TL). Die Magnet-TL kann vom Behandler durchgeführt werden. Sie kann über mehreren Rezeptorbereichen eine positive Antwort hervorrufen. Jeder Rezeptorbereich mit einer positiven TL muss behandelt werden (Garten 2012, Kap. 10).

**Ursprungs-Ansatz-Läsionen**
Typischerweise sind hierbei die Rezeptorgruppen im Ursprungs-Ansatz-Gebiet (Mechanorezeptoren und Golgi-Sehnenorgane) gestört. Es handelt sich um Propriozeptoren, die inhibitorische Afferenzen aussenden und in diesen Fällen überschwellig feuern (Garten 2012, Kap. 10.3.1.1 und 12.2.2). Die Therapie besteht grundsätzlich in einer tiefen Friktion des gestörten Gebiets.

**Myofasziale Läsionen**
Myofasziale Störungen werden speziell dann zu einer muskulären Hyporeaktion führen, wenn die Muskelkontraktion im Test Schmerzen auslöst (Noziaktivität inhibiert Muskeln). Die Behandlung erfolgt mit myofaszialen Release-Techniken, Tiefenmassage entlang dem Muskelfaserverlauf und anderen myofaszialen Techniken (Garten 2012, Kap. 10.3.3.1).

**Hautrezeptorstörungen**
Bei Unfällen mit Abschürfungen und Zerrungen können auch die Propriozeptoren der Haut nachhaltig irritiert werden (Garten 2012, Kap. 10.2.4). Sicher wird man bei der Gelenkuntersuchung nicht zuerst an die Haut als Störungsquelle denken, aber wenn sich Muskelschwächen mit allen anderen Methoden nicht dauerhaft beseitigen lassen, muss auch an eine Störung der Hautrezeptoren gedacht und entsprechend behandelt werden.

### Störungen im Gelenkbereich eines Muskels

In vielen Fällen sind Dysfunktionen („Blockaden“) des Gelenks, das ein Muskel bewegt, die Ursache für seine Hyporeaktion im Test, denn inkongruente Gelenkflächen und Fehlspannung des Kapselbandapparats können zu propriozeptiven Fehlafferenzen oder sogar zu Noziafferenzen führen, die den assoziierten Muskel inhibieren. Nach einem Extremitäten-Challenge in die Korrekturrichtung, in der ein Probeschub den hyporeaktiven Muskel normoreaktiv werden lässt (Garten 2012, Kap. 10.2.3), werden diese Dysfunktionen korrigiert.

### Sieben Faktoren des viszerosomatischen Systems (7-FVSS)

Gelenkbeschwerden sind nicht nur unfall- und überlastungsbedingt, sondern beruhen oftmals auf funktionellen Störungen. Welche Faktoren dabei eine Rolle spielen, hängt von der Anamnese ab: Bei Personen mit überwiegend sitzender Lebensweise werden sich Extremitätenstörungen eher durch Fehlhaltung und Fehlbelastung entwickeln als bei Sportlern. Wirbelsäulendysfunktionen können sekundäre muskuläre Dysbalancen der Extremitäten zur Folge haben. Als weitere Ursachen kommen lymphatische und zirkulatorische Störungen, die sich über die neurolymphatischen und neurovaskulären Reflexpunkte und -zonen behandeln lassen, ebenso in Betracht wie Torsionen des Achsenorgans, die in der Osteopathie mit „Duraspannung“ umschrieben werden (➤ Kap. 3). Kiefergelenkdysfunktionen, Kopfgelenk- und Beckenstörungen sowie ein verändertes Gangbild können diese Torsion hervorrufen. Die Duraspannung als potenzieller Auslöser einer eingeschränkten Gelenkbeweglichkeit wird oft übersehen. Bei Verdacht auf Duraspannungsprobleme sollte man propriozeptiv wichtige Regionen im Bereich des Kraniums, der Kopfgelenke und des sakrokokzygealen Komplexes untersuchen und die gefundenen Störungen mit den entsprechenden AK-Methoden behandeln. Auch Störungen im System der Akupunkturleitbahnen und der assoziierten Organe sowie Nährstoffmängel können zu Muskeldysfunktionen beitragen (ausführliche Beschreibung s. Garten 2012, Kap. 10.2.1).

### Systemische Störungen

Wenn systemische Störungen als Ursache einer Extremitätengelenkdysfunktion vermutet werden, hilft folgendes Protokoll: „Störfelder, Dysbiose, Allergie und Toxizität“ (Garten 2012, Kap. 6). Oftmals wird erst nach der Diagnostik und Therapie mit den dort beschriebenen Methoden ein durchgreifender Therapieerfolg erzielt.

6

**Fallbeispiel 2 (HF)**

**Schulterschmerzen bei Darmdysbiose**

Die 21-jährige Patientin kam mit beidseitigen Schulterschmerzen zur Behandlung. Ihre rechte Schulter war erfolglos wegen eines Impingement-Syndroms operiert worden, der Eingriff an der linken Schulter stand unmittelbar bevor. Bei der Inspektion fiel ihr vorgewölbter Unterbauch auf. Verdauungsprobleme waren der Patientin aber nicht bewusst. Bei der systematischen Untersuchung nach dem oben genannten Protokoll wurde eine Candidabelastung festgestellt. Durch eine Candidadiät und gleichzeitige Nystatintherapie besserten sich die Schulterschmerzen innerhalb von 14 Tagen. Nach Abschluss der komplexen Behandlung (entsprechend den Testbefunden mit Amphomoronal und AC-Formula [PE], Darmsanierung und Dysbiosetherapie) traten keine Schulterschmerzen mehr auf, eine OP der linken Schulter war nicht erforderlich. Erst nach der Therapie realisierte die Patientin, wie unregelmäßig ihre Darmtätigkeit vorher war.

**Fallbeispiel 3 (HG)**

**Muskelbündelrisse bei Dysbiose**

Ein Fußballnationalspieler wurde wegen rezidivierender Muskelfaserrisse (teilweise Muskelbündelrisse), die ihn immer wieder für Monate außer Gefecht gesetzt hatten, vom Vereinsarzt überwiesen.

Der Erstbefund war eine ausgeprägte bilaterale Quadriceps-Hyporeaktion mit positivem Challenge auf Candida D12. Die lateralen Hamstrings waren links im Test schmerzhaft hyporeaktiv, aber global palpatorisch hyperton und hatten einen erhöhten Dehnungswiderstand.
Die intestinale Kandidose wurde entsprechend dem Testbefund mit Nystatin und Diät behandelt. Die Operationsnarbe des letzten Bündelrisses wurde mit Procain 0,5 % unterspritzt, während die Hamstrings myofaszial mittels Fascial Flush und Akupunktur behandelt wurden.
Bei der Zweitvorstellung 5 Wochen später waren Quadriceps und Hamstrings normoreaktiv. Sie blieben dies auch direkt nach einem 20-minütigen Lauf, den der Fußballspieler vor der Praxis absolvierte. In den folgenden Jahren als Bundesligaspieler traten keine Hamstringsverletzungen mehr auf.

## Strain-Counterstrain-Muster der Synergisten

Die Synergisten von inhibierten Muskeln zeigen oft ein Strain-Counterstrain-Muster (SCS). Gibt es mehrere Synergisten, sollte man sie einzeln auf druckdolente Stellen (Tenderpoints) im Muskelbauch palpieren. Strain-Counterstrain-Läsionen in den Synergisten können auch im Muskel-Sehnen-Übergangsbereich liegen. Führt das Annähern von Ursprung und Ansatz dieses Muskels zu einer deutlichen Schmerzreduktion an den Tenderpoints um ca 70 %, ist das charakteristisch für eine Strain-Counterstrain-Läsion. Eine Alternative ist folgender Challenge nach GOODHEART (1984): Wenn der im Leertest starke Muskel nach einer 3 Sekunden dauernden Kontraktion in maximaler Verkürzung hyporeaktiv wird, kann das die Diagnose untermauern. Ist der Tenderpoint nach 120 Sekunden in der Strain-Counterstrain-Position nach Rückführung des Muskels in die Neutralposition deutlich weniger schmerzhaft, war die Technik erfolgreich. Dies sollte man eher nicht direkt mit dem SCS-Challenge nach GOODHEART überprüfen, um dem Muskel etwas Zeit zur Erholung, zum Reset zu geben. (Näheres hierzu und zur Antagonisten-Aktivierung am Ende der SCS-Behandlung s. Garten 2012, Kap. 10.3.2.)

## Myofasziale Störungen der Antagonisten

Die Antagonisten der oben genannten schwachen Muskeln sind meist verkürzt. Auch sie können druckdolente Bereiche aufweisen, die sich meist in der Mitte des Muskelbauchs befinden. LEAF (1996) gab an, dass der Druckschmerz bei passiver Dehnung des Muskels oft drastisch reduziert würde. Durch Dehnung des Muskels werden jedoch evtl. vorliegende Triggerpunkte aktiviert, sodass in diesem Falle eher eine Schmerzverstärkung eintritt. Beweisend für eine myofasziale Läsion ist die Inhibition eines zuvor stark getesteten Muskels nach passiver Dehnung („Muskel-Dehnungsreaktion", Behandlung s. Garten 2012, Kap. 10.3.3.1).

## Versteckte Ursachen für Muskelschwächen

Muskeln mit Strain-Counterstrain-Dysfunktionen und myofaszialer Störungen weisen häufig keine primäre Muskelinhibition im Leertest auf. Die Challenges wurden oben beschrieben: Kontraktion während 3 Sekunden in Verkürzungsposition im Falle der Strain-Counterstrain-Läsion bzw. Dehnung im Falle der myofaszialen Läsion führen im danach folgenden Test zur Muskelinhibition. Andere verdeckte Funktionsstörungen können einen dauerhaften Therapieerfolg verhindern und müssen beseitigt werden.

**Reaktive Muskelmuster**
Es handelt sich um eine Muskeldysfunktion, die bei der (Einzel-)Untersuchung von Muskeln nicht entdeckt wird: Ein Muskel, der im Einzeltest normoreaktiv getestet wurde, zeigt bei Testung direkt nach Kontraktion seines Antagonisten eine Inhibition (Garten 2012, Kap. 10.3.1.3). Die Ursache ist in diesem Fall eine prolongierte, d. h. über die Zeit der Kontraktion hinausgehende Aktivität der Muskelspindelafferenzen des erstkontrahierenden Antagonisten, die myofaszial ausgelöst sein muss. Die Suche nach reaktiven Mustern kann somit als „Feinschliff" der myofaszialen Diagnostik betrachtet werden: Muskeln, müssen nicht nur einzeln normal arbeiten, d. h. entsprechend den Bewegungsprogrammen anspannen und entspannen, sondern eben auch im Verband mit den Antagonisten (und Synergisten). Reaktive Muskelmuster kommen häufiger vor als gedacht. Werden sie übersehen, erschwert das die Diagnostik und beeinträchtigt den Therapieerfolg.

**Aerobe und anaerobe Muskelfunktionsstörungen**
Auch Störungen der Energiebereitstellung im Muskel können zu Gelenkproblemen führen. Die Techniken sind in Garten (2012, Kap. 10.3.4) beschrieben. Hier sei nur an die repetitiven Tests der einzelnen Muskeln erinnert, mit denen ihre Fähigkeit zu aerober und anaerober Arbeit untersucht werden kann. Diese Testprozeduren helfen auch, versteckte Muskelschwächen zu finden, wenn Probleme nur bei bestimmten Trainingsarten entstehen.

## Muskel-Interlink-Technik

Bei sehr schmerzhaften und trotz adäquater Therapie rezidivierenden Muskelläsionen bietet sich eine Abwandlung der weiter unten beschriebenen Ligament-Interlink-Technik nach SHAFER als gute Option an:

Nach der neurologischen Organisation des Menschen, der entwicklungsgeschichtlich ein Vierfüßler (Quadrupede) war, kann der Biceps femoris für den Biceps brachii, der Quadriceps für den Triceps brachii behandelt werden usw.

Die Technik ist wirksam, wenn sich lokalisierbare Läsionen im Muskel finden, deren Therapielokalisation die Muskelinhibition (im Leertest oder nach Provokation) aufhebt. Dann kann eine korrespondierende Stelle im quadrupedal reflexiven Gelenk (QKG; SHAFER, mündliche Mitteilung) gefunden werden, die per TL die zu behandelnde Muskelinhibition aufheben. Die Therapie besteht in einer tiefen schmerzhaften Massage der korrespondierenden Muskelregion, während der Patient die eigentlich verletzte Muskelstelle therapielokalisiert (mehr hierzu unter „Ligament-Interlink-Technik").

**ZUSAMMENFASSUNG**

**Vorgehen bei Muskelbehandlungen**

(➤ Abb. 6.1)

1. Alle Muskeln, die ein Gelenk bewegen, werden zunächst ohne weitere Provokation auf ihre Funktion getestet. Einige sollten zunächst auch bezüglich ihrer Normoreaktion geprüft werden, um (generalisierte?) Hyperreaktionen auszuschließen, die unter Umständen die hier gesuchten – durch strukturelle Stressoren verursachten – Hyporeaktionen maskieren können.
2. Hyperreaktionen machen eine Untersuchung vor allem metabolischer, emotionaler und elektromagnetischer Stressoren notwendig. Dies schließt nicht aus, dass auch Hyporeaktionen durch die genannten Störfaktoren ausgelöst werden können.
3. An den hyporeaktiven Muskeln wird die autogene Fazilitation (AF) geprüft: Eine langsame Dehnung gegen exzentrische Kontraktion ist ebenso dazu geeignet wie Reiben über der gesamten Muskelstruktur.
4. Muskeln, deren AF positiv ist, haben sozusagen „vorhersehbare" Dysfunktionen. Sämtliche Ursachen (vor allem auch strukturelle) müssen beseitigt werden. Hierzu zählen intramuskuläre Läsionen (Garten 2012, Kap. 10.3), insbesondere vom Typ einer Ursprungs-Ansatz-Läsion, aber auch myofasziale Läsionen. Störungen des Gelenks, das von den hyporeaktiven Muskeln bewegt wird („Blockierungen", Kapsel- und Ligamentstörungen), müssen behandelt werden. Für die Hyporeaktion können Störungen der 7-FVSS (Garten 2012, Kap. 10.2), aber auch systemische Störungen metabolischer, emotionaler und elektromagnetischer Art verantwortlich sein (Garten 2012, Kap. 6).
5. Wenn Muskeln nicht durch AF stark werden, ist ein Injury-Muster oder Störfeld die Ursache. Zur Suche nach dem verantwortlichen Störfeld eignet sich am besten das Reiben über anamnestisch naheliegenden Regionen. Alte Verletzungen und Narben sind dabei ebenso von Bedeutung wie Zahnstörfelder (Garten 2012, Kap. 6.4; Garten und Weiss 2007, Kap. 5). Die Therapie erfolgt entsprechend den angegebenen Regeln (➤ Kap. 7.15.3) bzw. mit der Injury-Recall-Technik (➤ Kap. 1.2.5).
6. Sind die ursprünglich hyporeaktiven Muskeln nach einer IRT in mehreren Stufen (➤ Kap. 1.2.5) weiterhin hyporeaktiv, sollten sie nunmehr autogen fazilitierbar sein. Das bedeutet, dass die intramuskuläre Dysfunktionen und die 7-FVSS (wie in 4) korrigiert werden müssen.
7. Falls zu Beginn einer Extremitätenbehandlung die das Gelenk bewegenden Muskeln normoreaktiv sind, müssen Sie jetzt bereits einen Ko-Stressor im Sinne des BID („Body into Distortion", ➤ Kap. 1.1.2) einführen. Das bedeutet, dass Sie das Gelenk in Gewicht tragender Position oder eben in der Position untersuchen müssen, die dem Patienten Beschwerden bereitet (z. B. Arbeitshaltung). Grundsätzlich sinnvoll sind auch Challenges im Sinne des „Centering the Spine" nach Schmitt: Flexions- und Extensionsmuster, Achsentorsionen und Links-Rechts-Seitneigung.
8. Wenn einzelne Muskeln hyporeaktiv werden, ist grundsätzlich als erste Differenzialdiagnostik wieder ihre AF zu prüfen (die Schritte 3 und 5 gelten dann entsprechend).
9. Die Synergisten der hyporeaktiven Muskeln werden auf Strain-Counterstrain-Muster (Garten 2012, Kap. 10.3.2) hin geprüft und entsprechend korrigiert. Sie sind aufgrund der Funktionsschwäche der Agonisten überlastet gewesen.
10. Die Antagonisten der funktionell schwachen Muskeln werden auf Verkürzung und myofasziale Spannungszustände hin geprüft (Dehnungsreaktion und Pincer-Reaktion, s. Garten 2012, Kap. 10.3.3.1). Sie haben aufgrund der Inhibition der Agonisten eine Verkürzungstendenz.
11. Um verbleibende myofasziale Störungen anhand reaktiver Muster aufzuspüren, werden in schneller Folge Agonist-Antagonist-Agonist-Tests durchgeführt. So können alle möglichen reaktiven Paarungen gefunden werden. Dabei ist auch an reaktive Muster im Sinne der gekreuzten Organisation des Gehens (Garten 2012, Kap. 10.3.1.3) zu denken.
12. Eine Dauerbelastung von Muskeln führt bei Störungen des Energiestoffwechsels zu aeroben und anaeroben Dysfunktionen. Diese müssen gesucht und behandelt werden (Garten 2012, Kap. 10.3.4).
13. Um ein Rezidiv durch Dysbalancen beim Gehen zu vermeiden, müssen die ursächlichen Dysfunktionen (wie Beckenläsionen, unterschiedliche Schrittlänge, Fußfehlfunktionen) behandelt werden. Hierzu gehören auch die Injury-Muster, die aber vorab schon behandelt worden sein sollten.

**Fallbeispiel 4 (HF)**

**Gleichzeitig myofaszialer Hypertonus und Strain-Counterstrain-Muster**

Therapieresistente Schmerzen über dem Tuber ischiadicum konnten durch Behandlung einer Ursprungsläsion der hyporeaktiven lateralen Hamstrings und anschließende Behandlung eines Strain-Counterstrain-Musters in der gleichen Muskelgruppe beseitigt werden. Nur durch Zufall waren die Hamstrings nach erfolgreicher Behandlung der Hyporeaktion nochmals auf ein Strain-Counterstrain-Muster getestet worden. In diesem konkreten Fall konnte der Patient von jahrelangen Schmerzen befreit werden.

Deshalb sei hier speziell darauf hingewiesen, dass in großen Muskeln, die aus mehreren Wirbelsegmenten innerviert werden, und in Muskeln mit mehreren Köpfen neben einer Hyporeaktion auch hypertone Faserbündel vorliegen können, die mit Strain-Counterstrain-Therapie und myofaszialen Techniken behandelt werden können. Pragmatisch ausgedrückt: Behandeln Sie den muskulären Hypertonus mit der Methode, die hilft, nicht primär nach einem starren didaktischen Schema. Es handelt sich bei diesen um Konzepte, nicht um absolute Wahrheiten.

## ❷ Ligamentäre Störungen – Diagnostik und Therapie

Für die diagnostische Provokation der Ligamente mittels AK-Techniken werden die bekannten orthopädischen Tests verwendet, die deswegen bei den einzelnen Gelenken jeweils kurz beschrieben werden.

### Law of the Ligaments

Als Goodheart sich in der Zeit zwischen 1973 und 1974 mit Behandlungsmethoden für die Bänder befasste, fand er diagnostische und therapeutische Zusammenhänge, die er „Law of the Ligaments" (Goodheart 1973, Walther 2000) nannte. Er stellte fest, dass Bänder sich durch manuelles Verkürzen stabilisieren und festigen können, während sie durch manuelles Dehnen gelockert und verlängert werden. Das gilt auch für die Muskeln mit homologer Funktion und Zugrichtung wie die untersuchten Bänder: Gedehnte Bänder sind oft mit einer Inhibition der homolog arbeitenden Muskeln assoziiert, manuelle Verkürzung des betroffenen Ligaments stärkt dann den Muskel. Oft findet man synergistische Muskeln, die dann hyperton im Sinne einer Strain-Counterstrain-Läsion sind.

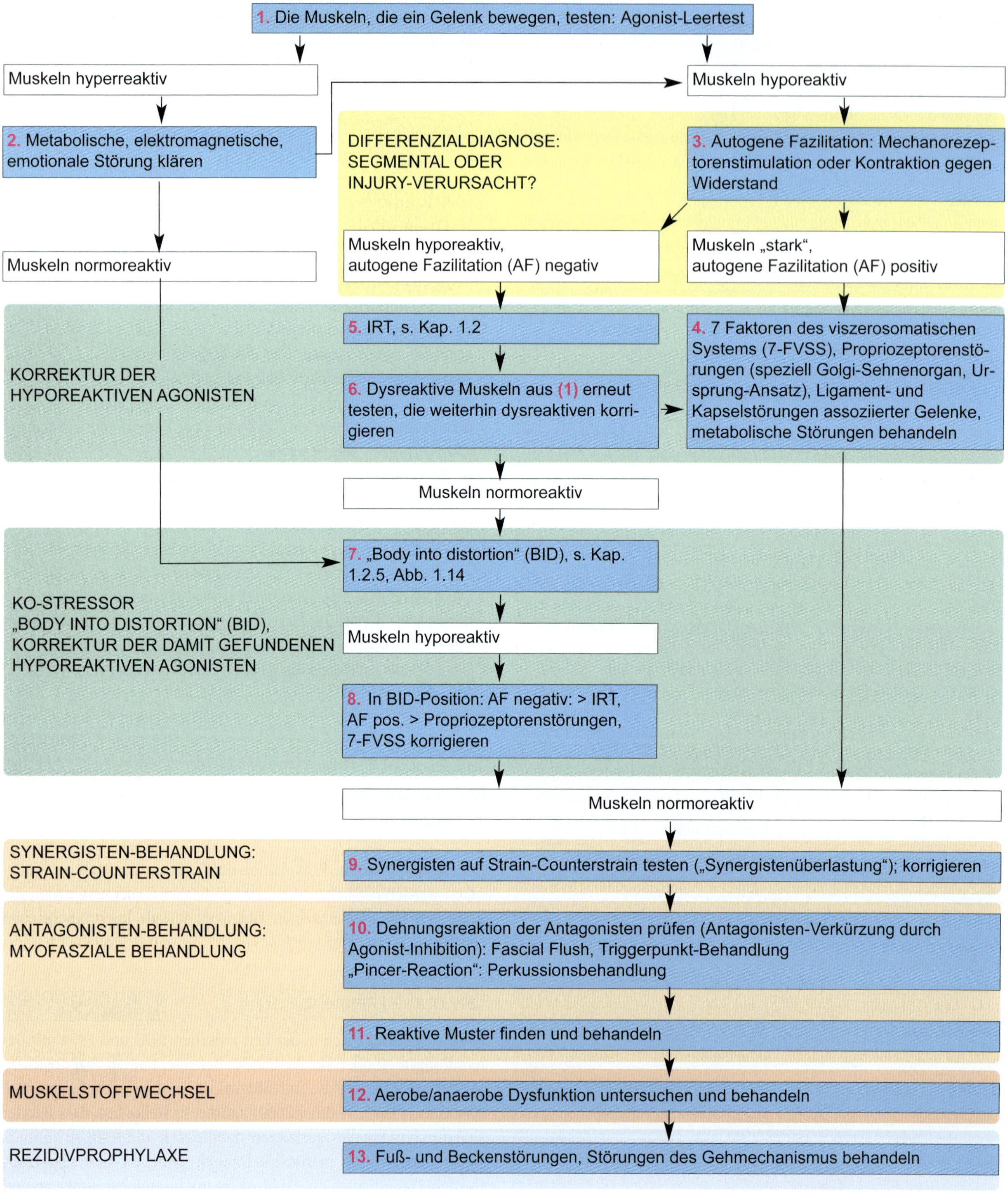


**Abb. 6.1** Flussdiagramm zur Behandlung muskulärer Störungen

**Beispiele**

- Durch Überdehnung der Bänder des Akromioklavikulargelenks wird der Deltoideus geschwächt. Wenn diese Situation länger besteht, zeigt kann sich im oberen Trapezius eine Strain-Counterstrain-Läsion zeigen.
- Durch Überdehnung der Bänder des Sakroiliakalgelenks wird der Gluteus maximus geschwächt. Nach längerem Bestehen dieser Schwäche entwickelt kann sich im Piriformis eine Strain-Counterstrain-Läsion entwickeln.

> GOODHEART zog daraus den Schluss, dass ein überdehntes Ligament in einem Gelenk immer zu einem schwachen Muskel führt, der in gleicher Zugrichtung wie das gestörte Band wirkt (funktioneller Synergist).

### Ligament-Challenge

Bei isolierter Schädigung eines Ligaments schwächt dessen Traktion nur den homolog, d. h. mit der gleichen Zugrichtung wie das betroffene Band arbeitenden Muskel. Bei der Untersuchung des Gelenks muss die Muskulatur zuverlässig entspannt sein, damit die Traktion die Zielstruktur erreichen kann und der Challenge nicht falsch negativ ausfällt. Durch eine TL, am besten mit Magnetverstärkung über dem betroffenen Band, wird dieser Traktions-Challenge aufgehoben.

### Ligament-Interlink-Technik nach Goodheart

Die Ligament-Interlink-Technik (Goodheart 1979, Leaf 1996, Walther 2000) wurde erstmals 1979 von GOODHEART beschrieben. Zugrunde liegt ihr die Tatsache, dass der Mensch phylogenetisch und nach seiner neurologischen Organisation ein Vierfüßler ist, der sich aufgerichtet hat und auf zwei Beinen geht. Deshalb kommt es bei jeder Bewegung des rechten Beines zu einer Mitbewegung des linken Armes und umgekehrt bei Bewegung des linken Beines zur Mitbewegung des rechten Armes. Mit der Ligament-Interlink-Technik werden Störungen behandelt, bei denen das Gelenk so schmerzhaft ist, dass sich jede Berührung verbietet (frische Traumata, Entzündungen), oder Störungen mit chronischen therapieresistenten Schmerzen (➤ Abb. 6.2).

1. Bei der Ligament-Interlink-Technik nach GOODHEART zeigt weder das gestörte noch das korrespondierende Gelenk eine positive TL, wenn die Gelenke einzeln getestet werden. Sollte eine Einzel-TL positiv sein, liegt eine lokale Störung (wie Subluxation des Gelenks, intraossäre Spannung u. a.) vor, die vorab korrigiert werden muss.
2. Erst wenn beide Gelenke gleichzeitig therapielokalisiert werden, wird ein normoreaktiver Indikatormuskel dysreaktiv. Das ist nach GOODHEART die Indikation zur Behandlung.

Wird die TL zum betroffenen Gelenk gehalten (evtl. mit Magnetverstärkung), lässt sich am korrespondierenden Gelenk oft ein schmerzhaft verquollener Bandbereich finden.

Löst man die TL am betroffenen Gelenk, lässt auch der Schmerz im korrespondierenden Bandbereich nach.

3. Die Therapie besteht darin, die Bänder des korrespondierenden, weniger schmerzhaften Gelenks im Sinne einer Querfriktion zu stimulieren, während der Patient die TL zum schmerzhaften Gelenk beibehält. Zusätzlich wird das Zungenbein in Richtung der stimulierten Seite gehalten. Danach ist der Schmerz im empfindlichen Gelenk oft deutlich reduziert.
4. Wenn dies nicht der Fall ist, sollte die Ligament-Interlink-Technik am betroffenen Gelenk und am Kiefergelenk angewendet werden. Das korrespondierende Kiefergelenk findet man durch eine positive TL bei gleichzeitiger Berührung des betroffenen Gelenks und eines der Kiefergelenke.
5. Das gefundene Kiefergelenk wird ebenfalls bei gehaltener TL zum betroffenen Gelenk stimuliert. Auch hierbei wird das Zungenbein in Richtung des behandelten Kiefergelenks gehalten. Manchmal sind beide Kiefergelenke behandlungsbedürftig (und werden dann nacheinander therapiert).

Diese Technik nach GOODHEART ist für alle persistierenden globalen Gelenkprobleme geeignet.

### Ligament-Interlink-Technik nach SHAFER

Als wesentlich wirksamer hat sich die Weiterentwicklung der Ligament-Interlink-Technik durch SHAFER erwiesen, bei der Schmerzparameter eine entscheidende Rolle für die Diagnose und die Progno-

1. Einzel-Therapielokalisation zum verletzten Gelenk „in the clear" und zum korrespondierenden Gelenk negativ

↓

2. Gleichzeitige Therapielokalisation zur verletzten Gelenkregion und zur korrespondierenden Region ist positiv.

↓

3. *Weniger schmerzhaftes Gelenk mit Friktion behandeln, während die TL zur schmerzhaften Region des verletzten Gelenks gehalten wird; dabei das Zungenbein zu der Seite halten, die stimuliert wird.*

↓

4. Bei nicht ausreichender Schmerzreduktion prüfen, ob Doppel-TL des gestörten Gelenks mit dem Kiefergelenk (zuerst auf der einen, dann der anderen Seite) positiv ist.

↓

5. *Die gefundene Stelle am Kiefergelenk stimulieren, während die TL am verletzten Gelenk gehalten wird.*

**Abb. 6.2** Ligament-Interlink-Technik (Goodheart 1979)

se bzw. die Outcomes der Behandlung spielen. Shafer machte die Beobachtung, dass der korrespondierende Bandabschnitt (dasselbe gilt für Kapsel, Muskel oder Knochen) des nicht betroffenen Gelenks bei gleichzeitiger TL am betroffenen Gelenk sehr schmerzempfindlich wird (Shafer 2009). So kann man nicht nur mittels TL, sondern auch per Palpation feststellen, welche Bandbereiche der betroffenen Gelenke mit speziellen Bandbereichen der korrespondierenden Gelenke zusammenhängen. Die geniale Weiterentwicklung von SHAFER besteht jedoch darin, das im Gegensatz zur Ligament-Interlink-Technik nach Goodheart, bei der eine TL der Gelenke in Ruhestellung erfolgt, bei der Ligament-Interlink-Technik nach SHAFER von einem positiven Ligament-Challenge ausgegangen wird. Die entsprechende Technik für Kapsel-, Muskel-, Knorpel- und Knochenläsionen wird in den jeweiligen Abschnitten beschrieben.

Der Ablauf ist folgender (➤ Abb. 6.3):

1. Am gestörten Gelenk
   a. liegt ein positiver Challenge einer Ligamentstruktur vor, d. h.
   b. der homolog arbeitende Muskel wird durch den Challenge inhibiert.
   c. Bei bzw. nach der Challenge-Provokation reagiert die provozierte Ligamentstruktur vermehrt schmerzhaft auf Palpation.
   d. Der Challenge wird mit gehaltener (Magnet-)TL über der schmerzhaften Stelle wiederholt.
   e. Die (Magnet-)TL über der verursachenden Gelenkstruktur hebt den Challenge auf.

Das bedeutet, dass es sich um eine lokale Störung handelt, die möglicherweise mittels Ligament-Interlink-(LIL-)Technik behandelt werden kann. Die TL an der verletzten Stelle dient dann in zweiter Linie auch zum Auffinden der korrespondierenden LIL-Region.

2. Wenn die lokale TL über dem nach Challenge schmerzhaften Bänderbereich den Challenge nicht aufhebt, liegt in der Regel ein Injury-Muster vor. Dies lässt sich durch Reiben über potenziell verantwortlichen Regionen, die anamnestisch eine Verletzung hatten, finden (➤ Abb. 1.11b).
3. An der kontralateralen, korrespondierenden metameren Gewebestruktur („quadrupedal reflexives Gelenk“, QRG) gehen Sie wie folgt vor:
   a. Visualisieren Sie die Region wie bei einem Vierfüßler, wobei sich Streckseite und Streckseite, Beugeseite und Beugeseite (z. B. Kniekehle und Ellenbeuge), medial und lateral entsprechen.
   Während der Patient die TL am verletzten Gelenk nach Challenge beibehält, palpieren Sie die infrage kommenden korrespondierenden Regionen. Die TL über der gestörten Gelenkregion wird speziell nach vorherigem Challenge der verletzten Bandstruktur den Palpationsschmerz über der korrespondierenden Zone deutlich verstärken, und nach Wegnahme der TL wird der Schmerz wieder nachlassen.
   Ebenso wird die zu behandelnde, verletzte Region durch eine gehaltene TL über der Korrespondenzregion deutlich schmerzhafter.
   b. Die TL (mit Fingern, bei tieferen Strukturen als Magnet-TL) an der Korrespondenzregion hebt ebenfalls den positiven Challenge auf.
4. Wenn sich ein Gelenkareal mit positivem Challenge und lokaler Schmerzhaftigkeit, aber keine assoziierte Ligament-Interlink-Region findet, die diese Bedingungen (3.a und b) erfüllt, könnte ein übergeordnetes Injury-Muster vorliegen. Suchen Sie es per Reiben der anamnestisch naheliegenden Regionen (➤ Kap. 1.2.4). Diese Mechanorezeptorenstimulation hebt den Ligament-Challenge temporär auf, sodass Sie dann die notwendigen Stufen der IRT durchführen können. Danach ist der Ligament-Challenge häufig nach wie vor positiv, ist aber mit der Ligament-Interlink-Technik therapierbar.

   Wenn sich ein Gelenkareal mit positivem Challenge und lokaler Schmerzhaftigkeit, aber keine assoziierte Ligament-Interlink-Region findet, sollten Sie auch an eine Organstörung denken, und zwar eine Störung des Organs/der Organe, dessen/deren Meridian(e) über dem Schmerzareal verlaufen. Wenn Reiben über der Organregion bzw. der NL-Reflexzone des Organs den Ligament-Challenge aufhebt, ist das Organ als Injury-Region aufzufassen. Behandeln Sie die Organstörung mit Akupunktur-gestützter Technik (➤ Kap. 5.4.6) und kontrollieren Sie den Befund erneut. Vor der Behandlung sollten Sie evtl. auch unterstützende Nährstoffe testen.

   Im Anschluss an die Behandlung der Injury-Region ist der Ligament-Challenge in der Regel noch positiv, doch jetzt lässt sich eine korrespondierende LIL-Region finden (➤ Abb. 6.4).
5. Ligament-Interlink-Korrektur: Lassen Sie die TL am gestörten Gelenk oder Muskel vom Patienten halten, während Sie das Gewebe in der korrespondierenden Region präzise und kräftig über ca. 5 Sekunden stimulieren. Dies ist sehr schmerzhaft. Unter der Behandlung verringern sich Spannung und Schmerzhaftigkeit der Behandlungsregion, gleichzeitig tritt dort normalerweise eine Schweißsekretion als Ausdruck einer Sympathikusreaktion auf.

### Erklärungsmodell zur Wirkungsweise der Ligament-Interlink-Technik

Korrespondierende Areale der Ligamente, Kapseln, Sehnen und Knochen haben auf der Ebene von Rückenmark und Hirnstamm eine sensorische Verschaltung, die dem doppelt gekreuzten Fluchtreflex entspricht (Garten 2012, Kap. 12.2.3). Die reflexhafte Beugung des rechten Beines, z. B. beim Auftreten auf einen spitzen Stein, geht mit einer Beugung des linken Armes einher: Denn der Rectus-femoris-Ursprung entspricht dem Ursprung des langen Bizepskopfs. Diese beiden Muskeln sind Synergisten bei der Fluchtreaktion, rechter und linker Rectus femoris sind zugleich Antagonisten. Schmerzhafte Läsionen im Bereich eines Muskels oder Gelenks verursachen offensichtlich über gekreuzte Muster eine „sympathische“ Reaktion der Synergisten, die therapeutisch genutzt werden kann. Auch die TCM/Akupunktur kennt und verwendet diese Systematik: Das Knie wird für den Ellenbogen, aber auch für die Schulter behandelt etc.

Die von SHAFER beschriebene Ligament-Interlink-Technik ist jedoch ungleich wirksamer als die Akupunktur. Es kommt darauf an, eine wirklich schmerzhafte Region zu finden, die äußerst schmerzhaft behandelt werden muss. Wenn alle Kriterien der Schmerzbeziehungen, wie oben beschrieben, vorhanden sind, ist der Erfolg frappierend. In der Regel genügt eine einmalige Behandlung auch für uralte Läsionen. Entweder es funktioniert oder es funktioniert nicht, dazwischen gibt es nichts.

1. a. Ligament-Challenge an einem Gelenk (Lig. glenohumerale im Bsp.)
   b. inhibiert homologen Muskel.
   c. Vermehrter Schmerz an der Ligamentregion bei bzw. nach Provokation (Challenge)
   d. (M)TL der schmerzhaften Region und erneuter Challenge
   e. (M)TL hebt Ligament-Challenge, d.h. Schwächung des homologen Muskels, auf

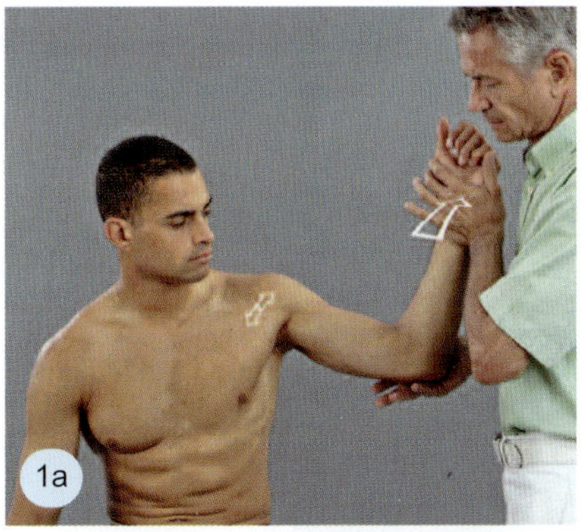


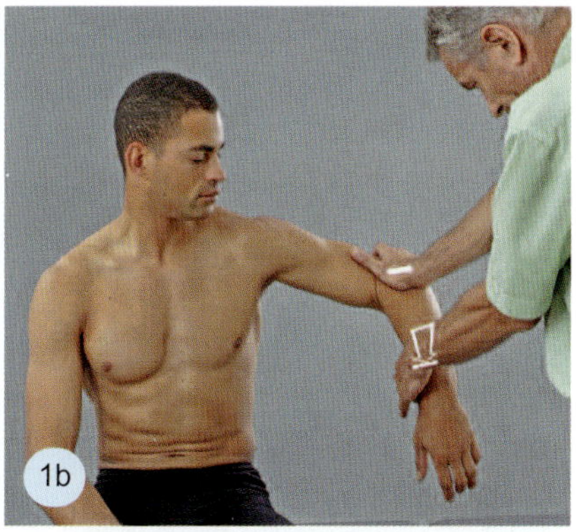


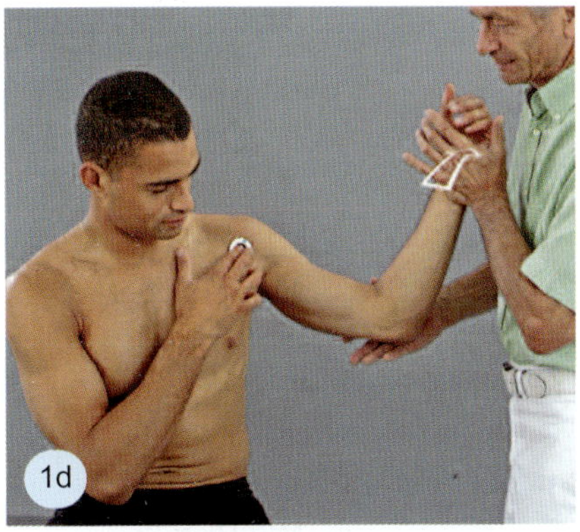


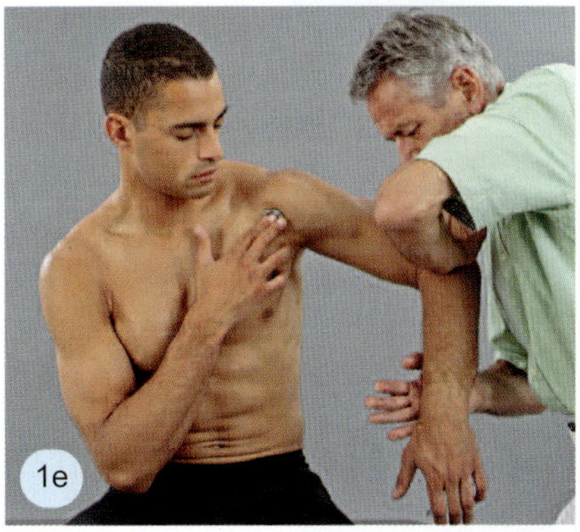


2. (M)TL der schmerzhaften Region hebt Ligament-Challenge nicht auf.
   a. Mittels Reiben die verantwortliche Injury-Region suchen ➤
   b. IRT ausführen

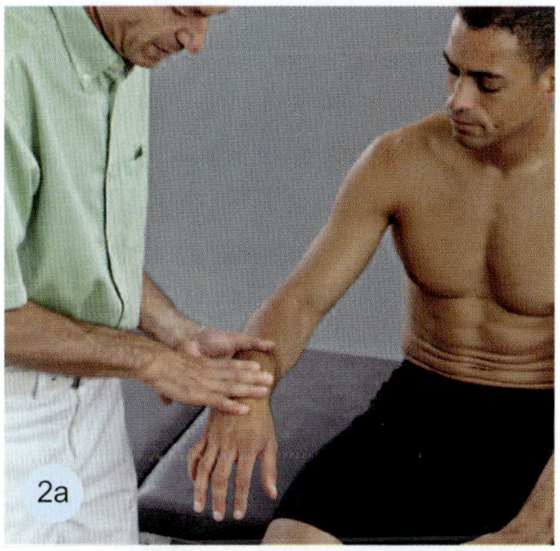


3. a. Korrespondierende Region am kontralateralen LIL-Gelenk ist bei TL am verletzten Gelenk vermehrt schmerzhaft.
   b. (M)TL der QRG Struktur am kontralat. korrespond. Gelenk (QKG) hebt den Ligament-Challenge auf.

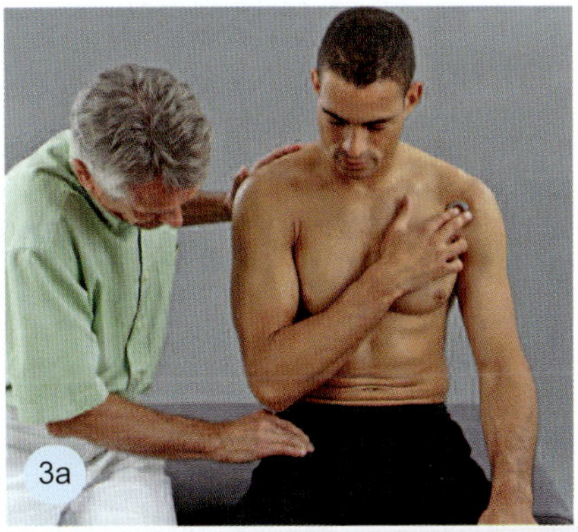


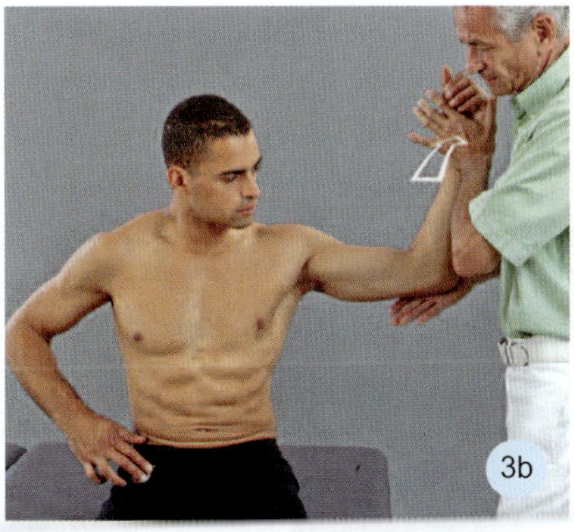


4. Wird keine Interlink-Region am korrespondierenden Gelenk gefunden, liegt möglicherweise eine übergeordnete Injury-Region vor.
   Reiben der verantwortlichen Injury-Region hebt den Ligament-Challenge auf ➤ IRT ausführen
   Danach wird normalerweise eine wirksame Interlink-Region gefunden.

5. *LIL-Korrektur: Die gefundene Stelle am korrespondierenden Gelenk (QKQ) stimulieren, während der Patient die TL am verletzten Gelenk hält.*

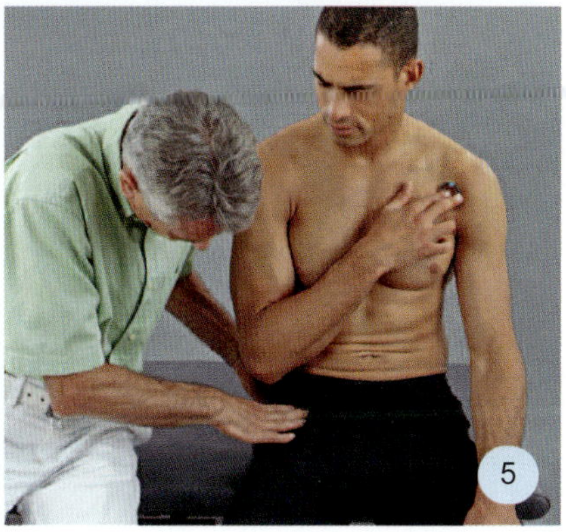


**Abb. 6.3** Ligament-Interlink-Technik, modifiziert nach Shafer

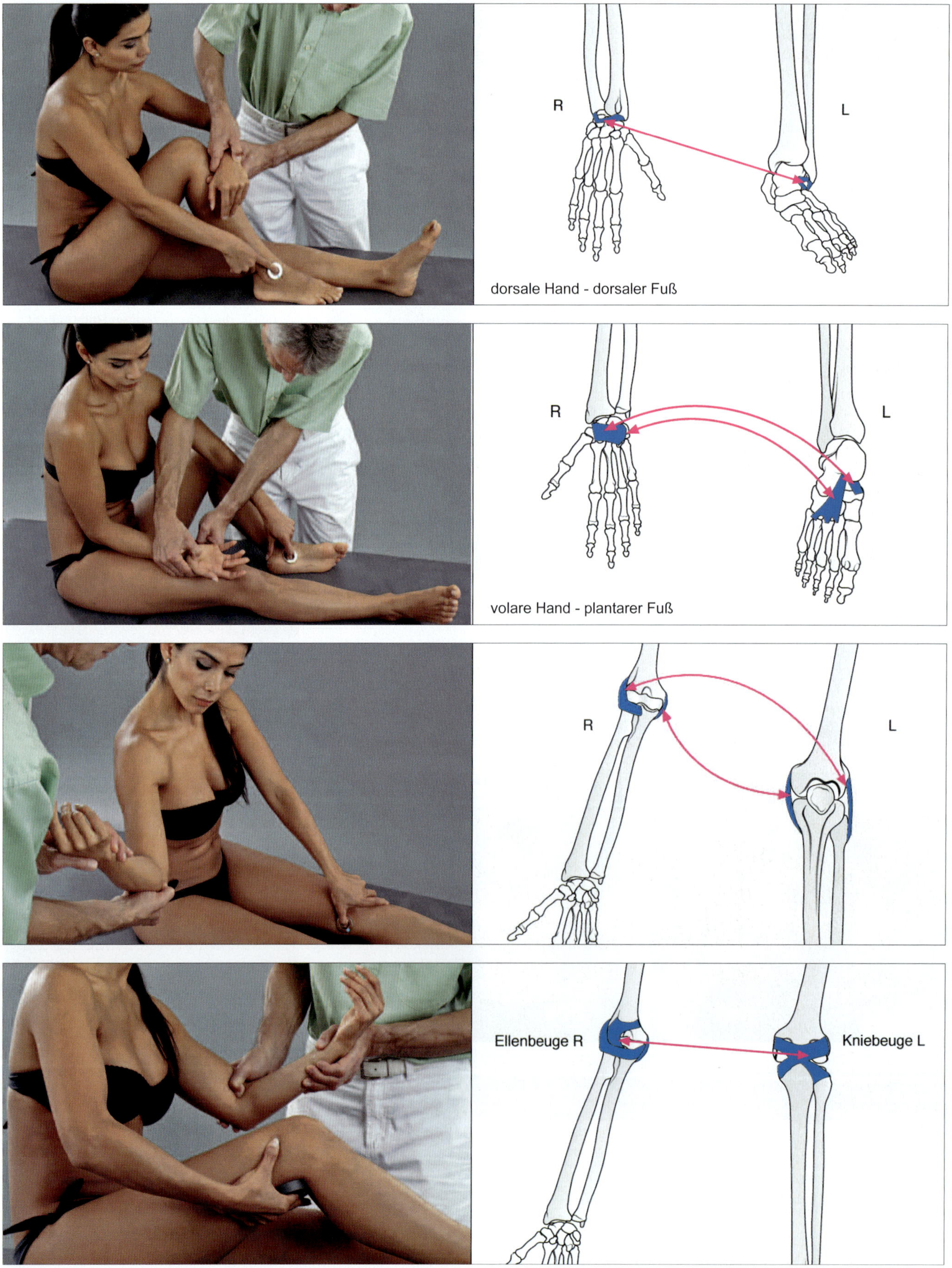


**Abb. 6.4a** Ligament-Interlink-Beziehungen. Sie gelten jeweils auch kontralateral und reziprok (z. B. Hand für Fuß und Fuß für Hand).

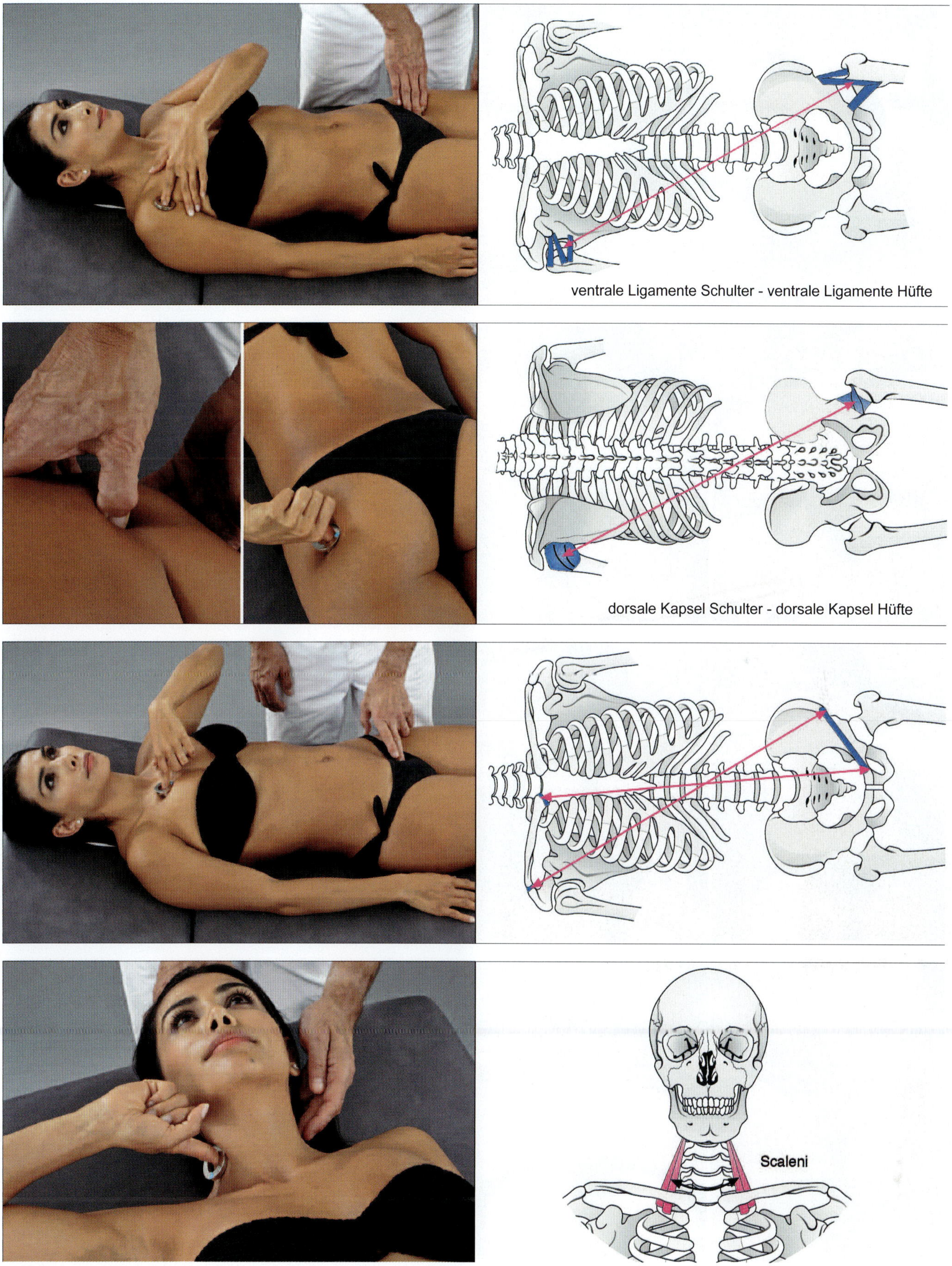


**Abb. 6.4b** Ligament-Interlink-Beziehungen (Fortsetzung)

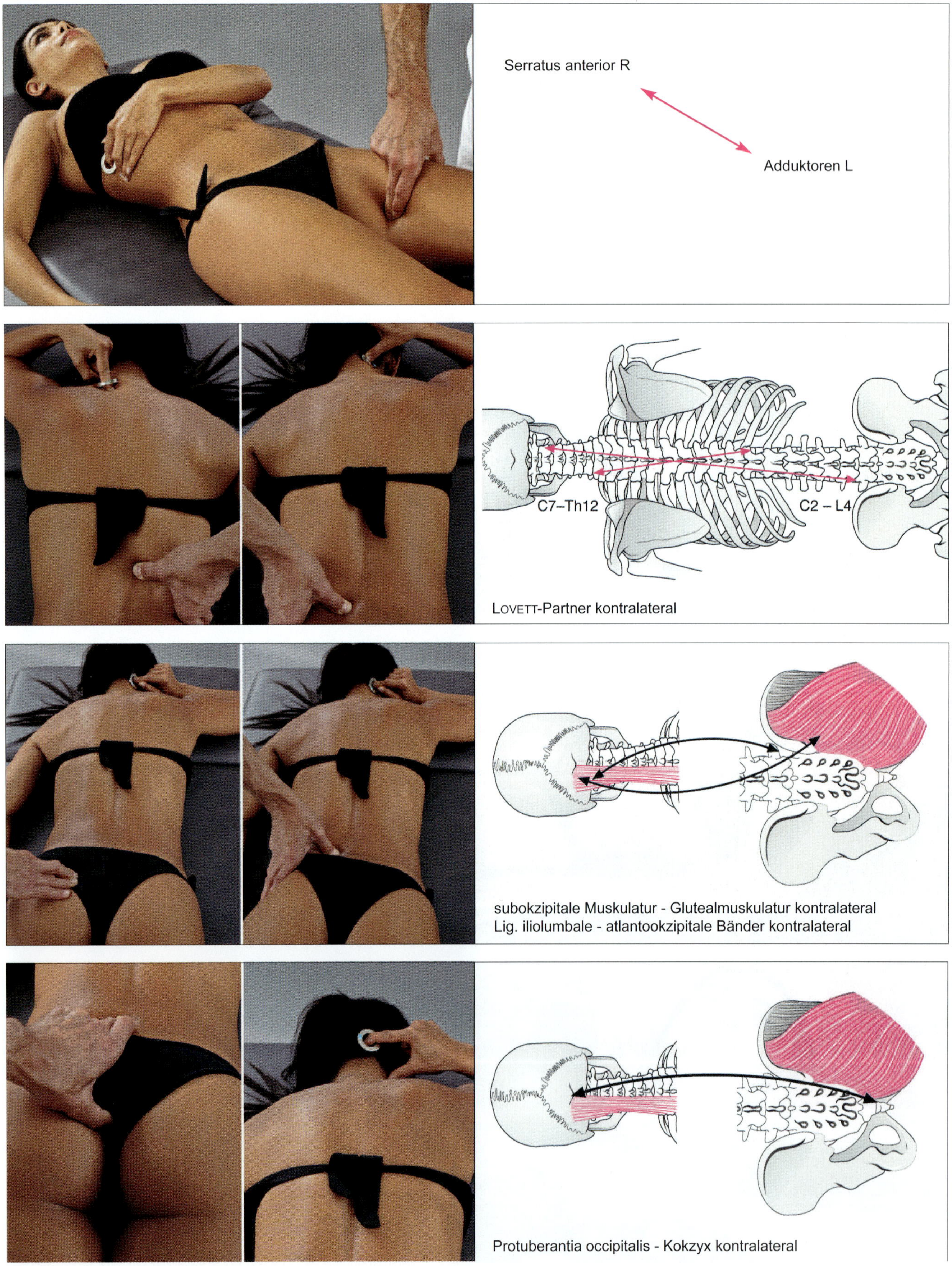


**Abb. 6.4c** Ligament-Interlink-Beziehungen (Fortsetzung)

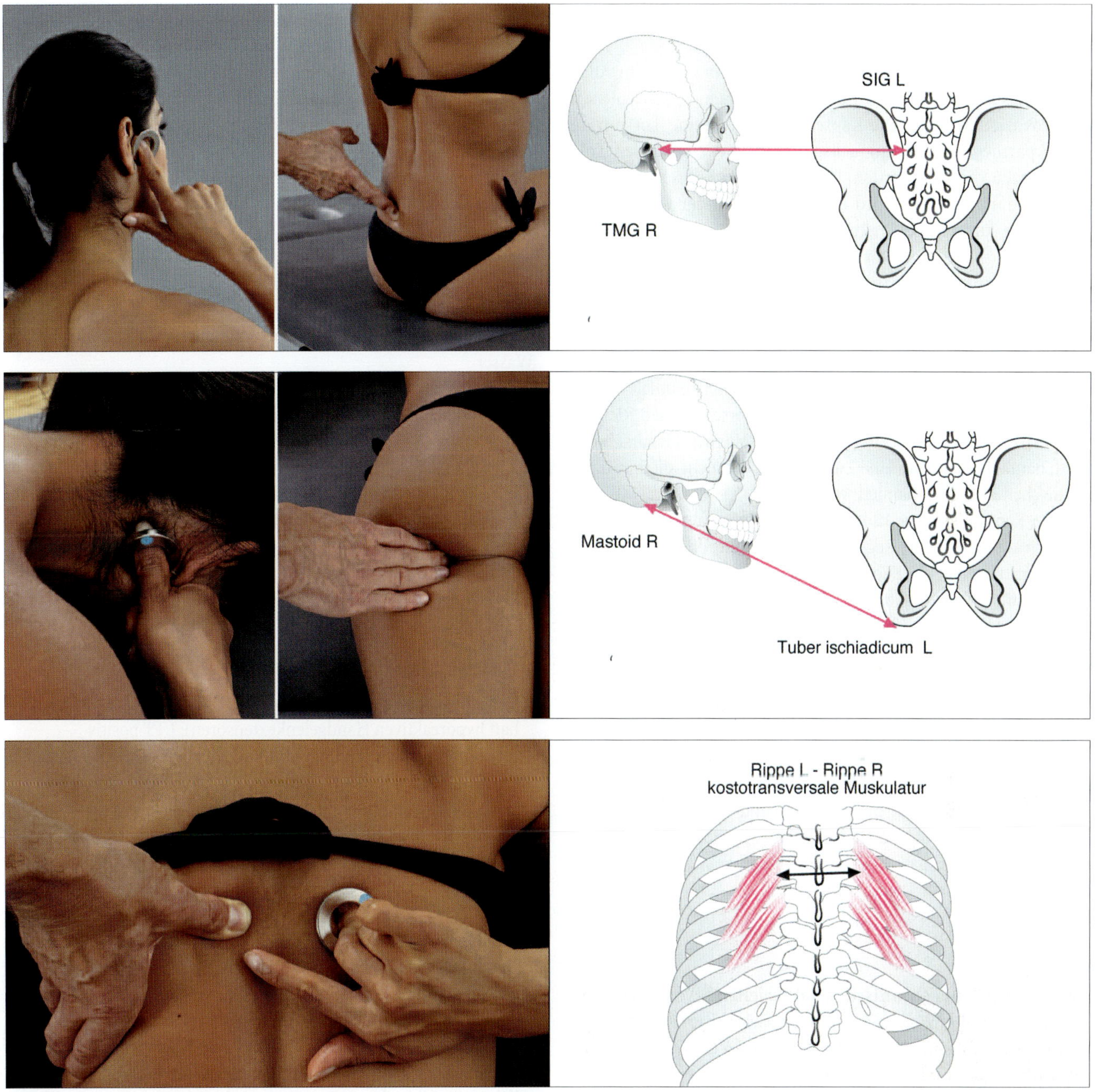


**Abb. 6.4d** Ligament-Interlink-Beziehungen (Fortsetzung)



## ❸ Gelenkkapselstörungen – Diagnostik und Therapie

### Kapsel-Challenge

Der Kapsel-Challenge (Shafer 2009) stimuliert nicht nur die Rezeptoren in den Bändern (die ja in vielen Fällen eigentlich verstärkte Kapselstrukturen sind), sondern auch die Rezeptoren der Gelenkkapsel.

Die Unterscheidung zum Ligament-Challenge ergibt sich durch die Reaktion im Muskeltest: Ein Kapselschaden löst beim Traktions-Challenge in der Regel eine Hyporeaktion aller das Gelenk bewegenden Muskeln aus.

Auch hier ist die absolute Entspannung der umgebenden Muskulatur eine unabdingbare Voraussetzung, um die Kapselstrukturen beim Challenge erreichen zu können. Der Kapsel-Challenge muss den unterschiedlichen Gelenkbesonderheiten angepasst werden. Die Basisprozedur ist aber immer die gleiche. Manche Störungen liegen an Kapselstellen, die nur bei besonderen Gelenkbewegungen einen positiven Challenge zeigen, und sind deshalb schwer aufzudecken.

Da die Kapsel das ganze Gelenk umfasst, kann sie nur im vollen Bewegungsumfang (bis 360°) des Gelenks diagnostisch vollständig provoziert werden. Die Kapsel kann durch eine Torsion der Gelenkpartner um die Längsachse innerhalb der normalen Toleranzgrenzen verdreht werden. Dies bringt alle Kapselfasern in eine Vorspannung. Dann wird die Spannung in der Gelenkkapsel durch eine kurzzeitige Traktion des Gelenks erhöht. Bei dieser Provokation muss eine Schmerzauslösung möglichst vermieden werden. Schmerz kann zu falsch positiven Ergebnissen führen (obwohl er natürlich auch Symptom einer Gelenkdysfunktion ist).

Nach jedem Challenge wird getestet, ob eine globale Muskelschwäche aufgetreten ist. Sie spräche für eine entzündliche Störung der Kapsel, die nicht mit der Interlink-Technik behandelt werden kann. Auch wenn der Kapsel-Challenge in verschiedenen Richtungen positiv ist oder durch eine großflächige Magnet-TL aufgehoben wird, handelt es sich um eine Entzündung, die nicht allein mit mechanischen Mitteln behandelt werden kann.

Beim Kapsel-Challenge kann es auch zu Hyporeaktionen einzelner Muskeln kommen (in der Regel der in Zugrichtung der Kapsel wirkenden), wenn mechanische Kapselverletzungen vorliegen. Zwischen Kapsel und Bändern gibt es fließende Übergänge. Eine empfindliche Stelle im Gelenkkapselbereich (manchmal schwer zu entdecken) sollte gleich nach der Traktion zu tasten sein. Ihre Empfindlichkeit wird innerhalb von 30 Sekunden nach völliger Muskelentspannung signifikant nachlassen. Erfolgt eine erneute Stimulation durch den Challenge, ist die Empfindlichkeit sofort nach dem Test wieder vorhanden.

6

Bei einer globalen Hyporeaktion sollte sofort getestet werden, ob eine bakteriell entzündliche Genese (Nosoden: Borrelien, Chlamydien [C. trachomatis, C. pneumoniae] und Yersinien, jeweils in D12) vorliegt. Nachfolgend sind adäquate Mischungen für die Phytotherapie bzw. alternativ (bei negativen Befunden) Substanzen für eine orthomolekulare Therapie aufgeführt.

## Therapie

**Phytotherapie bei chronischen bakteriellen Myoarthritiden**

Entzündungen von Weichteilstrukturen, Gelenkkapseln und möglicherweise der Synovia können durch Bakterien der Gattungen Borrelia, Chlamydia und Yersinia (u. a.) verursacht sein und werden üblicherweise antibiotisch (Doxycyclin u. a.) behandelt. Besser hat sich eine Mischung chinesischer Phytotherapeutika bewährt.

Die ursprünglich von W. Kohler (mündl. Mitteilung) entwickelte Kräutermischung wurde mithilfe versierter Kollegen der DÄGfA (A. Wiebrecht, mündl. Mitteilung) in der Zusammensetzung etwas modifiziert. Sie muss ca. 8 Wochen lang angewendet werden und hat sich seit einigen Jahren bei allen drei Bakteriengattungen bestens bewährt, wie negativ gewordene LTT-Befunde belegen. Sie ist besser wirksam als eine entsprechende Antibiose, auch wenn diese bis zu 12 Wochen und mehr angewandt wird.

Vor Abschluss der Therapie bzw. in Intervallen von 4 Wochen empfiehlt es sich zu prüfen, ob Nosode und Granulat weiter zu einer Normoreaktion führen. Solange der AK-Test positiv ist, besteht Therapiebedürftigkeit. Diese zeitnahe Prüfung ist mittels LTT nicht möglich: Auch wenn die Bakterien eliminiert sind, ist der LTT noch während ca. 6 Wochen positiv; daher die Empfehlung des IMD Berlin (www.imd-berlin.de), dass zwischen Ende der Antibiose und dem Kontroll-LTT 6 Wochen liegen sollten.

**Rezeptur**

Eucommiae Cortex 18 g
Dipsaci Radix 30 g
Acanthopanacis Cortex 18 g
Smilacis glabrae Rhiz. 114 g
Ligustici Rhiz. et Radix 20 g
ad 200 g
Dosierung: tägl. 3×1 Messlöffel des Granulats in 1 Tasse heißem Wasser

**Fallbeispiel 5 (HG)**

**Chlamydien-positive Epicondylopathia humeri radialis**

Ein 42-jähriger ehemaliger Zehnkämpfer stellt sich mit beidseitiger Epicondylopathia humeri radialis vor, die ohne erkennbaren Anlass vor einem Jahr auftrat und seitdem auf keine Therapie (manuell, Stoßwellen, Kortikoidinjektionen usw.) ansprach. Auch die Therapieversuche in unserer Praxis (➤ Kap. 6.4.5) blieben über 4 Sitzungen erfolglos.

**Challenge und Therapie**

Positiver Challenge auf Chlamydien D12 (Stärkung der schmerzhaft hyporeaktiven Handgelenkextensoren); LTT positiv
Antibiose mit Doxycyclin 2×100 mg über 3 Wochen; keine wesentliche Reaktion.
Nach 8 Wochen Therapie mit einem Dekokt chinesischer Kräuter (als Granulat, Rezeptur wie oben) langsame Besserung der Beschwerden, Kontrolltest LTT wird schließlich negativ.

**Anmerkung**

Seit diesem Fall werden Borrelien, Chlamydien und Yersinien wegen der hohen Erfolgsrate und der Nebenwirkungsarmut nur noch mit dieser Kräutermischung, d. h. unter Verzicht auf Antibiotika, behandelt (➤ Fallbeispiel 7). In einzelnen Fällen, konkret wenn sich nach 8 Wochen keine Besserung der Symptomatik zeigt und der AK-Test weiter positiv ist, wird zusätzlich ein Antibiotikum nach Test verabreicht.

**Orthomolekulare Therapie**

Die wichtigsten Substanzen sind Zink und Mangan sowie Vitamin C. Im Übrigen gilt das unten zur Therapie von Knorpelstörungen Gesagte. Auch Kapselgewebe wird innerhalb maximal eines Jahres vollständig ersetzt („Turnover").

## Therapieoption mit der Interlink-Technik nach Shafer

Der positive Kapsel-Challenge kann durch eine lokale TL, evtl. magnetverstärkt, aufgehoben werden. Dann handelt es sich um eine mechanische (Mechanorezeptoren-assoziierte) Störung. Die Behandlung erfolgt mit der modifizierten Interlink-Technik (Shafer 2009):

1. Am korrespondierenden Gelenk („quadrupedal reflexives Gelenk", QRG) kommt es ebenso wie am betroffenen Gelenk nach Dehnung der Kapsel zu einer kurzzeitigen Schmerzverstärkung in der verletzten Region (gekreuztes Muster).
   a. Die TL an dieser Stelle hebt die Inhibition der gelenkassoziierten Muskeln nach einem Dehnungs-Challenge der Kapsel auf. Dabei ist ein Magnet (nicht schwächende Seite benutzen) vorteilhaft, um ein größeres Areal eingrenzen und spezifischer behandeln zu können.
   b. Während der Patient die schmerzhafte Stelle des verletzten Gelenks hält, wird die korrespondierende Region mit tiefer Friktion behandelt. Die starke Schmerzhaftigkeit sollte allmählich nachlassen, normalerweise tritt dabei auch eine lokale Schweißsekretion als Ausdruck einer Sympathikusreaktion auf.
2. Das oben zu Injury-Regionen Gesagte gilt hier analog: Wenn ein Challenge nur in einer bestimmten Richtung positiv ist, nur einige Muskeln hyporeaktiv werden (keine globale Muskelinhibition) und sich keine Korrespondenzregion findet, könnte das an einem übergeordneten Injury-Muster liegen, das unbedingt vorab zu behandeln ist!

## ❹ Knorpel und Menisken

Wird eine axiale Gelenkbelastung nicht adäquat durch intakte Knorpelverhältnisse abgefedert, kommt es zu einer Veränderung der Kristallgitterstruktur der Gelenkknochen. Dadurch können piezoelektrische Phänomene ausgelöst werden, die möglicherweise reflektorisch zu einer globalen Muskelschwäche der zum Gelenk gehörenden Muskeln führen (vgl. Brügger 1986).

### Gelenkknorpel

Knorpel verträgt asymmetrische Belastung oder chronisch erhöhten Druck der Kontaktflächen nur sehr schlecht und reagiert extrem empfindlich auf Störungen seiner Nährstoffversorgung durch die Gelenkflüssigkeit. Bei veränderter Zusammensetzung der Gelenkflüssigkeit kann es zu einer verstärkten Brüchigkeit des Knorpelgewebes trotz normaler Knorpelbelastung kommen. Wenn Gelenkknorpelstörungen vorliegen, führt der Druckanstieg zur Freisetzung von Substanzen wie freie Radikale, die Nozizeptoren in der benachbarten Gelenkkapsel aktivieren, sodass als Schutzmechanismus für das Gelenk alle dazugehörenden Muskeln inhibiert werden.

#### Challenge

Die Gelenkpartner werden fest gefasst und die Gelenkflächen aufeinander gepresst. Mit aufrechterhaltenem Druck drehen Sie die Gelenkflächen gegeneinander und führen Mahlbewegungen wie beim Zerreiben von Gewürzen in einem Mörser aus. Als bekanntes Beispiel dienen zur Prüfung des Steinmann-Zeichens 1 für Meniskusschäden Rotationsbewegungen unter Kompression. Bewegen Sie das Gelenk so, dass eine möglichst große Knorpelfläche stimuliert wird. Sofort nach der Stimulation werden die zum Gelenk gehörenden Muskeln auf ein globales Hemmmuster getestet.

Sämtliche Maßnahmen, die zur Normalisierung der Gelenkmechanik beitragen, bewirken auch eine Entlastung des Knorpels. Zur Verbesserung der lokalen Durchblutung ist oft ein propriozeptives, koordinative Training (Schwingstab, Therapiekreisel, ➤ Kap. 6.3.13, ➤ Kap. 7.14.3) und Physiotherapie hilfreich; bewährt haben sich zudem verschiedene Reizstromformen, Magnetfeld- und Ultraschalltherapie.

#### Orthomolekulare Therapie

Wenn der Knorpel-Challenge positiv ist, muss nach geeigneten Substanzen zur Nahrungsergänzung gesucht werden, die im oralen Test den Knorpel-Challenge aufheben.

Knorpel ist ein Binde- bzw. Stützgewebe, das Glukosaminoglykane (Chondroitinsulfat, Keratansulfat, Dermatansulfat, Hyaluronsäure u. a.) enthält. Mit Halbwertszeiten zwischen 3 und 10 Tagen gibt es einen ständigen Turnover dieser Substanzen, den es positiv zu beeinflussen gilt.

Schwefel ist ein essenzieller Bestandteil der Glukosaminoglykane. MSM (Methylsulfonylmethan) ist eine geeignete Schwefel-Quelle. In der Nahrung kommt er z. B. in Eiern, Fisch, Geflügel, Blumenkohl, Brokkoli und Zwiebelgewächsen vor. Rotes Fleisch ist weniger gut geeignet, da gleichzeitig vermehrt Arachidonsäure aufgenommen wird. Auch schwefelhaltige Bäder können Schwefel bereitstellen (Werbach 1989). Am besten wird Schwefel in Form von Cystein aus der Nahrung verarbeitet: Sulfat entsteht im Körper primär aus Cystein. Dazu sind Vitamin $B_6$ und Molybdän notwendig.

Für die Kollagensynthese werden Vitamin C, Zink und Mangan benötigt (Diegelmann 2001). Da Patienten mit Arthrose einen Mangel an SOD (Superoxiddismutase) haben (Regan et al. 2005), sollte das Enzym nach Test supplementiert werden. Kofaktoren sind Zink, Mangan und Kupfer.

Andererseits hat sich herausgestellt, dass Medikamente wie Indometacin, Acetylsalicylsäure und Hydrokortison die Glukosaminoglykan-Sulfatierung bei Patienten mit Arthrose hemmen (Dekel, Falconer und Francis 1980). Das bedeutet, dass die übliche antiinflammatorische Therapie statt des gewünschten (entzündungshemmenden) einen gegenteiligen Effekt haben kann und daher bezüglich ihrer Indikation bzw. Wirksamkeit sorgsam abgewogen werden muss.

Bei positiver Provokation eines Gelenks sollten zusätzlich einige nicht-symptomatische Gelenke getestet werden. Denn wenn mehr als ein Gelenk eine positive Reaktion zeigt, besteht eine generelle Knorpelstörung (-brüchigkeit). In dem Fall ist nach metabolischen Störungen zu suchen (Nebenniere, Glukosestoffwechsel, Energiebereitstellung, Mineralien, schwefelhaltige Aminosäuren). Werden die richtigen Nährstoffe oral auf der Zunge getestet, heben sie den positiven Challenge auf.

#### „Knorpel-Interlink"

Manche Knorpelstrukturen wie das Labrum des Glenohumeralgelenks und der Hüfte können mit der Ligament-Interlink-Technik behandelt werden. Dabei gelten dieselben Prinzipien wie für Ligamente und Kapsel beschrieben.

**Unterscheidung zwischen Kapsel- und Knorpel-Challenge-Reaktion**

Das wichtigste Unterscheidungsmerkmal besteht darin, dass sich bei einer Kapselschädigung die allgemeine Muskelinhibition am Gelenk durch Distraktion der Gelenkfläche zeigt und sich durch die Kompression ein Schmerz im Kapselbereich provozieren lässt, der sich in Ruhe schnell wieder bessert.

Beim Challenge einer Knorpelläsion durch Kompression der Knorpelflächen wird hingegen ein tiefer und länger anhaltender Schmerz der Gelenkflächen provoziert.

Die speziellen Tests für Meniskus-, Diskus- oder Gelenkknorpelschäden werden bei den jeweiligen Gelenken erörtert.

## ❺ Sehnen-Challenge

Sehnenstörungen sind häufig nicht direkt mit einer Muskeldysfunktion assoziiert, sondern müssen durch eine spezielle Provokation aufgedeckt werden. Der Muskel, dessen Sehne eine Läsion hat, ist häufig normoreaktiv im Leertest, es handelt sich um eine versteckte Läsion.

1. Fordern Sie den Patienten auf, den Muskel zu kontrahieren. Während der Kontraktion setzen Sie einen kurzen, scharfen Impuls im Sinne einer Muskeldehnung.
2. Wichtig ist die nachfolgende Muskelentspannung durch den Patienten
3. Den Muskel nachtesten
4. Wenn dieser im Test hyporeaktiv geworden ist, spricht das für eine Sehnenläsion.
5. Wiederholen Sie die Provokation mit gleichzeitiger TL zu verschiedenen erreichbaren Sehnenabschnitten. Wenn die TL der verantwortlichen Region den Challenge nicht aufhebt, liegt eine übergeordnete Injury-Region vor, die zuerst behandelt werden muss.
6. Die lokale Therapie kann mit tiefer Friktion, Ultraschall oder aber als Ligament-Interlink kontralateral an einem assoziierten Gelenk erfolgen.

## ❻ Ossärer Interlink

Nicht nur Muskel- und kollagene Gewebe (Ligamente und Kapseln) haben metamere Beziehungen, sondern auch Hartgewebe, d. h. Knochen. Akute Traumata wie Knochenstauchungen (Bone Bruise) können in einem langwierigen Prozess ausheilen, aber auch nach Monaten noch Beschwerden verursachen. Hypothetisch könnte Spannungen der trabekulären Strukturen (intraossären Störungen) vorliegen, die einem lokalen Challenge im Sinne einer Verwringung des Knochens zugänglich sind und mit Respirationsunterstützung korrigiert werden können (➤ Kap. 2.4.6, ➤ Kap. 3.3.8 ❼). Als weitere Möglichkeit kommen Fehlspannung und gestörte Propriozeption im Periost infrage, die mit einer aufgesetzten Stimmgabel provozierbar sind. Dadurch lässt sich eine Fehlfunktion exakt lokalisieren. Davon ausgehend kann man alle Stufen einer IRT (➤ Kap. 1.2.5) und einen ossären Interlink anwenden, bei dem die korrespondierende Region am kontralateralen korrespondierenden Knochenperiost massiv stimuliert (friktioniert) wird. Die knöchernen Korrespondenzregionen ergeben sich von selbst aus den Ausführungen weiter oben.

## ❼ Setpoint-Technik bei akuten Traumata mit Schwellungen

Sockander (mündl. Mitteilung) beschrieb auf dem ICAK-E Meeting in Kopenhagen 1991 seine Erfahrungen als Betreuer der schwedischen Eishockey-Nationalmannschaft:

Akute traumatische Schwellungen können mit der Setpoint-Technik behandelt werden. Die TL der traumatisierten Region durch den Patienten sollte zur Indikatordysreaktion führen. Wenn dies nicht der Fall ist, stimuliert der Patient die Region zusätzlich durch (schmerzhaftes) Reiben oder, wenn dies keinen Schmerz auslösen sollte, durch Kneifen.

Dann werden die B&E-Punkte am Kopf des Patienten nacheinander probestimuliert oder therapielokalisiert, um die Punkte zu finden, die die TL an der Traumaregion aufheben. Unter TL der Traumaregion (evtl. mit zusätzlicher Irritation, wie oben geschildert) werden diese Punkte beklopft und damit gleichzeitig die zugeordneten Lymphreflexe stimuliert (Garten und Weiss 2007, Kap. 17.2.1).

**ZUSAMMENFASSUNG**

**Generelles Vorgehen bei Gelenkstörungen**

Die folgenden Schritte sind auch als Flussdiagramm dargestellt (➤ Abb. 6.5).

1. Alle Muskeln, die zum betroffenen Gelenk gehören, werden getestet.
2. 
   a. Hyperreaktive Muskeln werden primär bezüglich systemischer Stressoren getestet: Allergische und toxische Ursachen kommen dabei genauso infrage wie Störfelder oder eher ausnahmsweise mechanische Stressoren (Kiefergelenk, Kopfgelenke). Auch emotionale Stressoren können Hyperreaktionen verursachen, die allerdings meist generalisiert sind (detaillierte Ausführungen s. Garten 2012, Kap. 6; Garten und Weiss 2007). In der Praxis kann es notwendig sein, durch den Kontakt mit einer Ampulle Histamin D12 oder Silberamalgam D12 (D30 usw.) bzw. durch einen oralen Challenge mit Zink (o. Ä.) den normalisierenden Challenge während des weiteren Vorgehens aufrechtzuerhalten. Damit kann sozusagen die „Schicht" des chemischen Stressors beseitigt werden und für die strukturelle Behandlung die muskuläre Situation hergestellt werden, wie sie der gesuchte mechanische Stressor verursacht. Schon in dieser Sitzung muss die systemische Behandlung – Nahrungsmitteltest, Dysbiosetherapie, Schwermetallausleitung etc. – zumindest geplant werden. Ein Patient mit Schulterschmerzen wird sich jedoch nicht damit zufriedengeben, in der ersten Sitzung von Ihnen zu hören: „Erst mal müssen Sie Ihr Amalgam entfernen lassen, heute kann ich nichts für Sie tun." Unternehmen Sie zumindest sofort einen strukturellen Behandlungsversuch.
   b. Prüfen Sie hyporeaktive Muskeln auf autogene Fazilitation (AF): Reiben über der Muskelstruktur, wo dies möglich ist, oder Dehnung des Muskels gegen eine konzentrische oder exzentrische Kontraktion sind differenzialdiagnostisch geeignete Techniken: Beides sollte bei einem Muskel, der durch eine segmentale Störung (von Strukturen

des Muskels selbst, der 7-FVSS sowie der peripheren Gelenke, die von dem hyporeaktiven Muskel bewegt werden) inhibiert ist, zu dessen Stärkung führen (AF positiv). Wenn dies nicht der Fall ist (AF negativ), liegt eine extrasegmentale Ursache vor, d. h. ein Störfeld, eine Injury-Region oder ein entzündlicher Herd. Vorsicht ist bei der Interpretation der autogenen Fazilitation geboten, wenn die Kontraktion beim Test oder beim Fazilitationsmanöver Schmerz provoziert, wie das bei Triggerpunkten oder auch Ursprungs- und Ansatzläsionen der Fall sein kann. Dann ist die Mechanorezeptor-Aktivierung nicht ausreichend um die Hemmung durch Noziaktivität aufzuheben.

c. Wenn hyporeaktive Muskeln AF negativ sind, suchen Sie nach Störfeldern und Injury-Mustern, aber auch nach Beherdungen. Störfelder im Zahn-, Nebenhöhlenbereich und Narbenstörfelder lassen sich am besten mittels Magnet-TL finden und dann präzise differenzialdiagnostisch abklären. Wenn ein Störfeld für die Muskelhyporeaktion verantwortlich ist, wird die Magnet-TL den Muskel stärken (zur Therapie entsprechend Differenzialdiagnose s. Garten und Weiss 2007,) Kap. 5). Auch Körperregionen ohne offensichtliche Narben können als Injury-Region relevant sein. Reiben der Injury-Region führt zur Muskelstärkung, wenn sie für die Muskelhyporeaktion verantwortlich ist. Dann wird das gesamte IRT-Protokoll durchgeführt (➤ Kap. 1.2.5).

d. Falls die AF positiv ist, behandeln Sie alle Subluxationen des Extremitätengelenks, das von dem betroffenen Muskel bewegt wird. Subluxationen führen häufig zur Inhibition dieser Muskeln. Dasselbe gilt für Stauchungsverletzungen und Bänderschwächen, die Sie entsprechend challengen und behandeln sollten.
Neben diesen peripheren artikulären Störungen sind vor allem die Störungen der Muskelstruktur zu diesem Zeitpunkt zu korrigieren: Ursprungs- und Ansatzläsionen führen ebenso wie viele myofasziale Läsionen zu einer Inhibition des Muskels im Leertest und müssen korrigiert werden. Letztendlich sind natürlich auch die 7-FVSS als mögliche Ursachen abzuklären und zu behandeln.

3.
   a. Die Synergisten der hyporeaktiven Muskeln (aus 2.b) sind auf eine Strain-Counterstrain-Läsion zu prüfen. Dies kann mittels Palpation von Tenderpoints und einem Positionierungsversuch geschehen – oder etwas schneller mit einem zweiten Muskeltest nach einer Kontraktion (maximale Verkürzung für die Dauer von 3 Sekunden). Behandeln Sie die positiven Befunde.
   b. Die Antagonisten der hyporeaktiven Muskeln (aus 2.b) sind auf eine myofasziale Läsion zu prüfen. Auch dies kann mittels Palpation oder mit einem zweiten Test des starken Muskels nach Dehnung erfolgen. Der Dehnungs-Challenge führt bei Vorliegen einer myofaszialen Läsion zur Hyporeaktion des Muskels. Die Therapie besteht in Fascial-Flush- und Myofascial-Release-Techniken der Osteopathie, postisometrischer Relaxation etc.

4. Im Anschluss an diese Behandlung sollten eigentlich keine reaktiven Muskelmuster mehr vorhanden sein, denn diese sind ebenfalls durch myofasziale Störungen bedingt. Zur Sicherheit kann jedes einzelne Agonist-Antagonist-Paar getestet werden.
Schneller geht es, wenn Sie den ROM-Test (Range of Motion) nach Shafer durchführen. Der Patient bewegt dabei das Gelenk aktiv durch den gesamten Bewegungsradius (ROM), direkt danach werden in zügiger Folge alle Muskeln, die das Gelenk bewegen, getestet und die hyporeaktiven notiert. Dieser ROM-Challenge ist an der Schulter am besten geeignet, prinzipiell aber auch an den anderen großen Gelenken durchführbar.

5.
   a. Wiederholen Sie den ROM-Challenge und suchen mittels Magnet-TL Areale in allen Antagonisten, aber auch Synergisten der in 4. nach Challenge hyporeaktiven Muskeln, deren Magnet-TL diese Hyporeaktionen ausgleichen. Sie brauchen nach dem zweiten ROM-Challenge natürlich nur noch die in 4. nach ROM-Challenge hyporeaktiv gefundenen Muskeln testen.
   b. Die Muskeln mit positiver Magnet-TL müssen differenzialdiagnostisch untersucht werden: Im Leertest sind sie stark. Muskeln mit myofaszialer Läsion werden nach Dehnung hyporeaktiv. Diese Dehnungsreaktion wird durch eine großflächige Magnet-TL ausgeglichen, wenn primär eine Faszienläsion vorliegt, und durch eine kleinflächige Magnet-TL, wenn Triggerpunkte im Vordergrund stehen. Letztendlich muss der Muskel aber ohnehin palpiert werden, um Triggerpunkte gezielt zu behandeln. Wenn die Dehnungsreaktion negativ ist, führen Sie den Test als Challenge auf eine Strain-Counterstrain-Läsion nach Kontraktion (3 Sek.) in Verkürzung durch.
   c. Behandeln Sie dann direkt entsprechend Challenge oder mithilfe der Muskel-Interlink-Technik.

6.
   a. Nach vollständiger Behandlung der Muskeln müssen noch die verbliebenen artikulären Strukturen untersucht und behandelt werden, die nur bei entsprechender Provokation zu Muskelinhibitionen führen. Wenn primär eine Bandläsion zur Hyporeaktion geführt hat, ist sie bereits behandelt worden (2.d). Führen Sie jetzt einen Ligament-Challenge nach Anamnese durch. Beachten Sie, dass die Muskulatur bei Traktions-Challenges absolut entspannt sein muss. Testen Sie die Muskeln, die in dieselbe Richtung wie das diagnostisch gedehnte Band wirken.
   b. Behandeln Sie das Band lokal: Durch manuelle Verkürzung wird es nach Goodheart tonisiert, während bei Cyriax (2008) eine tiefe Friktion üblich ist. Finden Sie bei Erfolglosigkeit die Ligament-Interlink-Zone, die wirksam ist und behandeln Sie entsprechend.

7.
   a. Führen Sie einen Kapsel-Challenge bei entspannter Muskulatur durch: Ein positiver Challenge inhibiert alle gelenkassoziierten Muskeln. Dieser positive Challenge hat bei primär mechanischen Kapselverletzungen eine spezifische Richtung. Wenn alle Challenge-Richtungen positiv sind, ist die Kapsel entzündet. Behandeln Sie lokal und per Ligament-Interlink.
   b. Suchen Sie nach metabolischen Ursachen: Ligament-Stressreaktionen der Nebenniere (Garten und Weiss 2007, Kap. 16.5.6) und ein Nutrimentmangel sind zu behandeln. Dabei sind die Bau- und Kofaktoren des Bindegewebes wie Glukosaminosulfat, Hyaluronsäure, Lysin, Prolin, MSM, Molybdän, Eisen, Vit. C, $B_{12}$, $B_9$, Mangan hier ebenso relevant wie bei Knorpelschäden.

8. Führen Sie einen Challenge der Knorpel- und Knochenstrukturen durch: Dabei müssen Kompressions- und Scherkräfte angewandt werden, ohne Kapsel und Bänder zu dehnen. Der Knorpel-Challenge führt im positiven Fall auch zu einer globalen Muskelinhibition. Neben der schon (in 2) stattgefundenen Behandlung von Gelenkblockierungen ist speziell am Knie eine Verbesserung der Statik (durch Einlegesohlen, ➤ Kap. 6.8.7) angezeigt. Die oben erwähnten Faktoren zur Behandlung der Grundsubstanz müssen ebenfalls getestet werden.

## 6.3 Schulter

Folgende fünf Einzelgelenke bilden die Schulterregion:

- Sternoklavikulargelenk
- Akromioklavikulargelenk
- Glenohumeralgelenk
- Subakromialgelenk
- Skapulothorakalgelenk

1. Alle Muskeln des Gelenks im Leertest prüfen

2. a. Hyperreaktive Muskeln bezüglich systemischer Ursachen (allergisch, chemisch, Störfelder, emotional, mechanisch) untersuchen, falls notwendig, temporär korrigieren, entsprechende Therapie planen
b. Funktionell schwache Muskeln auf Autogene Fazilitation (AF) prüfen: Reiben, Kontraktion gegen Widerstand
c. AF negativ: Per Anamnese und Magnet-TL bzw. Reiben Störfelder bzw. IR-Regionen aber auch Herde suchen und behandeln
d. AF positiv: Intramuskuläre und perimuskuläre Läsionen („segmental"), Bandverletzungen („Law of the Ligaments"), *Subluxationen des betroffenen Gelenks und Stauchungsverletzungen suchen und korrigieren, Ursprungs- und Ansatzläsionen sowie myofasziale Störungen korrigieren*
*Für jeden Muskel die 7 Faktoren des viszerosomatischen Systems untersuchen und behandeln*

3. a. Challenge der Synergisten hyporeaktiver Agonisten aus (2b) bzgl. Strain-Counterstrain-Läsion; falls positiv: behandeln
b. Challenge der Antagonisten hyporeaktiver Agonisten aus (2b) bzgl. myofaszialer Läsion; falls positiv: behandeln

4. Suche nach Reaktiven Mustern (RM) und verbliebenen myofaszialen Läsionen: Der Patient führt das Gelenk aktiv durch den Bewegungsradius (ROM).
Alle Hauptagonisten erneut in schneller Sequenz testen, inhibierte Muskeln notieren

5. a. Erneut ROM-Challenge, inhibierte Muskeln testen, während mit Magnet eine großflächige TL (MTL) möglicher verursachender Regionen durchgeführt wird (Antagonisten etc.), die die inhibierten Muskeln stärkt.
Die MTL der primär verursachenden Region hebt mehrere oder alle Muskelinhibitionen auf.
b. Gefundene Muskelläsion mit positiver MTL differentialdiagnostisch abklären:
Dehnungsreaktion positiv bei TrP und Faszienläsion, TrP hat kleine MTL-Zone, Faszienläsion eine große.
Maximale Kontraktion während 3 Sekunden inhibiert bei Strain-Counterstrain-Läsion.
c. *Entsprechend Challenge korrigieren*

6. a. Ligamenttests: Dehnung des Ligaments (Muskeln entspannt!) führt zur Inhibition der „synergistischen", d.h. in Ligamentrichtung wirkenden Muskeln.
Bei Dehnung „innerer Ligamente" (Kreuzband etc.) kommt es zu globaler Muskelinhibition.
b. *Das Ligament lokal behandeln oder Ligament-Interlink-Therapie*

7. a. Kapseltests: Kapseldehnung führt zur Inhibition aller Muskeln des Gelenks.
*Kapsel lokal behandeln oder Ligament-Interlink-Therapie*
b. Metabolische Ursachen untersuchen (adrenale Stressreaktion, Nutrimentmangel s.u.)

8. a. Knorpel-, Labrum-, und Meniskus-„Mahl-Test", Periost- und Knochentest (Kompression, Scherung) führen bei Läsion zu Inhibition aller gelenkassoziierten Muskeln.
b. Nutrimente testen: Glucosaminkomplex, Hyaluronsäure, Lysin, Prolin, Molybdän, Eisen, Vit. C, $B_{12}$, $B_9$, Mangan
c. *Interlink-Therapie*

**Abb. 6.5** Flussdiagramm zur Untersuchung und Therapie von Extremitätengelenken

Details zur Anatomie sind jeweils in den Abschnitten zur Diagnostik und Therapie beschrieben.

## 6.3.1 Schulteruntersuchung

### ❶ Anamnese

Eine gute Anamnese ist besonders wichtig. Man muss genau erfragen, wie und wann das Problem zum ersten Mal auftrat. Über 95 % aller Schulterprobleme können anhand der Anamnese und der physikalischen Untersuchung diagnostiziert werden (Hawkins et al. 1992, zit. in Leaf 1995).

Hier eine Zusammenstellung von Fragen, die sich bewährt haben.

#### Unfälle mit Schulterbeteiligung

- Wie war der Unfallhergang? Es ist wichtig zu wissen, ob es zu einer Distorsion oder einer Stauchung kam. Stauchungen in der Schulter entstehen oft, wenn ein Schlittschuhläufer oder Skater nach hinten fällt und sich mit dem ausgestreckten Arm abstützen will.

- Wie sind Sie gefallen? Die Patienten sollen demonstrieren, wie sie gefallen sind und mit geschlossenen Augen die Unfallposition einnehmen (z. B. wo befanden sich die Hände am Steuerrad, als der Unfall passierte?). Dies kann, nebenbei bemerkt, auch zu einem Trauma-Recall führen, den Sie mit an den Injury-Recall gekoppelten Techniken behandeln können (➢ Kap. 1.2.5).
- Wo schmerzt es am meisten? Um einen Anhalt für gestörte Muskeln zu bekommen, soll der Patient mit dem Zeigefinger auf die am meisten schmerzende Stelle zeigen.
- Haben Sie Narben im gestörten Gebiet? Auch kleine Narben können Muskeln, die in ihrem Bereich liegen, inhibieren oder als Störfeld eine Fernwirkung entfalten.
- Wie traf die einwirkende Kraft auf das Gelenk, in welcher Gelenkstellung? Die Klärung dieser Frage lässt Rückschlüsse auf beteiligte Muskel-, Band- und Knochenstrukturen zu.
- Welche Muskeln haben nach dem Unfall besonders geschmerzt, welcher Muskel war zum Zeitpunkt des Unfalls der „Prime Mover"?
- Welche Bänder wurden beim Unfall überdehnt, welche Strukturen komprimiert? Wurde die Haut in dem Bereich gezerrt, verletzt oder anderweitig gestört?

### Sonstige Störfaktoren

- Chronische Muskelschwächen führen oft auch zu chronisch gestörten Bändern und umgekehrt. Faustregel: „Ein chronisch schwaches Band inhibiert den Muskel, der die gleiche Funktion ausübt."
- Die Frage nach anderen Unfällen (oder Gelenkbeteiligungen) ist wichtig, weil sie lang anhaltende, auch entferntere neurologische Hemmmuster im Körper auslösen (Injury-Recall-Technik) und ganz allgemein zu einer neurologischen Dysorganisation führen können.
- Differenzialdiagnostisch ist unbedingt nach zervikalen Läsionen, segmentalen Dysfunktionen der oberen BWS und anderen lokalen Störungen in der Region zu fragen.
- Schulterbeschwerden können aber auch durch schulterferne strukturelle Ursachen bedingt sein. Infrage kommen hier ein Karpaltunnelsyndrom sowie Störungen im Ellenbogen- und HWS-Bereich.
- Beckentorsionen führen zu Torsionen im Schultergürtel und in der Folge häufig zu Schulterproblemen.
- Über das Zwerchfell und den N. phrenicus kann eine Störung im Oberbauch reflektorisch immer auch Probleme im Schulterbereich hervorrufen (Leber!). Verdauungs- und/oder Ernährungsstörungen können die Ursache sein. Insbesondere bei Schulterproblemen ohne vorhergehendes Unfallereignis ist die Ursache oft im Magen-Darm-Trakt zu finden (➢ Kap. 5.7.1 und ➢ Kap. 5.9.1).
- Eine Angina pectoris, ein Myokardinfarkt sowie Störungen der Lunge können zu Schulterbeschwerden führen.
- Infektionen, Allergien oder Schwermetallbelastungen sowie evtl. hormonelle Dysbalancen können Schulterschmerzen provozieren. Bei der Anamnese sollten auch nicht vergessen werden, nach emotionalen Belastungen zu fragen.

### Symptome bei Schwäche einzelner Schultermuskeln

Die folgende Übersicht (Leaf 1996) zeigt eine Zusammenstellung von Symptomen, die sich bei spezifischen Muskelschwächen gehäuft beobachten lassen.

**Serratus anterior**
- Scapula alata
- „Rippenstechen" bei Läufern
- Schwierigkeiten beim Atmen
- Schmerz in Seitenlage

**Rhomboidei**
- Ruheschmerz über dem Muskel, manchmal in der Schulter
- Reibegeräusche im Schulterblattbereich bei Bewegung

**Supraspinatus**
- Schmerzausstrahlung bei Abduktion
- Schnappgeräusche über dem Akromioklavikulargelenk bei Schulterbewegungen

**Infraspinatus**
- Bewegungseinschränkung bei Handgriffen in Richtung Gesäß (etwas aus der Gesäßtasche ziehen wollen)
- Schmerz in Seitenlage

**Teres minor**
- Bewegungsschmerz, aber keine Bewegungseinschränkung (ROM normal)
- Inhibition durch andere verspannte Muskeln (oft durch den vorderen Deltoideus)

**Subscapularis**
- Häufig nicht schwach, sondern hyperton und verkürzt, benötigt oft eine Fascial-Flush-Behandlung.
- Verkürzung geht mit eingeschränkter Abduktion, Bewegungsschmerz und Ruheschmerz einher.

## ❷ Inspektion

### Ruheposition

Die Inspektion beginnt immer im Stehen. Achten Sie bei der Betrachtung der Schulter auf sichtbare Zeichen von Muskelschwäche, Atrophien, Hypertrophien, Schwellungen, Farbveränderungen und Asymmetrien.

Es gibt einige typische posturale Zeichen zu beobachten:
- Patient hält Arm vom Körper weg: Hinweis auf Akromioklavikulargelenk-(ACG-)Separation (traumatisch)
- Patient hält Arm am Körper: ACG-Kompression (Walther 2000)
- Scapula alata in Ruheposition lässt sofort an einen schwachen M. serratus anterior denken.
- Der Abstand des medialen Skapularandes zu den Dornfortsätzen der Wirbelsäule sollte auf beiden Seiten gleich groß sein. Bei ei-

ner Seitendifferenz deutet der größere Abstand oft auf funktionelle Schwäche der Mm. rhomboidei, manchmal auch des mittleren Trapezius hin.
- Der erste Blick von vorn gilt der Stabilität der Klavikula. In Ruheposition sollte sie auf gleicher Höhe wie das Akromion stehen. Ein höher stehendes distales Klavikula-Ende spricht für eine Läsion des Lig. coracoclaviculare und möglicherweise des Lig. acromioclaviculare (➤ Kap. 6.3.5).

Daran schließt sich die Beobachtung der aktiven Beweglichkeit, auch immer im Seitenvergleich, an.

### Funktionsuntersuchung

**Abduktion**
- Jede Oberarm-Abduktion beginnt nach Fixierung der Skapula am Thorax mit einer Zentrierung des Humeruskopfes in der Cavitas glenoidalis scapulae durch Aktivierung der Rotatorenmanschette.
- Deshalb ist zu Beginn der Abduktion eine leichte Bewegung des medialen Skapularands in Richtung Wirbelsäule zu sehen, die durch eine initiale Kontraktion der Mm. rhomboidei zustande kommt. Gleichzeitig wird der M. serratus anterior aktiviert, der die Skapula am Thorax fixiert. Unmittelbar danach bewirkt eine Kontraktion aller Muskeln der Rotatorenmanschette (Beschreibung ➤ Kap. 6.3.3) die Zentrierung des Oberarmkopfes in der Cavitas glenoidalis (Leaf 1996). Jede Störung der normalen Rezeptorfunktion bei der Kontraktion der Mm. rhomboidei und/oder der Rotatorenmanschettenmuskeln kann direkt oder durch reaktive Muskelmuster die Schulterbeweglichkeit beeinträchtigen und Schmerzen provozieren.
- Die Abduktion des Humerus erfolgt unter Bewegungsführung des M. supraspinatus und des M. deltoideus. In der ersten Phase (20–30°) der Abduktion dominiert der M. supraspinatus, danach der M. deltoideus. Ab 60° Abduktion ist eine Außenrotation des Humerus erforderlich, um eine Einklemmung des Lig. coracoacromiale durch das Tuberculum majus zu verhindern.
- Achten Sie darauf, ob ein „Painful Arc" vorliegt (➤ Kap. 6.3.3) und wie die Schulterposition ist. Wenn die Schulter bei der Abduktion hochgezogen und/oder nach vorn gerollt wird, kann der Humeruskopf nicht richtig zentriert werden.

**Skapula**
- Bei aktiven Armbewegungen (Abduktion, Adduktion, Flexion und Extension) ist von dorsal besonders auf ein vermehrtes Gleiten der Skapula auf dem Thorax zu achten. Um störungsfreie Bewegungen ausführen zu können, muss die Skapula dicht am Thorax bleiben. Als Hauptstabilisatoren der Skapula am Thorax fungieren der M. serratus anterior, die Mm. rhomboidei, der M. levator scapulae und der gesamte M. trapezius (oberer, mittlerer und unterer Anteil).
- Achten Sie auf die Bewegung des unteren Skapulawinkels bei der Abduktion. Bei beleibten Patienten ist es besser, ihn zwischen Daumen und Zeigefinger zu nehmen (wie z. B. beim Serratus-anterior-Test), und seine Bewegung zu fühlen. Wenn dieser Winkel bei voller Abduktion oder voller Flexion vor die mittlere Axillarlinie wandert, spricht das für eine Funktionsschwäche der Mm. rhomboidei oder des M. trapezius (Pars horizontalis).
- Bei jeder Bewegungsanalyse sollte man sich klarmachen, welcher Muskel in diesem Augenblick der Hauptagonist ist, welche anderen Muskeln zu seiner Unterstützung aktiviert bzw. welche Muskeln zum richtigen Zeitpunkt abgeschaltet werden müssen.

**Klavikula**
- Bei Abduktion bis 90° bleibt die Klavikula normalerweise horizontal.
- Eine Subklaviusschwäche lässt die Schulter und das distale Klavikula-Ende bei der aktiven Abduktion höher wandern.

**Kapselmuster**
- Außenrotation maximal eingeschränkt (z. B. um 50°)
- Abduktion mittelgradig eingeschränkt (z. B. um 30°)
- Innenrotation minimal eingeschränkt (z. B. um 10°)

Alle anderen Bewegungseinschränkungen, z. B. der Außenrotation um 10°, der Abduktion um 60° und der Innenrotation um 10°, sind eher **nicht-kapsuläre** Muster.

## ❸ Palpation

Bei der Palpation ist auf Atrophien, schmerzhafte Bereiche in Muskeln, Sehnen und Gelenkkapsel sowie auf lokale Überwärmung zu achten. Palpiert werden von medial nach lateral folgende Strukturen (links und rechts vergleichend):
- Sternoklavikulargelenk (einzige feste Verbindung des Schultergürtels mit dem Thorax): von jugular, von ventral und von kaudolateral (➤ Abb. 6.6); Federungstest in a. p. und kraniokaudaler Richtung
- M. subclavius, der sich über die medialen zwei Drittel der Klavikula erstreckt.
- Proc. coracoideus als Ansatzstelle der kurzen Bizepssehne, des M. coracobrachialis und des Lig. coracoacromiale.
- Akromioklavikulargelenk: von ventrolateral und von dorsomedial; Federungstest der Klavikula in kraniokaudaler Richtung (➤ Abb. 6.7).
- Lange Bizepssehne im Sulcus bicipitalis.
- Subakromialgelenk mit Bursa subacromialis-subdeltoidea: Bei Innenrotation und Adduktion des Armes bewegt sich der Sehnenansatz unter dem Akromion hervor.
- Skapulothorakale Gleitebene: Legen Sie den Oberarm des Patienten auf Ihren Unterarm, um den Daumen Ihrer patientennahen Hand unter die Skapula schieben zu können: Dort ist skapulanah der M. subscapularis und thoraxnah der M. serratus anterior zu tasten (➤ Abb. 6.8). Die Palpation von medial gibt ➤ Abb. 6.9 wider.
- Das Glenohumeralgelenk ist einer Palpation nicht zugänglich.

### Befundinterpretation

- Ein schmerzhafter, empfindlicher oberer M. trapezius spricht oft für eine Beteiligung des Akromioklavikulargelenks.

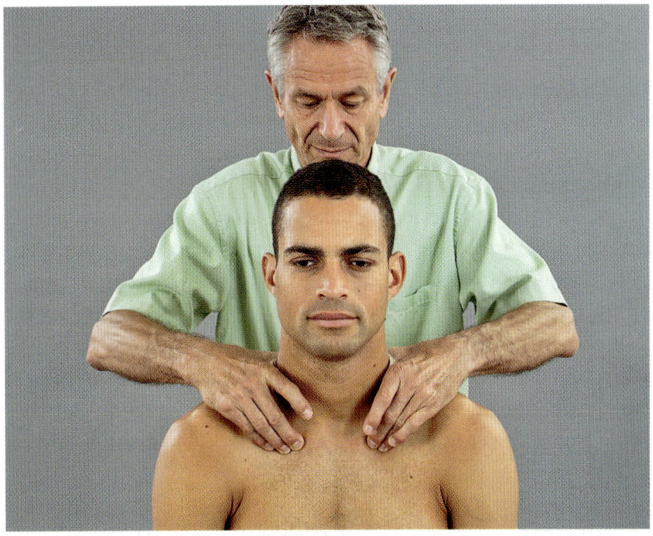

**Abb. 6.6** Palpation des Sternoklavikulargelenks

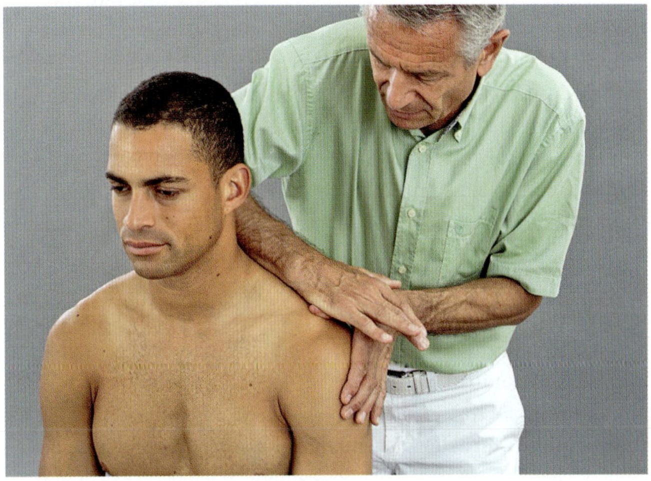

**Abb. 6.7** Federungstest des Akromioklavikulargelenks

- Bei Schwäche des M. subclavius lässt sich während der Abduktion im Sternoklavikulargelenk eine abnorme Beweglichkeit feststellen. Bei Schulterproblemen ist häufig der M. subclavius betroffen, der bei einer Klavikulainstabilität oft schmerzhaft ist. Behandelt wird er mit der Ursprungs-Ansatz-Technik oder myofaszial (Garten 2012, Kap. 10.3.2).
- Schmerzen im M. pectoralis minor können durch funktionelle Schwäche des M. latissimus dorsi, der Mm. rhomboidei oder des M. infraspinatus bedingt sein. Diese Inhibitionsmuster können eine Verkürzung des M. pectoralis minor nach sich ziehen und können so durch myofasziale Spannung zu „retrograd lymphatischen" Problemen (Garten 2012, Kap. 10.2.1) bzw. zu einem Stau im Ductus lymphaticus dexter führen.
- Bei den häufiger vorhandenen empfindlichen Stellen im Serratus anterior kann es sich um Triggerpunkte, die eine myofasziale Behandlung benötigen, oder um Tenderpoints mit einem Strain-Counterstrain-Muster handeln. Durch lokale Unfallmuster kommt es häufig zu Schmerzpunkten im Infraspinatus. Aufgrund von Unfallmustern kann auch der M. subscapularis schmerzhaft verkürzt sein und muss dann mit der Fascial-Flush-Technik behandelt werden. Schulterdistorsionen führen meist zu Schmerzen im hinteren Deltoideus.
- Bei der Klavikula ist der gesamte Knochen zugänglich und sollte überall schmerzfrei zu palpieren sein. Findet sich eine tastempfindliche, schmerzhafte Stelle, muss sie immer auf eine intraossäre Spannung (holografische Subluxation, s. Garten 2012, Kap. 10.2.1.1) getestet werden. Das trifft für jeden schmerzhaften Knochen zu! Durch eine Dysbalance der an der Klavikula ansetzenden Muskeln (Sternocleidomastoideus, Subclavius, Pectoralis major clavicularis, oberer Trapezius und Deltoideus) kann immer eine intraossäre Spannung bzw. holografische Subluxation entstehen. Auch das Akromion, die Spina scapulae und die Skapularänder müssen auf schmerzhafte Bereiche palpiert werden, da sie ebenfalls eine holografische Subluxation aufweisen können.

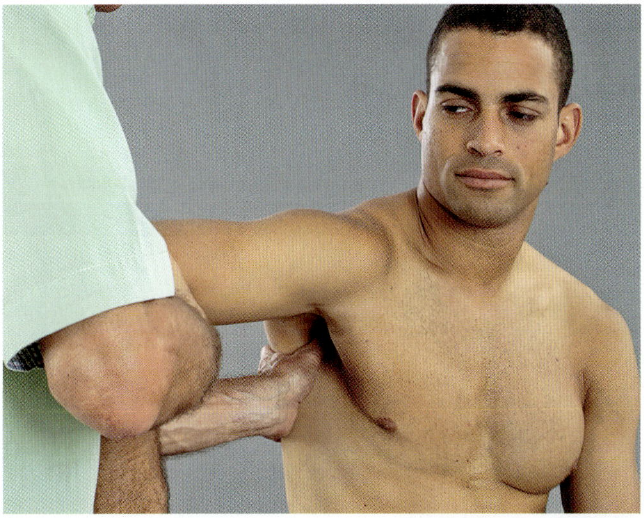

**Abb. 6.8** Palpation der skapulothorakalen Gleitebene von ventral

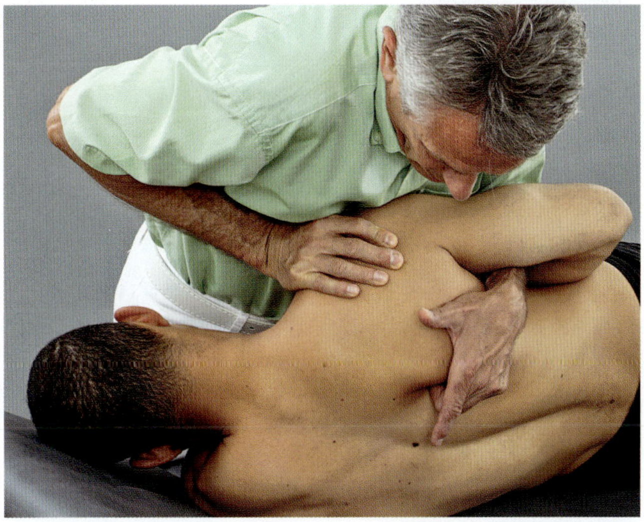

**Abb. 6.9** Palpation der skapulothorakalen Gleitebene in Seitenlage

## 6.3.2 Muskeln der Schulter, Testung

### ❶ Schulterbewegungen

**Tab. 6.2** Bewegungen der Schulter und ausführende Muskeln

| Bewegung | Ausführende Muskeln |
|---|---|
| Flexion | |
| • 0–90° | Biceps, Caput longum<br>Pectoralis major (Pars clavicularis)<br>Deltoideus (Pars anterior)<br>Coracobrachialis |
| • 90–180° | Serratus anterior<br>oberer Trapezius |
| Extension | Triceps, Caput longum<br>Teres major<br>Teres minor<br>Latissimus dorsi<br>Deltoideus (Pars posterior) |
| Abduktion | |
| • 0–30° | Supraspinatus |
| • 30–90° | Deltoideus (Pars medialis) |
| • 90–180° | Serratus anterior<br>oberer Trapezius<br>Biceps, Caput longum<br>indirekt alle Muskeln der Rotatorenmanschette (zentrieren Humeruskopf vor der eigentlichen Abduktion in der Cavitas glenoidalis – sind einzeln Adduktoren) |
| Adduktion | Pectoralis major, Pars clavicularis (PMC)<br>Pectoralis major, Pars sternalis (PMS)<br>Latissimus dorsi<br>Teres major<br>Teres minor<br>Subscapularis<br>Biceps, Caput breve<br>Coracobrachialis |
| Innenrotation | Deltoideus (Pars anterior)<br>Pectoralis major, Pars clavicularis (PMC)<br>Pectoralis major, Pars sternalis (PMS)<br>Subscapularis<br>Teres major<br>Latissimus dorsi<br>Coracobrachialis |
| Außenrotation | Teres minor<br>Infraspinatus<br>Deltoideus (Pars posterior) |
| Protraktion | Pectoralis minor<br>Serratus anterior |
| Retraktion | Rhomboidei<br>Trapezius |
| Elevation | oberer Trapezius<br>Levator scapulae<br>Rhomboidei |
| Depression | Latissimus dorsi<br>unterer Trapezius<br>Pectoralis major, Pars costalis |

### ❷ Schulterstabilisierung

Die Rotatorenmanschette (➤ Abb. 6.12) zentriert den Humeruskopf so in der Cavitas glenoidalis, dass bei Kontraktion des Deltoideus keine Gleit- oder Scherbewegungen in Richtung des Akromioklavikulargelenks entstehen. Durch die oberflächlichen Muskeln (M. deltoideus, M. biceps, M. triceps, M. pectoralis major, M. latissimus dorsi) werden die äußeren Bewegungen der Schulter im Glenohumeralgelenk ausbalanciert. Skapulothorakale Muskeln (Mm. rhomboidei, M. serratus anterior, M. levator scapulae, M. trapezius) halten das Schulterblatt so am Körper, dass sich die Cavitas glenoidalis immer in einer optimalen Position befindet. Dieser komplexe Bewegungsablauf im Schulterbereich bietet vielfältige Angriffspunkte für Störungen, die durch die funktionelle Diagnostik der Applied Kinesiology aufgedeckt werden können.

### ❸ Allgemeine Regeln für die Muskeltestung

Da es sich im Schulterbereich oft um großflächige Muskeln (M. serratus anterior, M. latissimus dorsi, M. pectoralis major, M. infraspinatus) handelt, muss versucht werden, mit unterschiedlichen Vektoren bei der Testung den gestörten Muskelbereich zu isolieren. Im Serratus anterior können sowohl funktionell schwache Abschnitte als auch Bereiche mit Strain-Counterstrain-Läsionen vorliegen!

Manche Muskeln sind im Test nur in bestimmten Positionen hyporeaktiv. So kann z. B. der M. infraspinatus in normaler Testposition (bei Abduktion) normoreaktiv, aber bei Abduktion und gleichzeitigem Vorbringen des Ellenbogens hyporeaktiv sein. Die Testposition kann im Extremfall eine 90°-Flexion mit submaximaler Außenrotation der Schulter sein. Wenn in dieser Position eine Hyporeaktion auftritt, spricht das für eine Kompression des N. suprascapularis (➤ Kap. 6.9.5 und ➤ Abb. 6.138).

Neben der Testreaktion der einzelnen Muskeln muss auch das Bewegungsausmaß in den jeweiligen Bewegungsebenen berücksichtigt werden. Multiple Muskelschwächen, die einer neurologischen Systematik folgen, lassen eine Nervenkompression (im Foramen intervertebrale, peripherer Engpass) oder ein Unfallmuster nach Gelenkkompression vermuten. Die peripheren Engpässe des N. thoracicus longus, des. N. dorsalis scapulae, des N. suprascapularis, des N. axillaris und des N. musculocutaneus sind häufiger als allgemein vermutet. Sie müssen durch gezielte Provokationen gesucht werden (➤ Kap. 6.9.5).

Wenn sich das Bewegungsausmaß oder das Muskeltestresultat durch Veränderung der Schrittposition (Duraspannung), durch Sperren der Okklusion mittels Watterollen (kraniomandibuläres System) oder durch orale Provokation mit bestimmten Substanzen (chemisch-metabolisches Problem) verbessert, lässt sich daraus ein direkter diagnostischer Hinweis ableiten.

Eine aerobe und anaerobe Muskeltestung hilft, versteckte, durch eine gestörte Energiebereitstellung im Muskel verursachte Schwächemuster aufzudecken.

Auch die Testposition kann von Bedeutung sein: In Rückenlage oder Bauchlage könnten posturale Reaktionsmechanismen wie ein persistierender TLR zur Wirkung kommen (➤ Kap. 3.5.11). Die Schultermuskeln sollten grundsätzlich im Stehen oder Sitzen getestet werden, da sie dann auch alle zugänglich sind.

**ZUSAMMENFASSUNG**

**Praktische Reihenfolge bei der Untersuchung und Behandlung der Schultermuskeln**

Sämtliche Muskeln im Bereich der Schulter müssen, wie bei allen anderen Gelenken auch, getestet werden. Diese Untersuchung sollte zeitsparend und praktisch erfolgen. Dabei ist es vorteilhaft, mit der Rotatorenmanschette und dem Deltoideus (wegen seiner stabilisierenden Funktion für das AC-Gelenk) zu beginnen. Der Ablauf ist über die ➤ Abb. 6.11 gut nachvollziehbar.

**Stabilisierende Muskeln und Rotatorenmanschette**

- Die Rhomboidei müssen vorab getestet werden, da sie die Skapula vor der Abduktionsbewegung stabilisieren.
- Der Serratus anterior sorgt für die Stabilisierung der Skapula am Thorax und wird als nächstes getestet.
- Testen Sie danach folgende Muskeln: Supraspinatus, Infraspinatus, Teres minor, Subscapularis und Deltoideus (ant., med., post.).
- Der lange Bizepskopf sorgt bei der Armflexion für eine kaudale Stabilisierung des Humeruskopfes.

Finden sich dort Hyporeaktionen, ist zunächst mit autogener Fazilitation (AF) zu klären, ob das Problem „im Segment" beseitigt werden kann (AF positiv) oder ob übergeordnete Störfelder oder auch Herde gesucht und behandelt werden müssen (AF negativ, ➤ Kap. 1.2.4). Die Muskeln selbst sollten primr mit den angezeigten Techniken korrigiert werden. Achten Sie auf Ursprungs- und Ansatzlsionen, Triggerpunkte aber auch hier schon primre Ligamentlsionen (Lig. glenohumerale, Lig. coracohumerale), Kapsellsionen und Labrumlsionen. Primr soll hier bedeuten, dass diese Lsionen bereits ohne speziellen Challenge einzelne Muskeln des Gelenks inhibieren. Der urschliche Faktor kann jeweils mit TL bzw. Magnet-TL oder durch Reiben gefunden werden.

**Skapula und Klavikula stabilisierende Muskeln**

- Levator scapulae
- Trapezius (med., inf., sup.)
- SCM
- Subclavius
- Pectoralis minor

Auch deren Hyporeaktionen werden mit Propriozeptorentechniken und den 7-FVSS korrigiert.

**Humerus bewegende Muskeln**

- Latissimus
- Teres major
- Pectoralis major, Pars clavicularis (PMC) und Pars sternalis (PMS)
- Coracobrachialis
- Triceps brachii, Caput longum

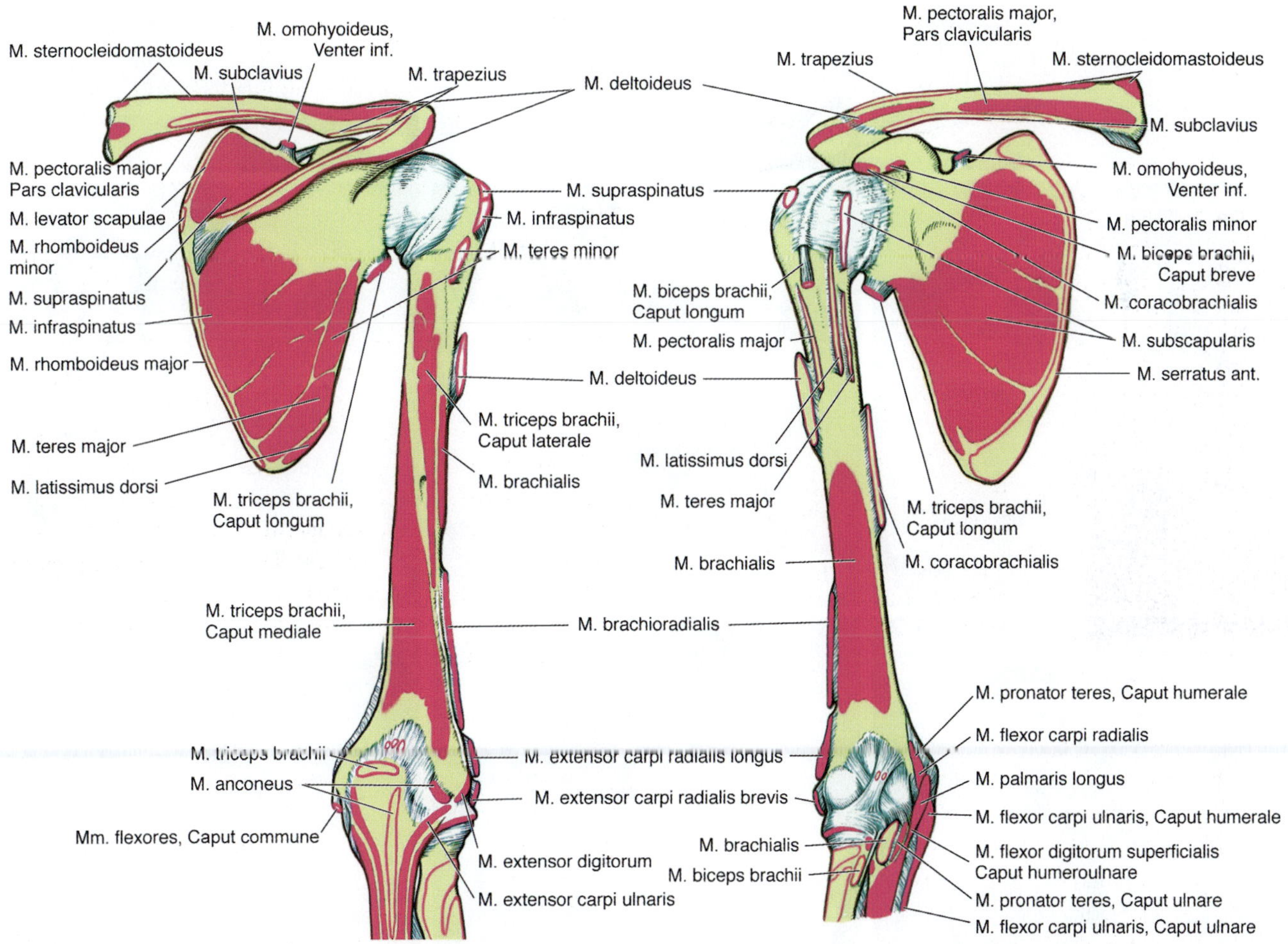


**Abb. 6.10** Ursprünge und Ansätze der Schultermuskeln (Sobotta 2007)

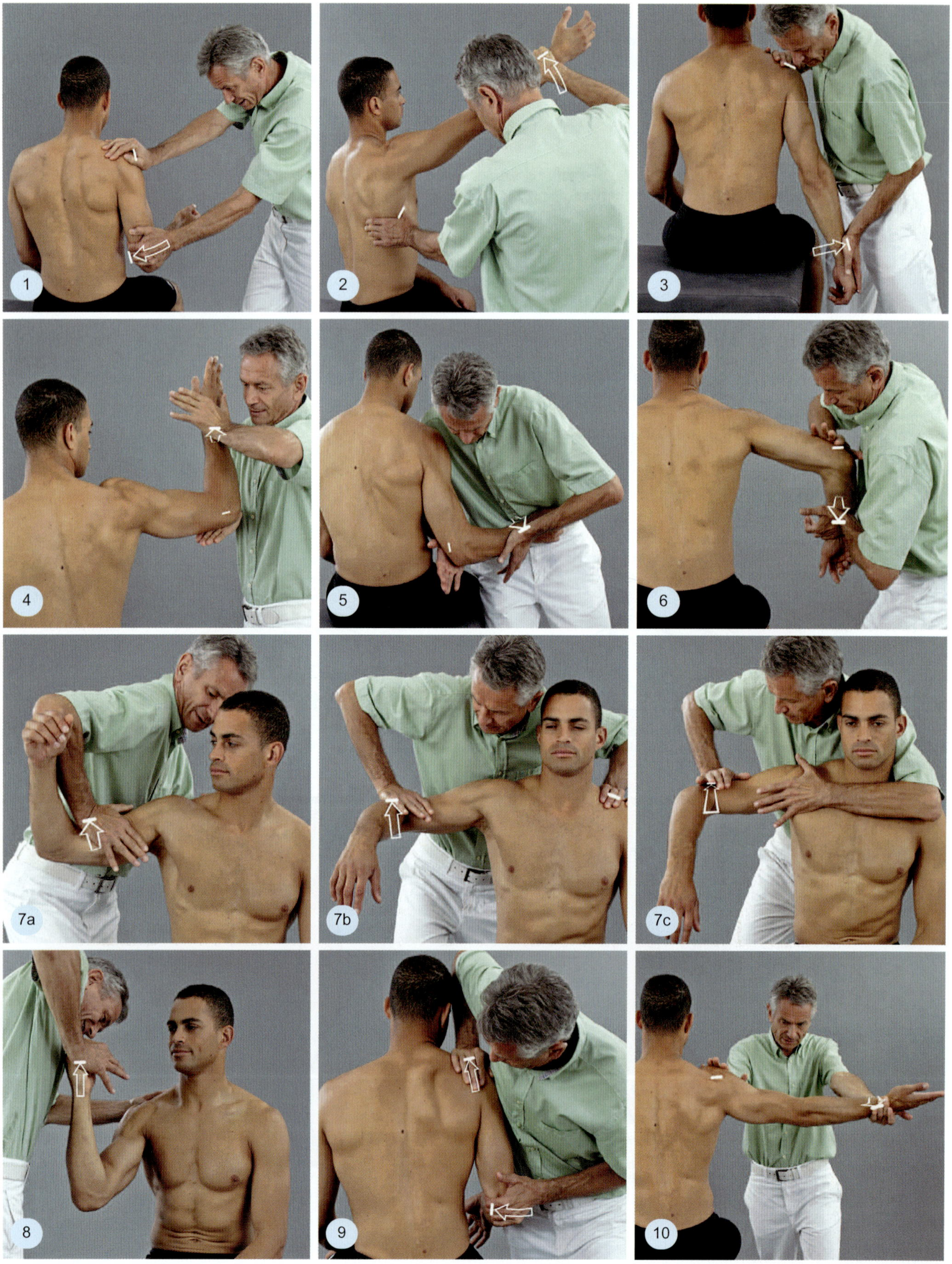


**Abb. 6.11a** Testung der Schultermuskeln

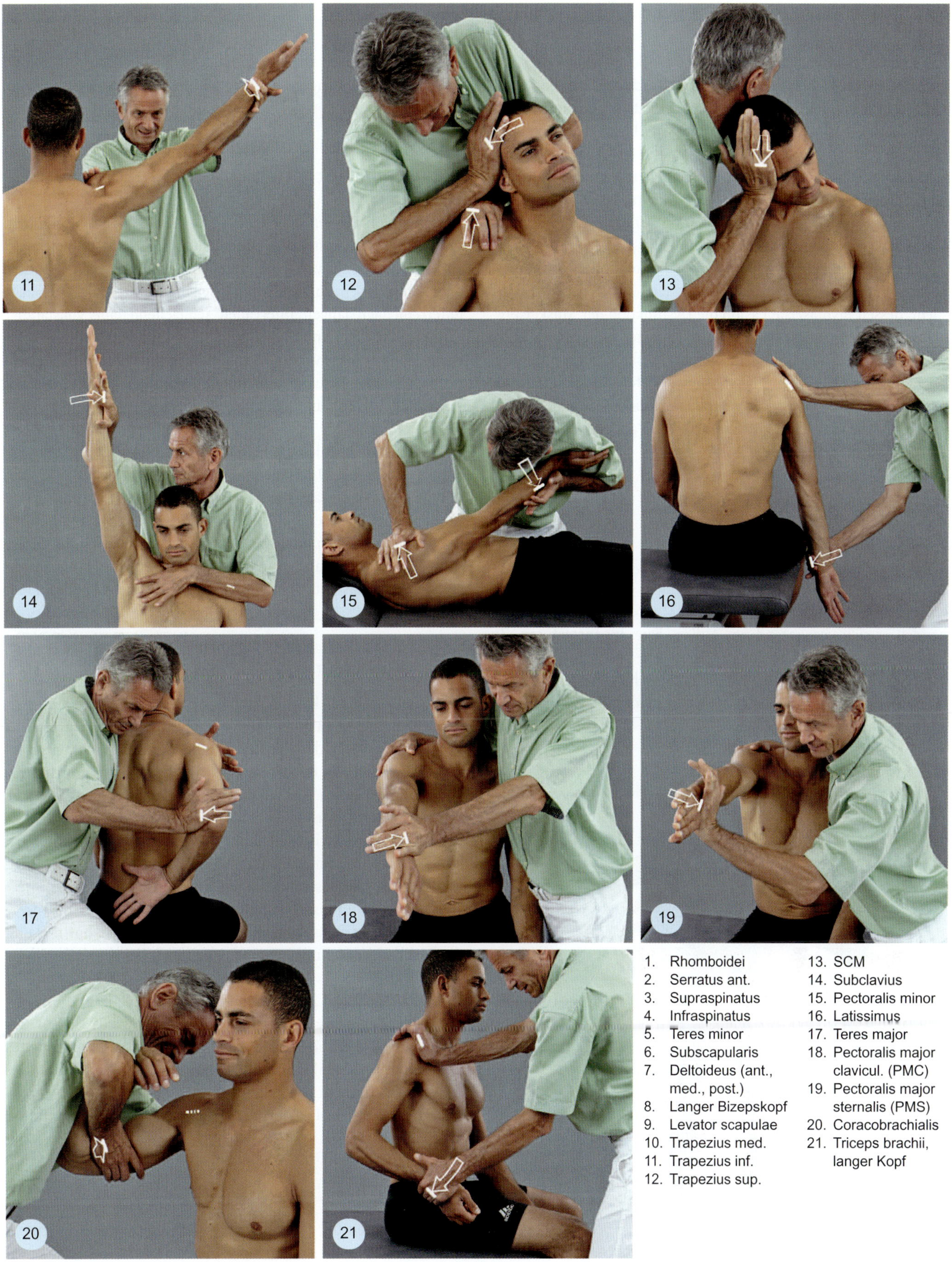


1. Rhomboidei
2. Serratus ant.
3. Supraspinatus
4. Infraspinatus
5. Teres minor
6. Subscapularis
7. Deltoideus (ant., med., post.)
8. Langer Bizepskopf
9. Levator scapulae
10. Trapezius med.
11. Trapezius inf.
12. Trapezius sup.
13. SCM
14. Subclavius
15. Pectoralis minor
16. Latissimus
17. Teres major
18. Pectoralis major clavicul. (PMC)
19. Pectoralis major sternalis (PMS)
20. Coracobrachialis
21. Triceps brachii, langer Kopf



**Abb. 6.11b** Testung der Schultermuskeln (Fortsetzung)

### Schluss-Challenge der Schultermuskeln

Mit einem speziellen Schluss-Challenge der Schultermuskeln sollte nach reaktiven Mustern gesucht werden: Durch Armkreisen (2× jeweils nach vorn und nach hinten) kann der Patient alle Muskeln des Schultergürtels aktivieren. Direkt im Anschluss daran müssen sämtliche Muskeln in schneller Folge und unter weitgehender Beachtung der Agonist-Antagonist-Beziehungen erneut getestet werden. Würde man sie nicht in schneller, direkter Folge testen, ginge die Information der reaktiven Inhibition verloren und der Armkreis-Challenge müsste wiederholt werden.

Wenn sich erneut ein hyporeaktiver Muskel findet, wird sofort nach erneutem Armkreisen mittels Magnet-TL nach dem Areal gesucht, dessen myofasziale Läsion die Dysfunktion der Muskelspindeln verursacht, die das reaktive Muskelmuster verursachen. Dazu werden nacheinander sämtliche Schultermuskeln mittels Magnet-TL untersucht. Beginnen Sie mit den direkten Antagonisten des nach Armkreisen hyporeaktiv gefundenen Muskels. Behandelt wird die Läsion wie üblich mit Fascial-Flush- oder anderen Faszientechniken („Spindelzelltechnik").

## 6.3.3 Störungen (Rupturen) der Rotatorenmanschette

Als „Rotatorenmanschette" wird die Schicht der in unmittelbarer Nähe des Humeruskopfes ansetzenden Muskeln bezeichnet. Dabei handelt es sich vorwiegend um Außen- bzw. Innenrotatoren. Zu Beginn jeder Schulterbewegung zentrieren sie den Humeruskopf in der Cavitas glenoidalis. Die Rotatorenmanschette besteht aus folgenden Muskeln, die man sich mit der Kurzformel „SITS" merken kann (➤ Abb. 6.12):

- Supraspinatus
- Infraspinatus

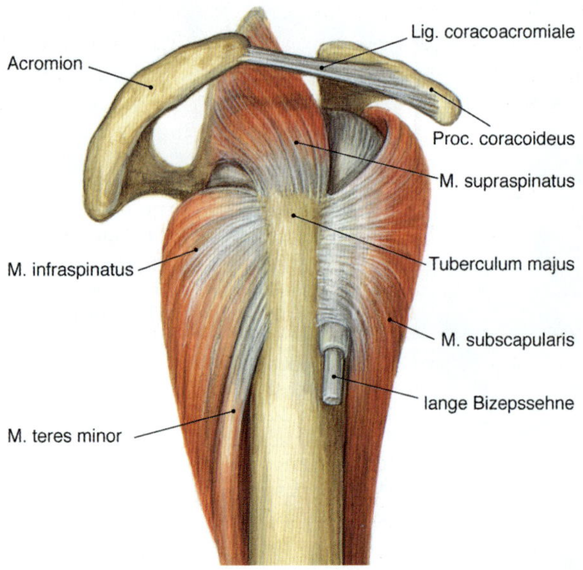


**Abb. 6.12** Die sog. Rotatorenmanschette (Sobotta 2007)

- Teres minor
- Subscapularis

In manchen Quellen wird auch die lange Bizepssehne zur Rotatorenmanschette hinzugerechnet, da sie ebenfalls den Humeruskopf zentriert.

### Rotatorenmanschettenrupturen

Rupturen von Sehnen oder von Muskeln, die zur Rotatorenmanschette gehören, kommen relativ häufig vor. Man unterscheidet zwischen degenerativen und traumatischen Rupturen, die partiell oder komplett sein können. Aus partiellen Rupturen kann sich nach unterschiedlich langen Intervallen schleichend eine vollständige Ruptur entwickeln. In anderen Fällen führt schon ein einzelnes Ereignis zu einer massiven Ruptur. Leaf bezeichnet degenerative Sehnenrupturen als Defektarthropathie und beziffert ihre prozentuale Häufigkeit bei Patienten mit Schulterproblemen wie folgt (Leaf 1995):

- 30 % der unter 70-Jährigen,
- 60 % der 71- bis 80-Jährigen,
- 70 % der über 80-Jährigen haben (degenerative) Rupturen.

Rupturen bei jüngeren Patienten sind fast immer traumatisch bedingt. Sekundäre Rupturen können durch wiederholte Mikrotraumen, Degeneration (auch durch Kortison-Injektionen iatrogen verursacht) oder das unten beschriebene Impingement-Syndrom entstehen.

### Komplette Ruptur

Leitsymptom einer kompletten Muskel- oder Sehnenruptur ist das vollständige Fehlen einer aktiven Bewegung in Zugrichtung des Muskels. Nach dem akuten Trauma lässt der Schmerz relativ schnell nach. Es dauert dann einige Zeit, bis sich unspezifische Schmerzen im Kapselbandapparat entwickeln, die durch Instabilität und muskuläre Kompensation bedingt sind. Werden akute traumatische Sehnenrupturen frühzeitig operiert, lässt sich die Gelenkstabilität oft gut wiederherstellen. Nach chronischer Überlastung bzw. nach einem längeren Zeitintervall auftretende Risse können ebenfalls operativ versorgt werden, die Ergebnisse sind allerdings nicht immer so optimal und die Indikationsstellung so eindeutig, wie dies wünschenswert wäre (Matzen 1981, Postacchini und Gumina 2002, Razmjou et al. 2009, Mohtadi 2010, Richards 2010, Aleem und Brophy 2012, Montgomery, Petrigliano und Gamradt 2012). Vor der Operation sollte versucht werden, durch intensives gezieltes Rehabilitationstraining eine Funktionsverbesserung besonders der synergistischen Muskeln zu erreichen. Oft sind die Patienten mit dem Ergebnis so zufrieden, dass sie von einer Operation absehen.

### Partielle Ruptur

Bei Teilrupturen der Rotatorenmanschette zeigt sich klinisch ein anderes Bild: Die Patienten klagen über Schwäche und Schmerzen bei Bewegungen, bei denen der betroffene Muskel als Hauptagonist fungiert, während seine passive Bewegung oft schmerzfrei möglich ist. Meist sind dabei lokale Entzündungsreaktionen (Kapsel- und Ligamentreizungen) vorhanden. Mit den spezifischen Tests der AK ist es nicht schwierig, den betroffenen Muskel und die Ursache der Störung zu identifizieren. Um den gestörten Muskel aus seiner Überlastungssituation herauszubringen, sind sämtliche indizierten AK-Techniken anzuwenden. Neben einer Therapie der Synergisten und Antagonisten müssen je nach Befund reaktive Muskelmuster und andere entfernt liegende Ursachen (Injury-Muster, aufsteigende oder absteigende Läsionsketten) sowie chemische oder emotionale Einflussfaktoren behandelt werden.

Spezielle klinische Tests erleichtern die Suche nach dem betroffenen Muskel. Im Folgenden sind die wichtigsten Tests für Rotatorenmanschettenrupturen aus der Literatur (Fischer 2004, Scheibel und Habermeyer 2005) zusammengestellt.

#### Standardtests für Rotatorenmanschettenrupturen

Die Aussagekraft dieser Tests wird unterschiedlich beurteilt. Sie eignen sich vor allem als Screening, während Einzeltests der Muskeln mit den Methoden der Applied Kinesiology deutlich präzisere Ergebnisse liefern.

**Null-Grad-Abduktionstest nach Codman**
Der Patient wird aufgefordert, seine am Körper anliegenden Arme aktiv gegen Widerstand zu abduzieren. Bei „ausgedünnter" bzw. teilrupturierter Rotatorenmanschette ist dies nur schwach (bei Kompensation der Supraspinatusfunktion durch den Deltoideus) oder gar nicht möglich.

**Jobe-Test**
Der Patient hält die Arme in 90°-Abduktion und 30°-Innenrotation mit Pronation (Daumen nach unten) und soll versuchen, seine Arme aktiv gegen den Widerstand des Untersucherarms weiter zu abduzieren (nach oben zu drücken). Die Innenrotation ist eine Provokationsposition für die Supraspinatussehne. Schmerz und Schwäche sind hierbei ein Hinweis auf eine Störung im Subakromialraum, die durch eine Befundbesserung in Außenrotation des Humerus bestätigt wird.

Innen- und Außenrotationstest gegen Widerstand, „Drop Arm Sign" und andere Tests sollten besser durch AK-Methoden ersetzt werden. Ultraschall- und MRT-Untersuchungen vervollständigen die Diagnostik.

#### AK-Technik

Zur Domäne der AK gehören vor allem die äußerst häufigen Funktionsstörungen der Rotatorenmanschette, die zum Impingement-Syndrom führen. Als objektives Korrelat lassen sich dann Veränderungen wie beim sekundären Impingement (Grad 1 bis 3) feststellen (➤ Kap. 6.3.8).

Wenn Muskelschwäche und Schmerzen nicht durch einen Challenge aufgehoben werden, spricht das für eine Ruptur. Hier kann durchaus auch mit einer Graduierung der Muskelkraft gearbeitet werden (➤ Tab. 2.6).

Ein globaler Test für die Sehnen der Rotatorenmanschette (**Sehnen-Challenge**) kann folgendermaßen ausgeführt werden:

1. Der Patient hält den Arm an den Thorax gepresst, während der Untersucher ihn mit den Händen unter der Achsel umfasst und mit einem kurzen Impuls horizontal vom Körper wegzieht. Dies muss sehr kraftvoll geschehen, damit der Challenge die Sehnen erreichen kann.
2. Bei entspanntem Arm werden dann die Muskeln der Rotatorenmanschette erneut einzeln getestet.
3. Der Muskel mit der Sehnenstörung wird im Test hyporeaktiv sein.
4. Die per Palpation und TL gefundene Läsionsstelle wird mit tiefer Friktion, Ultraschall oder Ligament-Interlink behandelt.

### 6.3.4 Störungen im Glenohumeralgelenk

Das Glenohumeralgelenk ist das eigentliche Schultergelenk (➤ Abb. 6.13). Der Oberarmkopf bewegt sich in der flachen Gelenkpfanne, der Cavitas glenoidalis scapulae. Dass es sich um ein multiaxiales Kugelgelenk mit Muskel-Kapsel-Führung handelt, erklärt das große Bewegungsausmaß im Schulterbereich. Das Gelenk lässt Rollbewegungen in Verbindung mit Gleit- und Rotationsbewegungen des Humeruskopfes zu. Oberhalb der direkt zum Glenohumeralgelenk gehörenden Muskeln bilden das Lig. coracoacromiale (vorn) und das Akromion (dorsokranial) die natürliche Begrenzung.



#### ❶ Lig. coracohumerale

#### Anatomie

Vom Lig. coracohumerale ziehen anteriore Faserzüge zum Tuberculum minus (Ansatz des M. subscapularis) und posteriore vom Korakoid zum Tuberculum majus, wo es in derselben Region inseriert wie der M. supraspinatus. Das Band stellt ebenso wie das Lig. glenohumerale eine Verstärkung der Schultergelenkkapsel dar (➤ Abb. 6.14).

#### Challenge

1. Bei Flexion des Humerus spannt sich primär das posteriore Band an, bei Extension das anteriore. Der Challenge beider Faserzüge kann durch Armschwünge in Flexion und Extension bei möglichst vollkommener Entspannung der Muskeln durchgeführt werden (Shafer 2009).
2. Direkt danach müssen der Subscapularis (anteriore Ligamentanteile) und der Supraspinatus (posteriore Ligamentanteile) getestet werden. Wenn das Ergebnis nicht ganz eindeutig ausfällt, kann das anteriore Band durch passive Extension mit Außenrotation nachgetestet werden.
3. Direkt nach dem Challenge wird sich eine besonders empfindliche Stelle zeigen, deren Therapielokalisation den Challenge aufheben wird.

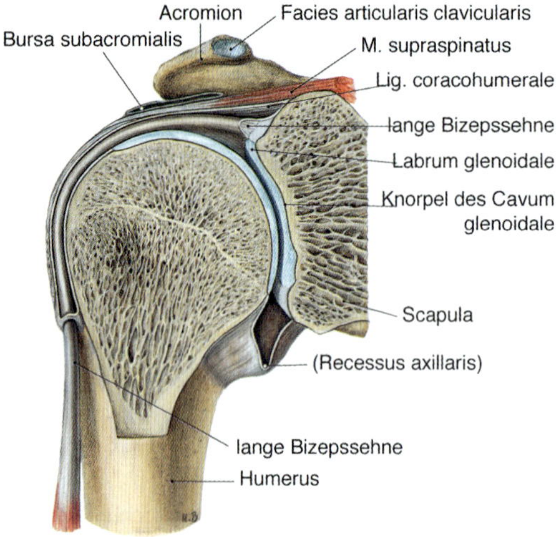


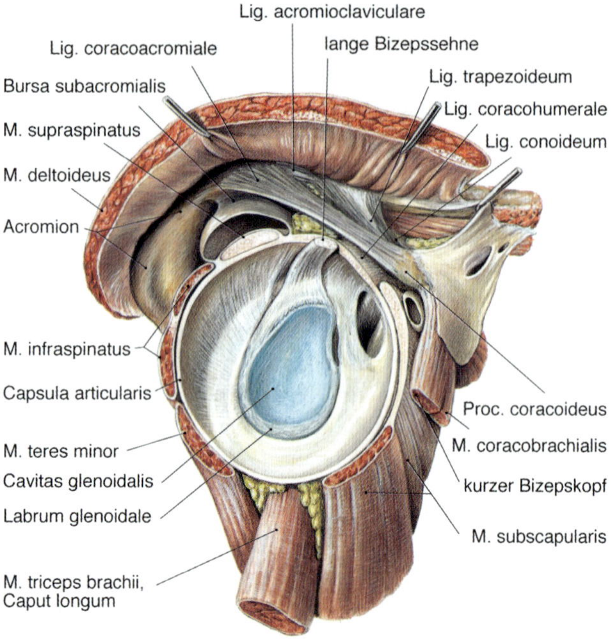


**Abb. 6.13** Glenohumeralgelenk und Subakromialgelenk (Sobotta 2007)

## Ligament-Interlink

Ein lokaler Therapieversuch ist angebracht, oft wird aber ein Ligament-Interlink die eindrucksvolleren Ergebnisse liefern.

1. Eine wesentliche Voraussetzung ist, dass es für eine meist nach dem Challenge sehr schmerzhafte Stelle im Ligamentbereich eine TL gibt, die die Muskelinhibition (durch den Challenge) aufhebt.
2. Im ventralen Kapselbereich des kontralateralen Hüftgelenks (Lig. iliofemorale und Lig. pubofemorale, ➤ Abb. 6.54) wird bei gehaltener TL am provozierten Lig. coracohumerale eine schmerzhaft gespannte Stelle auftreten, die bei Wegnahme der TL wieder verschwindet.
3. Während die TL am Lig. coracohumerale weiterhin gehalten wird, massieren Sie die korrespondierende Stelle ca. 5 Sekunden lang mit harter Friktion, bis die Gewebeverspannung dort nachlässt.

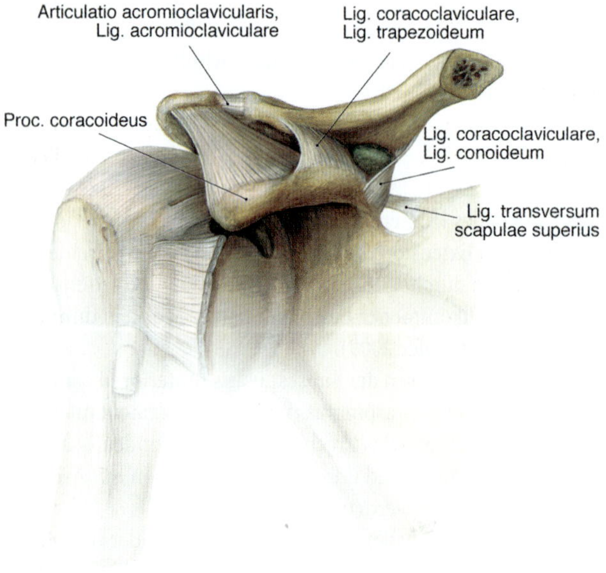


**Abb. 6.14** Ligamente und Kapsel der Schulter (Sobotta 2007)

## ❷ Lig. glenohumerale

### Anatomie

Das Band hat Z-förmige Faserzüge, die die ventrale Gelenkkapsel verstärken. Die kranialen Fasern ziehen vom kranialen ventralen Rand der Cavitas glenoidalis zum Tuberculum majus. Die mittleren Fasern entspringen direkt unterhalb der ersteren am ventralen Rand und die kaudalen Fasern am kaudalen ventralen Rand der Cavitas glenoidalis. Die mittleren und kaudalen Faserzüge setzen am Tuberculum minus an.

### Challenge

Durch Abduktion, Extension und Außenrotation werden die mittleren und kaudalen Ligamentanteile gedehnt und der M. subscapularis bei positivem Challenge inhibiert (Shafer 2009).

Durch Adduktion (vor oder hinter dem Thorax) und Außenrotation des Arms wird der kraniale Ligamentabschnitt gedehnt. Dieser Challenge führt spezifisch zur Inhibition des M. supraspinatus (➤ Abb. 6.17)

### Ligament-Interlink

Wie das Lig. coracohumerale hat auch das Lig. glenohumerale eine Entsprechung im anterioren Bereich der Hüftgelenkkapsel (Lig.

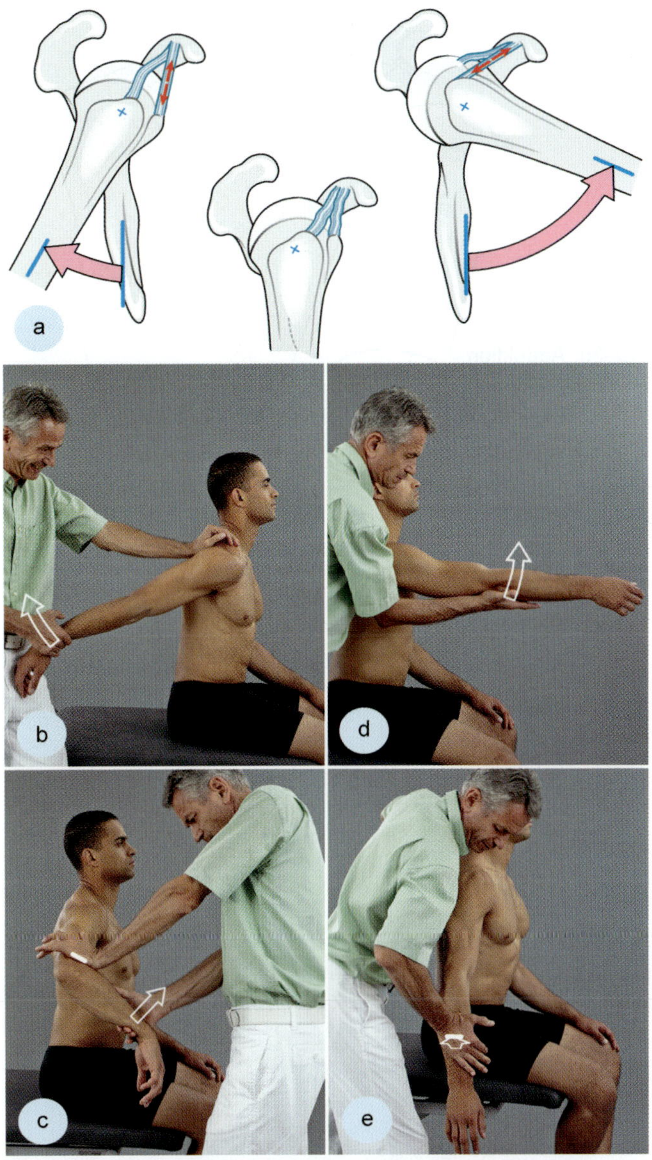


**Abb. 6.15** Lig. coracohumerale und Dehnungspositionen nach KAPANDJI (a), Challenge der anterioren Fasern (b), Testung des homolog wirkenden M. subscapularis (c); Challenge der posterioren Fasern (d), Testung des homolog wirkenden M. supraspinatus (e)

iliofemorale und Lig. pubofemorale). Die Vorgehensweise ist wie dort beschrieben.

## ❸ Labrum glenoidale

### Anatomie

Das Labrum glenoidale bildet die knorpelige Begrenzung der Cavitas glenoidalis und verhindert eine Luxation des Humeruskopfes. Labrumverletzungen kommen relativ häufig vor und sind nicht in allen Fällen durch die übliche Bildgebung zu erfassen. Sie müssen wegen ihrer klinischen Bedeutung mit den Mitteln der Applied Kinesiology per Challenge aufgedeckt werden (Shafer 2009). Dass an-

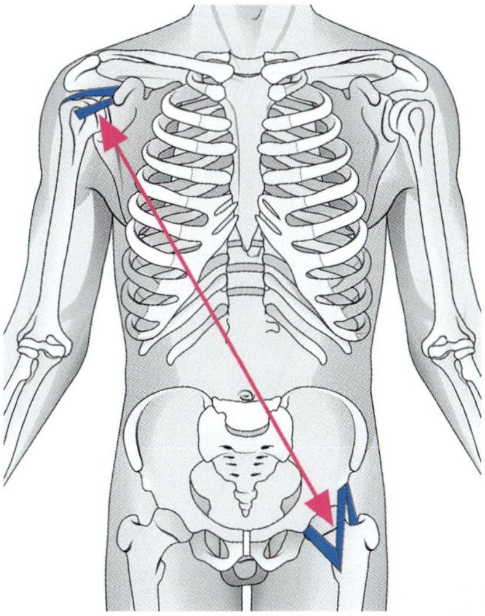

**Abb. 6.16** Ligament-Interlink des Lig. coracohumerale

teriore und inferiore Labrumläsionen häufig, posteriore dagegen eher selten sind, ist sicher auch anatomisch bedingt: Denn der Labrumring ist ventral-kranial offen, sodass die „Lippen" der freien Enden leichter verletzt werden können als der geschlossene Ring dorsal (➤ Abb. 6.18).

Auch wenn sich der Humeruskopf bei Subluxationen weniger dramatisch verlagert als bei echten Luxationen, können sie ständige Beschwerden verursachen.

### Labrumläsionen und Subluxationen

**Anteriore Subluxation**

Wird der Arm bei 90°-Abduktion und maximaler Außenrotation plötzlich überstreckt, verschiebt sich der Humeruskopf nach anterior. In dieser Position kann er blockiert bleiben, wenn die Krafteinwirkung für eine Luxation zu gering war. Nach spontaner oder manueller Reposition kann eine anteriore oder anterior-inferiore Labrumläsion zurückbleiben.

**Posteriore Subluxation**

Zur Dislokation oder Subluxation des Humeruskopfes nach posterior kommt es bei einer plötzlichen Krafteinwirkung auf den flektierten, adduzierten und innenrotierten Arm, die in der Längsachse zur Schulter gerichtet ist.

**SLAP-Läsion**

Eine spezielle Form der Labrumläsion ist die SLAP-Läsion (superiores Labrum von anterior nach posterior): Dabei handelt es sich um einen Riss des superioren Labrum-Bizepsanker-Komplexes, also im Ansatzbereich der langen Bizepssehne. Die häufigste Ursache ist eine plötzliche Zugbelastung, wie sie beim Auffangen eines schweren Gegenstandes oder bei verschiedenen Sportarten (Wasserski, Skifahren) auftreten kann. Aber auch beim Sturz nach vorn auf den gestreckten Arm (Snowboarden) und durch wiederholte Mikrotraumen bei Überkopfsportarten (Basketball, Handball) können SLAP-Läsionen entstehen.

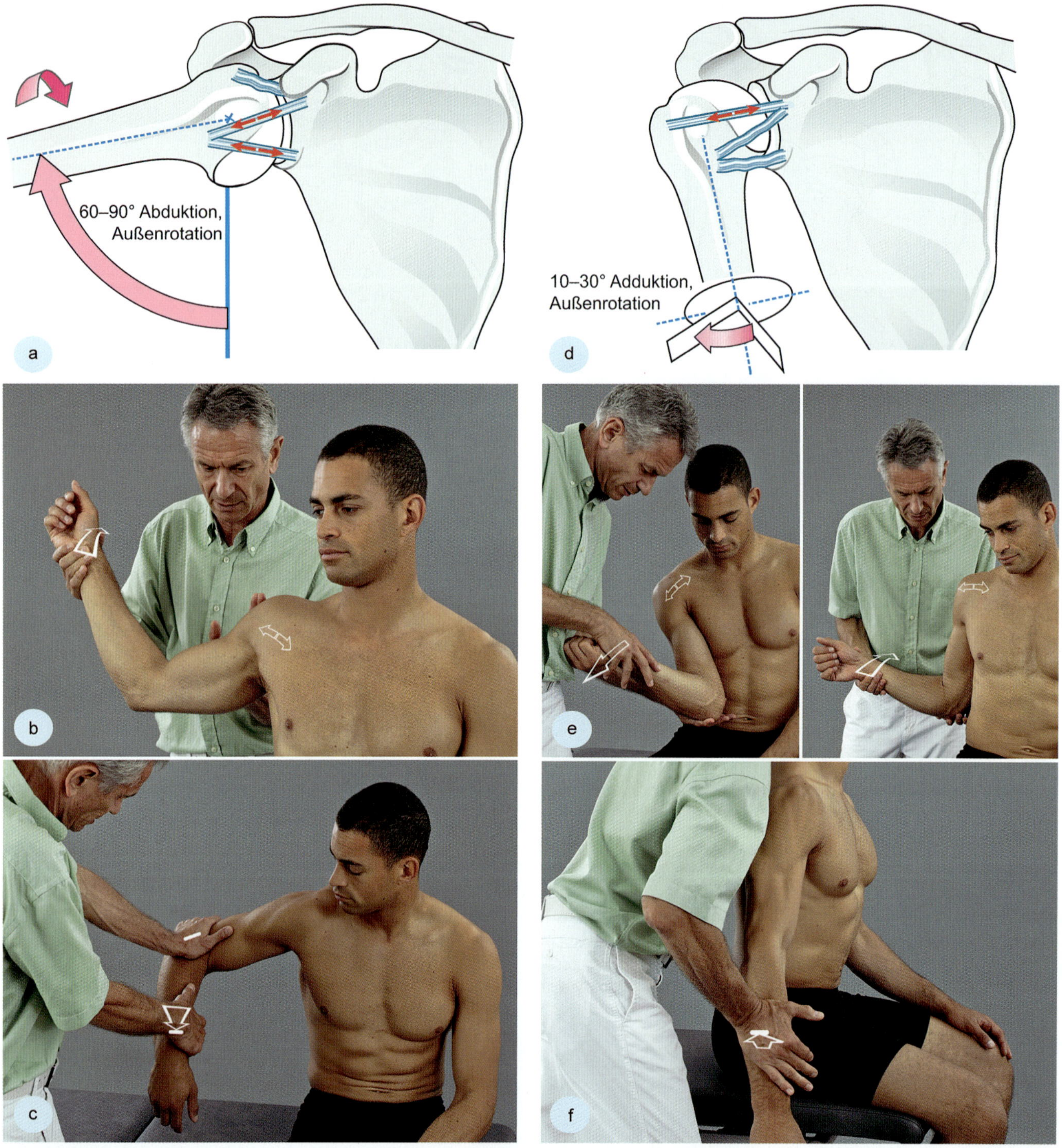


**Abb. 6.17** Lig. glenohumerale und Dehnungspositionen (nach Kapandji): kaudale und mittlere Fasern (a), Challenge (b), spezifische Muskelinhibition: Subscapularis (c), kraniale Fasern des Lig glenohumerale (d), Challenge (e), assoziierter Muskel: Supraspinatus (f)

Eine SLAP-Läsion lässt sich funktionell am besten mit dem Sehnen-Challenge des langen Bizepskopfs diagnostizieren: In der Testposition für die lange Bizepssehne wird bei isometrischer Kontraktion ein Dehnungsimpuls gesetzt (➤ Kap. 6.2.3).

Der positive Challenge muss durch eine Magnet-TL über dem AC-Gelenk, unter dem die langen Bizepssehne inseriert, aufgehoben werden, um mit einer „Sehnen-Interlink"-Behandlung Erfolg haben zu können: Die korrespondierende Region ist die Sehne des Rectus femoris an der Spina iliaca anterior inferior.

### Bildgebung

Schulterprobleme werden wesentlich häufiger durch Labrumverletzungen ausgelöst, als es objektive Befunde in der Bildgebung erwarten lassen. Labrumrisse sind jedoch nicht selten auch im MRT objektivierbar. Die Anwendung von Gadolinium-Kontrast intraartikulär ist dabei sehr hilfreich.

### Subluxation diagnostizieren und korrigieren

1. Die AK-Untersuchung der Schulter umfasst immer zunächst eine manuelle Testung aller relevanten Schultermuskeln, primär, wie bereits erwähnt, die der Rotatorenmanschette. Hyporeaktive Befunde müssen korrigiert werden. Das bedeutet, dass neben Propriozeptorentechniken und den 7-FVSS auch die lokalen Gelenkstörungen, d. h. die Subluxation, berücksichtigt werden müssen:
2. Halten Sie mit einer Hand die Klavikula und die Skapula fest. Ihre andere Hand umgreift den Humeruskopf fest und sicher. Bewegen Sie den Humeruskopf zunächst in der Sagittalen, dann nach ventral-kaudal und nach kaudal, um ein Gefühl für das Bewegungsspiel im Glenohumeralgelenk zu bekommen.
3. Nach einem Challenge in die gesperrte Richtung (die potenzielle Korrekturrichtung, kein Rebound!) des Gelenkspiels testen Sie die hyporeaktiven Muskeln nach. Mobilisieren Sie dann (evtl. mit Atemunterstützung) in die Richtung, die die hyporeaktiven Muskeln gestärkt hatte.

### Labrum-Challenge

1. Unter minimaler Kompression (bei diesem Challenge soll nicht der glenoidale Knorpel getestet werden) bewegen Sie den Humeruskopf kontrolliert nach ventral und testen Sie einen der normoreaktiven Schultermuskeln. Hierbei handelt es sich um einen Knorpel-Challenge, der im positiven Fall alle Muskeln der Schulter inhibieren sollte (➤ Abb. 6.18).
   Die Kapsel wird möglicherweise mit provoziert, was zu einer globalen Muskelinhibition führen könnte. Da die ursprüngliche Verletzung keine globale Entzündung, sondern eine lokalisierte Kapselschädigung verursacht hat, kann das Challenge-Verhalten ähnlich wie bei einem Ligament sein. Testen Sie daher vorsichtshalber homologe Muskeln wie den Subscapularis und den Pectoralis major.
2. Palpieren Sie direkt nach dem Challenge die Labrumstrukturen, um den maximalen Schmerzpunkt zu finden. Seine Therapielokalisation sollte die Muskelinhibition aufheben.
3. Führen Sie danach mit denselben Schritten einen Challenge in ventral-kaudaler und kaudaler Richtung, evtl. auch einmal in posteriorer Richtung durch.

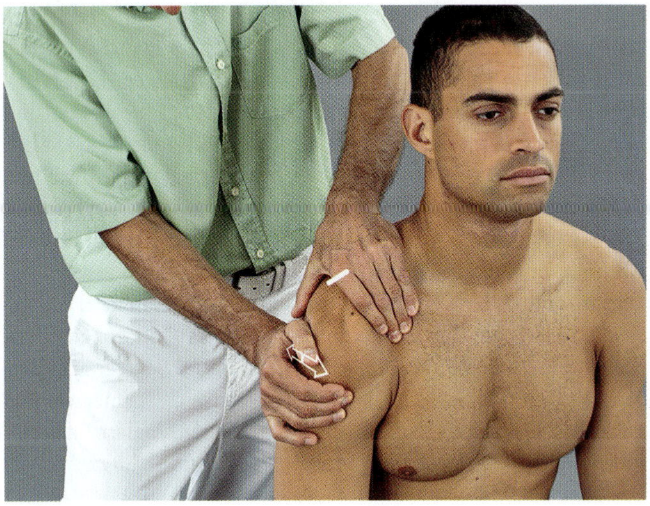

**Abb. 6.18** Challenge des Labrum glenoidale

### Ligament-Interlink

Die klinisch zu beobachtende Verbesserung in der Mobilität des Glenohumeralgelenks durch die hier geschilderten, extrem wirksamen AK-Techniken legt die Vermutung nahe, dass sie besonders zur Behandlung von Verletzungen im Labrum-Kapsel-Übergangsbereich oder von reaktiven Kapselspannungen nach Traumata mit Labrumbeteiligung geeignet sind.

1. Die gehaltene TL am Läsionsort sollte auch zu einer tastbaren, sehr schmerzhaften Gewebespannung im kontralateralen Hüftgelenk (etwa im Bereich des Labrum acetabuli) führen. Dies ist das „quadrupedal reflexive Gelenk". Da es sich um eine sehr tief liegende Struktur handelt, ist sie nur mit tiefem Druck erreichbar.
2. Während die TL an der Schulter gehalten wird, massieren Sie die Stelle in der Hüftregion sehr kräftig, bis die schmerzhafte Gewebespannung nachlässt. Da das Labrum eine relativ tief liegende Struktur ist, ist eine Magnetverstärkung der TL von Vorteil; dazu steckt der Patient den TL-Finger durch das Loch eines Ringmagneten.
3. Die Mobilität im Glenohumeralgelenk sollte sich nach dieser Korrektur merklich normalisiert haben.

## ❹ Knorpel der Cavitas glenoidalis

### Challenge

1. Für den Knorpel-Challenge (Shafer 2009) der Cavitas glenoidalis fassen Sie den gebeugten Arm des Patienten am Ellenbogen und

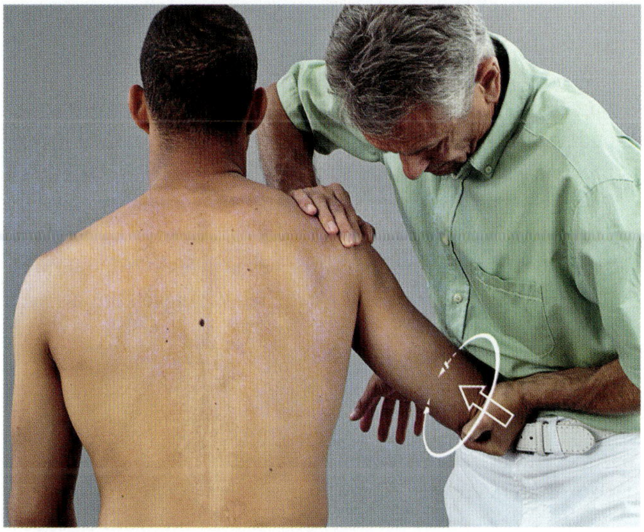

**Abb. 6.19** Challenge der Cavitas glenoidalis

6

abduzieren ihn im Schultergelenk ca. 45°, während Sie Skapula und Klavikula mit der anderen Hand stabilisieren (➤ Abb. 6.19).
2. Führen Sie den Arm unter Kompression (ca. 4 kp) in kleinamplitudigen kreisenden Bewegungen, damit keine anderen Strukturen provoziert werden.
3. Testen Sie danach einen vorher normoreaktiven Schultermuskel (Knorpel-Challenge führt zur globalen Muskelinhibition), der jetzt hyporeaktiv sein sollte.

#### Therapie

Der Knorpel reagiert kaum auf eine Interlink-Therapie. Man kann aber einen Behandlungsversuch mit den im allgemeinen Teil beschriebenen Supplementen unternehmen. Glukosaminosulfat, Hyaluronsäure, Lysin, Prolin, MSM, Molybdän, Eisen, Vitamin C, $B_{12}$, $B_9$ und Mangan kommen infrage (➤ Kap. 6.2.3).

Diese Substanzen heben, oral getestet, den positiven Knorpel-Challenge auf.

### ❺ Schultergelenkkapsel

#### Challenge

Der Kapsel-Challenge (Shafer 2009) erfordert eine absolut entspannte Muskulatur. Die Kapsel muss in allen drei räumlichen Dimensionen gedehnt werden. Es empfiehlt sich, die homolog arbeitenden Muskeln zu testen: den Supraspinatus für die kraniale Kapsel, den Subscapularis für die ventrale und den Infraspinatus für die dorsale Kapsel. Bei entzündlichen Kapselveränderungen ruft jeder Kapsel-Challenge eine globale Inhibition der Schultermuskeln hervor.

- Kraniale Kapsel: Ziehen Sie den Arm mit einem schnellen Impuls nach kaudal. Ein kranial-ventraler Impuls, der die kraniale Kapsel dehnen würde, ist aufgrund der Begrenzung durch das Akromiondach nicht wirksam. Im positiven Fall werden einige vorher normoreaktive Schultermuskeln beim Nachtesten inhibiert sein. Wenn Sie direkt danach die Kapselstrukturen palpieren, ist die Verletzungsregion vermehrt schmerzhaft. Die TL hebt den erneuten Challenge auf.
- Dasselbe Vorgehen gilt für die ventrale Kapsel: Außenrotation und leichter Druck nach anterior, ohne Kompression wie beim Labrum, sind der adäquate Stimulus.
- Posteriore Kapsel: Führen Sie den Humeruskopf eher in Innenrotation nach posterior.
- Kaudale Kapsel: Abduzieren Sie den Arm in leichter Innenrotation und drücken Sie ihn dann mit einem schnellen Impuls nach kaudal.

#### Ligament-Interlink

Wie die TL über der verletzten Kapselregion hebt auch die TL an der korrespondierenden (QRG-)Kapselregion der Hüfte den Challenge auf. Wegen dieser tief liegenden Struktur muss mit einer sehr tiefen, schmerzhaften Massage gearbeitet werden, um erfolgreich zu sein.

#### Entzündungen

Bei Kapselentzündungen sind meist mehrere Challenge-Richtungen positiv. Da die Ligament-Interlink-Therapie nicht wirksam ist, müssen erneut alle orthomolekularen Faktoren zur Unterstützung des Bindegewebes getestet werden. Manchmal ist die Anwendung von Kortikoiden erforderlich. Auch diese können vorab getestet werden. Vergessen Sie nicht, parainfektiöse Ursachen in Betracht zu ziehen, besonders Chlamydien und Borrelien (➤ Kap. 6.2.3).

## 6.3.5 Störungen im Akromioklavikulargelenk

#### Anatomie

Das Akromioklavikular-(AC-)Gelenk verbindet das distale Ende der Klavikula mit der ventralen medialen Fläche des Akromions. Auch das AC-Gelenk wird vorwiegend durch Bänder stabilisiert. Das Lig. acromioclaviculare verstärkt den oberen Bereich des Gelenks, Deltoideus und oberer Trapezius stabilisieren es muskulär. Das Lig. coracoclaviculare hält das distale Klavikula-Ende im Gelenk. Es besteht aus dem Lig. conoideum, das vom mittleren unteren Bereich der Klavikula eher zum hinteren Teil des Proc. coracoideus zieht, und dem Lig. trapezoideum, das vom distalen Klavikula-Ende eher zum mittleren oberen Teil des Proc. coracoideus zieht.

#### Läsionen

Bänderrisse verursachen das typische Klaviertastenphänomen, wenn das distale Klavikula-Ende nach kranial disloziert ist (➤ Abb. 6.7, ➤ Abb. 6.20). Akute komplette Bänderrupturen der Ligg. conoideum und trapezoideum müssen operativ versorgt werden. Sie sind diagnostisch und therapeutisch oft gut zugänglich.

Zerrungen der Akromioklavikularbänder (auch mit Teilrupturen) werden dagegen oft übersehen und zählen für manche Autoren sogar zu den am häufigsten übersehenen Verletzungen (Leaf 1995). Die Hauptursache sind Auffahrunfälle, bei denen der Patient mit gestreckten Armen das Lenkrad noch in den Händen hielt. Auch wenn sich der Patient mit dem gestreckten Arm abfangen will und der Oberarmkopf gegen das Akromion oder nach dorsal gegen die Skapula gestoßen wird, kann es zur Überdehnung der Bänder des Akromioklavikulargelenks kommen. Oft führen schmerzhafte Triggerpunkte im oberen Trapezius und eine eingeschränkte HWS-Beweglichkeit (Rotation und Seitneigung) die Patienten zum Arzt. Manchmal entwickelt sich aus einer Überkontraktion der Schultermuskeln ein Thoracic-Outlet-Syndrom, bei dem Schmerzen und Parästhesien bis in die Hand ausstrahlen können. Andere Engpässe von Einzelnerven des Plexus brachialis sind häufige Folgen (➤ Kap. 6.9.5).

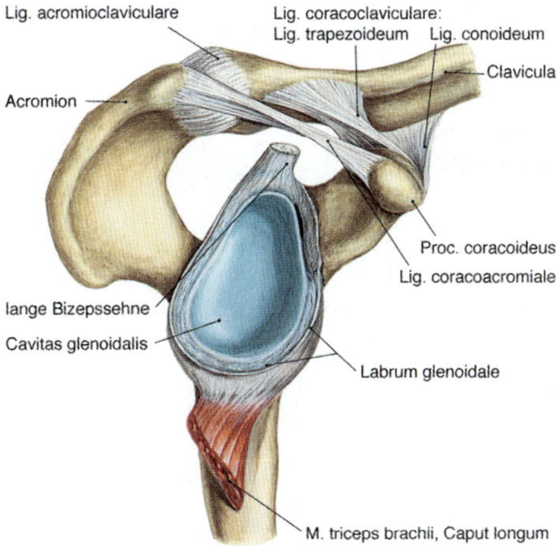


**Abb. 6.20** Akromioklavikulargelenk (Sobotta 2007)

## Untersuchung

Der Humeruskopf weicht schon bei weniger als 80° Abduktion nach oben aus, bei einer Abduktion von 160°–180° zeigt sich oft ein oberer „Painful Arc" (Winkel et al. 1985). Die passiven Bewegungen sind oft erst endgradig schmerzhaft, die in erster Linie die Adduktion auslöst. Je nach Schweregrad der Bänderläsion lässt sich ein Klaviertastenphänomen der Klavikula gegen das Akromion beobachten (Winkel et al. 1985). Steht die Klavikula bei Anspannung des oberen M. trapezius höher als das Akromion, deutet das auf eine mögliche Dysfunktion des M. subclavius hin. Bei diesem Muskel sind nach Leaf (1995) Propriozeptorentechniken indiziert.

Finden sich bei der Palpation extrem schmerzhafte Muskelpunkte im oberen Trapezius, teilweise im hinteren M. deltoideus und im M. infraspinatus, sollten die Schmerzen deutlich nachlassen, wenn Akromion und Klavikula manuell angenähert werden.

Alle Schultermuskeln müssen manuell getestet werden. Häufig sind der mittlere und hintere Deltoideus, der Supraspinatus und/oder Infraspinatus hyporeaktiv, aber auch der obere Trapezius.

Auch hier führt eine (gehaltene) Approximation der Gelenkpartner häufig zur Normalisierung.

## Ligament-Challenge

1. Halten Sie die Klavikula fest, während Sie das Akromion nach anterior und posterior bewegen, um beide Bänder (Lig. conoideum und Lig. trapezoideum) zu dehnen. Eine Gelenkkompression muss vermieden werden und der Patient sollte völlig entspannt sein.
2. Testmuskeln sind der Deltoideus (in 45°-Abduktion) sowie der obere, evtl. mittlere Trapezius.
   Ligament-Challenges sind nicht spezifisch: Auch eine Läsion der AC-Gelenkkapsel kann alle Anteile des Deltoideus sowie den oberen bzw. mittleren Trapezius schwächen.

Dies gilt es differenzialdiagnostisch zu beachten. Dabei kann sich eine punktuelle Therapielokalisation als hilfreich erweisen.

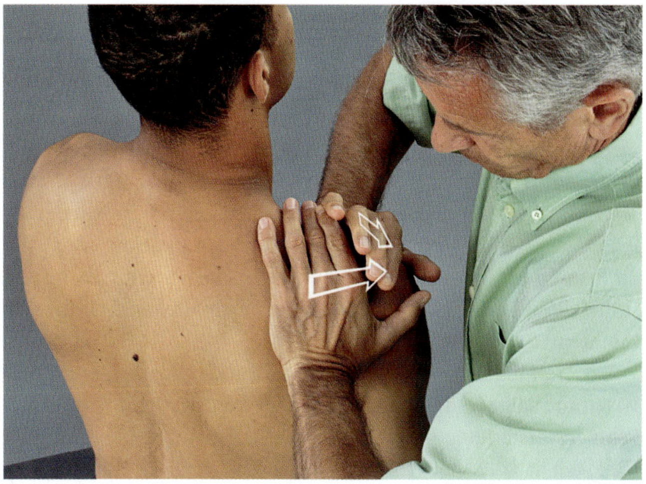

**Abb. 6.21** Approximationsbehandlung des AC-Gelenks

## Therapie

Nach Korrektur der hyporeaktiven und der hypertonen Muskeln werden Akromion und Klavikula für ca. 30–60 Sekunden manuell maximal angenähert gehalten (➤ Abb. 6.21). Diese Approximationsbehandlung entspricht dem „Law of the Ligament" nach Goodheart und kann dazu beitragen, die schlaffe Gelenkstruktur zu tonisieren.

### Ligament-Interlink

Die Korrespondenzregion des AC-Gelenks befindet sich im Ansatzbereich des Lig. inguinale an der Spina iliaca anterior superior (➤ Abb. 6.22). Die TL dort wird im positiven Fall den Ligament-Challenge des Gelenks aufheben. Die Therapie erfolgt wie üblich mit tiefer, schmerzhafter Friktion.

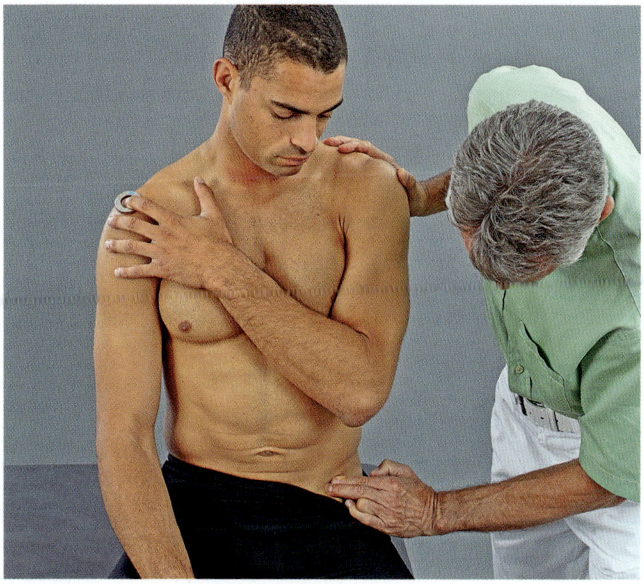

**Abb. 6.22** Ligament-Interlink des AC-Gelenks (vgl. ➤ Abb. 6.4)

**Stabilisierendes Training**

Ein isometrisches Training für den oberen Trapezius, den Supraspinatus und den Deltoideus ist eine Möglichkeit. Dazu muss der Patient den gestreckten Arm abduzieren (10° für den M. supraspinatus bzw. 60°–90° für den M. deltoideus) und gegen Widerstand (Türfüllung, Unterseite einer Regalablage) 10× etwa 10 Sekunden lang maximal anspannen (täglich 3–5× wiederholen). Zwischen den einzelnen Kontraktionen pausiert er ca. 15–20 Sekunden. Um das AC-Gelenk nicht noch weiter zu reizen, sollte der Patient vermeiden, auf der betroffenen Schulter zu schlafen.

Ein Training mit dem Schwingstab ist meist deutlich wirkungsvoller und sollte immer dann angewandt werden, wenn es zu keiner Schmerzverstärkung führt und der Patient genügend koordinative Fähigkeit hat, den Stab zum Schwingen zu bringen (➤ Kap. 6.3.13). Seitliche Schwingbewegungen in der mediolateralen Dimension bei Abduktionsgraden zwischen 0 und maximal 45° fördern die Stabilisierung der gesamten Rotatorenmanschette und der AC-Gelenk-übergreifenden Muskeln.

## 6.3.6 Störungen im Sternoklavikulargelenk

### Anatomie

Das Sternoklavikular-(SC-)Gelenk ist die einzige echte Gelenkverbindung des Schultergürtels mit dem Thorax. Dass es bei Schulterverletzungen mitbetroffen sein kann, wird häufig übersehen. Luxationen und Subluxationen des SC-Gelenks sind keine Seltenheit.

Die Facies articularis des Manubrium sterni und das proximale Klavikula-Ende bilden die Gelenkflächen des Sternoklavikulargelenks. Ein faserknorpeliger Discus articularis dient als Stoßdämpfer. Für die Gelenkstabilität sorgen drei Bänder: das Lig. interclaviculare, das Lig. costoclaviculare und das zweiteilige Lig. sternoclaviculare anterius et posterius (➤ Abb. 6.23).

- Bei Bewegungen nach anterior werden die Ligg. costoclavicularia und die hinteren Kapselbänder gedehnt.
- Bei Bewegungen nach posterior werden die Ligg. costoclavicularia und die vorderen Kapselbänder gedehnt.
- Beim Absenken der Schulter dreht sich der mediale Teil der Klavikula aufwärts und dehnt das obere Kapselband.
- Beim Anheben der Schulter werden primär die kostoklavikulären Bänder gedehnt.

Neben den Bändern tragen auch der M. subclavius und der M. pectoralis major (Pars clavicularis und Pars pectoralis) zur Gelenkstabilität bei.

### Challenge

Die Kapsel und die Ligamente des SC-Gelenks können provoziert werden, indem das mediale Klavikula-Ende in den drei Raumdimensionen bewegt wird.

Um den M. sternocleidomastoideus auf eine resultierende Hyporeaktion zu testen, wird die (Standard-)Testposition etwas variiert. Stellen Sie sich hinter den Patienten und stabilisieren Sie seine obere Brustwirbelsäule mit Ihrer Brust. Der Kopf des Patienten ist maximal flektiert und zur Gegenseite gedreht. Dabei befinden sich die Kopfgelenke so weit wie möglich in Extension, d. h. der Patient hält das Kinn weg vom Thorax. Nehmen Sie den Kopf des Patienten in beide Hände und lassen Sie ihn in diese hineindrücken (➤ Abb. 6.24).

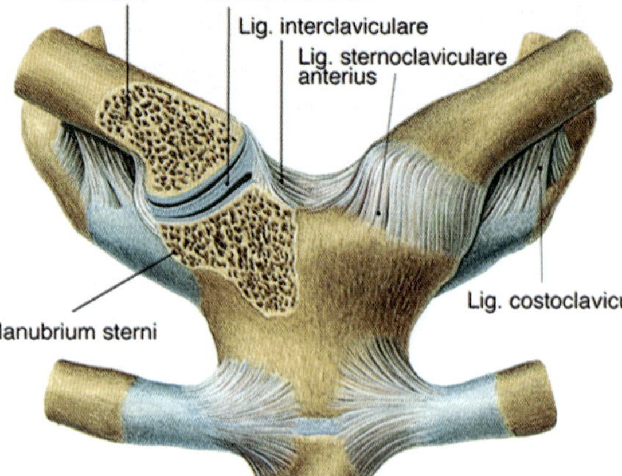


**Abb. 6.23** Sternoklavikulargelenk und Ligamente (Sobotta 2007)

### Globaler Test für das AC-Gelenk, das SC-Gelenk und den M. subclavius

(nach Shafer 2009)

1. Testen Sie den M. sternocleidomastoideus (SCM) in der oben beschriebenen Weise. Falls er nicht normoreaktiv ist, korrigieren Sie dies zunächst mit den üblichen Mitteln.
2. Passive Elevation (Abduktion) des Ellenbogens über 90° und erneute Testung des SCM: Diese Provokationsposition kann leicht gehalten werden, wenn Sie den Arm auf Ihren Oberschenkel legen, während Ihr Fuß auf die Liege aufgestellt ist

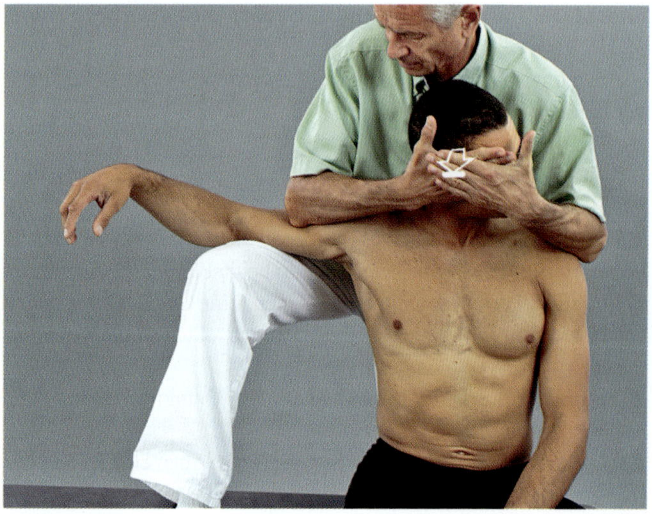

**Abb. 6.24** Test des M. sternocleidomastoideus mit gehaltener Armelevation – als Challenge der proximalen und distalen Klavikulargelenke sowie des M. subclavius

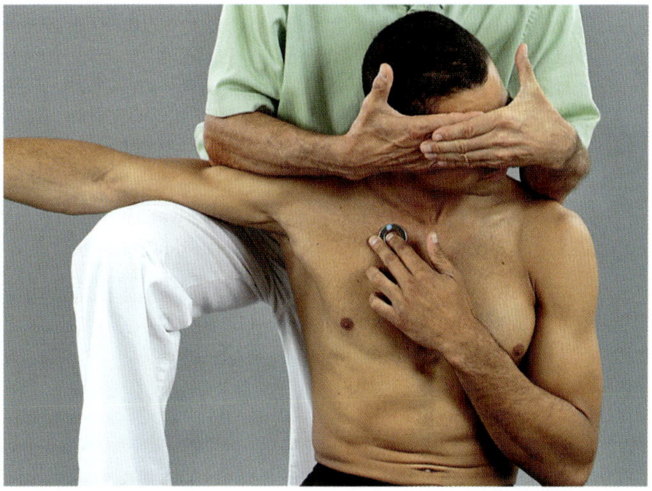

**Abb. 6.25** Die Magnet-TL der gestörten Struktur hebt die nach dem Challenge aufgetretene Hyporeaktion auf.

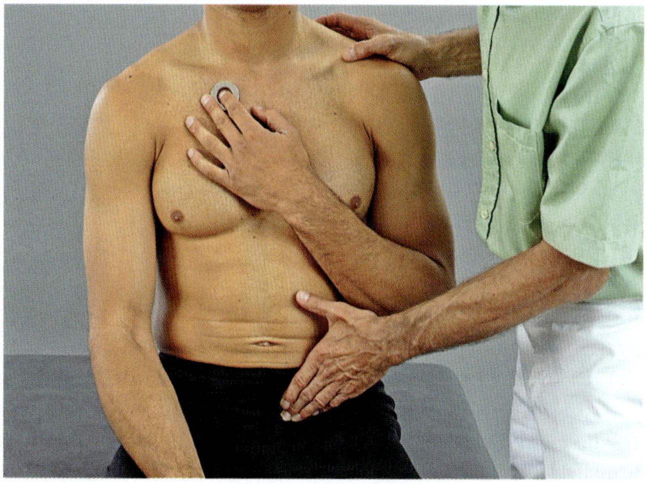

**Abb. 6.26** Ligament-Interlink des Sternoklavikulargelenks (vgl. ➤ Abb. 6.4)

(➤ Abb. 6.24). Bei einem Schwächegefühl im SCM neigt der Patient automatisch dazu, den Arm abzusenken.
3. Störungen im AC-Gelenk, im SC-Gelenk oder im M. subclavius führen zur Inhibition des SCM.
4. Durch eine Magnet-TL bzw. Finger-TL über der gestörten Struktur wird der Challenge aufgehoben (➤ Abb. 6.25).
5. Gleichzeitig wird eine schmerzhaft gespannte Gewebsregion am entsprechenden medialen oder lateralen Ende des Lig. inguinale auftreten. Bei einer Störung im M. subclavius befindet sie sich etwas kaudal des Leistenbands. Die TL dieser Regionen führt wiederum zur Normalisierung des SCM.
6. Ein bilateral positiver Testbefund kann auf eine metabolische Störung, speziell in diesem Gelenk, hinweisen.

### Ligament-Interlink

Die korrespondierende Region des Sternoklavikulargelenks liegt kontralateral im Ansatzbereich des Lig. inguinale am Tuberculum pubicum (➤ Abb. 6.26).

## 6.3.7 Störungen im Skapulothorakal-„Gelenk"

### Anatomie

Die skapulothorakale Verbindung ist wie das Subakromialgelenk kein richtiges Gelenk. Es handelt sich vielmehr um eine dorsale Gleitregion zwischen Skapula und Rippen.

Die Skapula wird durch den M. serratus anterior und die Mm. rhomboidei sowie den Trapezius und den Levator scapulae stabilisiert.

### Läsionen

Eine abnorme Beweglichkeit des unteren Skapulawinkels zeigt eine Instabilität der skapulothorakalen Verbindung an.

Wie es zum Knacken oder „Springen" in der skapulothorakalen Gleitebene kommt, ist bisher noch nicht geklärt. Es könnte lymphatisch bedingt sein und nach inflammatorischen Prozessen auftreten (Shafer 2009).

### Challenge und Therapie

1. Bei Instabilität in diesem Bereich und bei Krepitus sollte insbesondere der M. serratus anterior in verschiedenen Armpositionen geprüft werden, da der großflächige Muskel neben normoreaktiven auch inhibierte und hypertone Faseranteile aufweisen kann.
2. Testen Sie außerdem den M. subclavius, die Mm. rhomboidei und den M. trapezius.
3. Hyporeaktive Muskeln werden mit den üblichen AK-Techniken normalisiert. Vergessen Sie dabei nicht die Synergisten (Levator scapulae) und Antagonisten (Pectoralis minor und Pectoralis major). Der Serratus anterior ist teilweise Synergist, teilweise Antagonist der Rhomboidei. Palpieren Sie die Muskeln ganz pragmatisch auf Tenderpoints und Triggerpunkte, um sie danach entsprechend myofaszial zu behandeln.
4. Halten Sie die Skapula wie bei der manuellen Untersuchung (➤ Abb. 6.9), während Sie eine rotierende, reibende Bewegung wie beim Abtrocknen eines Tellers induzieren.
5. Testen Sie direkt danach den M. serratus und den M. subclavius.
6. Wenn eine Schwächung eingetreten ist, suchen Sie per TL oder Magnet-TL nach der Ursache. Es könnte sein, dass noch nicht vollständig korrigierte myofasziale Störungen reaktive Muster verursachen.
7. Wenn die TL die Inhibition nicht aufhebt, sollten Sie nach lymphatischen Störungen suchen: Als Screening eignet sich eine TL am NL-Punkt des Pectoralis minor, eine andere Möglichkeit sind die (Chapman-)Lymphreflexzonen für den Arm über dem M. pectoralis. Testen Sie Mittel wie Lymphdiaral®, Antioxidanzien oder spezifische Nosoden: Hier kommen unter anderem Borrelien und Chlamydien, aber auch Yersinien und Salmonellen infrage.

### Ligament-Interlink

Nur wenn im Bereich des Serratus oder Subscapularis eine TL gefunden wurde, ist ein Muskel-Interlink möglich. Es kann aber durchaus sein, dass die gestörte Region nicht per TL zugänglich ist. Die korrespondierende Region liegt im kontralateralen Adduktorenbereich.

## 6.3.8 Impingement-Syndrom

### Anatomie

Der Bereich zwischen Humeruskopf und Akromion wird als Subakromialgelenk bezeichnet. Unterhalb des Akromions und des M. deltoideus befindet sich ein großer Schleimbeutel, die Bursa subdeltoidea, die sich bis unter das Lig. coracoacromiale erstreckt (➤ Abb. 6.13).

Das Impingement-Syndrom stellt eine Sonderform der Rotatorenmanschettenläsionen dar und kann vielfältige Ursachen haben: Es handelt sich um eine chronische Einklemmung der Supraspinatussehne im Subakromialraum.

Als charakteristisches Symptom tritt bei aktiver Schulterabduktion Schmerz unter dem Akromion auf, der in den Deltoideus ausstrahlt. Je nach Stärke der entzündlichen Begleitreaktion kann es auch zu Ruheschmerzen im Verlauf der Supraspinatussehne oder sogar zu diffusen Schmerzen im gesamten Schultergelenk kommen. Ein länger bestehendes Impingement-Syndrom kann schließlich zur Ruptur der Supraspinatussehne führen.

Zu Beginn der Schulterabduktion sollten alle Muskeln der Rotatorenmanschette den Humeruskopf in der Cavitas glenoidalis zentrieren. Wenn der Humeruskopf jedoch bei der Abduktion aufgrund einer muskulären Dysbalance nach kranial gezogen wird, verengt sich das Gleitlager der Supraspinatussehne, sodass ein Impingement-Syndrom entsteht.

Dabei unterscheidet man drei Stadien des Impingements, von deren Dauer und Pathologie auch die Prognose abhängt:

Stadium 1: Ödem und Einblutung
Stadium 2: Fibrose und Verdickung
Stadium 3: Sehnenruptur, knöcherne Veränderungen

### Primäres Impingement

Das primäre Impingement (Outlet-Impingement) wird durch morphologische Veränderungen wie Osteophyten, Kalkdepots, angeborene Formveränderungen des Akromions und posttraumatische Zustände verursacht. Rheumatische Erkrankungen und Entzündungen sowie stoffwechselbedingte Ablagerungen im Sehnengleitlager können den subakromialen Raum ebenfalls im Sinne einer morphologischen Veränderung einengen.

### Sekundäres Impingement

Das sekundäre Impingement (Non-Outlet-Impingement) entsteht durch Funktionsstörungen. Dazu gehören neben einer neuromuskulären Fehlsteuerung der Rotatorenmanschette Fehlhaltungen der BWS und der Schultern (Rundrücken) sowie eine Sehnenruptur innerhalb der Rotatorenmanschette oder dorsale Kapselschrumpfung. Sehnenrupturen können sowohl Ursache als auch Folge eines Impingements sein! Positive Impingement-Zeichen finden sich auch bei Bursitiden.

Bei der Befunderhebung lässt sich oft nur schwer zwischen einer „Ausdünnung" und einer vollständigen Ruptur der Sehnen der Rotatorenmanschette unterscheiden. Die Differenzialdiagnose muss dann mittels MRT gestellt werden.

### Impingement-Tests

In der Literatur sind verschiedene Tests beschrieben (Berg et al. 1996, Heller, Wirtz und Niethard 1999).

**Unterer „Painful Arc"**
Bei der aktiven Armabduktion spürt der Patient zwischen 60° und 120° Schmerzen und Schwäche durch die Kompression der Supraspinatussehne unter dem Akromiondach. Die vom Untersucher durchgeführte, passive Armabduktion ist für den Patienten oft schmerzfrei, da die Gewebestrukturen wegen fehlender aktiver Anspannung des M. deltoideus nicht unter das Akromiondach gezogen werden.

**Test nach Neer**
Der Untersucher steht hinter dem Patienten und fixiert mit einer Hand die Skapula, während er mit der anderen Hand den gestreckten Arm des Patienten in voller Innenrotation schnell in Anteversion adduziert, um eine Flexion von 120° herbeizuführen (➤ Abb. 6.27). Bei einer Einklemmung des Gewebes unter Akromion (oder Lig. coracoacromiale bzw. Korakoid) kommt es zu Schmerzen.

**Lokalanästhetikumtest nach Neer**
Die Injektion eines (Depot-)Lokalanästhetikums in Schmerzpunkte, unter das Akromiondach, ins Akromioklavikulargelenk etc. dient zur differenzialdiagnostischen Bestätigung bzw. zum Ausschluss von Verdachtsdiagnosen. So kann auch eine Sehnenruptur,

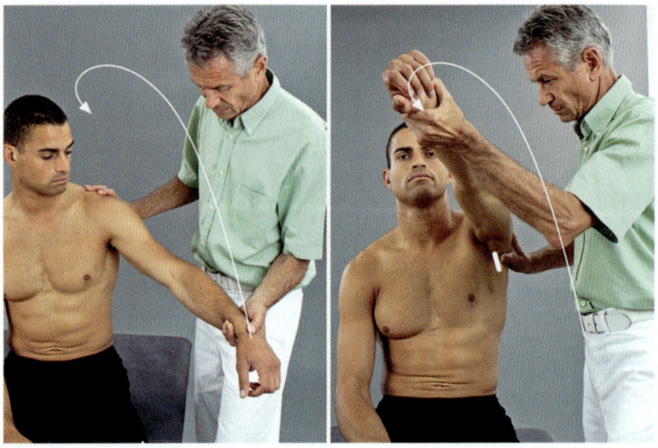

**Abb. 6.27** Impingement-Test nach Neer

bei der die Schwäche des Supraspinatus oder Deltoideus nach Wirkungseintritt des Lokalanästhetikums bestehen bleibt, von einem entzündlichen Zustand unterschieden werden, bei dem die Injektion evtl. zur Besserung führt.

**Test nach Hawkins**

Der Untersucher steht vor dem Patienten und bringt dessen Schulter und Ellenbogen jeweils in eine Flexionstellung von 90°. Bei der forcierten passiven Innenrotation des Humerus kann es zur Einklemmung mit den für den Patienten typischen Schmerzen kommen (Meyer und Gächter 2000). Der Test nach Hawkins ist relativ unspezifisch (➤ Abb. 6.28).

**Subkorakoidales Impingement-Zeichen nach Gerber**

Der Arm wird aus einer 90°-Flexion passiv innenrotiert und adduziert (➤ Abb. 6.29). Dies provoziert bei einem Impingement zwischen Humeruskopf und Korakoid Schmerzen (Meyer und Gächter 2000). Im Vergleich zum subakromialen kommt ein subkorakoidales Impingement seltener vor. Es kann idiopathisch, iatrogen oder posttraumatisch bedingt sein. Da sich durch das Impingement die Distanz zwischen Humeruskopf und Korakoid verringert, treten bei der Schulterflexion und -innenrotation Beschwerden auf.

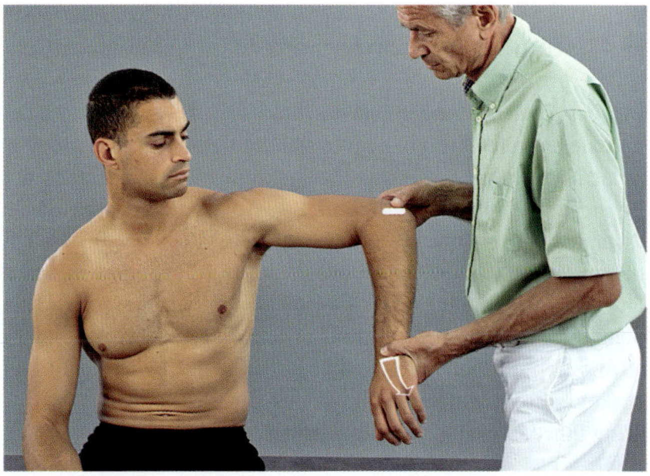

**Abb. 6.28** Impingement-Test nach Hawkins

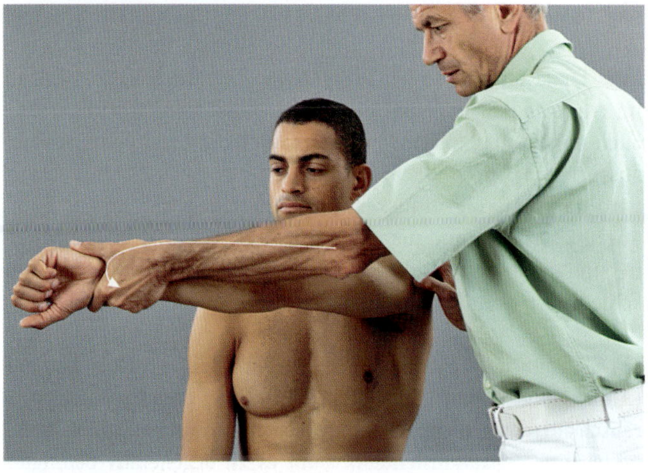

**Abb. 6.29** Subkorakoidales Impingement-Zeichen nach Gerber

## AK-Technik

Zum Abduzieren des Armes muss das Schulterblatt am Thorax fixiert sein. Deshalb spannen sich vor einer Abduktion zunächst die Rhomboidei und der Serratus anterior sowie der Trapezius an. Erst danach werden die Muskeln der Rotatorenmanschette aktiv, die den Humeruskopf in der Pfanne zentrieren.

Bei der Armflexion sorgt zusätzlich primär der lange Bizepskopf dafür, dass der Humeruskopf nach kaudal gehalten wird. Die lange Bizepssehne verläuft im Sulcus intertubercularis über den Humeruskopf. Dabei zieht sie in Ruhestellung des Humeruskopfs oberhalb ihres Ansatzpunkts an der Cavitas glenoidalis über ihn hinweg. Normalerweise drückt sie bei der Flexion (Kontraktion des M. biceps, Caput longum) den Humeruskopf nach unten und begrenzt somit dessen Beweglichkeit nach oben gegen das Akromion. Bei Schwäche des langen Bizepskopfs besteht immer auch ein Impingement-Syndrom, da der Humeruskopf nicht davon abgehalten wird, sich nach oben gegen das Akromion zu bewegen. Zusammenfassung ➤ Abb. 6.30

**Ausgangsbefund**

1. Testen Sie, ob die Rhomboidei und der Serratus anterior hyporeaktiv sind. Den Trapezius und den Levator scapulae können Sie zu diesem Zeitpunkt oder auch erst am Ende testen, die erstgenannten müssen jedoch obligatorisch zu Beginn getestet werden.
2. Findet sich eine Dysfunktion, wird sie mit den bekannten Methoden behandelt. Anhand der autogenen Fazilitation entscheidet sich wie immer, ob eine Injury-Region verantwortlich ist oder ob man „linear" vorgehen kann (Propriozeptorentechniken, 7-FVSS). Suchen Sie wie immer mit TL, Magnet-TL oder Reiben nach der Ursache.
3. Dann testen Sie die übrigen Muskeln der Rotatorenmanschette (Supraspinatus, Infraspinatus, Teres minor, Subscapularis, Deltoideus und langer Bizepskopf) und behandeln hyporeaktive entsprechend.

**Reaktive Muster bei Impingement-Syndrom (Leaf 1995)**

Ein reaktives Muster zwischen den stabilisierenden Muskeln (1) und den Muskeln der Rotatorenmanschette führt zu einer Dysbalance. Eine optimale Zentrierung des Humeruskopfs ist dann nicht mehr gewährleistet, es kann zu einem subakromialen Engpass und auf Dauer möglicherweise zu einer Rotatorenmanschettenruptur kommen.

4. **Reaktive Muster zwischen Schulterblattstabilisatoren und Rotatorenmanschettenmuskeln** werden nur im sequenziellen Test gefunden: Nach den Rhomboidei bzw. dem Serratus anterior, in zweiter Linie dem (oberen, mittleren und unteren) Trapezius und Levator scapulae, prüfen Sie direkt anschließend die Muskeln der Rotatorenmanschette (Supraspinatus, Deltoideus, Infraspinatus, Teres minor, Subscapularis und langer Bizepskopf).

5. Zeigen sich im sequenziellen Test Hyporeaktionen, wiederholen Sie den Test mit Magnet-TL auf den Rhomboidei bzw. dem Serratus, um den/die verantwortlichen Muskel(n) zu finden. Diese(n) müssen Sie myofaszial nachbehandeln.

6. **Reaktive Muster zwischen Abduktoren der Schulter und Adduktoren** (Test nach LEAF): Der Patient steht oder sitzt mit herabhängendem Arm. Der Untersucher hält den Arm oberhalb des Ellenbogens, während der Patient ihn für 3–5 Sekunden nach lateral drücken soll. Bei dieser Abduktionskontraktion sind neben den Stabilisatoren (Rhomboidei und Serratus anterior) auch Supraspinatus und Deltoideus aktiv. Letztere können ebenfalls für reaktive Muster verantwortlich sein.

Testen Sie danach die Muskeln, die den Humeruskopf nach kaudal stabilisieren (Infraspinatus, Subscapularis, Teres minor), sowie den langen Bizepskopf einzeln nach. Achten Sie darauf, welche Muskeln durch ein reaktives Muster inhibiert werden.

7. Wiederholen Sie den Abduktions-Challenge und führen Sie eine Magnet-TL über den Rhomboidei, dem M. deltoideus bzw. dem M. supraspinatus durch während Sie den Test der reaktiv inhibierten (hyporeaktiven) Muskeln wiederholen. Beim Serratus ist dies nur im Ansatzbereich an den Rippen möglich, seinen Ursprung unter dem medialen Skapularand müssen Sie daher bei Bedarf per „Trial and Error“ behandeln. Bei der Magnet-TL über dem verantwortlichen Muskel bleibt die reaktive Inhibition aus. Dieser Muskel muss mittels myofaszialer Therapie behandelt werden (Garten 2012, Kap. 10.3).

8. **Reaktive Muster zwischen Rotatorenmanschette** (sowie Schulterblattstabilisatoren) **und langer Bizepssehne:** Lassen Sie den Patienten seinen Oberarm 3–5 Sekunden gegen Ihren Widerstand in Abduktion drücken und testen Sie direkt danach den langen Bizepskopf.

9. Wenn eine Hyporeaktion resultiert, suchen Sie nach Abduktions-Challenge per Magnet-TL oder Reiben sowie erneutem Bizepstest nach dem verantwortlichen Muskel, der das reaktive Muster verursacht. Korrigieren Sie diesen mittels myofaszialer Behandlung (Garten 2012, Kap. 10.3).

#### Weitere therapeutische Aspekte beim Impingement-Syndrom

Alle Muskelbefunde müssen wie am Anfang des Kapitels geschildert (➤ Abb. 6.1) behandelt werden: Die Behandlung bezieht segmentale Dysfunktionen der zugehörigen Wirbelebenen und die Lymphreflexe ebenso mit ein wie Propriozeptoren-, Strain-Counterstrain- und Fascial-Flush-Techniken. Bei Therapieresistenz muss oft mit viel Phantasie nach weiteren Ursachen gesucht werden.

Über die segmentale motorische Innervation der Schulter ist häufig auch ihre Verbindung zum Bauchraum erklärbar. Allergien, Pilzbefall, Parasitosen und Dysbiosen im Bauchraum können durch Gärungs- und Fäulnisprozesse mit Gasbildung zu statischen Veränderungen und einer toxischen Belastung der Leber führen. Die Dysfunktionen der Oberbauchorgane haben über den N. phrenicus (Ursprung C3–C5) einen Bezug zur Halswirbelsäule und damit zur Schulter (➤ Kap. 5.6.4, ➤ Kap. 5.7.1).

Eine andere Therapiemöglichkeit bietet sich über die Beziehungen zu Akupunktur-Leitbahnen (Ma36, Ma38, Gb34). Daneben eröffnet die Somatotopie am Ohr und Schädel weitere Therapieansätze (Garten 2012, Kap. 10.2.1.8).

Ganz entscheidend ist ein funktionelles Training. Am besten eignet sich dazu ein Schwingstab, der mit nahezu am Körper anliegendem Ellenbogen in latero-lateraler Richtung im schmerzfreien Bereich geschwungen werden soll. Dieses koordinative Training kann viel zur Wiederherstellung der muskulären Balance beitragen (➤ Kap. 6.3.13). Und wichtig ist auch: Mechanorezeptoren hemmen Schmerzrezeptoren.

### 6.3.9 Luxation der langen Bizepssehne („Slipped Bicipital Tendon")

Sie wird im Anschluss an die Störungen der Rotatorenmanschette beschrieben, da die lange Bizepssehne mit dazu beiträgt, den Humeruskopf zu zentrieren, und der lange Bizepskopf daher von einigen Autoren der Rotatorenmanschette zugeordnet wird.

#### ❶ Anatomische Besonderheiten

Der Ursprung der langen Bizepssehne am Tuberculum supraglenoidale befindet sich am oberen Pol der Cavitas glenoidalis scapulae. Sie verläuft erst intra-, dann extraartikulär. Intraartikulär ist sie teilweise in eine Kapselfalte eingebettet. Etwa 4–5 cm distal der Austrittsstelle aus dem Gelenk ist die lange Bizepssehne von einer Sehnenscheide umgeben. Mit Sehnenscheide verläuft sie vor dem Humeruskopf im Sulcus intertubercularis. Bei Schulterbewegungen bewegt sich die Sehne nicht mit, sondern wird durch die Muskelkontraktion so gedehnt, dass der Humeruskopf unter sie gleiten kann (Winkel et al. 1985). Diese Spannung führt auch zu einer vermehrten Außenrotation des Humerus.

#### ❷ Krankheitsbild

Eine Luxation der langen Bizepssehne kommt häufiger vor, als im Allgemeinen angenommen wird. Zuweilen kann die Sehne auch ohne Unfallereignis aus dem Sulcus intertubercularis herausspringen (meist nach medial, seltener nach lateral). Dabei wird dann das Lig. transversum humeri, das den Sulkus überquert, überdehnt und manchmal reißt es sogar. Oftmals trägt eine ungünstige Form des Sulcus intertubercularis, der unterschiedlich tief und breit sein kann, zur Luxation der Bizepssehne bei.

Dies kann mit Schmerzen einhergehen. Bei Oberarmrotationen (Außen- und Innenrotation) tritt meist ein störendes Schnappgeräusch auf, das manchmal mit Schmerzen verbunden ist. Bei länger bestehender Luxationstendenz kann es zu degenerativ bedingten Spontanrupturen der langen Bizepssehne kommen.

1. Rhomboidei, Serratus, langen Bizepskopf testen

↓

2. Hyporeaktive Muskeln mit Propriozeptorentechniken und 7-FVSS behandeln, Injurymuster vorab klären und behandeln (AF neg.)

↓

3. Supraspinatus, Deltoideus, Infraspinatus, Teres minor, Subscapularis auf Hyporeaktivität testen, entsprechend behandeln

4. **Reaktive Muster zwischen Schulterblattstabilisatoren und SITS**: Sequenzielle Tests: Rhomboidei bzw. Serratus, danach jeweils SITS, Deltoideus und langen Bizepskopf auf Hyporeaktivität testen

↓

5. Wenn Hyporeaktionen auftreten, mittels Magnet-TL den/die verantwortlichen erstkontrahierenden Muskel(n) finden und myofaszial behandeln

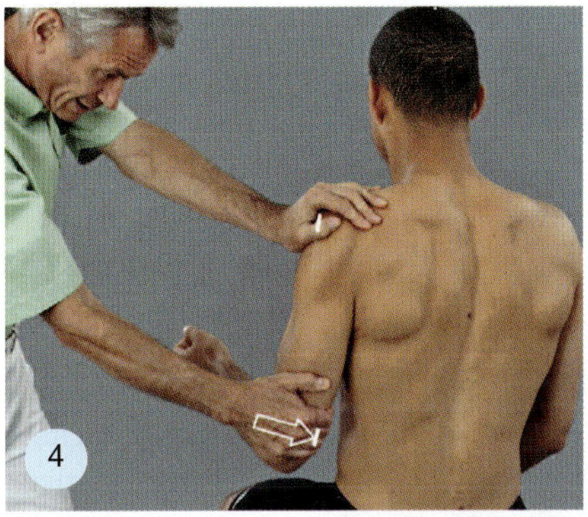


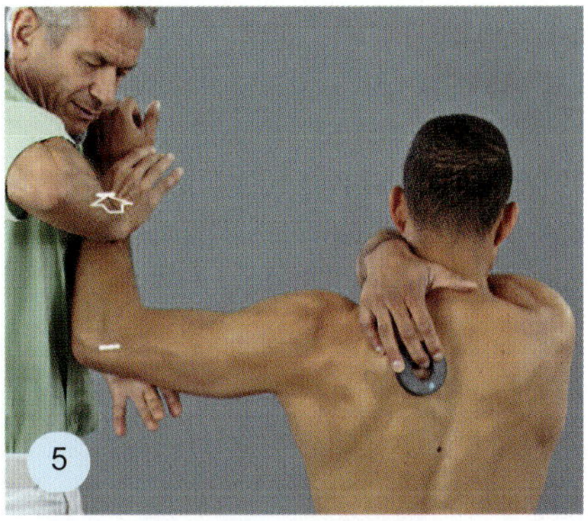


6. **Reaktive Muster zwischen Abduktoren und Adduktoren/Depressoren** der Schulter:
Sequenzielle Tests: Der Patient hält Abduktion gegen Widerstand während 3–5 Sekunden, danach Infraspinatus, Teres minor, Subscapularis und langen Bizepskopf auf Hyporeaktivität testen.

↓

7. Mit Magnet-TL auf Deltoideus, Supraspinatus nach Abduktionskontraktion die hyporeaktiven Muskeln nachtesten. MTL auf verantwortlichem erstkontrahierendem Muskel hebt Hyporeaktion nach Abduktion auf. Diesen mit myofaszialer Behandlung detonisieren

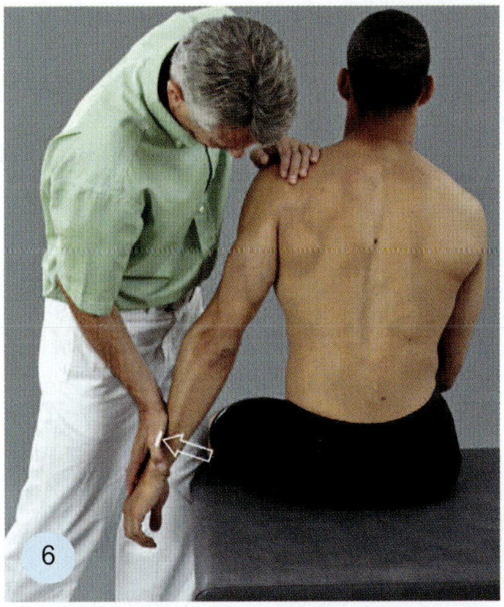


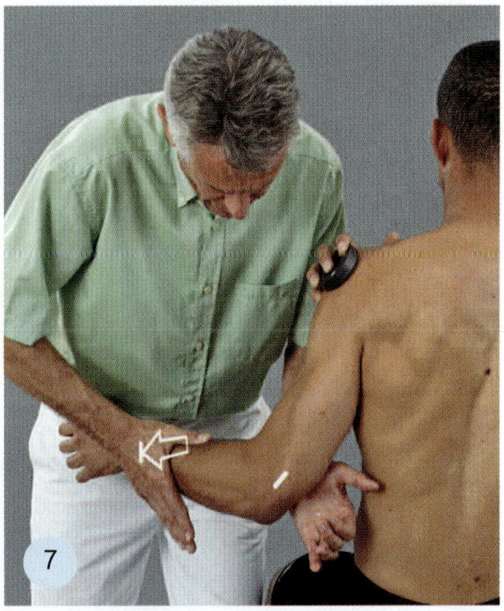


8. **Reaktive Muster zwischen Rotatorenmanschettenmuskeln und langem Bizepskopf:** Patient abduziert (und flektiert etwas) den Arm gegen Widerstand während 3 bis 5 Sekunden. Direkt anschließend langen Bizepskopf testen

↓

9. Falls hyporeaktiv mit Magnet-TL auf SITS-Muskeln und Schulterblattstabilisatoren den langen Bizepskopf erneut nach Abduktionskontraktion testen. MTL auf verantwortlichem Muskel gleicht Hyporeaktion aus. Verantwortliche(n) Muskel(n) myofaszial behandeln

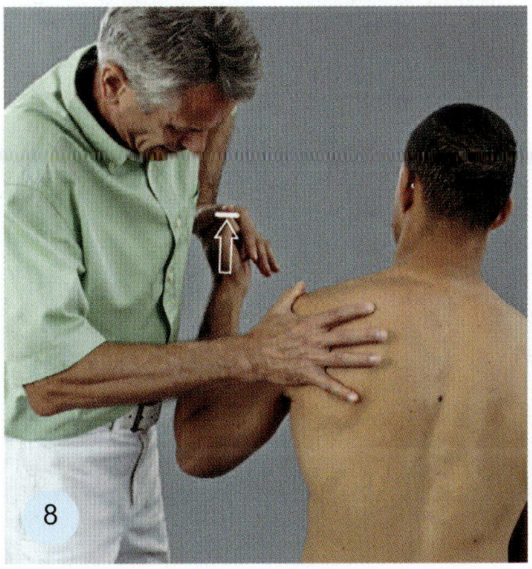


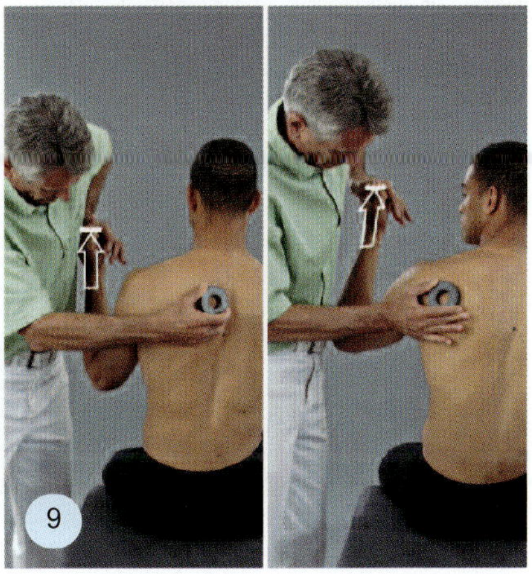


**Abb. 6.30** Flussdiagramm zur Behandlung des Impingement-Syndroms

## 3 Diagnostik

### Klassische klinische Tests

**Schnapptest**

Der Untersucher steht hinter dem Patienten und hält dessen Arm ca. 90° abduziert, während der Ellenbogen 90° flektiert ist. Mit der freien Hand tastet er nach dem Sulcus intertubercularis. Dann führt er den Unterarm forciert in eine Innen- und Außenrotation und achtet dabei auf die Luxations-(Subluxations-)Tendenz der Sehne (➤ Abb. 6.31). Bei einer Außenrotation von ca. 30° ist eine Sehnenluxation nach medial spürbar. Die Palpation löst oft Schmerzen aus.

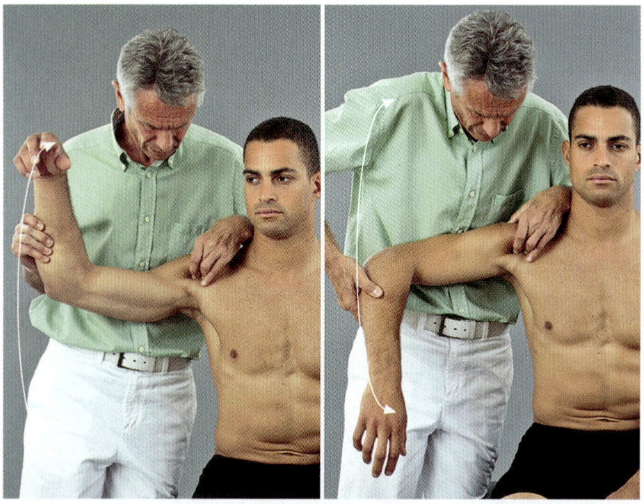

Abb. 6.31 Schnapptest der langen Bizepssehne

**Yergason-Test**

Der Untersucher steht vor dem Patienten, der den Arm am Körper angelegt und ca. 90° im Ellenbogengelenk gebeugt hat. Nun wird der Patient aufgefordert, den pronierten Unterarm gegen Widerstand (Festhalten seiner Hand) zu supinieren (➤ Abb. 6.32). Bei Tendinitis oder Luxation der Bizepssehne wird der Patient über Schmerzen im Sulkusbereich klagen.

### AK-Test und -Therapie

**Therapielokalisation**

Gehen Sie von einem normoreaktiven Indikatormuskel (NIM) aus. Bei „Slipped Bicipital Tendon" besteht über der Luxation in aller Regel eine positive TL. Wenn diese im Leertest nicht positiv ist, gleichzeitig den Bizeps anspannen lassen.

**Challenge**

- Wenn Sie von einem NIM ausgehen, wird das Drücken der langen Bizepssehne nach medial (bei medialer Luxation) bzw. nach lateral (bei lateraler Luxation) zur Indikatordysreaktion führen. Wenn der Patient die lange Bizepssehne während der TL nach medial (bei lateraler Luxation) bzw. nach lateral (bei medialer Luxation) hält, wird die vorher positive TL negativ.
- Wenn Sie einen funktionell schwachen Bizeps (Test als Schulterflexor) finden, können Sie die Sehne probeweise in Korrekturrichtung halten, was den Bizeps stärken müsste. Dies ist allerdings in der Regel schwierig, weil ein kräftiger Deltoideus anterior, der beim Test mit kontrahiert, den Kontakt zur Bizepssehne erschweren kann (➤ Abb. 6.33). Meist ist es günstiger, die Flexionswirkung des Bizeps am Ellenbogen zu testen.

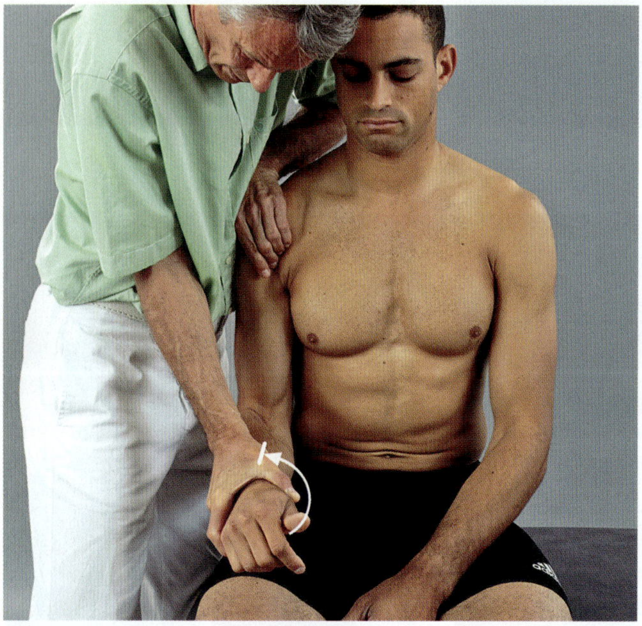

Abb. 6.32 Yergason-Test

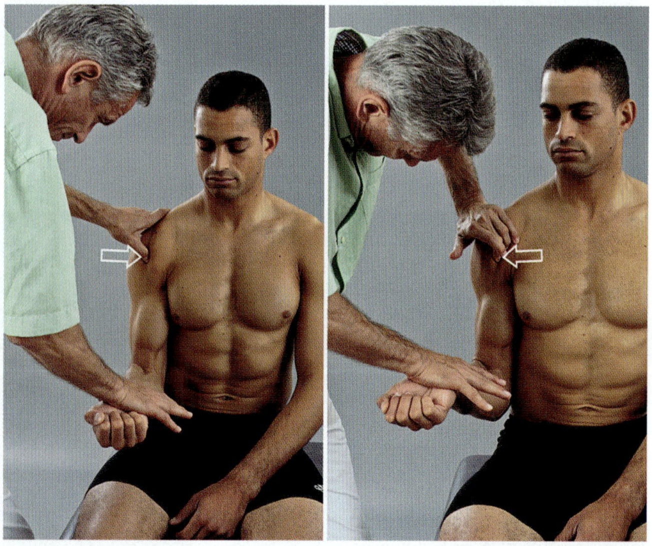

Abb. 6.33 Challenge der langen Bizepssehne beim Testen des langen Bizepskopfes: Bei einem kräftigen Deltoideus ist der Challenge-Druck nicht ausreichend zu halten, um die Wirkung an der Schulter zu überprüfen, daher muss die Wirkung über den Ellenbogen getestet werden.

- Bei subklinischen Störungen kann die Sehne noch spezifisch nach Shafer (➤ Kap. 6.2.3) provoziert werden: Der Patient drückt dabei den Oberarm gegen den Widerstand des Untersuchers, der den gebeugten Arm knapp oberhalb der Ellenbeuge hält, in die Flexion. Aus der isometrische Kontraktion heraus erfolgt eine kurze, scharfe Dehnung. Nach kurzer Entspannung wird der lange Bizepskopf erneut getestet. Wenn ein Sehnenproblem vorliegt, ist der Muskel nun hyporeaktiv. In diesem Fall sind lokale Maßnahmen wie tiefe Friktion, Ultraschall oder ein Ligament-Interlink zur Sehne des Rectus femoris bzw. des Sartorius angezeigt. Sollte sich dort keine korrespondierende Stelle finden, die bei TL der Bizepssehne schmerzhafter wird und die den Sehnen-Challenge aufhebt, können Sie auch alternativ im Ursprungsbereich der Hamstrings danach suchen.

### Therapie

Neben Ruhigstellung, Krankengymnastik und operativer Versorgung findet man in der orthopädischen Literatur keine anderen Therapiemöglichkeiten. Durch die AK hat sich das Therapiespektrum jedoch um eine sehr effektive Methode erweitert.

1. **Therapie der nach medial (sub)luxierten Sehne** (➤ Abb. 6.34):
   a. Stellen Sie sich vor den Patienten. Drücken Sie die Sehne von medial nach lateral. Während Sie mit Ihrer anderen Hand die Schulter durch Rückführen des Oberarms in volle Extension bringen, bleibt die Sehne nach lateral gedrückt.
   b. Aus der Extension wird der Oberarm 90° abduziert und der Humerus gleichzeitig ca. 45° innenrotiert, sodass der Unterarm nach unten zeigt. Dabei ist normalerweise zu spüren, wie die Sehne in den Sulkus zurückrutscht. Sollte dies nicht der Fall sein, können Sie das Manöver „mit Anlauf" wiederholen: Aus der Extension und Abduktion führen Sie zunächst eine Außenrotation herbei, um die Sehne sozusagen schwungvoll aufzuladen, und bringen den Arm erst danach zur Innenrotation (Hakenbewegung).
   c. Dann führen Sie den Arm gleichmäßig in die Ausgangsposition zurück.
   d. Nach einer erfolgreichen Reposition ist die TL über der langen Bizepssehne negativ und der schwache M. biceps wieder stark zu testen.
2. **Therapie der nach lateral (sub)luxierten Sehne** (➤ Abb. 6.35):
   a. Sie stehen vor dem Patienten und drücken die Sehne mit Ihrem Daumen von lateral nach medial.
   b. Während Sie mit Ihrer anderen Hand die Schulter durch Rückführen des Oberarms in volle Extension bringen, bleibt die Sehne nach medial gedrückt.
   c. Aus der Extension wird der Oberarm 90° abduziert. Auch hier kann der Humerus mit einer „Hakenbewegung" zunächst

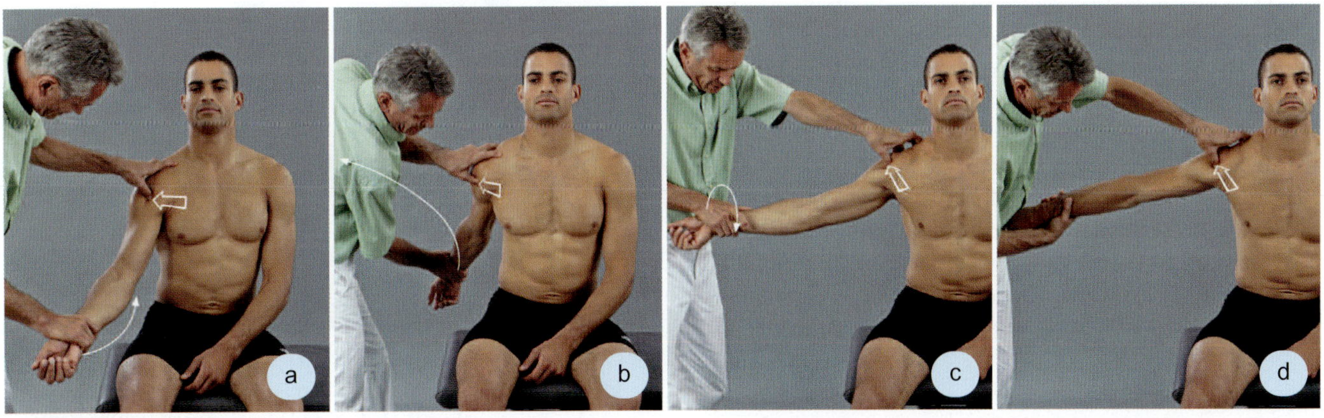


**Abb. 6.34** Reposition einer nach medial luxierten Bizepssehne

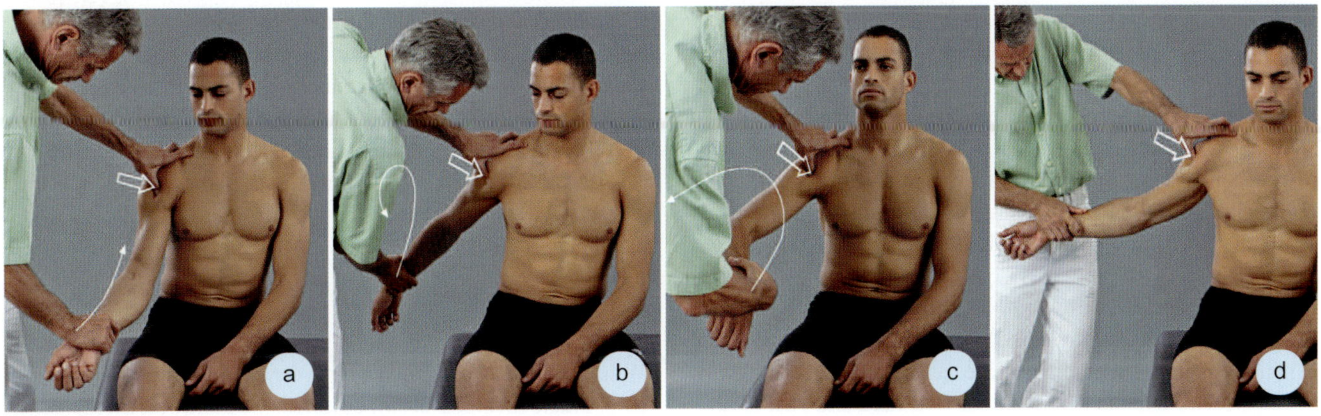


**Abb. 6.35** Reposition einer nach lateral luxierten Bizepssehne

nach innen rotiert und anschließend ca. 45° nach außen rotiert werden. Dadurch sollte die Sehne in den Sulkus zurückrutschen.

d. Nach einer erfolgreichen Reposition ist die TL über der langen Bizepssehne negativ und der schwache M. biceps wieder stark zu testen.

Zur Aufrechterhaltung der Reposition sind weitere Maßnahmen erforderlich. Der gleichseitige lange Trizepskopf kann bei „Slipped Bicipital Tendon" im Test hyporeaktiv sein, er kann der primär gestörte Muskel sein und muss dann entsprechend korrigiert werden. Wenn zunächst eine Normoreaktion vorliegt, wird die Dehnungsreaktion positiv sein, wenn der lange Trizepskopf als Antagonist des Bizeps einen myofaszialen Hypertonus aufweist. Teilweise wird eine Hyporeaktion nach einem aeroben oder anaeroben Challenge bzw. nach repetitiver Muskelaktivierung durch den Patienten (RMAPI, s. Garten 2012, Kap. 10.3.4) erkennbar und muss dann mit Ursprungs-Ansatz-Technik behandelt werden (Garten 2012, Kap. 10.3).

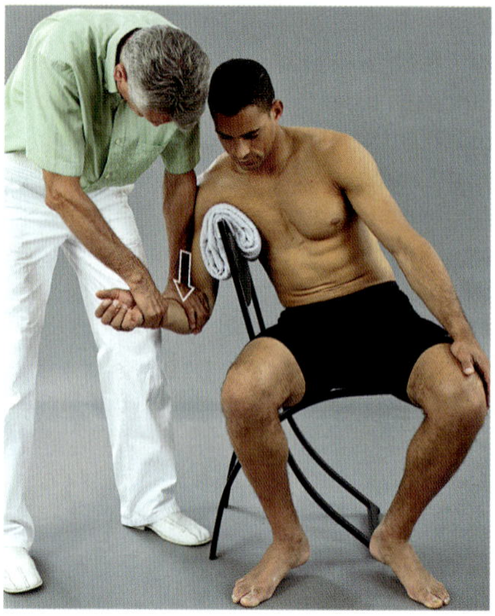

**Abb. 6.36** Reposition einer Schulterluxation nach Arlt

### 6.3.10 Schulterluxationen

Schulterluxationen treten oft nach dramatischen Unfallereignissen mit entsprechender Gewalteinwirkung auf. Dabei kommt es immer zu Kapselverletzungen, häufig zu Einrissen im Labrum glenoidale sowie teilweise zu Muskel- und Sehnenrupturen. Posttraumatische strukturelle Veränderungen wie die häufige Bankart-Läsion, ein Abriss des vorderen Labrum glenoidale, sowie der Kapsel vom vorderen Pfannenrand, bilden dann oftmals den Ausgangspunkt für rezidivierende Luxationen.

Luxationen können durch unmittelbare Krafteinwirkung auf den Humeruskopf verursacht werden, entstehen jedoch meist indirekt über einen Hebelmechanismus bei abduziertem, außenrotiertem Arm oder bei einem Sturz nach vorne auf den gestreckten Arm. Nach der Häufigkeitsverteilung handelt es sich überwiegend um Luxationen nach ventral-kaudal (80 %), seltener nach kaudal (18 %) und nach dorsal (2 %).

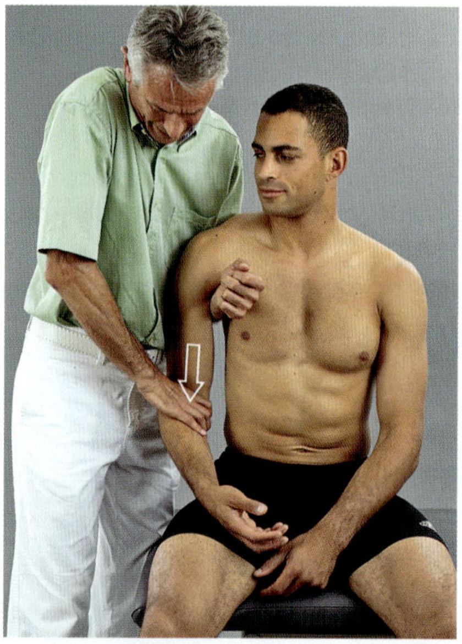

**Abb. 6.37** Reposition einer Schulterluxation nach Manes

**MERKE**

Alle Repositionsmaßnahmen sollten schonend und bei Bedarf mit ausreichender Analgesie oder in Narkose erfolgen.

Aus der Sicht der Autoren ist bei **rezidivierenden** Schulterluxationen, die durch einen Defekt wie eine Labrumläsion unterhalten werden, immer eine Operation indiziert. Hier liegt eine klare mechanische Störung vor.

Alle anderen chronisch rezidivierenden Schulterluxationen können gut mit den Mitteln der AK behandelt werden. Hierbei gilt es, die oben beschriebenen allgemeinen Regeln zur Gelenkbehandlung zu beachten. Essenziell ist das Training der Schultermuskulatur (➤ Kap. 6.3.13).

Für die Reposition einer Schulterluxation gibt es verschiedene Verfahren:

- Bei der Reposition nach Arlt (➤ Abb. 6.36) sitzt der Patient auf einem Stuhl, über dessen gepolsterte Lehne der luxierte Arm hängt. Fassen Sie den im Ellenbogengelenk angewinkelten Arm und ziehen Sie ihn in Längsrichtung (Niethard und Pfeil 1992). Dieses Verfahren ist wesentlich schonender als das nach Hippokrates, bei dem der Therapeut den Fuß in die Axilla stemmt und axialen Zug ausübt (Winkel, Aufdemkampe und Meijer 1997).
- Bei der Reposition nach Manes legt der Therapeut seinen Unterarm (statt der Stuhllehne) unter die Axilla des Patienten und reponiert den Arm unter Traktion (➤ Abb. 6.37).
- Die Reposition nach Kocher (➤ Abb. 6.38) ist extrem schonend und für die vordere Schulterluxation geeignet. Bringen Sie den Humerus unter Traktion über den gebeugten Ellenbogen in Außenrotation. Dann führen Sie den Humerus in Adduktion und leichte Flexion, von dort in Innenrotation. Dies führt zu schonender Reposition.

### 6.3.11 Frozen Shoulder

Während Duplay 1872 den Begriff der „Periarthritis humeroscapularis" prägte (Schröter 2005), beschrieb Codman diesen klinischen Zustand mit Muskelspasmen und glenohumeraler Bewegungsein-

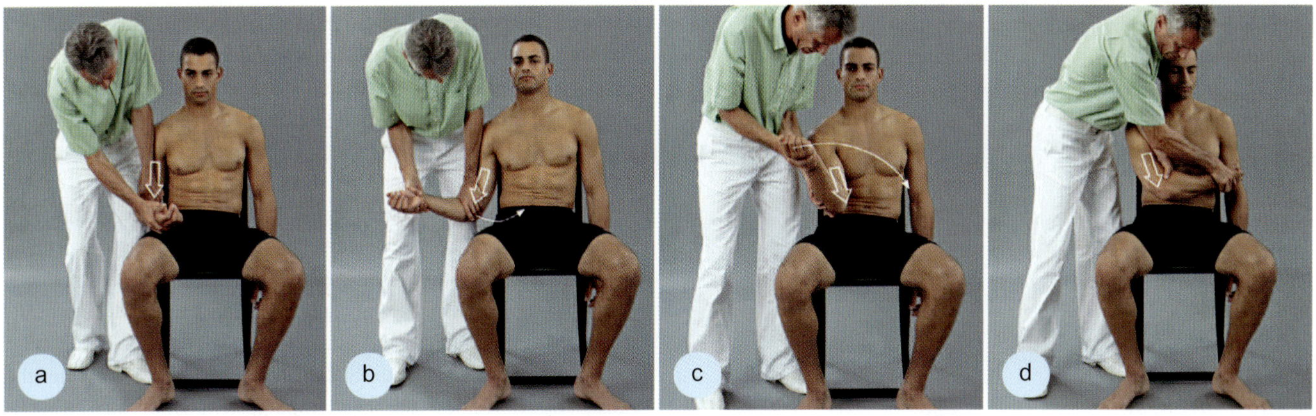


**Abb. 6.38** Reposition einer Schulterluxation nach Kocher: a) Ausgangsposition, b) Traktion-Außenrotation, c) Adduktion und Flexion, d) Innenrotation

schränkung als „Frozen Shoulder" (Codman 1934). Die American Academy of Orthopedic Surgeons (AAOS; http://www.aaos.org) definierte die „Frozen Shoulder" 1992 als „Schultererkrankung unbekannter Ätiologie mit aktiver und passiver Bewegungseinschränkung, die sich primär ohne erkennbare auslösende Faktoren oder sekundär infolge bekannter äußerer (posttraumatisch) oder innerer Ursachen entwickelt und unterschiedlich intensive Schmerzen verursacht".

Das Krankheitsbild kommt häufig vor. Die Gabe von NSAR oder lokale Kortisoninjektionen, gewaltsame Lockerungen der Schulter unter Narkose oder arthroskopische Kapsellösungen erweisen sich ebenso wie Krankengymnastik nur manchmal als hilfreiche therapeutische Maßnahmen. Die Einschätzung, dass die „Frozen Shoulder" eben 4 Monate kommt, 4 Monate bleibt und nach weiteren 4 Monaten geht, kommt aber einer Bankrotterklärung des Therapeuten gleich. Wenn Sie alle Techniken, die in diesem Kapitel beschrieben sind, und zudem die systemisch orientierten Ansätze (Garten und Weiss 2007) anwenden, werden Sie Erfolg und dankbare Patienten haben.

## Therapiekonzept der AK

Bei „Frozen Shoulder" müssen die Halswirbelsäule, das Akromioklavikulargelenk, das Sternoklavikulargelenk, die skapulothorakale Verbindung, die erste Rippe und der entsprechende Interkostalraum untersucht und behandelt werden.

Neben lokalen Traumata und Dysfunktionen können zusätzlich viszerosomatische Reflexe (von Gallenblase, Magen, Diaphragma ausgehend; bei Angina pectoris, Herzinfarkt oder Lungenbeteiligung) zu den Schmerzen beitragen. Diese Reflexmuster könnten auch kausal eine Rolle spielen.

Alle Schultermuskeln müssen einzeln, direkt oder indirekt per TL getestet werden (➤ Kap. 6.3.3). Hyporeaktiv getestete Muskeln werden entsprechend behandelt (➤ Kap. 6.2.3). Die Organverbindung der dysreaktiven Muskeln gibt möglicherweise schon Hinweise auf endokrine Mitursachen, speziell menopausale und Schilddrüsenstörungen (M. teres minor).

Für den M. subclavius sind überwiegend die Ursprungs-Ansatz- und die Strain-Counterstrain-Technik geeignet (Leaf 1995).

Leaf hat eine Verkürzung des M. subscapularis wegen möglicher zu geringer interneuronaler Hemmung durch den M. supraspinatus beschrieben. Auch wenn der M. supraspinatus normoreaktiv ist, kann es sein, dass sein Antagonist (M. subscapularis) bei der Abduktion nicht ordnungsgemäß von den Spindelzellen gehemmt wird. Bei dieser Störung verbessert sich durch die TL über den Spindelzellen des M. supraspinatus die passive Abduktion der Schulter. Die Therapie besteht in einer langsamen Dehnung gegen isometrische Kontraktion im Sinne einer autogenen Fazilitation und myofaszialer Behandlung des M. supraspinatus. Für alle verkürzten Muskeln ist neben den üblichen myofaszialen Techniken auch eine postisometrische Relaxation geeignet (Lewit 1992, Garten 2012). Meist werden in Höhe der versorgenden Nervenwurzeln, der dazugehörigen Lovett-Wirbelebenen und auf der viszerosomatischen Reflexebene der betroffenen Muskeln segmentale Dysfunktionen gefunden, die unbedingt behandelt werden müssen. Die Therapie der neurolymphatischen Reflexpunkte (Goodheart 1992) hat sich in der Praxis der Autoren sehr bewährt. Myofasziale Störungen im Thoracic Inlet können retrograde lymphatische Störungen auslösen (Garten 2012, Kap. 10.2.1.2).

Goodheart empfahl, bei kalzifizierender Periarthritis humeroscapularis saure Kalziumverbindungen nach Testbefund anzuwenden, aus der einfachen Überlegung heraus, dass Kalzium in alkalischem Milieu ausgefällt wird. Auch für den Patienten ist es sehr beeindruckend, wenn er beim oralen Challenge mit der unten beschriebenen Mischung einen vergrößerten Bewegungsradius hat. Da die Schulterproblematik mit einer allgemeinen latenten Azidose assoziiert sein kann, muss dies ebenfalls getestet und entsprechend behandelt werden (Garten 2012, Kap. 6; Garten und Weiss 2007, Kap. 4).

Ergänzend sei darauf hingewiesen, dass auch chemisch-toxische Belastungen und Nährstoffmängel zu einer „Frozen Shoulder" beitragen können. In dem Fall werden diagnostisch und/oder therapeutisch sog. Isopathika verwendet, d. h. Substanzen, die man mit einem normoreaktiven Indikatormuskel gegen eine positive TL an der betreffenden Schulter oder ausgehend von dysreaktiven Muskeln der Schulter testet.

**Rezeptur**

„Saures Kalzium" nach Goodheart
Betain-HCl:100,0 mg
$NH_4Cl$:100,0 mg
$CaCl_2$:100,0 mg
(als 300-mg-Kapsel einzunehmen)

**CHECKLISTE 6.1**

**„Frozen Shoulder"**

- Bestimmung des Bewegungsumfangs (ROM)
- Testung sämtlicher Schultermuskeln (➤ Kap. 6.3.4) und Halsmuskeln direkt oder per (Magnet-)TL
  - Für hyporeaktive Muskeln autogene Fazilitation (AF) prüfen; falls negativ: IRT
  - Falls positiv: Korrektur aller dysreaktiven Muskeln: 7-FVSS, besondere Beachtung der hormonellen Bezüge, viszerale Behandlung (zumindest der Leber und Nieren)
  - Propriozeptorentechniken
  - Antiinflammatorische Behandlung nach Test: Zink, Kupfer, Enzyme, Omega-3-PUFA, saure Kalziumverbindungen, Basenmischungen
- Besondere Aspekte:
  - M. subclavius (Ursprungs-Ansatz-Läsion)
  - M. supraspinatus fazilitieren
  - Muskelenergietechniken an hypertonen Muskeln
- Ligament- und Kapselstörungen, Labrumstörungen

### 6.3.12 Protokoll Schulter

Eine zusammenfassende Übersicht über das Vorgehen zeigt das Flussdiagramm zur Diagnostik und Therapie der Schulter (➤ Abb. 6.39).

6

### 6.3.13 Trainingsbehandlung der Schulter

Wegen der Eindimensionalität repetitiver Bewegungen ist ein Gerätetraining für einen rehabilitativen Ansatz gänzlich ungeeignet: Die zentralen Steuerungsregionen (Zerebellum, sensomotorischer Kortex und basalganglionäre Regelkreise) werden dabei eher gehemmt als gefördert. Zur Stimulation sind koordinative Übungen notwendig, die bei jeder Bewegung eine motorische „Neuigkeit" darstellen. Wenn einzelne Muskeln längere Zeit hyporeaktiv waren, können sie gezielt mit den in „Applied Kinesiology" (Garten 2012, Kap. 11) beschriebenen Techniken trainiert werden. Therabänder und Hanteln tun gute Dienste, wobei auch hier auf variabel wechselnde Gelenkstellungen im Raum geachtet werden sollte.

Grundsätzlich ist das Rehabilitationskonzept nach Lederman (2010), der dieses „Functional Stretching" nennt, gerade für die Schulter äußerst empfehlenswert: Innerhalb des weitgehend schmerzfrei möglichen Bewegungsumfangs werden passive und übergängig aktive Bewegungen gegen Widerstand trainiert, um den Bewegungsumfang langsam zu vergrößern. Dieses funktionelle Konzept ist primär von der Patient-Therapeuten-Interaktion abhängig. Hierzu wird auf die Literatur und Ausbildungskurse dieses Autors verwiesen. In modifizierter Form ist das Konzept aber auch zur Selbstbehandlung geeignet. Wenn Patienten aktiv zur eigenen Gesundung beitragen möchten, ist eine Stunde Physiotherapie in der Woche zu wenig.

#### Übungen

Hängen Sie ein Theraband an eine Türklinke o. ä. Mit wechselnder Körperposition zum Fixpunkt können nun Abduktion mit Flexion und Extension, Adduktion mit Flexion und Extension, Flexion mit Ad- bzw. Abduktion sowie Extension mit Ab- bzw. Adduktion trainiert werden.

Lassen Sie den Patienten Figuren in den Raum „schreiben", während er das Theraband unter Spannung hält. Um die (Stabilitäts-)Anforderungen zu steigern, kann der Patient dabei auf einem Balance-Pad oder einem Therapiekreisel stehen (➤ Abb. 6.40 und ➤ Abb. 6.41).

Ein hervorragendes Trainingsgerät ist auch der Schwingstab (z. B. Swingstick®). Für manche Patienten stellt er jedoch zu hohe koordinative Anforderungen, da sie die Eigenschwingung des Stabes aufnehmen und verstärken müssen. Bei stark schmerzhafter Bewegungseinschränkung wird er mit anliegendem Ellenbogen in latero-lateraler Richtung geschwungen. Das trainiert die Stabilität der Rotatorenmanschette sehr effizient und hilft eine Vielzahl von Impingement-Syndromen zu korrigieren. Mit zunehmender Verbesserung der Beweglichkeit wird der Stab dann in einem 45°-Winkel mit Pronation bzw. Supination geschwungen. Dann kann die Abduktion allmählich vergrößert und durch Flexion sowie Extension ergänzt werden (➤ Abb. 7.32).

Lassen Sie frühzeitig das trainieren was der Patient kann, das Kriterium ist: Die Beschwerden dürfen sich durch die Übungen nicht verstärken, alles andere ist nicht nur erlaubt sondern nützlich: Mechanorezeptoren hemmen Schmerzrezeptoren und reduzieren Entzündungsaktivität.

## 6.4 Ellenbogen

### 6.4.1 Anatomie

Der Ellenbogen besteht aus drei Gelenken (➤ Abb. 6.42):

- Radiohumeralgelenk
- Humeroulnargelenk
- Radioulnargelenk

Das Humeroulnargelenk stellt ein reines Scharniergelenk für Extensions- und Flexionsbewegungen dar. Supination und Pronation des Unterarms werden durch das proximale und das distale Radioulnargelenk ermöglicht. Dies erklärt die enge Verknüpfung von Ellenbogenproblemen mit Störungen im Handbereich.

Das Radiohumeralgelenk kombiniert die Extensions- und Flexionsbewegung des Ellenbogengelenks mit der Pronations- und Supinationsbewegung des Unterarms. In diesem Gelenk wird das Radiusköpfchen durch ein Ringband (Lig. anulare radii) in seiner Position zur Ulna und zum Humerus gehalten, in dem es sich bei Pro- und Supinationsbewegungen um seine Längsachse drehen kann.

Für die laterale Stabilität des Ellenbogens sorgen Seitenbänder (Lig. collaterale ulnare und Lig. collaterale radiale). Bei einer Ruptur dieser Bänder verlieren die humeralen und radialen bzw. ulnaren Gelenkpartner ihren Kontakt untereinander.

### 6.4.2 Anamnese

Fragen Sie nach der individuellen Situation (Anforderungen in Beruf, Hobby, Sport), dem Zeitpunkt des Erstauftretens der Beschwerden, nach Unfallereignissen in der Vergangenheit sowie chemisch-toxischen und emotionalen Belastungen.

1. Leertest und AF, Korrektur der Schulterblattstabilisatoren: Rhomboidei, Serratus ant.

↓

2. Testen der Muskeln der Rotatorenmanschette
   a. Supraspinatus, Teres minor, Infraspinatus, Subscapularis, dazu langer Bizepskopf und Deltoideus (ant., med., post.)
   b. Hyperreaktionen ausschließen, wenn vorhanden, nach chemischen/metabolischen Ursachen fahnden
   c. An hyporeaktiven Muskeln AF prüfen: falls negativ: IRT

↓

3. Hyporeaktive Muskeln primär korrigieren: Propriozeptorentechniken, 7-FVSS, Muscle-Interlink. Bereits im Leertest können Muskeln durch Störungen des Schultergelenks selbst (Subluxationen, Ligamente) hyporeaktiv sein. Es gelten die Bezüge der Provokationen wie in (4).

↓

4. Ligament-Challenges
   a. Lig. glenohumerale
      - kaudale Fasern: Abduktion, Extension, Außenrotation – Subscapularis
      - kraniale Fasern: Adduktion, Außenrotation – Supraspinatus
      - Ligament-Interlink zur anterioren Hüftgelenkkapsel
   b. Lig. coracohumerale
      - Flexion – Supraspinatus
      - Extension – Subscapularis
      - Ligament-Interlink zu den anterioren Hüftgelenksligamenten

↓

5. Labrum-Läsionen – Indikator ist einer der normoreaktiven Muskeln (globale Muskelinhibition)
   - Anteriorer, anterior inferiorer, inferiorer Challenge mit leichter Kompression
     - Interlink zum Labrum acetabuli der kontralateralen Hüfte

↓

6. Übrige Muskeln testen:
   Levator scapulae, Trapezius sup., med. und inf., SCM, Subclavius, Latissimus, Teres major, PMC, PMS, Coracobrachialis, Triceps (Caput longum), Pectoralis minor
   a. Hyporeaktive Muskeln mit Propriozeptorentechniken, 7-FVSS, Muscle-Interlink behandeln
   b. Korrektur primärer AC-Gelenk-, SC-Gelenkstörungen

↓

7. Globaler AC-Gelenk- und SC-Gelenk-Challenge:
   a. Gehaltene Hyperabduktion des Humerus, SCM-Test
   b. Ligament-Interlink zu medialem bzw. lateralem Ansatz des Lig. inguinale

↓

8. Reaktive Muster: Arm nach vorn, anschließend nach hinten kreisen lassen
   a. Sämtliche Schultermuskeln in schneller Folge testen (verhindert Resetting), hyporeaktive notieren
   b. Erneuter Armkreis-Challenge, inhibierte Muskeln mit Magnet-TL zur verdächtigen Region erneut testen:
      - Serratus, Subclavius sind die häufigsten Läsionsquellen.
      - Diese mit Muskelspindelzelltechnik/myofaszialer Therapie nachbehandeln
   c. Schulterferne Beziehungen reaktiver Muskeln, Kap. 10.3.1.3 (Garten 2012)
      - Gluteus maximus – PMC
      - Hamstrings – kontralateraler Latissimus dorsi

↓

9. Sehnen-Challenge: Am Körper gehaltenen Arm mit Impuls nach lateral ziehen, alle Muskeln der Rotatorenmanschette testen, die nach Challenge hyporeaktiven Muskeln behandeln:
   - lokal tiefe Friktion, Ultraschall
   - Interlink mit Sehnen des Hüftgelenks

**Abb. 6.39** Flussdiagramm zur Diagnostik und Therapie der Schulter

Beschwerden nach akuten Unfallereignissen müssen immer entsprechend dem Unfallhergang und der einwirkenden Gewalt diagnostiziert und behandelt werden. Anders ist es bei länger bestehenden Beschwerden.

Schmerzen im Ellenbogengelenk entstehen oft durch monotone repetitive Bewegungen der Hand, Drehbewegungen, einen Sturz auf das Handgelenk oder ein Schultertrauma. Typische Auslöser sind Überkopfhaltung der Arme, falsche Sitzposition am Computer und bei anderen Tätigkeiten oder generell eine falsche Körperhaltung mit nach vorn gerollten Schultern.

Aus der Lokalisation der Schmerzen, dem Zeitpunkt ihres Auftretens und den Modalitäten, unter denen sie sich bessern oder verschlechtern (Tag, Nacht, Ruhe, Belastung), ergeben sich erste Hinweise auf mögliche Ursachen. Ein Ruheschmerz hat fast immer eine entzündliche Komponente. Wenn die Schmerzen vor allem nachts auftreten, lassen rechtsseitige Schmerzen eine Störung in der Ileozökalregion und linksseitige eine Störung in der Sigmoidregion vermuten.

Schmerzausstrahlung und Symptome in anderen (Arm-)Gelenken können auf Ursachen mit Fernwirkung oder auf eine Nervenkompression hindeuten (Winkel et al. 1985).

### 6.4.3 Orthopädische Untersuchung

Zur vollständigen Untersuchung des Ellenbogengelenks gehört immer eine Untersuchung der gesamten Extremität, von der Halswirbelsäule bis zu den Fingern. Schmerzen im Ellenbogengelenk können von der Halswirbelsäule ausgehen (absteigend)oder sich von distal nach proximal entwickeln (wie z. B. beim Karpaltunnelsyndrom). Eine schmerzhafte Bewegungseinschränkung bei passiver Bewegung spricht eher für eine Störung im Gelenk. Wird der Schmerz durch isometrische Kontraktion gegen Widerstand provoziert, spricht das für eine Muskelbeteiligung. Diese differenzialdiagnostische Untersuchung kann sehr gut mit den manuellen Muskeltests kombiniert werden.

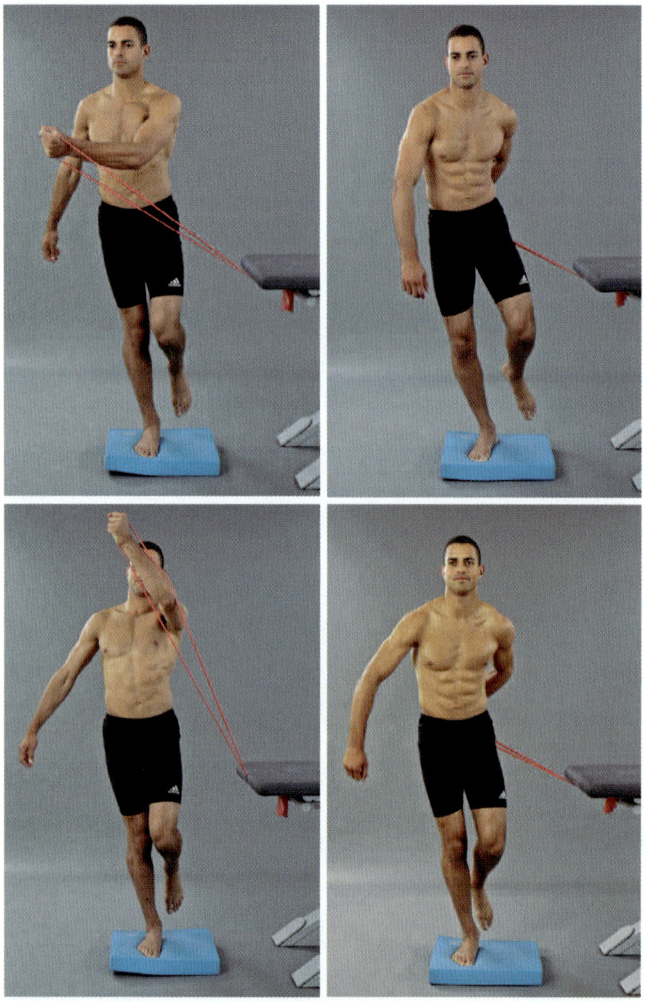

**Abb. 6.40** Training mit Theraband in Adduktion

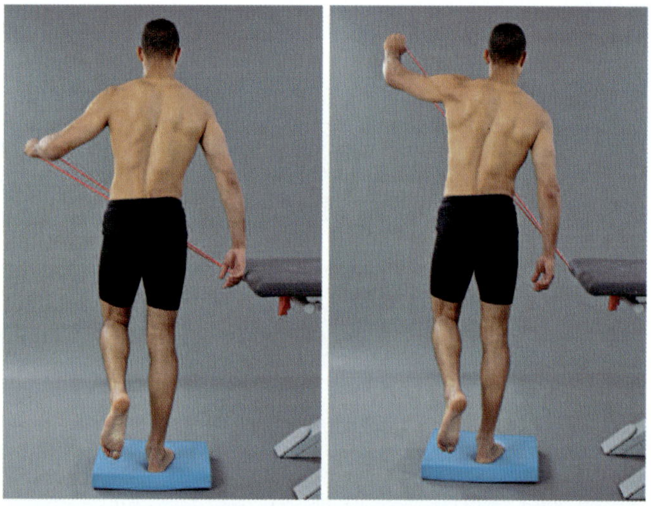

**Abb. 6.41** Training mit Theraband in Abduktion

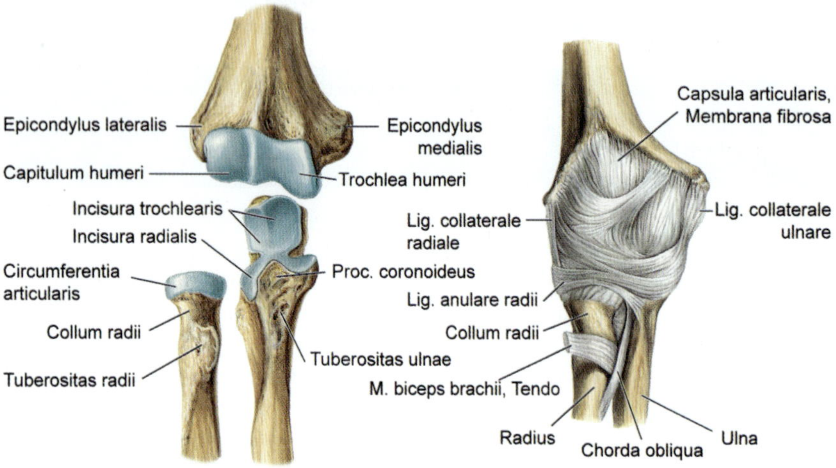


**Abb. 6.42** Anatomie des Ellenbogens (Sobotta 2007)

### Bestimmung des Bewegungsumfangs

In Rückenlage des Patienten hängt der Unterarm frei über den Liegenrand. Geprüft werden:

- aktive Streckung und Beugung, mit passiver Führung in das Endgefühl
- aktive Pro- und Supination, mit passiver Führung in das Endgefühl

Beurteilt werden neben dem Bewegungsumfang (in Gradzahlen) die Qualität des Endgefühls, ob Krepitation oder Schmerzen auftreten. Zur Diagnostik der Ligg. anulare, collaterale mediale und collaterale laterale lesen Sie ➢ Kap. 6.4.5.

Bei einem **Kapselmuster** ist die Flexion stark, die Extension weniger stark eingeschränkt, Pronation und Supination sind hingegen uneingeschränkt in vollem Umfang möglich. Alle anderen Bewegungseinschränkungen, z. B. durch freie Gelenkkörper, gelten als nichtkapsuläre Muster.

## 6.4.4 Muskeln des Ellenbogens, Testung

Die manuelle Testung der Muskeln des Ellenbogens kann die isometrischen Tests der Orthopädie zur Schmerzprüfung ersetzen.

Für die Bewegungsführung relevante Muskeln sind im Folgenden nach ihrer Funktion (➢ Tab. 6.3) sowie mit ihren Ursprüngen und Ansätzen dargestellt (➢ Abb. 6.43).

Eine praktische Reihenfolge für die Muskeltestung zeigt dann ➢ Abb. 6.44.

**Tab. 6.3** Ellenbogenbewegungen und ausführende Muskeln

| Bewegung | Ausführende Muskeln |
|---|---|
| Flexion | M. biceps brachii<br>M. brachialis<br>M. brachioradialis<br>M. extensor carpi radialis (longus und brevis)<br>M. flexor carpi radialis<br>M. flexor carpi ulnaris<br>M. pronator teres<br>M. flexor digitorum superficialis |
| Extension | M. triceps brachii<br>M. anconeus |
| Pronation | M. pronator teres<br>M. pronator quadratus<br>M. flexor carpi radialis |
| Supination | M. biceps brachii<br>M. supinator |

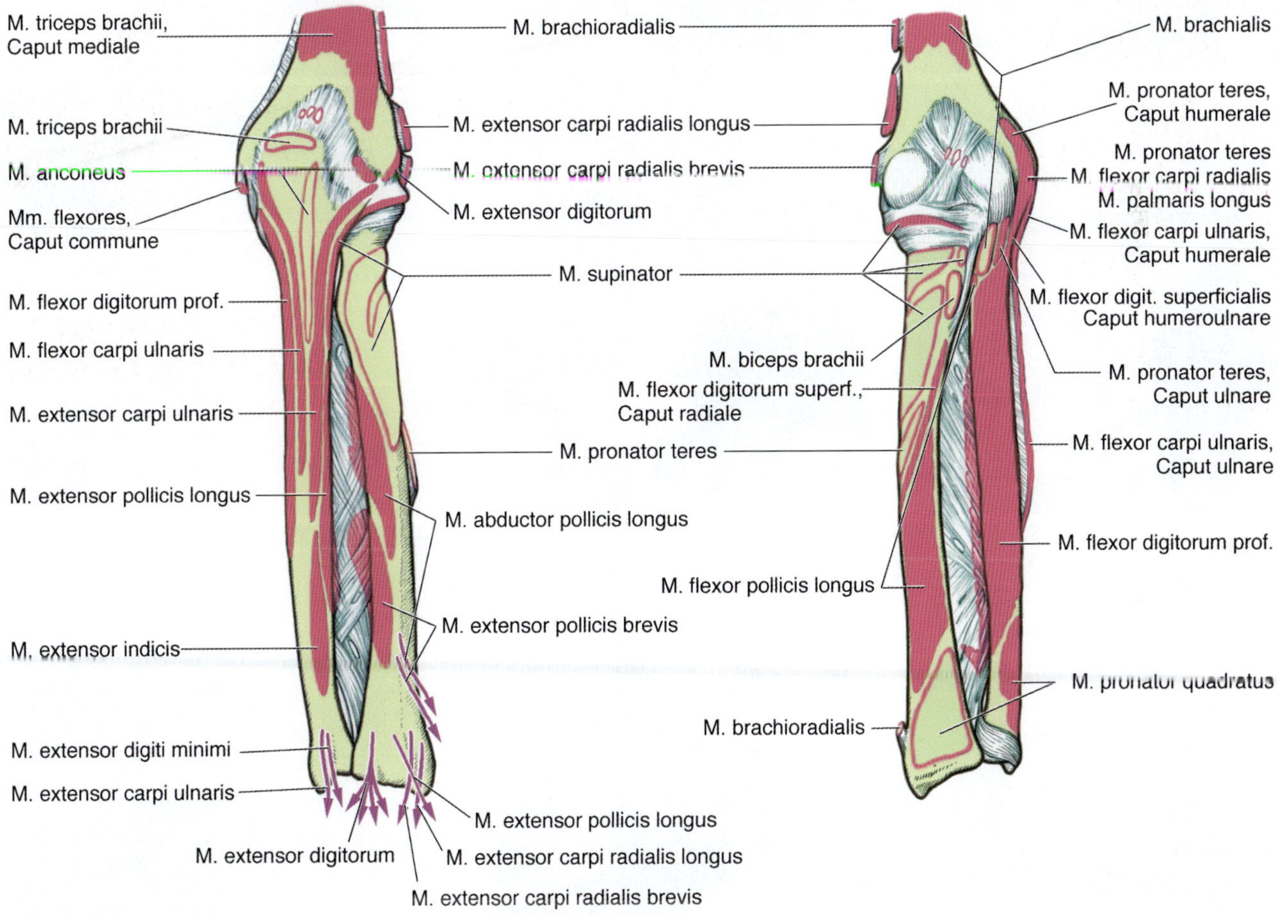


**Abb. 6.43** Ursprünge und Ansätze der Muskeln am Ellenbogen (Sobotta 2007)

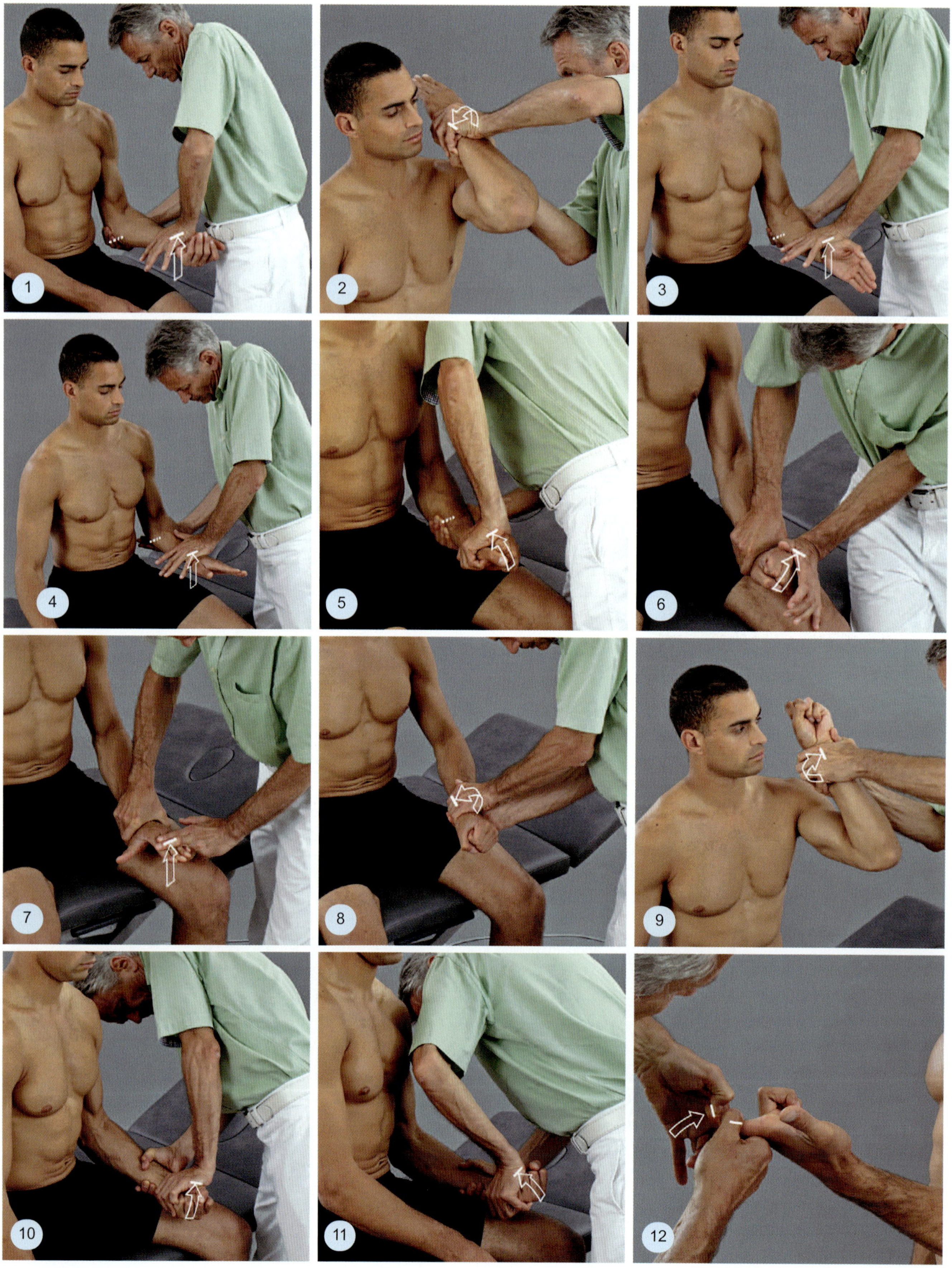


**Abb. 6.44a** Testfolge für die Muskeln des Ellenbogengelenks

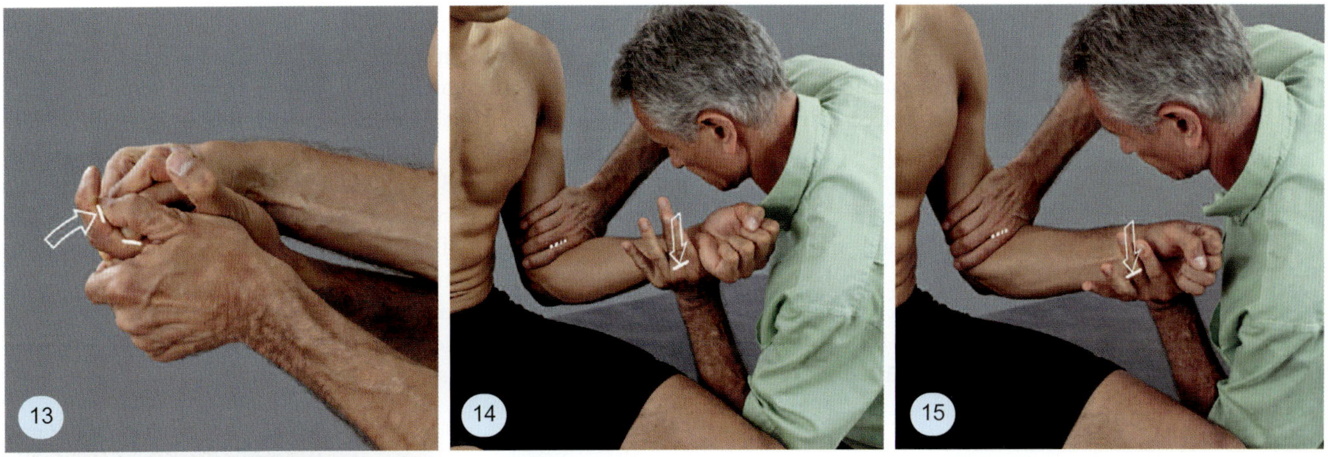


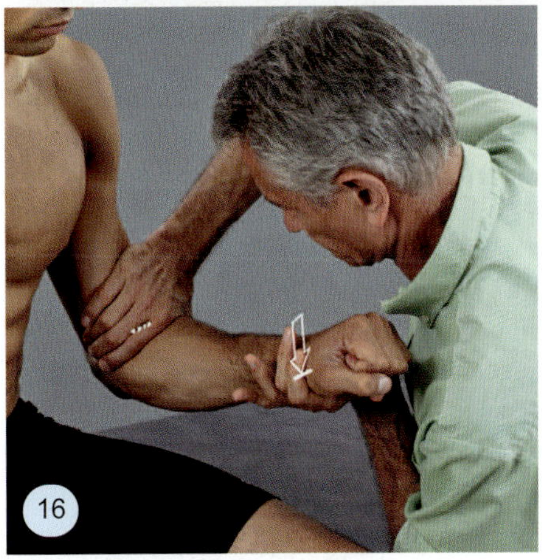


1. Biceps brachii
2. Supinator
3. Brachialis
4. Brachioradialis
5. Extensor carpi radialis
6. Extensor carpi ulnaris
7. Extensor digitorum
8. Pronator teres
9. Pronator quadratus
10. Flexor carpi radialis
11. Flexor carpi ulnaris
12. Flexor digitorum superficialis
13. Flexor digitorum profundus
14. Triceps brachii, Caput laterale
15. Triceps brachii, Caput longum
16. Triceps brachii, Caput mediale

**Abb. 6.44b** Testfolge für die Muskeln des Ellenbogengelenks (Fortsetzung)

## Schmerzbefunde bei isometrischer Kontraktion

### Flexionstest

Vom distalen Ansatz des Bizeps ausgehender Schmerz beginnt in der Ellenbeuge und strahlt in den Unterarm bis radialseitig zum Handgelenk aus. Schmerz in der Ellenbeuge kann sowohl durch Anspannung (bei Flexion und Supination) als auch durch passive Pronation des Unterarms provoziert werden, wenn die Tuberositas radii unterhalb des Radiusköpfchens (Ansatzstelle des Bizeps) gegen die Ulna drückt. In dem Fall liegt eine Ansatztendinose vor. Ein Flexionsschmerz ohne Supinationsschmerz kommt seltener vor, dann ist der M. brachialis betroffen.

Schmerzen mit Ursprung in den Mm. extensores carpi radialis longus und brevis lassen sich eher durch Extension des Handgelenks auslösen.

### Extensionstest

Meist führt ein Anheben des Humeruskopfes gegen das Akromion bei Kontraktion des M. triceps brachii zu Schmerzen, die dem subakromialen „Painful Arc“ entsprechen.

### Supinationstest

Bei Läsion des M. supinator (z. B. bei Epicondylopathia humeri radialis) ist dieser Test schmerzhaft. Die Differenzierung von einem Supinationsschmerz, der vom Bizeps ausgeht, gelingt bei voller Ellenbogenstreckung.

Zeigt sich im Test eine Hyporeaktion, ist sie meist durch eine Nervenkompression im Supinatorschlitz bedingt, weil dort die motorischen Äste zum M. supinator abgehen. Bei einer länger bestehenden oder intensiveren Nervenkompression finden sich weitere Kompressionszeichen, wie radialseitige sensorische Störungen am Unterarm und motorische Fehlfunktionen der durch den N. radialis versorgten Unterarmmuskeln (➤ Kap. 6.9.6). Zur Kompression des N. radialis im Supinatorschlitz kann es infolge einer Überlastung (z. B. nach längerem Schrauben) kommen.

### Pronationstest

Hierbei zeigt sich, ob eine Läsion des M. pronator teres die Ursache von Schmerzen ist (z. B. bei Epicondylopathia humeri ulnaris). Ein hyporeaktiver M. pronator quadratus kann zu einem Strain-Counterstrain-Muster im Pronator teres führen, durch das es zu einer Kompression des N. medianus kommen kann.

### Extensions- und Flexionstest des Handgelenks

Der Ursprung des Schmerzes bei Epicondylopathia humeri radialis kann durch spezifische Testung der Handgelenkstrecker (M. extensor carpi ulnaris, Mm. extensores carpi radialis longus und brevis) ermittelt werden.

Bei Epicondylopathia humeri ulnaris sind die Handgelenkbeuger (M. flexor carpi radialis, M. flexor carpi ulnaris und M. pronator teres) im Test schmerzhaft.

## 6.4.5 Epicondylopathia humeri radialis

**DEFINITIONEN**

**Epikondylitis**

Hierbei kommt es zu schmerzhaften Einrissen im Bereich der Sehnenansätze von Unterarmmuskeln, die distal an den beiden Epikondylen des Oberarmknochens entspringen.

**Epikondylopathie**

Bezeichnung für jeden Zustand, der vorwiegend muskulär (degenerativ), d. h. durch myofasziale Syndrome und Läsionsketten bedingt und sehr gut behandelbar ist.

6

### ❶ Ätiologie

Schmerzen am radialen Epikondylus des Humerus treten oft bei Tennisspielern auf; deshalb wird auch vom „Tennisellenbogen“ gesprochen. Aber nur 5 % der Patienten mit dieser Erkrankung spielen Tennis. Typisch ist eine Überbeanspruchung der Unterarmmuskulatur durch extreme oder repetitive Bewegungen. Mögliche Auslöser sind:

- einseitige Beanspruchung (z. B. bei Tastatur-, Mausbenutzung, Sportklettern)
- falsche Haltung (im Beruf, bei der Haus- und Gartenarbeit oder in der Freizeit)
- falsche Schlagtechnik bei Sportarten wie Tennis, Badminton, Golf
- zu großer oder zu kleiner Griffumfang
- Schlafhaltung in Seitenlage mit stark gebeugtem Arm als Kopfstütze
- Rotationsbewegungen (Schraubenzieher)
- Sturz auf das Handgelenk
- Schultertrauma

Bei jedem Ellenbogenproblem sollten Sie immer die Hüftadduktoren auf vorhandene reaktive Muster überprüfen.

Schmerzempfindlichkeit über dem radialen Epikondylus bei Extension und Supination des Handgelenks ist ein charakteristisches Symptom beim „Tennisellenbogen“. Ausgelöst wird der Schmerz gewöhnlich durch kraftvolle, wiederholte Extension des Handgelenks mit oder ohne Supination. Bei dieser Bewegung kommt es zu einer Reizung des Lig. collaterale radiale und des Periosts im Bereich der Muskelansätze am radialen Epikondylus. Reizungen des Lig. anulare radii kommen vor, besonders bei Subluxationen des Radiusköpfchens. Jedes muskuläre Ungleichgewicht, das zu erhöhter Spannung der Handgelenkstrecker oder des M. supinator führt, kann eine Epicondylopathia humeri radialis verursachen. Dabei handelt es sich um myofasziale Verklebungen oder Strain-Counterstrain-Muster. Auch Ursachen mit Fernwirkung wie z. B. eine Degeneration der Halswirbelsäule oder Schulterprobleme sind gerade im höheren Alter für neuromuskuläre Störungen im Ellenbogenbereich verantwortlich. Radialseitige Ellenbogenschmerzen können aber auch traumatische Ursachen haben (Subluxation des Radiusköpfchens) bzw. durch Dysfunktionen im distalen Radioulnargelenk oder in der proximalen Handwurzelreihe ausgelöst werden.

### ❷ AK-Untersuchung und -Therapie

Klinische Tests nach Cozen, Mill und Kaplan sind beschrieben. Die manuellen Muskeltests der Applied Kinesiology sind bezüglich der notwendigen Therapie jedoch bereits wesentlich spezifischer.

#### Muskuläre Komponenten

Bei der Epicondylitis humeri radialis wird der radialseitige Ellenbogenschmerz durch Extension der Hand gegen Widerstand verstärkt.

In diesem Fall müssen alle Hand- und Fingerextensoren auf ihre Reaktionslage und die gesamte Kette der von C6-C7-C8 innervierten Muskeln auf der Suche nach Läsionsketten getestet werden:

- Biceps brachii (distale Wirkung)
- Brachialis
- Brachioradialis
- Triceps brachii
- Extensor carpi radialis (longus und brevis)
- Extensor carpi ulnaris
- Extensor digitorum
- Supinator
- Pronator teres
- Pronator quadratus

Hyporeaktive Muskeln müssen wie üblich zunächst normalisiert werden, um dann die Läsionskette innerhalb der Synergisten und Antagonisten zu behandeln.

Eine spezielle Läsionskette stellt sich so dar: **M. pronator quadratus** hyporeaktiv – **M. supinator** hyperton mit myofaszialer Störung – **M. pronator teres** mit Strain-Counterstrain-Läsion.

Der M. pronator quadratus kann durch forcierte Supination, Aufstützen auf die Hände (z. B. beim Fahrradfahren und bei Liegestützen) oder Tätigkeiten mit stärkerer Handextension überbeansprucht werden. Ein Sturz mit Abstützen bei gestrecktem Handgelenk ist häufig die Ursache. Als Hauptstabilisator des Handgelenks von volar reagiert der M. pronator quadratus dann mit einer Hyporeaktion. Sein Synergist, der M. pronator teres, entwickelt ein Strain-Counterstrain-Muster. Bei einer Epikondylitis kann der Schmerz über dem radialen Epikondylus so stark sein, dass der Druckschmerz in der Ellenbeuge etwas distal und radial des ulnaren Epikondylus gar nicht registriert wird. Dabei handelt es sich um einen Tenderpoint im M. pronator teres. Entgegen der „reinen Lehre“, dass Muskeln mit Strain-Counterstrain-Läsionen im Test primär stark seien, kann der beim Testen ausgelöste Schmerz auch eine Hyporeaktion bewirken.

Wenn die Schwäche des M. pronator quadratus weiterbesteht, kann es durch myofasziale Verklebungen und Verkürzung im M. supinator zur Ausbildung von Triggerpunkten kommen. Diese Triggerpunkte können mit tiefer harter Massage und Akupunktur im Sinne des Dry-Needling oder Neuraltherapie behandelt werden. Gleich welche Techniken Sie anwenden, die muskulären Fehlfunktionen müssen unbedingt korrigiert werden, handeln Sie flexibel und lassen sich nicht durch rigide Konzepte einengen.

**Praktisches Vorgehen**

Suchen Sie in allen schmerzhaften Muskeln nach den maximalen Schmerzpunkten. Unabhängig davon, ob es sich um Triggerpunkte oder Tenderpoints handelt, ist der Versuch, durch Approximation von Ursprung und Ansatz des Muskels Schmerzen und Spannung zu reduzieren, immer sinnvoll. Im Sinne einer „hypoxischen" Technik ist in Strain-Counterstrain-Position der Druck auf Triggerpunkten auch weniger schmerzhaft.
Bei jedem schmerzhaften Punkt in einem Muskel muss durch AK-Tests die Ursache herausgefunden werden. Dazu sollten die Synergisten und Antagonisten auf Dysfunktionsmuster untersucht und alle Dysbalancen behandelt werden.

Die Handgelenkbeuger und Handgelenkstrecker sowie die Fingerstrecker müssen entsprechend ihren Befunden korrigiert werden.

Der M. extensor carpi radialis brevis ist besonders häufig hyporeaktiv durch Überlastung und Mikrotraumen. Infolge der Schwäche dieses Muskels wird der Sehnenansatz am radialen Epikondylus zunehmend überlastet, sodass dort Einrisse im Knochen-Periost Bereich entstehen können, die narbig verheilen. Bleibt der M. extensor carpi radialis brevis unbehandelt, kommt es immer weiter zu Mikroeinrissen, die chronische Schmerzen auslösen können. Durch Verfestigung des Narbengewebes, narbenbedingte Verlängerung und nachlassende Zugspannung der Sehne soll nach ca. 1 Jahr eine Spontanheilung einsetzen (Cyriax 1982). Die von Cyriax beschriebenen Störungen bei der Epikondylitis sollen von Triggerpunkten im M. supinator ausgehen (Travell und Simons 1983).

Natürlich können auch Irritationen im Ursprungsgebiet der Nerven vorliegen, die die Muskeln des Ellenbogengelenks versorgen. Segmentale Dysfunktionen finden sich häufig in Höhe von C5 bis C7 und Th5/Th6 (unter dem neurolymphatischen Punkt des M. supinator) sowie an Rippengelenken (Hochstand der 1. Rippe). Jede vorhandene Dysfunktion muss behandelt werden.

## Gelenkdysfunktionen

Nach Behandlung der Muskeln gehören die Untersuchung und Behandlung von Gelenkdysfunktionen (Subluxationen) zwingend zur Therapie der Epicondylopathia humeri radialis. Eine Verkürzung des M. supinator kann das Radiusköpfchen nach lateral in Richtung Olekranon und weiter nach proximal verlagern. Bei Schwäche des M. supinator kann das Radiusköpfchen auch in Richtung Ellenbeuge verlagert sein.

### Lig. anulare/Radiusköpfchen

Als Challenge kann der Gleittest am Radiusköpfchen verwendet werden (➤ Abb. 6.45):

Umfassen Sie bei gestrecktem Ellenbogen von posterior und medial das Olekranon und fixieren Sie es auf der Unterlage, während Sie mit der anderen Hand das Capitulum radii im kleinen Zangengriff halten und es nach radial (für Supination nötiger Gleitweg) und nach ulnar (Gleitweg für Pronation) gleiten lassen. Den Unterarm zuerst in Neutralposition zwischen Pro- und Supination einstellen, dann in verschiedenen Rotationsstellungen prüfen. Achten Sie auf die Amplitude des Gleitwegs, das Endgefühl, das Auftreten von Krepitation und Schmerzen und testen Sie den M. biceps brachii als Indikatormuskel auf Hyporeaktion.

Die Impuls-Korrektur erfolgt nach Challenge: Der hyporeaktive zugeordnete Muskel, typischerweise der Supinator, normalisiert sich bei Challenge in die Korrekturrichtung. Im häufigsten Fall ist das Radiusköpfchen nach proximal und radial subluxiert ist. Die Korrektur erfolgt dann in maximaler Supination und Extension des Ellenbogens. Legen Sie Ihren Daumen von radial und dorsal an das Radiusköpfchen, die andere Hand führt eine Traktion am distalen Radius aus. Manipulieren Sie mit Traktion und Impuls nach ulnar/volar (➤ Abb. 6.46). Wenn dies nicht zu dauerhaftem Erfolg führt, wenden Sie den Ligament-Interlink zu Kapselbandstrukturen des kontralateralen Fibulaköpfchens an.

### Ligg. collateralia

Die Seitenbänder werden durch eine Abduktions- und Adduktionsbewegung des Unterarms bei vollständig gestrecktem Ellenbogen geprüft. Dazu gibt es zwei Methoden:

- Fixieren Sie den Oberarm des Patienten mit einer Hand und setzen mit der anderen Hand knapp proximal des Handgelenks die Ab- und Adduktionsimpulse.
- Oder fixieren Sie das Handgelenk des Patienten zwischen Ihrem Oberkörper und Oberarm und umfasst das maximal gestreckte Ellenbogengelenk mit beiden Händen von medial und lateral, um es durch Oberkörperrotation in eine Adduktions- bzw. Abduktionsposition zu bringen (➤ Abb. 6.47).

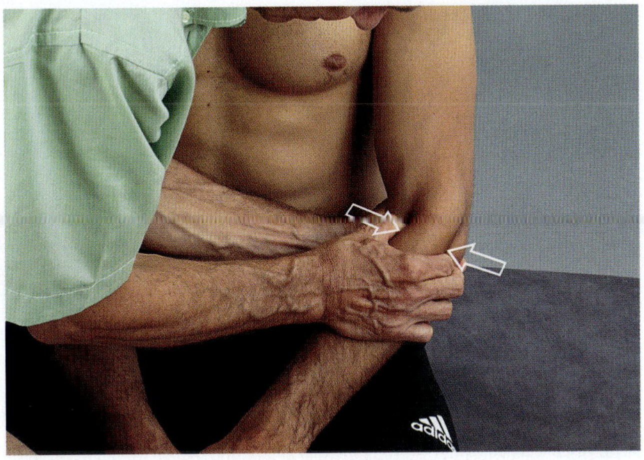

**Abb. 6.45** Gleittest und Challenge des Capitulum radii

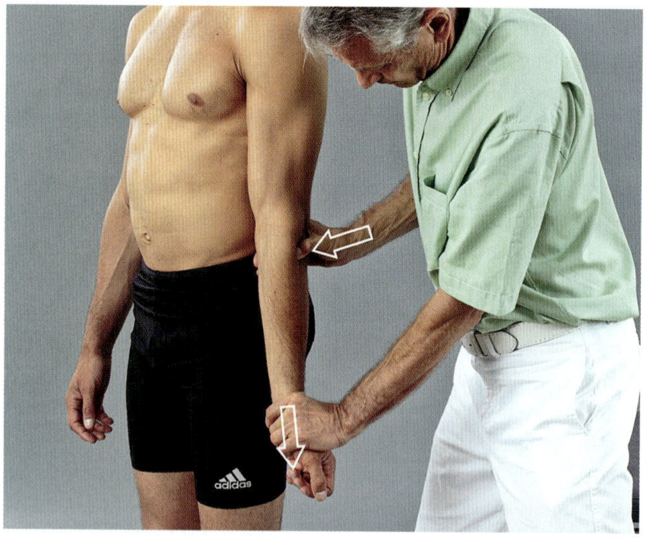


**Abb. 6.46** Challenge und Korrektur des Capitulum radii und des Lig. anulare

Bei Überdehnung bzw. Ruptur eines Seitenbands findet man ein vergrößertes Bewegungsausmaß in die Gegenrichtung. Wenn der Bewegungsumfang schmerzhaft eingeschränkt ist, liegt oft eine entzündliche Bänderstörung vor. Im Bereich des Humeroulnargelenks darf sich bei der Ab- und Adduktionsprüfung eine leichte seitliche Instabilität zeigen. Dies liegt an der unterschiedlich dicken Knorpelschicht auf der Trochlea des Humerus. Bei einer Verletzung der Seitenbänder ist sie aber deutlich stärker und kann zusätzlich mit einer Innen- und Außenrotationskomponente des Olekranons in Bezug zum Oberarm verbunden sein.

Nach Dehnung des Lig. collaterale radiale wird der Extensor carpi ulnaris getestet, nach Dehnung des Lig. collaterale ulnare der Pronator teres bzw. der Flexor carpi ulnaris. Wenn die TL über dem schmerzhaften Bandabschnitt den Challenge-Befund aufhebt, ist eine Behandlung mit Ligament-Interlink-Technik angezeigt. Wenn nicht, denken Sie an ein Injury-Muster. Die korrespondierenden Regionen sind die Seitenbänder des Knies (Lig. collaterale tibiale bzw. fibulare).

**Meniskus**

Laut Mennell (1964, zit. in Walther 2000) haben 10 % der Menschen einen Meniskus zwischen Radiusköpfchen und Capitulum humeri. Wenn eine Störung vorliegt, kann es daher zusätzlich zum Schmerz über dem lateralen Epikondylus zu Einklemmungserscheinungen und manchmal zum Gelenkerguss kommen. Die MRT-Untersuchung des Ellenbogens zeigt, ob die Einklemmungserscheinungen durch eine Meniskusläsion oder durch andere Ursachen (freie Gelenkkörper, Flake Fracture) ausgelöst werden. Bei Meniskusläsionen ist eine Manipulationsbehandlung sinnvoll und durchaus erfolgversprechend, während bei freien Körpern meist eine operative Intervention nötig sein wird.

**Benachbarte Gelenke**

Gelenkdysfunktionen können auch im distalen Radioulnargelenk und der proximalen Handwurzelreihe auftreten. Mittels TL und Challenge können die betroffenen Gelenke gefunden und die Therapierichtung festgelegt werden. Die Behandlung erfolgt entweder mit Manipulationen oder durch das respiratorische Adjustment der Applied Kinesiology (Garten 2012, Kap. 10.2.3).

**Metabolische Einflussfaktoren**

Da intestinale Störungen (Fäulnis- und Gärungsdysbiosen, Unverträglichkeitsreaktionen), nicht nur über die Assoziation der Handgelenkstrecker zur Ileozökalklappe, Epikondylopathien unterhalten können, müssen sie unbedingt behandelt werden (➤ Kap. 5.9.1).

Laut Goodheart neigen geringe Traumatisierungen bei einem gestörten Lymphabfluss eher zu einer Verschlimmerung. Deshalb empfiehlt er bei jeder Störung im Armbereich auch an eine Lymphstauung zu denken (Goodheart 1977): Die Chapman-Reflexzonen über der Pektoralmuskulatur sollten stimuliert und nach „retrograd lymphatischen“ Problemen, d. h. Abflussstörungen des Ductus thoracicus bzw. des Ductus lymphaticus dexter, gefahndet werden (Garten 2012, Kap. 10.2.1.2).

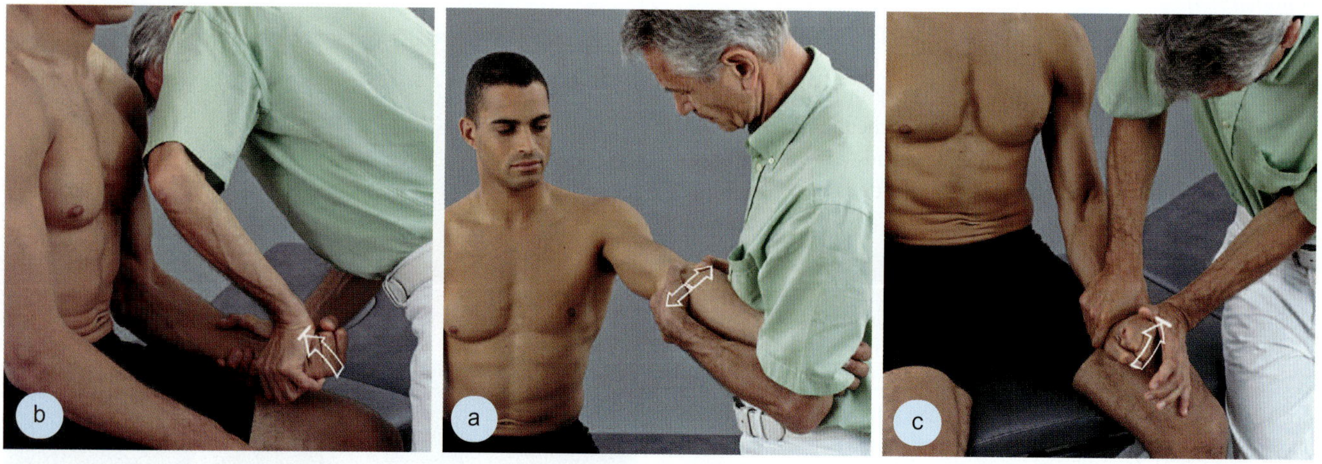


**Abb. 6.47** Challenge der Ligg. collateralia ulnare und radiale (a) mit assoziierten Muskelhyporeaktionen: medial der Flexor carpi ulnaris (b), lateral der Extensor carpi ulnaris (c)

### Unterstützende Maßnahmen

Damit sich der Reizzustand am Epikondylus nach der Therapie beruhigen kann, ist für ca. 4–6 Wochen eine unterstützende Bandagierung sinnvoll, speziell wenn ein modifizierter Kaplan-Test eine Besserung anzeigt (Schmerzlinderung, wenn der Patient mit maximaler Griffkraft einen Trainingsball hält und gleichzeitig das obere Unterarmdrittel komprimiert wird). Die typische Epikondylitisbandage mit Pelotten auf den Unterarmstreckern oder eine Epikondylitisspange kann die Muskelansätze etwas entlasten.

Wenn die Epicondylopathia humeri radialis durch einen hyporeaktiven M. pronator quadratus verursacht wird, ist ein leichter Stützverband knapp über dem Handgelenk viel nützlicher. Die elastische Bandage soll 5–8 cm breit und mit einem Klettverschluss versehen sein. Sie wird gebrauchsfertig als Handgelenkstütze verkauft. Kinesiotaping ist ebenfalls hilfreich.

Die Patienten sollten die hypertonen Muskeln, speziell den M. supinator und die Handgelenkstrecker, zu Hause mit tiefer Massage selbst behandeln. Dies ist ziemlich schmerzhaft, aber nur bei entsprechend Behandlungsintensität wirksam.

Auch eine postisometrische Relaxation der hypertonen Strecker und des Supinators (Garten 2012, Abb. 11.54) sowie reziproke Hemmung sind als Selbstbehandlung effektiv.

Eine Zusammenfassung der Behandlung zeigt das folgende Flussdiagramm (➤ Abb. 6.48).

1. Sämtliche Muskeln der Funktionsketten C6 bis C8 testen (Abb. 6.44), primär hyporeaktive suchen
   1. Biceps (distale Wirkung)
   2. Brachialis
   3. Brachioradialis
   4. Triceps, alle drei Köpfe
   5. Extensor carpi radialis
   6. Extensor carpi ulnaris
   7. Extensor digitorum
   8. Flexor carpi radialis
   9. Flexor carpi ulnaris
   10. Supinator
   11. Pronator teres
   12. Pronator quadratus

↓

2. *Sämtliche hyporeaktiven Muskeln mit den 7-FVSS und muskulären Techniken korrigieren*
   *Zusätzlich Triggerpunkte (TrPs) und Tender Points (TePs) in Levator scapulae und oberem Trapezius behandeln*
   *Die Synergisten der hyporeaktiven Muskeln auf SCS, die Antagonisten auf Faszienläsionsmuster prüfen und behandeln*
   *Speziell die Kette: hyporeaktiver Pronator quadratus, SCS Pronator teres, myofaszial hypertoner Supinator prüfen und behandeln: tiefe Massage und Dry-Needling.*

↓

3. Gleittest des Radiusköpfchens

↓

4. *Radiusköpfchen und Lig. anulare challengen (M. biceps brachii), manipulieren, Ligament-Interlink mit Fibulaköpfchen*

↓

5. *Impulskorrektur des Radiusköpfchens, LIL mit kontralateralem Fibulaköpfchen*

↓

6. Adduktions-Challenge: Lig. collaterale laterale (Test des M. extensor carpi ulnaris), Abduktions-Challenge: Lig. collaterale mediale (Test der Mm. flexor carpi ulnaris bzw. pronator teres)

↓

7. *Ligament-Interlink mit Ligg. collateralia mediale und laterale des Knies*

↓

8. *Handgelenk, Schultergelenk untersuchen und behandeln*

↓

9. *Ileozökalklappe (ICV) behandeln, intestinale Störungen behandeln, lymphatische Störungen behandeln*

↓

10. *Hausaufgaben: Epicondylus mit Eis behandeln, TrPs und TePs in den am Epicondylus lateralis ansetzenden Muskeln mit tiefer Druckmassage, postisometrischer Relaxation und/oder Antagonistenhemmung behandeln, Pelottenmanschetten bei Belastungen tragen. Antiinflammatorische Behandlung (Arnika, Symphytum, Antiphlogistika)*

**Abb. 6.48** Flussdiagramm zur Behandlung der Epicondylopathia humeri radialis

### 6.4.6 Epicondylopathia humeri ulnaris

Die ulnare Epikondylopathie („Golferellenbogen") kommt deutlich seltener vor als die radiale. Diese Störung betrifft die Handgelenkbeuger (M. flexor carpi radialis, M. flexor carpi ulnaris, M. pronator teres und, wenn vorhanden, M. palmaris). Die Palmarflexion gegen Widerstand löst Schmerzen am ulnaren Epikondylus aus.

Hier ist die gesamte Kette der von C6-C7-C8-Th1 innervierten Muskeln einzeln zu testen und zu behandeln:

- Flexor carpi ulnaris
- Flexor carpi radialis
- Flexor digitorum (profundus und superficialis)
- Pronator teres
- Palmaris longus

Bei der AK-Muskeltestung zeigt sich das gestörte Muskelmuster (Hauptagonist, Synergist, Antagonist), das dann entsprechend behandelt werden muss. Die Vorgehensweise entspricht der oben für die Epicondylopathia humeri radialis beschriebenen.

Eine ulnare Epikondylopathie wird häufiger durch eine Nervenkompression im Sulcus n. ulnaris verursacht (➤ Kap. 6.9.6).

### 6.4.7 Radiusköpfchensubluxation oder -luxation

Bei Kindern kommt es häufig zu einer Subluxation nach distal („Schleppverletzung"). Sie entsteht durch plötzliches Hochziehen des gestreckten Unterarms, z. B. wenn das Kind an der Hand geführt wird und stolpert oder sich plötzlich fallen lässt. Dabei schlüpft das Radiusköpfchen teilweise aus seinem Ringband (Lig. anulare radii). Das ist sehr schmerzhaft, weshalb der Unterarm zur Schonung in Einwärtsdrehung gehalten wird und wie gelähmt wirkt (Pseudoparese); daher auch der Name Chassaignac-Lähmung. Mit zunehmendem Alter werden die Bänder stabiler, sodass das Verletzungsrisiko sinkt. Das typische Verletzungsalter liegt bei 1–4 Jahren.

Beschwerdebild und Anamnese führen zur Diagnose. Röntgenaufnahmen in zwei Ebenen werden nur bei nicht ganz eindeutigen Untersuchungsbefunden benötigt.

Die Behandlung erfolgt durch Streckung unter Zug und Auswärtsdrehung (Supination), durch radiodorsalen Druck mit dem Daumen auf das Radiusköpfchen (Chassaignac-Handgriff) und Flexion. Eine Narkose ist nicht erforderlich. Zum Erstaunen der Angehörigen tritt die Besserung unmittelbar ein: Der Arm kann sofort wieder normal bewegt und benutzt werden. In seltenen Fällen bleibt ein Rand des Ringbands eingeklappt und wird somit zum „Repositionshindernis".

**Fallbeispiel 6 (HG)**

**Epicondylopathia humeri ulnaris**

Der 53-jährige Patient ist Tennisspieler und litt seit 3 Monaten an einer Epicondylopathia humeri ulnaris rechts. Vor zwei Wochen hatte er eine Kortisoninjektion ohne Erfolg erhalten.

**Befunde**

Der mediale Trizepskopf wies ansatznah einen Triggerpunkt auf. Der radiale Epikondylus war bei der Palpation schmerzhaft, der M. triceps brachii im Test hyporeaktiv und AF positiv. Die TL in Höhe von C7/Th1 führte zur Normoreaktion.

**Behandlung**

- Nach Manipulation des Triggerpunktes war der Triceps brachii stark, Triggerpunktnadelung
- Überprüfung der Dehnungs- (negativ) und der Kontraktionsreaktion mit Magnet-TL (negativ)
- Chomelanum-Salbe und Arnikaeisumschläge für die Periostreizung

Der Patient war ohne weitere Behandlung nach 4 Wochen beschwerdefrei. Die primäre Läsion war sicher das myofasziale Triceps-brachii-Syndrom.

## 6.5 Handgelenk und Finger

### 6.5.1 Anatomie

Als anatomische Besonderheit ist vor allem der Karpaltunnel von Interesse (➤ Kap. 6.9.7), der ulnar vom Os pisiforme und Hamulus ossis hamati und radial von den Tubercula ossis scaphoidei und ossis trapezii begrenzt wird (➤ Abb. 6.49).

### 6.5.2 Orthopädische Untersuchung

#### Untersuchung des Handgelenks

Der Patient sitzt oder liegt auf dem Rücken.

Untersucht werden aktives Beugen und Strecken, Radial- und Ulnarführen der Hand mit passivem Endgefühl.

**Gleittest:** Der Untersucher hält das Handgelenk zwischen Daumen und Zeigefinger beider Hände, um es proximal vom Handgelenkspalt zu fixieren und distal zu bewegen. Eine leichte axiale Traktion führt zur Separation der Gelenkflächen, damit sie unter leichter Traktion nach volar und dorsal, nach ulnar und radial gegeneinander verschoben werden können. Beurteilt werden Amplitude des Gleitwegs, Endgefühl, Krepitation, Schmerz.

Bei der Untersuchung der Beweglichkeit der Handwurzelknochen ist die anatomische Situation genau zu beachten (➤ Abb. 6.49). Am besten eignet sich dazu ein AK-Challenge.

Wenn eine Flüssigkeitsansammlung im **Karpaltunnel** vorliegt, zeigt sich beim Ausstreichen nach proximal eine blasenartige Aufwerfung. Die ödematöse Schwellung kann zu einem Engpass führen oder beitragen.

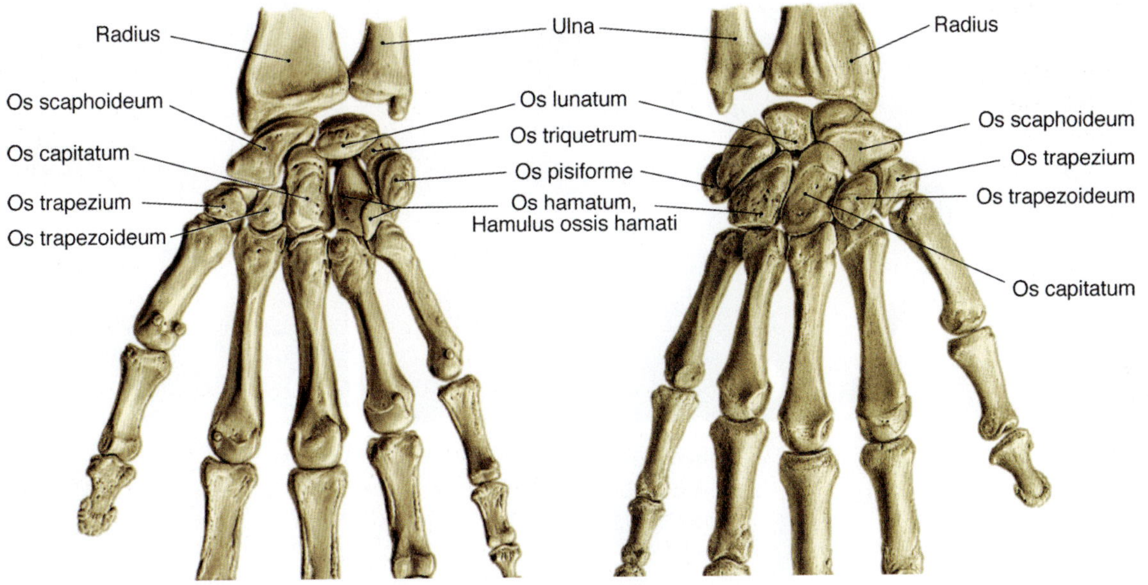


**Abb. 6.49** Anatomie der Hand (Sobotta 2007)

### Untersuchung der Fingergelenke

Um die Beweglichkeit der Fingergelenke zu beurteilen, wird der proximal befindliche Knochen jeweils im „kleinen Zangengriff" zwischen Daumen und Zeigefinger gelenkspaltnah gehalten und der distal befindliche Knochen im Zangengriff der anderen Hand jeweils weich, fest und schmerzfrei bewegt.

Die eine Hand fixiert also, während die zweite Hand aktiv ausgeführte Beuge- und Streckbewegungen jeweils in das Endgefühl verstärkt und Translationsbewegungen nach palmar, dorsal, ulnar und radial sowie Traktionen induziert.

## 6.5.3 Muskeln des Handgelenks

Dieser Abschnitt beschreibt die führenden Muskeln bei Handgelenkbewegungen (➤ Tab. 6.4) und eine praktische Reihenfolge der Muskeltestung (➤ Abb. 6.50).

**Tab. 6.4** Bewegungen des Handgelenks und ausführende Muskeln

| Bewegung im Handgelenk | Ausführende Muskeln |
|---|---|
| Flexion | Flexor carpi radialis<br>Flexor carpi ulnaris<br>Palmaris longus, unterstützt durch<br>• Flexor digitorum superficialis<br>• Flexor digitorum profundus<br>• Flexor pollicis longus |
| Extension | Extensor carpi radialis (longus und brevis)<br>Extensor carpi ulnaris<br>Extensor digitorum<br>Extensor indicis<br>Extensor digiti minimi<br>Extensor pollicis longus |
| Radialabduktion | Flexor carpi radialis<br>Extensor carpi radialis (longus und brevis) |
| Radialadduktion | Flexor carpi ulnaris<br>Extensor carpi ulnaris |

## 6.5.4 Störungen im Hand- und Fingerbereich

### ❶ Rheumatische Veränderungen

Polyarthrotische und andere rheumatische Erkrankungen der Hände erfordern die gesamte Palette der AK-Diagnostik und -Therapie auf biochemischem Gebiet: Schwermetallbelastung, Dysbiose, Allergien und Unverträglichkeiten, Säure-Basen-Haushaltsstörungen, Entzündungs- und Schmerzmediatoren sowie Folgen einer Borrelien- und Chlamydieninfektion. Diese AK-Methoden sind in den anderen Bänden dieser Reihe dargestellt (Garten 2004, 2012; Garten und Weiss 2007).

### ❷ Traumatische (verletzungsbedingte) Veränderungen

Wenn die Hand als Schlagwerkzeug benutzt wird oder wenn wiederholte vibratorische Erschütterungen auf die dorsalflektierte Handfläche einwirken, kann es zu Verletzungen kommen: Arbeiten mit Presslufthammer, Fahrrad- und Motorradfahren oder auch Liegestütze sind mögliche Ursachen.

Durch diese Erschütterungen werden die Handwurzelknochen separiert und alle Kapseln und Bänder im Karpalbereich überdehnt und überlastet. Das Os lunatum wandert nach volar.

Ein sehr häufiger Unfallmechanismus ist ein Sturz auf das dorsalextendierte Handgelenk. Dabei kommt es zu einer Überdehnung im palmaren Handgelenk: Die proximale Handwurzelreihe

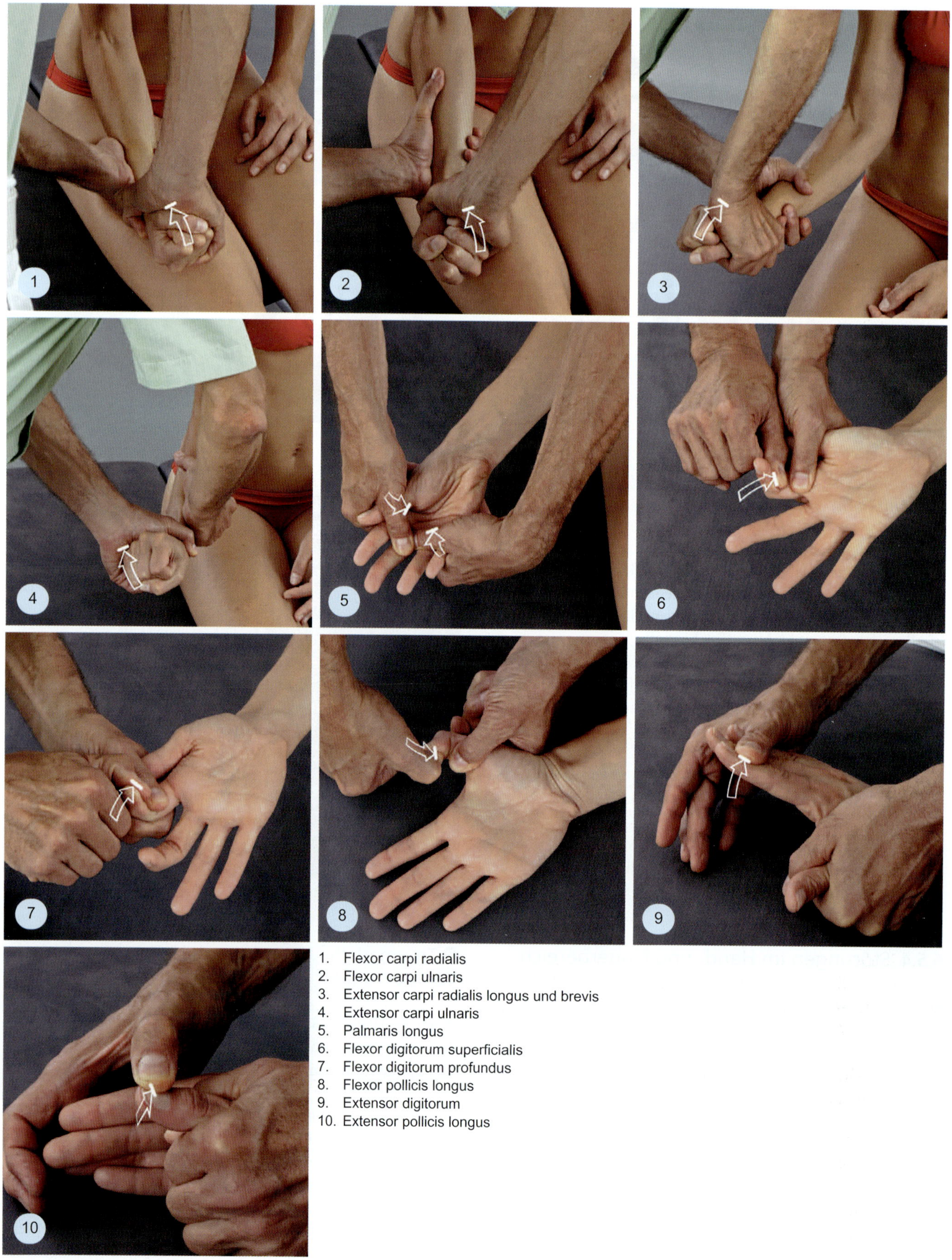


1. Flexor carpi radialis
2. Flexor carpi ulnaris
3. Extensor carpi radialis longus und brevis
4. Extensor carpi ulnaris
5. Palmaris longus
6. Flexor digitorum superficialis
7. Flexor digitorum profundus
8. Flexor pollicis longus
9. Extensor digitorum
10. Extensor pollicis longus

**Abb. 6.50** Muskeln des Handgelenks, praktische Reihenfolge der Testung rutscht nach volar, während Bänder und Gefäße zwischen den Handwurzelknochen überdehnt werden oder rupturieren können. Aseptische Nekrosen vorwiegend im Os lunatum sind unter Umständen die Folge. Das Os lunatum kann auch nach volar subluxiert sein und ein posttraumatisches Karpaltunnelsyndrom verursachen: Als Hauptstabilisator des distalen Radioulnargelenks ist der M. pronator quadratus nach einer Dehnungsverletzung meist hyporeaktiv. Wie weiter oben dargestellt, kann infolge dieses Unfallmechanismus auch eine Epicondylopathia humeri radialis auftreten.

### Diagnostik und Therapie

Wenn keine weiterreichenden Therapiemaßnahmen (z. B. Ruhigstellung, Schienung, OP) indiziert sind, kann bei akuten Schwellungen mit der Setpoint-Technik (➢ Kap. 6.2.3 ❼) und auch mit der Ligament-Interlink-Technik (➢ Kap. 6.2.3, ➢ Abb. 6.4a) eine rasche Abschwellung und Verkürzung der Akutphase erreicht werden. Zur Behandlung chronischer Folgezustände ist die Technik ebenfalls gut geeignet.

**Muskuläre Therapie**
Nach der Akutphase oder wenn bei einem frischen Trauma keine übermäßig schmerzhafte Schwellungen vorliegen, werden an den einzelnen Gelenken die Muskeln manuell getestet. Finden sich hyporeaktive Muskeln, werden diese wie bereits mehrfach beschrieben behandelt; ihre Synergisten müssen auf Strain-Counterstrain-Läsionen und die Antagonisten auf Fascial-Flush-Muster untersucht und bei Bedarf entsprechend behandelt werden.

**Gelenktherapie**
Bei Handgelenkdysfunktionen ist der Shock-Absorber-Test positiv: Das heißt, nach einem Faustschlag auf die Handwurzel wird ein normoreaktiver Indikatormuskel dysreaktiv. Mittels TL und Challenge lassen sich die subluxierten Gelenke (Lunatum meist volar) sowie deren Therapievektor feststellen. Die Therapie erfolgt dann über ein respiratorisches Adjustment oder eine Impulsmanipulation. Als Hilfsmittel bietet sich hier ein „Drop-Piece" (www.thulitables.com) an, um gezielt einzelne Handwurzelkochen manipulieren zu können (➢ Abb. 6.161).

Auch die Ligament-Interlink- (eigentlich „Bone-Interlink"-) Technik ist für die Therapie von Knochenstauchungen (Bone Bruise) und anderen knöchernen artikulären Störungen von unschätzbarem Wert.

**Differenzialdiagnostik**
Die Hand ist der distale Teil einer Funktionskette, daher müssen immer auch HWS, Thoracic Outlet, Schulter, Ellenbogen differenzialdiagnostisch abgeklärt werden! Instabilität der Handgelenke, rezidivierende Subluxationen von Handwurzelknochen, nächtliche Schmerzen oder andere (Hand-)Symptome sind oftmals Folge einer Nervenkompression im HWS-, Schulter-, Ellenbogen- oder Handbereich (➢ Kap. 6.9).

**Nutrimentelle Unterstützung**
Die folgenden Substanzen sollten nach AK-Regeln getestet und bei entsprechender Indikation verabreicht werden:
- Mangan, Zink (bei positivem Shock-Absorber-Test)
- Superoxiddismutase (bei fortbestehenden Schmerzen nach einem Unfall)
- Vitamin $B_6$ bei Schwellung im Karpaltunnel
- Omega-3-PUFA (Prostaglandinstoffwechsel)

# 6.6 Hüfte

## 6.6.1 Einleitung

Die unteren Extremitäten bestimmen zu einem wesentlich Ausmaß die Körperhaltung. Im Laufe der Entwicklung zum aufrechten Gang mussten viele Vierfüßler-Reflexe unterdrückt und umgelernt werden. Unser Gangablauf entspricht noch immer dem entwicklungsgeschichtlich alten Muster, d. h. der Mensch ist eigentlich ein „Vierfüßler auf zwei Beinen". Der Konkurrenzvorteil des Menschen gegenüber den Vierfüßlern wurde mit einer Reihe von im Tierreich unbekannten oder deutlich schwächer ausgebildeten Gelenkdegenerationen wie der Koxarthrose erkauft.

## 6.6.2 Anatomie

Im Gegensatz zur lockeren muskulären Führung im Schultergürtel sorgen Pfanne und Bänder für eine straffe Gelenkführung im Hüftbereich. Die Hüftpfanne (Acetabulum) gehört zur Beckenschaufel, wobei der kraniale Anteil vom Os ilium, der anteriore Anteil vom Os pubis und der posteriore Anteil vom Os ischii gebildet wird. Sie umschließt den Femurkopf zu ca. 50 %.

Als reines Kugelgelenk lässt das Hüftgelenk Bewegungsachsen in allen Raumdimensionen zu. Um die Querachse von Trochanter major zu Trochanter major sind Extensionsbewegungen von ca. 15° und Flexionsbewegungen von ca. 130° möglich.

In der Mitte einer Verbindungslinie von der Spitze des Trochanter major zur Spina iliaca anterior superior befindet sich der Hüftkopf. Durch diesen Schnittpunkt verläuft in anterior-posteriorer Richtung die Bewegungsachse für die Abduktion (ca. 50°, individuell sehr variabel) und die Adduktion (ca. 30°). Der Bewegungsumfang bei der Abduktion ist in maximaler Streckstellung etwas geringer als in 90°-Beugung, bei der Adduktion ist es umgekehrt.

Eine Verbindungslinie zwischen der Fossa intercondylaris des Kniegelenks und dem Hüftkopfzentrum bildet die Rotationsachse für die Außen- und Innenrotation (jeweils ca. 45°).

## 6.6.3 Anamnese

Hauptsymptome bei einer Hüfterkrankung sind Schmerzen, Bewegungseinschränkung, Instabilität und verminderte Belastbarkeit.

Frakturen sind kein Thema der AK, sondern erfordern ein spezielles Diagnostik- und Therapiemanagement. Nach einem länger zu-

6

rückliegenden Trauma oder bei akut traumatischen Zuständen nach dem Ausschluss von Gewebezerstörungen (Stauchungen, Subluxationen) auftretende Beschwerden können hingegen mit AK-Methoden weiter untersucht werden.

### Vorerkrankungen

Zu erfragen sind morphologische Ursachen:
- angeborene Hüftdysplasie
- Morbus Perthes
- gestörte Gelenkgeometrie (Coxa vara, Coxa valga oder Coxa antetorta)
- Epiphysenlösung
- Hüfttrauma

Eine „normale", überlastungsbedingte Koxarthrose ist trotz typischer Röntgenbefunde oft nicht schmerzhaft. Erst wenn sie durch zusätzliche Faktoren aktiviert wird, löst diese Arthrose Schmerzen aus. Diese zusätzlichen Faktoren müssen gefunden werden.

Therapieresistente Schmerzen können u. a. folgende Ursachen haben:
- rheumatoide Arthritis
- Gicht
- Borrelien-, Chlamydien- und Yersinien-Infektionen
- metabolisch bedingt: Prostaglandinstoffwechselstörungen, Dysbiosen, Allergien
- hormonell bedingt
- gefäßbedingte Hüftkopfnekrose durch Infarkt des R. acetabularis der A. circumflexa femoris medialis

In verschiedenen Altersgruppen können einzelne Erkrankungen gehäuft auftreten (➤ Tab. 6.5).

### Differenzialdiagnosen

#### LWS- und Beckenstörungen

Differenzialdiagnostisch ist bei Hüftschmerzen immer an Ursachen im Bereich der LWS (meist die Segmente L1–L3) sowie des SIG zu denken (➤ Kap. 1 und ➤ Kap. 2).

**Tab. 6.5** Hüfterkrankungen mit typischer Altersverteilung (Winkel et al. 1985)

| Lebensalter | Hüfterkrankung |
|---|---|
| Neugeborene | Hüftdysplasie, Luxationshüfte |
| 5.–10. Lebensjahr | Morbus Perthes |
| < 10. Lebensjahr | Coxitis fugax (Hüftgelenkreizung unbekannter Genese) |
| 10.–15. Lebensjahr | Epiphyseolysis capitis femoris |
| ab 45. Lebensjahr | aktivierte Koxarthrose |
| > 60. Lebensjahr | steigende Arthrosehäufigkeit, aber auch Tumorbefall möglich |

#### Kompressionssyndrome

Weitere Ursachen für Störungen in der Hüftregion sind Nervenkompressionssyndrome (➤ Kap. 6.9). Parästhesien, Muskelschwächen und fortgeleitete Schmerzen lassen immer eine Nervenbeteiligung vermuten. Speziell bei Nervenkompressionen sind die therapeutischen Möglichkeiten der AK unübertroffen.

#### Viszerale Störungen

Aufgrund der engen muskulären und funktionellen Beziehungen zum kleinen Becken (M. iliopsoas, M. obturatorius internus, M. piriformis) und zur Beckenbodenmuskulatur kommt es bei viszeralen Störungen der Organe des kleinen Beckens sowie des Zökums und des Sigmoids nicht selten auch zu Schmerzen im Hüftbereich (➤ Kap. 5.9).

## 6.6.4 Orthopädische Untersuchung

### ❶ Inspektion

Bei der allgemeinen Betrachtung der Hüftregion fallen Muskelatrophien auf. Eine Atrophie des Gluteus maximus kann sich bei einer länger anhaltenden Kompression der Nervenwurzel L5/S1 oder einem länger bestehenden Piriformis-Syndrom zeigen. Auch der Gluteus medius neigt beim Piriformis-Syndrom zur Atrophie.

Zur Parese des Gluteus medius kommt es häufiger nach totaler Hüftendoprothesen-(TEP-)Operation. Diese Erfahrung aus der Praxis hat Otto (2000/2013) in seiner Dissertationsarbeit beschrieben, für die er 50 TEP-Patienten prä- und postoperativ untersuchte. Bei 76 % der Patienten wurden postoperative Paresen nachgewiesen, bei 5 % eine Totalparese (Stärke 0–1). Diese Paresen betrafen in 71 % den N. femoralis (Iliopsoas) und in 55 % den N. gluteus superior (Piriformis). Nach 3–6 Monaten erreichten 57 % der Patienten eine komplette und 40 % eine partielle Remission, während bei 3 % die Parese unverändert weiter bestand. Es lohnt sich also, durch möglichst weitgehende Normalisierung der Hüftfunktion frühzeitig einer Arthrose vorzubeugen.

Bei Beckenschiefständen muss zwischen anatomischen und funktionellen Beinlängendifferenzen, etwa durch Beckentorsionen, unterschieden werden (Beckenläsionen Kat. 1 und Kat. 2, Sakrumläsionen). Dies kann mit manuellen Untersuchungstechniken (Garten 2012, Kap. 8.3) und AK-Techniken geschehen (➤ Kap. 3.2). Eine endgültige Klärung ist nur mittels Röntgenaufnahmen im Stehen möglich, aus denen die Höhe der beiden Hüftköpfe ersichtlich wird. Schuh- bzw. Absatzerhöhungen sind erst bei erwiesener anatomischer Beinlängendifferenz anzufertigen und einer Funktionsprüfung zu unterziehen (➤ Kap. 6.8.12).

#### Ganganalyse

Erst beim Gehen lassen sich weitere typische Veränderungen beobachten. Wenn der Patient hinkt, weisen die kürzere Schrittlänge und die kürzere Belastungszeit auf die schmerzhafte Seite hin (unbelastet schmerzt das Bein weniger).

Bei einem schwachen M. gluteus medius neigt sich der Oberkörper in der Standbeinphase zur nicht betroffenen Seite. Der synergistische M. tensor fasciae latae wird bei einer Gluteus-medius-Parese hypertrophiert und schmerzhaft überlastet sein.

Ein schwacher M. iliopsoas führt zu einer ipsilateral kürzeren Schrittlänge. Wenn der Patient den Fuß mehr in Innenrotation aufsetzt, findet sich oft ein schwacher M. piriformis.

## ❷ Palpation

Schwellung, Rötung und Überwärmung in der Hüftregion weisen immer direkt auf entzündliche Veränderungen hin. Dabei handelt es sich häufig um Schleimbeutelentzündungen im Trochanter-major-Bereich. Eine schmerzhafte, oft nicht gerötete Schwellung vorn über dem Hüftkopf spricht für eine Koxitis. Da die Beweglichkeit hochschmerzhaft eingeschränkt ist, nehmen die Patienten oft eine Schonhaltung mit Flexion-Innenrotation der Hüfte ein.

Nichtentzündliche palpable Schmerzpunkte im vorderen Hüftbereich lassen eine Funktionsstörung des M. iliopsoas vermuten. Er ist dann mit einem manuellen Muskeltest sowie auf einen myofaszialen Hypertonus und ein Strain-Counterstrain-Läsionsmuster zu untersuchen. Andere palpable Schmerzpunkte können unter dem Beckenkamm im Gluteus maximus, Gluteus medius, Piriformis und Tensor fasciae latae vorliegen. Bei den schmerzhaften Muskelpunkten kann es sich um Trigger- oder Tenderpoints handeln (vgl. Garten 2012, Abb. 8.9).

## ❸ Funktionsprüfung

Der Patient befindet sich in Rückenlage und Sie stehen in Beckenhöhe neben ihm.

Mit Ihrem Palpationsfinger, der immer auf der gleichseitigen Spina iliaca anterior superior liegt, prüfen Sie, ab wann sich das Ilium mitbewegt, denn dann ist das Ende der Hüftgelenkbeweglichkeit bereits erreicht!

Eingestellt werden Flexion/Extension (endgradige Extension evtl. in Bauchlage prüfen), Ab-/Adduktion und Innen-/Außenrotation. Auffällige Befunde sind jeweils bei gestreckter Hüfte und 90°-Flexion nachzuprüfen. Bestimmen Sie bei allen Bewegungen jeweils die Gradzahlen und das Endgefühl.

Eine Arthrose führt zur Bewegungseinschränkung. Wenn die Bewegungsprüfung Schmerzen auslöst, ist meist eine aktivierte Arthrose oder ein anderes entzündliches Geschehen die Ursache. Aber auch Trigger- und Tenderpoints können bei der Bewegungsprüfung schmerzhaft sein. Eine schmerzfreie Beuge-Innenrotationskontraktur spricht für eine fortgeschrittene Arthrose.

### Traktionstest

Der Patient liegt auf dem Rücken und Sie stehen am Fußende, dem Patienten zugewandt.

Greifen Sie unter dem 90° angewinkelten Knie hindurch, um das Bein in 30°-Flexion und 20°-Abduktion der Hüfte anzuheben. Dann wird mit Konzentration auf das Hüftgelenk ein sanfter Zug in der Beinlängsachse ausgeübt. Variieren Sie die Hüfteinstellung etwas, bis ein gummiartig nachgebendes Endgefühl im Hüftgelenk spürbar wird.

Achten Sie darauf, ob das Endgefühl seitengleich oder auf einer Seite deutlich gebremst ist: Eine hypomobile Funktionsstörung ist im Röntgenbild nicht sichtbar und wird oft mit einer Koxarthrose verwechselt. Die Anlage des Griffs für den Traktionstest entspricht der für die Traktionsmanipulation (➤ Abb. 6.51).

Bei unklaren Hüftbeschwerden sollten Sie die oberen und unteren Sprunggelenke testen (➤ Kap. 6.8.2), zu denen es eine reflektorische mechanische Beziehung geben kann.

## ❹ Bildgebende Diagnostik und Labor

Zu einer verantwortungsvollen Diagnostik gehört immer auch eine Röntgenuntersuchung. Bei Zeichen einer Hüftkopfnekrose (Nekrosekeil) und bei Verdacht auf Entzündungen, Tumoren oder Zysten muss die Diagnostik durch ein MRT, evtl. auch durch ein Szintigramm erweitert werden. Eine Laboruntersuchung auf Rheumafaktoren, Harnsäure, Entzündungsparameter und Antikörper auf Chlamydien, Borrelien und Yersinien erlaubt eine Differenzierung der Entzündungsursachen. Natürlich würde sich die AK-Nosoden-Testung zu einer schnellen Klärung der Ursachen einer Gelenkstörung anbieten, aber aus rechtlichen Gründen sollten die AK-Befunde möglichst mit anerkannten schulmedizinischen Methoden verifiziert werden. Einzig der LTT (Lymphozytentransformationstest; vgl. Garten und Weiss 2007, Kap. 8.6) hat sich bei chronischen bakteriellen Entzündungen dieses Typs als praktikabel erwiesen.

## 6.6.5 Hüftmuskeln

Es empfiehlt sich, vorab eine generelle Beschreibung der Hüftmuskeln nachzulesen (Garten 2012, Kap. 11). In dieser kurzen Einleitung

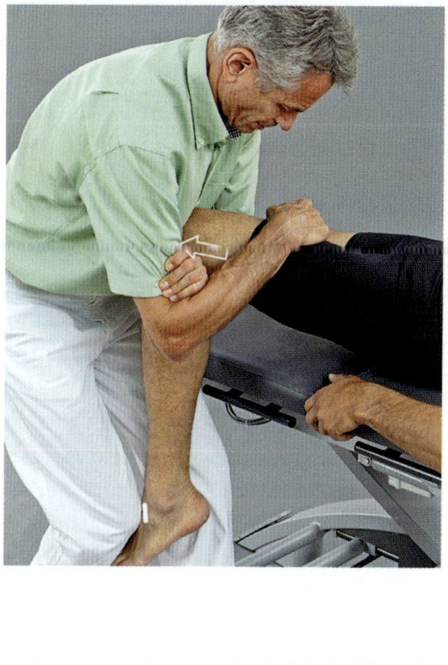

**Abb. 6.51** Traktionstest und Traktionsmanipulation der Hüfte

**Tab. 6.6** Bewegungen der Hüfte und die ausführenden Muskeln

| Hüftbewegung | Ausführende Muskeln |
|---|---|
| Flexion | Iliopsoas<br>Rectus femoris<br>Sartorius<br>Tensor fasciae latae<br>Pectineus<br>Adductor longus |
| Extension | Gluteus maximus<br>Hamstrings<br>Adductor magnus, ischiokruraler Teil |
| Abduktion | Gluteus medius und Gluteus minimus<br>Tensor fasciae latae<br>Sartorius<br>Piriformis (in Hüftflexion) |
| Adduktion | Adduktoren:<br>• Pectineus<br>• Adductor longus, Adductor brevis, Adductor magnus<br>• Gracilis<br>• Iliopsoas |
| Innenrotation | Psoas (in Neutralposition bzgl. Flexion-Extension)<br>Tensor fasciae latae<br>ventrale Fasern des Gluteus medius<br>Pectineus, Adductor longus<br>Gracilis |
| Außenrotation | Piriformis (in Neutralposition der Hüfte bzgl. Flexion-Extension)<br>Gemelli<br>Obturatorius internus und Obturatorius externus<br>Quadratus femoris<br>Gluteus maximus<br>Sartorius<br>Iliopsoas (in Hüftflexion) |



kann nur auf einige Besonderheiten bei der Hüftuntersuchung eingegangen werden. Die oben aufgeführten Muskeln (➤ Tab. 6.6) sorgen für die Stabilisation der Hüfte entsprechend ihrer Wirkrichtung.

Auch die Beckenbodenmuskeln spielen eine entscheidende Rolle für die Hüftfunktion: M. piriformis und M. obturatorius internus haben eine funktionelle Verbindung zum Beckenboden. Da beide mit den Genitalorganen assoziiert sind und ligamentäre Spannungen innerhalb des kleinen Beckens ebenfalls mit Dysfunktionen der Beckenbodenmuskeln vergesellschaftet sind, kann sich das unmittelbar auf die Hüftfunktion auswirken (➤ Kap. 5.11).

### Korrekturtechniken

Bei der Korrektur gelten dieselben Regeln wie für die Schulter und die anderen Gelenke der oberen Extremität beschrieben. Infrage kommen Propriozeptorentechniken, 7-FVSS, Muskel-Interlink-, Injury-Recall-Technik (häufig sind Narben nach Episiotomie, nach Dammriss oder Sectio caesarea sowie Kokzyx-Traumata vorhanden).

Der Muskel-Interlink muss mit einer gewissen Flexibilität angewandt werden: Phylogenetisch entsprechen die Armflexoren den Beinextensoren; danach sollten Sie in erster Linie suchen. Falls sich so keine Entsprechung finden lässt, versuchen Sie es im ventralen (dorsalen) Armbereich für den ventralen (dorsalen) Beinbereich.

**Muskel-Interlink der Hüfte: korrespondierende Muskeln**

| | |
|---|---|
| Adduktoren | M. serratus anterior, M. pectoralis |
| Tensor fasciae latae | (anteriorer) Deltoideus |
| Gluteus maximus, Gluteus medius | Deltoideus |
| Gluteus maximus | Infraspinatus |
| Rectus femoris | Triceps brachii/Biceps brachii |
| Hamstrings | Biceps brachii/Triceps brachii |

## 6.6.6 Kapselbandapparat der Hüfte

### ❶ Bänder

#### Lig. iliofemorale und Lig. pubofemorale

Von anterior wird die fibröse Kapsel des Hüftgelenks im kranialen Teil durch das Lig. iliofemorale (stärkstes Band im menschlichen Körper) und im kaudalen Teil durch das Lig. pubofemorale verstärkt. Der anteriore Bandapparat hat eine Z-Form (Trochanter major – oberer Pfannenrand – Trochanter minor – Os pubis).

Das Lig. iliofemorale zieht vom vorderen oberen Pfannenpol zur Linea intertrochanterica (anterior). Verstärkt ist es besonders im Bereich zur Trochanter-major-Spitze und im Bereich zum Trochanter minor, zwischen denen es ein nach unten offenes „V" bildet. Die kranialen Faserzüge des Lig. iliofemorale werden durch tiefe Fasern des Rectus femoris und durch Faszienausläufer des Gluteus minimus verstärkt (➤ Abb. 6.54).

Das Lig. pubofemorale zieht vom Os pubis zum unteren Teil der Linea intertrochanterica und ist im unteren Bereich stärker ausgebildet. Am Os pubis tauscht es Fasern mit dem M. pectineus aus (➤ Abb. 6.54).

#### Lig. ischiofemorale

Posterior zieht das Lig. ischiofemorale von seinem großflächigen Ursprung am Os ischii fast horizontal über den Schenkelhals zum oberen Rand des Lig. iliofemorale, um dann am oberen Rand der Linea intertrochanterica anzusetzen. Es tauscht Fasern mit der Sehne des Obturatorius externus am Trochanter major aus (➤ Abb. 6.55). Das Lig. ischiofemorale hemmt die Innenrotation und Extension in der Hüfte.

#### Lig. capitis femoris (Lig. teres femoris)

Vom Zentrum des Hüftkopfs zieht das Lig. capitis femoris zur Incisura acetabuli. Obwohl es ziemlich kräftig ist, hat das Band für die mechanische Stabilität des Hüftgelenks keine große Bedeutung, es führt aber die A. capitis femoris. Bei maximaler Flexion, Adduktion und Außenrotation wird es gedehnt (Jerosch, Heisel und Imhoff 2005) und kann (wie auch das Labrum) bei Adduktionsübungen, die über die Mittellinie gehen, geschädigt werden.

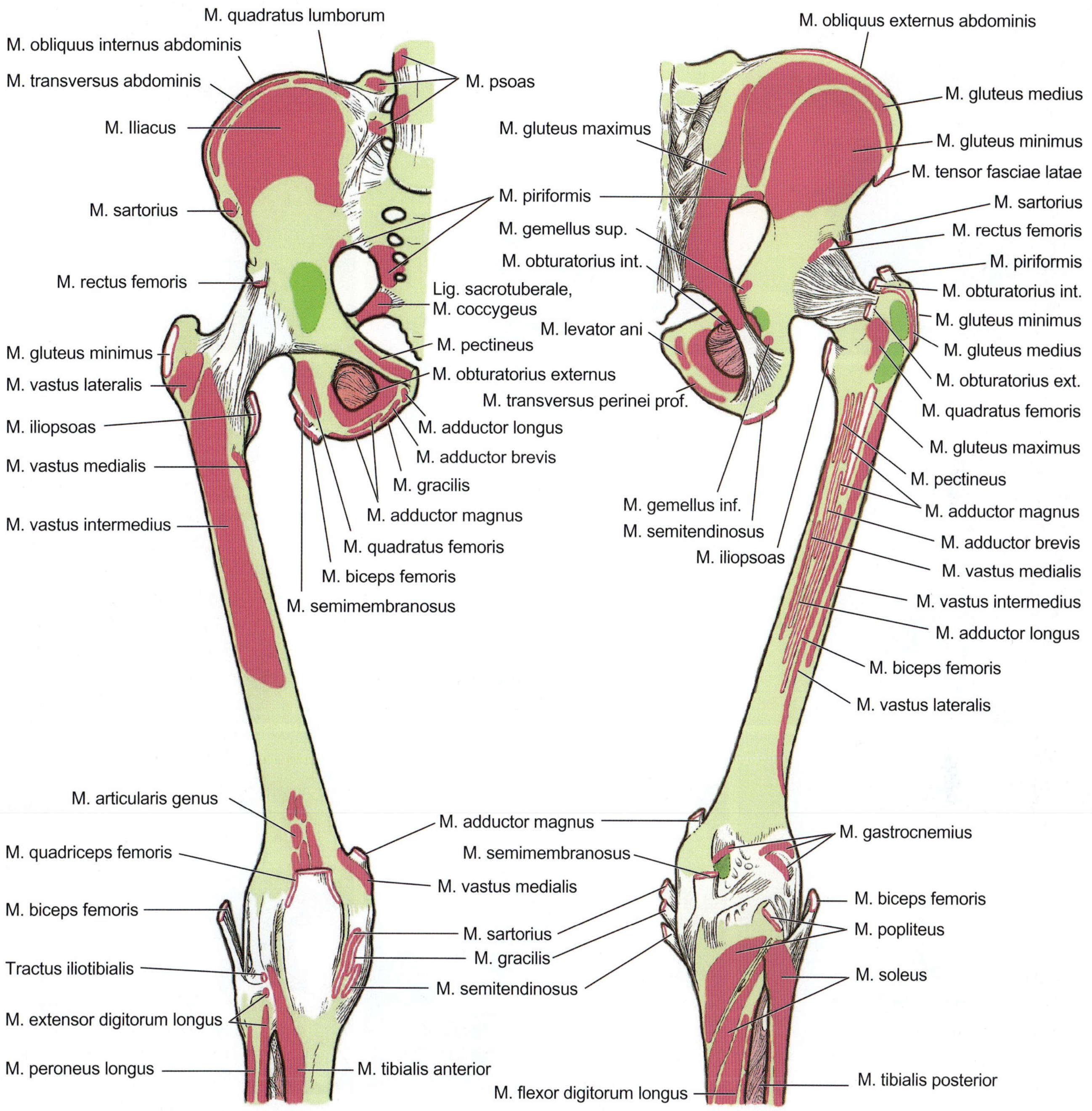


**Abb. 6.52** Ursprünge und Ansätze der Hüftmuskeln (Sobotta 2007)

## ❷ Kapsel

Die Gelenkkapsel wird von Shafer (2009) als „Kapselband" bezeichnet. Tatsächlich ist die Kapsel des Hüftgelenks mehr als bei allen anderen Gelenken für den Erhalt der Gelenkintegrität verantwortlich. Die Kapselfasern verlaufen vom Labrum acetabuli aus in vier verschiedene Richtungen. Zirkuläre, längsorientierte und schräge Fasern bilden die innere fibröse Umhüllung (Stratum fibrosum) der Gelenkkapsel. Direkt auf der Synovialis legt sich die Zona orbicularis wie ein Gürtel um die Taille des Schenkelhalses und hält somit den Femurkopf in der Pfanne. Sie verstärkt den Kapselbandapparat mehr von lateral. Zusammen wirken diese vier Faserzüge wie ein chinesischer „Mädchenfänger" (Fingerextensionshülse aus Bast), dessen Längszug die Kraft entgegen der Zugrichtung verstärkt.

Wegen dieser Komplexität muss die Hüftgelenkkapsel in verschiedenen Positionen untersucht werden.

Außer bei entzündlichen Kapselprozessen, bei denen sich nach einem Dehnungs-Challenge eine globale Muskelinhibition zeigt, lässt sich letztendlich kaum zwischen Kapsel und Bandapparat unterscheiden. Bei der Adduktion mit Außenrotation werden die kra-

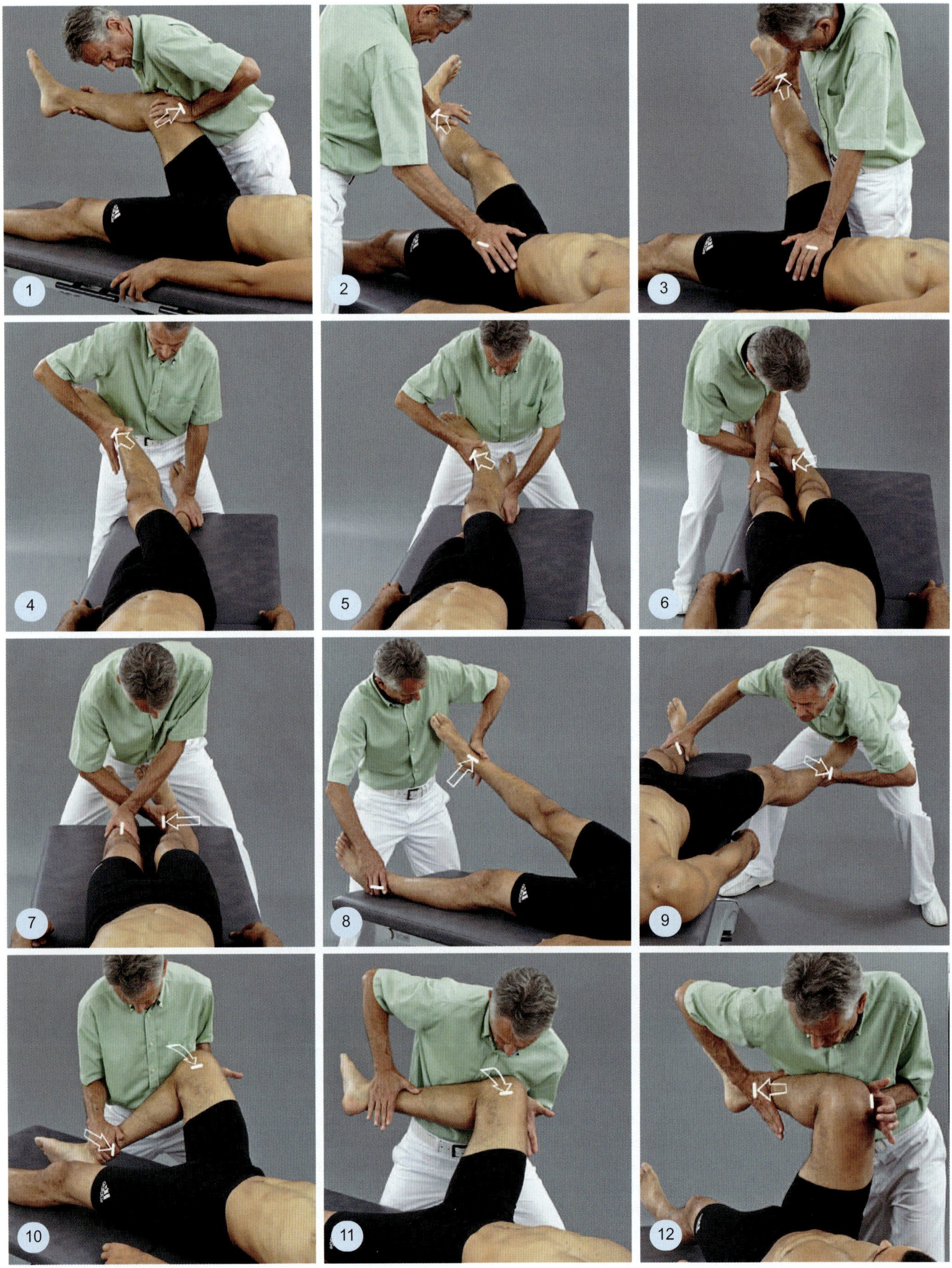


**Abb. 6.53a** Praktische Reihenfolge bei der Testung der Hüftmuskeln

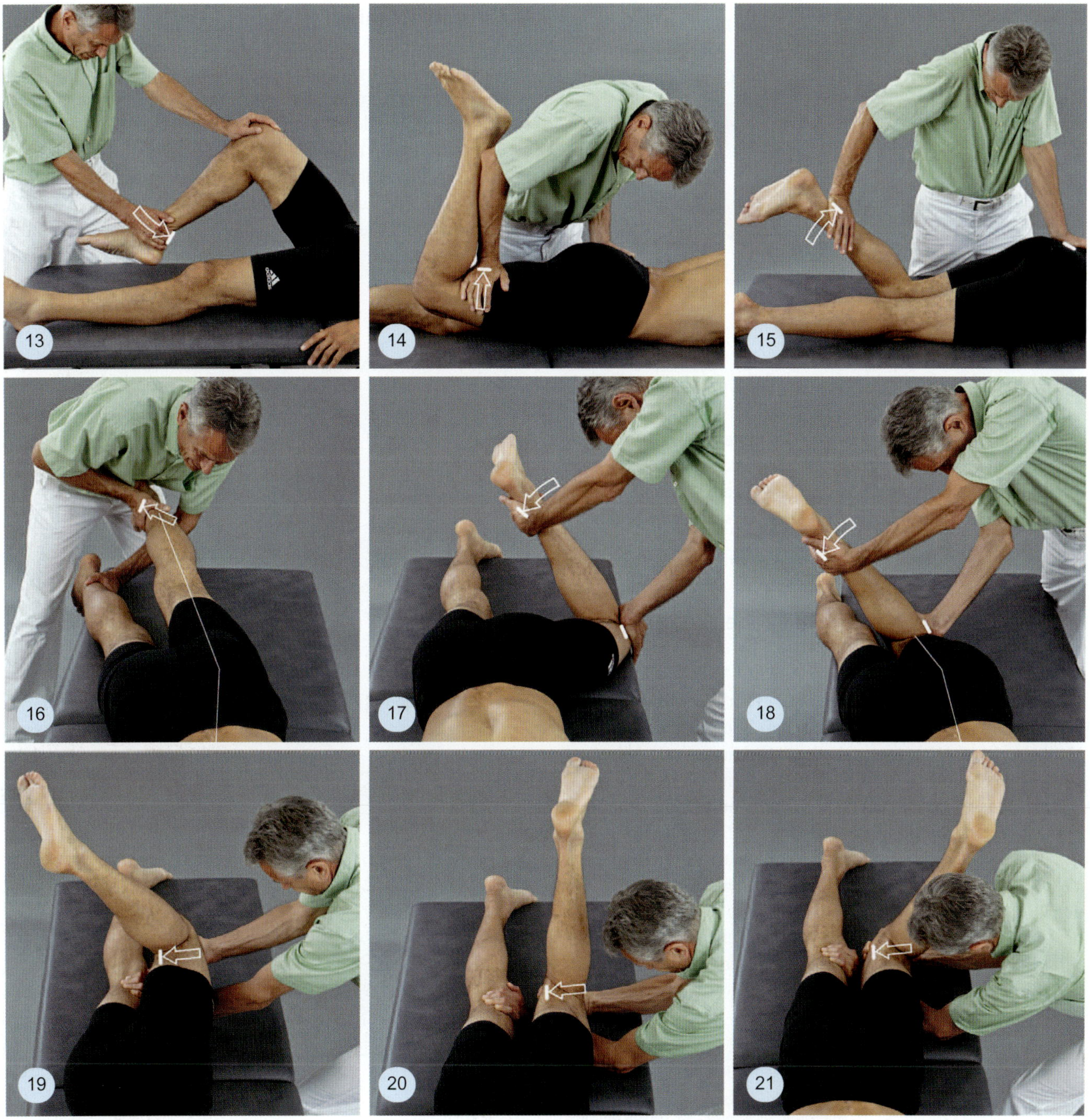


1. M. rectus femoris
2. M. psoas
3. M. iliacus
4. M. pectineus
5. M. adductor longus, adductor brevis
6. M. adductor magnus, kraniale, ventrale Fasern
7. M. gracilis
8. M. tensor fasciae latae
9. M. gluteus medius und minimus
10. M. sartorius
11. M. piriformis (Rückenlage)
12. M. obturatorius internus und externus
13. Hamstrings (Rückenlage)
14. M. gluteus maximus
15. Hamstrings (Bauchlage)
16. M. adductor magnus, ischiokruraler Teil
17. M. piriformis (Bauchlage)
18. M. quadratus femoris
19. M. ischiococcygeus
20. M. iliococcygeus
21. M. pubococcygeus

**Abb. 6.53b** Praktische Reihenfolge bei der Testung der Hüftmuskeln (Fortsetzung)

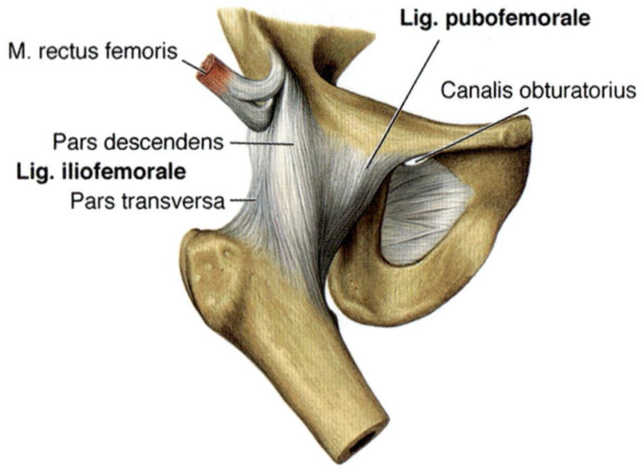


**Abb. 6.54** Ligamente der Hüfte, von ventral gesehen (Sobotta 2007)

nialen und anterioren Längsfasern (Lig. iliofemorale), bei der Abduktion mit Außenrotation eher die kaudalen anterioren Fasern und das Lig. pubofemorale gedehnt. Bei globaler Muskelinhibition müssen Sie die metabolischen Faktoren entsprechend behandeln (➤ Kap. 6.2.3).

## ❸ Ligament- und Kapsel-Challenge, Ligament-Interlink

Wie oben beschrieben (➤ Kap. 6.2.3) führt die Dehnung eines verletzten Bandes zur Inhibition der homonym arbeitenden Muskeln (zur Anatomie der Bandstrukturen ➤ Abb. 6.54, ➤ Abb. 6.55 und ➤ Abb. 6.56). Noch einmal sei hier daran erinnert, dass für Challenges von Bändern und Kapsel eine absolute Muskelentspannung erforderlich ist. Das gilt ganz besonders für die Hüfte mit ihrer kräftigen Muskulatur (zu Challenge-Vektoren und Ligament-Interlink-Regionen ➤ Tab. 6.7). Bei der TL einer Läsion muss die entsprechende Interlink-Region an der kontralateralen Schulter schmerzhaft sein. Durch die TL der Interlink-Region muss dann der Challenge des Bandes aufgehoben werden.

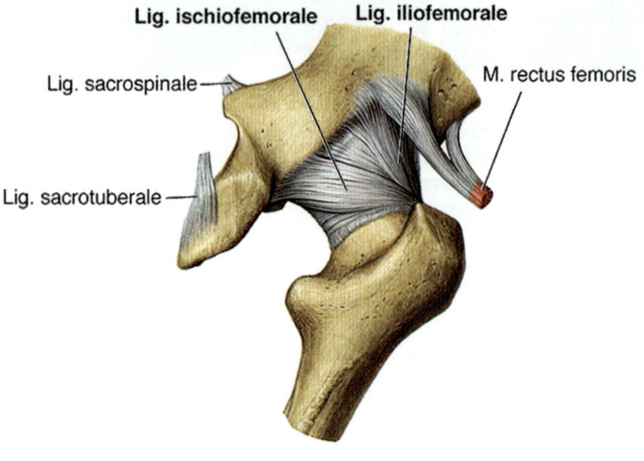


**Abb. 6.55** Ligamente der Hüfte, von dorsal gesehen (Sobotta 2007)

## ❹ Labrum acetabuli

Wie bei der Schulter wird auch die Hüftgelenkpfanne durch ein Labrum acetabuli vergrößert. Es besteht aus einem geschlossenen Faserknorpelring, der dorsal 1 cm und ventral 0,5 cm dick ist und der als Lig. transversum acetabuli die kaudale Incisura acetabuli überbrückt. Durch das Labrum befinden sich zwei Drittel des Hüftkopfs in der Pfanne. Das Labrum acetabuli schützt den Pfannenknorpel, indem es ihn entlastet (Druck auf das Acetabulum in Zug auf den Limbus umwandelt) und Inkongruenzen der Gelenkflächen aus-

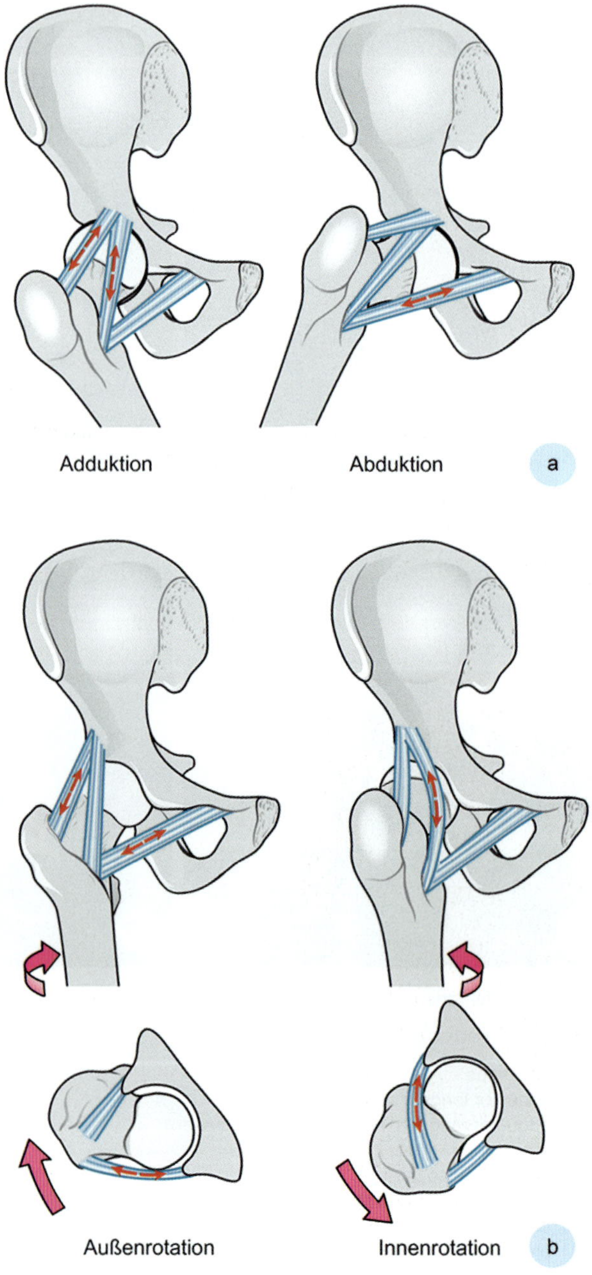


**Abb. 6.56** Ligamente der Hüfte (modifiziert nach Kapandji):
a. Adduktion und Abduktion
b. Innenrotation und Außenrotation

**Tab. 6.7** Challenges für Ligamente, Kapsel und Labrum der Hüfte. Besonders spezifische (Indikator-)Muskeln sind hervorgehoben. Grundsätzlich kann eine globale Inhibition auftreten, wenn die entzündete Kapsel beim Challenge mit gereizt wird.

| Ligament | Challenge | Indikatormuskel | Ligament-Interlink |
|---|---|---|---|
| alle Bänder (➤ Abb. 6.57) | Extension der Hüfte | **Rectus femoris**<br>Pectineus<br>Obturatorius internus | Spezifizieren (➤ Abb. 6.4b) |
| Lig. iliofemorale, Pars descendens (➤ Abb. 6.58) | Adduktion<br>Außenrotation<br>Extension | **Gluteus medius**<br>Tensor fasciae latae | Lig. glenohumerale, kraniale Fasern |
| Lig. iliofemorale, Pars transversa (➤ Abb. 6.58) | Adduktion<br>Außenrotation | **Gluteus medius** | Lig. glenohumerale, mittlere Fasern |
| Lig. pubofemorale (➤ Abb. 6.59) | Abduktion<br>Außenrotation<br>Extension | **Pectineus**<br>Iliopsoas | Lig. glenohumerale, mittlere und kaudale Fasern |
| Lig. ischiofemorale (➤ Abb. 6.60) | Innenrotation<br>Abduktion<br>Extension | **Obturatorius internus Obturatorius externus Piriformis**<br>globale Inhibition möglich | posteriore Schultergelenkkapsel |
| Lig. teres femoris | Adduktion | globale Inhibition | |
| Kapsel: kraniale, posteriore, anteriore Längsfasern | Adduktionsimpuls | globale Inhibition | kraniale, posteriore, anteriore Schultergelenkkapsel |
| Kapsel: kaudale Fasern | Abduktionsimpuls | globale Inhibition | kaudale Schultergelenkkapsel |
| Labrum acetabuli (kaudales und kraniales) | Abduktion von 45°, kaudaler Impuls; maximale Abduktion | globale Inhibition | kaudales bzw. kraniales Labrum der Schulter |

gleicht. Bei arthrotischen und fehlbelasteten Hüftgelenken verändert sich seine Form (Jerosch et al. 2005). Labrumrisse (➤ Abb. 6.61) führen zu einer schmerzhaften Einschränkung spezifischer Bewegungen (meist Abduktion und Flexion bei Belastung) und müssen häufig operativ versorgt werden.

Bei funktionell korrigierbaren Störungen dürfte es sich um Reizungen im Labrum-Kapsel-Grenzbereich handeln. Ein entsprechender Versuch ist immer angezeigt.

## Challenge

Die tiefe Lage des Labrums macht den Challenge bei einer Verletzung schwierig, aber nicht unmöglich. Bei Abduktion bis 45° mit schneller Traktion nach kaudal wird eine Scherwirkung auf das Labrum ausgeübt und das Lig. capitis femoris (Syn.: Lig. teres femo-

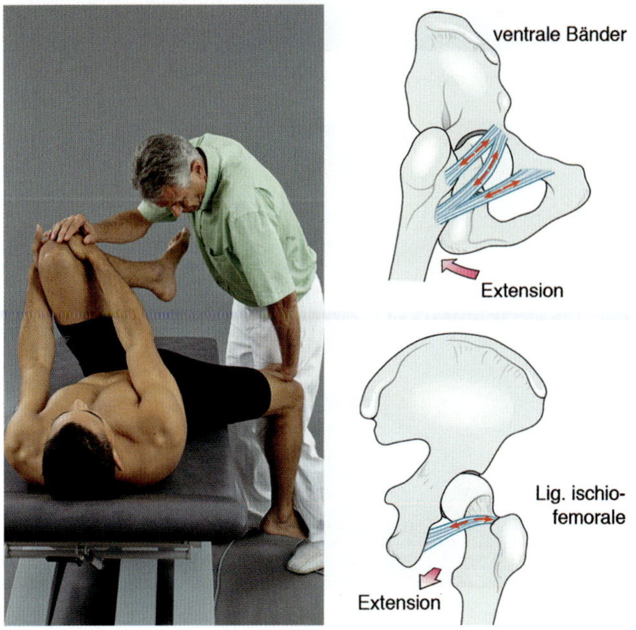


**Abb. 6.57** Challenge der Ligamente der Hüfte (global)

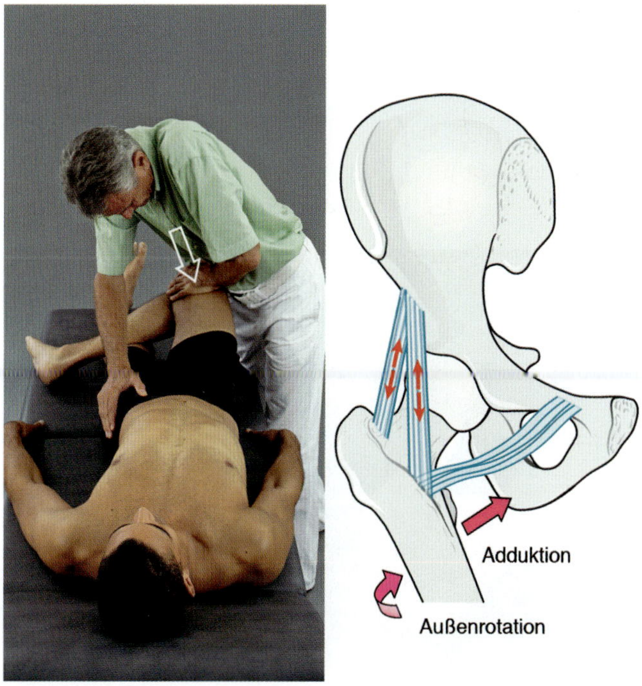


**Abb. 6.58** Challenge des Lig. iliofemorale

ris) komprimiert (➤ Abb. 6.62). Die beschriebene Provokationsposition für das Labrum bezieht also das Lig. capitis femoris mit ein, das nur bei der Adduktion unter Spannung gerät.

Das kraniale Labrum unterliegt bei der Abduktion einer Kompression durch den Schenkelhals (➤ Abb. 6.63).

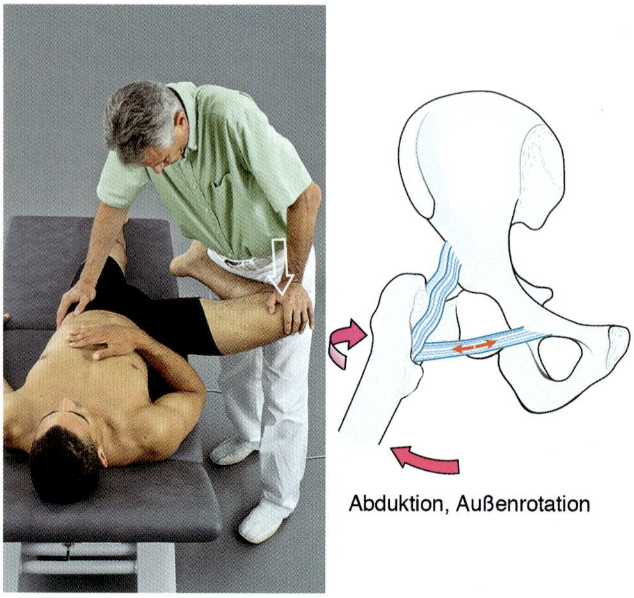


**Abb. 6.59** Challenge des Lig. pubofemorale

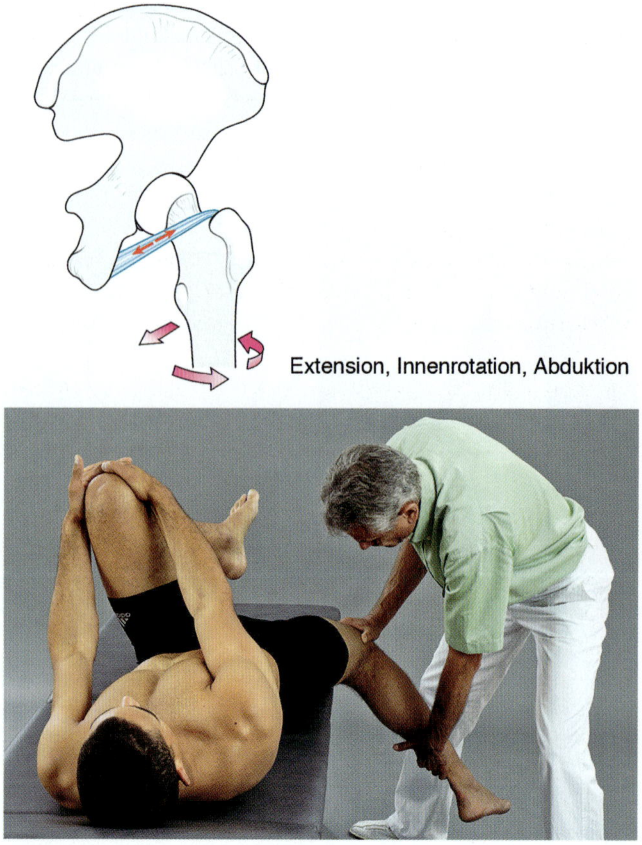


**Abb. 6.60** Challenge des Lig. ischiofemorale

## Ligament-Interlink

Das Labrum acetabuli liegt so tief, dass man nach Provokation der Struktur sehr tief nach der schmerzhaften Region palpieren muss. Die Therapielokalisation wird am besten mit Ringmagnet (Finger durchstecken) durchgeführt.

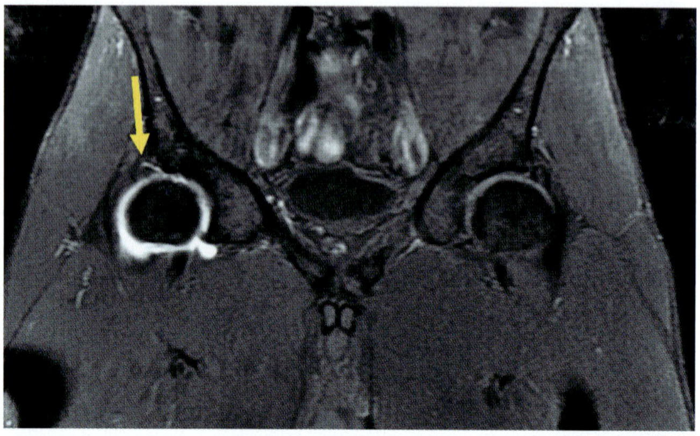

**Abb. 6.61** MRT mit Gadolinium-Kontrast intraartikulär: Labrumruptur

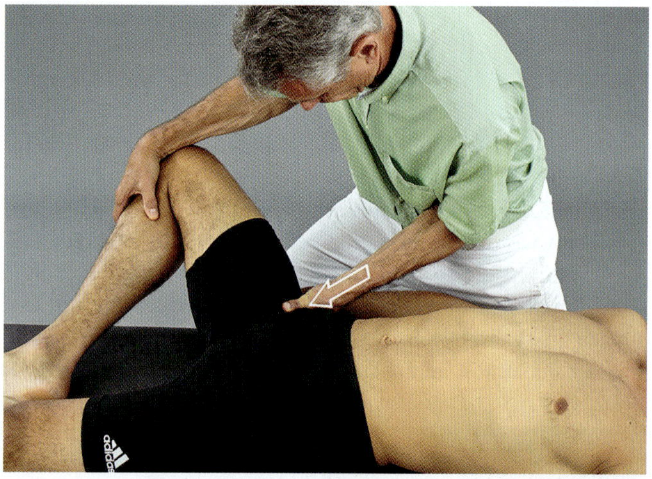

**Abb. 6.62** Labrum-Challenge: kaudale Partie

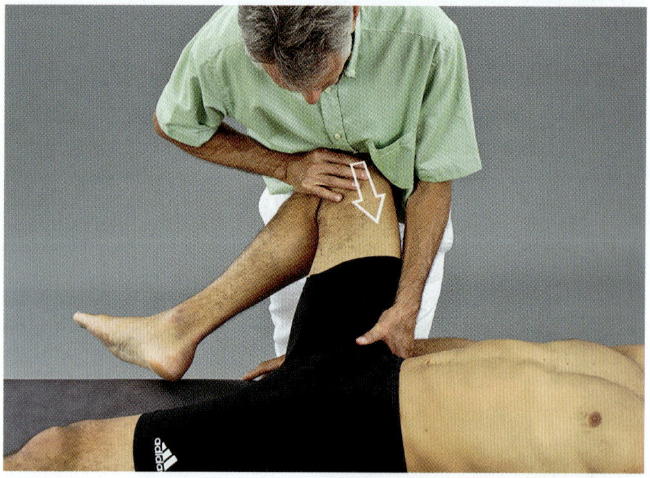

**Abb. 6.63** Labrum-Challenge: kraniale Partie

Mit einer gehaltenen Magnet-TL wird die entsprechende Region am Labrum der Schulter gesucht (maximaler Schmerzpunkt während der TL des Labrum acetabuli). Die TL am Labrum glenoidale scapulae muss den Challenge des Labrum acetabuli aufheben.

Während der gehaltenen Magnet-TL am Labrum acetabuli führen Sie ca. 5 Sekunden lang (bis die schmerzhafte Gewebespannung nachlässt) eine tiefe, schmerzhafte Massage am Labrum glenoidale durch (➤ Abb. 6.4b).

## 6.6.7 Weitere allgemeine Therapieprinzipien

Hüftbeschwerden entstehen oft durch ein gestörtes neuromuskuläres Gleichgewicht. Grundsätzlich kann eine Hüftgelenkdysfunktion muskuläre Dysfunktionen auslösen, die durch eine Traktionsmanipulation zu Beginn der Behandlung bereits eliminiert werden können. Induzieren Sie eine Vorspannung (➤ Abb. 6.51) und setzen Sie dann einen kurzen, kräftigen Impuls.

Im vorderen Hüftbereich kann ein hyporeaktiver M. iliopsoas eine Instabilität des Hüftkopfs verursachen, die anteriore Kapselschmerzen zur Folge hat. Die Ursache von Hüftschmerzen und Bewegungseinschränkungen kann aber auch in entfernten Regionen liegen. So führt eine Nervenkompression im Bereich der LWS, in einem Intervertebralforamen, im Lig. iliolumbale, im Foramen ischiadicum (Piriformis-Syndrom) oder unter dem Leistenband häufig zu Hüftbeschwerden. Diagnostik und Therapie wird im Rahmen der Kompressionssyndrome behandelt (➤ Kap. 6.9). Von Nachbargelenken und anderen Wirbelsäulenabschnitten in die Hüfte ausstrahlende Schmerzen müssen differenzialdiagnostisch abgegrenzt und entsprechend behandelt werden.

**Muskuläre Ursache: z. B. hyporeaktiver M. iliopsoas**

Nach einem (Hyper-)Extensionstrauma kann der Iliopsoas überdehnt sein und im Test schwach reagieren. Inhibiert wird der Psoas auch bei Überdehnung des Lig. pubofemorale. Dann hätte die artikuläre Dysfunktion die muskuläre verursacht und müsste primär behandelt werden.

- Im ersten Fall ist nach Ursprungs-Ansatz-Läsionen und bei Dehnungsverletzungen nach Tenderpoints im Sinne eines Strain-Counterstrain-Musters zu suchen, um sie zuerst zu behandeln. Obwohl es nicht die Regel ist, können diese Läsionen auch primäre Hyporeaktionen verursachen.
- Im zweiten Fall muss die Bänderläsion mit der Ligament-Interlink-Technik oder mit Nahrungsergänzungen behandelt werden, die sowohl das Band als auch den zugehörigen Muskel stärken (z. B. Mangan, Zink, Glukosaminkomplex).

Eine Hyporeaktion des Iliopsoas könnte zudem von den 7-FVSS ausgehen. In Höhe von L2/L3 findet sich dann häufig eine segmentale Dysfunktion, die unbedingt behandelt werden muss. Nicht zuletzt können Nierenptosen, die typischerweise bei Stürzen und bei Entbindungen auftreten, zu einer Hyporeaktion des Psoas führen (➤ Kap. 5.10.5). Nährstofffaktoren wie Vitamin A, E und manchmal eine Vitamin-B-Kombination können hier hilfreich sein. Zur Therapie gehört immer eine Behandlung aller wichtigen Faktoren des viszerosomatischen Systems: Wirbelebenen, NL-Reflexpunkte, Durafaktor.

Nachdem der hyporeaktive Muskel normalisiert wurde, sind seine Synergisten auf ein Strain-Counterstrain-Muster zu testen. Oftmals finden sich Jones-Tenderpoints im proximalen Drittel des M. rectus femoris, sie können aber auch kranial in den Adduktoren, im gleichseitigen Iliacus oder im kontralateralen Iliopsoas liegen. Der Tenderpoint im M. iliacus lässt sich vom mittleren oder anterioren Drittel des Beckenkamms aus gut tasten. Wenn man versucht, direkt am Knochen in den Bauchraum hinein zu palpieren, befindet sich der Tenderpoint ca. 2 cm kaudal des Beckenkamms. Bei weitgehender Annäherung von Ursprung und Ansatz des Iliacus, indem man bei flektierter und außenrotierter Hüfte das Knie zur gleichseitigen Schulter führt, wird der Tenderpoint fast schmerzfrei: Das ist die richtige Position für die Strain-Counterstrain-Therapie.

Die Antagonisten des M. iliopsoas neigen zu Faszienläsionen, besonders gleichseitige Muskeln wie der Gluteus maximus, die Hamstrings oder der Quadratus lumborum sind oft betroffen. Zeigen sie eine Hyporeaktion nach schneller Dehnung, werden sie mit Fascial-Flush-Techniken, postisometrischer Relaxation oder Stretch-and-Spray-Technik behandelt.

Das beschriebene Schmerzmuster des hyporeaktiven M. iliopsoas ist ein Beispiel für die kombinierte Wirkung einer Muskelschwäche. Bei der Hüftuntersuchung müssen immer alle Muskeln auf die oben genannten Zusammenhänge untersucht werden. Es gibt unzählige Kombinationsmöglichkeiten, die sich nur mit genauer Kenntnis der Muskel- und Bänderanatomie finden und mit einer phantasievollen Umsetzung therapieren lassen (➤ Tab. 6.7 und ➤ Abb. 6.53).

### ❶ Orthomolekulare Therapie bei Arthrosen

Gerade an der Hüfte sind Knorpel-, Kapsel- und Knochenschäden in Form einer Arthrose besonders häufig anzutreffen. Auch wenn viele Muskeln im Hüftbereich bei einer Koxarthrose (je nach Ausprägung) noch normoreaktiv reagieren, werden sie unter Belastung durch das gestörte Hüftgelenk inhibiert. Das macht man sich beim Knorpel-Challenge zunutze. Der Oberschenkel wird ca. 45° gebeugt, leicht abduziert und dann mahlend in Längsrichtung des Schenkelhalses gegen die Pfanne gepresst. Dies führt bei Knorpelstörungen zu einer globalen Inhibition der Hüftmuskeln, bei höheren Schweregraden auch zur Hemmung anderer normoreaktiver Muskeln. Anhand der nach Challenge dysreaktiven Muskeln werden folgende Substanzen getestet:

- Kollagenstoffwechsel: Gelatinemischungen, Glukosaminoglykane, Chondroitinsulfat, Hyaluronsäure, MSM, Cystein sowie als Einzelsubstanzen Zink, Mangan, Vitamin C, Prolin, Glyzin und Lysin
- Schwefelstoffwechsel: Cystein, MSM, Molybdän, Vitamin $B_6$ (Kap. 6.2.3 ❹)

Die Substanzen, durch die sich die Dysreaktion normalisierte, werden über längere Zeit verabreicht. Nach ca. 4 Wochen erfolgt eine Nachtestung, die manchmal eine Korrektur der bisherigen Kombination erforderlich macht.

Bei aktivierten Arthrosen haben sich je nach Testbefund Omega-3-PUFAs bewährt.

Hyaluronsäure intraartikulär stellt häufig eine Alternative zu Kortison dar. Starke Schmerzen können durch lokale Neuraltherapie oder auch kurzzeitige Gabe von nichtsteroidalen Antirheumatika (NSAR) gelindert werden. Da NSAR in der Leber teilweise per Sulfatierung abgebaut werden (Garten und Weiss 2007, Kap. 14.4.3), würde ihre Langzeiteinnahme dem Knorpel wichtigen Schwefel entziehen, sodass eine weitere Knorpelschädigung vorprogrammiert wäre (Dekel, Falconer und Francis 1980).

Zusätzlich sollte eine physiotherapeutische Behandlung zur Schmerzlinderung und Gelenkstabilisierung erfolgen.

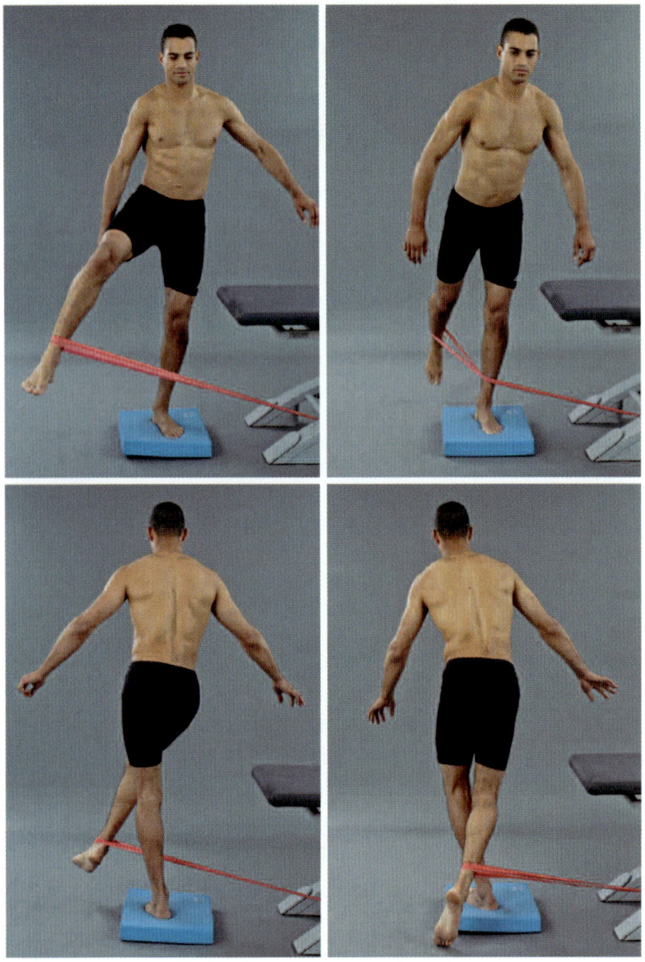

**Abb. 6.64** Funktionelle Trainingstherapie der Hüfte

## ❷ Trainingsbehandlung

Dieselben Prinzipien der funktionellen Therapie nach LEDERMAN (2010), wie für die Schulter (➤ Kap. 6.3.13) beschrieben, sind auch an der Hüfte gut anwendbar.

Lassen Sie den Patienten selbst mit einem Theraband trainieren, das er an einem Tischbein einhängt, um dann mit variablem Zug in Richtung Flexion, Abduktion, Adduktion und Extension der betroffenen Hüfte Bewegungsübungen mit dem Bein zu machen (➤ Abb. 6.64). Das Zeichnen solcher „Bewegungsfiguren" wird zu einem äußerst koordinativen Training, wenn der Patient es im Einbeinstand oder evtl. sogar auf einem Balance-Pad ausführt (je nach individuellen Fähigkeiten).

# 6.7 Kniegelenk

## 6.7.1 Anatomie

Bezüglich seiner Gelenkmechanik und Stabilisierungsstrukturen zählt das Kniegelenk zu den komplexesten Gelenken im menschlichen Körper. Wegen der langen Beinknochen wirken große Hebelkräfte auf das Gelenk ein. Die Femurrollen weichen nach hinten auseinander und haben von lateral gesehen im anterioren Anteil ihren größten Krümmungsradius, der nach dorsal spiralförmig immer kleiner wird. Durch diese unterschiedliche Krümmung verändert sich ständig die Größe der Kontaktflächen zwischen Femur und Tibia. Auf dem flachen Tibiaplateau kommt es bei der Flexion nicht nur zu einem Abrollen des Femurs, sondern der Tibiakopf gleitet zusätzlich noch nach vorn. Ausgeglichen wird diese Inkongruenz durch die zwei konvex geformte Menisken. Da das Kniegelenk keine knöcherne Führung hat, sorgt ein komplexer Bandapparat für Stabilität: zwei Kreuzbänder sowie ein mediales und ein laterales Seitenband.

Zwischen den beiden Femurkondylen befindet sich eine Rinne, in der die Patella gleitet. Die in die Patellarsehne des M. quadriceps eingelagerte Kniescheibe lenkt bei der Muskelstreckung die Kraft in Richtung Tuberositas tibiae um.

Das Fibulaköpfchen ist gelenkig mit dem lateralen Tibiakopf verbunden. Dieses Tibiofibulargelenk ist über die synovialen Strukturen teilweise direkt an das Kniegelenk gekoppelt. Da das laterale Seitenband an der Spitze des Fibulaköpfchens ansetzt, kann dessen Fixierung oder Subluxation unmittelbaren Einfluss auf das Kniegelenk haben.

## ❶ Kapselbandapparat des Kniegelenks

### Kreuzbänder

Das vordere Kreuzband, das anterior leicht tibial paramedian auf der Eminentia intercondylaris der Tibia entspringt, zieht zur posterioren medialen Fläche des lateralen Femurkondylus. Das hintere Kreuzband, das posterior leicht fibular paramedian auf der Eminentia intercondylaris der Tibia entspringt, zieht zur lateralen Fläche des medialen Femurkondylus. Beide Kreuzbänder befinden sich im Inneren des Kniegelenks und geben ihm besonders bei der Flexion Stabilität. Durch ihre Synovialmembran sind sie direkt mit der Gelenkkapsel verbunden. Dies könnte die Erklärung dafür sein, dass ein Challenge an gestörten Kreuzbändern immer eine generelle Inhibition aller zum Gelenk gehörenden Muskeln auslöst.

**Funktionen der Kreuzbänder**

**Vorderes Kreuzband**
- In Extension ist sein posterolaterales, in Flexion sein anteromediales Faserbündel gespannt.
- Es verhindert ein Ventralgleiten der Tibia.
- Bei 70 % der Knieverletzungen mit Hämarthos ist es mitbetroffen.

**Hinteres Kreuzband**
- Es ist doppelt so stark wie das vordere Kreuzband.
- In voller Flexion des Kniegelenks ist es gespannt, während es die geringste Spannung bei einer Flexion von 25–45° aufweist.
- Es verhindert ein Dorsalgleiten der Tibia.

Bei Innenrotation des Kniegelenks sind beide Kreuzbänder gespannt.
Bei Hyperextension des Kniegelenks können beide Kreuzbänder bis zum Zerreißen gespannt sein.

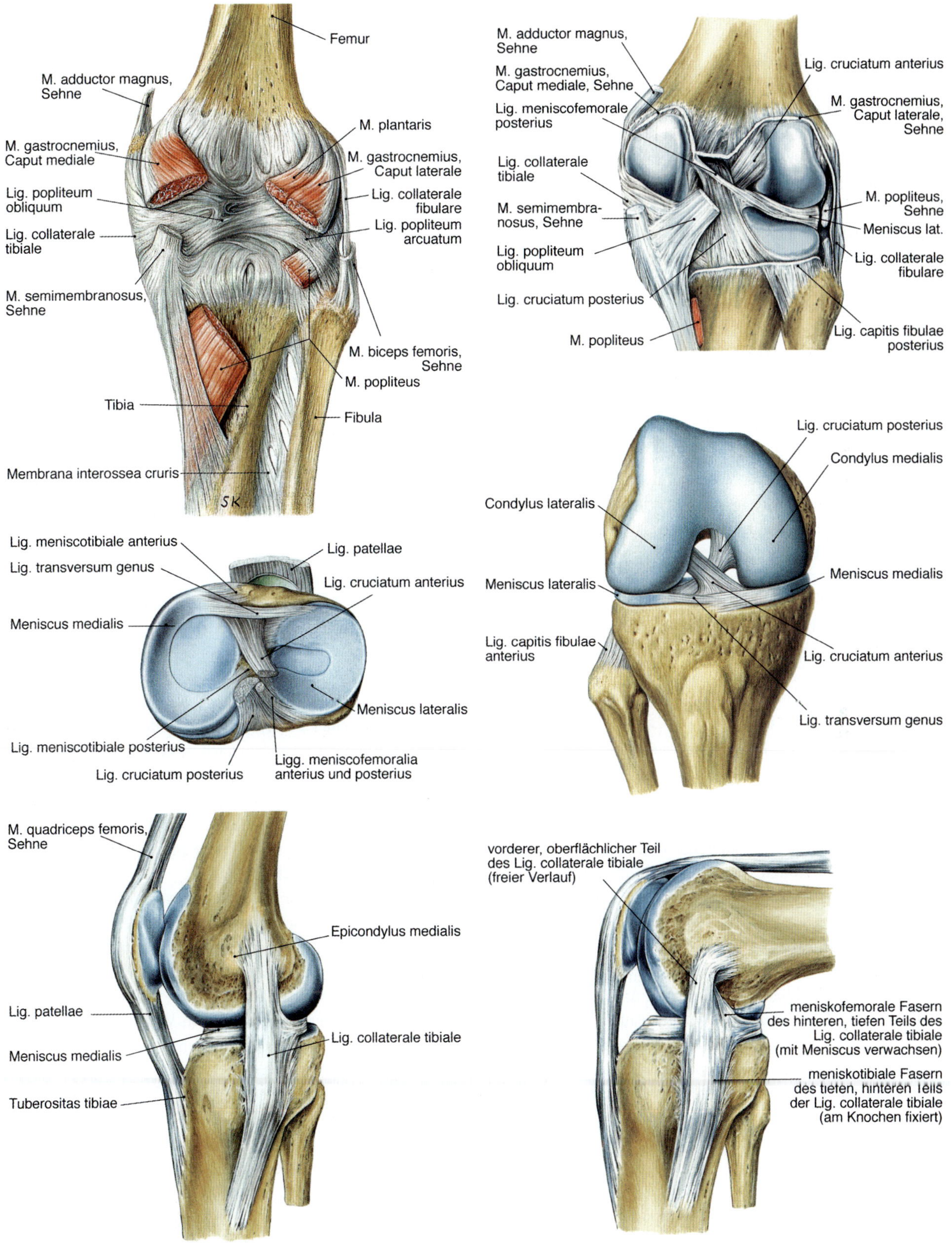


**Abb. 6.65** Anatomie des Kniegelenks (Sobotta 2007)

## Seitenbänder

### Lig. collaterale tibiale (mediale)

Das mediale Seitenband zieht leicht dorsal vom medialen Epikondylus des Femurs schräg nach ventral zur Innenseite der Tibia. Dort inseriert es ventral in Höhe der Tuberositas tibiae und mit kürzeren Fasern dorsal am Tibiakopf und am Innenmeniskus. Dorsal steht es auch mit der Kapsel in Verbindung. Der ventrale Anteil ist nicht mit der Gelenkkapsel verwachsen. Bei voller Streckung des Kniegelenks sind alle Faserzüge angespannt, bei der Beugung nur die kürzeren dorsalen Fasern. Mit zunehmender Flexion wandern die kurzen dorsalen unter die längeren ventralen Fasern. Eine Störung des medialen Seitenbands hemmt vor allem den M. gracilis, eher selten die medialen Hamstrings.

### Lig. collaterale fibulare (laterale)

Vom lateralen Epikondylus des Femurs zieht das rundliche laterale Seitenband zum Fibulaköpfchen. Die Sehne des M. popliteus trennt es von der Gelenkkapsel. Bei Streckung des Kniegelenks und Außenrotation des Unterschenkels wird das Band gedehnt.

Bei einer Störung des lateralen Seitenbands wird speziell der M. biceps femoris (und der Tensor fasciae latae) inhibiert. Die Seitenbänder stabilisieren das Kniegelenk und verstärken die Gelenkkapsel. Wenn ein Seitenband reißt (egal ob medial oder lateral), kann daher auch die entsprechende Kapselregion mit betroffen sein. Therapeutisch ist eine Differenzierung nicht wirklich relevant, da Ligament-Interlink und orthomolekulare Therapie für beide Strukturen (die ja derselben Gewebekategorie angehören) infrage kommen.



## Gelenkkapsel

Die Patella ist in die Gelenkkapsel integriert. Über diese direkte Verbindung kann sie im Fall einer Schädigung eine globale Hemmung aller zum Gelenk gehörenden Muskeln induzieren. Die Kapsel ist so konstruiert, dass Extension und Flexion des Kniegelenks eine Pumpwirkung auf die Gelenkflüssigkeit haben, damit der Gelenkknorpel mit Nährstoffen versorgt wird und es zu einem „Schmiereffekt" der Synovia kommt.

### Lig. popliteum obliquum

Das Lig. popliteum obliquum verstärkt die Kniegelenkkapsel von dorsal. Sein medialer Teil hat Verbindung zur Ansatzsehne des M. semimembranosus. Vom medialen Tibiaplateau zieht das Band nach proximal in die Fossa intercondylaris und zum lateralen Femurkondylus, wo ein gewisser Faseraustausch mit der Ansatzsehne des Caput laterale m. gastrocnemii stattfindet (➤ Abb. 6.65).

## ❷ Menisken

Die Menisken fungieren als verformbare „transportable Gelenkpfanne" (Kapandji 2001). Durch ihre konkave Oberfläche gleichen sie die Konvexität von Femurkondylen und Tibiaplateau bei verschiedenen Beugungswinkeln aus, sodass axiale Druckkräfte gleichmäßig auf die Gelenkpartner Tibia und Femur verteilt werden. Der laterale (Außen-)Meniskus ist beweglicher, da der mediale (Innen-)Meniskus mit dem medialen Seitenband verbunden ist. Beide Menisken stehen mit der Kapsel in Verbindung (Lig. meniscofemorale und Lig. meniscotibiale).

## Bewegungen der Menisken

Die Menisken werden passiv durch die Femurkondylen bewegt. Das „Kondylenrad" schiebt sie auf der glatten Fläche des Tibiaplateaus vor sich her (Kapandji 2001). Es gibt auch aktive Bewegungsmechanismen, die man zur Manipulation der Menisken nutzen kann. Unter funktionellen Aspekten sind speziell die muskulären Bezüge von Bedeutung (Winkel et al. 1985, Löber und van den Berg 2007).

### Innenmeniskus

- Fasern der Semimembranosussehne, die am Hinterhorn inserieren, unterstützen die Dorsalbewegung bei der Flexion.
- Fasern des vorderen Kreuzbands, die am Vorderhorn inserieren, ziehen es nach dorsal.
- Fasern der Quadrizepssehne, die (über das Retinaculum patellae) als „Retinacula horizontalia" (Kapandji 2001) am Vorderhorn inserieren, unterstützen die Ventralbewegung bei der Extension.

### Außenmeniskus

- Fasern der Popliteussehne, die am Hinterhorn inserieren, unterstützen seine Dorsalbewegung bei Flexion und Innenrotation.
- Die „Retinacula horizontalia" ziehen sein Vorderhorn bei Kontraktion des Quadriceps femoris nach ventral.
- Fasern des hinteren Kreuzbands (Lig. meniscofemorale posterius), die an seinem Hinterhorn inserieren, tragen bei der Kniestreckung zu einer Ventralverlagerung des Hinterhorns bei.

Die Verlagerung der Menisken nach posterior während der Knieflexion erzeugt einen Dehnungsstress an der Kapsel. In der Endphase der Flexion kommen die posterioren Anteile von Tibia und Femur in Kontakt. Bei der Extension bewirkt die Aufnahme des Körpergewichts stärkere Kompressionskräfte im Gelenk, durch die Kompressionsschäden möglich sind.

Der durchschnittliche Bewegungsumfang bei Innenrotation der Tibia beträgt 15°; hierbei verlagert sich der Außenmeniskus weiter nach posterior als der Innenmeniskus nach anterior. Der durchschnittliche Umfang der Außenrotation beträgt 21°. Dabei verlagert sich der Außenmeniskus nach anterior (➤ Abb. 6.66), bleibt aber jeweils mit dem lateralen Kondylus in Verbindung. Der Innenmeniskus verlagert sich weniger weit nach posterior.

Bei Meniskusschäden führt ein Kompressions-Challenge zu einer globalen Hemmung der gelenkbewegenden Muskeln (Shafer 2009).

## ❸ Bewegungsebenen

Da die Flexion durch den Kontakt zum Oberschenkel begrenzt wird, ist das Kniegelenk tendenziell vor Schädigungen geschützt. Es kommt aber zu Meniskusläsionen und Kreuzbandrupturen. Bei forcierter Extension werden die hintere Gelenkkapsel, der M. popliteus, die Seiten- und die Kreuzbänder belastet. Je nach einwirkender Kraft lassen sich einzelne Schädigungen ableiten.

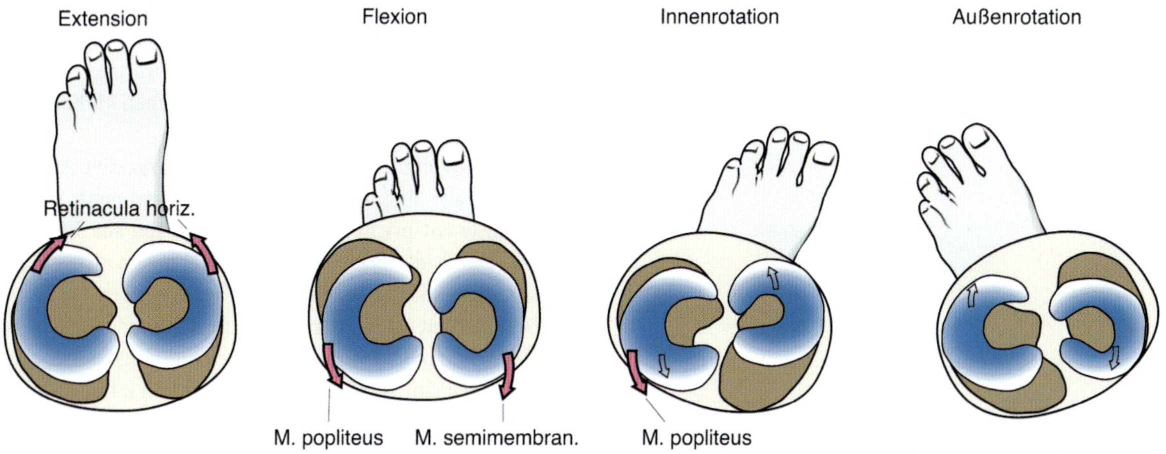


**Abb. 6.66** Bewegung der Menisken bei Flexion/Extension und Innen-/Außenrotation der Tibia (nach Kapandji)

Neben Roll-Gleitbewegungen im Kniegelenk dreht sich die Tibia um ihre Längsachse. Das Ausmaß der axialen Rotation hängt vom Grad der Flexion ab: Am größten ist es bei ca. 90°-Flexion mit Innenrotation von 30–50° bzw. mit Außenrotation von ca. 30°. Die Belastung der Menisken bei der Rotation variiert je nach Flexionsgrad und betrifft sie immer beide. Auch bei axialer Rotation ändert sich die Position der Menisken. Der laterale Meniskus hat ein doppelt so großes Bewegungsausmaß wie der mediale. Dank dieser Beweglichkeit kann er Belastungen besser ausweichen, was die häufigeren Verletzungen des medialen Meniskus erklären könnte. Subluxationen betreffen aber beide Menisken etwa gleich häufig (Shafer 2009).

## ❹ Patellofemoralgelenk

Die Gelenkfläche der Patella weist in der Längsachse eine z. T. sehr variable V-Form auf. Wiberg und Baumgartl haben diese Formvarianten in 6 Typen unterteilt und ihnen bestimmte Schädigungsmuster zugeordnet (Winkel et al. 1985). Mit ihrer Gelenkfläche ruht und gleitet die Patella auf der Facies patellaris femoris, in einer ventralen Rinne zwischen beiden Femurkondylen. Bei gestrecktem Knie liegt der distale Teil der Patella auf dem proximalen Teil der Femur-Gelenkfläche. Mit zunehmender Kniebeugung gleitet die Patella mehr nach distal, wodurch sich die Belastungszone auf ihrer Rückseite nach proximal verschiebt. Dabei gelangt die Patella in den tieferen Teil ihrer Gleitrinne, wo sie mehr Stabilität gegen seitliches Verschieben erhält. Je nach Form der Patella kann sich ihre distale Spitze nach einer Beugung von ca. 20–40° von der Femur-Gelenkfläche abheben (➤ Abb. 6.68). Das geht manchmal mit lauten, aber harmlosen Knackgeräuschen einher. Wenn Schmerzen auftreten, liegt das meist an einem gestörten muskulären Gleichgewicht, was Knorpelschäden vermuten lässt und eine weitere Untersuchung erforderlich macht.

Aufgrund der besonderen Belastungssituation (wechselnde Anpresspunkte, proximale Bewegungsführung durch unterschiedlich stabilisierende Quadrizepsköpfe, seitliche und distale Bänderführung durch Lig. patellae, Ligg. patellofemorale und patellotibiale) gibt es zahlreiche Störungsmöglichkeiten, die direkt das Patellofemoralgelenk betreffen können.

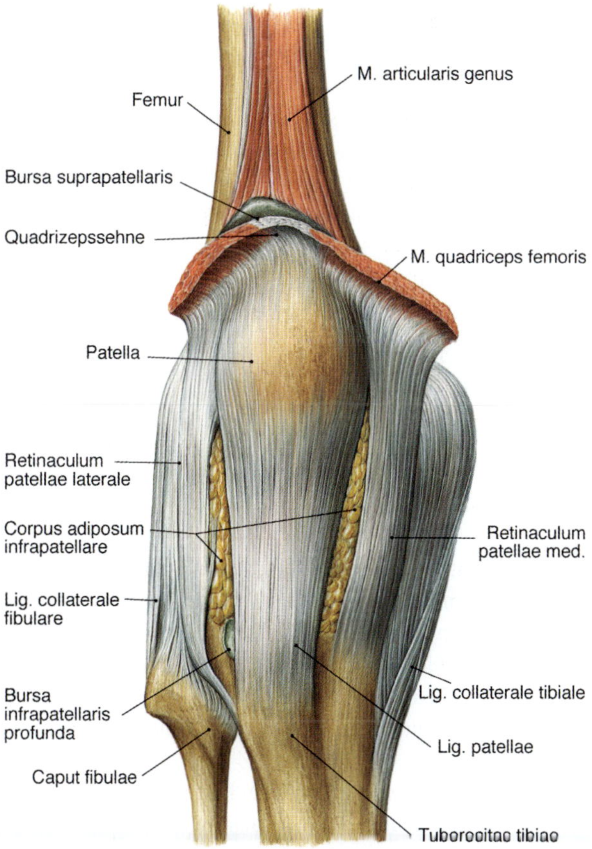


**Abb. 6.67** Patellofemoralgelenk, Retinaculum patellae (Sobotta 2007)

## ❺ Muskuläre Stabilisierung

Besonders die Muskelaktivität der Agonisten ist bei der Kniestabilisierung äußerst relevant (➤ Tab. 6.8).

Der M. gluteus maximus ist aufgrund seiner Insertion in den Tractus iliotibialis einer der stärksten lateralen Kniestabilisatoren, zusammen mit dem M. tensor fasciae latae und dem M. biceps fe-

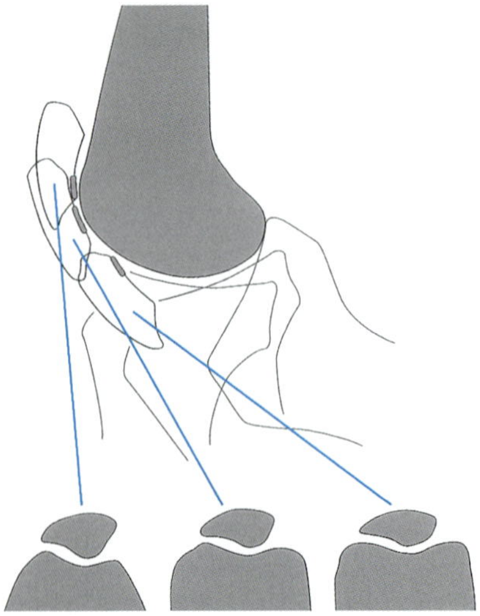

**Abb. 6.68** Kontaktareale der Patella bei unterschiedlichen Flexionswinkeln (nach Fulkerson 2004). Nach dieser Quelle soll die Patella bei voller Extension keinen Kontakt mehr haben. Dies gilt jedoch nicht bei voller Kontraktion des Quadriceps, wie sie im Challenge für den Vastus medialis obliquus benutzt wird.

moris. Kurz vor der endgradigen Streckung kommt es zu einer axialen Außenrotation des Unterschenkels. Diese sog. Schlussrotation wird vom M. tensor fasciae latae und von den anatomischen Gegebenheiten unter Anspannung aller Kniemuskeln induziert. Sie dient dazu, das Kniegelenk in der Streckposition vollständig zu arretieren (Schutz des gesamten Kapselbandapparats). Der M. popliteus hebt als Flexor und Innenrotator des Knies die Schlussrotation wieder auf.

## 6.7.2 Untersuchung des Kniegelenks

### ❶ Anamnese

Bei Patienten mit Knieschmerzen nach einem klar definierten Unfall liegt vor allem eine lokale Störung vor. In diesen Fällen ist der Untersuchungsgang recht „übersichtlich". Da ein Knietrauma aber nicht immer nur durch äußere Gewalt, sondern auch durch andere körperliche Ursachen mit Fernwirkung (z. B. Koordinationsstörungen) ausgelöst werden kann, ist (wie immer) eine genaue Anamnese erforderlich.

Mehr Überlegungen sind generell bei Patienten mit Knieschmerzen ohne aktuelle traumatische Ursache anzustellen. Fragen Sie nach folgenden Aspekten:

- Belastungen durch Beruf, Hobby, Freizeitaktivitäten?
- Äußere Gewalteinwirkung (Kraft, Geschwindigkeit, Vektor der Einwirkung) bei einem Trauma?
- Bestanden dieselben oder andere Knieprobleme/-schmerzen schon vorher, seit wann und wie lange?
- Wo genau sind die Schmerzen lokalisiert? Am besten den Punkt oder den Bereich am Knie mit dem Finger zeigen lassen.
- Modalitäten: Wann treten die Funktionseinschränkungen auf (nur in bestimmten Positionen, bei bestimmten Bewegungen, unter oder nach bestimmten Belastungen)?
- Wann trat der Schmerz erstmalig auf, wodurch bessert oder verschlechtert er sich?
- War oder ist das Knie geschwollen, überwärmt, „eingeklemmt"?
- Welche diagnostischen und therapeutischen Maßnahmen wurden bisher unternommen?
- Gibt es systemische Ursachen (Rheuma, reaktive Arthritis, Psoriasis u. a.)? Sind noch andere Gelenke betroffen?

Diese Liste entspricht annähernd den Fragen aus Standardlehrbüchern. Durch die Erkenntnisse der AK haben sich die diagnostischen Möglichkeiten um ein Vielfaches erweitert.

Bei Fixationen der unteren HWS liegt immer auch eine Schwäche beider Mm. poplitei vor, sodass eine beidseitige dorsale Knieinstabilität durch eine HWS-Störung bedingt sein könnte. Erst nach Beseitigung der Ursache der HWS-Fixierung (die in der Regel adaptiv ist, ➤ Kap. 2.3) wird sich dann auch eine positive Wirkung an den Kniegelenken zeigen.

Vor allem Lebensmittelunverträglichkeiten, aber auch Darmdysbiosen (Candida, Darmflora), Maldigestion und/oder Malabsorption können über Organ-Muskel-Relationen (Gallenblase – Popliteus, Dünndarm – Quadriceps, Dickdarm – Tensor fasciae latae) Kniestörungen verursachen. Dass diese Zusammenhänge häufig relevant sind, wird jeder zu würdigen wissen, der in der eigenen Praxis bereits entsprechende Erfahrungen gemacht hat.

Das Gleiche gilt für hormonelle Regelkreise (Gonaden – Gluteus maximus, Adduktoren; Nebennieren – Sartorius, Gracilis, Tibialis posterior). Aus diesem Grund sollte die Anamnese auch Fragen nach akutem oder chronischem Stress und bei Frauen nach dem Menstruationszyklus bzw. bei Frauen jenseits des Reproduktionsalters nach Menopausensymptomen beinhalten.

### ❷ Inspektion

#### Statisch

Die Betrachtung des Knies im Stand und somit unter Belastung gibt Auskunft über:

- Knieachsen (Genu varum, valgum, flexum, recurvatum), Rotationsfehlstellung des Unterschenkels
- Form und Stellung der Patella
- Schwellungen (Erguss im oberen Recessus, der durch Anspannung des Quadriceps in die Kniekehle gepresst wird: Baker-Zyste), deren Position sich im Liegen möglicherweise verändert
- Achten Sie auf Senk-Spreizfüße: Die damit verbundene Innenrotation der Tibia wird teilweise durch Außenrotation des Femurs ausgeglichen. Dadurch kann es zu einem patellofemoralen Stress-Syndrom bis hin zur Chondromalazie der Patella kommen. Eine Innenrotation des Femurs bewirkt eine Anteriorisierungstendenz des Iliums (➤ Kap. 6.8.7).
- Ein Schiefstand des Beckens kann sekundäre Kniebeschwerden verursachen.
- Achten Sie auf Veränderungen der Hautfarbe, auf Schwellungen, Hämatome, Narben und Muskelatrophien. Zudem kann die Bauchform (Einteilung nach Mayr) auf evtl. assoziierte abdominale Störungen hinweisen (➤ Kap. 5.5.1).

### Dynamisch

Beobachten Sie den Patienten danach beim Gehen, von hinten und von vorn. Die Gehstrecke sollte nicht zu kurz bemessen sein (ca. 5 m wären ideal), damit der Patient seinen Rhythmus finden kann.

In der ersten Gangphase zeigt sich, ob

- Knieinstabilität,
- Anlaufschmerz (Schmerzhinken, das recht schnell nachlässt) oder
- latente Ataxieformen (Unsicherheit, Störung beim Aufsetzen des Fußes oder beim Mitbewegen der anderen Extremitäten) vorliegen.

Diese Zeichen bessern sich mit längerer Gehstrecke, sollten aber genau registriert werden und zu einer weitergehenden funktionell-neurologischen Diagnostik veranlassen.

## ❸ Palpation

Zuerst wird die Knieregion auf Überwärmung und Schwellungen abgetastet. Umschriebene Schwellungen können durch ein Hämatom oder eine lokale Entzündung (z. B. Bursitis) entstehen. Ein Gelenkerguss ist bei entsprechender Größe leicht daran zu erkennen, dass er die Patella „tanzen" lässt. Bei kleineren Ergüssen kommt es erst nach Ausstreichen der Kapselausbuchtungen (Recessus, Bursae) mit beiden Händen von kranial und kaudal zu einer nach dorsal weichen Druckverschieblichkeit der Patella. Wenn der Druck nachlässt, kehrt sie wieder in ihre Ausgangsposition zurück.

Bei kleinen Gelenkergüssen kann man sehen, wie sich durch Ausstreichen des oberen Recessus auf einer Seite (medial oder lateral) von distal in Richtung des oberen Patellapols auf der gegenüberliegenden Seite das obere „Recessus-Grübchen" füllt.

Im weiteren Verlauf der Palpation werden typische schmerzhafte Areale im Kniebereich aufgesucht. Der mediale oder laterale Gelenkspalt ist bei Meniskusschäden oft schmerzhaft. Druckschmerzen der Seitenbänder und/oder am Kapselansatz sprechen für eine Bänder-/Kapselschädigung. Druckschmerzen über dem medialen Tibiakopf deuten auf eine Störung im Ansatzbereich des Sartorius, Gracilis oder des Semimembranosus bzw. Semitendinosus hin (an Kategorie-2-Beckenläsionen denken!).

Häufig sind gestörte Aktivierungs- oder Hemmmuster die Ursache für therapieresistente Knieschmerzen. Deshalb sollten alle Kniemuskeln auf Triggerpunkte, Tenderpoints und Myogelosen palpiert werden, nicht nur im Ursprungs- und Ansatzbereich, sondern im gesamten Sehnen- und Muskelverlauf (auch proximal).

## ❹ Funktionsuntersuchungen

### Bewegungsprüfung

Bei einer Bewegungsprüfung in maximaler Extension und Flexion (2–3× wiederholt) zeigt sich das normale Bewegungsausmaß des Kniegelenks (Extension – Flexion [10°–0]–0–[120°–150°]). Eine Einschränkung der Kniebeugung mit hartem Anschlag ist meist durch einen eingeklemmten Meniskus oder freien Gelenkkörper (Osteochondrosis dissecans) bedingt, ein weicher Anschlag findet sich bei Verkürzung der anterioren Muskeln oder der anterioren Kapsel. Auch die Kniestreckung kann durch Meniskusläsionen, freie Gelenkkörper, dorsale Kapselmuster oder einen Hypertonus des Streckapparats endgradig schmerzhaft und eingeschränkt sein. Die Innenrotation kann bei Schädigung des lateralen Seitenbands Schmerzen provozieren, während das mediale Seitenband und der Innenmeniskus bei der Außenrotation irritiert werden.

Eine Abduktion der Tibia (Valgusstress) bei ca. 20–30° gebeugtem Knie führt zu einer Kompression des lateralen Meniskus und einer Dehnung des medialen Seitenbands, wodurch in einer gestörten Region Schmerzen auftreten. Bei der Adduktion (Varusstress) wird der mediale Meniskus komprimiert und das laterale Seitenband gedehnt.

### Provokation des Patellofemoralgelenks: Reibetest

Wenn Sie dem Patienten **im Stehen** die Patella gegen das Knie drücken und ihn dann in die Kniebeuge gehen lassen, wird bei einem Knorpelschaden (Chondromalazie, Chondropathie) ein deutlicher Retropatellarschmerz ausgelöst und eine Krepitation spürbar oder manchmal auch zu hören sein.

In Rückenlage fassen Sie bei locker gestreckt liegendem Bein die Patella des Patienten von oben und unten mit beiden Händen und verschieben sie mehrmals von proximal nach distal und zurück, wobei Sie den Druck in Richtung Femur zunehmend steigern. Erst ist die Krepitation spürbar, danach ein Schmerz. Bei stärkeren Reizzuständen werden schon sehr früh Schmerzen ausgelöst (Zohlen-Test).

Als **Variante** des Tests fixieren Sie die Patella mit einer Hand und halten sie nach distal und gegen die Femur-Gelenkfläche gedrückt, während Sie mit der anderen Hand das Knie in Flexion und Extension bewegen.

Alternativ kann der Patient versuchen, mit dorsalextendiertem Fuß sein Bein gestreckt anzuheben. Dieser Test sollte nur angewendet werden, wenn der erste Test nicht eindeutig ausfiel. Er kann sehr schmerzhaft sein und eine beginnende retropatellare Knorpelläsion anzeigen (spezifische AK-Tests ➤ Kap. 6.7.5).

### Meniskustests

**BÖHLER-Test**

**Hyperextension** des Kniegelenks führt bei geschädigtem Meniskus zu lokalen Schmerzen bzw. verstärkt den Druckschmerz über dem entsprechenden Gelenkspalt. Stützen Sie die Ferse des Patienten und lassen Sie das leicht gebeugte Knie des Patienten absinken. Wenn dabei kein Schmerz auftritt, drücken Sie es sanft in Extension (Frisch 2003).

Durch **Adduktion** oder **Abduktion** des gestreckten Unterschenkels (BÖHLER-Test in Ad- u. Abduktion) lassen sich Kompressionsschmerzen des Meniskus in Richtung der Bewegung (Adduktion: medial, Abduktion: lateral) und ein Dehnungsschmerz der Seitenbänder oder eine Lockerung des dorsalen und ventralen Bandapparats der Gegenseite provozieren. Bei einer Knieflexion von 25–30° werden nur die entsprechenden Seitenbänder getestet.

Beim BÖHLER-KRÖMER-Test kommt zur gehaltenen Adduktion eine Außenrotation, um die Kompression des Innenmeniskus zu verstärken, zur Abduktion die Innenrotation der Tibia hinzu, um die Kompression des Außenmeniskus zu verstärken.

6

### Steinmann-Test

**Test I:** Der Untersucher umfasst mit einer Hand die Ferse und fixiert mit der anderen Hand das Knie des Patienten. Bei etwa 90° gebeugtem Knie dreht er den Unterschenkel passiv nach innen und außen, mit folgendem Ergebnis:

- Innenmeniskusläsion: Schmerz am medialen Gelenkspalt bei Außenrotation
- Außenmeniskusläsion: Schmerz am lateralen Gelenkspalt bei Innenrotation

**Test II:** Der Untersucher tastet den Gelenkspalt ventromedial und ventrolateral bei gestrecktem Knie nach Schmerzpunkten ab. Wenn ein Palpationsschmerz auftritt, wird das Knie passiv gebeugt und erneut auf Schmerzpunkte untersucht, diesmal weiter dorsal am Gelenkspalt. Dabei wird auf eine Bewegung des Schmerzpunkts geachtet.

Besteht Druckdolenz auf einer Seite des Gelenkspalts und wandert der Schmerzpunkt beim Kniebeugen nach dorsal, ist wahrscheinlich der gleichseitige Meniskus verletzt.

Nach Frisch (2003) soll der Test nur für den Innenmeniskus gelten.

### McMurray-Test

Dieser Test lässt sich direkt in die Manipulation überführen und wird deshalb von den Autoren bevorzugt. Der Test bringt den Meniskus unter Kompression und die Manipulation entlastet ihn. Die Durchführung wird in den Quellen unterschiedlich beschrieben (Winkel et al. 1985, Löber und van den Berg 2007), hier geben wir unsere eigene Vorgehensweise wieder.

Der Patient hat in Rückenlage das zu testende Knie maximal flektiert. Der Untersucher umfasst den Fuß mit einer Hand, um den Unterschenkel in Rotation halten zu können.

#### Innenmeniskus

- Die palpierenden Finger liegen auf dem medialen Gelenkspalt. Den Unterschenkel in Flexion und Außenrotation halten. Dies „schiebt" den halbmondförmigen Innenmeniskus maximal nach dorsal und bringt sein Vorder- und Hinterhorn näher zusammen, was bei Verletzungen Schmerzen provoziert (➤ Abb. 6.69).
- Unter gehaltenem Varusdruck das Knie langsam strecken und möglichst nach innen rotieren. Bei Läsion des Innenmeniskus tritt medial ein Schmerz auf, der bei der Streckung, evtl. mit einem spür- und hörbaren Klick (Entfaltung des Meniskus?), nach ventral wandert.
- Als Variante des klassischen McMurray-Tests können Sie das Knie bei Varusdruck aus der Streckung mit Innenrotation in die Beugung mit Außenrotation bringen (dadurch wandert der Meniskus von maximal ventral nach dorsal und wird „zusammengefaltet").

#### Außenmeniskus

- Bei Valgusdruck das Knie aus der Beugung und Innenrotation in die Streckung und Außenrotation bewegen; bei Läsion des Außenmeniskus ist dann lateral Schmerz (nach ventral wandernd) zu palpieren (➤ Abb. 6.70).
- Als Variante wird das Knie bei Valgusdruck aus der Streckung mit Außenrotation in die Beugung mit Innenrotation bewegt.

### Apley-Test

In Bauchlage halten Sie den Fuß des Patienten bei 90° flektiertem Knie in 0° Dorsalextension und üben senkrecht Druck auf den Fuß aus, sodass die Menisken komprimiert werden (➤ Abb. 6.71). Unter Kompression wird eine Innen- und Außenrotation durchgeführt. Medialer Schmerz tritt bei einer Innenmeniskus-, lateraler Schmerz bei einer Außenmeniskusläsion auf.

## Bändertests

### Schubladenphänomen

Die Kreuzbänder verhindern, dass der Tibiakopf gegenüber dem Femur nach anterior und posterior gleiten kann. Bei 90° gebeugtem Knie wird das Bein mit beiden Händen in Höhe des Tibiakopfs umfasst, um die Tibia bei voller Entspannung der Oberschenkelmus-

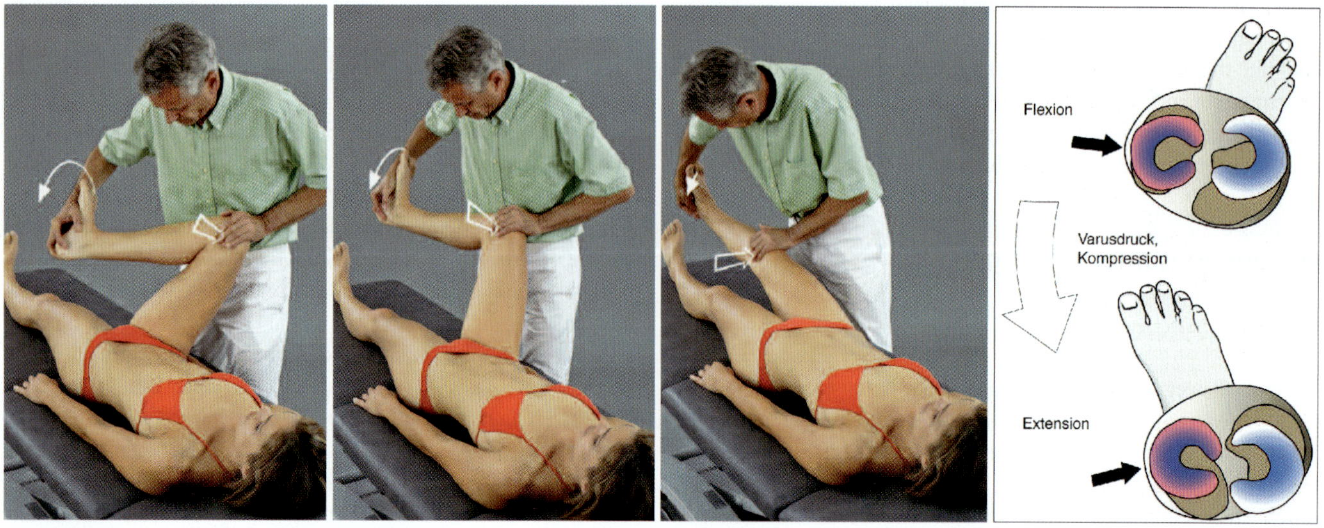


**Abb. 6.69** McMurray-Test für den Innenmeniskus

keln nach anterior und posterior zu bewegen. Dabei kann der Patient z. B. mit hängenden Unterschenkeln auf der Liege sitzen.

- Bei einem vorderen Kreuzbandschaden (Riss oder Lockerung) lässt sich der Tibiakopf weiter als sonst nach anterior ziehen, sodass eine sichtbare Stufe zwischen Femurrolle und Tibia entsteht (positives vorderes Schubladenzeichen).
- Bei einem hinteren Kreuzbandschaden lässt sich der Tibiakopf stärker nach dorsal verschieben (positives hinteres Schubladenzeichen).

Da sich bei Innenrotation beide Kreuzbänder anspannen, werden die Schubladentests in dieser Position genauer (➤ Abb. 6.72). Ist wegen akuter Verletzung eine Beugung von 90° nicht möglich, erfolgen die Tests in ca. 20°-Flexion (LACHMAN-Test).

**Testen der Ligg. collateralia**

Klemmen Sie sich den distalen Unterschenkel des Patienten zwischen Oberarm und Thorax und umgreifen Sie mit beiden Händen das 25–30° gebeugte Knie. Testen Sie die Seitenbänder, indem Sie Varus-Stress für das laterale Band und Valgus-Stress für das mediale Band ausüben (➤ Abb. 6.73).

Zur Erinnerung: Bei gestrecktem Knie wird vor allem die dorsale Kapsel getestet.

## Testen der dorsalen Stabilität

Nehmen Sie den distalen Unterschenkel in eine Hand, während Sie mit der anderen Hand das Knie unterstützen. Nach Anheben des Unterschenkels lassen Sie das Knie zunächst mit Unterstützung langsam absinken, und wenn dabei kein Schmerz eintritt, lassen Sie es fallen. Beurteilen Sie die Streckbarkeit (Einschränkung, Hyperextension?) und das Endgefühl sowie die Schmerzempfindlichkeit.

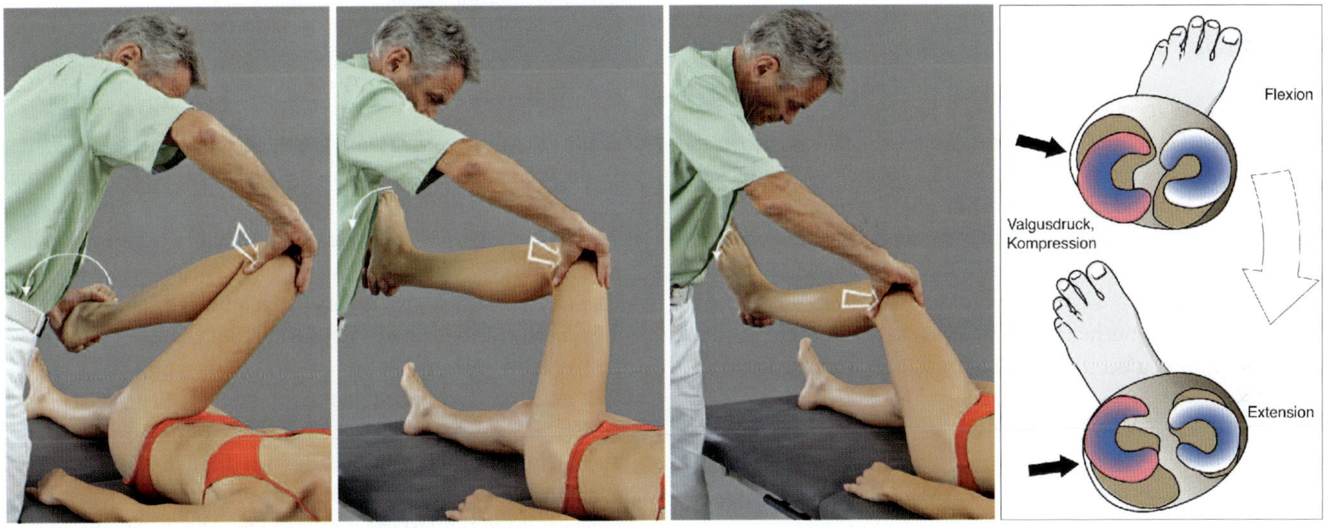


Abb. 6.70 McMURRAY-Test für den Außenmeniskus

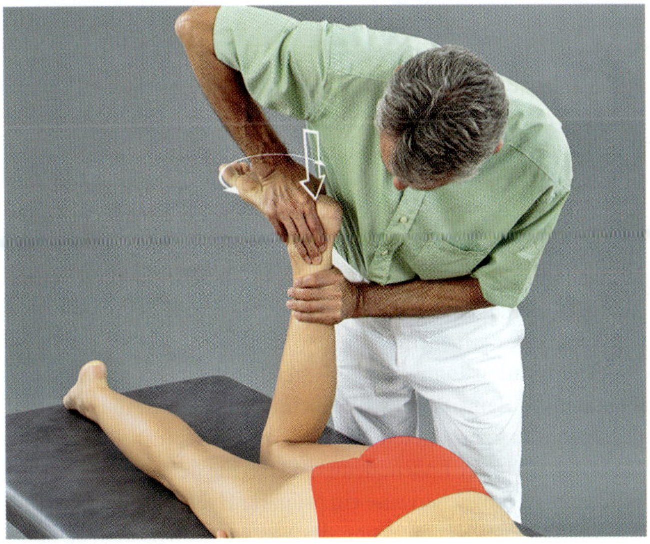

Abb. 6.71 APLEY-Test

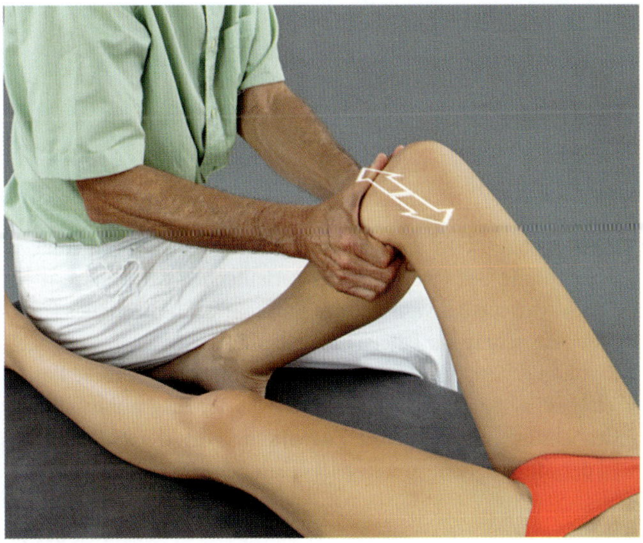

Abb. 6.72 Testung des Schubladenphänomens

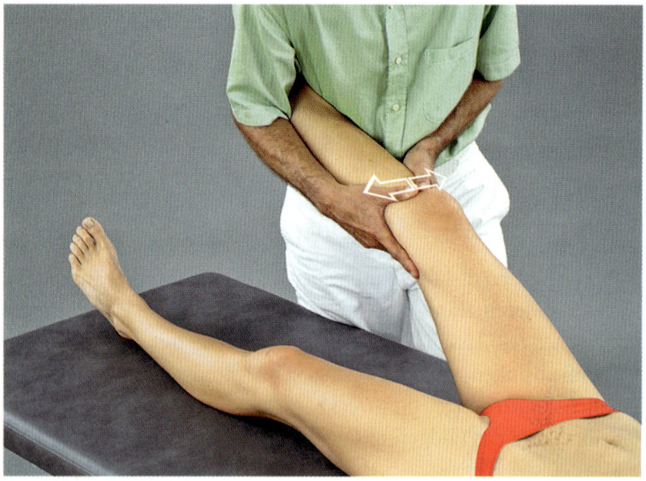

**Abb. 6.73** Test der Ligg. collateralia

**Tab. 6.8** Bewegungen des Kniegelenks und ausführende Muskeln

| Kniebewegung | Ausführende Muskeln |
|---|---|
| Flexion, dorsale Stabilisierung | Semitendinosus<br>Semimembranosus<br>Biceps femoris<br>Sartorius<br>Gracilis<br>Popliteus<br>Gastrocnemius |
| Extension, ventrale Stabilisierung | Rectus femoris<br>Vastus (lateralis, medialis und intermedius) |
| Innenrotation der Tibia, mediale Stabilisierung | Semitendinosus<br>Semimembranosus<br>Popliteus<br>Sartorius<br>Gracilis |
| Außenrotation der Tibia | Biceps femoris |
| Laterale Stabilisierung | Biceps femoris<br>Tensor fasciae latae<br>Gluteus maximus |

## ❺ Bildgebende Verfahren

Auf nativen Röntgenbildern lassen sich Frakturen, Veränderungen am Knochen (Tumoren, Exostosen), freie Gelenkkörper, Achsabweichungen, Arthrosen (Lokalisation und Ausmaß) sowie Kalkablagerungen (Tendinosen, Chondrokalzinose) erkennen. Im MRT (evtl. mit Kontrastdarstellung) sind Meniskusschäden, Bänderrupturen, Ergüsse (Größe und Ausmaß) und entzündliche Gelenkveränderungen deutlich sichtbar. Szintigrafisch kann die Entzündungsaktivität in Knochen und der Gelenkkapsel beurteilt werden, deren Bestimmung bei manchen Rheuma- oder Tumorerkrankungen notwendig ist.

6

## 6.7.3 Muskeln des Kniegelenks, Testung

### ❶ Kniebewegungen

Die folgende Übersicht zeigt, welche Muskeln bei den einzelnen Kniebewegungen führend sind (➤ Tab. 6.8).

### ❷ Spezielle Aspekte der Muskeltestung

#### M. vastus medialis (Pars obliqua)

Neben seinen üblicherweise getesteten, vorwiegend medial in Längsrichtung des Oberschenkels verlaufenden Muskelfasern hat der M. vastus medialis am distalen Ende ein fast horizontales Faserbündel, das schräg zur Patella hin verläuft. Es wird als Vastus medialis obliquus bzw. als Pars obliqua bezeichnet und zieht die Patella nach medial. Auch im Vastus lateralis gibt es Fasern mit schräger Faserrichtung, deren laterale Zugwirkung aber weniger stark ist, weil der Muskel nicht so weit nach distal reicht wie der Vastus medialis.

Für Probleme, die das Gleitlager der Patella betreffen, ist der M. vastus medialis obliquus der Indikatormuskel. Dass die schrägen, distalen Fasern des Vastus medialis erst bei den letzten 10° der Streckbewegung aktiv sind, muss bei der Testung berücksichtigt werden.

- Test im Liegen: Der Patient stellt sein (nicht zu testendes) Bein mit 30–45° gebeugtem Knie auf die Liege. Während Sie eine Hand auf das Knie legen, unterstützen Sie mit Ihrem Unterarm das zu testende Bein in der Kniekehle. Dieses Bein ist vollständig gestreckt (➤ Abb. 6.74).
- Test im Sitzen: Der Patient hat das zu testende Bein vollständig gestreckt. Sie stabilisieren mit einer Hand die ipsilaterale Schulter und legen Ihre andere Hand auf den distalen Unterschenkel. Während Sie das Knie in die Beugung drücken, hält der Patient es gegen Ihren Widerstand gestreckt (➤ Abb. 6.74).

Achten Sie auf die Kniebeugung durch Ihren Testdruck. Die ersten 10° sind das Schwächekriterium. Bei zunehmender Beugung kann der Patient wieder dagegenhalten, weil dann andere Fasern aktiv sind bzw. der Anpressdruck der Patella sich so verändert hat, dass sie kongruent in ihrem Gleitlager liegt.

Bei einem typisch inhibierten Vastus medialis ist die Pars obliqua bei diesem Test sichtbar wenig tonisiert. Dies kann auch reaktiv durch andere Muskeldysfunktionen bedingt sein.

Verwenden Sie die üblichen Techniken mit Magnet-TL und Reiben, um nach der Ursache zu suchen: der Magnet auf der die Inhibition verursachenden Stelle hebt die Schwäche im Test auf. Der Muskel selbst weist häufig schmerzhafte Knötchen auf, die primär manuell behandelt werden sollten.

Wenn dies geschehen ist, lassen Sie den Muskel erneut in gestreckter Position kontrahieren. Testen Sie zuvor den Vastus lateralis, dann die Hamstrings, schließlich den Popliteus, indem Sie sie nacheinander kontrahieren lassen. Mit diesem Muskeltest können Sie reaktive Muster finden, denn die Ursache der Vastus-medialis-Inhibition ist möglicherweise ein primärer Hypertonus der genannten Muskeln. Bei Hyporeaktion des Vastus medialis können andererseits seine Antagonisten (Tensor fasciae latae, Vastus lateralis und das laterale Retinaculum) reflektorisch so verkürzt sein, dass die Inkongruenz der Patellaführung weiter verstärkt wird. In beiden Fällen ist eine postisometrische Relaxation der hypertonen Muskeln und eine Fascial-Flush-Technik angezeigt.

### Rectus-femoris-Test

Mit diesem Test kann sowohl die Beugewirkung des M. rectus femoris an der Hüfte als auch seine Streckwirkung am Kniegelenk beurteilt werden. Dabei wird gleichzeitig die Patellaführung mit provoziert. Der Muskel ist zweigelenkig. Seine Muskellänge dürfte beim gestreckten Test nicht wesentlich anders sein als beim Standardtest mit gebeugter Hüfte und gebeugtem Knie. Der Test ist sehr gut zur Untersuchung der Kniestrukturen geeignet.

- In Rückenlage des Patienten ist das Bein in der Hüfte ca. 10 bis maximal 20° gebeugt und im Kniegelenk 10°. Legen Sie eine Hand auf den distalen Oberschenkel und die andere auf den distalen Unterschenkel. Bei diesem beidhändigen Kontakt sollte der Muskel stark zu testen sein.
- Nachdem der Patient das Knie vollständig gestreckt hat, wird der Test wiederholt. Der Kontakt zum distalen Unterschenkel sollte nun etwas lockerer sein als der zum distalen Oberschenkel, um das Knie in der Streckung zu halten. Achten Sie unbedingt auf den Vastus-medialis-Kopf: Wenn Sie seine Kontraktion nicht spüren können, ist das Knie nicht ganz gestreckt und der Test ohne Aussagekraft.

Vergleichen Sie beide Testergebnisse miteinander: Beim Test mit gestrecktem Knie wird sich bei Patella-Anpressstress (durch retropatellare Inkongruenz oder Arthrose) eine Inhibition des Rectus femoris zeigen (indirekter Indikator).

## ❸ Praktische Reihenfolge bei der Muskeltestung

Schon bei der Haltungsanalyse findet man Anhaltspunkte für einzelne Muskelstörungen. So ist ein Genu valgum oft mit einem schwachen M. sartorius oder M. gracilis verbunden. Bei einem Genu varum können die Adduktoren oder der M. tensor fasciae latae schwach sein. Hyporeaktive Hamstrings, ein hyporeaktiver Popliteus oder Gastrocnemius verursachen ein Genu recurvatum (fehlende dorsale Stabilität). Dennoch muss der visuelle Eindruck bzw. die Blickdiagnose durch Testung jedes einzelnen Muskels überprüft werden. Die Haltungsabweichung und die Muskelinhibition korrelieren nicht in jedem Fall (➤ Kap. 1.1.2)

Primär sollten die Muskeln getestet werden (➤ Abb. 6.75a), mit denen sich die wichtigsten Challenges von Kniestrukturen (Patella, Ligg. cruciata, Ligg. collateralia, Kapsel) durchführen lassen: Rectus femoris, Gracilis, Tensor fasciae latae

Primäre Muskelinhibitionen werden mit IRT, Propriozeptorentechniken, 7-FVSS oder Muskel-Interlink behandelt. Dabei entspricht der Quadriceps femoris dem Triceps brachii, im Zweifelsfall sollten Sie auch den Biceps brachii auf seine Ligament-Interlink-Wirkung prüfen (➤ Abb. 6.4). Die Hamstrings entsprechen dem Biceps bzw. dem Triceps brachii. Diese Varianz lässt sich aus der phylogenetischen neurologischen Organisation einerseits und der rein topografischen Beziehung andererseits erklären.

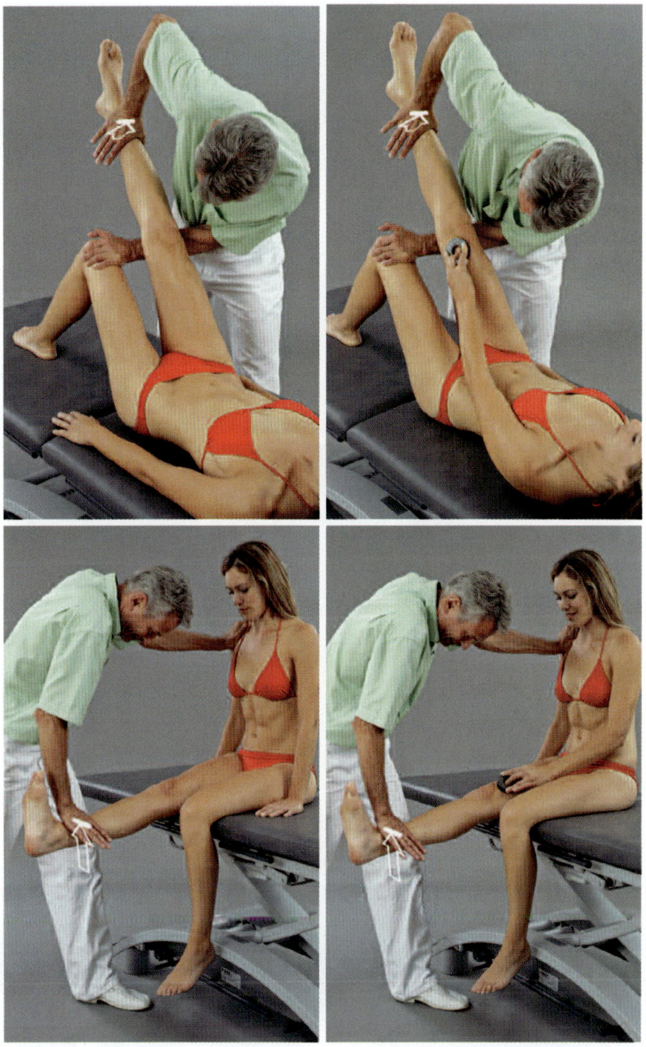

**Abb. 6.74** Test des Vastus medialis (Pars obliqua) im Liegen und im Sitzen

Anamnestisch wird oft eine Schmerzverstärkung bei immer gleichen Bewegungsabläufen oder bei bestimmten Sportarten angegeben. Wenn ein Patient sagt: „Immer wenn ich das (genau definierte Tätigkeit) mache, habe ich genau dort Schmerzen", liegt fast immer ein reaktives Muskelmuster vor, das behandelt werden muss.

Im Anschluss ist es sinnvoll, die Challenges und Korrekturen der Kniestrukturen durchzuführen, um danach die in zweiter Linie für die Stabilisierung relevanten Muskeln (➤ Abb. 6.75a und ➤ Abb. 6.75b) zu testen und zu korrigieren.

### 6.7.4 Patellaläsionen – Retropatellarschmerz

Retropatellare Schäden resultieren oft aus einer nicht optimalen Position der Patella. Die Bewegung der Patella wird durch den Zug der beiden Vastusköpfe und der Retinacula patellae sowie durch die genetisch bedingte Ausformung ihres Gleitlagers bestimmt. Durch die Patella vergrößert sich das Extensionsmoment am Kniegelenk um geschätzte 50 %, was jedoch erheblichen Druck auf die retropatellaren Knorpelstrukturen bedeutet.

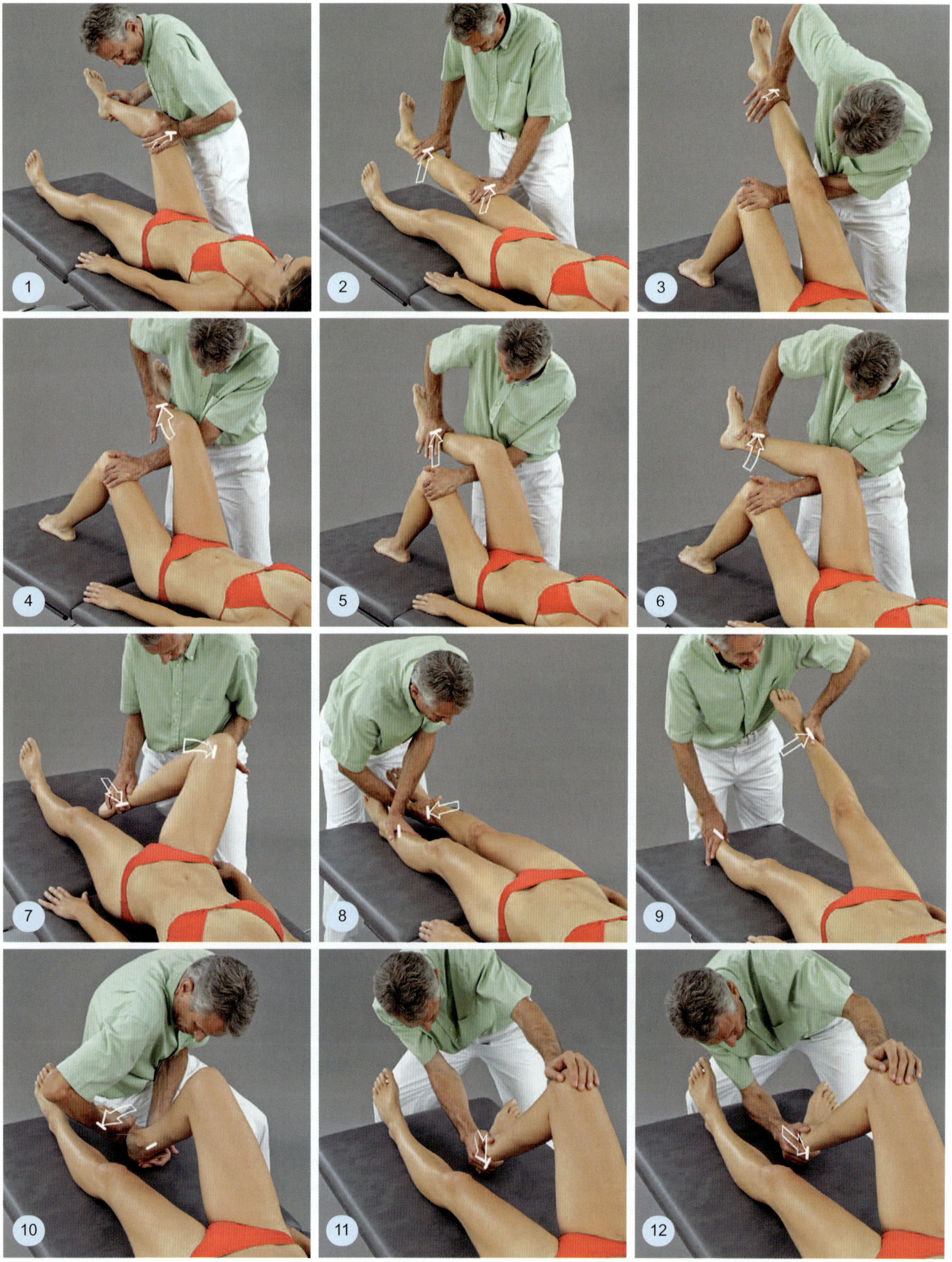


**Abb. 6.75a** Praktische Reihenfolge bei der Testung der Kniemuskeln

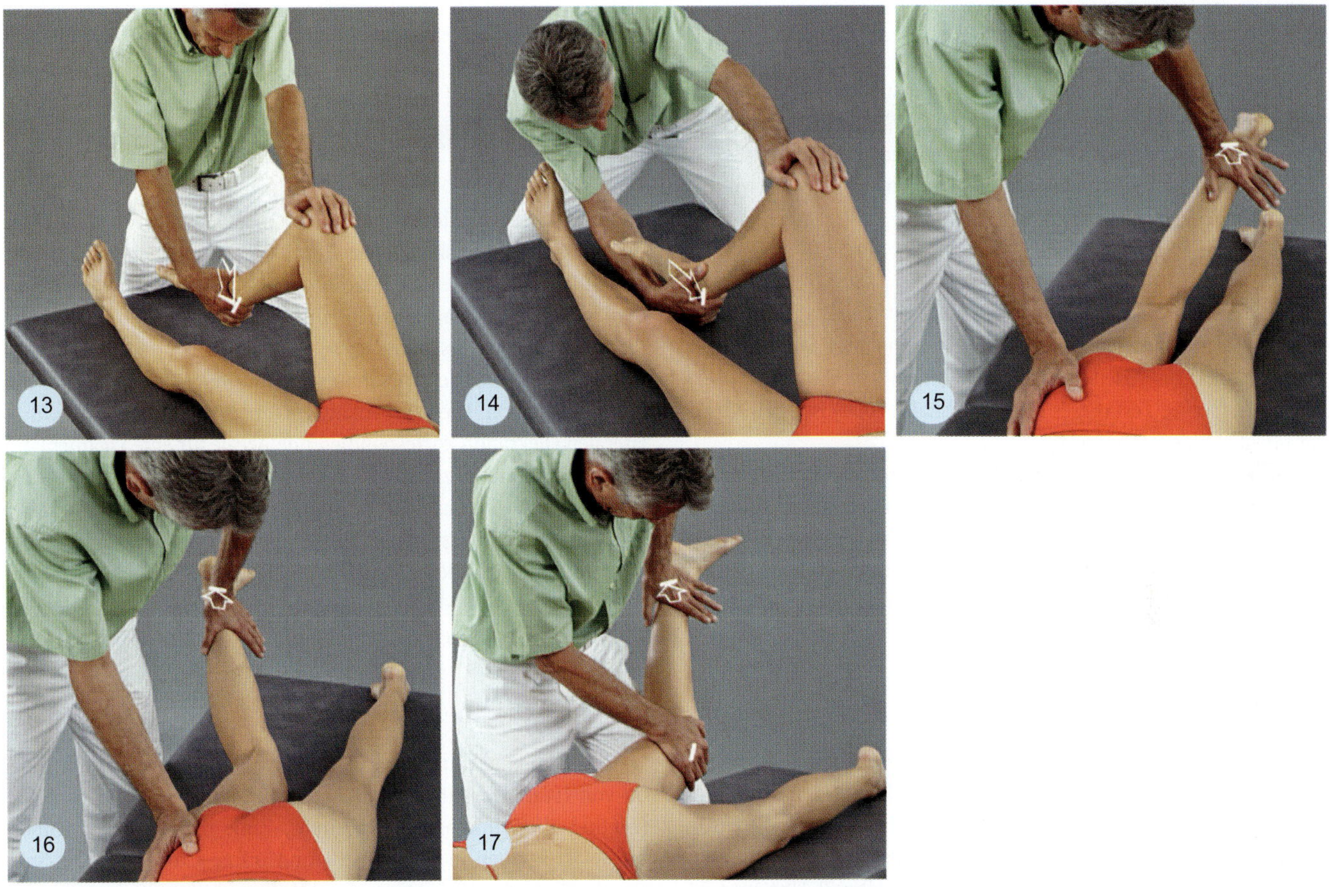


1. M. rectus femoris, Standard
2. Gestreckter Rektustest als Funktionstest des Patellagleitlagers
3. Distaler Rektustest, Funktionstest des M. vastus medialis (Patellaführung)
4. M. vastus medialis
5. Vastus intermedius bzw. Quadriceps global
6. Vastus lateralis
7. M. sartorius
8. M. gracilis (Rückenlage)
9. M. tensor fasciae latae
10. M. popliteus
11. M. biceps femoris
12. Lateraler Gastrocnemiuskopf
13. M. semimembranosus, M. semitendinosus (Rückenlage)
14. Medialer Gastrocnemiuskopf
15. M. biceps femoris
16. M. semimembranosus, M. semitendinosus (Bauchlage)
17. M. gracilis (Bauchlage)

**Abb. 6.75b** Praktische Reihenfolge bei der Testung der Kniemuskeln (Fortsetzung)

## Q-Winkel

Ungünstige Gleitverhältnisse stehen oft in direktem Bezug zu einem vergrößerten Q-Winkel: Der Q-Winkel befindet sich an der Schnittstelle einer Linie, die von der Spina iliaca anterior superior durch den oberen Patellapol verläuft, mit der Verbindungslinie zwischen Tuberositas tibiae und oberem Patellapol (➤ Abb. 6.76).

Bei Männern beträgt er normalerweise 13° und bei Frauen 18°. Ein Q-Winkel über 20° wird oft als pathologisch angesehen. Sicher ist, dass mit zunehmendem Q-Winkel der Lateralzug an der Patella und somit das (Patella-)Luxationsrisiko steigt. Ein vergrößerter Q-Winkel kann zu Schmerzen (beim Treppensteigen, Bergwandern, im Knien, im Schneidersitz, nach dem Joggen) und z. T. zu rezidivierenden Patellaluxationen nach lateral führen.

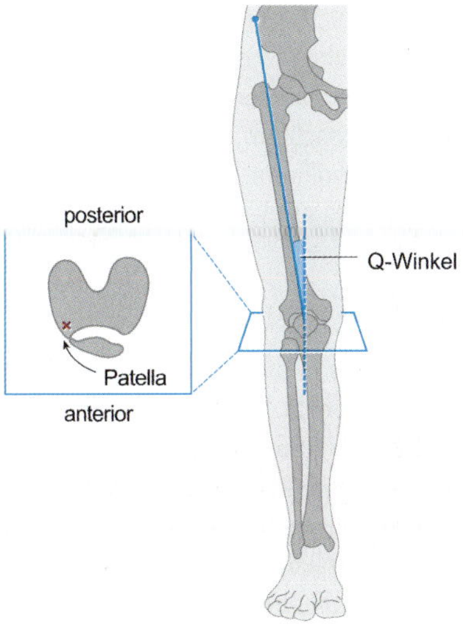


**Abb. 6.76** Q-Winkel

## AK-Diagnostik und -Therapie

1. Testen Sie zumindest die für den Diagnostik- und Therapieverlauf relevanten Basismuskeln (➤ Abb. 6.77): Rectus femoris gestreckt, Gracilis, Sartorius, Tensor fasciae latae und Popliteus.

Wenn sich hierbei Hyporeaktionen finden, werden sie wie beschrieben behandelt (➤ Kap. 6.7.3).

### Test des Vastus medialis (Pars obliqua)

Wie bereits erwähnt, ist eine optimale Funktion des Vastus medialis (Pars obliqua) essenziell für die Patellaführung.

2. Der gestreckte Test dieses Muskels (Shafer 2009) ist ein indirekter retropatellarer Stresstest.

3. Palpieren Sie die Pars obliqua des Vastus medialis auf schmerzhafte Areale. Wenn Sie dort reiben oder den Magneten auflegen, wird ein dadurch verursachte Muskelinhibition aufgehoben. Sie können schmerzhafte Stellen direkt im Sinne einer hypoxischen Triggerpunkttechnik oder per Muskel-Interlink mit dem medialen Kopf der Triceps brachii behandeln.

### Retropatellare Palpation

4. Der Patient liegt auf dem Rücken. Schieben Sie bei gestrecktem Knie und entspannter Muskulatur die Patella über den medialen Rand des Gleitlagers hinweg und palpieren Sie mit Ihren Fingerkuppen das Retinaculum patellae, die Bursa suprapatellaris und den retropatellaren Knorpel bei 7 Uhr, 9 Uhr und 11 Uhr. Machen Sie anschließend dasselbe bei 13 Uhr, 15 Uhr und 17 Uhr, während Sie die Patella über den Rand des Gleitlagers nach lateral schieben. Bei 20° gebeugtem Knie kann die Spannung des Retinaculum patellae abgeschätzt werden: Vergleichen Sie den Widerstand bei der Medialisation und bei der Lateralisation der Patella.

Punktuelle Schmerzen lassen ein mechanisches Problem vermuten, wenn alle retropatellare Regionen schmerzhaft sind, handelt es sich eher um ein generelles metabolisches Problem. Dann ist auch der Patella-Reibetest (➤ Kap. 6.7.2) positiv, d.h. es kommt zu einer globalen Muskelinhibition am Knie. Knorpel-Challenges an anderen Gelenken werden ebenfalls positiv sein.

Wenn der Patellarand punktuell schmerzhaft ist, wird der Rectus femoris danach im gestreckten Test hyporeaktiv sein (Knorpel-Kapsel-Provokation). Das gilt meist auch für andere Kniemuskeln, wie es bei Knorpel- bzw. Kapsel-Challenges üblich ist.

### Interlink-Technik der Patella

5. Prüfen Sie in diesem Fall, ob die TL am Schmerzpunkt die Hyporeaktion aufhebt. Technisch ist es für manche Patienten nicht ganz einfach, das Knie voll gestreckt und gleichzeitig die TL zu halten. Hier kann eine Magnet-TL helfen.

6. Suchen Sie nach einer entsprechenden „Knorpel-Interlink"-Region am kontralateralen Olekranon: Die TL dort müsste den Patella-Challenge aufheben, wenn dies der Fall ist:

7. Behandeln Sie wie für die Ligament-Interlink-Technik beschrieben (➤ Kap. 6.2.3).

### Kontrolle: Quadrizepstest mit unterschiedlichen Flexionswinkeln

8. Wechselnde Flexionswinkel des Kniegelenks ermöglichen die Provokation unterschiedlicher Areale des Gleitlagers und unterschiedlicher Aspekte der Patellaführung. Verwenden Sie neben dem klassischen Quadrizepstest auch den Test für den Vastus medialis und den Vastus lateralis (➤ Abb. 6.75a).

9. Wiederholen Sie den Quadrizepstest mit Magnet-Verstärkung auf der Patellaregion. Diese Provokation ist notwendig, um am kontralateralen Olekranon korrespondierende Areale für eine Ligament-Interlink-Behandlung zu finden. Hebt die TL dort die Quadrizepsschwäche auf, wird das Areal tief massiert, während der Patient in der gefundenen Flexionsposition den M. quadriceps gegen Widerstand anspannt und gleichzeitig die Magnet-TL am Knie beibehält.

Dieses komplexe Manöver lässt sich im Sitzen recht gut ohne Assistenz bewerkstelligen.

### Metabolische Therapie

10. Indiziert sind Glukosaminkomplexpräparate, wobei die Injektion von Hyaluronsäure die wirksamste Therapie sein dürfte. MSM (Methylsulfonylmethan), Vitamin C, Zink und Mangan, Kupfer und SOD können je nach Testbefund infrage kommen. Die Substanzen können sehr gut vor der LIL-Korrektur mit einem oralen Challenge daraufhin getestet werden, ob sie die Inhibition beim Quadrizepstest wie oben beschrieben aufheben.

## 6.7.5 Ligamente und Kapsel

### ❶ Hyperextensions-Challenge für dorsale Kniegelenkstrukturen (Kapsel, Lig. popliteum obliquum, hinteres Kreuzband, Seitenbänder)

Dieser Challenge nach Shafer (2009) ist auch als Flussdiagramm dargestellt (➤ Abb. 6.78).

1. Sie haben bereits den Rectus femoris (gestreckt), den Gracilis bzw. den Adductor magnus, den TFL und den Popliteus getestet und normoreaktiv gefunden oder bei einer Dysreaktion entsprechend behandelt.

2. Per Hyperextensionstest (➤ Kap. 6.7.2) haben Sie extreme Schmerzhaftigkeit ausgeschlossen.

Heben Sie das gestreckte Bein des Patienten über den Fuß an. Bringen Sie dann mit Ihrer zweiten Hand das Knie in Flexion und lassen Sie es in die Extension fallen. Dabei werden das hintere Kreuzband, die dorsale Kapsel sowie die Seitenbänder (Lig. collaterale tibiale, Lig. collaterale fibulare) provoziert.

3. Testen Sie den Rectus femoris bei gestrecktem Bein. Wenn er durch den Challenge inhibiert wird, liegt eine Läsion vor, die eine globale Muskelinhibition verursacht (Kapsel, Ligg. cruciata, Knorpel).

6

1. Basis-Muskeltests: Rectus femoris normal und gestreckt, Gracilis, Sartorius, Tensor fasciae latae und Popliteus (Abb. 6.75a)

↓

2. M. vastus medialis, Pars obliqua im gestreckten Test, bei Hyporeaktion:

↓

3. Störungen des Muskels lokal und/oder per Muskel-Interlink behandeln

↓

4. Medialisierung und Lateralisierung der Patella, retropatellare Palpation bei 1, 3 und 5 Uhr (a), 7, 9 und 11 Uhr (b). Gestreckter Test des Rectus femoris, bei Hyporeaktion:

↓

5. Hebt lokale Magnet-TL die Hyporeaktion auf?

↓

6. MTL der LIL-Stelle am Olekranon kontralateral hebt den Patella-Challenge auf

↓

7. Ligament-Interlink-Behandlung?

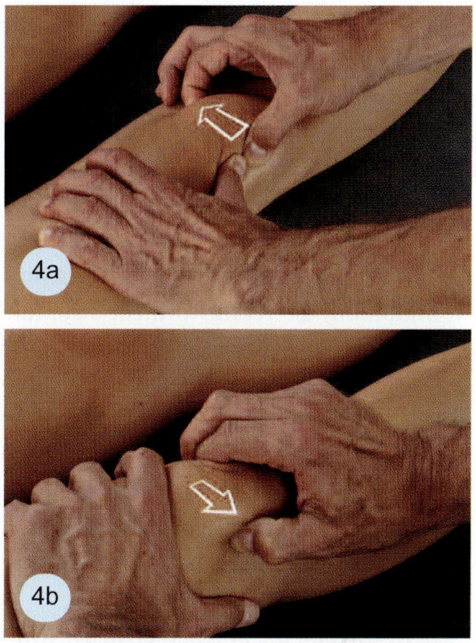


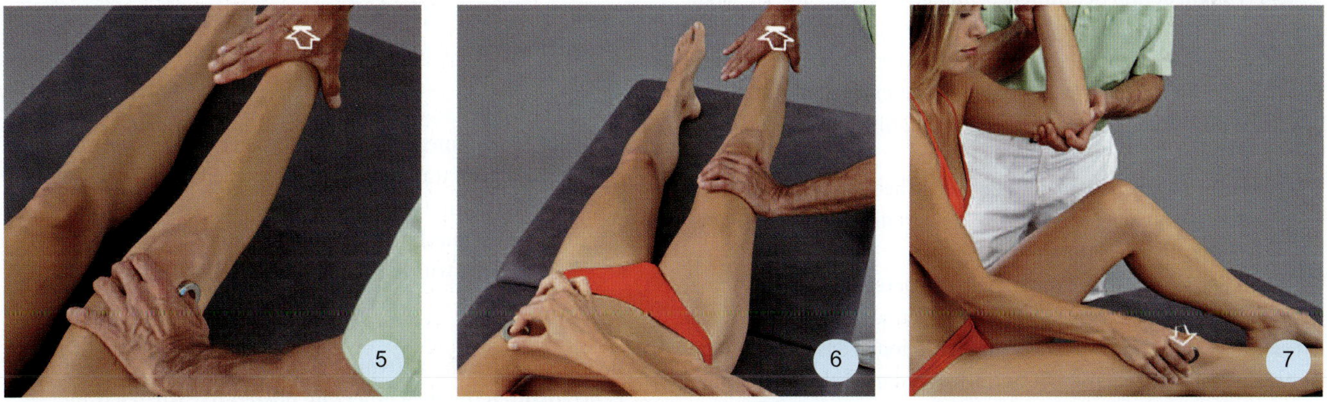


8. Quadrizepstest mit unterschiedlichen Flexionswinkeln (a). Bei Hyporeaktion: Hebt die (M)TL am Knie die Hyporeaktion auf? (b)

↓

9. Mit Magnet-TL auf dem Knie unter Anspannung des Quadriceps am kontralateralen Olekranon empfindliche Punkte suchen. Die MTL dort hebt die Quadrizepsschwäche bei dem gefundenen Beugungswinkel auf.

↓

10. Vor LIL-Korrektur orthomolekulare Unterstützung testen: MSM, Vit. C, Zink, Mangan, SOD, *Ligament-Interlink-Therapie ausführen*

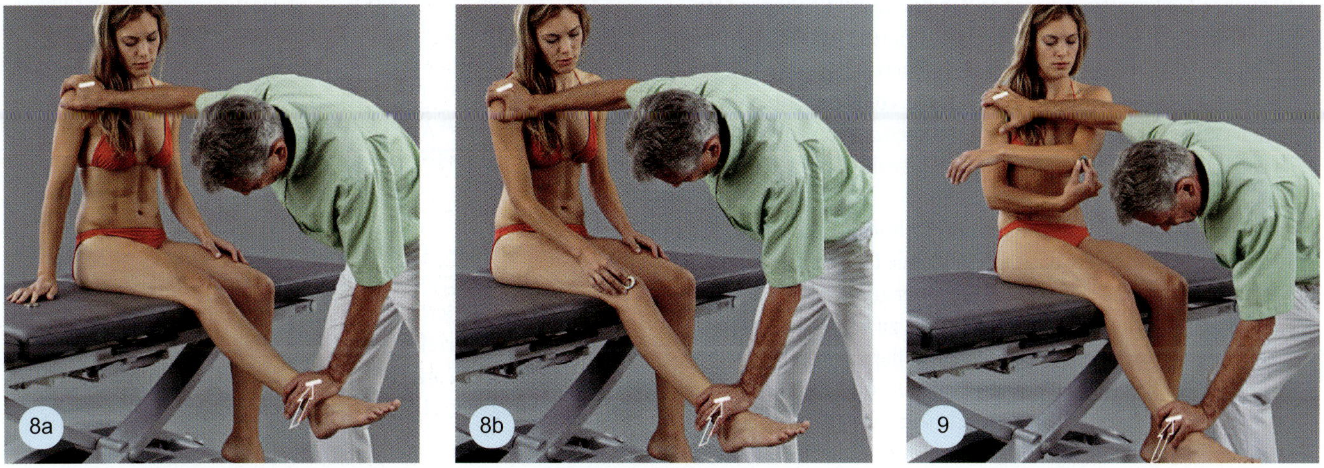


**Abb. 6.77** Flussdiagramm zur Diagnostik und Therapie von retropatellarem Schmerz

4. Wiederholen Sie den Test bei gehaltener Magnet-TL an den posterioren Kniegelenkstrukturen: Führt dies zur Aufhebung des Challenge?
   a. Wenn nicht, wird auch die angrenzende Muskulatur therapielokalisiert: Hamstrings, Popliteus, Gastrocnemius; die eigentliche Ursache könnte muskulär sein.
   b. Wenn die Magnet-TL den Challenge aufhebt, könnte das Lig. cruciatum posterius (verursacht als Binnenstruktur eine globale Inhibition) die verantwortliche Struktur sein.
      i. Zur differenzialdiagnostischen Abklärung spezifisch die hintere Schublade bei vollständiger Muskelentspannung prüfen. Eine Läsion des hinteren Kreuzbands führt ebenfalls zur globalen Inhibition der Kniegelenkmuskeln. Suchen Sie die korrespondierende Region in der kontralateralen Ellenbeuge, deren Magnet-TL den Schubladen-Challenge aufhebt. Führen Sie die Ligament-Interlink-Therapie durch.
      ii. Wenn die Magnet-TL in der Kniekehle den Challenge aufhebt und der hintere Schubladentest negativ ist, ist die dorsale Kapsel die verantwortliche Struktur. Suchen Sie die korrespondierende Region in der kontralateralen Ellenbeuge: Sie wird nach dem Hyperextensions-Challenge des Knies und Magnet-TL der empfindlichen Stelle in der Kniekehle sehr schmerzhaft sein.
      iii. Die Magnet-TL in der Ellenbeuge hebt den Hyperextensions-Challenge auf. Führen Sie dort die Ligament-Interlink-Therapie durch.
5. Wenn der Rectus femoris nach dem Hyperextensions-Challenge stark geblieben ist, testen Sie den Gracilis und den Tensor fasciae latae: Der Gracilis wird spezifisch durch Läsionen des Lig. collaterale tibiale inhibiert (ebenso wie Sartorius und mediale Hamstrings), der Tensor fasciae latae spezifisch durch Läsionen des Lig. collaterale fibulare (ebenso wie Gluteus maximus und teilweise Biceps femoris).
6. Challenge spezifisch für das Lig. collaterale tibiale wiederholen (wie beim Ligamenttest ist dazu totale Muskelentspannung des Patienten erforderlich), um die assoziierte Muskelinhibition genauer zu prüfen.
   a. Wiederholen Sie den Challenge mit TL zu verdächtigen Bandregionen. Wenn dies den Challenge aufhebt:
   b. Suchen Sie korrespondierende Regionen am Ellenbogen (Lig. collaterale ulnare) und wenden die Ligament-Interlink-Technik an. Dazu müssen folgende Voraussetzungen (➤ Kap. 6.3.3) erfüllt sein: TL am Lig. collaterale tibiale verstärkt den Schmerz in der Korrespondenzregion am Ellenbogen, während die TL dort den Challenge des Lig. collaterale tibiale aufhebt.
   c. Führen Sie die Ligament-Interlink-Technik durch.
7. Challenge spezifisch für das Lig. collaterale fibulare wiederholen, um die assoziierte Muskelinhibition genauer zu prüfen.
   a. Wiederholen Sie den Challenge mit TL zu verdächtigen Bandregionen. Wenn dies den Challenge aufhebt:
   b. Suchen Sie korrespondierende Regionen am Ellenbogen (Lig. collaterale radiale) wie oben beschrieben und wenden Sie dann die Ligament-Interlink-Technik an.

### Fallbeispiel 7 (HG)

**Schmerzen im linken Knie und Nackenschmerzen**

Der 48-jährige Patient ist Marathonläufer und im Training jeweils 350 km pro Monat gelaufen.
Ein Innenmeniskusschaden im linken Knie im Februar 2012 wurde innerhalb von 2 Wochen operiert (Teilresektion). Am medialen Femurkondylus wird ein Knorpelschaden II. bis III. Grades gefunden, woraufhin der Chirurg meint: „Sie sollten nie wieder Marathon laufen."

#### Erstkontakt am 10.10.2012

Immer noch tiefer, dumpfer Ruheschmerz im Knie, „wie wenn gerade was festrostet", der nach 10–15 Minuten Bewegung langsam abklingt.
Der Patient joggte mit einem großen Hund und bekam Nackenschmerzen beim Laufen.
Befund: Beugehemmung des linken Knies 20°, Schmerz am medialen Patellarand, linkes Innenband schmerzhaft; Beinachse gut
Therapie: Ligament-Interlink (LIL) für linkes Innenband; medialer Patellarand nach Challenge.

#### 30.10.2012

Medialer Knieschmerz war weg, „es rostet aber immer noch ein". Beim Joggen traten keine Beschwerden mehr auf.
Therapie: IRT (Stufe 1–3) einer Osteosynthesenarbe am linken Sprunggelenk, danach war der Beugungsumfang um 5° gebessert. LIL-Technik wurde am lateralen Patellarand angewendet.

#### 13.11.2012

Beim Joggen (nach ca 30 min), Autofahren, im Sitzen, beim Fahrradfahren traten Schmerz im oberen BWS-Bereich auf.
Der Schmerz im oberen HWS-Bereich ließ sich zeitlich zu einer Einlagenversorgung andernorts (wegen Kniebeschwerden und Brennen im Vorfuß) in Beziehung setzen.
Therapie: Korrektur des zervikothorakalen (CTÜ) und thorakolumbalen Übergangs (TLÜ), Behandlung des Lig. sacrotuberale, einer C6RL-Läsion, der 1. Rippe re. und lokale Akupunktur, danach war die bilaterale Deltoideus-Hyporeaktion beseitigt.
Herstellung neuer, propriozeptiver Einlegesohlen (wegen Spreizfuß und Metatarsalgie)

#### 20.11.2012

Der Vorfuß brannte noch etwas nach dem Joggen, deshalb wurden die Vorfuß-Pelotten 2 mm nach proximal verlegt und aufrichtende Übungen mit Spiraldynamik durchgeführt.

#### 27.11.2012

Kein stechender Schmerz mehr im CTÜ. Brennen der Fußsohle war weg. Das Knie wies weiterhin ein (Flexions-)Defizit von 10° auf, machte aber keine Beschwerden mehr.
Therapie: Nachkorrektur von BWS, CTÜ, Sternumfixation, zudem wurden die Vorfuß-Elemente der Sohlen 1 mm weiter nach proximal versetzt (➤ Kap. 6.8.11 ❸).

1. Basis-Muskeltests: Rectus femoris normal und gestreckt, Gracilis, Sartorius, Tensor fasciae latae und Popliteus (Abb. 6.75a)

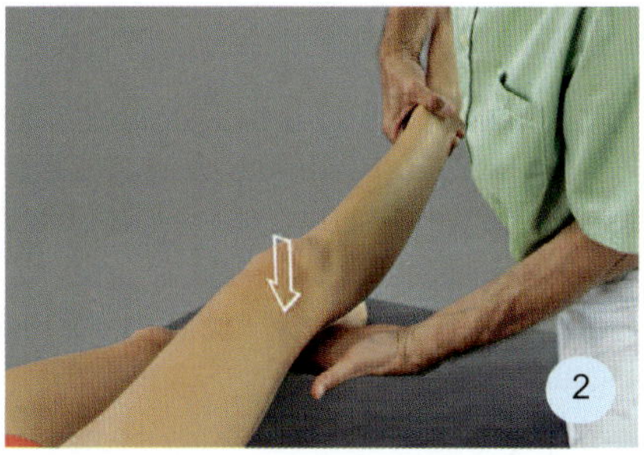


2. Hyperextensions-Challenge des Kniegelenks

3. Rectus femoris hyporeaktiv: globale Muskelinhibition

4. Mit Magnet-TL in der Kniekehle den Challenge aufzuheben versuchen
   - a) Negativ: Hamstrings, Gastrocnemius, Popliteus per Magnet-TL untersuchen, *gefundene Störungen behandeln*
   - b) Positiv: Kniebinnenstruktur (hinteres Kreuzband) oder Kapsel:
     - i) Hinterer Schubladentest pos. aufgehoben durch MTL an der kontralateralen Ellenbeuge
     - ii) Schubladentest negativ: dorsale Kapsel
     - iii) *LIL Ellenbeuge kontralateral*

5. Rectus femoris normoreaktiv: a) Gracilis testen; b) TFL testen

6. Gracilis w > spezifischer Challenge des tibialen Lig. collaterale
   - a) TL zu den verdächtigen Bandregionen hebt den Challenge auf:
   - b) Palpation des kontralateralen Lig. collaterale ulnare nach Challenge des tibialen Knieseitenbands, MTL an gefundener Stelle hebt den erneuten Challenge auf
   - c) *LIL mit Lig. collaterale ulnare*

7. TFL w > spezifischer Challenge des fibularen Lig. collaterale
   - a) TL zu den verdächtigen Bandregionen hebt den Challenge auf:
   - b) Palpation des kontralateralen Lig. collaterale radiale nach Challenge des fibularen Knieseitenbands, MTL an gefundener Stelle hebt den erneuten Challenge auf
   - c) *LIL mit Lig. collaterale radiale*



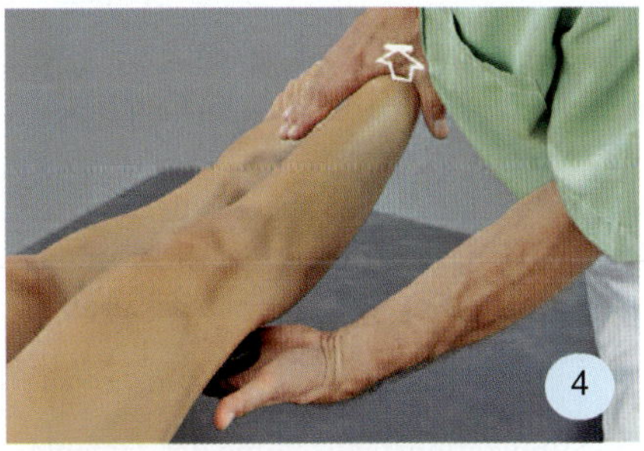


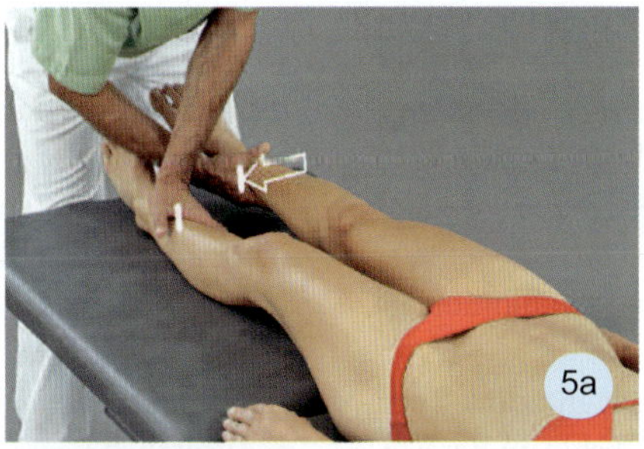


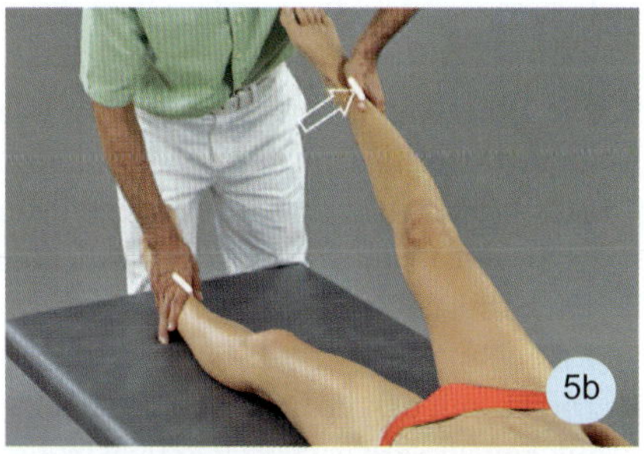


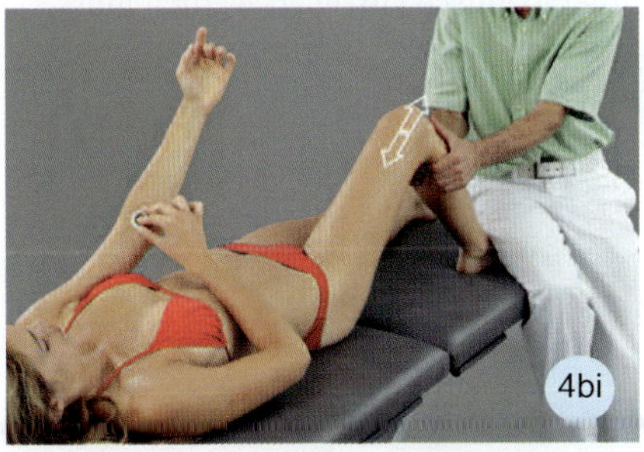


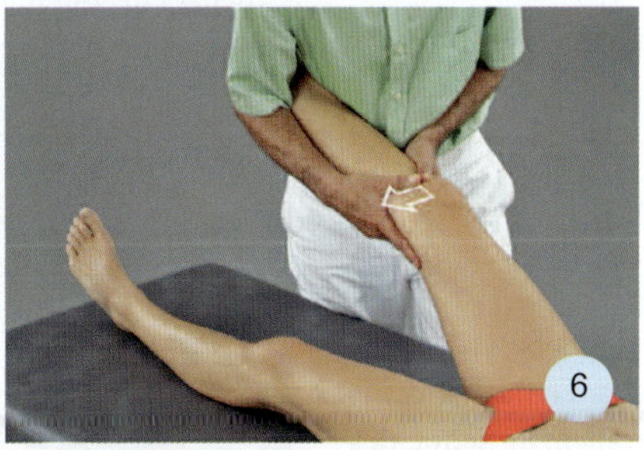


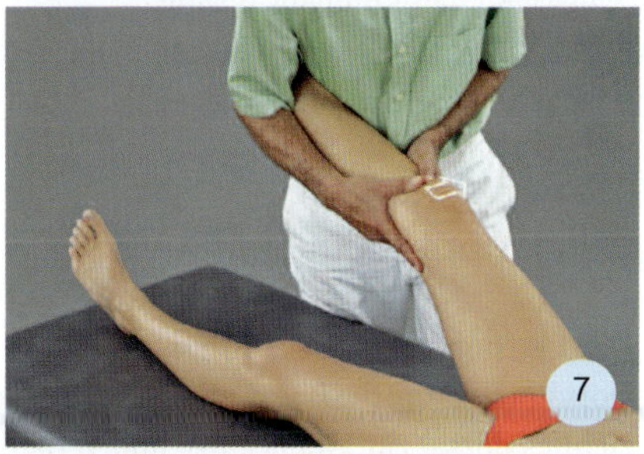


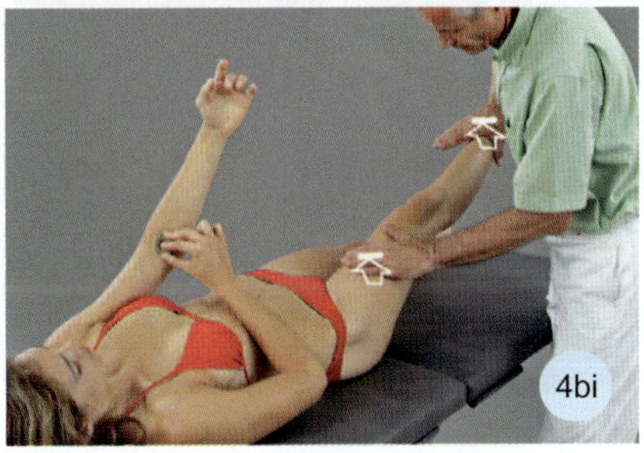


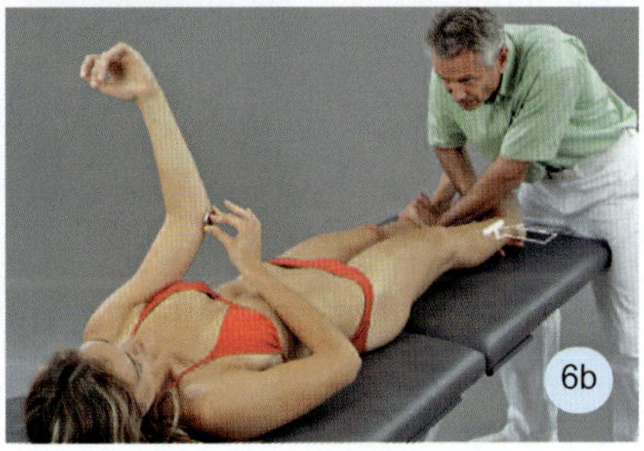


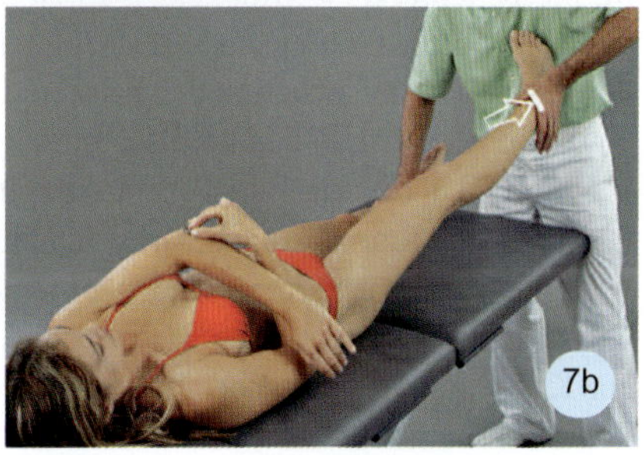


**Abb. 6.78** Flussdiagramm: Challenge und Korrektur der dorsalen Kniegelenkstrukturen

**Fazit**

Der Patient hat bis zur Drucklegung dieses Buches jährlich drei Marathonläufe beschwerdefrei bestreiten können.

### Nebennierendysfunktion und generelle Ligamentschwäche

Schon 1975 beschrieb Deutsch einen Bänder-Challenge, den er als Test auf eine Nebenniereninsuffizienz durchführte. Wie Blaich (1980) herausfand, wird diese Stretch-/Dehnungsreaktion oft durch eine TL zum neurolymphatischen Punkt der Nebennieren oder mit Nebennierensupplementen auf der Zunge aufgehoben. Dass chronischer Stress oft zu allgemeinen Bänderproblemen führt, wie von Blaich postuliert, entspricht auch der Erfahrung der Autoren.

### ❷ Vorderes Kreuzband

1. Bei 90°-Beugung sind das vordere Kreuzband und die hintere Kapsel entspannt. In der „vorderen Schubladen-Testposition" mit ca. 90°-Flexion kann man isoliert das vordere Kreuzband einem Dehnungs-Challenge unterziehen. Eine Beugung über 90° muss vermieden werden, da sonst die anteriore Kapsel mit einbezogen wird und es bei einer Kapselschädigung zu einem falsch positiven (Kreuzband-)Challenge käme.
2. Die Tibia wird in Verlängerung ihrer Gelenkfläche mit einem kurzen schnellen, nicht zu kräftigen Zug nach vorn gezogen. Voraussetzung ist auch beim Kreuzband-Challenge eine vollständige muskuläre Entspannung des Patienten.
3. Ein positiver Challenge führt zur globalen Muskelinhibition am Knie.
4. Die TL, mit der die Indikation für die Ligament-Interlink-Technik gestellt wird, ist weiter kranial in der Kniekehle im Bereich des lateralen Kondylus positiv.
5. Die korrespondierende Region in der kontralateralen Ellenbeuge liegt dementsprechend eher radialseitig (➤ Abb. 6.4a).

### ❸ Lig. popliteum arcuatum

Das Lig. popliteum arcuatum ist ein extrakapsuläres Band, das die Dorsalbewegung der Tibia limitiert. Vom lateralen Femurkondylus zieht es dorsal zur Fibulaspitze und verläuft parallel zur Sehne des M. biceps femoris (➤ Abb. 6.65). Es ist mit der Ursprungssehne des M. popliteus verbunden. Shafer (2009) hat folgenden Challenge des Lig. popliteum arcuatum beschrieben.

- Testen Sie zunächst den Biceps femoris.
- Setzen Sie in Bauchlage des Patienten mit Innenrotation der Tibia und leichter Kniebeugung einen kurzen Impuls zur Kniestreckung.
- Testen Sie danach erneut den Biceps femoris als zugeordneten Muskel.

Die Korrespondenzregion befindet sich am kontralateralen Radiusköpfchen. Vom Lig. anulare radii zieht eine teilweise als Lig. anterius bezeichnete Faserverstärkung der Gelenkkapsel zur Ulna. Dort inseriert auch die Sehne des M. brachialis. Gehen Sie beim Ligament-Interlink wie oben beschrieben vor (➤ Kap. 6.2.3).

## 6.7.6 Popliteus-Tendinitis

### ❶ Beschwerdebild

Der M. popliteus stabilisiert das Kniegelenk von dorsal. Bei Hyperextension oder beim Bergablaufen (die Femurkondylen gleiten dabei in der Mittelphase der Belastung vermehrt nach anterior) kann der Ursprungsbereich der Popliteussehne am lateralen Femurkondylus überlastet werden, sodass sich dort ein umschriebener Schmerzpunkt entwickelt. Wird das betroffene Bein in die Faber-Patrick-Position gebracht, ist dieser Schmerzpunkt besonders gut zu tasten. Wenn man das Lig. collaterale fibulare von der Spitze des Fibulaköpfchens nach proximal abtastet, liegt der Druckpunkt vor der Mitte des Seitenbands. Differenzialdiagnostisch ist ein Iliotibialbandsyndrom abzugrenzen, das ebenfalls Schmerzen in diesem Bereich verursacht, nur ist das etwas größere Schmerzareal dann bis auf den Tractus iliotibialis ausgedehnt.

### ❷ AK-Diagnostik und -Therapie

- Wird unter Beinbelastung im Stand der Oberschenkel auf dem Tibiakopf nach innen gedreht, provoziert das einen Dehnungsschmerz in der gereizten Sehne.
- Bei Popliteus-Tendinitis ist der Muskel oft hyporeaktiv. Suchen Sie mittels TL oder Magnet-TL nach der ursächlichen Störung. Meist findet sich eine Ursprungs-Ansatz-Läsion: In dem Fall hebt eine Magnet-TL des Popliteus-Ursprungs (➤ Abb. 6.65) die Hyporeaktion auf.
- Zusätzlich liegt oft eine Subluxationsfehlstellung des Tibiaplateaus vor, die manualtherapeutisch korrigiert werden muss.

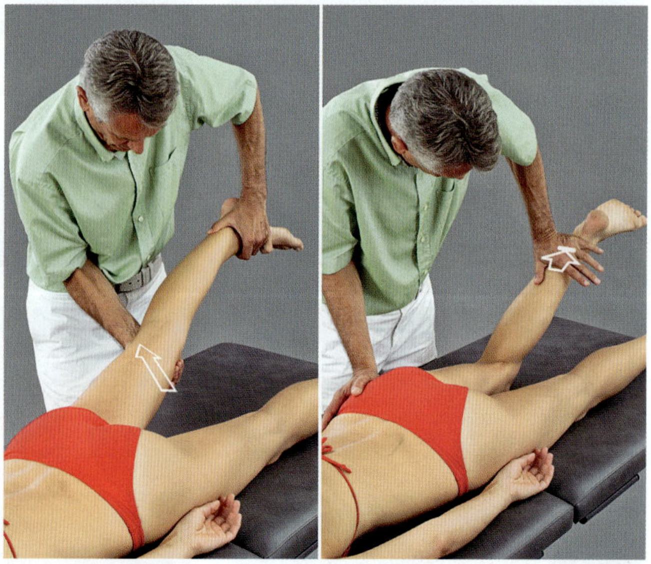

**Abb. 6.79** Challenge des Lig. popliteum arcuatum, Test des M. biceps femoris

Drücken Sie den Tibiakopf nach posterior (nicht gehaltener Challenge ohne Rebound), um den hyporeaktiven Popliteus zu testen. Sollte er nicht stark werden, drücken Sie den Tibiakopf entsprechend nach anterior (➢ Abb. 6.80). Die Richtung, die zur Normoreaktion führt, ist die Korrekturrichtung.

- Die lokale Therapie kann sehr schmerzhaft sein. Suchen Sie eine korrespondierende Region am kontralateralen Radiusköpfchen und wenden Sie die Ligament-Interlink-Technik an. Die TL dort normalisiert den Popliteus im manuellen Test.
- Entsprechend dem Befund der AK-Testung kann die Gabe von Superoxiddismutase (SOD), Zink, Mangan oder Vitamin C notwendig sein.
- Laufsportler sollten ihr Laufpensum für ca. 6 Wochen reduzieren und auf Strecken ohne Steigung oder Gefälle trainieren.
- Im Akutfall können 10 mg Triamcinolon und Lidocain als Einmaldosis in den schmerzhaften Punkt injiziert werden (Winkel et al. 1997).

Da die Tibia bei einem Senkfuß mit verstärkter Fußpronation vermehrt nach innen rotiert ist, kann es zu einer schmerzhaften Irritation der Sehne meist im Ansatzbereich am medialen Femurkondylus kommen (Debrunner und Jacob 1998). Zur Therapie der Popliteus-Tendinitis gehört daher immer auch eine Korrektur von Senk-Spreizfüßen (➢ Kap. 6.8.6).

### ❸ Patella-Gleittest: Challenge der vorderen Kapsel/Plica-Syndrom

- Nehmen Sie die Patella zwischen beide Daumen und Zeigefinger und ziehen Sie sie kurz und kräftig nach kranial (➢ Abb. 6.81a). Dabei müssen Sie eine Kompression des retropatellaren Knorpels vermeiden.
- Testen Sie danach den Rectus femoris (gestreckt) oder einen anderen Kniemuskel. Ein positiver Kapsel-Challenge führt zur globalen Inhibition der kniegelenkassoziierten Muskeln.
- Wenn der Challenge nach kranial negativ ist, manipulieren Sie die Patella in distaler Richtung (➢ Abb. 6.81b) und testen dann wiederum den Rectus femoris.

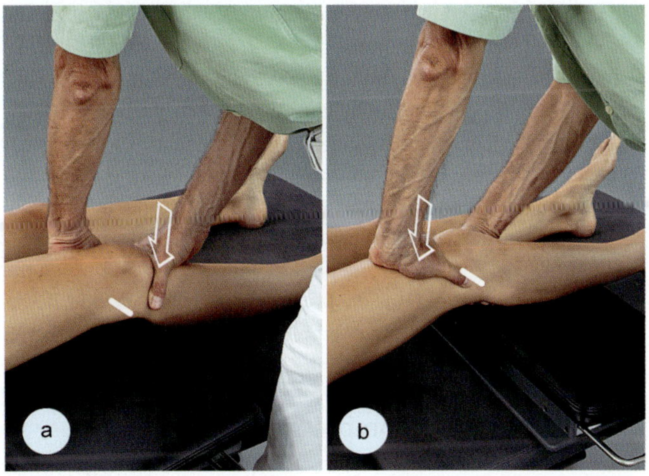


**Abb. 6.80** Manipulation der Tibia mit Thuli-Table®: a) nach posterior, b) nach anterior

- Bei einem positiven Kapsel-Challenge provozieren und palpieren Sie die Kapselstrukturen erneut. Die Provokation löst einen Schmerz aus, der innerhalb von ca. 30 Sekunden wieder abklingt. Bei einem Plica-Syndrom sollte unter der Haut eine sehnige Struktur zu tasten sein, die meist von einer alten Kapselverletzung herrührt.
- Eine lokale Manipulation dieser Struktur ist unbedingt zu vermeiden, da dies normalerweise die Schmerzen verstärkt.
- Führen Sie einen Challenge mit den Nosoden Borrelien D12, Chlamydien D12 und Yersinien D12 durch (im positiven Fall mit Phytotherapeutika-Mischung behandeln; ➢ Kap. 6.2.1). Testen Sie nach Befund weitere orthomolekulare Substanzen, evtl. Doxycyclin.
- Palpieren Sie nach erneuter Provokation der Kapsel und mit gehaltener TL auf dem Schmerzpunkt die dorsale Ellenbogenregion nach Tenderpoints ab (➢ Abb. 6.82). Die TL dort sollte den erneuten Kapsel-Challenge aufheben.

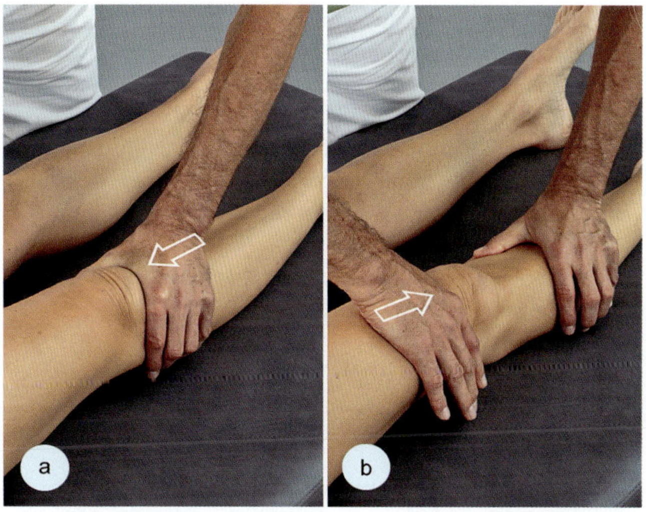


**Abb. 6.81** Challenge der anterioren Kapsel in distal-proximaler (a) und proximal-distaler Richtung (b)

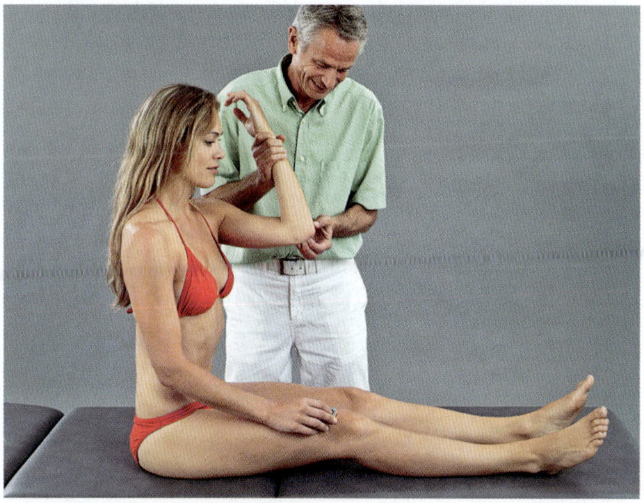

**Abb. 6.82** Ligament-Interlink der anterioren Kapsel. Die Korrespondenzregion liegt am Ellenbogen distal des Olekranons.

6

- Während der Patient (mit Finger im Ringmagneten) die Kapselregion therapielokalisiert, massieren Sie die korrespondierende Ellenbogenregion kräftig.

**Fallbeispiel 8 (HG)**

**Knieschmerzen**

Ein 59-jähriger Patient beklagte Knieschmerzen bds. Diese traten nur bei voller Beugung und beim Aufstehen aus der Hocke auf. Beim Gehen, Laufen oder Tennisspielen keine Beschwerden. Sie waren besonders quälend in Ruhe nachts: tiefer dumpfer Schmerz bds. in das Tibiaplateau medial ziehend und in den Bereich des Pes anserinus; dadurch gestörter Schlaf. Sofortige Besserung zur Schmerzfreiheit brachte Aufstehen und Gehen nach 3 bis 4 Schritten.

Befunde: Alle kniestabilisierenden Muskeln außer dem M. sartorius re. waren normoreaktiv. Außenrotation mit Kompression führte zu einem positiven Challenge.

Diagnostik: Die Schmerzmodalitäten (Ruheschmerz) lassen eine entzündliche Ursache vermuten. Daher erfolgte ein Screening mit den Nosoden Borrelien D12, Chlamydien D12 und Yersinien D12. Zur Normoreaktion kam es durch Chlamydien D12. Der LTT auf Chlamydia trachomatis war positiv, der LTT auf Chlamydia pneumoniae zeigte eine geringe Aktivität; TNF-α 12 pg/ml, (n < 8,1 pg/ml).

Nach 4-wöchiger Behandlung mit der Kräutermischung (Rezeptur ➤ Kap. 6.2.3) war der Patient beschwerdefrei.

**Fallbeispiel 9 (HG)**

**Patellaschmerzen**

Der 18-jährige Schüler spielte in der Basketball-Regionalliga. Seit 4 Monaten hatte er Schmerzen im Insertionsbereich der Quadrizepssehne an der linken Patella, besonders nach dem Autofahren und in Ruhe. Durch leichte Bewegung besserten sich die Schmerzen, sie konnten sich aber auch belastungsabhängig verschlechtern. Zu diesem Zeitpunkt war kein Training möglich. Behandelt wurde er zurzeit mit Eigenblutinjektionen. Das MRT erschien trotz des beschriebenen Reizzustands der Insertionszone unauffällig.

13.9.2013

- Ligament-Interlink (LIL) der Patella kranial (mit kontralateralem Olekranon)
- Akupunktur, Anleitung zum Training mit Therapiekreisel
- Chlamydia trachomatis D12, Borrelia D12 > n

27.9.2013

Keine Befundänderung, weiter Schmerzen, weiter kein Baskettraining möglich

- LTT auf Borrelia und Chlamydia trachomatis positiv
- Therapie mit Doxycyclin 2× 100 mg täglich

17.2.2014

Nach 10 Wochen Antibiose und propriozeptivem Training allmählich deutliche Befundbesserung

- Kontroll-LTT nach wie vor positiv
- 12 Wochen Phytotherapie (Rezeptur ➤ Kap. 6.2.3)

17.6.2014

LTT negativ. Der Patient hat bei Basketball-Playoffs mitgespielt. Seine Beschwerden waren fast gänzlich weg, deshalb zog er vor, auf Hyaluronsäure zu verzichten.

### 6.7.7 Menisken

Meniskusläsionen sind klinisch gut diagnostizierbar und sollten in erster Linie konservativ behandelt werden, besonders im Akutstadium. Die beschriebenen Manipulationen haben gute Erfolgsaussichten, selbst bei wiederholter Einklemmung eines Meniskus. Bei akuten Läsionen ist speziell bei jüngeren Menschen ein MRT angezeigt, da evtl. eine moderne Operationstechnik (wie Meniskusnaht etc.) in Betracht kommt.

Oberstes Ziel ist der Erhalt der Menisken, um die Knorpelflächen zu schonen. Dies setzt voraus, dass Dislokationen und Subluxationen von Menisken und Fragmenten beseitigt worden sind.

#### ❶ Beschwerdebilder

Meniskusläsionen sind mit tiefem, dumpfem Schmerz auf der Seite der Schädigung verbunden. Dieser verstärkt sich, wenn die Läsionsstelle bei bestimmten Kniebewegungen (Beugung) und Tibiadrehungen unter Druck gerät. Bei Einklemmung eines Hinterhorn(fragment)s kommt es zu typischen Flexionseinschränkungen mit endgradigem, relativ stechendem Schmerz. Typisch für Innenmeniskusläsionen (der häufigeren Variante) ist ein medial ins Tibiaplateau einstrahlender tiefer, dumpfer Ruheschmerz, der sich bei Bewegung sofort bessert. Bei Außenmeniskusläsionen tritt derselbe Schmerz auf, nur strahlt er dann in die Fibula und den lateralen Kopf des Gastrocnemius ein.

Wenn sich an der Meniskus-Kapsel-Grenze Ganglien gebildet haben, werden belastungsabhängige Schmerzen durch sie zusätzlich verstärkt.

In einer neueren Studie fanden sich keine signifikanten Unterschiede im Outcome nach operativer oder konservativer Behandlung von Meniskusrupturen (Katz et al. 2013). Umso mehr sollte nach klinischen Kriterien vorgegangen werden: Nur wenn sich mit den bestmöglichen manuellen Mitteln keine ausreichende Besserung erzielen lässt, sollte eine Arthroskopie durchgeführt werden.

#### ❷ AK-Diagnostik: Kompressions-Reibe-Test

Wir bevorzugen den modifizierten Kompressions-Reibe-Test nach Anderson (➤ Abb. 6.85):

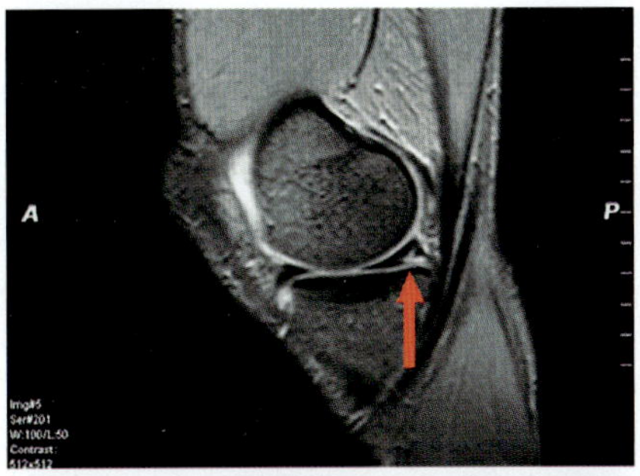


**Abb. 6.83** Riss im Hinterhorn des Innenmeniskus

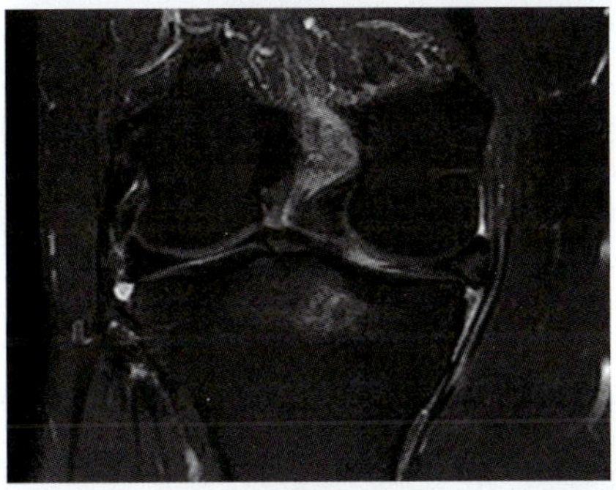

**Abb. 6.84** Meniskusluxation

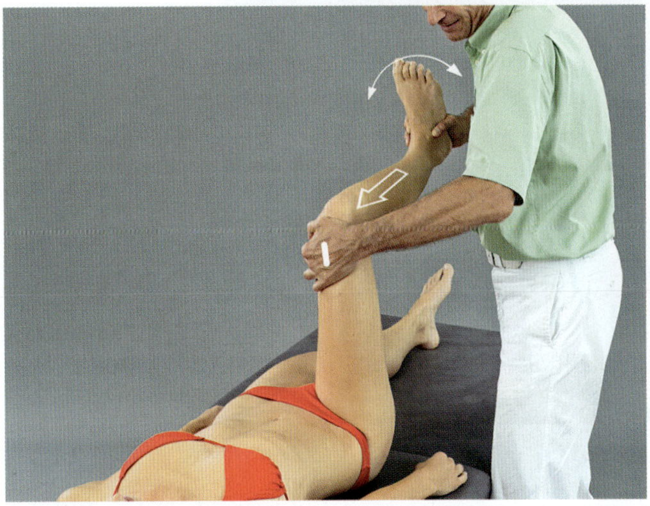

**Abb. 6.85** Kompressions-Reibe-Test (modifiziert nach ANDERSON)

Bei ca. 20° gebeugtem Knie bewegen Sie den Unterschenkel unter Kompression des Kniegelenks in Innen- und Außenrotation und testen nacheinander zunehmende Flexionsgrade. Bei jedem Testdurchgang darf das Gelenk nur minimal bewegt werden, um eine Stimulation von Kreuzbändern und Gelenkkapsel zu vermeiden. Auch hier gilt, dass Varusdruck während der Außenrotation den Innenmeniskus und Valgusdruck während der Innenrotation den Außenmeniskus verstärkt belastet.

> Nochmals zur Erinnerung: Während der Challenges darf kein Muskel gespannt sein und der Patient muss vollständig passiv bleiben. Durch Muskelanspannung werden die beim Challenge provozierten und durch gestörte Gelenkkapsel- und Bandstrukturen generierte inhibitorische Reize der Gelenkrezeptoren aufgehoben.

Testen Sie einen bequem erreichbaren Muskel wie den Rectus femoris gestreckt.

Ein Kompressions-Reibe-Challenge (axiale Gelenkkompression, leichte Rotation in beide Richtungen) führt zur Inhibition aller normoreaktiven Muskeln. Im Zweifelsfall müssen Sie Kapsel und Ligamente wie oben beschrieben gesondert testen.

Vergleichen Sie den Challenge-Befund mit dem Ergebnis des MCMURRAY-Tests oder eines anderen Meniskustests. Ersterer ist praktisch, da dieselbe Position der Hände benutzt werden kann (➤ Abb. 6.69 und ➤ Abb. 6.70).

## ❸ AK-Therapie

Bei degenerativen Läsionen, Querrissen und Rissen im Hinter- oder Vorderhorn können die Menisken manipuliert werden. Hinterhornschäden kommen relativ häufiger vor.

Bei positiven Meniskustest- und Challenge-Befunden sollte immer, auch vor einer Arthroskopie, ein entsprechender Versuch unternommen werden. In vielen Fällen lässt sich bei eingeklemmten Menisken mit oder ohne Riss durch eine erfolgreiche Manipulation (dann erübrigt sich ein MRT-Nachweis) Beschwerdefreiheit oder zumindest eine Symptomlinderung erzielen. Jede Einklemmung führt durch Inkongruenzen der Knorpelflächen zu Druckschäden, Ödem im angrenzenden Knochen und einer Kapselreizung mit teilweise erheblichen Beschwerden.

Achten Sie sehr genau auf die Intaktheit bzw. Schmerzhaftigkeit der Ligg. collateralia. Wenn sie zu stark gedehnt werden, nehmen die Beschwerden zu.

Die Manipulation sollten Sie immer mit der Intention durchführen, den Gelenkspalt über dem Meniskus zu öffnen, damit sich der halbmondförmige Meniskus wieder strecken und frei entfalten kann.

Hängt das Vorderhorn oder Hinterhorn läsionsbedingt über das Tibiaplateau hinaus, kann das Manöver ebenfalls zu einer Besserung beitragen. Wenn sich dieser Befund im MRT darstellt, kann der überhängende Meniskusteil evtl. auch bei gleichzeitiger Öffnung des Gelenkspalts wieder reponiert werden.

Speziell bei einer entzündlichen Kapselreizung mit Ausweitung auf die Gelenkbinnenstrukturen kann der Reibe-Challenge positiv sein. Eine orthomolekulare Therapie zeigt im Allgemeinen wenig Wirkung, doch bei degenerativen Schäden kann die intraartikuläre Injektion von Hyaluronsäure Linderung bringen.

### Innenmeniskusläsionen

**Variante 1**

Versuchen Sie den Innenmeniskus zu reponieren, indem Sie das Knie unter Valgusdruck und Außenrotation aus endgradiger Beugung (offener Gelenkspalt, Hinterhorn maximal dorsal) in die Streckung mit Innenrotation führen. Dabei bewegt sich das Vorderhorn nach ventral. Nach mehrmaligen Versuchen tritt üblicherweise eine deutliche Beschwerdelinderung ein. Hierbei handelt es sich um eine Umkehrung des MCMURRAY-Tests für den Innenmeniskus: Statt Varusdruck zur Kompression wird Valgusdruck zur Entlastung angewandt.

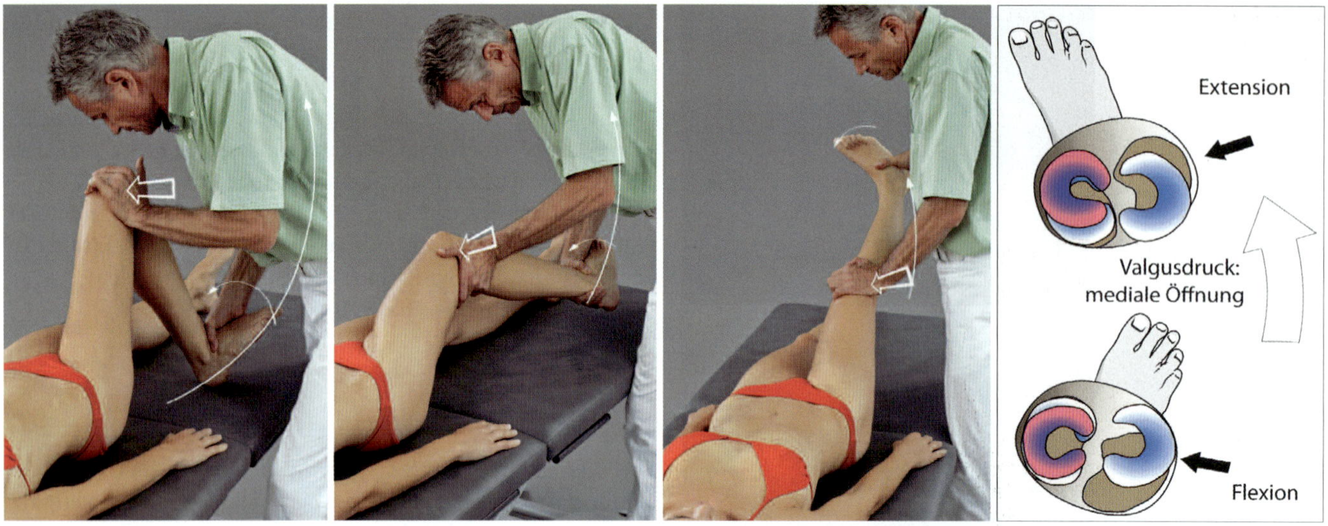


**Abb. 6.86** Manipulation des Innenmeniskus (Variante 1): passive Kniebewegung

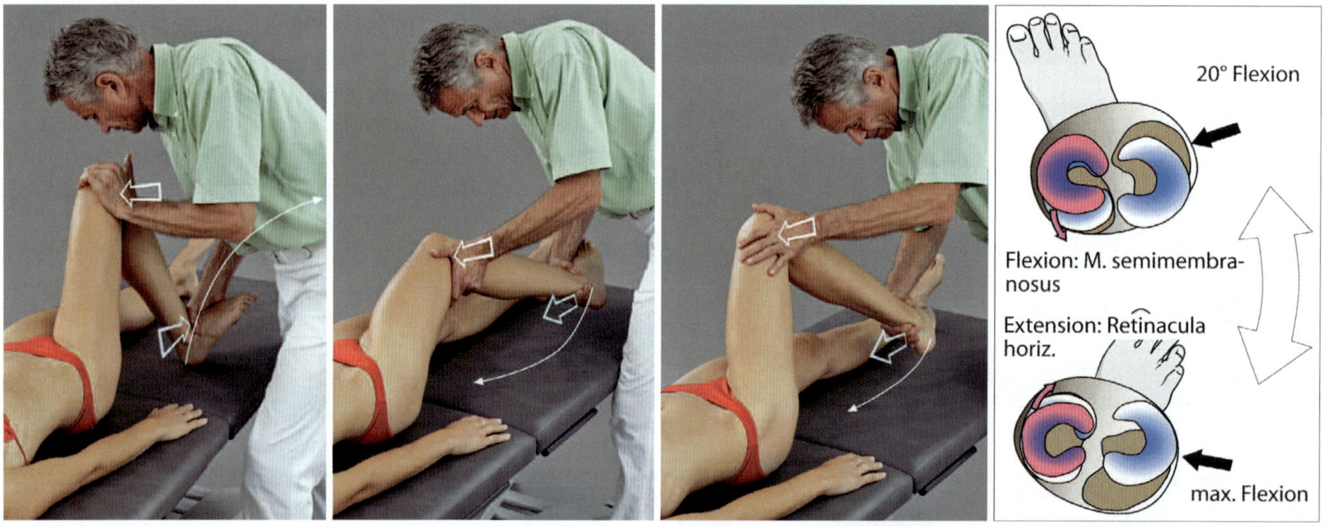


**Abb. 6.87** Manipulation des Innenmeniskus (Variante 2): aktive Beteiligung des Patienten



**Variante 2**

Lassen Sie den Patienten in endgradiger Beugung und Außenrotation (Meniskus dorsal) das Knie gegen Ihren Widerstand aktiv in die Streckung drücken, während Sie den Valgusdruck aufrechterhalten. Das kann über die Verbindung zum Retinaculum patellae eine gewisse Traktionswirkung (nach ventral) auf den Meniskus haben.

Aus leicht gebeugter Position (ca. 20°) mit Innenrotation (Innenmeniskus ventral) soll der Patient das Knie dann gegen Ihren Widerstand aktiv beugen, während Sie den Valgusdruck aufrechterhalten. Dabei zieht der Semimembranosus das Hinterhorn nach dorsal.

### Außenmeniskusläsionen

**Variante 1**

Versuchen Sie den Außenmeniskus zu reponieren, indem Sie unter Varusdruck und Innenrotation das Knie aus endgradiger Beugung in die Streckung mit Außenrotation führen. Dadurch wandert der Meniskus maximal nach ventral. Bewegen Sie das Knie unter Varusdruck wieder zurück in die Flexion mit Innenrotation.

Nach mehreren Wiederholungen prüfen Sie den Bewegungsumfang und wiederholen den Kompressions-Reibetest.

**Variante 2**

Dies dürfte die Erstbeschreibung einer Variante sein, bei der die Muskelansätze zur Reposition des Außenmeniskus genutzt werden.

Bringen Sie das Knie des Patienten in die maximal mögliche Flexion und legen Sie eine Hand in die Kniekehle, um Varusdruck auszuüben. Mit der anderen Hand umfassen Sie den Vorfuß des Patienten und halten ihn in Innenrotation.

Lassen Sie den Patienten das Knie gegen Ihren Widerstand in Extension und gleichzeitig in Innenrotation drücken. Das aktiviert den Popliteus, der dabei Zug am Hinterhorn ausübt, während

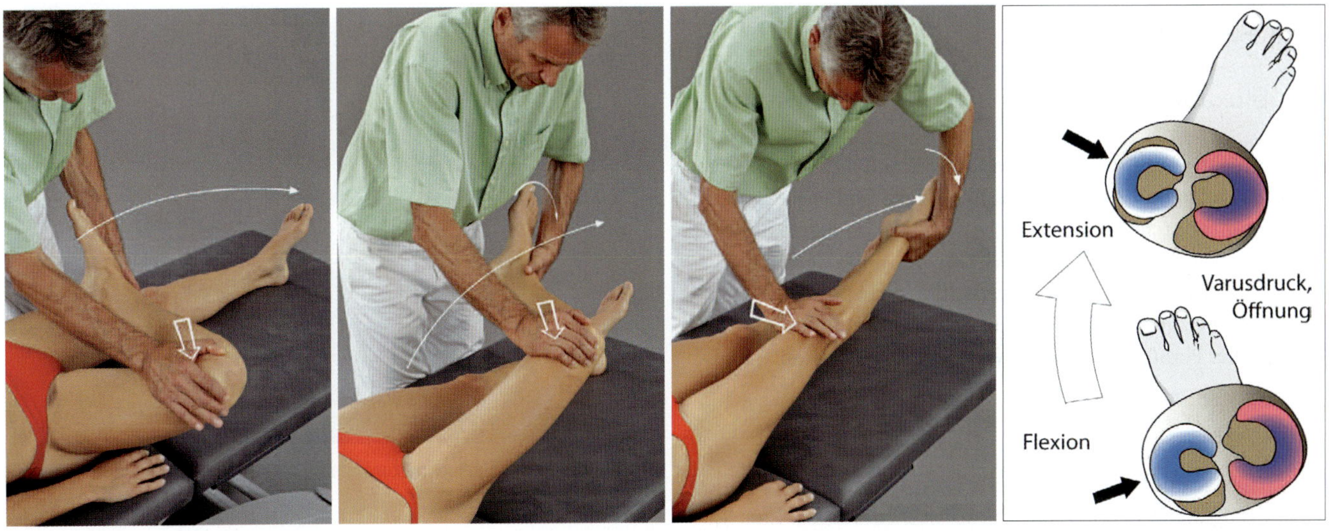


**Abb. 6.88** Manipulation des Außenmeniskus (Variante 1): passive Kniebewegung

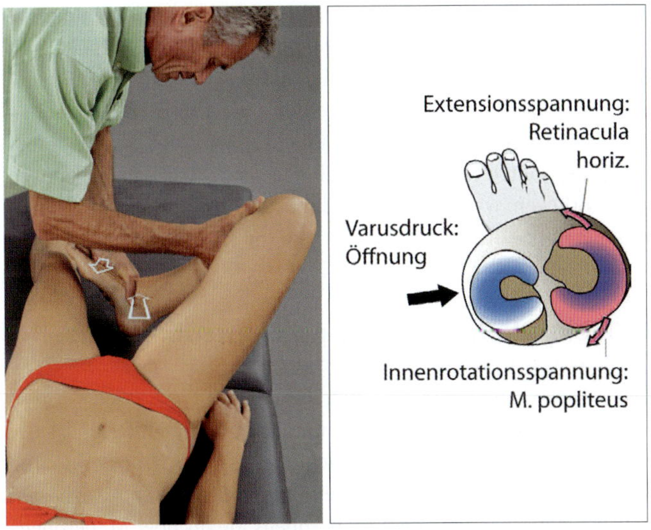


**Abb. 6.89** Manipulation des Außenmeniskus (Variante 2): aktive Beteiligung des Patienten

gleichzeitig durch die Quadrizepskontraktion die Tibia nach ventral und möglicherweise über das Retinaculum am Vorderhorn des Meniskus gezogen wird. Es handelt sich um eine isometrische Muskelkontraktion, bei der keine Bewegung stattfindet. Manchmal ist ein kleiner Release-Klick zu spüren.

## Fallbeispiel 10 (HG)

### Außenmeniskusläsion

Ein 59-jähriger Snowboarder stellte sich im April nach seinem Urlaub mit vielen Tiefschneeabfahrten wegen Schmerzen im Bereich des rechten Fibulaköpfchens vor, die bis in den lateralen Kopf des Gastrocnemius zogen. Er fährt „regular", d. h. der linke Fuß zeigt in Fahrtrichtung und der rechte trägt im Tiefschnee die Hauptlast (Gewicht hinten). Es gab kein relevantes Sturzereignis, sondern allein die Belastungsposition (starke Flexion des Knies, 21°-Außenrotation durch die Fußstellung bedeutet im Zweifelsfall eine maximale Außenrotation) hatte offenbar für die Läsion ausgereicht.

### Erstbehandlung

Eine therapeutische Distalisierung des Fibulaköpfchens und Manipulation des Außenmeniskus mit „umgekehrter" McMurray-Technik zu Hause erbrachten eine ausreichende Linderung der Beschwerden, sodass allenfalls gelegentlich ein leichtes Ziehen spürbar war.
Ende Juli musste der Patient wegen starker Schmerzen im selben Bereich die Tennissaison frühzeitig beenden. Radfahren war für ihn ebenso schmerzhaft wie Druck auf den lateralen Tibiakondylus bei gebeugtem Knie.

Eine bildgebende Untersuchung unterblieb, da sein Kitesurf-Urlaub direkt bevorstand. Sowohl whrend des Kitesurfens als auch direkt danach (schmerzhaftes Einsteifungsgefhl) und in Ruhe traten Schmerzen auf.

### Selbstmanipulation

Anfang August Selbstmanipulation im Strand-Buggy: Das Sitzen in dem Gefährt mit stark angewinkelten Knien war für den Patienten stark schmerzhaft. Deshalb stützte er den Fuß in Innenrotation gegen den Vordersitz und spannte den Quadriceps an, was primär zu einer Reduktion des Ruheschmerzes führte. Dann war ein leichter Klick zu spüren, und die Schmerzen ließen nach. Vom Buggy konnte er anschließend schmerzfrei absteigen. Nach einem Tag Schmerzfreiheit kam es beim Treppensteigen erneut zu geringen Schmerzen im alten Bereich, die in den darauffolgenden drei Wochen jedoch vollständig verschwanden.

### Interpretation

Es ist anzunehmen, dass ein „Bone Bruise", ein Ödem des Tibiaplateaus infolge einer Meniskusverlagerung die Restbeschwerden nach Manipulation verursachte, das dann allmählich abheilte.

### 6.7.8 Fibulaläsionen

#### ❶ Subluxation der Fibula nach proximal-posterior

Eine vermehrte Fußpronation beim Knick-Senkfuß drückt den lateralen Malleolus und somit die gesamte Fibula immer nach proximal. Geführt durch die Gelenkfläche wandert das Fibulaköpfchen nach posterior. Manchmal, aber nicht immer ist das Gelenk um das Fibulaköpfchen dann druckschmerzhaft. Die Fehlstellung bewirkt meist eine Reizung des N. peroneus [fibularis] communis, sodass Muskeln der Peroneusgruppe schwach reagieren (➤ Kap. 6.9.11).

##### Challenge

Der Challenge mit Vektor in die beste Korrekturrichtung (anterior, leicht distal) stärkt den zugehörigen schwachen Muskel. Eine Therapielokalisation ist nicht relevant. In Richtung des Vektors erfolgt dann die manuelle Korrektur. Findet sich ausnahmsweise kein zugeordneter schwacher Muskel, wird in Richtung der Läsion (meist nach posterior, leicht proximal) der Challenge-Vektor gesucht, der einen normoreaktiven Muskel am stärksten inhibiert. Hier ist die Korrekturrichtung genau entgegengesetzt zur Challenge-Richtung.

##### Korrektur

6

Die Korrektur kann mittels Impuls oder mobilisierend erfolgen. Dabei sollten Sie mit der anderen Hand den Fuß in Inversion halten und eine Traktion ausüben. Es kann auch ein Aktivator benutzt werden (➤ Abb. 2.74).

Nur bei voller Beugbarkeit des Knies und einem rein posterioren Läsionsvektor lässt sich ein einfaches Manöver mit großem Erfolg durchführen:

Der Patient liegt auf dem Rücken. Die näher zum Kopfende befindliche Hand des Therapeuten liegt flach (Finger und Daumen gestreckt nebeneinander) in der Kniekehle des Patienten, sodass der Thenar posterior das Fibulaköpfchen berührt. Alternativ können nur die Langfinger in die Kniekehle und der Daumen gestreckt hinter das Fibulaköpfchen gelegt werden.

Mit der anderen Hand umfasst der Therapeut den Unterschenkel des Patienten von anterior über den Fußrücken, um den Fuß in Plantarflexion und Inversion zu halten, während er das Knie langsam in die endgradige Beugung führt, was gleichzeitig eine Hüftbeugung (mehr als 90°) induziert. Durch federndes Weiterbeugen als Probemanipulation kann jetzt der Vektor gefunden werden, der den hyporeaktiven Peroneus bestmöglich stärkt. In dieser Position wird der Unterschenkel langsam weiter gegen den gehaltenen Thenarkontakt zur Beugung gebracht. Sobald sich eine spürbare Vorspannung am Fibulaköpfchen aufgebaut hat, erfolgt ein kurzer Beugeimpuls gegen den Thenar. Dabei kann es oft zu einem hörbaren Release-Geräusch kommen, das aber nicht unbedingt erforderlich ist.

Eine Besserung der zugehörigen Muskelschwäche und ein negativer Challenge zeigen den Erfolg der Manipulation an. Die Korrektur sollte auch nach erneutem Gehen mit bewusst invertierten Füßen (auf der Fußinnenkante) bestehen bleiben. Wenn dies nicht der Fall ist, muss die verstärkte Fußpronation durch entsprechende Einlagen korrigiert bzw. nach anderen Fußstörungen gesucht werden (➤ Kap. 6.8). Wenn keine endgradige Beugung möglich ist, kann in Bauchlage manipuliert werden (➤ Abb. 6.90). Nehmen Sie dann mit dem Hypothenar der Manipulationshand Kontakt zum Fibulaköpfchen auf. Durch Invertieren des Fußes kann eine Fibulabewegung nach distal gebahnt werden (➤ Abb. 6.180). Dabei ist die relative Verriegelung der Tibia nicht so wirksam. Mit der anderen Hand sollten Sie auf jeden Fall den Talus und Kalkaneus nach distal drücken, während Sie die Fibula nach ventral und distal manipulieren (➤ Abb. 6.90).

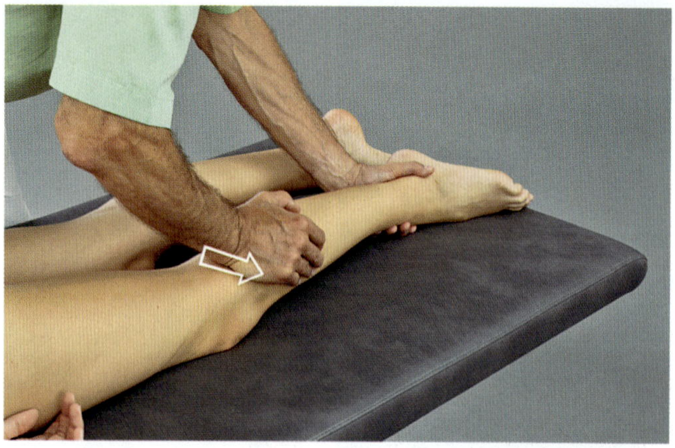

**Abb. 6.90** Korrektur einer proximal-posterioren Fibulaläsion in Bauchlage

#### ❷ Subluxation der Fibula nach anterior-distal

Die Ursache kann ein Inversionstrauma sein.

Bei einer Subluxation der Fibula nach anterior-inferior ist der Challenge-Vektor in die Gegenrichtung, also nach posterior und kranial, positiv (ausgehend von einem hyporeaktiven assoziierten Muskel, typischerweise dem M. peroneus longus oder M. peroneus brevis).

Für die Manipulation nach posterior liegt der Thenar der Manipulationshand, evtl. bei geringer Beugung im Kniegelenk (unterstützt durch ein flaches Kissen), ventral am Fibulaköpfchen, während mit der anderen Hand der Fuß in Dorsalextension und Eversion gehalten wird.

Eine Proximalisierung der Fibula ist selten notwendig: Sie wird mit Kontakt zum Malleolus lateralis bei gleichzeitiger Posteriorisierung mit der anderen Hand durchgeführt.

**Fallbeispiel 11 (HG)**

**Fibulaläsion**

Eine 21-jährige Patientin kam wegen Fußschmerzen, die seit einem Autounfall vor 5½ Jahren bestanden. Damals zog sie sich als Beifahrerin bei einem seitlichen Aufprall eine Sprunggelenkdistorsion zu. Der MRT-Befund lautet: „alte osteochondrale Läsion an der medialen Talusschulter, eher dorsal“. Daraufhin wurde eine Operationsindikation gestellt.

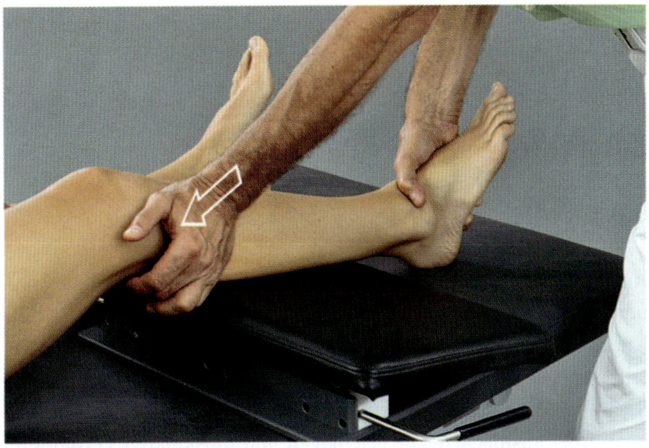

**Abb. 6.91** Korrektur einer anterior-distalen Fibulaläsion (einfacher mit einem Drop-Piece)

**Erstuntersuchung**

Tibialis anterior, Tibialis posterior, Peroneus longus und Peroneus brevis hyporeaktiv, Challenge der Fibula nach ventral ergibt Normoreaktion dieser Muskeln.

**Behandlung**

Manipulation der Fibula nach ventral, Talusmanipulation nach ventral entsprechend Challenge. Anschließend zeigte sich auch nach Provokation durch Ballengang (die Patientin konnte vor der Behandlung keine hohen Absätze mehr tragen) und Hüpfübungen auf den Ballen kein Rezidiv.

Dies führt zu dauerhafter Beschwerdefreiheit (Kontrolltelefonat 14 Tage später).

## 6.7.9 Iliotibialbandsyndrom

Der Tractus iliotibialis setzt mit zwei Faserzügen am lateralen Tibiakondylus an: Der anteriore zieht vor dem Fibulaköpfchen zur Tuberositas tibiae und der posteriore zum Fibulaköpfchen. Wenn es durch Überbeanspruchung z. B. bei Langstreckenläufern zu einer Reizung (Enthesopathie) meist der posterioren Fasern kommt, sind Schmerzen und manchmal eine Schwellung über dem Tibiakondylus die Hauptsymptome. Bei ca. 30°-Flexion verstärken sich die Schmerzen, sodass die Patienten einen typischen Gang mit steifem Knie zeigen. Betroffen sind meist Menschen mit O-Beinen, Tibia vara und verstärkter Fußpronation. Bei Läufern, die Schuhe mit Außenranderhöhung tragen, entwickelt sich häufiger ein Iliotibialbandsyndrom. Walther (2000) diskutiert eine eingeschränkte Beweglichkeit im Fußwurzel- und eine (Varus-/Valgus-)Fehlstellung im Fersenbereich als Ursache; der Fuß ist dann nicht in der Lage, die Stöße beim Aufsetzen der Ferse vollständig zu absorbieren. Aus dem Grund sind traditionelle orthopädische Einlagen in solchen Fällen kontraindiziert, da der Fuß mehr Bewegung braucht und nicht weniger.

### Laterale Tibia

Oft findet sich ein hyporeaktiver M. tensor fascia latae (TFL) auf der Gegenseite, während der TFL auf der schmerzhaften Seite myofaszial hyperton verkürzt ist (Francis 1998). Auf der Seite des funktionell schwachen TFL ist der Challenge auf Vorliegen einer lateralen Tibiaposition oft positiv.

Heben Sie mit einer Hand das Bein in eine leichte (5°) Knieflexion und geben Sie in Höhe des medialen Femurkondylus einen Gegenhalt. Mit der anderen Hand drücken Sie die Tibia nach medial (den Kontakt nicht über das Fibulaköpfchen aufnehmen). Mit diesem Challenge wird nach dem Vektor gesucht, der den Tensor fascia latae stärkt. Die Therapie erfolgt dann in die Challenge-Richtung, die den TFL gestärkt hat.

### Myofasziale TFL-Verkürzung

Die betroffene Seite muss auf Vorliegen einer myofaszialen Verkürzung des TFL geprüft und korrigiert werden. Palpation und Dehnungs-Challenge sind hier die Optionen.

Natürlich liegt dieses Muster nicht regelmäßig vor, aber in der täglichen Arbeit kann ohne viel Zeitwand danach gesucht und ein Therapieversuch gestartet werden. Wenn dieses Muster nicht vorliegt, muss der schmerzhafte TFL meist mit Dehnungs- oder Fascial-Release-Techniken behandelt werden, aber auch eine Strain-Counterstrain-Behandlung ist möglich.

### Ligament-Interlink

Das Lig. collaterale fibulare arbeitet homolog zum Tractus iliotibialis, deshalb ist die korrespondierende Stelle im Bereich des kontralateralen Lig. collaterale radiale und der proximal angrenzenden Region zu suchen.

### Knieferne Störungen

Fußstörungen, Beckenfehler und Wirbelsäulendysfunktionen müssen ebenfalls korrigiert werden. Da der Tractus iliotibialis zusätzlich vom M. gluteus maximus gespannt wird, kann eine Iliotibialbandsymptomatik auch von einer Störung der Propriozeptoren in diesem Muskel ausgehen. Nicht zuletzt kommt ein dysbiotisch gestörter Dickdarm mit assoziierter Funktionsstörung des TFL als Ursache in Betracht. Die neurolymphatische Reflexzone verläuft über den gesamten Tractus iliotibialis und ist dann entsprechend schmerzhaft.

## 6.7.10 Hyperextensionstrauma

Da die Streckung des Kniegelenks durch die dorsale Kapsel und die Haltebänder (Seitenbänder, hinteres Kreuzband, Lig. popliteum obliquum) begrenzt wird, ist in aufrechter Haltung nur eine geringe muskuläre Kontrolle erforderlich. Bei plötzlicher Überstreckung (Hyperextension) werden die genannten Strukturen überdehnt und geschädigt. Der primäre Schutzmechanismus für Gelenke sind ad-

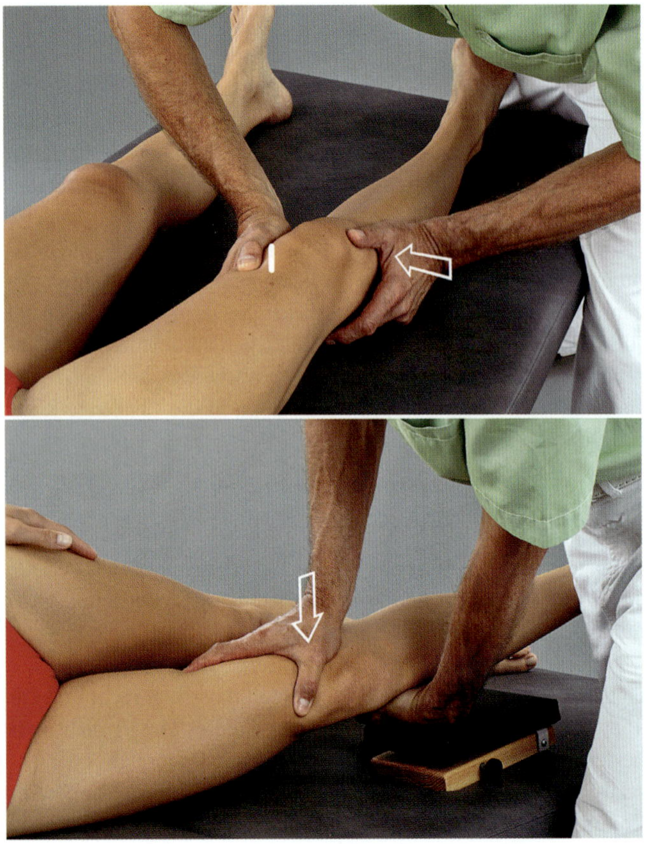

**Abb. 6.92** Challenge und Korrektur einer lateralen Tibia

äquat arbeitende Muskeln. Erst wenn diese Muskelfunktion aufgrund eines Traumas geschwächt ist oder ausfällt, kommt es zu einer Schädigung von Gelenkkapsel und -bändern.

Die häufigste Ursache einer Überstreckung sind Unfälle, bei denen der Unterschenkel ungebremst nach vorne wegrutscht, oder Gewalteinwirkungen im Stand, etwa wenn ein Fußballspieler einen Tritt von vorn gegen sein gestrecktes, nicht aktiv stabilisiertes Knie bekommt.

Bei der Untersuchung müssen wie üblich zuerst alle Kniemuskeln getestet werden. Am häufigsten ist der M. popliteus nach einem Hyperextensionstrauma inhibiert. Dies geht typischerweise mit einer posterioren Läsion des Tibiakopfes einher. Über einen Challenge findet man den Behandlungsvektor bzw. die Korrekturrichtung, in die der Tibiakopf wiederholt geschoben werden muss.

Wenn das Knie voll beugbar ist, kann eine Manipulation wie oben für das Fibulaköpfchen beschrieben durchgeführt werden (➤ Abb. 6.89). Dabei wird die flache Hand nur bis zum Thenar in die Kniekehle geschoben, um das Knie mit einem kurzen Impuls zu beugen.

Sämtliche Muskeln müssen konsequent korrigiert werden, für Bänder- und Kapselstrukturen sind Challenge und Korrekturen wie oben beschrieben anzuwenden (➤ Kap. 6.7.5).

Die Ligament-Interlink-Technik und die Setpoint-Technik helfen bei einem akuten Trauma oft, die Schwellung beträchtlich zu reduzieren. Hier gelten die allgemeinen Regeln der Akutversorgung: ruhigstellen, kühlen, hochlagern, schmerzstillende und abschwellende Medikamente verabreichen sowie ggf. eine weiterführende Diagnostik mit Röntgen und MRT veranlassen.

## 6.8 Füße

### 6.8.1 Einleitung

Aufgrund der ausgeprägten propriozeptiven Funktion der Füße können Dysfunktionen ein großes Störungspotenzial haben. Durch 26 Knochen und meist zwei Sesambeine unter dem Köpfchen des I. Mittelfußknochens in jedem Fuß ergeben sich insgesamt 52 bzw. 56 (mit Sesambeinen) Knochen in beiden Füßen, die etwa 25 % aller Knochen im Körper ausmachen. Die gelenkigen und muskulären Verbindungen zwischen diesen Strukturen sowie die bei jedem Schritt ständig wechselnde Hautstimulation an den Füßen tragen ca. 30 % zum sensorischen Input für den gesamten Körper bei (Leaf 1995).

Mit ihren Längs- und Quergewölben können die Füße bei jedem Auftritt als Stoßfänger („Shock-Absorber“) fungieren. Jede einzelne Störung in einem der Fußgelenke kann sich auf den ganzen Fuß auswirken und als aufsteigende Störung (ähnlich vom Kiefergelenk absteigende Störungen) direkt oder indirekt andere Gesundheitsprobleme im Körper unterhalten. Es ist z. B. nicht ungewöhnlich, dass Kopfschmerzen nach einer Fußbehandlung verschwinden können.

### 6.8.2 Anatomie

#### ❶ Fußskelett und Fußgelenke

##### Oberes Sprunggelenk (Art. talocruralis)

Das obere Sprunggelenk wird von der Malleolengabel (fibulaseitiger Malleolus lateralis, distale Tibiagelenkfläche, tibiaseitiger Malleolus medialis) und der Talusrolle gebildet. Es lässt vor allem Flexions- und Extensionsbewegungen zu.

Für die Talusstabilität in der Malleolengabel sorgen seitliche Bänder, die Syndesmose zwischen Tibia und Fibula sowie das Gelenk überquerende Muskeln. Der M. tibialis posterior hält die Malleolengabel aktiv zusammen.

Distorsionen (Sprain/Strain) führen oft zu Schmerzen, lymphatischen Störungen oder lokaler Minderdurchblutung. Von oben betrachtet ist die Talusrolle anterior breiter als posterior. Daher kommt es bei Hyperdorsalextension im oberen Sprunggelenk immer zur Aufdehnung der Syndesmose zwischen Tibia und Fibula. Da der laterale Malleolus weiter nach distal reicht als der mediale, treten bei Distorsionstraumen wegen der konzentrischen Position des Talus häufiger Fibulafrakturen auf.

##### Unteres Sprunggelenk (Art. talotarsalis)

Das untere Sprunggelenk besteht aus der Art. subtalaris und der Art. talocalcaneonavicularis. Seine Hauptbewegungsachse verläuft von hinten-unten-außen (lateraler hinterer unterer Fersenbein-

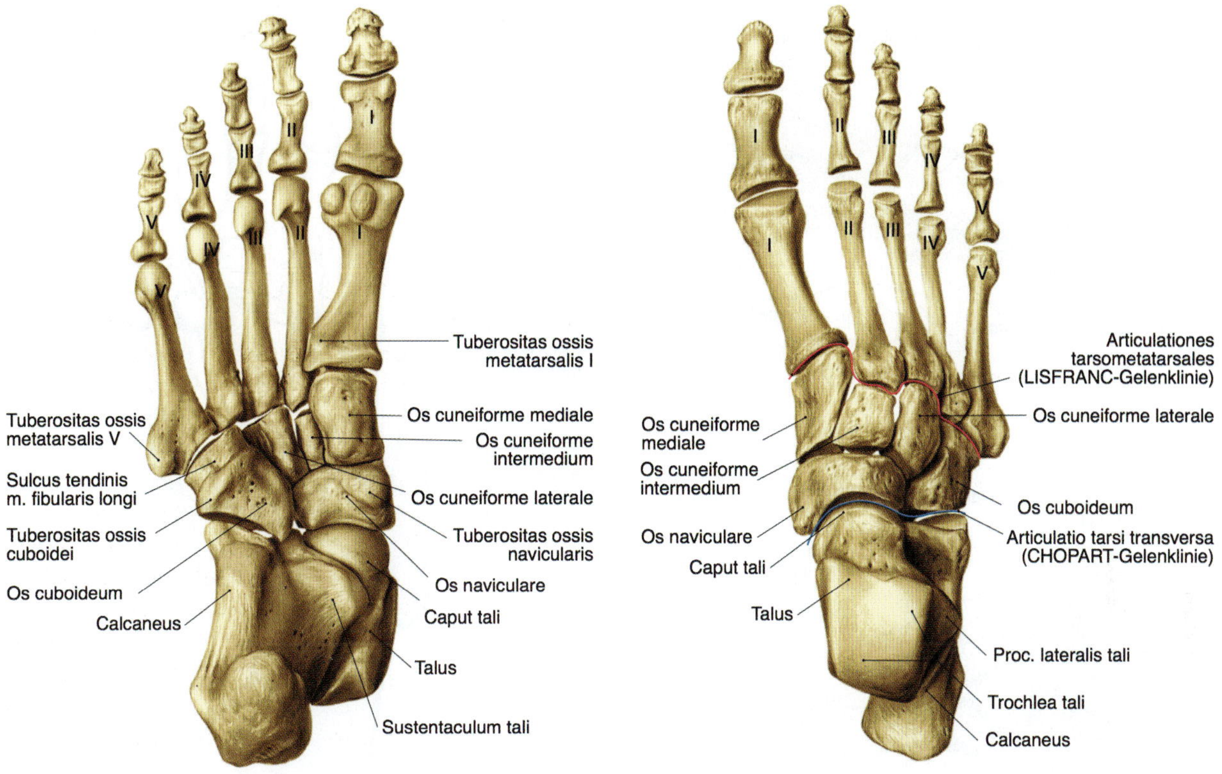


**Abb. 6.93** Das Fußskelett (Sobotta 2007)



punkt) nach vorn-oben-innen (Tuberculum ossis navicularis). Dies ermöglicht Pronations- und Supinationsbewegungen oder Inversion und Eversion.

### CHOPART-Gelenk (Art. tarsi transversa)

Das zwischen Fersen- und Würfelbein befindliche **Kalkaneokuboidalgelenk** (Art. calcaneocuboidea) wird mit dem zwischen Sprung- und Kahnbein gelegenen **Talonavikulargelenk** (Art. talonavicularis) dem unteren Sprunggelenk zugerechnet. Gemeinsam bilden sie das sog. CHOPART-Gelenk.

### Tarsometatarsalgelenke (Artt. tarsometatarsales)

Hier stehen die Mittelfußknochen I–III mit den Ossa cuneiformia und die Mittelfußknochen IV und V mit dem Würfelbein in Verbindung. Die Gesamtheit der Tarsometatarsalgelenke wird auch als LISFRANC-Linie bezeichnet.

### Intertarsalgelenke

Sie befinden zwischen den Ossa cuneiformia, dem Os naviculare und dem Os cuboideum.

### Zehengrund- und Zehenzwischengelenke

Bei den Metatarsophalangealgelenken (Artt. metatarsophalangeae) handelt es sich um die Zehengrundgelenke zwischen den Köpfchen der Mittelfußknochen und der Basis der Zehengrundglieder. Zwischen den einzelnen Zehengliedern befinden sich die Interphalangealgelenke (Artt. interphalangeae pedis).

## ❷ Fußgewölbe

Durch die Anordnung der Fußknochen gleicht der Fuß einer Gewölbekonstruktion (➤ Abb. 6.94). Vom Kalkaneus bis zur Großzehe spannt sich das innere (mediale) Längsgewölbe und vom Kalkaneus zur Kleinzehe das äußere (laterale) Längsgewölbe. Es ist flacher und wird bei der Untersuchung oft übersehen. Das Quergewölbe befindet sich vorwiegend zwischen den Mittelfußknochen, beginnt aber schon im Bereich der Keilbeine (Ossa cuneiformia).

Die Funktion der Fußgewölbe basiert auf Druck- und Spannungskräften. Für ihre Aufrechterhaltung sorgen Muskeln, Bänder und Aponeurosen, funktionell ist aber primär die Arbeit der Muskeln wichtig. Erst nach längerer Muskelschwäche kommt es zu Schäden an den Bändern (Unfälle ausgenommen). Im Stand werden die Fußgewölbe nur passiv aufrechterhalten, erst bei Bewegung wirken Muskeln in den einzelnen Gangphasen aktiv an der Gewölbespannung mit, die dann ein federndes Aufsetzen und Abstoßen ermöglicht (Leaf 1995).

Im Stand werden Kräfte/Spannungen über den Kalkaneus sowie das Großzehen- und das Kleinzehengrundgelenk aufgenommen und verteilt. Findet man bei der Inspektion der Fußsohle auch Hornhautschwielen unter anderen Mittelfußköpfchen, liegt ein Spreizfuß mit entsprechend abgesunkenen Mittelfußköpfchen vor.

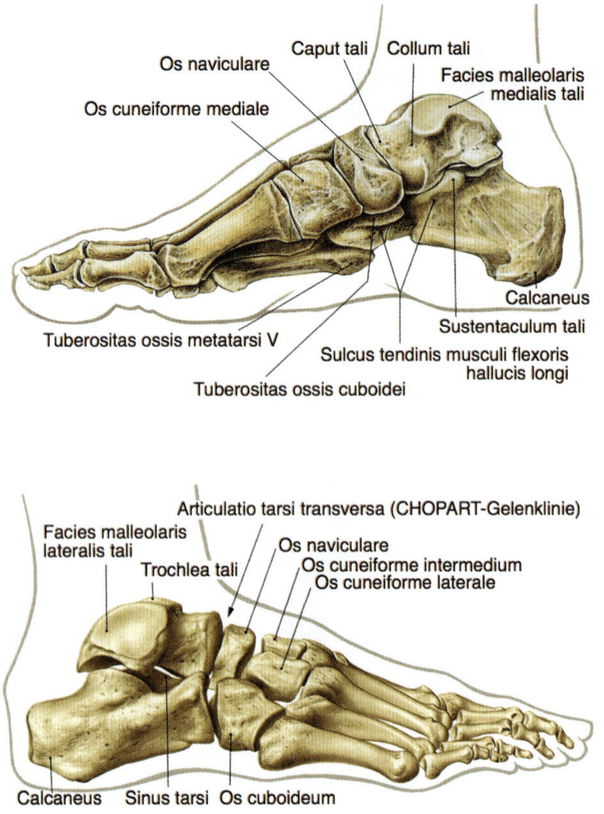


**Abb. 6.94** Fußskelett (Fußgewölbe) von medial und lateral (Sobotta 2007)

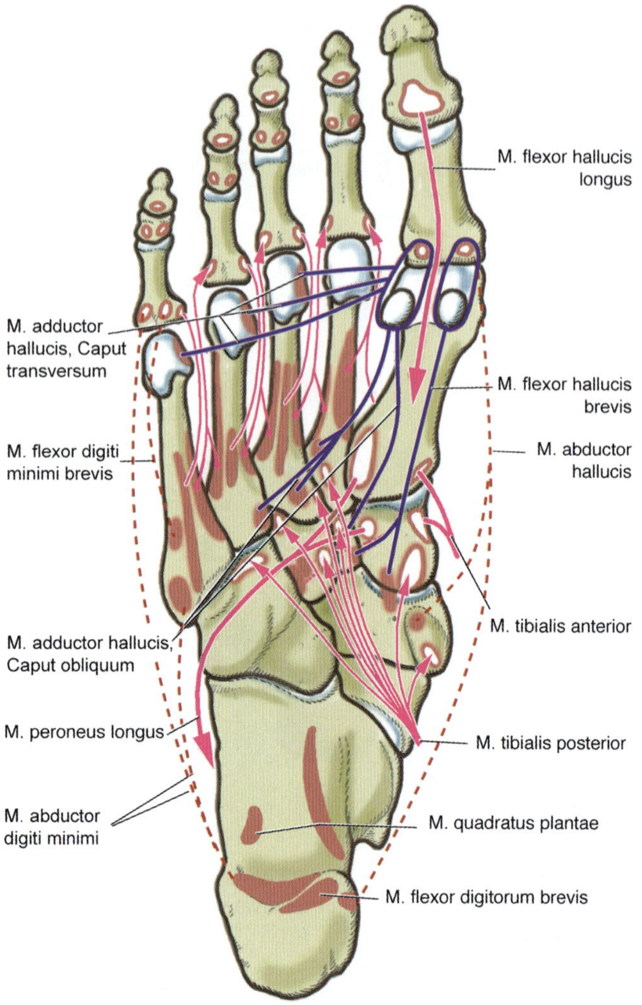


**Abb. 6.95** Sehnen des M. tibialis posterior und des M. peroneus longus von plantar (Sobotta 2007)

Eine besondere Rolle für die Erhaltung der Längs- und Quergewölbe spielen der M. tibialis posterior und der M. peroneus longus (➤ Abb. 6.95), die wie eine sehnige Schlinge unter dem Fuß die Gewölbe hochziehen und zusammenhalten (Zuggurtung), während die Ossa cuneiformia durch ihre Form wie die Schlusssteine eines Bogens die Gewölbe stabilisieren.

## 6.8.3 Propriozeptive Fußreflexe

### ❶ Support Reaction

Dieser Reflex wurde bei dezerebrierten Tieren (Großhirn entfernt) entdeckt. Druck auf die Fußsohle dieser Tiere löst eine Streckreaktion aus, sodass sie ohne Großhirnfunktion stehen können. Es handelt sich dabei um einen polysynaptischen Hirnstamm- bzw. spinalen (Rückenmark-)Reflex. Bei Säuglingen ist er ebenfalls auslösbar und mit der Bauer-Reaktion vergleichbar (➤ Kap. 3.5.2).

Auch bei normal funktionierendem Gehirn ist dieser Reflex prinzipiell noch vorhanden. Wird der Mittelfuß gespreizt, führt die Dehnung von Kapsel-Band-Muskelrezeptoren zwischen den Mittelfußköpfchen zu einer Fazilitation der Wirbelsäulenextensoren. Beim Zusammendrücken der Mittelfußknochen werden dagegen die Flexoren fazilitiert und die Extensoren inhibiert. So wird propriozeptiv die aufrechte Haltung in der Abstemmphase des Gangzyklus unterstützt.

Bei gestörter Fußmechanik (z. B. durch Spreizfüße) kommt der Reflex nicht mehr korrekt zur Wirkung. Er kann aber durch propriozeptiv stimulierende Sohlen und eine entsprechende Fußkorrektur (z. B. Beseitigung von Subluxationen der einzelnen Fußgelenke) rehabilitiert werden.

Eine Störung dieses Reflexes lässt sich leicht feststellen. In Bauchlage des Patienten werden die Nackenextensoren als Testmuskel benutzt. Wenn der Untersucher den Fuß von plantar spreizt (Simulation der Belastungssituation), sollten die Nackenextensoren stark bleiben; falls sie vorher inhibiert waren, sollten sie nun bei normalem Reflex fazilitierbar sein. Wird der Mittelfuß zusammengedrückt, ist die Inhibition der Extensoren die normale Reaktion.

### ❷ Magnet Reaction

Die „Support Reaction“ bezieht sich auf die stabilisierende propriozeptive Funktion in a. p.-Richtung. Mit „Magnet Reaction“ wird prinzipiell derselbe Reflex beschrieben, allerdings in seitlicher Richtung. Nach lateraler Stimulation der Fußsohle drückt es den Fuß so

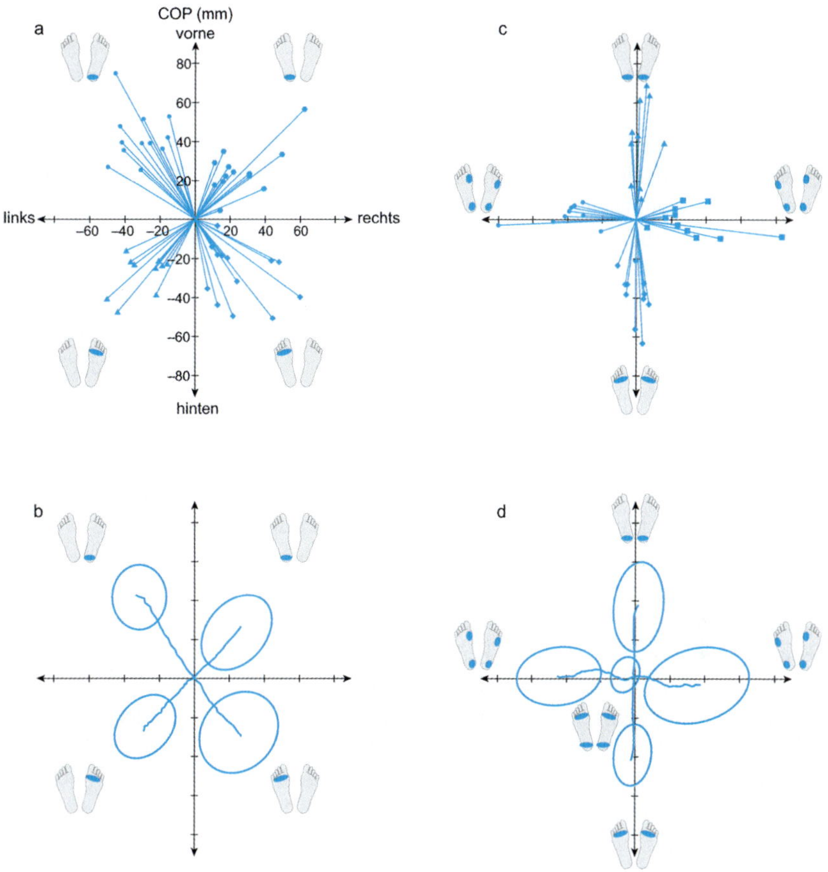


**Abb. 6.96** Posturale Effekte von Stimuli an der Fußsohle (das hier verwendete Beispiel entspricht dem Experiment C; nach Kavounoudias et al. 1998)

nach unten, als würde die Fußsohle wie von einem Magneten angezogen dem Finger folgen wollen.

## ❸ Posturale Konsequenzen von Stimuli an der Fußsohle

Wenn der Außenrand des linken Fußes und der Innenrand des rechten Fußes mittels Stimulationselementen oder auch Brettchen angehoben wird, verlagert sich der Körperschwerpunkt nach rechts: Dadurch werden die lateralen Extensoren des linken und die medialen Extensoren des rechten Beines fazilitiert, sonst fiele der Patient schließlich um.

Untersuchungen der Arbeitsgruppe um Kavounoudias (Kavounoudias et al. 1998; Kavounoudias, Roll und Roll 2001; Roll, Kavounoudias und Roll 2002) zeigen, dass sich der Körperschwerpunkt jeweils vom Stimulus an der Fußsohle wegbewegt. Durch Stimuli unter dem Vorfuß verschiebt sich der Körperschwerpunkt nach dorsal, durch Stimuli unter dem Rückfuß nach ventral (➤ Abb. 6.96).

Diese Untersuchungen können zumindest im Modell empirische Dysfunktionsbefunde erklären: So ist ein nach lateral verlagertes Kuboid oftmals mit einem hyporeaktiven M. tensor fascia latae auf der gleichen Seite verbunden (Walther 2000), der sich nach der Korrektur normalisiert. Goodheart stellte fest, dass bei einem medial verlagerten Kuboid die gleichseitigen Adduktoren schwach reagierten. Auch diese Muskelschwäche besserte sich nach Korrektur des Kuboids.

Die praktische Erfahrung zeigt, dass eine Fallneigung bzw. Gangabweichung zu einer Seite durch Subluxation des Kuboids bedingt sein könnte. Aufgrund solcher Reflexe wurden noch weitere Subluxationen von Fußknochen mit dazugehörenden Muskelschwächen entdeckt (Leaf 1995, Francis 1998; Übersicht ➤ Tab. 6.13).

## 6.8.4 Systematische Fußuntersuchung

Ein normaler Fuß zeichnet sich durch gerade und bewegliche Zehen, eine Dreipunkt-Gewichtsaufnahme (Kalkaneus, 5. Mittelfußköpfchen, Großzehengrundgelenk) sowie durch das Fehlen von Kontrakturen und von tastbaren Schmerzen aus. Sind diese Kriterien bei einem Patienten nicht alle erfüllt, empfiehlt es sich, nach folgendem Untersuchungsschema vorzugehen.

### ❶ Anamnese

Wie bei jeder Anamnese geht es um das Schmerz- und Störungsmuster. Fragen Sie nach der Schmerzlokalisation, wann Schmerzen auftreten, was sie auslöst und wodurch sie gebessert werden:

- Wenn Schmerzen zum ersten Mal bei Aktivitäten auftraten, die der Patient (z. B. im Beruf oder Sport) ausübt oder früher ausge-

übt hat, können sich Hinweise auf eine Überbeanspruchung ergeben.
- Welches Schuhwerk trägt der Patient? Löst ein bestimmter Schuh die Schmerzen aus?
- Wie kam es zu der Schädigung? Lassen Sie sich die Fußstellung während des Unfalls genau beschreiben oder zeigen, um Hinweise auf die Hauptagonisten zum Unfallzeitpunkt (die oft inhibiert sind) und auf eine mögliche Irritation der Hautrezeptoren zu erhalten.
- Stress-Syndrom? Der M. tibialis posterior als wichtigster Stabilisator des Längsgewölbes hat eine funktionelle Beziehung zur Nebenniere.
- Viszerale Erkrankungen (z. B. Blasenerkrankungen – viele dem Fuß zugeordnete Muskeln gehören zum Organ Blase) oder frühere Unfälle können auf andere Ursachen der Beschwerden hinweisen.
- Welche Untersuchungen und Behandlungen wurden bisher durchgeführt, was hat geholfen, was hat nicht geholfen? Wurde der Fuß ruhiggestellt? (Das kann durch Reduzierung der Mechanorezeptorafferenzen zu Allodynie, d. h. zur Schmerzauslösung schon bei sonst unterschwelligen Reizen, führen.)
- Fußstörungen können aufsteigende Symptome (u. a. in Knie, Hüfte, LWS, Kopfschmerzen) verursachen. Hüftprobleme äußern sich manchmal zuerst in Fersenschmerzen.
- Auch Stoffwechselerkrankungen wie Gicht und Diabetes oder rheumatische Erkrankungen können Fußprobleme auslösen.



## ❷ Inspektion

Die Inspektion beginnt statisch, mit der Betrachtung der Haltung des entspannt stehenden, bis auf die Unterwäsche entkleideten Patienten von dorsal.
- Achten Sie auf die Längsachse des Unterschenkels im Verhältnis zur Längsachse des Kalkaneus: Eine laterale Abweichung, d. h. Valgusstellung des Kalkaneus, ist ein positives HELBING-Zeichen, das einen Knickfuß („verstärkte Fußpronation") anzeigt. Dann ist eine Schwäche des M. tibialis posterior zu vermuten.
- Aus der Beckenebene in Relation zur Wirbelsäule können sich Hinweise auf eine funktionelle oder anatomische Beinlängendifferenz ergeben (Garten 2012, Kap. 8.3).

Jetzt wird der Patient in der gleichen Position von der Seite betrachtet (Garten 2012, Kap. 8.4). So sind ein Genu recurvatum, eine Beckenneigung, eine anteriore Kopfhaltung und andere Haltungsstörungen gut zu erkennen.

Von vorn lässt sich die Beinachse am besten zu beurteilen. Die Mitte der Kniescheibe sollte sich auf einer Linie mit dem zweiten Mittelfußstrahl befinden. Bei Knick-Senkfuß kommt es zur Innenrotation (Garten 2012, Kap. 8.5).

Von medial erkennt man, ob das Längsgewölbe normal ausgebildet oder abgeflacht ist (bei Senkfuß). Fehlbildungen von Zehen (Krallen- oder Hammerzehen) oder des Fußes (Klumpfuß, Sichelfuß) sollten immer auch schriftlich dokumentiert werden.

Eine allgemeine Betrachtung der Füße ermöglicht Rückschlüsse auf (trophische) Veränderungen:
- Unbehaarte Zehen und trophisch gestörte Nägel sprechen für mangelnde Durchblutung,
- Hautdefekte und Nageldefekte (gesplitterte, weiße oder gelbe Nägel) für Pilzinfektionen,
- Ödeme im Sockenbereich für ein lymphatisches Problem (Herz, Niere, Verdauungstrakt),
- Rötung, Schwellung und Überwärmung für Entzündungen (Erysipel, Gicht oder Rheuma).
- Durch zu kleine Schuhe kann es zu schwarzen Querstreifen in den Zehennägeln bis hin zu einer Schwarzverfärbung der Zehenkuppen (wiederholte Mikrohämatome) kommen.
- An der Fußsohle deutet übermäßige Hornhautbildung auf eine Fehlbelastung hin.

## ❸ Beurteilung der Schuhe

Der Blick von oben auf die Schuhe zeigt, ob ihre Form bei aller möglichen modischen Eigenheit harmonisch ist und der normalen Fußform entspricht. Beim Betrachten der Lauffläche des Schuhs sollte der Auftrittspunkt (erkennbar am Sohlenabrieb) normalerweise leicht lateral der Fersenmitte liegen. Befindet er sich zu weit lateral oder zu weit medial, deutet das auf einen falschen Gangablauf hin. Der Abrieb der Sohle verdeutlicht zudem die normalen mediolateralen Abrollpunkte unter der Ferse, unter der Basis des 5. Mittelfußknochens und unter dem Großzehengrundgelenk. Wenn der Abrieb am Innenrand der Sohle ausgeprägter ist, liegt meist eine Schwäche des M. tibialis posterior vor.

Bei verstärkter Pronationsfehlstellung zeigt der Blick direkt von vorn, dass der Schuh einwärts gedreht ist. Wird der Schuh auf eine ebene Unterlage gestellt und die Ferse mehrfach nach unten gedrückt, lässt sich ein Heben und Senken der Schuhspitze beobachten. Die Abrollpunkte an der Sohle verlagern sich am Fersenauftritt nach lateral, im mittleren Fußbereich nach medial und von der Großzehe unter die 2. und 3. Mittelfußköpfchen.

## ❹ Ganganalyse

Bei der dynamischen Inspektion erfolgt eine Ganganalyse: Dabei wird auf Abweichungen vom normalen Gangbild geachtet. Hier stellt sich das erste große Problem: „Was ist ein normaler Gang?" Jeder Mensch hat seinen individuellen Gang, der sowohl vom Zustand des neuromuskulären Systems und der Stimmungslage als auch von der allgemeinen Energiesituation (Stoffwechsel) und der neurologischen Funktion abhängig ist.

### Normales Gangbild

*„Unter einem jeweils individuellen Normalgangbild kann ein für das Individuum optimaler und dadurch ökonomischer (energiesparender) Gang verstanden werden. Im Gegensatz dazu kann ein pathologischer Gang existieren, der aufgrund seiner Abweichung vom 'normalen' Gang einen relativ erhöhten Energieumsatz bedeutet"* (Hedin-Anden 2002).

Die Flüssigkeit des Gehens wird durch verschiedene Komponenten gewährleistet. Durch die Beckenrotation sowie abwechselndes Heben und Senken einer Beckenseite verringert sich die vertikale Auslenkung des Körperschwerpunkts während des Gehens. Dabei wird die höchste Kopfposition in der mittleren Stand- und der mittleren Schwungphase erreicht (➤ Tab. 6.9 und ➤ Abb. 6.97). Die Kniebeugung kurz nach Aufsetzen des Fußes dämpft den Aufprall und verringert ebenfalls die Schwerpunktauslenkung. Das Vorhandensein der Fußgelenke und die aktive Arbeitsweise des Sprunggelenks führen zur weiteren Glättung der Schwerpunktbahn (Hegewald 2000).

## Gangzyklus

Ein vollständiger Gangzyklus erstreckt sich über alle Phasen von einem ersten bis zum nächsten Aufsetzen desselben Fußes („Referenzbein"). Dies wird auch als Doppelschritt bezeichnet. Man unterteilt den Gangzyklus in eine Stand- und eine Schwungphase.

Solange sich beide Füße am Boden befinden, spricht man von Zweibeinstand. Beim Gehen ist im Unterschied zum Laufen die Standphase länger als die Schwungphase (etwa im Verhältnis 60 zu 40; ➤ Abb. 6.97).

Es hat sich als sinnvoll erwiesen, die Stand- und die Schwungphase noch weiter zu unterteilen. So werden insgesamt fünf Abschnitte innerhalb der Standphase und drei innerhalb der Schwungphase unterschieden (Götz-Neumann 2011). In die folgende Zusammenfassung der Gangzyklusphasen bzw. der Ganganalyse sind von Bär (2001) erarbeitete Daten mit eingeflossen.

### Unterschiedliche Begriffe

Götz-Neumann (2011) verwendet die von Perry und Burnfield (2010) publizierte Terminologie des Rancho los Amigos (http://www.rancho.org; benannt nach einem renommierten Rehabilitationszentrum in Los Angeles), die durch ihre Eindeutigkeit für gute Verständlichkeit und Klarheit sorgt. Als Beispiel: Nach der traditionellen Terminologie ist „Fersenstoß" (Heel Strike) die übliche Bezeichnung für die erste Gangphase; dies führt jedoch zur Begriffsverwirrung, wenn nicht die Ferse, sondern der Vorfuß zuerst den Boden berührt. „Initialer Kontakt" dagegen ist als neutrale Bezeichnung dieser Gangphase für normale und pathologische Gangbilder zutreffend.

Die folgende Beschreibung beruht auf der Terminologie des Rancho Los Amigos und stellt sie der traditionellen Terminologie gegenüber (➤ Tab. 6.9 und ➤ Abb. 6.97).

### 1. Initialkontakt

(➤ Abb. 6.97, 1)

Der Gangzyklus beginnt mit dem Initialkontakt (Initial Contact [IC], 0 % Doppelschrittdauer [DSD]). Dies ist der Moment, in dem das bisher schwingende Bein den Boden berührt. Bei der Beschreibung des Gangzyklus wird es zum „Referenzbein". Normalerweise beginnt der Bodenkontakt mit der Ferse („Heel Stroke", Fersenkontakt, Fersenstoß).

#### Sprunggelenk

Zum Zeitpunkt des Initialkontakts befindet sich das Sprunggelenk in Neutralposition. Die Zehen sind gestreckt, und die dorsalen Extensoren (Tibialis anterior, Peroneus tertius, Extensor hallucis longus, Extensor digitorum longus) verhindern ein „Aufklatschen" des Fußes. Eine Lateralabweichung des Außenknöchels spricht in dieser Gangphase für eine Schwäche der Peroneusgruppe.

#### Knie

Das Knie befindet sich in Neutralposition und kann leicht gebeugt sein. Beim Initialkontakt des Fußes entsteht ein kurzes schnelles Extensions-Drehmoment im Knie, das durch die Hamstrings abgefedert wird. Gleichzeitig baut der Quadrizeps Kraft zur Vorbereitung für die nächste Phase auf. Durch das Extensions-Drehmoment kommt es zur sog. Verriegelung mit Schluss-(Außen-)Rotation der Tibia, die das Knie stabilisiert.

#### Hüfte

Die Hüfte geht von 25°-Flexion in die Streckphase über; hinsichtlich Abduktion bzw. Adduktion befindet sie sich in Neutralstellung.

#### Becken

Das Becken ist 5° um die horizontale Achse nach vorn gekippt. Da seine Neutralposition mit 10°-Ventralkippung beschrieben wird, befindet es sich in der Phase des Initialkontakts in einer relativen Dorsalkippung gegenüber der Neutralposition. Beim Initialkontakt tritt ein hohes Flexions-Drehmoment auf, das durch die Hamstrings

**Tab. 6.9** Gangzyklus – Gegenüberstellung verschiedener Nomenklaturen (Götz-Neumann 2011)

| Traditionelles System | | System des Rancho Los Amigos | |
|---|---|---|---|
| Heel Strike | Fersenstoß/Aufsetzen der Ferse | Initial Contact (IC) | Initialkontakt |
| Foot Flat | Bodenkontakt der Fußsohle | Loading Response (LR) | Stoßdämpfungsphase |
| Mid-Stance | Mittlere Standphase | Mid-Stance (MSt) | Mittlere Standphase |
| Heel-off | Fersenanhebung | Terminal Stance (TSt) | Terminale Standphase |
| Toe-off | Zehen abgehoben | End of Pre-Swing (PSw), Start Initial Swing (ISw) | Ende Vorschwung, Beginn initiale Schwungphase |
| Acceleration | Beschleunigungsphase | Initial and Mid-Swing | Initiale und mittlere Schwungphase |
| Mid-Swing | Mittlere Schwungphase | Mid and Terminal Swing (MSw) | Mittlere und terminale Schwungphase |
| Deceleration | Abbremsphase | Terminal Swing (TSw) | Terminale Schwungphase |

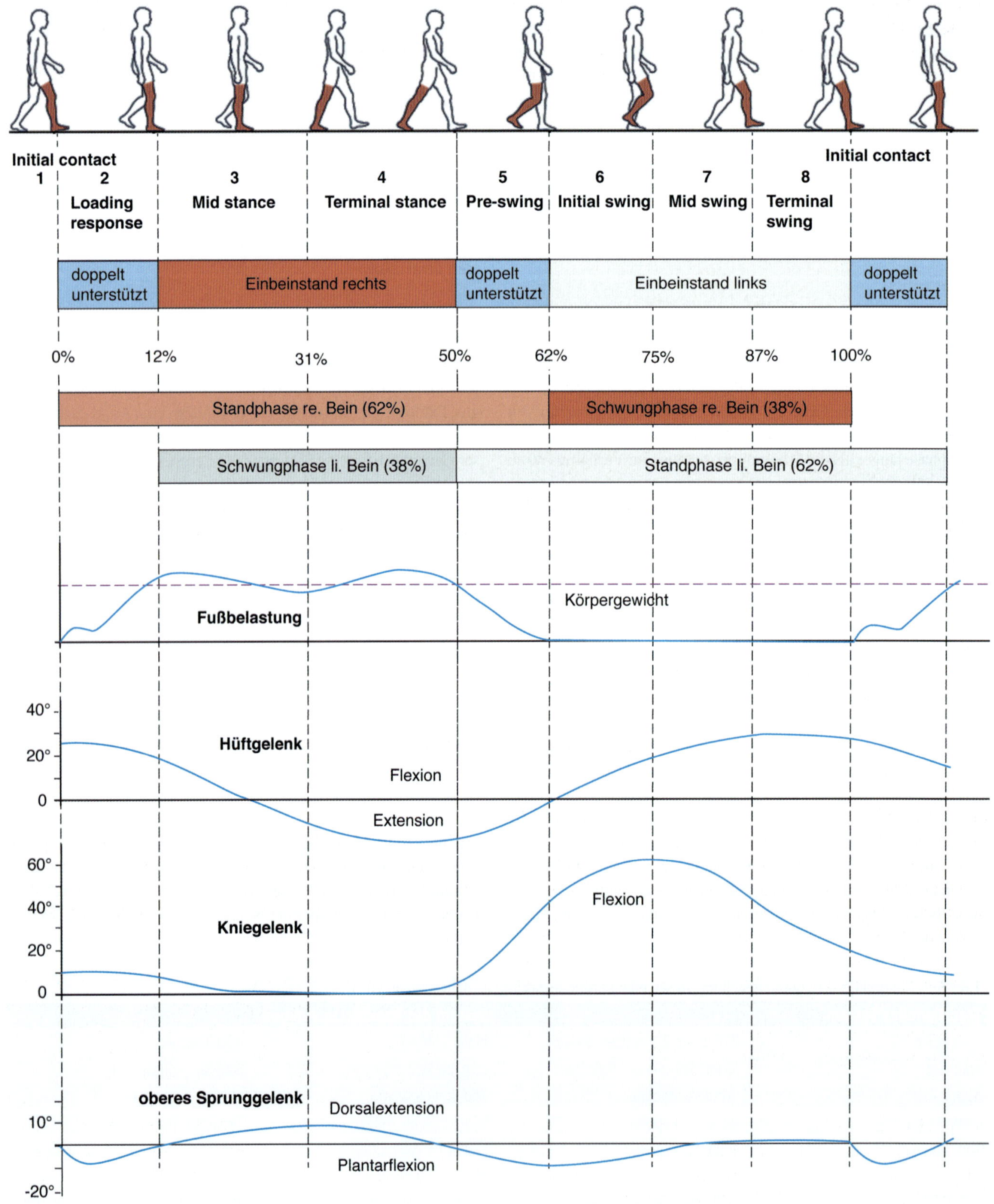


**Abb. 6.97** Der Gangzyklus: Die Darstellung wird im Text näher erläutert (nach Magee 2008 und Scharf 2011).

abgebremst wird. Sie wirken als Hüftextensoren und bauen beim Initialkontakt ihre Kraft auf. Das Becken ist um die senkrechte, axiale Achse gedreht, die Seite des Referenzbeins steht weiter anterior. Dies verlängert den Schritt und korrespondiert mit einer anterioren Position der kontralateralen Schulter.

### 2. Belastungsantwort, Stoßdämpfungsphase

(➤ Abb. 6.97, 2)

Dem Initialkontakt folgt die Belastungsantwort (Loading Response [LR], DSD von 0 bis ca. 10 %). In dieser Phase übernimmt das auftretende Bein (Referenzbein) das Körpergewicht. Sie ist der erste von zwei Abschnitten des Zweibeinstands.

#### Sprunggelenk

Für den Bodenkontakt des Fußes ist eine Plantarflexion im Sprunggelenk nötig. Dazu findet eine Rotation mit Drehpunkt unter der Ferse statt: „Heel-Rocker". Die aktiven (dorsalen) Extensoren verhindern weiterhin ein unkontrolliertes Absenken des Fußes. In (Neutral-)Nullstellung der Zehen sorgen Heel-Rocker und Ankle-Rocker für eine schnelle Plantarflexion von 10°, verbunden mit einer Kalkaneus-Eversion von 4–6° und Pronation im Subtalargelenk. Das Plantarflexions-Drehmoment zwingt den Fuß auf den Boden. Durch die relativ laterale Lage des Kalkaneus bzw. die relativ mediale Abstützung des Talus auf ihm kommt noch ein Pronations-Eversions-Drehmoment auf den lateralen Fuß hinzu. Wie der Tibialis anterior baut auch der Tibialis posterior eine exzentrische Kontraktion auf, um dem Pronations-Drehmoment entgegenzuwirken. Die langen Fußstrecker stabilisieren die Tibia auf dem Talus nach ventral. Durch die subtalare Pronation werden zum einen die Fußwurzelgelenke entriegelt (wichtig für die Stoßdämpfung) und zum anderen eine Tibiainnenrotation induziert, um rotatorische Scherkräfte im Sprunggelenkbereich zu reduzieren.

#### Knie

Zur Stoßdämpfung wird das Knie leicht (bis 15°) gebeugt und die Tibia nach vorn bewegt. Die Beugung erfolgt jedoch passiv, d. h. ohne Betätigung der Knieflexoren. Das Flexions-Drehmoment befördert die Kraft bis in den Rückfuß, sodass die langen Fußheber unter Spannung geraten.

Während der Quadriceps durch seine exzentrische Kontraktion als Stoßdämpfer und die Hamstrings als Hüftextensoren wirken, stabilisieren sie gemeinsam das Knie für die weitere Vorwärtsbewegung.

Kniebeugung und Plantarflexion des Sprunggelenks reduzieren vertikale Auslenkungen des Körperschwerpunkts.

#### Hüfte

In der Phase der Belastungsantwort des Referenzbeins, kurz vor dem Abstoß des anderen Fußes, trifft die Längsachse des Oberschenkels nahezu senkrecht auf die Boden(kontakt)fläche. Durch leichtes Vorneigen des Oberkörpers in die Gangrichtung wird der Körperschwerpunkt nach vorn verlagert.

Die Hüfte bleibt in Beugestellung, während Gluteus maximus, Adductor magnus und Hamstrings dem Flexions-Drehmoment entgegenwirken. Zum Flexions- kommt noch ein Adduktions-Drehmoment hinzu. Diesem Adduktions-Drehmoment arbeiten Gluteus medius und Gluteus minimus, M. tensor fasciae latae und laterale Fasern des Gluteus maximus entgegen. Eine muskuläre Stabilisierung des Hüftgelenks ist besonders wichtig für die Stoßdämpfung, aber auch die Beckenstabilität in der Frontalebene verhindert eine ungünstige Rumpfflexion.

#### Becken

Das Becken bleibt in relativer Dorsalkippung, doch die Rotation um die axiale Achse wird beendet. Die Hüftabduktoren (Gluteus medius, Tensor fasciae latae) verhindern aktiv eine seitliche Beckenkippung.

### 3. Mittlere Standphase

(➤ Abb. 6.97, 3)

In der dritten Gangphase, der mittleren Standphase (Mid-Stance [MSt], DSD ca. 10–30 %), hat das Standbein (Referenzbein) das Körpergewicht vollständig übernommen.

#### Sprunggelenk

In Neutralstellung des Sprunggelenks hat der Fuß nun großflächigen Bodenkontakt. Gegen Ende dieser Phase werden die Plantarflexoren aktiv, um das Abheben der Ferse vorzubereiten. Dabei kommt es zu einer Dorsalextension im oberen Sprunggelenk von bis zu 5°. Das Subtalargelenk wechselt zur Inversionsstellung über, das Drehmoment geht mehr in Richtung Dorsalextension. In dieser Phase beginnt sich zuerst der M. soleus, dann der M. gastrocnemius zu kontrahieren, doch die Tibia bewegt sich trotzdem weiter nach anterior. Während der gesamten Standbeinphase ist der M. tibialis posterior aktiv. In dieser Phase bewegt sich der Körper über die stabile Fuß-Unterschenkel-Fixierung nach vorn. Mit einsetzender Kalkaneus-Inversion werden die Fußwurzelknochen wieder verriegelt.

#### Knie

In der mittleren Standbeinphase kommt es zur vollen Knieextension. Dieses Extensions-Drehmoment im Kniegelenk wird durch das kontralaterale Schwungbein erzeugt und bewirkt am Ende der Phase eine Inhibierung des M. quadriceps. Demzufolge wird das Knie primär über den M. triceps surae und den M. popliteus stabilisiert.

#### Hüfte und Becken

Wenn sich das kontralaterale Schwungbein am Standbein vorbeibewegt und die Hüfte maximal gestreckt ist, nimmt das Flexions-Drehmoment für das Standbein ab, aber das Adduktions-Drehmoment bleibt weiterhin bestehen. Auf der Standbeinseite wird das Becken jetzt vorwiegend durch die Hüftabduktoren (besonders der M. gluteus medius) stabilisiert, die sein Absinken zur Gegenseite verhindern (bei Schwäche der Hüftabduktoren: Trendelenburg-Gang). Vertikale und laterale Verlagerungen des Körperschwerpunkts erreichen in der mittleren Standphase ihr Maximum.

### 4. Terminalstand

(➤ Abb. 6.97, 4)

Der vorletzte Abschnitt der Standphase ist der Terminalstand (Terminal Stance [TSt], DSD ca. 30–50 %). Der Beginn dieser Phase ist durch eine relative Vorwärtsbewegung des Körpers gegenüber dem Fuß des Standbeins (Referenzbein) definiert.

#### Sprunggelenk

Aktiv sind weiterhin die Plantarflexoren, die das Sprunggelenk von der Neutralstellung in die Plantarflexion bewegen. Das hat zur Folge, dass sich die Ferse vom Boden abhebt. Das obere Sprunggelenk weist eine Dorsalextension von 10° auf, die Zehengrundgelenke befinden sich in 30°-Extension, das Subtalargelenk bringt den Vorfuß in eine Inversion von 4°. Das Dorsalextensions-Drehmoment erreicht jetzt sein Maximum: Die Ferse löst sich vom Boden, das Gewicht verlagert sich auf die Metatarsalköpfchen, und es kommt zu einer subtalaren Varusstellung (vor allem durch Zug des M. soleus und des M. tibialis posterior). In dieser Phase stabilisiert der M. triceps surae die Tibia nach anterior und bringt das Körpergewicht auf den Fußballen.

#### Knie

Die Kniestreckung bleibt erhalten, doch das Extensions-Drehmoment nimmt weiter ab. Abgesehen von der Stabilisierung durch die Wadenmuskulatur gibt es keine Muskelaktivitäten am Knie, die für den weiteren Gangablauf bedeutsam wären.

#### Hüfte

Bis zum Ende der Standbeinphase bleibt eine Hüftextension von 20° bestehen. Dieses Extensions-Drehmoment stabilisiert die Hüfte, während das Adduktions-Drehmoment vollständig abnimmt. Der M. tensor fasciae latae verhindert eine Hyperextension der Hüfte. Der Körper bewegt sich bis zum Erreichen der Schrittlänge über den Fuß.

#### Becken

Das Becken rotiert um die axiale Achse um 5° nach hinten zur Seite des Referenzbeins. Diese Beckenrotation trägt zu einem flüssigen Gangbild bei.

### 5. Prä-Schwungphase

(➤ Abb. 6.97, 5)

Die Prä-Schwungphase (Pre-Swing [PSw], DSD ca. 50–60 %) bereitet die Schwungphase des Referenzbeins vor. Ihr Beginn wird durch Aufsetzen des kontralateralen Beines definiert. Es ist die zweite Phase des Zweibeinstands, d. h. der Fuß hat noch Bodenkontakt und kann somit das Gleichgewicht weiter unterstützen.

Der Zeitpunkt des Abstoßens vom Boden wird auch als Zehenabstoß (TO; Toe-off) bezeichnet. Bei einem pathologischen Gangmuster muss der Abstoß jedoch nicht zwangsläufig mit den Zehen erfolgen.

#### Sprunggelenk

Die Plantarflexion des oberen Sprunggelenks verstärkt sich durch größtmögliche Aktivität der Wadenmuskeln bis zu einem Maximum von 10–20° kurz vor dem Toe-off. Aber am Ende dieser Phase nimmt die Muskelaktivität rasch wieder ab.

#### Knie

Die Prä-Schwungphase ist durch eine schnelle (passive) Knieflexion von ca. 30–40° bei noch bestehendem Bodenkontakt gekennzeichnet. Diese Knieflexion entlastet in Vorbereitung auf die folgende Schwungphase. Durch die Gewichtsverlagerung auf das kontralaterale Bein und die weitere Vorwärtsbewegung erhält das Knie ein Flexions-Drehmoment. Trotz der Knieflexion zeigen die Kniebeuger keine Aktivität. Der M. rectus femoris muss aber durch eine exzentrische Kontraktion die schnelle passive Knieflexion dämpfen.

#### Hüfte

Hüftadduktoren und Hüftbeuger sind aktiv. Kurz vor Beginn der Schwungphase kommt es zur Beugung des Hüftgelenks. In der Prä-Schwungphase fällt der Oberschenkel nach anterior, ist aber noch leicht extendiert. Das Extensions-Drehmoment an der Hüfte verschwindet. M. adductor longus und M. rectus femoris unterstützen das Nach-vorne-Fallen des Oberschenkels.

#### Becken

Das Becken bleibt 5° zur Seite des Referenzbeins rotiert.

### 6. Frühe Schwungphase

(➤ Abb. 6.97, 6)

Der erste Abschnitt der Schwungphase ist die frühe Schwungphase (Initial Swing [IS], DSD ca. 60–73 %). In dieser Phase wird das Schwungbein beschleunigt.

#### Sprunggelenk

Zu Beginn der frühen Schwungphase erreicht die Plantarflexion des Sprunggelenks ihr Maximum von 10–20° (mit Extension der Zehengrundgelenke bis 60°) und verringert sich dann auf ca. 5–10°. Die bereits am Ende der Prä-Schwungphase aktivierten dorsalen Extensoren stabilisieren den Fuß so, dass ein Bodenkontakt des Vorfußes beim Schwung verhindert wird.

#### Knie

Zu Beginn der Schwungphase verliert der Fuß den Bodenkontakt, während das Knie durch die Schwerkraftwirkung bis auf 60° flektiert wird. Jetzt sind der kurze Bizepskopf, M. sartorius und M. gracilis aktiv. Die Knieflexion wird zusätzlich durch eine Hüftflexion unterstützt. Nun beginnt die Vorwärtsbewegung des Oberschenkels. Der Zeitpunkt der maximalen Kniebeugung definiert das Ende dieser Schwungphase.

#### Hüfte

Iliopsoas, Rectus femoris, Gracilis, Sartorius und Adductor longus bringen das schwingende Bein nach vorn und stabilisieren es in dieser Stellung. Die Hüftbeugung nimmt dadurch noch weiter zu.

### 7. Mittlere Schwungphase

(➤ Abb. 6.97, 7)

Im zweiten Abschnitt der Schwungphase, der mittleren Schwungphase (Mid-Swing [MSw], DSD ca. 73–87 %), setzt sich die Beschleunigung des Schwungbeins fort, wobei ein ausreichender Abstand zum Boden von ca. 2 mm erhalten bleibt.

### Sprunggelenk

Das Sprunggelenk bewegt sich wieder in Richtung Neutralstellung. Die dorsalen Extensoren bleiben weiter aktiv.

### Knie

Schon in der mittleren Schwungphase kommt es zu einer Kniestreckung, durch die sich die Knieflexion auf 25° verringert, d. h. die Tibia steht senkrecht zum Boden. Diese Extension wird nur durch die Schwerkraft und den Schwung herbeigeführt. Eine exzentrische Kontraktion des kurzen Bizepskopfs sorgt für ein kontrolliertes schnelles Vorschwingen.

### Hüfte und Becken

Auch wenn die Hüftflexoren zu Beginn der mittleren Schwungphase entspannt sind, wird die Beugung passiv fortgesetzt. Mit einer maximalen Hüftflexion von 25° und aufgehobener axialer Rückwärtsrotation des Beckens ist die mittlere Schwungbeinphase erreicht. Jetzt wird die Inhibierung von Iliopsoas, Gracilis und Sartorius eingeleitet. Die Hamstrings induzieren eine koordinierte exzentrische Abbremsung der Hüftflexion. In dieser Phase wirken Schwerkraft und Drehmomente auf alle Gelenke des Schwungbeins im Sinne einer Beschleunigung ein. Während dieser Phase bewegt sich der Körper über das kontralaterale Standbein.

## 8. Terminale Schwungphase

(➤ Abb. 6.97, 8)

Mit der terminalen Schwungphase (Terminal Swing [TSw], DSD ca. 87–100 %) endet ein vollständiger Gangzyklus und der Beginn der nächsten Standphase wird vorbereitet.

### Sprunggelenk

Die Kontraktion der dorsalen Extensoren hält das Sprunggelenk in der Normalstellung.

### Knie

Das Knie wird durch konzentrische Kontraktion des Quadriceps noch weiter gestreckt, bis es wieder die Neutralposition einnimmt. Eine exzentrische Kontraktion der Hamstrings dient zur koordinierten Abbremsung der Extension. Durch die Beinstreckung wird nun die volle Schrittlänge erreicht.

### Hüfte

Die Hüftextensoren bremsen den Vorschwung und beginnen das Hüftgelenk zu strecken. Am Ende der Schwungbeinphase fällt der Oberschenkel leicht nach unten. Die Hamstrings bremsen die Hüftflexion. Mit Aktivierung des M. gluteus maximus und des M. adductor magnus wird die Gewichtsaufnahme vorbereitet. Während der Knieextension bleibt die Hüftflexion erhalten.

### Becken

Das Becken rotiert in dieser Phase auf der Seite des Referenzbeins wieder ca. 5° um die axiale Achse nach vorn. Dies trägt mit zur Schrittlänge bei.

## Rumpf-, Arm- und Kopfbewegungen beim Gehen

Bei der Vorwärtsrotation des Beckens rotiert der Schultergürtel ca. 5° um die senkrechte Achse, die kontralaterale Schulter bewegt sich nach ventral. Wenn das kontralaterale Bein nach vorn schwingt, pendelt der Arm nach hinten. An der Wirbelsäule lässt sich dabei eine sehr geringe segmentale Mitbewegung beobachten. Während des gesamten Gangzyklus stabilisiert die Abdominalmuskulatur den Rumpf von anterior, während die bilateral arbeitende Paravertebralmuskulatur ihn dorsal stabilisiert. Die kontralateral des Standbeins befindliche paravertebrale Muskulatur wird besonders in der mittleren Standphase aktiv.

Neben den Beinbewegungen sind die Armbewegungen das sichtbarste Merkmal eines unauffälligen Gangbilds. Zu Beginn der Schwungphase schwingt der kontralaterale Arm annähernd parallel zum Schwungbein. Schulter- und Ellenbogengelenk sind anfangs gestreckt und am Ende der Schwungphase gebeugt. In der Schwungphase wird der Arm am Körper vorbeigeführt und in der Standphase des kontralateralen Beines wieder zurückgeführt. Bewegungsumfang und Armbeugung hängen stark von der Gehgeschwindigkeit ab. Man nimmt an, dass die Armschwünge dazu beitragen, Drehbewegungen des Rumpfes zu balancieren.

Im Anschluss folgt eine tabellarische Übersicht über die Phasen des Gangzyklus (➤ Tab. 6.10) sowie über Gelenkstellungen und Muskelaktivitäten in den einzelnen Phasen (➤ Tab. 6.11).



## Zusammenfassung der Ganganalyse

Wie kommt der Fuß auf dem Boden auf, wo ist der erste Fersenkontakt?

Beim Bodenkontakt ist der M. tibialis anterior angespannt, das Aufsetzen erfolgt mit der Mitte der Ferse, leicht lateral. Nach dem Aufsetzen muss sich die Spannung des M. tibialis anterior dosiert lösen, damit der Fuß nicht aufplatscht (hörbar), was bei einer Peroneusparese oder reaktiven Muskelmustern oft der Fall ist.

Während der Fuß flach auf dem Boden steht, wandert das Körpergewicht über den Fuß von hinten nach vorn. Dabei wird der Fuß lateral durch die Peroneusgruppe stabilisiert. Das Längsgewölbe stabilisiert der M. tibialis posterior zusammen mit dem M. tibialis anterior. Die Hauptbelastung geht vom lateralen hinteren Fersendrittel zur Basis des 5. Mittelfußköpfchens und von dort auf das Großzehengrundgelenk über.

Während des Abhebens wird das obere Sprunggelenk seitlich zunächst durch den M. extensor digitorum longus und den M. peroneus tertius stabilisiert (Leaf 1995), wobei sich gleichzeitig der Tibialis posterior sowie der Peroneus longus und der Peroneus brevis anspannen. Erst jetzt drücken die langen und kurzen Großzehenbeuger den Zeh nach unten. In dieser Phase steigert der Triceps surae gleichmäßig seine Kraft. Sobald sich die Großzehe vom Boden löst, hebt der Tibialis anterior den Fuß sofort wieder hoch.

Aus der Art, wie der Fuß vom Boden abgehoben wird, lässt sich ableiten, ob eine Schwäche bzw. Lähmung einzelner Muskeln vorliegt.

**Tab. 6.10** Phasen des Gangzyklus (nach Götz-Neumann 2011)

| | Phase | Fußposition | Aufgabe | Beginn/Ende der Phase |
|---|---|---|---|---|
| Standphase (Stance) 60 % | 1. Initialkontakt (0 %) | Fersenkontakt | Vorbereitung für Stoßdämpfung Fersenabrollung (Rocker) am Referenzbein | |
| | 2. Stoßdämpfungsphase Loading Response (0–12 %) | erste doppelt unterstützte Standbeinphase | Stoßdämpfung, Gewährleistung der Stabilität, Beibehaltung der Vorwärtsbewegung Referenzbein | Beginn: initialer Bodenkontakt und Gewichttransfer auf Referenzbein<br>Ende: Abheben des kontralateralen Fußes |
| | 3. Mittlere Standphase (12–31 %) | Einbeinstand | Vorwärtsbewegung über dem feststehenden Fuß<br>Erhalt der Bein- und Rumpfstabilität | Beginn: Abheben des kontralateralen Fußes (Toe-off)<br>Ende: Fersenanhebung des Referenzbeins |
| | 4. Terminale Standphase (31–50 %) | Einbeinstand | Körperbewegung über den unterstützenden Fuß hinaus | Beginn: Fersenanhebung des Referenzbeins<br>Ende: Initialkontakt des kontralateralen Fußes |
| | 5. Vorschwungphase Prä-Swing (50–62 %) | zweite terminale doppelt unterstützte Standvorbereitung | Vorbereitung des Referenzbeins für Initialschwung | Beginn: Initialkontakt der kontralateralen Seite<br>Ende: Abheben des Referenzbeins (Toe-off) |
| Schwungphase (Swing) 40 % | 6. Initiale Schwungphase (62–75 %) | Einbeinstand, Vorwärtsbewegen des Schwungbeins | Abheben des Fußes vom Boden, Nachvornebringen des Referenzbeins | Beginn: Abheben des Referenzbeins (Toe-off)<br>Ende: Überkreuzen der Sprunggelenke von Stand- und Referenzbein |
| | 7. Mittlere Schwungphase (75–87 %) | Einbeinstand, Vorwärtsbewegen des Schwungbeins | Referenzbein weiter nach vorne bringen, ausreichend Abstand zwischen Fuß und Boden gewährleisten | Beginn: Tibia des Standbeins und Tibia des Referenz-/Schwungbeins überkreuzen sich<br>Ende: Tibia des Referenzbeins steht senkrecht zum Boden |
| | 8. Terminale Schwungphase (87–100 %) | Einbeinstand, Vorwärtsbewegen des Schwungbeins | Abschluss des Nachvornebringens des Referenzbeins, Vorbereitung des Referenzbeins für Initialkontakt | Beginn: Tibia des Referenzbeins steht vertikal zum Boden<br>Ende: Initialkontakt des Referenzbeins |

Achten Sie auch auf andere Störungen der Bewegungen von Kopf, Armen, Wirbelsäule, Becken, Bein und Knie. Um alle Feinheiten zu erkennen, muss der Patient eine längere Strecke gehen!

## ❺ Palpation

Die folgende Beschreibung enthält neben diagnostischen immer wieder auch therapeutische Hinweise, da sich in der praktischen Arbeit aus Palpationsbefunden in der Regel direkte therapeutische Konsequenzen ergeben. Das greift der späteren Behandlung einzelner Krankheitsbilder natürlich etwas vor, zeigt aber auch, welche gedanklichen Querverbindungen schon bei der Palpation hergestellt werden sollten.

### Wadenmuskulatur

Vor der systematischen Palpation des Fußes wird die Unterschenkelmuskulatur untersucht. Im Bereich der Wadenmuskulatur können sehr häufig Trigger- und Tenderpoints vorliegen, die ebenso Tastschmerzen auslösen wie eine Thrombophlebitis und lymphatische Störungen. Eine lokale oder allgemeine Überwärmung und Schmerzen sprechen für eine Entzündung (wie Thrombophlebitis oder Erysipel). Bei der Palpation wird jeweils auch der Spannungszustand der Muskulatur mit erfasst.

### Systematische Palpation des unbelasteten Fußes

Beginnen Sie am lateralen **Kalkaneus:** Druckschmerzen oder Tastempfindlichkeit finden sich fast immer bei einem Senkfuß mit abgesunkenem Navikulare. Vom lateralen Kalkaneus aus wird die Palpation über den Talus fortgesetzt.

Wenn Sie den **Talus** mit einer Hand auf dem Fußrücken U-förmig umfassen, können Sie das Gelenkspiel in der Malleolengabel spüren. Es muss frei und nach beiden Seiten gleich sein (Test auf zentrische Talusposition). Eine Bewegungseinschränkung spricht meist für eine seitliche Subluxation oder eine andere Störung.

Dieser Test kann auch im Stehen erfolgen. Dabei sollte die Druckbelastung der Malleolengabel gerade noch eine seitliche Verschiebung zulassen, um sie über dem Talus hin und her bewegen zu können. Wenn sie nach medial ein größeres Spiel hat, liegt meist eine verstärkte Fußpronation vor. Nach Anpassung einer orthopädischen Einlage oder besser einer propriozeptiven Sohle sollte sich bei diesem Test eine gleich große Beweglichkeit nach medial und lateral zeigen.

Vom vorderen Gelenkspalt des oberen Sprunggelenks führen Sie die Palpation des Kuboids durch. Das **Kuboid** sollte mit Daumen und Zeigefinger in mediolateraler und dorsoplantarer Richtung bewegt werden. Bei Restriktionen beschreibt die freie Richtung die Läsionsrichtung. Die häufigste ist lateral. Manchmal finden sich schmerzhafte Stellen im Gelenkbereich zu den Nachbarknochen.

Tab. 6.11 Gelenkstellungen und Muskelaktivitäten während des Gangzyklus

| Gangzyklusphase | Fuß | | | | | Knie | | Hüfte | Becken | |
|---|---|---|---|---|---|---|---|---|---|---|
| | Kalkaneus | Talus | Tibia | Fußwurzel | Aktive Muskeln | Stellung/Bewegung | Aktive Muskeln | | | Aktive Muskeln |
| 1. Initialkontakt | Bodenkontakt | Drehmoment in Plantarflexion | | | Tibialis anterior, Extensor hallucis, Extensor digitorum longus, Peroneus tertius | Neutralposition bis leichte Flexion, Drehmoment in Extension bei Kontakt, Schlussaußenrotation der Tibia | Hamstrings federn Extension ab, Quadriceps bereitet vor | 25° Flexion, Flexions-Drehmoment | 5° axiale Rotation, Referenzbeinseite vorn; 5° Dorsalkippung | Hamstrings bremsen Flexions-Drehmoment ab |
| 2. Stoßdämpfungsphase, Beginn der Gewichtsaufnahme | Eversion 4–6° Pronation subtalar | 10° Plantarflexion talokrural | Innenrotation | entriegelt | Tibialis anterior exzentrisch Tibialis posterior exzentrisch | Flexion bis 15° | Quadriceps exzentrisch stoßdämpfend, Hamstrings als Hüftextensoren | Flexions- und Adduktions-Drehmoment | | Gluteus maximus, Adductor magnus, Hamstrings bremsen Flexions-Drehmoment Glutei (medius, minimus, maximus) und TFL bremsen Adduktions-Drehmoment |
| 3. Mittlere Standphase | Inversion subtalar | 5° Dorsalextension talokrural | Knieextension | verriegelt | Triceps surae, Tibialis posterior | volle Extension | Spielbein-Flexoren hemmen Quadriceps Popliteus, Triceps surae | Extension bis zur Neutralposition Adduktions-Drehmoment | Neutralposition 0° Ventralkippung, 0° axiale Rotation | Glutei (med., min., max.) und TFL bremsen Adduktions-Drehmoment |
| 4. Terminale Standphase | Inversion 4° | 10° Dorsalextension talokrural | | | Soleus, Tibialis posterior | volle Extension | Popliteus, Triceps surae | 20° Extension Extensions-Drehmoment | 5° axiale Rotation, Referenzbeinseite hinten; Ventralkippung auf 5° | TFL bremst Hyperextension |
| 5. Vorschwungphase | | 20° Plantarflexion | | | Triceps surae | Knieflexion bis 40° | Rectus femoris exzentrisch dämpft Flexion | Oberschenkel fällt nach anterior | 5° axiale Rotation, Referenzbeinseite hinten; 0° Ventralkippung | Adductor longus und Rectus femoris unterstützen Nach-vorne-Fallen des Oberschenkels |
| 6. Initiale Schwungphase | Neutralposition subtalar | 10° Plantarflexion | | | Tibialis anterior | Knieflexion bis 60° | kurzer Bizepskopf, Sartorius, Gracilis | 15° Flexion | Neutralposition | Iliopsoas, Gracilis, Sartorius, Adductor longus |
| 7. Mittlere Schwungphase | Neutralposition | | | | Tibialis anterior, Extensor hallucis, Extensor digitorum longus, Peroneus tertius | Extension bis auf 25°-Flexion | kurzer Bizepskopf exzentrisch kontrolliert passives Vorschwingen in Knieextension | 25° Flexion | Neutralposition | Iliopsoas, Gracilis, Sartorius inhibieren, Hamstrings exzentrisch bremsen Flexion |
| 8. Terminale Schwungphase | Neutralposition | | | | | Neutralposition | Quadriceps konzentrisch, Hamstrings exzentrisch | | 5° axiale Rotation, Referenzbeinseite vorn 5° Dorsalkippung | Hamstrings bremsen Flexion, beginnend Gluteus maximus und Adductor magnus |

Lateral geht die Palpation an den **Metatarsalia** weiter nach vorn, über die Basis zum Köpfchen des 5. Mittelfußknochens und von dort zur Mitte des Fußrückens hoch. Dabei werden die Mittelfußköpfchen der Reihe nach von lateral bis medial abgetastet. Besonderes Augenmerk ist auf das 2. und 3. Mittelfußköpfchen zu richten: Jeder Druckschmerz in diesem Bereich spricht für einen Spreizfuß mit Absenkung des Quergewölbes.

Das **Großzehengrundgelenk** sollte in seinem ganzen Umfang genau palpiert werden. Zu Schmerzhaftigkeit und besonderer Tastempfindlichkeit kann jede Art von Arthritis (Gicht, bakteriell, Überlastung) oder ein posterior stehender Kalkaneus (als Ursache für ein Tarsaltunnelsyndrom) führen.

Setzen Sie die Palpation am inneren Fußrand mit dem medialen **Längsgewölbe** fort. Hier kann es bei Absenkung des Längsgewölbes oder einem unteren Tarsaltunnelsyndrom zur Tastempfindlichkeit der Plantarmuskeln und evtl. zu Schmerzen im Sehnenansatz des M. tibialis posterior unter dem Navikulare kommen (hebt das Längsgewölbe an).

Vom Navikulare aus palpieren Sie noch einmal distal über die drei Keilbeine, den medialen Talusrand und den medialen Kalkaneus. Auch hierbei sollten Sie auf Empfindlichkeit, Schwellungen und Fehlstellungen achten.

### Palpation im Stehen

Nach der Palpation des entlasteten Fußes muss seine Palpation auch unter Belastung (im Stehen) erfolgen.

Beginnen Sie damit, den lateralen und medialen Kalkaneus auf Schmerzen zu palpieren. Wenn ein lateraler Kalkaneusschmerz durch verstärkte Pronation verursacht wird, führt Anheben des medialen Längsgewölbes (durch manuelle Unterstützung oder Unterlegen von Mundspateln unter das Navikulare) zu einer deutlichen Besserung. Prinzipiell kann so die Höhe einer therapeutischen Abstützung für das mediale Längsgewölbe ermittelt werden. Eine gut angepasste Einlage wird den Schmerz dauerhaft beseitigen. Setzen Sie die Palpation unter Belastung an den lateralen Seitenbandanteilen des oberen Sprunggelenks und den Sehnen der Mm. peronei (longus, brevis, tertius) fort. Erst unter Belastung zeigt sich eine Empfindlichkeit dieser Muskelsehnenansätze am Kuboid, die mit einer muskulären Dysfunktion (hyper- oder hyporeaktiv) oder mit einer Kuboidsubluxation verbunden sein kann.

Wenn Mittelfußköpfchen bereits bei der ersten (unbelasteten) Palpation schmerzhaft sind, werden sie im Stand probeweise mit Mundspateln oder besser gleich bei der Anpassung propriozeptiver Einlegesohlen mit Stimulationselementen (Pelotten, ➤ Kap. 6.8.11) unterlegt, bis der Tastschmerz nachlässt.

An der Fußinnenseite sind Schmerzen der folgenden Strukturen unter Belastung besonders zu beachten:

- Medialer Schmerz am **Großzehengrundgelenk,** der durch einen gehaltenen Challenge des Kalkaneus nach anterior verringert wird, spricht meist für ein Tarsaltunnelsyndrom.
- Schmerz unter dem **Navikulare** kann durch eine plantare Subluxation des Kahnbeins (z. B. nach harter Landung auf dem Fuß) oder eine Schwäche des Tibialis posterior bei Senkfuß hervorgerufen werden.
- Umgekehrt können tastbare Schmerzpunkte im Verlauf des **M. tibialis posterior** auch durch eine Navikulare-Subluxation entstehen. Durch Anheben des Navikulare lässt dieser Schmerz nach.

Im Stand ist die relative Talusposition optimal zu palpieren. Beim anterioren Tarsaltunnelsyndrom steht der Talus weiter vorn in der Malleolengabel.

## ❻ Passive Bewegungsprüfung des oberen und unteren Sprunggelenks

Plantarflexion und Dorsalextension im oberen Sprunggelenk testen Sie bei Kniestreckung und Kniebeugung. Durch die Beugung wird der Gastrocnemius ausgeschaltet. Eine weitere Dorsalextension bei gebeugtem Knie spricht für eine Verkürzung des Gastrocnemius. Normalerweise beträgt der Umfang der Dorsalextension ca. 30° und der Plantarflexion ca. 50°. Ein kleinerer Bewegungsumfang liegt oft bei einer (Koordinations-)Störung zwischen M. gastrocnemius und M. tibialis anterior vor. Sie kann durch ein reaktives Muskelmuster bei Überkontraktion des M. triceps surae oder des M. tibialis anterior hervorgerufen werden (beide Richtungen sind möglich).

Testen Sie das untere Sprunggelenk (Eversion und Inversion) in Dorsalextension des Fußes, um den Talus zu verriegeln. Dabei sollte ein Umfang von jeweils 20° bei der Eversion (bei älteren Menschen geringer) und der Inversion möglich sein. Dysbalancen in diesem Test gehen von der Peroneusgruppe oder vom M. tibialis posterior aus.

## ❼ Testsequenz der Fußmuskeln

Wie sich einzelne Muskeln auf Bewegungen im Sprunggelenk und damit auf den Fuß auswirken, zeigt folgende Übersicht (➤ Tab. 6.12).

**ÜBERSICHT**

**Praktische Reihenfolge bei der Muskeltestung**

*Als Basis für die Sprunggelenkdiagnostik und im Hinblick auf Engpässe im Peroneustunnel sind folgende Muskeln zu testen (› Abb. 6.98):*

- M. tibialis anterior (L4, L5, S1)
- M. tibialis posterior (L5, S1)
- M. peroneus tertius/M. extensor digitorum longus (L5–S1)
- M. peroneus longus und M. peroneus brevis (L4, L5, S1)

*Für die Behandlung von Achillodynien testen Sie (soweit möglich):*

- M. gastrocnemius (Caput mediale und Caput laterale)
- M. soleus

*Für Engpässe im Tarsaltunnel und an der S1-Wurzel kommen hinzu:*

- M. extensor hallucis longus (L5–S1)
- M. extensor hallucis brevis (L5–S1)
- M. flexor hallucis longus (L5–S2)
- M. flexor hallucis brevis (S1–S3)
- M. flexor digitorum longus (L5–S1)

**Tab. 6.12** Bewegungen im oberen und unteren Sprunggelenk und die ausführenden Muskeln

| Sprunggelenkbewegung | Ausführende Muskeln |
|---|---|
| Dorsalextension | M. tibialis anterior<br>M. peroneus tertius, M. extensor digitorum longus<br>M. extensor hallucis longus |
| Plantarflexion | M. peroneus (longus und brevis)<br>M. gastrocnemius, M. soleus<br>M. tibialis posterior<br>M. flexor digitorum longus<br>M. flexor hallucis longus |
| Inversion | M. tibialis posterior<br>M. tibialis anterior<br>M. extensor hallucis longus |
| Eversion | M. peroneus (longus, brevis, tertius)<br>M. extensor digitorum longus |

## ❽ Einflussfaktoren auf die Fußfunktion/Fußläsionen

### Inhibitionsmuster

Wie bereits erwähnt (➤ Kap. 6.8.3) können propriozeptive Störungen im Fußbereich zu funktionellen Inhibitionen sowohl der fußständigen als auch der Unterschenkel- und noch weiter proximal gelegenen Muskulatur führen. Diese Inhibitionsmuster sind nicht immer vorhersehbar, aber empirisch haben sich doch einige Zusammenhänge als relativ konstant erwiesen (➤ Tab. 6.13).

Nach einem Screening auf Fußfehlfunktionen mittels Shock Ab sorber-Test und entsprechender Korrektur der Gelenkfunktionen sollten neben den Sprunggelenkstabilisatoren und den fußständigen Muskeln (➤ Abb. 6.98) auch weiter proximal gelegene Muskeln (➤ Tab. 6.13) getestet werden. Wenn sich Hyporeaktionen finden, wird ihre Verbindung zu potenziell ursächlichen Dysfunktionen der Fußgelenke mittels Reibe-Challenge (Mechanorezeptoren-Stimulation) oder Magnet-TL geprüft. Bei einem positiven Befund heben beide die Hyporeaktion auf.

### Systemische Faktoren

Die funktionellen Verbindungen der Nebennieren zu Muskeln, die das Bein und den Fuß stabilisieren, führen zu entsprechenden Statikstörungen bei einer Nebennierendysfunktion/-insuffizienz. Darüber hinaus kann es durch die Nebennierendysfunktion auch zu einer allgemeinen Ligamentschwäche kommen (Blaich 1980), die sich negativ auf die Fußstatik auswirken bzw. belastungsabhängige Schmerzen auslösen kann.

Unter diesem Aspekt sind Sartorius und Gracilis sowie der Tibialis posterior zu testen. Findet sich eine entsprechende Dysfunktion dieser Muskeln, sollte anschließend eine Gesamtevaluation und Behandlung des hormonellen Systems erfolgen (Garten und Weiss 2007, Kap. 16).

Ein durch funktionelle Schwäche des Sartorius und Gracilis bedingtes Ilium posterius bewirkt tendenziell eine Innenrotation des Beines, die eine Abflachung des Längsgewölbes bei Schwäche des Tibialis posterior begünstigt.

## ❾ Shock-Absorber-Test

Es handelt sich um einen klassischen AK-Test, mit dem die normale Stoßdämpferfunktion der Fuß-/Sprunggelenke untersucht wird. Bei Blockierungen bzw. Subluxationen kommt es infolge von Inkongruenzen der Gelenkflächen zur Aktivierung von Nozizeptoren, wenn Stöße auftreffen. Diese Noziaktivität wird im Test durch Dysreaktion eines normoreaktiven Indikatormuskels (NIM) beantwortet. Die zuverlässigsten Indikatormuskeln sind ganz offensichtlich mit dem Sprunggelenk assoziierte Muskeln, da sie dort direkt auf die Noziaktivität reagieren können. Andere Muskeln sind ebenfalls geeignet, wobei der Psoas sich als ein sehr verlässlicher Indikatormuskel für Fußfehlfunktionen erwiesen hat.

Der Test lässt sich prinzipiell auch als Screening am Handgelenk verwenden.

### Ausführung

1. Um Ihren normoreaktiven Indikatormuskel (NIM) zu definieren, testen Sie die Mm. tibiales anterior und posterior, die Mm. peronei longus, brevis und tertius, den M. extensor digitorum longus sowie den Psoas. Die hyporeaktiven weisen bereits auf Dysfunktionen hin, während ein normoreaktiver als Indikatormuskel verwendet werden kann.
2. Beklopfen Sie die gesamte Plantarfläche des Fußes mit der Faust, ausgehend von der Ferse. Alternativ können Sie den Patienten hüpfen lassen (normal und mit Inversion der Füße).
3. Testen Sie anschließend direkt die vorher normoreaktiven Muskeln.
4. Wenn sie hyporeaktiv geworden sind, lässt das auf eine Fußgelenkdysfunktion schließen.
5. Suchen Sie dann nach erneutem Beklopfen des Fußes mittels Magnet-TL nach der Läsionsstelle. Die Magnet-TL dort hebt die Hyporeaktion (nach 2) auf. Vergleichen Sie dies mit Ihren Palpationsbefunden und führen Sie danach einen gezielten Challenge durch: Talus, Kalkaneus, Navikulare und Kuboid weisen am häufigsten eine Dysfunktion auf. Prüfen Sie die Barrieren, um den Knochen anschließend in die Barriere (Korrekturrichtung) hineinzudrücken. Daraufhin sollte der assoziierte hyporeaktive Muskel normoreaktiv werden. Wenn Sie aus der Barriere heraus drücken, wird ein NIM dysreaktiv.
6. Die Behandlungsrichtung entspricht der Challenge-Richtung, die zur Normoreaktion geführt hat (Non-Rebound). Manipulieren Sie die Fußknochen, evtl. mit Drop-Piece, und wiederholen Sie den Shock-Absorber-Test. Behandeln Sie so lange, bis alle Befunde negativ und die Fußmuskeln dauerhaft stark geworden sind, d. h. auch nach Sprüngen auf den „flachen Fuß“, ohne zu federn, die erhöhten Stress insbesondere für den Mittelfußbereich (Navikulare, Kuboid) bedeuten.

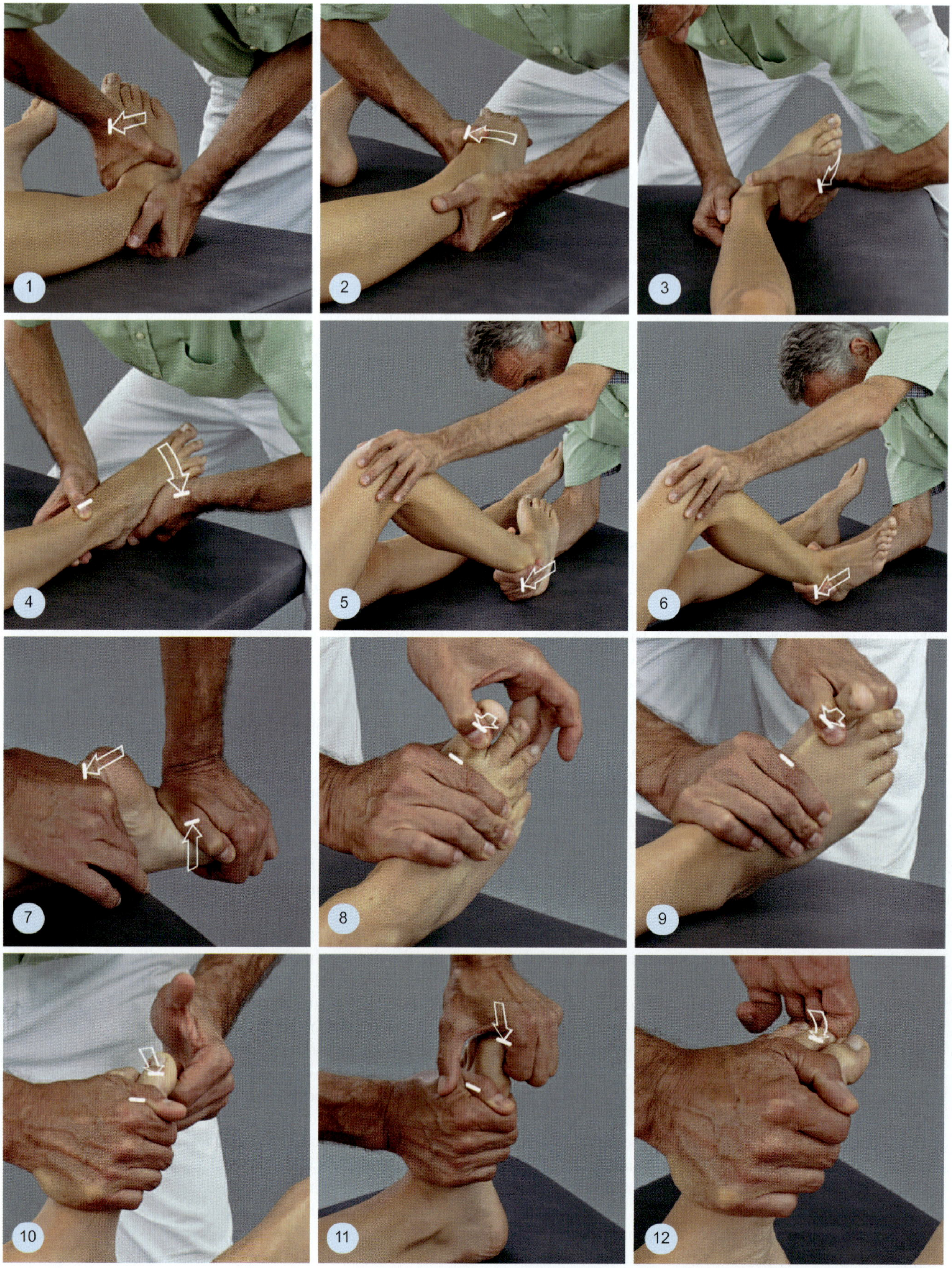
1
2
3
4
5
6
7
8
9
10
11
12

## 6.8.5 Korrektur einzelner Fußgelenkdysfunktionen

Die AK-Untersuchung ist einfach. Wenn Sie durch Palpation und mit TL den richtigen Fußknochen gefunden haben, hebt ein Challenge in Korrekturrichtung die Hemmung des dazugehörigen Muskels auf. Für die Korrektur muss der Vektor genutzt werden, der den Muskel am sichersten stärkt. Wird ein normoreaktiver Indikatormuskel für die Testung genutzt, muss entgegen der Challenge-Richtung, die ihn maximal inhibiert hat, behandelt werden.

Die Korrektur kann per Impulsmanipulation oder auch mit atemunterstützter Mobilisation erfolgen. Ob dies tatsächlich effektiver als eine einfache repetitive Mobilisation ist, lässt sich nicht eindeutig beantworten. Daher können Sie einfach während Inspiration korrigieren bzw. vorher testen, in welcher Atemphase die Normoreaktion nach Challenge bestehen bleibt.

Nach der Korrektur muss die Muskelfunktion auch nach Belastung (Gehen, Laufen, Hüpfen) normal bleiben. Wenn sich im Test erneut eine Dysreaktion zeigt, liegen meist noch andere Fußprobleme vor, die die Fußgelenkfehlfunktionen rezidivieren lassen (z. B. ein Knick-Senkfuß, ➤ Kap. 6.8.6).

**Tab. 6.13** Mit Fußgelenkläsionen assoziierte Muskelinhibitionen (in kaudokranialer Reihenfolge; nach Leaf (1995), wenn nicht anders vermerkt)

| Hyporeaktiver Muskel | Von Läsion betroffene Fußknochen/Gelenke |
|---|---|
| Flexor hallucis brevis | posteriorer Kalkaneus, lateraler Talus |
| Tibialis anterior | Navikulare; dorsales Os cuneiforme I (Francis 1998) |
| Tibialis posterior | Navikulare |
| Peroneusgruppe | laterales Kuboid, Metatarsale V; dorsales Os cuneiforme I (Francis 1998) |
| Gastrocnemius | posteriorer Kalkaneus |
| Adduktoren | mediales Navikulare; Kuboid (Francis 1998) |
| Psoas | medialer Talus, lateraler Talus (Francis 1998) |
| TFL | laterales Kuboid |
| Gluteus medius | laterales Kuboid (Francis 1998) |
| Supraspinatus | dorsales Os cuneiforme III (Francis 1998) |
| Extensoren (z. B. Nackenextensoren) | plantares Metatarsalköpfchen |
| Nackenflexoren | anteriore Tibia (Francis 1998) |

### Posteriorer Kalkaneus

Die häufigste Dysfunktion ist der nach posterior subluxierte Kalkaneus bei Knick-Senkfuß. Nehmen Sie in Bauchlage des Patienten den Talus zwischen Zeige- und Mittelfinger der einen Hand und den Kalkaneus in die Daumen-Zeigefinger-Gabel der anderen Hand. Mit einem schnellen Traktionsimpuls, der nach kaudal gerichtet ist, und mit einer anterioren Komponente am Kalkaneus erfolgt die Korrektur (➤ Abb. 6.99). Hierfür muss der Talus mit der anderen Hand stabilisiert werden.

### Lateraler Talus

Bei vermehrter Pronation im Subtalargelenk ist der Talus fast immer nach lateral verlagert. Dann sind häufig auch die Mm. tibiales anterior und posterior inhibiert. Zur Korrektur wird der Talus in die Richtung bewegt, die den zugehörigen Muskel beim Challenge am deutlichsten gestärkt hat. Die Griffanlage ist dieselbe wie für den posterioren Kalkaneus beschrieben. Bei der Traktion wird eine nach medial gerichtete Komponente am Talus angebracht.

### Abgesunkenes (plantares) Navikulare

Aufgrund seiner Keilform senkt sich das Os naviculare typischerweise bei einem zu schlaffen, beweglichen Fußlängsgewölbe ab.

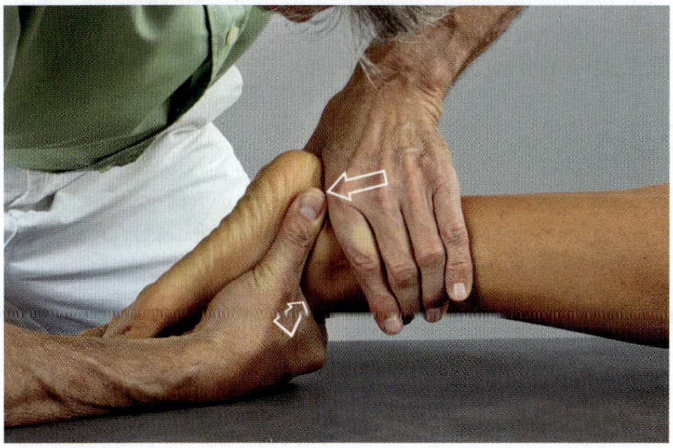

**Abb. 6.99** Korrektur eines lateralen Talus und posterioren Kalkaneus bei verstärkter Pronation

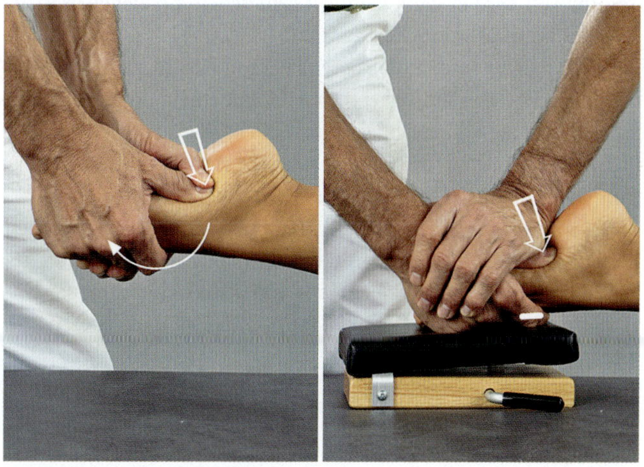

**Abb. 6.100** Manipulation eines abgesunkenen (plantaren) Os naviculare (mit „Peitschenschlag"-Impuls und Drop-Piece)

**Abb. 6.98** Praktische Reihenfolge der Testung von sprunggelenkübergreifenden Muskeln und relevanter intrinsischer Fußmuskeln: **1.** M. tibialis anterior, **2.** M. tibialis posterior, **3.** M. peroneus tertius, M. extensor digit. Longus, **4.** M. peroneus long. und brev., **5.** M. gastrocnemius, Caput mediale, **6.** M. gastrocnemius, Caput laterale, **7.** M. soleus, **8.** M. extensor hallucis longus, **9.** M. extensor hallucis brevis, **10.** M. flexor hallucis longus, **11.** M. flexor hallucis brevis, **12.** M. flexor digitorum longus

6

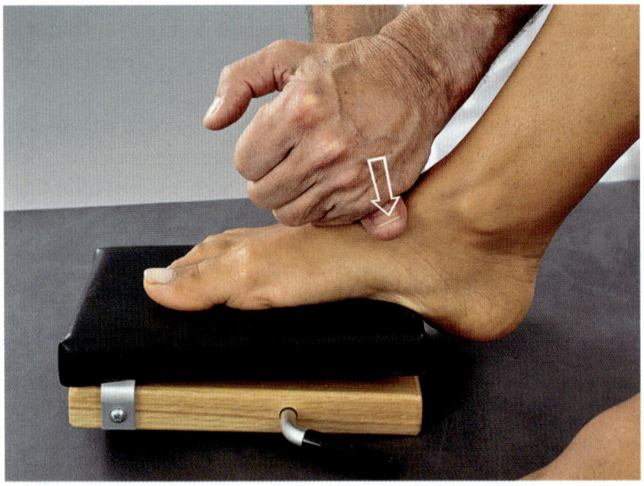

**Abb. 6.101** Korrektur eines dorsalen Navikulare (mit Drop-Piece)

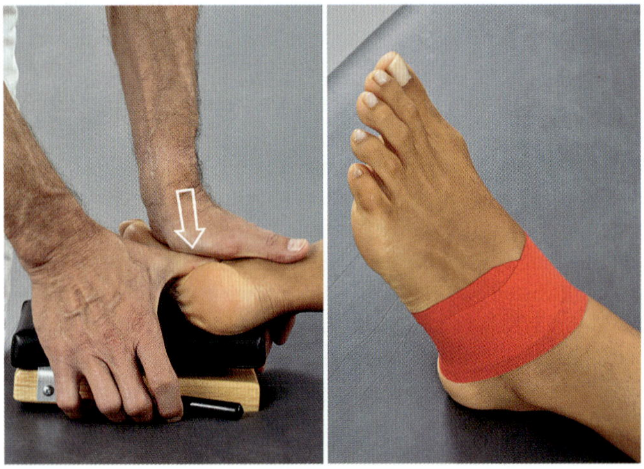

**Abb. 6.102** Korrektur eines lateralen Kuboids und stabilisierender Tapeverband

Dies ist häufig mit einer Inhibition des M. tibialis posterior assoziiert. Im Test wird er dann bei nicht gehaltenem Challenge in Richtung des Fußrückens wieder stark.

Die Korrektur kann mobilisierend oder in Bauchlage per Impulsmanipulation erfolgen. Dabei setzen Sie mit einem doppelten Daumenkontakt am Os naviculare einen „Peitschenschlag"-Impuls in Richtung Fußrücken (➤ Abb. 6.100). Sehr viel einfacher und effektiver ist eine Manipulation mit Drop-Piece.

Als Alternative bietet sich die Manipulation in Rückenlage an: Dabei werden Unterschenkel und Fuß in volle Außenrotation gebracht und der Talus mit einer Hand von dorsal fixiert, um das Navikulare mit der anderen von plantar nach dorsal mobilisieren und manipulieren zu können.

### Dorsales Navikulare

Diese Dysfunktion kommt seltener vor als die vorgenannte, muss aber durchaus bei Hyporeaktion des Tibialis anterior oder des Tibialis posterior in Betracht gezogen werden. Bei nicht gehaltenem Challenge in plantarer Richtung tritt dann eine Normoreaktion des Testmuskels ein. Erneut stellt eine Korrektur mit Drop-Piece die einfachste Lösung dar (➤ Abb. 6.101).

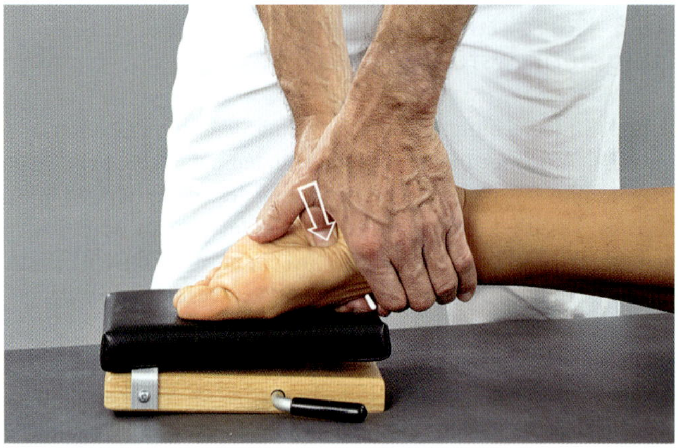

**Abb. 6.103** Korrektur des Os cuneiforme II in dorsaler Richtung

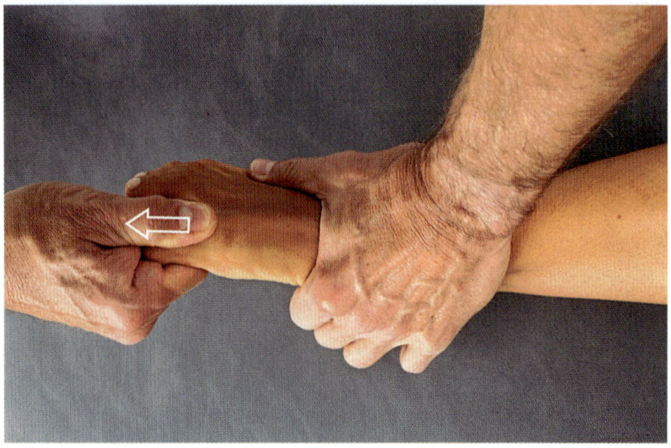

**Abb. 6.104** Traktionsmanipulation am Metatarsale I und Großzehengrundgelenk

### Laterales Kuboid

Die Manipulation dieser Dysfunktion bereitet meist keine technischen Schwierigkeiten, da die Strukturen relativ mobil sind. Aus diesem Grund muss in vielen Fällen eher noch ein Tapeverband nach der Manipulation angebracht werden, am besten ein elastisches Kinesiotape (➤ Abb. 6.102). Ob die Korrektur hält oder nicht, lässt sich wie immer bei Belastung (z. B. Springen) feststellen.

### Ossa cuneiformia

Ihre Läsionen treten meist in dorso-plantarer oder umgekehrter Richtung auf. Die Korrektur ist hier am Beispiel des Os cuneiforme II gezeigt (➤ Abb. 6.103).

### Metatarsalia und Zehen

Ihre Läsionen werden fast immer in proximal-distaler Richtung des jeweiligen Strahls korrigiert (➤ Abb. 6.104).

**ZUSAMMENFASSUNG**

**Allgemeines Vorgehen (Tests und Korrekturen)**

1. Testen Sie die Fußmuskeln und alle proximalen Muskeln, die durch Fußläsionen beeinflusst werden können:
   Tibialis anterior, Tibialis posterior, Peroneus longus, Peroneus brevis, Pero-

neus tertius,
Extensor digitorum longus, Flexor hallucis (longus und brevis), Extensor hallucis (longus und brevis), Triceps surae;
zusätzlich Psoas, Tensor fasciae latae (TFL), Adduktoren und Gluteus medius.
2. Bei hyporeaktiven Muskeln wird – per Magnet-TL und/oder Reiben an Gelenken, Ligamenten, Muskeln – die Ursache primär am Fuß und sekundär an proximaleren Gelenken (Fibulaköpfchen) gesucht und korrigiert. Weniger bedeutsam sind die 7-FVSS.
3. Als Kontrolle dient der Shock-Absorber-Test bzw. Hüpfen des Patienten. Direkt danach lassen sich normoreaktive Muskeln wie der Tibialis anterior, der Tibialis posterior oder die Peroneusgruppe sowie der Psoas als Indikatormuskeln verwenden.
4. Wenn der Indikatormuskel hyporeaktiv wird, mit einem spezifischen, nicht gehaltenen Challenge an den Fußknochen nach der Ursache suchen.
5. Fußknochen nachkorrigieren, dabei kann die Anwendung von Interlink-Techniken für Ligamente, Knochen und Muskeln in korrespondierenden Regionen der kontralateralen Hand hilfreich sein.
6. Wenn sich nach erneutem Hüpfen zeigt, dass die Korrekturen immer noch nicht nachhaltig sind: sind: propriozeptive Einlegesohlen anfertigen; nur im Notfall stützende Einlagen verordnen.

### 6.8.6 Knick-Senkfuß

In der AK-Literatur (z. B. Walther 2000) wird auch von „verstärkter Fußpronation" gesprochen. Eine normal einsetzende Fußpronation ist beim Gehen unbedingt erforderlich. Beim Aufsetzen der Ferse befindet sich das untere Sprunggelenk in Supinationsstellung und die Tibia in leichter Außenrotation. Mit Absenken des Fußes beginnt die Pronation im unteren Sprunggelenk, die Tibia ist dabei leicht nach innen rotiert. So wirkt die Pronation als Stoßdämpfer. In der Phase des vollen Fußkontakts sind die Mm. tibiales anterior und posterior aktiv an der Stabilisierung des medialen Längsgewölbes beteiligt. Durch die zahlreichen Gelenkverbindungen kann sich der Fuß gut an Bodenunebenheiten anpassen. Bänder, Kapseln und Muskeln federn den Druck auf die Füße ab (wie Stoßdämpfer). Bei weiterer Pronation des Fußes dreht sich auch der Talus noch mehr einwärts und die Tibia folgt dieser Innenrotation. Nach einem Viertel der Standphase sollte sich der Fuß wieder aus der Pronation herausbewegen. Die muskuläre Fixierung ihres Mittelfußstrahls macht die Großzehe dann zu einem festen Hebel für die beginnende Abstemmphase (➤ Kap. 6.8.4 „Ganganalyse").

Für diese Gangphase ist eine normale Pronation nötig. Eine verstärkte Pronation oder fehlende Wiederaufrichtung in die Supination würde den normalen Ablauf beträchtlich stören. So kann ein Senk- oder Plattfuß die Stoßdämpfungsfunktion so stark beeinträchtigen, dass Störungen im Mittelfuß, Rückfuß, Tibia , Kniebereich und noch höher gelegenen Regionen die Folge sind. Auch eine Übersupination, z. B. durch Einlagen, kann Störungen verursachen. Denn eine übermäßige Supination verhindert die physiologische Innenrotation der Tibia in der Auftrittsphase.

#### ❶ Ätiologie

Viele Faktoren können zu Senkfüßen führen. Eine angeborene Fehlstellung einzelner Fußgelenke kann ebenso die Ursache sein wie eine gestörte Funktion einzelner Bänder, Faszien und Muskeln. Dabei kann es sich um eine einzelne Ursache handeln oder um multifaktorielle Komplexe. Initial ist aber meist nur ein Faktor vorhanden, zu dem im weiteren Verlauf noch andere Faktoren hinzukommen.

Wenn eine normale Architektur der Fußknochen vorliegt und die Fußbänder intakt sind, bleibt die Gewölbekonstruktion eines muskulär gelähmten Fußes auch unter statischer Belastung erhalten.

Die Muskeln spielen dennoch eine große Rolle für die dynamischen Spannungsverhältnisse der Fußgewölbe. Sie schützen die Bänder, deren Funktion es ist, die Knochen in der richtigen Position zu halten. Ohne diese Unterstützung durch die Muskeln würden die Bänder bei einsetzender dynamischer Belastung durch das Körpergewicht passiv überdehnt und geschädigt. Selbst wenn die Muskeln nach einer Belastung (z. B. temporärer Lähmung) ihre normale Kraft wiedererlangen, schaffen sie es nun wegen der gestörten Bänderfunktion nicht mehr, die Fußgewölbe aufzurichten.

Bei normalen Fußgewölben zeigt eine EMG-Ableitung in statischer Standposition keine gesteigerte Aktivität der extrinsischen und intrinsischen Fußmuskeln gegenüber Ruhebedingungen. Durch abgesenkte Fußgewölbe wird die Aktivität dieser Muskeln in der Standposition jedoch extrem gesteigert, um dieser Fehlform entgegen zu wirken.

Bei einem Senkfuß findet sich oft auch ein verkürzter M. triceps surae, der den Kalkaneus über die Achillessehne nach dorsal zieht. Das erfordert dann eine Kompensation über den Fuß in der mittleren Standphase. Die Dorsalextension im oberen Sprunggelenk sollte mindestens 10° betragen. Bei der üblichen Prüfung werden diese 10° fast immer erreicht, weil sich meist kleinere Fußgelenke mitbewegen. Für eine isolierte Bewegungsprüfung des oberen Sprunggelenks muss der Rückfuß zwischen Daumen und Fingern einer Hand gehalten und der Talushals mit der anderen Hand fixiert werden, um dann passiv die Dorsal- und Plantarflexion direkt zwischen Talus und Tibia zu prüfen. Dabei zeigt sich oft ein erstaunlich geringes Bewegungsausmaß. Operative Achillessehnenverlängerungen haben sich als Therapieoption nicht bewährt, während AK-Methoden wie Fascial-Release-, Stretch-and-Spray-Techniken und postisometrische Relaxation bei der Dehnbehandlung sehr hilfreich sein können.

#### ❷ Untersuchung

##### Inspektion und Palpation

Das bereits erwähnte Helbing-Zeichen (Valgusabweichung der Kalkaneus-Längsachse) weist auf einen Knickfuß hin.

Bei Senkfüßen, Knick-Senk- und Knick-Senk-Spreizfüßen (im Extremfall wird „Senk-" durch „Platt-" ersetzt) ist die vermehrte subtalare Pronation leicht erkennbar. Interessant ist, dass auch Hohlfüße mit sehr hohem Spann und möglicher Spreizfußkomponente eine verstärkte subtalare Pronation haben können. In dem Fall ist die Plantarfaszie bei der Palpation im Stand tastempfindlich. Ihre Schmerzempfindlichkeit verringert sich aber, wenn das Bein in leichte Außenrotation gebracht und somit der Fußaußenrand belastet wird.

Bei länger anhaltender oder chronischer Überlastung ist die Plantarfaszie ebenfalls sehr tastempfindlich. Wenn das trotz Überlastungsanamnese nicht der Fall ist, hat sich die Plantarfaszie zu

6

Lasten des Fußlängsgewölbes über einen längeren Zeitraum langsam gedehnt und an den Gangablauf adaptiert.

Gerade bei vermehrter Pronation im unteren Sprunggelenk ist die Beurteilung der Schuhe (➤ Kap. 6.8.2) aufschlussreich. Die Schuhsohle wird hinten außen an der Ferse besonders stark abgelaufen sein; meist hat sich der Schuh auch noch mehr nach medial ausgeweitet.

Mit einer verstärkten Pronation des unteren Sprunggelenks geht immer eine vermehrte Innenrotation des Talus einher. Dass Fibula und Tibia der Talusinnenrotation folgen, lässt sich gut an einer Medialverlagerung der Patella im Stehen („Patella-Schielen" beim Betrachten von anterior) erkennen.

Die Innenrotation des Femurs bewirkt zudem eine Anteriorisierungstendenz des Iliums, die, wenn sie beidseitig ist, zu einer Beckenkippung nach ventral mit entsprechender Kompression(sbelastung) der lumbalen Facetten führt.

### Shock-Absorber-Test

Dieser Test bietet sich auch hier als Screening an (➤ Kap. 6.8.4). Wirksamer als das manuelle Beklopfen ist es aber, den Patienten mehrfach hüpfen zu lassen (mit invertierten und evertierten Füßen) und sofort danach die Fußmuskeln oder den Psoas zu testen.

### Muskelinhibition bei Belastung

Durch eine verstärkte Fußpronation werden auch andere Muskeln beim Gehen bzw. kurz nach dem Gehen inhibiert. Diese Reaktion lässt sich als Challenge nutzen. Wenn im Sitzen z. B. posturale Muskeln wie die Nackenextensoren oder der (obere/mittlere) Trapezius normoreaktiv reagieren, werden diese Muskeln im Test nach wenigen Schritten inhibiert sein. Differenzialdiagnostisch müssen auch primäre Beckendysfunktionen sowie Störungen der Knie- bzw. Hüftgelenke in Betracht gezogen werden. Wenn die beim Stehen oder Gehen aufgetretene Muskelinhibition durch eine leichte Außenrotation der Beine mit Gewichtsverlagerung auf den Fußaußenrand (aktives Anheben des Fußinnenrands) aufgehoben wird, bestätigt das eine verstärkte Pronation als Ursache.

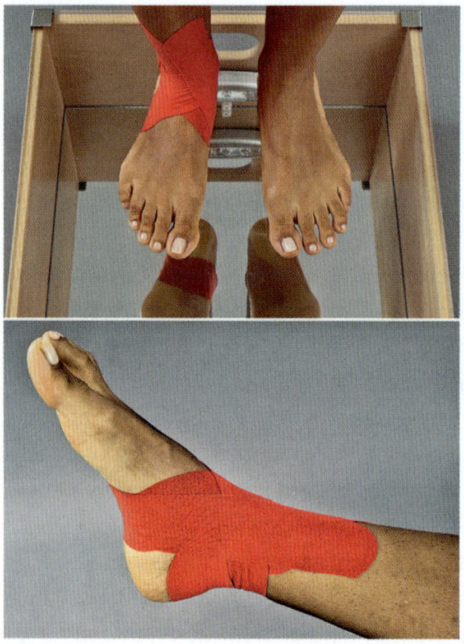

**Abb. 6.105** Tapeverband zur Kompensation einer verstärkten Fußpronation

Es gibt Situationen, in denen sich nach dem Gehen eine Muskelinhibition von speziellen Regionen (z. B. der Schulter der Gegenseite) zeigt. Hier kann die Inhibition durch eine Unterstützung des Fußgewölbes wieder aufgehoben werden. Zur Differenzialdiagnostik bietet sich ein Tapeverband (3–5 cm breit) an, der in einer Achtertour um das untere Sprunggelenk gelegt wird (➤ Abb. 6.105). Nach dem Gehen mit einem stützenden Verband sind die inhibierten Muskeln (z. B. der betroffenen Schulter, wenn eine entsprechende Verbindung besteht) im Test normoreaktiv. Dasselbe gilt für individuell angepasste propriozeptive Sohlen: Die Muskelinhibition beim Gehen sollte mit diesen Sohlen aufgehoben werden.

## ❸ Behandlung

Bei der Behandlung müssen drei spezifische Komplexe – Muskelfunktion, Subluxation und Unterstützung des Fußgewölbes – berücksichtigt werden.

Suchen Sie per TL oder besser noch Magnet-TL bzw. Reibe-Challenge nach der ursächlichen Region für eine Muskelinhibition, um sie dann entsprechend den allgemeinen Prinzipien mit IRT, Propriozeptorentechniken, 7-FVSS, Ligament- und Muskel-Interlink-Techniken zu behandeln.

Besonderes Augenmerk gilt dem M. tibialis posterior, der mit seinem dorsalen Ursprung an Tibia und Fibula die Malleolengabel während der Plantarflexion zusammenhält und damit zur Stabilität des oberen Sprunggelenks während der Plantarflexion beiträgt.

### Triceps surae

Ergibt die oben beschriebene Dorsalextensionsprüfung ein Bewegungsausmaß unter 10°, muss der Triceps surae entsprechend gedehnt werden.

Besser als die bekannte Triceps-surae-Dehnübung sind Übungen mit postisometrischer Relaxation geeignet. Der Patient steht etwa in Armlängenabstand vor einer Wand und stützt sich mit den Händen in Schulterhöhe an ihr ab. Das vordere Bein steht in Schrittposition näher zur Wand, das hintere Bein ist leicht innenrotiert. Mit einer langsamen Liegestützbewegung gegen die Wand dehnt der Patient den Wadenmuskel auf seine maximale momentane Länge. Dann hebt er die Ferse des hinteren Beines mit minimaler Kraft gerade eben vom Boden ab und hält die Position 10 Sekunden lang. Anschließend beugt er das Knie des vorderen Beines bei beibehaltener Streckung des hinteren Beines während ca. 10 Sekunden noch etwas stärker, bis die neue Länge des Triceps surae voll ausgeschöpft ist (Garten 2012, Kap. 11, Abb. 11.67).

Manchmal ist eine Rolfing-artige harte Massage bzw. myofasziale Behandlung nach Typaldos (2002) im Faserverlauf notwendig, auch wenn dies extrem schmerzhaft sein kann.

### Fußgelenkdysfunktionen

Für die Behandlung von Subluxationen ist eine genaue Kenntnis der Fußanatomie erforderlich. Assoziierte Muskelinhibitionen, Palpation, TL und Challenges an den Fußknochen führen direkt zu den gestörten Gelenken. Da einige Fußknochen nicht sonderlich groß sind, kann ein Aktivator (➤ Abb. 2.74) zum Challenge und zur Behandlung verwendet werden. Auch ein Thuli®-Drop-Piece ist gut geeignet (➤ Abb. 6.100). Durch den Challenge kann der optimale Therapievektor gefunden werden.

Typische Läsionen der Fußknochen sind lateraler Talus, posteriorer Kalkaneus (➤ Abb. 6.99) und plantares Navikulare (➤ Abb. 6.100).

#### Passende Schuhe

Das (Senk-)Fußgewölbe kann durch Schuhe oder Einlagen korrigiert werden. Viele Schuhe, speziell für Frauen, verursachen aber eher Fußprobleme. Gutes Schuhwerk sollte robust, ohne höhere Absätze, und vorzugsweise zum Schnüren sein. Es muss die Ferse gut umschließen, darf aber nicht scheuern. Der Steg zwischen Absatz und Vorfuß (sog. „Schuhgelenk") sollte stabil und biegsam sein, um Bewegungen in der Längsachse des Schuhs zuzulassen. Im vorderen Sohlenbereich sorgt eine Anhebung der Schuhspitze (Spitzensprengung) um mindestens 5 mm dafür, dass der Hauptkontaktpunkt zum Boden direkt unter den Mittelfußköpfchen liegt. Diese Spitzensprengung muss umso höher sein, je höher der Absatz ist. Testen Sie bei einem neuen Schuh mit federndem Druck auf die Schuhspitze, ob sich der Absatz nur abhebt und wieder auf dem Ausgangspunkt landet; der Schuh darf sich dabei nicht im Kreis drehen. Auch zu enge Schuhe, die den Mittelfuß zusammenquetschen, können zu muskulären Problemen (➤ Kap. 6.8.3) und zu Nervenirritationen (Morton-Neuralgie) führen. Bei sehr stark abgesenkten Füßen ist oft eine Versorgung mit Einlagen oder propriozeptiven Sohlen erforderlich (➤ Kap. 6.8.11).

## 6.8.7 Funktioneller Hallux limitus

### ❶ Einleitung

Die Arbeitsgruppe um Dananberg (Dananberg 1986, 1993; Van Gheluwe, Dananberg et al. 2006) hat eine funktionelle Einschränkung der Dorsalextension der Großzehe und deren Folgestörungen beschrieben. Diese Beobachtungen sind so beeindruckend, dass sie hier in komprimierter Form wiedergegeben werden.

Die Einschränkung betrifft die Dorsalextension der Großzehe beim Abrollen des Fußes (Schritt nach vorn). Dieser Zustand wird oft nicht erkannt, weil das Großzehengrundgelenk bei der Untersuchung ohne Belastung (wie es meist der Fall ist) keine Bewegungseinschränkung aufweist. Um die nur unter Belastung auftretende Restriktion von der strukturellen Störung eines (artikulär fixierten) Hallux rigidus abzugrenzen, wird sie als „funktioneller Hallux limitus" bezeichnet.

Bei einem funktionellen Hallux limitus und normalem Großzehengrundgelenk entsteht dorsal auf dem Schuh eine für den Abrollvorgang typische Ausgleichsfalte. EMG-Untersuchungen haben gezeigt, dass bei einem funktionellen Hallux limitus die Dorsalextension verspätet einsetzt. Schon eine für das bloße Auge unsichtbare Verzögerung von 100 Millisekunden kann zu Störungen an anderen Stellen im Körper führen. Die Auswirkungen sind kaum vorhersehbar, betreffen aber selten direkt den Fuß. Um das zu verstehen, muss man sich nochmals mit dem Gangzyklus beschäftigen (➤ Kap. 6.8.4).

Bevor es in der terminalen Standphase zum Abdrücken vom Boden kommt, muss die Großzehe passiv zur maximalen Dorsalextension gebracht werden. Wenn die Großzehenflexoren aber nicht zeitlich korrekt inhibiert werden, führt das zum Bild des funktionellen Hallux limitus, mithin zu einer Unterbrechung des harmonischen Gangbilds bei jedem Schritt.

Das Großzehengrundgelenk erfüllt zwei Bewegungsfunktionen: Während eine reine Scharnierbewegung eine Dorsalextension von 20° ermöglicht, erhöht sich durch eine Gleitbewegung von 50° der Gesamtumfang der Dorsalextension auf 65–70°. Dieses Bewegungsausmaß gewährleistet den Bodenkontakt des Fußes bis zum Ende der Standbeinphase und das Anheben der Ferse. Stabilisierende Mechanismen sind die Anspannung des Triceps surae und des Tibialis posterior, in geringerem Maße der Peroneus longus und brevis, der Plantarmuskulatur und der Plantaraponeurose sowie die Außenrotation des Unterschenkels. Besonders die Spannung der Plantarmuskulatur und -faszie ist beim funktionellen Hallux limitus gestört, was zu einer Störung der flüssigen Vorwärtsbewegung über das Standbein führt.

### ❷ Normaler Gangzyklus

#### Fußstabilisierung

Dananberg (1986) beschrieb drei Mechanismen der Fußstabilisierung während der Gangphasen:

1. Verriegelung zwischen Kalkaneus und Kuboid durch Anspannung der Plantaraponeurose
2. Stabilisierung durch die Gewölbekonstruktion des Fußes
3. Stabilisierung durch die Dorsalextension aller Zehen, die eine weitere Anspannung der Plantaraponeurose bewirkt

Diese Mechanismen sind unabhängig von der Muskelfunktion und werden als „Autosupport" des Fußes bezeichnet.

#### Bewegungsablauf

Mit dem Fersenauftritt bewegt sich das untere Sprunggelenk in eine Pronationsposition, um den Stoß zu absorbieren, dabei dreht sich das Bein in eine Innenrotation. Ist die Belastung von der Ferse nach anterior gewandert, kehrt der Fuß in die Supinationsstellung zurück, was eine Außenrotation des Beines bewirkt. Gleichzeitig spannt sich die Plantaraponeurose an und verriegelt den Kalkaneus gegen das Kuboid; das verhindert ein Absinken des Längsgewölbes. Der Bodenkontakt(druck) verlagert sich von der Basis des 5. Mittelfußknochens zum 2. und 1. Zehengrundgelenk. So verändert sich die Belastung in Form eines natürlichen Schutzbogens für die Fußgewölbe, sodass die stabile Statik der Gewölbekonstruktion wirksam werden kann. Das Abheben der Ferse führt zu einer passiven Dorsalextension aller Zehen, somit zu einer weiteren Anspannung der Plantaraponeurose. Dadurch wird der Kalkaneus noch weiter in Richtung der Zehen gezogen, das mediale Längsgewölbe weiter aufgerichtet, der Rückfuß noch weiter gegen den Unterschenkel außenrotiert, während der Unterschenkel dieser Drehung synchron folgt. Einige Faserzüge der Plantaraponeurose strahlen in die Haut der Zehenballen ein. In der Endphase des Gangzyklus, wenn die ganze Last des Körpers auf den Mittelfußköpfchen (besonders auf dem ersten) liegt, spannen und verfestigen diese Züge die Haut und schützen sie so vor Verletzungen.

### Kompensationen bei funktionellem Hallux limitus

Wie oben beschrieben, führt ein funktioneller Hallux limitus zu einer Störung des flüssigen Gangbilds, die immer den schwächsten Punkt der Bewegungskette betrifft.

Wenn sich der Körperschwerpunkt nach vorn verlagert, wird die Ferse vom Boden abgehoben. Verzögert sich die Dorsalextension der Großzehe, werden die benachbarten Metatarsophalangealgelenke in die Bewegung einbezogen. Das verstärkt die Pronation. Im Laufe der Zeit kommt es durch eine strukturelle Veränderung der Fußknochen entsprechend dem Wolff-Gesetz dazu, dass der Fuß instabiler wird und die Pronation weiter zunimmt.

Wenn sich die Bewegungseinschränkung der Großzehe recht schnell entwickelt, wird der Fuß einfach ohne Dorsalextension senkrecht angehoben. Das verursacht den schlurfenden, langsamen Gang, der sich oft bei älteren Menschen beobachten lässt.

Eine weitere Kompensationsmöglichkeit für den Hallux limitus besteht darin, dass der Fußaußenrand bis zur Mitte des 5. Mittelfußknochens länger belastet bleibt. Zusätzlich kann die Abstemmphase nicht unter dem Großzehengrundgelenk, sondern unter dem 3. oder 2. Mittelfußköpfchen beginnen. Deshalb verdickt sich dort dann auch die Hornhaut.

Der Fuß kann mehr in Innen- oder in Außenrotation abrollen. So wird die Plantaraponeurose nicht optimal vorgespannt. Da das Anheben der Ferse aber einen kurzen heftigen Zug an der Plantaraponeurose auslöst, kann ihr Ansatzbereich am Kalkaneus traumatisiert werden, Entzündung (Fasciitis plantaris) und Fersenspornbildung sind oft die Folge. An der Schuhsohle zeigt sich im Mittelfußbereich eine typische, lateral verstärkte Abnutzungszone. Auch die fehlende Vorspannung der Plantaraponeurose bei eingeschränkter Dorsalextension der Zehen kann die Entwicklung einer Faszienentzündung und eines Fersensporns begünstigen.

Praktisch jeder Schmerz im Bewegungssystem kann von einem funktionellen Hallux limitus ausgehen. Das beruht auf Tausenden von Mikrotraumen, die jeden Tag in der kompensierenden Region auftreten (6.000–10.000 Schritte pro Tag). Dabei handelt es sich fast immer um dieselbe Region, in der die betroffenen Gelenke entzündet, geschwollen und eingesteift sind. Walther (2000) hat die normale Bewegung gegen Ende der Standbeinphase den Kompensationsmöglichkeiten in einzelnen Körperregionen gegenübergestellt (➤ Tab. 6.14).

**Tab. 6.14** Kompensationen für die normalen Fußbewegungen beim Gehen

| Gelenk | normale Bewegung | Kompensation |
|---|---|---|
| Mittelfußgelenke | Supination | Pronation |
| oberes Sprunggelenk | Plantarflexion | Pronation |
| Kniegelenk | Extension | Flexion |
| Hüftgelenk | Extension | Flexion |
| Lendenwirbelsäule | Lordosierung | Kyphosierung |
| Halswirbelsäule | Lordosierung | Kyphosierung |

## ❸ Symptome

Oft wird ein funktioneller Hallux limitus übersehen, weil die anfänglichen Symptome nur selten direkt den Fuß betreffen. Erst wenn die Störung länger besteht, kommt es zu Symptomen, die eher der verstärkten Fußpronation infolge eines funktionellen Hallux limitus zuzuordnen sind. In vielen Fällen zeigt sich kein gestörtes Gangbild.

Mögliche Symptome bei einem funktionellen Hallux limitus sind Unterschenkel-, Knie-, Oberschenkelschmerzen, Ischiasschmerzen, Lumbalschmerzen, chronische Kopfschmerzen, Nackenschmerzen, Kiefergelenk- und Ellenbogengelenkschmerzen oder therapieresistente segmentale Wirbelsäulendysfunktionen. In diesen Fällen führt eine lokale Therapie immer nur zu einer kurzzeitigen Schmerzlinderung, denn solange das Fußproblem nicht beseitigt wird, kann sich kein dauerhafter Therapieerfolg einstellen.

## ❹ Untersuchung

Bei einem funktionellen Hallux limitus kann die Großzehe unter Belastung in einer neutralen Standposition passiv nur minimal nach dorsal bewegt werden, während sich ohne Belastung (Anheben des Fußes reicht schon aus) eine normale passive Beweglichkeit im Großzehengrundgelenk zeigt.

Bereits in Rückenlage lässt sich die Belastungssituation simulieren, wenn mit dem Daumen unter den Großzehenballen gedrückt und mit der anderen Hand das passive Bewegungsausmaß nachgetestet wird. Ist bereits in dieser Untersuchungsposition ein größerer Widerstand bei der Dorsalextension spürbar oder die Beweglichkeit eingeschränkt, wird der unten beschriebene Test im Stehen höchstwahrscheinlich positiv sein.

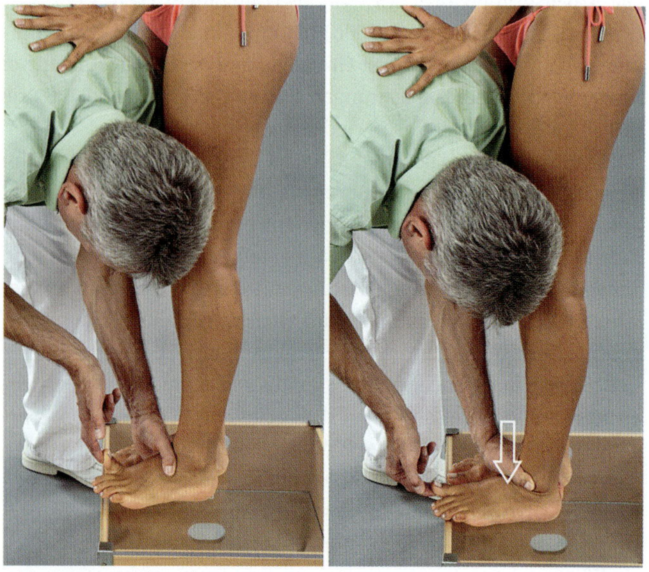

**Abb. 6.106** Prüfung der passiven Dorsalextension der Großzehe: ohne Belastung des Fußes (links) und unter Belastung (rechts)

Um die passive Dorsalextension unter Belastung gut testen zu können, sollte der Patient auf einer ca. 2 cm hohen Platte (40 × 40 cm, aus dem Baumarkt) oder auf einem Podoskop-Kasten (➤ Abb. 6.112) stehen. In neutraler Fußposition ragt die Großzehe dabei vorn über die Kante, während sich Groß- und Kleinzehenballen ganz auf der Platte befinden (➤ Abb. 6.106). Ist in dieser Position keine Einschränkung der Dorsalextension der Großzehe erkennbar, kann der Patient zur Verstärkung des Drucks das nicht untersuchte Bein anheben. Um im Einbeinstand nicht umzufallen, muss er sich an der Wand abstützen können oder vom Therapeuten gesichert werden. Jede Einschränkung der Dorsalextension, besonders auch im Seitenvergleich – bei freier Beweglichkeit der Großzehe ohne Belastung – ist beweisend für einen funktionellen Hallux limitus.

Die Großzehenstrecker (Extensor hallucis longus, Extensor hallucis brevis) sind fast immer funktionell inhibiert, sodass die Zehenflexoren zu verstärkter Kontraktion neigen und im Bewegungsablauf nicht korrekt inhibiert werden können. Dementsprechend muss es Ziel der Therapie sein, die Funktion der Großzehenextensoren zu normalisieren.

## ❺ Therapie

Für die Therapie ist eine exakte Testung der einzelnen Fußmuskeln erforderlich. Zusätzlich zu den Großzehenextensoren können auch (müssen aber nicht) andere Zehenstrecker im Test funktionell schwach sein. Meist sind Propriozeptorentechniken angezeigt. Jede Subluxation, die sich findet, ist mit zu behandeln, da sie das therapeutische Ergebnis wieder beeinträchtigen könnte. Subluxationen der Fußknochen stellen aber, wie oben erwähnt, auch eine eigenständige Störungsgruppe dar.

### Muskeltechniken

Die positive TL über den Ursprungs- und Ansatzpunkten der Extensoren führt schnell zu den Punkten, die therapiert werden müssen. Das betrifft oft den Ursprung des Extensor hallucis longus im mittleren vorderen Abschnitt der Fibula. Eine funktionelle Extensorenschwäche kann auch nach wiederholter Muskelkontraktion auftreten. Hier können Techniken wie die RMAPI sowie aerobe oder anaerobe Muskelfunktionstests (Garten 2012, Kap. 10.3.4) erforderlich sein. Natürlich können auch in den Zehenflexoren myofasziale Verklebungen oder Strain-Counterstrain-Muster vorliegen. Nach der strukturellen Therapie erweist sich eine Supplementierung mit Nährstoffen (Vitamin $B_{12}$, Weizenkeimöl, Glycin) zuweilen als hilfreich. Sie müssen die Wirkung dieser Substanzen aber vor der manuellen Therapie testen, denn sie muss vom dysreaktiven Muskel ausgehend getestet werden.

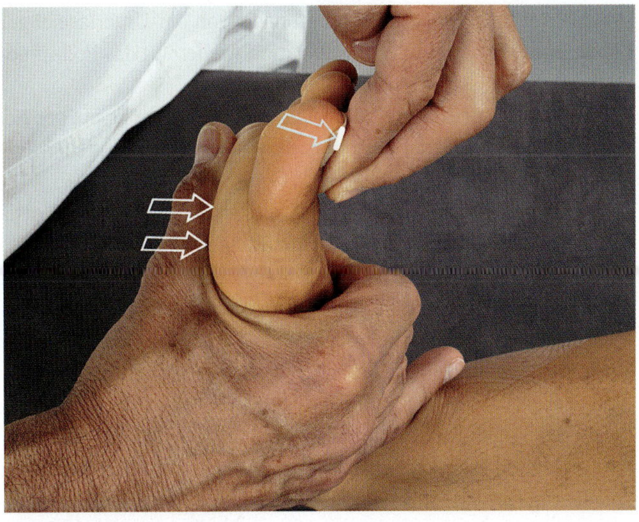

**Abb. 6.107** Testung der aktiven Dorsalextensionsfunktion der Großzehe bei simulierter Belastung in Rückenlage

### N. peroneus-profundus-Kompression

Eine Schwäche der Zehenextensoren kann auch durch Kompression des N. peroneus profundus ausgelöst werden. Bevor er in die Tibialis-anterior-Loge eintritt, windet er sich dorsolateral um die Fibula. So kann es bei einer Subluxation der Fibula (nach kranial und posterior) zur Dehnung und Kompression dieses Nervs kommen (➤ Kap. 6.9.11).

Testen Sie nach gehaltenem Druck auf das Fibulaköpfchen (nach ventral und distal) die Großzehenextensoren. Wenn sie jetzt stark sind, muss die Fibula in Challenge-Richtung manipuliert werden. Auch die Funktion des M. popliteus muss untersucht und wenn nötig normalisiert werden (➤ Kap. 6.7.6 und ➤ Kap. 6.7.10).

Wenn die Befunde beim Gehen rezidivieren und es zu wiederholter Kompression des N. peroneus profundus kommt, kann ca. 5 cm unter dem Fibulaköpfchen eine Bandage bzw. ein Kinesiotape angelegt werden. Die ca. 8 cm breite Bandage aus elastischem Material (Gummigewebe oder Neopren) kann wie ein Strumpfteil gefertigt sein oder durch Klettverschluss eine variable Anpassung der Druckstärke ermöglichen. Dabei ist jedoch das Risiko einer Stauung im Unterschenkel zu berücksichtigen.

### Akupunktur

Der Punkt Le 2 liegt zwischen dem ersten (Großzehengrundgelenk) und dem zweiten Metatarsophalangealgelenk, während sich Le 3 am Fußrücken in der Lücke distal der Basis der Metatarsalia I und II befindet. Goodheart empfahl eine Stimulation von Le 3 (mit Akupunktur, Akupressur, Laser oder anderen Methoden). Dieser Punkt sollte wie immer als Region aufgefasst und probestimuliert werden, um die wirksamste Stelle zu finden.

### Rib-Pump-Technik

Im vorderen Bereich der vierten und fünften Rippe gibt es oft schmerzhafte Areale, die mittels Rib-Pump-Technik (Garten 2012, Kap. 10.3.2) behandelt werden müssen. Denn sie gehen mit segmentalen Dysfunktionen der Rippengelenke an der Brustwirbelsäule einher.

### Propriozeptive Sohlen, Einlagen

Die Behandlung mit propriozeptiv wirksamen Sohlen bietet sich praktisch immer als Lösung an. Die richtige Platzierung und Art der Pelotten lässt sich leicht herausfinden, indem die Streckbarkeit der Großzehe wie oben beschrieben auf dem Brett stehend mit und ohne die Sohlen geprüft wird. Die inhibierende Pelotte wird unter dem Muskel-Sehnenübergang des Flexor hallucis brevis am Ansatz, evtl. auch am Ursprung angebracht (➤ Abb. 6.116).

## 6.8.8 Fasciitis plantaris

Dieses Krankheitsbild wird auch als „Fersensporn" bezeichnet, was eigentlich nur eine mögliche Folgeerscheinung der entzündeten Plantarfazie darstellt. Radiologisch ist dabei in mikrotraumatisiertes, entzündlich gereiztes Gewebe einlagertes Knochenmaterial zu sehen: im Plantarsehnenansatz beim „unteren Fersensporn" und im Achillessehnenansatz am Kalkaneus beim „oberen Fersensporn". Die Therapiemaßnahmen sind die gleichen wie bei Achillodynie (➤ Kap. 6.8.9).

Die Fasciitis plantaris erfordert massive detonisierende Maßnahmen für die Plantarmuskeln, die weniger schmerzhaft sind, wenn Muskelursprung und -ansatz im Sinne einer Strain-Counterstrain-Positionierung einander angenähert werden. Danach kann eine myofasziale Behandlung erfolgen, z. B. im Sinne des Faszien-Distorsionsmodells (FDM; vgl. Typaldos 2002). Sehr bewährt haben sich auch inhibierende Pelotten und Einlegesohlen (➤ Kap. 6.8.11).

In jedem Fall muss gesamte Kette von den Plantarmuskeln über den Triceps surae bis zu den Hamstrings muss detonisiert werden.

## 6.8.9 Achillodynie

Unter Achillodynie versteht man ein (Schmerz-)Syndrom mit schmerzhafter Verdickung der Achillessehne etwa 2–8 cm oberhalb ihres Ansatzes am Kalkaneus. Die Ursache wird in chronischer Überbeanspruchung gesehen, die sowohl akut durch ungewohnte Aktivitäten als auch durch Langzeitüberlastung entstehen kann. Mechanische Störungen wie Sprunggelenkarthrosen und Fußdeformitäten (Knick-Senkfuß) können ebenso wie ein Hallux rigidus oder funktioneller Hallux limitus zu dieser Überlastung beitragen. Häufig sind die Ursachen jedoch nicht erkennbar.

Eine typische Modalität sind Schmerzen, die morgens beim Aufstehen am stärksten sind und beim „Einlaufen" besser werden. Erst bei größerer Belastung tritt dann ein Belastungsschmerz auf. In diesen Fällen ist an eine entzündliche Ursache zu denken. Chronische bakterielle Infektionen mit Chlamydien, Borrelien und seltener Yersinien kommen ebenso infrage wie eine erhöhte Bradykinin-Aktivität bei Dysbiosen und Unverträglichkeitsreaktionen (Garten 2012, Kap. 6; Garten und Weiss 2007).

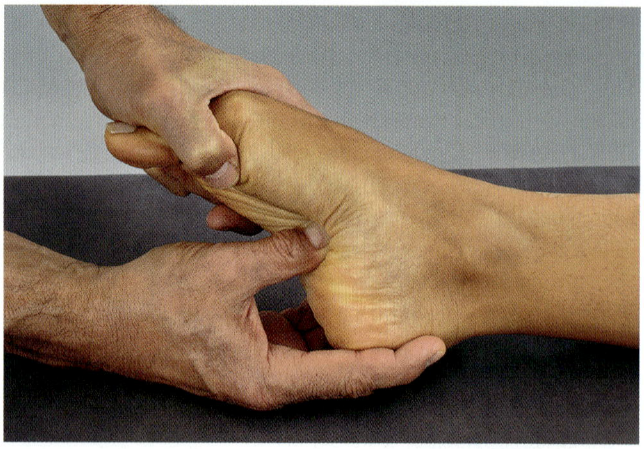

**Abb. 6.108** Myofasziale Therapie der Plantarmuskulatur in Strain-Counterstrain-Positionierung

### Therapiemaßnahmen

Die Therapie besteht in einer Korrektur sämtlicher muskulären und artikulären Fehlfunktionen im Bein- und Fußbereich. Insbesondere die häufig hypertone dorsale Muskelkette mit Hamstrings, Triceps surae und Plantarmuskulatur muss detonisiert werden. Akupunktur kann hilfreich sein (Ni 3–Ni 6, Bl 59–Bl 62, empfindliche Punkte im Muskel-Sehnen-Übergang der Achillessehne und im Muskelbauch des Gastrocnemius).

Eine Dehnung mit exzentrischer Kontraktion wird folgendermaßen durchgeführt (➤ Abb. 6.109):

1. Der Patient stellt sich mit dem nicht betroffenen Fuß auf ein paar Bücher oder eine Treppenstufe.
2. Dann stellt er den betroffenen Vorfuß auf das Podest und verlagert sein Körpergewicht ausschließlich auf ihn, bis die Ferse bis zum Erreichen maximaler Dorsalextension absinkt (exzentrische Kontraktion, 3 und 4).
5. Im Anschluss stellt er sich wieder mit dem anderen Fuß auf das Podest und hebt sein Körpergewicht wieder ausschließlich mit diesem hoch. Der betroffene Fuß kann dabei von der Unterlage abgehoben und entspannt in Neutralposition wieder auf das Podest gesetzt werden.

Dann folgt erneut derselbe Zyklus: Ferse absinken lassen per exzentrischer Kontraktion und Dorsalextension des betroffenen Fußes (etc.).

Hyaluronsäure kann peritendinös gespritzt werden, von Kortison ist wegen der bekannten Nebenwirkungen abzuraten.

Sensomotorische Einlegesohlen (➤ Kap. 6.8.11) unterstützen die Normalisierung der Fußstatik. Inhibierende Elemente im Bereich der plantaren Muskel-/Sehnenansätze am Kalkaneus und im Vorfußbereich sind in vielen Fällen angezeigt und können entlastend wirken.

Auch wenn diese funktionellen Maßnahmen die Beschwerden lindern, dauert es ca. ein Jahr, bis die Entzündung der Achillessehne vollständig verheilt ist. In dieser Zeit kann die Achillessehne belastet werden, doch bei ersten Anzeichen einer Überlastung muss die Belastung reduziert werden.

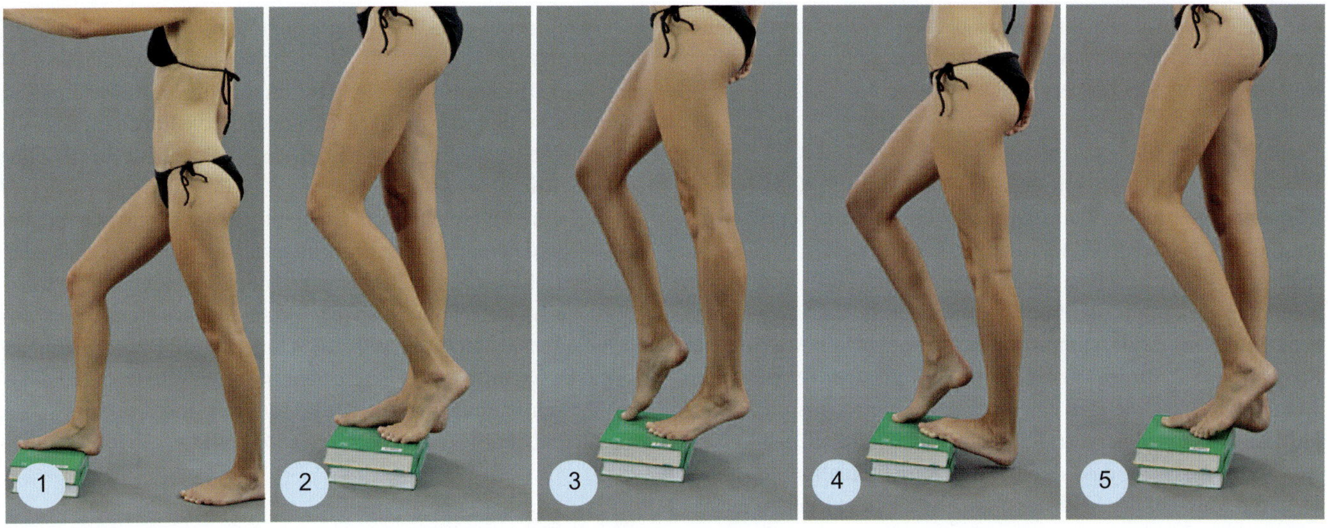


**Abb. 6.109** Exzentrisches Training mit Dehnung der Wadenmuskulatur: hier am Beispiel der linken Wadenmuskulatur. Wichtig ist, das Körpergewicht ausschließlich mit dem rechten Bein hochzuheben (1) und gegen die Kraft der linken Wadenmuskulatur absinken zu lassen (2, 3, 4).

## 6.8.10 Metatarsalgie

Metatarsalgie ist ein Sammelbegriff für schmerzhafte Zustände des vorderen Fußes. Belastungsabhängige Schmerzen treten meist im Bereich der Metatarsalköpfchen auf. In Verbindung mit einem Spreizfuß kommt es oft zu einer Überlastung der Bänder zwischen den Metatarsalia, die zu Ligament- und Kapselschmerzen sowie möglicherweise zur Kompression der interdigitalen Nerven führt. Im MRT lässt sich teilweise ein Morton-Neurom erkennen; es scheint jedoch häufiger diagnostiziert zu werden, als es tatsächlich vorhanden ist.

Sämtliche Fehlfunktionen der Fußgelenke müssen korrigiert und der Spreizfuß mit propriozeptiven Einlegesohlen behandelt werden. Dies ist in der Regel sehr erfolgreich (➤ Kap. 6.8.11). Nur in Ausnahmefällen werden typische orthopädische Einlagen zur Unterstützung des Quergewölbes benötigt. Wenn diese konservativen Versuche fehlschlagen und definitiv ein Neurom vorliegt, ist eine Operation angezeigt.

## 6.8.11 Propriozeptive Einlegesohlen

Propriozeptive oder sensomotorische Einlagen haben in den letzten Jahren weite Verbreitung gefunden. Dies ist auch ein Verdienst der Fa. Medreflexx, die speziell in orthopädischen Verbänden sehr effektive Überzeugungsarbeit geleistet hat und sich so in orthopädischen und allgemeinmedizinischen Kreisen etablieren konnte.

**Geschichte**

Historisch geht die „Posturologie" auf den Tübinger Arzt K. Vierordt zurück (http://wikipedia.org/wiki/Posturologie), der 1890 in Berlin die erste Schule für Posturologie gründete. Heute verbindet man den Namen des französischen Orthopäden B. Bricot mit der Posturologie. Er empfiehlt sog. „elektrogalvanische Sohlen", die vorkonfektioniert sind und nach relativ rigiden Regeln verordnet werden. Damit entsprechen sie nicht dem individuellen Therapiekonzept der Applied Kinesiology.

Die Verwendung von Stimulationselementen an Einlegesohlen hat auch der französische Neurologe Bourdiol beschrieben, der sich als Aurikulotherapeut und Iridologe einen Namen gemacht hat (Bourdiol 1986). Er entwickelte zusammen mit dem Niederländer Karel Breukhoven die „Podo-Orthesiologie": Dabei werden Leder- oder Kunststoffsohlen nach statischer und dynamischer Analyse der Füße und des Bewegungssystems des Patienten in einer spezialisierten orthopädischen Werkstatt mit stimulierenden Elementen versehen. L. Aich hat dieses System unter dem Namen „Podo-Ätiologie" abgewandelt und erweitert.

M. Fusco hat die heute von der Fa. Medreflexx (Languillon, Carnus und Roux 1976) vertriebenen Sohlen entwickelt. Sie bestehen aus Kautschuk-Rohlingen mit vorgefertigten Kammern, in die nach Anweisung des Anwenders Kautschuk-Granulat gefüllt wird, um ein individuelles Sohlenrelief zu erhalten.

In der Praxis der Autoren hat sich keines der beschriebenen Systeme als ausreichend geeignet für eine Testung nach den Kriterien der Applied Kinesiology erwiesen. Denn sie erfüllen nicht die Voraussetzung, dass man bei jeder Veränderung der Sohle direkt die Auswirkung auf die Statik beurteilen können muss.

### ❶ Physiologische Grundlagen

#### Haltungssteuerung

Die Interaktion des aufrecht stehenden Menschen mit der Umgebung hängt von der Wahrnehmung der relativen Position der mobilen Körperteile im Schwerkraftfeld und ihrer Stellung zueinander ab. Daran sind speziell Augen, Kopf, Rumpf und Beine bzw. Füße beteiligt.

Informationen zu Ruhepositionen liefern die **Propriozeptoren** (Spindelzellen, Golgi-Sehnenorgane und Gelenkrezeptoren), einige **Exterozeptoren** (die Druck-, Berührungs- und Vibrationsempfinden vermitteln) sowie das **Vestibularorgan** (Ruhetonus von Utriculus und Sacculus durch die Schwerkraft) und das Auge.

Bewegungsinformationen kommen von denselben Strukturen, mit dem Unterschied, dass Utriculus und Sacculus Linearbeschleunigungen und die Bogengänge Rotationsbeschleunigungen registrieren. Sie sind der Ausgangspunkt für vestibulookuläre (VOR) und vestibulozervikale (VCR) Reflexe sowie für allgemeine posturale Reaktionen zur Stabilisierung des Körpers im Raum (➤ Kap. 7.15.1).

### Visuelle Kontrolle

Visuelle Informationen spielen eine entscheidende Rolle bei der Körperorientierung im Raum. Die periphere Retina ist für die dynamische Haltungskontrolle wichtig (Berthoz 1974), weil dort das visuelle „Wo"-System seinen Ausgangspunkt hat (Levin und Arnold 2005). Hinzu kommt die Propriozeption der äußeren Augenmuskeln. Durch Vibrationsstimulation der extraokulären Muskeln mit Frequenzen von 10 bis 80 Hz können propriozeptive Afferenzen ausgelöst werden, die eine Bewegungsillusion mit entsprechenden posturalen Effekten hervorrufen (Roll, Vedel und Roll 1989). Diese Experimente zeigen, dass durch Vibrationsstimulation der extraokulären Muskeln der Eindruck eines Shifts eines visuellen Zielobjekts verursacht wird.

Propriozeptive Signale aus allen propriozeptiv aktiven Körpersegmenten und den äußeren Augenmuskeln beeinflussen dabei additiv den realen, posturografisch darstellbaren Körperschwerpunkt, d. h. die Haltung (Roll und Roll 1988; vgl. auch „Beitrag der Füße").

Das bedeutet letztendlich, dass eine Tonusstörung der extraokulären Muskeln zu einem fehlerhaften Haltungsprogramm führen kann. Dieser „Fehltonus" der extraokulären Muskeln kann wiederum durch Aktivitätsstörungen des ZNS infolge von Fehlafferenzierungen begründet sein, z. B. bei zervikalen Dysfunktionen oder Dysfunktionen in anderen Bereichen des Bewegungssystems (und damit selbst funktionell sein; ➤ Abb. 7.17 und ➤ Abb. 7.19). Als Ursprünge von Fehlafferenzierungen spielen die Regionen mit der höchsten Propriozeptorendichte (Kopfgelenke, HWS, Füße, Lumbosakralregion) die wichtigste Rolle. Die okuläre Funktionsprüfung (Konvergenztest, ➤ Kap. 7.7.1; alternierender Covertest, ➤ Kap. 3.3.10) sollte daher zur Routinediagnostik bei propriozeptiven Korrekturen und damit auch bei der Sohlenversorgung gehören, da okulomotorische Störungen sowohl als Ursache wie als Folge von Abweichungen der Haltungsreaktionen infrage kommen. Nur in Fällen von manifestem Schielen liegt der Dysbalance der extraokulären Muskeln eine eindeutige anatomische Ursache zugrunde.

### Beitrag der Füße

#### Propriozeptoren: Spindelzellafferenzen

Durch eine Vibrationsstimulation an den distalen Sehnen von Unterschenkelmuskeln wird frequenzabhängig eine Bewegungsillusion ausgelöst, die der Dehnung des Muskels entspricht (Roll et al. 1989). Eine Stimulation beider Mm. tibiales anteriores erzeugt den Eindruck einer Rückwärtsbewegung, eine Stimulation beider Achillessehnen den Eindruck einer Vorwärtsbewegung. Die Geschwindigkeit dieser illusionären Bewegung hängt von der Stimulationsfrequenz ab.

Mechanisch betrachtet sind die Füße Hebel, die dem Einfluss der Schwerkraft auf den Körper entgegenwirken können, indem sie ein Momentum produzieren. Dieses Momentum wird durch die Größe und die Lokalisation des Drucks an der Fußsohle bestimmt (Johansson, Magnusson und Akesson 1988).

#### Exterozeptoren: Mechanorezeptoren in der Haut

Mechanorezeptoren der Fußsohle (schnelle und langsame Adaptation) sind Drucksensoren, die sich experimentell mittels Vibration adäquat stimulieren lassen. Entscheidend für die Praxis ist, dass Vibration eine Bewegung weg von der Stimulationsstelle an der Fußsohle induziert (➤ Abb. 6.96).

Die Hautrezeptoren in der Fußsohle arbeiten synergistisch mit den Muskelspindeln der Unterschenkelmuskulatur (Kavounoudias et al. 1998, 2001; Roll et al. 2002). Wenn die Füße 20 Minuten in Eiswasser (3 °C, Wasserspiegel unterhalb des Sprunggelenks) standen, war danach die Sensibilität für Berührung, Schmerz und Temperatur aufgehoben. Im Experiment resultierte daraus ein Schwanken mit und ohne Vibrationsstimulation der Wade. Laterales und a. p.-Schwanken trat mit und ohne galvanische Stimulation des N. vestibularis auf.

**MERKE**

Visuelle Kontrolle konnte in den entsprechenden Experimenten in keinem Falle den Verlust von Informationen von den Fußsohlen kompensieren.

Studien mit Kindern, die auf einer 5 cm dicken Schaumstoffmatte standen, zeigten, dass die Wegnahme des visuellen Inputs das Körperschwanken unterschiedlich stark beeinflusst: Am geringsten war der Einfluss bei vestibulär geschädigten Kindern, die „trainiert" sind, ihre Haltungsprogramme zum Großteil aus der Propriozeption zu rekrutieren. Die größte Störung der posturalen Kontrolle trat bei Kindern mit Ausfall der Vestibularorgane auf, wenn sie mit geschlossenen Augen auf der Schaumstoffunterlage standen und eine Vibrationsstimulation ihrer Wadenmuskulatur erhielten (Johansson et al. 1988, Magnusson et al. 1990).

#### Differenzielle Stimulation von Propriozeptoren

Bricot postuliert eine „reprogrammation posturale en stabilométrie". Seine Annahme, dass mehr als 5 mm hohe Auflagen auf Einlegesohlen Golgi-Rezeptoren stimulieren und daher lokal inhibitorisch wirken, ist nicht bewiesen Erhöhungen von 1 bis 3 mm wären demnach myotaktisch tonisierend. Diese Annahme ist unserer Erfahrung nach in Grundzügen zutreffend. Man sollte noch ergänzen, dass die Wirkung einer Stimulation durch Auflagen („Sensopads") umso definierter ist, je kleiner die Stimulationsfläche ist. Durch großflächige Auflagen lassen sich nur allgemeine Haltungsänderungen anstoßen, wie den Körperschwerpunkt „tendenziell etwas weiter nach hinten/vorne" zu verschieben.

### Vestibularorgan

Grundsätzlich entsteht bei Ausfall eines Vestibularorgans eine Tonusasymmetrie, die innerhalb von ca. 2 Wochen zentral auf der Ebene der Vestibulariskerne kompensiert wird.

Ein akuter Ausfall des linken horizontalen Bogengangs führt zu einer Überstimulation seitens des rechten horizontalen Bogengangs, sodass ein Nystagmus (Ruckbewegung der Augen) produziert wird, dessen langsame Phase nach links gerichtet ist. Konventionsgemäß wird er nach der schnellen Rückstellphase als „rechtsschlägiger Nystagmus" bezeichnet. Die Wahrnehmung der Körperbewegung ist von der ausgefallenen Seite weggerichtet, d. h. in diesem Beispiel hätte der

Patient das Gefühl, nach rechts zu rotieren, ohne dass dies tatsächlich der Fall wäre. Die Wahrnehmung des Patienten kann aber auch als objektivierbare, messbare Destabilisierung zur Seite des Ausfalls hin beschrieben werden. Die damit zusammenhängenden Haltungsreaktionen sind durch sog. vestibulospinale Reflexe vermittelt und üblicherweise durch eine Fallneigung zur Seite des Ausfalls gekennzeichnet (Leigh und Zee 1999, Brandt 2000).

Patienten mit beidseitiger vestibulärer Schwäche sind ausschließlich auf die Kontrolle durch Propriozeption und Auge angewiesen. Durch Verstärkung des propriozeptiven Inputs aus den Fußsohlen können stimulierende Einlagen dazu beitragen, diese Kontrollfunktion zu verbessern.

## ❷ Indikationen für propriozeptive sensomotorische Einlagen

### Fußbeschwerden

- Fasciitis plantaris (Fersensporn)
- Achillodynie
- Metatarsalgie, „Morton-Neurom“

Hier werden die lokalen fazilitierenden bzw. inhibierenden Effekte genutzt, die Druck auf die Fußsohlenmuskeln bzw. deren Sehnenansätze haben kann.

### Beschwerden des Bewegungssystems

- Aufsteigende Läsionskette bei haltungsbedingten Schmerzen, muskulären Verspannungen und Funktionsstörungen des Bewegungssystems
- Chronische Rückenschmerzen
- Wirbelsäulenfehlhaltungen, Skoliosen
- Kniebeschwerden

Hier werden vor allem die in französischen Arbeiten (Kavounoudias et al. 1998, 2001; Roll et al. 2002) dokumentierten posturalen Effekte von Fußsohlenstimuli genutzt. Allgemein kann man von einer Indikation bei sog. „aufsteigenden Störungen“ sprechen: Im gesamten Körper können Störungen durch dysfunktionelle und/oder pathologische Rezeptorsignale (Propriozeption, Druck, Berührung, Vibration, Schmerz) aus den unteren Extremitäten, LWS- und Beckenbereich entstehen. Sie sind durch gestörte Muskelfunktionsketten mit sekundären Fehlfunktionen der übrigen Wirbelsäulenabschnitte inkl. der Kopfgelenke gekennzeichnet. Dadurch kommt es zu einer fehlerhaften Integration von propriozeptiven, vestibulären und visuellen Signalen auf der Hirnstammebene.

### Neurologische Störungen

- Gleichgewichtsstörungen, ausgelöst oder verstärkt beim Gehen oder Stehen
- Vegetativ motorische Störungen (Durchblutungsstörungen, Ödeme)
- Polyneuropathie
- Parkinson-Syndrom, Progressive supranukleäre Blickparese (PSP)
- FRIEDREICH-Ataxie
- Muskulärer Hypotonus bei Kindern und Erwachsenen
- Zehenspitzengang

Bei einem Empfindungsverlust der Füße (Polyneuropathie) können die stimulierenden Elemente die verminderte Wahrnehmung verbessern, sodass Störungen des Gangbilds lange Zeit ausgeglichen werden. Auch bei anderen neurologischen Erkrankungen (wie Parkinson-Syndrom, Progressive supranukleäre Blickparese, FRIEDREICH-Ataxie) kommt es auf eine Vermehrung des propriozeptiven Inputs an, um das Gangbild und die Bewegungsfähigkeit allgemein zu verbessern.

Eine verstärkte Afferenzierung des ZNS durch proprio- und exterozeptiven Input führt zu einer Tonisierung der motorischen Systeme, die sich allgemein bei muskulärem Hypotonus als sinnvoll erweisen kann (➤ Kap. 7.14.3 und ➤ Kap. 7.14.4).

Ein ähnliches Prinzip wird zur Behandlung des Zehenspitzengangs genutzt: Durch vermehrte sensorische Stimulation im Vorfußbereich kann man ein Absenken der Ferse erreichen, solange sich noch kein fixierter Spitzfuß ausgebildet hat.

### AK-Testparameter

Die Korrektur der gesamten Achse ist Voraussetzung für eine diagnostische Isolierung einzelner Fußfehlfunktionen. Diagnostische Hinweise ergeben sich durch:

- rezidivierende Dysfunktionen der Fußgelenke,
- dysreaktive Veränderungen im Bewegungssystem bei Belastung und Befundbesserung bei Entlastung der Füße,
- Besserung gestörter Muster (z. B. Beckenschiefstand, Kopfrotation, Schulterbeweglichkeit oder Mundöffnung) nach Fußkorrektur und
- Besserung okulomotorischer Funktionen nach Einlagenversorgung.

## ❸ Indikationsstellung mit AK-Techniken

### Diagnostik

Sie erfolgt nach einem festen Protokoll:

1. Bei der neurologischen Eingangsuntersuchung können posturale Tests wie der ROMBERG-Versuch (Neutralposition des Kopfes, ➤ Kap. 7.2.1) positiv sein. Bei Neuropathien oder anderen neurodegenerativen Erkrankungen (z. B. PARKINSON-Syndrom) kann zu diesem Zeitpunkt bereits die Indikation gestellt werden. Wenn eine konstant reproduzierbare (z. B. a.-p.) Richtung des Schwankens auftritt, kann sie für die Platzierung der Elemente genutzt werden. Der ROMBERG-Versuch wird neutral und mit Provokationspositionen der HWS durchgeführt (zumindest Rotation und Flexion/Extension), um zervikale Störungskomponenten auf die Haltungssteuerung zu erfassen.
2. Bei anderen Indikationen wie gestörter Fußmechanik (Knick-Senk-Spreizfuß, Metatarsalgie) und gestörter Haltung (Knieachsen, Beinachsen, Wirbelsäule) muss zunächst eine Korrektur von muskulären und artikulären Dysfunktionen der Füße und Beine, des Beckens, der Wirbelsäule, des Kiefergelenks und des Kraniums erfolgen, um funktionelle Störungen zu beseitigen.

6

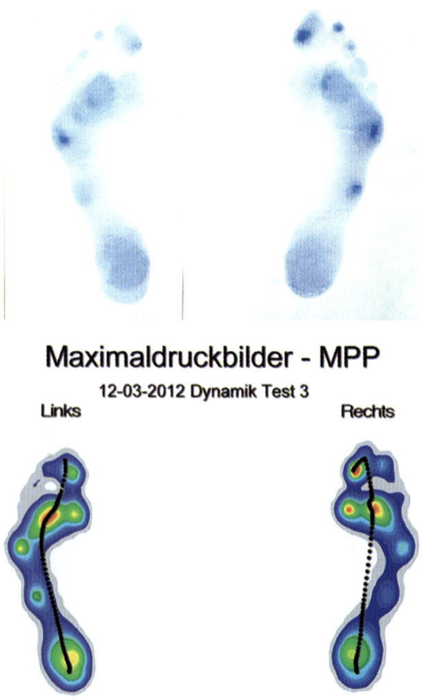


**Abb. 6.110** Dynamischer Fußabdruck als Blaupause (oben) und auf der posturografischen Messplatte (unten)

3. Wenn ein Belastungs-Challenge (Gehen, Springen), entweder sofort oder nach längerer Belastung bis zum nächsten Patientenkontakt, zum Rezidivieren von Störungen führt, ist meist die Indikation der Sohlenherstellung gegeben. In seltenen Fällen kann ein Tapeverband helfen, das Behandlungsergebnis zu stabilisieren.
4. Eine Standanalyse auf der posturografischen Messplatte gibt Hinweise auf die allgemeine Haltungsstabilität (Schwanken, objektiver Körperschwerpunkt), ein dynamischer Fußabdruck als Blaupause oder auf der Messplatte gibt Auskunft über den Gangzyklus (➤ Abb. 6.110 und ➤ Abb. 6.111).
5. Ist die Entscheidung für sensomotorische Einlegesohlen gefallen, werden (ohne Sohlen oder Einlagen) Befunde zu aufsteigenden Störungen erhoben, soweit dies nicht bereits zu einem früheren Zeitpunkt geschah.

- **Im Stehen:**
  a. Becken-, Schulter-, Okziputebene, axiale Torsionen („Schrittposition")
  b. Sprunggelenkachsen (Pes varus/valgus), Beinachsen (Genu varum/valgum), Rotation der Beine
  c. Fußlängsgewölbe (Pes planus, Pes excavatus), Quergewölbe (Spreizfuß), Hallux valgus, Hammerzehen?
  d. Therapielokalisation im Wirbelsäulen- und Beckenbereich, insbesondere des kraniozervikalen und zervikothorakalen sowie des lumbosakralen Übergangs und der Sakroiliakalgelen-

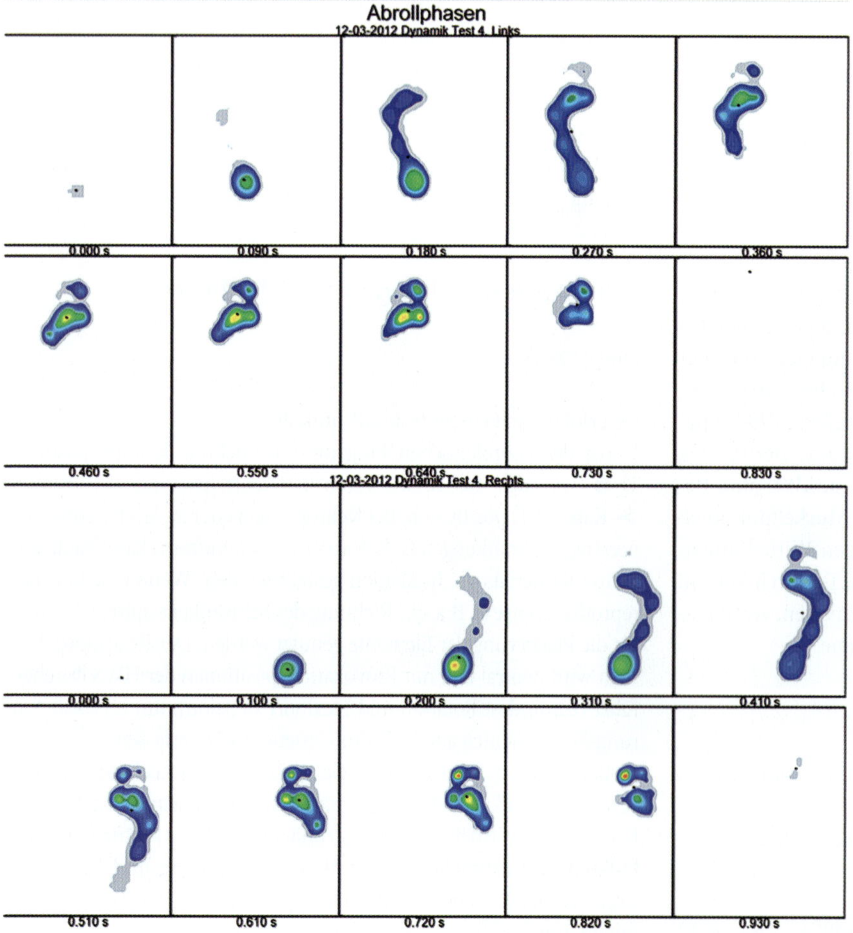


**Abb. 6.111** Phasenanalyse: Die Grundcharakteristik der Abrolldynamik ist von Messung zu Messung reproduzierbar, nicht jedoch einzelne Details von Druckspitzen.

ke, den häufigsten (globalen) Störungsebenen. Im individuellen Fall ist natürlich auch das rezidivierende Störungssegment des Patienten einzubeziehen.

e. Muskeldysfunktionen (M. latissimus dorsi, Mm. rhomboidei, M. serratus anterior, oberer Trapezius, M. sternocleidomastoideus, Nackenextensoren): Nackenflexoren und -extensoren reagieren am empfindlichsten auf a. p.-Verlagerungen des Schwerpunkts. Normalerweise führt Belastung der Vorfüße zur Fazilitierung der Nackenextensoren bzw. Entlastung der Vorfüße zur Fazilitierung der Nackenflexoren („Support-Reaktion", Walther 2000).
f. Testung der Kaumuskulatur (Kieferheber, Kiefersenker; Einzelheiten ➤ Kap. 3.3.10): Hier wird ein durch Gleitkontakte (muskulär) oder echte strukturelle Frühkontakte positiver Schlussbiss-Challenge nicht korrigiert, sondern als Parameter verwendet, um im Schluss-Challenge (Punkt 9) zu kontrollieren, ob eine von den Füßen aufsteigende Störungskomponente durch die Sohlen beseitigt wurde.
g. Alternierender Cover-Test zum Nachweis einer Heterophorie, d. h. von latentem Schielen, bzw. Konvergenztest zum Nachweis einer Konvergenzschwäche (Leigh und Zee 1999); beide können propriozeptive Ursachen haben und zu posturalen Defiziten führen (➤ Kap. 7.7.1).

- **Im Sitzen:** Der Halmagyi-Headthrust-Test (➤ Kap. 7.6.1) ist ein einfacher klinischer Test mit hoher Sensitivität bezüglich vestibulärer Dysfunktionen (Halmagyi et al. 1990).
- **Im Liegen:**
  h. Definition von Kategorie-1- und Kategorie-2-Beckenläsionen (Ilium anterius bzw. posterius, ➤ Kap. 3.2.2 und ➤ Kap. 3.2.4)
  i. Testung der zugehörigen Muskelhyporeaktionen am Becken
  j. Testung der Sprunggelenkmuskeln, Shock-Absorber-Test; wenn positiv: Challenge und Korrektur der Fußgelenke. Ein Patient mit Subluxationen von Fußknochen sollte nicht auf die Einlegesohlen gestellt werden. Beim Schluss-Challenge (Punkt 8) wird ja geprüft, ob die Fußfunktion mit Sohlen stabil erhalten bleibt.

## Herstellung propriozeptiver Einlagen

6. Die Rohlinge der propriozeptiven Einlegesohlen werden nach den unten aufgezeigten Regeln probatorisch mit Pelotten (Stimulationselementen) versehen. Die Position und Wirkung der stimulie-



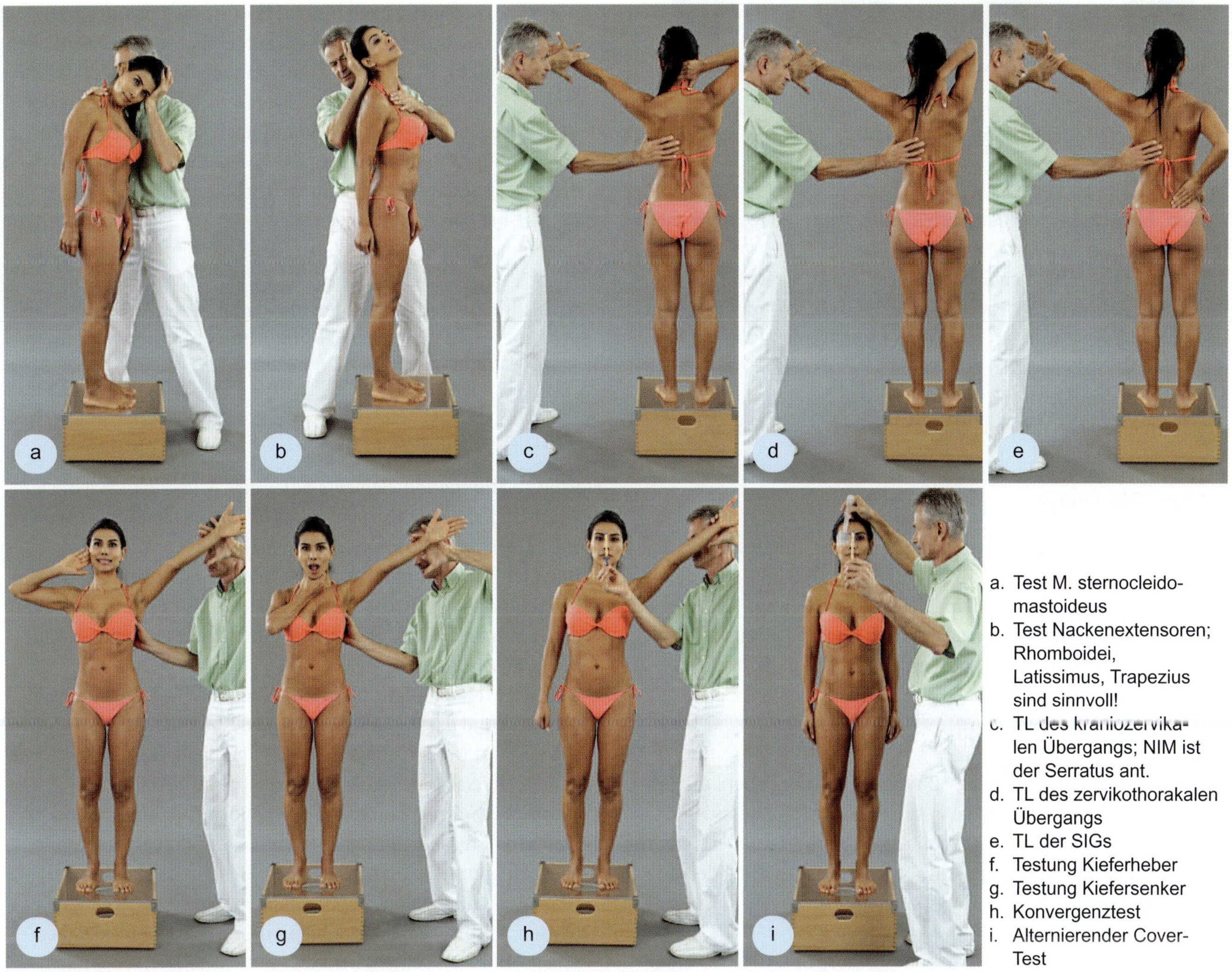


a. Test M. sternocleidomastoideus
b. Test Nackenextensoren; Rhomboidei, Latissimus, Trapezius sind sinnvoll!
c. TL des kraniozervikalen Übergangs; NIM ist der Serratus ant.
d. TL des zervikothorakalen Übergangs
e. TL der SIGs
f. Testung Kieferheber
g. Testung Kiefersenker
h. Konvergenztest
i. Alternierender Cover-Test

**Abb. 6.112** Podoskop-Kasten (Quelle: http://www.einlagen-restart.de/bestellung) zur Anpassung von propriozeptiven sensomotorischen Einlegesohlen

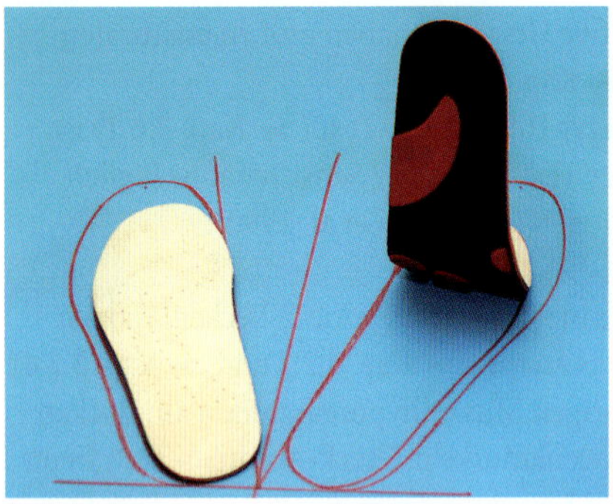

**Abb. 6.113** Sensomotorische Sohlen der Fa. Restart Medical: Die roten „Sensopads " mit Kletthaftung können nach individuellen Erfordernissen angebracht werden.

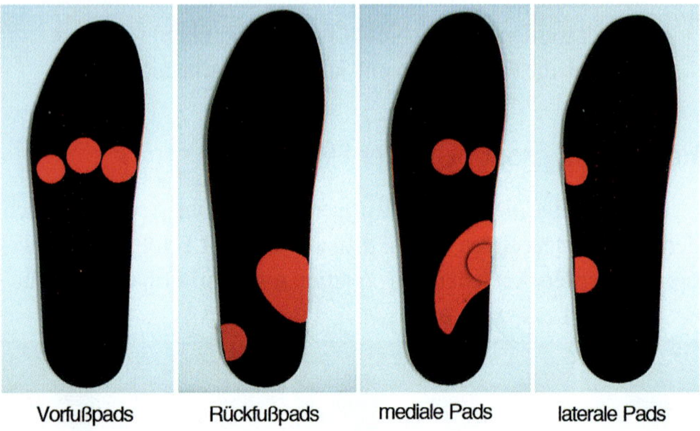


**Abb. 6.114** Globale Verlagerung des Körperschwerpunkts – jeweils weg von den stimulierenden Sensopads (vgl. ➤ Abb. 6.96)

renden Elemente wird am besten auf einem Podoskop-Kasten (➤ Abb. 6.112) stehend geprüft.

7. Der Patient wird auf den Sohlen stehend erneut getestet: Eine möglichst große Zahl der erhobenen Befunde (Punkt 5) sollte durch die Einlegesohlen beseitigt worden sein. Wenn nicht, werden Position, Form und Größe der Pelotten so lange verändert, bis das Ergebnis optimal ist. Notwendige Veränderungen der Position der Pelotten sind mit Blick von unten im Spiegel des Podoskops kontrolliert durchführbar.

## Schluss-Challenge

8. Der Patient geht mit den fertigen Sohlen mindestens einige Schritte (8er-Figur), besser etwa 5 Minuten. Als Schluss-Challenge für alle Systeme gilt der „Walking-Gait-Test" (➤ Kap. 1.3).

9. Die Schuhe werden danach ausgezogen, um im Liegen die Befunde am Becken und der Sprunggelenkmuskulatur nachzutesten.

## Kontrolluntersuchung und Konsequenzen

Bis zum Kontrolltermin nach ca. 2 Wochen soll der Patient die Sohlen möglichst regelmäßig tragen. Alle Schmerzbefunde müssen zu Therapiebeginn dokumentiert und beim Kontrolltermin erneut erhoben werden. Danach erfolgt eine erneute Registrierung der statischen und dynamischen Haltungsparameter sowie der Muskeltestbefunde.

Wenn dauerhafte Verbesserungen („Umorganisationen") eingetreten sind, können die entsprechenden Elemente von den Sohlen entfernt werden. Das ist vor allem bei Indikationen wie Fasciitis plantaris, Achillodynie und möglicherweise Metatarsalgie zu erwarten. Oft ist der Fuß bei einer Metatarsalgie aber so vorgeschädigt, dass der Patient das stimulierende Element nicht missen möchte und die Sohle nicht mehr „hergeben" will.

## ❹ Platzierung der Stimulationselemente

Beispielhaft wird hier das Sohlensystem Restart Medical (http://www.einlagen-restart.de/bestellung) vorgestellt, um die richtige Anpassungsstrategie zu verdeutlichen (➤ Abb. 6.113).

### 1. Prinzip

*Die Fuß- und Beinachse sowie der Körperschwerpunkt bewegen sich weg vom stimulierenden Element* (➤ Abb. 6.114).

- Beispiel: Durch mediale Elemente unter dem rechten Vorfuß sowie laterale Elemente unter dem linken Vor- und Rückfuß verlagert sich der Körperschwerpunkt nach rechts.
- Elemente unter den Vorfüßen verlagern grundsätzlich den Körperschwerpunkt nach hinten. Hier ist eine posturografische Untersuchung sinnvoll, weil subjektiver und tatsächlicher Schwerpunkt z. B. bei Parkinson-Kranken auseinanderklaffen können: Aus dem Gefühl, nach hinten zu fallen, verlagert der Patient seinen Körperschwerpunkt nach vorn. Bei PSP (Progressive supranukleäre Blickparese, eine dem Parkinson-Syndrom verwandte basalganglionäre Erkrankung) ist es meist umgekehrt (➤ Fallbeispiel 13).
- Ein Element unter der medialen Ferse, das bis zum Navikulare reicht, kann das Fußgewölbe (nicht stützend, sondern sensorisch stimulierend) aufrichten und dadurch zur Außenrotation des Unter- und Oberschenkels mit Aufrichtungstendenz des ipsilateralen Iliums führen.

### 2. Prinzip

*Flächigere Stimulationselemente unter dem Muskelbauch wirken tonisierend auf den stimulierten Muskel, kleinere Elemente im Muskel-Sehnen-Übergangsbereich detonisierend.*

- **Beispiel Hallux valgus:** Tonisiert werden müssen der Abductor hallucis (zieht Großzehe nach tibial) und das Caput transversum des Adductor hallucis (hält den Vorfuß in der Lateralen zusammen; ➤ Abb. 6.115).
- **Beispiel Metatarsalgie, Morton-Neurom:** Die Mm. interossei plantares und das Caput transversum des Adductor hallucis müssen tonisiert werden, um die Kapsel- und Bänderreizung zwischen den Metatarsalköpfchen zu beseitigen (➤ Abb. 6.116).
- **Beispiel Fasciitis plantaris, Fersensporn:** Die Ansätze der plantaren Muskeln am Kalkaneus müssen inhibiert werden. Dies erfolgt mit einem sensorischen Element direkt über der schmerzhaften Region. Zum Erstaunen vor allem derjenigen Patienten, die bisher weiche Sohlen mit Aussparung für den Fersensporn tragen sollten, wird dies bestens toleriert und führt zum allmählichen Ausheilen der Störung (➤ Abb. 6.116).

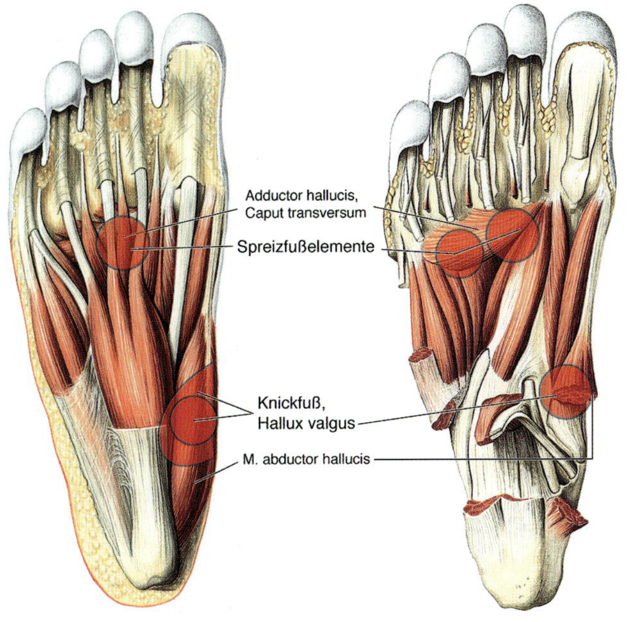


Abb. 6.115 Sensopads zur Tonisierung des M. adductor und M. abductor hallucis; links mit Pelotten für Knick-Senkfuß, rechts als reine Hallux-valgus-Korrektur (Basisabbildung aus Sobotta 2007)

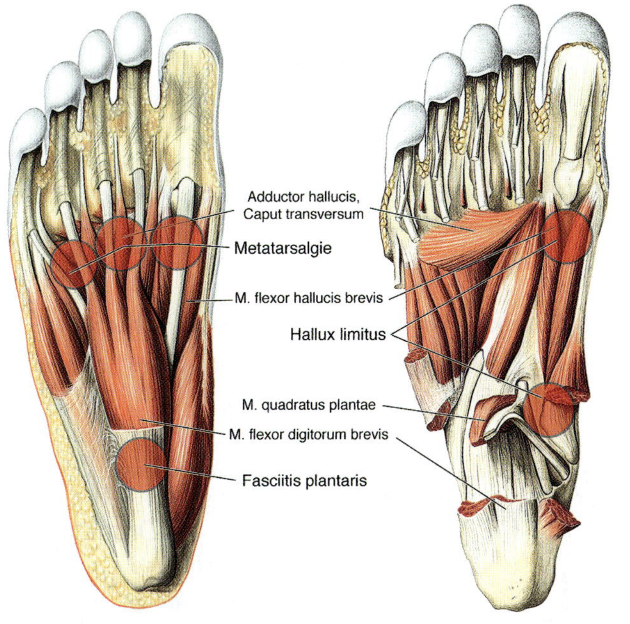


Abb. 6.116 Inhibierendes Element bei Hallux limitus und Fasciitis plantaris – tonisierendes Element bei Metatarsalgie (Basisabbildung aus Sobotta 2007)

- **Beispiel Hallux limitus:** Mit sensorischen Elementen im Ansatzbereich und bei Bedarf im Ursprungsbereich wird der Flexor hallucis brevis inhibiert (➤ Abb. 6.116).

## 3. Prinzip

*Anordnung der Stimulationselemente nach somatotopen Gesichtspunkten*

Bei diesem rein empirischen Prinzip spielen die Erfahrungen verschiedener Autoren eine Rolle. In wiederholten dynamischen Registraten mit der Druckmessplatte ließen sich individuelle Druckstellen nicht besonders gut reproduzieren. Daher empfehlen wir, einen entsprechenden Behandlungsversuch zu unternehmen und das Resultat anschließend zu begutachten (➤ Abb. 6.117).

Auch die Somatotopie der Fußreflexzonenmassage als einer weit verbreiteten Methode kann für einen Behandlungsversuch herangezogen werden (➤ Abb. 6.118).

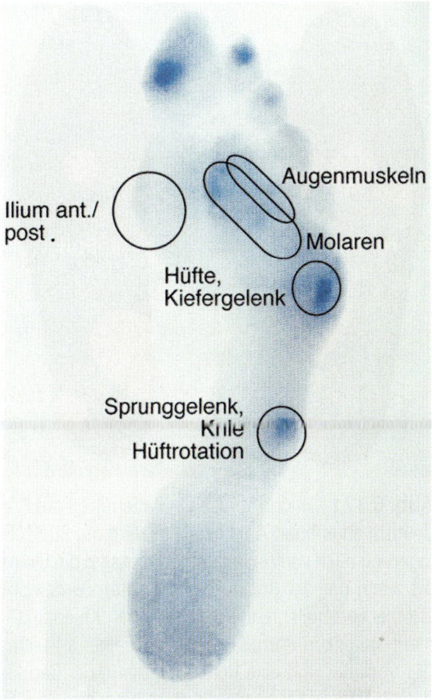


Abb. 6.117 Dynamischer Fußabdruck und podoätiologische Interpretation (Aich, mündliche Mitteilung)

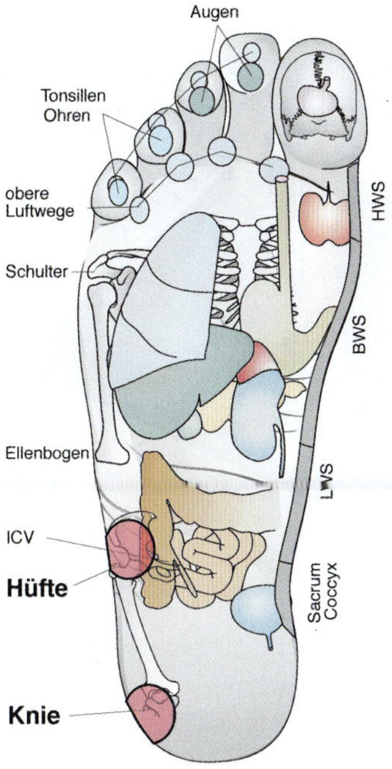


Abb. 6.118 Sensopads für Hüfte und Knie, deren Platzierung sich aus der Somatotopie der Fußreflexzonen ableitet (Basisabbildung aus Garten 2012)

4. Prinzip

*Platzierung entsprechend empirischer Dysfunktionsmuster*

Von Fußgelenkdysfunktionen und proximalen Muskeldysfunktionen (➤ Tab. 6.13) lässt sich auch ableiten, dass ein Stimulationselement unter dem Kuboid den Tensor fasciae latae und ein Stimulationselement unter dem Os naviculare die Adduktoren stärken kann.

**Fallbeispiel 12 (HG)**

**Propriozeptive Einlegesohlen bei Gangunsicherheit**

Eine 65jährige Patientin hatte neben allgemeinen Schmerzen im Bewegungssystem und extremer, schmerzhafter Bewegungseinschränkung der HWS eine ausgeprägte Gangunsicherheit aufgrund einer Hüftendoprothese re. und einer Knieendoprothese li. sowie einer Gonarthrose re. mit Streckhemmung. Die Standanalyse zeigte eine ausgeprägte Asymmetrie der Fußbelastung ohne Einfluss der Halswirbelsäule (➤ Abb. 6.119, ➤ Abb. 6.120). Objektiv ergab die Standanalyse eine gleichmäßigere Gewichtsverteilung durch die Sohlen (➤ Abb. 6.122). Durch individuell angefertigte propriozeptive Einlagesohlen vom Typ Restart-Medical (➤ Abb. 6.121) verbesserte sich auch subjektiv die Gangsicherheit.

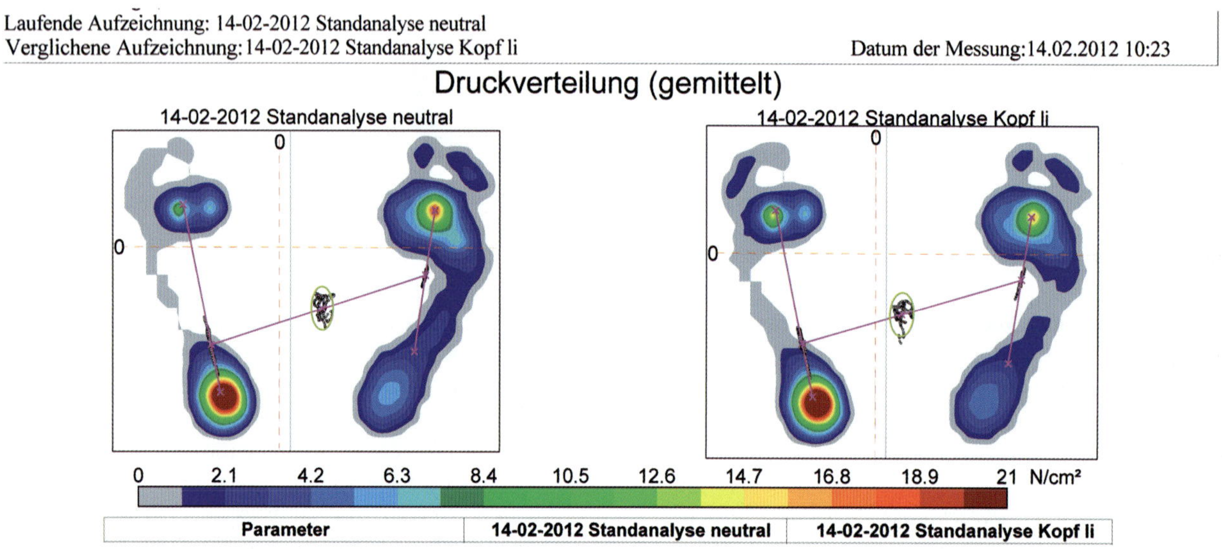


**Abb. 6.119** Standanalyse barfuß in 2D-Darstellung. Die Kopfrotation (hier nur nach links gezeigt) hat keinerlei Einfluss auf die Haltung.

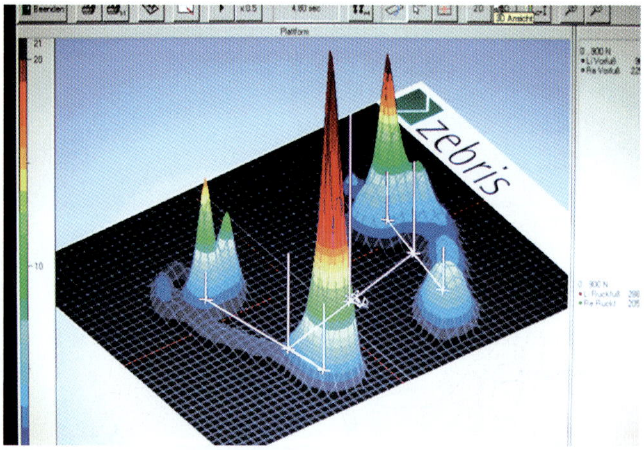


**Abb. 6.120** 3D-Darstellung der Standanalyse

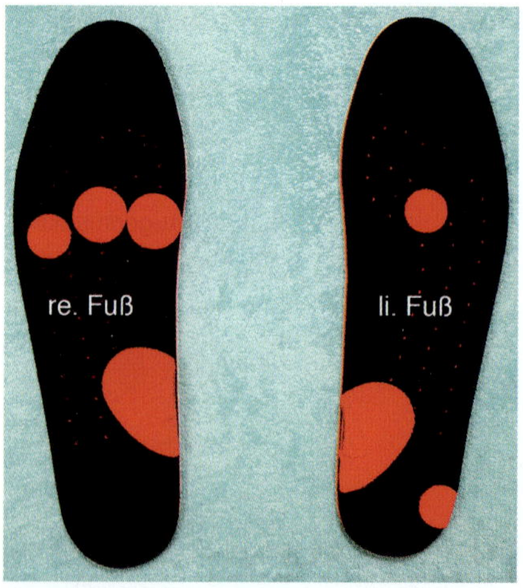


**Abb. 6.121** An den Sohlen der Patientin ist das Prinzip der Gewichtsverlagerung deutlich erkennbar: Am linken Fuß wird mit Rückfußelementen eine Gewichtsverlagerung nach vorn angestrebt, dabei sind die Elemente näher zur Ferse platziert, als wenn nur der Rückfuß aufgerichtet werden soll (wie am rechten Fuß). Das laterale Fersenelement entspricht dem „Kniepunkt" der Fußreflexzonen. Das Element am linken Vorfuß ist deutlich kleiner als rechts, wo die übliche Tonisierung des Vorfußes und eine Reduktion der in der Barfußanalyse sichtbaren Belastung des Metatarsale II beabsichtigt ist. Beachte: Sensopads werden unter der Sohle getragen, d. h. die Sohlen werden zum Tragen umgedreht (vgl. ➤ Abb. 6.113).

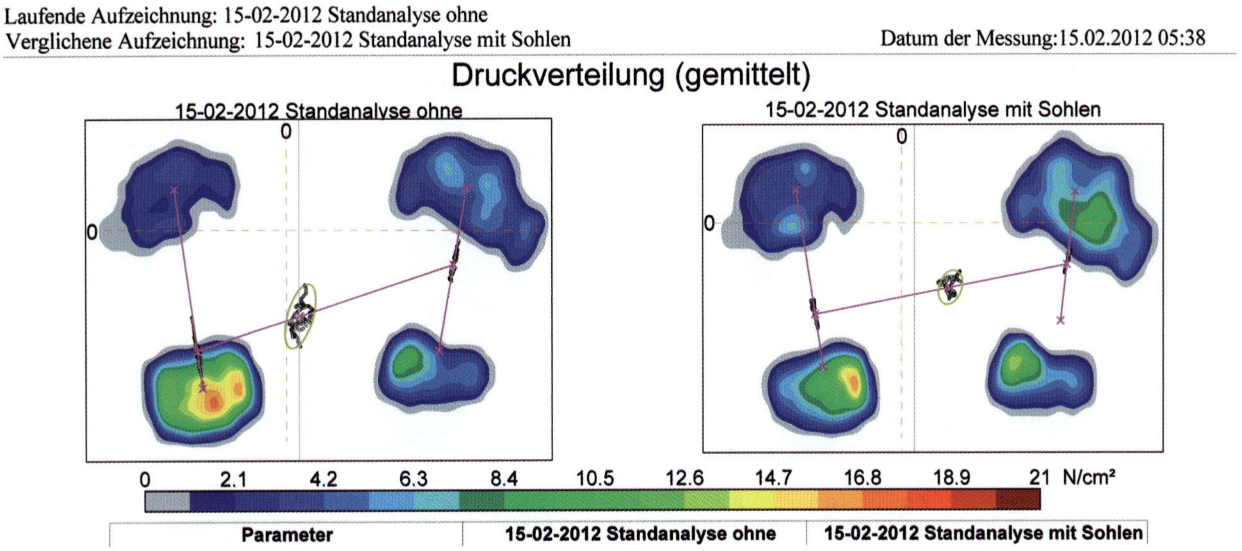


**Abb. 6.122** Die ausgeprägte Dysbalance der Gewichtsverteilung auf beide Füße (Vorfuß und Rückfuß) und die Linksverschiebung des Gesamtschwerpunkts werden durch die Einlegesohlen gut ausgeglichen, das Schwanken (hellgrünes Oval) reduziert (links ohne, rechts mit Sohle).

### Fallbeispiel 13 (HG)

**Progressive supranukleäre Blickparese (PSP)**

Der 65-jährige Patient stellte sich wegen Schwindel und Haltungsunsicherheit vor. Der Schwindel trat besonders beim Hochschauen auf.

- Befunde: Im Romberg-Versuch zeigt sich vermehrtes Schwanken, bei Reklination des Kopfes Falltendenz nach hinten. Der Push-Test (plötzliches Nach-hinten-Ziehen des Patienten) war deutlich pathologisch. Blick nach oben ebenso wenig erhaltbar wie nach unten. Sakkadierte Folgebewegungen, Sakkaden nicht erhaltbar. Gang ataktisch.
- Diagnose: Progressive supranukleäre Blickparese (PSP)
- Therapie: Anfertigung propriozeptiver Einlegesohlen zur Haltungsstabilisierung; mit Rückfußelementen bds. konnte der Schwerpunkt nach ventral verlagert werden (➤ Abb. 6.123 und ➤ Abb. 6.124).

### Fallbeispiel 14 (HG)

**Propriozeptive Sohlen bei Vorfußdysfunktion**

Der 11-jährige Patient mit normaler sensomotorischer Entwicklung ist ein guter Schüler. Seine bevorzugten sportlichen Aktivitäten sind mittelalterlicher Schwertkampf, Fußballspielen und Barrenturnen. Die Mutter macht sich Sorgen, weil er noch heute betont auf den Vorderfüßen steht und geht.

- Befunde bei der Erstvorstellung: neurologisch o. B., Tibialis anterior beidseits w, Fibulaköpfchen anterior, Dorsalextension im oberen Sprunggelenk <0°
- Therapie: Fibulaköpfchen korrigiert, Anfertigung von Sohlen mit Vorfußelementen

Beim Kontrolltermin (3 Wochen später) hat sich die Dorsalextension der Füße von 0° auf 10° verbessert.

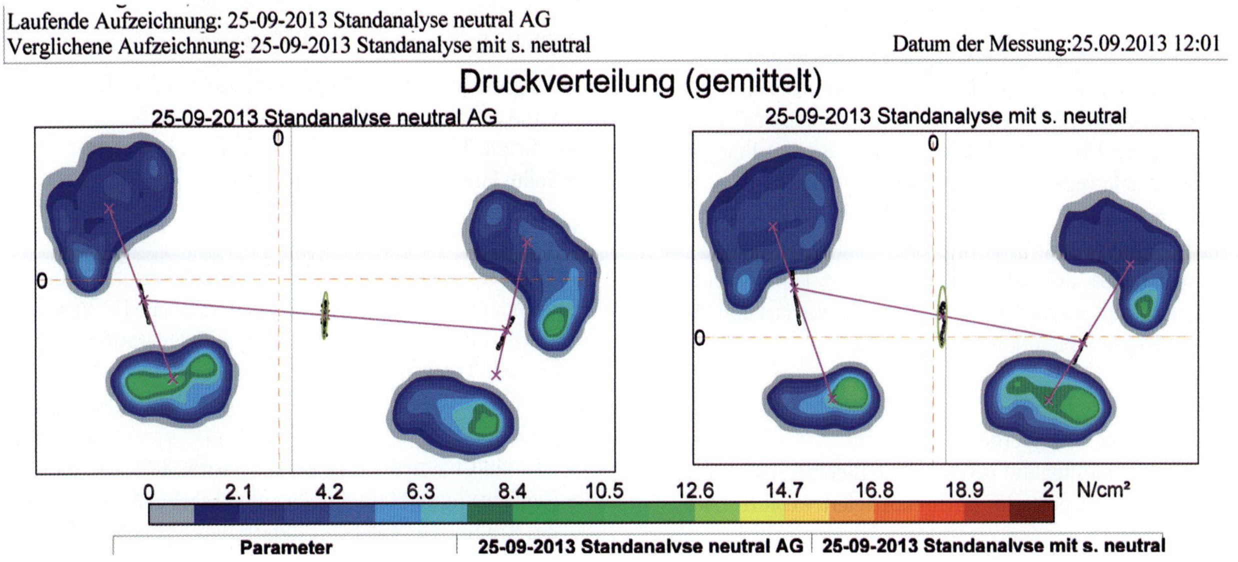


**Abb. 6.123** Standanalyse im neutralen Romberg-Versuch ohne (links) und mit Sohlen (rechts): Der Schwerpunkt wird deutlich nach ventral verlagert.

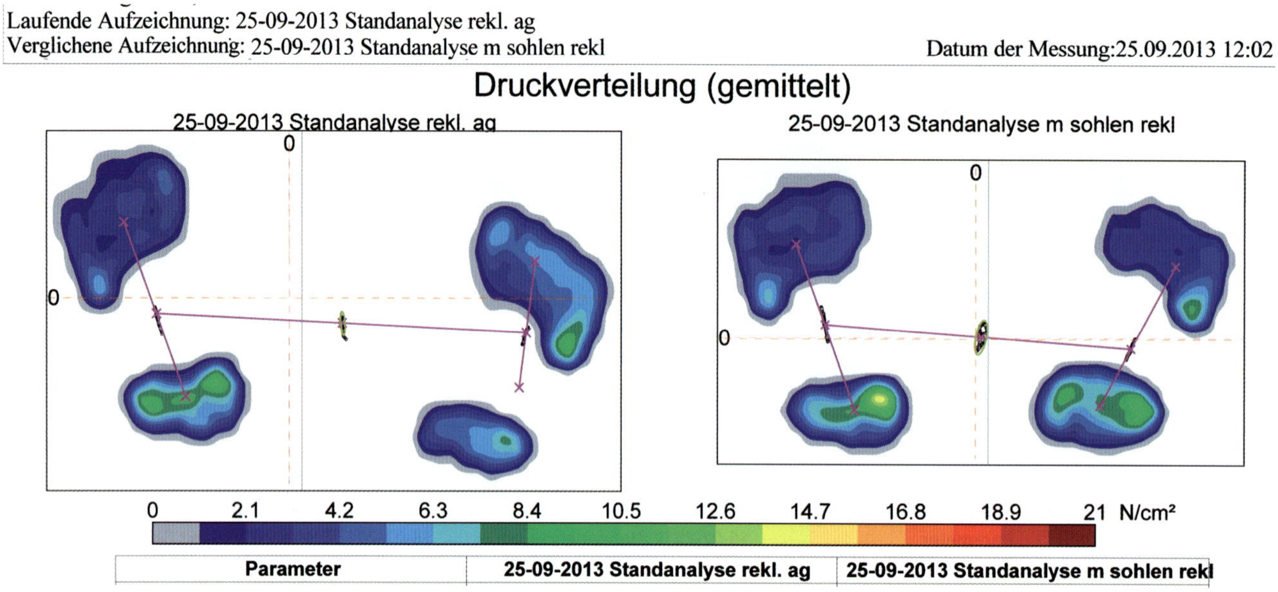


**Abb. 6.124** ROMBERG-Versuch mit Reklination des Kopfes (➤ Kap. 7.2.2). Auch hier ist die gewünschte Gewichtsverlagerung nach ventral dokumentierbar.

- Befunde: Einbeinhüpfen mit Ballfangen ohne Sohlen ausschließlich mit Vorfußkontakt, mit Sohlen auch mit Fersenkontakt. Tibialis anterior beidseits stark
- Behandlung: Dehnübung für die Wadenmuskulatur gezeigt, weiterhin Tragen der propriozeptiven Sohlen angezeigt

## Fallbeispiel 15 (HG)

### Fersenschmerzen

Eine 54-jährige Patientin mit Spina bifida und Meningozele hatte rezidivierende Lumbalgien und lumboischialgiforme Beschwerden. Aktuelle Beschwerden: Nach mehrstündigem Laufen im Sand bekam sie lumbale und BWS-Schmerzen; Treppensteigen führte zu Wärmegefühl, Kribbeln, Ameisenlaufen auf der Beinvorderseite bis hinunter in den Fuß. Die rechte Ferse schmerzte beim Auftreten.

#### Erstvorstellung 9.7.2014

- Anamnese: Uterusexstirpation vor 2 Jahren wegen Myomeinblutung. Seit Dezember 2012 Menopause, ohne größere Beschwerden. Sie konnte zwar gut einschlafen, wachte aber gegen 4 Uhr auf und hatte tagsüber Hitzewallungen.
- Befunde: kein Inguinalsyndrom provozierbar; Beinlängendifferenz re. +2 cm
- Therapie: Sakrum re. posterior nach Challenge, Rippen V–X re. manipuliert, Behandlung mit Perkussor; Trainingsempfehlung: Übungen mit Swingstick, Therapiekreisel und Powerplate wegen Stressinkontinenz der Blase

#### 23.7.2014

- Besserung der Beschwerden
- Schulterbehandlung mit myofaszialer Therapie nach TYPALDOS, Sakrum re. posterior erneut korrigiert, exzentrisches Wadentraining
- Anfertigung von Sohlen für Fasciitis plantaris mit Elementen zum medialen Aufrichten
- Keine weiteren Behandlungen, die Patientin war zufrieden.

#### 24.2.2015

Die Patientin konnte mit dem linken Fuß nicht auftreten. Eine Manipulation der Ferse beim Osteopathen hat nichts gebracht, Wärmeanwendung verschlechterte die Beschwerden, Diclofenac und Paracetamol halfen nicht. Sie sei schon immer leicht mit diesem Fuß umgeknickt, ob ein Zusammenhang mit dem Rücken bestehe?

- Befund: Knöchel außen geschwollen, Peroneus brevis und Peroneus longus w
- Fibulaköpfchen nach Challenge nach distal manipuliert, LIL äußeres Sprunggelenk, Tapeverband
- Kräutermischung (➤ Kap. 6.2.3) verordnet: Chlamydia trachomatis D12 > n

#### 26.2.2015

Wenig Veränderung, Überweisung zur MRT-Untersuchung (zum Ausschluss von Sehnenläsionen)

- Procain, Traumeel, Allya® peritendinös infiltriert
- Sollte Fuß so weit möglich belasten

#### 6.3.2015

MRT: Sehne des Peroneus longus aufgefächert mit Längsriss; Marködem in Kuboid, Kalkaneus, Metatarsale IV; Verdacht auf Haarriss im Kuboid. Radiologe empfahlt Operation wegen Gefahr einer Totalruptur der Peroneus-longus-Sehne.

- Nach Spritze und „Kräutertee" ging es der Patientin etwas besser.
- LTT auf Chlamydia trachomatis positiv, TNF-α o. B.
- Keine weiteren Maßnahmen außer regelmäßige Einnahme des Kräuter-Granulats für mindestens 6 Wochen

25.3.2015

Der Fuß war inzwischen gut belastbar und fast beschwerdefrei.

Weiterer Verlauf

Bei einem Telefonat im Mai 2015 bestätigt die Patientin, dass sie keine Fersenschmerzen mehr hat.

### ❺ Zusammenfassung

Der Fokus der Applied Kinesiology hat seit ca. 20 Jahren die posturalen Komponenten des kraniomandibulären Systems betont. Wenn man Patienten mit propriozeptiver Fehlsteuerung und damit haltungsbedingten Schmerzen des Bewegungssystems nicht nur mit dem sog. Meersseman-Test (➤ Kap. 3.4.1) auf absteigende Störungskomponenten, sondern auch konsequent mittels aufrichtender Challenges auf aufsteigende Störungskomponenten hin untersucht werden, zeigt sich, dass in nahezu 100 % der Fälle beide Komponenten vorliegen. Eine logische Gewichtung ergibt sich durch strukturelle Abweichungen wie Malokklusion (besonders Angle-Klasse II), Tiefbiss/Deckbiss und Kiefergelenkkompression einerseits sowie durch Fußdeformitäten wie Knick-Senk-Spreizfuß, Hallux valgus und Hallux limitus aber auch anatomische Beinlängendifferenzen andererseits. Die Korrektur des posturalen Systems muss der Differenzialdiagnostik bezüglich „aufsteigender" und „absteigender" Störungsketten in jedem Fall vorausgehen. Die selektive Belastung der Füße führt zum Rezidiv, wenn eine „aufsteigende" Ursachen-Folgen-Kette überwiegt. Kauen führt zum Rezidiv, wenn die kraniomandibuläre Dysfunktion das Geschehen dominiert.

Aufsteigende Störungsmuster erfordern eine ebenso konsequente posturale Reorganisation wie Störungen des Kauapparats. Skoliosepatienten benötigen standardmäßig einen korrektiven Input von oben und von unten.

Eine Unzahl von Fußbeschwerden lässt sich bereits mit sensomotorischen Sohlen kausal behandeln.

### 6.8.12 Schuherhöhungen, Absatzerhöhungen

Sie kommen nur infrage, wenn eine anatomische Beinlängendifferenz mittels Becken-Röntgenaufnahmen im Stehen nachgewiesen ist. Selbst dann muss geprüft werden, ob sie funktionell sinnvoll sind. Um die richtige Höhe zu bestimmen, kann auf Beckenwaagen mit untergelegten Brettchen oder auf 3D-Messgeräte zurückgegriffen werden, die das Rückenprofil bei unterschiedlichen Schuherhöhungen darstellen. Sie sind allerdings nur eine Notlösung für all jene, die funktionelle Tests der Applied Kinesiology nicht sicher beherrschen.

Dies gilt ganz besonders für strukturelle, „idiopathische" Skoliosen, bei denen häufig auch Beckenasymmetrien vorliegen, an die sich die Patienten mit ihrer Schiefhaltung adaptiert haben. Wird diese Adaptation korrigiert, kann es zu strukturellem Stress kommen, der funktionell neurologisch untersucht werden muss.

Wenn ein Beckenschiefstand vorliegt, finden sich im Test auch immer hyporeaktive posturale Muskeln wie:

- Latissimus dorsi
- (oberer, mittlerer und unterer) Trapezius
- Rhomboidei
- Nackenstrecker
- Nackenbeuger, Sternocleidomastoideus

Die jeweils hyporeaktiven Muskeln können Sie als Indikatoren verwenden: Der Patient soll sich primär mit dem kürzeren Bein auf eine 2 mm dicke Unterlage stellen, die in 2-mm-Schritten erhöht wird, bis alle Muskeln im Test normoreaktiv sind. Korkplatten, die als Fußbodenbelag verwendet werden, sind gut geeignet, weil sie sich so zuschneiden lassen, dass sie als behelfsmäßige Absatzerhöhung in den Schuh eingelegt werden können. Da die Erhöhung zunächst nie mehr als 5 mm betragen soll, reichen 2 oder 3 Lagen Korkplatte übereinander. Damit lassen Sie den Patienten eine Runde (oder besser eine Achtertour) gehen und testen danach erneut. Der „Walking-Gait-Test" kann ein gutes Mittel zur Endkontrolle sein (➤ Kap. 1.3).

Verschreiben Sie zunächst ein Silikon-Fersenkissen der entsprechenden Höhe. Einlagen von mehr als 5 mm Höhe werden kaum toleriert, weil die Fußferse häufig aus dem Schuh herausrutscht. Testen Sie das Fersenkissen nach 2 Wochen Tragezeit nach, korrigieren Sie es bei Bedarf und kontrollieren Sie es 2 Wochen später erneut. Wenn sich die Absatzerhöhung über wenigstens 4 Wochen bewährt hat, besteht die definitive Lösung in einer Erhöhung der Schuhsohle durch Aufdoppelung, weil sich dadurch die Fuß- und Sprunggelenkmechanik am wenigsten verändert. Eventuell ist eine Abrollhilfe bei stark reduzierter Flexibilität der aufgedoppelten Sohle hilfreich.



## 6.9 Nervenkompressionssyndrome

### 6.9.1 Einleitung

Kompressionssyndrome sind vor allem durch sensorische und motorische Störungen gekennzeichnet. Daneben kommt es zu Lymphstauungssymptomen, z. B. typischerweise bei Hypertonus des M. pectoralis major. Je nach Lokalisation der Kompression kann die muskuläre Komponente unterschiedlicher Qualität sein.

So kann eine spinale Kompression (auch funktioneller Art, ➤ Kap. 2.4.7) oberhalb von L1 durch Irritation der Pyramidenbahn (oberes Motoneuron) im Rückenmark eher eine gesteigerte Reflexantwort verursachen, die sich als positives Babinski-Zeichen (➤ Kap. 7.11.3) manifestiert. Eine Wurzelkompression löst eine Schwäche in den vom betroffenen Spinalnerv versorgten Muskeln aus (unteres Motoneuron). Da die meisten Muskeln aus mehreren (Spinalwurzel-)Segmenten versorgt werden, ist diese Abschwächung mehr oder weniger deutlich zu diagnostizieren.

Nachfolgend werden die wichtigsten Krankheitsbilder, die durch eine Kompression peripherer Nerven entstehen können, beschrieben (zu Engpässen im Bereich der Wirbelsäule ➤ Kap. 2.4). Für Neurologen und Orthopäden sind Nervenkompressionssyndrome oftmals erst behandlungsbedürftig, wenn sich durch entsprechende EMG-Veränderungen eine OP-Indikation stellt. So wird das Piriformis-Syndrom in der Literatur als sehr seltenes Kompressionssyndrom beschrieben (Assmus 2003). In manualmedizinischen Praxen werden aber pro Woche etwa 20 Patienten wegen eines Piriformis-Syndroms behandelt.

Diese Patienten haben oft bereits vor der klinischen Manifestation eine Reihe von Symptomen, die auf eine Nervenkompression hindeuten. Mit den AK-Methoden können Diagnostik und Therapie schon früher einsetzen und unnötige Operationen vermieden werden.

## 6.9.2 Ursachen von Nervenkompressionen

### ❶ Engpässe

Nerven können durch vielfältige Ursachen komprimiert werden. Dabei hängt das Ausmaß ihrer Schädigung von der Stärke und der Einwirkungsdauer des Drucks ab. Die Nervenfasern können entweder direkt mechanisch oder mittelbar durch Minderdurchblutung des Gewebes geschädigt werden. Anatomische Engpassbereiche (z. B. der Sulcus ulnaris oder die Skalenuslücke) sind häufig Prädilektionsstellen für eine Nervenkompression. Manche Nerven können mehrfach in ihrem Verlauf komprimiert werden (z. B. der N. medianus in der Skalenuslücke, vom M. pronator teres und unter dem Retinaculum flexorum [Lig. carpi transversum]). Diesen Zustand bezeichnet man als Double-Crush- bzw. Triple-Crush-Syndrom.

Auch Tumoren, Hämatome, Traumata oder Kallusbildung können zu einer Druckschädigung von Nerven führen. Die gleichen Symptome wie bei einer Nervenkompression treten nach akuter Überdehnung von Nerven (z. B. bei einem Unfall) auf. Häufiger entstehen Zugbelastungen aber durch gleichbleibende Tätigkeiten. So kann z. B. der N. suprascapularis nach stundenlangem Tischtennisspielen auf seinem Weg von der Fossa supraspinata in die Fossa infraspinata an der lateralen Kante der Incisura scapulae gedehnt und komprimiert werden. Bei der Untersuchung werden sich keine direkten Anzeichen einer Druckschädigung finden, obwohl der Patient die Symptome korrekt beschreibt. Auch durch vibrierende Arbeitsgeräte (z. B. Presslufthammer, automatische Tacker, Bodenverdichter) können Nervenkompressionsschäden ausgelöst werden. Hierbei sind aber zusätzlich noch vaskuläre Schäden und chronische Störungen der Muskelzellen vorhanden.

**Tab. 6.15** Neuropathieursachen

| Ursache | Beispiele |
|---|---|
| **Nervenschädigung** | |
| direkt durch Kompression<br>indirekt durch Minderdurchblutung | • Anatomische Engpassbereiche wie Sulcus n. ulnaris oder Skalenuslücke, dabei Mehrfachkompression (Double-Crush oder Multiple-Crush) möglich<br>• Kompression durch<br>– Tumoren, Hämatome<br>– direktes Trauma<br>– Kallusbildung<br>– Zugbelastung des Nervs<br>– vibrierende Arbeitsgeräte (Presslufthammer, Tacker, Bodenverdichter) |
| **Andere Neuropathieursachen** | |
| Nadeltrauma | durch Injektionsnadeln oder Akupunkturnadeln |
| toxisch | durch Medikamente |
| gefäßbedingt | ischämische Fernwirkung, Vaskulitis |
| infektiös, autoimmun | • Neuritis durch Viren (Herpes zoster, HIV, Herpes simplex) oder Borrelien<br>• Impfungen<br>• Lepra |
| systemisch | • Diabetes mellitus<br>• Sarkoidose |

### ❷ Double- und Multiple-Crush-Syndrome

Die Übertragung von Neurotransmittern und Mikronährstoffen vom Nervenzellkörper zum Rezeptor (im Falle afferenter Nerven) oder zur motorischen Endplatte wird auch als axoplasmatischer Transport (Kandel et al. 2000) bezeichnet. Dabei werden Neurotransmitter oder deren inaktive Vorstufen sowie axonale Strukturmoleküle, die im Golgi-Apparat des Zellkörpers gebildet werden, mit einer Geschwindigkeit von bis zu 400 Millimeter pro Tag entlang von Neurotubuli zur Synapse befördert.

Durch eine leichte Kompression an einer Stelle wird der Fluss der Neurotransmitter kaum beeinträchtigt. Bei langsamer Transportgeschwindigkeit kann es vorkommen, dass nach der Behandlung trotz Beseitigung der Kompressionsursache noch für kurze Zeit (1–2 Tage) neurologische Symptome auftreten. Erwarten Sie also nicht immer eine sofortige Besserung!

Bei geringgradiger Kompression an mehreren Stellen im Nervenverlauf können sich die Druckkomponenten summieren und zu Symptomen führen, die sich manchmal schon durch die erfolgreiche Behandlung einer Kompressionsstelle bessern. Da aber die anderen Druckkomponenten weiterhin existieren, kommt es schnell zu Rezidiven.

### ❸ Differenzialdiagnostische Erwägungen

Symptome, die durch eine Nervenleitungsstörung hervorgerufen werden, können neben einer Kompression auch andere Ursachen haben. Nicht selten entstehen Nervenschäden durch Punktionen oder Injektionen, und zwar als direktes Nadeltrauma, durch ein komprimierendes Spritzenhämatom, durch toxische Wirkung des injizierten Medikaments oder durch eine ischämische Fernwirkung. Eine Vaskulitis muss ebenso ausgeschlossen werden wie Infektionen (Lepra, Herpes zoster, Borreliose oder HIV), Diabetes mellitus, Sarkoidose und andere Neuropathien (Mumenthaler et al. 2007).

## 6.9.3 Histologische Veränderungen durch Druckschäden

### ❶ Neurapraxie

Leichtere, akute stumpfe Traumen oder chronische Kompressionssyndrome der peripheren Nerven führen nicht zu einer Axonunterbrechung, die Hüllgewebe sind erhalten. Histologisch findet sich nur eine Markscheidenschädigung, keine Unterbrechung der Kontinuität der Axone und Hüllschichten (Mumenthaler et al. 2007). Im späteren Verlauf kommt es dann abschnittsweise zu einer Demyelinisierung, die auch mehrere Markscheidensegmente betreffen kann.

In der elektrophysiologischen Diagnostik zeigen sich eine verzögerte Leitungsgeschwindigkeit im gestörten Nervenabschnitt sowie verminderte Amplituden oder fehlende Aktionspotenziale im EMG bei Reizung der abhängigen Muskeln proximal des Engpasses. Erst 2–3 Wochen nach einer Nervenläsion treten elektromyografische Denervierungszeichen (Fibrillationen und steile positive Wellen in rhythmischer Entladungsfolge) auf (Mumenthaler et al. 2007). Werden Muskeln distal des Engpasses gereizt, sind die Ableitungen normal. Deshalb kann z. B. eine Kompression des N. medianus im Bereich des M. pronator teres, die manchmal nur mit Symptomen eines Karpaltunnelsyndroms einhergeht, leicht übersehen werden, wenn man die EMG-Potenziale des M. abductor pollicis brevis und des M. opponens pollicis nur distal des Karpaltunnels bestimmt. EMG-Potenziale sollten also im gesamten Nervenverlauf gemessen werden, beginnend mit der paravertebralen Muskulatur (wo der dorsale Spinalnervenast bei einem Engpass im Foramen intervertebrale geschädigt sein kann) bis zu den verschiedenen Engpassstationen des ventralen Astes.

Ist die Markscheide durch stärkere oder länger anhaltende Druckeinwirkung (normalerweise über 3 Wochen) zerstört worden, führt eine Proliferation der Schwann-Zellen zur Ausbildung neuer Internodien. Bei einem chronischen Kompressionssyndrom wiederholen sich die De- und Remyelinisierungsphasen. Durch die sog. Zwiebelschalenbildung kommt es zu einer kollagenfaserreichen Verdickung in den Nerven. Bei diesen chronischen Veränderungen wirkt wahrscheinlich auch eine druckbedingte Durchblutungsstörung mit.

Alle Stadien der Neurapraxie gehören zu den Nervenschäden ersten Grades nach Sunderland (Mumenthaler et al. 2007). Mit den Techniken der Applied Kinesiology können sie frühzeitig erkannt und behandelt werden.

### ❷ Axonotmesis

Zu einer Axonunterbrechung kommt es durch Risse oder scharfe Durchtrennung von Nerven. Die Unterbrechung einzelner Axone eines Nervs wird als Axonotmesis (Grad II nach Sunderland), die vollständige Durchtrennung eines Nervs hingegen als **Neurotmesis** (Grad III bis V nach Sunderland) bezeichnet (Mumenthaler et al. 2007).

Da Perineurium und Epineurium erhalten geblieben sind, kann das Axon entlang dieser Leitschiene von proximal nach distal neu aussprossen. Die Regenerationsgeschwindigkeit beträgt je nach Lokalisation und betroffenem Nerv 0,7–5 mm je Tag. Bis die Nervenversorgung der Erfolgsorgane komplett wiederhergestellt ist, kann es somit mehrere Monate dauern.

Nach einer Axonunterbrechung entwickelt sich eine typische **Waller-Degeneration,** die schon 1850 beschrieben wurde. Distal der Läsionsstelle zerfällt das Axon und die umgebende Markscheide löst sich ebenfalls auf. Die Schwann-Zellen beginnen daraufhin zu proliferieren, sodass im ehemaligen distalen Nervenbereich eine Ansammlung von Zellen als Leitschiene für potenziell aussprossende Axone bereit steht.

### ❸ Metabolische Begleitstörungen

Wenn Erkrankungen wie z. B. Diabetes mellitus, Polyneuropathie, Durchblutungsstörung oder Alkoholismus zusätzliche Nervenstörungen verursachen, lassen sich die Symptome der Nervenkompression nicht mehr eindeutig abgrenzen. Deshalb ist auch eine metabolisch orientierte Therapie erforderlich, deren Erfolg allerdings nicht eindeutig reproduzierbar sein wird.

Bei einem Großteil der Patienten in einer orthopädischen Praxis zeigen sich neben Gelenk- und Muskelstörungen häufig auch Anzeichen einer Neurapraxie, also der Störung, die sich durch eine entsprechende Behandlung sehr schnell bessern kann. Allgemeinmedizinische oder internistische Therapeuten werden sicherlich einen viel höheren Anteil an Patienten mit anderen neurologischen Erkrankungen haben, bei denen weit häufiger das vollständige „Arsenal" der Applied Kinesiology zur Anwendung kommen muss.

Im Folgenden werden nur die funktionell-mechanischen Ursachen beschrieben. Trotz der unter strukturellen Gesichtspunkten vereinfachten Darstellung des Vorgehens bei Nervenkompressionssyndromen müssen in der Praxis immer alle Elemente der Applied Kinesiology bei der Behandlung berücksichtigt werden.

## 6.9.4 Allgemeine klinische Untersuchung bei Verdacht auf ein Kompressionssyndrom

### ❶ Anamnese

Anamnestische Angaben helfen, die/den betroffenen peripheren Nerven zu erkennen: Treten wechselnde Parästhesien, Schmerzausstrahlung im Nervenverlauf oder Muskelschwäche auf? Wenn es zu direkter Gewalteinwirkung im Nervenverlauf kam, sollte dies an einen Kompressionsschaden als Unfallfolge denken lassen. Komplizierter wird es bei Angaben zu einer kurzzeitigen Muskelschwäche: Hier könnte neben einer plötzlichen Kompression des versorgen-

**Tab. 6.16** Neurapraxiestadien

| | Stadium 1 | Stadium 2 | Stadium 3 |
|---|---|---|---|
| Dauer der (Druck-)Einwirkung | kurzzeitig | länger anhaltender, geringer Druck | prolongiert |
| Art der Schädigung | kein nachweisbarer Myelinschaden | Schädigung der Myelinscheide, Auswirkung auf Ionenpumpen, segmentale Demyelinisierung | Fibrose des Epineuriums |
| Erholung<br>Prognose | gut (Stunden bis Tage) | Erholung dauert mindestens 4–6 Wochen | schlecht |
| Therapieerfolg | | erst 4–6 Wochen nach erfolgreicher Dekompression sichtbar | falls nach 4–6 Wochen kein Erfolg: immer OP-Indikation abklären |

den Nervs auch ein reaktives Muskelmuster die Ursache für die Inhibition sein (z. B. nach bestimmten Aktivitäten).

## ❷ Motorische und sensorische Diagnostik

Bei Verdacht auf ein Nervenkompressionssyndrom muss differenzialdiagnostisch immer zwischen einer Nervenwurzelkompression direkt in Höhe der Bandscheibe bzw. im Spinalkanal und einer Kompression im peripheren Nervenverlauf unterschieden werden. Da die einzelnen Plexus fast immer aus Nerven verschiedener Segmenthöhen zusammengesetzt sind, können bei einer peripheren Nervenkompression oft segmentüberschreitende motorische und sensible Schädigungsmuster vorliegen (weitere Einzelheiten ➤ Tab. 6.17).

### Motorische Diagnostik

Infolge von funktionellen Kompressionen kommt es zu Hyporeaktionen von Muskeln, die in seltenen Fällen bereits im Leertest definierbar sind.

**Provokationsposition**

Engpässe müssen häufig aktiv provoziert werden, um ihre motorischen Auswirkungen (anhand einer Hyporeaktion der jeweiligen Kennmuskeln) sichtbar zu machen.

**Entlastungsposition**

Wenn Muskeln bereits im Leertest hyporeaktiv sind, muss bei Verdacht auf eine periphere Nervenkompression versucht werden, durch eine Entlastungspositionierung den Engpass zu erweitern. Das kann bei nicht zu lange bestehender Neurapraxie zur Stärkung des Kennmuskels führen. Wenn dies nicht der Fall ist, kann das entweder an einer nicht ausreichenden Entlastung oder an einer fortgeschrittenen Neurapraxie liegen, die keine sofortige Funktionsänderung erwarten lässt. Dann muss der Engpass mit der unten beschriebenen Elektrodiagnostik weiter eingegrenzt und behandelt werden, um anschließend die Nervenregeneration abzuwarten.

Bei Neurapraxie kann eine graduierte Muskeltestinterpretation sinnvoll sein, wie sie z. B. in der motorischen Funktionsprüfung des British Medical Research Council (BMRC) von 1978 festgelegt ist. Entsprechende Graduierungen finden sich auch bei Kendall und Kendall (1983) sowie Janda (1994). Die Inhibition von hyporeaktiven Muskeln nach AK-Kriterien entspricht Grad 4– bis 4+ (BMRC), was übrigens auch z. B. beim Zehen- oder Hackengang gilt (Details ➤ Tab. 2.6).

**Reflexprüfung**

Grundsätzlich wird mit der manuellen Muskeltestung dasselbe neuromuskuläre Rückkopplungssystem wie mit der Auslösung der Muskeleigenreflexe (MER) geprüft (Garten 2012, Kap. 12.2.3). Auch wenn die manuelle Muskeltestung ihr überlegen ist, sollte die MER-Auslösung mit zur Untersuchung gehören. Denn in vielen Fällen kann der Test trotz Ausfall des MER einen intakten (normoreaktiven) oder bei intaktem MER einen hyporeaktiven Muskelbefund ergeben. Zwischen enthemmten Reflexen bei einer oberen Motoneuronläsion und Pendelreflexen bei einer zerebellaren Dysfunktion kann mit manueller Muskeltestung nicht differenziert werden.

### Sensorische Diagnostik

Zur sensorischen Diagnostik werden üblicherweise Nadelrad (Schmerz, C-Faser, Aδ-Fasern, Vorderseitenstränge), Stimmgabel (Vibration, Aβ-Fasern, Hinterstränge), Zahlenschreiben (diskriminative Sensibilität, Aβ-Fasern, Hinterstränge) und Wattebausch (Berührung, Aδ-Fasern, Hinterstränge, Vorderseitenstränge) angewendet. Neben der Segmentanatomie muss dabei auch die Versorgung der Hautareale durch periphere Nerven berücksichtigt werden (➤ Abb. 2.82).

Portelli (mündliche Mitteilung) gibt folgendes Vorgehen für eine AK-Diagnostik an:

1. Bestreichen, Vibration, Kneifen des entsprechenden Hautareals führen zur Dysreaktion (meist Hyporeaktion) eines normoreaktiven Indikatormuskels. Das Bestreichen wird vom Patienten häufig als „Kitzeln" mit entsprechenden motorischen Reaktionen wahrgenommen (im Sinne einer Hyperästhesie bzw. Dysästhesie). Auch hier gilt: Der Test ist umso sensitiver, je mehr die motorische Innervation dieses Muskels aus demselben Segment stammt, in dem sich die sensorische Störung befindet.
   Shafer (mündliche Mitteilung) betont hingegen die Notwendigkeit, einen kontralateralen Extensor wie den mittleren Trapezius als Indikatormuskel zu verwenden, da dies sensitiver sei. Eine Erklärung hierfür steht noch aus.
   Wenn die Reaktion z. B. im L2-Segment positiv ist, kann die Provokation zur differenzialdiagnostischen Abklärung sowohl im Segment als auch im Areal des peripheren Nervs angebracht werden.
2. Die Therapielokalisation am Engpass, bei tiefer gelegenen Strukturen zwingend mit Magnet, hebt diese Hyporeaktion auf. Handelt es sich um einen Engpass am Intervertebralforamen, wird die Hyporeaktion durch eine TL über den entsprechenden Wirbelpartnern aufgehoben.
3. Eine erfolgreiche Korrektur komprimierter Strukturen führt dann zu einem negativen Challenge.

**CHECKLISTE 6.2**

**Allgemeine Diagnostik bei peripheren Nervenschäden**

**Anamnese**

- Wechselnde Parästhesien, im Nervenverlauf ausstrahlende Schmerzen, vorhergehende Gewalteinwirkung im Nervenverlauf
- Muskelschwächen; dabei auch auf kurzzeitige oder nur in bestimmen Situationen auftretende Muskelschwächen achten!

**Sensorische Diagnostik**

- Ziel: zwischen Störung der segmentalen Versorgung und im peripheren Nervenverlauf differenzieren (Bsp.: Meralgia paraesthetica)
  – Nadelrad (Schmerz, C-Faser, Aδ-Fasern, Vorderseitenstränge)
  – Stimmgabel (Vibration, Aβ-Fasern, Hinterstränge)
  – Zahlenschreiben (diskriminative Sensibilität, Aβ-Fasern, Hinterstränge)
  – Wattebausch (Berührung, Aδ-Fasern, Hinterstränge, Vorderseitenstränge)
- Sensorische Stimulation und Testung eines Indikatormuskels (im Segment bzw. kontralateraler Extensor)
- TL/Magnet-TL an der Engpassregion hebt den positiven Challenge auf.

**Motorische Diagnostik**

- Ziel: Unterscheidung zwischen peripherer und proximaler, radikulärer Läsion
- Muskeleigenreflexe
- Manuelle Muskeltestung entsprechend radikulärer, segmentaler Versorgung bzw. peripheren Nervenästen
  - Provokationsposition zur Verstärkung des Engpasses bei normoreaktiven Kennmuskeln
  - Entlastungsposition bei hyporeaktiven Kennmuskeln
- Obere Motoneuronzeichen zum Ausschluss von Rückenmarksyndromen: Babinski-Zeichen, Bauchdeckenreflex, Oppenheim-Test (Bestreichen der Schienbeinvorderkante), Gordon-Test (Kneten der Wadenmuskulatur)

**Elektrophysiologische Diagnostik**

- **EMG**-Befunde zur Differenzierung zwischen peripheren und radikulären Läsionen werden an peripheren Muskeln (ventraler Spinalnervenast) und autochthonen Rückenstreckern (dorsaler Ast) erhoben; pathologische Muster in beiden Ableitungen belegen eine proximale, radikuläre Läsion.
- **Motorische Neurografie:** Die Nervenleitgeschwindigkeit motorischer Fasern lässt sich durch Nervenstimulation an zwei verschiedenen Orten und Messen der Reizantworten im Muskel bestimmen.
  - Die **Amplitude** der Reizantwort gibt einen groben Anhalt über die Anzahl der (leitenden) Nervenfasern, ist aber u. a. von Lage und Form der Ableitelektrode abhängig.
  - Die **F-Welle** repräsentiert die motorische Spätantwort, die nach überschwelliger Reizung peripherer Nerven durch retrograde Erregung motorischer Vorderhornzellen entsteht. Sie wird dazu verwendet, die Nervenleitgeschwindigkeit im proximalen Abschnitt (nahe der Nervenwurzel) zu beurteilen.
  - Der **H-Reflex** (Hoffmann-Reflex) gibt Auskunft über den spinalen Muskeleigenreflexbogen. Bei Auslösung des H-Reflexes wird ein Reiz niedriger Intensität selektiv über das Ia-afferente Neuron geleitet, α-Motoneurone benötigen demgegenüber eine höhere Reizstärke. Im Rückenmark wird der afferente Reiz auf das entsprechende α-Motoneuron umgeschaltet und zum Muskel zurückgeleitet. Dort kann das Aktionspotenzial elektromyografisch registriert werden.
  - Bei größerer Reizstärke, die auch das α-Motoneuron stimuliert, zeigt die Ableitung zwei Wellen: Zuerst tritt die **M-Welle** auf, kurze Zeit später die **H-Welle**. Bei der M-Welle handelt es sich um die direkte (orthodrome) Erregung des Motoneurons, deren Aktionspotenzial direkt in die Peripherie geleitet wurde. Die H-Welle entsteht durch den bereits beschriebenen Mechanismus über den spinalen Reflexbogen.
- **Sensible (sensorische) Neurografie:** Die orthodrome Reizantwort auf eine Stimulation in der Peripherie wird proximal über gut zugängliche Nerven (z. B. den N. medianus proximal des Karpaltunnels nach Reiz an den Zeige- und Mittelfingerspitzen) gemessen.
- **Motorisch evozierte Potenziale (MEP):** Durch transkranielle Magnetstimulation des Motorkortex oder spinaler Areale lässt sich gezielt eine Muskelzuckung auslösen. Welcher Zielmuskel kontrahiert, ist abhängig davon, welcher Teil der primär motorischen Rinde stimuliert wird. Vom Motorkortex läuft die Erregung über motorische Bahnen zu den Motoneuronen im Vorderhorn des Rückenmarks. Erkrankungen des Motorkortex ebenso wie der zentralen motorischen Bahnen, aber auch der Motoneurone im Rückenmark sowie der peripheren motorischen Nerven führen zu charakteristischen Änderungen der messbaren MEP. Daher werden MEP-Messungen inder Diagnostik von ZNS-Erkrankungen eingesetzt.
- **Somatosensibel evozierte Potenziale (SEP):** Hier wird die elektrische Antwort schnell leitender sensibler Nervenfasern aufgezeichnet. Die Ableitung erfolgt nach wiederholter elektrischer Reizung an verschiedenen Stellen im Verlauf peripherer Nerven (Hinterstrang-Lemniscus medialis-somatosensorischer Kortex: Etagendiagnostik).
Die Ableitung erfolgt nach wiederholter elektrischer Reizung an verschiedenen Stellen im Verlauf peripherer Nerven (Hinterstrang-Lemniscus medialis-somatosensorischer Kortex: Etagendiagnostik).

## 6.9.5 Thoracic-Outlet-Syndrom (TOS)

Die anatomischen Beschreibungen in den folgenden Abschnitten orientieren sich vor allem an **Mumenthaler**, **Stör** und **Müller-Vahl** (2007).

Bei dem auch als „Thoracic-Inlet-Syndrom" bezeichneten Krankheitsbild handelt es sich um Nervenirritationen, die sofort nach Verlassen des Spinalkanals bis zum Bereich zwischen M. pectoralis minor und der vorderen Thoraxwand auftreten können (zu Kompressionen durch Bandscheibenvorfälle, Hidden Cervical Disk, Subluxationen oder Spondylosen ➤ Kap. 2.4.6 und ➤ Kap. 2.4.7). Hier folgt eine Beschreibung peripherer Nervenkompressionssyndrome.

Es gibt drei mögliche Engpasslokalisationen (➤ Abb. 6.125):

1. Skalenuslücke
2. Kostoklavikuläre Lücke
3. Korakopektorale Lücke

Die anatomischen Einzelheiten werden im jeweiligen Unterkapitel dargestellt.

Die einheitliche Definition als Thoracic-Outlet-Syndrom beruht darauf, dass an allen drei Stellen ähnliche Symptome auftreten können. Die Patienten klagen über Schmerzen und Parästhesien, die meist vom Nacken aus über die Schulter in den Arm ausstrahlen. Da es vor allem im unteren Bereich des Plexus brachialis (mit den Wurzeln Th1 und C8) zu einer kaudalen Kompression durch die Rippen kommen kann, sind Schwäche- oder Lähmungszeichen der ulnaren Unterarm- und Handmuskeln (inkl. des ulnaren Daumenballens), in geringem Ausmaß auch der Hand- und Fingerbeuger, die häufigsten Symptome (Mumenthaler et al. 2007). Man spricht hierbei auch von einem neurogenen Thoracic-Outlet-Syndrom.

In bis zu 10 % der Fälle sind zusätzlich vaskuläre Symptome (vaskuläres Thoracic-Outlet-Syndrom) wie z. B. fluktuierende Schwellun-

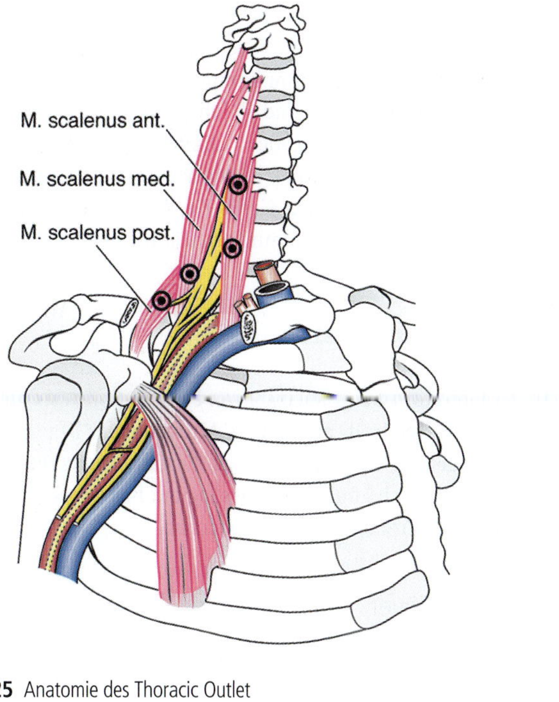


**Abb. 6.125** Anatomie des Thoracic Outlet

gen, stärkere Venenzeichnung, Blässe, zyanotische Haut oder ein Raynaud-Syndrom vorhanden. Manchmal besteht auch nur eine isolierte Gefäßsymptomatik. Die Gefäßkompression kann zu einer lokalen Stenosierung der A. subclavia mit Thromboserisiko führen.

Alle genannten Symptome werden meist durch Hyperabduktion des Armes verstärkt.

Anatomische Fehlbildungen der knöchernen Strukturen und fibromuskuläre Adhäsionen im Bereich der oberen Thoraxapertur – Assmus (2003) hat neun verschiedene Bandanomalien beschrieben – können ebenso wie Haltungsanomalien ein Thoracic-Outlet-Syndrom verursachen.

Zum Teil sind auch Verletzungen (wie ein Schleuder-, Schlag-, Stoß- oder Zerrungstrauma) die Ursache, die zu Rissen und Einblutungen in verschiedenen Muskeln führen. Betroffen sind hauptsächlich die Skalenusgruppe, der M. subclavius oder/und die Pektoralisgruppe. Aber auch durch Läsionen der dorsalen Muskelgruppen können sich die Verhältnisse in der oberen Thoraxapertur verändern. Diese Läsionen verheilen oft unter Ausbildung von narbig fibrösen Bindegewebssträngen. Dass auch funktionelle Störungen einzelner Muskeln möglich sind, wird in den Standardwerken über Nervenkompressionssyndrome nicht erwähnt. Aber nach Unfällen können schon vor histologisch nachweisbaren strukturellen Schädigungen typische Muskeldysbalancen auftreten. Wie bereits beschrieben (➤ Kap. 6.2.3), reagiert der Hauptagonist eines Bewegungsablaufs auf Zerrungs- oder Distorsionsverletzungen mit einer reflektorischen Abschwächung. Sein Synergist entwickelt daraufhin oft ein (hypertones) Strain-Counterstrain-Muster, sein Antagonist einen myofaszialen Hypertonus. Allein schon durch diese Schädigungskombination kann sich die Form der natürlichen Durchtrittswege der Nerven so verändern, dass es zur Nervenkompression kommt.

Laut Walther (2000) kann sich ein Thoracic-Outlet-Syndrom auch als sekundäre Folge einer Kategorie-1-Beckenläsion entwickeln (➤ Kap. 3.2.4): Die Beckentorsion führt über eine aufsteigende Kette zu einer Torsion im Bereich des Schultergürtels, die meist eine einseitige Einengung im Nervenverlauf von der HWS bis zur Schulter verursacht.

Der beschriebene Symptomkomplex zeigt sich besonders häufig bei Patienten zwischen 30 und 55 Jahren, d. h. in dem Alter, in dem die natürliche Absenkung des Schultergürtels einsetzt (Assmus 2003). Frauen sind dreimal häufiger betroffen als Männer. Bei Kompression des gesamten Gefäß-Nerven-Bündels von der Halswirbelsäule bis zur Axilla kommt es zu ähnlichen Symptomen.



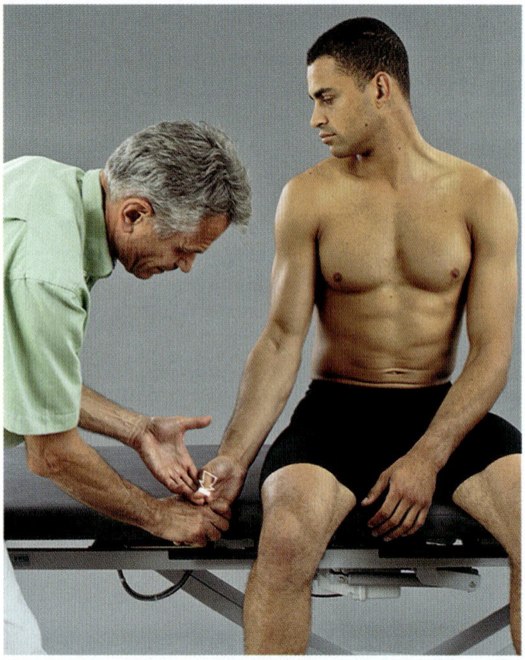

**Abb. 6.126** Skalenus-Krampftest: Testung des Adductor pollicis (C8)

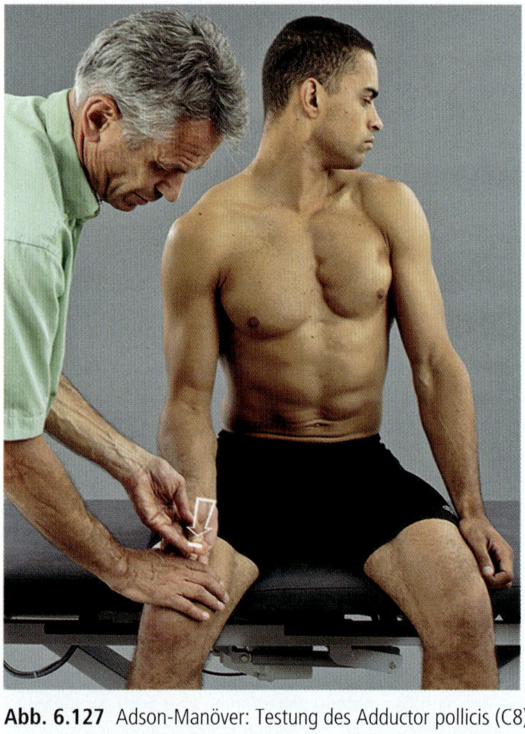

**Abb. 6.127** Adson-Manöver: Testung des Adductor pollicis (C8)

## ❶ Provokationstests

In der Literatur ist eine Vielzahl von Provokationstests für das Thoracic-Outlet-Syndrom angegeben. Mumenthaler bezweifelt jedoch die Aussagekraft vieler dieser Tests. Er hält Schmerzen und Parästhesien, die durch kaudalen Längszug am betroffenen Arm provoziert werden, für die wichtigsten Zeichen.

### Adson-Manöver

Beim Adson-Manöver (Winkel et al. 1985) wird der Kopf nach tiefer Inspiration zur Seite des vermuteten Engpasses (Skalenus-Krampftest; Travell und Simons 1983) bzw. zur Gegenseite gedreht. Während sich die Skalenusmuskeln bei der Rotation zur Testseite übereinanderlagern und kontrahieren, werden sie bei der Rotation zur Gegenseite gedehnt. Dabei können Parästhesien auftreten. Der Radialispuls am betroffenen Arm kann schwächer werden oder ganz verschwinden. Manchmal sind Stenosegeräusche über der A. subclavia hörbar. Stenosegeräusche und Verschwinden des Radialispulses lassen sich auch in anderen Kopfpositionen provozieren. Von den Handmuskeln sind Adductor pollicis (C8,

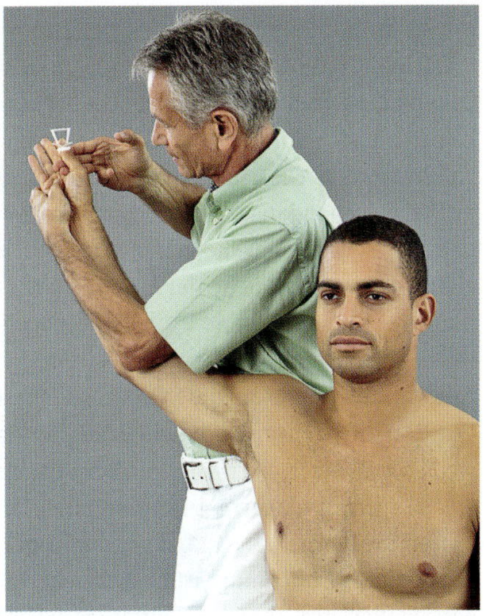

**Abb. 6.128** Wright-Test

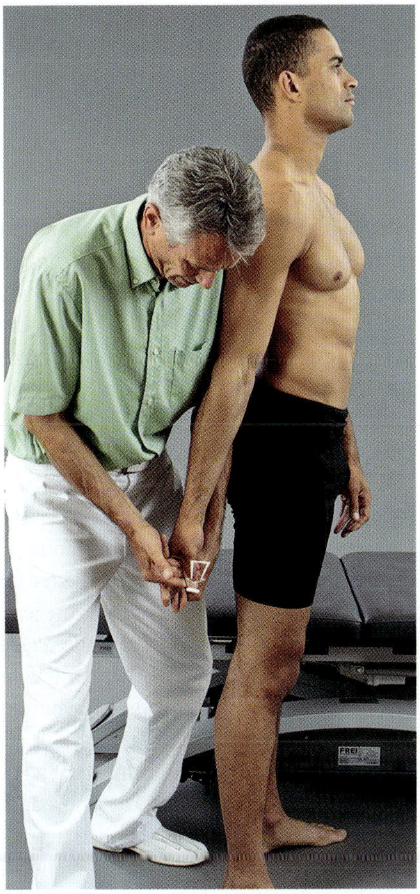

**Abb. 6.129** Eden-Test

Th1) und Abductor pollicis (C6/C7) besonders gut für eine funktionelle Testung geeignet (➤ Abb. 6.126 und ➤ Abb. 6.127).

### Wright-Test

Durch den Wright-Test (Winkel et al. 1985) mit Elevation und Hyperabduktion des Armes können Engpässe der thorako-korako-pektoralen Lücke provoziert werden, um ein Pectoralis-minor-Syndrom zu diagnostizieren. Dabei können Parästhesien auftreten. Der Radialispuls des ipsilateralen Armes kann schwächer werden oder ganz verschwinden. Wenn Sie gleichzeitig die Handmuskeln testen wollen, müssen Sie die Schulter des Patienten mit Ihrer Hüfte nach ventral stabilisieren, damit der Arm gestreckt bleibt (➤ Abb. 6.128).

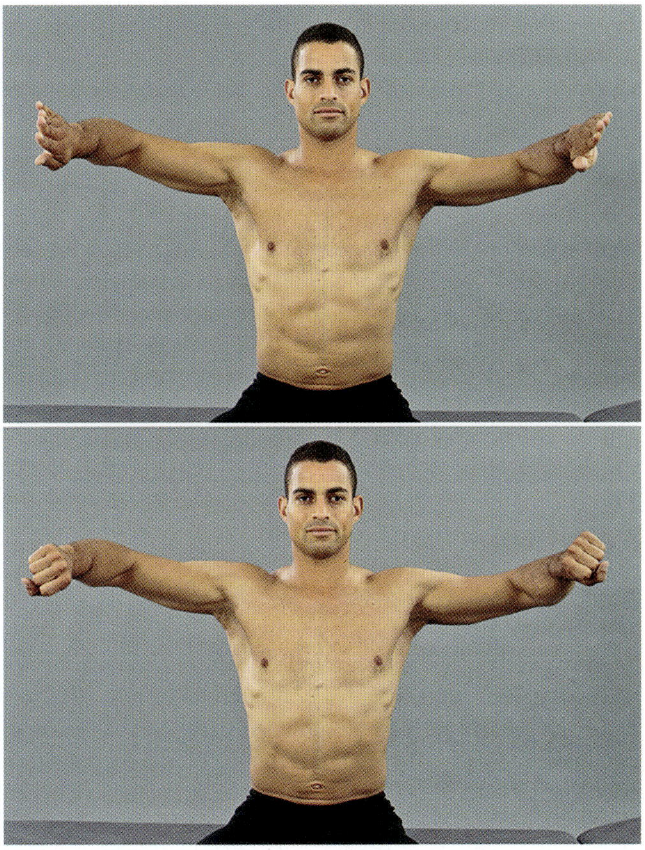

**Abb. 6.130** Roos-Test

### Eden-Test

Beim Eden-Test (Winkel et al. 1985) wird eine aktive oder passive Depression und Retraktion des Schultergürtels induziert („Habachtstellung" des Patienten, ➤ Abb. 6.129), während der Patient sich zusätzlich zur Gegenseite hinüberneigt. Wenn ein kostoklavikulärer Engpass vorliegt, wird der Radialispuls des ipsilateralen Armes schwächer oder verschwindet ganz. Dabei können Parästhesien auftreten. Zu Beschwerden kommt es typischerweise beim Tragen schwerer Taschen etc.

### Roos-Test

Im deutschen Sprachraum wird der Roos-Test (Assmus 2003) als 3-Minuten-AER-Test („Abduktion plus externe Rotation") bezeichnet. Beide Arme werden rechtwinklig abduziert und im Ellenbogengelenk 90° gebeugt, sodass die Handflächen nach außen zeigen. In dieser Position macht der Patient 3 Minuten lang schnelle Faustschlussbewegungen (➤ Abb. 6.130). Der Test ist positiv, wenn Schmerzen auftreten,

6

die betroffene Hand anschwillt oder eine verstärkte Venenzeichnung aufweist. Auch eine Abblassung oder blau-livide Verfärbung der Hand sind positive Zeichen. Eine Zuordnung der Läsion zu einer bestimmten Stelle im Thoracic Outlet ist mit diesem Test aber nicht möglich.

### Ergänzende Untersuchungen

Wenn das Thoracic-Outlet-Syndrom durch strukturelle Veränderungen oder länger bestehende funktionelle Störungen bedingt ist, lässt sich die Ursache oft mit EMG-, Röntgen- und dopplersonografischen Untersuchungen darstellen. Bei den meisten funktionellen Thoracic-Outlet-Syndromen wird sich aber keine Ursache finden. Hier hilft nur eine genaue Untersuchung mit den Methoden der Applied Kinesiology oder auch der Osteopathie weiter.

## ❷ Skalenussyndrom

### Anatomie

Eine Kompression des Plexus brachialis, der A. und V. subclavia zwischen M. scalenus anterior und M. scalenus medius sowie der ersten Rippe von kaudal wird als Scalenus-anterior- bzw. als Skalenussyndrom bezeichnet (➤ Abb. 6.125). Wenn die Fasern der genannten Muskeln, meist des M. scalenus anterior, ständig kontrahiert, hypertrophiert oder von Triggerpunkten durchsetzt sind, bedrängen sie die oben genannten Strukturen in der vorderen Skalenuslücke.



### Symptome

In den Anfangsstadien eines Skalenussyndroms werden zunächst die unteren Abschnitte des Plexus brachialis komprimiert. Bei chronischen Verläufen können alle Nervenwurzeln von C5 bis Th1 in Mitleidenschaft gezogen werden. Gleichzeitig entwickeln sich infolge der Gefäßkompression vaskuläre Symptome.

Die ersten Symptome sind meist ein Taubheitsgefühl in der Hand (oft ulnarseitig), das den Unterarm heraufziehen kann, von der Schulter zur Hand ziehende Schmerzen und kalte Hände, ähnlich wie bei einem Raynaud-Syndrom. Die ulnarseitigen Hand- und Unterarmsymptome werden direkt durch die Irritation des Plexus brachialis hervorgerufen. Da von Triggerpunkten der Mm. scaleni Schmerzen in die Radialseite der Hand ausstrahlen können, entsteht oft ein gemischtes Bild aus fortgeleiteten Schmerzen und Nervenkompressionsschmerzen (Travell und Simons 1983). Im weiteren Verlauf der Erkrankung kommt es zu einer sichtbaren Atrophie der kleinen Handmuskeln.

### AK-Diagnostik

Die kaudalen Segmente sind in der Regel zuerst betroffen. Daher sind der M. adductor pollicis, der M. flexor digiti minimi und der M. flexor carpi ulnaris am besten als Kennmuskeln geeignet.

**Provokationspositionen**
Bei einem funktionellen Skalenussyndrom zeigt sich meist keine Veränderung der Muskelkraft einzelner Armmuskeln. Erst wenn bei der Muskeltestung zusätzlich die Skalenusmuskeln angespannt werden (Skalenus-Krampftest, ➤ Abb. 6.126), findet sich eine Schwäche vieler Unterarmmuskeln. Diese zusätzliche Anspannung der Skalenusmuskeln kann auch durch eine veränderte Kopfposition des Patienten provoziert werden. Die Muskeltestung sollte deshalb in mehreren Positionen (z. B. stehend, nach vorn gebeugt, bei maximaler Einatmung oder in Rückenlage mit angehobenem Kopf) durchgeführt werden.

Wenn eine Schwäche der Unterarm- bzw. Armmuskeln im manuellen Test schon ohne Provokation vorliegt, wird sie möglicherweise durch eine Entlastungsposition (wie dosierte Seitneigung bzw. passive Rotation zur Symptomseite) aufgehoben, da in dieser Position die Kompression des Gefäß-Nerven-Bündels weniger stark ist. Passives Nach-vorn-Bringen der Schulter und passives Anheben des 90° gebeugten Armes führt zu einer Druckentlastung von Engpässen im Bereich der Klavikula und unter dem Proc. coracoideus. Eine genaue Zuordnung ist aber schwierig, sodass immer alle Engpass-Stellen am Thoracic Outlet in die differenzialdiagnostischen Überlegungen einbezogen werden müssen.

**Störungen im Bereich der Mm. scaleni**
Bei genauer Untersuchung der Mm. scaleni werden oftmals Triggerpunkte und/oder Tenderpoints in einzelnen Muskelabschnitten gefunden. Strain-Counterstrain-Muster oder Fascial-Flush-Muster gehen meist von einem anderen schwachen synergistischen Muskel aus. Wie von Leaf (1995) beschrieben, kann z. B. eine Schwäche des gleichseitigen M. latissimus dorsi häufig zu Schulterhochstand und einer Verkürzung der Mm. scaleni führen. Auch andere Muskelkombinationen sind anzutreffen.

So kommt es relativ häufig vor, dass sich im Skalenustest eine Hyporeaktion zeigt, die durch eine Spindelzell- und/oder Ursprungs-Ansatz-Technik sowie durch die Korrektur segmentaler HWS-Dysfunktionen behandelt werden kann. Wird die nach dieser Behandlung starke Skalenusgruppe nachgetestet, findet sich relativ häufig eine Strain-Counterstrain-Läsion. Das beschriebene Läsionsmuster wird häufig durch Auffahrunfälle verursacht, bei denen einzelne Skalenusanteile überdehnt und dann motorisch inhibiert werden. Um die Funktion dennoch aufrechtzuerhalten („Splinting", „Schienung"), entwickelt sich in anderen Skalenusanteilen ein Strain-Counterstrain-Muster, sodass sich der Muskel bei der Palpation insgesamt hyperton anfühlt. Erst ein bis zwei Wochen nach dem Unfall treten dann erste Symptome eines Thoracic-Outlet-Syndroms auf. In diesen Fällen zeigt sich u. U. im oberen Trapezius auf der gleichen oder auch auf der Gegenseite ein Fascial-Flush-Muster.

Hypertone Skalenusmuskeln sind häufig mit einem Hochstand der ersten Rippe verbunden. Neben den vorgefundenen Muskelstörungen müssen auch sämtliche Subluxationen im HWS-Bereich und der ersten Rippe behandelt werden.

### Differenzialdiagnostische Erwägungen

**Kontrakte Fußsohlenmuskeln als Ursache**
Patienten mit einem Skalenussyndrom haben den Kopf oft vorgeschoben, sodass sich der äußere Gehörgang vor der Schultermitte befindet. Diese Kopfhaltung fällt in der Sprechstunde manchmal nicht gleich auf, sondern wird erst beim Arbeiten am Schreibtisch oder am Computer sichtbar. Eine anteriore Kopfhaltung entwickelt sich bei

Schwäche der Nackenextensoren, deren Ursache oft im Bereich der Füße zu liegen scheint (Leaf 1995). So finden sich oft schmerzhaft verkürzte, hypertone Fußsohlenmuskeln (➤ Kap. 6.8.3). Nach Leaf benötigen die medialen Fußsohlenmuskeln in diesem Fall eine Strain-Counterstrain-Therapie: Werden Großzehengrundgelenk und Ferse bei gleichzeitiger maximaler Flexion der Großzehe einander angenähert, reduziert das die Empfindlichkeit der Tenderpoints. Die lateralen Fußsohlenmuskeln benötigen eher eine Fascial-Flush-Therapie.

#### Differenzierung von anderen Engpassregionen

Beim Skalenussyndrom sind immer mehrere Armmuskeln hyporeaktiv. Die Dysfunktionen beginnen, wie oben erwähnt, in den Muskeln, die aus dem Ursprungsgebiet des N. ulnaris (unterer Plexusbereich) versorgt werden. Bei stärkerer Einengung der Skalenuslücke können alle Muskeln, die vom Plexus brachialis innerviert werden, entweder primär oder erst in einer der oben beschriebenen Testpositionen eine Schwäche zeigen. Konzentriert sich die Muskelschwäche vorwiegend auf Handmuskeln, kann sie als Karpaltunnelsyndrom fehlinterpretiert werden; dann hilft das Verteilungsmuster differenzialdiagnostisch weiter: So kann z. B. die Hyporeaktion des Adductor pollicis oder des Flexor digitorum brevis nicht durch ein Karpaltunnelsyndrom verursacht sein, weil beide Muskeln durch den N. ulnaris innerviert werden. Die mit oder ohne Provokation auftretende Schwäche eines bzw. weniger Muskeln, die zum gleichen Spinalwurzelsegment gehören, lässt immer eine proximale Störung am Intervertebralforamen vermuten.

#### Kiefergelenk als Ursache

Das Kiefergelenk ist relativ häufig für ein Skalenussyndrom durch muskuläre Dysbalancen verantwortlich. Dieser Zusammenhang lässt sich überprüfen, wenn die oben beschriebenen Provokationstests durch Reiben (teilweise genügt eine Therapielokalisation) am Kiefergelenk bzw. gleichzeitiges Beißen auf Watterollen ergänzt (➤ Kap. 3.4.1) und die Befunde dadurch aufgehoben werden.

### Therapie des Skalenussyndroms

#### Hyporeaktive Skalenusmuskeln

Bei Hyporeaktion der Skalenusmuskeln ist die Anwendung einer Ursprungs-Ansatz-Technik an den Querfortsätzen der Halswirbel und der ersten Rippe unumgänglich. Dies ist oft schmerzhaft und unangenehm. Zudem erfordert die Palpation der vorderen Wirbelgelenke einige Erfahrung, damit nicht die Gefäße und Nerven in der Nachbarschaft übermäßig irritiert werden. Eine Strain-Counterstrain-Positionierung kann die Durchführung etwas erleichtern.

Da die lehrbuchmäßige Hyporeaktion aufgrund einer Ursprungs-Ansatz-Läsion in der Regel nicht in Reinform vorliegt, sondern als Mischform mit funktionellen Schwächen durch aktivierte Triggerpunkte, also mit myofaszialen Syndromen, sollte man die Techniken flexibel und kreativ anwenden, wie im nächsten Absatz beschrieben.

#### Hypertone Skalenusmuskeln

Für die Fascial-Flush-Therapie gelten die gleichen Schwierigkeiten wie für die Anwendung der Ursprungs-Ansatz-Technik: Es muss „liebevoll" massiert werden, sodass eine Neuraltherapie oder Akupunktur häufig als angenehmer empfunden wird. Dabei ist die anatomische Nähe der Gefäß- und Nervenstrukturen zu beachten!

Osteopathische „Myofascial-Release"-Techniken (➤ Kap. 5.6.1) sind sehr gut zur Behandlung myofaszialer Störungen geeignet. Triggerpunkte benötigen in aller Regel einen direkteren Zugriff, wie z. B. Akupunktur oder Neuraltherapie sowie die hypoxische Technik (Garten 2012, Kap. 10.3.3.1).

Eine Strain-Counterstrain-Prozedur ist dagegen ohne Schwierigkeiten durchführbar. Während der Therapeut den Kopf des Patienten passiv in die Testposition für den entsprechenden Skalenusmuskel bringt, palpiert er gleichzeitig die Tenderpoints, um die Position der größten Schmerzreduktion zu finden. Diese Position wird ca. 90 Sekunden gehalten. Da sich die Entspannung der Skalenusmuskeln durch Hemmung der Antagonisten noch steigern lässt, versucht der Patient danach, den Kopf aktiv gegen den Widerstand des Therapeuten in die Normalposition zu bewegen.

Nach der Behandlung der Muskeldysbalancen, zu der auch die Testung der zugehörigen Nahrungsergänzungsmittel (Vitamin $B_6$, Jod und andere) gehört, müssen anschließend sämtliche segmentalen Dysfunktionen der HWS, BWS und der ersten Rippe (die sich bei hypertonen Mm. scaleni meist nach kranial verschiebt, d. h. eine Inspir-Dysfunktion aufweist) beseitigt werden.

#### Agonisten und Synergisten behandeln

Dazu zählen u. a. Sternocleidomastoideus, oberer Trapezius, Latissimus dorsi, Levator scapulae und die Nackenextensoren. Wegen der ipsi-/kontralateralen Agonist-Antagonist-Bezüge sind sie jeweils beidseits zu testen und zu behandeln. Die entsprechenden Techniken (Strain-Counterstrain-, Fascial-Flush-, Triggerpunkt-, Ursprungs-Ansatz-Techniken) sollten Sie flexibel nach Indikation anwenden.



### Weitere Nervenirritationen beim Skalenussyndrom

Von einem Skalenussyndrom wird eigentlich nur gesprochen, wenn es sich um eine Nervenkompression zwischen M. scalenus anterior und M. scalenus medius in der vorderen Skalenuslücke handelt. Aber aufgrund von Dysbalancen der einzelnen Skalenusmuskeln

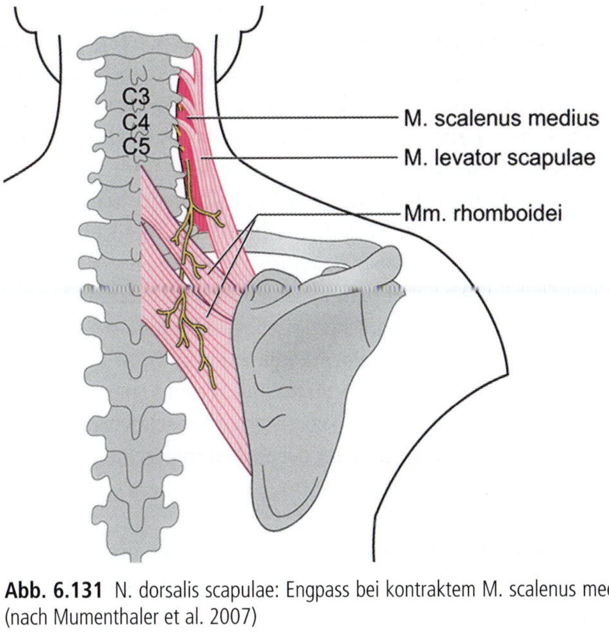


**Abb. 6.131** N. dorsalis scapulae: Engpass bei kontraktem M. scalenus medius (nach Mumenthaler et al. 2007)

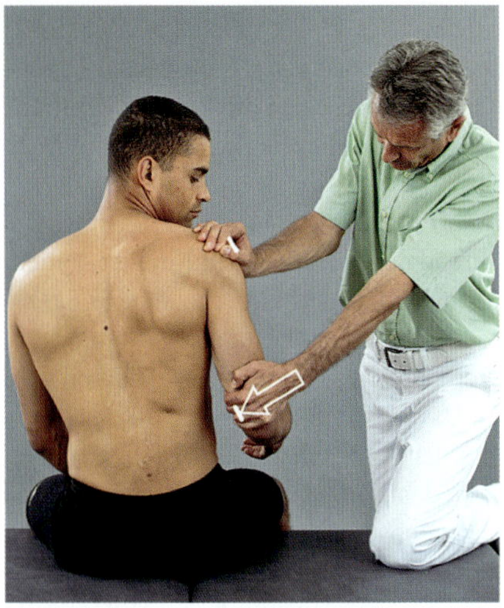

Abb. 6.132 Test der Rhomboidei bei gleichzeitiger Provokation des Skalenus-Engpasses

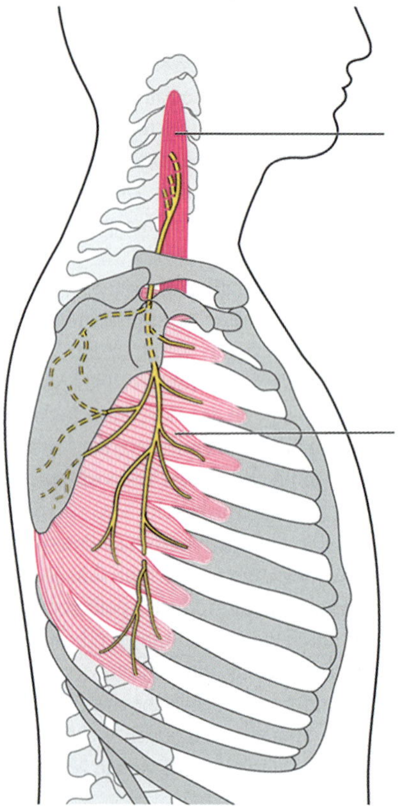


Abb. 6.133 N. thoracicus longus: Engpass bei kontraktem M. scalenus medius (nach Mumenthaler et al. 2007)

können auch noch weitere Nerven, die durch diese Muskeln ziehen, bei bestimmten Kopfhaltungen gestört werden.

### Engpass des N. dorsalis scapulae

Der N. dorsalis scapulae ist ein dorsaler Ast des Plexus brachialis aus den Wurzeln C3–C5, er durchbohrt den M. scalenus medius und zieht auf dem M. levator scapulae, den er motorisch versorgt, zum Innenrand der Skapula, um dort die Mm. rhomboidei zu innervieren. Als rein motorischer Nerv ist seine Schädigung nicht mit sensiblen Ausfällen oder Schmerzen verbunden, sodass sie erst relativ spät auffällt (➤ Abb. 6.131). Die versteckte, nur bei gleichzeitiger Kontraktion des M. scalenus medius vorhandene Schwäche der Rhomboidei bewirkt eine Instabilität der Skapula gegenüber dem Brustkorb, sodass es zu einer Irritation des N. suprascapularis an seiner Kontaktstelle in der Incisura scapulae kommen kann (➤ Abb. 6.137). Schmerzen im dorsalen Schulterbereich und eine Schwäche des M. infraspinatus sind die Folge (N.-suprascapularis-Syndrom, ➤ Kap. 6.9.5).

### Engpass des N. thoracicus longus

Auch der N. thoracicus longus durchbohrt den Scalenus medius. Als rein motorischer Nerv versorgt er den M. serratus anterior. Bei einer Störung kommt es ebenfalls zu einer unphysiologischen Schulterbewegung, die in der Schulter durch Fehlbelastung vielfältige Störungen provozieren kann (Mumenthaler et al. 2007). Um die funktionelle Störung des N. thoracicus longus sichtbar zu machen, muss beim Test des M. serratus anterior meist gleichzeitig eine Kontraktion der Skalenusmuskeln erfolgen (➤ Abb. 6.133 und ➤ Abb. 6.134). Dies kann mittels Skalenus-Krampftest (wie oben beschrieben) geschehen, oder Sie führen den Skalenustest hinter dem Patienten stehend durch, indem Sie ihn den Kopf in Ihre Hand drücken lassen. Gleichzeitig wird dabei der Serratus anterior getestet. Bei einer Kompression im Gebiet des M. scalenus medius wird der vorher normoreaktive Serratus anterior im Test hyporeaktiv sein. In diesem Fall bessern sich die beschriebenen Schulterschmerzen erst nach Behandlung der Skalenusmuskeln.

### Beteiligung der N. phrenicus

Beim Skalenussyndrom wird häufig vergessen, dass der N. phrenicus beteiligt sein kann. Er stammt aus den Nervenwurzeln C3–C5,

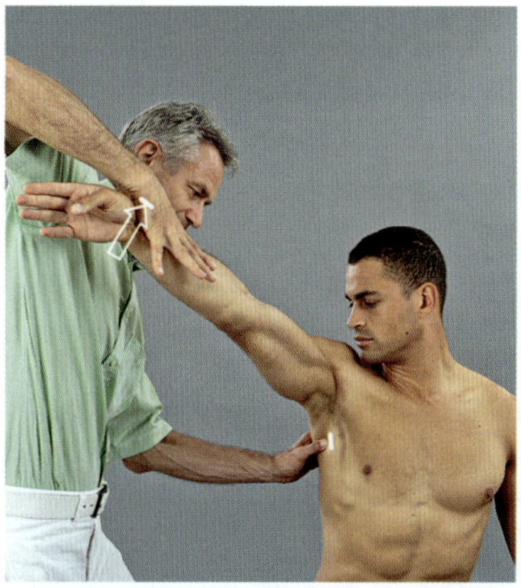

Abb. 6.134 Serratus-Test bei gleichzeitiger Kontraktion der Mm. scaleni

wobei C4 seine Hauptwurzel ist, während aus C5 eher selten ein Faserbeitrag kommt. Nach Verlassen des Plexus brachialis zieht der N. phrenicus über den Scalenus anterior ins Mediastinum. Störungen im Scalenus anterior führen manchmal nur zur Irritation des N. phrenicus. Funktionelle Atembeschwerden, Sodbrennen oder Oberbauchbeschwerden auf der betroffenen Seite können die Folge sein und oft zu einer umfangreichen abdominalen Diagnostik veranlassen.

**CHECKLISTE 6.3**
**Skalenussyndrom**

**Ursachen**
- hypertoner/hypertropher M. scalenus anterior und/oder M. scalenus medius
- Triggerpunkte in den Mm. scaleni
- hochstehende 1. Rippe
- Auffahrunfälle mit Schleudertrauma

**Symptome**
- Die Kompression beginnt in kaudalen Abschnitten des Plexus brachialis (C8–Th 1), kann aber bei stärkerer Ausprägung den gesamten Plexus brachialis betreffen.
- Taubheitsgefühl, meist an der Ulnarseite der Hand
- Schmerzausstrahlung von der Schulter zur Hand
- kalte Hände (ähnlich wie bei Morbus Raynaud)
- Triggerpunktschmerz der Skalenusmuskeln zieht in die Radialseite der Hand,
- Atrophie der kleinen Handmuskeln bei länger bestehender Kompression

**Diagnostik und Therapie**
- Bei funktionellem Skalenussyndrom treten keine peripheren Muskelschwächen auf.
- Provokation bei latentem Skalenussyndrom durch zusätzliches Anspannen der Mm. scaleni
- Kennmuskeln peripher: Adductor pollicis, Flexor digiti minimi, Flexor carpi ulnaris, später auch weitere Handmuskeln
- Die periphere Muskelschwäche („in the clear" oder durch Provokation) kann durch passives Armanheben bis knapp 90° und gleichzeitiges Vorbringen der Schulter aufgehoben werden. Diese Position kann die Enge jedoch bei allen Thoracic-Outlet-Syndromen aufheben.
- Bei Hyporeaktion der Skalenusmuskeln zeigt sich nicht selten ein Mischbild mit Hypertonus bei Triggerpunktsyndrom: Strain-Counterstrain-, Fascial-Flush-Muster, Triggerpunkte bzw. Tenderpoints behandeln
- Sternocleidomastoideus, oberen Trapezius, Latissimus dorsi, Levator scapulae, Nackenextensoren (Antagonisten, Synergisten) prüfen: Strain-Counterstrain-, Fascial-Flush-Muster, Triggerpunkte und Tenderpoints behandeln
- Suche nach Begleitläsionen/ursächlichen Läsionen:
  - evtl. Hyporeaktion der Nackenextensoren bei hypertonen Fußsohlenmuskeln
  - kraniomandibuläre Dysfunktion
  - Kranialverschiebung der 1. Rippe
  - zervikale segmentale Dysfunktionen
  - Beckentorsionen (Beckenläsionen Kategorie 1 und Kategorie 2)
- Oberbauchorgane und Zwerchfell behandeln, deren Störungen sich oft auf das „obere Diaphragma" (Thoracic-Outlet) auswirken.
- Orthomolekulare Therapie:
  - Vitamin $B_6$, $B_3$, $B_{12}$ (Fascial-Flush)
  - Folsäure, Jod, Glycin (Strain-Counterstrain)

**Folgeläsionen**
- Hypertone Skalenusmuskeln können direkt zur Irritation hindurchziehender Nerven führen: N. dorsalis scapulae – M. levator scapulae und Mm. rhomboidei.
- Schwäche der Rhomboidei kann indirekt zu einem Supraskapularsyndrom führen: Inhibition der Mm. supraspinatus und infraspinatus
- Engpass des N. thoracicus longus mit Auswirkung auf den M. serratus anterior: Test mit gleichzeitiger Anspannung der Skalenusmuskeln

**Fallbeispiel 16 (HG)**

**Schmerzen und Schwäche im linken Arm**

Die 32-jährige Patientin klagte im AK-Kurs über Schmerzen und Schwächegefühl im linken Arm, die seit der Manipulation der HWS in einem Osteopathiekurses bestanden. Eine deutliche Besserung hatten lediglich Plexusblockaden durch den Schmerztherapeuten gebracht, manuelle und medikamentöse Therapieversuche waren erfolglos geblieben.

**Befunde**

Kennmuskeln: Adductor pollicis, Brachioradialis, Triceps links hyporeaktiv, AF negativ
Reiben der seitlichen Halsregion über den Mm. scaleni stärkte die Muskeln deutlich.

**Therapie**

IRT Stufe 1–3 der Skalenusregion inkl. myofasziale Therapie im Sinne der Muskelmeridiane nach Myers; zur gezielten Behandlung der Skalenusmuskeln: lokale Akupunktur (Dry Needling), Strain-Counterstrain-Behandlung. Danach waren die Kennmuskeln deutlich gestärkt, jedoch nicht komplett normoreaktiv.

**Verlauf**

Wegen der chronischen Erkrankung und starken Sensibilisierung der Patientin zu diesem Zeitpunkt keine weiteren Maßnahmen. Sie schrieb folgenden Brief: „Lieber Hans, jetzt ist der Kurs in Hamburg schon fast drei Wochen her, und ich wollte mich auf diesem Wege noch einmal ganz herzlich für deine Behandlung bedanken! Ich hatte tatsächlich für zwei Wochen überhaupt keine Symptome mehr, und das ist absolut erstaunlich nach acht Jahren mit allem an Therapie und Unmengen von Medikamenten (einschließlich zwei Jahre Citalopram, um die Schmerzgrenze zu beeinflussen, Cortison-Infusionen und allem an Schmerzmitteln und Spritzen, was es so gibt). J. und ich waren uns sicher, dass wir ab sofort uneingeschränkt an die AK glauben. Jetzt nach zwei Wochen habe ich teilweise wieder Kribbelparästhesien in der Hand, aber längst nicht mehr so stark wie vorher. Vielleicht werde ich hier in M. einen von den AK-Kollegen fragen und die Behandlung noch mal wiederholen …"

## ❸ Kostoklavikularsyndrom

Bei diesem Syndrom kommt es zu einer Einengung des Plexus brachialis, der A. subclavia und/oder der V. subclavia zwischen Klavikula und erster Rippe.

Symptome treten oft nur bei bestimmten Armbewegungen auf, die zur Annäherung der Klavikula an die erste Rippe führen. Sie entsprechen den Symptomen des Skalenussyndroms und können z. B. durch das Tragen schwerer Lasten ausgelöst oder verstärkt werden.

### AK-Diagnostik

Als Kennmuskeln sind M. flexor digiti minimi oder M. adductor pollicis (N. ulnaris), M. abductor pollicis brevis (N. medianus) sowie M. extensor pollicis longus (N. radialis) am besten geeignet (➤ Tab. 6.17).

Bei der Muskeltestung zeigt sich erst eine Schwächereaktion, wenn Klavikula und erste Rippe durch eine Positionsänderung einander angenähert werden. Es gibt zwei Positionen, die das Schwächemuster auslösen.

**Provokationspositionen**

1. Der gestreckte Arm wird ca. 140° (und mit verschiedenen anderen Winkeln) abduziert. Diese Position führt zu einer Rotation der Klavikula um ihre Längsachse, der ein gut ausgebildeter, starker M. subclavius gegensteuert. Wenn der M. subclavius aber primär schwach ist oder sekundär durch ein reaktives Muskelmuster geschwächt wird, wandert die in Normalposition hinten stehende laterale Konvexität der Klavikula bei der Armflexion nach kaudal und nähert sich damit der ersten Rippe an. Eine Einengung des kostoklavikulären Raums ist die Folge (➤ Abb. 6.135).
   In dieser Position werden dann mehrere Arm- und Handmuskeln getestet: Bei Vorliegen eines Kostoklavikularsyndroms sind sie – in Normalposition getestet – normoreaktiv, in Challenge-Positionen aber hyporeaktiv.
2. Der gestreckte Arm wird ca. 30° nach hinten gestreckt, wodurch sich die Schulter nach dorsal verlagert. Diese Position entspricht einer übertriebenen militärischen „Habtachtstellung“ (➤ Abb. 6.136). Vorher normoreaktive Muskeln werden in dieser Position bei maximaler Inspiration (zuvor kraniale Inspiration-Assist-Läsion ausschließen) nachgetestet. Beim Einatmen bewegen sich die Skalenusmuskeln mit und heben die erste Rippe gegen die Klavikula an. Im Normalfall sollten die Muskeln in dieser Position nicht geschwächt werden. Wenn aber eine kraniale Fehlposition der ersten Rippe vorliegt, reicht der Inspirations-Challenge schon aus, die Schwäche im Muskeltest zu produzieren.

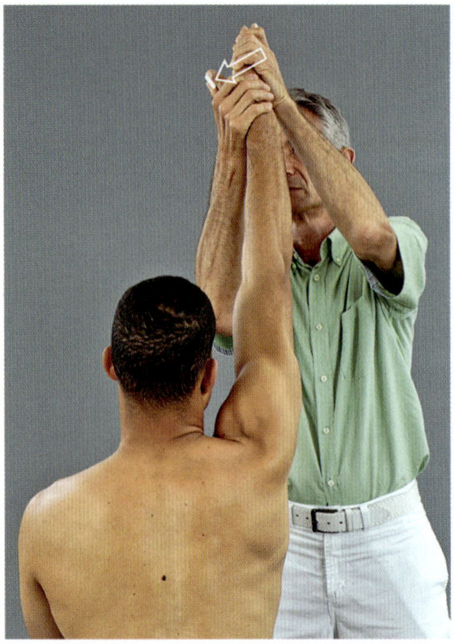

**Abb. 6.135** Challenge-Position für einen kostoklavikulären Engpass bei schwachem M. subclavius und Test des Kennmuskels (Abductor pollicis brevis)

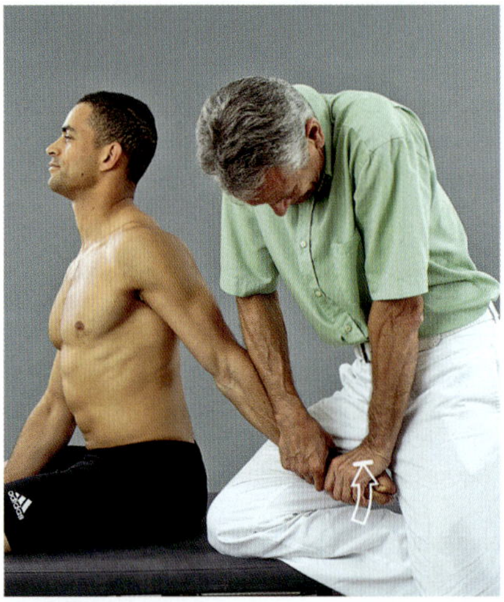

**Abb. 6.136** Challenge-Position bei hypertonem M. subclavius und kranialer erster Rippe bei Verdacht auf Skalenus-Hypertonus (Kennmuskel: Extensor carpi radialis [longus und brevis]). Die Challenge-Position entspricht einem Eden-Test mit gehaltener Inspiration (➤ Abb. 6.129).

**Begleitende Muskeldysfunktionen**

Wenn eine Schwäche des M. serratus anterior (N. thoracicus longus!) oder des M. pectoralis major (Pars sternalis) sowie des M. pectoralis minor die Schulter weiter nach dorsal wandern lässt, kann sich die Klavikula der ersten Rippe annähern und somit eine Schwächereaktion mehrerer Armmuskeln provoziert werden.

Ein Hypertonus der antagonistischen Mm. rhomboidei, des Latissimus dorsi sowie des mittleren und unteren Trapezius trägt zusätzlich zur Dorsalverlagerung der Klavikula bei.

**Zusätzliche diagnostische Überlegungen**

Differenzialdiagnostisch ist von Bedeutung, dass alle proximal der Klavikula vom Plexus brachialis innervierten Muskeln – Mm. rhomboidei, M. levator scapulae (N. dorsalis scapulae), Mm. supra- und infraspinatus (N. suprascapularis) – im Test stark sein sollten. Dies ermöglicht eine Unterscheidung zwischen kostoklavikularen und Skalenus-Engpässen.

Kommt es durch die oben genannten Provokationspositionen zu einer positiven Reaktion, müssen alle klavikulastabilisierenden Muskeln auf Hyporeaktion untersucht werden. Hierbei handelt es sich um die Mm. sternocleidomastoideus, subclavius, pectoralis major (Pars clavicularis), deltoideus (vorderer Anteil) und den oberen Trapezius.

## Therapie

Sämtliche Muskeldysfunktionen müssen wie oben beschrieben behandelt werden. Oftmals finden sich im unteren HWS- und oberen BWS-Bereich segmentale Dysfunktionen, die natürlich korrigiert werden müssen. Zudem sollte die Klavikula auf eine holografische Subluxation untersucht werden.

Nochmals zur Erinnerung: Jeder palpationsempfindliche, druckschmerzhafte Knochen könnte eine holografische Subluxation (d. h. intraossäre Spannung) aufweisen. Eine positive Therapielokalisation findet sich aber erst, wenn man sie beidhändig an verschiedenen Stellen des Knochens durchführt. In der Atemphase, die die positive TL aufhebt, erfolgt dann die Korrektur. Nachdem TL und Atemphase feststehen, wird die Klavikula in verschiedene Richtungen gebogen und danach jeweils ein normoreaktiver Indikatormuskel nachgetestet. Korrigiert wird dann in die Richtung, in der die deutlichste Hyporeaktion des NIM auftrat, und während der Atemphase, die den positiven Challenge und die positive TL aufgehoben hat.

Eine Korrektur mittels Vibration (Stimmgabel mit 128 Hz) bietet sich als praktische und effiziente Alternative an.

Das beim Skalenussyndrom zu weiteren Dysfunktionen (mit Fernwirkung) Gesagte gilt auch hier: Beckenläsionen können ebenso wie kraniomandibuläre Dysfunktionen zu Torsionen im Thoracic Outlet führen.

**CHECKLISTE 6.4**
**Kostoklavikularsyndrom**

**Diagnostik**
- Kennmuskeln: M. flexor digiti minimi bzw. M. adductor pollicis, M. abductor pollicis brevis, M. extensor pollicis longus, Mm. extensor und flexor carpi radialis/ulnaris
- Symptome bzw. Hyporeaktionen der Kennmuskeln treten in Positionen auf, die eine Annäherung der Klavikula an die erste Rippe provozieren:
  - Gestreckter Arm in Flexion von 140° (und mehr), inhibierter M. subclavius
  - Gestreckter Arm in ca. 30°-Extension, hypertoner M. subclavius, kraniale 1. Rippe
- Testen mehrerer Handmuskeln: Wenn sie in Neutralposition normoreaktiv waren, sind sie bei Kompression in diesen Positionen hyporeaktiv.
- DD: Kranial der Klavikula innervierte Muskeln müssen intakt sein: Mm. rhomboidei, M. levator scapulae (N. dorsalis scapulae) sowie Mm. supra- und infraspinatus (N. suprascapularis).

**Therapie**
- Die Schulter nach ventral am Thorax fixierende Muskeln (M. serratus ant., M. pectoralis major) testen und behandeln
- Antagonisten (Rhomboidei und Latissimus, medialer und unterer Trapezius) auf Hypertonus prüfen und behandeln
- An der Klavikula ansetzende Muskeln (Sternocleidomastoideus, Pectoralis major [Pars clavicularis], Subclavius, oberer Trapezius und Deltoideus) untersuchen und behandeln
- Klavikula auf intraossäre Läsion testen und behandeln
- Beckenläsionen behandeln
- Kraniomandibuläre Dysfunktion behandeln
- Orthomolekulare Therapie: Magnesium (M. subclavius)

## ❹ Pectoralis-minor-Syndrom, Hyperabduktionssyndrom

Bei diesem Syndrom kommt es zu einer Einengung des Plexus brachialis (mit A. axillaris und V. axillaris) zwischen Muskelfasern und Sehne des M. pectoralis minor auf der anterioren Seite, dem Humeruskopf lateral, dem Proc. coracoideus kranial und der Thoraxwand auf dem Grund des Kanals.

### Symptome

Bei dieser Form des Thoracic-Outlet-Syndroms sind die Symptome gewöhnlich variabel; oft treten sie nur in bestimmten Armpositionen auf, können dann aber die ganze Symptompalette zeigen. Beim Pectoralis-minor-Syndrom sind allerdings häufiger vaskuläre (arterielle und venöse) und lymphatische Stauungszeichen vorhanden, während beim Skalenussyndrom die arterielle (Leaf 1995) bzw. beim Kostoklavikularsyndrom die venöse und arterielle Stauung im Vordergrund steht. Das Pectoralis-minor-Syndrom findet sich häufig bei Menschen, die viel mit den Händen über Kopf arbeiten und bei denen der M. pectoralis minor auf beiden Seiten besonders stark entwickelt ist. Die Symptome des Pectoralis-minor-Syndroms verstärken sich im Schlaf, wenn in Seitenlage die Schulter passiv nach hinten gedrückt wird oder wenn der Kopf in Rückenlage auf den Armen liegt. Auch ein vollgepackter, schwerer Rucksack kann die Symptome auslösen.

### Diagnostik

Wenn ein verkürzter M. pectoralis minor zur Einengung des Gefäß-Nerven-Bündels geführt hat (häufigste Ursache), sind schmerzhafte Myogelosen oder Tenderpoints im Muskelbauch zu palpieren. Als Zeichen einer Faszienverklebung werden sich bei Dehnung des Pectoralis minor die Schmerzen verstärken: Während Sie mit einer Hand die schmerzhaften Punkte palpieren, bewegen Sie mit der anderen Hand die Skapula nach lateral.

Kennmuskeln sind auch hier M. flexor digiti minimi bzw. M. adductor pollicis, M. abductor pollicis brevis und M. extensor pollicis longus.

**Provokationspositionen**

Ein klassischer Test für die Kompression der A. axillaris ist das Wright-Manöver (Mumenthaler et al. 2007; ➤ Abb. 6.128). Dabei wird der Arm in maximaler Außenrotation mit einer Abduktion von 90–120° passiv nach hinten geführt und gleichzeitig der Radialispuls getastet. Sobald die Kompression der A. axillaris einsetzt, wird der Radialispuls schwächer oder verschwindet. Eine deutliche Abgrenzung zum Kostoklavikularsyndrom ist damit aber nicht möglich.

Bei der Testung der distalen Kennmuskeln zeigt sich in der Normalposition oft keine Muskelschwäche. Sie wird erst in Provokationspositionen und durch Kontraktion des M. pectoralis minor provoziert, wenn die Verdickung des Muskelbauchs den Raum für das Gefäß-Nerven-Bündel einengt.

Auch bei Schwäche des M. trapezius (unterer Teil z. B. bei thorakolumbaler Fixation, ➤ Kap. 2.3.1, und Pars medialis) kommt es zu einer ventralen Rotation der Skapula. Infolge einer Verkürzung des M. pectoralis minor können sich Triggerpunkte im Muskelbauch ausbilden. In diesem Fall kann ein Test der Handmuskeln in stehender oder sitzender Position des Patienten eine Hyporeaktion ergeben, die durch passive Armflexion von ca. 90° und gleichzeitige (passive) Protraktion der Schulter aufgehoben werden. Dabei muss aber darauf geachtet werden, dass die Armelevation nicht zu hoch ist, weil sich sonst der Proc. coracoideus wieder nach dorsal bewegt, wodurch sich der Raum für das Gefäß-Nerven-Bündel verkleinern und erneut eine Muskelschwäche auftreten würde.

Bei funktioneller Schwäche des M. pectoralis minor finden sich manchmal schon in einer normalen Testposition noch andere Muskelschwächen, besonders im Hand- und Unterarmbereich. Der Proc. coracoideus kann dann nicht in seiner anterioren Position gehalten werden, der Gefäß-Nerven-Kanal flacht ab.

**Begleitende Muskeldysfunktionen**

Die Skapula wird nach dorsal von Muskeln stabilisiert, deren funktionelle Schwäche zur Verkürzung des M. pectoralis minor beitragen kann (Rhomboidei, medialer und unterer Trapezius, Latissimus dorsi). Mangelnde Stabilisierung der Skapula nach ventral kann zur Verengung führen. Dabei sind neben dem M. pectoralis minor der M. serratus anterior und der M. pectoralis major relevant.

**Zusätzliche diagnostische Überlegungen**

Differenzialdiagnostisch ist von Bedeutung, dass alle proximal des korakopektoralen Kanals vom Plexus brachialis innervierten Muskeln im Test stark sein sollten: Mm. rhomboidei und M. levator scapulae (N. dorsalis scapulae), Mm. supra- und infraspinatus (N. suprascapularis), M. serratus ant. (N. thoracicus longus), M. subscapularis (N. subscapularis), M. teres major (N. subscapularis), M. latissimus dorsi (N. thoracodorsalis).

### Therapie

Die Therapie zielt primär auf eine Erweiterung des Raums zwischen Pectoralis minor, Proc. coracoideus und vorderer Brustwand ab. Dazu müssen alle Muskeldysbalancen der Synergisten und Antagonisten korrigiert werden. Das betrifft zum einen den M. pectoralis major und den M. serratus anterior und zum anderen die Rhomboidei, den medialen und unteren Trapezius sowie den Latissimus dorsi (Rezeptortechniken s. Garten 2012, Kap. 10.3.1, 7-FVSS). Aber auch andere Ursachen für hyporeaktive Muskeln wie Fixationen im HWS- und BWS-Bereich müssen beseitigt werden (➤ Kap. 2.3.3).

Oft lassen sich die genannten Muskeln erst unter bestimmten Bedingungen als hyporeaktiv identifizieren. So könnten auch reaktive Muskelmuster bzw. aerobe oder anaerobe Störungsmuster vorliegen, wenn durch spezielle Körperpositionen (im Sitzen, Stehen, jeweils in unkorrigierter Position) beim Testen eine vorübergehende Hyporeaktion ausgelöst wird. Diese Störungsmuster müssen dann als primäre Ursache der Symptome (sowie der übrigen Muskelreaktionen) angesehen und entsprechend behandelt werden.

**CHECKLISTE 6.5**

**Pectoralis-minor-Syndrom**

**Symptome**
- Bei Hyperabduktion, dorsaler Position der Schulter, Rucksacktragen kann sich die ganze Symptompalette eines Thoracic-Outlet-Syndroms zeigen.
- Typisch sind vermehrte vaskuläre Symptome (venös und arteriell, lymphatisch).

**Diagnostik**
- Muskeln, die kranial des korakopektoralen Kanals innerviert werden, sind prinzipiell intakt. Kennmuskeln sind:
  - Mm. rhomboidei, M. levator scapulae (N. dorsalis scapulae), M. supra- und M. infraspinatus (N. suprascapularis)
  - M. serratus anterior (N. thoracicus longus), M. subscapularis, M. teres major (N. subscapularis), M. latissimus dorsi (N. thoracodorsalis)
- Hyperabduktionstest nach Wright kann positiv sein: Arm abduziert und maximal außenrotiert nach dorsal führen.
  - Positiver Befund bei Abduktion von ca. 90–120° spricht für ein Pectoralis-minor-Syndrom.
  - In Normalposition finden sich bei verdeckter Störung oft normoreaktive Unterarm- und Handmuskeln, die bei Hyperabduktion hyporeaktiv werden.
- Durch passive Flexion bis ca. 90° und passive Protraktion der Schulter erweitert sich der Kanal, evtl. hyporeaktive Muskeln werden normalisiert.
- Bei funktionell schwachem Pectoralis minor kann eine aktive Flexion über 90° zu einer Dorsalbewegung der Schulter und erneuter Kompression durch den Proc. coracoideus führen.
- Der untere und mittlere Trapezius sowie die Mm. rhomboidei, latissimus, serratus anterior und pectoralis major müssen auf eine Dysfunktion getestet werden.

**Therapie**
- Sämtliche Muskeldysbalancen beseitigen
- Fixationen und deren Ursachen behandeln

## 5 Kompression von Einzelnerven im Nacken- und Schulterbereich

### Funktionelle Kompression des N. suprascapularis (Incisura-scapulae-Syndrom)

**Anatomie**

Der N. suprascapularis ist ein Ast des Truncus superior aus dem Plexus brachialis. Sein Ursprung sind die Nervenwurzeln C4–C6. Er verläuft hinter der Klavikula am unteren Rand des M. omohyoideus entlang und unter dem Ansatz des M. trapezius zur Incisura scapulae, die er unter dem Lig. transversum scapulae superius durchquert. In seltenen Fällen wird die Incisura scapulae von einer Knochenspange überbrückt. Der Nerv hat jetzt die Fossa supraspinata erreicht und versorgt dort den M. supraspinatus auf seinem Weg zum lateralen Ende der Basis der Spina scapulae. Über diese Knochenkante zieht der Nerv wieder nach medial in die Fossa infraspinata, wo er den M. infraspinatus versorgt. Bänder und dorsale Kapselanteile des Schultergelenks werden sensibel von ihm innerviert.

Der N. suprascapularis kann unter der Incisura scapulae und an der lateralen Kante der Spina scapulae komprimiert werden. Zu einer Kompression im Bereich der lateralen Spina scapulae kommt es aber meist erst bei zusätzlicher Dehnung des N. suprascapularis durch zu große Lateralabweichung der Skapula.

**Symptome**

- Bei eindeutiger Läsion des N. suprascapularis fällt besonders die Atrophie der Muskeln auf.
- Bei Parese des M. supraspinatus kann der Patient die ersten 15° der Armabduktion nicht ohne zusätzliche Hilfsbewegungen ausführen: Deshalb lässt er den Arm hin und her pendeln, um ihn so in den Wirkungsbereich des M. deltoideus zu bringen, in dem eine Abduktion bis 70° gut möglich ist. Doch auch der Deltoideus kann den 70–120° abduzierten Arm nicht allein in dieser Position halten.
- Eine Parese des M. infraspinatus fällt durch deutliche Innenrotation des Armes auf (von hinten ist die Hohlhandfläche am betroffenen Arm zu sehen).
- Kommt es in der Incisura scapulae z. B. durch rheumatisch-entzündliche Veränderungen zu einer Nervenkompression, ist die Region meist druckdolent. Das konstanteste Symptom ist dumpfer Schmerz dorsal über der Schulter (Mumenthaler et al. 2007).

**Tab. 6.17** Nervenversorgung der wichtigsten Kennmuskeln des Plexus brachialis

| Nerv | Ursprung | | | | | | Kennmuskeln |
|---|---|---|---|---|---|---|---|
| N. suprascapularis | C4 | C5 | C6 | | | | M. supraspinatus, M. infraspinatus |
| N. subscapularis | | C5 | C6 | (C7) | | | M. subscapularis, M. teres major |
| N. axillaris | | C5 | C6 | | | | M. teres minor, M. deltoideus |
| N. thoracodorsalis | | C5 | C6 | C7 | C8 | | M. teres major, M. latissimus dorsi |
| N. musculocutaneus | | C5 | C6 | C7 | | | M. biceps brachii, M. coracobrachialis |
| N. ulnaris | | | | C7 | C8 | Th1 | M. flexor carpi ulnaris, Mm. opponens und flexor digiti minimi, M. adductor pollicis |
| N. radialis | | C5 | C6 | C7 | C8 | Th1 | M. brachioradialis, M. triceps brachii, Mm. extensores carpi radialis und ulnaris, M. extensor pollicis longus |
| N. medianus | | | C6 | C7 | C8 | | M. pronator teres, M. flexor carpi radialis, M. opponens pollicis, M. abductor pollicis brevis |

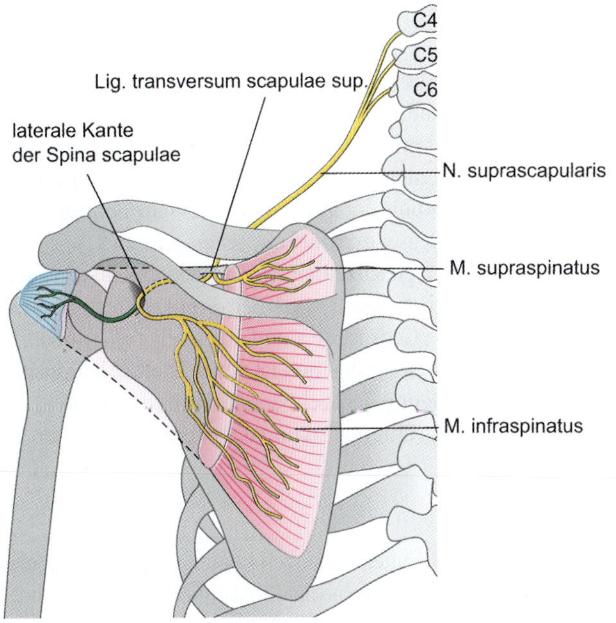


**Abb. 6.137** Anatomie des N. suprascapularis (nach Mumenthaler et al. 2007)

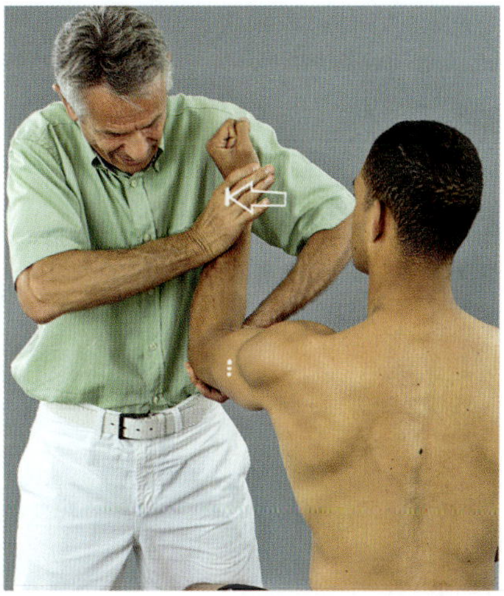

**Abb. 6.138** Testposition des M. infraspinatus zur Provokation des Engpasses des N. suprascapularis

Dass das Syndrom des N. suprascapularis häufig übersehen wird, könnte an der großen Symptompalette liegen, die von schwer lokalisierbaren Schulterschmerzen über eine unterschiedlich ausgeprägte Muskelatrophie und einfache Hyporeaktion im Test bis hin zur kompletten Muskelparese reichen kann (Leaf 1995).

### Diagnostik

Die Autoren können die Beobachtung, dass sich bei einem Incisura-scapulae-Syndrom selten eine primäre Muskelschwäche findet, bestätigen. Nur wenn noch andere Schulterstabilisatoren eine Schwäche zeigen (speziell der M. serratus anterior und die Mm. rhomboidei), ist die primäre Infraspinatus-Schwäche zu testen.

In allen Fällen, in denen der M. infraspinatus stark zu testen ist, müssen Sie bei unklaren Schulterschmerzen eine modifizierten Testposition des M. infraspinatus anwenden. Dabei wird der M. infraspinatus statt in der Standardposition (90°-Abduktion der Schulter, 90°-Flexion im Ellenbogengelenk, nicht endgradige Außenrotation) in 90°-Flexion ohne Abduktion getestet (➤ Abb. 6.138). Das erfordert eine optimale Stabilisierung der Skapula beim Test. Wenn die Rhomboidei oder der Serratus anterior die Skapula nicht korrekt am Thorax fixieren, kommt es dabei zu einer verstärkten Dehnung des N. suprascapularis, der gleichzeitig einem erhöhten Kompressionsdruck an der lateralen Kante der Spina scapulae ausgesetzt ist. In dieser Provokationsposition zeigt sich überraschend häufig eine Schwäche des M. infraspinatus (vgl. hierzu auch das Fallbeispiel in ➤ Kap. 1.2.9).

### Therapie

Sie besteht in der Normalisierung sämtlicher Muskeldysfunktionen, wie bereits mehrfach beschrieben. Meist ist eine tiefe myofasziale Behandlung im gesamten M. supraspinatus notwendig, um Verquellungen und Spannungen im Gewebe in der Umgebung des N. suprascapularis zu beseitigen. Dies geschieht manuell, mit der Akupunkturnadel und evtl. mit der typischen neuraltherapeutischen Injektion in der Mitte und 2 cm kranial der Spina scapulae.

Dabei sollten Sie die Nadel jeweils bis zum Knochenkontakt in die Tiefe führen und im Falle der Neuraltherapie 3–5 ml Procain 0,5 % deponieren.

Der M. infraspinatus wird myofaszial behandelt. Antientzündliche Substanzen (Enzyme, Omega-3-ungesättigte Fettsäuren) können hilfreich sein.

**CHECKLISTE 6.6**

**Funktionelles Incisura-scapulae-Syndrom**

**Anatomie**

- Als Ast aus dem Truncus superior des Plexus brachialis (C4–C6) versorgt der N. suprascapularis
  - motorisch die Mm. supraspinatus und infraspinatus bzw.
  - sensibel die dorsale Kapsel und Bandanteile der Schulter

**Befunde**

- Atrophie von M. supra- und M. infraspinatus
- Armabduktion (bis 15° und von 70–120°) erschwert bis unmöglich
- Innenrotationshaltung des hängenden Armes
- Druckdolenz im Bereich der Incisura scapulae
- Schulterschmerz, dorsal

**Diagnostik und Therapie**

- Rhomboidei und Serratus anterior testen und behandeln; Hyporeaktion führt zu Instabilität der Skapula.
- Kennmuskeln (M. supra- und M. infraspinatus) in Normalposition testen, wenn sie schwach sind, behandeln
- Normoreaktiven Infraspinatus in 90°-Flexion des Oberarms (ohne Abduktion) nachtesten
- Supraspinatus und Infraspinatus tief myofaszial behandeln, Akupunktur, Neuraltherapie

## Funktionelle Kompression des N. accessorius

### Anatomie

Der N. accessorius besitzt einen kranialen (XI. Hirnnerv) und einen spinalen Anteil (➤ Abb. 3.54).

Seine kranialen Komponenten gehören zur Vagusgruppe. Von ihrem Ursprung im kaudalen Teil des Ncl. ambiguus ziehen sie im Stamm des N. accessorius zum Foramen jugulare. Dort schließen sie sich als R. internus dem N. vagus an und bilden zusammen mit einigen Vagusfasern den N. laryngeus recurrens, der die innere Kehlkopfmuskulatur innerviert.

Die Fasern der Radix spinalis mit Ursprung in den Segmenten C1–C6 steigen im Subarachnoidalraum des Rückenmarks auf und ziehen durch das Foramen magnum in die hintere Schädelgrube. Dort vereinigen sie sich mit den kranialen Fasern zum Stamm des N. accessorius. Die spinalen Fasern verlassen den Nervenstamm nach Passieren des Foramen jugulare wieder, um als R. externus in direkter Nachbarschaft der V. jugularis interna zum medialen Rand des M. sternocleidomastoideus zu ziehen. Der R. externus durchbohrt den M. sternocleidomastoideus und versorgt ihn dabei mit motorischen Ästen. Dann tritt er in das seitliche Halsdreieck ein und zieht schräg zur Innenfläche des M. trapezius hinunter. Dabei liegt er dem mittleren Bereich des M. levator scapulae auf, der sein Leitmuskel ist. Durch seine Verbindung zu Ästen des Plexus cervicalis erhält der N. accessorius oft auch propriozeptive Fasern. Der M. trapezius wird speziell im mittleren und unteren Anteil, in geringerem Umfang auch im oberen Anteil von Zervikalnervenästen versorgt.

### Symptome

Beim Durchqueren des M. sternocleidomastoideus kann der N. accessorius komprimiert werden. Wenn Triggerpunkte oder ein Hypertonus bzw. sogar Kontrakturen vorliegen, zeigt sich eine (durch Kompression des N. accessorius verursachte) Schwäche des oberen Trapezius im Muskeltest manchmal erst bei gleichzeitiger Kontraktion des Sternocleidomastoideus.

Diese Nervenkompression kann nach Schleudertraumen oder Sportverletzungen auftreten. Einer der Autoren (HF) fand sie einmal bei einem Motorradfahrer nach längerer Fahrt (wahrscheinlich aufgrund einer höheren Beschleunigungsbelastung durch das Helmgewicht). Die Patienten klagen oftmals über wechselnde Schmerzen im Akromioklavikulargelenk und hinter dem Akromion, die z. T. in die Innenseite des Oberarms herunterziehen.

### Diagnostik

Bei der normalen Testung des oberen Trapezius (nach Kendall und Kendall 1983) wird die Schulter angehoben, der Kopf zur getesteten Schulter geneigt und mit dem Kinn etwas weggedreht. Beim weiteren Anheben der Schulter ist der obere Trapezius der Hauptagonist. Doch eine Hyporeaktion durch einen Engpass im Bereich des M. sternocleidomastoideus wird dabei nur selten gefunden.

Dies ist erst durch gleichzeitige Kontraktion des M. sternocleidomastoideus möglich: Dazu wird der Trapeziustest bei voller Kopfrotation zur Gegenseite und Seitneigung ausgeführt (➤ Abb. 6.139). In dieser Position ist der M. sternocleidomastoideus für die Seitneigung deutlich stärker kontrahiert, sodass der N. accessorius komprimiert wird und der obere Trapezius im Test schwach ist.

### Therapie

Die beschriebenen Schulterschmerzen konnten erst nach der effektiven Behandlung des M. sternocleidomastoideus mit den üblichen Propriozeptorentechniken dauerhaft gelindert werden. Die entsprechende Behandlung von Synergisten und Antagonisten gehört

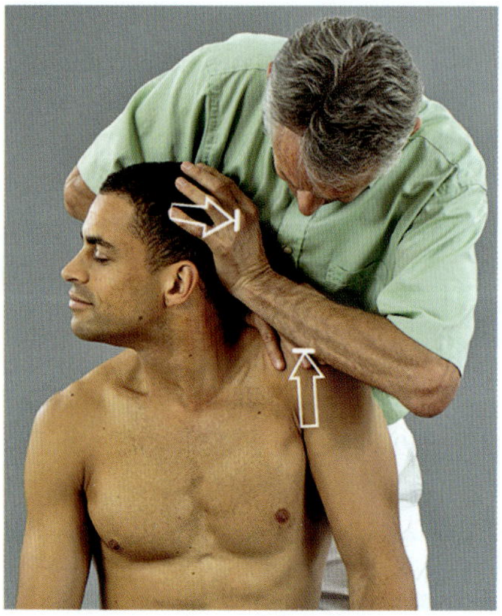

**Abb. 6.139** Testung des oberen Trapezius mit Kontraktion des M. sternocleidomastoideus

6

dazu. Interessant ist, dass zeitweilige Schwäche des oberen Trapezius in seinem Synergisten, dem mittleren Trapezius, ebenfalls ein Strain-Counterstrain-Muster und in seinem Antagonisten (für die Schulterelevation), dem Latissimus dorsi, ein Fascial-Flush-Muster provoziert. Die genannten Muskelkombinationen kommen relativ häufig, aber nicht immer so vor. Manchmal gehört viel Fantasie dazu, vorhandene Muskeldysbalancen zu finden und effektiv zu behandeln.

**CHECKLISTE 6.7**

**Funktionelle Kompression des N. accessorius**

**Anatomie**
- Engpassmöglichkeiten am Foramen jugulare und bei Durchbohren des M. sternocleidomastoideus

**Symptome**
- Schmerzen über dem Akromioklavikulargelenk und hinter dem Akromion, z. T. am inneren Oberarm

**Diagnostik**
- Kennmuskel M. trapezius (oberer Teil)
- Provokationsposition: Trapeziustest bei voller Kopfrotation zur Gegenseite

**Therapie**
- M. sternocleidomastoideus mit Synergisten und Antagonisten behandeln

## Funktionelle Kompression des N. axillaris (Syndrom des Spatium quadrilaterale)

### Anatomie des N. axillaris

Der N. axillaris hat seinen Ursprung im Fasciculus posterior des Plexus brachialis und den Nervenwurzeln C5 und C6. Nach Abspaltung des N. axillaris (dorsal der A. axillaris) zieht der Fasciculus posterior als N. radialis zur Rückseite des Oberarms. Auch der N. axillaris wendet sich nach dorsal und zieht durch die laterale Achsellücke den Humerus herum leicht aufwärts zum M. deltoideus. Die laterale Achsellücke wird kranial vom M. teres minor und M. subscapularis, medial vom langen Kopf des M. triceps brachii, kaudal vom M. teres major und lateral vom Humerus gebildet. Neben der motorischen Versorgung des M. teres minor und des M. deltoideus gibt der N. axillaris zahlreiche sensible und vegetative Fasern zum Schultergelenk ab. Sein Hautast, der N. cutaneus brachii lateralis superior, innerviert die Haut über dem M. deltoideus (➤ Abb. 6.140). Der Anordnung der Nervenfasern kommt bei diesem Kompressionssyndrom besondere Bedeutung zu. Direkt in der lateralen Achsellücke befinden sich die motorischen Fasern kranial, sodass sie bei der Richtungsänderung zum Deltoideus hin direkt unter dem M. teres minor liegen. So kann ein Hypertonus des M. teres minor den N. axillaris komprimieren und eine alleinige Muskelschwäche des M. deltoideus provozieren. Bei stärkerer Kompression kommen sensible Störungen und Schmerzen im gesamten Schultergelenk dazu.

6

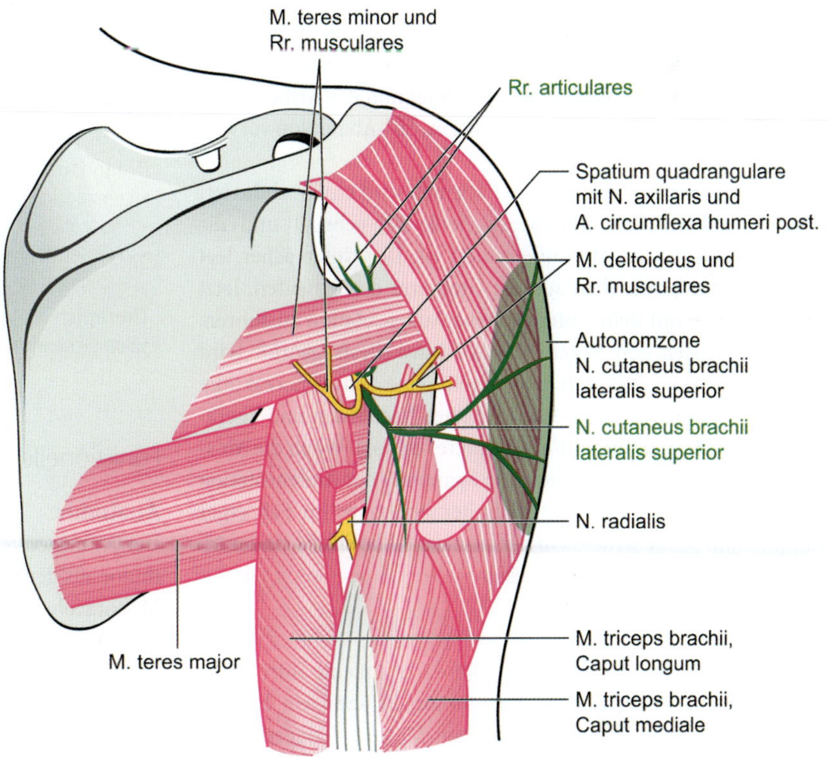


**Abb. 6.140** Anatomie des N. axillaris (nach Mumenthaler et al. 2007)

### Symptome

Eine komplette Axillarisparese ist immer sehr eindrucksvoll daran zu erkennen, dass durch Atrophie des M. deltoideus die laterale Schulterkontur nicht mehr besteht. Die Parese tritt oft nach Unfällen ein und führt die Patienten meist nicht in die AK-Sprechstunde. Viel häufiger sind aber durch eine partielle, temporäre Kompression im Bereich des M. teres minor bedingte Störungen. Hierbei stehen Schmerzen im Vordergrund, obwohl die sensiblen Fasern des N. axillaris meist verschont bleiben. Die Ursache der Schmerzen liegt gewöhnlich in der Fehlbelastung des Schultergelenks aufgrund der gestörten Muskelführung, sodass es kein einheitliches Schmerzbild gibt.

Das Syndrom des Spatium quadrilaterale wird als vorwiegend durch Schmerzen gekennzeichnetes Kompressionssyndrom beschrieben (Mumenthaler et al. 2007), bei dem oft keine fassbare Parese des M. teres minor und des M. deltoideus vorliegt. Die Schmerzsymptomatik tritt auch ohne Trauma auf. Die diffusen dumpfen Schmerzen im vorderen Schulterbereich können sich mit Parästhesien kombiniert an der Streckseite des ganzen Armes entlangziehen. Durch aktive Anteflexion, Abduktion und Außenrotation des Humerus werden sie verstärkt. Regelmäßig findet sich jedoch ein Druckschmerz über dem Spatium quadrilaterale. Für Mumenthaler et al. (2007) sind fibröse Bänder, Gelenkganglien oder andere mechanische Hindernisse die Ursache der Beschwerden, in der Literatur sind zudem objektivierte motorische und sensible Ausfälle des N. axillaris bei Sportlern (Volleyball, Squash) angegeben.

6

### Diagnostik

Bei der normalen AK-Untersuchung zeigen M. deltoideus und M. teres minor meist unauffällige Ergebnisse. Deshalb müssen die Testbedingungen für den M. deltoideus etwas verändert werden. Der M. deltoideus übernimmt bei der Abduktion des Armes ab ca. 15° die Bewegungsführung, sodass er bei ca. 50°-Abduktion vorwiegend getestet wird.

*Provokationstest:* Der Oberarm des Patienten wird ca. 50° abduziert gehalten, während das Ellenbogengelenk 90° gebeugt und die Schulter zusätzlich ca. 60° außenrotiert ist. Der Untersucher legt seinen Unterarm von oben auf den Unterarm des Patienten. Jetzt soll der Patient mit dem Unterarm eine Außenrotation ausführen, deren Kraft nach den Regeln des AK-Muskeltests geprüft wird (➤ Abb. 6.141). Zeigt sich hier bereits eine Schwächereaktion, muss sie zuerst behandelt werden (exaktes Nachtesten und Therapie von M. infraspinatus und/oder M. teres minor). Wenn die Muskelkraft stark ist, hält der Patient die Spannung der Außenrotation und induziert gleichzeitig eine Schulterabduktion. Im Fall einer Kompression des N. axillaris in der lateralen Achsellücke ist der M. deltoideus dann als schwach zu testen.

### Therapie

Nach diesen Muskeltests beginnt bei Verdacht auf eine Störung die weitere Untersuchung des M. teres minor. Er kann ein Fascial-Flush-Muster, ein Strain-Counterstrain-Muster, Triggerpunkte oder Tenderpoints aufweisen. Je nach Befund wird die gesamte Läsionskette untersucht und wie schon mehrfach beschrieben behandelt. Danach werden alle Muskelpartner, die die laterale Achsellücke bilden, auch auf reaktive Muster hin, nochmals mittels Armkreisen getestet (➤ Kap. 6.3.2). Alle Muskeldysbalancen, die sich hierbei finden, werden ebenfalls behandelt, denn sowohl fehlende als auch ein Zuviel an Muskelspannung kann eine Verlagerung innerhalb der lateralen Achsellücke bewirken und somit eine funktionelle Kompression des N. axillaris verursachen.

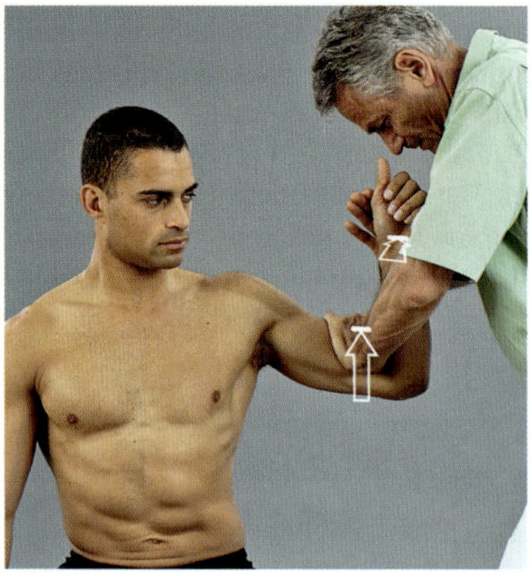

**Abb. 6.141** Provokationstest für Engpässe im Spatium quadrilaterale: modifizierter Test des M. deltoideus mit Außenrotation zur Anspannung des M. teres minor

**CHECKLISTE 6.8**

**Funktionelle Kompression des N. axillaris**

**Anatomie**
- Kraniale Begrenzung der lateralen Achsellücke durch den M. teres minor, kaudale durch den M. teres major: Kompression des N. axillaris und des N. cutaneus brachii lateralis superior möglich

**Symptome**
- Schmerzen, Parästhesien im dorsalen und ventralen Schulterbereich
- Durch aktive Anteflexion, Abduktion und Außenrotation des Humerus verstärken sich die Beschwerden.

**Diagnostik**
- Kennmuskeln: M. deltoideus, M. teres minor
- Provokationsposition: 50°-Abduktion, ca. 60°-Außenrotation des Humerus
- In dieser Position ist Abduktion (Deltoideus) bei gleichzeitiger aktiver Außenrotation (Teres minor) geschwächt.

**Therapie**
- Sämtliche Muskeldysfunktionen behandeln

## Funktionelle Kompression des N. musculocutaneus

### Anatomie

Der N. musculocutaneus tritt am lateralen Rand des M. pectoralis minor aus dem Fasciculus lateralis (C5–C7) und zieht von dort zum M. coracobrachialis. Diesen Muskel durchbohrt er und gelangt so zwischen den M. biceps brachii und den M. brachialis. Alle drei Muskeln versorgt der N. musculocutaneus motorisch (➤ Abb. 6.142). Mit sensiblen Fasern versorgt er die Beugeseite des Ellenbogengelenks und durch seinen N. cutaneus antebrachii lateralis die Haut auf der Radialseite des Unterarms.

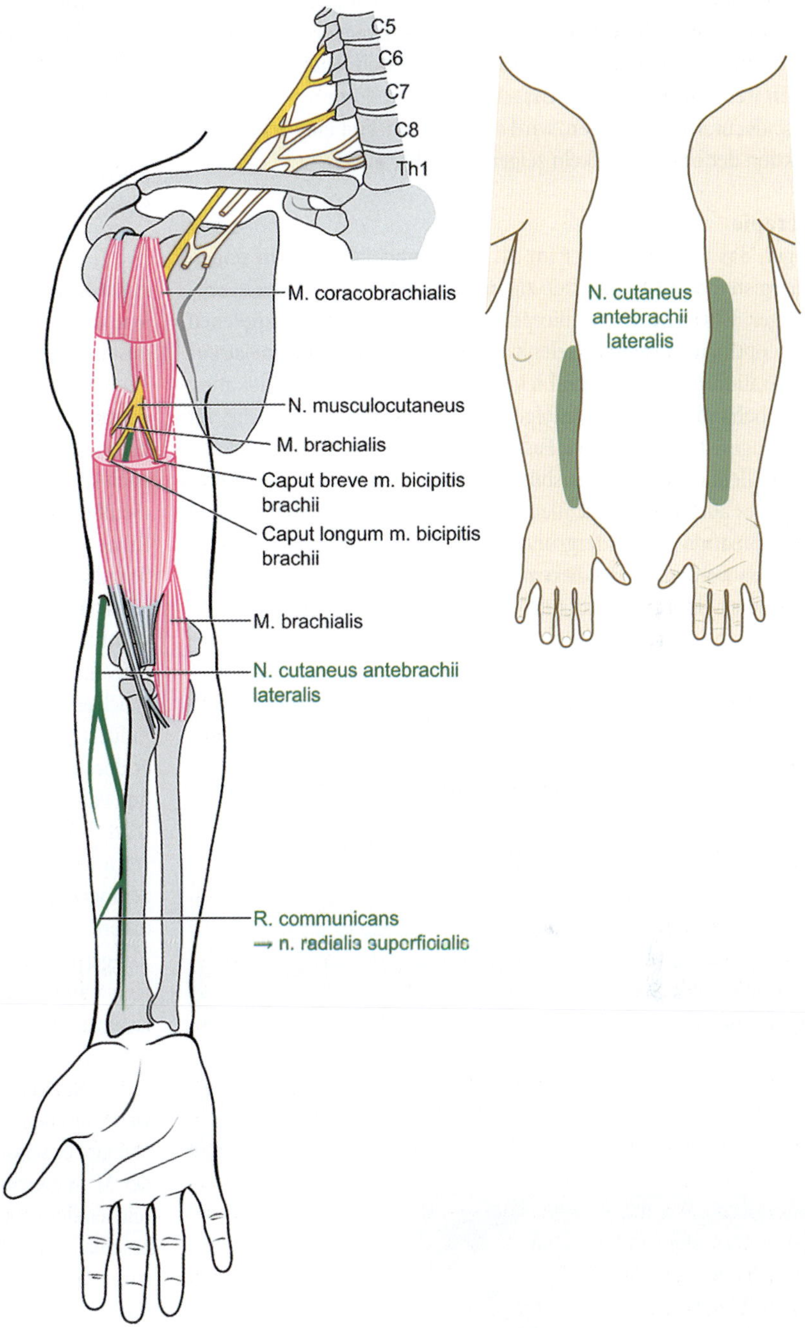


**Abb. 6.142** Anatomie des N. musculocutaneus (nach Mumenthaler et al. 2007)



## Symptome

Eine traumatische und/oder nach Operation eingetretene Läsion des N. musculocutaneus kann je nach Lokalisation zu Paresen des M. coracobrachialis, des M. biceps brachii oder des M. brachialis führen. Die Symptome sind meist weniger auffällig. Verdächtig auf eine funktionelle Kompression des N. musculocutaneus (beim Durchtritt durch den M. coracobrachialis) sind Schmerzen im Bereich des Radiusköpfchens, der Ellenbeuge oder des Ellenbogens, die mit Parästhesien im mittleren Bereich der Radialseite des Unterarms einhergehen können und meist nur durch bestimmte Tätigkeiten oder Armpositionen ausgelöst werden.

## Diagnostik

Testen Sie die Mm. brachialis, biceps brachii und coracobrachialis. Der lange Bizepskopf lässt sich wegen des ausgeprägten Synergismus nicht exakt vom M. coracobrachialis differenzieren, meist sind beide im Test hyporeaktiv: der M. biceps wegen des Engpasses, der M. coracobrachialis wegen des Synergismus oder einer schmerzhaft hypertonen Läsion. Störungen beider Muskeln werden mit den entsprechenden AK-Techniken behandelt. Nach der Behandlung sollten alle drei Muskeln (Mm. biceps brachii, brachialis und coracobrachialis) im Test normoreaktiv sein.

Stellen Sie dann die Testposition für den M. coracobrachialis ein (d. h. jeweils 45° Abduktion und Flexion des Armes) und testen Sie den M. brachialis oder den M. biceps brachii im Ellenbogengelenk. Wenn weiterhin muskuläre Ursachen für eine Kompression des N. musculocutaneus vorliegen, wird sich bei dem Test eine Schwächereaktion der beiden Muskeln zeigen (➤ Abb. 6.143).

### Therapie

Es gilt, das Störungsmuster im M. coracobrachialis bzw. in seinen Synergisten und Antagonisten zu finden und zu behandeln. Bei zeitweiliger Schwäche des M. biceps brachii wird das Radiusköpfchen nicht optimal in seinem Gelenk geführt. Es neigt dann meist zur Subluxation nach dorsal und leicht lateral. Auch diese Subluxation muss behandelt werden. Infolge der beschriebenen Schwäche auf der Beugeseite kann sich ein Fascial-Flush-Muster auf der Streckseite des Ellenbogengelenks ausbilden. Davon kann der M. triceps brachii, aber auch der M. anconeus betroffen sein. Wenn eine Störung der Supination im Vordergrund steht, kann der M. pronator teres hyperton werden, was in diesem Fall ein weiteres Kompressionssyndrom (diesmal des N. medianus) nach sich ziehen kann.

**CHECKLISTE 6.9**

**Funktionelle Kompression des N. musculocutaneus**

**Anatomie**
- Motorische Innervation: M. coracobrachialis, M. bicepsbrachii und M. brachialis (C5–C6)
- Sensibel: Beugeseite des Ellenbogengelenks und Radialseite des Unterarms (N. cutaneus antebrachii lateralis)

**Symptome**
- Schmerzen im Bereich des Radiusköpfchens, der Ellenbeuge oder bei Flexion des Ellenbogens, Parästhesien über dem mittleren Bereich der Radialseite des Unterarms

**Diagnostik**
- Kennmuskeln: Mm. brachialis und biceps brachii
- Provokationsposition: Kontraktion des M. coracobrachialis (d. h. jeweils 45° Abduktion und Flexion) zum Testen des M. brachialis oder des M. biceps brachii im Ellenbogengelenk

**Therapie**
- Sämtliche Muskeldysfunktionen behandeln
- Bei Folgeläsionen: Radiusköpfchen, Supinator und Pronator teres behandeln

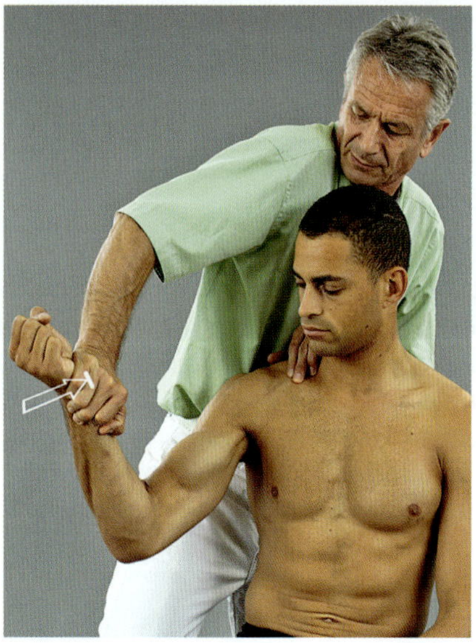

**Abb. 6.143** Modifizierter Test der distalen Wirkung des M. biceps brachii bei gleichzeitiger Kontraktion des M. coracobrachialis. Zur Testung des M. brachialis in dieser Position wird der Unterarm in Mittelstellung zwischen Pro- und Supination gebracht.

## Funktionelle Kompression des N. radialis im Schulterbereich

### Anatomie

Wie der N. axillaris stammt auch der N. radialis aus dem Fasciculus posterior (C5–Th1), in dem sich die dorsalen Faseranteile aus den Trunci vereinigen. Der N. radialis zieht in Begleitung der A. axillaris zur dorsalen Fläche des Humerus, den er in einer Rinne zwischen dem Caput mediale und dem Caput laterale des M. triceps brachii spiralförmig nach lateral und ventral umrundet, während der lange Trizepskopf für die oberflächliche Abdeckung der Rinne sorgt. In dieser knöchernen Rinne (Sulcus n. radialis) kommt es am häufigsten zu einer massiven Schädigung des N. radialis. Knochenbrüche oder direkte Kompression (Parkbanklähmung) sind oft die Ursache. Im Vergleich zu den deutlich sichtbaren neurologischen Symptomen einer solchen Nervenläsion ist eine funktionelle Irritation im Bereich der dorsalen Schulter nicht gleich erkennbar. Nach seiner Trennung vom N. axillaris verläuft der N. radialis unter dem M. teres major zwischen den Trizepsbäuchen. Wenn er dort durch einen Hypertonus des M. teres major irritiert wird, können Parästhesien und Schmerzen am dorsalen Oberarm auftreten. Dies wird als Übertragungsschmerz durch Triggerpunkte beschrieben (Travell und Simons 1992). Neben dorsalen Schmerzen können fortgeleitete Schmerzen direkt über der Schulter auftreten. Da der M. teres major die untere Begrenzung der lateralen Achsellücke darstellt, können seine Triggerpunkte natürlich auch den N. axillaris irritieren und dadurch eine Schmerzausstrahlung direkt über dem Deltoideus auslösen. Die lästigen Beschwerden verunsichern die Patienten oft und bereiten dem behandelnden Arzt häufig diagnostische Schwierigkeiten.

Der N. radialis zieht in seiner Rinne, umgeben von lockerem Gleitgewebe, um den Humerus herum. Motorische Äste zum M. triceps brachii gibt er schon vor seinem Eintritt in den Sulcus n. radialis ab. Auch der M. anconeus wird motorisch aus dieser Region versorgt. Nach Erreichen der ventralen Oberarmregion zieht der N. radialis zwischen M. brachialis und M. brachioradialis in die Fossa cubitalis. Schon im Sulcus n. radialis zweigt der N. cutaneus antebrachii posterior vom Hauptstamm ab und durchbohrt das Septum intermusculare brachii laterale distal vom Ursprung des M. brachialis. Oberhalb des lateralen Epikondylus gelangt er an die Oberfläche und versorgt die Haut auf der Streckseite des Unterarms bis zum Handgelenk. Proximal des Gelenkspalts gibt der N. radialis motorische Äste zum M. brachioradialis, zum M. extensor carpi radialis longus und zum M. extensor carpi radialis brevis ab, einzelne motorische Äste ziehen auch zum hauptsächlich durch den N. musculocutaneus innervierten M. brachialis (➤ Abb. 6.144; zur weiteren Anatomie des N. radialis ➤ Kap. 6.9.6 und ➤ Abb. 6.146).

### Diagnostik

Meist findet man keine Einschränkung der HWS-Beweglichkeit und keine fassbaren Störungen an der Schulter, wohl aber segmentale Dysfunktionen im Bereich der unteren HWS und der oberen

BWS. Bei einer neurologischen Untersuchung lassen sich wie bei der Untersuchung mit AK-Methoden außer der Sensibilitätsstörung auf der Rückseite des Oberarms und der Radialseite des Unterarms häufig keine Schädigungen feststellen. In einem Fall (HG) beklagte der Patient Beschwerden, die zunächst als Epicondylopathia radialis humeri diagnostiziert worden waren und dem M. supinator zugeordnet wurden. Er wies eine klare Schwäche der Handgelenkextensoren im Leertest auf, die sich durch einen gehaltenen (entlastenden) myofaszialen Challenge des Triceps brachii im Bereich des Sulcus n. radialis aufheben ließ, nicht aber durch eine diagnostische Provokation im Bereich des M. supinator.

Meist muss daher eine Kompression des N. radialis provoziert und dann ein von ihm versorgter Muskel getestet werden.

*Provokationsposition* für eine Kompression des N. radialis durch den M. teres major: Der Patient bringt den Arm in die Ausgangsposition zum Testen des M. teres major. Der Untersucher hält den Ellenbogen auf der Innenseite und lässt ihn nach medial und dorsal drücken. Während diese Spannung gehalten wird, streckt der Pati-

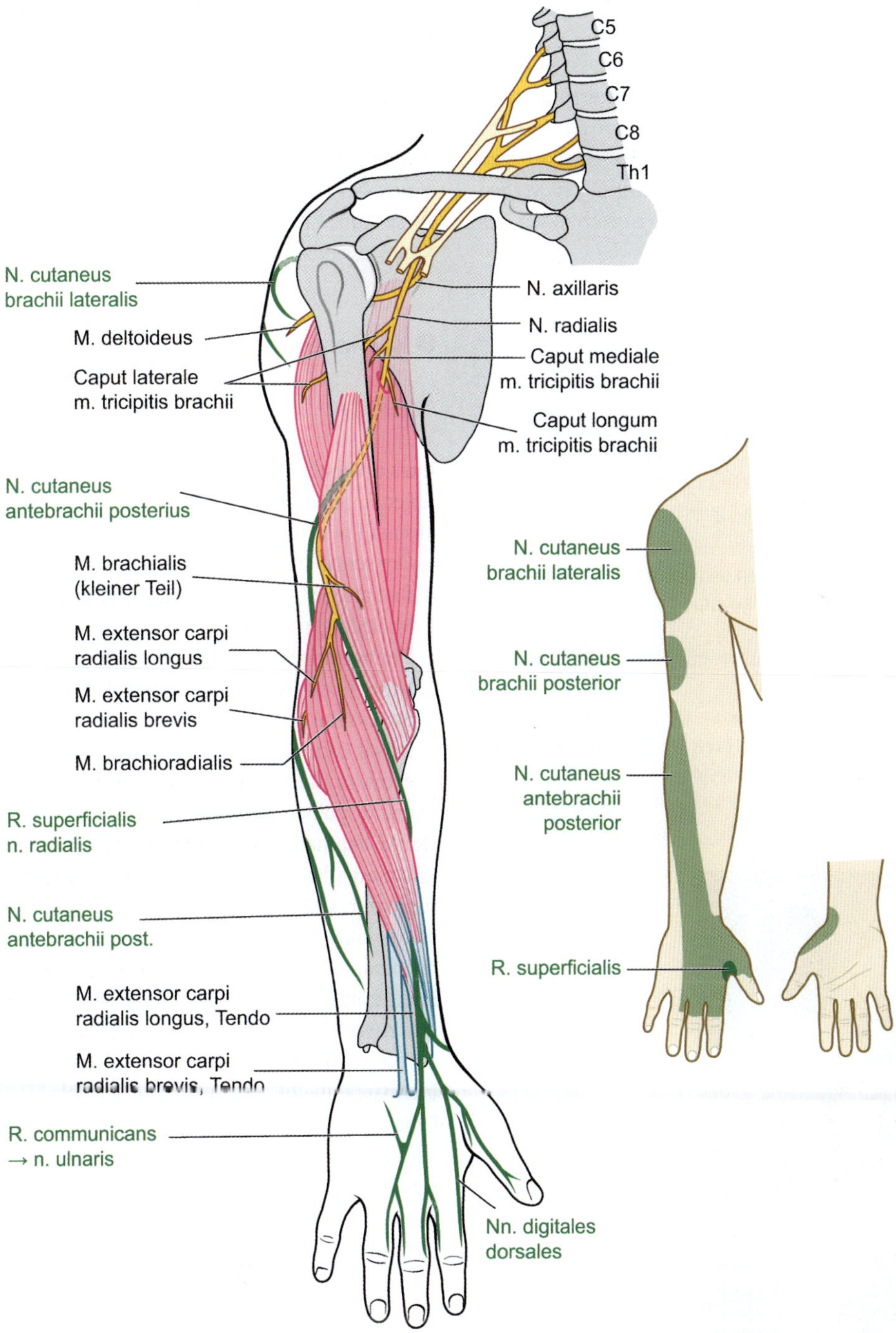


**Abb. 6.144** Anatomie des N. radialis (nach Mumenthaler et al. 2007)

ent das Ellenbogengelenk gegen den Widerstand der anderen Hand des Untersuchers, die dorsal über dem Handgelenk den Kontakt hält. Bei einem hypertonen M. teres major kommt es zu einer weiteren Kompression des N. radialis, wodurch der vorher normoreaktive M. triceps brachii im Test schwach ist (➤ Abb. 6.145).

Für die Diagnostik der Engpassmöglichkeit im Bereich des langen Trizepskopfes kann als Kennmuskel ein distaler, durch den N. radialis innervierter Muskel verwendet werden, z. B. der M. extensor pollicis longus. Testen Sie diesen Muskel, während Sie den Triceps brachii anspannen lassen (➤ Abb. 6.11b).

### Therapie

Der M. teres major muss ebenso wie der lange Trizepskopf untersucht und behandelt werden. Meist finden sich Triggerpunkte im Muskelbauch. Aber auch Strain-Counterstrain-Störungen (z. B. bei Latissimus-Dysfunktion) oder Tenderpoints können vorliegen. Wichtig ist, nach der Ursache der muskulären Störung zu suchen. Oftmals sind segmentale (BWS-)Dysfunktionen vorhanden, die mitbehandelt werden müssen.

**CHECKLISTE 6.10**

**Proximale funktionelle Kompression des N. radialis**

**Kennmuskeln**
- Motorische Versorgung distal des M. teres major: M. triceps brachii, M. brachioradialis, M. supinator, M. extensor carpi radialis (longus und brevis), M. extensor carpi ulnaris, M. extensor digitorum, M. extensor digiti minimi, Mm. extensor und abductor pollicis longus

**Symptome**
- Parästhesien und Schmerzen im dorsalen und lateralen Oberarmbereich sowie dorsal auf der Radialseite des Unterarms (N. cutaneus antebrachii posterior)
- Funktionelle Schwächen der Kennmuskeln zeigen sich im Leertest selten.

**Diagnostik und Therapie**
- Provokationsposition: Testposition für den M. teres major, Ellenbogen nach medial drücken und gleichzeitig strecken lassen oder einen anderen (vom N. radialis innervierten Muskel) testen
  Triceps brachii kontrahieren lassen und Extensor pollicis longus testen
- Sämtliche Muskeldysfunktionen behandeln

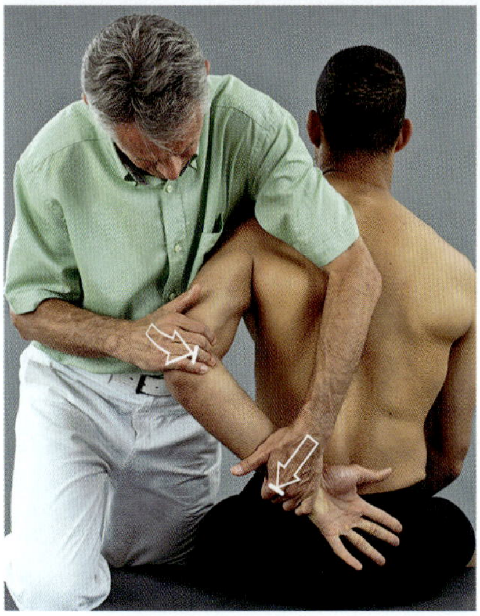

**Abb. 6.145** Testung des M. triceps brachii bei möglicher Kompression des N. radialis durch den M. teres major

## 6.9.6 Kompression von Einzelnerven im Bereich des Ellenbogens

Im Ellenbogenbereich gibt es sechs verschiedene Nervenkompressionsmöglichkeiten (Leaf 1995, Lindley-Jones 1998, Mumenthaler et al. 2007):
1. Supinatorsyndrom (Kompression des N. radialis)
2. Pronator-teres-Syndrom (Kompression des N. medianus)
3. Sulcus-ulnaris-Syndrom (Kompression des N. ulnaris)
4. Flexor-digitorum-superficialis-Syndrom (Kompression des N. medianus unter dem M. flexor digitorum superficialis)
5. Lacertus-fibrosus-Syndrom (Kompression des N. medianus unter einer Aponeurose, die sich von der distalen Bizepssehne zur Ellenbeuge und medialen Fascia antebrachii erstreckt)
6. Struthers-Arkade als seltene Variante eines osteofibrösen Kanals über dem medialen Epikondylus (Kompression des N. medianus, bei 1 % der Bevölkerung)

Diese Aufzählung entspricht der Häufigkeit, in der die genannten Kompressionsmöglichkeiten am Ellenbogen vorkommen.

### ❶ Kompression des N. radialis (Supinatorsyndrom)

#### Anatomie

Kurz oberhalb des Radiusköpfchens teilt sich der Nerv in den sensiblen R. superficialis und den vorwiegend motorischen R. profundus auf (➤ Abb. 6.146).
- Der sensible R. superficialis versorgt den Handrücken auf der Radialseite bis hin zum Daumen und z. T. bis zur Radialseite des Mittelfingers.
- Der motorische R. profundus zieht vom Radiusköpfchen, eingebettet in den M. supinator, von der Ellenbeuge wieder auf die Streckseite des Unterarms, um dort die Streckmuskeln (Mm. extensor carpi ulnaris, extensor digiti minimi, extensor digitorum, extensor indicis, extensores pollicis longus und brevis und abductor pollicis longus) zu versorgen.

Der M. supinator wird vom N. radialis proximal seiner Eintrittsstelle versorgt. Die Eintritts- und Austrittspunkte des N. radialis im M. supinator sind sehnig umrandet. Da sich der M. supinator fast rechtwinklig zum Nervenverlauf erstreckt, kann es bei Muskelaktionen zur Verlagerung und Kompression des N. radialis in diesem Kanal kommen. Zudem können fibröse Veränderungen an den Ein- und Austrittsstellen komprimierend wirken.

Interessant ist, dass der R. profundus einen Ast zur Membrana interossea abgibt, der dorsal die sensible Versorgung von Radius, Ulna und Handwurzelknochen übernimmt (kann tiefen Schmerz auf der Streckseite von Unterarm und Hand auslösen). Dadurch sind Verwechslungen mit proximalen Engpässen möglich, denn als Hautnerv in dieser Region entspringt der N. cutaneus antebrachii posterior proximal des M. supinator.

## Symptome

Beim Supinatorsyndrom sollte es sich nach den Abgängen der sensiblen Nervenäste um eine rein motorische Störung der Unterarmstreckmuskeln handeln. Die Oberarmextensoren zeigen keine Störung. Aber durch den sensiblen Ast zur Membrana interossea können auch in der Tiefe der Unterarmrückseite und den Dorsalflächen der Handwurzelknochen dumpfe Schmerzen bestehen.

Bei chronischer Kompression des N. radialis macht sich zuerst eine Schwäche des M. extensor digiti minimi bemerkbar, die danach auch die anderen Finger- und Daumenextensoren betrifft. Nach Mumenthaler et al. (2007) ist der M. supinator meist mit einbezogen. Da die motorischen Fasern zum M. supinator aber bereits vor dem Eintritt in den Supinatorschlitz abgehen, dürfte diese Supinatorschwäche eher reflektorisch-schmerzbedingt sein.

Wiederholte Supinationsbewegungen (z. B. bei Schraubarbeiten) verstärken die Schwäche der Handextensoren und können tiefe Schmerz auf der dorsalen Seite des Unterarms auslösen.

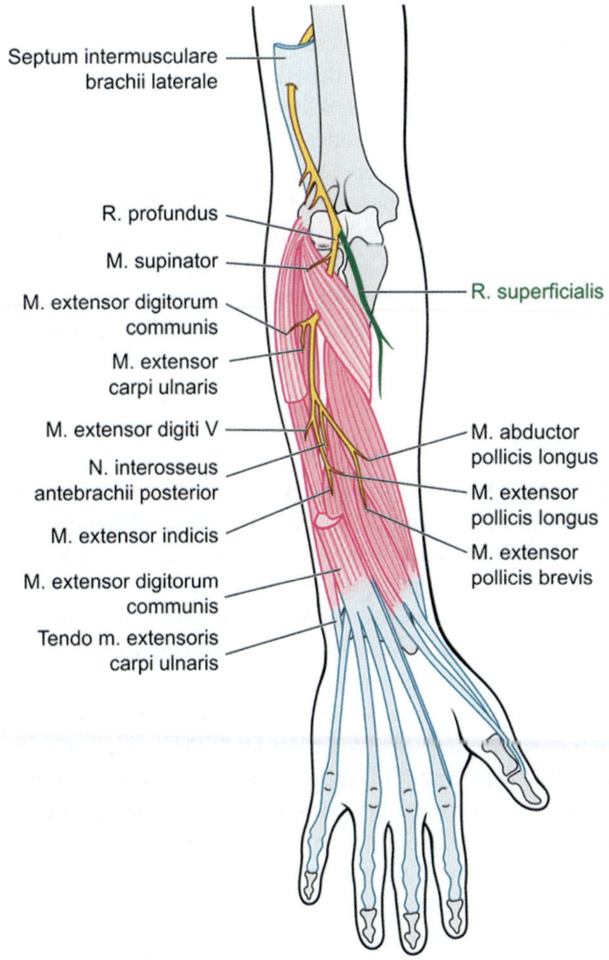


**Abb. 6.146** Anatomie des N. radialis im distalen Bereich nach (nach Mumenthaler et al. 2007)

## Diagnostik

### Kennmuskeln

Bei Verdacht auf ein Supinatorsyndrom werden die Handextensoren auf Schwäche getestet. Wenn hyporeaktive Muskeln vorliegen, können sie manchmal, aber nicht immer durch eine TL (meist mit Magnetverstärkung) über dem M. supinator gestärkt werden. Alternativ kommt ein gehaltener myofaszialer Challenge mit dem Ziel, dem Nerven „Luft zu verschaffen" infrage. Leaf (1995) zufolge kann das Zusammenbringen von Radiusköpfchen und Ulna den M. supinator entlasten bzw. die Spannung lockern.

Finden sich im Leertest hyporeaktive distale Muskeln, wie etwa der M. extensor oder der M. abductor pollicis longus, die relativ einfach und sicher testbar sind, können sie nach Kompression des proximalen Radioulnargelenks mit einer Hand im Test wieder stark reagieren.

Als weitere Entspannungsmöglichkeit für den M. supinator gibt Leaf die Strain-Counterstrain-Position an: Dazu wird der Unterarm supiniert und das Ellenbogengelenk passiv maximal gebeugt. Vorher hyporeaktive Extensoren können in dieser Testposition stark sein.

### Provokationspositionen

Meist sind die Finger- und ulnaren Handextensoren im Leertest nicht hyporeaktiv. Um das Supinatorsyndrom bei starken Muskeln zu diagnostizieren, benutzt man den M. extensor carpi ulnaris (der M. extensor carpi radialis erhält seine Innervation von oberhalb des M. supinator), den M. extensor digiti minimi oder den M. abductor pollicis longus (➤ Abb. 6.147). Nach dem Muskeltest in Neutralposition induziert der Patient bei maximaler Streckung im Ellenbogengelenk aktiv eine volle Supination des Unterarms. Während er die Supinationsspannung aufrechterhält, wird der Streckmuskel nachgetestet. Bei Vorliegen eines Supinatorsyndroms ist der Extensor jetzt hyporeaktiv im Test.

Zuweilen ist die Dehnung des Muskels die bessere Art der Provokation: Die distalen Kennmuskeln werden dann in passiv gehaltener Pronation getestet.

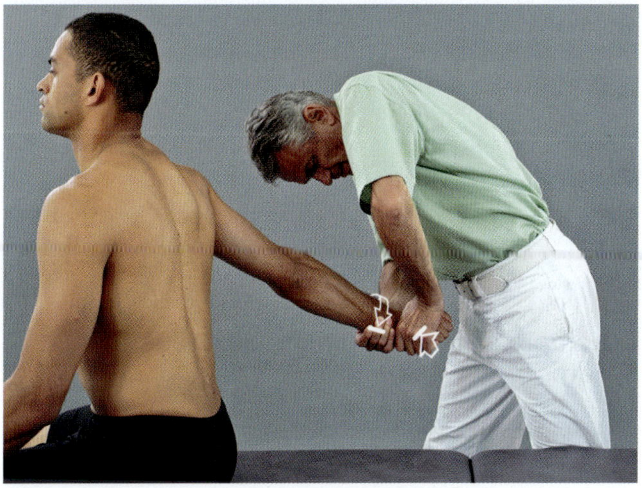

**Abb. 6.147** Provokationsposition für das Supinatorsyndrom mit Test des M. extensor carpi ulnaris

### Therapie

Nach diagnostischer Bestätigung eines Supinatorsyndroms müssen Sie, wie immer, nach dem Störungsmuster im M. supinator sowie allen Begleitläsionen suchen und sie entsprechend behandeln. Wenn ein primär geschwächter M. pronator teres die Ursache ist, muss er normalisiert werden. Wie in der Einleitung zu den Nervenkompressionssyndromen schon erwähnt, dauert es je nach Ausmaß der Neurapraxie etwa 3 Tage bis ca. 3–4 Wochen bis zur Nervenregeneration. Lindley-Jones (1998) schreibt: „*Suche alle Störungen, behandele alle Befunde, und lass den Patienten dann eine Weile in Ruhe.*"

Nicht selten liegt eine Radiusköpfchensubluxation vor, die unbedingt behandelt werden muss, ebenso wie jede Art von Handgelenkstörungen, da die Muskeldysfunktionen im Bereich des Ellenbogens dort ihren Ursprung haben können (➤ Kap. 6.9.7).

**CHECKLISTE 6.11**

**Supinatorsyndrom**

Dabei handelt es sich um eine Einklemmung des R. profundus des N. radialis auf seinem Weg durch den M. supinator.

**Ursachen**
- Tennisspielen, Wurfsportarten, auch Geige spielen (Mumenthaler et al. 2007)
- Dislokation des Radiusköpfchens, Frakturen
- Hypertonus des M. supinator auch infolge einer Abschwächung des M. pronator teres (wie bei der Epicondylopathia radialis)

**Kennmuskeln**
- Motorische Versorgung: M. extensor carpi ulnaris, M. abductor pollicis longus, M. extensor pollicis longus (beide Daumenmuskeln sind leichter zu testen als der M. extensor digitorum oder der M. extensor digiti minimi).
- Der M. extensor carpi radialis ist intakt!

**Symptome**
- Vor allem motorische Symptome
- Tiefer Schmerz im dorsolateralen Bereich des Unterarms

**Diagnostik**
- Entlastungsposition: Approximation des proximalen Radioulnargelenks und myofaszialer Challenge des M. supinator stärken hyporeaktive Kennmuskeln.
- Provokationsposition: Kontraktion in voller Supination des Unterarms bei Extension des Ellenbogens führt (ebenso wie gehaltene Dehnung) zu Hyporeaktion der Kennmuskeln.

**Therapie**
- Subluxation des Radiusköpfchens behandeln
- Supinator, Pronator teres behandeln
- Störungen des Handgelenks behandeln

## ❷ Kompression des N. ulnaris (Sulcus-ulnaris-Syndrom)

### Anatomie

Über den Fasciculus medialis des Plexus brachialis erhält der N. ulnaris Fasern aus den Segmenten C8–Th1. Im Sulcus bicipitalis medialis zieht er weiter nach distal, wobei er in der Mitte des Oberarms durch das Septum intermusculare brachii mediale hindurch auf die Streckseite wandert. Zwischen Septum und medialem Trizepskopf erreicht er den an der Dorsalseite des Epikondylus gelegenen Sulcus n. ulnaris, in dem er durch Bandstrukturen geschützt verläuft. Das über den Eingang des Kanals gespannte Lig. collaterale ulnare ist proximal mit der Faszie des medialen Trizepskopfes verbunden (Mumenthaler et al. 2007). Sehnenfasern des medialen Trizepskopfes können den N. ulnaris umgeben. Daneben bildet das Lig. collaterale ulnare einen Sehnenbogen zwischen den beiden Ursprüngen des M. flexor carpi ulnaris (Olekranon, medialer Epikondylus). Diese anatomischen Verhältnisse sind wichtig für die Therapie der Muskeln, die den Nervenkanal offen halten sollen. Nach Passage des Sulcus n. ulnaris verläuft der N. ulnaris in der Ellenbeuge lateral vom M. flexor carpi ulnaris (➤ Abb. 6.148).

Im Bereich des ulnaren Epikondylus gibt der N. ulnaris einen R. articularis zum dorsalen Ellenbogengelenk ab. Distal des Ellenbogengelenks versorgt er zunächst den M. flexor carpi ulnaris und den ulnaren Anteil des M. flexor digitorum profundus motorisch, während weitere motorische Äste erst nach seinem Durchtritt durch die Loge de Guyon (Ulnartunnel) an der Handwurzel abgehen (➤ Kap. 6.9.7).

### Symptome

Bei einer Kompression im Sulcus n. ulnaris klagt der Patient über Schmerzen an der Ulnarseite der Hand und Schwäche der ulnaren Hand- und Fingerbeuger bzw. Schwäche beim Faustschluss. Der M. adductor pollicis ist mit betroffen. An ihm ist bei chronischen Fällen als erstes die Atrophie zu sehen. Die Kompression des N. ulnaris kann anatomische (zu enger Kanal) und andere strukturelle Ursachen (Hypertrophie oder Dehnung der Bänder über dem Sulcus n. ulnaris) haben. Über das Lig. collaterale ulnare steht er mit der Faszie des medialen Trizepskopfes und mit dem M. flexor carpi ulnaris in Verbindung. Bei Störungen dieser Muskeln kann daher auch dieses Band zu einer funktionellen Ulnariskompression führen.

### Diagnostik

Während der M. flexor carpi ulnaris (bzw. der M. flexor digiti minimi oder der M. adductor pollicis) in der normalen Testposition bei einer verdeckten Nervenkompression eine Normoreaktion zeigt, kann es bei maximaler Beugung, aber auch bei maximaler Streckung im Ellenbogengelenk (Provokationsposition) und nochmaliger Testung zu einer Schwächereaktion kommen, weil der N. ulnaris jetzt in seinem Kanal verstärkt komprimiert wird.

Wenn die vorhandene Nervenkompression schon in Normalposition zu einer Schwächereaktion des M. flexor carpi ulnaris führt, wird die Schwäche im Muskeltest möglicherweise durch manuelles Annähern des medialen Epikondylus zum Olekranon aufgehoben. Auch eine gehaltene Separation kann zur Besserung führen. Bei chronischen Fällen mit Neurapraxie (Stadium 2 oder 3) ist diese Besserung im Test nicht zu erreichen. Der Parameter sollte dann das Gefühl einer sensorischen Erleichterung sein, die der Patient bei Entlastung durch den gehaltenen Challenge spüren kann.

Prüfen Sie zudem, ob sich durch tangentiales Halten des Gewebes des medialen Trizepskopfes und möglicherweise des Brachialis,

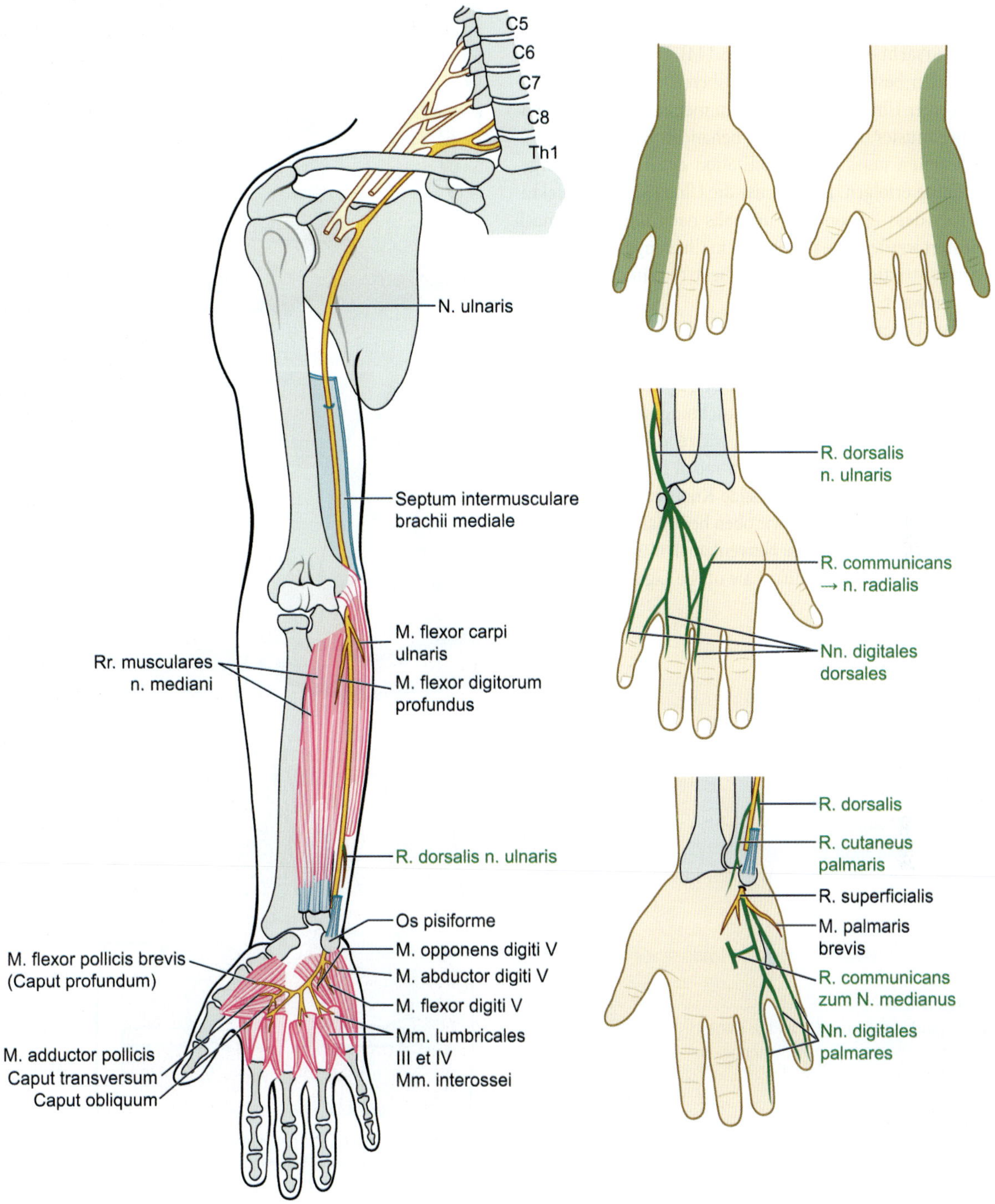


**Abb. 6.148** Anatomie des N. ulnaris (nach Mumenthaler et al. 2007)

die beide Verbindung zum Septum haben, die motorischen und sensorischen Befunde verändern. Der Engpass ist dann nicht im Sulcus n. ulnaris, sondern weiter proximal zu suchen.

Bei den meisten Patienten, die wegen Schmerzen im ulnaren Unterarm/Handbereich und Schwäche bei bestimmten Arbeiten in die Praxis kommen, liegt meist das oben beschriebene versteckte Schädigungsmuster vor.

## Therapie

Da oft ein myofaszial verkürzter M. triceps brachii (mit Spannung im Bereich des Septum intermusculare mediale) für die Nervenkompression verantwortlich ist, muss er entsprechend behandelt werden. Prüfen Sie die Antagonisten (Mm. biceps brachii, brachialis oder brachioradialis) auf Hyporeaktionen und Strain-Counterstrain-Muster (als Synergisten untereinander) und behandeln Sie

sie entsprechend. Andererseits kann ein hyporeaktiver Triceps brachii auch durch eine proximale Radialiskompression durch den M. teres major verursacht werden (➤ Abb. 6.144). Diese Fehlfunktion kann sich auf den beschriebenen Ulnarisbereich auswirken. Deshalb muss bei einer Ulnariskompression immer auch der Teres major auf Störungsmuster untersucht und behandelt werden.

Bei Restriktionen muss eine Mobilisation des Humeroulnargelenks zur Öffnung erfolgen. Dabei muss die Ulna (über das Olekranon) gegenüber dem Epicondylus medialis nach ulnar oder nach radial mobilisiert werden, je nach positivem Challenge. Bei Druck in Richtung der Restriktion nimmt der Patient oft eine Verstärkung der Parästhesien wahr.

Halten Sie den Unterarm des Patienten proximal des Handgelenks mit Ihrem Ellenbogen an Ihrem Körper. Nehmen Sie das Olekranon mit einer Hand von ulnar und drücken Sie den Epicondylus medialis mit der anderen Hand nach ulnar (Valgusrichtung, ➤ Abb. 6.149a). Oder fassen Sie das Olekranon von radial, während Sie mit der anderen Hand den Epicondylus medialis nach radial führen (Varusrichtung, ➤ Abb. 6.149b). Bewegen Sie beide Knochen in Flexion und Extension, während Sie den Druck wie oben beibehalten.

Die Bandstrukturen über dem Nervenkanal müssen nach den Regeln der AK (Ligament-Interlink, Law of the Ligaments) behandelt werden.

6

**CHECKLISTE 6.12**

**Funktionelles Sulcus-ulnaris-Syndrom**

**Ursachen**
- Verkürzter M. triceps brachii, verkürztes Lig. collaterale ulnare, Spannung im Bereich des Septum intermusculare mediale durch muskuläre Dysbalance
- Spätparesen nach Fraktur oder ohne Fraktur
- Druckparesen auch bei Nicht-Bettlägerigen
- Luxation des N. ulnaris aus dem Sulcus – auch spontan (Mumenthaler et al. 2007)

**Diagnostik**

*Kennmuskeln: proximal des Ulnartunnels am Handgelenk innervierte Muskeln (➤ Kap. 6.9.7)*
- M. flexor carpi ulnaris
- M. flexor digitorum profundus (4. und 5. Finger)

*DD: distal des Ulnartunnels am Handgelenk innervierte Muskeln (➤ Kap. 6.9.7)*
- M. opponens digiti minimi
- M. abductor digiti minimi
- M. flexor digiti minimi
- M. adductor pollicis

*Provokationsposition*
- M. flexor digiti minimi oder M. adductor pollicis bei voller Trizepsdehnung testen: Hyporeaktion bei Trizepsverkürzung

**Therapie**
- Myofasziale Spannungen im Triceps brachii und der ulnaren Flexorengruppe beseitigen, Muskelgleichgewicht herstellen
- Relation zwischen Ulna und Humerus normalisieren
- Bei mechanischen Störungen und Luxation: Operation

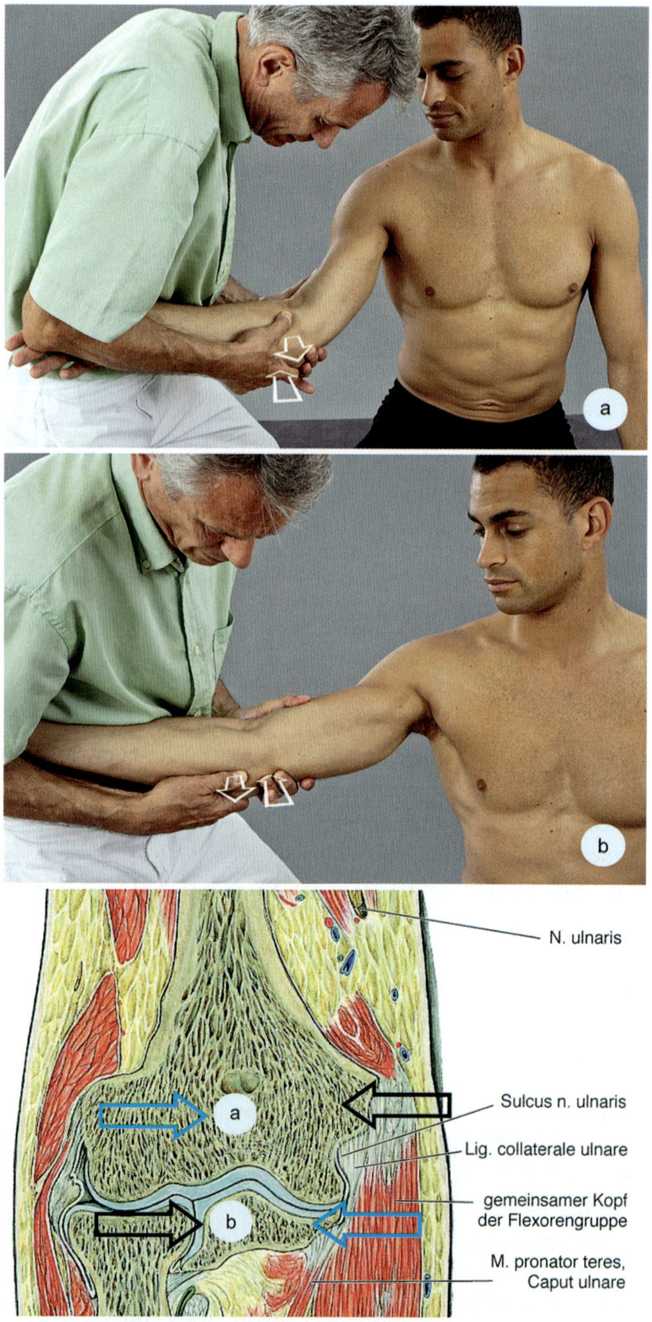


**Abb. 6.149** Mobilisation des Humeroulnargelenks:
a. Radialmobilisation des Olekranons, Valgisierung
b. Ulnarmobilisation des Olekranons, Varisierung (Sobotta 2007)

## ❸ Funktionelle Kompressionen des N. medianus

### Anatomie

Der N. medianus geht mit je einer Wurzel aus dem Fasciculus medialis und dem Fasciculus lateralis des Plexus brachialis hervor. Diese beiden Wurzeln umfassen als Medianusschlinge die A. axillaris. Der N. medianus erhält Fasern aus den Segmenten C5–Th1. Auf der medialen Seite des Oberarms zieht er ventral des Septum intermusculare zum Ellenbogen. Oberhalb des medialen Epikondylus (ca. 5 cm) kann sich in seltenen Fällen ein Knochensporn, der Proc. supracondylaris humeri, befinden, den ein Struthers-Ligament mit dem medialen Epikondylus verbindet. Dieser Kanal ist bei ca. 1 % der Menschen vorhanden (Lindley-Jones 1998; ➤ Abb. 6.150) und kann dann die A. brachialis und den N. medianus enthalten. Obwohl es dort nur sehr selten zu einer Enge kommt, sollte ausbleibender Behandlungserfolg bei distaleren Kompressionssyndromen auch an diese Formvariante denken lassen, die eine chirurgische Dekompression erforderlich machen kann.

In der Ellenbeuge zieht der N. medianus dann unter die Aponeurosis m. bicipitis brachii (Lacertus fibrosus). Unter dem Lacertus fibrosus gibt er Äste zu den Mm. pronator teres, palmaris longus, flexor carpi radialis und flexor digitorum superficialis ab. Danach verlässt er die Ellenbeuge zwischen beiden Köpfen des M. pronator teres, durch dessen distalen Muskelbauch er hindurchtritt. Der proximale Kopf (Caput humerale) des M. pronator teres entspringt am Epicondylus medialis humeri, der distale Kopf (Caput ulnare) am Proc. coronoideus der Ulna. Ihr gemeinsamer Ansatz am Radius befindet sich knapp unterhalb und leicht lateral des Supinator-Ansatzes (➤ Abb. 6.150).

Der N. medianus verlässt den M. pronator teres unter der bogenförmigen Ursprungssehne des M. flexor digitorum superficialis und zieht dann in einer Faszienhülle weiter. Distal des M. pronator teres gibt der N. medianus den N. interosseus antebrachii anterior ab. Dieser Nerv versorgt einerseits die Membrana interossea, das Periost auf der Volarseite von Radius und Ulna sowie der Handwurzelknochen (sensibel) und andererseits die Mm. flexor pollicis longus, flexor digitorum profundus (nur die radialen Köpfe, die beiden ulnaren Köpfe werden vom N. ulnaris innerviert) und den M. pronator quadratus (motorisch). Der weitere Verlauf des N. medianus wird im Rahmen von Kompressionssyndromen am Handgelenk beschrieben (➤ Kap. 6.9.7).

## Lacertus-fibrosus-Syndrom

### Ursachen

Als auslösender Mechanismus wird eine Flexion im Ellenbogengelenk beschrieben, bei der sich der Lacertus fibrosus auf dem M. biceps brachii so stark anspannt, dass er den darunter befindlichen N. medianus komprimiert (Lindley-Jones 1998).

Subluxationen zwischen Radius und Ulna (laterales Abweichen des Radiusköpfchens) oder zwischen Ulna und Trochlea des Humerus (mediales Abweichen des Olekranons in seiner Führung) könnten ebenfalls zur Anspannung des Lacertus fibrosus und dadurch zu einer Medianuskompression führen (Walther, zit. in Lindley-Jones 1998).

Eine hypertone Veränderung des M. biceps brachii hängt möglicherweise mit einer Hyporeaktion des M. triceps brachii zusammen, z. B. wenn ein hypertoner M. teres major den N. radialis komprimiert.

Daneben werden Verdickungen des Lacertus fibrosus nach fehlerhaften i. v. Injektionen als ursächlich für die Nervenkompression angegeben (Mumenthaler et al. 2007).

### Symptome

Parästhesien treten in der Volarfläche der Hand auf: Betroffen sind Daumen, Mittel- und Ringfinger (auf der Radialseite) sowie die Endglieder von Zeige- und Mittelfinger dorsal. Die für die Medianusläsion charakteristische Schwurhand ist bei funktionellen Nervenkompressionen nicht zu sehen, stattdessen müssen die peripheren Kennmuskeln auf Hyporeaktion getestet werden.

### Diagnostik

Unter dem Lacertus fibrosus gehen motorische Äste zu den Mm. pronator teres, flexor carpi radialis, palmaris longus und flexor digitorum superficialis vom N. medianus ab (Mumenthaler et al. 2007). Somit zeigt eine Schwäche dieser *Kennmuskeln,* dass die Kompressionsstelle des N. medianus proximal der möglichen Engstelle im M. pronator teres liegt.

*Provokationsposition:* Ein Lacertus-fibrosus-Syndrom ist relativ selten und fällt meist nicht durch eine vordergründige Muskelschwäche auf. So kann die Schwäche eines distalen Muskels, der durch den N. medianus versorgt wird, meist erst durch eine Kontraktion des M. biceps im Muskeltest (Supination des Unterarms und Flexion im Ellenbogengelenk) ausgelöst werden. In dieser Provokationsposition kann der M. abductor pollicis brevis auf Hyporeaktion getestet werden (➤ Abb. 6.151). Werden durch die Beugung im Ellenbogengelenk und wiederholte Supination in dieser Position Parästhesien im Bereich des N. medianus ausgelöst, spricht das für ein Lacertus-fibrosus-Syndrom.



### Therapie

Sie besteht in der Behandlung einer Radiusköpfchensubluxation und einer Subluxation im Humeroulnargelenk. Auch eine Kompression des N. radialis und andere Ursachen für eine Hyporeaktion des M. triceps brachii (C7-Syndrom?) müssen behandelt werden: Ein hyporeaktiver Triceps brachii kann zu einem myofaszial hypertonen Biceps brachii führen, und der M. teres major kann ein Strain-Counterstrain-Muster aufweisen (was manchmal zusätzlich eine Reizung des N. axillaris oder des N. radialis auslöst). In dem Fall ist eine Detonisierung des M. biceps (Fascial-Flush, postisometrische Relaxation) indiziert. Ein Lacertus-fibrosus-Syndrom kann auch in Verbindung mit einer luxierten oder subluxierten langen Bizepssehne auftreten (➤ Kap. 6.3.9).

Die Beuger und Strecker der Schulter müssen ebenso wie die Ellenbogenmuskeln nach den allgemeinen Therapietechniken korrigiert werden.

## Pronator-teres-Syndrom

### Ursachen

Das Pronator-teres-Syndrom ist die häufigste Art einer Nerveneinklemmung im Ellenbogenbereich. Der N. medianus kann bei seiner Passage zwischen beiden Köpfen des M. pronator teres durch Muskelhypertrophie, Muskelhypertonus oder raumfordernde Prozesse, wie z. B. Neoplasmen, komprimiert werden.

Durch ein Supinationstrauma im Ellenbogengelenk wird der M. pronator teres überdehnt, was besonders den proximalen Kopf betrifft. Nach den in der Einleitung zu den Extremitätengelenken geschilderten Mechanismen reagiert der Hauptagonist, in diesem Fall

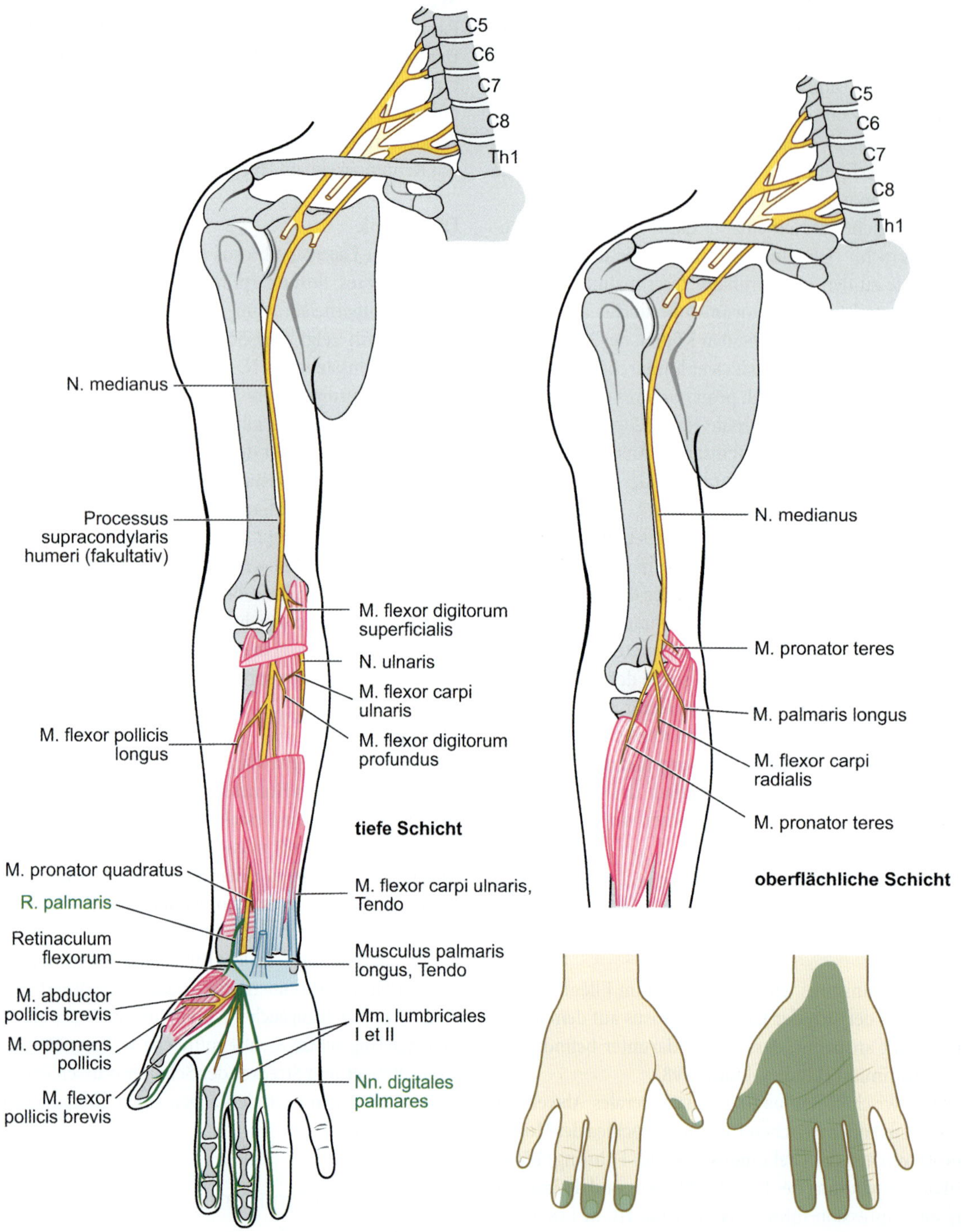


**Abb. 6.150** Anatomie des N. Medianus (nach Mumenthaler et al. 2007)

der humerale Kopf des M. pronator teres, darauf mit einer Schwäche. Sein Synergist, der ulnare Kopf, entwickelt zum Ausgleich einen Hypertonus, der dann zu einer Kompression des N. medianus führt.

Eine hypertone Reaktion des M. pronator teres (im Sinne einer Strain-Counterstrain-Läsion) kann zudem durch eine plötzliche Dehnung des M. pronator quadratus bedingt sein. Eine typische Konstellation sieht wie folgt aus: Die Patienten beginnen wieder Sport zu treiben und starten mit Liegestützen oder Fahrradfahren oder anderen Sportarten, die eine Abstützung der Hände mit gleichzeitiger Dorsalextension erfordern. Der untrainierte M. pronator quadratus reagiert auf diese Überlastung mit einer Schwäche, die zum Karpaltunnelsyndrom führen kann. Die Antwort ist der erwähnte Hypertonus des M. pronator teres. Interessant ist, dass sich in diesem Fall oft eine myofasziale Reaktion des M. supinator zeigt. Durch die Verkürzung dieses Muskels kommt es zu einem verstärkten Zug am radialen Epikondylus, sodass sich eine Epi-

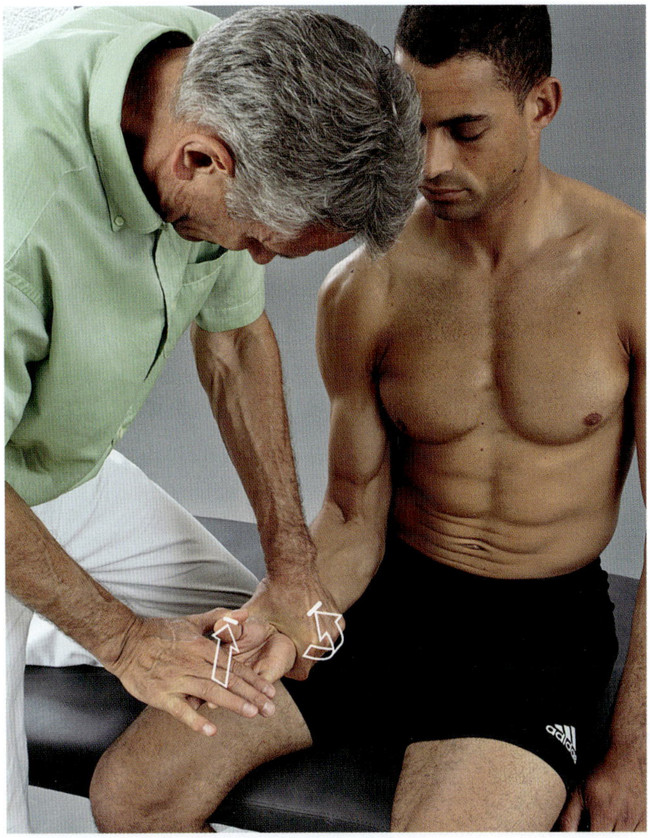

**Abb. 6.151** Provokationsposition für das Lacertus-fibrosus-Syndrom und Test des M. abductor pollicis brevis

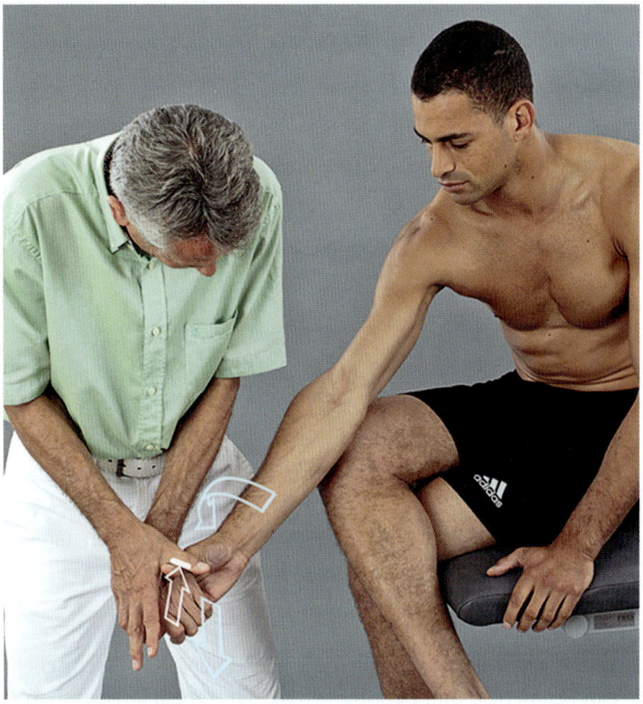

**Abb. 6.152** Provokationsposition (Dehnung) für das Pronator-teres-Syndrom



condylitis radialis (oftmals bereits vor dem Pronator-teres-Syndrom) entwickeln kann. Kurze Zeit später folgt eine ulnare Epikondylitis.

Wie Lindley-Jones (1998) schreibt, kann andererseits die häufig zu beobachtende (meist traumatisch bedingte) Subluxation des Radiusköpfchens im Zusammenhang mit einem Pronator-teres-Syndrom zur Supinatorschwäche und zum Pronator-teres-Hypertonus führen.

### Symptome

Parästhesien in der Volarfläche der Hand: Betroffen sind Daumen, Zeige- und Mittelfinger (einschließlich Radialseite des Ringfingers) sowie die Endglieder von Zeige- und Mittelfinger dorsal wie beim Lacertus-fibrosus-Syndrom. Die Beschwerden verstärken sich durch gehaltene Supination und Extension im Ellenbogengelenk oder wiederholte Pronation gegen Widerstand.

### Diagnostik

Nach Provokation oder im Leertest kommt es zur Schwäche der Kennmuskeln (selten bei funktionellen Kompressionen).

*Provokationspositionen:* Wiederholte und gehaltene Pronation gegen Widerstand sowie Dehnung durch gehaltene Supination und Extension schwächen den M. abductor pollicis brevis (➤ Abb. 6.152).

Dementsprechend werden hyporeaktive Kennmuskeln durch eine gehaltene Approximation des Radiusköpfchens an die Ulna wieder stark, wenn eine Radiusköpfchensubluxation die Ursache ist. Dabei muss der optimale Vektor gefunden werden.

### Therapie

Handgelenk und Ellenbogengelenk müssen behandelt werden (hyporeaktiver M. pronator quadratus und/oder M. supinator).

Wenn sich die Radiusköpfchensubluxation nicht stabil korrigieren lässt, empfiehlt Lindley-Jones (1998) eine Bandage im Bereich des Radiusköpfchens.

Die z. T. deutlich atrophierten Muskeln müssen neuromuskulär normalisiert und anschließend gekräftigt werden, um wieder eine normale muskuläre Gelenkfunktion zu ermöglichen.

Eine Impulsmanipulation am Ellenbogen in Supination und Extension führt durch schnelle Dehnung des M. pronator teres zur Inhibition bei Hypertonus (➤ Abb. 6.153).

Ein myofaszialer Hypertonus muss mit den angezeigten Techniken behandelt werden.

## Flexor-digitorum-superficialis-Syndrom

### Ursachen

Hierbei handelt es sich um eine Irritation des N. medianus unter der Ursprungssehne des M. flexor digitorum superficialis.

Dieser Muskel kann sowohl durch ein direktes Trauma als auch durch Bewegungen der Handflexoren bei gleichzeitiger Pronation (Schrauben, Hämmern) hyperton werden. Die traumatische Schädigung fand sich auch, wenn Mütter ihr Kind länger im Arm hielten und der Kopf des Kindes auf den Unterarm drückte (Lindley-Jones 1998). Eine Hypertrophie des M. flexor digitorum superficialis durch Übergebrauch, wie sie Lindley-Jones beschreibt, ist nach der langjährigen Erfahrung der Autoren eher eine Seltenheit. Es kann aber dazu kommen, wenn einige Muskelbereiche geschwächt sind und sich in anderen kompensatorisch ein Strain-Counterstrain-

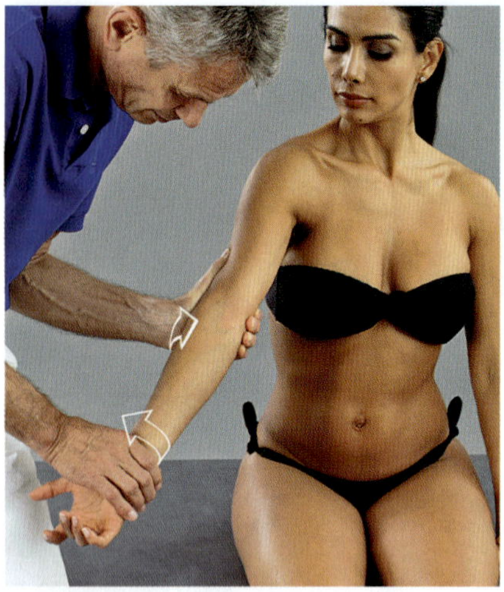

**Abb. 6.153** Schnelle Dehnung des M. pronator teres

Muster ausgebildet hat. Muskuläre Dysbalancen finden sich manchmal auch zwischen Fingerflexoren und -extensoren.

### Symptome

Parästhesien, wie bei den proximaleren Engpässen beschrieben: Wenn Schmerzen und Parästhesien bei Fingerbeugung gegen Widerstand (ca. 30–60 Sekunden) zunehmen, lässt das eine Nerveneinklemmung unter dem M. flexor digitorum superficialis vermuten.

### Diagnostik

Hyporeaktion der *Kennmuskeln* nach Provokation. Bei einer Nervenkompression unter dem M. flexor digitorum superficialis sind nicht die einzelnen Bäuche dieses Muskels betroffen, sondern Muskeln im weiteren Nervenverlauf reagieren (meist erst nach Provokation) schwach: M. flexor pollicis longus, M. flexor digitorum profundus (radialer Teil), M. pronator quadratus sowie von den Handmuskeln Mm. opponens und abductor pollicis brevis.
*Provokationstest:* In den meisten Fällen wird diese funktionelle Muskelschwäche erst bei gleichzeitiger aktiver Flexion der Fingermittelglieder erkennbar.

### Therapie

Sie besteht in einer Korrektur der Muskeln mit Propriozeptorentechniken.

**CHECKLISTE 6.13**

**Funktionelle Kompressionen des N. medianus proximal des Karpaltunnels**

**Kennmuskeln**
(jeweils von distal nach proximal hinzukommende Muskeln)
*Karpaltunnelsyndrom*
- M. opponens pollicis
- M. abductor pollicis brevis

*Flexor-digitorum-superficialis-Syndrom*
- M. flexor pollicis longus
- M. flexor digitorum profundus (radialer Teil)
- M. pronator quadratus

*Pronator-teres-Syndrom*
- M. flexor digitorum profundus (radialer Teil)

*Lacertus-fibrosus-Syndrom*
- M. pronator teres
- M. flexor carpi radialis
- M. palmaris longus
- M. flexor digitorum superficialis

**Lacertus-fibrosus-Syndrom**
*Ursachen*
- Hypertoner Bizeps, hyporeaktiver Triceps brachii, Kompression des N. radialis, C7-Syndrom
- Radiusköpfchensubluxation, Subluxation im Humeroulnargelenk

*Symptome*
- Parästhesien in der Volarfläche der Hand: Daumen, Zeige- und Mittelfinger (einschl. Radialseite des Ringfingers) sowie die Endglieder von Zeige- und Mittelfinger dorsal
- Kennmuskelschwäche nach Provokation

*Diagnostik (Provokation)*
- Mehrfache maximale, gehaltene Kontraktion des M. biceps brachii

*Therapie*
- Ellenbogengelenkdysfunktionen beseitigen, alle Muskeln normalisieren

**Pronator-teres-Syndrom**
*Symptome*
- Parästhesien (wie beim Lacertus-fibrosus-Syndrom), verstärkt durch gehaltene Supination und wiederholte Pronation gegen Widerstand

*Diagnostik (Provokation)*
- Subluxation des Radiusköpfchens abklären: Hyporeaktiven M. abductor pollicis brevis (oder anderen Kennmuskel) während Approximation des Radiusköpfchens an die Ulna testen.
- Wiederholte Pronation gegen Widerstand schwächt normoreaktive Kennmuskeln.

*Therapie*
- Ellenbogengelenk und Handgelenk korrigieren
- M. pronator teres und M. pronator quadratus (Synergist) sowie M. supinator und M. biceps brachii normalisieren (Antagonisten)
- Training der Supination und Pronation
- Bandagen

**Flexor-digitorum-superficialis-Syndrom**
*Ursachen*
- Überlastung
- Dysbalancen zwischen Fingerextensoren und -flexoren

*Symptome:* Parästhesien (wie beim Lacertus-fibrosus-Syndrom)
*Diagnostik* (Provokation)
- Mehrfache aktive Flexion der Fingermittelglieder gegen Widerstand
- Test des M. abductor pollicis brevis

*Therapie*
- Muskelpropriozeptorentechniken, Muskelenergietechniken
- Training zur Verbesserung des Gleichgewichts zwischen Flexoren und Extensoren

**Fallbeispiel 17 (HG)**

**Ulnariskompression**

Der 34-jährige Patient spürte seit 16 Monaten eine Verkrampfung der rechten Hand, die teilweise in den Unterarm und die Schulter ausstrahlte, verbunden mit Dysästhesie des Daumens und des Kleinfingers, weniger des Zeige- und Mittelfingers. Es zeigte sich eine beginnende Atrophie des Daumenballens.

### Diagnostik

- Adductor pollicis (N. ulnaris) im Test schwach, Abductor pollicis (N. medianus) stark. Kompression des Humeroulnargelenks (Epicondylus medialis gegen Olekranon) stärkte den Adductor pollicis. Gehaltener Challenge des Os pisiforme ohne Veränderung, sämtliche entlastenden Provokationen des Thoracic Outlet blieben ohne Auswirkung auf den Adductor pollicis.
- Provokationstest der vorderen Skalenuslücke (Links-Rotation, Links-Seitneigung) jedoch positiv, mit Ausstrahlung in den rechten Arm und rechten oberen Trapezius, vermutlich vom M. omohyoideus ausgehend, Hyporeaktion des Abductor pollicis als Indikatormuskel
- Triggerpunkte im M. flexor carpi ulnaris: Ihre Provokation im Ulnarisverlauf erzeugte Parästhesien und fortgeleiteten Schmerz.
- Extreme Schmerzhaftigkeit im Ansatzbereich des M. pronator teres. Dieser war im Test hyporeaktiv. Dehnungsposition des Pronator teres führte zu Dysästhesie und Hyporeaktion des Abductor pollicis. Magnet-TL am Pronator-teres-Ansatz normalisierte den Muskel ebenso wie AI-Formula® und Nystatin im oralen Test sowie Histamin D12.
- Dysreaktion auf Candida-Antigen wird ebenfalls durch Nystatin aufgehoben.

### Therapie

- Myofasziale Therapie und Akupunktur der Mm. scaleni, Akupunktur des M. omohyoideus, Triggerpunkt-Infiltration (Pronator-teres-Ansatz, Flexor carpi ulnaris). Im Anschluss waren Skalenusmuskeln, Pronator teres, Supinator, Pronator quadratus, M. flexor carpi ulnaris sowie der Adductor pollicis im Test normoreaktiv, die Provokationspositionen negativ. Reaktive Muster waren nicht vorhanden.
- Candida-Therapie und Nahrungsmitteltest

Nach drei Wochen war der Patient ohne weitere manuelle Therapiemaßnahmen beschwerdefrei.

### Kommentar

Hier handelte es sich um ein Double-Crush-Syndrom sowohl des N. medianus (Omohyoideus/Skalenuslücke, Pronator teres) als auch des N. ulnaris (Skalenuslücke und Sulcus ulnaris), das myofaszial bedingt war. Da die Schwellungsneigung durch eine Dysbiose verstärkt wurde, war eine multimodale Behandlung notwendig.

## 6.9.7 Kompression von Einzelnerven im Bereich des Handgelenks

### ❶ Daumen- und Kleinfingermuskeln, Innervation

Die Applied Kinesiology bietet mit ihrer differenzierten Muskeltestung hervorragende differenzialdiagnostische Möglichkeiten bei peripheren Engpässen im Hand(gelenk)bereich. Daher sei zunächst die motorische Innervation der einzelnen Handmuskeln wiederholt (zur Testung ➤ Abb. 6.154).

#### Intrinsische Muskeln

**N. ulnaris**

- M. adductor pollicis (C8–Th1)
- M. flexor pollicis brevis, Caput profundum (C8–Th1)
- M. flexor digiti minimi (C8–Th1)
- M. abductor digiti minimi (C8–Th1)
- M. opponens digiti minimi (C8–Th1)

**N. medianus**

- M. abductor pollicis brevis (C6–C7)
- M. opponens pollicis (C6–C7)
- M. flexor pollicis brevis, Caput superficiale (C6–Th1)

#### Extrinsische Muskeln

Ihr Ursprung befindet sich proximal des Handgelenks (➤ Abb. 6.154):

**N. medianus**

- M. flexor pollicis longus (C7–Th1)

**N. radialis**

- M. abductor pollicis longus (C6–C8)
- M. extensor pollicis brevis (C6–C8)
- M. extensor pollicis longus (C6–C8)



### ❷ Karpaltunnelsyndrom

#### Anatomie

Proximal des Handgelenks verläuft der N. medianus geschützt zwischen den oberflächlichen und tiefen Fingerbeugern auf der Beugeseite des Unterarms. Dann gelangt er in oberflächliche Schichten und zieht direkt unter der oberflächlichen Faszie an der ulnaren Seite des M. flexor carpi radialis nach distal. Bis zum Lig. carpi transversum (Retinaculum flexorum) wird er immer flacher. Noch vor Erreichen dieses Bandes gibt er einen sensiblen Ast, den R. palmaris, ab. Dieser Hautast überquert, allerdings mit großer Variationsbreite (Mumenthaler et al. 2007), das Lig. carpi transversum und versorgt die Haut über dem Thenar auf der Palmarseite des Daumens und in der radialen Hälfte der Hohlhand. Unter dem Lig. carpi transversum, das zwischen den Tubercula ossis scaphoidei und ossis trapezii auf der Radialseite sowie dem Os pisiforme und dem Hamulus ossis hamati auf der Ulnarseite ausgespannt ist, befindet sich der Karpaltunnel. Sein Boden wird von den Handwurzelknochen gebildet (➤ Abb. 6.155). Der Karpaltunnel verengt sich 2–2,5 cm distal des proximalen Eingangs. An dieser Stelle ist er zwar tief, aber sehr schmal. Neben dem N. medianus enthält er die Sehnen der Mm. flexor pollicis longus, flexor digitorum superficialis und flexor digitorum profundus. Da die Sehnen von Sehnenscheiden umgeben sind, kann sich der Raum für den N. medianus bei entzündlichen Sehnenerkrankungen (z. B. bei Rheuma) verengen. Im Karpaltunnel ist die Sehne des M. flexor digitorum superficialis die Leitstruktur für den N. medianus, sie liegt ständig unter

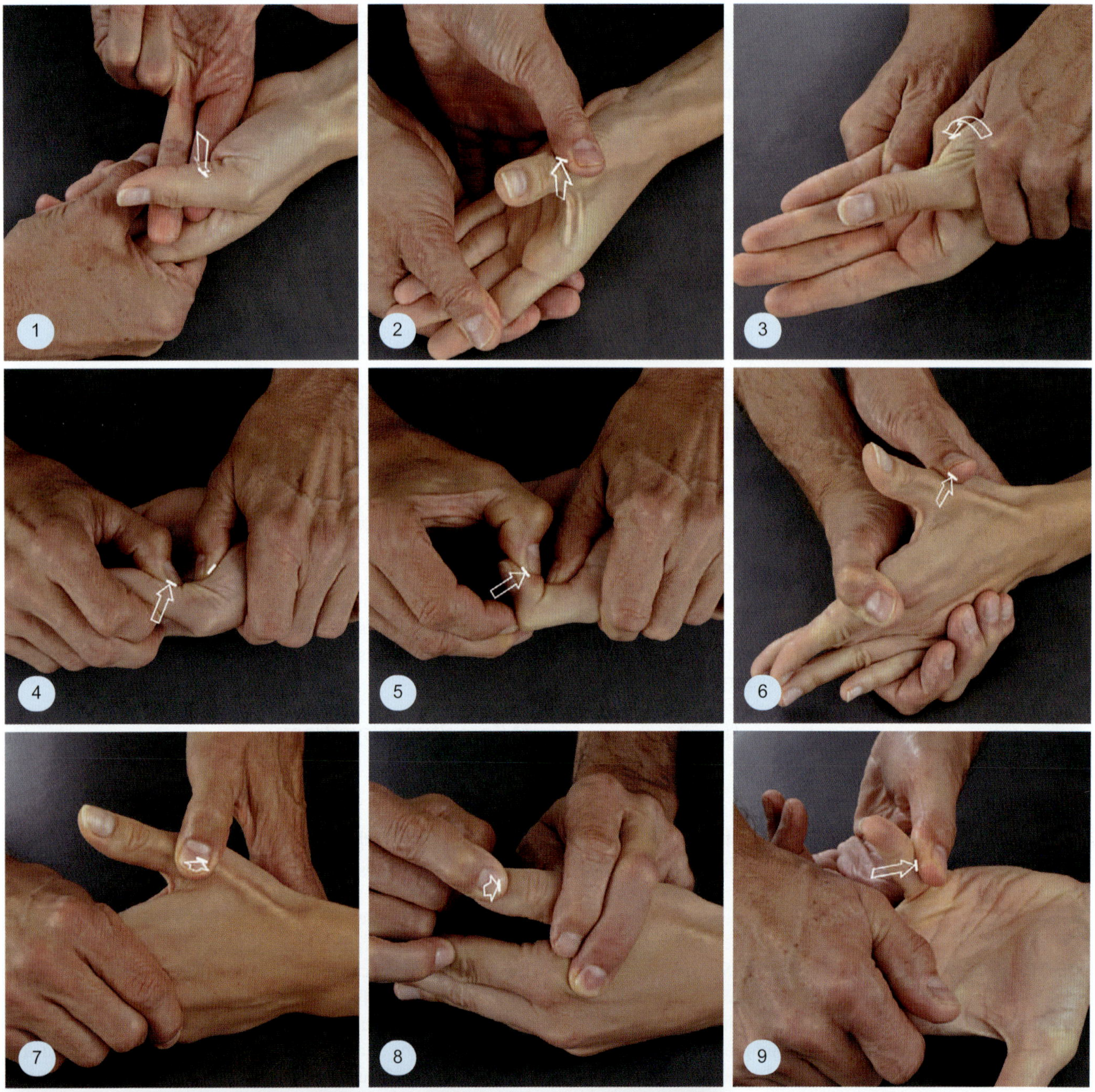

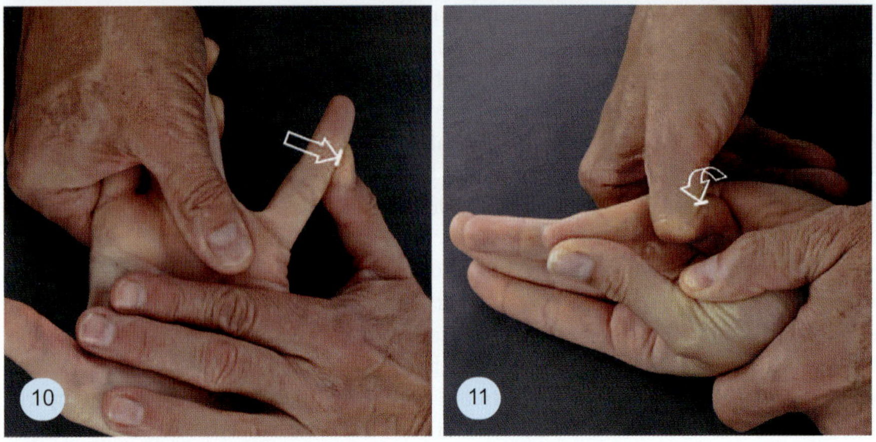

1. M. adductor pollicis
2. M. abductor pollicis brevis
3. M. opponens pollicis
4. M. flexor pollicis brevis
5. M. flexor pollicis longus
6. M. abductor pollicis longus
7. M. extensor pollicis brevis
8. M. extensor pollicis longus
9. M. flexor digiti minimi
10. M. abductor digiti minimi
11. M. opponens digiti minimi

**Abb. 6.154** Testung der intrinsischen und extrinsischen Muskeln der Hand

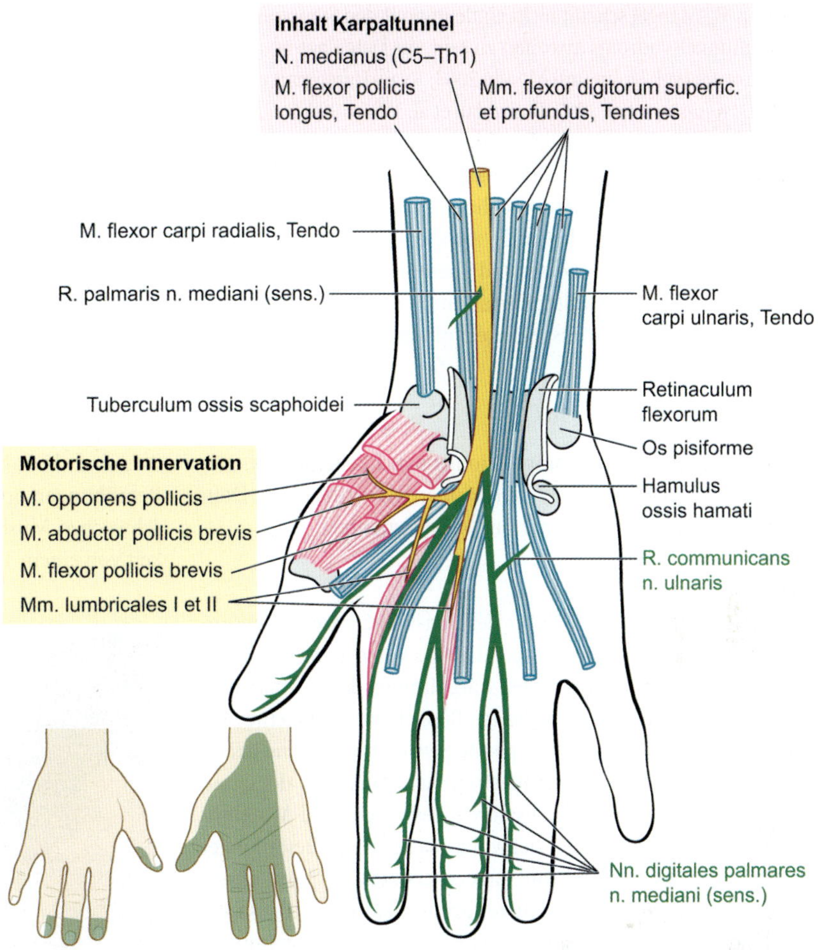


**Abb. 6.155** Anatomie des Karpaltunnels (nach Mumenthaler et al. 2007)

ihm. Bei fehlender Unterstützung durch den M. pronator quadratus kann sich der Karpaltunnel in der queren Richtung aufdehnen, dadurch abflachen und enger werden. Auch bei maximaler Volarflexion flacht sich der Nerven-Sehnen-Kanal so ab, dass die distale Portion des Os lunatum in ihn hineinrutscht. Dies macht man sich beim Provokationstest zur Kompression des N. medianus zunutze. Auch bei der Dorsalextension flacht sich der Karpaltunnel ab, wobei diesmal die proximale Portion des Os lunatum in den Kanal gelangt. Somit kann auch die maximale Dorsalextension im Handgelenk als Provokationstest Druck auf den N. medianus auslösen.

Nach Verlassen des Karpaltunnels zweigt sich der N. medianus auf. Muskeläste zum Thenar hat er oft schon im Karpaltunnel abgegeben. Die distalen Äste innervieren die Mm. abductor pollicis brevis, opponens und den oberflächlichen Kopf des M. flexor pollicis brevis. Bei etwa zwei Drittel aller Menschen besteht zwischen den Handästen des N. ulnaris und den Thenarästen des N. medianus eine Anastomose (Mumenthaler et al. 2007). Diese Doppelversorgung erschwert häufig die eindeutige Zuordnung zu Muskeln des Thenarbereichs. Weitere Muskeläste ziehen zu den Mm. lumbricales von Zeige- und Mittelfinger.

Die sensiblen Äste des N. medianus versorgen die Haut auf der Volarseite der Hand: die Volarflächen von Daumen, Zeige- und Mittelfinger komplett, die radiale Volarseite des Ringfingers, die Haut über der Endphalanx von Daumen, Zeige-, Mittel- und Ringfinger, teilweise auch im Bereich der distalen Mittelphalanx dieser Finger. Das Verteilungsmuster der sensiblen Versorgung ist wichtig für die Lokalisierung der richtigen Stelle bei einer Kompression des N. medianus. Der sensible Ast für den Hohlhandbereich zweigt vor dem Lig. carpi transversum ab. Wenn also eine Sensibilitätsstörung im Hohlhandbereich vorliegt, muss immer weiter proximal nach einer Kompression gesucht werden.

Eine weitere Besonderheit des N. medianus besteht darin, dass ihn viele sympathische (vegetative) Nervenfasern begleiten. Das lässt sich einerseits für einen diagnostischen Schweißsekretionstest im Handbereich nutzen und erklärt andererseits, weshalb Kompressionen des N. medianus nicht selten mit vegetativen Störungen verbunden sind, angefangen von lokalen Ödemen bis hin zur sympathischen Reflexdystrophie (Morbus Sudeck).

## Ursachen

Häufige Ursachen für ein Karpaltunnelsyndrom sind Stürze auf die gestreckte Hand, Überlastung durch repetitive Bewegungen mit dorsal extendierter Hand oder durch andere chronische Fehlbelastungen, wie etwa bei Computerarbeiten. Aber auch durch die Handposition beim Fahrradfahren und bei langen Autofahrten sowie bei schwerer körperlicher Arbeit (Hämmern oder Benutzung anderer Werkzeuge) kann rein mechanisch ein Karpaltunnelsyndrom ausgelöst werden.

Vitamin-$B_6$-Mangel scheint nicht eindeutig mit den Symptomen eines Karpaltunnelsyndroms assoziiert zu sein, die Datenlage ist zumindest kontrovers (vgl. Holm und Moody 2003; Ryan-Harshman und Aldoori 2007; Keniston et al. 1997; Franzblau et al. 1996, 1998; Stransky et al. 1989). Dasselbe gilt im Hinblick auf den Vitamin-C-Status.

Entzündlich-rheumatische Erkrankungen, Sehnenerkrankungen oder Kollagenosen sind weitere mögliche Ursachen für ein Karpaltunnelsyndrom. Auch hier bietet die Applied Kinesiology gute Ansatzmöglichkeiten für Diagnostik und Therapie.

In seltenen Fällen kann der Karpaltunnel durch Tumoren oder andere raumfordernde Prozesse eingeengt werden.

## Symptome und Diagnostik

Alle bisher beschriebenen Kompressionsmöglichkeiten des N. medianus können auch Symptome im Handbereich verursachen; Double- und Triple-Crush-Syndrome sind keine Seltenheit.

### Sensible Störungen

Für die Diagnostik ist das Muster der Sensibilitätsstörung besonders wichtig. Da der Ast für die radialseitige Versorgung der Hohlhand schon vor dem Eintritt in den Karpaltunnel den N. medianus verlässt, deuten Parästhesien in diesem Bereich immer auf eine proximalere Kompression hin. Die typische Sensibilitätsstörung bei einem Karpaltunnelsyndrom manifestiert sich volar und dorsal an den Endphalangen des Daumens sowie des Zeige- und Mittelfingers. Die Parästhesien können sich volar bis zur Basis dieser Finger sowie die Radialseite des Ringfingers erstrecken. Von einem Schwellungsgefühl und einer Hautverfärbung ist meist die gesamte Hohlhand betroffen, denn als sympathikusassoziierte Symptome sind sie nicht auf das Versorgungsgebiet des Medianus beschränkt.

### Kennmuskeln

Der M. abductor pollicis brevis wird regelmäßig erst distal des Karpaltunnels durch den N. medianus innerviert, ebenso wie der M. opponens pollicis. Der M. abductor pollicis brevis ist sehr viel eindeutiger zu testen und daher als Kennmuskel vorzuziehen. Bei einer stärkeren Parese ist auch die Rotation des Daumens um seine Längsachse beeinträchtigt (Funktion des M. opponens pollicis). Der Daumen rotiert daher im Sinne einer Supination, sodass der Daumennagel bei flach auf den Handrücken aufgelegter Hand mehr nach dorsal zeigt. Bei länger bestehender Neurapraxie kommt es auch zu einer deutlich sichtbaren Atrophie dieser beiden Muskeln mit Vertiefung des lateralen Thenarareals.

### Provokationsposition

Nach Leaf (1995) sollten beide Muskeln in Neutralposition, voller Pronation, voller Supination, Flexion und Extension des Handgelenks getestet werden.

Wird der Test mit Opposition zum Kleinfinger ausgeführt, soll der Patient Kleinfinger und Daumen in Form eines „A“ (nicht wie ein „O“) zusammenführen, während der Untersucher mit Daumenkontakt an den distalen Enden der Metakarpalknochen der Opposition entgegenwirkt.

Einfacher ist, wie bereits gesagt, die Testung des M. abductor pollicis brevis (➤ Abb. 6.156).

Eine gleichzeitige gehaltene Therapielokalisation über dem Lig. carpi transversum (Retinaculum flexorum) soll die gefundene Muskelschwäche im Test aufheben.

> **Übrigens**
>
> Goodheart entdeckte das Phänomen der Therapielokalisation zum ersten Mal über dem Lig. carpi transversum!

Bei einer fortgeschrittenen Kompression des N. medianus unter dem Retinaculum flexorum führt die TL oft nicht mehr zu einer Reaktionsänderung, da die Neurapraxie zu weit fortgeschritten ist; dies sind dann häufig die Fälle, in denen trotz aller konservativer Bemühungen operiert werden muss. Wenn die TL die gefundenen schwachen Muskeln stärkt, kann man mit großer Wahrscheinlichkeit von einem Therapieerfolg mit den AK-Methoden ausgehen.

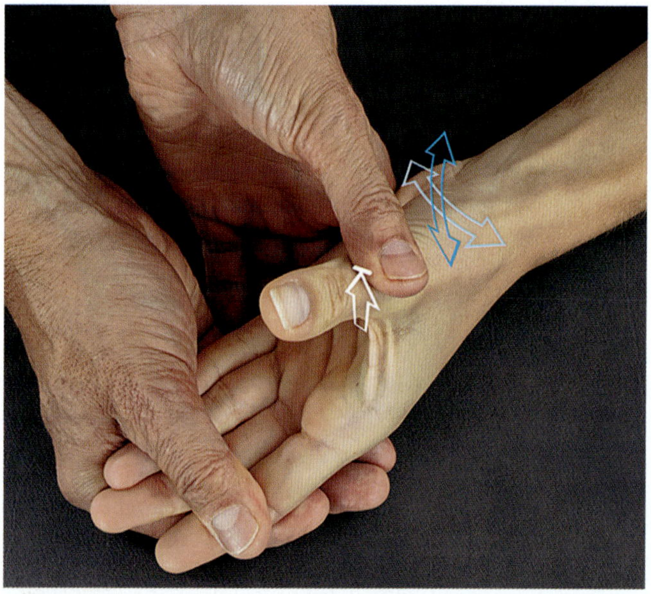

**Abb. 6.156** Provokationspositionen für das Karpaltunnelsyndrom und Testung des M. abductor pollicis brevis

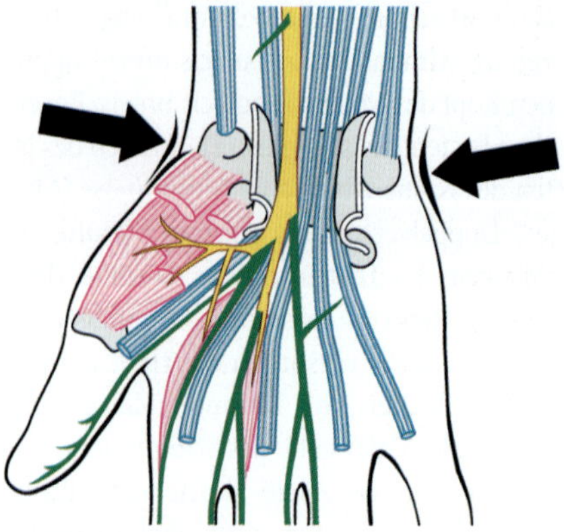

**Abb. 6.157** Entlastungs-Challenge für das Karpaltunnelsyndrom

**Entlastungsposition**

Wenn der Patient mit seiner freien Hand Radius und Ulna zusammendrückt (➤ Abb. 6.157), während Sie den M. abductor pollicis brevis testen, wird dies bei mangelnder Stabilität des distalen Radioulnargelenks (speziell bei Funktionsschwäche des M. pronator quadratus) zur Fazilitierung der Daumenballenmuskeln führen.

Wie schon bei der Beschreibung der Anatomie erwähnt, kann in seltenen Fällen die ganze Thenarmuskulatur durch den N. ulnaris versorgt werden. Wenn die Befunde und die angegebenen Beschwerden nicht zusammenpassen, ist es wichtig, auch an diese anatomische Variante zu denken und sie per EMG abzuklären.

**Positives Tinel-Zeichen**

Beklopfen der volaren Handgelenkseite führt bei einer Druckschädigung des N. medianus im Karpaltunnel zu einem unangenehmen, elektrisierenden Gefühl im Daumen, Zeige- und Mittelfinger.

## Therapie

Ein Karpaltunnelsyndrom lässt sich mit den AK-Methoden sehr erfolgreich behandeln. Der Therapieerfolg hängt von einer genauen Diagnosestellung ab, wenn er ausbleibt, sind oft zusätzlich noch proximale Kompressionen des N. medianus vorhanden.

Entscheidend für die Wiederherstellung der normoreaktiven Reaktionslage des M. pronator quadratus ist die Korrektur im Bereich des Radioulnargelenks und der Handwurzel. Fast immer liegt eine Ursprungs-Ansatz-Läsion des M. pronator quadratus vor. Die beschriebene Läsionskette muss mit den entsprechenden Muskeltechniken behandelt werden.

Walther (2000) hat folgende Technik beschrieben: Mit einer Hand umgreift der Therapeut den distalen Unterarm von der Streckseite und mit der anderen Hand den Handwurzelbereich ebenfalls von dorsal. In dieser Griffposition führt er dann eine Approximation von Ulna und Radius und eine Impulstraktion der Handwurzel durch (➤ Abb. 6.158). In einem zweiten Schritt (oder gleichzeitig) können die distalen Enden von Radius und Ulna mit einem Impuls beider Hände einander angenähert werden. Dabei ist manchmal ein Klickgeräusch zu hören, das aber nicht immer auftreten muss.

Die Korrektur der Handwurzelknochen nach Challenge-Befund ist ebenso wichtig. Grundsätzlich ist es vorteilhaft, mit der Mobilisation der Handwurzel im Bereich des ersten Metakarpokarpalgelenks zu beginnen (➤ Abb. 6.159). Halten Sie den Unterarm gabelförmig mit einer Hand und das Os metacarpale I mit der anderen Hand. Bewegen Sie es unter Traktion des Handgelenks wiederholt in Extension und in Flexion. Mobilisieren Sie dann gezielt die Ossa pisiforme, hamatum, capitatum und trapezium. Das Os lunatum ist typischerweise nach volar subluxiert. Gut geeignet ist dafür die manualmedizinische „Peitschenschlag-Manipulation" (➤ Abb. 6.160). Aber gerade die Handwurzelknochen können vielfältige Fehlpositionen aufweisen. Suchen Sie mittels Therapielokalisation und Challenge nach dem richtigen Kontaktpunkt und Therapievektor. Die notwendigen Manipulationen lassen sich bequem mit dem Activator (➤ Abb. 2.74) oder mit dem „Drop-Piece" durchführen (➤ Abb. 6.161).

Nach der Behandlung von Knochenfehlstellungen muss der Patient aktiv die Hand bewegen, oder sie wird passiv vom Therapeuten durch den vollen Bewegungsumfang geführt. Wenn die Subluxationsbefunde danach wieder auftreten, ist es unbedingt erforderlich, den distalen Unterarm ca. 4–6 Wochen lang mit einer Bandage zu unterstützen. Nachts sollte eine leichte Unterarm-Handschiene aus flexiblem Gummimaterial mit einer volaren Leichtmetallschiene getragen werden, die das Handgelenk in ca. 20°-Dorsalextension fixiert. Tagsüber reicht eine flexible (ca. 5 cm breite) Bandage mit

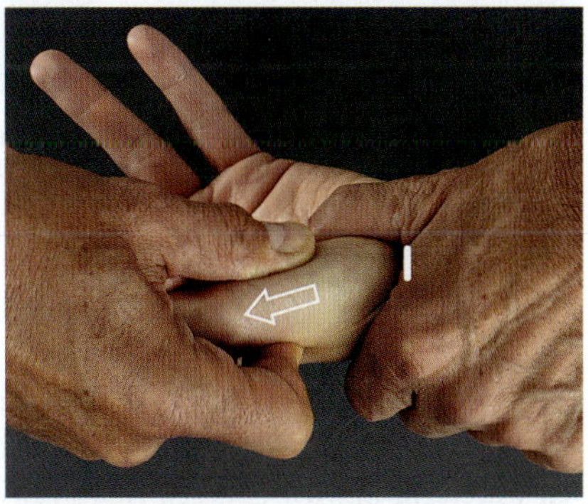

**Abb. 6.159** Mobilisierung des Daumengrundgelenks (Metakarpokarpalgelenk I)

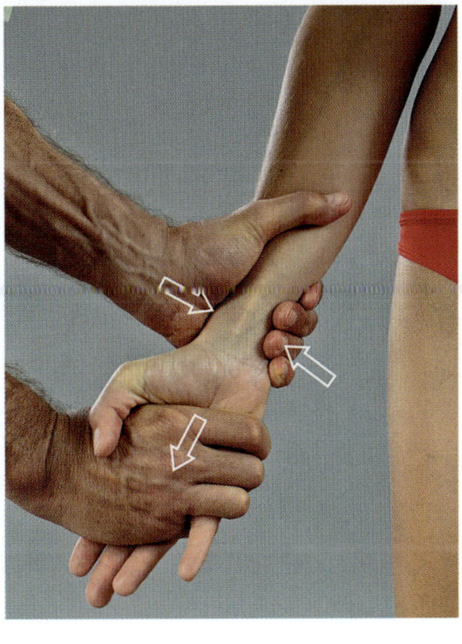

**Abb. 6.158** Manipulation des distalen Radioulnargelenks der Handwurzel und der Karpometakarpalgelenke. Mit einem Griff auf Höhe des Daumensattelgelenks und des Os pisiforme (statt an der Mittelhand; nicht gezeigt) lassen sich gleichzeitig die Handwurzelknochen annähern.

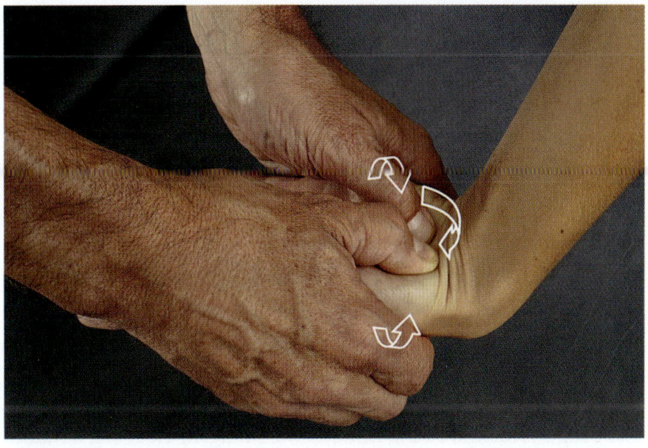

**Abb. 6.160** „Peitschenschlag-Manipulation" der Handwurzel

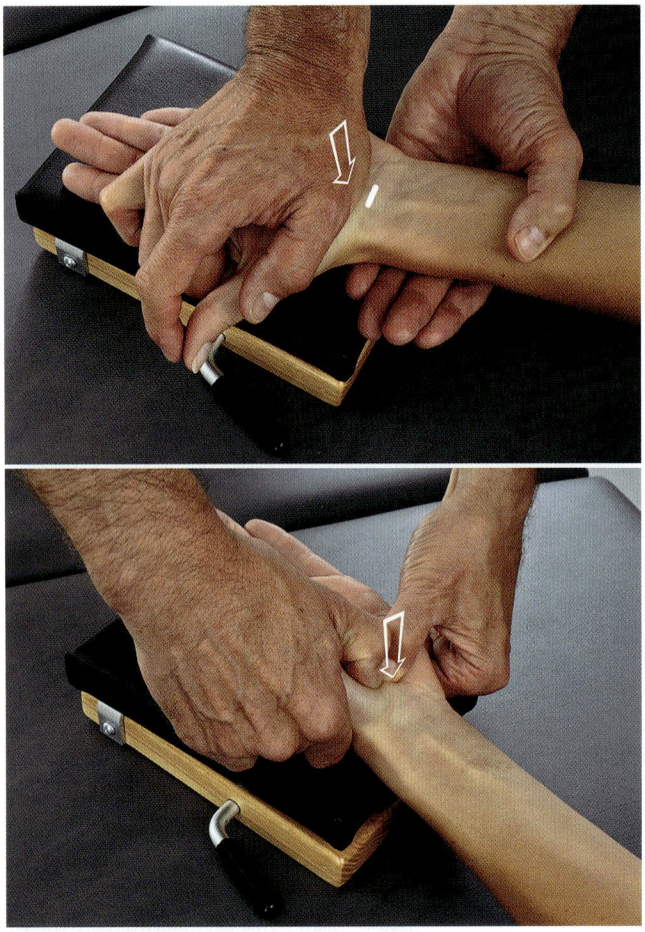

**Abb. 6.161** Manipulation der Handwurzel mit einem Drop-Piece (Thuli Tables): Posteriorisierung der Handwurzel gegenüber dem Radiokarpalgelenk, z. B. nach einem Überstreckungstrauma (oben); Manipulation des Os lunatum (unten)

Klettverschluss in Höhe des M. pronator quadratus. Alternativ kann ein elastisches Tape verwendet werden.

Leaf (1995) hat eine Technik zur Selbstbehandlung eines Karpaltunnelsyndroms beschrieben. Der Patient umgreift seinen distalen Unterarm mit der anderen Hand von dorsal, sodass der Daumen in der Mitte des Retinaculum flexorum liegt und Druck auf das Band ausüben kann. Während er den Daumendruck aufrechterhält, lässt er die Hand fünfmal in die eine Richtung und fünfmal in die andere Richtung kreisen. Danach umfasst er den distalen Unterarm von volar und bringt Radius und Ulna zusammen. In dieser Ausgangsposition wird der Unterarm so geschüttelt, dass die Hand schnell zwischen Radialabduktion und Ulnaradduktion wechseln muss. Diese Übungen haben sich vielfach bewährt.

Wenn sich nach ca. 4–6 Wochen kein deutlicher Therapieerfolg einstellt, muss mit weitergehenden Untersuchungen (EMG, Neurologe, Handchirurg) überprüft werden, ob eine Entlastungsoperation indiziert ist.

## Supplemente

Ein Supplementierungsversuch (250 mg Pyridoxal-5-Phosphat oder 1.000 mg Pyridoxin, 30 mg Zink, 15 mg Mangan, 1.000 mg Vitamin C, alle nach Test) kann bei entsprechender Indikation sinnvoll sein. In Verbindung mit einer Eliminationsdiät (zum Ausschluss von unverträglichen Nahrungsmitteln) und der Korrektur von Dysbiosen sind metabolische Behandlungskomponenten häufig von Erfolg gekrönt.

Zink und Mangan kommen immer dann als Supplemente in Betracht, wenn ein hyporeaktiver, dem Engpass zugeordneter Muskel (M. opponens pollicis, M. abductor pollicis brevis) bei einem oralen Challenge normoreaktiv wird.

### CHECKLISTE 6.14
**Karpaltunnelsyndrom**

**Symptome**
- Handschmerzen, nächtlicher Schmerz
- Schwäche bis Atrophie der Mm. opponens pollicis und abductor pollicis brevis
- Temperaturänderung im Hohlhandbereich, Durchblutungsstörung
- Sensibilitätsstörung, positives Tinel-Zeichen

**Ursachen**
- Frakturen, Dislokationen, Neoplasmen
- Stürze mit Abstützen auf dem Handgelenk bzw. Überstreckung: Durch Absinken des Os lunatum kommt es zu Enge im Karpaltunnel.
- Systemische Stressoren (Allergien, ICV-Störungen, Nahrungsmittelunverträglichkeiten, Nebennierenschwäche)

**Diagnostik**

*Kennmuskeln (N. medianus):*
- M. opponens pollicis
- M. abductor pollicis brevis

*DD: proximal des Karpaltunnels vom N. medianus innervierte Muskeln testen:*
- M. flexor digitorum superficialis (Zeige- und Mittelfinger)
- M. flexor carpi radialis
- M. pronator teres
- M. pronator quadratus (hat häufig Ursprungs-Ansatz-Läsion, Schwäche ist dann mitverantwortlich für Karpaltunnelsyndrom)

*Läsionskette prüfen (Multiple Crush?):*
- HWS, zervikothorakaler Übergang (CTÜ), Thoracic Outlet, Ellenbogen

*Entlastungsposition:*
- Wenn Mm. opponens pollicis und abductor pollicis brevis hyporeaktiv sind: Radius und Ulna zusammendrücken und prüfen, ob Stärkung eintritt.
- Ursprung und Ansatz des M. pronator quadratus probestimulieren, Besserung?

*Provokationsposition:*
- Wenn Daumenballenmuskeln im Test stark sind, in Extension, Pro- und Supination der Hand testen.
- Wenn das zu Hyporeaktion führt, Handwurzel-Challenge: Os lunatum nach dorsal; andere Handwurzelknochen können ebenfalls betroffen sein.

*Systemische Stressoren*
- ICV-Störungen, Unverträglichkeitsreaktionen und Dysbiosen ausschließen

**Therapie**
- Muskeltechniken, Subluxationen beseitigen, axiale Traktion
- Systemische Stressoren beseitigen
- Orthese nach Approximation von Ulna und Radius tragen lassen, Tapeverband
- Selbstbehandlung
- Supplementierung mit Vit. $B_6$ (P5P), Zn, Mn, Vit. C

## ❸ Kompression des N. ulnaris (Ulnartunnelsyndrom, Loge-de-Guyon-Syndrom, Pisiforme-Hamatum-Syndrom)

### Anatomie

Am Unterarm folgt der N. ulnaris seinem Leitmuskel, dem M. flexor carpi ulnaris, auf dessen Innenseite er verläuft. Noch im Bereich des medialen Epikondylus gibt er den R. articularis cubiti zum dorsalen Ellenbogengelenk ab. Unmittelbar distal des Ellenbogengelenks zweigen die motorischen Äste für den M. flexor carpi ulnaris und die beiden ulnaren Köpfe des M. flexor digitorum profundus ab. Im distalen Drittel des Unterarms verlässt ein sensibler R. dorsalis den N. ulnaris, der über die Sehne des M. flexor carpi ulnaris, den ulnaren Ansatz des M. pronator quadratus, den Proc. styloideus ulnae zum Handrücken zieht. Bei Kompression dieses Hautnervs kommt es zu Sensibilitätsstörungen in der ulnaren Hälfte des Handrückens, auf der Dorsalseite des Kleinfingers sowie bis zur Mitte der Ulnarseite des Ringfingers. Ein weiterer sensibler Ast (R. cutaneus palmaris) versorgt den Ulnarbereich des Handgelenks und volar den proximalen Hypothenarbereich.

Auf der Beugeseite des Handgelenks verläuft der N. ulnaris in Begleitung der Sehne des M. flexor carpi ulnaris außerhalb des Retinaculum flexorum. Im Ansatzbereich des M. flexor carpi ulnaris kreuzen Sehnenfasern zum Retinaculum flexorum den N. ulnaris. Vom Os pisiforme und vom Hamulus ossis hamati zieht das Lig. carpi palmare über den N. ulnaris und die A. ulnaris zum Retinaculum flexorum und formt so die Loge de Guyon. Dort kann der N. ulnaris komprimiert werden. Nach Verlassen dieses Kanals teilt sich der N. ulnaris in zwei Äste auf: einen R. superficialis und einen R. profundus. Neben dem M. palmaris brevis, den er motorisch versorgt, innerviert der R. superficialis auch die Haut auf der Ulnarseite des Ringfingers, auf der Volarseite des kleinen Fingers und auf der Streckseite der Mittel- und Endphalanx beider Finger. Der R. profundus durchquert den M. flexor digiti minimi brevis (weitere Kompressionsmöglichkeit) und versorgt dann die Mm. lumbricales III und IV, alle Mm. interossei, den M. adductor pollicis und den tiefen Kopf des M. flexor pollicis brevis.

Beide Ulnarisäste stehen über viele Anastomosen mit dem N. medianus in Verbindung, sodass die motorische Versorgung der kleinen Handmuskeln relativ häufig variiert (➤ Abb. 6.148).

### Ursachen

Eine Subluxation des Os pisiforme und/oder des Os hamatum führt am häufigsten zu einem funktionellen Ulnartunnelsyndrom. Die Ursache sind meist Verletzungen, die eine Kompression des N. ulnaris im Handbereich bewirken. Aber auch z. B. Arbeiten mit Pressluftgeräten (Presslufthammer), Tackern, Hämmern und andere Tätigkeiten, bei denen das Os pisiforme nach dorsolateral gedrückt wird, können eine Ulnariskompression verursachen. Manualmedizinische Therapeuten, die vermehrt mit Pisiformekontakt arbeiten, sind geradezu prädestiniert für ein Ulnartunnelsyndrom. Bei Subluxation des Os pisiforme nach dorsal kann es durch erhöhte Spannung des Lig. carpi palmare an der Loge de Guyon zu einer funktionellen Kompression des Gefäß-Nerven-Kanals kommen. Aber auch Subluxationen anderer Handwurzelknochen können sich auf den N. ulnaris und seine Endäste in der Hohlhand auswirken.

### Symptome

Bei stärkeren Störungen des N. ulnaris im Unterarmbereich (vor Erreichen der Loge de Guyon) führt ein muskuläres Ungleichgewicht mit Überwiegen der vom N. medianus versorgten Muskeln zur Ausbildung der typischen Krallenhand (Inhibition des M. flexor digitorum profundus). Wenn die Kompression erst im Handgelenkbereich erfolgt, bleiben der M. flexor carpi ulnaris und der ulnare Anteil des M. flexor digitorum profundus verschont, sodass die Krallenhand nicht voll ausgeprägt ist. Je nach dem oben beschriebenen Austritt der sensiblen Nervenäste zeigen sich typische Sensibilitätsstörungen. Eine Kompression in der Loge de Guyon manifestiert sich immer als Störung beider Endäste (sensible und motorische). Die Patienten klagen über ulnarseitige Parästhesien oder Schmerzen im Handgelenk und können Kleinfinger und Daumen bei der Oppositionsbewegung nicht kraftvoll zusammenführen.

### Diagnostik

Kennmuskeln sind M. opponens digiti minimi, M. abductor digiti minimi, M. flexor digiti minimi und M. adductor pollicis. Letzterer ist besonders beim Challenge am besten zu testen. Die Kennmuskeln sind entweder primär schwach oder können bei einem Provokationstest (z. B. mit gehaltenem Challenge am Os pisiforme) meist in dorsolateraler Richtung eine Hyporeaktion zeigen.

Bei einer funktionellen Kompression werden die gefundene Muskelschwäche durch einen Challenge am Pisiforme aufgehoben. Dazu legt der Untersucher einen Daumen von dorsal-ulnar auf das Os pisiforme und drückt es nach volar-radial. Dieser statische Challenge wird in der Richtung so lange variiert, bis sich eine deutliche Kräftigung der schwachen Muskeln zeigt: Diese Challenge-Richtung entspricht dann der Korrekturrichtung für die Subluxation.

### Therapie

Für Kompressionen des N. ulnaris im Handbereich gibt es keine spezielle muskuläre Ursache, wie etwa einen schwachen M. pronator quadratus als Ursache für ein Karpaltunnelsyndrom. Meist liegen Fehlpositionen der Handwurzelknochen vor, die mittels Therapielokalisation isoliert und entsprechend dem Challenge korrigiert werden müssen. Dabei kann die oben für das Karpaltunnelsyndrom beschriebene Sequenz verwendet werden.

Mit funktionellem Training, z. B. mit therapeutischer Knetmasse, lässt sich sowohl die Handfunktion und das muskuläre Gleichgewicht der Handmuskeln verbessern als auch die Rezidivhäufigkeit verringern. Die beim Karpaltunnelsyndrom erwähnten orthomolekularen Substanzen sollten ebenfalls getestet werden.

In der ersten Therapiephase kann die Handwurzel für kurze Zeit (ca. 7–14 Tage) mit einem Tape stabilisiert werden

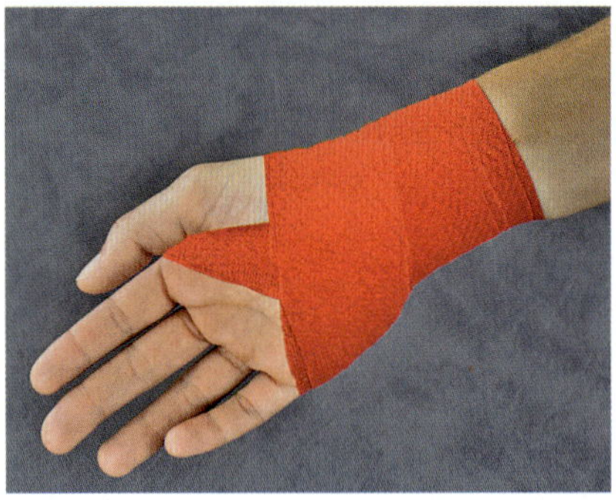

**Abb. 6.162** Tapeverband zur Stabilisierung der Handwurzel

(➤ Abb. 6.162). Nach einer Rundtour um das Handgelenk wird der Verband in Achterschlingen angelegt, die von dorsal distal vor den Daumen volar zur Basis des ulnaren Mittelhandknochens und von dort über den Handrücken zurück zum Proc. styloideus radii führen. Drei Achtertouren sorgen meist für eine ausreichende Stabilisierung.

Zur Selbstbehandlung drückt der Patient in medial-volarer Richtung mit dem Daumen gegen das Os pisiforme und dreht dabei die Hand aktiv in beide Richtungen.

**CHECKLISTE 6.15**

**Ulnartunnelsyndrom**

**Ursachen**
- Sturz auf die Hand
- Arbeitsgeräte mit Vibration, Werkzeugbenutzung (Hammer, Schraubenzieher)
- Pisiformekontakt („Berufskrankheit" bei Manualmedizinern)

**Symptome**
- Parästhesien an der ulnaren Handkante
- Nächtlicher Schmerz
- Schwäche der Kleinfingerflexion und der Daumenadduktion

**Diagnostik**

*Kennmuskeln*:
- M. opponens digiti minimi
- M. abductor digiti minimi
- M. flexor digiti minimi
- M. adductor pollicis

*DD: Sulcus-ulnaris-Syndrom*
- M. flexor carpi ulnaris

*Entlastungsposition*:
- Bei Hyporeaktion von ulnar gegen das Os pisiforme drücken, um den Tunnel zu erweitern. Der Vektor, der den Muskeln optimal stärkt, ist der Therapievektor.

*Provokationsposition*:
- Gehaltener Challenge des Os pisiforme nach dorsolateral und Test des Adductor pollicis

**Therapie**
- Manipulation des Os pisiforme
- Tapeverband
- Selbstbehandlung

## 6.9.8 Nervenkompressionssyndrome im Bereich der unteren Extremität

Auch an der unteren Extremität führen Nervenkompressionssyndrome zu einer Vielzahl von Beschwerden und Störungen. Im Unterschied zum Thoracic-Outlet-Syndrom fehlen hier aber oft Symptome, die eine Kompression des ganzen lumbosakralen Plexus vermuten lassen. Häufiger sind Kompressionen der Nervenwurzeln (Symptombeschreibung ➤ Kap. 1.4.5 und ➤ Kap. 2.2.6).

Periphere Engpässe finden sich im Beckenbereich zwischen Muskeln, Bändern und osteo-myofaszialen Kanälen, in der Kniekehle und über dem Fibulaköpfchen sowie im Bereich des Sprunggelenks und zwischen den Metatarsalknochen am Fuß.

Mit den Methoden der Applied Kinesiology ist fast immer eine lokale Dekompression durch die Behandlung der direkt an der Nervenkompression beteiligten Muskeln möglich – zumindest für eine gewisse Zeit. So kann z. B. eine leichte Neurapraxie nach einem kurz zurückliegenden Trauma sehr erfolgreich behandelt werden. Wenn die Ursache der Muskelstörung aber nicht gefunden und behandelt wird, kommt es sehr schnell zu Rezidiven.

An der unteren Extremität ist häufig ein deutlicher Muskel-Organ-Bezug erkennbar. Über die fünf Muskeln, die der Nebenniere zugeordnet werden (Sartorius, Gracilis, Gastrocnemius, Soleus und Tibialis posterior), kann sich chronischer Stress am ganzen Bein manifestieren. Während bei Störungen der Reproduktionsorgane oft der dorsale Hüftbereich mitbetroffen ist, können sich Dünndarmirritationen auf den ventralen Hüft- und Kniebereich auswirken. Durch Gallen- und Dickdarmstörungen kann sich die Stabilität in der Kniekehle verändern. Neben der Nebenniere ist oft auch die Blase an chronischen Instabilitäten im Fußbereich beteiligt.

Aber auch andere Ursachen, wie ein gestörter Gangablauf, alte Unfallfolgen in anderen Gelenken (Arme, Schultern, kontralaterales Bein und Wirbelsäule), reaktive Muster, aerobe oder anaerobe Störungen und das Kiefergelenk können bei muskulären Dysbalancen und damit verbundenen Nervenkompressionen eine wichtige Rolle spielen.

Da es sich bei den unteren Extremitäten um die tragenden Strukturen des Körpers handelt, wird es zur Rezidivprophylaxe auch während der Therapie oftmals erforderlich sein, gestörte Gelenke mit funktionellen Bandagen zu unterstützen.

### Plexusläsionen

Die Spinalnerven im Bereich der Lendenwirbelsäule und des Kreuzbeins bilden den Plexus lumbosacralis, der aus den Plexus lumbalis und sacralis besteht, wobei der Plexus sacralis noch in einen Plexus ischiadicus und einen Plexus pudendus unterteilt werden kann (➤ Abb. 6.163).

Durch Tumoren oder andere raumfordernde Prozesse (Blutungen, Aneurysmen, posttraumatisch, nach operativen Eingriffen, bei Schwangerschaft oder Zustand nach Bestrahlung) kann es im Retroperitonealraum zu typischen Kompressionssymptomen kommen. Die Kenntnis der Symptome ist wichtig, um eine weiterführende Diagnostik bei diesen Erkrankungen nicht zu verzögern.

### Läsionen des Plexus lumbalis

Der Plexus lumbalis wird aus den Spinalwurzeln Th12–L4 gebildet. Eine Kompression im Bereich des Plexus lumbalis (z. B. retroperitonealer Abszess) kann zu Sensibilitätsstörungen auf der Außen- und Vorderseite des Oberschenkels sowie proximal auf der Innenseite des Knies führen. Motorisch sind Hüftbeuger, Kniestrecker, Außenrotatoren und Adduktoren der Hüfte betroffen.

### Läsionen des Plexus sacralis

Er entspringt aus den Spinalwurzeln L5–S3. Prozesse im kleinen Becken oder in der Präsakralregion können Sensibilitätsstörungen auf der Oberschenkelrückseite bzw. im gesamten Unterschenkel- und Fußbereich auslösen. Motorisch sind Hüftstrecker, Hüftabduktoren, Kniebeuger sowie die Unterschenkel- und Fußmuskeln betroffen.

### Läsionen des Plexus pudendus

Als Bestandteil des Plexus sacralis enthält auch der Plexus pudendus Fasern aus den Spinalwurzeln S1–S4. Motorisch versorgt er die Muskeln des Beckenbodens, sensibel das äußere Genitale. Da er über Rr. communicantes zusätzlich mit dem Sympathikus und dem Parasympathikus des Beckens verbunden ist, kann es zu reflektorischen Erektionsstörungen von Penis bzw. Klitoris kommen.

## 6.9.9 Nervenkompressionen im Bereich des Plexus lumbalis

### ❶ Oberes Psoassyndrom

Der M. psoas major kann auf seinem Weg von der Lendenwirbelsäule zum Leistenkanal alle Nerven des Plexus lumbalis komprimieren. Veränderungen wie myofasziales Syndrom oder ein Strain-Counterstrain-Muster können zu lokalen Verdickungen und Verhärtungen im Muskel führen, die dann die benachbarten Nerven komprimieren und eine Neurapraxie verursachen.

Der M. psoas major hat seinen Ursprung an den Wirbeln Th12–L5. Dabei entspringt er lateral an den Querfortsätzen und medial an den Außenflächen der Wirbelkörper sowie den dazwischen liegenden Bandscheiben. Zwischen diesen oberflächlichen und tiefen Psoasanteilen gelangen die Einzelnerven des Plexus lumbalis nach lateral. Je nach betroffenem Nerv sind die Symptome bei einer Kompression unterschiedlich (➤ Abb. 2.82, ➤ Abb. 2.84).

### N. iliohypogastricus (Th12–L1)

**Anatomie**

Dieser Nerv zieht von seinem Ursprung über den M. quadratus lumborum nach lateral-kaudal zur Crista iliaca. Dabei verläuft er distal zwischen den Mm. transversus abdominis und obliquus internus abdominis, die er auch *motorisch* versorgt. Eine funktionelle Kompression des N. iliohypogastricus durch den M. psoas ist motorisch oft unauffällig.

Vom N. iliohypogastricus gehen zwei *sensible* Äste ab: Sein R. cutaneus lateralis zieht über die Crista iliaca und versorgt die Haut über dem M. gluteus medius, der R. cutaneus anterior durchbricht oberhalb des Anulus inguinalis superficialis die Rektusscheide und versorgt die Haut medial des äußeren Leistenrings (➤ Abb. 2.82).

**Symptome**

Die Patienten klagen über Schmerzen, die nur bei bestimmten Bewegungen plötzlich über dem medialen Leistenband und dem mittleren Bereich der Crista iliaca einschießen und zum Trochanter major ausstrahlen.

**Diagnostik**

*Provokationsposition:* Ein Test des M. obliquus abdominis kann hyporeaktiv ausfallen. Dabei muss darauf geachtet werden, dass der Patient mit aufgerichteter LWS und ca. 70°-Neigung des Oberkörpers getestet wird, damit der M. psoas angespannt ist.

Wenn der M. obliquus abdominis im Test stark ist, kann der M. psoas mehrmals gegen Widerstand kontrahiert oder das Bein 60–90 Sekunden lang vom Patienten aktiv in der Testposition gehalten werden. Direkt im Anschluss wird dann der M. obliquus abdominis nachgetestet.

### N. ilioinguinalis (L1)

**Anatomie**

Gleich nach seinem Austritt aus dem Foramen intervertebrale verläuft er ein kurzes Stück direkt neben dem N. iliohypogastricus nach kaudal zur Crista iliaca. Auch der N. ilioinguinalis versorgt *motorisch* den M. transversus abdominis und den M. obliquus internus abdominis.

In seinem weiteren Verlauf überkreuzt er den Leistenkanal und tritt dann medial der Symphyse unter die Haut. Er versorgt mit *sensiblen* Fasern die Haut über der Symphyse, an der Peniswurzel, im proximalen Bereich des Skrotums bzw. der Labia majora sowie in einer kleinen Zone der Oberschenkelinnenseite (➤ Abb. 2.82). Beschrieben ist auch ein R. recurrens, der einen schmalen Streifen unterhalb des Leistenbands bis zum Darmbeinkamm sensibel innerviert (Mumenthaler et al. 2007).

**Symptome**

Wie beim N. iliohypogastricus kann eine funktionelle Kompression im Ursprungsbereich des M. psoas dazu führen, dass bei bestimmten Bewegungen (Oberkörperrotation, aktive Beinflexion) Sensibilitätsstörungen bis hin zu neuralgischen Schmerzen im Versorgungsgebiet des N. ilioinguinalis auftreten.

**Diagnostik**

Sie erfolgt mit derselben Provokationsposition wie beim N. ilioinguinalis.

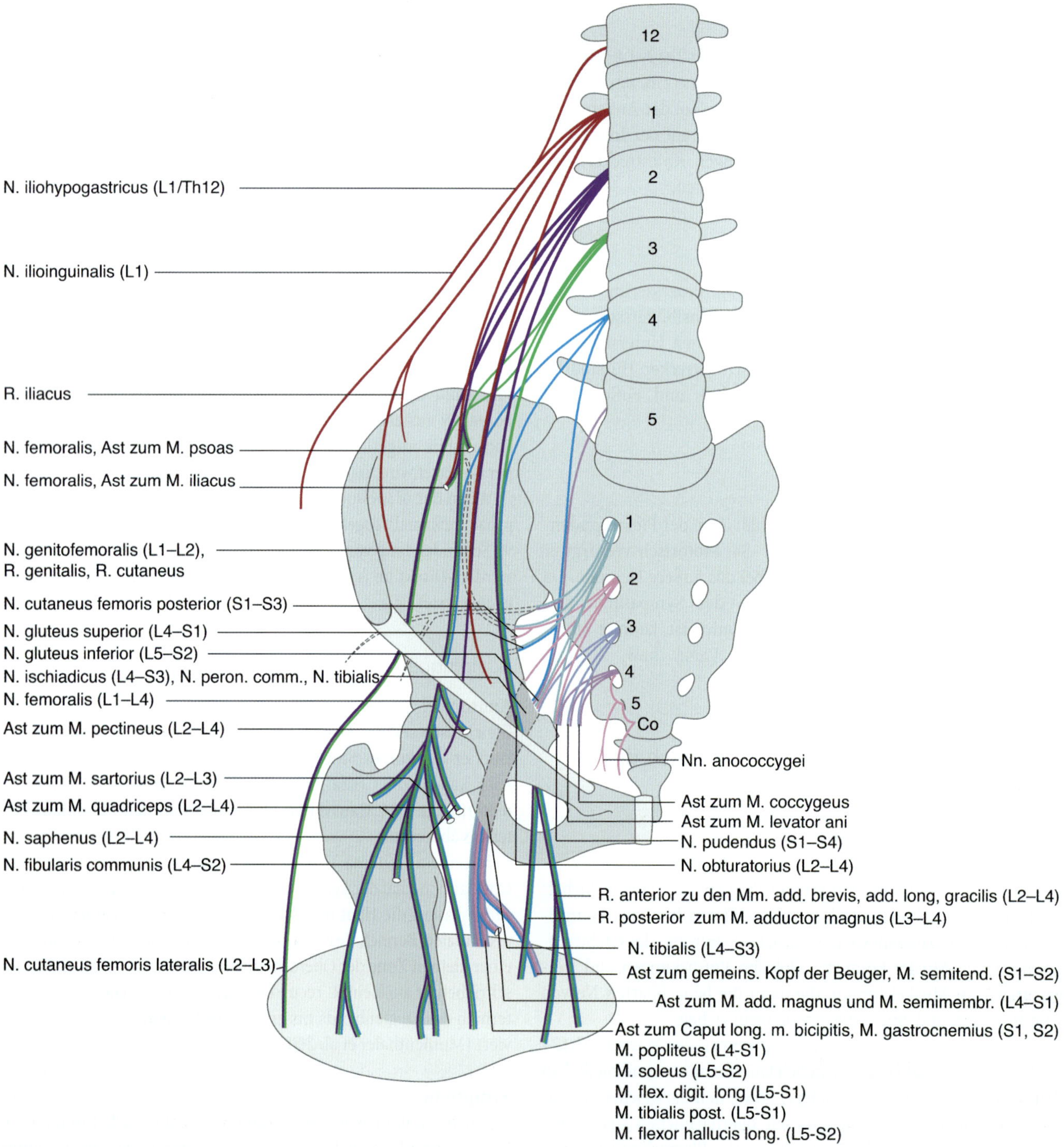


**Abb. 6.163** Plexus lumbosacralis (nach Mumenthaler et al. 2007)

## N. genitofemoralis (L1–L2)

### Anatomie

Nachdem er den Muskelbauch des M. psoas durchquert hat, zieht der N. genitofemoralis, aufgeteilt in einen R. genitalis und einen R. femoralis, auf der Vorderfläche des M. iliacus nach distal. Der R. femoralis tritt durch die Lacuna vasorum und versorgt *sensibel* die Haut im Bereich der Leistenbeuge über dem Trigonum femorale (Scarpa-Dreieck).

Der R. genitalis zieht durch den Leistenkanal ins Skrotum bzw. in die Labia majora. Dort versorgt er *sensibel* die distale Haut und die Hüllen des Skrotums sowie *motorisch* den M. cremaster (➤ Abb. 2.82).

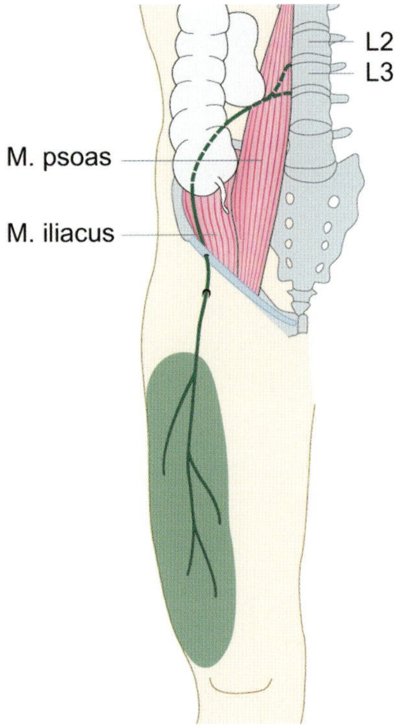


**Abb. 6.164** Anatomie des N. cutaneus femoris lateralis (nach Mumenthaler et al. 2007)

**Symptome**

Kompressionen führen zu heftigen Schmerzen im Hoden bzw. in den Labia majora, z. T. auch in der Vagina, die meist als reißend oder brennend charakterisiert werden.

**Diagnostik**

*Provokationsposition:* Anspannung des Psoas durch Aufrichten des Oberkörpers kann die Symptome provozieren.

Alternativ kann der M. psoas mehrmals gegen Widerstand kontrahiert oder das Bein 60–90 Sekunden lang vom Patienten aktiv in der Testposition gehalten werden, um die Symptome auszulösen.

Differenziert werden müssen Kompressionen, die nach Leistenhernien-OP (auch endoskopisch) durch myofasziale Spannungen auftreten können.

### N. cutaneus femoris lateralis (L2–L3)

**Anatomie**

Auch dieser *rein sensible* Nerv verlässt den Psoas lateral und zieht über den M. quadratus lumborum zur dorsalen Crista iliaca. Von dort gelangt er in einer Faszienduplikatur des M. iliacus zur Spina iliaca anterior superior. Er verläuft dann durch das Leistenband z. T. unter der Sehne des M. sartorius, z. T. zwischen proximalen Sehnenfasern des M. sartorius (➤ Abb. 6.164). Nachdem er den fibrösen Kanal, der von der Fascia lata gebildet wird, passiert hat, versorgt er die Haut auf der anterolateralen Seite des Oberschenkels bis hinunter zum Knie. Der Engpass in diesem Bereich führt zur Meralgia paraesthetica (➤ Kap. 6.9.9).

**Symptome und Diagnostik**

Eine funktionelle Kompression des Nervs durch den M. psoas kann eine Sensibilitätsstörung (Parästhesien, Schmerzen) an der anterolateralen Oberschenkelseite provozieren. Bei dieser funktionellen Kompression werden die Beschwerden durch isometrische Anspannung des Psoas eher noch verstärkt.

*Provokationsposition:* Wenn der M. psoas mehrere Male gegen Widerstand kontrahiert oder das Bein 60–90 Sekunden lang vom Patienten aktiv in der Testposition gehalten wird, können sich die Symptome verstärken.

Bei **Meralgia paraesthetica** (Engpass auf Höhe des Leistenbands) werden die Symptome eher durch eine Hüftextension verstärkt.

### N. femoralis (L1–L4)

**Anatomie**

Vor Verlassen des Bauchraums unter dem Lig. inguinale verläuft der N. femoralis am lateralen Psoasrand und zieht – bedeckt von der Faszie des M. iliopsoas – zwischen M. psoas und M. iliacus zum Oberschenkel (➤ Abb. 6.165). Dabei gibt er *motorische* Äste zu beiden Muskeln ab. Im Bereich des Leistenbands kann ein Engpass der Endäste des N. femoralis auftreten: Iliopsoas-Inguinale-Syndrom (➤ Kap. 6.9.9). Dies ist mit Sensibilitätsstörungen im vorderen Oberschenkel, auf der Innenseite des Unterschenkels sowie im Bereich der medialen Fußwurzel und/oder der vorderen Hüftgelenkkapsel verbunden.



**Symptome**

Zu Dysästhesien im Versorgungsgebiet und einem Schwächegefühl kommt es bei Aktivitäten, die eine Psoaskontraktion benötigen, wie Treppensteigen, Bergsteigen oder Laufen.

**Diagnostik**

*Provokationsposition:* Anspannung des Psoas führt zu einer Hyporeaktion des M. quadriceps femoris.

Am besten eignet sich eine Sit-up-Position für den Quadriceps-Test in Rückenlage: Der Patient lehnt seinen Oberkörper etwa 45° nach hinten, was zu einer Anspannung des Psoas führt. Dadurch wird der vorher starke Quadriceps im Test hyporeaktiv (➤ Abb. 6.166).

Der gestreckte Rectus-femoris-Test im Liegen bei ca. 45°-Flexion ist ebenfalls geeignet, wenn der Muskel beim Testen mit ca. 15°-Hüftflexion stark war. Bis zu diesem Beugungswinkel ist der Rectus femoris wohl der Hauptagonist (Garten 2012, Abb. 11.126).

*DD:* Die Abgrenzung von einem Psoas-Inguinale-Syndrom ist manchmal schwierig, da jede Provokationsposition auch den Raum zwischen Psoas und Leistenband einengt. Eine Differenzierung kann mit dem dort beschriebenen Challenge gelingen.

Da in beiden Fällen eine Detonisierung des Psoas erfolgen muss, soweit möglich, ist die Differenzialdiagnose aber nicht essenziell.

Alternativ kann der Psoas mehrere Male gegen Widerstand kontrahiert oder das Bein 60–90 Sekunden lang vom Patienten aktiv in der Testposition gehalten werden. Danach wird der M. rectus femoris oder der M. sartorius nachgetestet.

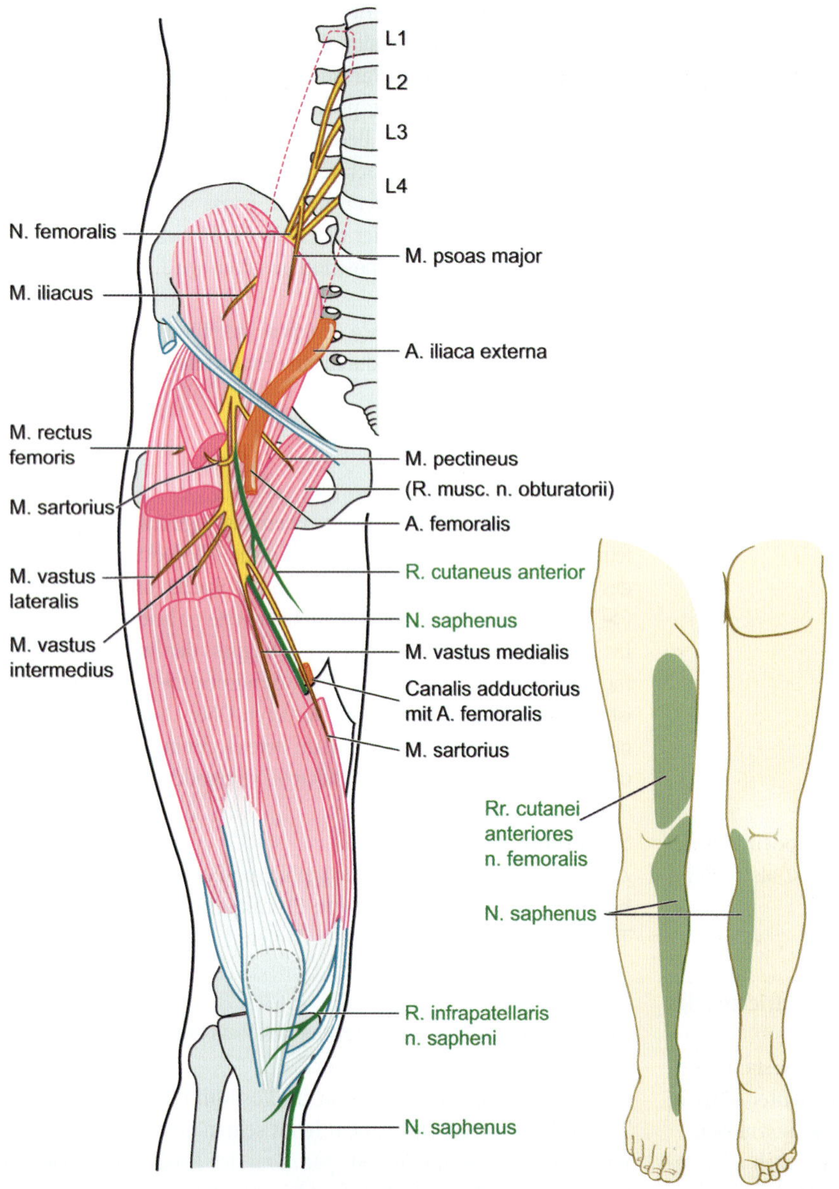


**Abb. 6.165** Anatomie des N. femoralis (nach Mumenthaler et al. 2007)

Außerdem treten bei Anspannung des Psoas für 60–90 Sekunden die beschriebenen Sensibilitätsstörungen auf.

In diesem Fall ist der M. iliacus bei der Testung oft schwach, da der N. femoralis den Iliacus distal der Passage durch den M. psoas versorgt. Beim Testen des Iliacus wird durch die Kontraktion des synergistischen Psoas der Engpass provoziert.

## N. obturatorius (L2–L4)

### Anatomie

Der Nerv zieht an der seitlichen Beckenwand entlang zum Canalis obturatorius. Kurz vor seinem Eintritt in den Kanal kann er durch Lymphknoten, den Ureter oder ein Ovar komprimiert werden. Auch eine seltene Hernia obturatoria kann ihn dort schädigen. Den Canalis obturatorius passiert der Nerv in Begleitung der A. und V. obturatoria. Der obere Bereich des Kanals wird vom Os pubis begrenzt, das einen Sulcus obturatorius für das Gefäß-Nerven-Bündel aufweist (➢ Abb. 6.167).

Der N. obturatorius ist der einzige Nerv, der den Psoas medial verlässt. *Motorisch* innerviert er die Hüftadduktoren, wobei der Pectineus meist vom N. femoralis versorgt wird. Als Kennmuskel ist am besten der M. gracilis geeignet.

Neben der Haut in einem handtellergroßen medialen Bereich oberhalb des Kniegelenks versorgt er *sensibel* und *vegetativ* die Rückseite der Kniegelenkkapsel, die Kreuzbänder und das mediale Seitenband.

### Symptome

Für eine funktionelle Schwäche der Adduktoren spricht es, wenn Patienten zeitweilige Instabilitätsgefühle in der Hüfte und wechselnde Sensibilitätsstörungen am medialen Oberschenkel kurz oberhalb des Knies angeben.

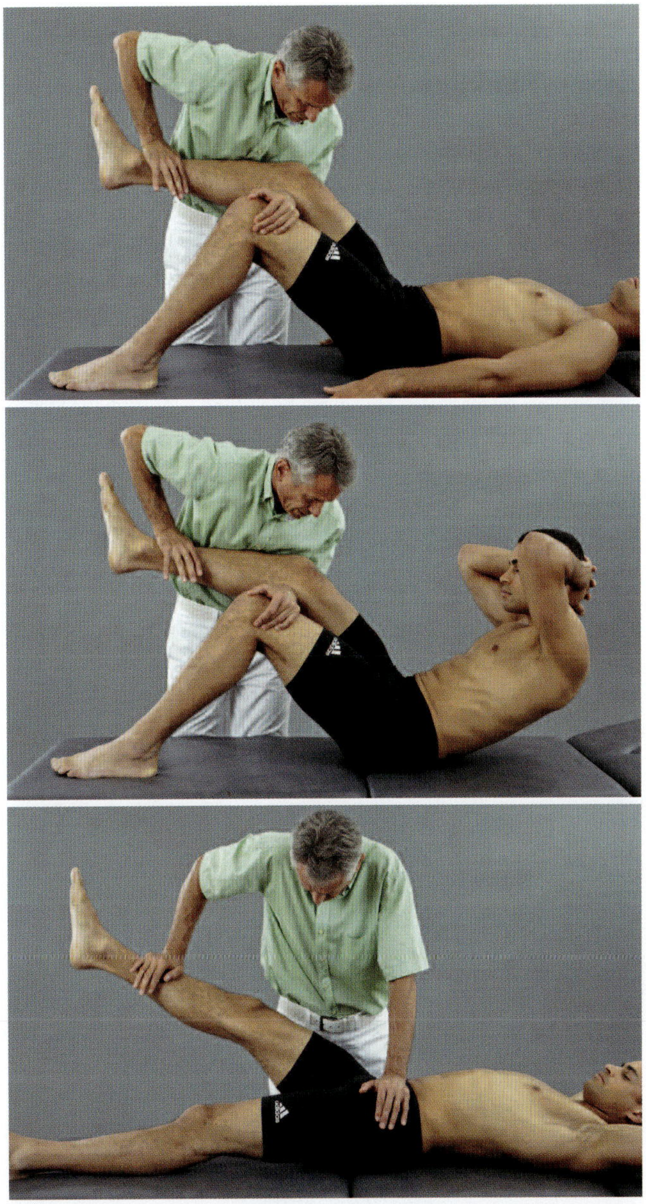

**Abb. 6.166** Provokationspositionen für ein oberes Psoassyndrom des N. femoralis

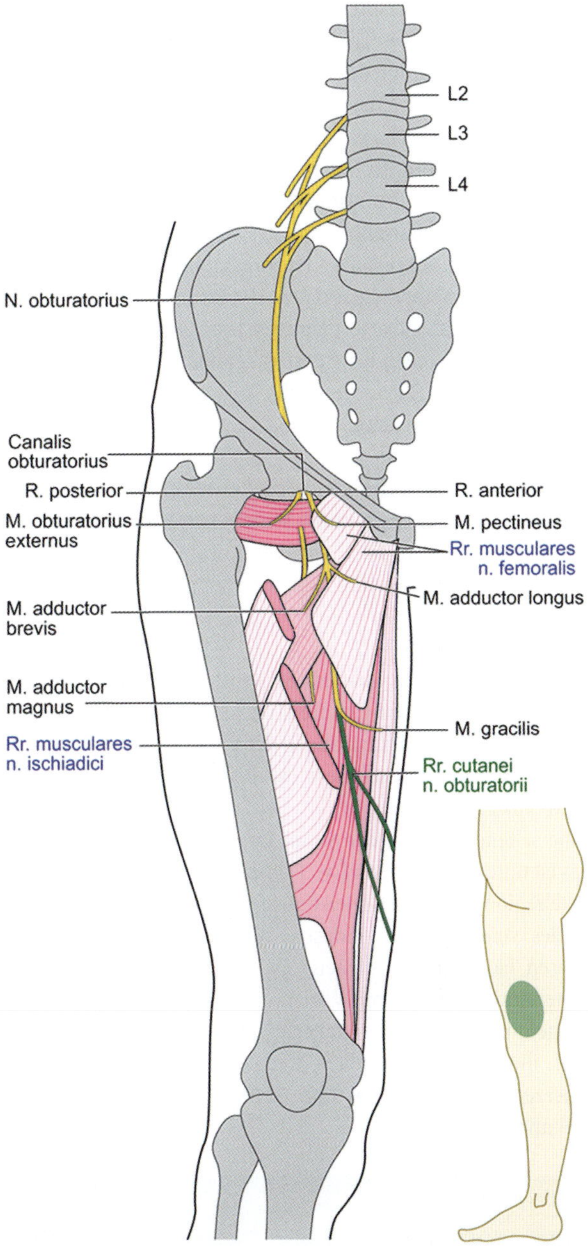


**Abb. 6.167** Anatomie des N. obturatorius (nach Mumenthaler et al. 2007)

### Diagnostik

*Provokationsposition:* Der M. gracilis wird getestet, während der Patient den Oberkörper wie bei einem typischen Sit-up von der Liege abhebt. Das spannt neben der Bauchmuskulatur vor allem den Psoas an.

Alternativ kann der M. psoas mehrere Male gegen Widerstand kontrahiert oder das Bein 60–90 Sekunden lang vom Patienten aktiv in der Testposition gehalten werden. Anschließend wird der Gracilis nachgetestet.

## Therapie des oberen Psoassyndroms

### Korrektur segmentaler Dysfunktionen

Ziel der Therapie ist es, die Muskelverhältnisse (M. psoas, M. iliacus und die anderen betroffenen Muskeln) zu normalisieren. Das betrifft auch den M. sacrospinalis und den M. quadratus lumborum. Alle diese Muskeln zeigen entweder eine direkte Nozireaktion auf vertebrale Dysfunktionen der Lendenwirbelsäule (Psoas) oder reagieren indirekt spondylogen reflektorisch auf Dysfunktionen der LWS bzw. der Sakroiliakalgelenke (Garten 2012, Kap. 10.2.2). Diese Dysfunktionen müssen zuerst beseitigt werden, sonst bleiben alle Versuche, direkt auf den (Muskel-)Hypertonus einzuwirken, wirkungslos.

### Viszerale Läsionen beseitigen

Der Iliopsoas reagiert typischerweise bei Fixationen und entzündlichen Irritationen des Zökums bzw. Sigmoids (➤ Kap. 5) mit Hypertonus. Diese Störungen müssen behandelt werden.

### Fußdysfunktionen beseitigen

Störungen des Talus (➤ Tab. 6.13), teilweise auch des Os naviculare, können zur Inhibition des ipsilateralen Psoas führen, worauf der kontralaterale Partner entsprechend hyperton reagiert.

### Muskuläre Therapie

Ein relativ häufiges Störungsmuster ist eine funktionelle Schwäche des M. psoas mit dazugehörigem Strain-Counterstrain-Muster im gleichseitigen M. iliacus. Die Hyporeaktion des M. psoas kann durchaus mit einem myofaszialen Hypertonus einhergehen, der sich durch die Bauchdecke palpieren lässt, wenn der Patient das Bein auf der betroffenen Seite gestreckt anhebt. Manchmal werden dabei Nerven des Plexus lumbalis komprimiert, sodass es zur Neurapraxie kommen kann.

#### Ursprungs-Ansatz-Technik am Trochanter minor

Der M. psoas entzieht sich durch seine retroperitoneale Lage einer direkten Therapie. Für die Ursprungs-Ansatz-Technik ist nur sein distaler Ansatz über dem Trochanter minor gut zugänglich.

#### Strain-Counterstrain-Technik

Bei palpatorisch schmerzhaftem M. psoas ist zunächst immer ein Versuch mit der Strain-Counterstrain-Technik angezeigt. Dabei wird der Psoas 90 Sekunden lang in der Verkürzungsposition gehalten, die den Palpationsschmerz maximal reduziert (Garten 2012, Abb. 10.58).

Eine seltene Variante der Strain-Counterstrain-Technik für den Psoas ist unten beschrieben (➤ Fallbeispiel 18). Eine schmerzhafte Muskelregion findet sich meist auch über den distalen Muskelfasern des vereinigten M. iliopsoas oder den beckenkammnahen, tastbaren Fasern des M. iliacus. In diesem Fall wird die Strain-Counterstrain-Therapie mit Variation der Hüftflexion in Seitenlage durchgeführt, um durch Annäherung des Ursprungs und Ansatzes des M. iliopsoas eine deutliche Reduktion der tastbaren Muskelschmerzen zu erreichen (➤ Abb. 6.168). Diese Position wird dann 90 Sekunden gehalten.

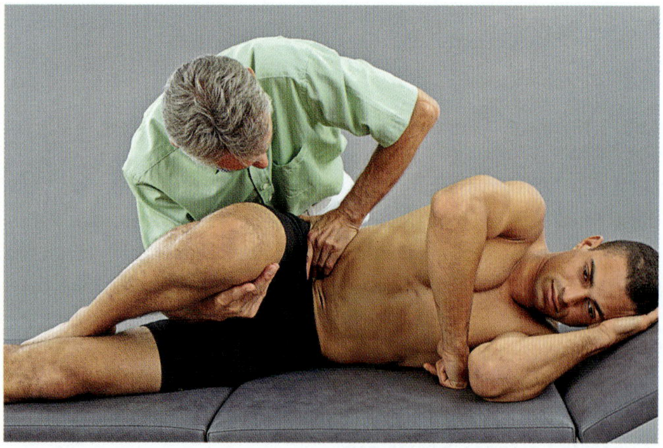

**Abb. 6.168** Strain-Counterstrain-Therapie des Psoas/Iliacus in Seitenlage; eine alternative Handhaltung wird im folgenden Fallbeispiel beschrieben.

#### Myofasziale Behandlung

Eine myofasziale Behandlung des M. psoas gelingt mit einer indirekten Technik: Palpieren Sie die hypertone Psoasreagion mit den Fingern durch die Bauchdecke und halten Sie den Kontakt, während der Patient sein Bein mehrmals locker in Flexion und Extension bewegt, indem er den Fuß mit der Ferse auf der Liege auf und ab gleiten lässt. Diese Bewegung induziert eine Massage des Psoas unter den palpierenden Fingern (➤ Abb. 6.169). Wenn möglich, ist die passive Beugung und Streckung des Psoas noch wirksamer, da der Muskel selbst und die Bauchdecken dabei entspannt sind und der Tiefenkontakt dadurch intensiver ist.

Der M. iliacus kann von der inneren Iliumkante aus palpiert werden. Dort sind bei myofaszialen Störungen hypertone, schmerzhafte Stellen zu finden, die mit gehaltenem Druck detonisiert werden können.

#### Postisometrische Relaxation

Ein Hypertonus des M. iliopsoas lässt sich sehr gut mit postisometrischer Relaxation behandeln, die sich auch hervorragend zur Selbstbehandlung eignet (Garten 2012, Abb. 11.20).

In Rückenlage des Patienten befindet sich die betroffene Gesäßhälfte nah am Liegenrand. Der Patient umfasst das kontralaterale Knie und zieht es zum Bauch hoch, um das Becken in Dorsalkippung zu stabilisieren, während er das andere Bein mit angewinkeltem Knie über den Rand hängen lässt.

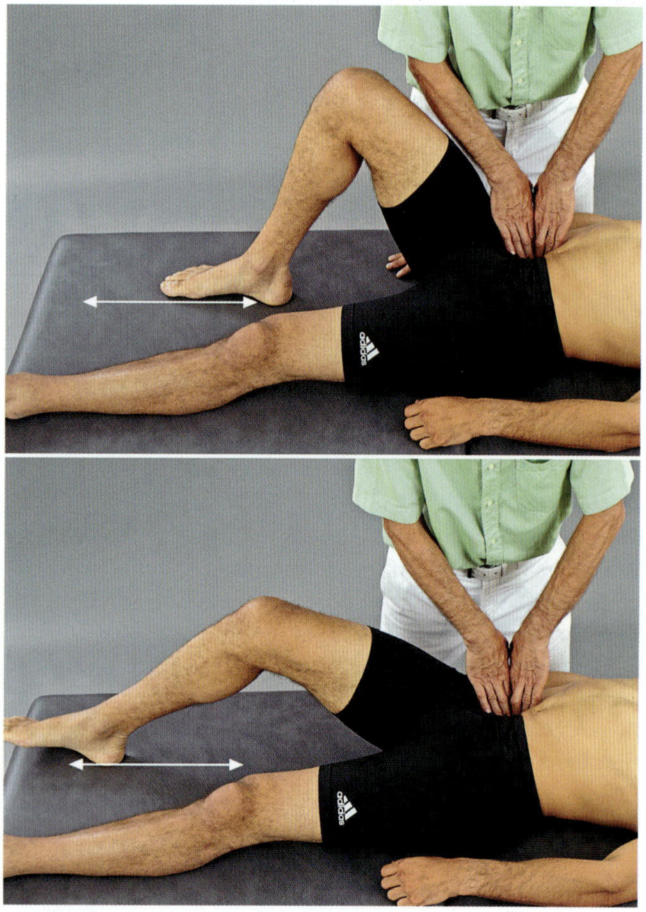

**Abb. 6.169** Indirekte Massage des M. psoas

- Wenn der Oberschenkel nicht über die Horizontale absinkt, obwohl der Unterschenkel praktisch senkrecht nach unten zeigt, spricht dies für eine Verkürzung des Iliopsoas.
- Wenn zusätzlich die Knieflexion vermindert ist, weist dies auf eine Spannung des Rectus femoris hin.

In der Dehnungsposition atmet der Patient ein und hebt das Knie minimal an, wobei der Unterschenkel locker nach unten hängt. Dadurch wird eine synergistische Kontraktion des Rectus femoris vermieden. Bei der Exspiration kann das Eigengewicht des Beines zum Dehnen genutzt oder vom Untersucher leicht nachgedehnt werden.

Wenn gleichzeitig der Rectus femoris stark verkürzt ist, muss er primär gedehnt werden. Dies kann ebenfalls als Eigentherapie geschehen: Der Patient hält auf einem Bein stehend das Knie und die Hüfte so weit wie möglich gebeugt und drückt den Unterschenkel in die Streckung, diese hält er 10 Sekunden, um dann 10 Sekunden lang nachzudehnen (Garten 2012, Abb. 11.130).

### Spray and Stretch

Travell und Simons (1983) haben eine Behandlung mit wechselndem Kühlen und Dehnen beschrieben. Dazu wird der M. iliopsoas in eine Dehnposition gebracht. Dann erfolgt die Kühlung, indem ein Kühlspray im Muskelfaserverlauf vom Rippenbogen bis zum Quadriceps aufgesprüht wird (indirekte Kühlung über die Bauchhaut). Danach wird der Muskel mit einer heißen Rolle oder feucht-warmen Tüchern wieder erwärmt.

#### Fallbeispiel 18 (HF)

**Strain-Counterstrain-Behandlung des Psoas**

Eine Patientin klagte über plötzlich einsetzende Schmerzen im Bereich der Symphyse, des Lig. inguinale und der vorderen Crista iliaca auf der linken Seite. Diese heftigen Schmerzen waren bei den ersten Konsultationen nicht reproduzierbar. Doch als sich die Patientin beim vierten Besuch während der Untersuchung über die sonst nicht benutzte linke Seite aufrichtete, stieß sie nach 30°-Flexion einen Schrei aus, griff sich an das schmerzhafte Areal über dem linken Leistenband und sank mit Tränen in den Augen zurück auf die Liege.

Schon bei einer früheren Konsultation war ein schwacher Psoas auf der rechten Seite und ein Strain-Counterstrain-Muster des linken Psoas gefunden worden. Im distalen Iliopsoas waren aber keine Tenderpoints tastbar, die zur Kontrolle der Therapiewirkung benötigt werden. So konnte zwar eine Strain-Counterstrain-Prozedur in Rückenlage mit maximaler Flexion und leichter Adduktion der linken Hüfte durchgeführt, aber nicht die Schmerzreduktion in einer schmerzhaften Region des M. iliopsoas anhand von Tenderpoints kontrolliert werden.

Beim jetzigen akuten Ereignis wurde die Patientin in eine andere Strain-Counterstrain-Position für den linken M. psoas gebracht: Auf der rechten Seite liegend sollte sie das in Hüfte und Knie gebeugte Bein so weit wie möglich rechts vor den oberen Thorax führen. Der Therapeut fixierte diese Position mit seinem Oberkörper. Mit seiner fußwärtigen Hand auf der oberen LWS undmit einem Vektor von dorsal nach leicht kranial und anterior induzierte er dann eine Hyperlordose der Wirbelkörper (L1–L3), bis die Schmerzen deutlich nachließen. Diese Position wurde ca. 90 Sekunden gehalten und die Patientin danach langsam in Rückenlage gebracht. Das bewirkte eine sofortige Schmerzlinderung. Bei der nächsten Konsultation konnte die Patientin berichten, dass solche heftigen Schmerzattacken nicht wieder aufgetreten waren.

#### CHECKLISTE 6.16

**Oberes Psoassyndrom**

**N. iliohypogastricus (Th12–L1)**

*Anatomie*
- Sensibel: R. cutaneus lateralis versorgt die Haut in der Mitte der Crista iliaca und über dem M. gluteus medius, R. cutaneus anterior die Haut medial über dem Leistenband.
- Motorisch: M. psoas, M. iliacus, Mm. transversus und obliquus internus abdominis

*Symptome*
- Funktionelle Kompression motorisch oft unauffällig
- Bei Oberkörperrotation plötzlich einsetzende Schmerzen über der Crista iliaca, bis zum Trochanter major ausstrahlend, und Schmerzen über dem medialen Leistenband

**N. ilioinguinalis (L1)**

*Anatomie*
- Sensibel: Haut medial der Symphyse und schmaler Streifen unterhalb des Leistenbands bis zur SIAS, Peniswurzel, proximale Bereiche des Skrotums bzw. der Labia majora, kleine Zone an der Innenseite des Oberschenkels
- Motorisch: M. transversus abdominis, M. obliquus internus abdominis

*Symptome*
- Schmerzen bis hin zu neuralgiformen Schmerzen im Versorgungsgebiet, die bei Oberkörperrotation oder Hüftflexion auftreten, sind Kompressionssymptome.

**N. genitofemoralis (L1–L2)**

*Anatomie*
- Sensibel: R. femoralis für Haut am medialen Oberschenkel, R. genitalis für Skrotum bzw. Labia majora
- Motorisch: M. cremaster

*Symptome*
- Bei Provokation heftige Schmerzen in Hoden oder Labia majora, z. T. auch in der Vagina

**N. cutaneus femoris lateralis (L2–L3)**
- Rein sensorischer Nerv
- Schmerz und Dysästhesie an der ventrolateralen Oberschenkelseite wie bei Meralgia paraesthetica, hier durch isometrische Anspannung des M. psoas verstärkt

**N. femoralis (L1–L4)**

*Anatomie*
- Motorisch: M. psoas und M. iliacus, M. quadriceps, M. sartorius
- Sensibel: Haut über dem vorderen Hüftgelenk sowie auf der Innenseite von Oberschenkel und Unterschenkel

*Symptome*
- Bei funktioneller Kompression durch den M. psoas ist der Iliacus im Leertest oft schwach.
- Schwächegefühl beim Treppensteigen, Laufen und anderen Aktivitäten, die zu Psoasanspannung führen
- Dann evtl. auch Schmerzen im Versorgungsgebiet

6

**N. obturatorius (L2–L4)**

*Anatomie*
- Motorisch: Hüftadduktoren (inkl. M. gracilis)
- Sensibel: Haut über dem distalen Oberschenkel (medial), Rückseite der Kniegelenkkapsel, Kreuzbänder und mediales Seitenband

*Symptome*
- Instabilitätsgefühl im medialen Hüftbereich
- Sensibilitätsstörungen und Schmerzen (medial und dorsal) am Kniegelenk

**Provokationsposition bei oberem Psoassyndrom**
- Testung des/der Kennmuskeln nach oder während Psoaskontraktion durch Halten in Testposition oder Aufrichten des Oberkörpers

**Therapie**
- LWS und SIG behandeln, Talus behandeln
- Tonus des M. iliopsoas beidseits normalisieren (Hypertonus bei kontralateraler Hyporeaktion?)
- Ansatz am Trochanter minor und Ursprung des Iliacus behandeln
- Strain-Counterstrain-Behandlung
- Detonisierung des Psoas durch die Bauchdecke mit Beugen und Strecken der Hüfte
- Postisometrische Relaxation

## ❷ Iliopsoas-Inguinale-Syndrom

### Anatomie

Das Leistenband befindet sich zwischen Spina iliaca anterior superior und dem Tuberculum pubicum und besteht aus einer Duplikatur der Aponeurose des M. obliquus externus.

Medial der Spina iliaca anterior superior verstärken mehrere Faserzüge das Leistenband, durch die hindurch der N. cutaneus femoris lateralis an die Oberfläche des Oberschenkels tritt.

Zusammen mit anderen Verstärkungsfasern bildet das Lig. inguinale den unteren Rand des Leistenkanals, durch den der Hoden mit seinen Gefäßen, der R. genitalis des N. genitofemoralis und der Samenleiter ins Skrotum (beim Mann) gelangen bzw. das Lig. teres uteri und der R. genitalis (bei der Frau) verlaufen. In die Eintritts- und Austrittsöffnung des Leistenkanals können sich Hernien vorstülpen und somit zu einer Nervenkompression führen.

Unter dem Leistenband liegen in einer lateralen Loge (Lacuna musculorum) der M. iliopsoas und der N. femoralis. In einer gesonderten (medialen) Loge (Lacuna vasorum) zwischen R. superior ossis pubis und Leistenband liegt der Tunnel für den Durchtritt der A. und V. femoralis aber auch der R. femoralis des N. genitofemoralis.

Kranial des Leistenkanals gibt der N. femoralis seine Äste zur Versorgung des M. iliopsoas und einen R. muscularis zum M. pectineus (der teilweise auch vom N. obturatorius innerviert wird) ab sowie mehrere sensible Äste für die Haut in der vorderen Oberschenkelregion. Knapp distal davon zweigt er sich fächerförmig in seine Endäste zum M. sartorius und M. quadriceps femoris und den für die sensible Versorgung des medialen Unterschenkels zuständigen N. saphenus auf.

### Ursachen

Durch ein direktes Trauma über dem Leistenband, durch das Tragen schwerer Lasten direkt am Körper, nach Operationen im Inguinalbereich oder im Unterbauch und/oder durch Lymphknotenschwellungen kann eine Nervenkompression unter dem Leistenband ausgelöst werden. Auch ein trainings- oder berufsbedingt vergrößerter bzw. ein myofaszial hypertoner M. iliopsoas kann zur Kompression des N. femoralis führen.

Indirekt können Beckentorsionen (Ilium-/Beckenläsionen [Kat. 1 oder 2], ➤ Kap. 3.2.2 und ➤ Kap. 3.2.4) zu Fehlspannungen des Lig. inguinale beitragen.

### Symptome

Liegt die Kompressionsstelle unter dem Lig. inguinale, klagt der Patient vorwiegend über Schwäche bei der Kniestreckung. Die Hüftbeugung ist kaum beeinträchtigt, weil die motorischen Äste des N. femoralis zum M. iliopsoas schon vor Erreichen des Leistenbands abgehen. Durch eine Hüftextension wird der Schmerz unter dem Leistenband jedoch verstärkt (z. B. bei Testung des M. gluteus maximus).
- Motorisch: Die Patienten haben Schwierigkeiten beim Treppensteigen und beim Aufstehen aus sitzender Position. Zum Teil zeigt der Quadriceps eine deutliche Atrophie.
- Sensorisch: Parästhesien im medialen Beinbereich sind typisch bei diesem Engpass.

### Diagnostik

(nach Leaf 1995)

Die Provokation des hypertonen bzw. hypertrophen Psoas wurde im Rahmen des oberen Psoassyndroms schon mehrfach beschrieben. Dabei tritt eine Schwäche auf, die ca. 10–20 Sekunden anhält. Wenn man jetzt nach einem Challenge, bei dem Ursprung und Ansatz des Lig. inguinale einander angenähert werden, den hyporeaktiven Quadriceps nachtestet und der Muskel nun wieder normoreaktiv ist, dürfte die Behandlung des Lig. inguinale erfolgreich sein. Dieser Challenge kann auch bei einem primär schwachen M. quadriceps durchgeführt werden.

Eine andere Testmöglichkeit unter Nutzung eines normoreaktiven M. quadriceps besteht darin, Ursprung und Ansatz des Lig. inguinale voneinander zu entfernen. Wenn dieser Challenge eine Schwächereaktion im M. quadriceps auslöst, liegt ebenfalls eine Kompression des N. femoralis unter dem Leistenband vor.

Bei einer primären Hyporeaktion des M. quadriceps muss differenzialdiagnostisch natürlich immer auch an andere Ursachen für die Schwäche gedacht werden.

### Therapie

**Korrektur von segmentalen Dysfunktionen und Beckenläsionen**

Alle segmentalen Dysfunktionen und Beckenfehler müssen behoben werden, denn damit sind bereits die wesentlichen der 7-FVSS der Muskeln korrigiert. Besondere Bedeutung haben Muskeln, die an den Spinae iliacae anteriores entspringen oder am R. superior ossis pubis bzw. am Leistenband ansetzen: Die Mm. pectineus, adductor longus und adductor brevis, gracilis, sartorius und tensor fasciae latae müssen zur Normoreaktion gebracht werden, ebenso wie die Mm. psoas, iliacus, obliquus externus/internus abdominis und rectus abdominis.

Hier können sämtliche Propriozeptorentechniken nach Indikation zur Anwendung kommen.

### Iliopsoas entspannen

Dies wurde bereits im Abschnitt zum oberen Psoassyndrom beschrieben.

### Leistenband behandeln

#### Law of the Ligaments

War der oben beschriebene Challenge für das Lig. inguinale positiv, sollte es – ausgehend von einem Rebound durch die elastischen Strukturen von Knochen und Leistenband – mit folgender Technik behandelt werden (Leaf 1995): Wird ein normoreaktiver Quadriceps durch den Challenge am Leistenband (im Sinne einer Verkürzung oder Dehnung) geschwächt, wird der Challenge mit gehaltener Inspiration bzw. Exspiration wiederholt, um die Atemphase zu bestimmen, die ihn aufhebt. In dieser Atemphase erfolgt dann die Korrektur des Lig. inguinale durch mehrfache Manipulation in Challenge-Richtung.

#### Ligament-Interlink

Ob die Ligament-Interlink-Technik indiziert ist, kann wie folgt getestet werden: Wenn eine Therapielokalisation der Gewebe unter dem medialen und lateralen Ende der kontralateralen Klavikula den Challenge aufhebt, ist eine entsprechende Indikation gegeben. Dann wird dort eine intensive und leider schmerzhafte Massage durchgeführt (➤ Kap. 6.2.3).

**CHECKLISTE 6.17**

**Iliopsoas-Inguinale-Syndrom**

**Anatomie**
- Laterale Loge des Leistenkanals für M. iliopsoas und N. femoralis
- Mediale Loge für A. und V. femoralis und M. pectineus

**Ursachen**
- Direktes Trauma, Tragen schwerer Lasten direkt am Körper
- OP im Inguinalbereich
- Lymphknotenschwellungen
- Hypertrophie des M. iliopsoas (Langstreckenläufer)
- Hypertonus des distalen M. iliopsoas

**Symptome**

*Motorisch*
- Schwäche bei Kniestreckung (M. quadriceps)
- Schwierigkeiten beim Aufstehen vom Stuhl und beim Treppensteigen
- Hüftbeugung (durch nicht gestörten synergistischen M. iliopsoas) jedoch ohne größere Einschränkung möglich

*Sensorisch*
- Hüftextension verstärkt Schmerz in der Leiste
- Parästhesien im medialen Beinbereich

**Diagnostik**

*Provokation (Standardtest bei normoreaktivem M. quadriceps)*
- Dehnung des Leistenbands führt für ca. 10–20 Sekunden zu Hyporeaktion des M. quadriceps.
- Aktive, wiederholte Beugung der betreffenden Hüfte durch den Patienten (auch gegen Widerstand) macht den Psoas „dicker" und führt für ca. 10–20 Sekunden zu Hyporeaktion des M. quadriceps.

*Entlastung*
- Hyporeaktiver M. quadriceps kann durch Annäherung von Ursprung und Ansatz des Leistenbands gestärkt werden.

**Therapie**
- Sämtliche Muskeldysbalancen (Mm. psoas und iliacus, Mm. abdominales, quadriceps, sartorius, TFL) ausgleichen
- Detonisierung des Psoas mit PIR
- Beckenläsionen und segmentale Dysfunktionen beheben
- Nach positivem Challenge für das Leistenband sollte es mehrfach manipuliert werden. Dazu die Atemphase nutzen, die den dysreaktiven Challenge aufgehoben hat.
- Ligament-Interlink mit kontralateraler Klavikula

## ❸ Meralgia paraesthetica

Dabei handelt es sich um eine Irritation des N. cutaneus femoris lateralis auf seinem Weg vom Bauchraum zum lateralen Oberschenkel, die zu Schmerzen und Parästhesien am lateralen Oberschenkel führt.

### Anatomie

Der Verlauf des N. cutaneus femoris lateralis wurde schon beim oberen Psoassyndrom beschrieben. Für die Meralgia paraesthetica sind besonders die anatomischen Verhältnisse im Bereich der Spina iliaca anterior superior von Bedeutung. Normalerweise zieht der N. cutaneus femoris lateralis durch das Leistenband, knickt dort um bis zu 90° ab und tritt oft durch die Ursprungssehne des M. sartorius in einen Kanal der Fascia lata ein. Mumenthaler et al. (2007) bestätigen die große Variationsbreite des Nervenverlaufs in dieser Region und weisen auf die besondere Zugbeanspruchung des Leistenbands durch den M. obliquus externus abdominis hin. Mit Zugrichtung nach medial und z. T. nach kranial setzen auch Fasern des M. obliquus internus am lateralen Lig. inguinale an. Von kaudal können Faserzüge des M. sartorius und des M. tensor fasciae latae ins Leistenband einstrahlen. Deshalb kann sich bei Störungen dieser Muskeln die Durchtrittsstelle des N. cutaneus femoris lateralis verengen. Gelegentlich zieht er so dicht an der Spina iliaca anterior superior entlang nach lateral, dass er dort durch beengende Kleidung oder am Körper getragene Lasten komprimiert werden kann. Bei Extension im Hüftgelenk wird er gedehnt.

### Ursachen

Zu enge Gürtel, zu enge Jeans („Jeans-Krankheit", Mumenthaler et al. 2007) und andere zu enge Kleidungsstücke können zu einer Kompression des N. cutaneus femoris lateralis mit entsprechenden Symptomen führen. Auch eine vermehrte Beanspruchung der Abdominalmuskulatur (z. B. in der Schwangerschaft oder bei Gewichtszunahme) kommt potenziell als Ursache infrage. Mumenthaler et al. (2007) berichten über eine Meralgia paraesthetica, die nach Yogaübungen auftrat („Lotus-Neuropathie"). Bei Arbeitern, die ständig schwere Kisten oder Säcke vor dem Bauch tragen müssen, wird die Meralgia paraesthetica als Berufskrankheit anerkannt. Einer der Autoren (HF) hat einmal ein Strain-Counterstrain-Muster im proximalen Anteil des M. sartorius als Ursache gefunden.

## Diagnostik

Die oben beschriebenen, z. T. sehr heftigen Schmerzen und Parästhesien an der lateralen Oberschenkelseite führen zur Diagnose einer Meralgia paraesthetica. Die Symptome verstärken sich, wenn der Oberschenkel gestreckt wird bzw. der Patient längere Zeit aufrecht stehen muss (Sportveranstaltung, Militär). Die Zugwirkung an der Spina iliaca anterior superior kann in Bauchlage durch Beugen des Kniegelenks noch verstärkt werden (umgekehrtes Lasègue-Zeichen).

Auch wenn sich häufig eine Therapielokalisation (mit Magnet!) findet, durch die sich ein normoreaktiver Indikatormuskel verändert, ist das nicht regelmäßig der Fall. Bestreichen des Hautinnervationsgebiets löst dann eine Indikatordysreaktion (z. B. Rectus femoris) aus, die durch eine Magnet-TL über dem lateralen Leistenband aufgehoben wird.

Bei der Untersuchung der Mm. obliqui internus und externus abdominis, des M. sartorius und des M. tensor fasciae latae zeigen sich oft Störungsmuster.

## Therapie

Relativ häufig finden sich hyporeaktive Bauchmuskeln, deren Ursache mit AK-Methoden erkannt und behandelt werden muss. Auch alle reaktiven Muster (Strain-Counterstrain, Fascial-Flush) müssen behandelt werden. Ein Hypertonus des M. sartorius (Faszien- oder Strain-Counterstrain-Muster) kann den Nerv beeinflussen. Als hyporeaktiver Partner eines hypertonen M. sartorius (im Sinne des Strain-Counterstrain-Musters) kommt der M. gracilis, der M. psoas oder der M. rectus femoris infrage. Die lateralen Hamstrings sind oft hyporeaktiv, wenn der M. sartorius ein myofasziales Muster aufweist.

Häufig bringt eine postisometrische Relaxation des Psoas in Verbindung mit Rectus femoris und Sartorius (Garten 2012, Abb. 11.120) die erforderliche Entlastung. Auch die beim Iliopsoas-Inguinale-Syndrom beschriebene Dehntechnik für das Leistenband kann zur Entlastung des N. cutaneus femoris lateralis beitragen.

Die lokale Akupunktur der hypertonen Mm. sartorius und tensor fasciae latae im Ursprungsbereich als myofasziale Behandlung stellt immer eine gute Option dar.

**CHECKLISTE 6.18**

**Meralgia paraesthetica**

**Ursachen**
- Mechanische Überlastung im Bereich des Leistenbands
- Hypertonus von M. sartorius und M. iliacus

**Symptome**
- Rein sensorisch: Schmerzen und Dysästhesien am ventrolateralen Oberschenkel

**Therapie**
- Normalisierung der Mm. sartorius, rectus femoris, iliacus sowie ihrer Synergisten und Antagonisten
- PIR der hypertonen Muskeln

**Fallbeispiel 19 (HG)**

### Komplexes Schmerzsyndrom mit Engpass im Hunter-Kanal

Der Engpass im Hunter-Kanal soll hier nur im Zusammenhang mit dem komplexen Schmerzsyndrom einer 59-jährigen Patientin mit folgenden Befunden beschrieben werden:
- Brennender Schmerz in beiden (extrem arthrotischen, voroperierten) Kniegelenken, medial betont, oberflächlich, rechts betont
- Linkes Sprunggelenk schmerzhaft, anamnestisch „Osteochondritis“, plantarer Fersenschmerz
- Ziehender Schmerz im linken Ober- oder Unterkieferbereich (Patientin kann es nicht genau definieren)
- Okzipitaler Kopfschmerz mit längerer Anamnese (Schleudertrauma bei Autounfall vor 12 Jahren)

Von der behandelnden Kollegin war sie wegen Verdacht auf eine Beherdung 35 überwiesen worden.

#### 24.4.2012

Eine Zahnbeherdung fand sich nicht, wohl aber ein Injury-Muster der linken Maxilla; Behandlung mit IRT Stufe 1 und 2. Ligament-Interlink (LIL) mediale Patella rechts.
Ein Kneif-Challenge der medialen Knieregion und des angrenzenden Ober- und Unterschenkelbereichs führte zur Dysreaktion. Die Verdachtsdiagnose „N.-saphenus-Engpass“ wurde später vom Neurologen elektrophysiologisch bestätigt.
Akupunktur und Perkussorbehandlung (Klopfmassage bei myofaszialer Gelose) im Adduktorenbereich (Hunter-Kanal).

#### 3.5.2012

Keine Beschwerden mehr im Oberkiefer, auch die Kniebeschwerden hatten sich gebessert.
IRT-Stufe 1 der Kopfgelenke: Die Patientin berichtete, das subokzipitale „Hindrücken“ tue weh, sie hatte aber keine Spontanschmerzen.
In einem 20-seitigen orthopädischen Fachgutachten wurde von einer Längsfraktur des Dens axis gesprochen, was die Patientin eine Kopfgelenkverletzung befürchten ließ. Das Upright MRT definierte „Vernarbungen der Ligg. alaria“. Das später mitgebrachte Röntgenbild, auf das sich das Gutachten stützte, zeigt nur eine Überlagerung des Dens durch die Schneidezähne und ansonsten völlig intakte Kopfgelenkverhältnisse.
Erneute Behandlung des Hunter-Kanals wie oben

#### 10.5.2012

Das Brennen im Kniebereich war zu 60 % gebessert.
Nach Perkussorbehandlung des Hunter-Kanals und Akupunktur des arthrotischen Knies erfolgte erneut eine Nackenbehandlung mit IRT-Stufe 1. Ein Trainingsprogramm für den Nacken wurde eingeübt (durch Augenbewegungen geführte Rotation mit Flexion und Extension: „Blicken Sie immer erst dorthin, wo Sie den Kopf hinbewegen wollen“). Zudem wurde der Patientin versichert, dass ihre Kopfgelenke völlig gesund sind.

18.5.2012

Anfertigung von propriozeptiven Sohlen wegen Fasciitis plantaris links.
Bei erneuter Testung der Zahnsituation gab die Patientin an, dass sie im linken Unterkieferbereich einen Frühkontakt spüre. Dort wurde ein „neurologischer Zahn" (➤ Kap. 7.15.3) manuell korrigiert. Rezidiv bei Schlussbiss, daher Empfehlung zum Einschleifen nach Mobilisation in der getesteten Richtung.

6.6.2012

Die Sohlen funktionierten bestens, aber rechts machte sich ein Hallux rigidus bemerkbar. Deshalb wurde an der rechten Sohle ein Element für den Hallux rigidus (➤ Abb. 6.116) ergänzt. Akupunktur von Kniegelenk und Sprunggelenk.

21.6.2012

Geringe Kniebeschwerden waren rechts verblieben. Ein laterales Fersenelement (somatotopisch, ➤ Abb. 6.118) wurde zusätzlich an der Sohle angebracht.
Nach Großzehenmobilisation rechts erfolgte eine Akupunktur des Knies: Nadelung um den Patellarand (Kapselansatz, Retinaculum patellae, Ma36, Gb34, Mi9, Le8, Ni10, NPSO-Punkte; sie sind knietypisch; s. Garten 1996).

17.7.2012

Akupunktur des Knies; die Patientin war sehr zufrieden, die brennenden Oberschenkelschmerz verschwunden.

## ❹ Obturatorius-Syndrom

Der N. obturatorius kann wie oben beschrieben schon auf seinem Weg zum Canalis obturatorius durch den M. psoas funktionell komprimiert werden. Auch im Obturatorkanal kann es typischerweise zu Kompressionen kommen.

### Anatomie

Der N. obturatorius gelangt von lateral kranial, medial des M. psoas, zum Unterrand des R. superior ossis pubis. Kurz vorher wird er vom Ureter überkreuzt. Hier befindet er sich auch in direkter Nachbarschaft zur Fossa ovarica mit dem oberen Pol des Eierstocks. Im Canalis obturatorius, der kranial vom Unterrand des Os pubis und kaudal von der scharfrandigen Membrana obturatoria (Ursprung des M. obturatorius internus) begrenzt wird, zieht der N. obturatorius in Begleitung der A. und V. obturatoria nach medial zu den Adduktoren. Der Eingang des Kanals ist mit Fettgewebe gefüllt. Wenn es sich verringert und der Kanal nicht mehr optimal ausgepolstert ist, kann eine Hernia obturatoria entstehen.

Nach Verlassen des Kanals teilt sich der N. obturatorius in seine *motorischen* Endäste zum M. obturatorius externus (der nicht selektiv testbar ist), teilweise auch zum M. pectineus, zu den Mm. adductores brevis, longus und magnus (kranialer Teil) sowie zum M. gracilis auf.

Am Vorderrand des M. gracilis im mittleren Drittel des Oberschenkels zieht der *sensible* Hautast des N. obturatorius nach medial bis oberhalb des Kniegelenks (➤ Abb. 6.167).

### Ursachen

Ein Obturatorius-Syndrom tritt vorwiegend bei Patienten mit erhöhtem intraabdominellem Druck auf. Schwangere und übergewichtige Patienten gehören zu dieser Risikogruppe. Auch nach Beckenfrakturen oder abdominalchirurgischen Eingriffen kann sich ein Obturatorius-Syndrom entwickeln. Als weitere Ursachen sind in der Literatur Beckentumoren (Mumenthaler et al. 2007) oder auch sportliche Aktivitäten wie z. B. Reiten (Leaf 1995) angegeben.

Ein Hypertonus des M. obturatorius internus kann mit Störungen der Organe im kleinen Becken zusammenhängen (Blasenfixationen, ➤ Kap. 5.11.2). Wenn bei Hüftoperationen der M. piriformis im Ansatzbereich durchtrennt wurde, kann der M. obturatorius internus auch im Sinne eines Strain-Counterstrain-Musters hyperton werden.

### Symptome

Die Patienten klagen über Sensibilitätsstörungen und z. T. über Schmerzen am medialen Oberschenkel. Die Adduktoren sind meist bereits im Leertest hyporeaktiv, sodass sich ein typisches Gangbild bei den Patienten zeigt: Während das betroffene Bein in der Schwungphase in einem Halbkreisbogen mehr nach lateral geführt (zirkumduziert) wird, weicht der Oberkörper zur Gegenseite ab. Bei Mitbeteiligung des M. gracilis kann es zu Schmerzen über dem Pes anserinus kommen.

### Diagnostik

**Ganganalyse**
Das oben beschriebene Gangmuster lässt schon beim Eintritt des Patienten per Blickdiagnose erkennen. Differenzialdiagnostisch muss es aber vom ähnlichen Gangbild bei einem funktionellen Pseudopyramidalen Inhibitionsmuster (➤ Kap. 7.11.2) abgegrenzt werden, bei dem der latente Zirkumduktionsgang durch eine funktionelle Fallfußkomponente verursacht wird.

Mit der Hyporeaktion der Bauchmuskulatur ist häufig eine Darmptose assoziiert, die dann zur Hyperlordose führt.

**Provokation**
Die Muskeln der Adduktorengruppe (bis auf den M. pectineus, der hauptsächlich durch den N. femoralis versorgt wird) sind bei stärkerer Kompression schon im Standardtest schwach, können aber bei funktioneller Kompression auch normoreaktiv sein. Nur selten sieht man ausgeprägte Atrophien der Adduktoren. Auch die oben beschriebene (Oberschenkel-)Parästhesie kann schon bei der Untersuchung vorhanden sein.

Zum Teil gelingt es mittels Pressen wie beim Valsalva-Manöver, am besten mit 30° angehobenem Oberkörper, die Hyporeaktion der Adduktoren zu provozieren. Manchmal wird dadurch auch die typische Sensibilitätsstörung ausgelöst.

**Entlastung**
Wenn diese Befunde gleich bei der Untersuchung vorliegen, können sie durch Anheben des Darmpakets gebessert werden. Dazu legt der Patient die Hände jeweils flach auf das gleichseitige Leistenband, sodass die Finger zur Mittellinie zeigen, und schiebt dann den gesamten Bauch mit beiden Händen nach kranial hoch (➤ Abb. 6.170). In dieser Position wird der Gracilis getestet.

**Palpation**
Auf myofasziale Ursachen am Canalis obturatorius kann nur schwierig per Challenge eingewirkt werden. Am besten palpiert man bei entsprechendem Verdacht das Foramen obturatum, dessen Schmerzhaftigkeit direkt zur Therapie überleitet (➤ Abb. 5.70).

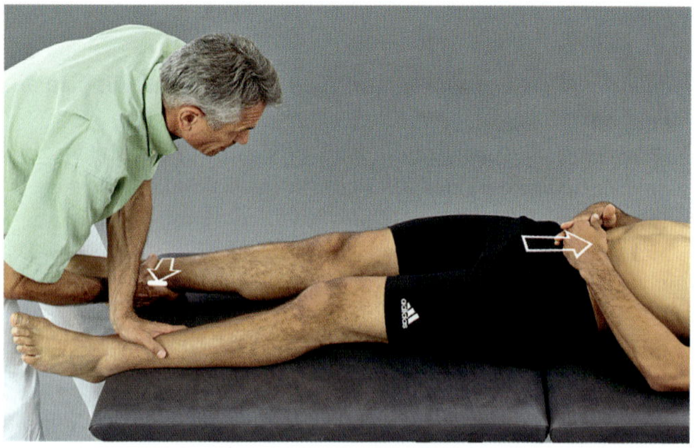
**Abb. 6.170** Entlastungsposition beim Obturatorius-Syndrom

**Ursachen**
- Darmptosen
- Störungen von Organen im kleinen Becken
- Spannung im M. obturatorius internus

**Symptome**
- Motorisch: Ganginstabilität, Adduktorenschwäche
- Sensorisch: Parästhesien am medialen Oberschenkel

**Diagnostik**
- Provokation: Wenn Standardtest für Adduktoren normoreaktiv, bei 30° aufgerichtetem Oberkörper pressen lassen
- Entlastung: Anheben des Darmpakets stärkt Adduktoren

**Therapie**
- Viszerale Störungen behandeln
- Membrana obturatoria behandeln

### Therapie

**Viszerale Therapie**
Jede Ptose der Bauch- und Beckenorgane sowie Blasenfixation muss behandelt werden (➤ Kap. 5.8.2 und ➤ Kap. 5.6.11). Das kann eine Dysbiosetherapie, bei entsprechender Indikation auch eine „milde Ableitungsdiät“ und eine viszeralosteopathische Behandlung bedeuten.

Da Becken- und Sakrumläsionen mit Dysfunktionen der Außenrotatoren im Hüftbereich einhergehen, müssen sie ebenfalls behandelt werden.

**Muskuläre Therapie**
Die Bauchmuskulatur muss normalisiert werden. Zwischen den einzelnen Segmenten des M. rectus abdominis kann ein reaktives Muskelmuster bestehen (Leaf 1995), obwohl der M. rectus abdominis beim normalen Gruppentest normoreaktiv ist. Wenn der Patient aber direkt vor dem Test aus der Rückenlage seinen Oberkörper ca. 30° anhebt (Startphase von Sit-ups, Anspannung der oberen Intersektionen), ist der Rectus abdominis danach im Standardtest hyporeaktiv. Eine TL über der/den verursachenden Intersektion(en) hebt diese provozierte Schwäche wieder auf. Bei diesem reaktiven Muskelmuster findet sich eine erhöhte Spindelzellaktivität in den betreffenden Intersektionen, die sich durch eine myofasziale Therapie im Sinne der Spindelzelltechnik normalisiert.

Die Membrana obturatoria muss mittels Kontakt zwischen den Adduktoren-Ursprüngen behandelt werden (➤ Abb. 5.70), daneben kommt eine postisometrische Relaxation des Obturatorius internus infrage. Diese gelingt nicht selektiv, sondern wird an allen Außenrotatoren der Hüfte wirksam (Garten 2012, Abb. 11.97).

**CHECKLISTE 6.19**
**Obturatorius-Syndrom**

**Anatomie**
- Canalis obturatorius mit M. obturatorius internus als untere Begrenzung
- Kennmuskeln: Mm. adductor brevis, adductor longus und adductor magnus (kranialer Teil) sowie M. gracilis
- Sensible Versorgung: medialer Oberschenkel oberhalb des Kniegelenks

## ❺ Syndrom des Lig. iliolumbale

### Anatomie

Das Lig. iliolumbale zieht vom Querfortsatz des 5. Lendenwirbels (L5) horizontal zum medialen Bereich der Crista iliaca. Zum Teil bestehen auch Faserverbindungen vom Querfortsatz von L4 zur Crista iliaca. Neben diesen horizontalen Fasern verlaufen weitere Faserbündel fast vertikal nach kaudal und setzen im oberen Bereich der iliakalen Knochenmasse des Iliosakralgelenks an (➤ Abb. 6.171). Manche Autoren rechnen sie den Ligg. sacroiliaca zu. Beide Faserzüge sind vom Proc. transversus aus leicht nach dorsal gerichtet, d. h. sie bremsen eher die Wirbelrotation zur Gegenseite des Bandes.

Insgesamt koppeln die Ligg. iliolumbalia die Mobilität von Lendenwirbeln (L5 und L4) und Ilium. Sie haben große Bedeutung als ligamentäre Schmerzquelle im lumbosakralen Übergangsbereich: Besonders typisch sind Schmerzen, die beim Aufrichten aus vornübergebeugter Stellung auftreten. Spondylogen reflektorisch kann das Band bei Läsionen der mittleren BWS (Th5–Th7) schmerzhaft gespannt sein (Dvorák und Dvorák 1991).

Zwischen der kranialen/ventralen Fläche des Sakrums und der Unterseite des horizontal verlaufenden Lig. iliolumbale liegt der Lumbosakraltunnel. Einige Autoren beschreiben die Einklemmung

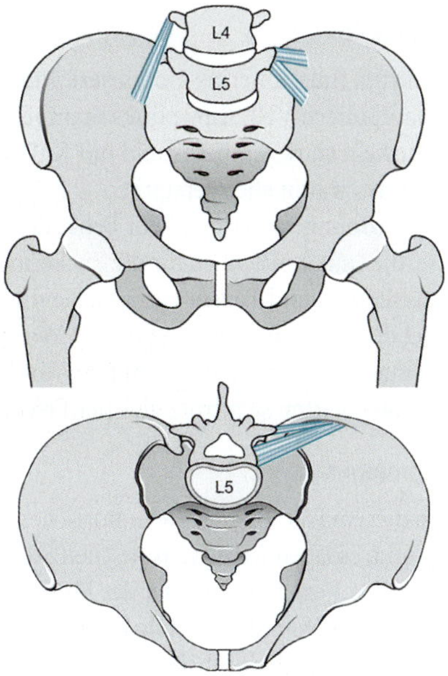


**Abb. 6.171** Anatomie des Lig. iliolumbale (nach Dvorák und Dvorák 1991)

der Nervenwurzel L5 als Lumbosakraltunnelsyndrom (Pecina, Krmpotic-Nemanic und Markiewitz 2001).

Die Nervenwurzel von L5 verlässt die Wirbelsäule durch das Foramen intervertebrale L5/S1 und wendet sich von dort unter dem horizontal verlaufenden Lig. iliolumbale nach anterior, wo sie sich mit der vor dem Lig. iliolumbale verlaufenden Nervenwurzel L4 zum Truncus lumbosacralis verbindet.

**Kennmuskeln**

Über die Nervenwurzel L5 werden die Mm. piriformis, gluteus medius, tensor fasciae latae, popliteus, peroneus longus, peroneus brevis und extensor hallucis longus versorgt. Die Mm. gluteus maximus, semimembranosus, semitendinosus, biceps femoris, tibialis anterior und tibialis posterior erhalten auch eine Teilinnervation aus dem Segment L5, sind aber weniger betroffen (➤ Abb. 2.84).

## Ursachen

Leaf (1995) hat folgendes Schädigungsmuster für das Lig. iliolumbale beschrieben: Durch ein lokales Trauma des Lig. iliolumbale, gewöhnlich rotationsbedingt, kann es zu einer lokalisierten Schwellung des Bandes kommen, die dann zur Einklemmung der L5-Nervenwurzel führt.

Bei lumbosakralen Störungen – wie z. B. einer Kategorie-3-Beckenläsion (➤ Kap. 2.2.6) mit Seitkippung und Rotation von L5 auf S1 – sind Läsionen des Lig. iliolumbale keine Seltenheit; daher sollten sie in diesem Kontext immer untersucht und korrigiert werden. Zur S1-Symptomatik kommt dann noch eine L5-Symptomatik hinzu. In diesen Fällen lässt sich allerdings die Korrektur in Streckstellung des Lig. iliolumbale, wie weiter unten beschrieben, häufig schmerzbedingt nicht durchführen. Hier dürfte die Blockpositionierung bereits einen guten Teil der (Bänder-)Spannung beseitigen.

Als Besonderheit gibt Leaf (1995) an, dass bei Psoasstörungen meist ein Lig. iliolumbale verkürzt und das andere verlängert ist.

## Symptome

Die Patienten geben Schmerzen und Empfindlichkeit im Dermatom der Nervenwurzel L5 an. Eine Hyporeaktion der von L5 versorgten Muskeln kann, muss aber nicht vorliegen. Oft zeigt sich ein gestörtes Gangmuster mit geringer Mitbewegung der Arme.

Durch Rumpfrotationen werden sensorische Symptome ausgelöst oder verstärkt. So können z. B. Schmerzen auftreten, wenn der Patient sich im Auto nach hinten umdreht, um etwas vom Rücksitz zu holen, oder wenn er sich mit einer Drehung vorbeugt, um etwas aufzuheben. Diese Symptome unterscheiden sich von pseudoradikulären Schmerzen, die meist nicht so weit nach distal ausstrahlen. Sie können aber mit engpassbedingten Schmerzen vermischt sein!

## Diagnostik

Auf den Challenge nach Goodheart (1975, 1988) in Walther (2000), der Mitteilungen von Illi (1951) aufgriff, wird hier nicht eingegangen, da dieser eine mögliche propriozeptive Funktion des Bandes prüfen soll. Dieser Faktor ist für das Engpass-Syndrom irrelevant.

**Challenge nach Leaf (1995)**

Der Patient sitzt auf der Untersuchungsliege, die Beine hängen herunter. Einer oder mehrere der Muskeln, die durch L5 versorgt werden, dient als Testmuskel (z. B. Peroneus longus, Peroneus brevis, Extensor hallucis longus). Ohne Oberkörperrotation sind diese Muskeln im Test normoreaktiv. Eine Oberkörperdrehung auf der Seite des zu untersuchenden Lig. iliolumbale nach posterior bringt Ursprung und Ansatz des Bandes näher zusammen, sodass bei einer Schwellung die Enge zunehmen und die Nervenwurzel L5 komprimiert werden kann; die Testmuskeln sind nun hyporeaktiv. Durch Druck auf den Querfortsatz von L5 nach anterior verlängert sich das Lig. iliolumbale dann wieder und die provozierte Schwäche der getesteten L5-Muskeln wird aufgehoben.

Findet sich bei normaler Testausführung ein gestörtes Walking-Gait-Muster (Leaf 1995), wird die Störung durch Druck auf den Querfortsatz von L5 auf der Seite des vorn stehenden Beines (führt zur Dehnung des Lig. iliolumbale auf dieser Seite) aufgehoben.

Der Challenge-Befund im Sitzen kann auch nach einer Oberkörperdrehung zur Gegenseite des gestörten Bandes positiv sein, was einer Dehnung des Ligaments entspricht. Die durch diese Dehnung provozierte Hyporeaktion der Kennmuskeln wird durch Druck auf den Querfortsatz von L5 auf der Gegenseite wieder aufgehoben.

Unabhängig davon, welcher Challenge als Screening zum Lig. iliolumbale geführt hat, wird anschließend in Bauchlage ein nicht gehaltener Challenge durchgeführt, indem der Querfortsatz von L5 und das Ilium angenähert werden (selten separiert). Dies führt zu einer Indikatordysreaktion. Suchen Sie nach einer Atemphase, die diesen Challenge aufhebt, und prüfen Sie beide Seiten!

## Therapie

Zu Beginn der Therapie müssen zunächst alle Beckenläsionen der Kategorie 2 (➤ Kap. 3.2.2) und Kategorie 3 (➤ Kap. 3.2.5) sowie Sakrumtorsionen (➤ Kap. 3.2.7❼ und ➤ Kap. 3.2.7❾) korrigiert werden.

Wenn eine holografische Subluxation des 5. Lendenwirbelkörpers bzw. eine („holografische“, intraossäre) Subluxation (➤ Kap. 2.4.6 ❹) des 1. Halswirbelkörpers (Lovett-Partner) vorliegt, muss sie ebenfalls therapiert werden.

Danach wird der Patient in eine Strain-Counterstrain-Position für den Gluteus maximus gebracht (Extension des Femurs) und das Band manuell mit Atemunterstützung in Challenge-Richtung manipuliert (➤ Abb. 6.172).

### Ligament-Interlink

Das Lig. iliolumbale hat eine Interlinkbeziehung zur kontralateralen Atlantookzipitalregion, d. h. zu den tiefen subokzipitalen Bändern (➤ Abb. 6.4c). Auch die Ligamente des Kiefergelenks können als Korrespondenzregion infrage kommen.

Lassen Sie die Region über dem Lig. iliolumbale unbedingt vom Patienten mittels Ringmagnet therapielokalisieren, während Sie die Korrespondenzregion palpieren. Das Problem ist, dass ein gleichzeitiger Ligament-Challenge schwierig ist. Um eine positive Magnet-TL zu erzielen, können Sie versuchen, mit einem SOT-Block unter der Spina iliaca anterior oder dem Acetabulum eine Ilium-Torsion gegenüber L5 zu erreichen. Dabei tritt eine Indikatordysreaktion (z. B. Hamstrings) auf, die durch die TL der wirksamen, dann aber auch verstärkt schmerzhaften Korrespondenzregion aufgehoben wird.

6

### Antiinflammatorische Therapie

Kommt es trotz Behandlung aller Faktoren zu keiner ausreichenden Entlastung der Nervenwurzel, sollten Sie antiinflammatorisch wirkende Substanzen wie GLA, EPA, Vitamin $B_6$, Zink, SOD oder Antioxidanzienmischungen testen (und bei positivem Testbefund auch verordnen). Injektionen von Procain 0,5 %, evtl. mit Traumeel®, an den Bandapparat können hilfreich sein.

#### Fallbeispiel 20 (HG)

**Muskelschwäche und Dysästhesie im Oberschenkel**

Die 60-jährige Patientin klagte, dass ihr linker Oberschenkel seit ca. 15 Jahren zunehmend schwächer wurde, was sie besonders beim Treppensteigen merkte. Teilweise traten auch Dysästhesien im lateralen Oberschenkel auf.
Einbeinstand links nicht möglich, da sich die Patientin in der Hüfte nicht stabilisieren konnte. Seit Jahren konnte sie auch nicht auf dem Rücken liegen, wegen Schmerzen li. medial der Skapula. Blähungen seit der Kindheit; der Atemtest hatte eine extreme Fruktose- und leichte Laktoseintoleranz ergeben; Stuhlgang wechselnd.

**Befunde**

Linksseitig: Rectus femoris h, Psoas, Adduktoren n; Tensor fasciae latae, Gluteus medius, Peroneus longus, Peroneus brevis, Gluteus maximus und Hamstrings w
Weitere Testung: Ozovit® und Histamin D12 normalisieren den Rectus femoris.

**Therapie**

Sakrum links anterios mobilisiert, Ilium posterius in Seitenlage manipuliert; VIII. Rippe links manipuliert. Danach waren die Muskeln stark, Einbeinstand mit Kniebeuge gingen jetzt. Reflexe links waren eher verstärkt.
Verordnung von Ozovit® zur Behandlung einer Gärungsdysbiose, die (mit-)ursächlich für die Zuckerintoleranz sein kann. Rectus femoris und Tensor fasciae latae sind dem Darm zugeordnet! Bei der Wiedervorstellung nach 3 Wochen hatte die Patientin keine Beschwerden mehr im Bein- und BWS-Bereich. Ihre Blähungen hatten sich trotz gleicher Ernährung deutlich gebessert.

**Kommentar**

In diesem Fall standen die motorischen Symptome im Vordergrund, es lagen wenig sensorischen Störungen der L5-Wurzel vor. Das Verteilungsmuster der Muskelschwächen und der prompte Behandlungserfolg lassen jedoch eine Ursache im Bereich des Lig. iliolumbale als sicher erscheinen. Die mobilisierende Korrektur des Sakrums (➤ Kap. 3.2.7) wirkt sich häufig nachhaltiger auf die Muskel- und Bandstrukturen (Piriformis, Gluteus maximus, Lig. iliolumbale, sakroiliakale Bänder) aus als die Manipulation über das Ilium und könnte daher von Vorteil sein bei der Behandlung von lumboiliosakralen Fehlrelationen.

#### CHECKLISTE 6.20

**Lig.-iliolumbale-Syndrom**

**Anatomie**
- Faserzüge des Lig. iliolumbale ziehen vom Querfortsatz L5 horizontal und leicht nach dorsal zur (medialen und ventralen) Crista iliaca, ebenso wie seine Faseranteile vom Querfortsatz L4.
- Os sacrum (Ventralseite) und die horizontal verlaufenden Fasern des Lig. iliolumbale begrenzen den Lumbosakralkanal, durch den die Nervenwurzel L5 zieht.

**Symptome**
- Schmerz und Empfindlichkeit im Dermatom L5
- Schwäche der von L5 versorgten Muskeln
- Gestörte Gangrhythmik (Schultern bewegen sich nicht mit)
- Verstärkung der Symptome durch Rumpfdrehung; aber nicht jeder LWS-Schmerz bei Oberkörperrotation ist dem Lig.-iliolumbale-Syndrom zuzuordnen!

**Diagnostik**
- Für das Lig.-iliolumbale-Syndrom gibt es keine positive TL.
- Oberkörperrotation zur ipsi- oder kontralateralen Seite des getesteten Bandes führt zu Hyporeaktion der von L5 versorgten Muskeln.
- Druck auf den Proc. transversus von L5 auf der Seite oder der Gegenseite des getesteten Bandes nach anterior kann bei aufrechterhaltener Rotation des Oberkörpers diese Befunde wieder aufheben.
- Challenge mit Annäherung (oder Auseinanderdrücken) von L5-Dornfortsatz und SIPS in Bauchlage führt zu Hyporeaktion eines normoreaktiven Indikatormuskels.

Muskelschwächen von Kennmuskeln können ausnahmsweise bereits im Leertest vorliegen:
- Hamstrings
- M. gluteus medius
- Mm. tibiales anterior und posterior
- M. extensor hallucis longus

**Therapie**
- Sie erfolgt in Bauchlage, in Challenge-Richtung und in der Atemphase, in der sich der Testbefund gebessert hat.
- Strain-Counterstrain-Behandlung (kombiniert für Lig. iliolumbale und Gluteus maximus)
- Ligament-Interlink-Behandlung: Lig. iliolumbale und atlantookzipitale (Muskel-Ligament-)Korrespondenzregion der Gegenseite
- Holografische Subluxation (intraossäre Spannung) von L5 behandeln
- Psoasdysbalancen behandeln (hyporeaktiv auf der einen Seite, hyperton auf der anderen)

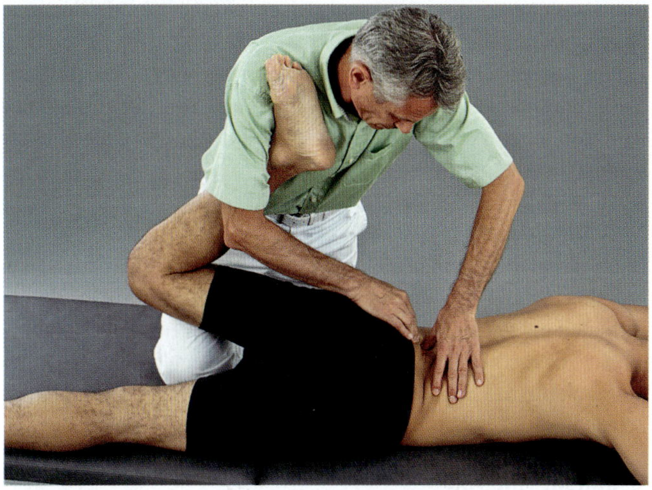

**Abb. 6.172** Strain-Counterstrain-Behandlung von Gluteus maximus und Lig. iliolumbale

## 6.9.10 Nervenkompressionssyndrome des Plexus sacralis

Die Nerven des Plexus sacralis und des Plexus pudendus verlassen das Becken durch das Foramen ischiadicum majus. Während N. gluteus superior und N. gluteus inferior die hüftnahen Muskeln versorgen, zieht der N. ischiadicus auf der Rückseite des Oberschenkels nach distal und der N. pudendus durch das Foramen ischiadicum minus zurück ins kleine Becken. Da der N. pudendus aus einem Geflecht (dem Plexus pudendus) des Beckenbodens entspringt, werden seine Kompressionsmöglichkeiten erst in Verbindung mit der Beckenbodenregion genauer beschrieben. Seine Kompression im Foramen ischiadicum majus gehört aber ebenfalls zum Piriformissyndrom.

### ❶ Piriformissyndrom

Die Nn. glutei superior und inferior sowie der N. pudendus können bei ihrem Durchtritt durch das Foramen ischiadicum majus durch einen hypertonen, hypertrophen oder myogelotisch veränderten M. piriformis komprimiert und damit funktionell und strukturell gestört werden. Wenn Mumenthaler et al. (2007) schreiben: *„Unser Eindruck ist allerdings, dass dieses Syndrom eher zu oft diagnostiziert wird, was die Suche nach anderen Schmerzursachen im Glutealbereich verhindert"*, irren sie sich nach Meinung der Autoren. Da das Iliosakralgelenk nur durch den M. gluteus maximus und den M. piriformis direkt stabilisiert wird, der M. psoas hingegen nur indirekt zur ventralen Stabilität beiträgt, kann eine Schwäche des M. gluteus maximus immer zu einem kompensatorischen Hypertonus des M. piriformis führen, was die vielfältige Symptomatik des Piriformissyndroms erklärt. Daneben kann der M. piriformis spondylogen reflektorisch auf Irritationen im Segment L5 mit Hypertonus reagieren.

#### Anatomie

Das nach anterolateral C-förmige Foramen ischiadicum majus wird durch die Incisura ischiadica major gebildet sowie nach dorsal durch das Sakrum und die Fasern des Lig. sacrotuberale und nach dorsokaudal durch das Lig. sacrospinale begrenzt. Der M. piriformis zieht von der Vorderfläche des Sakrums (2. bis 4. Sakralwirbel) durch das Foramen ischiadicum majus zur Spitze des Trochanter major. An seinem kranialen Rand befindet sich das Foramen suprapiriforme und am kaudalen Rand das Foramen infrapiriforme, die beide als Durchtrittsstelle der Nerven und Gefäße dienen (➤ Abb. 6.163).

**N. gluteus superior (L4–S1)**
Dieser Nerv zieht in Begleitung gleichnamiger Gefäße (A. und V. glutea superior) durch das Foramen suprapiriforme zu den Mm. glutei medius und minimus. Neben diesen beiden Muskeln versorgt er den M. tensor fasciae latae. Damit ist dieser Nerv vorwiegend für die Abduktion und Innenrotation im Hüftgelenk verantwortlich. Durch einen hypertonen bzw. hypertrophen M. piriformis oder durch Druck der knöchernen Begrenzung des Foramen suprapiriforme, z. B. bei Zugspannung durch Flexion und gleichzeitiger Adduktion des Femurs in der Hüfte (Position bei Hüftoperationen), kann es zur Kompression des N. gluteus superior kommen.

**N. gluteus inferior (L5–S2)**
Er verlässt das Becken durch das Foramen infrapiriforme und teilt sich dann in mehrere Äste auf, die motorisch ausschließlich den M. gluteus maximus innervieren. Sensible Rr. articulares ziehen zum Hüftgelenk und zum kranialen Femurhals. Auch dieser Nerv kann durch einen Hypertonus des M. piriformis komprimiert werden, sodass motorische und sensible Störungen (Hüftgelenkschmerzen) auftreten.

**N. ischiadicus (L4–S3)**
Als längster peripherer Nerv verlässt er das Becken gewöhnlich durch das Foramen infrapiriforme. Er begleitet den M. piriformis eine kurze Strecke nach lateral, um dann am Übergang zum lateralen Drittel des Muskels in Längsrichtung des Oberschenkels abzubiegen. Schon im Ursprungsgebiet des N. ischiadicus lassen sich seine beiden Endnerven, der N. fibularis [peroneus] communis und der N. tibialis, voneinander abgrenzen. Sie sind meist von einer Bindegewebshülle umgeben. Manchmal teilen sich die Endäste schon im Becken auf, sodass nur ein Endast den M. piriformis er-

reicht. In seltenen Fällen kann auch der gesamte N. ischiadicus durch den M. piriformis hindurchziehen.

Vom Foramen infrapiriforme aus verläuft der N. ischiadicus über die Mm. gemellus superior, obturatorius internus, gemellus inferior und quadratus femoris hinweg und unter dem M. gluteus maximus im Spatium subgluteale. Danach tritt er unter das Caput longum des M. biceps femoris, um in der Tiefe der Flexorenloge geschützt nach distal weiterzuziehen. Dort teilt er sich für gewöhnlich – in variabler Höhe – in seine Endäste, den N. tibialis und den N. fibularis [peroneus] communis, auf.

Schon beim Durchtritt durch das Foramen ischiadicum majus gibt der N. ischiadicus Äste zu den Mm. gemelli, quadratus femoris und obturatorius internus sowie sensible Fasern zum dorsalen Hüftgelenk ab. Motorisch innerviert der N. ischiadicus zudem die ischiokrurale Muskulatur und alle Muskeln des Unterschenkels und des Fußes. Auch der ischiokrurale Teil des M. adductor magnus wird über den N. tibialis durch den N. ischiadicus innerviert.

Sensibel versorgt der N. ischiadicus die Haut am lateralen und dorsalen Unterschenkel sowie die gesamte Haut im Fußbereich. Nur ein kleiner Streifen medial des oberen Sprunggelenks und über der Fußwurzel wird vom N. saphenus innerviert.

**N. pudendus (S1–S4)**

Auch dieser Nerv verlässt das Becken über das Foramen infrapiriforme. Er zieht dann über die Spina ischiadica und durch das Foramen ischiadicum minus zurück ins kleine Becken. Der N. pudendus innerviert die Beckenboden- und Dammmuskulatur, den M. sphincter ani externus und den M. sphincter urethrae externus. Sensibel versorgt er das Perineum, die Haut um den Anus und die äußeren Geschlechtsorgane und ist damit an den sexuellen Erregungsabläufen beteiligt (➤ Abb. 5.67). Dem Nerven angelagerte Fasern des Plexus hypogastricus inferior (parasympathische Nn. splanchnici pelvici) vermitteln die Erektion.

**N. cutaneus femoris posterior (S1–S3)**

Dieser Nerv zieht mit dem N. ischiadicus durch das Foramen infrapiriforme zur Oberschenkelrückseite. Er kann auch aus dem N. ischiadicus entspringen. Sensibel versorgt er die distale Gesäßhaut (über die Nn. clunium inferiores), die Haut im Damm- und Schambereich (über die Nn. perineales) und mit seinen Endästen die Haut auf der Rückseite des Oberschenkels.

## Symptome

Fünf verschiedene Nerven können durch den M. piriformis komprimiert werden, daher sind die Symptome entsprechend vielfältig, auch wenn sich fast nie die komplette Palette der Symptome zeigt. Anamnestisch geben die Patienten oft sportliche Aktivitäten, längere Autofahrten oder plötzliche Hüftbeugungen (Abrutschen beim Fitnesstraining) als Ursache der Beschwerden an. Bei Frauen können Entbindungen und Störungen des Hormonhaushalts (Zyklusbeschwerden) den Blick auf den M. gluteus maximus lenken.

Bei einem Piriformissyndrom lässt sich nur sehr selten eine antalgische Fehlhaltung beobachten. Eine schmerzbedingte Lateralisierung des Oberkörpers in Verbindung mit einem paravertebralen Muskelhartspann spricht fast immer für eine Bandscheibenläsion. Eine funktionelle Beinlängendifferenz (Verlängerung auf der betroffenen Seite) gehört jedoch bei den meisten Patienten zum Krankheitsbild. Eine einseitige Piriformis-Inhibition führt typischerweise zum Hypertonus des kontralateralen Piriformis und hat eine Beckenverwringung zur Folge. Die Läsionskette kann sich auch in umgekehrter Richtung aufbauen: Durch einen schwachen M. gluteus maximus kommt es zum Hypertonus des ipsilateralen M. piriformis (mit kontralateral inhibiertem Piriformis), sodass das Ilium nach anterior wandert und sich eine Kategorie-2-Beckenläsion entwickeln kann.

Eine länger bestehende muskuläre Störung wirkt sich auch auf die Bänder zwischen Sakrum und Ilium aus, das Iliosakralgelenk wird instabil und es kann sich eine eigenständige pseudoradikuläre Schmerzsymptomatik entwickeln.

**N. ischiadicus**

Häufig führt eine „Ischiasreizung" Patienten in die Praxis. Meist haben sie ein MRT sowie erfolglose Therapieversuche wie lokale Injektionen bis hin zu CT-gestützten perineuralen Infiltrationen hinter sich, da die Beschwerden fälschlicherweise eine radikuläre Symptomatik durch Engpass im Foramen intervertebrale vermuten ließen.

**N. gluteus superior**

Bei funktioneller Kompression des N. gluteus superior sind aktive Abduktion und Innenrotation der Hüfte gestört. Dann zeigt sich ein positives Trendelenburg-Zeichen, d. h. das Becken senkt sich zur Gegenseite, wenn der Patient auf dem betroffenen Bein steht. Bei der dynamischen Ganganalyse ist der typische Watschelgang zu sehen. Manche Patienten kompensieren das Absacken des Beckens mit Oberkörperschwüngen zur paretischen Seite (Duchenne-Zeichen). Manchmal wird sogar eine Atrophie des M. gluteus medius zwischen Trochanter major und Beckenkamm erkennbar.

**N. gluteus inferior**

Die Kompression des N. gluteus inferior führt zu Schwäche des gleichseitigen M. gluteus maximus. Der Patient kann dann mit dem betroffenen Bein nicht mehr vom Stuhl aufstehen oder den ersten Schritt beim Treppensteigen ausführen.

Wenn der N. ischiadicus komprimiert ist, kommt es je nach Schweregrad der Kompression zu Sensibilitätsstörungen, die den oben genannten Versorgungsgebieten entsprechen, zu Schmerzen im gesamten Nervenverlauf oder zu Muskelausfällen bei der Kniebeugung und der Fußstabilisierung. Diese Störungen treten meist nur unter Belastung des betroffenen Beines (Kontraktion des Piriformis) auf.

**N. pudendus**

Eine Kompression des N. pudendus kann sich auf Blase und Mastdarm (Harn- und Stuhlinkontinenz durch Beckenbodeninsuffizienz) auswirken und mit Dysästhesien im Genitalbereich sowie Störungen der Sexualfunktion einhergehen.

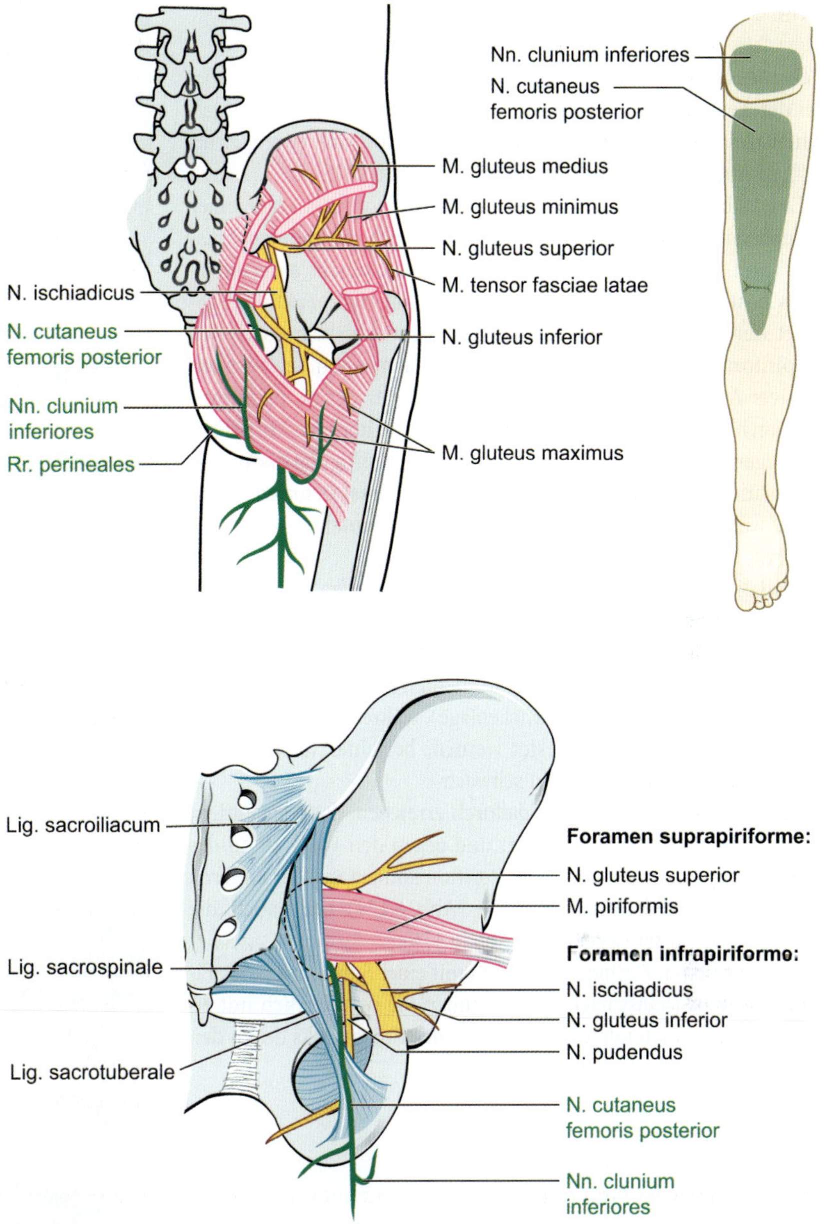


**Abb. 6.173** Topografie des Foramen ischiadicum (nach Mumenthaler et al. 2007)

## Ursache

Eine Schwäche des M. gluteus maximus führt immer zu einem kompensatorischen Hypertonus bzw. zu Hypertrophie des M. piriformis, der dann die Aufgabe der Stabilisierung des Iliosakralgelenks übernimmt. In der ersten Phase des Piriformissyndroms zeigt sich ein Strain-Counterstrain-Muster des M. piriformis. Wenn diese Situation längere Zeit bestehen bleibt, können aufgrund der Hypertrophie des M. piriformis noch weitere Nerven im Foramen ischiadicum komprimiert werden (was einen Circulus vitiosus auslöst). Die Schwäche des M. gluteus maximus ist fast immer mit einer Kategorie-2-Dysfunktion des betroffenen Iliosakralgelenks verbunden, wobei das nach anterior verlagerte Ilium das Bein funktionell länger erscheinen lässt.

Aber auch bei Schwäche anderer Außenrotatoren der Hüfte kann es zu einem Strain-Counterstrain-Muster des M. piriformis kommen. Durch Schwäche der Hüftinnenrotatoren (M. gluteus medius und M. tensor fasciae latae) kann sich aber auch ein Fascial-Flush-Muster im M. piriformis ausbilden.

Häufig entsteht ein Piriformissyndrom durch myofasziale Läsionen des Beckenbodens, da es einen Faseraustausch und Synergismen zwischen Beckenbodenmuskulatur und M. piriformis gibt. Beckenbodenläsionen können bei Entbindungen oder durch andere Traumen entstehen.

Durch den Organbezug des M. piriformis und des M. gluteus maximus zu den Gonaden kann ein Piriformissyndrom auch mit hormonellen Störungen assoziiert sein. Über den gemeinsamen neurolymphatischen Punkt des M. gluteus maximus (Gonaden) und des M. tensor fasciae latae (Dickdarm) kann auch eine Störung im Dickdarmbereich bzw. der ICV bei einem Piriformissyndrom vorliegen.

## Diagnostik

**Kennmuskeln**

Bei der Testung des M. piriformis in Rückenlage muss darauf geachtet werden, dass der M. piriformis bei Hüftflexion (weniger als 90°) als Abduktor getestet werden muss (Garten 2012).

Eine Schwäche des M. gluteus maximus ist oftmals Folge einer Kompression des N. gluteus inferior. Aber auch die anderen Muskeln (Mm. gluteus medius, tensor fasciae latae, tibialis anterior, tibialis posterior, Hamstrings usw.) müssen auf Hyporeaktivität getestet werden. Wird die Hyporeaktivität dieser Muskeln durch den M. piriformis ausgelöst, ändert sich das häufig, wenn der Test mit passiver Annäherung von Ursprung und Ansatz des M. piriformis (in Bauchlage die Ferse bei 90° gebeugtem Knie über die Mittellinie zur Gegenseite führen) wiederholt wird. Eine Kräftigung der in dieser Position testbaren hyporeaktiven Muskeln lässt sich auch erreichen, wenn eine Hilfsperson beide Beckenschaufeln zusammendrückt.

Sind die getesteten Muskeln normoreaktiv, werden sie durch aktive Anspannung des M. piriformis hyporeaktiv. Für diesen Test muss der Patient eine isometrische Kontraktion des M. piriformis induzieren (Druck in Außenrotation beim Test in Bauchlage bzw. Abduktion bei Hüftflexion in Rückenlage), während gleichzeitig die einzelnen Muskeln nachgetestet werden; bei einer funktionellen Kompression reagieren sie jetzt schwach.

Praktisch lässt sich das z. B. dadurch erreichen, dass der Patient in Rückenlage das Knie 90° beugt und gegen den Widerstand des Untersuchers abduziert. In dieser Position können mit der anderen Hand der M. tibialis anterior (➤ Abb. 6.174) oder auch die Hamstrings getestet werden (➤ Abb. 6.175).

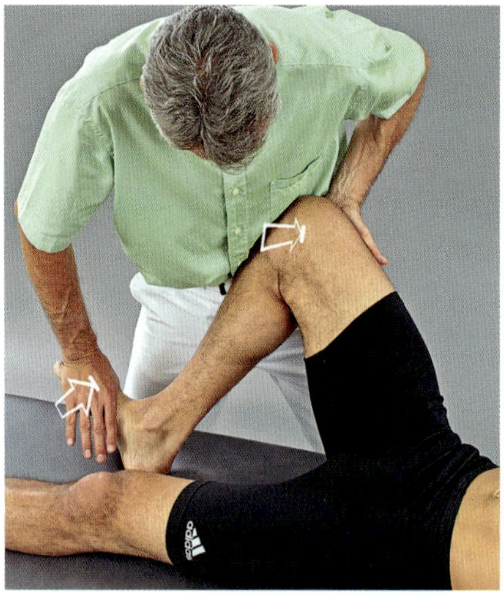

**Abb. 6.174** Alternative Testung des M. tibialis anterior bei gleichzeitiger Abduktion (Piriformiskontraktion)

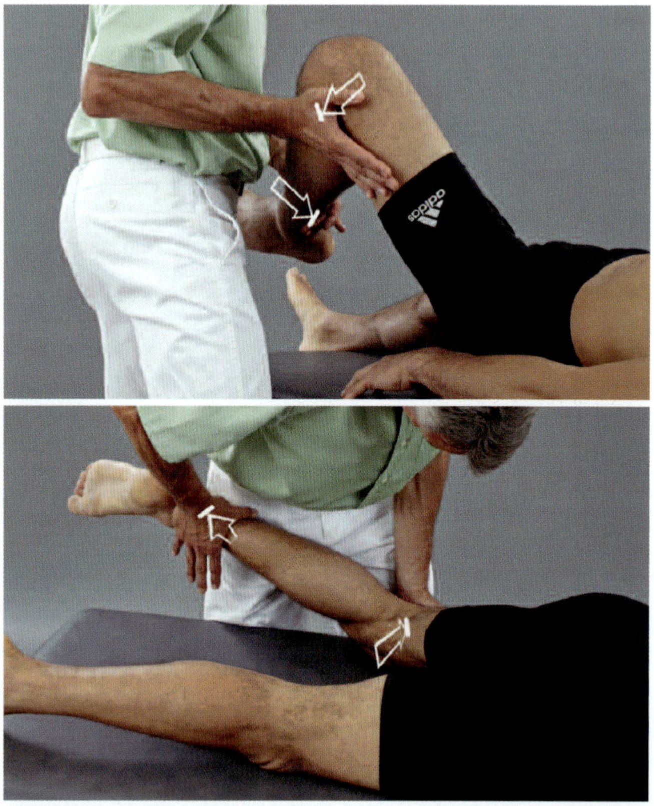

**Abb. 6.175** Alternative Testung der medialen Hamstrings bei gleichzeitiger Abduktion (Piriformiskontraktion). Die Provokationsposition in Rückenlage ähnelt dem Sartoriustest; bei Hyporeaktion des Sartorius ist also auch ein möglicher Engpass im Piriformis in Betracht zu ziehen (oben). In Bauchlage müssen Kniestreckung (Hamstrings) und Außenrotation (Piriformis) kombiniert werden (unten).

Häufig geht ein Piriformissyndrom mit einer Subluxation des Fibulaköpfchens (meist nach dorsal) einher. Sie ist sicherlich mit einer veränderten lateralen Stabilisierung des Kniegelenks durch den M. gluteus maximus erklärbar.

## Therapie

Die Behandlung des Piriformissyndroms beginnt mit einer Korrektur der Beckenläsionen (meist Kategorie 2 mit anteriorem Ilium) und der assoziierten Wirbelebenen inkl. der Lovett-Partner.

Danach müssen alle gefundenen Muskeldysbalancen behoben werden. Zuerst wird das Störungsmuster des M. piriformis behandelt. Hier zeigt sich meist ein Strain-Counterstrain-Muster, das sich durch Annähern von Ursprung und Ansatz des Muskels (bis die Schmerzen in palpablen Arealen nachlassen) korrigieren lässt. In diesem Fall findet sich oft ein hyporeaktiver M. gluteus maximus, der dann eine Ursprungs-Ansatz-Technik (oder die 7-FVSS) zur Stärkung benötigt. Das zugehörige Fascial-Flush-Muster kann im M. gluteus medius oder M. tensor fasciae latae auftreten.

Kompliziert wird die Suche nach einem hyporeaktiven Partner für den M. piriformis im Strain-Counterstrain-Zustand, wenn der M. gluteus maximus normoreaktiv ist. In diesem Fall liegt meist keine Kategorie-2-Beckenläsion vor. Als hyporeaktive Muskeln kommen die Mm. gemellus superior, obturatorius internus, gemellus inferior und quadratus femoris in Betracht. Bei der Testung ist eine Differenzierung zwischen den Gemelli und dem Obturatorius internus nicht möglich. Die Therapie erfolgt nach den üblichen Regeln.

Wenn ein Fascial-Flush-Muster im M. piriformis vorhanden ist, muss der Muskel in voller Innenrotation des Oberschenkels hart ausmassiert werden. Akupunktur und postisometrische Relaxation können ebenfalls hilfreich sein. Diese Piriformisstörung ist meist mit einem hyporeaktiven M. tensor fasciae latae und einem Strain-Counterstrain-Muster im M. gluteus medius assoziiert.

Nach der muskulären Behandlung der Piriformisstörung sollten alle Muskeln normoreaktiv sein und auch durch Laufen und Hüpfen nicht wieder dysreaktiv werden. Tritt nach erneuter Belastung wieder eine (Muskel-)Störung, Schmerzverstärkung oder Sensibilitätsstörung ein, wird teilweise die Stabilisierung des Iliosakralgelenks für ca. 4–6 Wochen mit einem Beckengurt empfohlen (Leaf 1995). Die Verordnung eines Beckengurts macht Leaf davon abhängig, ob sich der Priener Abduktionstest (bei 90° flektierter Hüfte) ebenso wie die Hüftinnen- sowie -außenrotation deutlich verbessert, wenn beide Beckenschaufeln durch eine Hilfsperson komprimiert werden. Bei diesem Test wird in Rückenlage des Patienten mit 90° flektierter Hüfte und 90° flektiertem Knie die Innen- und Außenrotation der Hüfte geprüft.

Andererseits fanden Hu et al. (2012), dass ein Beckengurt die Aktivität des M. transversus abdominis reduziert, der wiederum für die Stabilität des SIG mitverantwortlich ist, neben dem M. obliquus abdominis, dem M. multifidus, dem sakrospinalen System und der Beckenbodenmuskulatur (Vleeming et al. 2012, Van Wingerden et al. 2004). Es muss daher immer therapeutische Priorität haben, diese muskuläre Stabilisierung zu verbessern, was am besten mit Übungen mit Swingstab und Therapiekreisel sowie Schwingplatte gelingt (➤ Kap. 7.14.3). Nur wenn der ligamentäre und muskuläre Schmerz bei zu schwacher Muskulatur, die im Sinne einer Fehladaptation hyperton und schmerzhaft geworden ist, diese Übungen nicht erlaubt, müssen zunächst Hilfsmittel wie lokale Injektionen und evtl. ein Beckengurt angewandt werden.

Zum Teil sind ligamentäre Störungen im Bereich des Iliosakralgelenks vorhanden, die nach dem „Law of the Ligaments" diagnostiziert und behandelt werden können. Hier sei nochmals daran erinnert, dass Zink, Mangan, Vitamin C und Vitamin $B_6$ gute Dienste leisten und die Regeneration der Bänder unterstützen können. Der Ligament-Interlink-Partner des Iliosakralgelenks ist die kontralaterale Okzipitalregion (Linea nuchalis) und das kontralaterale Kiefergelenk (➤ Abb. 6.4d).

Da sich nach einer länger bestehenden Nervenkompression eine Muskelatrophie entwickeln kann, ist das Training der betroffenen Muskeln immer sinnvoll (Garten 2012, Kap. 11).

**CHECKLISTE 6.21**

**Piriformissyndrom**

**Anatomie**

Der M. piriformis zieht durch das Foramen ischiadicum majus und begrenzt zwei weitere Foramina (Nervendurchtrittsstellen):

- **Foramen suprapiriforme (kranial)**
  - N. gluteus superior (L4–S1): versorgt M. gluteus medius, M. gluteus minimus und M. tensor fasciae latae, d. h. alle Hüftabduktoren
- **Foramen infrapiriforme (kaudal)**
  - N. gluteus inferior (L5–S2):
    Motorische Äste zum M. gluteus maximus
    Sensible Äste zur dorsalen Hüftgelenkkapsel und zum kranialen Schenkelhals
  - N. ischiadicus (L4–S3)
    *Motorisch*:
    - M. gemellus superior
    - M. obturatorius internus
    - M. gemellus inferior
    - M. quadratus femoris
    - Hamstrings
    - M. adductor magnus, ischiokruraler Teil
    - alle Unterschenkel- und Fußmuskeln (als N. peroneus und N. tibialis)

    *Sensorisch*:
    - dorsale Hüftgelenkkapsel
    - Haut am lateralen Unterschenkel (bis zur vorderen Tibiakante) und am dorsalen Unterschenkel
    - Haut im ganzen Fußbereich, bis auf einen Streifen über dem medialen OSG und über der Fußwurzel (N. saphenus)
  - N. cutaneus femoris posterior (S1–S3) mit sensiblen Ästen:
    - Nn. clunium inferiores: distale Gesäßhaut
    - Nn. perineales: Damm- und Schamregion
    - Endäste: Oberschenkelrückseite
  - N. pudendus (S1–S4)
    Motorisch: Beckenbodenmuskulatur, Muskeln des Perineums, M. sphincter urethrae externus und M. sphincter ani externus
    Sensibel: Perineum, Anus, äußere Geschlechtsorgane
    Parasympathisch (angelagerte Fasern der Nn. splanchnici pelvici): Erektion

**Ursachen**

- Hyporeaktion des Gluteus maximus
- Hyporeaktion der Außenrotatoren (Gemelli, Obturatorius internus, Quadratus femoris), verbunden mit Strain-Counterstrain-Muster im Piriformis (übernimmt Stabilisierung des ISG)
- Hypertrophie des Piriformis kann Kompression verstärken.
- Myofaszialer Hypertonus des Piriformis durch inhibierte Hüftinnenrotatoren möglich (TFL, Adduktoren, Psoas)
- Spondylogen reflektorischer Hypertonus bei L5-Läsion und SIG-Instabilität
- Organbezug zu den Reproduktionsorganen kann zu Dysfunktionen führen: Hyporeaktion auf einer Seite, Hypertonus auf der kontralateralen Seite.

**Symptome**

**N. gluteus superior**

- Einschränkung der Hüftabduktion
- Trendelenburg-Zeichen: Absacken der Hüfte auf der betroffenen Seite beim Gehen
- Duchenne-Zeichen: Oberkörperschwünge zur paretischen Seite beim Gehen

**N. gluteus inferior**

- Schwäche des M. gluteus max.
- Mit dem betroffenen Bein kann nicht mehr vom Sitzen aufgestanden werden und Schrittführung beim Treppensteigen ist ebenfalls nicht möglich.
- Kategorie-2-Beckenläsion mit anteriorem Ilium

**N. ischiadicus**

- Einschränkung der Kniebeugung
- Schmerzen im Nervenverlauf
- Fußinstabilität
- Sensibilitätsstörung in Unterschenkel und Fuß

**N. pudendus**

- Beckenbodeninsuffizienz
- Störung der Sexualfunktion
- Symptome sind sehr variabel und werden oft durch Belastung und unterschiedliche Körperpositionen verstärkt.

**Diagnostik**
- Keine (oder sehr selten) antalgische Fehlhaltung
- Kategorie-2-Beckenläsion mit funktioneller Beinverlängerung und typischem Gangbild, oft in Zusammenhang mit einer Kategorie-3-Beckenläsion
- SIG-Instabilität führt z. T. zusätzlich zu einer pseudoradikulären Symptomatik, dann kann Kompression der Beckenschaufeln den Piriformis im Test normalisieren (spondylogener Hypertonus).
- Hyporeaktive zugeordnete Muskeln können durch passive Verkürzung des Piriformis (Außenrotation des Femurs) stark werden.
- Blocklagerung wie für Kategorie-3-Beckenläsion (➤ Kap. 3.2.5) kann hyporeaktive Muskeln normalisieren.
- Werden starke Muskeln durch das Piriformissyndrom beeinträchtigt, können sie bei isometrischer Kontraktion des Piriformis im Test schwach sein.
- Das gleichseitige Fibulaköpfchen ist oftmals nach dorsal subluxiert.

**Therapie**
- Beckenläsionen korrigieren (inkl. lumbaler vertebraler Dysfunktionen und Lovett-Partner)
- Behandlung aller Muskeldysbalancen: Glutealmuskeln, synergistische Außenrotatoren, antagonistische Innenrotatoren
- M. piriformis (Strain-Counterstrain- oder Fascial-Flush-Muster), Links-Rechts-Antagonismus behandeln, alle Formen können vorkommen.
- Laufen, Hüpfen, Springen sollten nicht zum Rezidiv führen; wenn doch, Trainingstherapie der stabilisierenden Muskulatur: autochtone Rückenmuskulatur, Abdominalmuskulatur, Beckenboden.
- In Ausnahmefällen Beckengurt, wenn Training schmerzbedingt oder durch andere Ursachen nicht möglich ist.
- Ligament-Interlink-Behandlung der kontralateralen Subokzipitalregion oder des Kiefergelenks
- Orthomolekulare Therapie mit Vit. $B_3$, $B_5$, $B_6$, Vit. C, Zink und Mangan bei ligamentärer Instabilität im Kontext von Stresssyndromen („emotional backache" nach Goodheart, Garten und Weiss 2007, Kap. 16.5.6)
- Trainingsprogramm zur Stabilisierung der Muskulatur (s. o.)

### ❷ Kompression des N. ischiadicus distal des M. piriformis

Auch nach Durchtritt durch das Foramen ischiadicum majus ist der N. ischiadicus anfällig für eine funktionelle Kompression. So können Triggerpunkte oder andere muskuläre Verhärtungen in den Mm. gemelli, obturatorius internus und quadratus femoris den N. ischiadicus bei bestimmten Hüftpositionen (Flexion) oder Hüftaktivitäten (meist Drehung bei sportlichen Übungen – z. B. Golfschwung) funktionell komprimieren.

Nachdem er den M. quadratus femoris überquert hat, zieht der N. ischiadicus im proximalen Oberschenkeldrittel zwischen den M. adductor magnus und den langen Kopf des M. biceps femoris. Beide Muskeln können eine funktionelle Einklemmung des Nervs verursachen.

#### Symptome und Diagnostik

Bei einer distalen Kompression des N. ischiadicus fehlen die oben beschriebenen Symptome der anderen Nerven, die durch das Foramen ischiadicum majus ziehen.

Als Testmuskel eignet sich der M. extensor hallucis longus. Ist er gleich zu Beginn hyporeaktiv, kann sich dies bei der Testung mit passiver Oberschenkeladduktion (Entspannung des Adductor magnus) bzw. mit passiver Kniebeugung (Entspannung des Biceps femoris) ändern. Zeigt sich als Ausgangsbefund eine Normoreaktion, kann durch gleichzeitige isometrische Kontraktion der Adduktoren bzw. der lateralen Hamstrings während des Tests des M. extensor hallucis letzterer eine funktionelle Schwächung zeigen.

#### Therapie

Alle gestörten Muskelmuster müssen isoliert und behandelt werden. Durch eine hyporeaktive Störung der Hamstrings kann es zu einer Kategorie-2-Läsion kommen. Zusätzlich findet sich oft eine Subluxation des Fibulaköpfchens. Beide Störungen müssen korrigiert werden.

## 6.9.11 Nervenkompressionen im Bereich des Kniegelenks

Die beiden Endäste des N. ischiadicus können bei einer hohen Teilung schon im kleinen Becken getrennt voneinander verlaufen. Spätestens beim Übergang in die Fossa poplitea hat die Aufteilung in den N. tibialis und den N. peroneus communis stattgefinden. Beide Einzelnerven können jeweils auf ihrem weiteren Weg komprimiert werden.

### ❶ Popliteussyndrom

Beim Popliteussyndrom wird das aus N. tibialis, A. und V. poplitea bestehende Gefäß-Nerven-Bündel im Bereich der Kniekehle komprimiert. Von der Kompression sind meist nur die Gefäße betroffen, da der Nerv durch das Fettgewebe in seinem Gleitlager gut geschützt ist.

#### Anatomie

In der Kniekehle liegt der N. tibialis unter der Faszie, während ihm in der Tiefe medial die V. poplitea und dann die A. poplitea folgt. Schon proximal der Kniekehle verlässt der N. cutaneus surae (lat. und med.) den N. tibialis, um die Haut im lateralen Wadenbereich und am lateralen Fußrand sensibel zu versorgen. Vom N. tibialis wird auch die Haut an der Ferse (R. calcaneus), an der Fußsohle (Rr. digitales plantares) und distal auf den Zehenrücken innerviert. In der Kniekehle gibt er mehrere Rr. articulares ab. Distal der Fossa poplitea verläuft er zwischen dem M. soleus und dem M. popliteus, wobei der M. popliteus den Nerv von unten gegen den Druck der hinteren Tibiakante abpolstert (➤ Abb. 6.176). In dieser Höhe gehen Muskeläste zu den Mm. gastrocnemius, soleus, plantaris und popliteus ab. Den sensiblen N. interosseus cruris entsendet der N. tibialis zu den Unterschenkelknochen und den Gefäßen im dorsalen Bereich. Neben den Wadenmuskeln versorgt der N. tibialis alle langen Fuß- und Zehenbeuger, die ihren Ursprung dorsal und medial an der Tibia haben. Im weiteren Verlauf innerviert er auch alle kleinen Fußmuskeln, außer den Zehenextensoren auf dem Fußrü-

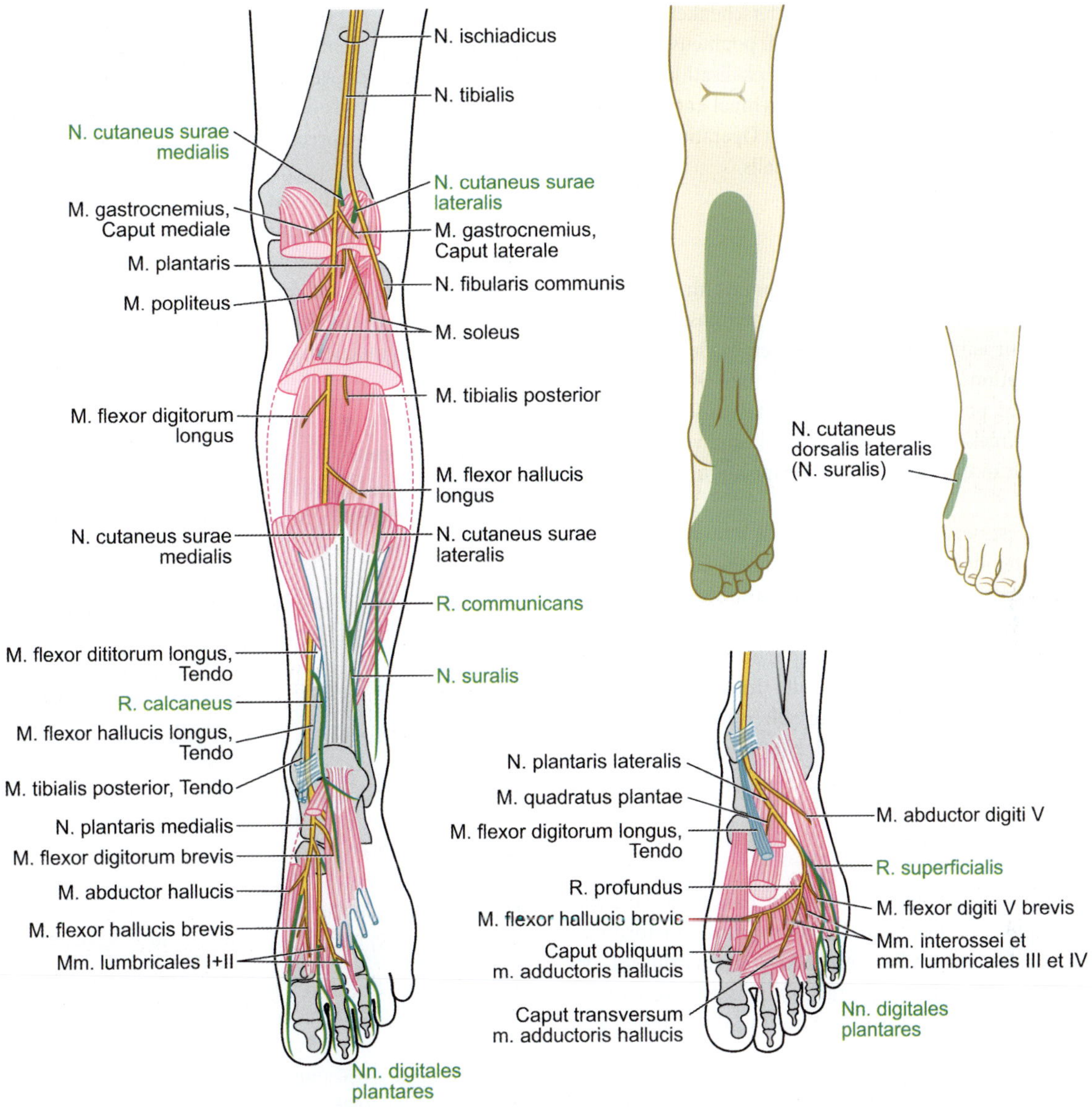


**Abb. 6.176** Engpässe des N. tibialis im Bereich des M. popliteus und des hinteren Tarsaltunnels (nach Mumenthaler et al. 2007)

cken (N. peroneus). Der N. tibialis zieht dann in der tiefen Flexorenloge nach distal, wo er den Innenknöchel (Malleolus medialis) erreicht, und von dort weiter zum Fuß.

## Symptome

Eine Kompression des N. tibialis oberhalb der Abgänge seiner Äste zu den kurzen Fußmuskeln, also vom proximalen Unterschenkeldrittel bis hoch zum N. ischiadicus, führt zur Abflachung des Fußlängsgewölbes (M. tibialis posterior), der Zehenstand ist nicht möglich, die Zehen können nicht eingekrallt werden und die Kniebeugung ist weniger kraftvoll. Das Knie weist eine dorsale Instabilität (Hyperextension) auf.

Eine funktionelle Kompression des N. tibialis ist eigentlich nur im Bereich zwischen M. soleus und M. popliteus möglich. Sie ist aber eher selten. Meist kommt es infolge einer Gefäßirritation in der Kniekehle eher zu vaskulären Symptomen. Durch übermäßiges Training können die Kniekehlenmuskeln hypertrophieren und zuallererst die Gefäße komprimieren. Wadenmuskelkrämpfe, schnelle Ermüdbarkeit und manchmal Parästhesien an der Fußsohle (nach dem Laufen oder wiederholten Sprüngen) sind die Folge. Langfristig kann sich schon bei geringerer Belastung eine Claudicatio-Symptomatik einstellen. Auch Unterschenkelödeme sind möglich. Betroffen sind meist gut trainierte Athleten.

## Ursache

Durch ein Hyperextensionstrauma kann sich die hintere Tibiakante nach dorsal verschieben, was zu einer Schwäche des M. popliteus führt. Im weiteren Verlauf kann sich zusätzlich ein Hypertonus im Sinne eines Strain-Counterstrain-Musters entwickeln. Auch eine plötzliche Drehung (Außenrotation) des Unterschenkels gegen den Oberschenkel kann eine Hyporeaktion des M. popliteus auslösen.

BAKER-Zysten sind je nach Größe und Lokalisation imstande, das Gefäß-Nerven-Bündel zu irritieren. Manchmal kommt es auch durch eine Staumanschette (für Blutleere bei Operationen am Unterschenkel) zu einer Druckläsion des N. tibialis.

## Diagnostik

In der Kniekehle finden sich oftmals Tenderpoints im M. popliteus oder in einem der beiden Köpfe des M. gastrocnemius. Der Puls der A. tibialis posterior kann dorsal des medialen Malleolus wird bei aktiver Innenrotation des Unterschenkels bei 90°-Knieflexion (Kontraktion des M. popliteus) schwächer zu tasten sein. Wenn der N. tibialis in der Kniekehle komprimiert wird, sind vorher normoreaktive Zehenflexoren in dieser Testposition hyporeaktiv (➤ Abb. 6.177).

Im Muskeltest ist der M. popliteus oftmals schwach. Zeigt sich nach der Korrektur der Schwäche zusätzlich ein Strain-Counterstrain-Muster, ist das zugehörige Fascial-Flush-Muster in einem der Quadrizepsköpfe zu finden.

Auch ein Fascial-Flush-Muster des M. popliteus kann zur Kompression des Gefäß-Nerven-Bündels in der Kniekehle führen. in dem Fall sind die lateralen Hamstrings die schwachen Partner, während die medialen Hamstrings oft ein Strain-Counterstrain-Muster aufweisen.

## Therapie

Der M. popliteus muss so behandelt werden, dass er im Test wieder normoreaktiv ist und keine anderen Propriozeptorstörungen mehr vorliegen. Auch seine Partnermuskeln (Hamstrings, Gastrocnemius, Soleus, Quadriceps, Gracilis) müssen normalisiert werden (Ursprungs-Ansatz-Technik, Strain-Counterstrain, Fascial-Flush).

Da bei ca. 14 % der Menschen ein Kopf des M. popliteus am Fibulaköpfchen ansetzt (Gray 2000) und es nach posteromedial hält, kann eine Popliteusschwäche die Subluxation des Fibulaköpfchens nach ventral begünstigen. Diese Subluxation muss ebenfalls behandelt werden. Manchmal besteht auch eine Subluxation des Tibiakopfs nach ventral oder dorsal mit Torsionskomponenten, die entsprechend dem Challenge-Befund korrigiert werden muss.

Bei einer Baker-Zyste, die auch nach Korrektur der Kniestrukturen weiter besteht, kann ein Therapieversuch mit orthomolekularen Substanzen gestartet werden, die antientzündlich und abschwellend wirken, um damit das Gefäß-Nerven-Bündel zu befreien. Ab einer gewissen Größe der Baker-Zyste ist eher eine Punktion bzw. eine Operation indiziert.

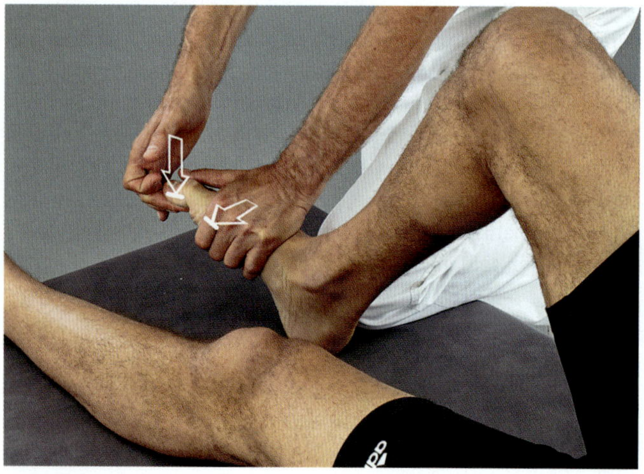

**Abb. 6.177** Testung der Mm. flexores hallucis (longus und brevis) bei gleichzeitiger Kontraktion des M. popliteus

### CHECKLISTE 6.22
**Popliteussyndrom**

Es handelt sich um eine Kompression des Gefäß-Nerven-Bündels (N. tibialis, A. und V. poplitea) in der Kniekehle, die meist nur die Gefäße betrifft, da der N. tibialis durch ein Fettpolster gut geschützt ist.

**Anatomie**

In der distalen Kniekehle verläuft der N. tibialis zwischen M. plantaris und M. soleus (oberflächlich) und dem M. popliteus in der Tiefe.

*Motorisch:*
- Muskeläste für Mm. gastrocnemius, soleus, plantaris, popliteus und tibialis posterior (in der Kniekehle)
- Muskeläste für lange Fuß- und Zehenflexoren (weiter distal)

*Sensorisch:*
- Hautäste für dorsale Wade und Fußsohle ab Ballen
- N. interosseus cruris mit sensiblen Fasern für Unterschenkelknochen und dorsale Gefäße

**Ursachen**
- Hyperextensionstrauma
- Pressschlag beim Fußball
- Baker-Zysten
- Unterschenkelblutleere für Operationen
- (funktioneller) Hypertonus des M. popliteus

**Symptome**
- Abflachung des Fußlängsgewölbes
- Zehenstand und Zehenbeugung erschwert
- Knieinstabilität (dorsal)
- Gefäßsymptome, Wadenkrämpfe, schnelle Ermüdbarkeit, Fußsohlenparästhesien, Claudicatio-Symptomatik (oft bei gut trainierten Athleten mit hypertrophen Wadenmuskeln)

**Diagnostik**
- Anamnese (Trauma)
- Tenderpoints im M. popliteus oder/und M. gastrocnemius
- Pulsabschwächung der A. tibialis posterior hinter dem Innenknöchel bei aktiver Unterschenkelinnenrotation (in 90°-Knieflexion)
- Bei Beteiligung des N. tibialis werden normoreaktive Zehenbeuger in dieser Testposition hyporeaktiv.
- M. popliteus oft hyporeaktiv bzw. mit Strain-Counterstrain-Muster oder myofaszialem Hypertonus

**Therapie**
- Muskeldysbalancen korrigieren
- Subluxation von Fibulaköpfchen und Tibiakopf (nach dorsal oder anterior mit Torsionskomponenten) korrigieren
- Baker-Zyste behandeln (Punktion, OP, Ursachensuche)

## ❷ Kompression des N. peroneus [fibularis]: Peroneus-Tunnelsyndrom

In der älteren Literatur findet man für alle Muskeln und Nerven, die in einem direkten Zusammenhang mit der Fibula stehen, als gleichwertige Synonyme die Bezeichnungen „fibularis" und „peroneus". In neueren Versionen der Terminologia Anatomica hat sich ausschließlich die Bezeichnung „fibularis" etabliert. Im folgenden Text wird jedoch einheitlich die Bezeichnung „peroneus" verwendet.

### Anatomie

**N. peroneus communis**

Nach seiner Abspaltung vom N. ischiadicus verläuft der N. peroneus communis am medialen Rand des M. biceps femoris zum Caput fibulae. Hier liegt er direkt auf dem Periost des Fibulaköpfchens. Zwischen dem fibularen und dem tibialen Ursprung des M. peroneus longus zieht der N. peroneus communis zunächst weiter und teilt sich dann in den N. peroneus superficialis (innerviert die Mm. peronei) und den N. peroneus profundus auf, der nach Durchtritt durch das Septum intermusculare cruris anterius die Extensorengruppe innerviert.

Schon in der Kniekehle zweigen vom Nervenstamm Rr. articulares für das Kniegelenk und der N. cutaneus surae lateralis ab, der die Haut im lateralen Unterschenkelbereich bis hinunter zum Außenknöchel versorgt. In Höhe der Achillessehne vereinigt sich dieser laterale Hautnerv mit dem N. cutaneus surae medialis zum N. suralis.

Bei einer Lockerung der Bänder kann sich das Fibulaköpfchen nach dorsal und lateral verschieben und dadurch Druck auf den N. peroneus communis ausüben. Das führt meist zunächst zu Störungen der vom N. peroneus profundus versorgten Muskeln.

Das Peroneus-Tunnelsyndrom ist zwar durch den Verlauf des N. peroneus communis hinreichend erklärbar, da aber auch funktionelle Kompressionen der Endäste auftreten können, ist die Beschreibung der Nn. peronei superficialis und profundus ebenfalls von Bedeutung.

**N. peroneus superficialis**

Dieser Nerv zieht am Vorderrand der Mm. peronei longus und brevis auf der Fibula nach distal und versorgt beide Muskeln. In einem Viertel der Fälle geht ein N. peroneus accessorius aus dem N. peroneus superficialis hervor, der die sonst vom N. peroneus profundus innervierten Mm. extensores digitorum breves z. T. allein, z. T. mit diesem gemeinsam versorgt. Zwei Hautnerven (N. cutaneus dorsalis medialis und N. cutaneus dorsalis intermedius) übernehmen die sensible Versorgung des anterolateralen Unterschenkels und der Haut auf dem Fußrücken und von vier Zehen (außer der Kleinzehe).

**N. peroneus profundus**

Nach seinem Abgang aus dem N. peroneus communis zieht dieser Nerv um die Fibula nach anterior, tritt dort durch das Septum intermusculare cruris anterius und gelangt so auf die Vorderfläche der Membrana interossea, die sich zwischen Fibula und Tibia befindet. M. tibialis anterior und M. extensor hallucis longus bedecken den Nerv, der in Begleitung der A. und V. tibialis anterior nach distal zieht. Motorisch versorgt er alle langen Streckmuskeln des Sprunggelenks und der Zehen durch Nervenäste, die oberhalb des Sprunggelenks abzweigen (Mm. tibialis anterior, extensor digitorum longus, extensor hallucis longus und, sofern vorhanden, M. peroneus tertius).

Vor dem oberen Sprunggelenk zieht der N. peroneus profundus unter dem Retinaculum mm. extensorum zum Fußrücken, wo er die Mm. extensor hallucis brevis und extensor digitorum brevis innerviert. Dort besteht die Möglichkeit eines vorderen Tarsaltunnelsyndroms (➤ Abb. 6.178).

### Ursachen

Der N. peroneus communis kann durch seine oberflächliche Lage häufig von außen komprimiert werden. Druckläsionen über dem Fibulaköpfchen (➤ Abb. 6.178) können durch Sitzen mit übergeschlagenen Beinen, falsche Lagerungstechnik bei medizinischen Eingriffen, zu hoch angelegte Gipsverbände, Tätigkeit in kniender Position, durch ein direktes Knietrauma, aber auch durch Distorsionen des oberen Sprunggelenks (Provokation einer Subluxation des Fibulaköpfchens) ausgelöst werden.

Eine funktionelle Schwäche der Mm. peronei ist häufig mit Fibulaköpfchenläsionen verbunden, meist mit einer Subluxation nach dorsal. Bei weiterer Verlagerung des Fibulaköpfchens, auch nach proximal, tritt zusätzlich eine Kompression des N. peroneus profundus im Bereich des Septum intermusculare cruris anterius mit einer charakteristischen Fußheberschwäche auf.

Anamnestisch geben die Patienten Unfälle mit Verletzung des Kniegelenks, aber auch des Fußes an. In allen Fällen ist eine Läsion des N. peroneus communis möglich, da die anatomischen Verhältnisse nicht konstant sind und sich das Fibulaköpfchen immer verlagern kann.

6

**Fallbeispiel 21 (HG)**

**Fußheberschwäche**

Ein 62-jähriger Patient kam mit Fußheberschwäche rechts in die Praxis. Anamnestisch bestand sie seit einer Bergtour vor einem Jahr, als er eine Stunde lang auf einem nach links abschüssigen Pfad unterwegs war. In der neurologischen Ambulanz der Universitätsklinik war eine intensive Borreliendiagnostik durchgeführt worden, die jedoch seronegativ war (IgM, IgG); ein LTT wurde nicht gemacht.

**Diagnostik**

Fremddiagnose: „Verdacht auf eine selektive borrelieninduzierte Neuropathie"

Befund: schwache Mm. peronei und tibialis anterior (Stufe 1 nach British Medical Research Council [BMRC], ➤ Tab. 2.6). Bei Mobilisation war das Fibulaköpfchen extrem schmerzhaft mit harter Barriere nach distal. Nicht gehaltener Challenge der Fibula nach proximal führt zu Dysreaktion des normoreaktiven M. tibialis posterior (NIM). Ein Challenge des Fibulaköpfchens nach distal bewirkte keine Veränderung an den Fußhebern, da der Nerv nach dieser langen Zeit bereits strukturell geschädigt war.

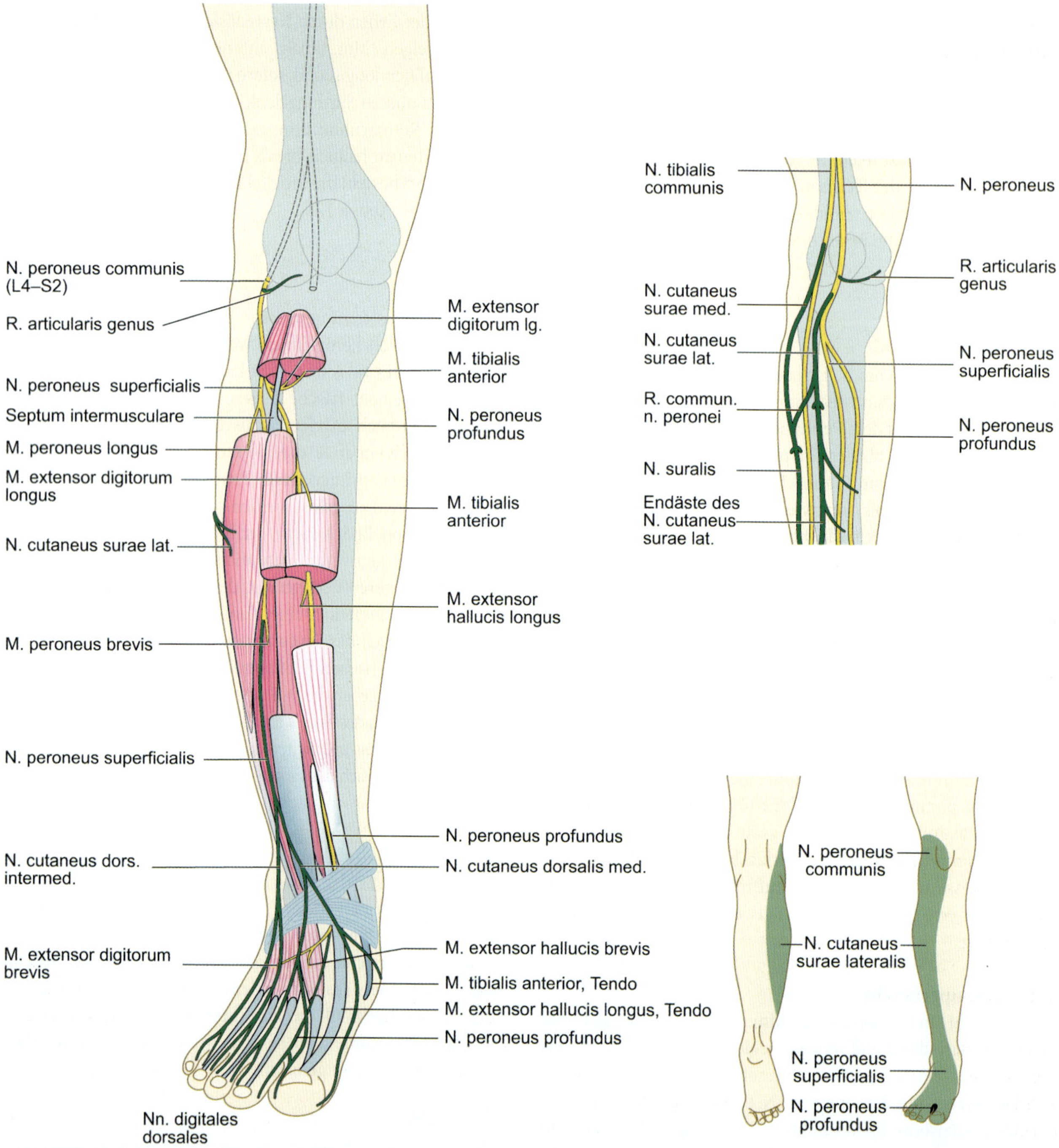


**Abb. 6.178** Engpass(stellen) des N. peroneus am Fibulaköpfchen und im Bereich des dorsalen Tarsaltunnels (nach Mumenthaler et al. 2007)

### Therapie

Mehrfache Mobilisation des Fibulaköpfchens nach distal (5 Sitzungen in einwöchigem Abstand). Innerhalb eines Jahres kam es zur vollständigen Rehabilitation der Fußheberschwäche.

### Kommentar

Die proximale Verlagerung war durch die einstündige Eversionsbelastung des rechten Fußes entstanden und inzwischen hatte sich eine Neurapraxie (Stadium 2–3) entwickelt.

## Symptome

Bei einer vollständigen Peroneusparese fallen alle langen dorsalen Fuß- und Zehenstrecker, die kurzen Zehenextensoren sowie die Mm. peronei aus. Auf dem Fußrücken (bis auf die Haut über dem Os metatarsale V und dem kleinen Zeh) treten Sensibilitätsstörungen auf, manchmal auch am distalen lateralen Unterschenkel. Der laterale Unterschenkel wird sensibel vom N. cutaneus surae lateralis versorgt, der schon in der Kniekehle vom Hauptnerv abzweigt. Die Patienten zeigen einen ausgeprägten Steppergang, wobei sie meist zuerst mit dem Fußaußenrand aufsetzen. Die Gefahr, dass sie über den hängenden Fuß stolpern, ist groß.

Bei einer funktionellen Kompression des N. peroneus communis durch eine dorsolaterale Abweichung des Fibulaköpfchens sind zuerst die Muskeln betroffen, die der N. peroneus superficialis innerviert. Diese Kompression geht noch nicht mit einer Muskelschwäche, sondern nur mit einer funktionell relevanten Hyporeaktion der Peroneusgruppe einher: Die Patienten klagen über gehäufte Distorsionen, speziell bei einem Supinationstrauma, über Schmerzen am Fibulaköpfchen und manchmal über Parästhesien an der distalen Unterschenkelaußenseite bzw. auf dem Fußrücken. Diese Dysfunktion wird auch bei vielen Leistungssportlern, vor allem Fußball-, Volleyball- und Basketballspielern, häufig nicht erkannt.

Wenn das Fibulaköpfchen weiter nach posterior und evtl. kranial wandert, wird auch der N. peroneus profundus geschädigt, die von ihm versorgten Muskeln (M. tibialis anterior, M. extensor hallucis longus, M. peroneus tertius, M. extensor digitorum longus) werden dann im Test hyporeaktiv.

Über dem lateralen oder auch dem medialen Kopf des M. gastrocnemius findet sich oft ein tastschmerzhaftes Areal, das sich bei passiver Annäherung des Fibulaköpfchens an die Tibia bessert. Dabei handelt es sich viel häufiger um Tenderpoints bei einem bestehenden Strain-Counterstrain-Muster des M. gastrocnemius als um die typischen Triggerpunkte nach Travell (Travell und Simons 1992). Damit geht häufig eine Hyporeaktion der lateralen Hamstrings einher.

## Diagnostik

Erst wenn die funktionelle Kompression des N. peroneus communis stark genug war und lange genug bestand, zeigen sich sofort die beschriebenen Muskelschwächen. Beim Gangbild fällt die Hängefußposition in der Schwungphase auf, während eine Schwäche der Plantarflexoren zu einer vermehrten Falltendenz mit Eversionsschwäche führt. Der Patient setzt einen Fuß nicht mit dem lateralen Drittel der Ferse, sondern mit dem Fußaußenrand auf. An der Schuhsohle findet sich im Bereich der Fußspitze ein verstärkter Abrieb.

**Provokationsposition**

Wenn sich bei Verdacht auf ein Peroneus-Tunnelsyndrom keine eindeutige Muskelschwäche oder Parästhesie zeigt, kann man sie durch einen statischen Challenge provozieren. Dazu wird das Fibulaköpfchen von anterior nach posterior gedrückt, sodass es auf der Tibia nach posterior lateral wandert. Das führt dazu, dass der N. peroneus communis bei einer bestehenden Instabilität gedehnt wird, wodurch Parästhesien und die dazugehörige Muskelschwäche auftreten. Als Testmuskel ist hierfür besonders der M. extensor hallucis longus oder brevis geeignet (➤ Abb. 6.179a).

**Entlastungsposition**

Eine bereits bestehende Hyporeaktion der Fußextensoren wird gebessert, wenn die Fibula beim Muskeltest von posterior lateral nach anterior medial bewegt wird. Das gelingt am einfachsten mit dem hyporeaktiven Extensor hallucis (➤ Abb. 6.179b). Für die sprunggelenkstabilisierenden Muskeln, die mit beiden Händen getestet

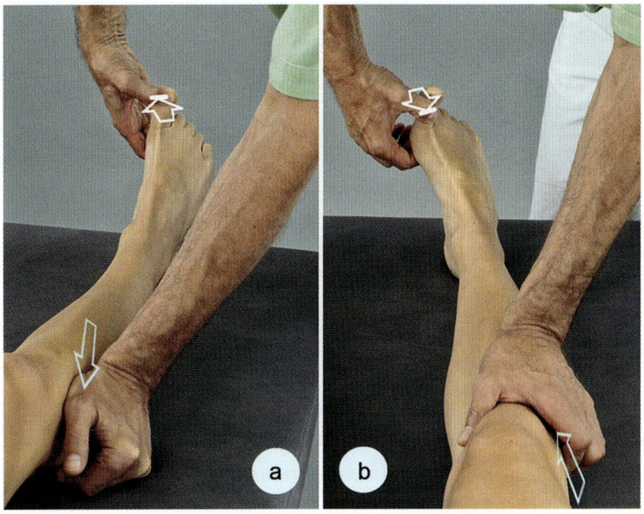


**Abb. 6.179** Gehaltener Challenge:
a. Test des M. extensor hallucis longus bei gleichzeitiger Verlagerung des Fibulaköpfchens nach posterolateral
b. Test des M. extensor hallucis brevis bei gleichzeitiger Verlagerung des Fibulaköpfchens nach anteromedial und distal (durch den Patienten oder den Behandler)

werden müssen, lassen Sie sich unterstützen: Dazu legt der Patient im Sitzen die Langfinger der gleichseitigen Hand ca. 3–5 cm unterhalb des Fibulaköpfchens großflächig und schmerzfrei auf die Fibula und hakt den Daumen medial an der vorderen Tibiakante ein. Aus dieser Position wird die Fibula nach medial anterior gedrückt. Während der Patient diese Position hält, werden die hyporeaktiven Muskeln stark. Auch der Schmerz in den Gastrocnemiusköpfen lässt in dieser Fibulaposition nach.

Das Peroneus-Tunnelsyndrom wird oft mit einem radikulären Syndrom verwechselt, differenzialdiagnostisch kann auch die Abgrenzung zu einer Kompression des N. ischiadicus schwierig sein.

## Therapie

Zu Beginn der Therapie muss das Fibulaköpfchen korrigiert werden, meist ist das in die Challenge-Richtung nach anterior und leicht medial. Die Richtung lässt sich gut einstellen, wenn der Therapeut seine Hand flach in die Kniekehle des Patienten legt, sodass der Daumen parallel zum lateralen Gelenkspalt liegt und nach anterior zeigt. Mit dem Thenar wird hinter dem Fibulaköpfchen Kontakt aufgenommen. In dieser Ausgangsposition wird das Knie ohne schnelle Bewegung in die volle Flexion geführt. Mit der anderen Hand bewegt der Therapeut mit Kontakt über dem oberen Sprunggelenk den Unterschenkel mehrmals aus der flektierten Ausgangsposition in eine verstärkte Flexion. Er kann auch eine Vorspannung erzeugen und dann eine impulsartige Manipulation des Fibulaköpfchens durchführen.

Eine Manipulation des Fibulaköpfchens nach distal kann notwendig sein, wenn der Entlastungs-Challenge nach anterior und distal positiv war. Legen Sie dazu bei gestrecktem Knie und innenrotiertem Bein Ihre Handkante von proximal an das Fibulaköpfchen und manipulieren Sie es mit hoher Beschleunigung nach distal (➤ Abb. 6.180).

Wenn Muskelstörungen vorliegen, müssen sie behandelt werden. Hier sei nochmals darauf hingewiesen, dass die oben erwähnten

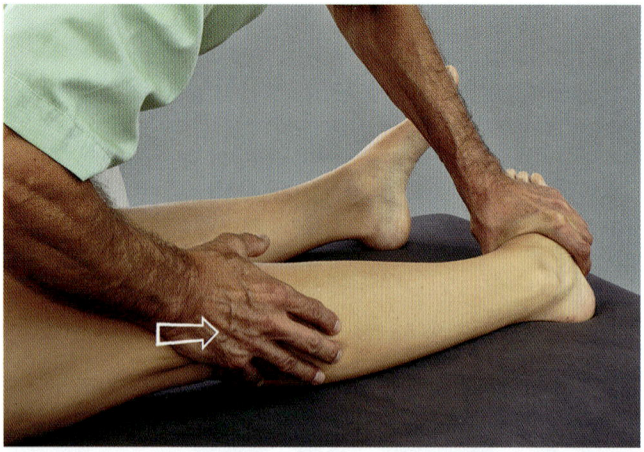

**Abb. 6.180** Manipulation des Fibulaköpfchens nach distal

schwachen Hamstrings mit AK-Methoden in einen normoreaktiven Zustand gebracht werden müssen. Auch das recht häufig vorhandene Strain-Counterstrain-Muster in einem der Gastrocnemiusköpfe bedarf der Therapie. Der Fascial-Flush-Partner ist meist in einem Kopf des M. quadriceps femoris (oft Vastus medialis) zu suchen.

Auch bei einem Popliteussyndrom kann eine Schwäche des Popliteus an seinem fibularen Ursprung zu einer anterolateralen Verlagerung des Fibulaköpfchens führen. Manchmal stehen dann die Symptome des Popliteussyndroms im Vordergrund. Mit dem oben beschriebenen statischen Challenge des Fibulaköpfchens kann man ein latentes Peroneus-Tunnelsyndrom aufdecken.

Gelockerte Bandverbindungen des Fibulaköpfchens benötigen meist Unterstützung. Hierzu eignet sich eine Bandage, die Fibula und Tibia näher zusammenbringt. Konfektionsmäßig hergestellt gibt es solche Bandagen in Deutschland nicht. Da der Stützverband aber meist länger (4–6 Wochen täglich) gebraucht wird, ist es sinnvoll, eine Bandage zu verordnen und durch ein Sanitätshaus anfertigen zu lassen. Es sollte eine gut gepolsterte, ca. 5 cm breite Bandage mit Klettverschluss sein. Sie wird ca. 5 cm unterhalb des Fibulaköpfchens angelegt, sodass sie festen Halt gibt, ohne zu stauen; sie muss täglich (4–6 Wochen lang) getragen werden und wird nur zum Schlafen abgelegt. Ein elastisches Kinesiotape ist ebenfalls sehr gut geeignet, bei sportlichen Aktivitäten ist manchmal ein starres Tape besser.

Der Patient sollte während dieser Zeit die Fibula in der oben beschriebenen Weise zu Hause täglich morgens und abends mit seinen Handflächen mehrmals wiederholt nach anterior mobilisieren.

**CHECKLISTE 6.23**

**Peroneussyndrom**

**Anatomie**

*N. peroneus communis*
- Eintritt in die Peroneusloge in der Kniekehle, wo er direkt der Fibula aufliegt und nach anterior zieht
- Kompressionsmöglichkeit bei Subluxation des Fibulaköpfchens nach dorsolateral

*N. peroneus superficialis*
- Am häufigsten durch dorsolaterale oder proximale Verlagerung des Fibulaköpfchens betroffen
- Motorisch: Plantarflexoren, Mm. peronei longus und brevis; die Mm. extensores breves werden bei 25 % der Menschen durch einen N. peroneus accessorius (aus N. peroneus superficialis) versorgt (sonst N. peroneus profundus)
- Sensibel: lateraler Unterschenkel (distale Hälfte), Fußrücken

*N. peroneus profundus*
- Zieht um die Fibula nach anterior und durch das Septum intermusculare cruris anterius hindurch, bedeckt vom M. tibialis anterior und M. extensor hallucis longus.
- Kompression im Bereich des Septum intermusculare wird bei ausgeprägterer Dislokation des Fibulaköpfchens relevant.
- Motorisch: Dorsalextensoren (M. tibialis anterior, M. extensor digitorum longus, M. extensor hallucis longus) und – wenn vorhanden – M. peroneus tertius
- Unterhalb des OSG (nach Durchtritt durch vorderen Tarsaltunnel): Mm. extensores hallucis brevis und digitorum brevis

**Ursachen**
- Sitzen mit übergeschlagenen Beinen
- Lagerung bei Operationen
- Gipsverbände
- Arbeit im Knien
- Fibulaköpfchenverlagerung bei Eversionstrauma des Sprunggelenks

**Symptome**
- Anfälligkeit für Inversionstraumata (N. peroneus superficialis); keine aktive Pronations-Eversionsbewegung möglich
- Fußheberschwäche (N. peroneus profundus), Steppergang: Hängefußposition in Schwungphase, Aufsetzen des Fußes zuerst mit dem Außenrand; Sohlenabrieb an der Schuhspitze und lateral
- Muskelschwäche erst bei intensiver oder länger anhaltender Kompression
- Schmerzen und Sensibilitätsstörungen über dem Fibulaköpfchen, im distalen lateralen Unterschenkel und Fuß

**Diagnostik**
- Unfallanamnese (Knie und Fuß)
- Funktionell meist primär Hyporeaktion der Mm. peronei, keine eindeutige Schwäche der Fußextensoren
- Schmerzhafte Punkte in den Gastrocnemiusköpfen, die sich bei Annäherung der Fibula an die Tibia bessern („spondylogenes" Reflexgeschehen)
- Evtl. hyporeaktive Hamstrings

*Provokationsposition (für im Test starke Peroneus-versorgte Muskeln):*
- Fibulaköpfchen wird statisch von anterior nach dorsolateral gedrückt.
- Beim Test in dieser Position zeigt sich eine Hyporeaktion dieser Muskeln.

*Entlastungsposition (bei schon bestehender Hyporeaktion):*
- Fibula nach anterior und medial an Tibia herandrücken
- Stärkt hyporeaktive Zehen- und Fußextensoren
- Lindert Schmerzhaftigkeit von Punkten im Gastrocnemius

Differenzialdiagnosen:
- Radikulärsyndrome (L5)
- Lig.-iliolumbale-Syndrom
- Ischiadikuskompression (Piriformissyndrom)

**Therapie**
- Manipulation des Fibulaköpfchens
- Muskeldysbalancen und hyporeaktive Hamstrings korrigieren
- Strain-Counterstrain- (in einem der Gastrocnemiusköpfe) und Fascial-Flush-Muster (in einem der Quadricepsköpfe) behandeln
- Zur Unterstützung: ca. 5 cm breite Bandage 5 cm unter dem Fibulaköpfchen anlegen, dabei Unterschenkelstau vermeiden (Therapiedauer 4–6 Wochen), Tapeverband
- Selbstbehandlung: Patient approximiert das Fibulaköpfchen mehrmals täglich.
- Orthomolekulare Substanzen: Zn, Mn, Vitamin $B_6$, SOD, Vitamin C (nach Test)

### 6.9.12 Kompressionssyndrome im Fußbereich

#### ❶ Vorderes Tarsaltunnelsyndrom

Beim vorderen Tarsaltunnelsyndrom wird der N. peroneus profundus unter dem Retinaculum mm. extensorum inferius komprimiert (➤ Abb. 6.178).

##### Anatomie

Aus der Tiefe der Extensorenloge, wo er zwischen dem M. tibialis anterior und dem M. extensor hallucis longus verläuft, gelangt der N. peroneus profundus vor dem Talus unter das Retinaculum mm. extensorum inferius. Dort kann er bei Fehlposition des Talus nach anterior komprimiert werden. In Begleitung der A. dorsalis pedis zieht er in den Raum zwischen den Metatarsalia I und II, um den Interdigitalraum sensibel zu versorgen. Am Fußrücken gibt er motorische Äste zu den kurzen Zehenstreckern (M. extensor hallucis brevis und M. extensor digitorum brevis) ab.

##### Ursachen

Eine anteriore Dislokation des Talus führt zur Kompression des N. peroneus profundus. Dazu kann es durch das Tragen hochhackiger Schuhe kommen, aber auch nach längerem Bergabgehen, durch ein lokales Trauma oder bei Patienten, die zuerst den Vorfuß aufsetzen (Ballenläufer).

##### Symptome

Die Patienten klagen über Schmerzen oder Parästhesien am Fußrücken und zwischen 1. und 2. Zehe. Oft findet sich eine Schwäche der kurzen Zehenextensoren. Da sich sekundär Knie-, Hüft- und/oder Wirbelsäulenschmerzen entwickeln können, wird die eigentliche Ursache im Fußbereich häufig übersehen.

##### Diagnostik

Die anamnestischen Angaben des Patienten führen zur Verdachtsdiagnose „vorderes Tarsaltunnelsyndrom". Bei der Palpation lässt sich oft ein tiefer Schmerz im Interdigitalraum zwischen dem 1. und 2. Mittelfußstrahl auslösen. In Neutralposition des oberen Sprunggelenks sind die kurzen Zehenextensoren im Test meist stark.

Erst bei der Nachtestung mit voller Plantarflexion wird eine Schwäche provoziert.

Wenn sich auch in Neutralposition eine Schwäche der kurzen Zehenextensoren zeigt, wird sie durch einen statischen Challenge (Talus während des Tests nach posterior halten) gebessert. Dieser Challenge gibt auch die Korrekturrichtung für die Therapie der Talusdislokation vor.

##### Therapie

Wichtig ist, den Talus wieder in seine Normalposition zurückzubringen. Als ein Knochen, an dem direkt kein Muskel ansetzt, kann der Talus nur durch ein ausgewogenes Gleichgewicht der umgebenden Muskeln in seiner optimalen Position gehalten werden. Deshalb gehört es zu einer gründlichen Diagnostik und Therapie auch, alle Muskeldysbalancen, die am Fuß vorliegen können, aufzudecken und zu behandeln.

Neben den oben genannten Störungen der Gangabfolge können auch Subluxationen der Fußwurzelknochen zu einer Verlagerung des Talus beitragen, sodass bei einem vorderen Tarsaltunnelsyndrom auch nach Subluxationen gesucht werden muss.

Zusätzlich findet man häufig Störungen im Kapselbandapparat des oberen Sprunggelenks, die mit den entsprechenden Techniken (Law of the Ligaments, Ligament-Interlink; ➤ Kap. 6.2.3) diagnostiziert und behandelt werden müssen.

Gerade bei Störungen, die durch wiederholte Fehlbelastung eines Gelenks ausgelöst werden, können die gelenknahen Hautrezeptoren irritiert sein und Störungsmuster zeigen (Garten 2012, Kap. 10.2.4). Als Testmuskel eignet sich hier besonders gut der M. tibialis anterior oder der M. extensor hallucis longus.

- Ist der Testmuskel normoreaktiv, wird mit einem Haut-Challenge die Richtung gesucht, die ihn am stärksten schwächt, sowie eine Atemphase, die seine Schwächung wieder aufhebt. Die Therapie erfolgt dann in Challenge-Richtung und in der Atemphase, die den Challenge gebessert hat.
- Ist der Indikatormuskel hyporeaktiv, wird die Challenge-Richtung gesucht, die ihn am besten normalisiert, und eine Atemphase, die diese Normoreaktion wieder aufhebt. Die Therapie muss jetzt in Challenge-Richtung und in der Atemphase erfolgen, die den Challenge nicht aufgehoben hat.

Der scheinbare Widerspruch, dass die Challenge-Richtung und die Korrekturrichtung sowohl beim dysreaktiven als auch beim normoreaktiven Challenge identisch sein können, erklärt sich aus der Struktur der Haut. Osteopathisch ausgedrückt würde einmal in „Ease" (freie Richtung) und das andere Mal in „Bind" (Barriere) korrigiert.

Die Patienten müssen lernen, ihr Gangbild zu verändern, und sollten bei der Schuhwahl beraten werden. Zunächst werden die kurzen Zehenextensoren im Stand getestet. Dies gelingt normalerweise nur, wenn der Patient auf einem Podoskop oder einem stärkeren Brett steht, sodass die Zehen frei zugänglich sind. Nach erfolgreicher Manipulation des Talus reagieren sie normoreaktiv. Durch verschieden hohe Unterlagen unter der Ferse wird getestet, welche Höhe eine erneute Hyporeaktion der kurzen Zehenextensoren provoziert (➤ Abb. 6.181). Die Absatzhöhe der Schuhe sollte unter der gefundenen Challenge-Höhe liegen.

**CHECKLISTE 6.24**

**Vorderes Tarsaltunnelsyndrom**

**Anatomie**

Der N. peroneus profundus zieht vor dem Talus unter das Retinaculum mm. extensorum (anteriore Talusdislokation kann zur Kompression führen).

- Motorisch: Mm. extensores digitorum und hallucis brevis
- Sensibel: Interdigitalraum zwischen 1. und 2. Zehe

**Ursachen**

Anteriore Talusdislokation durch

- Tragen hochhackiger Schuhe, längeres Bergabgehen
- lokale Traumen
- Ballengang

6

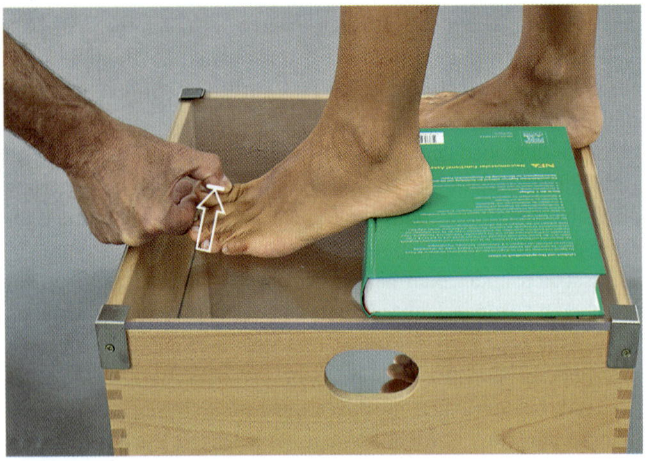

**Abb. 6.181** Test der kurzen Zehenstrecker bei Absatzerhöhung

**Symptome**
- Schmerzen und Parästhesien auf dem Fußrücken und zwischen 1. und 2. Zehe
- Schwäche der kurzen Zehenextensoren
- Knie-, Hüft- oder/und Wirbelsäulenschmerzen

**Diagnostik**
- Palpation: tiefer Schmerz zwischen Metatarsalia I und II
- Provokationsposition: kurze Zehenextensoren in Neutralposition normoreaktiv, Hyporeaktion erst bei voller Plantarflexion
- Entlastungsposition: kurze Zehenextensoren in Neutralposition hyporeaktiv, statischer Challenge mit Dorsalpositionierung des Talus hebt Hyporeaktion auf

**Therapie**
- Manipulation des Talus nach dorsal, Korrektur von Subluxationen der Fußwurzelknochen
- Korrektur von Muskeldysbalancen am Fuß
- Therapie des Kapselbandapparats (Ligament-Interlink)
- Hautpropriozeptoren über dem OSG korrigieren
- Gangschulung
- Durch schrittweise Erhöhung der Ferse die Höhe finden, die erneute Hyporeaktion auslöst: nur Schuhe mit Absätzen unter dieser Höhe tragen!

## ❷ Hinteres Tarsaltunnelsyndrom

Beim hinteren Tarsaltunnelsyndrom handelt es sich um die häufigste Kompression des N. tibialis, der durch den Tarsaltunnel zieht. Wegen der Ähnlichkeit der Verhältnisse bei der Nervenpassage im Tarsaltunnel und im Karpaltunnel wird das Tarsaltunnelsyndrom häufig mit dem Karpaltunnelsyndrom verglichen. Bei hochgradiger Kompression des N. tibialis im Tarsaltunnel zeigt sich eine klare Symptomatik, sodass die Patienten häufig operiert werden müssen.

Oftmals liegt aber eher eine funktionelle Kompression des N. tibialis vor, die nur in bestimmten Positionen oder nach bestimmten Tätigkeiten zu Symptomen führt. Die Diagnostik dieser Symptome kann schwierig sein, ist aber mit den Mitteln der Applied Kinesiology gut zu bewerkstelligen.

### Anatomie

Distal verläuft der N. tibialis mehr medial und oberflächlich hinter dem Innenknöchel. Vom medialen Malleolus zieht das Retinaculum mm. flexorum mit einer tiefen und einer oberflächlichen Schicht zum Kalkaneus. Zwischen Tibia und Kalkaneus ist die oberflächliche Schicht die Begrenzung des Tarsaltunnels, während die Knochen den Boden bilden. Nach kranial geht das Retinaculum mm. flexorum in die Fascia cruris über. Die tiefe Schicht liegt direkt auf dem medialen Malleolus. Unter ihr ziehen die Mm. tibialis posterior, flexor digitorum longus und flexor hallucis longus zum Fuß. Zwischen der tiefen und der oberflächlichen Schicht des Retinaculum mm. flexorum verläuft der N. tibialis – bzw. bei höherer Teilung seine beiden Endäste, der N. plantaris lateralis mehr anterior und der N. plantaris medialis mehr posterior – in Begleitung der A. tibialis posterior und eines venösen Netzes. Bindegewebige Septen ziehen vom Retinakulum in die Tiefe und unterteilen den Kanal in mehrere Fächer für die durchziehenden Strukturen (➤ Abb. 6.176).

Im Sulcus plantaris medialis zwischen M. abductor hallucis und M. flexor digitorum brevis zieht der **N. plantaris medialis** nach distal, bedeckt von der Plantaraponeurose. *Motorisch* innerviert er den M. abductor hallucis, den medialen Kopf des M. flexor hallucis brevis, den M. flexor digitorum brevis und die Mm. lumbricales I und II. *Sensibel* versorgt er die Fußsohlenhaut von der lateralen Seite der Großzehe bis zur medialen Seite der 4. Zehe. Über Rr. articulares ist er von der Fußsohle aus an der Versorgung der Tarsal- und Metatarsalgelenke beteiligt.

Der **N. plantaris lateralis** zieht im Sulcus plantaris lateralis zwischen M. flexor digitorum brevis und M. quadratus plantae nach lateral. Auf diesem Weg gibt er Rr. musculares zum M. quadratus plantae und zum M. abductor digiti minimi ab. *Motorisch* versorgt er lateral die kurzen Zehenflexoren, den M. adductor hallucis sowie die lateralen Mm. interossei und lumbricales. *Sensibel* innerviert er lateral die Haut über dem 5. Mittelfußstrahl bis hoch zum Fußrücken.

### Ursachen

Meist findet sich keine eindeutige Ursache bei einem Tarsaltunnelsyndrom. So könnte eine Tenosynovitis die Kompression im Tarsaltunnel bewirken (Walther 2000). Zu den vielfältigen Auslösern einer Tenosynovitis gehören z. B. Überlastungsschäden bei Läufern, lokale Traumen, Allergien und rheumatische Erkrankungen. Auch ein venöser Rückstau kann den Tarsaltunnel einengen, sodass es bei Thrombophlebitis oder Varikosis zu einem Tarsaltunnelsyndrom kommen könnte.

Bei Stoffwechselerkrankungen wie z. B. Gicht, Hyperlipidämie oder Hyperthyreose kann ein Tarsaltunnelsyndrom auftreten (Mumenthaler et al. 2007). Auch raumfordernde Prozesse wie Sarkome, Lipome oder Ganglien führen zur Einengung des Tarsaltunnels (Assmus 2003, Mumenthaler et al. 2007).

Ein nach plantar disloziertes Os naviculare kann den Kalkaneus nach lateral und posterior abdrängen (Leaf 1995). Dadurch wird der Tarsaltunnel abgeflacht, sodass es zu einer Kompression der

Nerven und Gefäße kommen kann. Somit kann z. B. auch ein Senk-Spreizfuß zu einem Tarsaltunnelsyndrom führen.

## Symptome

Die Patienten klagen über schmerzhafte Missempfindungen an der Fußsohle, die manchmal nur nachts auftreten, aber auch den ganzen Tag anhalten können. Diese Missempfindungen werden als brennende Fußschmerzen, als Gefühl einer geschwollenen Fußsohle, als prickelndes, elektrisierendes oder taubes Gefühl in der Fußsohle charakterisiert. Bei Belastung nehmen die Symptome häufig zu. Durch retrograde Schmerzprojektion können Schmerzen und/oder Sensibilitätsstörungen im gesamten Verlauf des N. ischiadicus eher eine Störung der Lendenwirbelsäule oder eine Ischiadikusreizung vortäuschen, sodass ein Tarsaltunnelsyndrom leicht übersehen wird.

Goodheart (1971) beschreibt ein typisches Schmerzmuster für das Tarsaltunnelsyndrom: Ein hochgradig druckschmerzhaftes Gebiet kann sich direkt unter dem medialen Malleolus befinden, ein anderes über dem lateralen Talus. Diese Schmerzen treten auf, wenn der Talus beim Tarsaltunnelsyndrom nach lateral subluxiert ist. Sie können sich über das gesamte Retinaculum mm. flexorum und am Metatarsale I entlang ausbreiten (Leaf 1995).

Es kommt zu einer Schwäche der kurzen Zehenflexoren (Innervation durch den N. tibialis nach Verlassen des Tarsaltunnels), die am Grundglied der Zehen ansetzen. Der M. flexor hallucis brevis eignet sich hier gut als Testmuskel. Vor dem Eintritt in den Tarsaltunnel werden bereits die langen Zehenflexoren versorgt, die damit allein die Zehenflexion bewirken. Das Zusammenspiel der kurzen und langen Zehenflexoren ist gestört; da die Flexion im Grundglied durch die kurzen Zehenbeuger fehlt, können die langen Zehenflexoren eine Krallenzehenposition herbeiführen. Bei jedem Tarsaltunnelsyndrom sind daher Krallenzehen vorhanden.

Aus den beschriebenen Muskelschwächen resultiert eine Störung der Abstemmphase des Gangzyklus, wodurch die posteriore Position des Kalkaneus noch verstärkt wird.

Neben der Schmerzausstrahlung im Ischiadikusverlauf können auch vaskuläre oder neuropathische (Diabetes mellitus) Faktoren die Symptomatik überlagern und damit die Diagnostik erschweren.

## Diagnostik

Auch eine Störung der normalen Gangabläufe ist charakteristisch für ein Tarsaltunnelsyndrom. in dem Fall setzt der Patient den Fuß flach auf und stemmt ihn beim Abheben nicht richtig mit der Großzehe ab.

Bei einem manifesten Tarsaltunnelsyndrom lässt sich ein deutliches Tinel-Zeichen (elektrisierendes Gefühl) durch Beklopfen des Retinaculum mm. extensorum auslösen. Das Band ist bei der Palpation oftmals empfindlich oder schmerzhaft. Sehr häufig, aber nicht immer findet man über dem Tarsaltunnel eine positive Therapielokalisation. Die Sensibilitätsstörung beschränkt sich auf die Fußsohle und Plantarflächen der Zehen. Meist ist die Zweipunktdiskrimination an der Fußsohle gestört. Wenn die Sensibilitätsstörung zum Zeitpunkt der Untersuchung nicht vorhanden ist, kann sie durch Anlegen und Aufpumpen einer Blutdruckmanschette schon mit minimalem Druck provoziert werden. Wichtig ist ein Seitenvergleich bei der Auslösung von Symptomen: Auf der Gegenseite ist dazu ein viel höherer Druck notwendig.

Wird der Rückfuß in eine verstärkte Valgusposition gebracht, verstärkt das den Schmerz und die Parästhesien, während eine Varusposition des Rückfußes die Symptomatik bessert.

Muskelschwächen empfinden die Patienten meist nicht als störend, deshalb wird in der Literatur (Walther 2000) vielfach beschrieben, dass Sensibilitätsstörungen und Schmerzen vor den Muskelstörungen eintreten. Bei Fußuntersuchungen mit AK-Methoden hat sich jedoch gezeigt, dass oftmals schon vor Auftreten der ersten lokalen Symptome eines Tarsaltunnelsyndroms Atrophien der kurzen Fußsohlenmuskeln vorliegen, die durch eine veränderte Fußstatik für viele Störungen verantwortlich sein können, auch für weiter entfernt liegende, aufsteigende Störungen (Knie, Becken, Wirbelsäule, Kopf usw.). Da die Patienten diese Muskelschwäche nicht bemerken, ist eine gründliche Untersuchung mit Inspektion, Palpation und Muskeltest erforderlich. Oft findet sich eine Atrophie des M. abductor hallucis unter dem Metatarsale I. Die kurzen Zehenbeuger (Mm. flexor digitorum brevis und flexor hallucis brevis) sind oft hyporeaktiv. Ein statischer Challenge mit gleichzeitigem Schub des Kalkaneus nach anterior normalisiert die Muskelfunktion.

Bei einem latenten Tarsaltunnelsyndrom sind die kurzen Zehenflexoren häufig normoreaktiv, werden aber unter Belastung (Körpergewicht)hyporeaktiv. Zum Testen unter Belastung steht der Patienten auf einem ca. 40 × 40 cm großen, ca. 2,5 cm starken Brett oder auf dem Podoskopkasten, sodass nur die Zehen über die Kante ragen, während Ferse und Zehengrundgelenke auf dem Brett liegen. In dieser Position können die Zehenflexoren gut getestet werden; beim latenten Tarsaltunnelsyndrom sind die kurzen Zehenflexoren unter Belastung der Füße durch das Körpergewicht jetzt schwach.

Natürlich gehört auch die Beurteilung des gesamten Fußes zur gründlichen Diagnostik beim Tarsaltunnelsyndrom. Fehlformen, ein abgesenktes Längsgewölbe, Talus-, Kalkaneus-, Navikulare- und andere Subluxationen im Fußbereich müssen gefunden und behandelt werden.

## Therapie

In unserer Praxis hat sich das von Goodheart (1971) beschriebene Verfahren bewährt, dass zuerst die Strukturen behandelt werden müssen, die über ihre Rezeptoren zusätzlich Einfluss auf die Hyporeaktion der Fußsohlenmuskeln haben können. Auch die Hyporeaktion der kurzen Fußmuskeln ermöglicht es dem Kalkaneus, nach posterior zu wandern und damit den Tarsaltunnel einzuengen.

Zuerst werden die Subluxationen von Fußknochen korrigiert. Begonnen wird immer mit dem (meist nach lateral verlagerten) Talus. Lateral über dem Talus ist dann auch die oben beschriebene hoch schmerzhafte Stelle zu finden. Es gibt verschiedene Möglichkeiten, diese Manipulation auszuführen. Goodheart beschreibt eine kombinierte Korrektur von Talus und Kalkaneus, wobei der Therapeut von lateral mit dem Thenar Kontakt zum Talushals aufnimmt. Mit seiner anderen Hand umgreift er den Kalkaneus von medial-posterokranial (➤ Abb. 6.99). Die Korrektur erfolgt durch Traktion am Kalkaneus, der mit einem Impuls in Richtung Körperlängsachse nach distal und anterior gezogen wird. Während er mit einem Impuls die Traktion ausführt, bringt er mit der lateralen Hand den Talus nach medial. Nach erfolgreicher Korrektur ist kein schmerzhafter Punkt mehr am lateralen Talus zu tasten der Druckschmerz über dem Metatarsale I ist verschwunden.

Die schmerzhafte Stelle unterhalb des Innenknöchels sollte danach nicht mehr vorhanden sein. Wenn das nicht der Fall ist, muss diese Repositionstechnik noch ca. 4–5 Mal wiederholt werden.

Erst nach Reposition dieser beiden Subluxationen werden alle anderen Subluxationen korrigiert. Hierbei muss besonders eine verstärkte Pronation durch ein nach plantar verlagertes Os naviculare beachtet und beseitigt werden (➤ Abb. 6.100).

Danach werden die hyporeaktiven Muskeln an der Fußsohle mit Rezeptortechniken (Ursprungs-Ansatz-, Spindelzelltechnik) behandelt. Bei der Ursprungs-Ansatz-Technik sollte harter kreisender Druck angewendet werden.

Wenn gleichzeitig ein Senk-(Spreiz-)Fuß vorliegt, gibt es grundsätzlich mehrere Möglichkeiten: Zur temporären Unterstützung kann ein **Tapeverband** angelegt werden, der den Kalkaneus nach ventral hält und das Os naviculare nach kranial stabilisiert (➤ Abb. 6.105). Er besteht aus nach oben offenen Achtertouren, die am medialen Unterschenkel beginnen, nach lateral über den Fußrücken zur Basis des 5. Mittelfußknochens und von dort unter dem Fuß nach medial zum Os naviculare führen. In diesem Bereich wird der Verband etwas straffer gezogen. Die Achtertour geht dann weiter über den Fußrücken und zur lateralen Unterschenkelaußenseite.

**Propriozeptive Einlegesohlen** korrigieren das Fußgewölbe nicht nur passiv, sondern wirken aktiv aufrichtend (➤ Kap. 6.8.11). Sollte dies nicht zum Erfolg führen, muss an flexible **orthopädische Einlagen** zur Unterstützung des Fußlängsgewölbes gedacht werden.

Bei proximalen Engpässen im Bereich der Intervertebralforamina L4/L5 und L5/S1 (Wurzeln L5 und S1), auch im Zusammenhang mit einer Kategorie-3-Beckenläsion sowie einem Lig.-iliolumbale-, Piriformis- und Popliteussyndrom, kann es zu einer Mehrfachkompression des N. tibialis kommen. Diese Störungen müssen konsequent korrigiert werden.

Nach Goodheart (1971) lässt sich durch natürliche Vitamin-E-Produkte (z. B. in Weizenkeimöl) in geringer Dosis die Erholungszeit für den Ischiasnerv verkürzen. Walther (2000) weist darauf hin, dass ein Brennen in den Füßen bei einem Tarsaltunnelsyndrom jedoch nicht auf eine Vitaminbehandlung anspricht.

Auch für das Tarsaltunnelsyndrom gilt, dass bei stärkeren Symptomen und bei Therapieresistenz mit elektrophysiologischen Untersuchungen die Operationsindikation geklärt werden muss. In diesen Fällen ist die Operation meist sehr erfolgreich.

CHECKLISTE 6.25

**Hinteres Tarsaltunnelsyndrom**

**Anatomie**

Der N. tibialis zieht oberflächlich hinter dem medialen Malleolus unter dem Retinaculum mm. flexorum (oberflächliche Begrenzung des Tarsaltunnels) zur Fußsohle, zusammen mit den Sehnen der Mm. tibialis posterior, flexor digitorum longus, flexor hallucis longus sowie in Begleitung der A. und V. tibialis posterior. Dann teilt sich der N. tibialis in seine Endäste auf:

- **N. plantaris medialis**
  *Motorisch:*
  - M. abductor hallucis
  - Medialer Kopf des M. flexor hallucis brevis
  - M. flexor digitorum brevis
  - Mm. lumbricales 1 und 2

  *Sensibel:*
  - Fußsohle von der Großzehe bis zur Medialseite der 4. Zehe
  - Tarsal- und Metatarsalgelenke des 1. bis 3. sowie des medialen 4. Strahls von plantar
- **N. plantaris lateralis**
  *Motorisch:*
  - M. quadratus plantae
  - M. abductor digiti minimi sowie weitere kurze Zehenflexoren

  *Sensibel:*
  - Haut plantar über 5. Zehe
  - Tarsal- und Metatarsalgelenke des lateralen 4. und 5. Strahls von plantar

**Ursachen**

Oft findet sich keine eindeutige Ursache. Mögliche Auslöser sind:

- Tenosynovitis
- Kalkaneus nach posterior, Talus nach lateral verlagert
- Senkfüße mit nach plantar disloziertem Navikulare (Leaf)
- Überlastungsschäden bei Läufern
- Allergien, venöse Stauungen, Stoffwechselerkrankungen (Mumenthaler et al.) wie Hyperlipidämie, Hyperthyreose oder auch Tumoren

**Symptome**

- Schmerzhafte Missempfindungen in der Fußsohle: brennend, prickelnd, taub; manchmal nur nachts, aber auch ganztags
- Gestörte Zweipunktdiskriminierung an der Fußsohle
- Druckschmerz unter medialem Malleolus, Druckschmerz über lateralem Talus
- Schwellungsgefühl
- Zunahme der Symptome durch Belastung
- Durch retrograde Schmerzprojektion im gesamten Verlauf des N. ischiadicus aufsteigende Störungen im ganzen Körper möglich (Knie, Becken, WS, Kopf, TMG
- Schmerzausdehnung über das gesamte Retinaculum und entlang den Metatarsalknochen (Leaf)
- Schwäche der kurzen Zehenflexoren, dadurch Tendenz zu Krallenzehen und gestörte Abstemmphase im Gangzyklus

**Diagnostik**

- Bei manifestem Tarsaltunnelsyndrom: positives Tinel-Zeichen und oft positive TL
- Blutdruckmanschette am Unterschenkel löst schon bei geringem Druck Symptome aus.
- Schwäche der kurzen Zehenflexoren mit (beginnender) Atrophie
- Entlastungsposition: Hyporeaktion der kurzen Zehenflexoren wird durch nach vorn gehaltenen Kalkaneus und durch Varuspositionierung des Rückfußes gebessert.
- Provokationsposition: Hyporeaktion der kurzen Zehenflexoren wird oft erst durch Belastung ausgelöst (im Stehen testen: Patient steht auf einem Brett, nur die Zehen ragen vorn über) und durch Valguspositionierung des Rückfußes verschlechtert.

**Therapie (nach Goodheart)**
- Korrektur aller Subluxationen der Fußknochen
  - lateraler Talus
  - posterior stehender Kalkaneus: In Bauchlage manipulieren, so oft wiederholen, bis Schmerzen unter medialem Malleolus und über lateralem Talus nicht mehr bestehen.
  - Os naviculare nach dorsal manipulieren (meistens)
  - Cuneiformia mobilisieren
- Alle muskulären Dysbalancen beseitigen:
  - Tapeverband mit nach oben offenen Achtertouren
  - propriozeptive Einlegesohlen oder orthopädische Einlagen
- Knie- und Beckenfehler korrigieren
- Natürliches Vitamin E in Weizenkeimöl (Goodheart)
- Bei Therapieresistenz: durch elektrophysiologische Untersuchung OP-Indikation abklären

## ❸ Metatarsalgie

Unter Metatarsalgie wird ein Schmerzkomplex der Metatarsalköpfchen verstanden. Mehrere Autoren haben versucht, die Ursachen zu definieren (Assmus 2003). Die Erstbeschreibung erfolgte 1876 durch Morton, der damit zum ersten Mal ein Engpass-Syndrom eines peripheren Nervs beschrieb. Bei Frauen tritt das Syndrom viermal häufiger auf als bei Männern.

### Anatomie

Zwischen den Mittelfußknochen ziehen die Interdigitalnerven des N. tibialis mit den Interdigitalgefäßen zu den Zehen. Im Bereich der Metatarsalköpfchen treten sie in einen Kanal ein, der dorsal vom Lig. metatarsale transversum und plantar von Querfasern der Plantaraponeurose gebildet wird. Dort kann es zu einer chronischen Irritation bzw. Kompression des Gefäß-Nerven-Bündels kommen. Meist ist der Interdigitalraum zwischen den Metatarsalia III und IV betroffen, aber eine Kompression ist auch zwischen den Metatarsalia II und III sowie seltener in den anderen Interdigitalräumen möglich.

### Ursachen

Ein Absenken der Metatarsalköpfchen, z. B. beim Spreizfuß, kann zu einer Nervenkompression zwischen den Metatarsalknochen führen. Manchmal engt auch eine chronische Bursitis den Raum ein, die den Nerv weiter in den Metatarsalspalt hinein drückt. Sekundär kann ein Neurom entstehen (Morton-Neurom).

Die Schmerzen haben meist ihre Ursache auch in der Überlastung und entzündlichen Irritation der Ligamente und Kapseln im Bereich der Metatarsalköpfchen.

Chronische Fußdysbalancen, ein gestörtes Gangmuster, Ödeme, Frakturen, Gicht, rheumatische Erkrankungen oder eine Fehlbelastung durch falsches Schuhwerk können ebenfalls eine chronische Entzündung im Bereich der Metatarsalköpfchen begünstigen.

### Symptome

Belastungsabhängige Schmerzen im Vorfuß, die in die mittleren Zehen ausstrahlen und besonders beim Tragen enger Schuhe im Mittelfußbereich auftreten, sind die Hauptzeichen einer Metatarsalgie. Belastung verstärkt diese Schmerzen, die auch nach Ende der Belastung noch längere Zeit als dumpfer Dauerschmerz weiterbestehen. Ein Druckschmerz zwischen den zweiten und dritten bzw. dritten und vierten, selten auch zwischen den anderen Metatarsalköpfchen ist typisch. Wenn der Interdigitalraum von plantar und dorsal zwischen Daumen und Zeigefinger palpiert und dabei mit der anderen Hand der Fuß seitlich komprimiert wird, kann es bei Vorliegen eines Morton-Neuroms zu einem Klickgeräusch kommen.

Bei Mittelfußschmerzen durch einen Spreizfuß sind auch die Metatarsalköpfchen von plantar druckschmerzhaft, bei einer Nervenkompression nur der betroffene Interdigitalraum. Eine Tendinitis der Strecksehnen ist für einen dorsalen Druckschmerz über den Metatarsalköpfchen verantwortlich.

### Diagnostik

Die Diagnose lässt sich aus den geschilderten Symptomen stellen. Ein Neurom muss mittels MRT gesichert werden.

**Entlastungsposition**
Oftmals ist bei der Metatarsalgie auch eine Hyporeaktion der Mm. extensores hallucis longus und/oder brevis vorhanden. Diese Muskeln werden auf dem Brett oder dem Podoskopkasten stehend getestet. Mit propriozeptiven Einlegesohlen und einem korrekt platzierten Stimulationselement unter dem Mittelfuß wird diese Hyporeaktion aufgehoben.

Leaf (1995) gibt an, dass der Schmerz im Interdigitalraum durch Anheben der Metatarsalköpfchen beim stehenden Patienten gelindert werden kann (er schiebt dazu Mundspatel unter die betroffenen Metatarsalköpfchen).

**Provokationsposition**
Wenn der Test für die Großzehenextensoren im aufrechten Stand negativ ist, muss der Patient seinen Körper leicht nach vorn bringen, bis die Muskeln hyporeaktiv werden. Auch diese Muskelschwäche wird durch korrektes Anheben der Metatarsalköpfchen normalisiert.

### Therapie

Bei Spreizfußbeschwerden müssen alle im Mittelfußbereich und im Fußbereich gefundenen Dysbalancen korrigiert werden. Am besten geeignet sind propriozeptive Einlegesohlen, die mit entsprechenden Stimulationselementen versehen das Caput transversum, aber auch das Caput obliquum des M. adductor hallucis stimulieren (➤ Abb. 6.116). Nur ausnahmsweise ist eine Verordnung von Einlagen zur passiven Unterstützung des Fußquergewölbes die bessere Lösung. Wenn eine Tendinitis vorliegt, müssen antientzündliche Substanzen getestet werden.

Infiltrationen mit Lokalanästhetika oder Kortikoiden können bei extremer Schmerzempfindlichkeit angewendet werden, um den Therapieeffekt der Sohlen möglich zu machen. Wichtig sind aufrichtende Übungen der Spiraldynamik (➤ Abb. 7.36).

Eine OP-Indikation ergibt sich regelmäßig erst, wenn die Versorgung mit den propriozeptiven Sohlen nicht zum Erfolg führt. Assmus

(2003) sei zitiert: „*Wenn eine Patientin (nur selten ein Patient) über Vorfußschmerzen klagt, die sich nach Verordnung von Einlagen noch verschlimmern, und das Tragen enger Schuhe zu unerträglichen Schmerzen führt, liegt mit hoher Wahrscheinlichkeit eine* MORTON-*Metatarsalgie vor!*" In seiner weiteren Beschreibung leitete er daraus eine chirurgische Intervention als Therapie der Wahl ab.

**CHECKLISTE 6.26**
**Metatarsalgie**

**Anatomie**
- Interdigitalnerven des N. tibialis ziehen plantar zwischen den Metatarsalknochen in einem Kanal zu den Zehen; dorsale Begrenzung: Lig. metatarsale transversum, plantare Begrenzung: Querfasern der Plantaraponeurose
- Engpass meist im Interdigitalraum zwischen 3. und 4. Metatarsalköpfchen, aber auch in anderen Räumen möglich

**Ursachen**
- Absinken der Metatarsalköpfchen (Spreizfuß)
- Chronische Bursitis zwischen den Metatarsalköpfchen erhöht Druck auf den Nerv.
- Weitere Faktoren sind chronische Fußdysbalancen, falsches Gangmuster, Zustand nach Frakturen, falsches Schuhwerk (zu eng, zu hohe Absätze).
- Gicht, rheumatische Erkrankungen
- Neurombildung

**Symptome**
- Belastungsabhängige Vorfußschmerzen, die nach Ende der Belastung noch längere Zeit als dumpfer Dauerschmerz fortbestehen und in die mittleren Zehen ausstrahlen
- Verstärkung oder Auslösung der Symptome durch enge Schuhe
- Typischer Druckschmerz zwischen den betroffenen Metatarsalköpfchen (2./3. und 3./4.)

**Diagnostik**
- Neuromtest: Raum zwischen Metatarsalköpfchen von dorsal und plantar zwischen Daumen und Zeigefinger palpieren, gleichzeitige Kompression des Mittelfußes von medial und lateral mit der anderen Hand löst ein Klickgeräusch aus.
- Hyporeaktion der Mm. extensores hallucis im Stand durch leichtes Vorbeugen des Körpers auslösen; die provozierte Muskelschwäche wird dann durch die wirksame Einlegesohle wieder aufgehoben.

**Therapie**
- Subluxationen im Mittelfuß- und Zehenbereich korrigieren
- Propriozeptive Einlegesohlen, Einlagen mit Mittelfußerhöhung (flexibel)
- Versuch mit antientzündlichen Substanzen
- Lokalanästhetika, Kortison (hilft nur kurzfristig)
- Operation bei Erfolglosigkeit der konservativen Therapie



WEBSEITEN

Halmagyi Headthrust Test: Youtube Video.
Podo-Orthesiologie: http://www.podoorthesiologie.de.
Fa. Restart Medical: http://www.einlagen-restart.de.
Podoätiologie: http://www.podoaetiologie.de.
Posturologie: http://de.wikipedia.org/wiki/Posturologie.

LITERATUR

Aleem AW, Brophy RH. Outcomes of rotator cuff surgery: what does the evidence tell us? Clin Sports Med. 2012; 31(4): 665–674.
Assmus H. Nervenkompressionssyndrome, Diagnostik und Chirurgie. Berlin: Springer, 2003.
Bär J. Ganganalyse zur bewegungstherapeutischen Beurteilung des Konzeptes der Masai Barfuss Technologie. Diplomarbeit an der medizinisch-technischen Akademie für den physiotherapeutischen Dienst am Ausbildungszentrum für Gesundheitsberufe. Innsbruck: TILAK GmbH, 2001 (http://www.tilak.at).
Berg V, Moll H, Mink AJF, Ter Veer HJ, Vorselaars JA. Manuelle Therapie der Extremitäten. Neckarsulm: Jungjohann, 1996.
Berthoz A. Oculomotor activity and proprioception. Rev Electroencephalogr Neurophysiol Clin. 1974; 4(4): 569–586.
Blaich R. Ligament stretch – adrenal stress syndrome related to knee disorders. ICAK Summer Meeting, Detroit. ICAK, 1980.
Bourdiol RJ. Podoreflexo-Cinesiologie. Moulins-les-Metz: Maisonneuve, 1986.
Brandt T. Vertigo, its Multisensory Syndromes. London: Springer, 2000.
Brügger A. Die Erkankungen des Bewegungsapparates und seines Nervensystems. München: Urban & Fischer, 1986.
Brunner HP. Lymphocyte transformation test used for the diagnosis of delayed reaction bacterial allergies. Allerg Immunol. (Leipzig) 1976; 22(1): 83–85.
Campinchi R, Bloch-Michel E, Cartron J, Habibi R, Bogossian M. Lymphocyte transformation test in uveal pathology. Mod Probl Ophthalmol. 1976; 16: 244–247.
Codman EA. The Shoulder: Rupture of the Supraspinatus Tendon and Other Lesions in or about the Subacromial Bursa. Boston: Thomas Todd Co, 1934.
Cyriax J. Textbook of Orthopedic Medicine: Diagnosis of Soft Tissue Lesions. Philadelphia: Bailliere Tindall, 1982.
Cyriax JH. Textbook of Orthopaedic Medicine: Treatment by manipulation and massage, Google Books, 2008.
Dananberg HJ. Functional hallux limitus and its relationship to gait efficiency. J Am Podiatr Med Assoc. 1986; 76(11): 648–652.
Dananberg HJ. Gait style as an etiology to chronic postural pain. Part I. Functional hallux limitus. J Am Podiatr Med Assoc. 1993; 83(8): 433–441.
Debrunner HU, Jacob HAC. Biomechanik des Fußes. Stuttgart: Thieme, 1998.
Dekel S, Falconer J, Francis MJ. The effect of anti-inflammatory drugs on glycosaminoglycan sulphation in pig cartilage. Prostaglandins Med. 1980; 4(3): 133–140.
Deutsch G. An adrenal screen test to determine adrenal insufficiency. ICAK Winter Meeting, San Juan, Puerto Rico. ICAK, 1975.
Diegelmann RF. Collagen Metabolism. Wounds 2001; 13(5): 177–182.
Dvorák J, Dvorák V. Manuelle Medizin, Diagnostik. Stuttgart, Thieme, 1991.
Dvorák J, Dvorák V, Schneider W, Spring H, Tritschler T. Manuelle Medizin, Therapie. Stuttgart: Thieme, 1997.
Fischer R. Klinische Diagnostik bei Rotatorenmanschettendefekt. Arthroskopie 2004; 17(1): 10–16.
Francis T. Basic 100 hours – Applied Kinesiology Seminar Handouts. Self published, 1998.
Franzblau A, Rock CL, Werner RA, Albers JW. Vitamin B6, vitamin C, and carpal tunnel syndrome. J Occup Environ Med. 1998; 40(4): 305–309.
Franzblau A, Rock CL, Werner RA, Albers JW, Kelly MP, Johnston EC. The relationship of vitamin B6 status to median nerve function and carpal tunnel syndrome among active industrial workers. J Occup Environ Med. 1996; 38(5): 485–491.
Frisch H. Programmierte Therapie am Bewegungsapparat. Berlin: Springer, 2003.
Fulkerson JP. Disorders of the Patellofemoral Joint. Philadelphia: Lippincott Williams & Wilkins, 2004.
Garten H. Neue Punktuelle Schmerz- und Organtherapie. Stuttgart: Hippokrates, 1996.
Garten H. Applied Kinesiology. München: Urban & Fischer, 2004.
Garten H. Applied Kinesiology: Muskelfunktion, Dysfunktion und Therapie. München: Elsevier, 2012.
Garten H, Weiss G. Systemische Störungen – Problemfälle lösen mit Applied Kinesiology. München: Urban & Fischer, 2007.
Götz-Neumann K. Gehen verstehen: Ganganalyse in der Physiotherapie. Stuttgart: Thieme, 2011.
Goodheart GJ. The tarsal tunnel syndrome. Detroit: The Digest of Chiropractic Economics, 1971.
Goodheart GJ. Applied Kinesiology 1973. Workshop Procedure Manual, 10th ed. Grosspoint, MI: privately published, 1973.

Goodheart GJ. Applied Kinesiology 1975. Workshop Procedure Manual, 11th ed. Grosspoint, MI: privately published, 1975.
Goodheart GJ. Applied Kinesiology 1977. Workshop Procedure Manual, 13th ed. Grosspoint, MI: privately published, 1977.
Goodheart GJ. Applied Kinesiology 1979. Workshop Procedure Manual, 15th ed. Grosspoint, MI: privately published, 1979.
Goodheart GJ. Applied Kinesiology 1984. Workshop Procedure Manual, 20th ed. Grosspoint, MI: privately published, 1984.
Goodheart GJ. Applied Kinesiology 1985. Workshop Procedure Manual, 21th ed. Grosspoint, MI: privately published, 1985.
Goodheart GJ. Applied Kinesiology 1987. Workshop Procedure Manual, 22nd ed. Grosspoint, MI: privately published, 1987.
Goodheart GJ. Applied Kinesiology 1988. Workshop Procedure Manual, 23th ed. Grosspoint, MI: privately published, 1988.
Goodheart GJ. Applied Kinesiology 1997/98. Workshop Procedure Manual. Grosspoint, MI: privately published, 1998.
Goodheart GJ. Collected Published Articles and Reprints. Grosspoint, MI: privately published, 1992.
Gray H. Anatomy of the Human Body. New York: Bartleby, 2000.
Halmagyi GM, et al. Head impulses after unilateral vestibular deafferentiation validate Ewald's second law. J Vestib Res. 1990; 1(2): 187–197.
Hedin-Anden S. PNF. Grundverfahren und funktionelles Training. Bank- und Mattentraining, Gangschulung. München: Urban & Fischer, 2002.
Hegewald G. Ganganalytische Bestimmung und Bewertung der Druckverteilung unterm Fuß und von Gelenkwinkelverläufen – eine Methode für Diagnose und Therapie im medizinischen Alltag und für die Qualitätssicherung in der rehabilitationstechnischen Versorgung. Berlin: Humboldt Universität, 2000.
Hein G, Keil I, Wenz W, Jager L. Cell-mediated immune-phenomena in hyperthyroidism and euthyroid goiter studies using the lymphocyte transformation test. Z Gesamte Inn Med. 1975; 30(23): 269–271.
Heller KD, Wirtz DC, Niethard FU. Terminologie und Diagnostik subakromialer Erkrankungen. Krankengymnastik 1999; 51(7): 1.153–1.162.
Holm G, Moody LE. Carpal tunnel syndrome: current theory, treatment, and the use of B6. J Am Acad Nurse Pract. 2003; 15(1): 18–22.
Hu Hai, Meijer OG, Hodges PW, Bruijn SM, Strijers RL, Nanayakkara PBW, van Royen BJ, Wu W, Xia Chun, van Dieen J. Understanding the Active Straight Leg Raise (ASLR): an electromyographic study in healthy subjects. Manual Therapy 2012; 17(6): 531–537.
Illi FW. The Vertebral Column – Life-Line of the Body. Chicago: National College of Chiropractic, 1951.
Janda V. Manuelle Muskelfunktionsdiagnostik. Berlin: Ullstein-Mosby, 1994.
Jerosch J, Heisel J, Imhoff AB. Fortbildung Orthopädie, Traumatologie: Hüfte. Darmstadt: Steinkopff, 2005.
Johansson R, Magnusson M, Akesson M. Identification of human postural dynamics. IEEE Trans Biomed Engin. 1988; 35(10): 858–869.
Kandel ER, Schwartz JH, Jessell TM. Principles of Neural Science. New York: McGraw-Hill, 2000.
Kapandji IA. Funktionelle Anatomie der Gelenke, untere Extremität. Stuttgart: Hippokrates, 2001.
Katz JN, Brophy RH, Chaisson CE, de Chaves L, Cole BJ, et al. Surgery versus physical therapy for a meniscal tear and osteoarthritis. N Engl J Med. 2013; 368(18): 1675–1684.
Kavounoudias A, Roll JP, Roll R, Gilhodes JC, Bouquerel A. Réponses posturales orientées induites par stimulation vibratoire des afférences cutanées plantaires chez l'homme. In: Villeneuve P (ed.). Pied, équilibre et rachis. Paris: Éditions Frison-Roche, 1998.
Kavounoudias A, Roll R, Roll JP. The plantar sole is a 'dynamometric map' for human balance control. Neuroreport 1998; 9(14): 3,247–3,252.
Kavounoudias A, Roll R, Roll JP. Foot sole and ankle muscle inputs contribute jointly to human erect posture regulation. J Physiol. 2001; 532(Pt 3): 869–878.
Kendall F, Kendall E. Muscle-Testing and Function. Baltimore: Williams & Wilkins, 1983.
Keniston RC, Nathan PA, Leklem JE, Lockwood RS. Vitamin B6, vitamin C, and carpal tunnel syndrome. A cross-sectional study of 441 adults. J Occup Environ Med. 1997; 39(10): 949–959.
Languillon J, Carnus H, Roux G. Lymphocyte transformation test in patients with leprosy. Its significance as an indicator of cellular immunity. Bull Soc Med Afr Noire Lang Fr. 1976; 21(4): 419–424.
Leaf D. Upper Extremities/Lower Extremities. Applied Kinesiology. Somerset, MA: MoJo Enterprises, 1995.
Leaf D. Applied Kinesiology Flowchart Manual. Somerset, MA: MoJo-Enterprises, 1996.
Lederman E. Neuromuscular Rehabilitation in Manual and Physical Therapy (Principle to Practice). London: Churchill Livingstone, 2010.
Leigh RJ, Zee DS. The Neurology of Eye Movements. New York: Oxford Press, 1999.
Levin LA, Arnold AC. Neuro-Ophthalmology. New York: Thieme, 2005.
Lewit K. Manuelle Medizin. Leipzig: Johann Ambrosius Barth, 1992.
Lindley-Jones C. Applied Kinesiology und Manual Medicine: Focus on Nerve Entrapment. Seminar handout. Oxford, UK: Helix House Natural Health Centre, self-published, 1998.
Löber M, van den Berg F. Untersuchen und Behandeln nach Cyriax. Heidelberg: Springer, 2007.
Magee DJ. Orthopedic Physical Assessment. Elsevier/Saunders, 5. A. 2008.
Magnusson M, Enbom H, Johansson R, Pyykko I. Significance of pressor input from the human feet in anterior-posterior postural control. The effect of hypothermia on vibration-induced body-sway. Acta Otolaryngol. 1990; 110(3–4): 182–188.
Matzen PF. Orthopädie 2. Berlin: Volk und Gesundheit, 1981.
Mennell JM. Joint Pain. Boston: Little, Brown & Co, 1964.
Meyer RP, Gächter A. Schulterchirurgie in der Praxis. Berlin: Springer, 2000.
Mohtadi NG. Surgery or physiotherapy for small and medium-sized rotator cuff tears? Clin J Sport Med. 2010; 20(6): 502–504.
Montgomery SR, Petrigliano FA, Gamradt SC. Failed rotator cuff surgery, evaluation and decision making. Clin Sports Med. 2012; 31(4): 693–712.
Mumenthaler M, Stör M, Müller-Vahl H. Läsionen peripherer Nerven und radikuläre Syndrome. Stuttgart: Thieme, 2007.
Muybridge E. The Human Figure in Motion. New York: Mineola Dover Publications, 1955.
Niethard FU, Pfeil J. Orthopädie. Stuttgart: Hippokrates, 1992.
Otto, S. Zur Frage der Nervenläsionen bei Totalendoprothesenoperationen der Hüfte – klinische und elektrophysiologische Untersuchungen an 50 Patienten im Rahmen einer prospektiven Studie. Dissertation 2000 (archiv. ub.uni-Heidelberg, 2013).
Pecina MM, Krmpotic-Nemanic J, Markiewitz AD. Tunnel Syndromes – Peripheral Nerve Compression Syndromes. Boca Raton: CRC Press, 2001.
Perry J, Burnfield JM. Gait Analysis: Normal and Pathological Function. Thorofare: Slack Inc., 2010.
Postacchini F, Gumina S. Results of surgery after failed attempt at repair of irreparable rotator cuff tear. Clin Orthop Relat Res. 2002; 397: 332–341.
Razmjou H, Davis AM, Jaglal SB, Holtby R, Richards RR. Cross-sectional analysis of baseline differences of candidates for rotator cuff surgery: a sex and gender perspective. BMC Musculoskelet Disord. 2009; 10: 26.
Regan E, Flannelly J, Bowler R, Tran K, Nicks M, et al. Extracellular superoxide dismutase and oxidant damage in osteoarthritis. Arthritis Rheum. 2005; 52(11): 3,479–3,491.
Richards RR. Surgery was superior to physiotherapy for small and medium-size rotator cuff tears. J Bone Joint Surg Am. 2010; 92(10): 1997.
Roll JP, Roll R. From Eye to Foot: A Proprioceptive Chain involved in Postural Control. In: Amblard B, Berthoz A, Clarac F (eds.), Posture and gait: Development, adaption and modulation. Amsterdam: Elsevier Science Publishers, 1988.
Roll JP, Vedel JP, Roll R. Eye, head and skeletal muscle spindle feedback in the elaboration of body references. Prog Brain Res. 1989; 80: 113–123 (discussion: 157–160).
Roll R, Kavounoudias A, Roll JP. Cutaneous afferents from human plantar sole contribute to body posture awareness. Neuroreport 2002; 13(15): 1957–1961.
Rupniewska ZM, Rozynkowa D, Kowalewski J, Nowakowski A. Clinical usefulness of PHA-induced lymphocyte transformation test in patients with chronic lymphatic leukemia. Pol Arch Med Wewn. 1976; 55(1): 45–55.

Ryan-Harshman M, Aldoori W. Carpal tunnel syndrome and vitamin B6. Can Fam Physician 2007; 53(7): 1,161–1,162.

Scheibel M, Habermeyer P. Current procedures for clinical evaluation of the shoulder. Orthopaede 2005; 34(3): 267–283.

Scharf HP et al. Orthopädie und Unfallchirurgie: Facharztwissen nach der neuen Weiterbildungsordnung. Elsevier/Urban & Fischer, 2. A. 2011.

Schröter F. Periarthritis humeroscapularis – eine Berufskrankheit? Beurteilung und Begutachtung Schulter-Arm-Schmerz. Darmstadt: Steinkopff, 2005.

Shafer J. Neuro-Orthopedic Proprioceptor Technique. München: VKM, 2009.

Sobotta J. Anatomie des Menschen. München: Urban & Fischer, 2007.

Stransky M, Rubin A, Lava NS, Lazaro RP. Treatment of carpal tunnel syndrome with vitamin B6: a double-blind study. South Med J. 1989; 82(7): 841–842.

Travell JG, Simons DG. Myofascial Pain and Dysfunction. Baltimore: Williams & Wilkins, 1983 (2nd ed. 1992).

Typaldos S. Faszien Dystorsions Modell. Wolfenbüttel: Institut für fasziale Osteopathie, 2002.

Van Gheluwe B, Dananberg HJ, Hagman F, Vanstaen K. Effects of hallux limitus on plantar foot pressure and foot kinematics during walking. J Am Podiatr Med Assoc. 2006; 96(5): 428–436.

Van Wingerden JP, Vleeming A, Buyruk HM, Raissadat K. Stabilization of the sacroiliac joint in vivo: verification of muscular contribution to force closure of the pelvis. Eur Spine J. 2004; 13(3): 199–205.

Vleeming A, Schuenke MD, Masi AT, Carreiro JE, Danneels L, Willard FH. The sacroiliac joint: an overview of its anatomy, function and potential clinical implications. J Anat. 2012; 221(6): 537–567.

Walther DS. Applied Kinesiology, Synopsis. Pueblo, CO: Systems DC, 2000.

Werbach MR. Nutritional Influences on Illness. Wellingborough: Thorsons, 1989.

Winkel D, Aufdemkampe G, Meijer OG. Nichtoperative Orthopädie und Manualtherapie, Teil 3/2: Therapie der Extremitäten. Stuttgart: Fischer, 1997.

Winkel D, Vleeming A, Fisher S, Meijer OG, Vroege C. Nichtoperative Orthopädie der Weichteile des Bewegungsapparates, Teil 2: Diagnostik. Stuttgart: Fischer, 1985.

KAPITEL

# 7

Hans Garten

# Manualmedizinische und funktionell neurologische Strategie

Dieses Kapitel stellt die Manualmedizin in den Kontext funktioneller Neurologie. Dementsprechend werden zu Beginn die Grundlagen der neurologischen Diagnostik in der manualmedizinischen (und allgemeinmedizinischen) sowie physiotherapeutischen Praxis dargestellt. Ergänzend zu den jeweiligen Schritten der Diagnostik erhalten Sie auch Hinweise zur Rehabilitation.

Abgerundet wird das Kapitel durch Strategiebetrachtungen zu Krankheitsbildern, die vor allem einen neurologischen Hintergrund haben: Am Beispiel von Schwindel und Gleichgewichtsstörungen sowie Schmerzsyndromen (Kopf-, Schulter-Nacken- und Lumbalbereich) werden alle Aspekte der AK-Therapie, die in den vorangehenden Kapiteln dieses Buches abgehandelt wurden, zusammenfassend wiederholt.

Grundsätzlich ist jeder Patient mit Schmerzen und Störungen des Bewegungssystems ein „neurologischer" Patient. Die Fallbeispiele aus dem Alltag einer manualmedizinischen Praxis (➤ Kap. 7.14) sollen dies illustrieren.

## 7.1 Neurologische Basisdiagnostik

Im Band „Applied Kinesiology" (Garten 2012, Kap. 8) wurden die Einzelheiten der manualmedizinisch-orthopädischen Untersuchung umfassend dargestellt.

Wenn Sie einen Patienten zum ersten Mal untersuchen, muss zum „Kennenlernen" je nach Fall auch ein minimales neurologisches Untersuchungsprogramm gehören, mit dem sich zentralnervöse Dysbalancen erfassen lassen. Die Behandlung segmentaler Dysfunktionen sollte ZNS-Dysbalancen berücksichtigen und diese nicht (unbeabsichtigt) verstärken, sondern vielmehr immer mit Blick auf deren Verbesserung durchgeführt werden. Manualmedizinische Maßnahmen sind bestens dazu geeignet, zentralnervöse Dysbalancen gezielt zu korrigieren.

Die neurologische Basisdiagnostik ist hier als Flussdiagramm (➤ Abb. 7.28) dargestellt und jeweils von links nach rechts auf der Doppelseite zu lesen.

Beim Nervensystem handelt es sich um ein vernetztes kybernetisches System, daher ist nicht zu erwarten, dass alle Befunde, die etwa zum Bild einer „medialen zerebellaren Dysfunktion" gehören, gleich auf Anhieb deutlich werden. Eine funktionell neurologische Untersuchung ist wie ein Puzzle, bei dem man versucht, die einzelnen Ergebnisse im individuellen, realen Fall wie ein Patchwork zusammenzusetzen. Für die funktionelle Arbeit müssen Schattierungen erfasst werden. Im Vergleich zu den Befunden, die Patienten aus den neurologischen Kliniken mitbringen, werden in der Praxis immer wieder Diskrepanzen vorkommen:

- So gilt im neuromuskulären funktionellen Assessment (NFA) etwa ein Finger-Nase-Versuch, der im Seitenvergleich etwas abweicht, funktionell als auffällig.
- Und ein Muskeltestbefund, bei dem nach schulneurologischen Kriterien die „grobe Kraft" normal ist, kann als „hyporeaktiv" einzustufen sein.

In der etablierten Neurologie wird die AV-Ratio als wichtiger vegetativ-motorischer Parameter kaum untersucht und ein „Pseudopyramidales Inhibitionsmuster" (PPIM) nicht als solches gesehen, während ein „zervikaler Schwindel" trotz der Publikationen (Hülse et al. 1998, 2005; Neuhuber 2007) beim renommierten jährlichen Symposium „Vertigo" (2011) der Schwindelambulanz Großhadern lediglich als Anekdote erwähnt und belächelt wurde.

Die Neurowissenschaften machen Riesenfortschritte, und durch die funktionelle Bildgebung eröffnen sich ungeahnte neue Möglichkeiten. Deshalb wird diese Generation es vermutlich noch erleben, dass sich die Neurologie von einer Disziplin, die Pathologien definiert, für die Operationen und Medikamente indiziert sind und im besten Fall eine Physiotherapie auf neurologischer Basis oder Ergotherapie verordnet werden kann, zu einer Disziplin mit einer mehr funktionell rehabilitativ geprägten Sichtweise entwickelt, wie dies etwa in der physikalischen Medizin geschehen ist.

Die hier dargestellten Inhalte haben ihren Ursprung in der Lehre des Carrick-Instituts, dem sich der Autor mit Dank verpflichtet fühlt, und des American College of Functional Neurology; sie werden vom Autor nach über 12 Jahren praktischer Erfahrung beschrieben und mit schulneurologischen Daten abgeglichen.

Lesen Sie zuvor am besten noch einmal das Grundlagenkapitel in Garten (2012, Kap. 12). Wie dort sind die neurologischen Tests hier von der Peripherie nach zentral entlang der Neuraxis dargestellt.

## 7.2 Tests der Propriozeption: Ia-, Ib-Afferenzen (Tractus spinocerebellares – Hinterstränge – Zerebellum – Thalamus – parietaler Kortex [Areae 1–3])

### 7.2.1 Propriozeptive Afferenzen

Die Afferenzen der Muskelspindeln sind quantitativ am bedeutsamsten (die Zahl der Spindelzellafferenzen übersteigt die der Golgi-Sehnenapparate schätzungsweise um den Faktor 1.000). Die Ia- und II-Afferenzen der Muskelspindeln sowie die Afferenzen der Typ-I- und Typ-II-Gelenkrezeptoren laufen über die Tractus spinocerebellares und cuneocerebellaris zum ipsilateralen Zerebellum

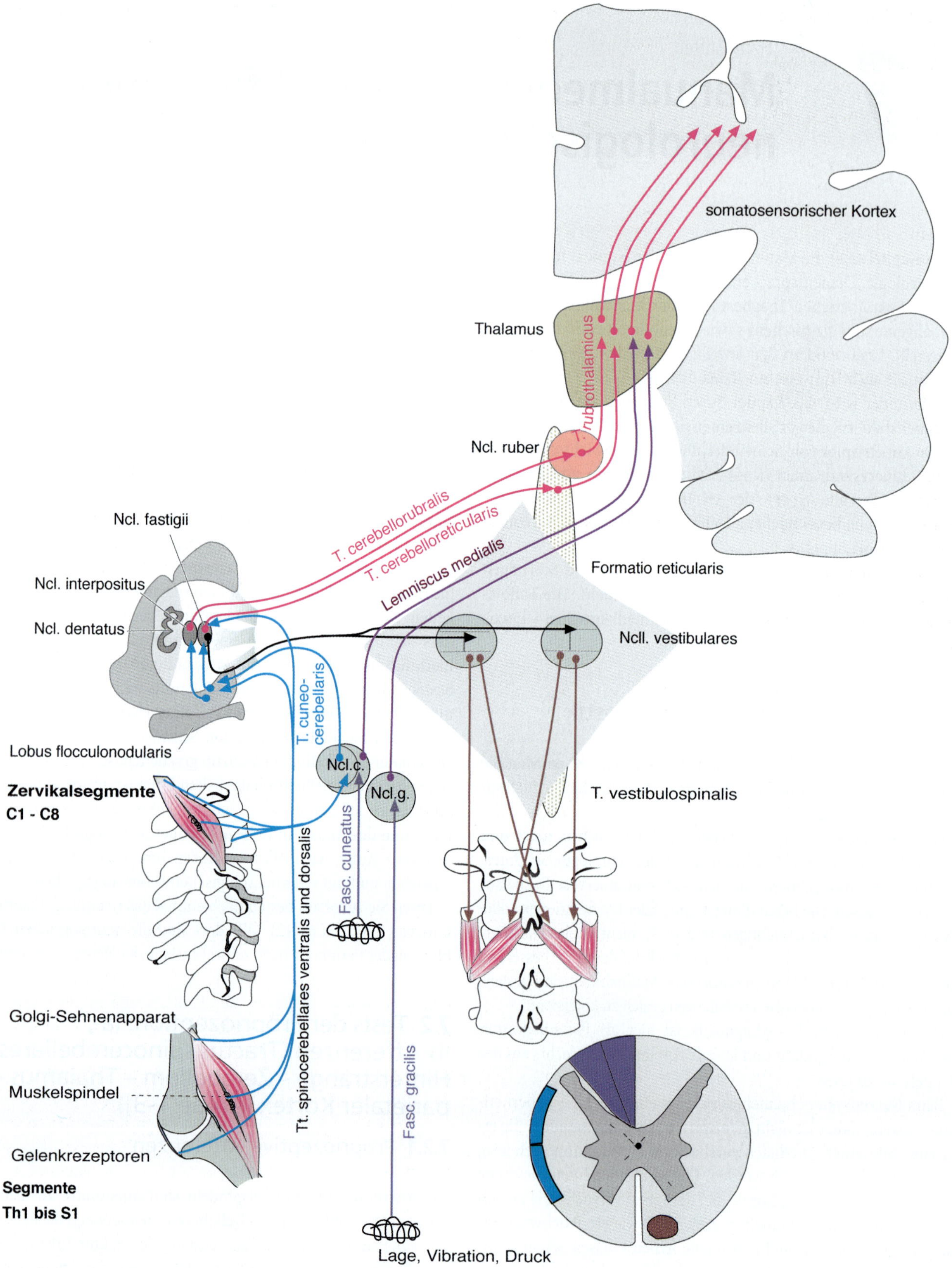


**Abb. 7.1** Propriozeptive und exterozeptive Afferenzen, vestibulospinale Kontrolle (Garten 2012)

(Ncl. fastigii, medialer und intermediärer zerebellarer Kortex). Von dort führt der Fasciculus fastigiovestibularis zerebellare Efferenzen zu allen vier Nuclei vestibulares. Von diesen Vestibulariskernen deszendieren die Tractus vestibulospinales medialis und lateralis, die das α- und γ-System der spinalen Muskulatur fazilitieren und damit reflektorisch u. a. für den Tonus der intrinsischen Wirbelsäulenmuskulatur und die aufrechte Haltung verantwortlich sind.

Über den Tractus cerebello-reticulo-rubro-thalamicus werden die propriozeptiven Afferenzen vom Zerebellum zum Thalamus und letztendlich über die Corona radiata zu den kortikalen Zentren geleitet (➤ Abb. 7.1).

## 7.2.2 ROMBERG-Versuch neutral, Stellreaktion

Der Patient steht mit geschlossenen Füßen: Für ältere Menschen und Menschen mit Neuropathien bietet sich eine leichtere Variante an, bei der nur die Fersen geschlossen sind und die Vorfüße fußbreit auseinander stehen. Bei der Standardvariante sind auch die Vorfüße geschlossen. Die anspruchsvollste Variante wird im Tandemstand oder Seiltänzerstand durchgeführt: Die Füße stehen in einer Linie hintereinander, sodass die Spitze des hinteren Fußes die Ferse des vorderen berührt.

Lassen Sie den Patienten immer zunächst mit offenen Augen einen Punkt fixieren und dann die Augen schließen. Diese Kriterien müssen exakt eingehalten werden, damit der Versuch reproduzierbar ist (➤ Abb. 7.2).

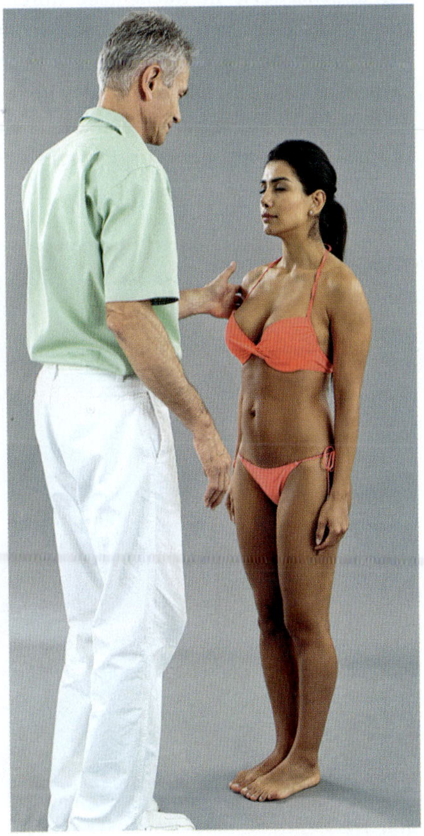

**Abb. 7.2** ROMBERG-Versuch mit Prüfung der Stellreaktion

### Befund 1: vermehrtes ungerichtetes Schwanken

Davon kann immer dann gesprochen werden, wenn bei Wiederholung des Versuchs ein vermehrtes Schwanken in wechselnder Richtung auftritt. Geringfügiges Schwanken kann als „normal" angesehen werden, wobei es schwierig ist, einen Normalwert anzugeben. Sie bekommen ein Gefühl dafür, wenn Sie den Versuch regelmäßig durchführen. Die physiologische Grundlage ist, dass es bei einer Auslenkung des Körpers weg vom Schwerpunkt durch Dehnung von Muskelspindeln reflektorisch zu einer Muskelkontraktion kommt, die ein Zurückführen des Körpers zum ursprünglichen Schwerpunkt bewirkt.

#### Interpretation: Neuropathie (Tractus spinocerebellaris, Hinterstränge)

Grundlage für einen normalen ROMBERG-Versuch ist eine normale Afferenzierung von Informationen der Propriozeptoren (vor allem Spindelzellen) und der Exterozeptoren (Druck, Berührung, Vibration) der Fußsohle (Garten 2012, Kap. 12.2.2). Erstere werden vor allem über die Tractus spinocerebellares, letztere über die Hinterstränge geleitet.

Jede Art von **sensorischer** Neuropathie führt dementsprechend zu vermehrtem Schwanken im ROMBERG-Versuch.

Bei **motorischen** Neuropathien kommt es zu einem muskulären Hypotonus mit vermindertem Ansprechen der Muskelspindelzellen und somit ebenfalls zu vermehrtem Schwanken.

### Befund 2: Fallneigung zu einer Seite

In diesem Fall wird beim Augenschluss immer eine Fallneigung in dieselbe Richtung (in der Regel zur Seite oder diagonal) auftreten. Wenn der Patient, unabhängig davon, wo Sie sich hinstellen, immer zu Ihnen herüber kippt, deutet dies auf einen phobischen Schwankschwindel hin.

#### Interpretation: Störung auf Ebene des Vestibulums

Hier ist mit dem Begriff „Vestibulum" die Integration der propriozeptiven, der vestibulären und der visuellen Afferenzen in den Vestibulariskernen gemeint.

Utriculus und Sacculus des Vestibularapparats unterliegen dem tonischen Reiz der Schwerkraft (im Gegensatz zu den Bogengängen, die auf Drehbeschleunigungen reagieren). Der Ausfall eines Vestibularorgans, z. B. bei Neuritis vestibularis, führt dementsprechend zu einer Fallneigung zur Läsionsseite (Brandt 2000).

Bei primären Störungen des Vestibularapparats (Morbus MENIÈRE, Hydrops der Endolymphe, Drehschwindel), bei zentralem Schwindel (toxisch oder vaskulär bedingte Störungen der Vestibulariskerne, funktionell nach Virusinfektionen), aber auch bei phobischem Schwankschwindel kommt es dagegen eher zu vermehrten bis unkontrollierbaren Schwankungen bzw. Drehsensationen statt zu einer relativ gerichteten Fallneigung.

Eine ausgeprägte Kopfgelenkläsion kann bereits in Neutralposition des Kopfes zu einer Dysbalance der zervikalen propriozeptiven Afferenzen führen; dies beruht auf einer muskulären Fehlspannung, die auch durch Noziaktivität verursacht werden kann und sich im ROMBERG-Versuch mit HWS-Provokation noch deutlicher zeigen würde.

#### Befund 3: Fallneigung und vermehrte Auslenkung zu einer Seite beim Anstoßen

Durch Anstoßen von links und von rechts können Sie ansatzweise die Stellreaktion, d. h. den Tonus prüfen. Dies ist bei Kindern bis ca. 10 Jahren sehr viel deutlicher erkennbar als bei Erwachsenen.

##### Interpretation 3.1: Störung auf Ebene des Spino- und Vestibulozerebellums

Spino- und Vestibulozerebellum sind für die Stammmotorik verantwortlich. Vaskuläre oder degenerative Schädigungen (z. B. FRIEDREICH-Ataxie) führen zu einem pathologischen ROMBERG-Versuch. Neben der gestörten zentralen Verarbeitung kann hier vor allem auch ein zerebellarer Hypotonus eine Rolle spielen.

##### Interpretation 3.2: Störung auf Ebene des Zerebrums

Ein einseitiges Pseudopyramidales Inhibitionsmuster (PPIM, ➤ Kap. 7.11.2) führt zu einem ipsilateralen muskulären Hypotonus; daher kann es durch verminderte Ansprechbarkeit der Muskelspindelzellen zu einem vermehrten Schwanken kommen. Dies gilt natürlich auch bei beidseitiger kortikaler Funktionsschwäche.

7

### 7.2.3 ROMBERG-Versuch mit Links-/Rechtsrotation und Flexion-Extension der HWS

Der ROMBERG-Versuch wird anschließend mit Links- bzw. Rechtsrotation sowie Flexion und Extension der HWS wiederholt. Lassen Sie den Patienten die Kopfposition zunächst mit offenen Augen einnehmen und einen Punkt in Richtung der Kopfdrehungen fixieren. Wenn ein sicherer Stand möglich ist, lassen Sie ihn die Augen für wenigstens 30 Sekunden schließen.

#### Befund: vermehrtes Schwanken bei einer Kopfposition

Kommt es z. B. bei Linksrotation zu vermehrtem Schwanken, wird es bei Rechtsrotation meist weniger stark sein. Dies kann auf eine Rechtsrotationsdysfunktion hinweisen, ist aber nicht beweisend.

##### Interpretation: Dysfunktion von HWS und Halsmuskulatur

Der beschriebene Befund spricht für eine zervikale Dysfunktion und fällt meist umso deutlicher aus, je weiter kranial sich diese befindet.

Führen die Provokationspositionen zu keiner Veränderung des ROMBERG-Versuchs, kann davon ausgegangen werden, dass die häufig mit aufwändigen Mitteln wie Upright-Funktions-MRT gewonnenen Diagnosen wie „Dancing Dens“ oder „atlantoaxiale Instabilität“ (vgl. Kuklinski 2006) auf einer Überinterpretation der Bildgebung beruhen, jedoch ohne funktionelle Relevanz sind. Anders ausgedrückt: Beim Ausbleiben von Provokationsbefunden können Sie dem Patienten versichern, dass seine Kopfgelenke stabil genug sind, um ihn funktionell nicht einzuschränken.

### 7.2.4 ROMBERG-Versuch mit Reklination und Rotation

Rotation und Seitneigung der HWS nach links wie nach rechts bedeuten – jeweils auf der Seite der Konvexität – eine Stressposition für die A. vertebralis, die den Hirnstamm inkl. Aa. labyrinthi und Aa. cerebelli versorgt (Chrast und Korbicka 1962, Chrast 1969). Bei Linksrotation und Reklination kommt es zu einer relativen Verengung der kontralateralen rechten A. vertebralis um ca. 75 % sowie der linken um immerhin 50 % (Chrast 1969). Dies führt bei vertebrobasilärer Insuffizienz mit fehlendem Shunt von der kontralateralen A. vertebralis zum hypoxischen Verlust der PURKINJE-Zellinhibition und zur Hypoxie von Neuronen des Gleichgewichtsorgans und ihres zweiten Neurons in den Vestibulariskernen auf der verengten Seite und damit zu Schwindel mit linksschlägigem Nystagmus, der nicht unterdrückt werden kann, da er vor allem zentraler Natur ist (Brandt 2000).

Dieser Versuch (➤ Abb. 7.3) entspricht dem DEKLEYN-Test, der üblicherweise in Rückenlage durchgeführt wird und zum Ausschluss einer vertebrobasilären Insuffizienz dienen soll. In der englischsprachigen Literatur wird vom „GEORGE's Test“ gesprochen. Dass sich damit auch das Risiko einer Vertebralis-Dissektion ermitteln lasse, wird inzwischen nicht mehr vertreten (http://www.chirocolleges.org/georges_test.html, aufgerufen am 2.1.2014).

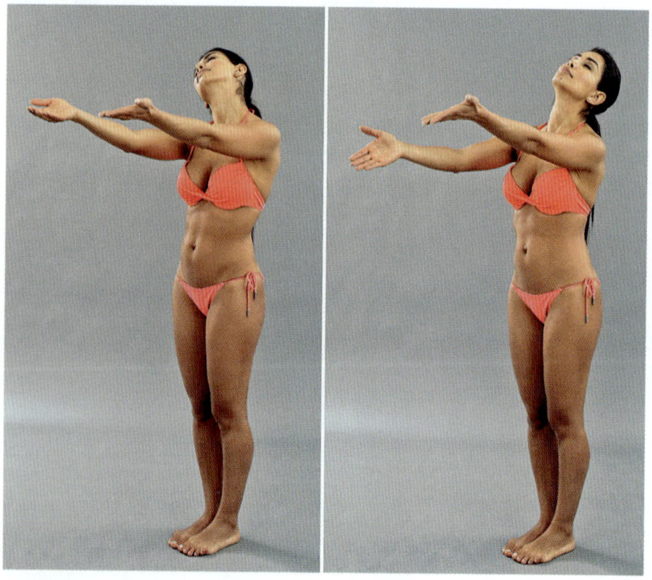

**Abb. 7.3** ROMBERG-Versuch mit Reklination und Rotation, zusätzlich (Arm-)Halteversuch

Der Versuch kann noch durch Vorhalten der Arme in Supinationsstellung ergänzt werden.

### Befund: Fallneigung zur Seite der HWS-Konvexität

Auch vermehrtes Schwanken, dessen Ausmaß sich grundsätzlich von dem bei Rotation oder Inklination-Reklination unterscheidet, spricht für eine vaskuläre Komponente bei der Standunsicherheit. Es kommt zum Absinken und zur Pronation des Armes auf der Seite der HWS-Konvexität.

#### Interpretation: vertebrobasiläre Insuffizienz

Auf der Seite der HWS-Konvexität kann die Dehnung der A. vertebralis zu einer relativen Minderdurchblutung des Hirnstamms auf dieser Seite führen. Das ist jedoch nur bei vertebrobasilärer Insuffizienz relevant, weil die Durchblutung des Hirnstamms dann von der noch durchgängigen (oder einzigen angelegten) A. vertebralis abhängig ist.

Für die Manualtherapie hat das lediglich die Konsequenz, dass die HWS nicht in dieser Position behandelt werden darf. Da aber sämtliche Techniken ohnehin so anzuwenden sind, dass eine Verletzung (Dissektion) der A. vertebralis ausgeschlossen ist, stellt dies keine Besonderheit dar.

### Differenzialdiagnostik

Eine Kopfbewegung nach rechts hinten (Rechtsrotation, Rechtsseitneigung, rechtes Ohr nach hinten) führt zur Stimulation des rechten dorsalen Bogengangs (> Abb. 7.57, > Abb. 7.59). Zudem werden auch Utriculus und Sacculus stimuliert, da sich die Position des Kopfes im Schwerkraftfeld verändert (Labyrinthreflex).

Diese Stimulation fällt weg, wenn der Kopf senkrecht gehalten und nur der Rumpf vorgeneigt wird, um die HWS in die Stressposition „Reklination und Rotation" zu bringen. Die vaskuläre Komponente lässt sich auch auf diese Weise selektiv prüfen.

## 7.2.5 Ergänzung: Romberg-Versuch auf weicher Unterlage

Alle Befunde des Romberg-Versuchs werden auf weicher Unterlage (5 cm dicke, feste Schaumstoffmatte, „Balance-Pad") prinzipiell noch verstärkt. Denn die propriozeptive Komponente verringert sich, weil der „Gain", die Ansprechbarkeit der Muskelspindeln, durch die weiche Unterlage reduziert wird. Bei Hypotonus und Neuropathie wird der Stand extrem verschlechtert bis unmöglich, ebenso wie bei vestibulären (zentralen und peripheren) Störungen. Das liegt daran, dass bei verminderter Propriozeption die vestibuläre Komponente eine stärkere Bedeutung bei den Gleichgewichtsreaktionen erhält (mehr Linearbeschleunigung beim Schwanken).

## 7.2.6 Einbeinstand links und rechts mit geschlossenen Augen

Prüfen Sie den Einbeinstand mit geschlossenen Augen. Dies gibt grundsätzlich einen besseren Hinweis auf die Lateralität von Muskeltonus und posturaler Stabilität als der Romberg-Versuch. Was die Richtung des Schwankens und die Richtung einer Fallneigung angeht, ist der Test jedoch weniger aussagekräftig als der Romberg-Versuch.

Bitten Sie den Patienten, auf einem Bein stehend mit offenen Augen einen Punkt zu fixieren und anschließend die Augen zu schließen.

### Befund: Unsicherheit

Normalbefund: Der Oberkörper bleibt ruhig aufgerichtet, die Arme hängen locker herab, das Spielbein ist sagittal oder in leichter Außendrehung angehoben.

- Geringe Unsicherheit: Begleitbewegungen der oberen Extremitäten, das Spielbein ist adduziert, verbunden mit deutlichen Balancebewegungen von Standbein und Oberkörper.
- Deutliche Unsicherheit: Erst nach einigen Versuchen ist ein kurzzeitiger Stand möglich, ausgeprägte assoziierte Bewegungen der oberen Extremitäten und der Mimik, ausfahrende Balancebewegungen, haltsuchend.
- Kein Befund erhaltbar, weil der Patient dabei hinfällt oder den Versuch verweigert.



#### Interpretation

Grundsätzlich sind die Befunde bei Kindern bis zu 10 Jahren deutlicher sichtbar, die Interpretation ist jedoch bei Erwachsenen und Kindern gleich. Wie oben bereits besprochen, sind folgende Erklärungen möglich:

- Neuropathie (Tractus spinocerebellares ipsilateral)
- Störungen auf der Ebene des Vestibulums
- Störungen des Spino- und Vestibulozerebellums ipsilateral
- Störungen des Zerebrums ipsilateral
- Dysfunktionen der HWS und der Halsmuskulatur können einerseits Tonusasymmetrien und andererseits eine posturale Instabilität verursachen.

## 7.2.7 Muskeleigenreflexe

Ausführung: > Kap. 2.4.4, > Tab. 2.6, > Tab. 2.7 und > Tab. 2.8

- Bizepssehnenreflex (C6-Wurzel, N. musculocutaneus)
- Brachioradialis-Reflex (C6)
- Trizepssehnenreflex (C7)
- Patellarsehnenreflex (L3/L4)
- Tibialis-posterior-Reflex (L5)
- Hamstrings-Reflex (S1)
- Achillessehnenreflex (S1)

#### Befund 1: Reflexe segmental abgeschwächt

Interpretation: radikuläre oder pseudoradikuläre Läsionen

Wurzelläsionen hemmen die entsprechenden Kennmuskeln (➤ Kap. 2.4.4), pseudoradikuläre Dysfunktionen sind Teil der „7 Faktoren des viszerosomatischen Systems" (Garten 2012, Kap. 10). Nicht nur der manuelle Muskeltest zeigt in diesen Fällen eine Hyporeaktion, sondern auch der MER kann durch die muskelhemmende Nozizeptorenaktivität im Vergleich zur intakten Gegenseite abgeschwächt sein. Differenzialdiagnostisch helfen sensorische Diagnostik und manuelle Muskeltestung weiter (➤ Kap. 2.4.4).

#### Befund 2: Reflexe abgeschwächt im Halbseitenmuster (dorsal obere und ventral untere Extremität)

MER des Brachioradialis und Trizepssehnenreflex schwächer als Bizepssehnenreflex; Patellarsehnenreflex ipsilateral schwächer als Achillessehnenreflex oder alle Reflexe auf einer Seite abgeschwächt gegenüber der Gegenseite.

Interpretation: Pseudopyramidales Inhibitionsmuster (PPIM)

Der Bizepssehnenreflex (C6-Wurzel, N. musculocutaneus) dient dazu, einen phylogenetisch ventralen Muskel zu prüfen, während mit dem Brachioradialis- (C6-Wurzel, N. radialis) und Trizepssehnenreflex (C7-Wurzel, N. radialis) phylogenetisch dorsale Muskeln geprüft werden. Der Patellarsehnenreflex (L3/L4) prüft den Eigenreflex eines phylogenetisch dorsalen, der Achillessehnenreflex (S1) eines phylogenetisch ventralen Muskels.

Diese Differenzierung ist zur Diagnostik eines PPIM von Bedeutung: Bei einem PPIM ist grundsätzlich der Muskeltonus auf der Seite der kortikalen Schwäche reduziert, der Tonus der ventralen Muskulatur an der oberen Extremität (phylogenetische Beuger) und der Tonus der dorsalen Muskulatur an der unteren Extremität (phylogenetische Beuger) überwiegt jedoch. Dies führt zu einem nicht-spastischen („weichen") Beugemuster, während bei Hemiparese infolge einer Pyramidenbahnläsion (etwa bei Apoplex) ein spastisches Beugemuster zu beobachten ist (➤ Kap. 7.11.2).

Differenzialdiagnostik

Ipsilateral sind AV-Ratio, Blutdruck und die Schmerzsensibilität erhöht.

#### Befund 3: Pendelreflexe

Interpretation: zerebellare Schwäche ipsilateral

Das Zerebellum ist für die Dämpfung der Eigenreflexe zuständig. Das Dämpfungsphänomen kann grundsätzlich sehr unterschiedlich ausgeprägt sein und hängt vom Grundtonus der Muskulatur ab. Wichtig ist also der Seitenvergleich.

Am ehesten entspricht der Pendelreflex dem sog. „Rebound-Phänomen" (➤ Kap. 7.4.8).

Differenzialdiagnostik

Weitere zerebellare Befunde sind dann positiv: dysmetrische Sakkaden, Dysdiadochokinese (➤ Kap. 7.4.13) ipsilateral, Pastpointing (➤ Kap. 7.4.2) zur Seite der Läsion.

## 7.3 Tests der Exterozeption: Aβ-, Aδ-, C-Afferenzen (Hinterstränge – anterolaterales System – Thalamus – Kortex)

Rezeptorafferenzen des Lage-, Vibrations- und diskriminativen Tastempfindens (Oberflächen- und Tiefensensibilität) werden über die Hinterstränge unter weitgehender Umgehung des Zerebellums zum Thalamus (3. Neuron) geleitet.

Afferenzen von Rezeptoren für grobe Druck-, Berührungs-, Schmerz- und Temperaturempfindungen werden über die Vorderseitenstrangbahnen (Tractus spinothalamicus anterior und Tractus spinothalamicus lateralis mit segmentaler Kreuzung zur Gegenseite) zum kontralateralen Thalamus und letztendlich über die Corona radiata zu kortikalen Zentren geleitet.

Zwischen Kortex und Thalamus bestehen Rückkopplungsmechanismen. In die thalamo-kortiko-thalamische Schleife sind auch die Basalkerne mit einem direkten, exzitatorischen und einem indirekten, inhibitorischen Weg eingeschaltet: Corpus striatum (Ncl. caudatus und Putamen), Globus pallidus, Ncl. subthalamicus sowie Pars reticulata und Pars compacta der Substantia nigra (Kandel et al. 2000, Bähr und Frotscher 2003, Garten 2012).

Das Zerebellum ist nach neuerer Auffassung (Schmahmann 1997) sowohl Initiator (Ncl. dentatus) als auch Modulator (Ncl. interpositus) von Bewegungen und hat über die Regelkreise mit den Nuclei pontis und olivaris inferior entscheidenden Einfluss auf die Feedforward-, Feedback- und Efferenzkopiemechanismen der Motorik.

Die Funktion von Zerebellum und Zerebrum (sowie der erwähnten subkortikalen Strukturen) ist von einer normalen, d. h. balancierten und quantitativ ausreichenden propriozeptiven Afferenzierung abhängig. Ohne den Schwerkrafteinfluss kommt es zu zerebralen Funktionseinbußen, wie die Weltraumforschung belegt (Allen 1995). Einseitiger Verlust der Afferenzierung führt zu einer kontralateralen Hemisphären-Funktionsschwäche, die als PPIM imponiert.

### 7.3.1 Stimmgabeltest: Aβ-Afferenzen (Hinterstränge – Thalamus – parietaler Kortex)

Mit dem Stimmgabeltest (Rydell und Seiffer 1903; ➤ Abb. 7.4) lässt sich ein vermindertes Vibrationsempfinden (Pallhypästhesie) und eine verminderte Tiefensensibilität feststellen.

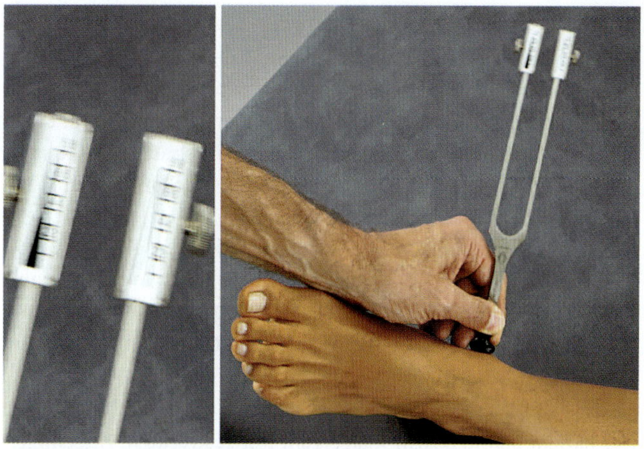

Abb. 7.4 Stimmgabeltest mit RYDELL-SEIFFER Stimmgabel

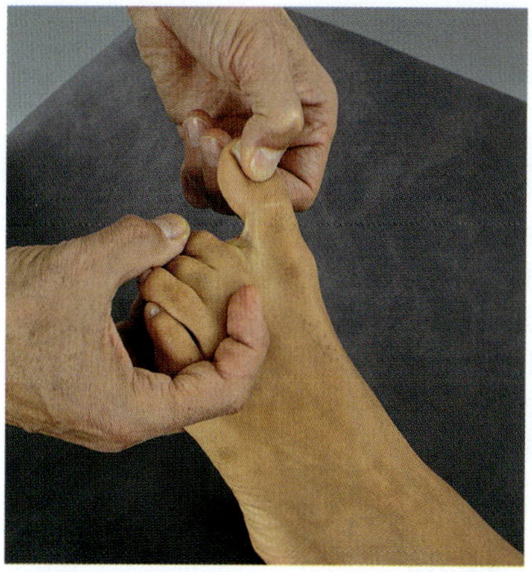

Abb. 7.5 Prüfung des Gelenklagesinns

Dazu wird die Stimmgabel (64 Hz) angeschlagen und zuerst am Großzehengrundgelenk, dann am Handgelenk aufgesetzt.

Der Patient soll angeben, ob er die Vibration spürt und ab wann er die abklingende Vibration nicht mehr wahrnimmt. In diesem Moment wird der Wert auf der 8/8-Skala der Stimmgabel abgelesen. Er ergibt sich daraus, dass die schwingenden Dreiecke auf den abnehmbaren Gewichten sich mit abnehmender Schwingungsintensität immer weiter (von 0 bis 8) überschneiden.

### Befund und Interpretation

Der Normalwert liegt zwischen 6/8 und 8/8. Bei über 60-Jährigen sollen Werte über 4/8 als normal gelten.

Auch hier darf jedoch konstatiert werden, dass ein Training der Tiefensensibilität viel zu ihrem Erhalt beiträgt, ebenso wie bei der Muskulatur, die sich vom 50. bis 80. Lebensjahr um 50 % verringert, wenn ihrem Abbau nicht durch Training entgegengewirkt wird (Faulkner et al. 2007).

**Werte unter 8/8** können auf eine sensorische Neuropathie, eine Störung im Bereich der Hinterstränge, eine thalamische oder kortikale (Parietallappen-)Störung hinweisen.

Bei fehlender Alkoholanamnese sollte bei Befunden, die für eine Neuropathie sprechen, zumindest eine Vitamin-$B_{12}$-Bestimmung und der Ausschluss einer diabetischen Neuropathie erfolgen.

Spinale Stenosen (Parästhesien, Schmerzen, Claudicatio spinalis, ➤ Kap. 2.4.7) müssen ebenso abgeklärt werden wie nitrosativer Stress: Um Schwermetallbelastungen und andere Neurotoxine als Ursachen auszuschließen (Garten und Weiss 2007, Kap. 6, 12, 14), sollten die Laborwerte für Nitrotyrosin, Glutathion, Coenzym Q10 und Homocystein gemessen und bei Bedarf therapiert werden: Vitamin-B-Komplex und N-Acetyl-Cystein sind hierbei die wichtigsten Supplemente.

## 7.3.2 Gelenklagesinn: Aβ-Afferenzen (Hinterstränge – Thalamus – parietaler Kortex)

Der Gelenklagesinn ist mehr von Afferenzen der Gelenkrezeptoren (Garten 2012, Kap. 12.2.2) als von Muskelspindelafferenzen abhängig.

Nehmen Sie die Großzehe des Patienten seitlich zwischen Daumen und Zeigefinger und bewegen Sie sie so in Flexion und Extension sowie nach medial und lateral, dass der Patient nicht schon anhand des Fingerdrucks die Richtung vorausahnen kann (➤ Abb. 7.5).

100 % richtige Antworten (Richtungsangaben) sind die Norm, alles darunter ist als auffällig zu werten. Solche Befunde lassen eine **sensorische Neuropathie** oder eine **Störung der Hinterstränge** vermuten.

Allerdings geht auch eine insuffiziente Körperwahrnehmung im primär- und sekundär-sensorischen Kortex (Parietallappen) mit einem gestörten Gelenklagesinn einher. Dies ist erstaunlich häufig bei Kindern mit sensomotorischen Dyskybernesen der Fall.



## 7.3.3 Diskriminative Sensibilität und Zahlenerkennen: Aβ-, Aδ-Afferenzen (Hinterstränge – Thalamus – Kortex)

Schreiben Sie Zahlen oder Buchstaben so auf die Haut der Hände und Unterarme sowie der Füße und Unterschenkel, dass der Patient sie „lesen" kann (nicht seitenverkehrt oder auf dem Kopf stehend). Wegen der geringeren Zweipunktdiskriminationsfähigkeit der Hautrezeptoren an den Füßen müssen dort die Zahlen größer geschrieben werden als an den Händen.

### Befund und Interpretation

100 % richtige Antworten sind die Norm, alles darunter ist als auffällig zu werten. Solche Befunde lassen eine **sensorische Neuropathie** und eine **Störung der Hinterstränge** vermuten.

Epikritische Sensibilitätsstörungen kommen auch bei allgemein insuffizienter Körperwahrnehmung im primär- und sekundär-sensorischen Kortex (Parietallappen) vor (s. o.).

### 7.3.4 Schmerz-, Temperatur-, Berührungsempfinden (protopathische Sensibilität): Aδ-, C-Afferenzen (anterolaterales System – Thalamus – Kortex)

Prüfen Sie mit einem Wattebausch die Berührungsempfindung sowie mit einem Nadelrad die Schmerzsensation: einerseits nach der Segmentanatomie und andererseits nach den Versorgungsgebieten der peripheren Nerven (➤ Abb. 2.82).

Sowohl **Hypo-** als auch **Hyperästhesie** sind Befunde, die für eine Störung dieser Bahnen sprechen.

## 7.4 Zerebellare Tests

### 7.4.1 Spine-Test (mediales Zerebellum)

Wie in Garten (2012, Kap. 8.3.2) beschrieben, lassen Sie den Patienten bei geöffneten Augen das Knie zum Bauch anheben. Mit dem Spine-Test ist nicht nur eine Beurteilung der SIG-Mobilität, sondern auch eine Aussage über die Integrität der axialen Muskulatur möglich.

Der Spine-Test wird immer frei stehend durchgeführt. Er gibt Auskunft über die Fähigkeit, mit offenen Augen auf einem Bein zu stehen, über die posturale Stabilität der Sprunggelenke und über die Stabilität der autochthonen Wirbelsäulenmuskulatur. Wenn ein Einbeinstand mit offenen Augen nicht möglich ist, können Sie auf den Spine-Test verzichten, da er als SIG-Funktionsprobe ohnehin weniger aussagekräftig als der Hipdrop-Test ist (Garten 2012, Kap. 8.3.2). Bei diesem spielt der Tonus der Rückenstrecker und der Hamstrings eine geringere Rolle, weil deren Längenänderung im Test äußerst gering ist.

#### Befund und Interpretation

Beim Anheben und mehr noch beim Absenken des Beines ist ein mehr oder weniger grobes **Zittern** erkennbar. Dies spricht für einen mangelnden Tonus der autochthonen Wirbelsäulenmuskulatur, der vom zerebralen Kortex und medialen Zerebellum (Vermis) bestimmt wird (jeweils ipsilateral).

### 7.4.2 Zeigeversuch (Pastpointing) (mediales Zerebellum, Vermis, Lobus flocculonodularis)

Der Patient hält den Arm waagerecht mit gestrecktem Zeigefinger. Ob der linke oder der rechte verwendet wird, ist egal, er sollte nur muskuloskelettal möglichst störungsfrei sein. Myofasziale Spannungen im Schultergürtel wirken sich reproduzierbar verfälschend im Sinne der zentralen Diagnostik auf den Test aus.

Halten Sie Ihren gestreckten Zeigefinger so, dass der Patient ihn mit seinem Zeigefinger gerade berühren kann. Nach einem „Probelauf" mit offenen Augen (der Patient hebt den Arm in die Senkrechte und senkt ihn so ab, dass er Ihren Zeigefinger berührt) wiederholt er diese Bewegung mehrmals mit geschlossenen Augen (➤ Abb. 7.6).

#### Befund und Interpretation

Beim wiederholten Abwärtsführen seines Zeigefingers zeigt der Patient an Ihrem Zeigefinger vorbei. Diese Abweichung zur Seite der Kleinhirnläsion oder vestibulären Läsion (Vermis, Lobus flocculonodularis) tritt mit beiden Händen identisch auf.

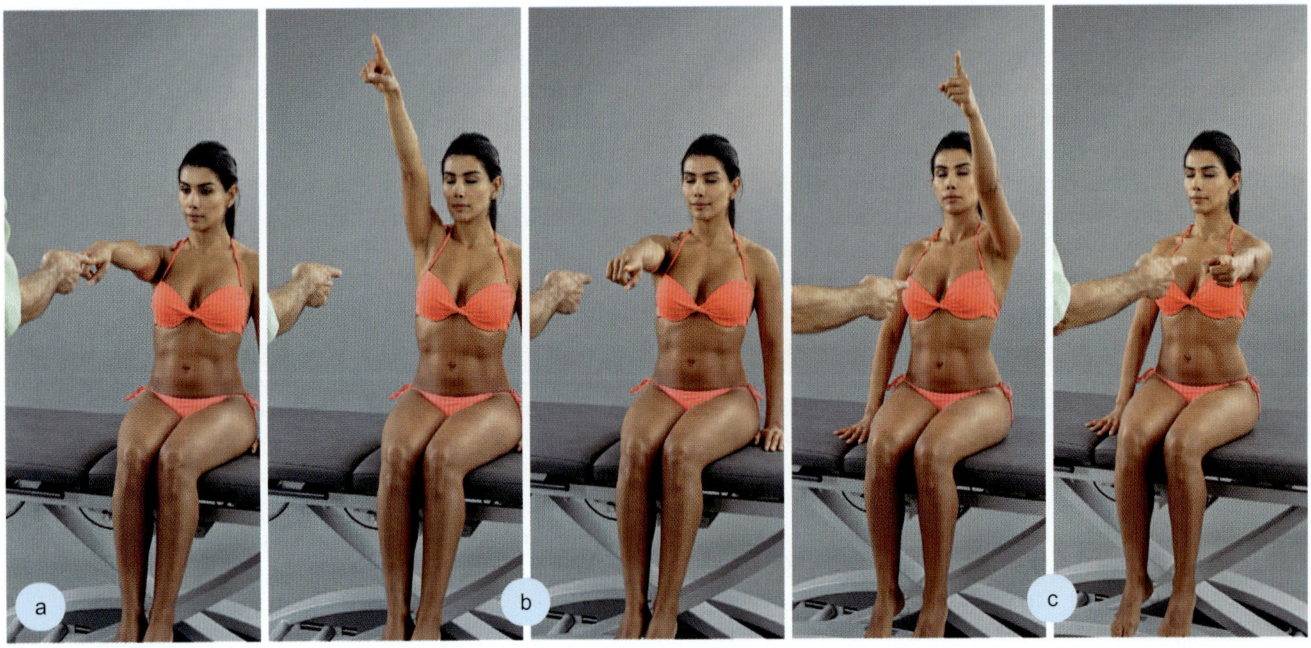


**Abb. 7.6** Zeigeversuch

**Tab. 7.1** Befunde für Folgebewegungen und Sakkaden bei Vermisschwäche bzw. Ncl.-fastigii-Schwäche

| | Vermisschwäche re. | Ncl.-fastigii-Schwäche re. | Vermisschwäche li. | Ncl.-fastigii-Schwäche li. |
|---|---|---|---|---|
| Folgebewegung sakkadiert | nach re. | nach li. | nach li. | nach re. |
| Sakkade hypometrisch | nach re. | nach li. | nach li. | nach re. |
| Sakkade hypermetrisch | nach li. | nach re. | nach re. | nach li. |
| Blickrichtungsnystagmus | nach re. | nach li. | nach li. | nach re. |

### 7.4.3 Folgebewegungen der Augen (Vermis, Flocculus, Paraflocculus, Ncl. fastigii, Parietallappen)

Folgebewegungen dienen zur kontinuierlichen Fixierung eines bewegten Objekts. Damit sein Abbild immer auf die Fovea fällt, sorgt der Fixationsreflex über die visuomotorischen Bahnen für entsprechende Augenbewegungen. Die Steuerung der Folgebewegungen erfolgt im Parietallappen unter Beteiligung des Okzipital- und des Frontallappens. Der dorsale Teil des Vermis cerebelli (Spinocerebellum) und Ncl. fastigii, Flocculus und Paraflocculus (Vestibulocerebellum) sind für die Anpassung an die Objektgeschwindigkeit zuständig.

Vereinfacht dargestellt „schiebt" der Outputkern Ncl. fastigii (im Spinocerebellum) die Augen zur Gegenseite. Der Cortex cerebelli hat hemmenden Einfluss auf die Outputkerne (Nuclei dentatus, interpositus und fastigii), in diesem Falle auf den Ncl. fastigii (mediales Zerebellum). Dieser wiederum stimuliert die motorischen Zentren: Thalamus, Ncl. ruber, Ncl. vestibularis. Eine Schwäche oder Läsion der zerebellären kortikalen Strukturen (Vermis, Flocculus, Paraflocculus) führt daher eher zu einer mangelnden Inhibition des Outputkerns und damit vermehrtem zerebellarem Output: Die Augen werden vermehrt zur Gegenseite „geschoben". Eine Schwäche der Outputkerne führt dagegen zu einer verminderten zerebellaren Funktion, die Augen werden vermindert zur Gegenseite „geschoben" (➤ Tab. 7.1).

Wenn Augen- und Objektgeschwindigkeit gleich sind, resultiert daraus eine „glatte" (flüssige) Folgebewegung, andernfalls sind Korrektursakkaden zu sehen.

Zur Beurteilung der Metrik von Folgebewegungen ist eine Geschwindigkeit von 0,4 Hz, d.h. 140° pro Sekunde adäquat. Als „Gain" wird das Verhältnis zwischen dem Input in ein System und dessen Output bezeichnet, hier das Verhältnis von Objekt- zu Augengeschwindigkeit. Normal ist ein Gain > 0,8. Bei reduziertem Gain (Störungen des Vermis, des Flocculus und des Paraflocculus) treten zur Refixierung („Catch up") Korrektursakkaden auf.

Lassen Sie den Patienten ein interessantes Objekt, z.B. einen Holzspatel mit Smiley, in ca. 60 cm Abstand fixieren. Um die Folgebewegungen zu prüfen, bewegen Sie das Objekt immer schneller in horizontaler und vertikaler Richtung (➤ Abb. 7.7).

Der vestibulookuläre Reflex (VOR), d.h. die Kopfbewegung bei Fixierung eines Objekts, eignet sich ebenfalls zur Untersuchung dieser Folgebewegungen (Pursuit-System). Wenn der Patient den Daumen seiner ausgestreckten Hand fixiert, während er auf einem Untersuchungsstuhl gedreht wird, muss er den VOR unterdrücken. Dies kann leider nur mit einem Videookulografie-Gerät adäquat untersucht werden. Bei Schwäche des Folgebewegungssystems gelingt es nicht, den VOR vollständig zu unterdrücken. An der Unterdrückung des VOR ist das Zerebellum ebenso beteiligt wie der Parietallappen.

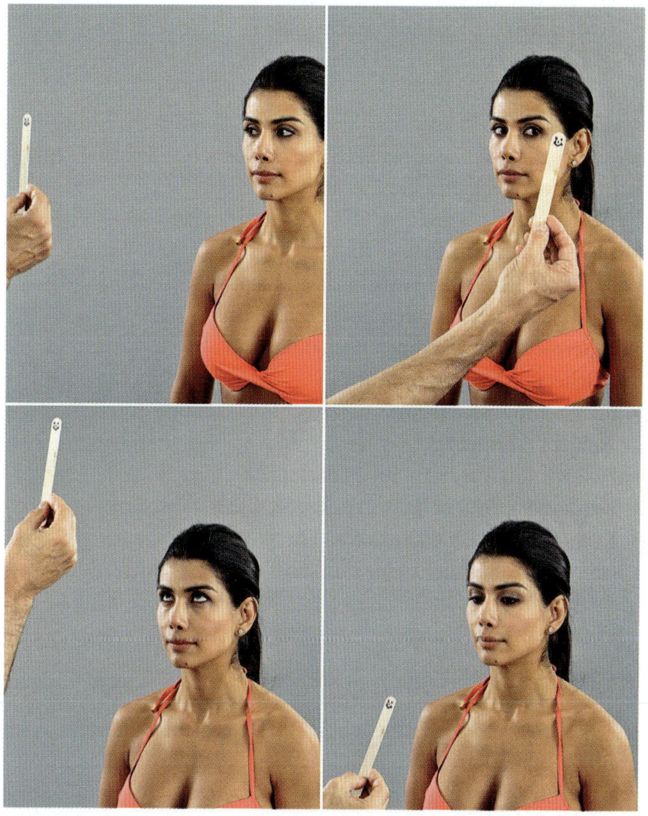

**Abb. 7.7** Prüfung der Folgebewegungen mit einem (zur Verdeutlichung auch rückseitig bemalten) Holzspatel: horizontal und vertikal

#### Befund 1: Folgebewegungen nach lateral sind „sakkadiert"

Das heißt, sie weisen „Sprünge" auf, die in der Regel bei der Bewegung in horizontaler Richtung (nach links oder rechts) auftreten. Bei isolierter Störung harmonischer Folgebewegungen klagen die Patienten üblicherweise nicht über visuelle Symptome, da sie einem Objekt durch eine Serie von Sakkaden folgen können. Nur bei höheren Anforderungen wie z.B. beim Tennisspielen kommt es zu Problemen.

##### Interpretation 1.1

Bei Sakkadierung nach rechts liegt eine ipsilaterale Schwäche von Flocculus und Paraflocculus (Vermis) vor (Leigh und Zee 1999),

7

dementsprechend führt eine linksseitige Schwäche von Flocculus und Paraflocculus zu sakkadierten Folgebewegungen nach links.

**Differenzialdiagnose**
Da sich die Lateralität der zerebellaren Dysfunktion (kortikal oder Outputkern) nicht aus der Bewegungsrichtung, bei der die Sakkadierung auftritt, bestimmen lässt, helfen zusätzliche Kriterien weiter (Bsp. sakkadierte Folgebewegung nach rechts):
- hypometrische Sakkaden nach rechts
- hypermetrische Sakkaden nach links

#### Interpretation 1.2

Schwäche des Ncl. fastigii links bei sakkadierter Folgebewegung nach rechts (Leigh und Zee 1999).

**Differenzialdiagnose**
Bei sakkadierter Folgebewegung nach rechts finden sich dann:
- hypometrische Sakkaden nach rechts
- hypermetrische Sakkaden nach links

Möglicherweise auch:
- Blickrichtungsnystagmus nach rechts (das rechte Zerebellum „schiebt" vermehrt)
- Pastpointing (➤ Kap. 7.4.2) nach links
- Dysdiadochokinese links (➤ Kap. 7.4.13)
- Rebound-Phänomen links (➤ Kap. 7.4.8)

Letztere sind aber mehr eine Funktion des intermediären Zerebellums (Ncl. interpositus).



#### Interpretation 1.3

Die Störung kann pontine Blickzentren betreffen (paramediane pontine Formatio reticularis), die an den Folgebewegungen in lateraler Richtung beteiligt sind.

**Differenzialdiagnose**
- Dysfunktion des Ncl. n. abducentis (➤ Kap. 3.3.3): (alternierender) Covertest mit Blickrichtung nach lateral
- Dysfunktion des Ncl. n. facialis: reduzierte Mimik der ipsilateralen Gesichtshälfte, verstrichene Nasolabialfalte

Beide Hirnnervenkerne liegen im Pons.

Zur weiteren Bestätigung können komplexe neue Bewegungen geprüft werden. Der Hintergrund ist, dass die Brückenkerne und die inferiore Olive (beide pontin) über zwei Efferenzkopieschleifen an der Bewegungsausführung beteiligt sind (Garten 2012, Kap. 12.2.4). Dazu bietet sich z. B. ein alternierender Fingeroppositionstest an (➤ Kap. 7.4.14).

#### Interpretation 1.4

Es liegt eine parietale Dysfunktion vor. Das visuelle „Wo-System", das Objekte ortet, ist im Parietallappen lokalisiert (Devinsky und D'Esposito 2004), auch die Folgebewegungen gehen vom Parietallappen aus (Kandel et al. 2000).

### Befund 2: Folgebewegungen nach oben sind erschwert oder unmöglich

#### Interpretation 2.1: Mesenzephale Blickzentren sind gestört

Die Kontrollmechanismen sind hauptsächlich im dorsalen, rostralen Mesenzephalon ventral der Vierhügelplatte lokalisiert und sollen von Zellen gesteuert werden, die im rostralen Ncl. interstitialis des medialen Längsbündels (Fasciculus longitudinalis medialis) ventral des Aquädukts liegen. Die Bahnen für die Blickrichtung nach oben verlaufen dorsal des Aquädukts zu den Augenmuskelkernen, die den M. rectus superior und den M. obliquus inferior versorgen. Die Bahnen für die Abwärtsbewegung (M. rectus inferior und M. obliquus superior) verlaufen ventral. Durch Läsionen im ventralen Hirnstamm wird der Blick nach unten und durch Läsionen im dorsalen Hirnstamm der Blick nach oben beeinträchtigt (Parinaud-Syndrom; Patten 1998). Die schnelle Rückstellbewegung beim Nystagmus bleibt nach transkollikulärer Durchtrennung des Hirnstamms erhalten. Daher wird die Aktivität möglicherweise auch in der Brücke (paramediane pontine Formatio reticularis) erzeugt (Patten 1998, Kandel et al. 2000).

#### Interpretation 2.2: (Prä-)Parkinson-Syndrom

Das Stirn- bzw. Präfrontalhirn spielt bei vertikalen Folgebewegungen eine Rolle, Demenzen gehen daher mit einem Ausfall der vertikalen Folgebewegungen einher.

### Befund 3: Folgebewegungen nach unten sind erschwert oder unmöglich

#### Interpretation 3.1

Störung mesenzephaler Zentren.

**Differenzialdiagnostik**
- Konvergenzreaktion (➤ Kap. 7.7.1)
- Pupillen-Lichtreflex (➤ Kap. 7.7.4)

#### Interpretation 3.2

Progressive supranukleäre Blickparese (PSP).

**Differenzialdiagnostik**
Parkinson-Diagnostik (➤ Kap. 7.9 und ➤ Kap. 7.10).

## 7.4.4 Sakkaden (Vermis, Flocculus, Paraflocculus, Ncl. fastigii, Frontallappen)

Sakkaden sind willkürliche Augenbewegungen, die z. B. beim Lesen eines Textes oder beim Fixieren und Nachverfolgen eines Punkts auftreten. Sakkaden werden vom Frontallappen (frontales Augenfeld, Brodmann-Area 8) gesteuert, aber auch Okzipitallappen und Parietallappen sowie Neuronenpools im Mesenzephalon (vertikale Sakkaden) und im Pons (horizontale Sakkaden) sind daran beteiligt. Das mediale Zerebellum (Vermis, Ncl. fastigii) ist für die Metrik (Präzision) verantwortlich.

## Untersuchung

Stellen Sie sich vor den auf der Liege sitzenden Patienten hin und halten Sie ihm die gestreckten Zeigefinger (im Abstand von ca. 40 cm) in ca. 50 cm Entfernung vor das Gesicht, sodass die Finger in Ihrem und seinem Gesichtsfeld liegen. Lassen Sie den Patienten zunächst Ihre Nase fixieren. Während Sie dann in unregelmäßiger Reihenfolge den rechten bzw. linken Zeigefinger bewegen, fordern Sie den Patienten auf, nur mit den Augen (ohne Kopfbewegung) zum sich bewegenden Finger zu blicken, anschließend zurück zu Ihrer Nase.

Führen Sie diesen Test in der Horizontalen (nach links und rechts) und in der Vertikalen (nach oben und unten) durch (➤ Abb. 7.8).

Achten Sie dabei auf die Latenz (Zeitdauer bis zur Auslösung einer Blickrichtungsbewegung) und die Präzision der Bewegung: Blicken die Augen sofort genau zum bewegten Finger oder geschieht dies in zwei Schritten? Dabei kann der erste zu kurz (Hypometrie) oder zu weit greifen (Hypermetrie). Der zweite Schritt ist dann eine Korrektursakkade, im Fall der Hypometrie weiter zum Finger hin, im Fall der Hypermetrie zum Finger zurück.

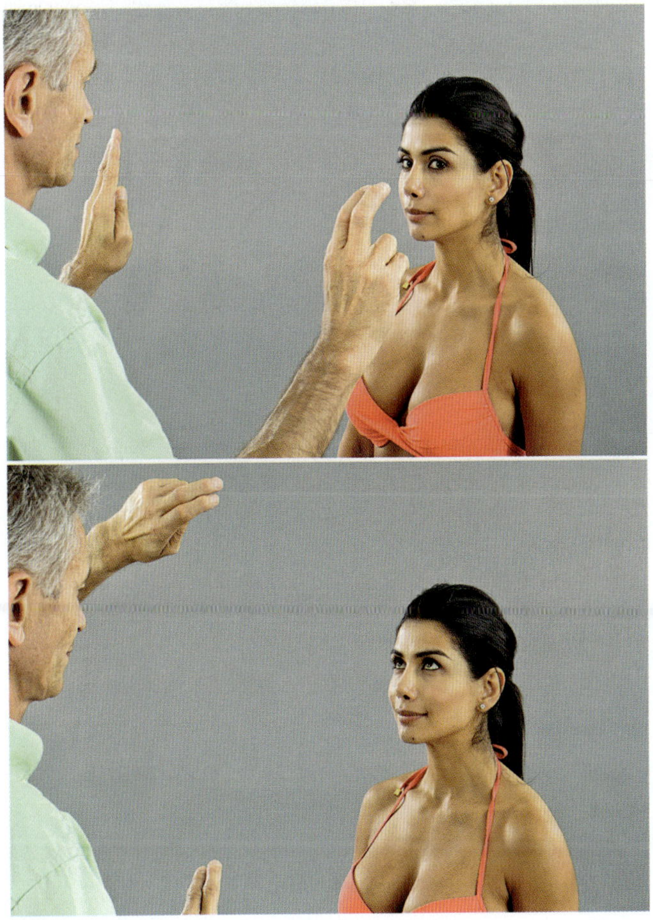

**Abb. 7.8** Sakkadenprüfung in der Horizontalen und der Vertikalen

## Befund 1: hypometrische Sakkaden

Dies bedeutet, dass die Augenbewegung etwas zu kurz vor dem Objekt stoppt und eine Korrektursakkade zum Objekt hin notwendig wird (Sakkade in zwei Schritten).

Sakkadenfehler von 0,5° sind leicht erkennbar, sodass eine entsprechende Unter- oder Überkorrektur bei der Refixierung beobachtet werden kann. Normal ist eine Hypometrie von maximal 10 %: Bei einer Winkelauslenkung von 20° beim Sakkadieren ist z. B. eine Hypometrie von 2° normal.

Für die Praxis haben diese Angaben nur theoretische Bedeutung, denn auch hier gilt wieder, dass eine Sakkadenprüfung bei möglichst vielen Patienten so viel Sicherheit bei der Beurteilung vermitteln kann, dass keine Videonystagmografie mehr notwendig ist.

### Interpretation 1.1

Bei hypometrischer Sakkade nach rechts: Vermisschwäche rechts. Bei hypometrischer Sakkade nach links sind die Befunde hier und im Folgenden entsprechend spiegelbildlich.

**Differenzialdiagnose**
Folgebewegung sakkadiert nach rechts.

### Interpretation 1.2

Ncl. fastigii links schwach.

**Differenzialdiagnose**
- sakkadierte Folgebewegungen nach rechts (➤ Kap. 7.4.3)
- Blickrichtungsnystagmus nach rechts (➤ Kap. 7.6.1)
- Unterdrückung bei rotatorisch ausgelöstem Nystagmus nach rechts durch Fixierung nicht möglich (➤ Kap. 7.6.1)
- Pastpointing nach rechts (➤ Kap. 7.4.2)
- Dysdiadochokinese rechts (➤ Kap. 7.4.13)
- Rebound-Phänomen rechts (➤ Kap. 7.4.8)

## Befund 2: hypermetrische Sakkaden

Hypermetrie bedeutet, dass die Augen bei der Sakkadierung über das Ziel hinausschießen und eine Korrektursakkade in entgegengesetzter Richtung notwendig ist.

### Interpretation 2.1

Bei hypermetrischen Sakkaden nach links: Vermisschwäche rechts (bei hypermetrischen Sakkaden nach rechts sind die Interpretationen entsprechend spiegelbildlich).

7

**Differenzialdiagnose**
Sakkadierte Folgebewegung nach rechts (➤ Kap. 7.4.3).

### Interpretation 2.2

Schwäche des Ncl. fastigii links (bei hypermetrischen Sakkaden nach links).

**Differenzialdiagnose**
- Bei Augenbewegungen nach rechts tritt ein Blickrichtungsnystagmus auf, und nach längerer Fixierung in dieser Position kommt es bei Rückkehr in die Neutralposition zu einem Rebound mit umgekehrter Schlagrichtung (Kaufmann und de Decker 2004).
- Der vestibulookuläre Reflex (VOR) bei Rotation gegen die Richtung der Hypermetrie (im Beispiel nach links) kann durch Fixierung nicht unterdrückt werden. Zur Prüfung ist also ein Drehtest notwendig, der ohne Videomonitoring, das eine ständige Kontrolle der Augen erlaubt, kaum möglich ist.
- Sakkadierte Folgebewegung ipsilateral der Hypermetrie, im Beispiel nach rechts (➤ Kap. 7.4.3)
- Dysdiadochokinese rechts (➤ Kap. 7.4.13)
- Pastpointing nach rechts (➤ Kap. 7.4.2)

### Befund 3: hypometrische, nach oben ausbleibende Sakkaden

Dies spricht für eine Störung mesenzephaler Zentren oder ein Parkinson-Syndrom (➤ Kap. 7.7).

Weitere mesenzephale Befunde helfen differenzialdiagnostisch weiter:
- Konvergenzreaktion (➤ Kap. 7.7.1)
- Pupillen-Lichtreflex (➤ Kap. 7.7.4)
- präfrontale und basalganglionäre Störung: Parkinson-Diagnostik (➤ Kap. 7.9 und ➤ Kap. 7.10)

### Befund 4: hypometrische, nach unten ausbleibende Sakkaden

Dies spricht für eine Störung mesenzephaler Zentren oder eine progressive supranukleäre Blickparese (PSP).

Weitere mesenzephale Befunde helfen differenzialdiagnostisch weiter:
- Konvergenzreaktion (➤ Kap. 7.7.1)
- Pupillen-Lichtreflex (➤ Kap. 7.7.4)
- präfrontale und basalganglionäre Störung: Parkinson-Diagnostik (➤ Kap. 7.9 und ➤ Kap. 7.10)

### Befund 5: Latenz erhöht

Die präfrontalen Regelkreise sind für die prompte Auslösung (Latenz) der Sakkaden verantwortlich.

Differenzialdiagnostisch ist eine Parkinson-Diagnostik durchzuführen (➤ Kap. 7.9.1).

## 7.4.5 Optokineseversuch

Optokinetische Reflexe dienen der Stabilisierung von großflächigen Bewegungsreizen auf der Retina („Eisenbahnnystagmus"), die durch langsame Folgebewegungen entstehen, mit denen man bewegten Objekten nachblickt. Bei diesem Test, der mit Streifenbändern, Streifen(hand)trommeln, Videonystagmografie-Programmen und der für das iPhone erhältlichen App „optodrum" erfolgen kann, wird eine Serie von unterschiedlich farbigen Streifen oder Objekten in ständiger Bewegung präsentiert (➤ Abb. 7.9). Nachdem ein Objekt fixiert und verfolgt wurde, kommt es zu einer reflektorischen Rückstellsakkade, sobald sich das nächste Objekt heranbewegt, das ebenfalls wieder fixiert und verfolgt wird, usw.

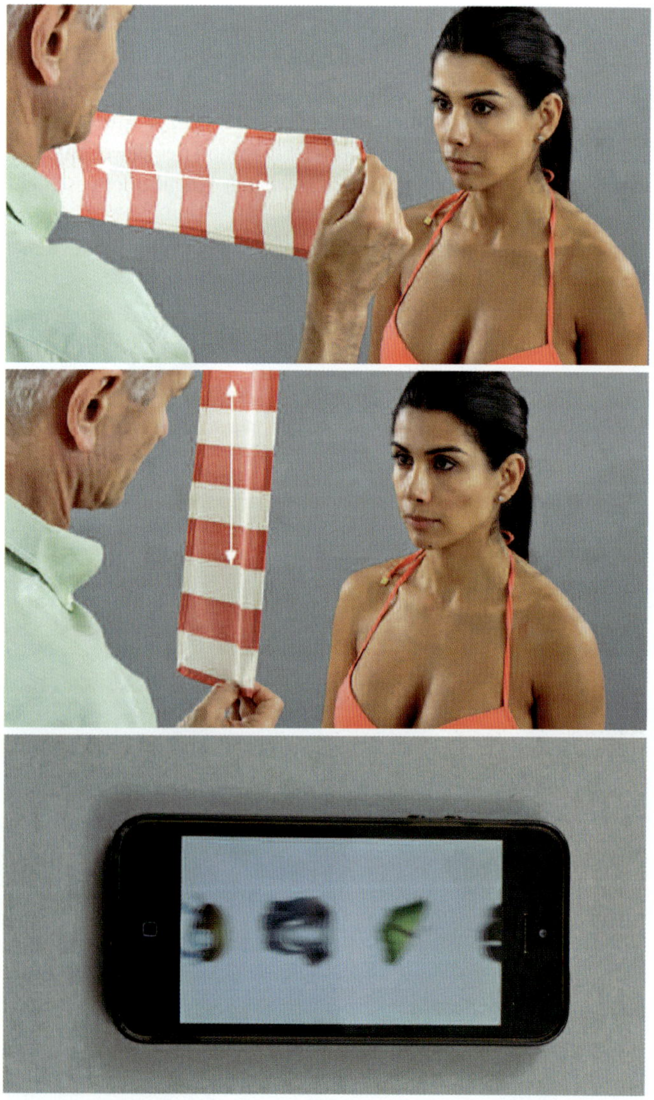

**Abb. 7.9** Optokineseversuch mit Streifenband

Die Folgebewegung wird vom ipsilateralen Parietallappen gesteuert, die Rückstellsakkade in der Gegenrichtung vom ipsilateralen Frontallappen (Garten 2012, Kap. 12.2.12).

Die pontinen Blickzentren sind bei der horizontalen Optokinese aktiv, die mesenzephalen bei der vertikalen. Dementsprechend sind präfrontale degenerative Syndrome (Parkinson-Krankheit, PSP) mit Störungen der vertikalen Optokinese vergesellschaftet.

Die Metrik ist wiederum eine Funktion des medialen Zerebellums (Flocculus, Paraflocculus, Vermis, Fastigium).

### Befund

Ohne Videonystagmografie, mit der sich genau der Gain registrieren lässt, d. h. ob die Geschwindigkeit der Streifen- und der Folgebewegungen übereinstimmt, kann nur beobachtet werden, ob der optokinetische Nystagmus rhythmisch ist oder ob sich Sprünge zeigen, bei denen es sich um „Catch-up-Sakkaden", d. h. Korrektursakkaden, die den nächsten Streifen wiederaufnehmen, handelt. Weitere Details können im Rahmen dieses Buches nicht erläutert werden.

#### Interpretation 1 und Differenzialdiagnostik

Parietallappenstörung ipsilateral der Optokinesestreifen-Bewegungsrichtung.

Folgende Parietallappentests können positiv sein:

- Patch-Test 3 von 4 (➤ Kap. 7.4.12).
- Parietal Positioning mit Absinken beim FNV und im Halteversuch (➤ Kap. 7.4.11).

#### Interpretation 2

Störung aller oben beschriebenen zerebellaren Strukturen: Vermis, Flocculus, Paraflocculus.

### Testvariante zum Ausschluss optokinetischen Schwindels

Als Bedside-Test zur Prüfung der subjektiven visuellen Vertikalen kann ein mit entsprechenden Optokinesereizen versehener Eimer verwendet werden (➤ Abb. 7.73).

Lassen Sie den Patienten in den Eimer hineinschauen und fragen Sie ihn, während Sie den Eimer zunächst rechts-, dann linksherum drehen, jeweils nach Schwindelsymptomen. Führen Sie den Versuch im Sitzen und im Stehen durch. Eine Körperneigung in Richtung der visuellen Stimulation ist physiologisch, d. h. bei Rechtsrotation des Eimers verlagert sich der Körperschwerpunkt nach rechts, was mit einer posturografischen Messung objektiviert werden kann (Brandt 2000).

#### Interpretation

Patienten können bei diesem Versuch Schwindel empfinden, wenn die vestibulären oder propriozeptiven Informationen zum Mismatch mit dem beschriebenen Mechanismus führen. Störungen der subjektiven visuellen Vertikalen können mit einemeinseitig ausgelösten Schwindelgefühl korrelieren: Da die Patienten ohnehin postural gegen die Richtung ihrer subjektiven Vertikalen geneigt sind, kann es bei zusätzlicher Verstärkung durch optokinetische Reize zu einer Destabilisierung kommen. Auch bei toxisch bedingten Hirnstamm- oder kortikalen Störungen kann dieser Test positiv sein. Er eignet sich dann als guter Parameter für den Behandlungserfolg einer Rehabilitation.

## 7.4.6 Einbeinhüpfen (mediales und intermediäres Zerebellum)

Der Test ist nur bei Kindern bis ca. 10 Jahren aussagekräftig, bei älteren Kindern und jüngeren Erwachsenen zeigen sich Defizite nicht sehr deutlich, bei älteren Erwachsenen spielen häufig Gelenkprobleme (unspezifisch) in den Test hinein.

Lassen Sie das Kind auf einem Bein möglichst genau auf einer Stelle hüpfen, ohne weitere Erläuterungen zur Durchführung zu geben, weil sonst korrigierende Kompensationen erfolgen würden. Am besten führen Sie dies einmal vor, damit das Kind es anschließend nachmachen kann.

### Befund

Bei einem Normalbefund hüpft das Kind ruhig, geschmeidig, leicht, mit aufgerichtetem Oberkörper und lockeren Armbewegungen.

- Leichte Störung: gekennzeichnet durch hastiges Hüpfen, wobei das Spielbein ab- oder adduziert und der Oberkörper etwas vorgeneigt ist. Deutliche assoziierte Bewegungen der oberen Extremitäten und Mimik, kein Hüpfen auf der Stelle; auf der schwächeren Seite ist die Bewegung stampfender.
- Deutliche Einschränkung: kurze, angestrengte, hastige Hüpfer, zunehmend stampfender; Spielbein adduziert oder abduziert, Sprungbein innenrotiert, Ellenbogen gebeugt. Es zeigen sich ebenfalls ausgeprägte assoziierte Bewegungen der oberen Extremitäten, und es sind nur wenige zusammenhängende Sprünge möglich.
- Ausgeprägte Einschränkung: kein Befund erhaltbar oder Hüpfen wird verweigert.

#### Interpretation

Wie weiter oben bereits besprochen, können folgende Ebenen betroffen sein:

- Neuropathie, Tractus spinocerebellares ipsilateral
- Vestibulum
- Spino- und Vestibulozerebellum sowie Zerebrum ipsilateral
- Dysfunktionen der HWS und der Halsmuskulatur können einerseits Tonusasymmetrien, andererseits eine posturale Instabilität verursachen.

### 7.4.7 Einbeinhüpfen mit Ballfangen (mediales, intermediäres, laterales Zerebellum)

Auch hier gilt, dass der Test für Kinder bis zu 10 Jahren geeignet ist.

Lassen Sie das Kind genau auf einer Stelle auf einem Bein hüpfen und dabei einen leichten Gymnastikball (der auch das Praxisinventar nicht beschädigt) senkrecht hochwerfen und wieder auffangen. Am besten kurz vormachen.

#### Befund

Bei einem Normalbefund wird der Ball 50–100 cm über den Kopf hochgeworfen und dabei fixiert; Fangkorrekturen sind auch einbeinig möglich.

- Leichte Störung: Auf der schwächeren Seite lauteres (weniger abgefedertes) Hüpfgeräusch. Der Ball wird nur bis in Gesichtshöhe geworfen und mit starren Armbewegungen aufgefangen, sodass er nach wenigen Versuchen zu Boden fällt.
- Deutliche Einschränkung: Das Kind hüpft zunehmend stampfender, nicht auf einer Stelle, lässt den Ball nicht los oder kann ihn nicht auffangen; sehr niedrige Wurfhöhe, ein senkrechter Wurf ist nicht durchführbar.
- Ausgeprägte Einschränkung: Kein Befund erhaltbar oder der Test wird verweigert.

#### Interpretation

Neben Tonusaspekten kann mit diesem Versuch ein komplexes Bewegungsprogramm, einschließlich Bewegungsplanung, Feedforward- und Feedbackmechanismen, getestet werden (Garten 2012, Kap. 12.2.4). Hierfür sind laterale und intermediäre Bereiche des Zerebellums (sowie basalganglionäre Regelkreise) zuständig.

Wie weiter oben bereits besprochen, kommen auch Störungen auf folgenden Ebenen infrage:

- Neuropathie, Tractus spinocerebellares ipsilateral
- Vestibulum
- Spino- und Vestibulozerebellum sowie Zerebrum ipsilateral
- Dysfunktionen der HWS und der Halsmuskulatur können einerseits Tonusasymmetrien, andererseits eine posturale Instabilität verursachen.

### 7.4.8 Rebound-Phänomen (mediales und intermediäres Zerebellum)

Der Patient streckt die Arme in Pronationsstellung mit geschlossenen Augen nach vorn. Hier lässt sich unter Umständen bereits ein Haltetremor von 2–3 Hz beobachten, der charakteristisch für intermediäre und laterale zerebellare Dysfunktionen ist.

Sie können die Untersuchung des Patienten bei offenen Augen weiterführen: Während Sie von oben auf seinen Unterarm drücken, soll er dagegenhalten, bis Sie plötzlich loslassen. Wenn das intermediäre Zerebellum intakt ist, wird der Arm kurz ausgelenkt und federt dann in die Ausgangsposition zurück.

Bei Störungen kommt es zu einer übermäßigen Auslenkung mit anschließender pendelnder Neueinstellung der Armposition.

Dieser Test kann eine ipsilaterale Zerebellumschwäche bestätigen und hilft bei Abweichungen im Finger-Nase-Versuch (➤ Kap. 7.4.11), eine Kleinhirnschwäche von peripheren arthromuskulären Ursachen und von Tonusstörungen durch zerebrale Funktionsstörungen zu unterscheiden (gestörte Bewegungsinitiation bei Parkinson-Krankheit, Hypotonus bei PPIM, Spastik bei oberer Motoneuronläsion).

### 7.4.9 Pendelreflexe (mediales und intermediäres Zerebellum)

Sie lassen sich üblicherweise als Nebenbefund bei der Prüfung der Muskeleigenreflexe beobachten. Am besten eignen sich dazu der Patellar- und der Trizepssehnenreflex (TSR), die beide im Sitzen auslösbar sind. Beim TSR-Test wird der in der Schulter abduzierte Arm in der Ellenbeuge gehalten, sodass der Unterarm frei herabhängt. Für die Dämpfung der Eigenreflexe ist das ipsilaterale Zerebellum zuständig.

Bei Störungen pendeln Unterarm oder Unterschenkel auf dem Weg zur Neutralposition vermehrt hin und her. Das Dämpfungsphänomen ist grundsätzlich sehr unterschiedlich ausgeprägt und hängt vom Grundtonus der Muskulatur ab. Wichtig ist also der Seitenvergleich. Am ehesten entspricht der Pendelreflex dem sog. „Rebound-Phänomen" (➤ Kap. 7.4.8).

Vermehrtes Pendeln deutet auf eine ipsilaterale zerebellare Schwäche hin.

### 7.4.10 Hacke-Schienbein-Versuch (intermediäres Zerebellum)

Fordern Sie den Patienten auf, in Rückenlage mit geschlossenen Augen die Ferse an der Schienbeinkante des anderen Beins entlang vom Knie zum Fuß hinunter zu bewegen. Dies erfordert eine gute Koordination proximaler Extremitätenmuskeln und ist daher ein Test für das intermediäre Zerebellum.

#### Befund

Knie und Schienbeinkante werden beim Hinabgleiten der Ferse nicht optimal getroffen.

#### Interpretation 1

Schwäche des intermediären Zerebellums ipsilateral; differenzialdiagnostisch sind alle anderen hier aufgeführten zerebellaren Tests geeignet.

#### Interpretation 2

Schwäche des Parietallappens kontralateral.

**Differenzialdiagnostik**

- Patch-Test 3 von 4 (➤ Kap. 7.4.12)
- Parietales Positionieren (➤ Kap. 7.4.11)

## 7.4.11 Parietales Positionieren und Finger-Nase-Versuch (laterales Zerebellum)

Der Patient sitzt auf der Liege und hält beide Arme gestreckt nach vorn hoch. Danach lassen Sie ihn mit geschlossenen Augen beide Arme über den Kopf hochheben und wieder auf dieselbe Höhe absenken. Bei Parietallappenstörungen wird die alte Höhe nicht wieder gefunden („Parietales Positionieren positiv").

In dem Fall sollte der gängige Finger-Nase-Versuch (FNV) insofern modifiziert werden, als der Patient die Arme weiter gestreckt nach vorn hält und aus dieser Position die Kleinfingerspitze rechts, die Mittelfingerspitze links, die Ringfingerspitze rechts usw. zur Nasenspitze führt. Wenn der FNV nicht immer nur mit dem Zeigefinger durchgeführt wird, kommt mehr vom Aspekt der Bewegungsplanung durch das laterale Zerebellum zum Tragen. Daneben kann auch die Rechts-Links-Diskrimination und das Fingererkennen (Fingergnosie) geprüft werden. Störungen betreffen meist den linken Parietallappen (Gyrus angularis und Gyrus supramarginalis).

Ausgeprägte Tonusstörungen, Schmerzen und Bewegungseinschränkungen anderer Ursache können den FNV natürlich ebenfalls negativ beeinflussen (vgl. Rebound-Phänomen, ➤ Kap. 7.4.8).

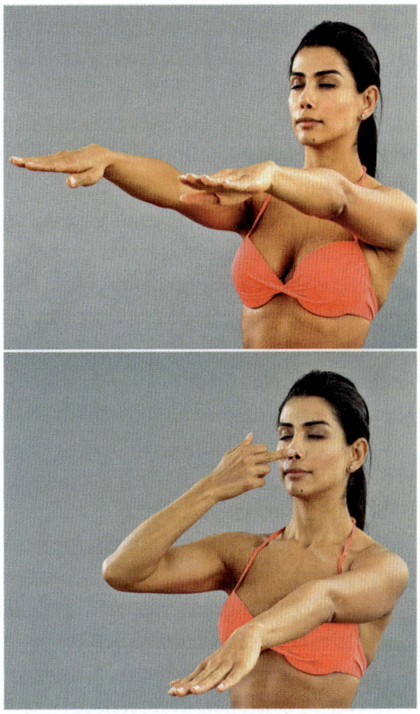

**Abb. 7.10** Finger-Nase-Versuch mit Zeichen einer (rechts-)parietalen Schwäche

**Differenzialdiagnostik**

- Patch-Test „3 von 4" (➤ Kap. 7.4.12), während bei zerebellaren Störungen ein „2 von 4"-Befund vorliegt.
- Parietales Positionieren positiv (wie oben beschrieben).

### Befund 1: Dysmetrie

Achten Sie darauf, ob die Abschlussphase der Bewegung („nasennah") harmonisch und gezielt (metrisch) ist, d.h. ob der Finger genau die Nasenspitze trifft. Andernfalls liegt ein „dysmetrischer" oder „ataktischer" Befund vor, die beide mit dem Zerebellum assoziiert sind.

#### Interpretation 1.1: lateral betonte Kleinhirnfunktionsstörung

Sie befindet sich jeweils ipsilateral der Dysmetrie. Wenn also die Finger der rechten Hand die Nasenspitze nicht richtig treffen, spricht dies für eine rechtsseitige zerebellare Dysfunktion, Entsprechendes gilt für die linke Hand.

Davon muss allerdings eine Parietallappendysfunktion abgegrenzt werden, bei der die Finger die Nasenspitze ebenfalls nicht optimal treffen können.

#### Interpretation 1.2: kontralaterale Parietalhirnschwäche

In den Parietallappen ist die „Körperlandkarte" abgelegt. Wenn das Körperschema und die Extremitätenstellung im Raum innerlich aber nur schwach abgebildet sind, kann die Nasenspitze ebenfalls nicht getroffen werden. Wie schon erwähnt, können auch Störungen der Rechts-Links-Diskrimination und des Fingererkennens (-gnosie) damit vergesellschaftet sein, vor allem bei Störungen des linken Parietallappens (Gyrus angularis und Gyrus supramarginalis).

### Befund 2: Absinken des vorgehaltenen Armes

Bei rechts-parietaler Schwäche zeigt sich beim Finger-Nase-Versuch mit der rechten Hand ein Absinken des linken Armes (➤ Abb. 7.10).

#### Interpretation

Dies lässt sich damit erklären, dass die Motorik der rechten Hand vom linken Parietallappen gesteuert wird. Bei Funktionsschwäche des rechten Parietalhirns kommt es nach dem Prinzip der kontralateralen Hemmung beider Hemisphären zu einer weiteren Aktivitätsdämpfung, sodass der linke Arm nicht mehr „gehalten" werden kann, also seine Position im Raum verliert. Es handelt sich hierbei um eine Variante des „parietalen Positionierens".

## 7.4.12 Patch-Test (2 von 4): laterales Zerebellum

Dieser Test kann helfen, zwischen Parietalhirn- und zerebellaren Schwächen zu unterscheiden.

Lassen Sie den Patienten auf Ihre Nase schauen, während Sie in ca. 60 cm Entfernung vor ihm stehen und z. B. sein linkes Auge zuhalten. Für den gesamten Test bleibt dasselbe Auge abgedeckt, ohne zu wechseln.

Der Patient soll nun den Zeigefinger zwischen seiner Nase und Ihrer Fingerspitze, die sich etwa 40 cm vor seiner Nase befindet, hin und her bewegen.

Während er Ihre Nase weiterhin mit dem nicht abgedeckten Auge fixiert, bewegen Sie Ihren Zeigefinger mehrmals in sein rechtes und sein linkes (Hemi-)Gesichtsfeld.

Werden Ihr Finger und seine Nase richtig getroffen? Wenn nicht, besteht eine Dyspraxie mit kortikaler oder zerebellarer Ursache.

Bei zerebellaren Schwächen werden jeweils zwei von vier Positionen nicht korrekt getroffen, bei parietalen Schwächen drei von vier (➤ Abb. 7.11).

**Rechts-parietale Läsion:**

- Linker Zeigefinger: dysmetrisch im *linken und rechten* Gesichtsfeld (motorisch dominiert)
- Rechter Zeigefinger: dysmetrisch im *linken* Gesichtsfeld (visuell), nicht aber im rechten

  **(3 von 4 Positionen dysmetrisch)**

**Links-parietale Läsion:**

- Rechter Zeigefinger: dysmetrisch im *linken und rechten* Gesichtsfeld (motorisch dominiert)
- Linker Zeigefinger: dysmetrisch im *rechten* Gesichtsfeld (visuell)

  **(3 von 4 Positionen dysmetrisch)**

**Links-zerebellare Läsion:**

- Linker Zeigefinger: dysmetrisch im *linken und rechten* Gesichtsfeld
- Rechter Zeigefinger: keine Dysmetrie

  **(2 von 4 Positionen dysmetrisch)**

**Rechts-zerebellare Läsion:**

- Rechter Zeigefinger: dysmetrisch im *linken und rechten* Gesichtsfeld
- Linker Zeigefinger: keine Dysmetrie

  **(2 von 4 Positionen dysmetrisch)**



## 7.4.13 Diadochokinese-Versuch (laterales Zerebellum)

Der Patient sitzt auf der Liege und hat beide Hände auf die Oberschenkel gelegt. Damit ist die proximale Stabilisierung (Schultergürtel) praktisch ohne Bedeutung, sodass sich selektiv die Koordination alternierender Bewegungen durch das laterale Kleinhirn prüfen lässt.

Während der Patient seine Hände abwechselnd supiniert und proniert, so schnell er kann, achten Sie auf die Geschwindigkeit und die Koordination der alternierenden Bewegung (➤ Abb. 7.12).

Der Diadochokinese-Versuch mit nach vorn gestreckten Armen eignet sich vor allem zur Beurteilung der proximalen Schultermuskulatur und der ellenbogennahen Muskulatur, die vorwiegend vom intermediären Zerebellum gesteuert werden. Etwaige Schulterprobleme und myofasziale Spannungen können beträchtlichen Einfluss auf die Testergebnisse haben.

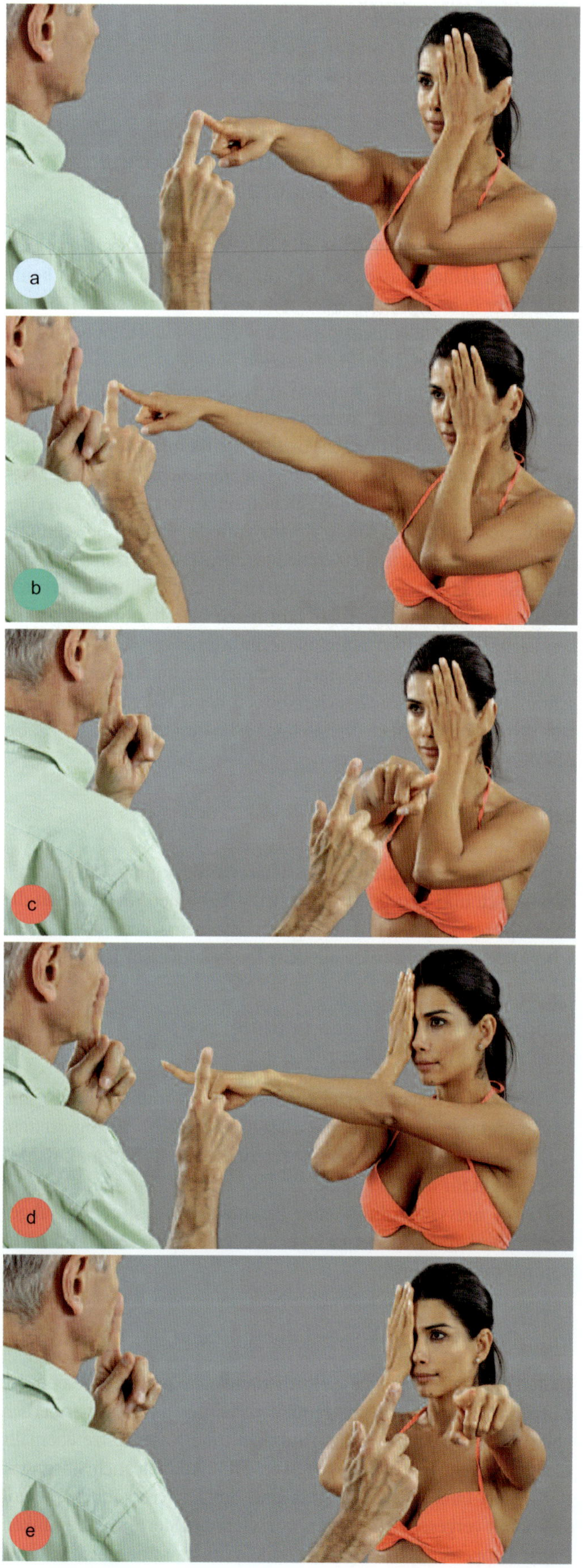


**Abb. 7.11** Patch-Test (am Beispiel einer rechts-parietalen Schwäche): Die rechte Hand ist im linken Hemifeld dysmetrisch (sensorisch bedingt), die linke Hand ist sowohl im linken (sensorisch und motorisch bedingt) als auch im rechten Hemifeld (motorisch bedingt) dysmetrisch.

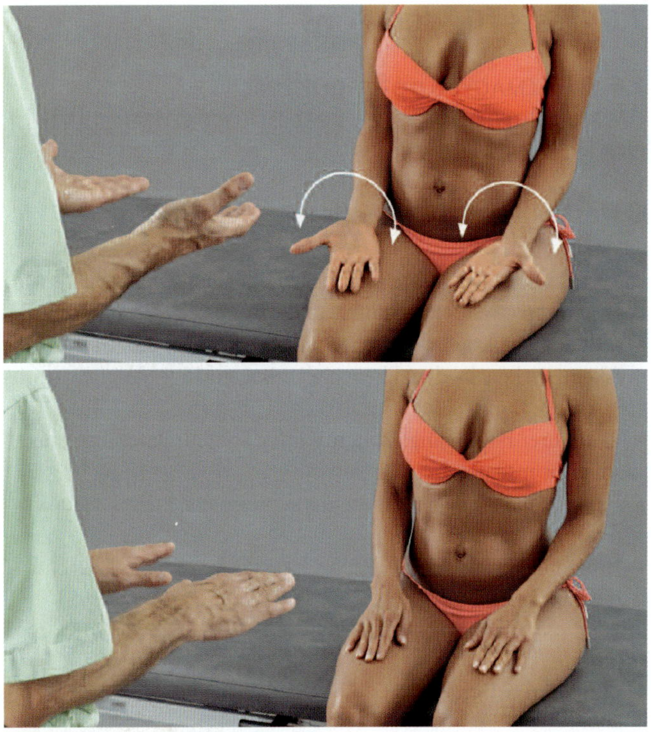

Abb. 7.12 Diadochokinese-Versuch

### Befund: dyskoordinierte, abgebrochene Bewegung

Schwächen sind am Abbrechen der Hin-und-Her-Bewegung oder auch an wurmartigen (schraubenförmigen) Bewegungen erkennbar (Dysdiadochokinese). Eine etwas schwächere Diadochokinese der nicht dominanten Hand kann jedoch als physiologisch betrachtet werden.

#### Interpretation

Die Dysdiadochokinese einer Hand spricht für eine Schwäche des ipsilateralen (lateralen und intermediären) Zerebellums. Davon müssen myoarthrogene Schmerzen und Spannungszustände differenziert werden, die ebenfalls zu dysharmonischen (Diadochokinese-)Bewegungen führen.

## 7.4.14 Fingeroppositionstest (laterales Zerebellum)

Dabei handelt es sich um einen Test für das laterale (Bewegungsplanung) und das intermediäre Zerebellum (Efferenzkopie des Bewegungsprogramms).

Als Test für das rechte Zerebellum wird der Daumen der rechten Hand nacheinander (zunächst sehr langsam, dann je nach Übung immer schneller) dem Zeigefinger, dem Mittelfinger, dem Ringfinger und zuletzt dem Kleinfinger gegenübergestellt, sodass die Kuppen sich berühren (➤ Abb. 7.13). Achten Sie dabei auf Geschwindigkeit und Präzision der Fingeropposition. Diese Übung wird bei

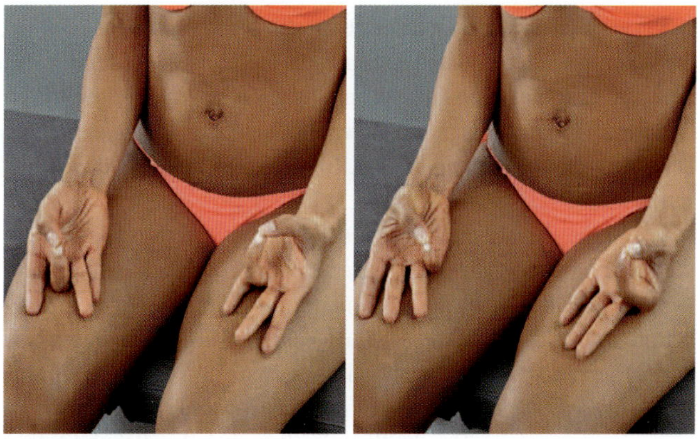

Abb. 7.13 Gegenläufiger Fingeroppositionstest

lateraler zerebellarer Schwäche ebenso schwierig sein wie bei basalganglionären Störungen des Parkinson-Formenkreises mit gestörter Bewegungsinitiation (➤ Kap. 7.9.1).

Wenn die Übung mit der rechten Hand gut gelingt, lassen Sie den Patienten dasselbe mit der linken Hand wiederholen (Test für das linke Zerebellum). Wenn dies gut klappt, kann der Patient anschließend die Fingeropposition mit der rechten Hand wie oben beschrieben (Daumen an Zeigefinger, Mittelfinger, Ringfinger, Kleinfinger) und mit der linken Hand gegenläufig (Daumen an Kleinfinger, Ringfinger, Mittelfinger und Zeigefinger) durchführen.

Auch hier gibt es keinen „Normwert“, sondern eher Vergleichswerte aus der Erfahrung mit vielen Patienten.

## 7.4.15 Klavierversuch (laterales Zerebellum)

Als Test für das laterale Zerebellum können Sie den Patienten auch auffordern, Klavierspielen zu simulieren. Bei angelegten Ellenbogen, d. h. stabilisierten Armen, lässt sich gezielt die Funktion des lateralen Zerebellums untersuchen.

Mit der nicht dominanten Hand darf der Klavierversuch etwas schwächer ausfallen.

## 7.4.16 Challenges der Applied Kinesiology

Goodheart (1994) beschrieb einen Challenge für das mediale Zerebellum: Wenn der Patient mit geschlossenen Augen die Fingerkuppen gegeneinander klopft, werden hyporeaktive spinale Muskeln normoreaktiv, falls eine zerebellare Schwäche die Ursache ist. Dies wird mit einer „Reafferenzierung“ begründet. Dabei ist zu bedenken, dass die Finger eher dem lateralen Zerebellum zuzuordnen sind.

### ❶ Mediales Zerebellum

Für das mediale Zerebellum ist ein Challenge spezifischer, der die zentrale Kleinhirnfunktion der Folgebewegungs- und Sakkadensteuerung einbezieht.

Verwenden Sie einfach testbare, postural relevante Muskeln; infrage kommen der mittlere oder untere Trapezius, die Rhomboidei und die Nackenextensoren. Suchen Sie nach einem oder mehreren hyporeaktiven und normoreaktiven Muskeln. Lassen Sie dann eine Serie von Folgebewegungen (z. B. 10× links-rechts-links durchführen).

Wenn Sie die Muskeln nachtesten, gibt es zwei Möglichkeiten, die mehr oder weniger das gleiche besagen: Hyporeaktive Muskeln werden durch zusätzliche Afferenzierung (Stimulation) des Zerebellums normoreaktiv bzw. normoreaktive Muskeln hyporeaktiv. Das bedeutet, dass die „metabolische Kapazität" des Zerebellums überschritten ist und dass Sie in eine neuronale Erschöpfung hineingearbeitet haben. Das heißt, vor allem bei der Rehabilitation sollte sehr dosiert vorgegangen werden. Hierbei sind Augenbewegungen eine Option (➤ Kap. 7.14.4).

#### ❷ Laterales Zerebellum

Verwenden Sie weiter lateral gelegene, d. h. distalere Muskeln wie den Abductor pollicis brevis und den Adductor pollicis sowie den Flexor digiti minimi.

Lassen Sie den Patienten Klavierspielen simulieren; mit angelegten Ellenbogen, d. h. stabilisierten Armen, kommt die Funktion des lateralen Zerebellums noch besser heraus.

Fingeroppositionsübungen (➤ Kap. 7.4.14): Die Veränderung der Muskelreaktionen ist so zu interpretieren wie oben dargestellt.

Es sei darauf hingewiesen, dass der „Fingerübungs-Challenge" auch bei einem persistierenden palmaren Greifreflex (➤ Kap. 3.5.8) positiv ist. Durch die Überschneidung der beiden Interpretationen wird einmal mehr offensichtlich, dass neurologische Funktionsstörungen als Persistieren von primitiven Reflexen beschrieben werden können.

7

## 7.5 Tests für den Bulbus (Medulla oblongata)

### 7.5.1 AV-Ratio, Blutdruck, Skelettmuskeltonus ipsilateral (pontobulbäre Formatio reticularis)

➤ Kap. 7.6.3 und ➤ Kap. 7.11.2

### 7.5.2 Bulbäre Hirnnerven

N. hypoglossus [XII] (➤ Kap. 3.3.3 ⓯)
N. accessorius [XI] (➤ Kap. 3.3.3 ⓮)
N. vagus [X] (➤ Kap. 3.3.3 ⓭)
N. glossopharyngeus [IX] (➤ Kap. 3.3.3 ⓬)

## 7.6 Tests für den Pons

### 7.6.1 Halmagyi-Kopfimpulstest (Vestibularapparat, N. vestibulocochlearis [VIII], Nuclei vestibulares)

#### ❶ Vestibulookulärer Reflex (VOR-Test)

Die reflektorische Augenbewegung bei schneller Kopfdrehung wird vom Labyrinthsystem vermittelt und dient dazu, die Fixierung eines Bildes bei Kopfbewegungen aufrechtzuerhalten. Die Augenmuskeln wirken in den Ebenen der Bogengänge des Labyrinths (➤ Abb. 3.32):

- Anteriorer Bogengang: Obliquus inferior kontralateral, Rectus superior ipsilateral
- Posteriorer Bogengang: Obliquus superior ipsilateral, Rectus inferior kontralateral
- Horizontaler Bogengang: Rectus lateralis kontralateral, Rectus medialis ipsilateral

#### ❷ Kopfimpulstest

Der Halmagyi-Curtoys-Test (head thrust test; head impulse test, HIT) hat sich als sehr sensitiver und valider Test für die Vestibularorganfunktion erwiesen (Halmagyi et al. 1994, Aw et al. 1996, Oliva et al. 1999, Schubert et al. 2004). Zumindest die Funktion des horizontalen Bogengangs lässt sich nachweislich überprüfen. Deshalb wird der Kopfimpulstest von vielen Klinikern inzwischen als adäquater Ersatz für die kalorische Testung des Vestibularapparats angesehen.

Nehmen Sie den Kopf des Patienten in beide Hände und erklären Sie ihm, was er zu erwarten hat: Sie werden den Kopf schnell nach links und rechts drehen, dabei aber nicht in schmerzhaft eingeschränkte Bereiche gehen und auch keine HWS-Manipulation durchführen. Nicht wenige Patienten, die negative Erfahrungen mit einer schlechten Technik oder HWS-Manipulationen überhaupt gemacht haben, verspannen bereits in dem Moment, wo Sie ihren Kopf anfassen. Machen Sie vorab eine langsame „Trockenübung". Während Sie dann den Impulstest mit einer schnellen, passiven Rotation des Kopfes durchführen (bis 300°/sec), soll der Patient Ihre Nase fixieren (➤ Abb. 3.51).

##### Befund

Korrektursakkade bei Kopfimpuls in Richtung des schwächeren Vestibularorgans bzw. Vestibulariskernkomplexes.

##### Interpretation: vestibuläre Dysbalance

Gegenüber der kalorischen und rotatorischen Prüfung hat der Kopfimpulstest den Vorteil, dass hohe Drehbeschleunigungen (> 1 Hz) verwendet werden. Beim Rotationstest sind es niedrigere, und darüber hinaus kann das Ergebnis nur mit einem Videonystagmografie-Gerät ausgewertet werden.

**Beispiel**

**Befund**

Bei Rotation des Kopfes (von 0° auf 30°) nach links kommt es zu einer Korrektursakkade nach rechts (auf Ihre Nase zu), was bei der Rotation nach rechts nicht der Fall ist (➤ Abb. 3.51).

**Interpretation**

Die Korrektursakkade beim Kopfimpulstest erfolgt weg vom schwächeren Vestibularorgan bzw. Vestibulariskernkomplex. Hier also: Vestibuläre Schwäche links, deren Ursache im Labyrinthorgan, im N. vestibularis oder in den Vestibulariskernen zu suchen ist.
Eine Tonusasymmetrie kann auf einem einseitig mangelhaften vestibulären oder propriozeptiven Input (aus Kopfgelenken, Wirbelsäule) zu den Vestibulariskernen beruhen.
Bei Schwäche der Vestibulariskerne handelt es sich um eine zentrale Dysfunktion, bei Schwäche des N. vestibularis und der Bogengänge um eine periphere Dysfunktion.

### Differenzialdiagnostik

**Rotationsprüfung und Fixierung**

Differenzialdiagnostisch wird mittels Rotationsprüfung die Fähigkeit zur Unterdrückung des rotatorisch ausgelösten Nystagmus (VOR) geprüft. Während der Rotation fixiert der Patient den eigenen Daumen, den er mit gestrecktem Arm vor sich hält.

Eine zentrale Störung (im Bereich des Flocculus oder Paraflocculus) liegt vor, wenn keine Unterdrückung des Nystagmus durch Fixierung möglich ist (Strupp et al. 2011). Zur Prüfung ist also ein Drehtest notwendig, dessen Auswertung jedoch ohne Videomonitoring zur ständigen Kontrolle der Augen nicht möglich ist.

Differenzialdiagnostisch kann ein **Blickrichtungsnystagmus,** der bei Augenbewegungen zur Seite der Kleinhirnläsion auftritt, eine Flocculus-Paraflocculus-Schwäche bestätigen. Nach längerer Fixierung in dieser Position kommt es bei Rückkehr in die Neutralposition zu einem Rebound mit umgekehrter Schlagrichtung (Kaufmann und de Decker 2004).

Bei Schwäche des Ncl. fastigii kommt es beim Blick in Gegenrichtung der Schwäche zu einem Blickrichtungsnystagmus (➤ Kap. 7.4.4 und ➤ Tab. 7.1).

**Kalorische Testung**

Sie dient zur Prüfung des Vestibularapparats (Bogengänge) und des zentralen Vestibularsystems (Garten 2012, Kap. 12, Abb. 12.49) und ist ohrenärztlicher Standard. Da die kalorische Testung für die manualmedizinische Praxis jedoch zu aufwändig und störanfällig ist, erhält der Kopfimpulstest noch größere Bedeutung.

Die kalorische Testung gibt Auskunft über die Stimulierbarkeit der horizontalen Bogengänge und die Impulsleitung zu den Vestibulariskernen und unterscheidet sich insofern nicht vom Kopfimpulstest. Der einzige Unterschied besteht darin, dass sich im kalorischen Test bei völligem Ausfall der Stimulierbarkeit kein Nystagmus zeigt, während die reziproke Hemmung der intakten Gegenseite im Kopfimpulstest zu einer gewissen (Nystagmus-)Reaktion der Augen führen kann.

Dies ist so zu erkären: Beim Kopfimpulstest reagiert der intakte rechte horizontale Bogengang auf die Kopfrotation nach links (im obigen Beispiel) mit einer Hypopolarisation (als würde er kalt gespült). Normalerweise würde eine Rotation nach links den intakten linken horizontalen Bogengang stimulieren und den rechten hemmen (reziproke Funktion der korrespondierenden Bogengänge rechts und links). Dabei kommt es zu einer gewissen VOR-Bewegung der Augen.

Der Kopfimpulstest erlaubt also keine quantitative Aussage zum VOR (ob funktionelle Schwäche oder Ausfall der vestibulären Reaktion), was ihn vom kalorischen Test unterscheidet.

## 7.6.2 Sakkaden, Folgebewegungen (pontine Blickzentren)

Das Zentrum für horizontale Sakkaden befindet sich in der paramedianen pontinen Formatio reticularis (PPRF) an der Grenze des Pons zum Bulbus: Für die horizontale Blickhaltefunktion ist der Ncl. prepositus des N. hypoglossus mit den Vestibulariskernen und dem Vestibulozerebellum zuständig; sie bilden den „neuronalen Integrator". Eine isolierte horizontale Sakkadenstörung spricht für eine pontine Läsion. Eine einseitige PPRF-Läsion hat eine Sakkadenstörung zur Seite der Läsion zur Folge. Auch ein rein horizontaler Blickrichtungsnystagmus beruht auf einer pontinen Läsion (Strupp et al. 2011).

## 7.6.3 AV-Ratio am Augenhintergrund (pontobulbäre Formatio reticularis, Kortex)

Der Arteriendurchmesser wird vom Sympathikus gesteuert: Ein Hypersympathikotonus führt zu arterieller Konstriktion, im weiteren Verlauf auch zu venöser Kongestion.

Der Augenfundus ist die einzige Region des Körpers, in der Gefäße mit bloßem Auge (d. h. durch ein Ophthalmoskop) sichtbar sind.

### Ophthalmoskopische Untersuchung

Lassen Sie den Patienten in die Ferne blicken, um eine Pupillokonstriktion bei der Nahakkommodation zu vermeiden.

Halten Sie das Ophthalmoskop in der rechten Hand, um mit Ihrem rechten Auge das rechte Auge des Patienten zu betrachten, während Sie mit der linken Hand das rechte Augenlid hochziehen. Für das linke Auge des Patienten halten Sie das Ophthalmoskop in Ihrer linken Hand vor Ihr linkes Auge. Mit dem Daumen an der Rändelschraube wird die Refraktionskorrektur des Patientenauges am Ophthalmoskop jeweils so eingestellt, dass Sie den Augenhintergrund scharf sehen können.

Aus ca. 30–40 cm Entfernung betrachten Sie dann durch das Ophthalmoskop die Pupille (➤ Abb. 7.14). Bei richtig eingestelltem Winkel (ca. 20° von temporal her) sehen Sie bereits die gelb-

7

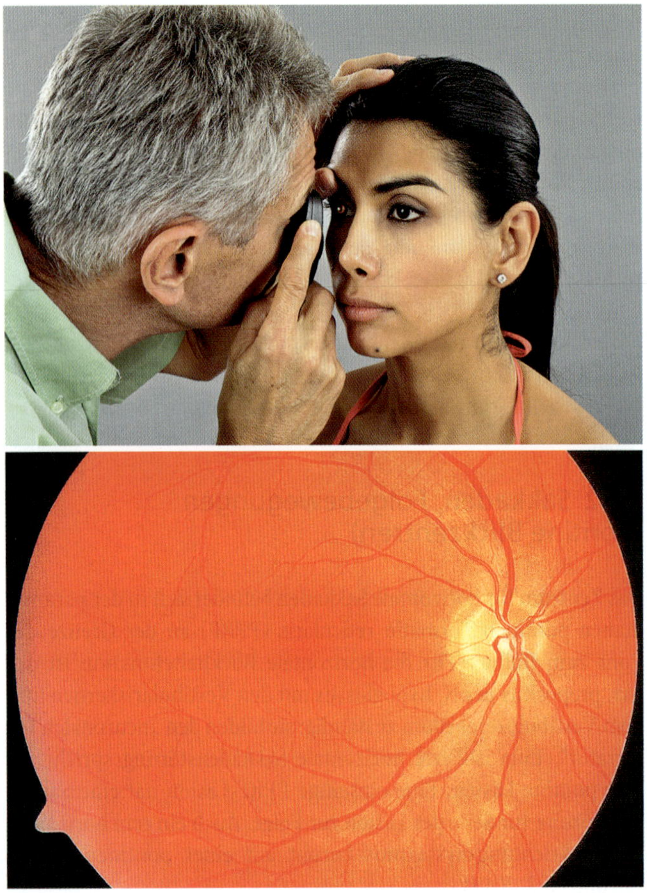

**Abb. 7.14** Ophthalmoskopie (Abb. unten: Sobotta 2007)

orange schimmernde Retina. Bei diesem Winkel sollte Ihr Blick etwa auf den Bereich des Discus n. optici, der Austrittsstelle des Sehnervs aus dem Bulbus, treffen. Er schimmert hellgelb. Vom Diskusrand breiten sich Gefäße in kranialer und kaudaler Richtung über die Netzhaut aus. Blicken Sie zuerst nach kranial, nach kaudal, nach nasal und erst am Ende nach temporal, da die Fovea centralis in der temporalen Retina besonders lichtempfindlich ist.

Die dunkleren Gefäße sind Venen, die mehr oder weniger parallel zu den Arterien verlaufen. Ein sichtbarer Venenpuls ist normal, wenn er nicht vorhanden ist, liegt ein venöser Rückstau vor. Vergleichen Sie die Stärke von Venen und Arterien.

### Befund

Normal ist ein Verhältnis von 1:1 bis 1:1,5; alles darüber deutet auf eine arterielle Konstriktion bei Hypersympathikotonus hin. Bei stark erhöhter AV-Ratio (1:2,5 bis 1:3) kann evtl. ein Silberdraht- oder Kupferdrahtphänomen (Lichtreflex von Arteriolen mit erhöhtem Tonus) sichtbar sein. Eine erhöhte AV-Ratio kann ein- oder beidseitig vorliegen.

### Interpretation: Hypersympathikotonus ipsilateral

Bei einseitigem Befund ist dieser Hypersympathikotonus Teil eines Pseudopyramidalen Inhibitionsmusters (PPIM; ➤ Kap. 7.11.2).

Die zentrale Struktur beim PPIM ist die pontobulbäre Formatio reticularis, von der aus der skelettmuskuläre Tonus ipsilateral erhöht und der viszeromotorische Tonus gesenkt wird (Sympathikusinhibition). Sie ist ihrerseits von der Stimulation durch das Großhirn abhängig. Infolge einer kortikalen Schwäche kann es ipsilateral zum skelettmuskulären Hypotonus und Hypersympathikotonus kommen (➤ Kap. 7.11.2).

Eine erhöhte AV-Ratio kann auch mit einem ipsilateral normalen Blutdruck einhergehen, meist ist dann jedoch zumindest der diastolische Druck etwas erhöht.

## 7.6.4 Pontine Hirnnerven

N. cochlearis [VIII] als Teil des N. vestibulocochlearis (➤ Kap. 3.3.3 ⓫)

N. facialis/intermedius [VII] (➤ Kap. 3.3.3 ❿)

N. abducens [VI] (➤ Kap. 3.3.3 ❻)

N. trigeminus [V] (➤ Kap. 3.3.3 ❽)

# 7.7 Tests für das Mesenzephalon

## 7.7.1 Konvergenztest (mesenzephaler Ncl. Perlia, Ncl. n. trochlearis, Ncl. n. oculomotorii, Kortex)

Konvergenz und Akkommodation sind kombinierte Vorgänge (➤ Abb. 7.15). Für die scharfe Abbildung eines nahen Objekts auf korrespondierenden Stellen der Retina ist eine Aktivierung der beiden Mm. recti mediales (Ncl. n. oculomotorii) über den Ncl. Perlia (ventral des Ncl. Edinger-Westphal) erforderlich, wenn sich das Objekt auf Augenhöhe oder darüber befindet, bzw. der Mm. obliqui superiores (Ncl. n. trochlearis), wenn sich das Objekt unterhalb der Horizontalen befindet. Dies geht mit einer Pupillokonstriktion (M. constrictor pupillae, Ncl. Edinger Westphal) und Linsenakkommodation durch Kontraktion des M. ciliaris einher.

Alle genannten Kerne liegen im Mesenzephalon. Der N. trochlearis kreuzt dabei die Seiten, ebenso wie die Fasern des N. oculomotorius zum M. rectus superior. Alle anderen Muskeln werden ipsilateral innerviert (➤ Abb. 7.17).

Die Sehafferenzen gelangen zur Sehrinde (Area 17) und zu den Assoziationsfeldern (Area 18 und 19), von da erfolgt eine efferente Leitung zur Area pretectalis und zum Ncl. Perlia sowie Ncl. Edinger-Westphal.

### ❶ Ausführung

Der Patient sitzt auf der Liege. Lassen Sie ihn mit Refraktionskorrektur (Brille, Kontaktlinsen) ein interessantes Objekt im Abstand von ca. 60 cm fixieren, z. B. ein Smiley, das Sie auf einen Mundspatel aus Holz aufgezeichnet haben.

Bewegen Sie den Spatel auf Augenhöhe (Mm. recti mediales, Nn. oculomotorii) und im Winkel von ca. 20° unterhalb des Augenni-

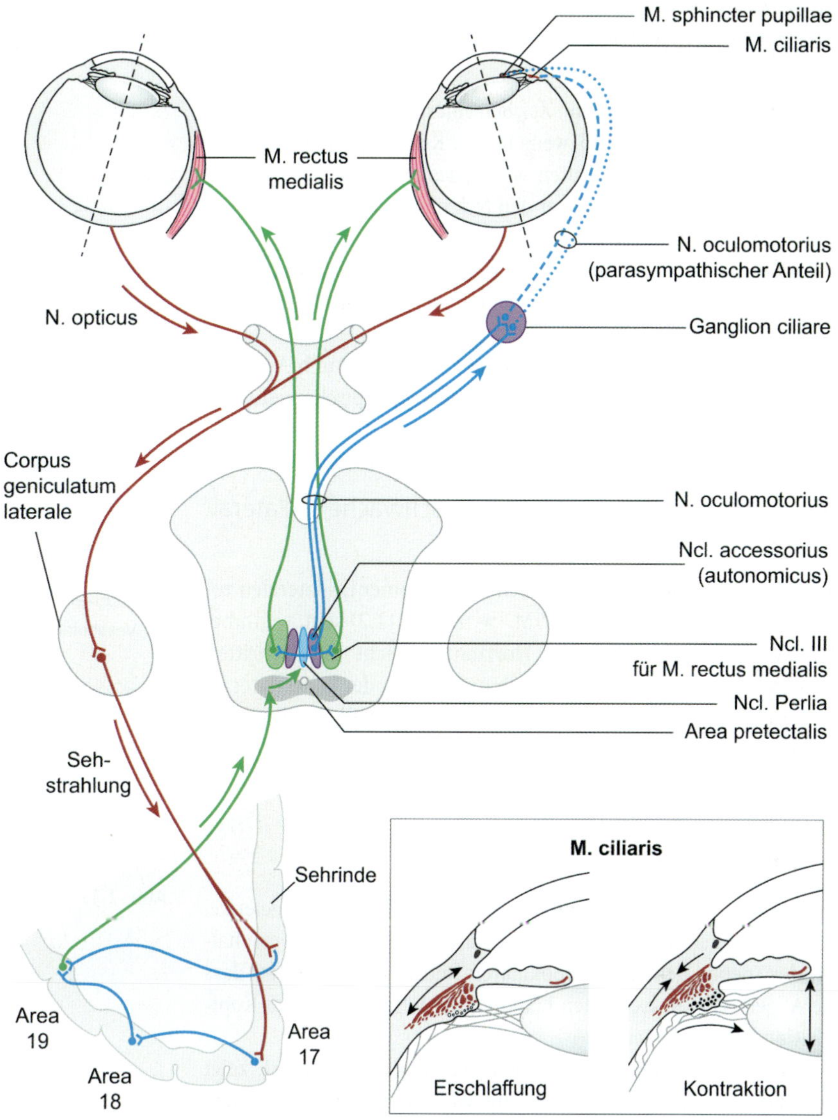


**Abb. 7.15** Konvergenz- und Akkommodationsreaktion (nach Bähr und Frotscher 2003)

veaus (Mm. obliqui superiores, Nn. trochleares; Ncl. PERLIA ventral des Ncl. EDINGER-WESTPHAL) zur Nase des Patienten. Achten Sie darauf, ob die Augen konvergieren und beide das Objekt fixiert halten. Kommt es bei 10-maliger Wiederholung der Bewegung zu einer Ermüdung der Konvergenzreaktion?

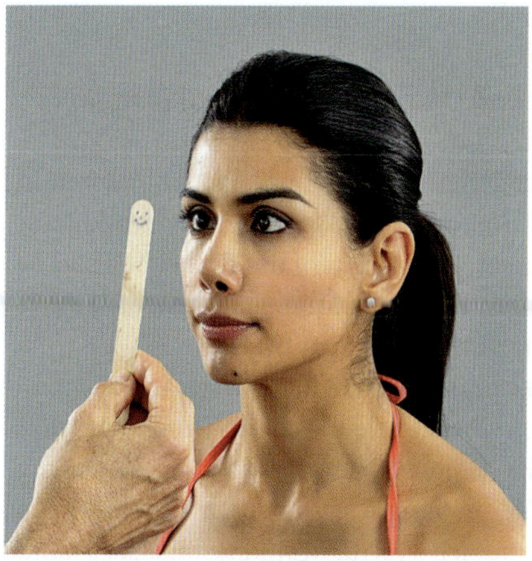

**Abb. 7.16** Ausführung des Konvergenztests: In der Horizontalen und nach kranial lässt sich die Funktion des N. oculomotorius, nach kaudal die des N. trochlearis prüfen. Beide Kerne liegen im Mesenzephalon.

## ❷ Befund: Konvergenzschwäche

Bei Konvergenzschwäche konvergieren die Augen, doch das schwache Auge verliert die Konvergenzposition sofort wieder. Möglicherweise bewegt sich auch ein Auge, selten beide, nicht nach medial und verliert deshalb ein Objekt in der Nähe aus dem Fokus. Beides kann sich sofort oder erst nach wiederholter Annäherung des Fixationsobjekts zur Nase des Patienten zeigen.

## Interpretation 1: mesenzephale Schwäche ipsilateral/kontralateral

Die Konvergenzschwäche kann Zeichen einer mesenzephalen Schwäche sein, und zwar ipsilateral, wenn bei der Konvergenzauslösung die Horizontale nicht unterschritten wird. Dies erfordert eine Aktivierung des M. rectus medialis über den Ncl. n. oculomotorii (diese Fasern des N. oculomotorius kreuzen nicht zur Gegenseite).

Bei Konvergenz nach unten wird der M. obliquus superior aktiviert, der vom Ncl. n. trochlearis (im kontralateralen Mesenzephalon) aus innerviert wird.

Eine einseitige Konvergenzschwäche kann auch durch Amblyopie (kortikale Blindheit) bedingt sein und tritt typischerweise bei nicht adäquat behandeltem Strabismus auf.

## Interpretation 2: zerebral kortikale Schwäche ipsilateral/kontralateral

Die Konvergenzschwäche kann auch Zeichen einer ipsilateralen zerebral kortikalen Schwäche (PPIM, ➤ Kap. 7.11.2) sein, wenn bei der Konvergenzauslösung die Horizontale nicht unterschritten wird. Bei Konvergenzschwäche nach unten kann der kontralaterale Cortex cerebri betroffen sein. Eine Amblyopie (kortikale Blindheit) ist auch hier auszuschließen, z. B. mithilfe des physiologischen blinden Flecks (➤ Kap. 7.8.1).

## Interpretation 3: Kopfgelenkstörung

Okulomotorik und vertebrale Motorik, speziell der Kopfgelenke, sind funktionell über den zervikookulären Reflex (COR) verschaltet, der (neben dem vestibulookulären Reflex) dazu beiträgt, dass die Augen reflektorisch einen Fixpunkt bei Veränderung der Kopfposition halten können.

Auch wenn der Mechanismus nicht endgültig geklärt ist, zeigt sich klinisch häufig eine Besserung von Konvergenzschwächen, wenn primäre oder sekundäre Störungen der Kopfgelenke (z. B. als Folge von Malokklusion oder aufsteigenden Störungen des Achsenorgans) beseitigt werden.

### Wirbelsäulenmotorik und Okulomotorik: zervikookulärer Reflex (COR)

Die neuronalen Pools der äußeren Augenmuskeln, der hinteren Intervertebralmuskulatur (autochthone Wirbelsäulenmuskulatur) und der ONUF-Kern (versorgt die Muskeln des Beckenbodens) bestehen aus einer homologen Reihe von Motoneuronen, die eine reflektorische Verschaltung untereinander aufweisen.

Die intrinsischen Mittellinienmuskeln der Wirbelsäule (Mm. rotatores und multifidi) und die lateralen Muskeln (Mm. intertransversarii) sind homolog zu den medialen bzw. lateralen Augenmuskeln innerviert. Diese Verbindung kommt durch den Fasciculus longitudinalis medialis und den Tractus vestibulospinalis zustande (➤ Abb. 7.17). Eine Rotation des Kopfes nach rechts durch Kontraktion der medialen HWS-Muskeln (Mm. rotatores) links und der lateralen HWS-Muskeln (Mm. intertransversarii) rechts ist daher reflektorisch mit einer Kontraktion des M. rectus medialis des rech-

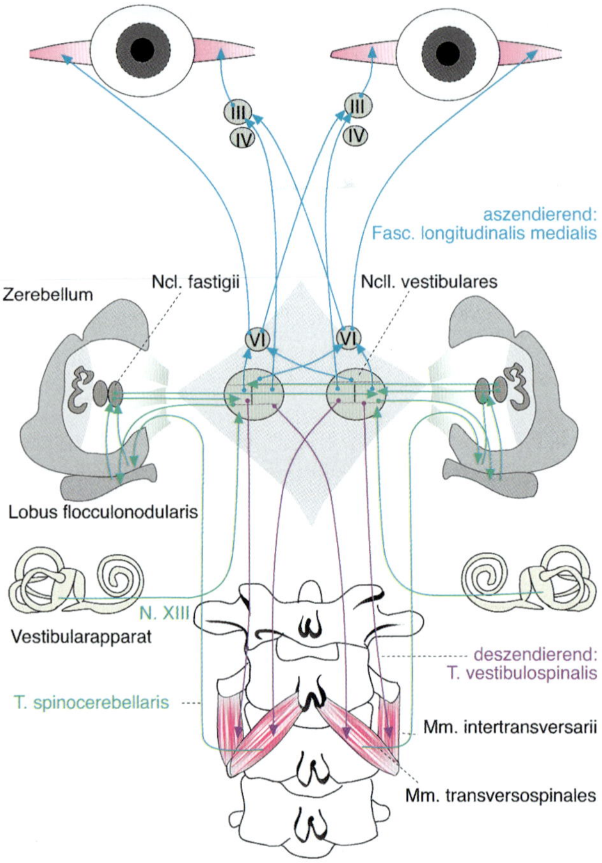


**Abb. 7.17** Kopplung von vertebraler Motorik und Okulomotorik

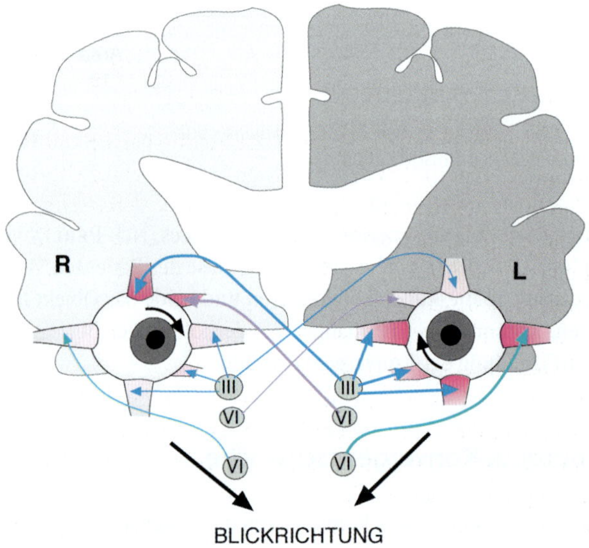


**Abb. 7.18** Konvergenzschwäche bei mesenzephaler und kortikaler Schwäche rechts. Von den Hirnnervenkernen auf der Seite der Hemisphärenschwäche innervierte Augenmuskeln sind heller gezeichnet, ebenso wie die betroffene Hemisphäre. Gezeigt ist die Augenposition bei wiederholter Konvergenzprovokation (von dorsal). Wenn auf Augenhöhe konvergiert wird (Rectus medialis re.), kann eine Konvergenzschwäche rechts erkennbar sein, während beim Blick nach unten eine Konvergenzschwäche links betont wird. Es kann also auch eine beidseitige Konvergenzschwäche vorliegen.

ten Auges und des M. rectus lateralis des linken Auges verbunden. Dies entspricht der gekoppelten Mechanik der Halswirbelsäule (➤ Abb. 7.17).

Bei normaler vestibulärer Funktion trägt der zervikookuläre Reflex (COR) nur insignifikant zur Stabilisierung der Blickbewegungen bei (Barlow und Freedman 1980, Bronstein und Hood 1986, Sawyer et al. 1994). Das heißt, der Gain (Verhältnis von Augen- zu Kopfbewegung) ist gering (Leigh und Zee 1999), wird aber bei eingeschränkter Labyrinthfunktion größer. Einen signifikanten Input für die Kopf- und Augenbewegungskoordination liefert der zervikookuläre Reflex bei Patienten mit Labyrinthzerstörung bis zu einer Frequenz von 0,5 Hz (Kasai und Zee 1978, Bronstein und Hood 1986).

Willkürliches Mitführen der Augen nach rechts (M. rectus lateralis rechts und M. rectus medialis links) bei der Kopfbewegung wird diesen Reflexmechanismus übertönen.

### 7.7.2 Alternierender Cover-Test (Hirnnervenkerne III, IV, VI; Mesenzephalon, Pons, Kortex)

Die Ausführung des Tests ist im Abschnitt über Paresen, Heterophorien und -tropien (➤ Kap. 3.3.10) ausführlich beschrieben.

#### Befund: Heterophorien

Refixationsbewegung nach innen (Exophorie) oder außen (Esophorie), nach oben (Hypophorie) oder unten (Hyperphorie)

#### Interpretation 1: mesenzephale bzw. zerebral kortikale Schwäche (Hemisphärenschwäche, PPIM)

Heterophorien kommen bei zerebraler Hemisphärenschwäche vor. Bei einer kortikalen Hypofunktion rechts kommt es zur Hyperpolarisation (und das bedeutet Inhibition) der homologen Hirnnervenkerne (III, IV, VI): Das heißt, die ipsilateralen, durch die Nuclei n. III und n. VI innervierten Muskeln werden ebenso geschwächt wie der kontralaterale M. obliquus superior (N. IV) und M. rectus superior (N. III).

Auf der Ebene der Wirbelsäulenmuskulatur bedeutet dies, dass eine Hypotonie auf der Seite der Hemisphärenschwäche vorliegt. Dies kann im Bereich der HWS eine Entkopplung der Mechanik bedeuten.

Wenn Sie die Augen auf der Seite der vermuteten Hemisphärenschwäche nach lateral führen lassen, wird es zu Doppelbildern bzw. auffälligen Befunden im alternierenden Abdecktest kommen, da in dieser Augenposition die muskuläre Dysbalance am größten ist (➤ Abb. 7.19).

**MERKE**
Aufgrund der Hemisphärenschwäche (PPIM) kann die HWS eine entkoppelte Mechanik aufweisen.
Bei HWS-Dysfunktionen kann es umgekehrt zu okulomotorischen Problemen kommen.

#### Interpretation 2: Kopfgelenkstörung

Alle extrakraniellen Läsionen in propriozeptiven Schlüsselregionen (HWS mit Kiefergelenk, LWS und Becken, Füße) können zu aufsteigenden kranialen Läsionen und damit zu Hirnnervendysfunktionen führen. Dies ist besonders für die okulomotorischen Hirnnerven III, IV und VI von praktischer Bedeutung.

#### Interpretation 3: pontine Schwäche, Abduzensschwäche

Der Abduzenskern liegt im Pons. Eine Abduzensschwäche kann daher mit einer ipsilateralen pontinen Schwäche einhergehen.

#### Interpretation 4: Augenmuskelstörungen

Auch anatomische Störungen (Verkürzungen) der Augenmuskeln können die Ursache einer Heterophorie sein.

### 7.7.3 Pupillengröße (Anisokorie) (Ncl. Edinger-Westphal, Sympathikus [C8–Th1], N. III, Ganglion ciliare, M. constrictor/M. dilatator pupillae)

#### ❶ Pupillenfunktion (innere Augenmuskeln)

#### Pupillokonstriktion

Ein kleines Kontingent der Sehnervenfasern endet nicht im Corpus geniculatum laterale, sondern zieht zum Colliculus superior und zur Area pretectalis des Mesenzephalons. Von dort wird der Reiz ipsi- und kontralateral zum Ncl. oculomotorius accessorius (Edinger-Westphal) weitergeleitet. Aus diesen parasympathischen Kernen und über das Ganglion ciliare wird der M. constrictor pupillae homonym und konsensuell innerviert.

#### Pupillodilatation

Sympathische Reize (Rückenmarkebene C8 bis Th1) werden über die zervikalen Ganglien sowie das sympathische Geflecht der A. carotis interna und der A. ophthalmica – ohne Umschaltung im Ganglion ciliare – zum M. dilatator pupillae geleitet (➤ Abb. 7.20).

Zu den Motoneuronen des Sympathikus gelangen Afferenzen aus hypothalamischen, thalamischen und tektalen Zentren (Schmerzreize besonders aus den Nackenrezeptorfeldern) und dem limbischen System (psychische Erregung).

#### ❷ Befund: Anisokorie

Zunächst wird ohne Lichtstimulation ein Größenvergleich der linken und rechten Pupille durchgeführt: Besteht Isokorie (gleiche Größe) oder Anisokorie? Es gibt auch physiologische Anisokorien, die sich bei unterschiedlicher Beleuchtung nicht ändern.

7

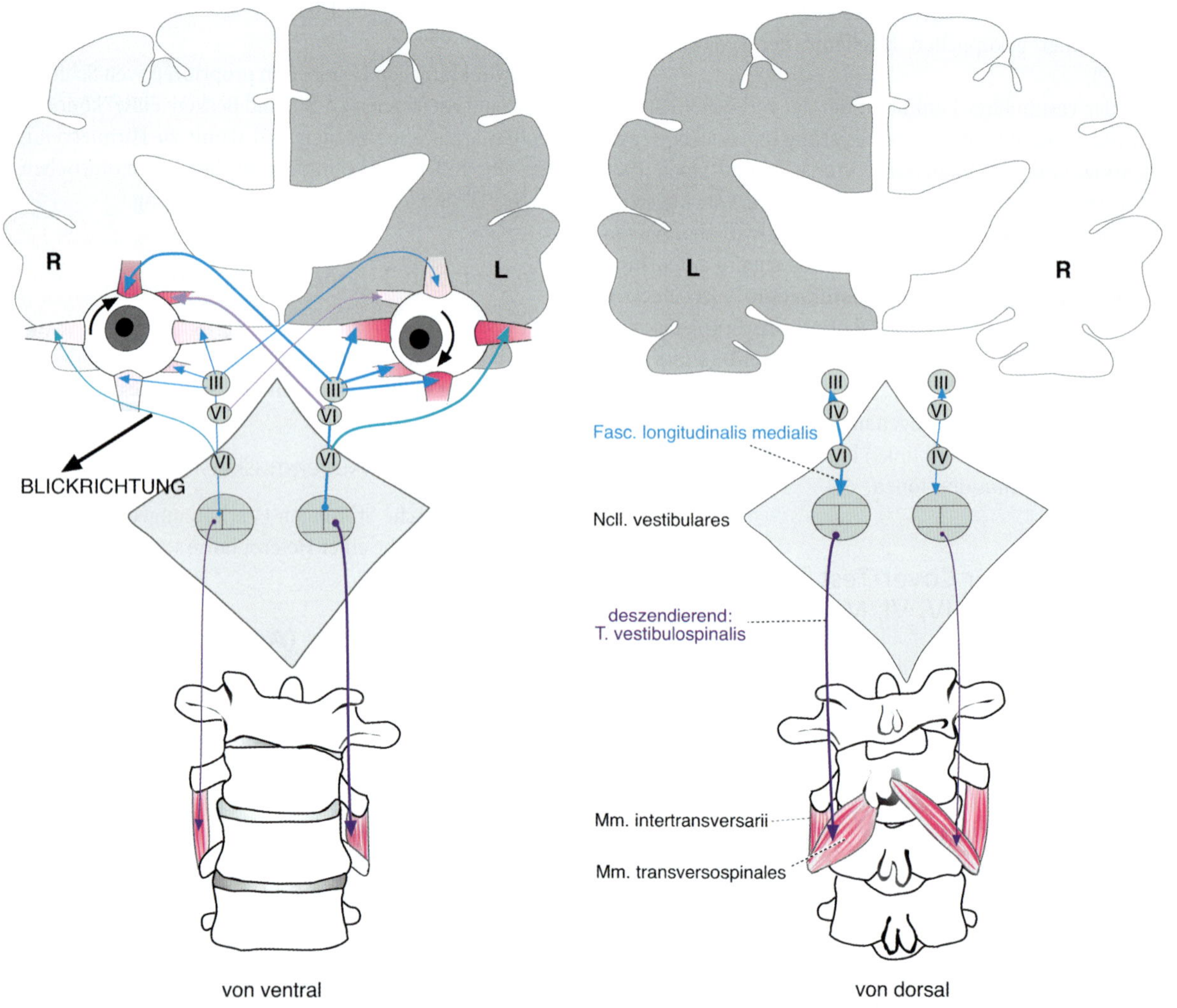


**Abb. 7.19** Heterophorie und Hemisphärenschwäche: Von den Hirnnervenkernen auf der Seite der Hemisphärenschwäche (im Beispiel rechts) innervierte Augenmuskeln sind heller gezeichnet, ebenso wie die betroffene Hemisphäre.
Die Abbildung zeigt die Augenposition bei Blickrichtung zur Seite der Hemisphärenschwäche (bei manifester Muskelparese). Die HWS kann aufgrund der Hemisphärenschwäche (PPIM) eine entkoppelte Mechanik aufweisen.

## Interpretation 1: Mydriasis bei Hypersympathikotonus

Ein einseitiger Hypersympathikotonus tritt im Rahmen des PPIM (➤ Kap. 7.11.2) bei ipsilateraler zerebral kortikaler Schwäche auf.

**Differenzialdiagnostik**
Bei dunkler Beleuchtung tritt eine geringere Anisokorie auf, bei hellerer eine stärkere. Neben vermehrter Ruhedilatation ist die Lichtreaktion der betroffenen Pupille nicht stabil, hinzu kommt ein Hippus (Pupillenunruhe) sowie eine erhöhte AV-Ratio ipsilateral. Als weitere Zeichen eines Hypersympathikotonus können vermehrtes Schwitzen und eine ipsilaterale Blutdruckerhöhung vorliegen.

## Interpretation 2: Miosis bei Hyposympathikotonus

Da er praktisch immer durch pathologische Prozesse an den Strukturen des Halssympathikus verursacht wird, handelt es sich um kein zentrales Phänomen.

**Differenzialdiagnostik**
Bei dunkler Beleuchtung ist die Anisokorie stärker. Dies spricht für eine Schwäche der sympathischen Versorgung als Ursache: Die Läsion kann sich im Bereich des Hypothalamus, der Halsmarksegmente C8 bis Th2 (Centrum ciliospinale), der Wurzel von Th1, des Ganglion cervicale superius, der Sympathikusfasern im periarteriellen Gewebe (speziell im Sinus cavernosus) der A. carotis interna, die mit der A. ophthalmica zur Orbita zieht, und des M. dilatator pupillae befinden. Damit kann eine mehr oder weniger deutliche Lidptose (Schwäche des M. tarsalis superior) und ein Enophthalmus (Schwäche des M. orbitalis, der unter und hinter dem Augapfel

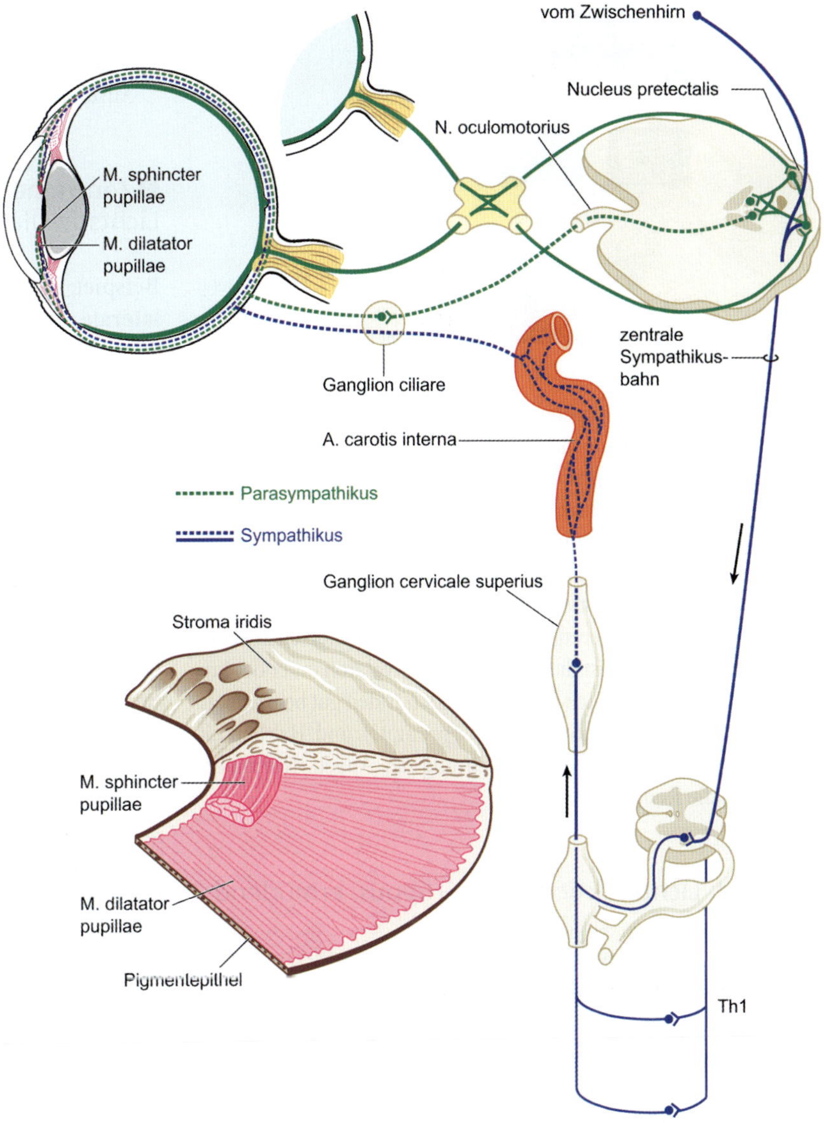


**Abb. 7.20** Pupillenreflex, schematische Darstellung. Pupillenweite und Lichtreaktion werden durch das Gleichgewicht zwischen sympathischer und parasympathischer Innervation bestimmt.

liegt) einhergehen. Diese sog. HORNER-Trias ist oft mit einer ipsilateralen Anhidrosis (Hauttrockenheit) des Gesichts und Gefäßdilatation verbunden (➤ Kap. 7.12.2).

### Interpretation 3: Mydriasis bei Parasympathikusschwäche

Eine Mydriasis (Korektasie) kann durch Schwäche des mesenzephalen Parasympathikus verursacht werden.

**Differenzialdiagnostik**

Auch hier ist die Anisokorie bei dunklerer Beleuchtung geringer, bei heller stärker, wenn auf der Seite der größeren Pupille eine Parasympathikusschwäche vorliegt. Sie kann das Mesenzephalon, den Ncl. accessorius n. oculomotorii EDINGER-WESTPHAL, das Ganglion ciliare oder den N. oculomotorius betreffen und typischerweise mit einer klinischen oder subklinischen Okulomotoriusparese verbunden sein. Letzteres führt zu Heterophorie oder Heterotropie.

Auch der M. constrictor pupillae selbst kann eingeschränkt sein. Bei mesenzephaler Schwäche ist ein Hippus mit erschöpflicher Pupillenreaktion typisch. Die Zeichen des Hypersympathikotonus (erhöhte AV-Ratio, Blutdruckerhöhung und Schwitzen ipsilateral) fehlen bei isolierter Schwäche des mesenzephalen Parasympathikus.

## 7.7.4 Pupillen-Lichtreaktion (Ncl. pretectalis mesencephali, Ncl. EDINGER-WESTPHAL, N. oculomotorius [III], Ganglion ciliare)

### ❶ Prüfung des Pupillen-Lichtreflexes

Der Lichtreflex sollte so ausgelöst werden, dass das Mesenzephalon eindeutig einseitig geprüft wird. Nicht selten lässt sich die Pupillokonstriktion am nicht beleuchteten Auge nur schwierig beurteilen, besonders bei sehr dunkler Iris.

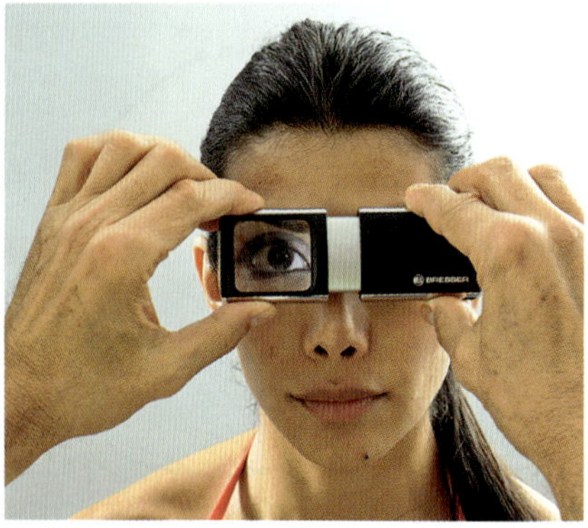

**Abb. 7.21** Auslösung der Pupillokonstriktion mit Leselupe

Hier kann folgendes Vorgehen Abhilfe schaffen: Verwenden Sie eine handelsübliche Leselupe mit Lichtquelle (➤ Abb. 7.21). Halten Sie die Lupe jeweils so, dass das untersuchte Auge (direkter Lichtreflex) von nasal aus beleuchtet wird: Das auf die temporale Retina einfallende Licht wird ungekreuzt zum ipsilateralen Mesenzephalon geleitet (Ncl. pretectalis, von dort aus wird der rechte und linke Ncl. accessorius n. oculomotorii [Edinger-Westphal] stimuliert; ➤ Abb. 3.26). Die parasympathische Efferenz gelangt über das Ganglion ciliare zum M. sphincter pupillae. So ist die direkte Pupillenreaktion unter der Lupe und mit Beleuchtung auch bei sehr dunklen Iriden gut beurteilbar.

Kriterien sind die Geschwindigkeit (prompt?) und Haltbarkeit der Pupillokonstriktion unter Beleuchtung der Augen. Normalerweise „hält" die Konstriktion.

### ❷ Befund: Lichtreaktion träge, Hippus, ermüdend

Als Hippus wird ein Zustand des „Flackerns", eines Wechsels zwischen Konstriktion und leichter Dilatation, bezeichnet.

#### Interpretation 1: Hypersympathikotonus

Die Ursache ist meist ein Hypersympathikotonus, sodass die konstriktive Wirkung des Parasympathikus durch die dilatative des Sympathikus konterkariert wird.

**Differenzialdiagnostik**
Dann liegen oft noch andere Zeichen eines Hypersympathikotonus vor, besonders eine erhöhte AV-Ratio am Augenhintergrund.

#### Interpretation 2: Parasympathikusschwäche, mesenzephale Schwäche

Eine Pupillokonstriktion mit nachfolgender Pupillodilatation spricht für eine mesenzephale Schwäche mit ausgeprägter Erschöpfbarkeit (TND; vgl. Garten 2012, Kap. 12.1.2.5; ➤ Kap. 7.14.1) und ist diagnostisch hoch signifikant.

**Differenzialdiagnostik**
- Heterophorie mit begleitender N.-oculomotorius-[N.-III-]Schwäche
- Augentrockenheit, wobei es sich allerdings um eine pontine Störung (N. VII) handelt
- **Spontanbewegungen** wie Zuckungen der mimischen Muskulatur oder einer (oberen bzw. unteren) Extremität, jeweils kontralateral des erschöpften Mesenzephalons, können speziell beim Auslösen des Lichtreizes an der Pupille auftreten.

### ❸ Zentralnervöse Implikationen der Lichtstimulation

**Beispiel: Lichtstimulation des linken Corpus geniculatum laterale, des linken Mesenzephalons und des linken Kortex von rechts temporal oder links nasal**
Die linke mesenzephale Formatio reticularis (MFR) wird vom linken Kortex stimuliert und stimuliert ihrerseits die linke und rechte intermediolaterale Zellsäule (IML, homologe Reihe der sympathischen Motoneurone, ➤ Kap. 7.12.2).

Der rechte Kortex stimuliert die ipsilaterale mesenzephale (MFR) und pontobulbäre Formatio reticularis (PBFR), letztere hemmt die rechte IML. Bei Funktionsschwäche des rechten Kortex bleibt diese Hemmfunktion aus, sodass die rechte IML ausschließlich von der linken MFR stimuliert wird. Da die rechte IML für die Steuerung des Vorhofs verantwortlich ist, kann es zu einer tachykarden Reaktion auf die Lichtstimulation von rechts kommen (➤ Abb. 7.22).

Bei Funktionsschwäche der linken Großhirnhemisphäre zeigt sich derselbe Mechanismus bei der Lichtstimulation von links. Da die linke IML für den AV-Knoten verantwortlich ist, kann es dann zu ventrikulären Arrhythmien kommen (Lown et al. 1977).

Die Herzfrequenz lässt sich am besten mit einem Pulsoxymeter kontrollieren.

Ein normoreaktiver Indikatormuskel wird in diesen Fällen nach der Lichtstimulation dysreaktiv sein. Dies sollte aber weniger als Zeichen einer Stressreaktion auf Licht (Leaf, mündl. Mitteilung), sondern vielmehr als Zeichen einer Hemisphärendysfunktion interpretiert werden.

### 7.7.5 Vertikale Sakkaden und Folgebewegungen (mesenzephale Blickzentren)

Das Zentrum für vertikale Sakkaden ist der rostrale Ncl. interstitialis des Fasciculus longitudinalis medialis (riFLM), das Zentrum für die vertikale Blickhaltefunktion der interstitielle Ncl. Cajal (INC). Eine isolierte vertikale Sakkadenschwäche oder ein isolierter vertikaler Blickrichtungsnystagmus (➤ Kap. 7.4.3, ➤ Kap. 7.4.4) spricht für eine mesenzephale Läsion (Strupp et al. 2011).

## 7.8 Tests für den Thalamus

### 7.8.1 Physiologischer blinder Fleck (Corpus geniculatum laterale, Temporal-, Parietal-, Okzipitallappen)

50 % der visuellen Afferenz eines Auges und alle propriozeptiven Afferenzen kreuzen zur kontralateralen Seite des Thalamus (➤ Abb. 7.23).

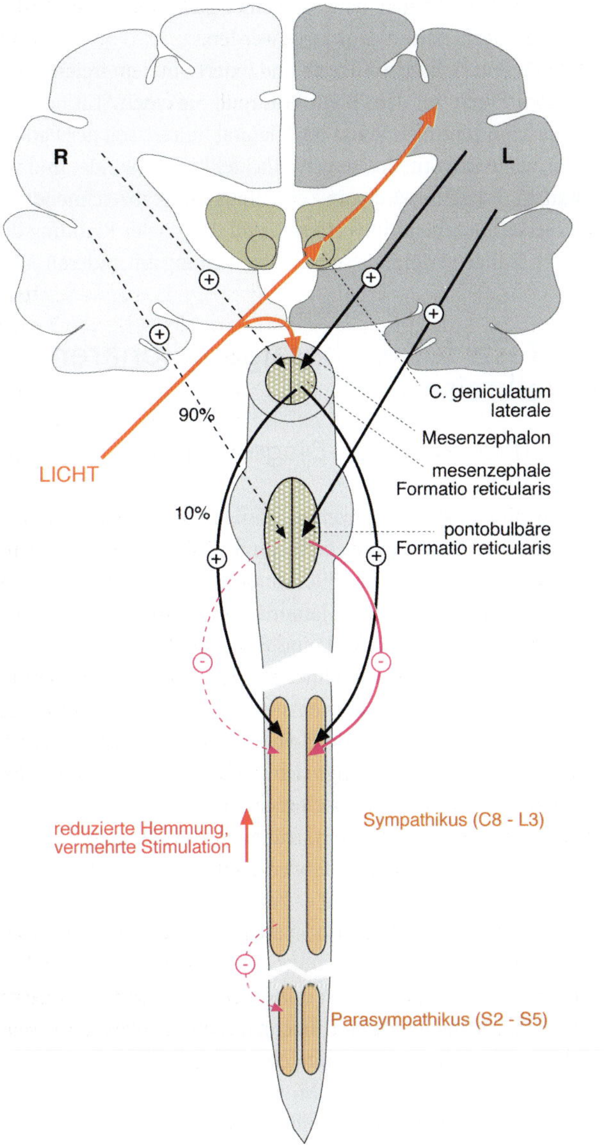


**Abb. 7.22** Effekt der Lichtstimulation von rechts bei Funktionsschwäche des rechten zerebralen Kortex

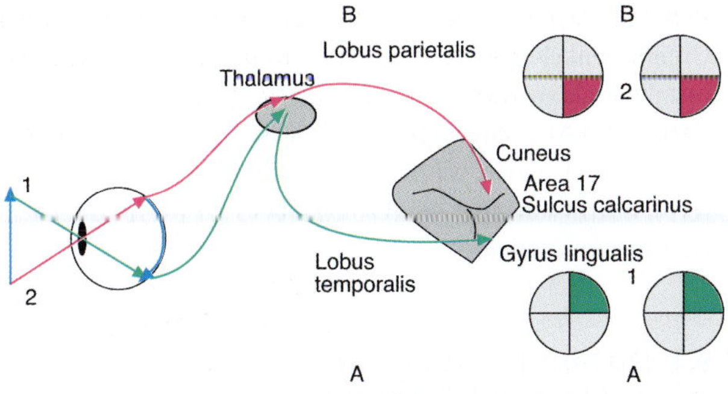


**Abb. 7.23** Für den blinden Fleck relevante Aspekte der Sehbahn

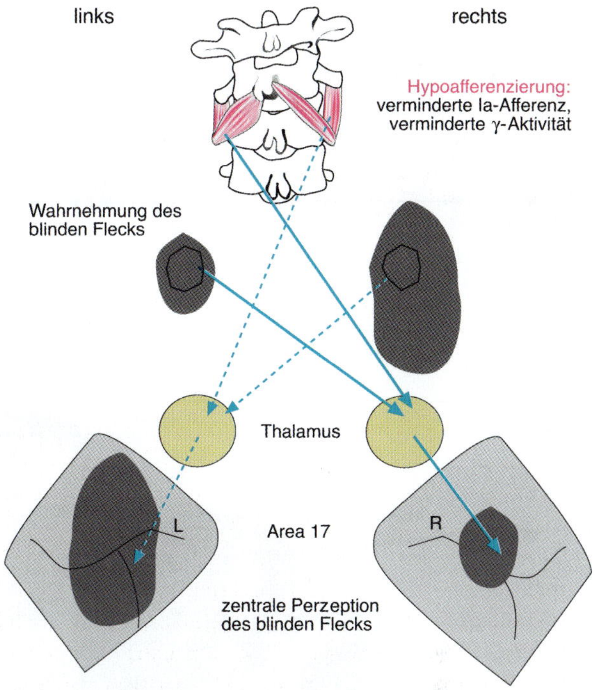


**Abb. 7.24** Der blinde Fleck ist auf der Seite der Hypoafferenzierung, also auf der Gegenseite der kortikalen Schwäche, vergrößert (Garten 2012).

Bei Hypoafferenzierung kommt es durch Hyperpolarisation (Inhibition) des kontralateralen Thalamus zu einer verminderten kortikalen (perzeptiven) Aktivität. Dies führt als Teilaspekt der thalamischen Funktion (Corpus geniculatum laterale) dazu, dass sich der physiologische blinde Fleck auf der Seite der Hypoafferenzierung vergrößert (➤ Abb. 7.24; vgl. Carrick 1997). Der physiologische blinde Fleck ist somit ein subjektiv erfassbarer Parameter des Funktionszustands (Summenmembranpotenzial des Thalamus).

Bei Verbesserung der neurologischen Aktivität wird der blinde Fleck kleiner (Carrick 1996, 1997). Carrick (1996) hat die Untersuchung des blinden Flecks als Parameter für eine individuell optimale Lerntechnik für den einzelnen Schüler empfohlen. Für die Größe des blinden Flecks gibt es keinen verbindlichen Normwert, sondern eher Erfahrungswerte („klein" oder „groß"). In der Regel ist die Seitendifferenz das wichtigste Kriterium. Nach Verbesserung der Afferenzierung wird sich der vergrößerte blinde Fleck dem „normalen" auf der anderen Seite angleichen: Wenn der blinde Fleck links größer ist, müssen die Propriozeption bzw. allgemein die Afferenzen links verbessert werden und umgekehrt.

Im unteren Abschnitt des blinden Flecks spiegelt sich die Funktion des Lobus parietalis, im oberen die Funktion des Lobus temporalis wider.

## Bestimmung des physiologischen blinden Flecks

Markieren Sie einen Punkt auf der Mitte eines DIN-A4-Blatts und hängen Sie es an die Wand. Die Augen des Patienten sind ca. 30 cm von der Wand entfernt. Etwas bequemer ist eine Versuchsanordnung mit Stirnstütze (➤ Abb. 7.25). Die Bestimmung ist im Sitzen

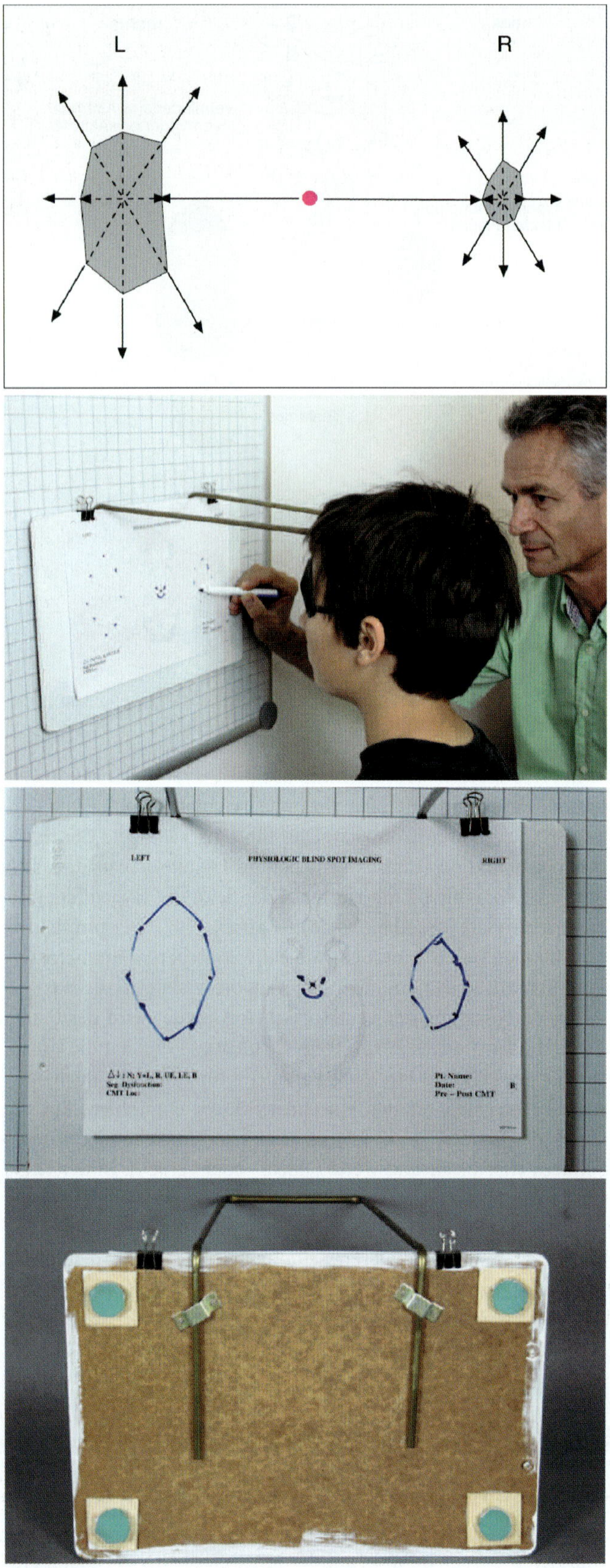


Abb. 7.25 Bestimmung des physiologischen blinden Flecks mit Stirnstütze und höhenverstellbarer Tafel

sensitiver als im Stehen, da wegen einer geringeren Gesamtafferenz im Sitzen Dysbalancen deutlicher werden.

Der Patient deckt ein Auge ab und fixiert mit dem freien Auge den zentralen Punkt auf dem Blatt. Während Sie einen Stift oder Laser-Pointer vom zentralen Punkt nach lateral führen, soll der Patient angeben, wann der Stift aus seinem Blickfeld verschwindet und wieder auftaucht. Dasselbe wird vom Zentrum des sich abzeichnenden blinden Flecks ausgehend in vertikaler und diagonaler Richtung durchgeführt. Danach erfolgt dieselbe Untersuchung am anderen Auge.

## 7.9 Tests für die basalganglionären Regelkreise

### 7.9.1 (Prä-)Parkinson-Diagnostik

Hierfür gibt es keinen Einzeltest. Einige wesentliche Aspekte sind im Folgenden zusammengefasst, für vollständigere Ausführungen muss jedoch auf die Spezialliteratur verwiesen werden (z. B. Abdo et al. 2010, Goetz et al. 2007; Jankovic und Tolosa 2007).

Bei Parkinson-Kranken ist eine verlängerte Latenz der Sakkaden auf ein verbales Kommando hin das erste Zeichen, nicht die verlängerte Latenz auf ein Signal wie Antippen des Fingers, den der Patient zur Nase führen soll. Vergleichen Sie die Reaktion auf beiden Seiten. Die Verzögerung zeigt sich auf der Gegenseite einer (basalganglionären) Hemisphärenschwäche.

- Folgebewegungen sind beim frühen Parkinson nach oben erschwert oder unmöglich, bei der Optokineseuntersuchung in vertikaler Richtung kommt es zum Driften der Augen nach unten. Beim späten Parkinson ist auch der Blick nach oben erschwert.
- Ein frühes Zeichen ist der Verlust des Geruchssinns durch Proteinablagerung im Bulbus olfactorius, ebenso wie in Basalganglien, Substantia nigra, frontalem Kortex.
- Fingertippen (Daumen auf Mittelfinger) und Fußklopfen (Vorfuß auf den Boden, Ferse bleibt unten): Zögern, Amplituden- und Geschwindigkeitsverlust sind typisch.
- 3-maliges Händeklatschen: Wenn der Patient öfter klatscht, ist das ein präfrontales Zeichen.
- Glabella-Reflex nicht habituiert: Beklopfen der Glabella führt zu nicht unterdrückbarem Augenblinken (Myerson-Zeichen).
- Pull-Test: Trippeln oder andere inadäquate Antworten wie Fuß-Unterschenkel-, Knie-Hüfte-, Hüfte-Rumpf-Strategie; rückwärts instabiler als vorwärts
- Verlust des Armschwungs: Double-Tasking wie „Sagen Sie jeden zweiten Buchstaben, während Sie gehen" führt zum Verlust des rechten Armschwungs als Zeichen einer Linkshirnschwäche.
- Gestörte Antisakkaden

### 7.9.2 Differenzialdiagnose: Progressive supranukleäre Blickparese

Die Progressive supranukleäre Blickparese (PSP: Progressive Supranuclear Palsy, auch: Steele-Richardson-Olszewski-Syndrom) ist eine degenerative Erkrankung des Gehirns, speziell der Basalganglien, und verwandt mit der Parkinson-Krankheit. Beide Krankheiten ähneln sich in vielen Symptomen, und nicht selten wird die geringer verbreitete PSP für eine Parkinson-Krankheit gehalten. Mit anderen Parkinson-ähnlichen Erkrankungen zählt die PSP zur Kategorie der *atypischen Parkinson-Syndrome* oder *Parkinson-plus-Syndrome*.

Das klinische Bild der PSP ist sehr unterschiedlich: Die Symptome können in variabler Reihenfolge auftreten und sich zunehmend verstärken (progredienter Verlauf) oder auch ganz ausbleiben.

Auf eine PSP weisen folgende Anzeichen hin:

- Schwierigkeiten beim Blick nach unten, aber auch nach oben (Blicklähmung), die zunehmen und schließlich alle Richtungen betreffen; Diplopie, Verschwommensehen, das allerdings nicht sicher objektivierbar ist
- Square Wave Jerks (inadäquate Sakkaden, bei denen sich die Augen vom Ziel wegbewegen, danach Korrektursakkade zurück zum Ziel)
- Neigung zu plötzlichen, unvorhersehbaren Stürzen und Gangunsicherheit
- Probleme beim Sprechen: zunehmend schlechter verständlich und leise
- Erkrankungsbeginn in der zweiten Lebenshälfte
- Subkortikale Demenz

Das für Parkinson-Kranke charakteristische Zittern oder Schütteln von Armen und Beinen (Tremor) wird bei Patienten mit PSP nur selten beobachtet.

## 7.10 Tests für präfrontale Regelkreise

Hier kann nicht auf spezielle neuropsychologische Tests eingegangen werden. Einige Aspekte sind an anderer Stelle (➤ Kap. 3.5.4 und ➤ Kap. 3.5.5) dargestellt. Darüber hinaus sei auf die Spezialliteratur verwiesen.

### 7.10.1 Antisakkaden

Sie stehen vor dem Patienten und halten ihm Ihre gestreckten Zeigefinger (mit einem Abstand von ca. 40 cm) in ca. 50 cm Entfernung vor das Gesicht. Zu Beginn soll er Ihre Nase fixieren. Während Sie in unregelmäßiger Reihenfolge den rechten bzw. linken Zeigefinger bewegen, lassen Sie den Patienten jeweils zum unbewegten Finger blicken.

#### Befund und Interpretation

Mehr als 75 % richtige Reaktionen sind der Normalbefund. Mehr als 25 % falsche Reaktionen sprechen für eine Schwäche der präfrontalen Regelkreise.

Das bedeutet, dass Reflexmuster (wie automatisch zu bewegten Objekten hinzuschauen) nicht ausreichend willkürlich kontrolliert bzw. durchbrochen werden können. Besonders relevant ist dieser Versuch bei Krankheitsbildern, die mit Demenz vergesellschaftet sind (wie Parkinson-Syndrom und PSP) sowie bei neuropsychologischen Störungskomplexen wie Aufmerksamkeitsdefiziten mit oder ohne Hyperaktivität (z. B. ADHS) bis hin zu Zwangsstörungen und Autismus-Spektrum-Störungen (➤ Kap. 3.5.4 und ➤ Kap. 3.5.5). Bei Demenz sind die Sakkadeninitiierung und die Antisakkadenfunktion gestört.

**Differenzialdiagnostik**

- Parkinson-Diagnostik (➤ Kap. 7.9)
- Neuropsychologische Diagnostik

### 7.10.2 Physiologischer blinder Fleck

Es handelt sich hierbei nicht um einen spezifischen präfrontalen Funktionstest. Um aber den Fixpunkt im Fokus zu behalten, während sich der Lichtpunkt oder der Stift durch das periphere Gesichtsfeld bewegt, was automatisch eine Sakkaden- bzw. Folgebewegung auslöst, muss dieser Reiz willentlich unterdrückt werden. Das ist bei Patienten mit einer präfrontalen Schwäche (Aufmerksamkeitsdefizitsyndrom [ADS] u. a.) jedoch nicht der Fall.

### 7.10.3 Multitasking

Während der Patient zügig mindestens 7 m umhergeht, achten Sie auf den Armschwung, besonders auch im Seitenvergleich.

#### Challenge der Linkshirnfunktion

Fordern Sie den Patienten auf: „Sagen Sie sich beim Gehen jeden zweiten Buchstaben (jeden zweiten Monat im Kalender etc.) auf."

- Befund: Verlust des rechten Armschwungs, in einigen Fällen Verbesserung des Armschwungs
- Interpretation: Linkshirnschwäche, präfrontal betont (kognitive Aspekte der präfrontalen Regelkreise)

#### Challenge der Rechtshirnfunktion

Fordern Sie den Patienten auf: „Summen Sie beim Gehen eine Melodie, die Ihnen gerade einfällt."

- Befund: Verlust des linken Armschwungs, in einigen Fällen Verbesserung
- Interpretation: Rechtshirnschwäche, präfrontal betont (kognitive Aspekte der präfrontalen Regelkreise)

**Differenzialdiagnostik**

- Physiologischer blinder Fleck (➤ Kap. 7.8.1)
- Antisakkaden-Prüfung (➤ Kap. 7.10.1)
- Parkinson-Diagnostik (➤ Kap. 7.9.1)

## 7.11 Tests für den Parietallappen

- Parietales Positionieren (➤ Kap. 7.4.10)
- Patch-Test (➤ Kap. 7.4.11)
- Folgebewegungen (➤ Kap. 7.4.3)
- Physiologischer blinder Fleck (➤ Kap. 7.8.1)

### 7.11.1 Sensible Auslöschung

Während der Patient die Augen geschlossen hält, prüfen Sie seine Extremitäten einzeln und zwischendurch beide zusammen. Wenn der Patient die Einzelberührungen wahrnimmt, bei simultaner Berührung beider Extremitäten an der gleichen Stelle aber nichts spürt, liegt eine sensible Auslöschung vor. Dies deutet auf einen kortikalen sensiblen Ausfall hin (Parietallappen):

- Neglect bei Läsion des rechten Parietallappens
- Dysphasie bei Läsion der dominanten Hemisphäre, Dyspraxie bei Läsion der nichtdominanten Hemisphäre
- Hemianopische Aufmerksamkeitsschwäche bei Läsion des rechten Parietallappens, Hemianopsie, wenn zusätzlich der Temporallappen geschädigt ist
- Störung des optokinetischen Nystagmus (Folgebewegungskomponente)

### 7.11.2 Globale Tests für Hemisphärendysfunktion (PPIM)

#### ❶ Hintergrund

Bei funktioneller Inhibition des zerebralen Kortex zeigt sich das Bild einer nicht-spastischen Parese (Pseudopyramidales Inhibitionsmuster, PPIM; *Stroke Antalgia-like Pattern of Inhibition*). Eigentlich sollte man von einem „extrapyramidalen Inhibitionsmuster" sprechen, da das extrapyramidal-motorische System betroffen ist. Dies hat folgenden neurophysiologischen Hintergrund: Eine Hypoafferenzierung des Kortex führt zu mangelnder Aktivierung der pontobulbären Formatio reticularis (PBFR), die vom ipsilateralen Kortex aus stimuliert wird (➤ Abb. 7.26). Die PBFR hat vier Hauptfunktionen (Carrick 1997, 2001; Schmitt und Leisman 1998, Garten 2012), nämlich die Exzitation von:

1. Neuronen, die α- und γ-Motoneurone der Flexoren und Extensoren hemmende Neurone inhibieren (Inhibition der Inhibition); ihr Ausfall bewirkt eine globale Inhibition der α- und γ-Motoneurone.
2. Neuronen, die direkt die α- und γ-Motoneurone der Flexoren hemmen (Inhibition des prinzipiell größeren Tonus der Flexoren); durch ihren Ausfall verstärkt sich der Tonus der phylogenetischen Flexoren, d. h. der ventralen Muskeln oberhalb von Th6 und der dorsalen Muskeln unterhalb von Th6.
3. Interneuronen, die inhibitorisch auf die Motoneurone der intermediolateralen Zellsäule (IML) wirken (Sympathikus in Höhe von C8–L3, Parasympathikus in Höhe von S2–S5). Ihr Ausfall führt zum ipsilateralen Hypersympathikotonus mit Pupillodilatation, Schweißneigung, erhöhtem Blutdruck, vermehrter Blutzufuhr; klinisch mit dem Gefühl „geschwollener Finger" verbunden.
4. Interneuronen, die C-Fasern hemmen (Garten 2012)

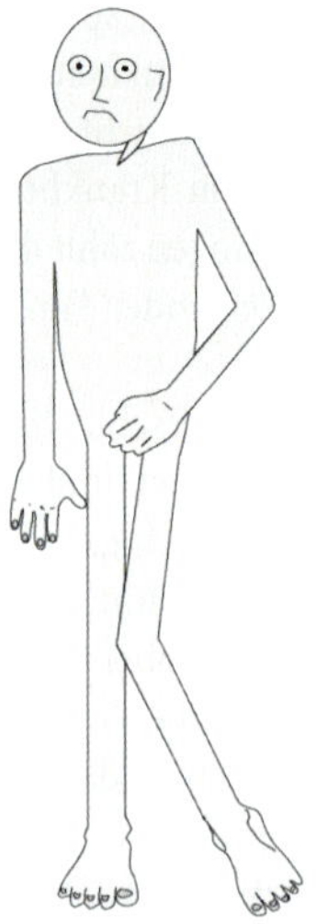

**Abb. 7.26** Pseudopyramidales Inhibitionsmuster (PPIM): muskuläres Muster (Garten 2012)

Das hier beschriebene Modell hat sich in seiner genialen Einfachheit in der klinisch-rehabilitatorischen Praxis bestens bewährt, auch wenn die Frage der Lateralität im Einzelfall nicht immer so eindeutig zu beantworten ist. So ist eine ipsilaterale motorische Aktivität an Gliedmaßen und Achsenorgan nach Stimulation von Neuronen der PBFR beschrieben (Peterson et al. 1979). Während PETERSON et al. (1978) vor allem eine ipsilaterale Aktivität pontobulbärer Neurone (im Verhältnis EPSP: IPSP wie 2:1) angeben, berichten SCHEPENS und DREW (2006) über eine bilaterale Aktivität mit gewisser Asymmetrie zugunsten der ipsilateralen Gliedmaßen. RHO, CABANA und DREW (1997) fanden ipsilaterale und bilaterale Verbindungen zwischen der PBFR und der prämotorischen Rinde (Area 4 und 6).

#### ❷ Symmetriestörungen bei Säuglingen als Ausdruck einer Hemisphärendysbalance

Dem traumatischen Schiefhals des Erwachsenen entspricht auch bei Säuglingen und Kleinkindern ein Krankheitsbild mit muskulärem Hypertonus, der u. a. durch Noziaktivität (Mense 1993), in diesem Fall aus den Wirbelgelenken, entsteht. Dies zeigt sich besonders deutlich bei der Prüfung von Globalreaktionen mittels Kopfdrehung (Rotation en bloque des Säuglings) und Seitneigung (Abbruch der Seitneigungskurve beim Säugling). Die Reaktion auf die Seitkippung (Coenen 1997), die einen globalen halbseitigen Hypotonus aufdeckt, ist ebenso wenig mit Noziaktivität erklärbar wie die u. U. sofortige Normalisierung dieser Reaktion durch eine Atlasimpulstherapie, die ja erklärtermaßen keine Wirbelfehlstellung beseitigen soll.

Dass aus einer unbehandelten Symmetriestörung im Säuglingsalter ein Aufmerksamkeitsdefizitsyndrom (ADS) im Schulalter resultieren kann, wie es einige Autoren postulieren (Lohse-Busch und

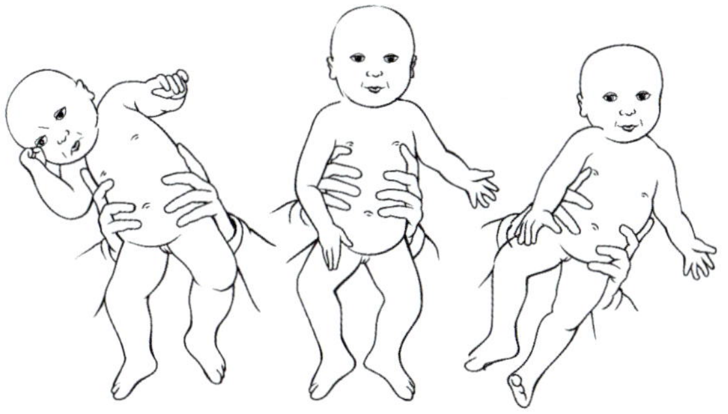

**Abb. 7.27** Pseudopyramidales Inhibitionsmuster (PPIM) beim Säugling: einseitig hypotone Stellreaktion (Garten 2012)

Krämer 1994), würde mit diesem Erklärungsmodell Substanz erhalten: Denn ADS und ADHS sind sehr häufig mit Hemisphärendysbalancen assoziiert (Devinsky und D'Esposito 2004, Melillo und Leisman 2004). Durch einen unilateralen Hypotonus oder Hypertonus wird die Links-Rechts-Dysbalance der propriozeptiven Afferenzen und damit die Hemisphärendysbalance aufrechterhalten. Daher sollten Tonusstörungen mit allen Mitteln beseitigt werden. Manipulative Techniken sind insgesamt dazu geeignet, wenn bei ihrer Anwendung die neurologische Dysbalance entsprechend berücksichtigt wird.

Bei Säuglingen und Kleinkindern ist ein ipsilateraler Hypotonus der auffälligste Befund, der auf eine Hemisphärendysfunktion hinweist (➤ Abb. 7.27).

## ❸ Untersuchungsbefunde bei Großhirnhemisphärendysfunktion

Zur Bestätigung einer Hemisphärenläsion können die folgenden einfachen klinischen Untersuchungsparameter erhoben werden:

- Hypotonus (Hyporeaktion im manuellen Muskeltest) von dorsalen Muskeln oberhalb von Th6 bzw. ventralen Muskeln unterhalb von Th6 auf der Seite der Hemisphärenläsion:
  - Prüfen Sie an der oberen Extremität möglichst den M. triceps brachii, den M. latissimus dorsi, den M. infraspinatus, den mittleren M. trapezius und die Handgelenkextensoren (phylogenetisch dorsale Muskeln) sowie den M. pectoralis major, den M. biceps brachii und die Handgelenkbeuger (phylogenetisch ventrale Muskeln).
  - An der unteren Extremität testen Sie den M. psoas, den M. rectus femoris und den M. tibialis anterior (phylogenetisch dorsale Muskeln) sowie die Mm. peronei longus und brevis und den M. tibialis posterior (phylogenetisch ventrale Muskeln).
- Abgeschwächte Muskeleigenreflexe (MER): Prüfen Sie den Bizepssehnenreflex, den Trizepssehnenreflex, den Brachialisreflex, den Patellarsehnenreflex und den Achillessehnenreflex. Generell gilt, dass alle MER auf der Seite der Hemisphärenschwäche schwächer als auf der Gegenseite (genereller Hypotonus) und die phylogenetisch dorsalen jeweils schwächer als die ventralen sein können.
- Höherer Blutdruck auf der Seite der Hemisphärenschwäche
- Schmerzempfindlichkeit auf der Seite der Hemisphärenschwäche (mit einem neurologischen Nadelrad o. Ä. prüfen)
- Erhöhte AV-Ratio am Augenhintergrund (➤ Kap. 7.6.3)
- Funktionelle Palatoparese (Inhibition der Nn. IX und X): Während der Patient bei weit geöffnetem Mund „A-a-a-a…" (einzelne „a", kein langgezogenes „Aaaaa…") sagt, wird auf das Ausmaß und vor allem die Dynamik der Gaumensegelhebung geachtet.
- Vergrößerter physiologischer blinder Fleck kontralateral zur Seite der Hemisphärenläsion (➤ Kap. 7.8.1)
- Heterophorie, Doppeltsehen oder „angestrengtes Verschwommensehen" beim Blick zur Seite der Hemisphärenschwäche (➤ Kap. 7.7.1)
- Konvergenzschwäche (evtl. bei wiederholter Prüfung), in der Regel auf der Seite der Hemisphärenschwäche (➤ Kap. 7.7.1)

## ❹ Challenge bei Verdacht auf Hemisphärenschwäche

Durch einen Afferenzierungs-Challenge können die Befunde der Hemisphärenschwäche aufgehoben werden. Bei unklaren zerebellaren Verhältnissen muss jedoch eine zerebellare Stimulation vermieden werden.

### Mechanorezeptorafferenzen

Die stärkste Afferenzierung des Kortex bewirken Mechanorezeptorafferenzen. Da Vibrationen über die Hinterstränge geleitet werden und das Zerebellum umgehen, stimulieren sie nur den kontralateralen Kortex. Wenn Sie eine rechtsseitige kortikale Schwäche vermuten, setzen Sie eine Stimmgabel links auf mehrere knöcherne Punkte auf und testen nach der Stimulierung die inhibierten Muskeln. Diese sollten im Test zumindest temporär stark sein, wenn Sie den adäquaten Reiz gefunden haben (➤ Kap. 7.14.6, Fallbeispiel 3).

### Propriozeptive neuromuskuläre Fazilitation (PNF)

Als Challenge kommen auch langsame Dehnungen im Sinne einer propriozeptiven neuromuskulären Fazilitation (PNF) infrage. Bringen Sie die zu fazilitierenden Muskeln (im Beispiel links) in Vorspannung und lassen Sie den Patienten gegen Ihren Widerstand 2–3 mal konzentrisch kontrahieren. Dadurch wird jedoch auch das ipsilaterale Zerebellum (das mit dem kontralateralen Kortex verschaltet ist) fazilitiert. Im vorliegenden Beispiel würde bei einer rechtsseitigen Groß- und Kleinhirnhemisphärenschwäche das ohnehin schon schwache Kleinhirn durch die Stimulation der linken Kleinhirnhemisphäre noch weiter gehemmt (Prinzip der kontralateralen Hemmung im ZNS). Falls die Untersuchungsbefunde keine sichere Einschätzung der Verhältnisse im Kleinhirn erlauben, vermeiden Sie besser jedes Risiko, indem Sie Vibration als Challenge verwenden.

#### Weitere Afferenzierungen

Licht, Geräusche, Akupunktur u. a. sind grundsätzlich als Challenge möglich, aber nur in zweiter Linie.

### 7.11.3 Obere Motoneurontests (zerebraler Kortex, kortikospinale Bahnen)

#### BABINSKI-Zeichen

Durch Bestreichen der Fußsohle – am Außenrand der Ferse entlang bis über den Vorfuß – wird eine Wegziehbewegung (Fluchtreflex) und eine Plantarflexion der Zehen ausgelöst. Dieser Fremdreflex ist beim Säugling bis zum Ende des 1. Lebensjahres physiologisch.

Ein pathologischer Reflex („BABINSKI positiv") ist durch Dorsalextension der Großzehe bei Plantarflexion der übrigen Zehen gekennzeichnet.

#### GORDON-Reflex

Ein Zusammendrücken der Wade führt zur selben Reaktion wie beim BABINSKI-Reflex.

#### OPPENHEIM-Reflex

Wenn Daumen und Zeigefinger an der Schienbeinkante entlang nach unten gleiten, kommt es zur selben Reaktion wie beim BABINSKI-Reflex.

#### Myoklonus

Durch eine kräftige Dorsalextension im Sprunggelenk lassen sich rhythmische Zuckungen der Wadenmuskulatur (Myokloni) auslösen, die erschöpflich oder unerschöpflich sein können.

#### Befundinterpretation

Alle aufgeführten Befunde gehören zu den sog. „Pyramidenbahnzeichen". Diese geben Hinweise auf Schädigungen der oberen Motoneurone, die möglicherweise sämtliche Neurone der motorischen Bahn rostral (zentral) der α-Motoneurone des Rückenmarks einbeziehen. Der Schädigungsort kann im prämotorischen Kortex oder in den absteigenden motorischen Bahnen (Tractus corticospinales) liegen.

So führt eine Kompression der Seitenstränge des Rückenmarks (Tractus corticospinalis lateralis) ebenfalls zu einem positiven BABINSKI-Zeichen, das funktionell sein kann. Wenn die Kompression z. B. durch venöse Kongestion im Rahmen eines PPIM bedingt ist, wird sie durch Afferenzierung des ipsilateralen Kortex so weit verringert, dass das BABINSKI-Zeichen negativ wird.

## 7.12 Vegetatives Nervensystem

Die Homöostase von Herz und Kreislauf sowie des Säure-Basen-Haushalts (Atemzentrum) wird vom Hirnstamm gesteuert. Der Hypothalamus sorgt über vegetative Regelkreise höherer Ordnung für die Konstanthaltung der Elektrolytkonzentration und der Kerntemperatur. Darüber hinaus hat er eine übergeordnete Stellung in der hormonellen Regulation, da er über die Produktion von Releasing-Hormonen die Freisetzung der Hypophysenvorderlappen- und Hypophysenhinterlappenhormone kontrolliert.

Das Hypothalamus-Hypophysen-System ist mit der Formatio reticularis und dem limbischen System verbunden. Im limbischen System, das afferent und efferent mit dem Hypothalamus verschaltet ist, werden Emotionen und (Trieb-)Verhalten verarbeitet und mit den somatischen und viszeralen Funktionen koordiniert. Während die höheren Hirnstrukturen des präfrontalen Kortex psychogen die untergeordneten vegetativen Zentren beeinflussen, werden über ein Projektionssystem zum limbischen System (Hippokampus/Temporallappen/Gyrus cinguli) somato- und viszeromotorische Funktionen koordiniert. Hier befindet sich das Kontrollzentrum für die Atmung und alle somato- und viszeromotorischen Reaktionen, die mit emotionalen Äußerungen verbunden sind. Das limbische System reguliert auch das Ernährungs- und das Sexualverhalten (➤ Abb. 7.29).

### 7.12.1 Viszerale Afferenzen

Afferenzen von Rezeptoren der inneren (viszeralen) Organe laufen über wenig myelinisierte und unmyelinisierte Fasern mit der Hinterwurzel ins Rückenmark oder mit dem N. vagus und dem N. glossopharyngeus zum Hirnstamm. Ihre Zellkörper liegen im Ganglion inferius [nodosum] und Ganglion superius [jugulare] nervi vagi und in den Spinalganglien (spinale Afferenzen). Barorezeptoren und Chemorezeptoren im Bereich der Karotisgabel, deren Afferenzen im N. glossopharyngeus geleitet werden, haben ihre Zellkörper im Ganglion petrosum.

Die Afferenzen werden durch Neurone umgeschaltet. Eine Unterscheidung zwischen sympathischen und parasympathischen Afferenzen ist dabei nicht möglich. Viszerale Afferenzen können sich sowohl auf das somatisch-efferente als auch auf das viszeral-efferente System auswirken, ebenso wie somatische Afferenzen Einfluss auf das vegetative Nervensystem haben.

Viszerale Afferenzen stammen aus den Brust-, Bauch- und Beckenorganen sowie den Gefäßwänden. Ihre Sensoren können über die Dehnung der Hohlorganwände indirekt den intraluminalen Druck, den Säuregehalt und die Elektrolytkonzentration im Innern der Hohlorgane registrieren, aber auch auf viszerale Schmerzreize ansprechen.

Die zentrale Schlüsselregion ist der Ncl. tractus solitarii, der viszerale Afferenzen zu den Hirnnerven VII, IX und X leitet. Der Ncl. tractus solitarii sendet Impulse zum viszeromotorischen Ncl. dorsalis n. vagi und Ncl. ambiguus (Willkürmotorik der Hirnnerven IX, X und XI). Der Ncl. tractus solitarii sendet zudem über den Ncl. parabrachialis medialis (konditionierte Verhaltensreaktionen z. B. auf Geschmack) Informationen zum Vorderhirn. Vom Ncl. parabrachialis gelangen die Informationen zum Hypothalamus, zur periaquäduktalen grauen Substanz (Substantia grisea centralis; Formatio reticularis) des Mesenzephalons, zur Amygdala und zum viszeral sensorischen Thalamus.

### 7.12.2 Efferentes System: intermediolaterale Zellsäule (IML, Columna intermediolateralis)

Die homologen Kerne der intermediolateralen Zellsäule (IML) bilden eine Kette vom Mesenzephalon bis zum Sakralmark (➤ Abb. 7.29). Die kranialste Struktur, die sie beeinflusst, ist der Hypothalamus, der den Blutdruck, Elektrolythaushalt, die Körpertemperatur und die Hormonspiegel reguliert.

Die Substantia grisea centralis (periaquäduktales Grau) im Mesenzephalon übt einen stimulierenden Einfluss auf die ipsilaterale und kontralaterale IML aus (ca. 10 % des Gesamteinflusses auf die IML).

Der Locus coeruleus, der seinerseits vom Neokortex stimuliert wird, und die pontobulbäre Formatio reticularis (PBFR) wirken mit ihrer noradrenergen Aktivität inhibierend auf die parasympathischen Kerne der Hirnnerven III (zum Ganglion ciliare), VII (zum Ganglion pterygopalatinum und Ganglion submandibulare) und IX (zum Ganglion oticum) sowie den Ncl. dorsalis n. vagi im Hirnstamm. Die PBFR inhibiert vor allem auch die ipsilaterale IML des thorakalen (Sympathikus) und des sakralen Marks (Parasympathikus). Rund 90 % der Einflüsse auf die IML sind inhibitorischer Natur.

Erst außerhalb des ZNS, d. h. in den Halsganglien (Ganglion cervicale superius, medius und cervicothoracicum [stellatum]), den Grenzstrangganglien und den prävertebralen Ganglien des Sympathikus einerseits und den organnahen parasympathischen Ganglien andererseits, entscheidet sich, ob die postganglionären Neurone sympathisch oder parasympathisch sind. Der bestimmende Faktor ist der jeweilige Neurotransmitter.

#### ❶ Sympathikus

In Höhe von C8 bis L3 liegen die präganglionären Neurone der sympathischen Efferenz im Seitenhorn des Rückenmarks. Die präganglionären Fasern verlassen das Rückenmark mit der Vorderwurzel der Spinalnerven und erreichen über einen R. communicans den sympathischen Grenzstrang. Im sympathischen Grenzstrang befinden sich die ganglionären Neurone, deren Fasern jeweils über einen R. communicans griseus zum Spinalnerv und mit diesem zu den Viszera ziehen. Die präganglionären Neurone können im Grenzstrang mit mehreren ganglionären Neuronen in Kontakt kommen, die zu höheren oder tieferen benachbarten Segmenten gehören. Im Grenzstrang lassen sich 3 zervikale Ganglien (Ganglion cervicale superius, medium und inferius), 10–12 thorakale Ganglien, 3–5 lumbale Ganglien und 4–5 sakrale Ganglien unterscheiden. Das Ganglion stellatum besteht aus dem unteren zervikalen und ersten thorakalen Ganglion.

Die Viszera im Bauch- und Beckenraum werden aus unpaaren prävertebralen Ganglien (Ganglion coeliacum, Ganglion mesentericum superius, Ganglion mesentericum inferius) versorgt. Die präganglionären Axone erreichen diese Ganglien ohne Umschaltung durch die Grenzstrangganglien. Die Thoraxorgane werden von den zum Ganglion stellatum vereinigten thorakalen Grenzstrangganglien Th1–Th3 versorgt.

#### ❷ Parasympathikus

Die Kerne der parasympathischen Efferenz liegen im Hirnstamm und im Sakralmark. Da die parasympathischen Ganglien in der Wand oder in der Nähe der Erfolgsorgane liegen, sind die präganglionären parasympathischen Fasern sehr lang.

Die parasympathischen Axone aus dem Hirnstamm ziehen im N. vagus zu den Organen der Brust- und Bauchhöhle sowie in den Hirnnerven III, VII und IX zu den Organen im Kopfbereich, während die Fasern aus dem Sakralmark mit den Beckennerven zu den Organen im Beckenraum gelangen. Die vegetativen Ganglien der ganglionären parasympathischen Fasern liegen verstreut in der Nähe oder in den Wänden der Erfolgsorgane. Ihre Fasern sind sehr kurz.

Im Hirnbereich lässt sich ein mesenzephales und ein pontobulbäres parasympathisches System differenzieren:

- Die präganglionären Neurone des mesenzephalen Parasympathikus liegen im Ncl. accessorius (Edinger-Westphal). Während die präganglionären Fasern mit dem III. Hirnnerv zum Ganglion ciliare ziehen, innervieren die postganglionären Fasern (Nn. ciliares breves) den M. constrictor (sphincter) pupillae.
- Die präganglionären Neurone des pontobulbären parasympathischen Systems liegen im Ncl. salivatorius superior und inferior, im Ncl. [motorius] dorsalis n. vagi und im Ncl. ambiguus. Die präganglionären Fasern ziehen mit den Hirnnerven VII (N. intermedius), IX und X. Die postganglionären Fasern des N. VII innervieren die Gl. sublingualis und die Gl. submandibularis, die des N. IX die Parotis und die glatte Muskulatur des Ösophagus (Plexus oesophageus). Die postganglionären Fasern des N. vagus [X] versorgen die glatte Muskulatur von Bronchien und Lunge (Plexus pulmonalis), den Herzmuskel (Plexus cardiacus), die glatte Muskulatur des Magens (Plexus gastrici), den Dickdarm bis zur Flexura coli dextra, die Leber und die Gallenblase. Der rechte N. vagus kontrolliert die Herzfrequenz (SA-Knoten), der linke den Rhythmus (AV-Überleitung; eine Störung stellt z. B. die ventrikuläre Extrasystolie dar).

Die präganglionären Fasern des sakralen Parasympathikus verlaufen im Sakralmark und verlassen das Rückenmark mit den vorderen Sakralwurzeln S2–S5. Die ganglionären Neurone liegen im Plexus hypogastricus. Sie innervieren die glatte Muskulatur des Enddarms, der Blase, der Sphinkteren und der Genitalorgane.

### 7.12.3 Spinaler Reflexbogen: das „viszerosomatische Segment"

Am vegetativen Reflexbogen sind sowohl viszeral- als auch somatisch-afferente Fasern beteiligt. Der einfachste vegetative Reflexbogen verläuft über mindestens zwei Synapsen im Rückenmarksgrau und eine zwischen präganglionärem und postganglionärem Neuron lokalisierte Synapse (Garten 2012, Kap. 12.3.4).

| Test | Befund |
|---|---|
| 1. Romberg-Versuch neutral, Stellreaktion | 1.a. Schwanken vermehrt, ungerichtet |
| | 1.b. Fallneigung zu einer Seite |
| | 1.c. Beim Anstoßen Fallneigung, vermehrte Auslenkung zu einer Seite |
| 2. Romberg-Versuch mit Links-re.-Rotation, Flexion-Extension, Reklination-Rotation, Inklination-Rotation | 2.a. Schwanken vermehrt, ungerichtet |
| | 2.b. Fallneigung zu einer Seite |
| 3. Romberg-Versuch auf weicher Unterlage, Tandemstand | 3.a. wie 1.a. bis c |
| 4. Einbeinstand mit geschlossenen Augen li.-re., Spine-Test | 4.a. mediale (axiale) Instabilität; Standsicherheit und -dauer reduziert |
| 5. Einbeinhüpfen li.-re. | 5.a. stampfend, nicht punktuell am Platz |
| 6. Einbeinhüpfen li.-re. mit Ballfangen | 6.a. stampfend, nicht am Platz, Wurf unkoordiniert |
| 7. Gehen und jeden 2. Buchstaben im Alphabet sagen lassen | 7.a. Verlust, selten Verbesserung des Armschwungs rechts |
| 8. Gehen und eine Melodie summen | 8.a. Verlust, selten Verbesserung des Armschwungs links |
| 9. Finger-Nase-Versuch (FNV) | 9.a. dysmetrisch, ataktisch |
| 10. Diadochokinese | 10.a. dyskoordiniert, abgebrochen |
| 11. Konvergenztest | 11.a. ermüdend, fehlend (einseitig oder wechselnd) |
| 12. Alternierender Cover-Test | 12.a. Refixationsbew. nach innen/außen, oben/unten |

**Abb. 7.28a** Flussdiagramm für die neurologische Basisuntersuchung: Test und Befund

| Interpretation | Differenzialdiagnostik |
|---|---|
| 1.a.a. Neuropathie, Tractus spinocerebellares, Hinterstränge | 1.a.A. Vibrationssinn, Gelenklagesinn gestört, MER; MMT |
| 1.b.b. Vestibulum | 1.b.B. Kopf-Impulstest, (kalorische Testung), Pastpointing |
| 1.c.c. Spino- und Vestibulozerebellum | 1.c.C. Spine-Test, Sakkaden, Folgebew., Hacke-Schienbein-V. |
| 1.c.d. Zerebrum | 1.c.D. ipsilateral: dorsale Muskeln oben, ventrale Muskeln unten oder Muskeln einseitig global w; AV-Ratio, Blutdr. erhöht |
| 2.a.a. Dysfunktion von HWS und Halsmuskulatur | 2.a.A. manuelle Untersuchung, AK-Challenges |
| 2.b.b. Arteria vertebralis | 2.b.B. Vestibularapparat: Kopf senkrecht halten mit gleicher Kopf-Rumpf-Relation |
| 3.a.a. wie 1.a.a. bis 1.c.d. bei höherer Anforderung | 3.a.A. wie 1.a.A bis 1.c.D. mit bei höherer Anforderung |
| 4.a.a. wie 1.a.a. bis 1.c.d. ipsilateral; 2.a.a. | 4.a.A. Untersuchungen wie 1.a.A. bis 1.c.D. und 2.a.A. |
| 5.a.a. wie 1.a.a. bis 1.c.d. ipsilateral; 2.a.a. | 5.a.A. Untersuchungen wie 1.a.A. bis 1.c.D. und 2.a.A. |
| 6.a.a. wie 1.a.a. bis 1.c.d. ipsilateral; 2.a.a. | 6.a.A. Untersuchungen wie 1.a.A. bis 1.c.D. und 2.a.A. |
| 6.a.b. intermediäres und laterales Zerebellum | 6.a.B. FNV, Diadochokinese, Fingeropposition gegenläufig |
| 7.a.a. Linkshirnschwäche präfrontal betont | 7.a.A. Antisakkaden, Blinder Fleck, Parkinson-Diagnostik |
| 8.a.a. Rechtshirnschwäche präfrontal betont | 8.a.A. Antisakkaden, Blinder Fleck, Parkinson-Diagnostik |
| 9.a.a. Zerebellum ipsilateral | 9.a.A. Diadochokinese, Okulomotorik, Patchtest 2:4 ipsilateral |
| 9.a.b. Parietalhirn kontralateral | 9.a.B. Patchtest 3:4; Absinken beim FNV kontralateral, Halte- bzw. Positionierungsversuch |
| 10.a.a. Zerebellum (intermediäres und laterales) ipsilateral | 10.a.A. Finger-Nase-Versuch, Patchtest, Hacke-Schienbein-V. |
| 11.a.a. Mesenzephalon ipsilateral | 11.a.A. Lichtreaktion ipsilateral |
| 11.a.b. Zerebrum | 11.a.B. ipsilateral: dorsale Muskeln oben, ventrale Muskeln unten oder Muskeln einseitig global w; AV-Ratio, Blutdr. erhöht |
| 11.a.c. Kopfgelenke | 11.a.C. manuelle Untersuchung, AK-Challenges |
| 12.a.a. wie 11.a.a. bis 11.a.c. | 12.a.A. wie 11.a.A. bis 11.a.C. |
| 12.a.b. Pons ipsilateral (Abduzens-Schwäche?) | 12.a.B. Facialis? Trigeminus sensibel, motorisch? |

**Abb. 7.28b** Befundinterpretation und differenzialdiagnostische Bestätigung

| Test | Befund |
|---|---|
| 13. Pupillen-Lichtreaktion | 13.a. träge, Hippus, ermüdend |
| 14. AV-Ratio am Augenhintergrund | 14.a. AVR > 1:1,5 |
| 15. Folgebewegungen (Pursuit) | 15.a. sakkadiert nach re. (entsprechend spiegelbildliche Interpretation bei sakkadierter Blickfolge nach li.) |
| | 15.b. nach oben erschwert, fehlend |
| | 15.c. nach unten erschwert, fehlend |
| 16. Blickrichtungsbewegungen (Sakkaden) | 16.a. hypometrisch nach re. (entsprechend spiegelbildliche Interpretation bei hypometrischen Sakkaden nach li.) |
| | 16.b. hypermetrisch nach li. (entsprechend spiegelbildliche Interpretation bei hypermetrischen Sakkaden nach re.) |
| | 16.c. nach oben hypometrisch, ausbleibend |
| | 16.d. nach unten hypometrisch, ausbleibend |
| | 16.e. Latenz erhöht |
| 17. Antisakkaden | 17.a. mehr als 25% falsche Reaktionen |
| 18. Optokineseversuch | 18.a. Rhythmus unregelmäßig lateral (Korrektursakkaden) |
| | 18.b. Rhythmus unregelmäßig lateral (Korrektursakkaden) |
| 19. Kopfimpuls-Test (Halmagyi) | 19.a. Korrekturreaktion bei Impuls in die Richtung des schwächeren Vestibularorgans bzw. Vestibulums |

**Abb. 7.28c** Flussdiagramm für die neurologische Basisuntersuchung: Test und Befund

| Interpretation | Differenzialdiagnostik |
|---|---|
| 13.a.a. Mesenzephalon (kran. Parasympathikus) schwach: Ncl. oculomotorius accessorius, N. oculomotorius | 13.a.A. Anisokorie stärker bei Helligkeit, Heterophorie durch begleitende N.-okulomotorius-Schwäche |
| 13.a.b. Hypersympathikotonus | 13.a.B. Anisokorie stärker bei Helligkeit, ipsilateral: AV-Ratio erhöht, Blutdruck erhöht, Hyperhidrosis |
| 14.a.a. Hypersympathikotonus | 14.a.A. wie 13.a.B. |
| 15.a.a. Flocculus, Paraflocculus, Vermis schwach re. | 15.a.A. Sakkaden hypometrisch nach re., hypermetrisch nach li. |
| 15.a.b. Ncl. fastigii schwach li. | 15.a.B. Sakkaden hypermetr. n. li., hypom. n. re., Blickrichtungsnystagm. n. re., Pastpointing, Dysdiadochokinese, Rebound-Phän. li. |
| 15.a.c. pontine Blickzentren | 15.a.C. N.VI, VII, Nuclei pontis: komplexe neue Bewegungen gestört |
| 15.b.a. mesenzephale Zentren, Parkinson-Syndrom | 15.b.A. Konvergenz, Lichtreaktion, Parkinson-Diagnostik |
| 15.c.a. mesenz. Zentren, Progressive supranukleäre Parese (PSP) | 15.c.A. Konvergenz, Lichtreaktion, Parkinson-Diagnostik |
| 16.a.a. Vermis schwach re. | 16.a.A. Folgebewegung sakkadiert nach re. |
| 16.a.b. Ncl. fastigii schwach li. | 16.a.B. Folgebew. sakkadiert, Blickrichtungsnystagmus nach re., Dysdiadochokinese, Pastpointing, Rebound-Phänomen re. |
| 16.b.a. Vermis schwach re. | 16.b.A. Folgebewegung sakkadiert nach re. |
| 16.b.b. Ncl. fastigii schwach li. | 16.b.B. Folgebew. sakkadiert, Blickrichtungsnystagmus nach re., Dysdiadochokinese, Pastpointing, Reboundphänomen. re. |
| 16.c.a. mesenzephale Zentren, Parkinson-Syndrom | 16.c.A. Konvergenz, Lichtreaktion, Parkinson-Diagnostik |
| 16.d.a. mesenz. Zentr., Progressive supranukleäre Parese (PSP) | 16.d.A. Konvergenz, Lichtreaktion, Parkinson-Diagnostik |
| 16.e.a. präfrontale, basalganglionäre Regelkreise | 16.e.A. Parkinson-Diagnostik, Antisakkaden |
| 17.a.a. präfrontale Regelkreise | 17.a.A. neuropsychologische Diagnostik |
| 18.a.a. Parietalhirn | 18.a.A. Patchtest 3:4; Absinken beim FNV kontralateral, Halte- bzw. Positionierungsversuch |
| 18.a.b. zerebellare und pontine Zentren, wie 15.a.a. bis 15.a.c. | 18.a.B. wie 15.a.A. bis 15.a.C. |
| 18.b.b. mesenzephale Zentren,wie 15.b.a. und 15.c.a. | 18.b.B. wie 15.b.A. und 15.c.A. |
| 19.a.a. vestibuläre Dysbalance | 19.a.A. evtl. Warm-Kalt-Spülung, Romberg-Vers., Rotationstest |

**Abb. 7.28d** Befundinterpretation und differenzialdiagnostische Bestätigung

| Test | Befund |
|---|---|
| 20. MER: Biceps, Brachioradialis, Triceps | 20.a. Brachioradialis und Triceps schwächer als Biceps; alle Reflexe abgeschwächt gegenüber der Gegenseite |
| | 20.b. segmental abgeschwächte Reflexe |
| | 20.c. Pendelreflexe |
| | 20.d. enthemmte Reflexe, Massenreaktion |
| 21. manueller Muskeltest: mittlerer Trapezius, Biceps, Brachioradialis, Triceps, Extensor pollicis | 21.a. Hyporeaktionen einseitig global oder der dorsalen Muskeln |
| 22. Blutdruck im Liegen bds., Blutdruck im Stehen | 22.a. einseitig erhöht; besonders diastolisch erhöht |
| | 22.b. Abfall im Stehen: Mitteldruck oder diastolisch |
| 23. MER: PSR, Tibialis-posterior-Reflex (TPR), ASR | 23.a. PSR schwächer als TPR und ASR, wie 20.b. bis 20.d. |
| 24. manueller Muskeltest: Psoas, Rectus femoris, Tibialis anterior | 24.a. Hyporeaktion einseitig global oder der ventralen Muskeln |
| 25. Hacke-Schienbein-Versuch | 25.a. dysmetrisch, ataktisch |
| 26. Babinski-Zeichen | 26.a. Zehenheber-Zeichen |
| 27. Bauchdeckenreflex | 27.a. ausgefallen |
| 28. Vibrationssinn, Gelenklagesinn, Zahlen erkennen | 28.a. reduziert |
| 29. Nadelrad, heiß-kalt | 29.a. reduziert |
| 30. Physiologischer blinder Fleck | 30.a. einseitig oder bds. vergrößert |

**Abb. 7.28e** Flussdiagramm für die neurologische Basisuntersuchung: Test und Befund



Die Afferenzen aus Haut, Muskeln, Gelenken und Viszera treten über die Hinterwurzel ins Rückenmark ein. Dabei liegt eine segmentale Gliederung vor: Die Hautafferenzen stammen jeweils aus einem umschriebenen Innervationsgebiet, dem Dermatom. Die einzelnen Dermatome überlappen sich beträchtlich, sodass die peripheren Hautnerven ihre Afferenzen zu mehreren benachbarten Hinterwurzeln leiten, dieselbe Hinterwurzel erhält also Afferenzen aus mehreren benachbarten Dermatomen. Dem Dermatom ist ein Myotom zugeordnet: Propriozeptive und nozizeptive Afferenzen aus der Skelettmuskulatur treten in dieselbe Hinterwurzel ein und laufen an Synapsen auf denselben Hinterhornneuronen zusammen (Konvergenz der Afferenzen). Damit nicht genug, werden auch noch segmentale (Mechanorezeptor- und Nozizeptor-)Afferenzen der Viszera zum selben Hinterhornneuron geleitet. Vom Hinter-

| Interpretation | Differenzialdiagnostik |
|---|---|
| 20.a.a. Pseudopyramidales Inhibitionsmuster (PPIM) Zerebrum ipsilateral, pontobulbäre Formatio reticularis | 20.a.A. ipsilateral: dorsale oder globale Muskelschwäche der oberen Extremität, AV-Ratio, Blutdruck, Schmerzsensibilität erhöht |
| 20.b.a. radikuläre Läsionen | 20.b.A. sensorische Diagnostik, manuelle Muskeltestung |
| 20.c.a. Zerebellum | 20.c.A. wie 15.a.A., 15.a.B. |
| 20.d.a. Mesenzephalon | 20.d.A. Pupillen-Lichtreflex prompt, ermüdend, Spontanbewegungen, Tremores |
| 21.a.a. Pseudopyramidales Inhibitionsmuster (PPIM) Zerebrum ipsilateral, pontobulbäre Formatio reticularis | 21.a.A. ispilateral: ventrale oder globale Muskelschwäche der untere Extremität. AV-Ratio, Blutdruck, Schmerzsensibilität erhöht |
| 22.a.a. Hypersympathikotonus einseitig oder global | 22.a.A. ispilateral: wie 20.a.A. und 21.a.A. |
| 22.b.a. Sympathikotone Hypotension; Posturales orthostatisches Tachykardie- Syndrom (POTS); Antihypertensiva | 22.b.A. Nebennierendiagnostik (Kortisol, Aldosteron), Elektrolyte; AV-Ratio |
| 23.a.a. wie 20.a.a bis 20.d.a. | 23.a.A. ispilateral: dorsale Muskeln obere Extremität, AV-Ratio, Blutdruck, Schmerzsensibilität erhöht; wie 20.b.A - 20.d.A. |
| 24.a.a. wie 20.a.a bis 20.d.a. | 24.a.A. ispilateral: dorsale Muskeln obere Extremität, AV-Ratio, Blutdruck, Schmerzsensibilität erhöht; wie 20 b.A. bis 20.d.A. |
| 25.a.a. wie 9.a.a bis 9.a.b. (mehr intermediäres Zerebellum) | 25.a.A. wie 9.a.A. und 9.a.B. |
| 26.a.a. obere (suprasegmentale) Motoneurone | 26.a.A. Oppenheim, Gordon; vaskuläre, degenerative, entzündl. Schäden: MRT, Elektrodiagnostik usw. |
| 27.a.a. obere (suprasegmentale) Motoneurone | 27.a.A. Oppenheim, Gordon; vaskuläre, degenerative, entzündl. Schäden: MRT, Elektrodiagnostik usw. |
| 28.a.a. periphere Neuropathie, Rückenmarksläsion: Hinterstränge | 28.a.A. Elektrodiagnostik, Labordiagnostik, Liquor, MRT |
| 29.a.a. Periphere Neuropathie, Rückenmarksläsion: Tractus spinothalamicus u. spinoreticularis | 29.a.A. Elektrodiagnostik, Labordiagnostik, Liquor, MRT |
| 30.a.a. Minderafferenzierung; Thalamus; parietaler, temporaler, okzipitaler Kortex | 30.a.A. Gesamtuntersuchung,<br>speziell kontralateral dorsale Muskeln oben, ventrale Muskeln unten schwach, AV-Ratio erhöht<br>Patchtest 3:4; Halte- bzw. Positionierungsversuch |

**Abb. 7.28f** Befundinterpretation und differenzialdiagnostische Bestätigung

hornneuron wird die Information dann zu benachbarten Segmenten (propriospinale Fasern) sowie zu aufsteigenden Bahnen (Vorderseitenstrang) weitergeleitet.

Aufgrund der **Konvergenz der Afferenzen** kann häufig nicht zwischen Schmerzen aus den Eingeweiden und Schmerzen aus oberflächlichen Schichten unterschieden werden. So kann z. B. ein Schmerz mit

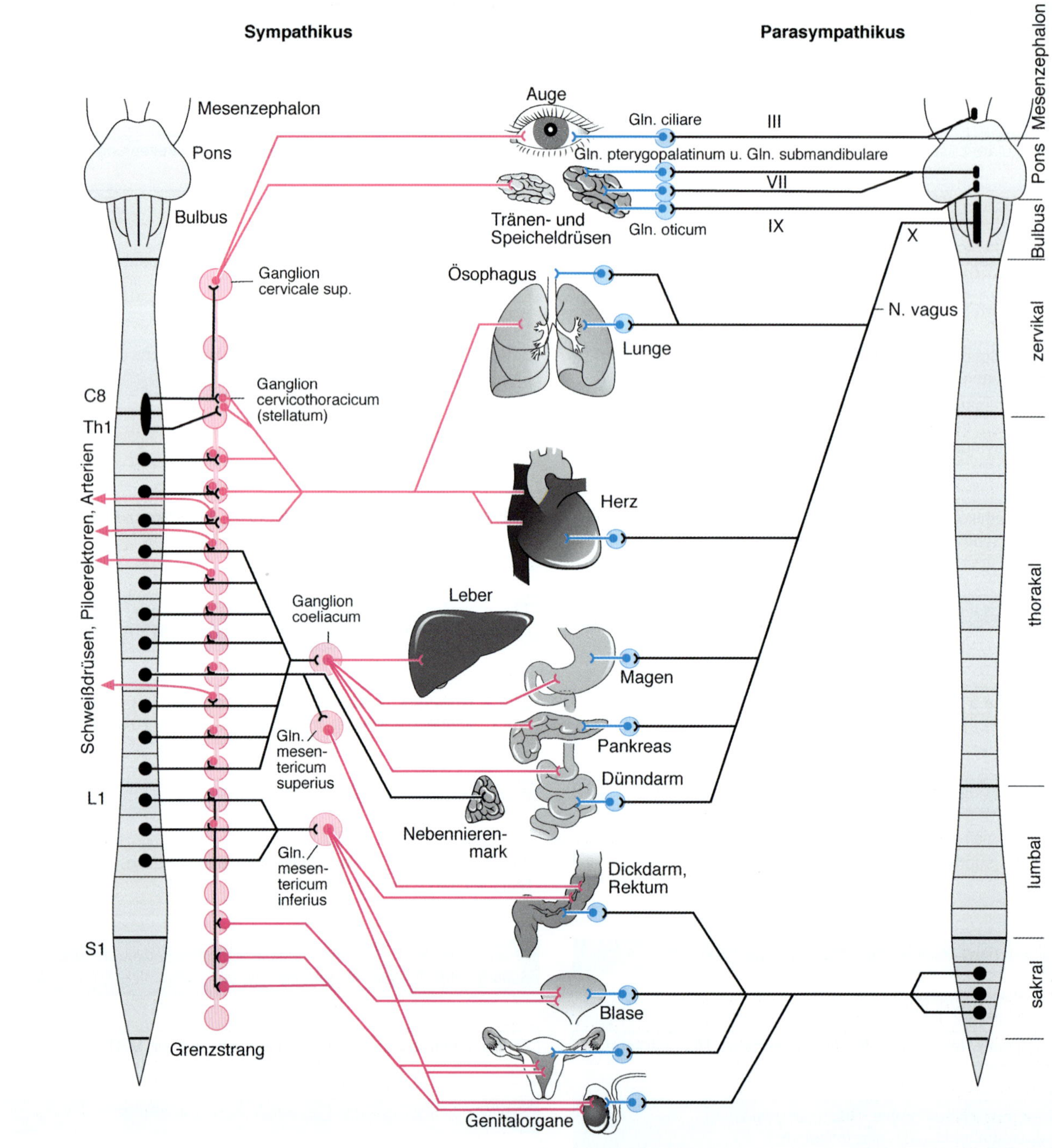


**Abb. 7.29** Vegetatives Nervensystem: homologe Kerne der IML und Kontrollmechanismen (Garten 2012)

Ursprung in viszeralen Nozizeptoren subjektiv in parietalen Schichten (Muskel- und Hautschichten) wahrgenommen werden.

Hinterhornneurone haben synaptische Verbindungen zu Motoneuronen des Vorderhorns (Somatomotorik) und zu Zellen des Ncl. intermediolateralis im Rückenmark (Viszeromotorik). Diese vielfachen Verschaltungen sind für reflektorische Beziehungen verantwortlich (vgl. Schmidt et al. 2005; Garten 2012, Abb. 12.56):

- Viszerale Afferenzen wirken sich durch die Verschaltung mit den Motoneuronen des Vorderhorns über Interneurone auf die Skelettmuskulatur aus (viszerosomatischer Reflex).
- Sie haben auch Auswirkungen auf die glatte Muskulatur des Segments und damit Einfluss auf die Hautdurchblutung (viszerokutaner Reflex).
- Über ihre synaptische Verbindung zu Zellen des Ncl. intermediolateralis induzieren viszerale Afferenzen vegetative Efferenzen zu den Organen (viszeroviszeraler Reflex).

- Schließlich haben Afferenzen aus der Haut durch ihre Verbindung zu den IML-Neuronen wiederum Auswirkungen auf die Viszera (kutiviszeraler Reflex).

### 7.12.4 Basisuntersuchung der autonomen Funktionen

Die klinische Untersuchung der autonomen Funktionen ist mit einfachsten Mitteln möglich. Auch wenn hier nicht im Detail darauf eingegangen werden kann, ist sie im Rahmen einer funktionell neurologischen Ausbildung schnell erlernbar. Mit den folgenden Schritten lässt sich jedoch recht gut eine differenzialdiagnostische Abklärung vornehmen, die sich meist aus der Synthese von verschiedenen Befunden ergibt: So ist eine mesenzephale Schwäche z. B. durch Hippus (mangelnde Pupillokonstriktion), Konvergenzschwäche und Sakkadenschwäche in der Vertikalen sowie möglicherweise durch kontralaterale Spontanbewegungen oder Muskelzucken gekennzeichnet. Dabei müssen keinesfalls immer all diese Befunde vorliegen.

#### ❶ Anamnese

Die relevanten anamnestischen Daten gehen aus der folgenden Auflistung (➤ Tab. 7.2) hervor.

#### ❷ Untersuchung

Eine Reihe von neurologischen Untersuchungsbefunden, die in den vorangegangenen Abschnitten dargestellt wurden, lässt Rückschlüsse auf das vegetative Nervensystem zu (weitere Details ➤ Tab. 7.3).

**Tab. 7.2** Anamnestische Daten zu vegetativen Störungen und ihre Interpretation

| Anamnestische Angaben zu vegetativen Störungen | Interpretation |
|---|---|
| Anorgasmie | Hyperparasympathikotonus |
| Blasenentleerungsstörungen | Hypersympathikotonus |
| Erektionsschwierigkeiten, Ejaculatio praecox | Hypersympathikotonus |
| Hyperperistaltik, Krämpfe („offene ICV") | Hyperparasympathikotonus |
| Inkontinenz | Hyperparasympathikotonus |
| Lichtempfindlichkeit (Mydriasis) | Hypersympathikotonus |
| Mundtrockenheit | Hypersympathikotonus |
| Obstipation („spastische ICV") | Hypersympathikotonus |
| Orthostatischer Schwindel | Hyposympathikotonus (Kortisolmangel?) |
| Rhythmusstörungen | Hypersympathikotonus links |
| Schweiß (Hyperhidrosis, Hypohidrosis) | Hypersympathikotonus |
| Tachykardien | Hypersympathikotonus rechts |
| Trockenes Auge | Hypersympathikotonus |

#### ❸ AK-Funktionsstatus

Die für vegetative Reaktionen relevanten Muskeln (➤ Tab. 7.4) müssen getestet und dann die per Challenge abgeleiteten Dysfunktionen entsprechend den Regeln der systemischen AK-Therapie behandelt werden (Garten und Weiss 2007).

#### ❹ Challenges

Die AK-spezifische Untersuchung des autonomen Nervensystems erfolgt nach den für die einzelnen Organe dargestellten Regeln (➤ Kap. 5.4.5). In Kurzfassung gelten folgende Prinzipien:

**Kneifen einer viszerosomatischen Reflexzone** (NL-Reflex) führt zu einer Noziaktivierung (DD: IR-Muster, dann mit Ko-Stressor) und wird als Sympathikusaktivierung interpretiert.

**Reiben einer viszerosomatischen Reflexzone** (NL-Reflex) führt zur Aktivierung von Mechanorezeptoren und zur Hemmung von Nozizeptor-Afferenzen („autogene Fazilitation"). Dies hat eine Sympathikushemmung und Parasympathikusaktivierung zur Folge.

Folgende allgemein relevante Challenges dienen zur **Bestimmung von Stressfaktoren:**
- Herd-/Störfeld-Diagnostik (Kontrolle mit Dekoder), Suche nach Injury-Mustern
- Dysbiose-Diagnostik
- Schwermetall-Screening
- Chemisch-toxisches Screening

#### ❺ Laborchemische Untersuchungen

Bei Bedarf kann in einschlägigen Labors eine Bestimmung von Parametern, die mit oxidativem und nitrosativem Stress sowie mangelnder Entgiftung zusammenhängen, angefordert werden:
- Im Vollblut: Mg, Ca, K, Zn, Cu, Se
- Im Serum: Nitrotyrosin, Glutathion, Coenzym Q10, Ca, Na, Vitamin-B-Komplex ($B_2$, $B_3$, $B_6$, $B_9$, $B_{12}$), Vit. D, Transferrin, Ferritin, lösl. Transferrin-Rezeptor, TNF-α
- Im Speichel: Kortisol-Tagesprofil (zirkadian), DHEA (1×)
- Im Urin: Hg, Sn, Cd, Pb, As nach Mobilisation durch DMPS oder DMSA, Kryptopyrrol; in Ausnahmefällen auch Vanillinmandelsäure, Homovanillinsäure (Katecholamine), 5-Hydroxyindolessigsäure, Tryptophan (Serotoninstoffwechsel)

Nicht alle von den Labors angebotenen Untersuchungen sind sinnvoll: Speziell Speicheltests unterliegen nach Auskunft von Laborexperten einer eigentlich nicht vertretbaren Messungenauigkeit.

## 7.13 Untersuchungsgang für die Praxis

In jeder manualmedizinischen und allgemeinmedizinischen Praxis lässt sich ein Untersuchungsprogramm durchführen, wie im folgenden Flussdiagramm gezeigt (➤ Abb. 7.28). Nach dem Schema „im Stehen, Sitzen, Liegen" kann es auch in die orthopädische Untersuchung (➤ Abb. 2.117 und ➤ Abb. 3.129; vgl. Garten 2012,

**Tab. 7.3** Neurologische Befunde mit Relevanz für das vegetative Nervensystem und ihre Interpretation

| Neurologische Untersuchung/Befunde | Interpretation |
|---|---|
| AV-Ratio am Augenhintergrund (n > 1:1,5 bds.!) | Hypersympathikotonus |
| Arterieller Blutdruck Messung bds.(!) | Hypersympathikotonus auf der Seite des höheren Blutdrucks |
| Pupillenreaktion nicht haltbar, Hippus? | Hypersympathikotonus<br>DD: mesenzephale Schwäche; Parasympathikusschwäche meist begleitet von Konvergenzschwäche |
| Konvergenzreaktion schwach | Mesenzephale Schwäche (Ncl. Perlia, Ncl. n. oculomotorii [III], Ncl. n. IV) |
| Sakkaden und Folgebewegungen aufwärts und abwärts | Störung im Bereich Mesenzephalon, vertikales Blickzentrum, Tektum: Ncl. n. oculomotorii [III], mesolimbische und mesokortikale Funktion – Dopamin! |
| RR im Liegen und Stehen (Schellong-Test), bds. | • Sympathikotone orthostatische Hypotonie: diastol. Blutdruck steigt, systol. fällt übermäßig ab<br>• POTS: posturales orthostatisches Tachykardie-Syndrom (Störung der α-Rezeptoren, Supersensitivität der β-Rezeptoren??)<br>• Plötzliche Bewusstlosigkeit nach längerem Stehen (neurokardiogene Synkope): reflexartiger Blutdruckabfall mit verlangsamtem Herzschlag und dadurch bedingter Minderdurchblutung des Gehirns<br>• Antihypertensiva |
| Testung repräsentativer Muskeln:<br>• dorsale Muskeln der oberen Extremität<br>– Extensor pollicis<br>– Brachioradialis<br>– Triceps brachii<br>– Trapezius (Pars medialis)<br>• ventrale Muskeln der unteren Extremität<br>– Psoas<br>– Rectus femoris<br>– Tibialis anterior<br>Extensor hallucis | Bei Verdacht auf Hypersympathikotonus und PPIM |

**Tab. 7.4** Für den vegetativen Status relevante Muskeln

| Organbezug | Relevante Muskeln |
|---|---|
| Nebennieren | Sartorius, Gracilis, Tibialis posterior |
| Schilddrüse | Teres minor |
| Verdauungstrakt | Pectoralis major clavicularis, Latissimus dorsi, Quadriceps, Tensor fasciae latae |
| Leber/Entgiftungsfunktion | Pectoralis major sternalis |

Kap. 8) integriert werden. Lesen Sie das Schema von links nach rechts, um vom Test zum Befund, zur (Befund-)Interpretation und zur Differenzialdiagnostik zu gelangen.

# 7.14 Rehabilitation

## 7.14.1 Neuronale Theorie

Für die Applied Kinesiology wie für die Manualmedizin im Allgemeinen hat die neuronale Integrität enorme Bedeutung. Die wichtigsten Aspekte dieses bereits in „Applied Kinesiology" (Garten 2012, Kapitel 12) behandelten Themas sollen hier noch einmal beschrieben werden.

Dies ist von praktischer Relevanz, da die Intensität der Stimulation bei therapeutischen Maßnahmen individuell angepasst werden sollte.

### ❶ Neuronale Integrität

Der entscheidende Gesichtspunkt ist hier, dass Neurone neben Nährstoffen und Sauerstoff für ihre normale, physiologische Funktion vor allem eine Aktivierung benötigen. Aktiviert werden sie durch fazilitierende und inhibitorische Afferenzen und Synapsen. Diese Aktivierung führt über eine *Cellular Immediate Early Gene Response* (CIEGR) zur Synthese von Molekülen, die essenziell für die Zellintegrität (Membranen), die Energiebildung (Mitochondrien) usw. sind (Purves et al. 1997, Kandel et al. 2000, Garten 2004, 2012).

Mangelnde Aktivierung hat daher neben einem Mangel an Glukose bzw. Ketonkörpern und Sauerstoff sowie einer Unterversorgung mit Grundstoffen des Intermediärstoffwechsels einen allmählichen Verlust der neuronalen Integrität zur Folge: Da eine verminderte Synthese auch die Energieproduktion der Mitochondrien einschränkt, kommt es zum ATP-Mangel und einer anaeroben Stoffwechselsituation. Nun liegt das Ruhemembranpotenzial näher an der Reizschwelle, die Zelle ist übererregbar, jedoch rasch ermüdbar. Durch die hypoxischen Depolarisationen kann es zu Spontanentladungen kommen, die sich klinisch als Tinnitus, spastische Tics, visuelle Halluzinationen und dergleichen manifestieren. Dies sind die Zeichen einer „transneuralen Degeneration (TND)", bei der es sich um einen Burnout auf neurologischer Ebene handelt (➤ Abb. 7.30). Synonym wird auch der Begriff „Diaschisis" gebraucht, der eigentlich eine funktionelle (Folge-)

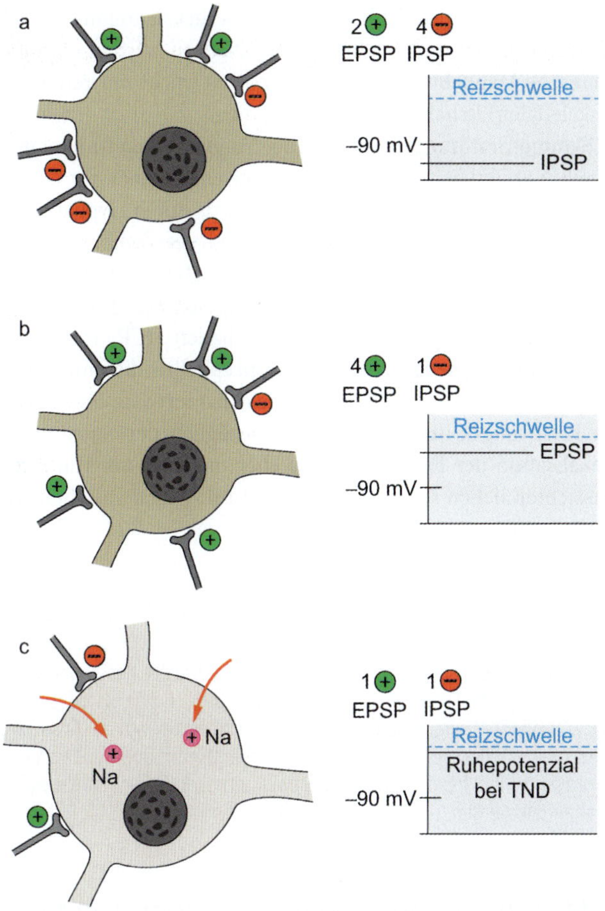


**Abb. 7.30** Neuronmodell: inhibitorisches (IPSP, a) und exzitatorisches (EPSP, b) Summenmembranpotenzial sowie Transneurale Degeneration (TND, c). Während in (a) und (b) gesunde, ausreichend aktivierte Neurone dargestellt sind, liegt das Neuron in (c) auch nahe an der Reizschwelle, ist aber erschöpfbar. Denn seine Repolarisationskapazität durch energieverbrauchende Vorgänge ist eingeschränkt. Die Synthese von Mitochondrien, Membranbausteinen und Enzymen ist jedoch von der Aktivierung des Neurons abhängig.

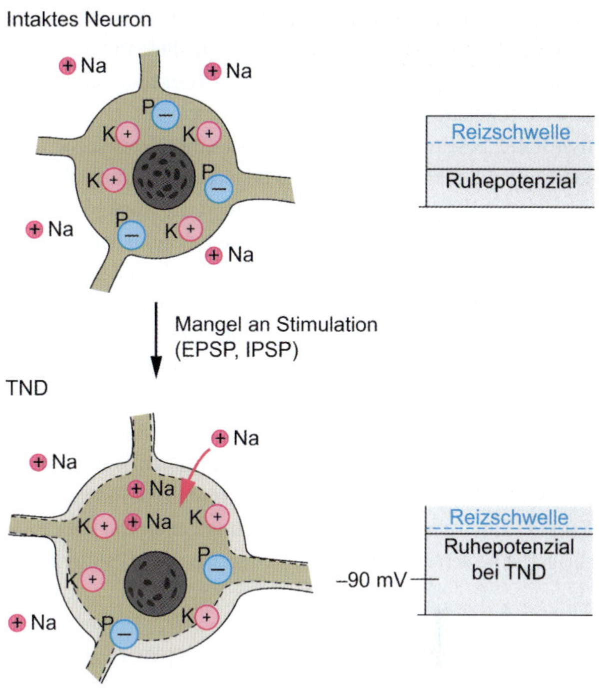


**Abb. 7.31** Transneurale Degeneration (TND): Die Elektronegativität innerhalb des Neurons wird hauptsächlich durch Kalium- und Proteinionen garantiert. Bei unzureichender Stimulation des Neurons führen mangelnde Genaktivität und Syntheseleistung zur Erschöpfung der ATP-abhängigen $Na^+/K^+$-Pumpe und zur Permeabilitätserhöhung an der Zellmembran. Dadurch kommt es zum Natriumeinstrom und zu einem osmotisch bedingten Zellödem. Das macht das Zellinnere weniger elektronegativ, d. h. das Membranpotenzial liegt näher an der Reizschwelle. Die Zelle ist somit leicht erregbar, wegen mangelnder Repolarisationsfähigkeit jedoch auch rasch erschöpft.

Störung in einer nicht direkt von einem vaskulären Insult betroffenen Region bezeichnet.

### Therapeutische Konsequenz

In diesem instabilen und vulnerablen Zustand dürfen Patienten nur mit geringen Reizen (Weichteiltechniken, periphere Manipulationen) und unter Berücksichtigung speziell der Dysbalancen der verschiedenen ZNS-Ebenen (rostrokaudal) behandelt werden. Die Ermüdungsschwelle darf keinesfalls überschritten werden. Klinische Parameter sind eine ermüdende Pupillenreaktion oder Pupillodilatation, Pulsbeschleunigung, Schweißsekretion (d. h. Sympathikusreaktionen), aber auch Parasympathikusreaktionen, wie sie bei Manipulation der Kopfgelenke auftreten können. Solche vegetativen Nebeneffekte sind bei Impulsmanipulationen keinesfalls als „normale Begleiterscheinungen" anzusehen, sondern signalisieren eine Überschreitung der Toleranzschwelle, die bei Patienten mit instabilen Systemen fatal sein kann.

## ❷ Neuronale Funktion

Entscheidend für den Funktionszustand eines Neurons ist das Summenmembranpotenzial (SMP), das sich aus der Summe der inhibitorischen postsynaptischen Potenziale (IPSP, sog. Kalium-Gleichgewichtspotenzial) und der exzitatorischen postsynaptischen Potenziale (EPSP, sog. Natrium-Gleichgewichtspotenzial) ergibt (➤ Abb. 7.31).

Ein IPSP bewirkt eine Anhebung des Membranpotenzials um −1 mV. Dabei wird das SMP weiter weg von der Erregungsschwelle gebracht, hyperpolarisiert. Im Extremfall entspricht die Hyperpolarisation einer maximalen Hemmung, die klinisch als Funktionsdefizit (beim Skelettmuskel als funktionelle Inhibition bzw. Abschwächung) imponieren kann. Das bedeutet, Muskel und Nerv sind gesund und ihre Funktion kann sich durch Aktivierung wieder normalisieren. Dies ist im manuellen Test an einem Wechsel von der Hyporeaktion zur Normoreaktion ersichtlich.

Ein Absterben von Neuronen geht mit schlaffer Parese einher, bei der keine Aktivierung mehr möglich ist. Dieser Zustand entspricht einem schwachen, durch keinen Challenge veränderbaren Muskel.

### Therapeutische Konsequenzen

Was diese Feststellung für die Rehabilitation bedeutet, liegt auf der Hand: Das α-Motoneuron eines funktionell schwachen Muskels (in neurologischen Tests wie dem manuellen Muskeltest) ist prinzipiell zunächst als hyperpolarisiert anzusehen. Um diese funktionelle Inhibition zu beseitigen, ist nach geeigneten (Gegen-)Maßnahmen zu suchen: Adäquate sensorische Reize können den Hyperpolarisationszustand beseitigen und dadurch zu einer Normalisierung der motorischen Funktion führen. Dies erklärt das bekannte Phänomen, dass sich mit therapeutischen Maßnahmen der Applied Kinesiology die Inhibition eines Muskels manchmal sofort aufheben bzw. mit der Atlasimpulstherapie (Arlen 1985, Lohse-Busch und Krämer 1994) ein einseitiger Hypotonus bei Symmetriestörungen durch einen propriozeptiven Impuls am Atlasquerfortsatz sofort beseitigen lässt.

Eine Hyperpolarisierung von Hörzellen kann zur Ertaubung oder zumindest Hörstörung führen, ohne dass die Zellen abgestorben sind. Dass diese Zellen bei entsprechender Stimulation auch wieder funktionsfähig werden, die Patienten also wieder hören können, lässt das historische Beispiel von Harvey LILLARD, dessen Taubheit sich am 18.9.1895 durch eine chiropraktische Manipulation von D. D. PALMER schlagartig besserte, in rationalem Licht erscheinen (Palmer 1910).

### 7.14.2 Segmentale oder suprasegmentale Störung?

Die kurze Antwort lautet eigentlich „beides“: Zentrale neurologische Dysbalancen sind genauso übergeordnete Störungen wie ein Störfeld oder ein Injury-Muster.

Übergeordnete, suprasegmentale und zentralnervöse Kontroll- bzw. Störungsmechanismen sollten immer geprüft und normalisiert werden. Dies gilt zumindest für Patienten, bei denen keine akute segmentale Dysfunktion des Achsenorgans, sondern eher chronische Störungen des Bewegungssystems vorliegen und bei denen bereits Rezidive nach chirotherapeutischen und osteopathischen Maßnahmen aufgetreten sind.

Suprasegmentale Kontrollmechanismen fördern die Rezidivierung vertebraler segmentaler Funktionsstörungen. Hemisphärenschwächen, die zur Entkopplung der Mechanik vertebraler Segmente beitragen, müssen differenzialdiagnostisch von anderen Ursachen der Entkopplung unterschieden werden. Auch Störfelder, Injury-Muster, Kiefergelenkstörungen, primäre Schädel- und Fußläsionen, die zu einem gestörten Gangmuster mit Beckenverwringung oder SIG-Dysfunktion führen, können ebenso wie traumatisch bedingte primäre sakrokokzygeale Läsionen übergeordnete Läsionen sein, die vor den einzelnen vertebralen Korrekturen beseitigt werden sollten (➤ Kap. 2.2).

Zentrale Komponenten haben möglicherweise entscheidende Bedeutung für die Indikation bzw. Kontraindikation einer chirotherapeutischen Behandlung.

Chirotherapeutische Manipulationen an der Wirbelsäule und den Extremitäten haben zentralnervöse Auswirkungen, die zum Vorteil des Patienten genutzt werden sollten. Hemisphärenfunktionsschwächen können zu komplexen Dysbalancen führen, die sich am einfachsten als „Pseudopyramidales Inhibitionsmuster (PPIM)“ beschreiben lassen (Carrick 1994, 1997, 2001; Garten 2004, 2012).

Die Tatsache, dass jede Wirbelsäulenmanipulation nicht nur einen segmentalen, sondern auch einen zentralen Effekt hat, beinhaltet eine therapeutische Chance. Unter Berücksichtigung vor allem der zerebellaren und zerebralen Dysbalancen werden chirotherapeutische Maßnahmen zu zentralnervösen (nicht nur rein muskuloskelettalen) Rehabilitationsmaßnahmen.

Symmetriestörungen, die sich bei Säuglingen und Kleinkindern durch Noziaktivität aus Wirbelsäulengelenken, aber vor allem infolge von Funktionsstörungen der Neuraxis durch Hypoafferenzierung, insbesondere des Zerebellums und des Zerebrums, entwickeln können, müssen von zerebral bedingten Bewegungsstörungen (ICP, infantile Zerebralparese) abgegrenzt werden.

Die Behandlung von zerebralen Schäden (ICP, traumatische und apoplektische Hirnverletzung, Encephalitis disseminata u. a.) mit Atlastherapie und Chirotherapie orientiert sich üblicherweise an Erfahrungskriterien, ist jedoch bezüglich der topografischen Lokalisation der Hirnschädigung eher unspezifisch. Die Erfolgsaussichten ließen sich durch mehr neurologische Spezifität sicher verbessern.

**Fazit**

Eine gute Behandlungsstrategie besteht demzufolge darin, zunächst kortikale und zerebellare Dysbalancen sowie Injury-Muster des Patienten, die ja neurologische Dysbalancen darstellen (➤ Kap. 1.2.5), zu erfassen und zu korrigieren. Danach sollte sich die Aufmerksamkeit auf die Ansätze der Dura mater (kranial: C1 und C2, inkl. Kiefergelenk, und kaudal: S2 und Kokzyx) richten, bevor einzelne vertebrale segmentale Funktionsstörungen behandelt werden.

### 7.14.3 Übungsprogramme für propriozeptive Defizite und Wirbelsäulenstörungen

Hierunter fallen alle auffälligen Befunde bei folgenden neurologischen Tests:
- ROMBERG-Versuch (mit und ohne Provokation)
- Einbeinstand
- Einbeinhüpfen (mit und ohne Ballfangen)
- „verzitterter“ Spine-Test
- mediale zerebellare Befunde, sakkadierte Folgebewegung, dysmetrische Sakkaden
- Pastpointing

Sie deuten auf typische Krankheitsbilder hin, wie
- Polyneuropathie
- Gleichgewichtsstörungen
- PARKINSON-Syndrom

Dieselben Übungen sind jedoch auch für alle „unspezifischen“ sowie für die „spezifischen“ Rückenschmerzen bei Spondylosen, Spondylarthrosen und Bandscheibenläsionen geeignet.

Die Liste der Übungen erhebt keinen Anspruch auf Vollständigkeit!

#### ❶ Schwingstab und Therapiekreisel

Diese beiden einfachen Geräte, die in jeder Wohnung Platz haben, sind bestens für ein komplettes, propriozeptiv orientiertes, sensomo-

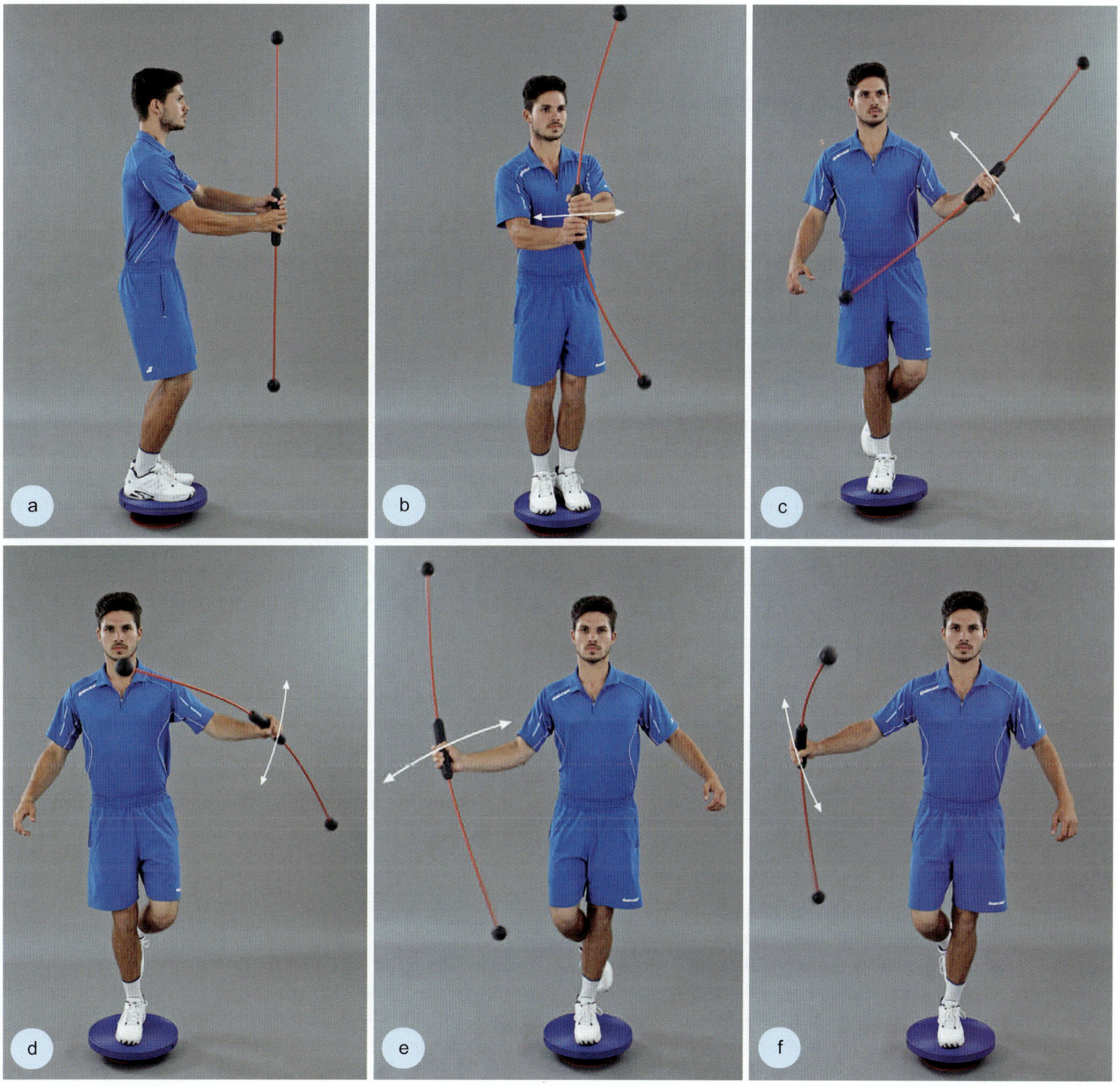


**Abb. 7.32** Trainingszyklus mit Schwingstab und Therapiekreisel: Beugen und strecken Sie zusätzlich das Knie des Standbeins, um einen größeren Trainingseffekt für die Beinmuskulatur zu erzielen.

torisches Trainingsprogramm geeignet. Der Therapiekreisel kann durch eine 5–8 cm dicke Schaumstoffplatte („Balance-Pad") ersetzt werden, wenn Patienten sich auf dem Kreisel unsicher fühlen.

Beim Gerätetraining werden vor allem die langen Rückenstrecker betätigt. Für die Koordinationsfähigkeit ist es jedoch eher schädlich als nützlich, da sich wegen der eindimensionalen Bewegungsführung durch die Geräte zwar das Muskelvolumen und die grobe Kraft verbessern, das Zerebellum als Zentralorgan der Bewegungsplanung, -koordination und -ausführung jedoch eine sog. „Surround-Inhibition" erfährt (Kandel et al. 2000). Das verleiht dem Spruch „Kraft macht dumm" einen ungeahnten Wahrheitsgehalt, aber nehmen Sie ihn trotzdem nicht allzu wörtlich!

Jedes Trainingsprogramm sollte koordinativ aufgebaut sein, d. h. mit ungewohnten, neuen Bewegungen möglichst alle zentralen Instanzen der motorischen Programme stimulieren. Die Bedeutung dieses Prinzips dürfte durch die von Klinsmann entwickelten Trainingsmethoden für die deutsche Fußballnationalmannschaft einer breiteren Öffentlichkeit bekannt geworden sein. Dennoch boomen die „Muckibuden", in denen sich Menschen, die fit und gesund sein wollen, an Geräten abmühen und nebenbei fernsehen oder aus dem Fenster schauen, um die innere Langeweile zu vertreiben.

Probieren Sie stattdessen selbst die folgenden Übungen aus (➤ Abb. 7.32).

## Übung 1: beidhändig Schwingstab halten, beidbeinig auf dem Therapiekreisel stehen

Stellen Sie sich mit beiden Füßen auf den Therapiekreisel und halten Sie den Schwingstab mit beiden Händen und weitgehend gestreckten Ellenbogen vor Ihrem Körper. Achten Sie darauf, dass Sie aufrecht stehen. In dieser Position verringert sich die Lendenlordose durch die Beckenkippung nach anterior, während die Brustwirbelsäule sich wie durch eine virtuelle Seilwinde im Sternum nach oben gezogen aufrichtet.

Bringen Sie den Stab in der Frontalebene (nach links und rechts, hin und her) zum Schwingen. Sie werden merken, dass es eine nicht zu unterschätzende Anforderung darstellt, auf die Eigenschwingung des Stabs reagieren und diese verstärken zu müssen.

Achten Sie darauf, Ihr Becken möglichst ruhig zu halten, damit der gewünschte Trainingseffekt an den Bauchmuskeln (Mm. obliquus und transversus abdominis) als wichtigsten Stabilisatoren der Sakroiliakalgelenke (Van Wingerden et al. 2004, Willard et al. 2012) am größten ist.

Diese aufrechte Trainingsposition sollte zu einer Alltagsposition für die autochthone Rückenmuskulatur werden. Sie ist nicht willkürlich innerviert, sondern unterliegt der Kontrolle des vestibulospinalen Systems, das zum Gleichgewichtssystem gehört. Da andere Geräte (außer Schwingplatten) keinerlei Anforderung an das Gleichgewichtssystem stellen, sind sie schon aus dem Grund nicht für das Rückenmuskeltraining geeignet. Durch die Instabilität des Therapiekreisels wird jeweils die gesamte Beinachse mit besonderer Betonung des Sprunggelenks trainiert.

Schwingen Sie den Stab so lange, bis sich die Muskulatur „sauer" anfühlt, und gehen Sie dann zum nächsten Schritt über.

7

## Übung 2: Schwingstab in der rechten Hand, linker Fuß auf dem Therapiekreisel, Knie beugen

Halten Sie den Stab mit angewinkeltem Ellenbogen in der rechten Hand und schwingen Sie ihn hin und her, nicht vor und zurück. Dadurch bewegt sich der Oberarm in Innen- und Außenrotation, sodass die Rotatorenmanschette in fast allen Fällen einer (Rotatorenmanschetten-)Läsion oder eines Impingement-Syndroms fast schmerzfrei trainiert werden kann. Auch hier gilt: Mechanorezeptoren hemmen Schmerzrezeptoren, und wenn mit den myofaszialen auch alle anderen Läsionen behandelt werden, können verletzte Strukturen ausheilen. Für das Schwingplattentraining ist dieses Prinzip durchaus wissenschaftlich belegt (Greulich et al. 2011).

Variieren Sie die Schwingrichtung des Stabs, soweit die Rotatorenmanschette es erlaubt, indem Sie in 45° Supinationsstellung und 45° Pronationsstellung des Unterarms betont die volare bzw. dorsale Muskulatur anspannen.

Die Kniestabilität lässt sich am besten durch rhythmisches Beugen und Strecken des Standbeins während der Schwingübung trainieren. Wenn Sie die Beugung auf Winkelgrade beschränken, die unterhalb der Schmerzschwelle bleiben (z. B. bei Retropatellararthrose), werden Kniegelenkschmerzen vermieden. In den allermeisten Fällen ist die Beugung bis 20° schmerzfrei möglich.

Wenn Sie eine Muskelermüdung in dieser Position spüren (gehen Sie an die Grenze), wechseln Sie zur nächsten Übung. Achten Sie dabei immer auf die richtige Wirbelsäulenposition.

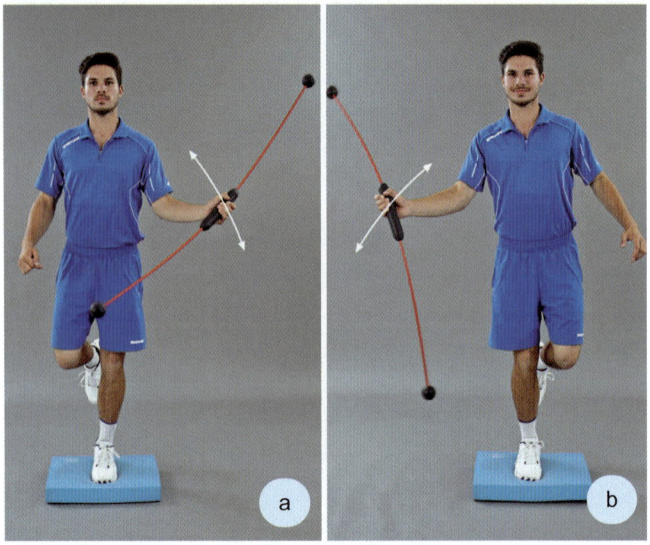


**Abb. 7.33** Training bei zerebellarer Schwäche links und zerebraler Schwäche rechts auf dem Balance-Pad (a); Training bei zerebellarer Schwäche rechts und zerebraler Schwäche links (b)

## Übung 3: Schwingstab in der linker Hand, rechter Fuß auf dem Therapiekreisel, Knie beugen

Wenn Ihre linke Hand nicht die dominante ist, werden Sie es sehr viel schwieriger finden, den Schwingstab hin und her zu bewegen; es ist jedoch alles eine Frage des Trainings. Führen Sie die Übung, solange die Kraft reicht, wie oben für die rechte Hand beschrieben aus. Beginnen Sie dann wieder mit Übung 1.

Ein Training von insgesamt 10 Minuten täglich ist bereits sehr effizient.

## Übung 4: Schwingstab in der rechten/linken Hand, gleichseitiger Fuß auf dem Therapiekreisel

Bei dieser Übungsvariante muss die Lateralität einer Hemisphärenschwäche eindeutig definiert sein. Trainiert werden die Seiten etwa im Verhältnis 2:1 (ipsilateral der schwachen Kleinhirn- bzw. kontralateral der schwachen Großhirnhemisphäre).

Für gleichseitige zerebellare und zerebrale Schwächen sollten Sie andere Modalitäten der Rehabilitation wählen (➤ Kap. 7.14.4), da sonst die Dysbalance noch verstärkt würde.

Dient die Schwingstabübung primär zum Training der Rückenmuskulatur, ist es besser, die oben beschriebene gekreuzte Übung durchzuführen und 5 Tage später die neurologischen Befunde zu kontrollieren. Aufgrund der Tonusunterschiede (Hypotonus auf der Seite der zerebellaren und der zerebralen Schwäche) kann ein zweiseitiges, „ausgewogenes" Training dennoch zur Verstärkung von Dysbalancen führen.

Auf dem Therapiekreisel ist eher weniger Sprunggelenkstabilisierung erforderlich als auf dem Balance-Pad (➤ Abb. 7.33). Verwenden Sie die Geräte flexibel und den Erfordernissen und Fähigkeiten des Patienten entsprechend.

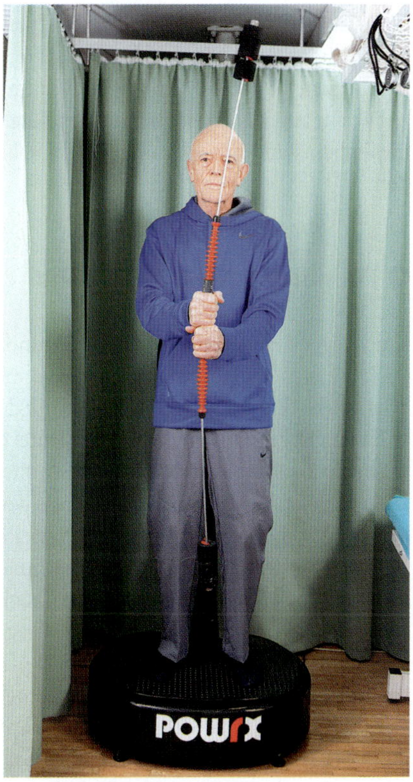

**Abb. 7.34** Training mit Schwingstab und Vibrationsplatte: für jedes Alter geeignet

### Training des ipsilateralen Zerebellums

Bei dieser Variante wird gezielt das Zerebellum der Standbeinseite trainiert. Die Muskelspindelafferenzen aus der gesamten Körperhälfte laufen zum ipsilateralen Zerebellum. Das Training wirkt koordinativ, d. h. zerebellumspezifisch.

### Training des kontralateralen Zerebrums

Die propriozeptiven Afferenzen von der Standbeinseite kreuzen an einer „Zwischenstation" im ipsilateralen Zerebellum zum kontralateralen Thalamus und Kortex.

## ❷ Schwingstab und Vibrationsplatte (z. B. Galileo®)

Die Vibrationsplatte sollte alternierend links aufwärts und rechts abwärts bzw. umgekehrt schwingen und die Frequenz dabei etwa 30 Schwingungen/Minute betragen.

Stellen Sie sich mit möglichst weit gespreizten Beinen (das vergrößert die Amplitude) auf die Platte und korrigieren Sie Ihre Haltung, bevor Sie einen Schwingstabzyklus wie oben beschrieben (beide Hände vor dem Körper – rechte Hand – linke Hand) durchführen. Dabei helfen leicht gebeugte Knie, das Becken aufzurichten und gleichzeitig die Oberschenkelmuskulatur zu trainieren. Je mehr die Oberschenkelmuskulatur von der Vibration abfängt, desto weniger wird zur Schädelbasis durchschlagen (➤ Abb. 7.34).

Wenn Sie selbst imstande sind, das Gewicht möglichst variantenreich zu verlagern, erübrigt sich die Anschaffung einer sog. „stochastischen" Platte, die solche Zufallsvarianten eingebaut hat.

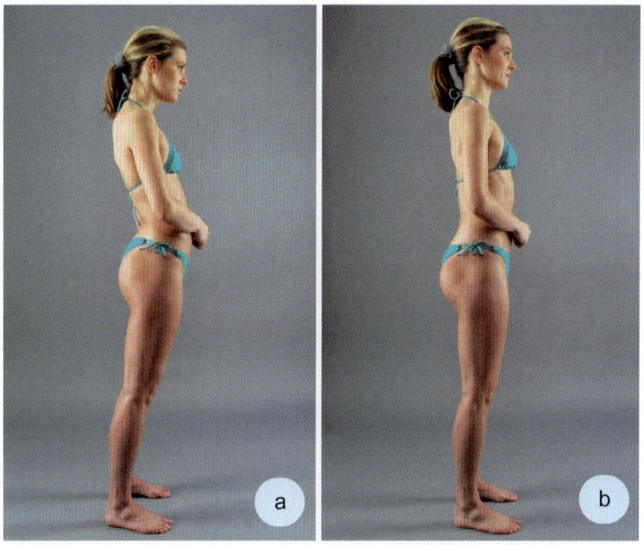


**Abb. 7.35** Haltungskorrektur: Hierfür kommen die Übungen der Spiraldynamik infrage (www. spiraldynamik.de). Jede Hyperlordose der HWS und der BWS kann eine zusätzliche Belastung der Zwischenwirbelgelenke und der Bandscheiben darstellen und sollte beseitigt werden. Hier kann nur illustrativ darauf eingegangen werden. Dazu wurde unser Model in eine bewusst schlechte Haltung gebracht.

Eine Trainingseinheit sollte etwa 10 Minuten dauern oder entsprechend kürzer, wenn der Patient die Knieposition nicht so lange halten kann.

Zur Rehabilitation des Zerebellums können Sie das Gewicht betont auf die Stimulationsseite verlagern, während Sie den Schwingstab mit der ipsilateralen Hand bewegen. Dies stimuliert auch das kontralaterale Zerebrum.

Der Vorteil der Vibrationsplatte besteht darin, dass sie ein intensiveres Training der autochthonen Wirbelsäulenmuskulatur und des Beckenbodens ermöglicht, was sich auch bei Stressinkontinenz bestens bewährt hat. Die Innervation der Wirbelsäulen- und Beckenbodenmuskulatur steht funktionell in einer homologen Reihe mit den äußeren Augenmuskeln. Daher kann mit propriozeptiv orientierten Trainingstechniken reflektorisch die autochthone Wirbelsäulenmuskulatur angesteuert werden.

Grundsätzlich sind Trainingsprogramme, bei denen die Haltungskorrektur für den Alltag gleich mitgeübt wird (➤ Abb. 7.35 und ➤ Abb. 7.36), besser geeignet als die unten aufgeführten Varianten in Rückenlage oder im Vierfüßlerstand.

## ❸ Therapiekreisel und Theraband

Wenn die Schwingstabübung bei chronischen Wirbelsäulenschäden zu schmerzhaft ist, kann die Übung auf dem Therapiekreisel zunächst mit Therapiebändern gemacht werden. So ist die Übung für viele Bandscheibenpatienten im frischen Stadium der Läsion schmerzfrei durchführbar und unbedingt zu empfehlen.

Auch für Patienten, die nicht koordiniert genug sind, um den Stab zum Schwingen zu bringen, stellt die Übung mit Theraband eine Alternative dar. Das erfordert allerdings mehr Zeitaufwand, um effizient zu sein, und ist wesentlich langweiliger, da die Konzen-

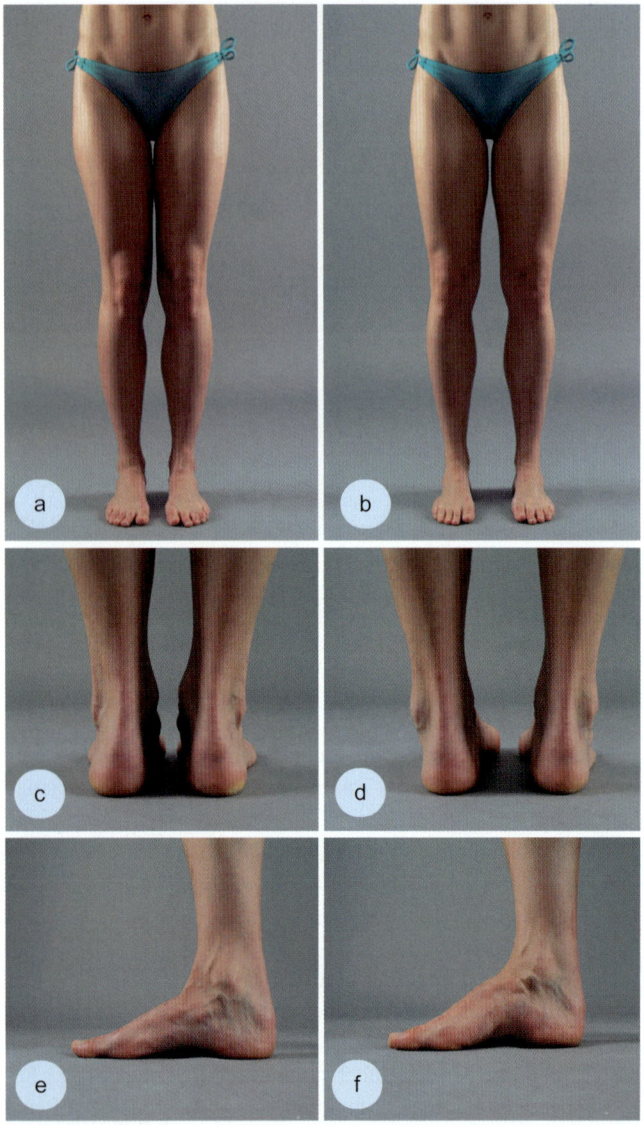


**Abb. 7.36** Auch die Füße sollten richtig ausgerichtet werden: Das Training auf Schwingplatte/Therapiekreisel mit aufgerichteten Längsgewölben muss geschult werden und kann mit sensomotorischen Einlegesohlen unterstützt werden (➤ Kap. 6.8.11).

tration bei dieser Übung nicht so hoch sein muss wie bei der Schwingstabübung.

Markieren Sie an der Wand 5 Punkte wie auf einem Würfel. Während Sie in korrigierter Haltung auf dem Therapiekreisel stehen, dehnen Sie mit der rechten und gelegentlich auch mit der linken Hand das Theraband in Richtung der Punkte an der Wand – in zufälliger Reihenfolge (➤ Abb. 7.37). Das entspricht wechselnden, nach dem Zufallsprinzip eingestellten Drehmomenten beim „Upper Body Exercise" mit dem Handfahrrad. Die Übung dauert pro Einheit 20 Minuten.

Die Verwendung des Therapiekreisels muss abgewogen werden: Je nach Alter, Sportlichkeit und Schmerzbefund können Patienten auch ohne Kreisel trainieren. Da Theraband-Übungen grundsätzlich weniger belastend für die LWS sind, sollten sie bei starken Schmerzzuständen gegenüber Schwingstabübungen bevorzugt werden.

Im Gegensatz zum Schwingstab lässt sich ein Theraband auf jede Reise mitnehmen, und in jedem Hotelzimmer findet sich – als Ersatz für den Therapiekreisel – eine zusammengelegte Decke.

Für ein lateralisiertes Training des Zerebellums kann die Übung im Einbeinstand mit oder ohne Therapiekreisel durchgeführt werden.

### ❹ Training im Vierfüßlerstand

Knien Sie auf einem Kissen, das nicht nur die Knie polstert, sondern auch die notwendige Instabilität für ein möglichst effizientes Training liefert, und stützen Sie sich vorn mit den Händen ab. Auch diese Übung ist zu Hause und in jedem Hotel durchführbar.

Die Knie sollten etwa 80° und die Schultern ca. 100° gebeugt sein. Diese offenen Winkel tragen dazu bei, dass verstärkt die ventrale Muskulatur inkl. der schrägen Bauchmuskeln trainiert wird.

Heben Sie den rechten Arm und das linke Bein, anschließend den linken Arm und das rechte Bein in relativ schneller Folge (etwa 30×/min) an, aber nicht ganz in die Waagerechte, um eine Lordosierung der LWS zu vermeiden. Der Kopf bleibt in der Horizontalen, um auch hier Hyperlordosen zu vermeiden (➤ Abb. 7.38).

Diese Übung ist für viele Bandscheibenpatienten im frischen Stadium der Läsion schmerzfrei durchführbar und unbedingt zu empfehlen. Es sollten etwa 100 Wiederholungen angestrebt werden, wobei es keine Obergrenze gibt.

Der Beugewinkel der Hüfte sollte nicht zu groß sein, damit nicht der Psoas aktiviert und die LWS lordosierend belastet wird.

Bei Kindern können kognitive Übungen ergänzt werden, wie das Alphabet vorwärts und rückwärts aufzusagen. Alternativ bietet sich das Wiederholen von Silbenreihen (Lebensalter −1, höchstens jedoch 6 Silben, die Sie vorgeben) und von nichtlexikalischen Wortsätzen wie „Muma hobe Kuga kimokt" an.

### ❺ Training auf dem Gymnastikball

Eine Variante für zu Hause ist die gekreuzte Übung auf dem Gymnastikball, bei der Sie bäuchlings mit dem Becken und nicht mit dem Bauch aufliegen (➤ Abb. 7.39). Stützen Sie sich mit Händen und Füßen ab. Heben Sie dann den rechten Arm und das linke Bein gleichzeitig bis zur Waagerechten (der Kopf wird ebenfalls in der Waagerechten gehalten), anschließend den linken Arm und das rechte Bein.

Machen Sie möglichst viele Wiederholungen (rechts-links-rechts-links usw. zählen wie 1, 2, 3, 4 usw.), auch bei 100 ist noch keine Obergrenze erreicht. Der Wechsel von linker Arm-rechtes Bein nach rechter Arm-linkes Bein sollte zügig vonstatten gehen, also ohne isometrische Haltephase, um die erwünschte Instabilität zu steigern.

Die Übung stellt höhere Anforderungen an das Gleichgewichtssystem, ist aber muskulär etwas weniger anspruchsvoll als im Vierfüßlerstand. Eine höhere Belastung lässt sich durch Gewichte an den Beinen und ein Theraband zwischen den Händen erreichen, wodurch auch die Gleichgewichtsanforderung zunimmt (➤ Abb. 7.40). Die allermeisten Patienten werden jedoch, zumal bei Rückenproblemen, ohne zusätzliche Belastung auskommen.

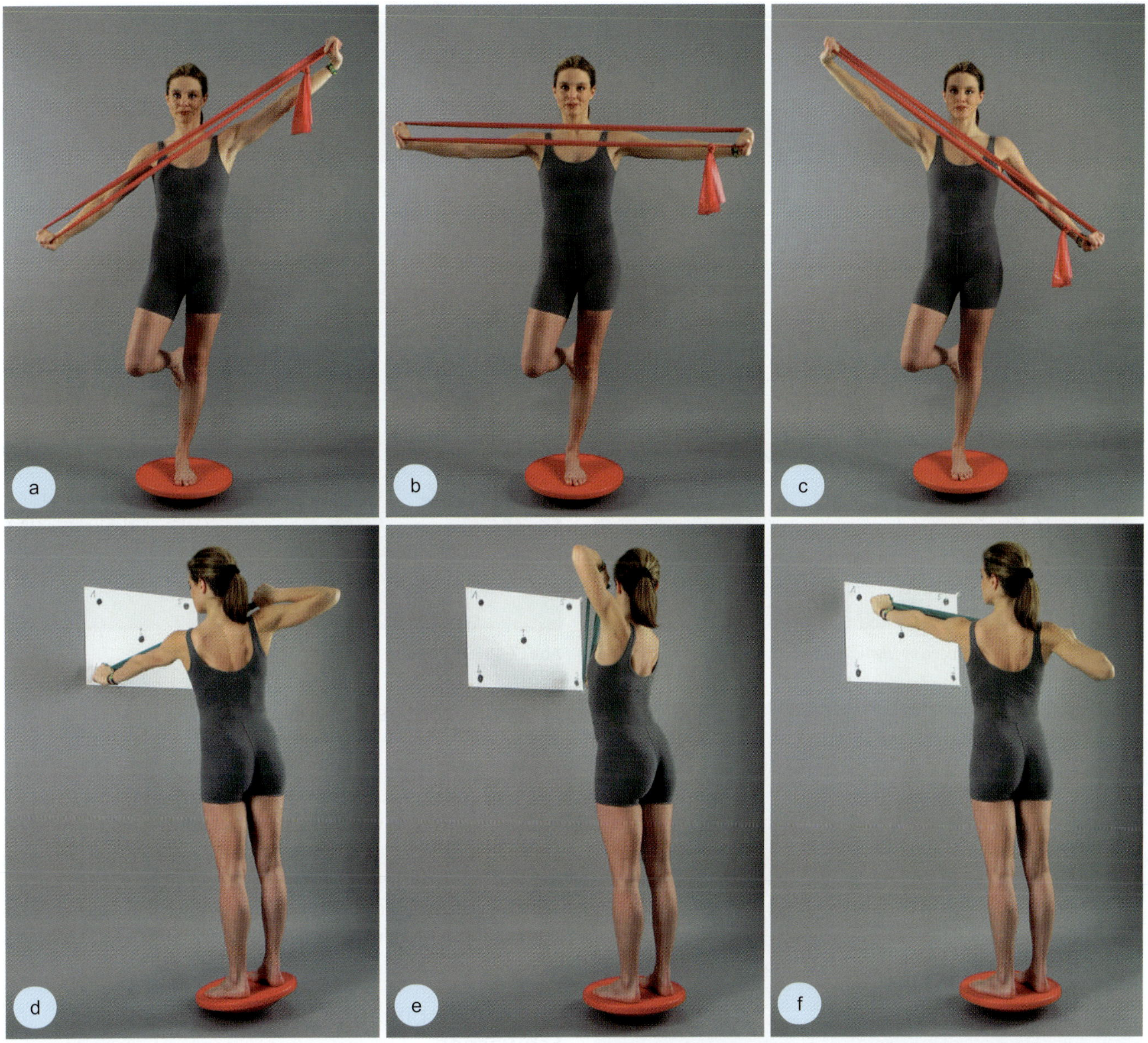


**Abb. 7.37** Training der Rumpfmuskulatur: Wenn die LWS nicht belastet werden darf, kann ein Oberkörpertraining über die Stabilisierungsanforderung auch den Unterkörper (LWS-Muskulatur) einbeziehen. Das Theraband sollte möglichst nach dem Zufallsprinzip in verschiedene Richtungen gedehnt werden, je mehr Abwechslung, desto besser.

## ❻ Bauchmuskeltraining

Bei allen Bauchmuskelübungen ist eine Kontraktion des Psoas strikt zu vermeiden, da dies genau zu den LWS-Beschwerden führen oder sie verstärken kann, die ja gerade behandelt werden sollen. Der Beugewinkel der Hüften sollte also während der Übung nicht verändert werden.

Bei Sit-ups wird nur der Oberkörper angehoben, während die gesamte LWS auf der Unterlage liegen bleibt. Diagonales Anheben des Thorax trainiert die wichtige schräge Bauchmuskulatur. Als Training für die unteren Wirbelsäulensegmente wird in Rückenlage das Becken von der Unterlage abgehoben. Die Hüften sollten zunächst etwa 90° gebeugt sein, um möglichst wenig Zugspannung auf den Psoas auszuüben (➤ Abb. 7.41).

Bei allen Bauchmuskelübungen erfolgt die Kontraktion in Exspiration: Das entspricht den physiologischen Verhältnissen und lässt mehr Platz für die Eingeweide, da sich das Zwerchfell bei Flexion der Wirbelsäule nach kranial bewegt.

Halteübungen, bei denen sich der Patient auf Ellenbogen und Fußspitzen abstützt, belasten den Psoas und sind ebenso wie „Klappmesserübungen" allenfalls für (noch) gesunde Rekruten tolerierbar. Sie haben aber in einem Reha-Programm nichts zu suchen, genauso wenig wie Bauchpressen mit Geräten, bei denen im Sitzen der Oberkörper gebeugt wird. Die Hauptbelastung liegt hier auf dem Psoas.

Grundsätzlich haben die oben beschriebenen Übungen mit dem Schwingstab eine mindestens vergleichbare Trainingswirkung auf die Bauchmuskulatur, speziell auf die Mm. obliqui und transversi abdominis, die von entscheidender Bedeutung für die Rumpfstabi-

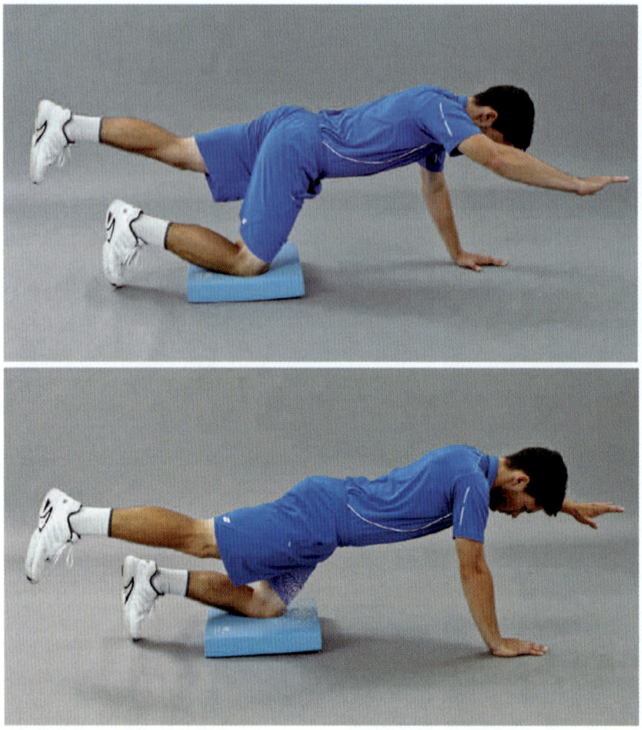

**Abb. 7.38** Gekreuzte Übungen im Vierfüßlerstand

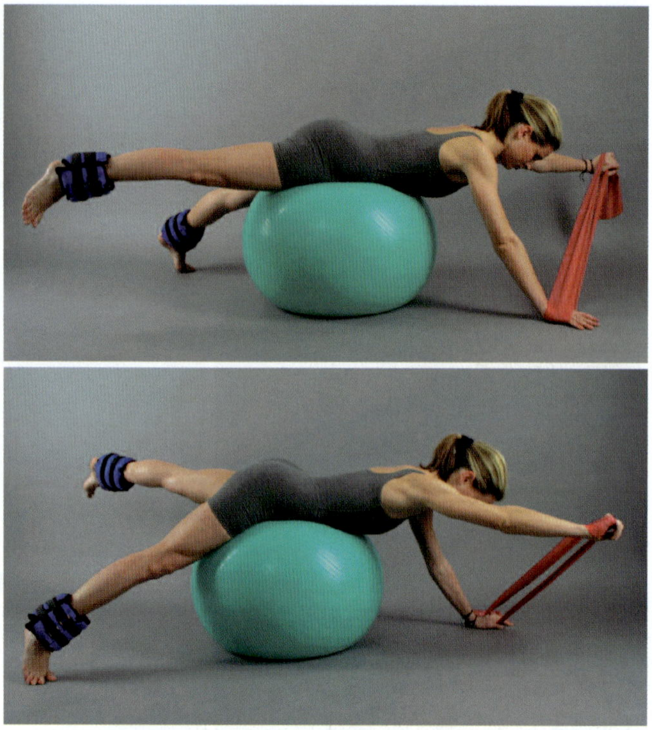

**Abb. 7.40** Erhöhte Belastung durch Gewichte und Theraband

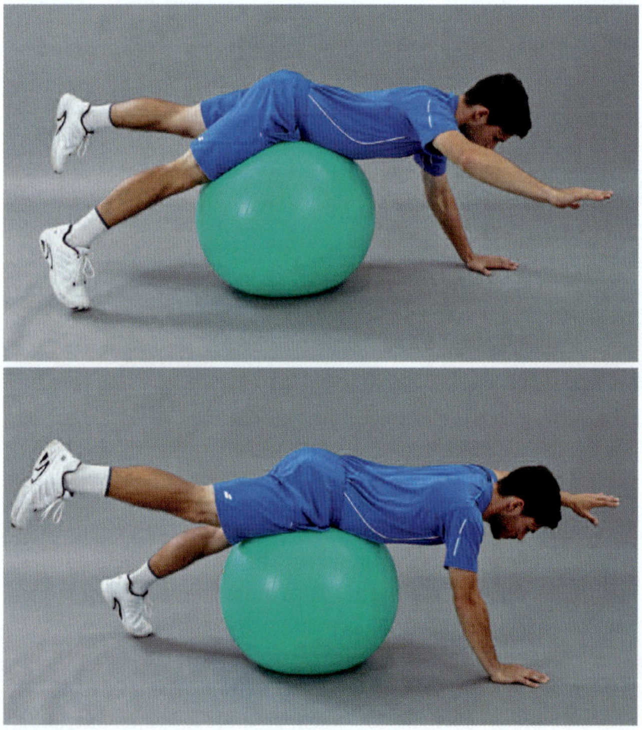

**Abb. 7.39** Training auf dem Gymnastikball

lität und die Stabilität der Sakroiliakalgelenke sind, wie die hier dargestellten „klassischen“ Bauchmuskelübungen (➤ Abb. 7.42). Zudem haben erstere den Vorteil, dass mit ihnen die aufrechte Position geübt und als Haltungsprogramm „verinnerlicht“ wird.

### ❼ Propriozeptive Einlegesohlen

Deren spezifische Anwendung wurde an anderer Stelle (➤ Kap. 6.8.11) beschrieben. Speziell bei PARKINSON-Kranken kann der nach dorsal verlagerte subjektive Schwerpunkt mittels Stimulationselementen unter dem Rückfuß nach ventral verlagert werden. Der vermehrte propriozeptive Input ist bei diesem Krankheitsbild genauso hilfreich wie bei Neuropathien und degenerativen Erkrankungen wie der FRIEDREICH-Ataxie.

## 7.14.4 Rehabilitation bei zerebellaren Schwächen

Die Kleinhirnhemisphären lassen sich von medial nach lateral in Spinozerebellum und Zerebrozerebellum unterteilen. Der Lobus flocculonodularis entspricht funktionell dem Vestibulozerebellum (Garten 2012).

Das bedeutet, dass die lateralen Kleinhirnanteile funktionell eher für die Bewegungsplanung (Garten 2012) sowie die kognitive Planung (Melillo und Leisman 2004) verantwortlich sind, während das intermediäre Zerebellum die Efferenzkopie und Feedback-Kontrolle der Bewegung übernimmt und das mediale Zerebellum für die axiale und posturale Stabilität sorgt.

Alle propriozeptiven Übungsprogramme sind wegen der Rolle des Kleinhirns für die Bewegungsplanung und -ausführung zugleich auch zerebellare Übungsprogramme. Jede eindimensionale repetitive Bewegung dämpft das Zerebellum.

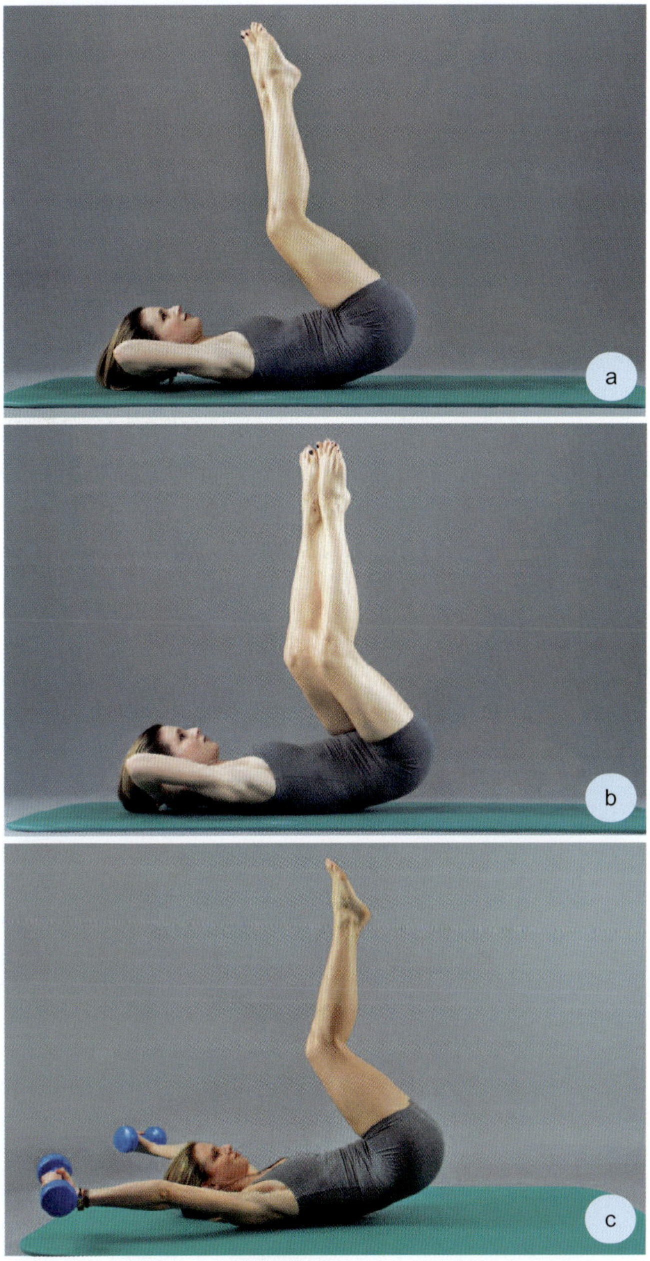


**Abb. 7.41** Training der Bauchmuskulatur. Die kaudalen Abschnitte sind besonders wichtig für die Stabilisierung der Wirbelsäule und zur Vorbeugung einer Hyperlordose. **a)** Übungsposition für den Rectus abdominis, **b)** für die schräge Bauchmuskulatur. Gleichzeitig kann die Pektoralisgruppe **(c)** mit einem Paar Hanteln mit trainiert werden.

## ❶ Mechanorezeptoren-/Propriozeptorenstimulation

Alle manualmedizinischen Impulstechniken an der Wirbelsäule wirken sich in erster Linie auf Propriozeptoren der autochthonen Wirbelsäulenmuskulatur und Gelenkrezeptoren der Wirbelsäulengelenke aus. Die segmentalen und zentralen Afferenzen dieser Propriozeptoren haben skelettmotorische und viszeromotorische Effekte, indem sie den Tonus der quergestreiften und der glatten Muskulaturverändern.

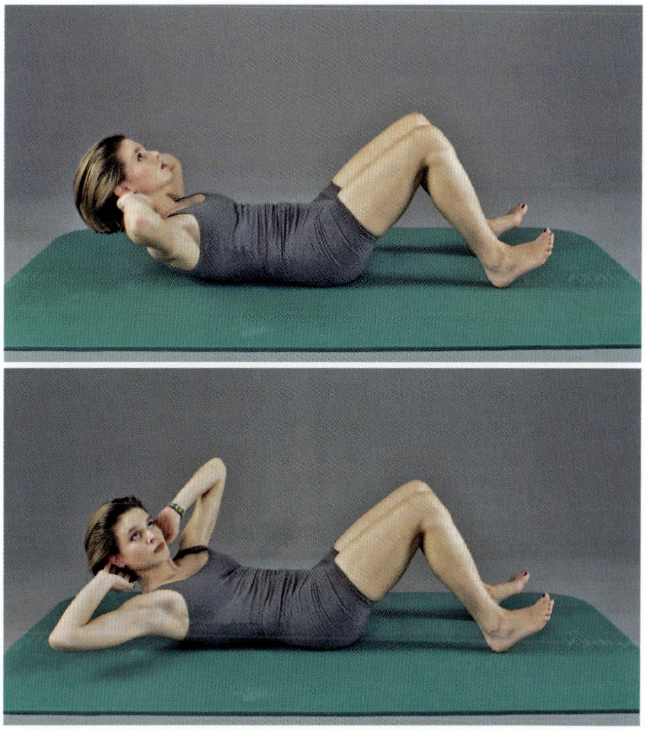

**Abb. 7.42** Training der kranialen Bauchmuskelabschnitte ohne Psoas-Belastung

Bei zerebellaren Dysbalancen ist möglichst zwischen lateralen (Zerebrozerebellum) und medialen (Spinozerebellum) Dysfunktionen zu unterscheiden, da ihre Behandlung etwas modifizierte therapeutische Maßnahmen erfordert: d. h. eher periphere Manipulationen (Extremitätengelenke) und Fingerübungen (z. B. Fingeropposition, vgl. Abschnitt 7.4.14) für das laterale Zerebellum bzw. Manipulationen an der Wirbelsäule zur Stimulation des Spinozerebellums: Je weiter kranial sie im Bereich der Kopfgelenke erfolgen, desto ausgeprägter die Afferenz.

Sämtliche Afferenzen der Propriozeptoren werden über die Tractus spinocerebellares geleitet, kreuzen zur Gegenseite und stimulieren gleichzeitig die kontralaterale Großhirnrinde (➤ Abb. 7.43). Bei gleichseitiger Schwäche von Zerebrum und Zerebellum muss auf diese Stimulation verzichtet werden, da ihr Effekt sonst am Zerebellum oder am Zerebrum dem Therapieziel zuwiderliefe.

**Beispiel: rechts-zerebrale und rechts-zerebellare Schwäche**
Zur Behandlung der zerebellaren Schwäche wäre eine rechtsseitige Propriozeptorenstimulation erforderlich, für die zerebrale Schwäche dagegen eine linksseitige. Wird von rechts manipuliert, führt dies zu einer Stimulation des linken Zerebrums, die nach dem Prinzip der kontralateralen Hemmung zu einer weiteren Dämpfung der rechten Hälfte beiträgt.

## ❷ Mediales Zerebellum

### Impulsmanipulationen an der Halswirbelsäule

Dabei gilt es die Lateralität konsequent zu beachten: Die Manipulation in gekoppelter Mechanik (➤ Kap. 2.2.1 ❸) hat immer auf der

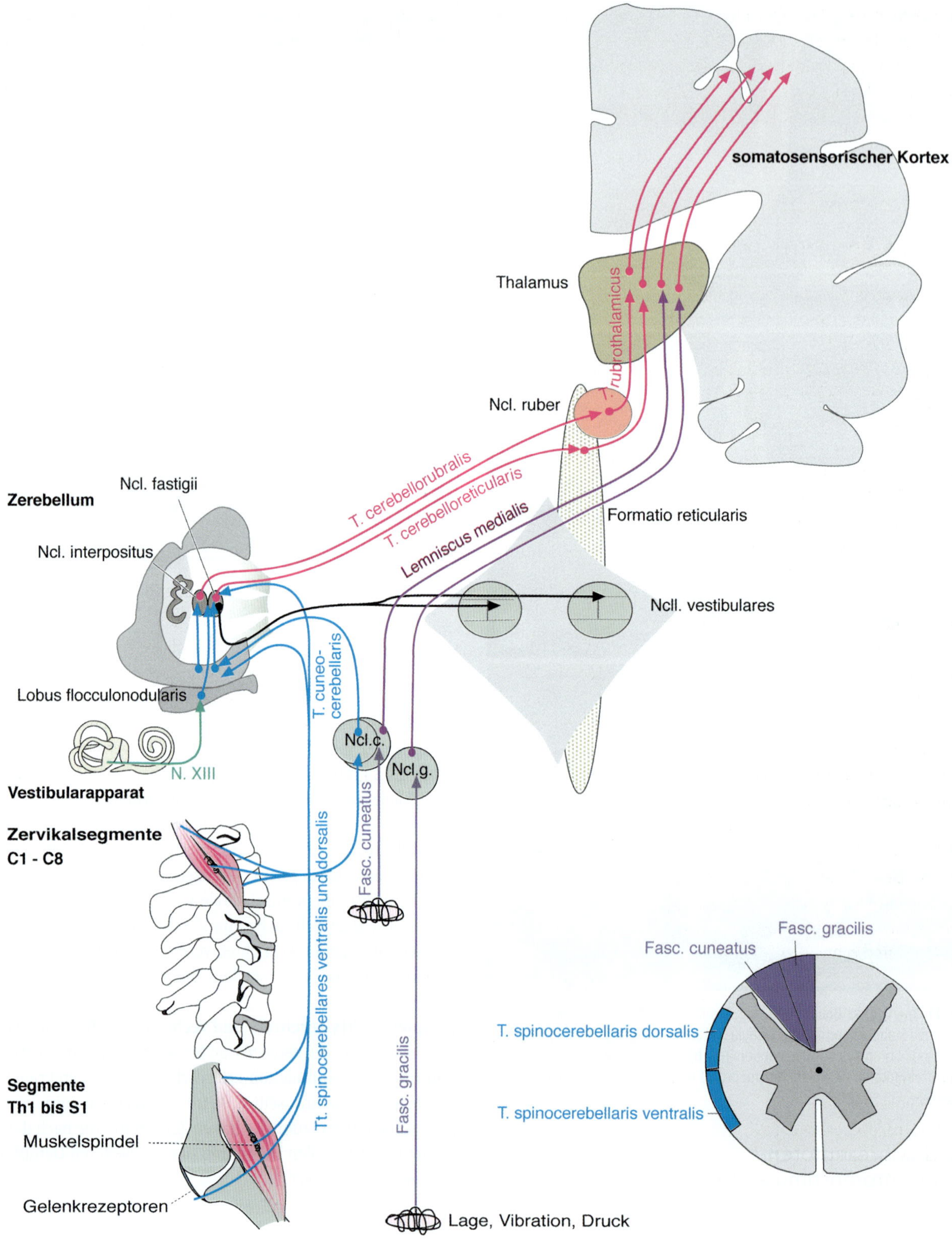


**Abb. 7.43** Die propriozeptiven Afferenzen aus Muskeln und Gelenken werden über die spinozerebellaren Bahnen zum ipsilateralen Zerebellum und von dort zum kontralateralen Thalamus geleitet. Die Modalitäten der Hinterstrangbahnen (Vibration, Druck, epikritische Sensibilität) werden ohne Zwischenstation im Zerebellum gekreuzt zum kontralateralen Thalamus und somatosensorischen Kortex geleitet. Das Vestibularorgan liefert den selektivsten Input in das ipsilaterale Zerebellum (➤ Abb. 7.59).

Seite der zerebellaren Schwäche anzusetzen. Dies richtet sich primär nach zentralen und erst in zweiter Linie nach segmentalen Gesichtspunkten. Wenn ein entkoppeltes HWS-Segment eine andere Manipulationsrichtung erfordert, sollte diese Korrektur zunächst hintangestellt oder eine andere Technik (z. B. eine Strain-Counterstrain-Korrektur) benutzt werden.

### Atlasimpulstherapie nach Arlen

Die Atlasimpulstherapie nach Arlen (Arlen 1985, Lohse-Busch und Krämer 1994, Coenen 1997) wird nicht nur bei zerebralen Dysfunktionen angewendet, sondern dient in erster Linie zur manuellen Behandlung von Tonusstörungen der Muskulatur bei Säuglingen, Kleinkindern und Erwachsenen. Es handelt sich um schnelle, niederamplitudige Impulse, die mit dem Mittelfinger am Atlasquerfortsatz von lateral, von anterior oder posterior gegeben werden. Von der Therapie ist explizit keine Veränderung bei möglichen Fehlpositionen des Atlas zu erwarten, im Gegensatz zu Methoden wie HIO (hole in one) der Chiropraktik (Nash et al. 1996) oder Methoden der Chirotherapie (Biedermann 1996, 1999).

Auch wenn ipsilaterale propriozeptive Afferenzen grundsätzlich das Zerebellum fördern, muss der Impuls bei der Atlastherapie meist von der Gegenseite der zerebellaren Störung gesetzt werden. Denn die neurologische Diagnostik bestimmt die Impulsrichtung (➤ Kap. 7.14.6 ❶).

Vertebrale Funktionsstörungen lassen sich mit Röntgenaufnahmen in Neutralposition nur in Ausnahmefällen effizient diagnostizieren (Gutmann 1985, Jirout 1985, Lewit 1992, Coenen 1999). Umso zweifelhafter erscheint es, anhand der radiologischen Positionsdiagnostik des Atlas die Behandlungsrichtung bestimmen zu wollen, zumal diese Position nicht veränderbar und sozusagen genetisch determiniert sein soll. Die Zuordnung von Atlaspositionen zu neurologischen Zuständen wird auch von Coenen angezweifelt (Coenen 1999). Kürzlich wurde von Coenen et al. (2015) ein AK-Challenge für die Bestimmung der Impulsrichtung beschrieben.

Von Bedeutung sind a. p.-Aufnahmen der Kopfgelenke jedoch auch weiterhin zum Ausschluss von Deformitäten, traumatischen Zerstörungen und echten Subluxationen in diesem Bereich.

### Motorische Übungen

- Therapiekreisel plus Schwingstab: seitenbetont ipsilateral
- Galileo® bei Bedarf: seitenbetont ipsilateral
- Trampolin: seitenbetont mit Gewicht (Hantel, Gewichtsmanschette) einseitig ipsilateral
- Gymnastikball: gekreuzte (symmetrische) Übungen (➤ Kap. 7.14.3)

### Vestibuläre Übungen

Die Vestibulariskerne können funktionell als „ausgelagerte" Kleinhirnkerne betrachtet werden. Von den Bogengängen des rechten Vestibularorgans wird das rechte Zerebellum, von denen des linken das linke Zerebellum (Lobus flocculonodularis, Vestibulozerebellum) stimuliert. Da vestibulärer Input nur eine unbedeutende Stimulation des zerebralen Kortex bewirkt, ist diese Modalität recht spezifisch und lässt sich daher bei ipsilateralen Kleinhirn- und Großhirnschwächen sehr gut verwenden.

Geeignet sind Übungen, bei denen die Patienten in einer Sitzhängematte oder auf einem Drehstuhl in Richtung der zu stimulierenden Kleinhirnseite gedreht werden.

### Folgebewegungen und Sakkaden

Die Metrik von Folgebewegungen und Sakkaden wird vom medialen Zerebellum (Flocculus, Paraflocculus) gesteuert. Hier erweist sich die Anwendung von computergestützten Übungsprogrammen als sehr hilfreich. Derartige Powerpoint-basierte Programme sind z. B. von der Seite www.DrGarten.de herunterzuladen.

Die optokinetische Stimulation erfolgt richtungsspezifisch: So stimuliert eine Optokinesebewegung nach rechts eher das linke Zerebellum (und umgekehrt). Hierzu kann die App „Optodrum" für iPhone verwendet werden.

## ❸ Intermediäres Zerebellum

Motorische Übungen für das intermediäre Zerebellum, das für die Bewegungsplanung und kognitive Planung zuständig ist, sollten Feedback- und Efferenzkopie-Mechanismen (Garten 2012, Kap. 12.2.4) ansprechen:

- Seilspringen, Ballspiele, Tennis (rechts betont), Judo und andere „breitbasige" Kampfsportarten sind sehr gut geeignet, ebenso wie Standup-Paddling und Wave-Board, kurz alle Bewegungsarten, bei denen auf eine äußere Anforderung, eine äußere Bewegung reagiert werden muss.
- Übungen mit dem Schwingstab können selektiv seitenbetont stimulieren.

## ❹ Laterales Zerebellum

Das laterale Zerebellum (zerebellarer Kortex, Ncl. dentatus) ist für die motorische und kognitive Planung verantwortlich. Rehabilitatorisch bedeutet dies, Bewegungen zu planen, ohne sie auszuführen, z. B. Bewegungsabläufe wie beim Zeichnen mit der ipsilateralen Hand zu visualisieren oder sich vorzustellen, wie man mit der ipsilateralen Hand Sätze in die Luft schreibt.

Weitere Übungen sind:

- Fingerübungen (mit Kognition, d. h. Verse aufsagen und Lieder singen)
- Fingerspiele mit der ipsilateralen Hand (die Finger sind dem lateralen Zerebellum zugeordnet)
- Fingeropposition: An der rechten Hand wird der Daumen nacheinander (zunächst sehr langsam, mit zunehmender Übung immer schneller) dem Zeigefinger, dem Mittelfinger, dem Ringfinger und zuletzt dem Kleinfinger gegenübergestellt (sodass sich die Kuppen berühren). Gleichzeitig wird an der linken Hand der Daumen dem Kleinfinger, dem Ringfinger, dem Mittelfinger und schließlich dem Zeigefinger gegenübergestellt.

- Figuren kneten, Murmeln in der Handfläche kreisen lassen (wie Qi-Gong-Kugeln), Schlaufen vorwärts und rückwärts, liegende Acht (rechts und links herum) sowie andere Muster zeichnen.
- Partner-, Eltern-Kind-Übung:
  - Sie sitzen sich gegenüber. Nach einem einprägsamen Rhythmus (z. B. „we will rock you" von Queen) mit beiden Händen 2× auf die Oberschenkel klatschen, dann mit rechtem Daumen und Zeigefinger das linke Ohr, mit linkem Daumen und Zeigefinger die Nase und umgekehrt mit linkem Daumen und Zeigefinger das rechte Ohr, mit rechtem Daumen und Zeigefinger die Nase anfassen. Anschließend wieder 2× auf die Oberschenkel klatschen usw. Geben Sie die Reihenfolge vor: „Ohr überkreuz links, Ohr überkreuz rechts".
  - Variieren Sie die Übung wie folgt: 2× Oberschenkel, Schulter links – Knie rechts, Schulter rechts – Knie links anfassen (jeweils ansagen: „2× Oberschenkel, Schulter und Knie gegenüberliegend") oder
  - 3× Oberschenkel, Zeigefinger auf den Mund, Hand überkreuzt auf das Ohr.
- Sudoku, Schach spielen. Hierbei muss das Resultat einer bestimmten Aktion vorhergeplant werden.

Die Webseite http://www.mental-aktiv.de/mentaltraining/uebungen-online stellt interessante Übungen zur Verfügung, äußerst sinnvoll ist die App „Luminosity" (www.Luminosity.com)

## ❺ Differenzialtherapie

Alle zerebellaren Reha-Maßnahmen (mit Ausnahme der vestibulären Stimulationen) stimulieren den kontralateralen zerebralen Kortex. Dies muss jedoch bei Vorliegen einer zerebellaren und zerebralen Schwäche auf derselben Seite verhindert werden, damit es nicht zu einer weiteren Inhibition des zerebralen Kortex kommt.

**Beispiel: rechts-zerebellare und rechts-zerebrale Schwäche**
Propriozeptive Afferenzen von rechts würden den linken Kortex stimulieren und dadurch zu einer weiteren Supprimierung des rechten führen. Der Kortex ist in dem Fall von kontralateral und exterozeptiv (über die Hinterstränge: Vibration, epikritische Sensibilität) zu stimulieren.

Das Zerebellum lässt sich aber auch selektiv per vestibulärer Stimulation (Drehstuhl oder Sitzhängematte mit Drehrichtung zur Seite des schwachen Zerebellums) stimulieren.

### Fallbeispiel 1

**Kopfschmerz bei Z. n. Kleinhirn-Medulloblastom**

Männlicher Patient, geb. 24.5.1985
Erstvorstellung am 31.10.2003

#### Beschwerden

- Spannungskopfschmerzen, daneben nächtliche Kopfschmerzen, Übelkeit, Erbrechen, Schwindel
- Neurodermitis, Erschöpfung, Hypothyreose
- Schwerhörigkeit seit 1992: Nach Diagnose eines Medulloblastoms in der hinteren Schädelgrube 10/92 erfolgte eine Tumorteilresektion mit Radiatio und Chemotherapie. Die rechtsseitig begonnene, inzwischen beidseitige Schwerhörigkeit ist Folge der Strahlentherapie.

#### Befunde

- Romberg-Versuch: ungerichtetes leicht vermehrtes Schwanken
- Finger-Nase-Versuch: beidseits leicht dysmetrisch, Dysdiadochokinese rechts ausgeprägter als links
- Im optokinetischen Versuch: ausbleibende Folgebewegung nach rechts, verminderte Folgebewegung nach links, normale Rückstellsakkade, Augen driften nach rechts; Sakkaden metrisch
- Im Drehversuch (mit Videobrille und Aufzeichnung) beidseits kräftiger Nystagmus, der durch Fixierung bei Rechtsrotation kaum unterdrückt wird, bei Wiederholung ermüdend, bei Linksrotation ist er relativ gut durch Fixation unterdrückbar und stabiler.
- $O_2$-Sättigung: an beiden Händen 98 %
- AV-Ratio am Fundus: 1:1,5 beidseits
- Pupillenreaktion: beidseits ermüdend
- MER: obere Extremität ++, untere Extremität +++, keine Pyramidenbahnzeichen
- Physiologischer blinder Fleck: beidseits im temporalen Bereich maximal vergrößert; Bedside-Gesichtsfeldtestung (Oppositionstest) normal
- Massive Palpationsschmerzhaftigkeit subokzipital über dem OP-Narbenbereich wirkt sich im Test extrem störend aus (positive TL). Der primär respiratorische Rhythmus des Schädels ist normal.

#### Neurologische Untersuchungsbefunde

- Kleinhirnfunktionsschwäche rechts betont (Dysdiadochokinese), Augen driften im optokinetischen Versuch nach links (rechtes Zerebellum „schiebt" die Augen im Reflexgeschehen nach links, vgl. Garten 2012, Kap. 12.2.12).
- Für eine mediale Kleinhirnschwäche spricht auch die fehlende Unterdrückung des vestibulookulären Reflexes (VOR).
- Parietallappenschwäche rechts: Ausbleiben der Folgebewegung im optokinetischen Versuch, d. h. mangelnde Fixierungsmöglichkeit im Sinne einer Folgebewegung, trägt ebenfalls zur fehlenden Unterdrückung des VOR bei.
- Mesenzephale Schwäche: beidseits ermüdende Pupillenreaktion

#### Therapie

- Das Ziel der Behandlung ist einerseits, strukturelle Störungen wie das Narbenstörfeld zu beseitigen, und andererseits die ZNS-Funktion zu optimieren, sodass sich die Schmerzhemmmechanismen normalisieren.

Behandlung in der Praxis:

- Die Entstörung der Narbe mittels Laser gelingt ebenso wenig wie der Versuch einer Strain-Counterstrain-Korrektur. Eine

IRT (Schmitt 1990) der Nackenregion bleibt ohne Effekt. Neuraltherapie der Narbe hebt den Testbefund auf.

- Supplementierung mit Jod (TSH: 5,1mU/l) nach Test
- Durch eine Probeimpulsmanipulation des Atlas von links-lateral zur Afferenzierung des rechten Kleinhirns und der parietalen Kortizes entsprechend Befund ergibt sich keine Änderung des blinden Flecks, ebenso wenig wie beim Versuch von rechts. Dieser Therapieansatz wird daher aufgegeben.
- Erläuterung: Die Impulsrichtung wurde primär von links gewählt, da sich erfahrungsgemäß die größere Stimulationswirkung der Atlastherapie am kontralateralen Zerebellum zeigt und hier eine rechts-zerebellare Schwäche diagnostiziert wurde. Dies steht jedoch in Konflikt zur rechts-parietalen Schwäche, denn durch die Atlasimpulstherapie von links wird primär der linke Kortex stimuliert (primär Area 3, 1, 2) und der ohnehin schon schwache rechte Kortex noch weiter gehemmt. Daher wurde nach anderen Modalitäten zur spezifischeren Behandlung der Dysbalance gesucht.

Häusliches Übungsprogramm zur Normalisierung der neurologischen Befunde:

- (1) „Bewegen Sie den Zeigefinger Ihrer rechten Hand vom linken unteren Gesichtsfeld in das rechte obere Gesichtsfeld und verfolgen Sie ihn mit den Augen. In der Blickposition oben rechts schließen Sie die Augen und führen den Finger nach links unten zurück. Dann beginnen Sie erneut links unten mit einer Folgebewegung nach rechts oben (mehrmals täglich ca. 20 Wiederholungen)."
- (2) „Setzen Sie sich auf einen Drehstuhl, und während Sie sich nach rechts drehen, fixieren Sie den vor sich gehaltenen Daumen. Machen Sie maximal 5 Drehungen bzw. entsprechend weniger, wenn Ihnen vorher schwindelig werden sollte."
- Erläuterung:
  - Mit Übung (1) wird die Folgebewegung nach rechts geübt, die gestört ist. Die Bewegungsrichtung von links unten nach rechts oben entspricht reflektorisch dem rechten anterioren Bogengang, dessen Stimulation Afferenzen zum rechten Zerebellum auslöst (Dysdiadochokinese rechts, Augendrift nach rechts im optokinetischen Versuch). Der VOR ist intakt, die zentrale Unterdrückung jedoch schlecht.
  - Mit Übung (2) wird die visuelle Fixierung des Daumens bei Drehung (Parietalhirn) und über die Bogengangstimulation gleichzeitig das rechte Kleinhirn trainiert.
- (3) „Installieren Sie das visuelle Stimulationsprogramm nach Anleitung auf Ihrem Computer und führen Sie die Übung wenigstens 2× täglich durch."
- Erläuterung: Die Programmierung einer optokinetischen Stimulation mit senkrechten Streifen, die sich nach rechts bewegen, dient zum Training der Folgebewegung. Sowohl die Augenbewegungen als auch die visuelle Stimulation (Lichtreflex) aktivieren das Mesenzephalon (➤ Abb. 7.44).

### Verlauf

- 1.12.2003: Blinder Fleck und Folgebewegung sind besser geworden. Nach Auskunft der Mutter hatte der Patient eine „super Phase". Im Narbenbereich zeigt sich keine positive TL mehr. Rechtsseitiger Temporal Bulge wird korrigiert. Müde. Armour Thyroid (ein Schilddrüsen-Extrakt vom Schwein) führt zu positivem Testbefund (Teres minor links w), TSH soll noch abgewartet werden.
- 16.1.2004: In der Zwischenzeit 2× einen halben Tag lang Kopfschmerzen. Die Folgebewegung nach rechts weiter verbessert. Mit veränderter Hemistim (➤ Abb. 7.45) bessert sich der blinde Fleck in der Kontrolle (➤ Abb. 7.46).
- 13.2.2004: Im optokinetischen Test wird die Folgebewegung nach rechts wieder schlechter. Hemistim wie am 31.10.2003. V-Spread der Sutura sagittalis, Atlasimpulstherapie von beiden Seiten. Verordnung von 50 µg Thyroxin (Hausarzt).
- 26.3.2004: 3× schwerste Kopfschmerzattacken, aber insgesamt 30 % Besserung. Kopfgelenke mit Okziput-Release korrigiert. Atlasimpulse haben erneut keinen Einfluss auf den optokinetischen Versuch. Hemistim-Programm: wieder Schachbrett von links und blauer Kreis nach rechts oben (➤ Abb. 7.45).
- 4.6.2004: Patient hat keine Kopfschmerzen mehr gehabt. Optokinetischer Versuch nun besser, beidseits verbesserte Folgebewegung. Anwendung von TENS schwellig an beiden Armen zur propriozeptiven Stimulation. Gekreuzte Übungen auf dem Gymnastikball. Subokzipitale Spannung mit Okziput-Release nachbehandelt.
- 6.8.2004: 2× Kopfschmerzen in 8 Wochen, Optokineseversuch nach rechts besser, aber immer noch eingeschränkt,

7

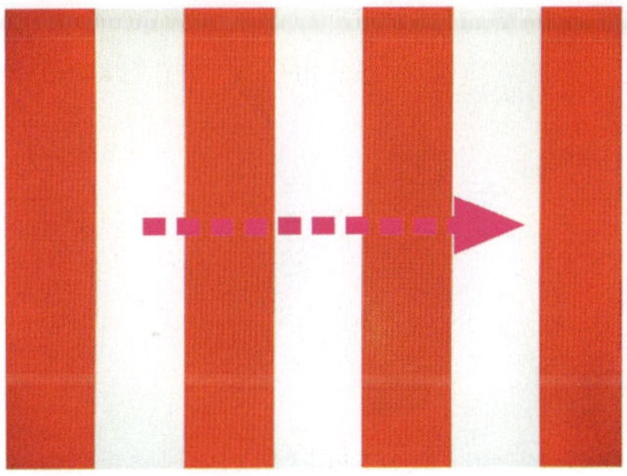

**Abb. 7.44** Hemistim-Programm vom 31.10.2003: optokinetischer Nystagmus mit Folgebewegung nach rechts, Rückstellsakkade nach links

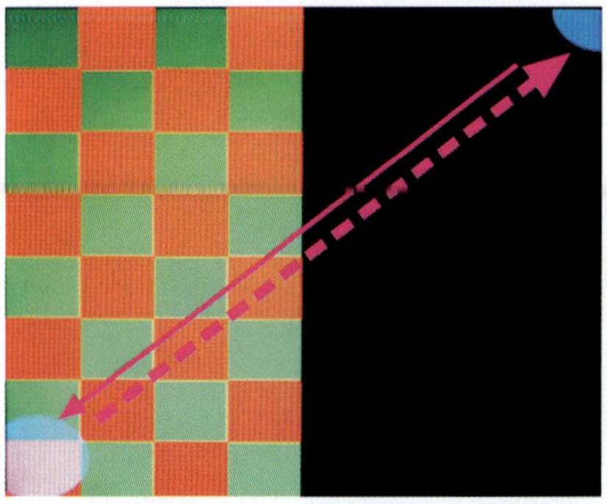

**Abb. 7.45** Hemistim-Versuch zur Stimulation des Kortex (Schachbrettmuster, die Differenzierung von großflächigem Schachbrett mit schwachem Kontrast für das Parietalhirn wurde damals noch nicht durchgeführt; Folgebewegung von links unten nach rechts oben), des Frontalhirns (Rückstellsakkade nach links unten) und des Zerebellums (Folgebewegungen, Rückstellsakkaden)

Folgebewegung nach rechts vermindert. Der „katastrophale" Zustand der Haut (Neurodermitis) ist nachsubjektivem Empfinden durch Thyroxin bedingt. Verordnung von Armour Thyroid nach Test.

- 16.9.2004: Keine Kopfschmerzen mehr. Weiterbehandlung der Haut, Nahrungsmitteltest, homöopathische Anamnese
- Mai 2006: Durch ein Cochlea-Implantat hat sich das Hörvermögen gewaltig verbessert. Bei der homöopathischen Nachanamnese wird auch nach den Kopfschmerzen gefragt. Die Mutter berichtet, sie seien wieder aufgetreten, als der Patient seine Übungen vernachlässigte. Speziell die Hemistim-Übung zeitigt reproduzierbare Ergebnisse. Ansonsten sind die Schmerzen kein Thema mehr.

### Kommentar

Das Fallbeispiel zeigt, dass sich Schmerzzustände erfolgreich behandeln lassen, wenn sich die Therapie an der vorgefundenen neurologischen Dysfunktion orientiert, auch wenn die bekannten Schmerzkontrollzentren nur indirekt stimuliert werden können. Letztere können aber als homologe Gewebe innerhalb der Region, in der sie liegen, aufgefasst werden: periaquäduktales Grau – Okulomotoriuskerne im Mesenzephalon, Ncl. raphe magnus und Locus coeruleus – paramediane pontine Formatio reticularis in der pontobulbären Formatio reticularis.

Jede mesenzephale Stimulation durch Augenbewegungen bewirkt eine ausgeprägte kortikale Stimulation, die zur verbesserten Summation der sensorischen Afferenzen aus schmerzenden Körperregionen notwendig ist. Schmerz ist mit einer verminderten kortikalen Repräsentation der betroffenen Körperregionen verbunden.

Wie der Behandlungsverlauf und das Behandlungsergebnis zeigen, sollte jede therapeutische Maßnahme vorab per Challenge auf ihre Wirksamkeit hin überprüft werden. Dazu sind funktionelle Parameter wie die skelettmuskuläre Funktion (Challenge der Okziputfixation und des okzipitalen Narbenstörfelds) und reflektorisch motorische Funktionen (optokinetischer und vestibulookulärer Reflex) einzubeziehen. Visuelle Parameter wie der physiologische blinde Fleck kommen hinzu. Alle zusammen bilden das Neuromuskuläre-funktionelle-Assessment-System (NFA).

Die manualmedizinischen Strategien erbrachten im gegebenen Fall allenfalls eine segmentale Verbesserung (Okziput-Release, Atlasimpulstherapie), hielten aber einer zentralnervösen Überprüfung nicht stand. Hier könnten Übungen wie visuelle, vestibuläre und propriozeptive Stimulationen eine entscheidende Rolle gespielt haben.

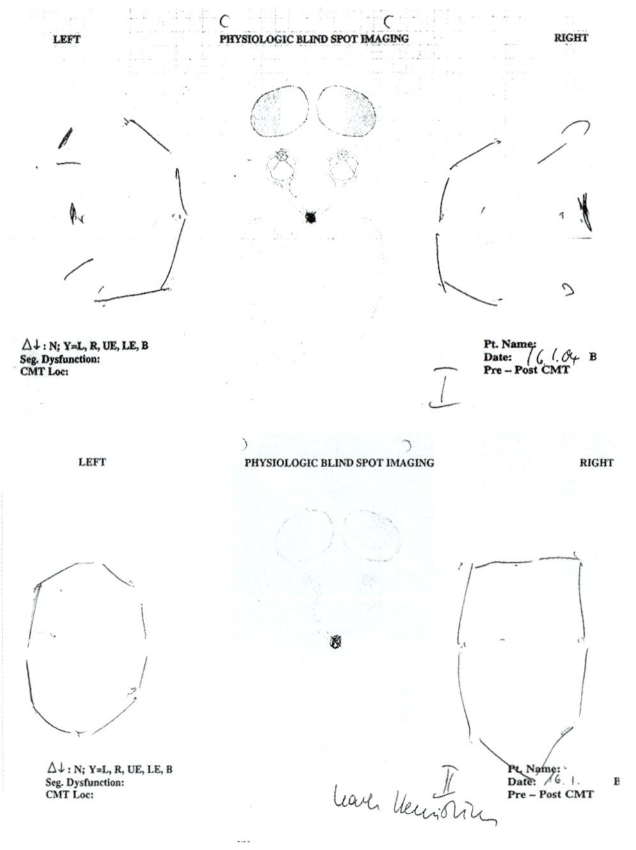


**Abb. 7.46** Blinder Fleck vor und nach Hemistim: Vor Stimulation ist er beidseits offen, nach Stimulation gut abgegrenzt.

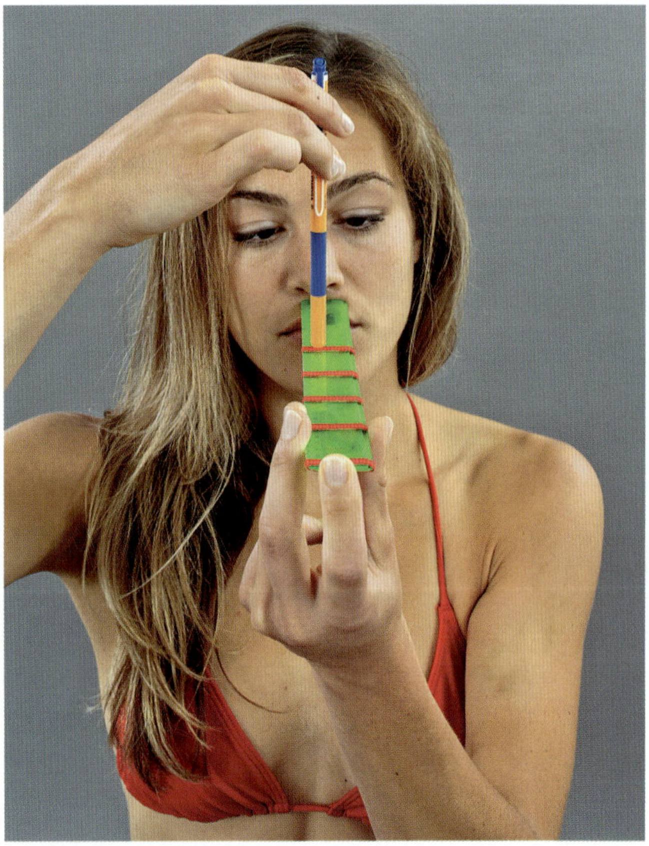

**Abb. 7.47** Konvergenztraining, in diesem Fall bei linksseitiger Hemisphärenschwäche

## 7.14.5 Mesenzephale Rehabilitation

### ❶ Optokinese vertikal

Hierdurch werden die mesenzephalen Blickzentren angesprochen. Die App „Optodrum" für iPhone und iPad ist bestens dazu geeignet.

Wenn die Blickstabilisierung schwach ist (Patient zeigt Stressreaktionen in Optokineseversuchen), nutzen Sie statt der optokinetischen zunächst die vestibulär reflektorischen Mechanismen (die auch bei vertikaler Blickparese länger erhalten sind). Markieren Sie einen Punkt an der Wand, den Sie vom Patienten fixieren lassen. Während er den Kopf auf und ab (Flexion-Extension) bewegt, soll er den Punkt weiterhin im Blick behalten bzw. fixieren.

### ❷ Mikrosakkaden

Die Colliculi superiores des Tectum mesencephali fungieren als „topografische Landkarte" und sind zentral in die Okulomotorik involviert.

Bei Mikrosakkaden handelt es sich um eine Abfolge kurzamplitudiger Sakkaden in einer Dimension. Durch sie werden die tektalen und mesenzephalen (sowie wohl auch die pontobulbären) Blickzentren schonender stimuliert als durch die üblichen Sakkadenübungen. Zugleich können sie als Ersatz für vestibuläre Übungen dienen, indem sie z. B. eine Stimulation des rechten anterioren Bogengangs beinhalten (Mikrosakkaden nach rechts oben).

### ❸ Konvergenztraining

Für das Konvergenztraining können Sie auf einem 30 cm langen Lineal 5-cm-Abstände markieren. Der Patient hält es sich unter die Nase, während er mit einem Stift (jeweils aus der Ferne zur Nase kommend) Schritt für Schritt auf die Markierungen zeigt. Bei einer Hemisphärenschwäche sollte die kontralaterale Hand benutzt werden, damit gleichzeitig bereits eine spezifische Behandlung erfolgt (➤ Abb. 7.47).

Bei stark kompromittiertem Mesenzephalon (Konvergenzbewegungen führen zu Stressreaktionen) ist folgende Version angezeigt: Lassen Sie den Patienten in 1 m Entfernung einen Punkt an der Wand fixieren, auf den er sich bis auf ca. 20 cm Abstand zubewegt, dann wieder zurückgeht usw. (ca. 10×). Dabei ist auf vegetative Zeichen zu achten!

## 7.14.6 Rehabilitation bei zerebralen kortikalen Schwächen (PPIM)

### ❶ Impulsmanipulationen

#### Impulsrichtung abhängig von der Hemisphärendysbalance

Als Grundregel kann für Impulsmanipulationen der Wirbelsäule und der Extremitäten gelten, dass der Impuls grundsätzlich kontralateral der Hemisphärenschwäche gesetzt werden muss, da sämtliche sensorischen Afferenzen zur anderen Seite kreuzen (➤ Abb. 7.43). Dies bedeutet: Der Impuls muss in Bezug auf den Hypotonus, die schwächere Stellreaktion bei der Seitkippungsprüfung, den höheren Blutdruck und die größere AV-Ratio am Augenhintergrund von der Gegenseite aus, jedoch in Bezug auf den vergrößerten blinden Fleck von der gleichen Seite ausgeübt werden.

Eine Überprüfung des blinden Flecks sowie des Blutdrucks und der AV-Ratio vor und nach Atlasimpulstherapie bei 30 erwachsenen Patienten mit muskulären Hyporeaktionen im manuellen AK-Test ergab jedoch, dass der Impuls im Gegensatz zu Manipulationen aller übrigen Wirbelsäulensegmente kontralateral des vergrößerten blinden Flecks (d. h. auf der Seite der Hemisphärenschwäche und damit der Seite des Hypotonus) erfolgen muss, um einen Ausgleich zu erzielen. Bei zwei der Patienten war keine Veränderung zu erzielen. Es sei noch einmal betont, dass der Impuls am Atlas auf der Seite des muskulären Hypotonus angebracht werden muss, also genau entgegengesetzt zur Impulsrichtung bei kaudaleren spinalen Manipulationen.

Diese Praxis hat sich auch bei Säuglingen und Kleinkindern bewährt, bei denen sich differenziertere (topografisch-)neurologische Parameter in den meisten Fällen nicht erheben lassen.

Der scheinbare Widerspruch, dass die Impulse bei der Chirotherapie kontralateral und bei der Atlastherapie ipsilateral zur Seite des Hypotonus gesetzt werden sollen, ist möglicherweise durch die Biomechanik der subokzipitalen Muskulatur erklärbar, d. h. hier ist ein propriozeptiver Stimulus entgegen der Richtung an der übrigen Wirbelsäule adäquat (➤ Abb. 7.48).

Im Unterschied dazu wird der axial nach kranial gerichtete Impuls bei der Impulsstimulation des Okziputs auf der Gegenseite der Hemisphärenschwäche, d. h. auf der Seite des vergrößerten blinden Flecks, angebracht (➤ Abb. 7.74).

#### Integrität der Neuraxis sicherstellen

Da Manipulationen der Kopfgelenke inkl. der Atlasimpulstherapie nach Arlen aufgrund der Rezeptorendichte sicher zum größten propriozeptiven Input führen, ist die Integrität der Neuraxis vorab besonders sorgfältig zu prüfen: Die metabolische Kapazität der stimulierten Strukturen (Zerebellum, Zerebrum, Hirnstamm) darf nicht überschritten werden. Das bedeutet, dass bei einem hohen Ermüdbarkeitskoeffizienten (starker Erschöpflichkeit), sichtbar an einer Pulsbeschleunigung durch geringe Reize (rechtsseitige IML), ventrikulären Arrhythmien (linksseitige IML) und nicht-haltbarer Pupillenreaktion auf Lichtreize, die Reizstärke reduziert werden muss: Verwenden Sie Atlasimpulse geringerer Intensität und verzichten Sie auf Impulsmanipulationen zumindest der Kopfgelenke. Vor einer Atlasimpulstherapie und vor Manipulationen der Kopfgelenke sollte daher ein Minimalprogramm neurologischer Diagnostik absolviert werden.

#### Periphere Manipulationen

Die Rippengelenke (3 Gelenke pro Rippe) sind reichlich mit Propriozeptoren versehen. So kann sich die Impulsmanipulation der ersten Rippe bzw. der kranialen Rippen auf der Gegenseite der Hemisphärenschwäche als sehr guter und risikoarmer Ersatz für die HWS-Manipulation anbieten (➤ Abb. 2.48 und ➤ Abb. 2.49).

Langsame Dehnungen gegen Kontraktion, wie bei der autogenen Fazilitation (➤ Kap. 1.2.4) beschrieben, sind über die ausgeprägte

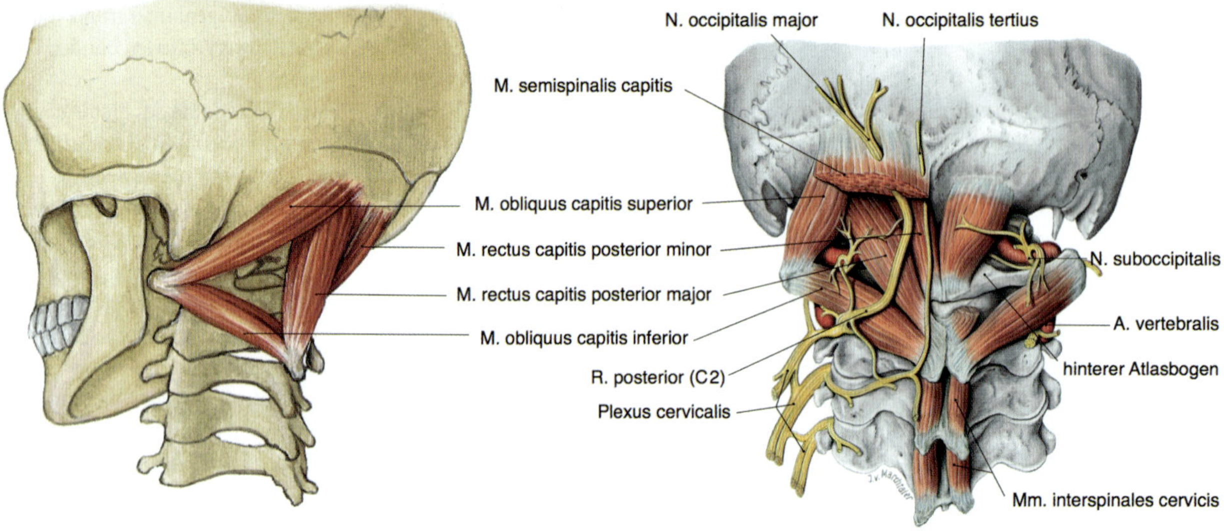


**Abb. 7.48** Subokzipitale Muskulatur und Atlasimpulstherapie (Sobotta 2007)

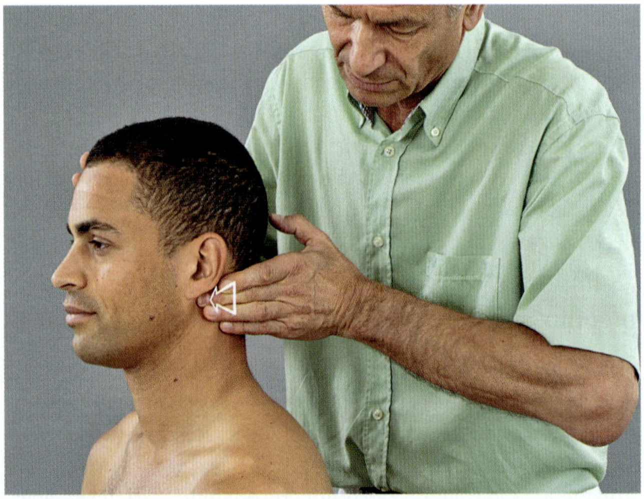

**Abb. 7.49** Ausführung der Impulstherapie

Spindelzellafferenzierung starke kortikale Stimuli im Sinne der PNF.

## ❷ Sensomotorische Trainingsprogramme

Sämtliche propriozeptiven Übungsprogramme (➤ Kap. 7.14.3), ob undifferenziert bilateral oder differenziert kontralateral der Hemisphärenschwäche, sind kortikale Stimulationsprogramme.

### Parietales Positionieren

Schreiben Sie Zahlen und Buchstaben (aus demselben Blickwinkel des Patienten, damit sie für ihn erkennbar sind) auf die Hand, das Handgelenk, den Unterarm, den Oberarm oder bei entsprechender Indikation auf die ganze rechte oder linke Körperhälfte. Der Patient soll sie mit geschlossenen Augen erkennen und den Körperbereich genau benennen: „Eine 7 auf dem linken Handgelenk."

### Hemistim

Dabei handelt es sich um ein einfaches visuelles Stimulationsprogramm, mit dem Schachbrett-Wechselmuster auf der Gegenseite der Hemisphärenschwäche angewandt werden können. Beispiele finden sich im Downloadbereich von www.DrGarten.de. Dabei kann noch genauer spezifiziert werden:

- Wenn eher der Parietallappen stimuliert werden soll (blinder Fleck im unteren Bereich größer), der dem visuellen „Wo-System" (Devinsky und D'Esposito 2004) entspricht, können schnellere Wechselfrequenzen mit großflächigen, kontrastarmen Schachbrettmustern gewählt werden.
- Wenn eher der Temporallappen stimuliert werden soll (blinder Fleck im oberen Bereich größer, ➤ Abb. 7.23), der das visuelle „Was-System" beherbergt, sind langsamere Wechselfrequenzen mit kleinen Quadraten und hohem Farbkontrast besser geeignet.

### Okulomotorische Übungen

Folgebewegungen werden im parietalen Kortex generiert, Sakkaden im frontalen. Dies kann man rehabilitatorisch nutzen (➤ Kap. 7.14.4 „Folgebewegungen und Sakkaden").

**Fallbeispiel 2**

**Zervikobrachialgie**

Der 59-jährige Patient klagte über 1–2× wöchentliche, pochende subokzipitale Schmerzen, die bis in die Schulter zogen.

**Diagnosen bei Aufnahme**

- Rezidivierende Zervikozephalgie und Zervikobrachialgie

- Bandscheibenvorfall C5/C6 medial-links-lateral mit Wurzelpelottierung von C6 (➤ Abb. 7.50)
- Hyperlordose der HWS
- Bandscheibenprotrusion (in Höhe von C3/C4 und C6/C7), Z. n. „minimal-invasiver Neurolyse und Neuroplastik"

### Erstuntersuchung (14.11.2003)

- Finger-Nase-Versuch dysmetrisch, rechts betont
- RR rechts: 150/105, links: 160/110
- AV-Ratio rechts: 1:2, links: 1:2,5
- Konvergenzreaktion fehlte, keine Doppelbilder in den Kardinalblickrichtungen
- Pupillenreaktion beidseits erschöpflich
- Folgebewegung im optokinetischen Test fehlend
- MER +++ mit Globalreaktion
- Blinder Fleck beidseits nach lateral offen (➤ Abb. 7.51)

### Therapie

- Manipulation von C3 RR in gekoppelter Mechanik und 1. Rippe rechts, entsprechend der Diagnose „rechts-zerebellare, links-kortikale Dysfunktion"
- Akupunktur (Dry Needling) von Tenderpoints in der Nacken-Schulter-Muskulatur
- Befunde direkt nach Behandlung
  - RR 145/100 bds.
  - AV-Ratio bds. 1:1,5–2
  - Blinder Fleck seitengleich und definiert (➤ Abb. 7.52)
  - Finger-Nase-Versuch bds. metrisch
  - MER ohne Globalreaktion („Jump")
  - Konvergenzreaktion gebessert, aber noch ermüdend
  - Pupillen plastischer

### Verlauf

Die Therapie wurde mit geringen Abwandlungen (im Abstand von zunächst 2, dann 4, später 8 Wochen und länger) insgesamt 10× durchgeführt. Der Patient meldete sich jeweils selbst bei erneuter Verschlechterung der Beschwerden. Seit Frühjahr 2005 keine Behandlung mehr. Auf einer Weihnachtsgrußkarte schrieb der Patient 2006, dass es ihm gut gehe.

### Erläuterung

Die beidseitige, jedoch linksbetonte kortikale Dysfunktion führt über eine ungenügende Stimulation der pontobulbären Formatio reticularis zur Sympathikusenthemmung (Blutdruck, Augenhintergrund) und Absenkung der Schmerzschwelle (die möglicherweise die Hauptbeschwerde des Patienten verursachte). Die Vasokonstriktion kann mit einer venösen Stauung im Spinalkanal einhergehen und funktionelle Engpässe bewirken. Diese lassen sich, wie das Fallbeispiel zeigt, durch eine Reafferenzierung sofort beseitigen. Das erklärt, warum muskuläre Inhibitionen bei Bandscheibenläsionen und spinalen Engen ebenso wie ein positiver Babinski-Reflex (1. Motoneuron) nach gezielter Manipulation sofort aufgehoben sein können.

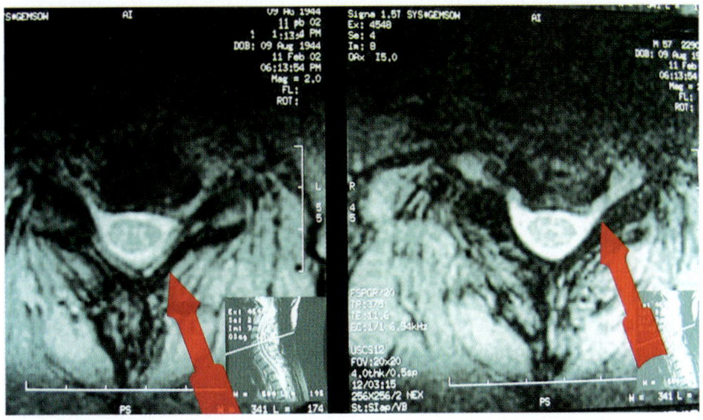

**Abb. 7.50** Im MRT der HWS des Patienten (Fallbeispiel 2) wird eine foraminale Enge beschrieben.

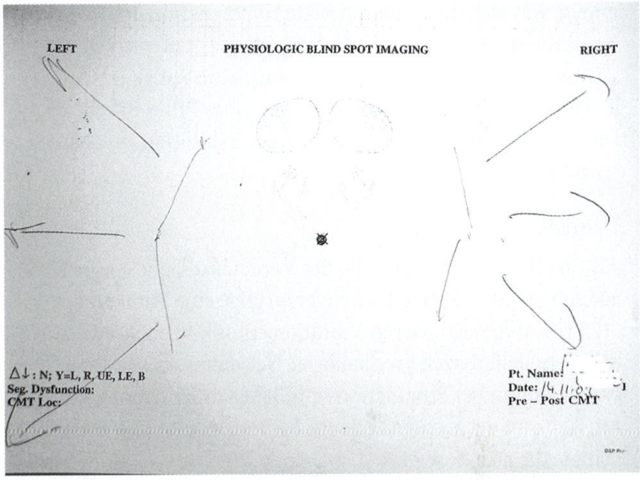


**Abb. 7.51** Physiologischer blinder Fleck (Fallbeispiel 2) vor der Behandlung: Mit beiden Augen wird nur der zentrale Gesichtsfeldsektor wahrgenommen. Das entspricht dem Bereich der parietalen Retina mit der Fovea centralis, der damit grundsätzlich besser repräsentiert ist.

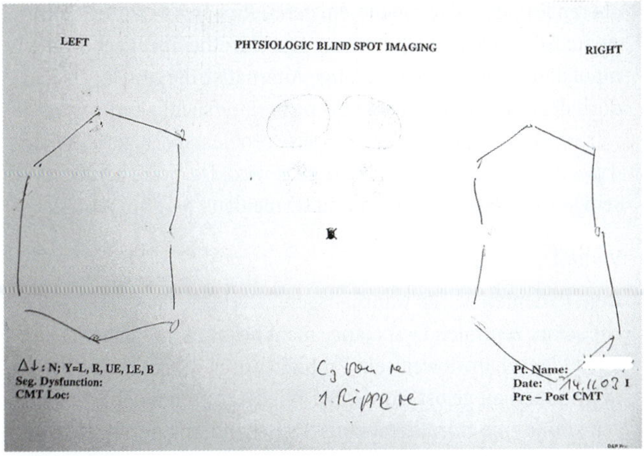


**Abb. 7.52** Physiologischer blinder Fleck (Fallbeispiel 2) nach Manipulation der ersten Rippe rechts und von C3 – von rechts entsprechend der Hemisphärendysbalance

Fallbeispiel 3

### Unterschenkelschmerz

Der 56-jährige Patient (IT-Spezialist) kam wegen Fibulaschmerzen im rechten Unterschenkel, die nicht mit Bewegung oder Ruhe korrelierbar auftraten, in die Praxis.

#### Befunde

Kein Anhalt für pseudoradikuläre oder radikuläre Störungen. Auf der Suche nach Gelenkdysfunktionen wurde eine manuelle Muskeltestung mit folgendem Ergebnis durchgeführt: Hyporeaktiv waren die Mm. tibiales anterior und posterior, die Mm. peronei longus und brevis sowie der M. rectus femoris und der M. gluteus medius rechts. Die Inhibition dieser Beinflexoren und -extensoren ließ eine globale rechtsseitige Inhibition vermuten, was sich durch die getestete Hyporeaktion des M. latissimus dorsi und des M. pectoralis major clavicularis rechts bestätigte. Als zentrales Muster kam eine rechtsseitige (ipsilaterale) Hemisphärendysfunktion im Sinne eines PPIM infrage. Dies erklärt auch die reduzierte Schmerzinhibition auf der rechten Seite.

#### Therapie

Als Challenge zur Bestätigung der Verdachtsdiagnose wurde auf einige linksseitige Knochenvorsprünge eine Stimmgabel (128 Hz) aufgesetzt. Deren Vibration stimuliert ebenso wie Spindelzellafferenzen großkalibrige Nervenfasern. Dass nach ca. zweiminütiger Stimulation sämtliche vorher hyporeaktiven Muskeln auf der rechten Seite im Test normoreaktiv waren, bestätigte die Diagnose.
Auch als der Patient aufgefordert wurde, aufzustehen, umherzugehen und zu springen, um sein Bewegungssystem „lebensnah zu belasten“, kam es zu keinem Rezidiv.
Da nach der Stimmgabelapplikation die Situation bereits „haltbar“ ausgeglichen war, wurde darauf verzichtet, links z. B. die oberen Rippen zu manipulieren, deren Rippengelenke sehr effiziente Afferenzen liefern. Linksseitige chirotherapeutische Manipulationen hätten eine wichtige Alternative dargestellt. Da jedoch der Status des Zerebellums nicht untersucht worden war, wäre diese Modalität möglicherweise problematisch gewesen, da dabei das linke Zerebellum stimuliert wird. Das wäre bei rechtsseitiger zerebellarer Schwäche zu vermeiden (➤ Kap. 7.14.4).

#### Verlauf

Dem Patienten wurde wahrheitsgemäß erklärt, dass die Ursache seiner zentralen Dysbalance nicht bekannt und daher auch nicht klar sei, inwieweit sein Problem durch die bisherige Therapie dauerhaft gelöst würde. Bei Wiederauftreten der Schmerzen könne eine chirotherapeutische Behandlung durchgeführt und ein Übungsprogramm, z. B. wiederholte Stimmgabelstimulation oder auch eine TENS von links mit einer Intensität unterhalb der Schmerzschwelle (als Vibration), ergänzt werden. Der Patient meldete sich nicht mehr; vielleicht hatte er den Therapeuten mit diesem „abgehobenen“ Therapiekonzept nicht ernst nehmen können. Doch als er 6 Monate später wegen eines anderen Problems in die Praxis kam, erzählte er, dass sein damaliges Schmerzproblem nie wieder aufgetreten war.

Fallbeispiel 4

### Zervikale Dystonie

Der Patient (geb. 1967) stellte sich im November 2006 in der Praxis vor, nachdem im Juli 2005 eine „zervikale Dystonie“ diagnostiziert worden war.

#### Beschwerden

Außer der Muskelspannung, die sich primär im M. sternocleidomastoideus links und im M. trapezius (oberer Teil) rechts manifestiert, und damit in Verbindung stehenden unkontrollierten Haltungsabweichungen klagt der Patient über Schmerzen im Schulter-Nacken-Bereich. Im MRT wurde eine Diskusprotrusion in Höhe von C5/C6 beschrieben, die jedoch klinisch irrelevant erschien. Darüber hinaus hatte er lumbale Schmerzen.

#### Bisherige Therapie

Die zervikale Dystonie war bislang bereits mit kraniosakraler und manueller Therapie, Körpertherapie, Chiropraktik sowie Reiki behandelt worden.
Seit Juli 2006 erhielt er Botox-(Botulinum-Toxin-)Injektionen, deren Wirkdauer ca. 3 Monate betrug (➤ Abb. 7.53).

#### Befunde

- Haltungsstörung (➤ Abb. 7.54 links)
- Romberg-Versuch o. B., Einbeinstand links unsicherer als rechts, bds. wenig Sicherheit
- Finger-Nase-Versuch (FNV) bds. gering dysmetrisch mit Betonung links.
- Bei Anforderung, den Finger-Nase-Versuch mit spezifischen Fingern auszuführen, zeigte der Patient Links-Rechts-Konfusion und Fingerdysgnosie. Dies ist Teil des Gerstmann-Syndroms (Bähr und Frotscher 2003), zu dem auch Dyskalkulie gehört. Daher wurden dem Patienten einfache Dreischritt-Rechenaufgaben gestellt, deren Lösung ihm Schwierigkeiten bereitete.
- Blutdruck (RR) bds. 135/85, AV-Ratio am Augenhintergrund bds. 1:2
- Muskeleigenreflexe (MER) unauffällig
- Anisokorie (rechts größere Pupille) und weniger haltbare Pupillokonstriktion rechts, sowohl direkt als auch konsensuell
- Vermehrtes Schwitzen rechts

#### Funktionell neurologische Diagnose

- V. a. rechts-kortikale Schwäche mit basalganglionärem Wind-up und Sympathikusenthemmung (rechtsbetont)
- Geringfügige links-zerebellare Schwäche

Diese Diagnose muss durch diagnostischen Challenge überprüft werden. Eine nähere Erläuterung und ein Kommentar folgen im Anschluss an das Fallbeispiel.

## Therapie

Propriozeptive Stimulationen wurden probeweise mit ansteigender Intensität des propriozeptiven Inputs durchgeführt:

- Vibration (Stimmgabel 128 Hz) auf Knochenvorsprüngen der linken Körperseite brachten einen besseren Einbeinstand rechts, aber nicht links.
  Mechanorezeptor-Afferenzen des Vibrationssinns werden über die Hinterstränge unter zumindest partieller Umgehung des Zerebellums geleitet (Kandel et al. 2000).
  Mechanorezeptor-Afferenzen aus Muskeln und Gelenken (Spindelzellen und Gelenkrezeptoren) werden primär über die Tractus spinocerebellares und den Fasciculus cuneatus accessorius (aus der oberen Körperhälfte) geleitet.
- Manipulation der oberen zwei Rippen links, deren Rippengelenke für einen massiven Mechanorezeptor-Input sorgen.
  Die Manipulation erfolgte nicht primär wegen einer „Blockierung" dieser Rippen, sondern probeweise als Propriozeptorenstimulation. Hierauf verbesserte sich der Einbeinstand links.
- Durch Atlasimpulse von rechts verschlechtert sich der Einbeinstand wieder etwas, von links dagegen verbessert er sich.

## Nutrimentelle Unterstützung

Nach Testbefund wurden Niacin und Pyridoxal-5-Phosphat verordnet. Sie sind laut Goodheart (1969, 1970) mit neurologischen Störungen und dem M. sternocleidomastoideus assoziierbar. Der DMPS-Test nach AK-Challenge fiel positiv aus (Hg = 62,1 µg/l, Normalbereich bis 50,0 µg/l). Daher erfolgte eine Amalgamentfernung und Ausschwemmung mit DMSA/N-Acetyl-Cystein.

## Häusliches Übungsprogramm

Für ein Hemistim-Programm zu Hause (2× täglich, 2 min) verwendete der Patient eine Software, die eine visuelle Stimulation mit einem Schachbrettmuster vom linken Gesichtsfeld aus ermöglicht. Er führt zudem selbst Stimulationen mit der Stimmgabel auf der linken Körperseite sowie Elektrostimulationen unterhalb der Schmerzschwelle (als Vibration) mit einem TENS-Gerät (2× täglich, 10 Hz an linkem Arm und linkem Bein) durch. Parietales Positionieren: Ein Angehöriger berührte einen Finger, den der Patient mit geschlossenen Augen benennen soll. Dies diente zur Verbesserung der inneren Repräsentation der Finger. Dasselbe wurde an anderen Körperregionen durchgeführt, um die Links-Rechts-Konfusion zu beheben.

## Verlauf

Der Patient ließ sich andernorts zunächst 2×, dann 1× pro Woche mit propriozeptiven Stimulationen (wie oben beschrieben) behandeln. Bei den Kontrollterminen, die etwa zweimonatlich anberaumt werden, zeigte sich eine zunehmende Verbesserung der Schmerzsymptomatik, dann auch der Bewegungsstörung des Patienten (posturale Entwicklung ➤ Abb. 7.54 rechts). Nach 8 Monaten war er schmerzfrei und mit dem Ergebnis zufrieden. Die Fingerdysgnosie war weitgehend beseitigt, Rechts-Links-Verwechslungen treten nicht mehr auf.

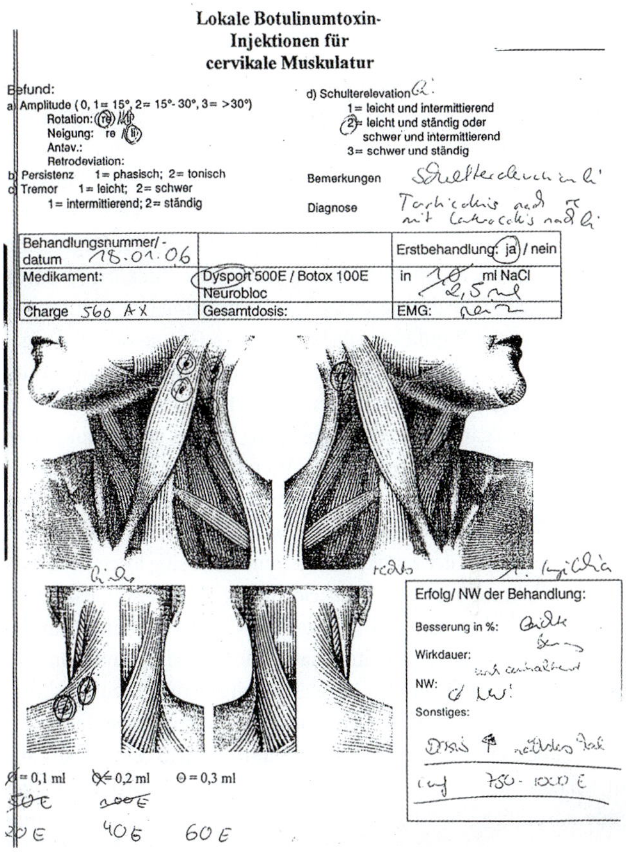
**Lokale Botulinumtoxin-Injektionen für cervikale Muskulatur**

Befund:
a) Amplitude (0, 1= 15°, 2= 15°-30°, 3= >30°)
Rotation: re li
Neigung: re li
Antev.:
Retrodeviation:
b) Persistenz 1= phasisch; 2= tonisch
c) Tremor 1= leicht; 2= schwer
1= intermittierend; 2= ständig

d) Schulterelevation
1= leicht und intermittierend
2= leicht und ständig oder schwer und intermittierend
3= schwer und ständig
Bemerkungen
Diagnose

| | | |
|---|---|---|
| Behandlungsnummer/-datum 18.01.06 | | Erstbehandlung: ja / nein |
| Medikament: | Dysport 500E / Botox 100E Neurobloc | in ... ml NaCl 2,5 ml |
| Charge 560 AX | Gesamtdosis: | EMG: |

Erfolg/ NW der Behandlung:
Besserung in %:
Wirkdauer:
NW:
Sonstiges:

= 0,1 ml = 0,2 ml = 0,3 ml

**Abb. 7.53** Dokumentationsbogen der Botox-Behandlung

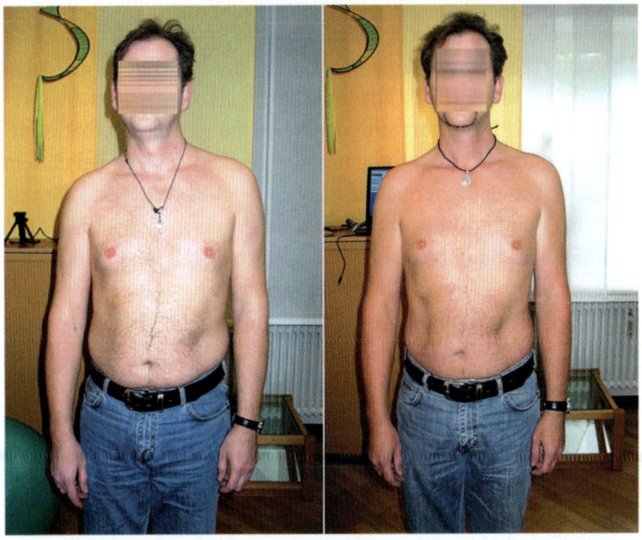

**Abb. 7.54** Die posturale Situation des Patienten vor Beginn der Therapie (links) und 8 Monate nach der multimodalen Therapie (rechts). Die willkürlichen Anstrengungen, durch die der Patient seine Haltung vor der Behandlung verbessern wollte, trugen nur zur weiteren muskulären Überlastung mit Schmerzen bei.

7

## Erläuterungen und Kommentar zum Fallbeispiel 4

### Zerebral kortikale Schwäche, basalganglionäre Enthemmung

Wie sich der basalganglionäre Output und dessen Enthemmung auswirken, ist in der Regel primär kontralateral sichtbar. Funktionell gehören dazu Spontanbewegungen wie die Muskelzuckungen, die kurz vor dem Einschlafen infolge einer kortikalen Depression auch bei Gesunden auftreten. Häufig sind diese Zuckungen durch minimale Reize (wie die mesenzephale Stimulation beim Prüfen der Lichtreaktion der Pupille) auslösbar: z. B. ein Grimassieren als mesokortikaler bzw. mesolimbischer Wind-up (Enthemmung) oder ein unwillkürliches Zucken im Schultergürtel- oder Fußbereich.

Zu einer basalganglionären Enthemmung kann es bei vermindertem kortikalem Input durch verminderte Afferenzierung (Hypoafferenzierung) aus dem Bewegungssystem kommen. Viele Patienten kennen „sensorische Tricks“, z. B. gegen den Kopf zu drücken, mit denen sich der Muskelspasmus der zervikalen Dystonie kurzzeitig lösen lässt. Dieser Druck könnte über eine Muskeldehnung (Muskelspindelafferenzen) und Gelenkbewegung (Afferenzen aus Gelenkrezeptoren) zur Afferenzierung führen. Dass manchmal schon einfaches Antippen z. B. des Kinns mit dem Finger den Muskelspasmus temporär zu durchbrechen vermag, kann damit aber nicht ausreichend erklärt werden.

Bei Patienten mit Restless-Legs-Syndrom tritt eine spontane Muskelaktivität in Ruhe auf, die meist durch eine kortikal aktivierende körperliche Betätigung wie Ergometertraining, Crosstrainer etc. zumindest temporär beseitigt werden kann.

Die Muskelspastik am Hals des Patienten im Fallbeispiel 4 wies links ein ventrales (SCM) und rechts ein dorsales (oberer Trapezius) Verteilungsmuster auf. Dementsprechend kommt es zu einer relativen Inhibition der dorsalen Muskeln links und der ventralen Muskeln rechts. Dies würde im Prinzip einem Pseudopyramidalen Inhibitionsmuster (PPIM) bei links-kortikaler Depression entsprechen. Zum PPIM gehört zudem eine ipsilaterale Sympathikusenthemmung und Schmerzenthemmung (➤ Kap. 7.11.2). Bei diesem Patienten waren die vermehrte Schweißneigung rechts und die vergrößerte Pupille rechts aber eher Zeichen einer Sympathikusenthemmung im Rahmen eines rechtsseitigen PPIM. Dass jedoch kein Seitenunterschied beim Blutdruck (bds. gleich) und der AV-Ratio am Augenhintergrund (bds. erhöht, normal bis 1:1,5) bestand, spricht gegen eine isolierte Enthemmung des rechten Sympathikus.

Das Gerstmann-Syndrom ist mit einer linken Parietallappenstörung assoziiert (Bähr und Frotscher 2003), die einen weiteren Hinweis auf eine linksbetonte kortikale Schwäche gibt. Möglicherweise hingen die Fingerdysgnosie und die Dyskalkulie des Patienten auch mit einer kognitiven Komponente der basalganglionären Schwäche rechts zusammen (Devinsky und D'Esposito 2004).

Welche Lateralität die zerebrale Stimulation haben muss, entscheidet sich also per diagnostischer Provokation (Challenge).

### Zerebellare Schwäche

Der links etwas vermehrt dysmetrische Finger-Nase-Versuch spricht für eine linksbetonte zerebellare Schwäche. Der unsichere Einbeinstand kann sowohl Zeichen einer zerebellaren als auch einer zerebralen Dysfunktion sein: Beide führen zu einem relativen muskulären Hypotonus mit eingeschränkter posturaler Reaktionsfähigkeit aufgrund der verminderten Vorspannung der Muskelspindeln. Da der Einbeinstand jedoch beidseits unsicher war, könnte rechts ein zerebral bedingter Hypotonus (im Rahmen eines PPIM) und links ein zerebellar bedingter Hypotonus (aufgrund der Kleinhirnschwäche) vorliegen.

### Zervikale Dystonie

Eine zervikale Dystonie gehört zu den zentralen Bewegungsstörungen. Sie tritt mit einer Neuerkrankungsrate von 2,4 pro 100.000 Einwohner auf. Die Erkrankungshäufigkeit in der Bevölkerung (Prävalenz) beträgt bei fokalen Dystonien ca. 40 pro 100.000 (vgl. Charité: http://www.charite.de/ch/neuro/klinik/patienten/ag_bewegungsstoerungen/index/info/Dystonie.htm#fokale; 12.6.2008). Während die idiopathische generalisierte Dystonie meist in der Kindheit beginnt, setzen die fokalen Dystonien eher im Erwachsenenalter ein. Bei der idiopathischen Form ist meist keine Schädigung festzustellen (Dauer et al. 1998). Die Erkrankung manifestiert sich aber möglicherweise infolge von Traumata, die alle drei Seiten der Triad of Health, dem Modell einer ganzheitlichen Betrachtungsweise von Gesundheit, wie sie die Applied Kinesiology konsequent befolgt (Palmer 1910), betreffen können: Schleudertraumata und andere Unfälle kommen genauso infrage wie chemisch-toxische und emotionale Traumata.

Die zervikale Dystonie, die auf einer Störung der Regelkreise u. a. der Basalkerne (Basalganglien) beruht (Galardi et al. 1996, Bronte-Stewart 2003, Raike et al. 2005, Jinnah und Hess 2006), gehört zu den Erkrankungen mit „Plus-Symptomatik“, d. h. mit Hyperkinesie, ebenso wie das Tourette-Syndrom, das Restless-Legs-Syndrom und die Chorea, während das Parkinson-Syndrom durch eine Hypokinesie („Minus-Symptomatik“) gekennzeichnet ist.

In der Neurologie werden Pharmaka erprobt, die in den Neurotransmitterstoffwechsel der Basalkerne eingreifen (wie Piperiden), und vor allem eine symptomatische Behandlung mit therapeutisch induzierten peripheren Muskellähmungen durch Botulinum-Toxin durchgeführt (Velickovic et al. 2001). Die Wirkdauer ist jedoch begrenzt, und selbst bei suffizienter Wirksamkeit würde die kognitive Komponente der Basalkerne (bei einer Störung) keinesfalls behandelt.

Wie Fallbeispiel 4 zeigt, sind mit einem multimodalen Behandlungsprogramm, das auf einer funktionell neurologischen Diagnostik aufbaut, gute Resultate auch bei neurologischen Erkrankungen zu erzielen, für die es keine kausale Therapie gibt bzw. nur symptomatische medikamentöse Therapien mit erheblichen Nebenwirkungen verfügbar sind. Eine Wirksamkeitsstudie zu chiropraktischen Maßnahmen bei diesem Krankheitsbild wurde bereits in der AK-Literatur publiziert (Carrick 2001).

### Basalganglionäres Regulationssystem

Die basalganglionäre Regulation kann vereinfacht als direkter (bewegungsfördernder) und indirekter (bewegungshemmender) Regelkreis dargestellt werden (Kandel et al. 2000).

Funktionell spielen die Basalkerne sowohl für die Bewegungsregulation als auch kognitiv und emotional eine Rolle, denn sie sind in die präfrontalen Regelkreise eingeschaltet und die wichtigsten Komponenten des extrapyramidal-motorischen Systems (➤ Abb. 7.55). Dabei handelt es sich um das Striatum (Ncl. caudatus und Putamen),

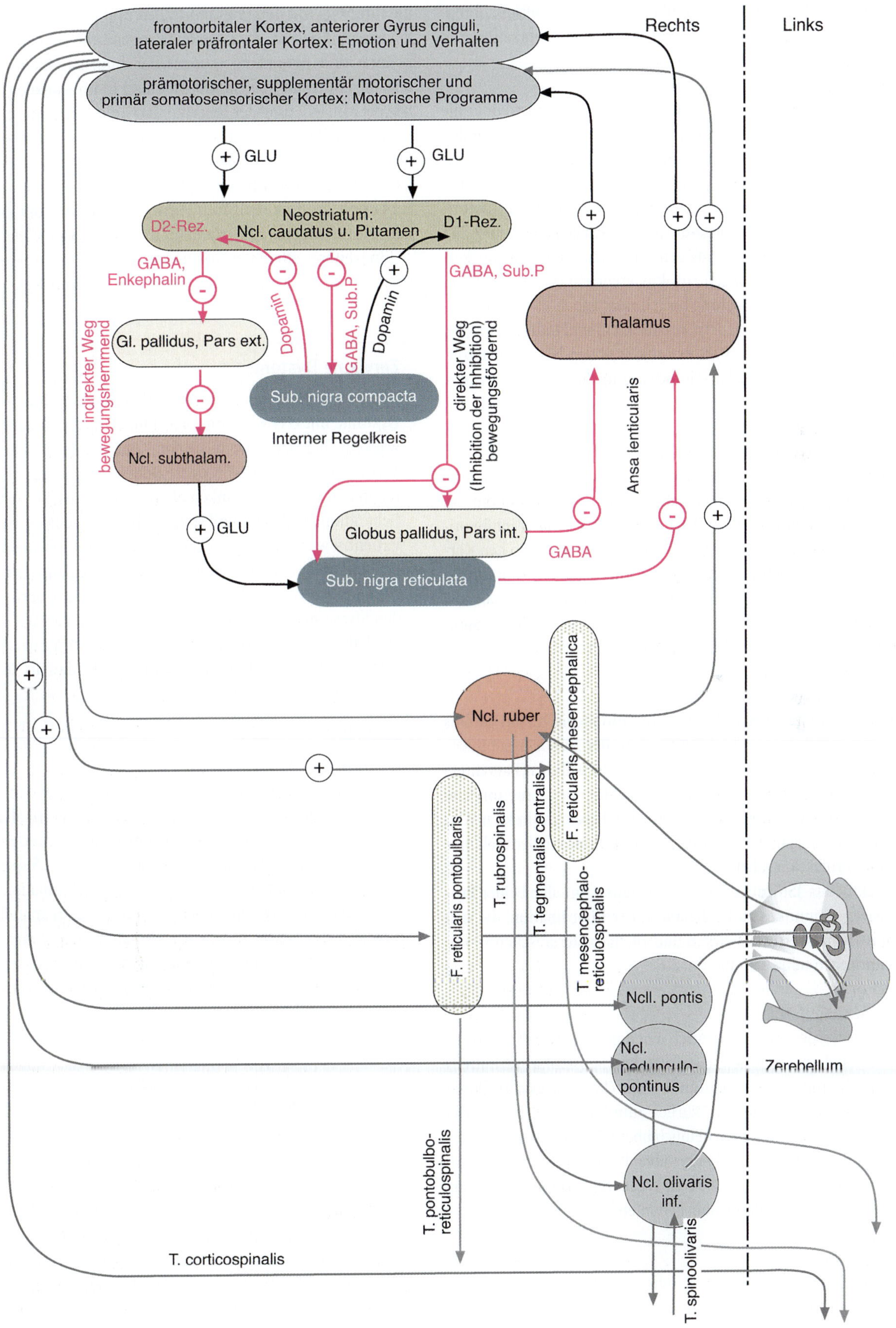


**Abb. 7.55** Basalganglionäre Regelkreise (Garten 2012)

den Globus pallidus (Pars interna und Pars externa), den Ncl. subthalamicus und die Substantia nigra (Pars compacta und Pars reticulata).

### Eingangssysteme

Eingangsstation für alle Projektionen ist das Striatum, dem über die kortikostriatale Projektion Afferenzen aus dem gesamten zerebralen Kortex (motorische, sensorische, limbische und assoziative Kortexareale) zugeführt werden. Jedes Kortexgebiet ist exzitatorisch (Transmitter: Glutamat) mit der entsprechenden Striatumregion (motorisches Striatum, sensorisches Striatum etc.) verschaltet (➤ Abb. 7.55). Weitere Afferenzen kommen aus den intralaminären Thalamuskernen, bei denen es sich um allgemein aktivierende unspezifische Kerngebiete handelt, deren Bedeutung noch unklar ist.

Die striatalen Systeme steuern auf direktem und indirektem Weg (über den Globus pallidus, Pars externa, und den Ncl. subthalamicus) den Globus pallidus, Pars interna, und die Substantia nigra, Pars reticulata (➤ Abb. 7.55).

### Direkter Weg: bewegungsfördernd

Die Ausgangskerne von Globus pallidus (Pars interna) und Substantia nigra (Pars reticulata) haben einen hohen inhibitorischen Grundtonus, der sich auf den ventrolateralen Thalamus überträgt. Dieser inhibitorische Tonus kann auf direktem Weg, der von den prämotorischen Kortizes über das Neostriatum (Ncl. caudatus und Putamen) zum Globus pallidus und von der Substantia nigra (Pars reticulata) zum Thalamus führt, gehemmt werden (➤ Abb. 7.55). Dies führt jedoch in der Summe zu einer Aktivierung der thalamokortikalen Projektion.

### Indirekter Weg: bewegungshemmend

Dieser Weg führt über das Neostriatum inhibitorisch zum Globus pallidus (Pars externa) und inhibitorisch weiter zum Ncl. subthalamicus, von dort dann exzitatorisch zum Globus pallidus (Pars interna) und zur Substantia nigra (Pars reticulata). Der inhibitorische Grundtonus der Ausgangssysteme kann auf diesem indirekten Weg erhöht werden, was in der Summe zu einer Hemmung der thalamokortikalen Projektion führt.

Bei (Aktivitäts-)Störungen in verschiedenen Anteilen beider Projektionswege kommt es zu Dysbalancen der Koordination, die sich auf die Ausgangskerne auswirken und zu charakteristischen Bewegungsstörungen führen können.

### Interne Schleife

Beide Wege werden zusätzlich durch einen inneren Regelkreis kontrolliert. Striatale Neurone liefern (GABA- und Substanz-P-vermittelt) inhibitorische Impulse zur Substantia nigra (Pars compacta). Deren dopaminerge Neurone „feuern" zurück zum Striatum. Neurone des direkten Weges werden wahrscheinlich über D1-Rezeptoren aktiviert und Neurone des indirekten Weges über D2-Rezeptoren gehemmt. Der Verlust des einen wie des anderen Weges führt zur Bewegungsarmut, wie sie typisch für Parkinson-Patienten ist.

### Ausgangssysteme

Globus pallidus (Pars interna) und Substantia nigra (Pars reticulata) sind die einzigen Ausgangssysteme der Basalkerne. Die wichtigsten Efferenzen laufen zu den ventralen Thalamuskernen (inhibitorisch), die ihrerseits mit den prämotorischen und präfrontalen Kortexarealen verschaltet sind. Zu ihren Funktionen gehören neben der Verarbeitung und Bewertung sensorischer Informationen eine Verhaltensanpassung an den emotionalen und motivationalen Kontext sowie die Mitsteuerung der Extremitäten- und Augenmotorik.

Die Basalkerne sind also Teil einer kortiko-thalamo-kortikalen Schleife und haben Zugriff auf die efferenten kortikalen Bahnen. Diese Efferenzen zur mesenzephalen Formatio reticularis, zum Ncl. ruber und zur pontobulbären Formatio reticularis laufen über Bahnen wie die Tractus rubrospinales und reticulospinales.

Ein weiteres efferentes System mit Projektion zum Colliculus superior ist an der Kontrolle der Augenmotorik beteiligt.

**Fallbeispiel 5**

**Zervikale Dystonie**

Die 34-jährige Patientin litt seit 2 Jahren unter einer zervikalen Dystonie mit HWS-Rotation nach links und typischem „Kopfwackeln" bei Stress, wenn sie den Kopf gerade zu halten versuchte. Sie bekam alle 4 Monate Botox-Injektionen in den rechten SCM und den linken oberen Trapezius. Sie vertrug die Behandlung recht gut und spürte eine gewisse Besserung. Die Patientin war aber extrem belastet, da sie auf Jobsuche war und bei jeder Bewerbung ihr Kopf zu wackeln begiann. Im Sinne eines Circulus vitiosus löste bereits die Erwartung der Dystonie den Stress aus, durch den sie dann tatsächlich auftrat.
Die Patientin erinnerte sich an ein Schleudertrauma: Bei einem Auffahrunfall mit ihrem PKW hatte sich die damals 26-Jährige den Kopf nach rechts verdreht.

**Befunde**

- Linksrotation und Wackeln des Kopfes
- Im Halteversuch der Arme zeigte sich ebenso wie im Eimerversuch keine Abweichung der subjektiven Vertikalen, was auf eine intakte zentrale Raumwahrnehmung hindeutete.
- Eine AV-Ratio am Augenfundus von beidseits 1:2,5 sprach für einen Hypersympathikotonus, der sicher auch situationsbedingt war. Die übrigen neurologischen Befunde waren unauffällig.
- SCM rechts schwach (w, vor 2 Monaten letzte Botox-Spritze)
- Unterer Trapezius w, Piriformis re. w, Latissimus re. w
- AF jeweils negativ. Reiben der linken Nackenregion wirkte fazilitierend.

**Therapie**

- IRT-Stufen 1 bis 3 der linken Nackenregion, Korrektur eines rechts-lateralen Okziputs
- Atlasimpulse von links-lateral (um linken Kortex zu stimulieren, in der Annahme, dass die linkshemisphärischen basalganglionären Regelkreise hochreguliert waren, ➤ Kap. 7.14.7)

**Verlauf**

Die Patientin wurde 6 Wochen später erneut einbestellt (2 Wochen vor der nächsten Botox-Injektion), um sie in einem

möglichst dystonen Zustand untersuchen und behandeln zu können. Zum vereinbarten Termin saß sie mit geradem, ruhig gehaltenem Kopf im Wartezimmer.
Als „Feinschliff" wurden mehrere BID-Positionen inkl. der BIR-Position für p-Moro und p-ATNR geprüft. Die Korrektur erfolgte letzlich in Rechtsrotation des Kopfes und Linksrotation des Beckens (➤ Abb. 1.14b).
Daraufhin sagte die Patientin ihren Botox-Termin ab und ist seitdem mit ihrem Zustand sehr zufrieden.

**Kommentar**

Der Fall ist ein exzellentes Beispiel für die Richtigkeit der Annahme, dass Injury-Muster zentrale Bewegungsprogramme stören können.

## 7.14.7 Therapie vegetativer Syndrome

### ❶ Dämpfung des sympathischen Nervensystems

Patienten mit Störungen des autonomen Nervensystems können sich mit unterschiedlichsten Symptomen vorstellen, die häufig pauschal als „Stress", „Burnout", „Depression", „vegetative Dystonie", „Aufmerksamkeitsdefizitstörung" oder unspezifische Krankheitszeichen interpretiert und damit unterdiagnostiziert werden. Auch bei diesen Patienten kann eine ganzheitliche Betrachtung zielführend sein, um eine spezifische Therapie zu finden. Wie es in der AK allgemein üblich ist und immer wieder betont wird, besteht die spezifische Therapie in einer Reduktion struktureller, metabolischer und emotionaler (sowie elektromagnetischer) Stressoren. Dies bedeutet häufig auch ein Coaching zur „Lebenshygiene". In einer Vielzahl der Fälle ist aber eine spezifische Therapie des autonomen Nervensystems angezeigt.

Häufig findet sich ein Hypersympathikotonus, für den körperliche Aktivität im streng aeroben Bereich als „Patentrezept" gilt, wie es jede Reha-Klinik für Herz- und Gefäßkranke anbietet. Eine Stimulation mit blauem Licht kann möglicherweise helfen, den Sympathikus zu dämpfen (blaue Brillengläser führen zu Pupillokonstriktion, d. h. Parasympathikusstimulation).

Ein Hypersympathikotonus sollte immer mittels Stimulation des sensomotorischen Kortex behandelt werden (➤ Abb. 7.56). Die extrapyramidal-motorischen Efferenzen stimulieren die pontobulbäre Formatio reticularis (PBFR), die wiederum ipsilateral die intermediolaterale Zellsäule (IML, die Reihe der vegetativen Motoneurone) hemmt. Diese Lateralität muss für eine effiziente Therapie beachtet werden. Einseitige Übungen bzw. manuelle Verfahren wie Impulsmanipulationen oder Dehnungen (kontralateral des Hypersympathikotonus; Carrick 1997, Garten 2011) sind dazu ebenso geeignet wie vestibuläre Aktivität (Rotation in Richtung der hypersympathikotonen Seite). Jede zerebrale propriozeptive Stimulation kann die IML dämpfen.

Wenn die aerobe/anaerobe Schwelle überschritten wird, entsteht allerdings wieder ein (Hyper-)Sympathikotonus. Daher gilt es die sog. „metabolische Kapazität" strikt zu beachten. Pulskontrolle, Pupillenreaktion und die Atmung sind einfache Kontrollparameter.

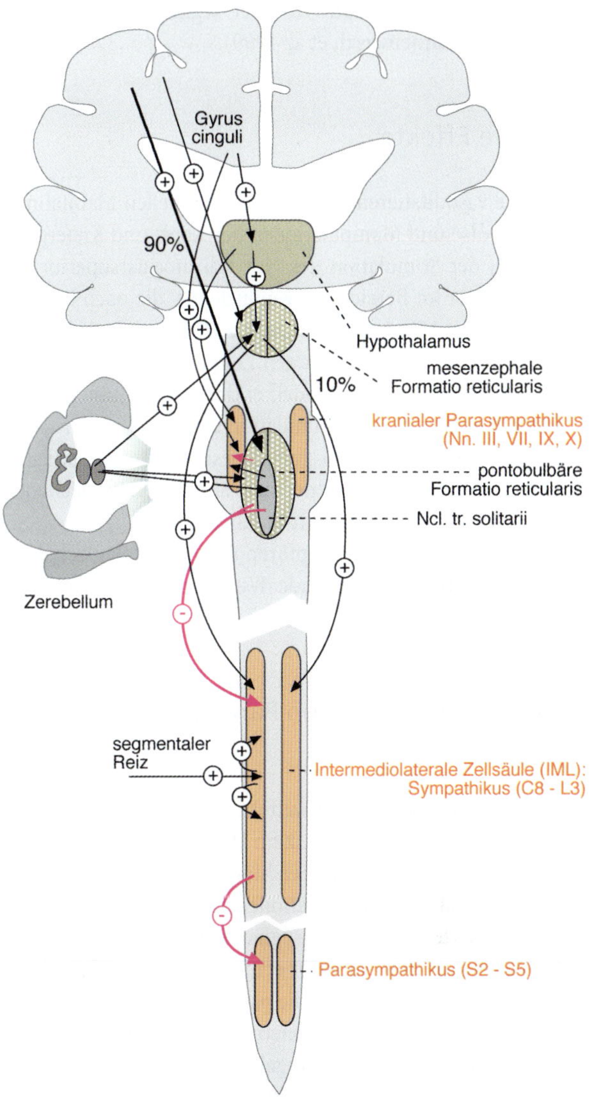


**Abb. 7.56** Schematische Organisation des vegetativen Nervensystems: inhibitorische und exzitatorische (stimulatorische) Wirkprinzipien an der IML sowie Effekte lokaler bzw. segmentaler Reize

### ❷ Segmentale Reize für das autonome Nervensystem

Ein propriozeptiver oder auch nozizeptiver segmentaler Stimulus im Bereich der Kopfgelenke – wie im Übrigen der gesamten Wirbelsäule – wirkt sowohl nach kranial als auch nach kaudal (➤ Abb. 7.56). Das lässt sich physiologisch damit erklären, dass eine motorische Aktivität (z. B. des Armes) mit verstärkter Propriozeptorenafferenz eine vermehrte Durchblutung erfordert. Für den erhöhten Perfusionsdruck in den entsprechenden motorischen Segmenten sorgt der segmentale Hypersympathikotonus. Eine Ausbreitung über die Segmentgrenzen hinaus wird jedoch verhindert, wenn die IML normal arbeitet. Bei mangelnder Inhibition der IML aufgrund einer kortikalen Funktionsschwäche breiten sich segmentale Reize aus: Bei Wirbelsäulenmanipulationen kommt es dann zu starken vegetativen Reaktionen wie kaltem Schweiß und Tachykardie, da der sensorische Input zu einer segmentüberschreitenden Antwort führt (Ammenwerth et al. 1999).

### ❸ Zentrale Effekte

Der zentrale vasodilatierende Effekt von manuellen Maßnahmen – wie Atlasimpulse und Manipulationen der Kopf- und Kiefergelenke – beruht auf der Stimulation des Ncl. salivatorius superior durch segmentale Reize im Bereich der Kopfgelenke, die nach kranial divergieren. In der Migränebehandlung z. B. kann dies von Vorteil sein, wenn man genau den richtigen Zeitpunkt für die erwünschte Vasodilatation erwischt. Ein Modell erklärt die Migränegenese damit, dass die unzureichende Stimulation des Ncl. salivatorius superior bei kortikaler Depression zur eingeschränkter Vasodilatation und die mangelnde Inhibition der kaudal davon befindlichen IML (➤ Abb. 7.56) zur Vasokonstriktion führt.

Afferenzen von Mechanorezeptoren des Kiefergelenks haben eine parasympathisch stimulierende Wirkung, da sie pontobulbäre Afferenzen darstellen.

### ❹ Direkte Effekte auf den Parasympathikus bei kortikaler Schwäche

Kortikale Schwäche führt, wie weiter oben beschrieben, zu mangelnder Inhibition der IML, d. h. zum Hypersympathikotonus. Daher wird der segmentale Reiz bei Manipulation der Kopfgelenke bzw. oberen zervikalen Manipulationen auf die pontobulbäre Region übergreifen (divergierender segmentaler Reiz). Dort befinden sich die Nuclei salivatorii superior et inferior und der Ncl. motorius [dorsalis] n. vagi. Sie vermitteln die parasympathischen Effekte, die bei hochzervikalen Manipulationen auftreten können: Tränen, Speichelfluss, Übelkeit und vasovagale Reaktionen.

Die hypersympathikotonen Effekte, die sich kaudal in die Peripherie ausbreiten und prinzipiell den Gefäßtonus aufrechterhalten könnten, fehlen bei hohen zervikalen Manipulationen, von denen die Segmente ab C8/Th1 (erstes sympathisches Motoneuron) kaum betroffen werden.

### ❺ Effekte auf den Ncl. tractus solitarii bei zerebellarer Schwäche

Spinale Manipulationen beeinflussen durch direkte Stimulation der Nuclei fastigii und interpositus gleichzeitig das PURKINJE-Zellsystem. Denn sie verbessern die zerebellare Moosfaser-Aktivität und steigern dadurch die inhibitorische Aktivität der PURKINJE-Zellen des Kleinhirns auf die Nuclei fastigii und interpositus. Dies führt dann zu einem verminderten Output beider Kerne zum Ncl. tractus solitarii.

Wenn bei maximaler Aktivität der PURKINJE-Zellen keine weitere Steigerung mehr möglich ist oder aber eine (toxische oder hypoxische) Inhibition vorliegt, kommt es nach spinalen Manipulationen zu einem vermehrten Netto-Output der zerebellaren Kerne in den Ncl. tractus solitarii, da die direkte Stimulation der Output-Kerne stärker ist als die Stimulation der inhibitorischen PURKINJE-Zellen (Garten 2012, Abb. 12.31). Das hat Übelkeit und vegetative Reaktionen zur Folge.

**Fallbeispiel 6**

**Übertraining**

Der 49-jährige Patient neigte schon bei geringster Anspannung zu übermäßigem Schwitzen, besonders unter den Achseln, verstärkt in den letzten 2 Jahren. Er gab an, beruflich zufrieden zu sein, er habe keinen besonderen Stress und arbeite selbstbestimmt.
Er trainierte für Halbmarathon und Marathon, auf dem Laufband stieg sein Puls bis auf 150, generell bis 115. Das Training im Freien machte er ohne Pulsmesser, nach dem Training fühlte er sich „sehr gut".

**Befunde**

- Pupillenreaktion: leichter Hippus (Pupillenflattern, d. h. nicht konstante Pupillokonstriktion auf Lichtreiz)
- AV-Ratio am Augenfundus: 1:2,5
- RR 110/78 bds., Ruhepuls 46/min

**Diagnose**

- V. a. Hypersympathikotonus durch anaerobes Übertraining
- Laktatstufentest: Laufen mit Pulsuhr vor der Praxis, jeweils 2 Minuten pro Belastungsstufe:
  - Ruhepuls 55, Ruhe-Laktat 6,4 mmol/l (nach 1½ Stunden Autofahrt)
  - Laktat 2,4 mmol/l bei Puls 95; Anstieg auf 4,4 mmol/l bei Puls 140 und auf 13,2 mmol/l bei Puls 145!
- Für den Patienten war der hohe Laktatwert durch Stress ohne körperliche Belastung eindrucksvoll. Dieser Befund lässt sich dutzendfach beobachten und zeigt, dass es bei (Hyper-)Sympathikotonus zur „Übersäuerung" durch anaerobe Glykolyse kommen kann.

**Therapie**

- Empfohlen wurde ein Training mit Maximalpuls 135/min und temporärem Verzicht auf Steigerungsläufe.
- Homöopathische Anamnese, Repertorisierung: täglich Silicea LM12

**Verlauf**

Nach 2 Wochen war die Schweißneigung um 60–70 % zurückgegangen. Wie viel subjektive Besserung die Trainingsumstellung, wie viel das Homöopathikum bewirkt hatte, war nicht eindeutig zu beantworten. Silicea ist jedoch als „langsames" Mittel bekannt.

**Anmerkung**

Niedriger Ruhepuls und Blutdruck sind keine sicheren Ausschlusskriterien für einen Hypersympathikotonus, den die vermehrte Schweißneigung des Patienten vermuten ließ. Eine erhöhte AV-Ratio ist bei Ausdauersportlern häufig das einzige Zeichen eines Hypersympathikotonus, hier kam noch die übermäßige Schweißneigung hinzu.

Fallbeispiel 7

**Kognitive und vegetative Störung**

Der 45-jährige Patient präsentierte sich mit folgenden Beschwerden:

- Lese-Rechtschreib-Schwäche
- Halbseitenüberempfindlichkeit rechts
- Emotionale Dissoziation (konnte die Gefühle anderer nicht erfassen, findet Krimis langweilig)
- Startschwierigkeiten beim Wasserlassen sowie vermehrt übelriechende Blähungen

Befunde

- ROMBERG-Versuch: o. B.
- Finger-Nase-Versuch (FNV): o. B.
- Hirnnerven (Okulomotorik, Eigen- und Fremdreflexe): unauffällige Befunde
- Augenhintergrund: AV-Ratio 1:2,5 rechts und 1:2 links (rechtsbetonter Hypersympathikotonus)
- RR 130/100 rechts, 130/90 links (bestätigt Hypersympathikotonus re.)
- Gelblicher Zungenbelag
- Candida-Provokation positiv, Undecyn > n

Diagnose

- Hypersympathikotonus mit rechtsseitiger Betonung (AV-Ratio, RR, Hyperästhesie re. Wasserlassen schwierig)
- Emotionale Dissoziation: Aus dem Ncl. centralis der Amygdala wird bei Stress das Corticotropin-Releasing Hormon (CRH) ausgeschüttet (Davis et al. 1999), dessen breitgefächerte neuropsychologische Effekte z. B. bei einem Burnout sichtbar werden (Merali et al. 2003).

Therapie

- Candida-Diät, MAYR-Behandlung zu Hause (Wien) empfohlen
- Einmalgabe von Lycopodium C200 nach AK-Test, homöopathische Konstitutionstherapie zu Hause empfohlen
- Ausdauertraining
- Koordinatives Training ausschließlich der linken Seite:
  - Therapiekreisel mit Schwingstab in der linken Hand
  - mit (links gehaltener) Hantel in die Luft schreiben bzw. zeichnen

Erklärung

Muskelaktivität stimuliert durch Mechanorezeptoren-Afferenzierung den zerebralen Kortex. Damit geht eine ipsilaterale Stimulation der PBFR einher, die den Sympathikus hemmt und gleichzeitig die Schmerzhemmung verbessert (Garten 2012, Kap. 12).

Fallbeispiel 8

**Dysästhesien**

32-jährige Patientin

Erstvorstellung (im Juli 2012)

Symptome:

- Schweregefühl und vermehrte Empfindlichkeit radialseitig im linken Unterarm, Daumen, Zeigefinger und der linken Handinnenfläche; „elektrisierende Punkte" an beiden Händen
- Spannungsgefühl in der linken Gesichtshälfte
- Kribbeln der Fußsohlen (li. mehr als re.) seit ca. 2 Jahren, sobald sie warme Füße bekam
- Dyshidrotisches Ekzem durch Milchprodukte und Fertignahrungsmittel: Ein Therapieversuch mit Kortison habe sie „aus der Bahn geworfen".
- Herzrasen und unregelmäßige Herzschläge

Anamnese:

- Nach normal verlaufenen Schwangerschaften spontane Entbindungen (2008 und 2011), die letzte mit Dammriss
- Wollte Amalgam entfernen lassen, es gehe ihr primär um die Ausleitung.

Befunde

- ROMBERG-Versuch o. B., Okulomotorik o. B., MER o. B.
- Finger-Nase-Versuch (FNV): Parietales Absinken des rechten Arms. Bei FNV li. (Aktivität des re. Parietalkortex) wird der ohnehin schwache linke Parietalkortex, der für das Halten der Armposition (rechts) zuständig ist, durch die Aktivität des rechten Parietalkortex noch weiter supprimiert, daher sinkt der rechte Arm herunter (li.-re. Balance).
- AV-Ratio rechts 1:1,5 und links 1:2 (Hypersympathikotonus li.)
- RR re. 120/85, li. 125/90 (Hypersympathikotonus li.)
- Rectus femoris li. w., Latissimus li. w (als Zeichen eines PPIM li. bei zerebral kortikaler Schwäche li.; vgl. Garten 2012, Kap. 12.2.11)
- TINEL-Zeichen am linken Tarsaltunnel positiv, Gelenklagesinn der linken Großzehe schwächer
- Vibrations-, Schmerzempfinden o. B.
- Silberamalgam D12 > n, Candida-Antigen Test =, Kinin D12 > n, Histamin D12 > n, Borrelien D12 >=

Therapie

- DMSA nach i. v. Test für die Amalgam-Entfernung; Lachesis C200 nach Test
- Durch Atlasimpulse von links normalisierte sich das (li.) PPIM, das mit Hypersympathikotonus (li.) assoziiert ist (die Wirkung der Atlasimpulstherapie beruht auf der Stimulierung sensorischer Afferenzen von re.).
- Zu Hause: rechtsseitige Schwingstab-Übungen auf dem Therapiekreisel zur Afferenzierung des linken Zerebrums

7

**Zweitvorstellung (im Nov. 2012)**

Symptome:

- Seit der Amalgamentfernung links Kauschwierigkeiten (empfindliche Zähne), deshalb wollte die Patientin mit der Entfernung re. noch warten. Links trug sie Provisorien zur Erhöhung der vertikalen Dimension.
- Permanentes Müdigkeitsgefühl des linken Auges, das sich beim Aufwachen verstärkte, und der linksseitigen Muskulatur
- Schweregefühl, Kribbeln, Taubheitsgefühl im linken Fuß, Oberschenkel und dorsalen Unterschenkelbereich

Interpretation:

- Die Symptome sprachen (wie die vorherigen) für einen Hypersympathikotonus bei PPIM.
- Dass sie mit der Quecksilberbelastung zusammenhängen könnten, wie die Patientin glaubte, genügt nicht als Erklärung, denn die Neurotoxizität wäre nicht selektiv nur auf einer Seite vorhanden. Von ihrer eigenen Interpretation überzeugt, verzichtete die Patientin leider auf die empfohlenen Übungen, sodass sich am Ausgangsbefund naturgemäß nichts veränderte.

**Befunde**

- Schlussbiss-Challenge positiv
- AV-Ratio weiter linksbetont erhöht, linksseitiges PPIM

**Therapie**

- Durch Atlasimpulse von links normalisieren sich Okklusions-Challenge und PPIM: Die Kaumuskulatur ist beim PPIM ebenfalls betroffen.
- Aufgaben: zu Hause rechtsseitige Schwingstab-Übungen auf dem Therapiekreisel (tägl. 3×10 min)
- Einmalgabe von Sulfur C200 nach Test

## 7.15 Gesamtstrategie bei komplexen Krankheitsbildern

Anhand der Krankheitsbilder „Schwindel" und „Kopfschmerzen" soll noch einmal eine Gesamtstrategie für eine AK-Diagnostik und -Therapie aufgezeigt werden, auf die man jederzeit zurückgreifen kann. Diesen Krankheitsbildern lassen sich keine typischen Muskeldysreaktionen zuordnen, wie dies etwa bei Lumboischialgie oder Schulterschmerzen möglich ist. Zudem erfordern sie ein Mehr an neurologischer Diagnostik, die daher noch einmal fallbezogen dargestellt werden soll.

### 7.15.1 Schwindel

#### ❶ Einleitung (Definition, Grundlagen)

Den Begriff „Schwindel" verwenden Betroffene häufig für alle möglichen Empfindungen wie Benommenheit, Standunsicherheit und Gangunsicherheit. Spezifischer ist zwischen Drehschwindel, Schwankschwindel und Benommenheitsschwindel zu unterscheiden (Strupp und Brandt 2008).

Epidemiologisch und sozialmedizinisch spielt diese Störung eine wichtige Rolle. So wird die Prävention von Stürzen bei zunehmender Alterung der Bevölkerung immer bedeutsamer. Bei älteren Menschen können sturzbedingte Frakturen zur Invalidisierung führen oder gar tödlich ausgehen.

Neben klaren otoneurologischen Krankheitsbildern wie Morbus Menière und Neuritis vestibularis sowie zentralen Schwindelformen bei vaskulären ZNS-Erkrankungen werden zervikogene Störungen und im weitesten Sinne toxisch verursachte Formen von „Benommenheit" schulmedizinisch eher stiefmütterlich behandelt. Letztere können durch Fäulnis und Gärung im Darmtrakt sowie durch exotoxische Belastungen (Schwermetalle, Pestizide, andere Umweltschadstoffe) verursacht sein. Bei vielen Patienten wird jedoch vorschnell ein „phobischer Schwankschwindel" diagnostiziert. Die AK eignet sich besonders gut zur Diagnostik und Therapie dieser komplexen Störung.

Hier wird ausschließlich auf die peripheren (vestibulären, propriozeptiven und okulären) Schwindelformen sowie Benommenheitszustände eingegangen. Mit Schwindel verbundene vaskulär oder tumorös bedingte Hirnstammsyndrome sind eher eine Domäne der Kliniker. Doch die Rehabilitationsmaßnahmen (➤ Kap. 7.15.1 „Therapie") basieren auch in dem Fall auf einer funktionellen Diagnostik, die sich nicht von der hier dargestellten unterscheidet.

#### ❷ Gleichgewichtssystem

Das Gleichgewicht hängt von drei sensorischen Komponenten ab (➤ Abb. 7.62):

1. Gleichgewichtsorgan (Vestibularorgan)
2. Propriozeption und Exterozeption (Körpereigenwahrnehmung durch Informationen aus Muskeln und Gelenken sowie der Mechanorezeptoren in Haut und Unterhaut, besonders der Fußsohlen)
3. Auge

Das Gefühl von Schwindel entsteht, wenn die Informationen aus den drei Sinnesbereichen nicht übereinstimmen („Mismatch"), bei Seitenunterschieden (z. B. rechtes und linkes Gleichgewichtsorgan) oder wenn die Verarbeitung in den zentralnervösen Zentren gestört ist.

##### Gleichgewichtsorgan

Es besteht aus Utriculus, Sacculus und drei Bogengängen (➤ Abb. 7.58). Das häutige Labyrinth ist durch Perilymphe vom knöchernen Labyrinth im Felsenbein getrennt. Die Endolymphe im häutigen Labyrinth bildet eine wichtige Voraussetzung für die unten beschriebene Registrierung von Winkelbeschleunigungen.

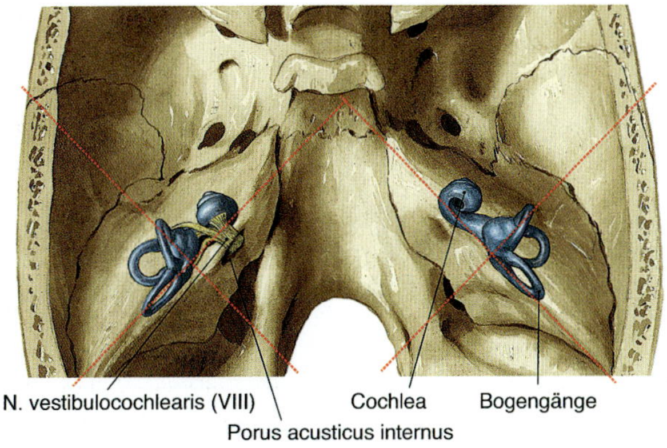


**Abb. 7.57** Labyrinthorgan im Felsenbein (Sobotta 2007)

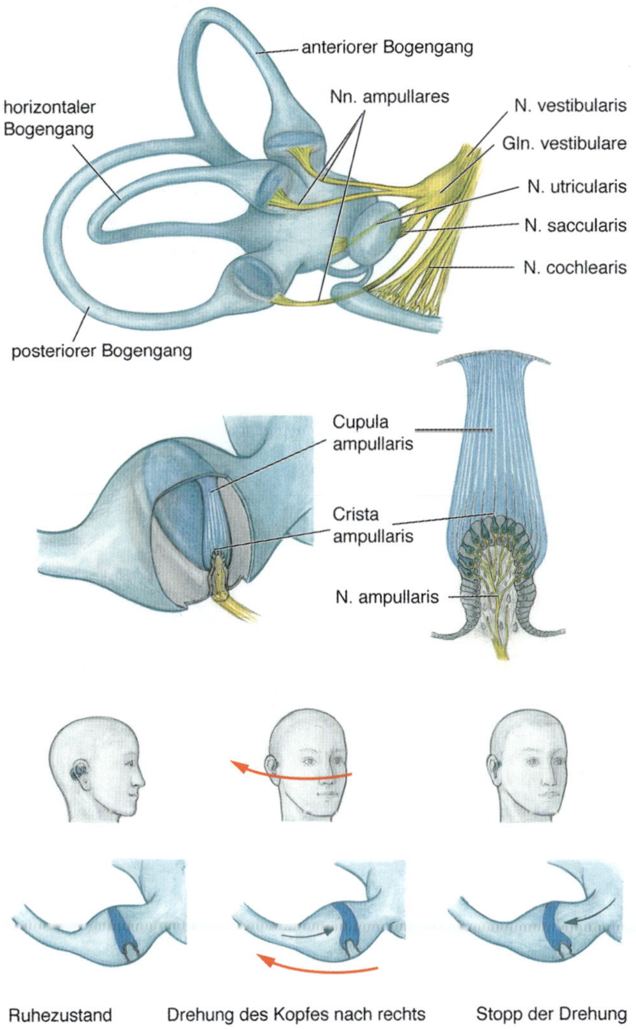


**Abb. 7.58** Gleichgewichtsorgan, Funktion der Crista ampullaris (Sobotta 2007)

**Drehschwindel**

Bei Störungen der Bogengänge bzw. einer gestörten Weiterleitung ihrer Signale, z.B. bei Neuritis vestibularis, kommt es zu Drehschwindel. Die drei Bogengänge in beiden Innenohren haben an ihren Enden jeweils eine Erweiterung, die Ampulle, in der sich Rezeptoren (Cristae ampullares) befinden, die empfindlich auf Drehbeschleunigungen ansprechen (➤ Abb. 7.58).

Die Flüssigkeit in den Bogengängen (Endolymphe) verhält sich träge, d.h. sie bleibt bei Kopfrotation hinter der Bewegung zurück, was die Rezeptor-Haarzellen auslenkt: So führt eine Kopfbewegung nach hinten rechts zur Reizung des rechten hinteren Bogengangs, nach vorn rechts zur Reizung des rechten vorderen Bogengangs. Entsprechendes gilt für links (➤ Abb. 7.59).

Der anteriore Bogengang im rechten Ohr und der posteriore Bogengang im linken Ohr sind parallel zueinander in einem Winkel von 45° zur Sagittalen angeordnet (➤ Abb. 7.57). Bei Stimulation des rechten anterioren Bogengangs (rechtes Ohr nach vorn) kommt es gleichzeitig zur Inhibition des linken posterioren Bogengangs und umgekehrt (linkes Ohr nach hinten). Eine Rechtsdrehung des Kopfes führt zur Exzitation des rechten horizontalen Bogengangs und zur Inhibition des linken horizontalen Bogengangs.

Dass bei Exzitation eines Bogengangs die Augen in die Gegenrichtung der Provokationsbewegung „geschoben werden", ist Grundlage des vestibulookulären Reflexes (VOR): Bewegt sich das rechte Ohr nach hinten, folgt eine Augenbewegung nach links unten (➤ Abb. 7.59). Diese Beschreibung gilt für die langsame Phase des vestibulären Nystagmus, während die schnelle Rückstellbewegung die Nomenklatur bestimmt: So führt ein Ausfall des linken horizontalen Bogengangs zu einem „Schub" der Augen nach links, d.h. zu einem rechtsschlägigen Nystagmus.

Die Richtung des Drehschwindels hängt davon ab, welche Seite und welcher Bogengang von einer Störung bzw. einem Ausfall (Neuritis vestibularis) betroffen ist.

**Schwankschwindel**

Dieser tritt eher bei Störungen von Utriculus bzw. Sacculus des Gleichgewichtsorgans (Lagesinnesorgan) auf, kann jedoch auch durch propriozeptive Störungen ausgelöst werden.

Die Rezeptoren (Haarzellen) der Macula utriculi sind in etwa parallel zur Schädelbasis und die der Macula sacculi vertikal angeordnet (➤ Abb. 7.60). Die Haarfortsätze der Rezeptoren sind in eine gelatinöse Masse eingebettet, die Kalziumkarbonatkristalle (sog. Otolithen) enthält.

Durch die Schwerkraft generierte tonische Impulse werden von den Haarzellen zum N. vestibularis (VIII. Hirnnerv) geleitet. Sie vermitteln Informationen zur Kopfstellung im Raum. Diese Impulse haben direkten Einfluss auf den Muskeltonus, besonders der Strecker. Neben propriozeptiven und exterozeptiven Signalen sind sie am Schwerkraftempfinden und an posturalen Reaktionen beteiligt.

Darüber hinaus registrieren diese Rezeptoren Linearbeschleunigungen um horizontale, vertikale und schräge Achsen wie die Beschleunigung beim Anfahren und Abbremsen im Auto oder bei der Auf- und Abwärtsbewegung im Aufzug (➤ Abb. 7.61).

## Propriozeptive Kontrolle aus Muskeln und Gelenken

Während Muskelspindeln die Längen- bzw. Spannungsmesser der Muskulatur sind, messen Gelenkrezeptoren die Winkelgrade beim Beugen der Gelenke. Solche Rezeptoren finden sich in besonders hoher Dichte in Muskeln und Gelenken der oberen HWS (Kopfge-

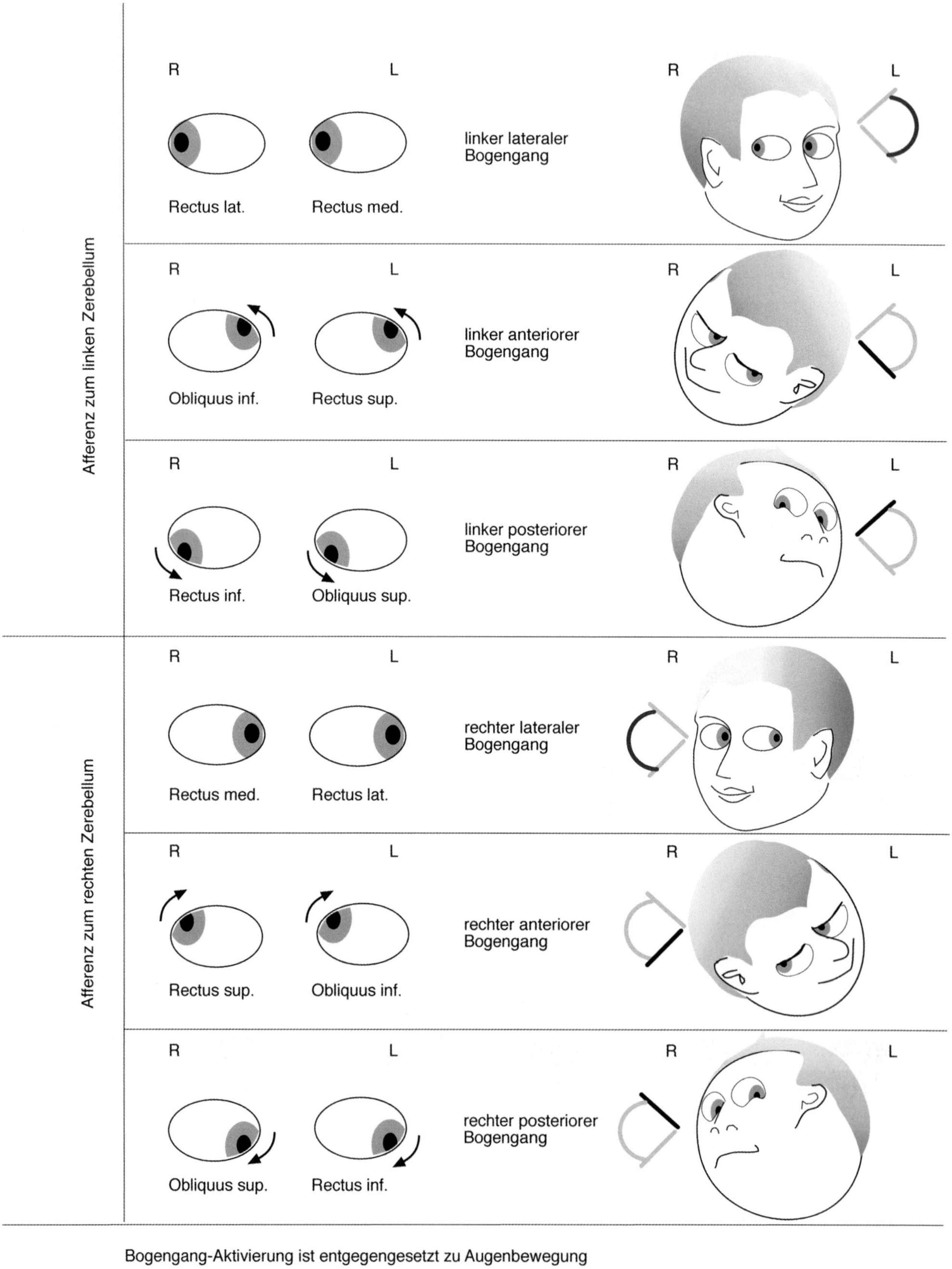


**Abb. 7.59** Augenbewegungen und zugeordnete Bogengänge im Rahmen des vestibulookulären Reflexes (VOR) (Garten 2012)

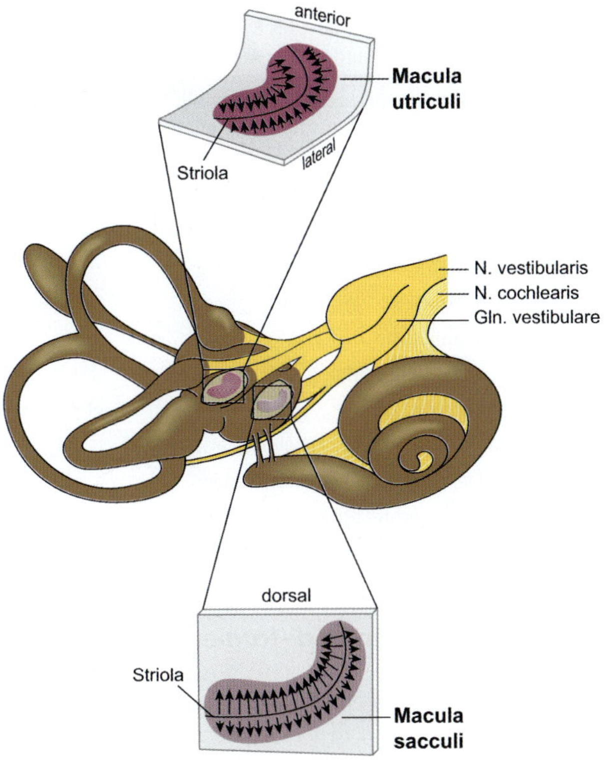


**Abb. 7.60** Macula utriculi und Macula sacculi

lenke), in den Füßen und den Unterschenkelmuskeln sowie in den Sakroiliakal- und LWS-Gelenken (in dieser Reihenfolge). Bei Störungen der HWS kann es ebenso wie bei Störungen der Fußgelenkmechanik zu „gerichtetem“ Schwindel (Schwanken, Unsicherheit, Fallneigung) kommen. Ein typischer Befund ist die Fallneigung zu einer Seite („gerichtet“) bei Fehlfunktion des Os cuboideum, die zur Hemmung einer vom Fuß aufsteigenden Muskelkette am Bein führt.

## Beitrag der Augen

Dass die Augen visuelle Informationen über die örtlichen Gegebenheiten und über die räumliche Beziehung des Körpers liefern, erklärt sich von selbst. Über den vestibulookulären (VOR) und den zervikookulären Reflex (COR) sind Okulomotorik und vertebrale Motorik eng gekoppelt (➤ Abb. 7.17).

Obwohl sich propriozeptive und vestibuläre Defizite bis zu einem gewissen Grad durch visuelle Kontrolle ausgleichen lassen, gelingt dies niemals vollständig.

## Zentrale Integration

Die Informationen bzw. Sinneswahrnehmungen der Gleichgewichtsorgane, Körpersensoren und Augen (sowie Ohren) werden in den vier Vestibulariskernen im pontobulbären Übergangsbereich integriert und verarbeitet (➤ Abb. 7.17). Diese Kerne fungieren als



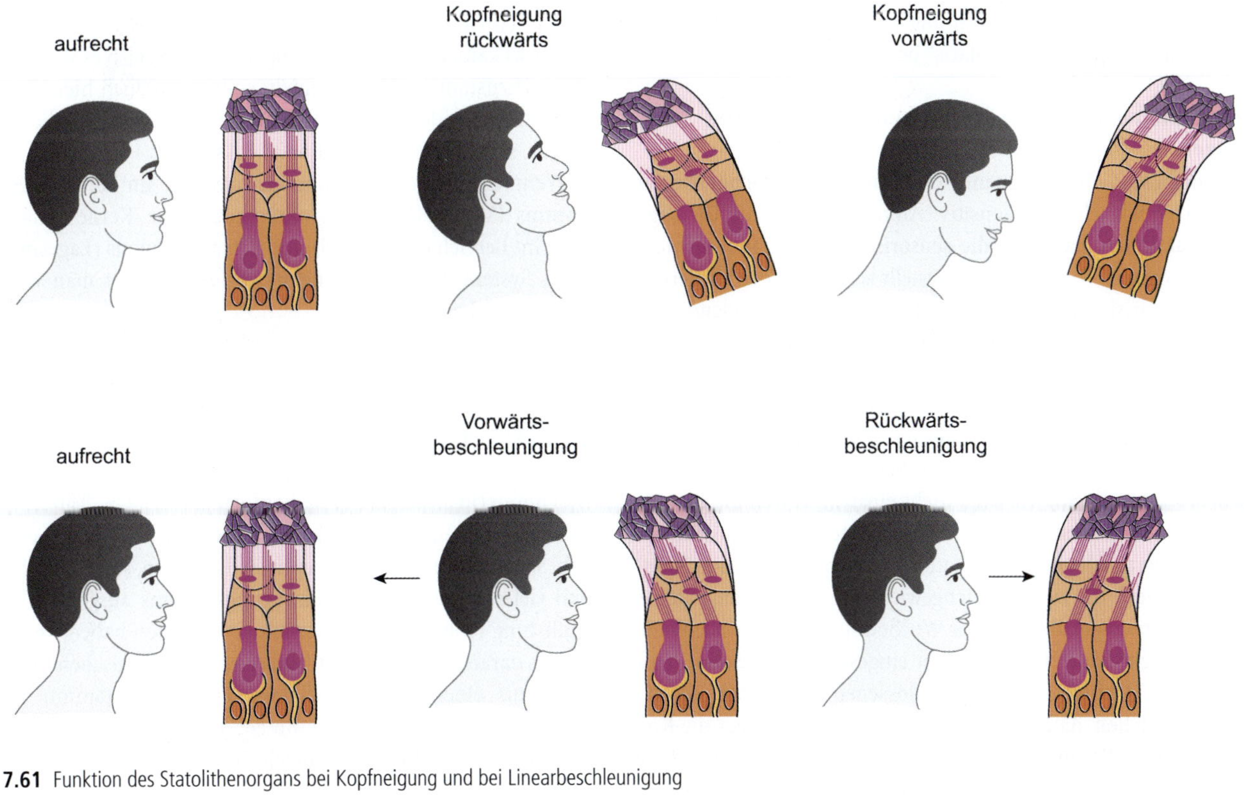


**Abb. 7.61** Funktion des Statolithenorgans bei Kopfneigung und bei Linearbeschleunigung

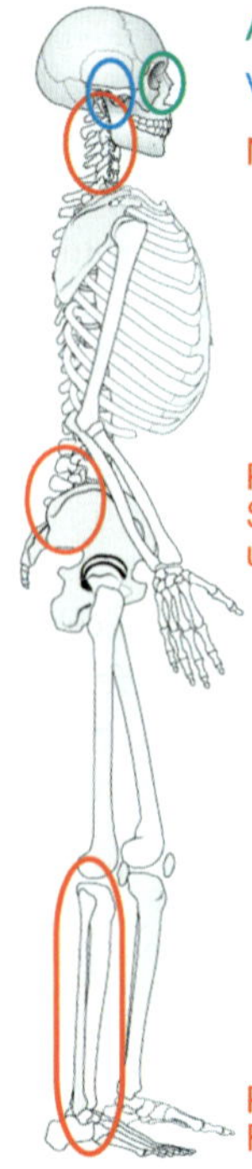


**Abb. 7.62** Propriozeptive, vestibuläre und visuelle Komponenten sind an den Gleichgewichtsreaktionen beteiligt.

Integrationsstationen der reflektorischen Haltungskorrektur und Okulomotorik: Nach kranial stehen sie über den Fasciculus longitudinalis medialis mit den okulomotorischen Kernen, nach kaudal über den homologen Tractus vestibulospinalis mit der spinalen Muskulatur in Verbindung. Bei Ausfällen des Gleichgewichtsorgans kommt es zu typischen Haltungsreaktionen, die weiter unten im Abschnitt „Neuritis vestibularis“ beschrieben werden.

#### Informationen können sich ergänzen und gegenseitig ersetzen

Bei Blinden sind oft andere Sinne (wie Tastsinn und Gehör) besonders gut entwickelt bzw. sensitiv. Ähnlich gilt für die Gleichgewichtsreaktionen, dass sich die sensorischen Qualitäten teilweise ersetzen können. Vereinfacht dargestellt ist die Balance im Bereich der Vestibulariskerne links und rechts das alles Entscheidende.

Wenn das linke Gleichgewichtsorgan (durch Unfall, Entzündung o. ä. bedingt) ausfällt, führt der Wegfall eines Teils der Informationen für die linken Vestibulariskerne zu starkem Schwindel. Dieser hört nach wenigen Wochen auf, weil das ZNS in dieser Zeit die Vestibulariskerne der gesunden rechten Seite „herunterfährt“ und so ein neues Links-Rechts-Gleichgewicht einstellt. Durch die Einnahme von schwindelhemmenden Medikamenten (z. B. Dimenhydrinat) verzögert sich diese Adaptation (Strupp und Brandt 2008). Sollte auch noch das zweite Gleichgewichtsorgan ausfallen, käme es erneut zu Schwindel, der ein paar Wochen später wieder nachließe, sobald sich ein neues Gleichgewicht eingestellt hätte. Selbst dann kann sich der Mensch auch mit geschlossenen Augen noch aufrecht halten und stehen, da die Propriozeptoren weiterhin über die Körperposition im Raum informieren. Doch auf Beschleunigung wie Gehen im Kreis oder geradeaus wird er nicht mehr sicher reagieren können und das Zeitungslesen im Bus wird ihm schwerfallen, da die vestibulookulären Automatismen fehlen.

**Tab. 7.5** Anteil verschiedener Schwindelsyndrome in der Münchner Spezialambulanz, hier unter Ziffer 1 bis 8 angeführt (Strupp et al. 2013). Die Ziffern 9 bis 11 wurden vom Autor ergänzt.

| Rang | Schwindelform | Häufigkeit |
|---|---|---|
| 1. | Benigner peripherer paroxysmaler Lagerungsschwindel (BPPV) | 17,1 % |
| 2. | Phobischer Schwankschwindel | 15 % |
| 3. | Zentral-vestibuläre Schwindelformen | 12,3 % |
| 4. | Vestibuläre Migräne | 11,4 % |
| 5. | Morbus Menière | 10,1 % |
| 6. | Neuritis vestibularis | 8,3 % |
| 7. | Bilaterale Vestibulopathie | 7,1 % |
| 8. | Vestibuläre Paroxysmen | 3,7 % |
| 9. | Propriozeptiver Schwindel (Haltungsunsicherheit) | |
| 10. | Schwindel durch Okulomotorikstörungen | |
| 11. | Toxisch verursachter Schwindel (Benommenheitsgefühl) | |

## ❸ Schwindelursachen und -formen

### Peripherer und zentraler Schwindel

Traditionell wird eine Störung der Gleichgewichtsorgane als „peripherer vestibulärer Schwindel“ bezeichnet (Strupp und Brandt 2008). Auch propriozeptiver Schwindel sollte als peripher angesehen werden, da die Ursache nicht im ZNS liegt.

Bei Schwindel infolge von Augenbewegungsstörungen (Okulomotorik) kann es Überschneidungen geben: Sofern es sich nicht um einen Hirnstammprozess handelt, sollte man auch hier von „peripherem Schwindel“ sprechen, in manchen Fällen bleibt die Ursache unklar, s. Fallbeispiel in ➤ Kap. 3.3.4 ❸.

Wenn dagegen eine Störung im ZNS, d. h. im Bereich des Hirnstamms (Vestibulariskerne, okulomotorische Kerne), manchmal auch im Bereich des Scheitel- und Schläfenlappens (Lagesinn, optisches System, Folgebewegungen) vorliegt, spricht man von einer zentralen Schwindelursache.

### Sonderformen

In der Münchener überregionalen Spezialambulanz für Schwindel (Strupp und Brandt 2008, Strupp et al. 2013) wurden die häufigsten Diagnosen (in absteigender Reihenfolge) erfasst (➤ Tab. 7.5). Auffallend ist dabei, dass eine der häufigsten Schwindelformen, nämlich Schwindel mit propriozeptiven Ursachen (d. h. von Muskel- und Gelenkrezeptoren des Bewegungssystems ausgehend) in der Auflistung fehlt. Dies kann vielfältige Ursachen haben; vermutlich liegt es daran, dass die Statistik aus einer neurologischen Klinik und nicht aus einer manualmedizinischen Praxis stammt. Wissenschaftliche Untersuchungen zum zervikalen Schwindel hat vor allem ein Autor publiziert, der gleichzeitig Manualmediziner ist (Hülse 1976, 1983, Hülse et al. 1998, 2005).

Beim zervikalen Schwindel liegt meist eine propriozeptive Störung vor, wobei jedoch eine vaskuläre Komponente ausgeschlossen werden muss. Fehlfunktionen des Kauapparats (der funktionell mit den Kopfgelenken gekoppelt ist) spielen dabei eine besondere Rolle. Wie oben bereits gesagt, sind auch Propriozeptoren im Bereich des Beckens und der Füße an Haltungsreaktionen beteiligt, sodass besonders Fußfehlfunktionen von Bedeutung sein können (Roll und Roll 1988, Roll et al. 1993, Kavounoudias et al. 1999, 2001).

Bei Schwindel oder Benommenheit sind zudem toxische Wirkungen aus der In- und Umwelt (Gärungs- und Fäulnisprodukte, Umweltgifte) zu berücksichtigen.

Naturgemäß lassen sich für propriozeptiv und toxisch verursachte Schwindelformen keine Häufigkeitszahlen im Sinne obiger Statistik angeben. Ein guter Teil dieser Patienten dürfte sich fälschlich in der Gruppe „phobischer Schwankschwindel" (Strupp et al. 2013) wiederfinden, während andere in dieser Statistik vermutlich gar nicht auftauchen, da sie weder ein Schwanken noch ein Drehgefühl, sondern „nur" ungerichtete Gang- und Haltungsunsicherheit bzw. ein Benommenheitsgefühl angeben können.

## Lagerungsschwindel (peripher)

Der benigne periphere paroxysmale Lagerungsschwindel (BPPV) ist relativ leicht durch Übungen zu behandeln. Er gilt als gutartig (benigne), weil er meist innerhalb von Wochen oder Monaten spontan abklingt. Deshalb wird die Diagnose auch „gerne" gestellt. In einigen Fällen kann ein BPPV über Jahre anhalten. Unbehandelt persistiert er bei etwa 30 % der Patienten (Strupp und Brandt 2008). Dieser Schwindel wird immer wieder durch dieselbe Art von Lagewechsel ausgelöst (z. B. vom Sitzen zur Seitenlage).

Charakteristisch für den BPPV sind kurze, anfallartige („paroxysmale") Drehschwindelattacken. Hinzu kommt ein rotatorischer Lagerungsnystagmus, der am häufigsten durch eine ampullofugale Erregung im hinteren vertikalen Bogengang des unten liegenden Ohres (meist rechts) entsteht. Ausgelöst wird er durch eine Kopfreklination oder die Seitlagerung zum betroffenen Ohr hin. Der seltenere BPPV des horizontalen Bogengangs wird durch eine Kopfdrehung im Liegen ausgelöst.

Die 10–15 Sekunden nach dem Hinlegen auftretende Schwindelattacke dauert ca. 30–50 Sekunden. Das sollte der Patient wissen, damit er sich nicht aus lauter Angst gleich wieder aufsetzt, wenn der Schwindel anfängt. Denn jede Bewegung kann prinzipiell eine erneute Attacke provozieren. Entscheidend ist, die knapp einminütige Phase durchzustehen. Danach hört der Schwindel wieder auf, wenn nicht erneut die Position gewechselt wird.

Lagerungsschwindel tritt meist ohne erkennbare Ursache auf. In seltenen Fällen kann er auf ein Schädeltrauma in der Anamnese zurückzuführen oder aber Begleitsymptom einer Neuritis vestibularis oder eines Morbus Menière sein (Karlberg, Hall et al. 2000, Karlberg, Halmagyi et al. 2000). Auffallend häufig ist ein BPPV bei längerer Bettruhe (wegen anderer Erkrankungen) oder nach Operationen zu beobachten.

### Mechanismus

Nach der **Kupulolithiasis-Hypothese** lösen sich von der Otolithenmembran in Utriculus und Sacculus Otokonien (➤ Abb. 7.61), die sich an der Cupula ampullaris festsetzen und beim Lagewechsel zu schwerkraftbedingten Auslenkungen (unabhängig von der Endolymphbewegung) führen. Dadurch ist ein sofort einsetzender und länger dauernder Nystagmus zu erwarten.

Nach der **Kanalolithiasis-Hypothese** (Brandt und Steddin 1993) verursachen frei bewegliche, aus vielen Otokonien zusammengesetzte und das Lumen des Bogengangs annähernd ausfüllende Agglomerate den Lagerungsschwindel. Die Schwerkraft lässt sie in der Endolymphe absinken und führt zur Auslenkung der Cupula ampullaris. Wenn sie den tiefsten Punkt erreicht haben, kommt die Endolymphströmung zum Stillstand und der Nystagmus sistiert, um bei erneutem Lagewechsel in die Gegenrichtung aufzutreten. Bei Kanalolithiasis ist daher ein Nystagmus mit Latenz und einer Dauer von maximal 60 Sekunden zu erwarten (Herdman 2007).

**MERKE**

Die Exzitation des anterioren und posterioren Bogengangs erzeugt einen ampullofugalen, die Exzitation des horizontalen Bogengangs einen ampullopetalen Endolymphfluss.

Dies ist bei der Provokation eines benignen Lagerungsschwindels zu beachten: Entscheidend für die Richtung des Nystagmus ist nicht die Endolymphbewegung durch die Drehbeschleunigung des Kopfes, sondern diejenige, die durch das Absinken von Kupulakristallen entsprechend der Schwerkraft entsteht.

### Diagnostik

#### Seitlagerungstest

Zum Testen des **rechten posterioren** Bogengangs (Canalis semicircularis posterior) sitzt der Patient auf einer Seite der Liege. Er hat den Kopf 45° nach links gedreht und trägt eine Frenzel-Brille, die den Nystagmus besser sichtbar macht und eine Blickfixierung verhindert, durch die der Nystagmus teilweise unterdrückt werden kann. Erklären Sie genau, was beim Test passieren wird und dass der Schwindel nach kurzer Zeit wieder aufhört.

Aus der sitzenden Position wird der Patient rasch auf die rechte Seite gelegt, wobei der Kopf 45° nach links rotiert bleibt (➤ Abb. 7.63). Wenn der rechte posteriore oder der linke anteriore Bogengang (beide Kanäle liegen in derselben Ebene, in einem 45°-Winkel zur Sagittalen) betroffen ist, tritt aufgrund der spezifischen Bewegung bei Kanalolithiasis im rechten posterioren Kanal ein rechtsrotatorischer Nystagmus (zum unten liegenden Ohr gerichtet) oder Upbeat-Nystagmus bei Blick zum oben liegenden Ohr auf. Cave: Bei der gleichen Lagerung tritt bei Kanalolithiasis im linken anterioren Kanal ein links rotierender und Downbeat-Nystagmus auf (Herdman 2007).

Da auch der rechte anteriore Kanal, wenn er Debris enthält, nach dieser Quelle mit gereizt werden kann, lässt sich der betroffene Bogengang nur per Definition des Nystagmus diagnostizieren (➤ Abb. 7.65).

Für den **linken posterioren und rechten anterioren Bogengang** wird der Test mit Rechtsrotation des Kopfes und Seitlagerung nach links durchgeführt.

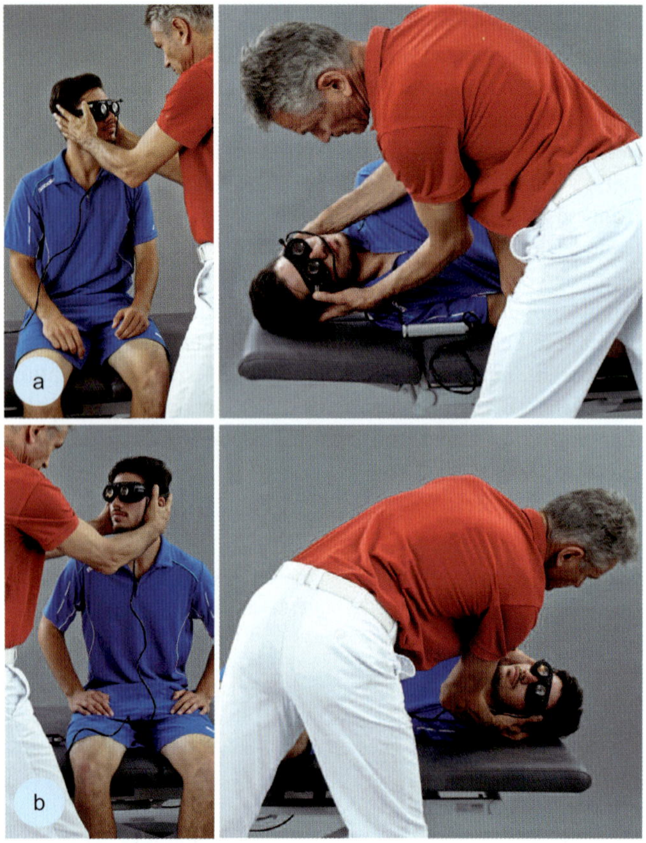

**Abb. 7.63** Seitlagerungstest für BPPV

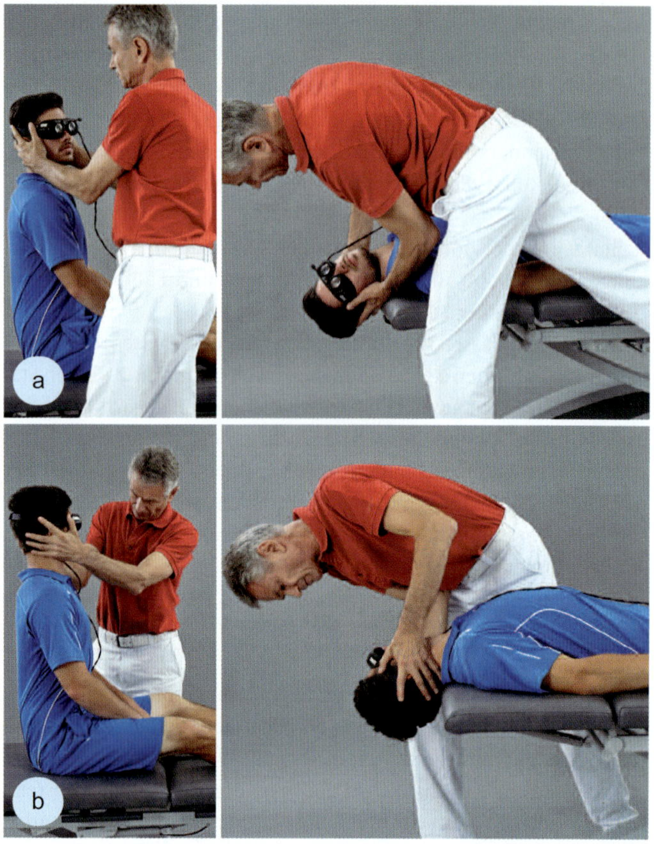

**Abb. 7.64** Rechts- und linksseitiger HALLPIKE-DIX-Test für BPPV



### DIX-HALLPIKE-Test

Hierbei sitzt der Patient so auf der Liege, dass sein Kopf beim Hinlegen hintenüber hängen kann. Bei HWS-Störungen ist daher der Seitlagerungstest vorzuziehen.

Der Kopf des Patienten ist 45° nach rechts (rechtes Ohr unten) gedreht, was den posterioren Bogengang in die Sagittalebene bringt. Dann „werfen" Sie den Patienten, während er die Kopfdrehung beibehält, auf den Rücken, sodass sein Kopf ca. 30° über die Liege herabhängt (➤ Abb. 7.64).

Bei BPPV tritt ein Nystagmus auf, der meist auf einer Stimulation des rechten posterioren Bogengangs durch absinkende Otokonien-Konglomerate beruht. In dieser „Tieflage" wird auch der rechte anteriore Bogengang stimuliert (Herdman 2007), allerdings weniger stark, wenn der Kopf nur bis zur Horizontalen überhängt. Die korrekte Diagnose hängt von der Nystagmusrichtung ab: Rechtsrotation und Upbeat-Nystagmus sprechen für eine Störung im rechten posterioren Bogengang, Rechtsrotation und Downbeat-Nystagmus für eine Beteiligung des (laut HERDMAN ebenfalls stimulierbaren) rechten anterioren Bogengangs. Wenn der linke anteriore Kanal betroffen ist, zeigt sich ein Downbeat-Nystagmus mit Linksrotation (➤ Abb. 7.65).

Die überhängende Position muss mindestens 30 Sekunden beibehalten werden oder so lange, bis der Nystagmus wieder sistiert. Durch das Aufrichten zur sitzenden Position kann erneut Schwindel ausgelöst werden, dann jedoch mit umgekehrter Nystagmusrichtung (➤ Abb. 7.64).

Bitte beachten: Die Nystagmusrichtung wird durch das schwerkraftbedingte Absinken von Kristallen in der Endolymphe und nicht durch die Rotationsbeschleunigung des Kopfes bestimmt!

Anschließend wiederholen Sie den Test zur anderen Seite auf identische Weise.

### Rolltest

Dieser ermöglicht eine spezifische Prüfung des horizontalen Bogengangs. In Rückenlage des Patienten wird sein Kopf 20° angehoben und schnell zu einer Seite gedreht. Halten Sie ihn mindestens 1 Minute lang in dieser Position, um evtl. auftretenden Schwindel sicher erfassen zu können. Dann führen Sie den Kopf langsam zur Mitte zurück und drehen ihn schnell zur Gegenseite. Auch dort wird er wieder für 1 Minute belassen (➤ Abb. 7.66).

- Bei Kanalolithiasis soll der Nystagmus zur Erde gerichtet (geotrop) und erschöpflich sein.
- Bei Kupulolithiasis soll er von der Erde weg (apogeotrop) gerichtet und persistierend sein.

Wenn der Kopf zur betroffenen Seite gedreht wird, müssten die Symptome ausgeprägter sein (Brandt 2000, Herdman 2007).

## Therapie

Die Therapie erfolgt mit „Befreiungsmanövern": Durch rasche Kopfumlagerungen gelingt es möglicherweise, das Agglomerat aus dem Bogengang herauszubefördern, sodass es keinen Lagerungsschwindel mehr verursacht. Die Lagerungsmaßnahmen sind sehr zuverlässig wirksam (Strupp et al. 2013).

| **Bogengang** | **rechtsseitiger Hallpike-Dix** | **zurück in sitzende Position** |
|---|---|---|
| **Rechts posterior** | Rechtsrotation (zum unten liegenden Ohr), Upbeat (zur Stirn schlagend bei Blick zum oben liegenden Ohr) 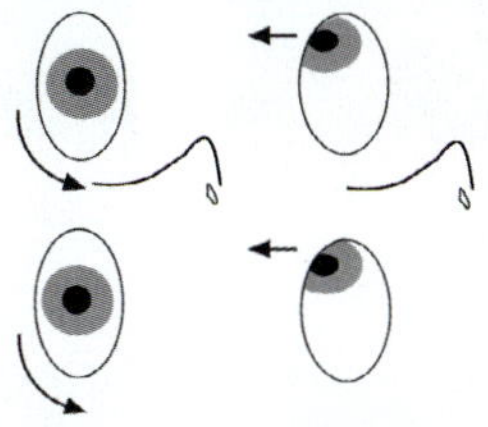 | Linksrotation, Downbeat 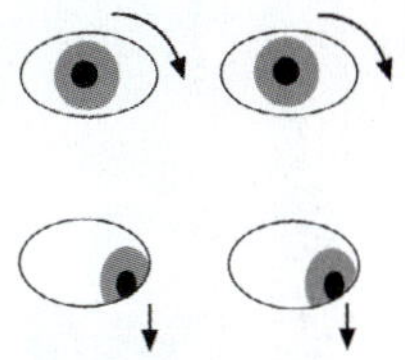 |
| **Links anterior** | Linksrotation, Downbeat 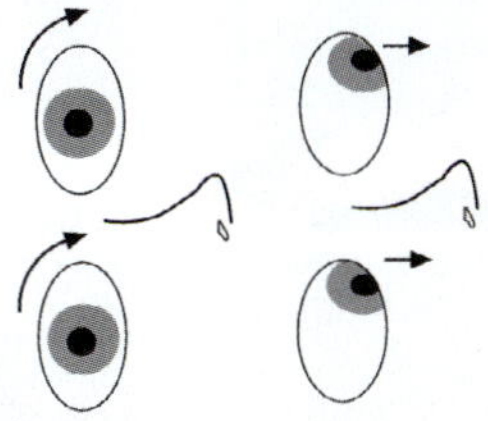 | Rechtsrotation, Upbeat 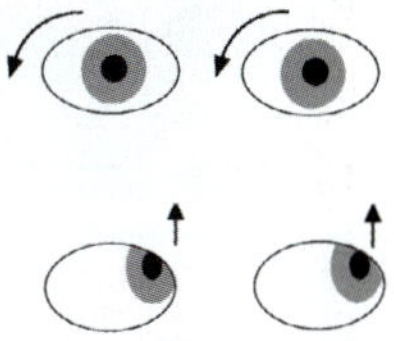 |
| **Rechts anterior** | Rechtsrotation, Downbeat 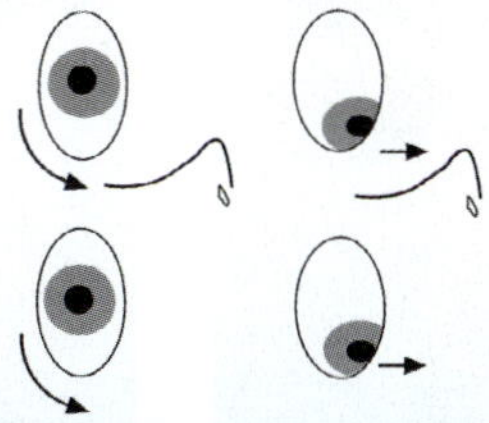 | Linksrotation, Upbeat 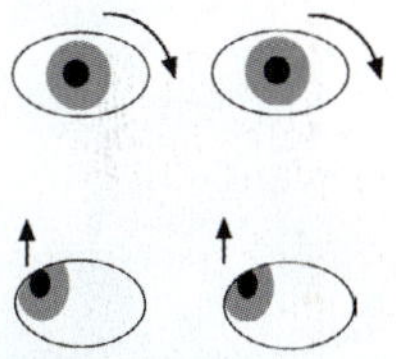 |
| **Bogengang** | **linksseitiger Hallpike-Dix** | **zurück in sitzende Position** |
| **Links posterior** | Linksrotation (zum unten liegenden Ohr), Upbeat (zur Stirn schlagend bei Blick zum oben liegenden Ohr) 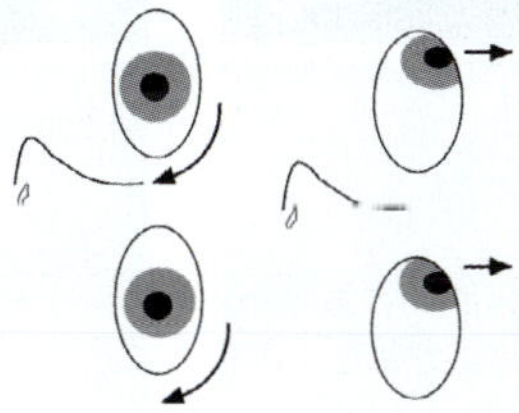 | Rechtsrotation, Downbeat 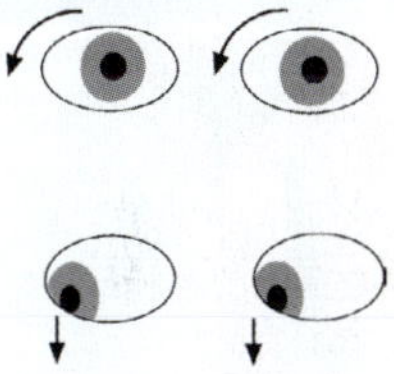 |
| **Rechts anterior** | Rechtsrotation, Downbeat 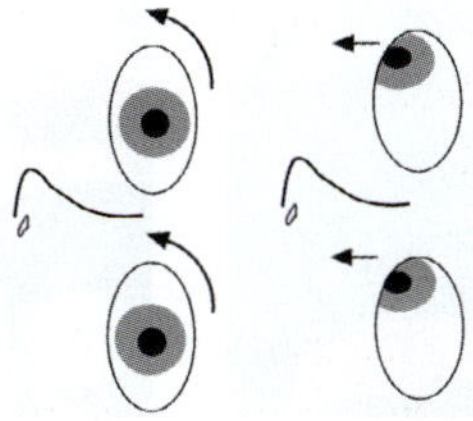 | Linksrotation, Upbeat 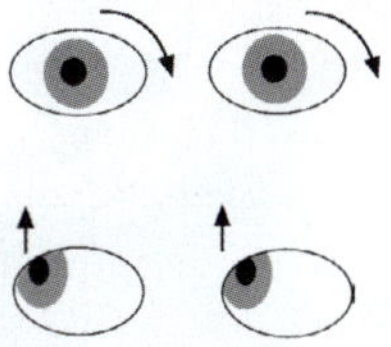 |
| **Links anterior** | Linksrotation, Downbeat 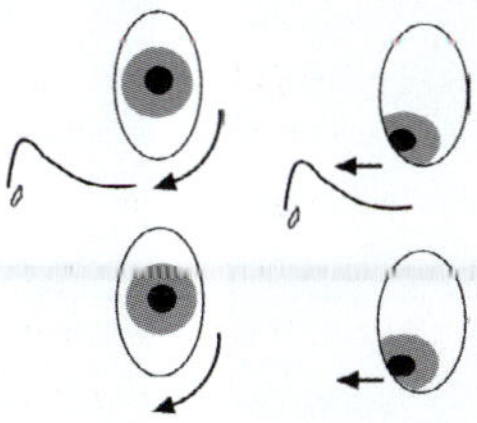 | Rechtsrotation, Upbeat 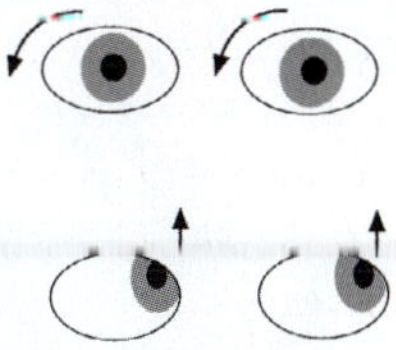 |

**Abb. 7.65** Hallpike-Dix-Test: Nystagmusrichtung und zugehöriger Bogengang (nach Herdman 2007)

#### Semont-Manöver

Die Beschreibung am Beispiel des **rechten posterioren Bogengangs** (➤ Abb. 7.67) gilt spiegelbildlich auch für den linken posterioren Bogengang:

1. Der Patient sitzt mitten auf der Liege und hat den Kopf 45° nach links gedreht.
2. „Werfen" Sie ihn in Rechtsseitenlage und warten Sie das Auftreten und Sistieren des Nystagmus ab, d. h. mindestens ca. 1 Minute (Strupp und Brandt 2008), sicherheitshalber 2–3 Minuten (Herdman 2007).
3. „Werfen" Sie den Patienten dann mit weiterhin nach links gedrehtem Kopf in Linksseitenlage und warten Sie das Auftreten

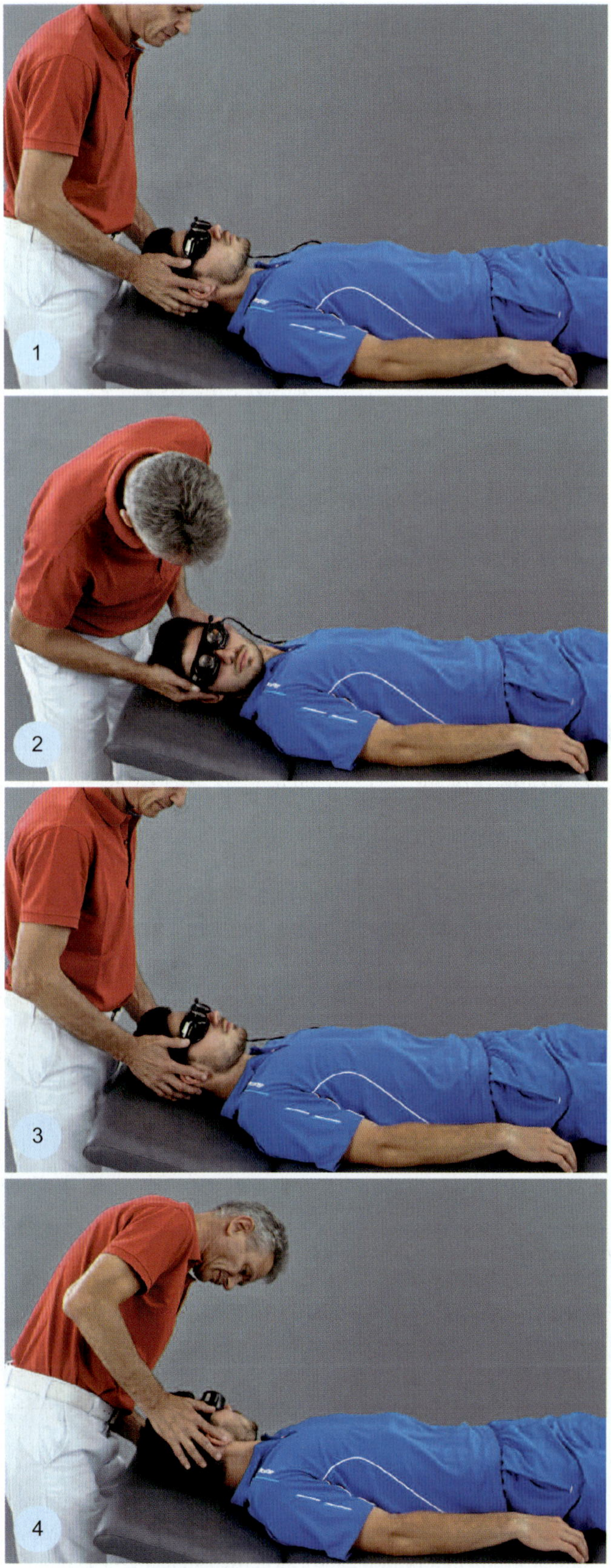


**Abb. 7.66** Rolltest des horizontalen Bogengangs für BPPV

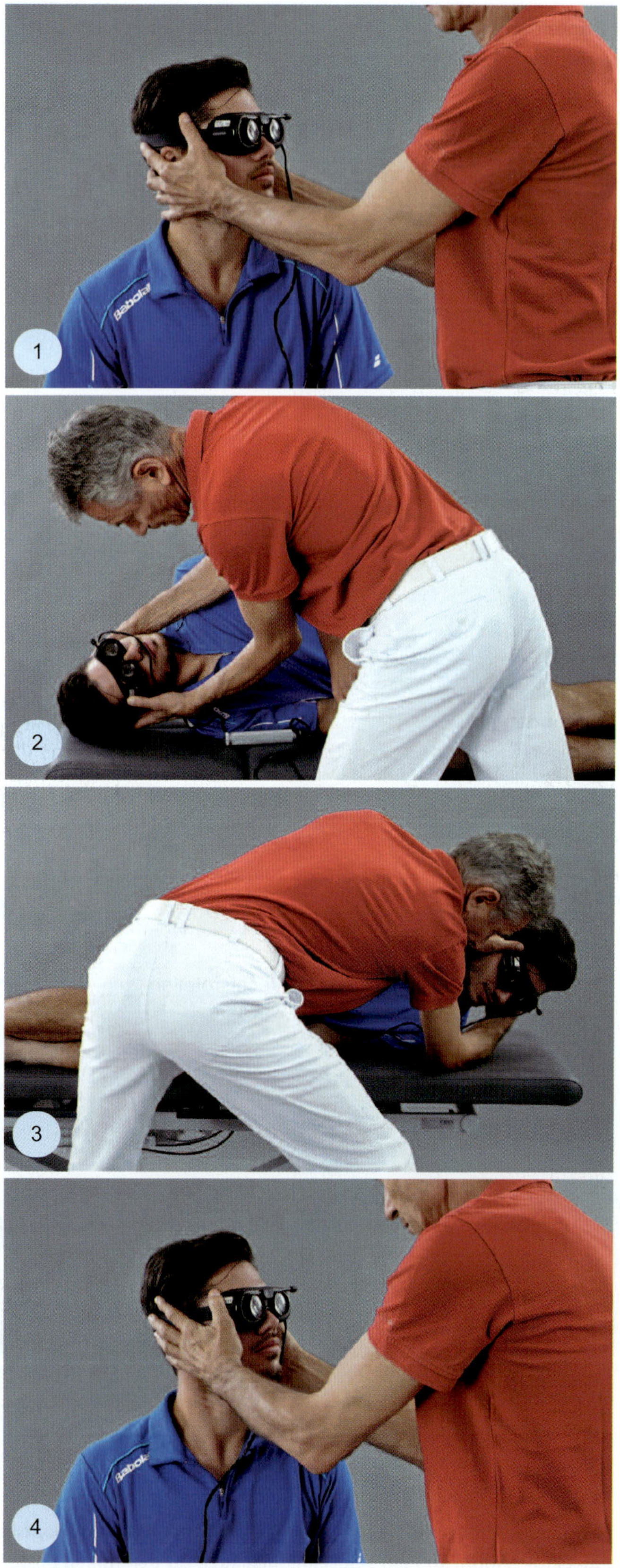


**Abb. 7.67** Semont-Manöver für den rechten posterioren Bogengang. Das Befreiungsmanöver kann ohne Frenzel-Brille durchgeführt werden, wenn man die Positionen – wie angegeben – lange genug beibehält.

und Sistieren des Schwindels ab, am besten etwa 5 Minuten (Herdman 2007).
4. Bringen Sie den Patienten langsam in die sitzende Position zurück, die er 3 Minuten beibehalten soll, um evtl. auftretenden Schwindel abzuwarten.

Nach Brandt lässt sich mit dieser Sequenz in 50–70 % der Fälle die Störung vollständig beheben. Andernfalls wird die Prozedur ab Schritt 1 mindestens 3× wiederholt und dem Patienten die Brandt-Daroff-Positionierungsübung für zu Hause aufgegeben (Brandt 2000).

Die Beschreibung am Beispiel des **rechten anterioren Bogengangs** (➤ Abb. 7.68) gilt spiegelbildlich auch für den rechten anterioren Bogengang (Herdman 2007):

1. Der Patient sitzt mitten auf der Liege und hat den Kopf 45° nach rechts gedreht.
2. „Werfen" Sie den Patienten in Rechtsseitenlage und warten Sie 2–3 Minuten ab.
3. „Werfen" Sie ihn dann mit weiterhin nach rechts gedrehtem Kopf in Linksseitenlage und warten Sie in dieser Position 2 Minuten ab.
4. Bringen Sie den Patienten in die sitzende Position zurück, die er 3 Minuten beibehalten soll, um evtl. auftretenden Schwindel abzuwarten.

Wenn sich mit dieser Sequenz keine vollständige Korrektur erreichen lässt, wiederholen Sie die Prozedur ab Schritt 1 mindestens 3× und zeigen dem Patienten die Brandt-Daroff-Positionierungsübung (➤ Abb. 7.69). Er sollte sie als Hausaufgabe (20× in Folge) möglichst 3× täglich durchführen. Die Erfolgsrate liegt bei über 95 % innerhalb weniger Tage (Strupp et al. 2007).

Beide Manöver haben aufgrund der parallelen Ausrichtung dieser Bogengänge große Ähnlichkeit. Für die diagnostische Differenzierung zwischen rechtem posteriorem und linkem anteriorem Bogengang ist die Nystagmusrichtung wichtig (➤ Abb. 7.65).

### Epley-Manöver

Es wird für den besonders häufig vorkommenden BPPV der hinteren Bogengänge angewandt.

Die folgende Beschreibung am Beispiel des **linken posterioren Bogengangs** (➤ Abb. 7.70) gilt spiegelbildlich auch für den rechten posterioren Bogengang:

1. Der Patient sitzt so auf der Liege, dass sein Kopf beim Hinlegen hintenüber hängen kann, und hat den Kopf 45° nach links gedreht.
2. Bringen Sie den Patienten schnell in Rückenlage mit 20° Kopf-Tieflage. Dies löst Schwindel aus. In dieser Position soll er verharren, bis der Schwindel aufhört, mindestens 1 Minute (nach Brandt [2000] 3 Minuten).
3. Dann den Kopf des Patienten nach rechts drehen.
4. Während der Patient sich mit dem ganzen Körper nach rechts dreht, bleibt der Kopf in Rechtsrotation und Hanglage. Diese Position wird beibehalten, bis der Schwindel aufhört (oder 3 Minuten).
5. Danach den Patienten aufsitzen lassen. Bitten Sie ihn, möglichst einige Stunden in aufrechter Position zu bleiben.

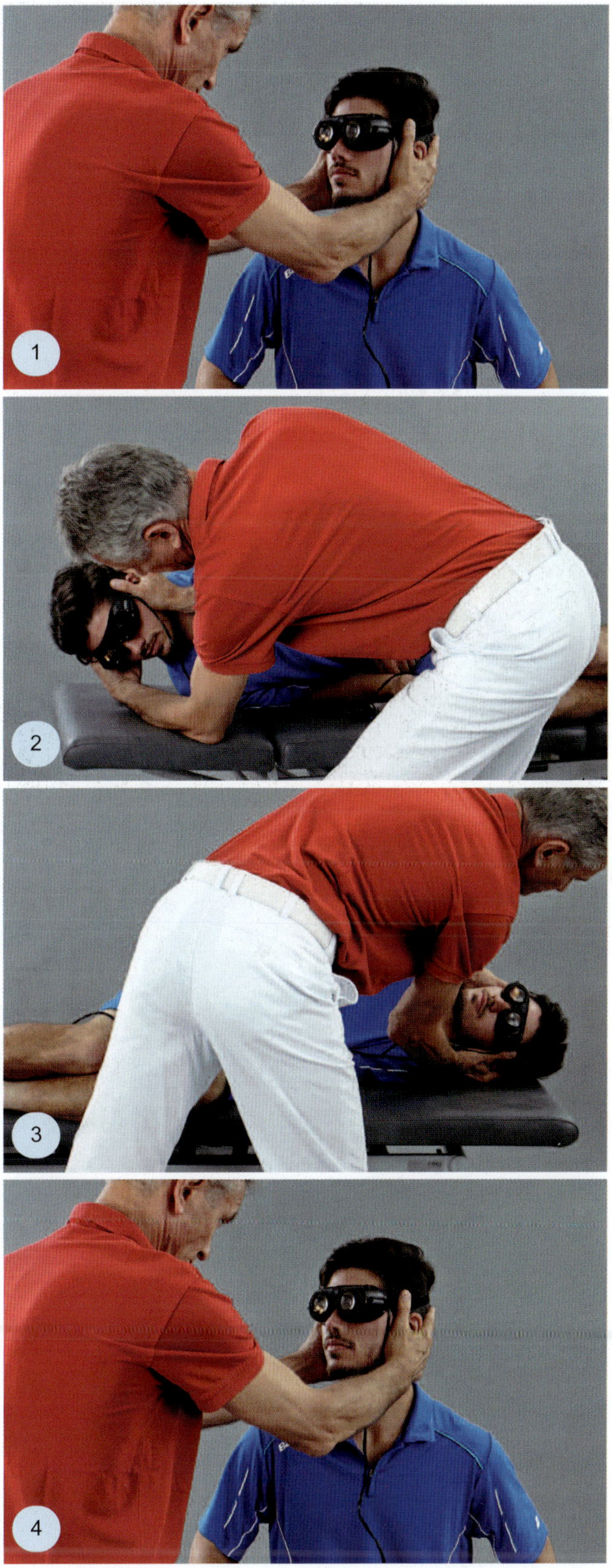

**Abb. 7.68** Semont-Manöver für den rechten anterioren Bogengang

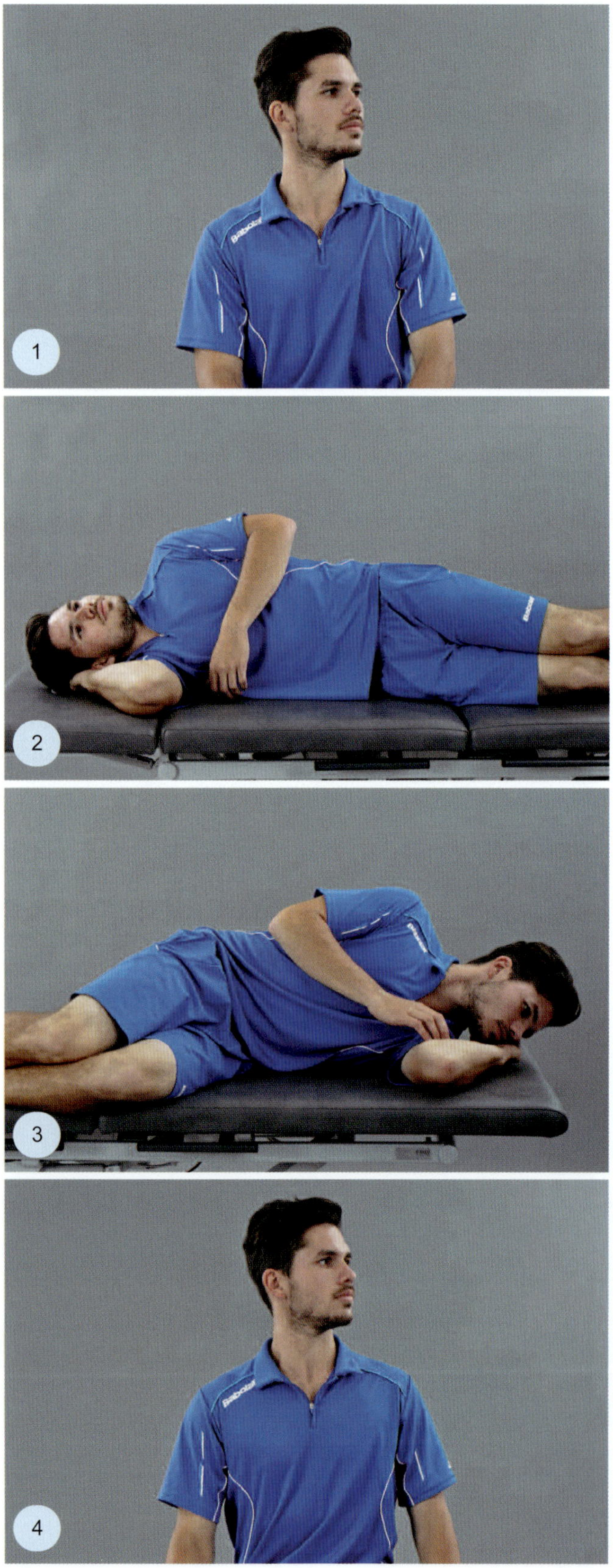


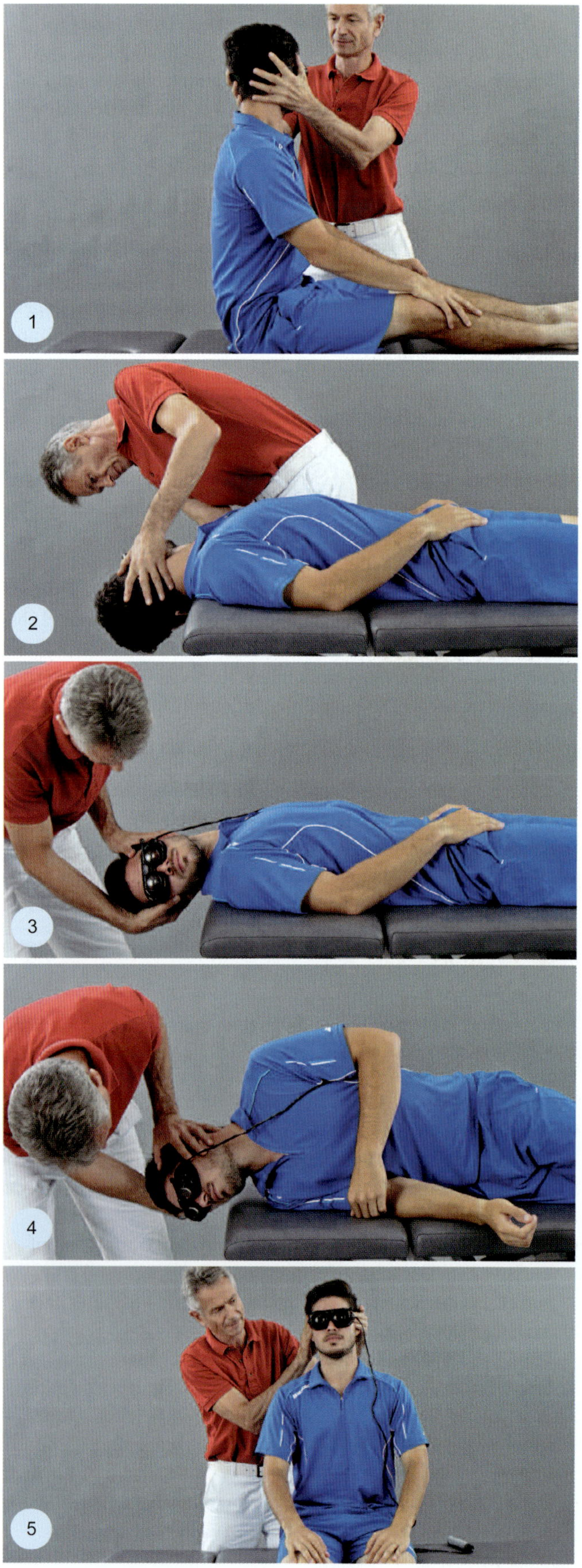


**Abb. 7.69** Brandt-Daroff-Übung für den rechten posterioren Bogengang (Strupp und Brandt 2008): Sie entspricht einem wiederholten Semont-Manöver für den gefundenen Bogengang.

**Abb. 7.70** (rechts) Epley-Manöver für den linken posterioren Bogengang (ohne Frenzel-Brille durchführbar)

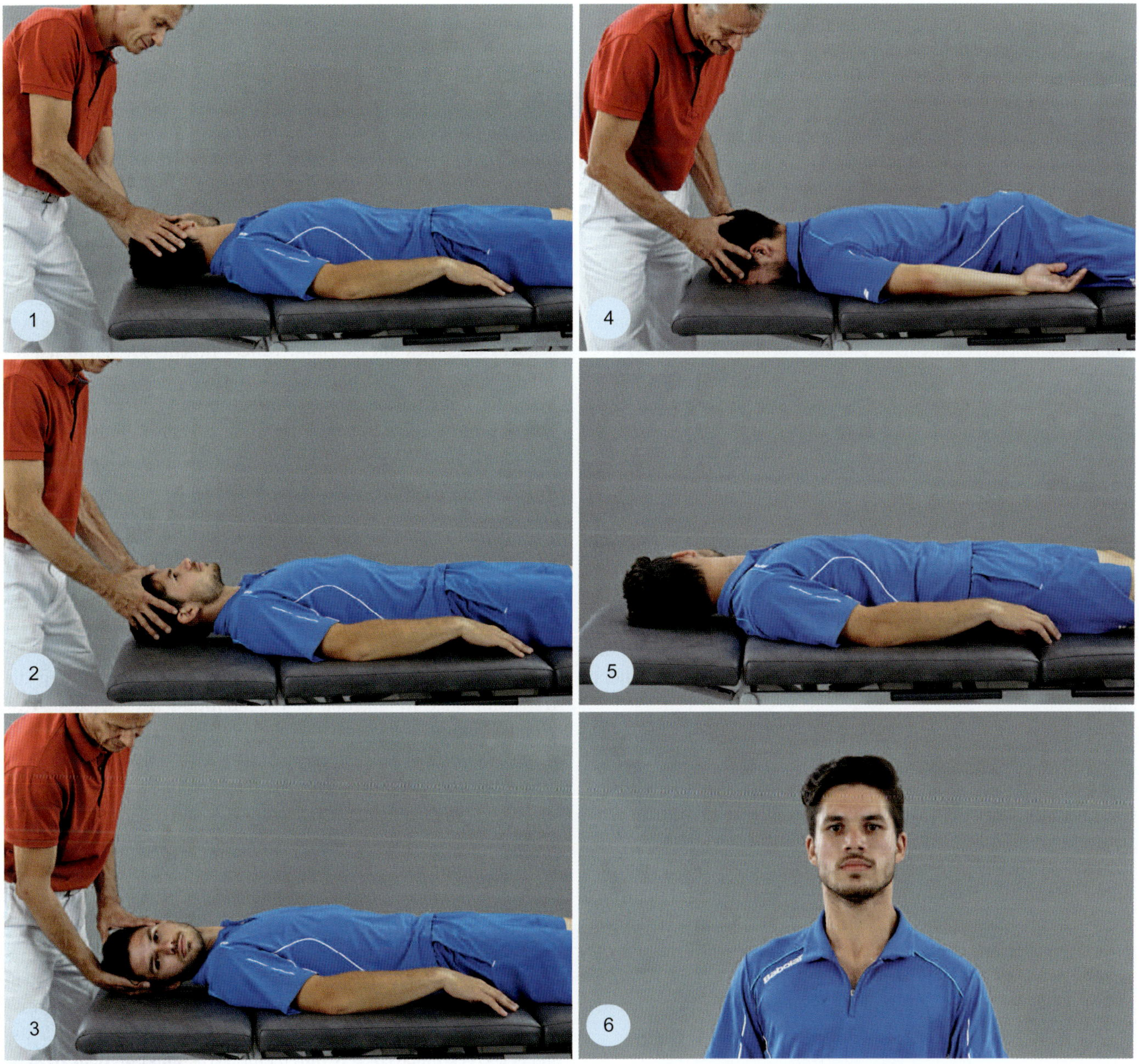


**Abb. 7.71** Bar-B-Que-Manöver bzw. „Bar-B-Que-Rolle" zur Behandlung einer Kanalolithiasis des linken horizontalen Bogengangs

### Bar-B-Que-Manöver

Zur Behandlung der horizontalen Bogengänge scheint sich das Bar-B-Que Manöver (Herdman 2007) besonders gut zu eignen (➤ Abb. 7.71):

1. Der Patient beginnt in Rückenlage, seinen Kopf zur Seite des betroffenen Ohres (stärkerer Nystagmus im Rolltest) zu drehen.
2. Dann dreht er den Kopf langsam in Neutralposition und hält siemindestens 15 Sekunden (oder bis jeglicher Schwindel aufgehört hat) inne.
3. Anschließend dreht er den Kopf zur nicht betroffenen Seite und verharrt in dieser Position wieder 15 Sekunden (oder bis der Schwindel aufgehört hat).
4. Nun dreht sich der Patient auf den Bauch, sodass die Nase unten liegt, und behält die Position 15 Sekunden (oder bis der Schwindel aufgehört hat) bei.
5. Nach einer weiteren Drehung soll das betroffene Ohr wieder unten liegen („Rolle" von 360°).
6. Anschließend setzt er sich auf und richtet den Kopf geradeaus oder hält ihn 30° nach vorne geneigt.

Als **alternativen** Befreiungsversuch kann der Patient seinen Kopf in Rückenlage schnell hin und her drehen, wobei in jeder Rotationsposition das Sistieren des Schwindels abgewartet werden soll.

## Zentrale Schwindelformen

### Schlaganfall

Bei einem Schlaganfall kann es zu Dreh- oder Schwankschwindel (mit oder ohne Übelkeit) unterschiedlicher Dauer kommen, der meist mit Begleitsymptomen wie Doppelbildern, Missempfindungen im Mundbereich, Gesichtslähmung, Schluck-, Sprechstörungen, Sensibilitätsstörungen an Armen/Beinen, Lähmungen und Gangunsicherheit einhergeht. Typisch ist ein anhaltender, nicht lagerungsabhängiger Downbeat- oder Upbeat-Nystagmus, der jedoch die Richtung wechseln kann.

Jegliche Störung innerhalb des „topografischen Kortex“ (Parietallappen) sowie des visuellen und okulomotorischen Systems (Okzipital-, Frontal-, Parietal- und Temporallappen) kann zu Schwindel führen, auch wenn es sich um „weiche“, d.h. nicht-apoplektische Läsionen handelt.

Schwindel kann auch bei Störungen auf Ebene der „Generatoren“ von horizontalen (paramediane pontine Formatio reticularis) und vertikalen Augenbewegungen (Mesenzephalon) sowie der „Regulatoren“ der Metrik (mediales Zerebellum, Flocculus, Paraflocculus) auftreten.

#### Vestibuläre Migräne

Im Unterschied zur klassischen Migräne steht nicht der Schmerz im Vordergrund, sondern der Schwindel. Eine vestibuläre Migräne entsteht durch anfallartige Durchblutungsstörungen im Bereich des Hirnstamms. Kennzeichnend sind Drehschwindel- oder Schwankschwindelattacken, die Minuten bis Stunden dauern und in zwei Drittel der Fälle von Kopfschmerzen begleitet werden. Im Intervall können leichte zentrale Augenbewegungsstörungen vorhanden sein.



##### Therapie

Wie bei anderen Migräneformen wird eine Normalisierung der Gefäßregulation angestrebt. Dazu sind sowohl manualmedizinische (chirotherapeutische, osteopathische, atlastherapeutische) Maßnahmen als auch eine Optimierung der Zellenergieversorgung (Beseitigung von nitrosativem Stress) und Maßnahmen zur Entgiftung (bei Darmfehlbesiedlung, Nahrungsmittelunverträglichkeiten, Schwermetallbelastungen und chemisch toxischen Belastungen) angezeigt.

Zur medikamentösen Behandlung kommen in Extremfällen selektive Serotonin-B1/D1-Rezeptoragonisten (Triptane) infrage.

### Morbus Menière (peripher)

Beim Morbus Menière führt ein endolymphatischer Hydrops zu erhöhtem Druck im membranösen Labyrinth des Innenohrs. Die genaue Ursache des Hydrops ist bisher noch unbekannt. Der Häufigkeitsgipfel liegt zwischen dem 40. und 60. Lebensjahr, aber die Menière-Krankheit kann auch schon in jüngerem Alter auftreten. Betroffen sind etwa 0,2 % der Bevölkerung, obwohl fast zehnmal so viele Patienten aufgrund von Fehldiagnosen überzeugt sind, an dieser Erkrankung zu leiden. Virusinfekte, Allergien, Rauchen, Stress, Übermüdung, Alkoholmissbrauch und die Einnahme von Aspirin® sind mögliche Risikofaktoren. Akute Episoden eines Morbus Menière treten meist 6–11 mal pro Jahr auf, wobei die symptomfreien Intervalle auch mehrere Monate oder Jahre anhalten können. Zwischen den einzelnen Attacken haben die meisten Patienten keine Symptome oder höchstens einen leichten Tinnitus bzw. leichten Schwindel. In den meisten Fällen hören die Schwindelattacken irgendwann völlig auf.

Bei 30–45 % der Patienten geht der Attacke eine wenige Minuten dauernde Aura voraus. Die Aura besteht aus abgeschwächten oder Teilsymptomen wie Tinnitus, Hörminderung, Druck- oder Völlegefühl im Ohr. Bei den meisten Patienten treten anfangs nur einseitige Symptome auf, bis sich nach der kurzen Aura das Vollbild mit heftigen Symptomen entwickelt. Bei 3 % der Patienten ist Tinnitus das erste Anzeichen einer beginnenden oder drohenden Attacke, bei 42 % der Hörverlust und bei 11 % der Drehschwindel, bei den restlichen 44 % sind Schwindel und Hörverlust kombiniert. In den meisten Fällen kommt es während der Attacke zu plötzlich einsetzendem Ohrdruck mit Hörminderung, Ohrgeräusch (Tinnitus) sowie heftigem Drehschwindel (die Umgebung scheint sich zu drehen), der mit Übelkeit, Schweißausbruch und Erbrechen verbunden sein kann. Diese Beschwerden klingen über Minuten bis Stunden langsam ab. Leichtere Gleichgewichtsstörungen können noch mehrere Tage nach der Attacke weiterbestehen.

#### Therapie

In akuten Fällen wird Dimenhydrinat 100 mg als Suppositorium verabreicht, prophylaktisch auch Betahistin, das in Vasomotal® oder in Aequamen® enthalten ist. Neuere Therapieoptionen sind Diuretika und eine gezielte, kurzzeitige Kortisongabe.

In verzweifelten Fällen kommen operative Verfahren und die transtympanale Applikation von Gentamycin zur gezielten Ausschaltung des Gleichgewichtsnervs (N. VIII) infrage.

Die Auslösung bzw. Häufigkeit von Menière-Attacken lässt sich wahrscheinlich auch dadurch reduzieren, dass Stressoren in anderen Systemen behandelt werden, d.h. durch Optimierung der HWS-Funktion und des visuellen Systems sowie vor allem durch die Beseitigung toxischer Belastungen.

### Neuritis vestibularis (peripher)

Der akute Labyrinthausfall manifestiert sich durch plötzlichen Schwindel und Übelkeit mit Erbrechen. Die Bezeichnung „Neuritis“ verweist darauf, dass ein entzündlicher Prozess des Gleichgewichtsnervs (N. vestibularis), z.B. durch eine Virusinfektion oder -reaktivierung, als ursächlich angesehen wird. Dies konnte bisher nicht zweifelsfrei belegt werden. Auch die Annahme einer Durchblutungsstörung liefert keine ausreichende Erklärung.

#### Posturale Reaktionen auf vestibuläre Ausfälle

Ein akuter Ausfall des linken horizontalen Bogengangs führt zu einer Überstimulation von Seiten des rechten horizontalen Bogengangs, die zu einem Nystagmus führt, dessen langsame Phase nach links gerichtet ist. Dieser wird konventionsgemäß nach seiner schnellen Rückstellphase als „rechtsschlägiger Nystagmus“ bezeichnet (Brandt 2000). In diesem Beispiel hätte der Patient das Gefühl, nach rechts zu rotieren, da in seiner Perzeption die Körperbewegung von der Seite der Läsion weggerichtet ist, ohne dass eine objektivierbare Destabilisierung vorliegt (➤ Tab. 7.6).

Die zweite Möglichkeit ist, dass diese Patienten eine Destabilisierung zur Seite der Läsion hin wahrnehmen, die sich auch objektivieren lässt. Die posturalen Reaktionen, die damit zusammenhängen, sind durch vestibulospinale Reflexe vermittelt und üblicherweise gegenläufig zur Nystagmusrichtung, d. h. mit Falltendenz zur Seite der Läsion. Mit anderen Worten: Die posturale Muskulatur wird auf der Gegenseite der Läsion oder auf der Seite des aktiveren Vestibularorgans einen erhöhten Tonus haben. Bei Ausfall des linken horizontalen Bogengangs würde sich im ROMBERG-Versuch eine Fallneigung nach links zeigen und beim Pastpointing nach links das Ziel verfehlt (➤ Kap. 7.4.2; Brandt 2000).

Man könnte es auch anhand des VOR beschreiben: Bei Ausfall des linken horizontalen Bogengangs kommt es zu einem rechtsschlägigen Nystagmus, der beim Blick nach links oder einer Kopfrotation nach rechts attenuiert wird. Das führt dazu, dass die Nackenmuskulatur rechts (und der SCM links) hyperton sind.

An diesen Mechanismen ist der Fasciculus longitudinalis medialis beteiligt, der sich von den Vestibulariskernen nach kranial bis zu den Okulomotoriuskernen erstreckt und kaudal in den Tractus vestibulospinalis medialis übergeht. Letzterer innerviert die autochthone Wirbelsäulenmuskulatur und das Rückenstreckersystem, sodass sie ebenfalls in das posturale Reflexgeschehen (vestibulozervikale Reflexe, vestibulospinale Reflexe) einbezogen sind. Auch das Vestibulozerebellum und das Spinozerebellum sowie die Basalkerne und der zerebrale Kortex sind involviert.

### Verlauf und Prognose

Eine Neuritis vestibularis weist zuweilen eine Lagerungskomponente auf.

Die Prognose ist gut: Nach ca. 3 Wochen dürfte sich auch bei dauerhaftem Ausfall eines Gleichgewichtsorgans ein neues Gleichgewicht eingestellt haben und der Patient beschwerdefrei sein. Obwohl funktionell meist ein Seitenunterschied zurückbleibt (sichtbar z. B. im Kopf-Impulstest, ➤ Kap. 7.6.1), wird er vom Hirnstamm ausgeglichen. Erst bei erneuter Neuritis auf einer Seite käme es wieder zu Schwindel, da sich durch den plötzlichen Verlust oder eine Funktionsschwäche des anderen Labyrinthorgans die Balance auf Ebene der Vestibulariskerne erneut verschieben würde.

### Differenzialdiagnose Schlaganfall

Bei einem Schlaganfall oder anderen zentralen Störungen findet sich zwar oft ein Spontannystagmus, der aber im Gegensatz zur Neuritis vestibularis meist nicht rein horizontal ist, sondern vertikale oder rotatorische Komponenten hat. Auch dass sich die Nystagmusrichtung in der Regel je nach Blickrichtung ändert, ist bei der Neuritis vestibularis nicht der Fall.

### Therapie

Symptomatisch helfen „Schwindelmittel" (z. B. Dimenhydrinat) für maximal 3 Tage. Zur (Nerven-)Abschwellung kann Kortison (z. B. Methylprednisolon, 100 mg/Tag) verabreicht werden. Sinnvoll sind auch Mittel zur Verbesserung der Fließeigenschaften des Blutes (wie HAES® oder Rheomacrodex®).

Die Kompensation und zentrale Anpassung kann durch ein Lagerungstraining und Rotationsübungen sowie andere physiotherapeutische Rehabilitationsmaßnahmen nach Anleitung des Arztes beschleunigt werden.



**Tab. 7.6** Charakteristika der Neuritis vestibularis

| | |
|---|---|
| **„Statische" Symptome (in Ruhe auftretend)** | |
| Schwindel | • Gefühl der Rotation in Richtung des intakten Labyrinths |
| Übelkeit, Ataxie, okuläre Tilt-Reaktion (OTR) | • OTR: tonische Dysbalance des VOR<br>– vertikale Verlagerung und Torsion der Augen<br>– Kopfneigung zur kranken Seite (Leigh und Zee 1999) |
| ALEXANDER-Regel | • In der Akutphase (1–3 Tage) Nystagmus in Richtung der gesunden Seite, auf der intakten Seite Verlust der kontralateralen Inhibition; führt zu profunder Asymmetrie<br>• Bei Blick zur gesunden Seite Zunahme des Nystagmus (Blickrichtungsnystagmus), bei Blick zur kranken Seite Abnahme des Nystagmus; hat posturale Konsequenzen |
| Tonische Rebalancierung (Curthoys und Halmagyi 1996) nach ca. 3 Tagen | • Keine Regeneration von Haarzellen oder Neuronen<br>• Zentrale Adaptation der Nuclei vestibulares<br>• Zerebellare „Klemme" (cerebellar clamp): Reduktion des Ruhetonus der Nuclei vestibulares auf der gesunden Seite und Retonisierung auf der kranken Seite über die kommissuralen Verbindungen |
| BECHTEREW-Regel | • Bei Ausfall des verbliebenen Labyrinths erneut Symptome von Asymmetrie |
| **Dynamische Symptome (bei Kopfbewegungen auftretend)** | |
| Ursache: Dysfunktion des VOR, differenzialdiagnostisch auch eine zervikale Dysfunktion (zervikookulärer Reflex, COR) möglich | |
| Oszillopsie: scheinbare Bewegung des Gesichtsfelds durch Retinal Slip bei erworbenen okulären Oszillationen (Nystagmus) oder defizientem VOR (Brandt 2000) | • Retinal Slip bei insuffizientem VOR: führt zu Bewegungen des Netzhautbildes bei Kopfbewegungen (über mehr als 3 Grade wahrnehmbar):<br>– Verlust fovealen Sehens<br>– Mismatch visueller, vestibulärer und somatosensorischer Eindrücke → Schwindel<br>• Retinal Slip ist ein „Irrtums-Signal" für das ZNS (Desmond 2004), das durch seine Neuroplastizität die dynamische Asymmetrie jedoch reduzieren und damit den Gain des VOR anpassen kann |

**Fallbeispiel 9**

## Medikamententoxische Vestibulopathie

Der 56-jährige Patient stellte sich am 9.5.2014 wegen Schwindel vor.

AnamneseIm Februar 2014 Mitral- und Aortenklappenersatz, postoperative Sepsis wurdemit Gentamycin und Schleifendiuretikum (ototoxisch) behandelt.

Danach beidseitiger Vestibularisausfall: links 100 %, rechts 80 % (nach kalorischer Testung andernorts); Fallneigung nach links; Gleichgewichtstraining (3.4.–15.4.2014) in Reha-Klinik

### Befunde

Der Patient kam mit Gehstock, ataktischer Gang.

- ROMBERG-Versuch: nicht vermehrt schwankend, fühlte sich aber unsicher. Tiefstand der rechten Schulter, Linkstorsion des Thorax. Einbeinstand mit offenen Augen kaum möglich
- Finger-Nase-Versuch links minimal dysmetrisch; Pastpointing leicht nach links
- Sakkadierte Folgebewegungen nach links, Sakkaden bds. dysmetrisch
- Hacke-Schienbein-Versuch li. ataktisch, re. leicht ataktisch
- Vibrationssinn an den Großzehen 4/8 bds.
- ASR bds. (+), PSR bds. +, MER an den Armen seitengleich +
- Physiologischer blinder Fleck links minimal größer als rechts (leichte rechts-zerebrale Schwäche, vereinbar mit links-zerebellarer Schwäche)

### Diagnose

- Beidseitiger Ausfall des Gleichgewichtsnervs (N. VIII), linksbetonte Kleinhirnschwäche mit Ataxie
- Sensorische Neuropathie

Therapie und Verlauf9.5.2014

- IRT-Stufe 1 und 2 (inkl. Muskelmeridiane) der Thorakotomie-Narbe führte zu aufrechterer Haltung (➤ Kap. 1.2.5)
- Atlasimpulse von rechts verbesserten den Einbeinstand, axiale Okziput-Impulse links (linksbetonter zerebellarer Input) ebenfalls (➤ Kap. 7.14.7).
- Anfertigung propriozeptiver Einlegesohlen für mehr propriozeptiven Input (➤ Kap. 6.8.11)
- Der Patient sollte sich einen Therapiekreisel und einen Swingstick kaufen, um später zu Hause linksbetonte Übungen machen zu können (➤ Kap. 7.14.3), die derzeit koordinativ noch nicht möglich sind. Bis dahin: Gewicht betont auf das linke Bein verlagern, mit der linken Hand Theraband-Übungen, zufällig im Raum (➤ Abb. 7.37)
- Schwindeltraining (so weit möglich): ➤ Abb. 7.75, ➤ Abb. 7.76, ➤ Abb. 7.77, ➤ Abb. 7.82, ➤ Abb. 7.83
- Sakkaden- und Folgebewegungsprogramm: ➤ Abb. 7.92, ➤ Abb. 7.93 sowie Mikrosakkaden (von rechts unten nach links oben; http://www.DrGarten.de/index.php?id=okulomotorik)

28.5.–7.6.2014: Erneute stationäre Reha-Behandlung: habe „nichts gebracht“

24.6.2014

- In der Schwindel-Ambulanz Großhadern wurde nun auch eine zerebellare Störung festgestellt und Physiotherapie verordnet.
- Befunde in der Praxis: Einbeinstand rechts besser als links, aber bds. unsicher. FNV rechts metrisch, links dysmetrisch. Blickfolge linksbetont sakkadiert, insgesamt aber besser; kein Pastpointing mehr
- Therapie in der Praxis: Atlasimpulse von rechts lateral, Okziput-Impulse axial links

22.7.2014

- Der Patient kam ohne Stöcke, sein Gangbild hatte sich deutlich verbessert; seitdem er jeden Tag intensiv übte, spürte er sehr gute Fortschritte. Er fiel aber noch 1× pro Woche nach links hinten. Seine Physiotherapeutin stufte die Rumpfmuskulatur links ⅓ schwächer ein.
- Sakkadierung der Blickfolge und Dysmetrie der Sakkaden weiterhin vorhanden, aber weniger anstrengend, weniger verunsichernd
- Therapie
  - Optokinese nach oben: Fallneigung nach hinten bedeutet okulomotorisch, dass die Augenbewegung nach unten tendiert. Dies kann mit optokinetischen Übungen (Streifen, die sich nach oben bewegen) „umgeübt“ werden.
  - Atlasimpulse von rechts, Okziput-Impulse axial links
- Der Patient war in der Lage, jetzt den Swingstick zu benutzen!

### Kommentar

Ein reiner Vestibularisausfall führt nicht zur Ataxie, wohl aber zu mangelnder Blickstabilität (Ausfall des VOR), d. h. Zeitung lesen im fahrenden Bus/Auto ist unmöglich. Der Patient litt an einer sensorischen Neuropathie, die dickfaserige Afferenzen (Hinterstränge und evtl. Seitenstränge, d. h. Tractus spinocerebellares) betraf. Da die vestibulären Afferenzen zum Kleinhirn praktisch völlig ausgefallen waren, konnte es nach dem Modell der FRIEDREICH-Ataxie zu einer Diaschisis (d. h. Folgeläsion durch mangelnde Afferenzierung) des Zerebellums kommen. Man musste also dafür Sorge tragen, dass die zerebellaren Afferenzen vermehrt wurden, um den Ausfall der vestibulären kompensieren zu können: Propriozeptive und okulomotorische Übungen sind hier entscheidend.

## Phobischer Schwankschwindel (nicht organisch, zentral)

Als eine der häufigsten Schwindelformen, im mittleren Alter sogar die häufigste (Strupp et al. 2003), ist phobischer Schwankschwindel gleichzeitig am schwierigsten diagnostizierbar (per Ausschlussdiagnose). Im Vordergrund stehen ungerichteter Schwindel oder Schwankschwindel und subjektive Stand- oder Gangunsicherheit sowie Angst vor Stürzen, ohne tatsächlich hinzufallen. Auslöser sind oft typische Situationen, die mit Angst und vegetativen Missempfindungen einhergehen. Bei manchen Patienten hilft leichter Alkoholkonsum, sich zu entspannen. Phobischer Schwankschwindel kann sich bei Patienten mit Angststörungen und entsprechend prädisponierten Personen entwickeln, nachdem sie ihn das erste Mal erlebt haben. Die Ursache ist unerheblich und kann von einer Lebensmittelvergiftung über eine HWS-Störung bis zu einer organisch bedingten Gleichgewichtsstörung reichen.

Die Betroffenen neigen häufig zu einem Vermeidungsverhalten, indem sie automatisierte, natürliche Haltungsreaktionen bewusst übersteuern, was dann zu dem erwähnten Mismatch bei der zentralen Verarbeitung führen kann.

Da die neurologischen Untersuchungen (kalorische Testung, Kopf-Impulstest, optokinetische Testung) unauffällige Befunde ergeben und meist nur die Posturographie auf unspezifische Weise auffällig ist, wird die Diagnose schulmedizinisch zuweilen zu leicht gestellt.

Differenzialdiagnostisch müssen propriozeptive Ursachen (Kauapparat, HWS, Füße am häufigsten betroffen) und toxische Ursachen wie eine Darmfehlbesiedlung, bei der sich giftige Fäulnis- und Gärungsprodukte bilden, sowie eine Schwermetall- oder chemische Schadstoffbelastung abgeklärt werden.

**Therapie**

Wenn andere Ursachen wirklich ausgeschlossen sind, ist es Aufgabe des Therapeuten, dem Patienten die Zusammenhänge zu erklären und ihm das Vertrauen in die Selbstregulationsmechanismen seines Körpers, dem „inneren Mentor", wiederzugeben.

Die Patienten sollten schwindelauslösende Situationen nicht meiden, sondern suchen. Regelmäßiger leichter Sport und ein spezifisches Gleichgewichtstraining (mit und ohne technische Hilfen; ➤ Kap. 7.15.1 ❹) haben sich auch im Hinblick auf das innere Gleichgewicht der Betroffenen als hilfreich erwiesen.

## Propriozeptiver Schwindel (peripher)

Störungen im Bereich der Kopfgelenke führen häufig zu Schwindel, wenn der zervikovestibuläre oder zervikokollische Reflex beeinträchtigt ist.

Das kraniomandibuläre System umfasst Schädel, Unterkiefer, HWS und Schultergürtel sowie die Muskeln, die alle diese knöchernen Strukturen verbinden. Von besonderer Bedeutung sind dabei die Nackenmuskulatur und die vordere Halsmuskulatur, die u. a. am Zungenbein ansetzt. Eine Fehlspannung in der Zungen- und Mundbodenmuskulatur kann zu Gleichgewichtsproblemen führen. Daher wird das Zungenbein in der Applied Kinesiology auch als „Kreiselkompass" des Körpers bezeichnet (Walther 2000).

Bei dieser Schwindelform erfolgt die Diagnostik vor allem manualmedizinisch.

Nicht nur bei Neuropathien, d. h. Leitungsstörungen von sensorischen Informationen aus dem Fußbereich und von muskulären Impulsen, kommt es zu Gang- und Standunsicherheit. Auch funktionelle Störungen wie muskuläre Fehlfunktionen der Füße, deren Ursache in einer Fußgelenkblockierung oder andernorts (z. B. HWS-BWS-Übergang) liegen kann, können zu Haltungs- und Gangunsicherheiten führen.

**Fallbeispiel 10**

### Phobischer Schwankschwindel

Ein 56-jähriger Betonarbeiter stellte sich am 18.3.2014 wegen „Schwindel" vor. Auf genaueres Nachfragen beschreibt er ihn als Schwankschwindel und Unsicherheitsgefühl.

#### Anamnese

Im Sept. 2013 sei auf der Baustelle plötzlich Dreh- bzw. Schwankschwindel aufgetreten und er habe dabei hyperventiliert. Der HNO-ärztlich diagnostizierte Vestibularisausfall li. wurde mit „Infusionen" über 8 Tage behandelt. Tinnitus habe er schon seit Jahren.

Am 17.10.2013 stationäre Aufnahme wegen V. a. Neuroborreliose bei positivem IgG-Befund; da die Liquorbefunde negativ waren, erhielt er nur 10 Tage Doxycyclin.

Der Patient ging jeden Tag walken, dabei fühlte er sich sicher. Nur wenn er von links nach rechts schaute, wurde er unsicher. Tinnitus und Hyperakusis bestanden weiterhin.

#### Befunde

- ROMBERG-Versuch: grenzwertig unauffällig bei Provokationspositionen (Reklination, Flexion, Rotation), Einbeinstand mit offenen Augen sehr unsicher
- Head-Thrust-Test: leicht defizitär für das li. Vestibulum
- Okulomotorik o. B., AV-Ratio am Fundus o. B.
- Auf Borrelien-D12 normoreaktiver Challenge

#### Therapie

- IRT Stufe 1 beider Sprunggelenke (alte Verletzung)
- Nach Okziput-Impulsen axial bds. und Atlasimpulsen von lateral bds. war der Einbeinstand möglich.
- Borrelien-Nosode D12 (5 Tr. täglich)
- Kräutertherapie der potentiell noch aktiven Borreliose (➤ Kap. 6.2.3)

Auszug aus dem Bericht an den Hausarzt und den Patienten:
„Ich führte eine Behandlung eines alten Sprunggelenktraumas durch sowie eine axiale Okziputmanipulation, ebenso wie Atlastherapie beidseits. Danach war der Einbeinstand gut möglich. Außerdem fand sich eine positive Reaktion auf Borrelien, Sie erhielten die Nosode, von der Sie 5 Tropfen nehmen sollen, und eine Kräutermischung zur Therapie.
Ich erklärte Ihnen, dass Sie durch ein altes Sprunggelenktrauma im Kontext einer Vestibulärneuritis einen phobischen Schwankschwindel entwickelt haben, der Ihre Haltungsreaktionen für Sie nicht mehr ‚verlässlich' erscheinen ließ.
Neurologisch ist nunmehr alles in Ordnung. Sie dürfen sich wieder auf reflektorische Mechanismen verlassen. Wir sollten uns in ca. 3–4 Wochen noch einmal sprechen."

#### Verlauf

- 20.3.2014: Die Einnahme der Nosode führte eher zu einer Verbesserung und nicht, wie relativ häufig bei Borreliosen, zur Erstverschlechterung. Bezüglich Schwindel fühlte er sich gut.
- 25.4.2014: Der Patient ging auf Kur wegen der Hyperakusis, bezüglich Schwindel war er nun beschwerdefrei.

7

**Kommentar**

Entscheidend für den Behandlungserfolg war die – auch subjektiv – spürbare Verbesserung der Standsicherheit des Patienten durch die IRT und die Versicherung, dass damit die Ursache für sein sensorisches Mismatch beseitigt sei.
Die mittels Kopf-Impulstest feststellbare Schwäche des linken Vestibularapparats war vollständig und asymptomatisch kompensiert worden.

## ❹ Schwindeldiagnostik im Gesamtkontext

### Anamnestische Angaben bei Schwindel

Anhand der unten aufgeführten anamnestischen Angaben kann eine gewisse Vordiagnose über die Art der Gleichgewichtsstörung gestellt werden (➤ Tab. 7.8).

**Tab. 7.7** Schwindelformen/-ursachen und topografische Zuordnung

| Topografische Zuordnung | Mögliche Schwindelursachen (Beispiele) |
|---|---|
| Peripher vestibulär (Labyrinth) | • BPPV (benigner paroxysmaler Lagerungsschwindel) bei Kanalolithiasis<br>• Neuritis vestibularis (meist ein Anfall): Viren<br>• Morbus MENIÈRE (viele Anfälle): Ursache unbekannt<br>• Perilymphfistel: Barotrauma, Kopfverletzungen; Kopfoperationen<br>• Akustikusneurinom<br>• Ototoxische Medikamente (Aminoglykoside, Diuretika, ASS, Cisplatin u. a.) |
| Zentral vestibulär (Vestibulariskerne, Hirnstamm, Zerebellum) | • Vestibuläre Migräne<br>• Pontin: Nuclei-vestibulares-Tumoren, vertebrobasiläre Insuffizienz<br>• Zerebellum: Tumoren, vertebrobasiläre Insuffizienz<br>• Zentrale vestibuläre Bahnen: Tumoren, vertebrobasiläre Insuffizienz<br>• Funktionell:<br>– mangelnde Afferenzierung der Nuclei vestibulares (ipsilaterales Zerebellum, auch bei kortikal bedingtem ipsilateralem Hypotonus, PPIM)<br>– Läsion des Vestibularsystems der Gegenseite (VOR-Drift gegen die Rotationsrichtung)<br>– DD: Schwäche der ipsilateralen PPFR-Burst-Zellen, die mit anderen Zeichen eines PPIM einhergeht; Kopf zur Gegenseite der PPFR-Läsion gedreht |
| Zerebral kortikal (parietal, temporal, frontal, okzipital) | Medikamente und Drogen |
| Zerebellar (Vermis, Flocculus, Paraflocculus) | • Propriozeptive Störungen:<br>– der zervikalen Propriozeption: Schleudertrauma, Bandscheibenprolaps (Hülse 1983, Brandt und Bronstein 2001)<br>– der kraniomandibulären Funktion<br>– der Fußfunktion<br>• Okuläre Störungen:<br>– Doppelbilder nach Traumata, Entzündungen<br>– Nystagmus (zentral)<br>• Störungen des optokinetischen Systems: Hirnstamm, Zerebellum, frontoparietaler Kortex, visueller Kortex (Hemineglect) |

**Tab. 7.8** Anamnestische Angaben bei Schwindel und ihre mögliche Interpretation

| Qualität | Mögliche Interpretation |
|---|---|
| Gleichgewichtsstörung in Ruhe? | Störungen des Gleichgewichtsorgans (inkl. Gleichgewichtsnerv) oder zentral (Hirnstamm) wahrscheinlich, durch Augenstörungen bedingte Oszillopsie (Erkrankung mit Augenspontanbewegungen) möglich |
| Gleichgewichtsstörung vermehrt bei geschlossenen Augen? | Bestätigt vestibulären (Gleichgewichtsorgan inkl. Nerv) oder propriozeptiven (Haltungssystem) Schwindel, Ursache im Sehsystem relativ ausgeschlossen |
| Haben Sie das Gefühl, dass Sie sich drehen, wenn Sie ruhig sitzen oder stehen, oder dreht sich Ihre Umgebung?<br>In welche Richtung?<br>Immer in dieselbe Richtung? | • Subjektives Gefühl, dass sich die Umwelt dreht: weg vom gestörten Gleichgewichtsorgan (die Augen drehen sich hin zum gestörten Gleichgewichtsorgan)<br>• Subjektives Gefühl, sich selbst zu drehen: hin zum gestörten Gleichgewichtsorgan<br>• Fallneigung: hin zum gestörten Gleichgewichtsorgan |
| Spüren Sie eine Gleichgewichtsstörung, wenn Sie sich bewegen? | • Besonders bei Drehungen, weniger beim Gehen/Laufen: alte oder subakute vestibuläre Störung (Gleichgewichtsorgan inkl. Nerv), zentrale Störung (Hirnstamm) möglich<br>• Beim Geradeausgehen, aber auch beim Drehen: evtl. propriozeptiver Schwindel (ausgehend von HWS, Kauapparat, LWS, Füßen): Fallneigung zu einer Seite, läuft bevorzugt auf einer Straßenseite<br>• Bei Lagewechsel: Gutartiger Lagerungsschwindel (BPPV) wird immer durch dieselbe Bewegung ausgelöst, z. B. seitlich oder nach hinten hinlegen; Anfall tritt nach ca. 15 Sekunden auf und dauert ca. 50 Sekunden. |

**Tab. 7.8** Anamnestische Angaben bei Schwindel und ihre mögliche Interpretation (Forts.)

| **Qualität** | | **Mögliche Interpretation** |
|---|---|---|
| Haben Sie Schwindel, wenn Sie im Supermarkt durch die Gänge gehen? | | Optokinetische Stimulation (wie beim Blick aus dem Zugfenster), z. B. auch bei vermehrter Abhängigkeit von visuellen Eindrücken bei vestibulärer Störung |
| Auf welcher Straßenseite gehen Sie lieber? | | Fallneigung zur Seite des schwachen Gleichgewichtsorgans; Dysbalance vestibulärer Integration mit Schwäche bzw. Minderstimulation (vestibulärer, propriozeptiver und visueller Qualität) auf der Seite der Fallneigung. Die Ursache kann z. B. ein blockiertes Fußgelenk, durch das Beinmuskeln gehemmt werden, oder eine andere mechanische Störung sein. |
| Haben Sie Schwindel beim Aufstehen aus dem Liegen oder Sitzen? | | Orthostatischer Schwindel: fehlerhafte Anpassung des Blutdrucks an die aufrechte Körperposition; häufig bei Einnahme von Blutdruckmitteln, aber auch anderen Medikamenten |
| **Zeitlicher Verlauf** | | |
| Beginn | plötzlich<br>allmählich | peripher (Gleichgewichtsorgan), zentral (Apoplex)<br>zentral |
| Latenz | 2–15 sec nach Positionswechsel (Hinlegen, vom Liegen wieder hinsetzen) | benigner Lagerungsschwindel (BPPV) |
| Dauer | • 15–45 sec nach Hinlegen oder Hinsetzen (kann sich subjektiv wie Stunden oder Tage anfühlen)<br>• weniger als 1 Minute nach dem Aufstehen<br>• mehrere Minuten anhaltend<br>• nach Stunden allmählich nachlassend<br>• länger als 24 Std. ohne nachzulassen | benigner Lagerungsschwindel (BPPV)<br>orthostatische Reaktion<br>periphere vestibuläre Störungen<br>transitorische ischämische Attacken (TIA, Durchblutungsstörung), Migräne<br>Morbus MENIÈRE (Hydrops), Labyrinthitis, Neuritis<br>ZNS-Erkrankung, psychiatrische Erkrankung |
| Häufigkeit | immer wieder | benigner Lagerungsschwindel (BPPV) |
| **Modalitäten (Auftreten oder Verschlechterung)** | | |
| durch Veränderung der Kopfposition oder mit geschlossenen Augen | | periphere Störung |
| nur im Stehen | | orthostatische Dysregulation/propriozeptive Störung |
| nur im Gehen | | kompensierte vestibuläre Störung/orthopädische (propriozeptive Störung) |
| völlig unabhängig von Position | | zentrale Störung |

## Neurologische Untersuchung

Es handelt sich im Grundsatz um denselben Untersuchungsgang, wie oben dargestellt (➤ Abb. 7.28), der natürlich entsprechend den Möglichkeiten des Patienten modifiziert werden muss. Einige spezifische Ergänzungen werden im Anschluss an die Aufzählung erläutert.

Fokussiert auf die Systeme, die am Gleichgewicht beteiligt sind, lässt sich das Vorgehen so zusammenfassen:

### Propriozeption

(➤ Kap. 7.2)

- ROMBERG-Versuch mit Provokationspositionen (Kopf in Rotation und Reklination und Flexion)
- Einbeinstand
- Seiltänzergang
- Ergänzend: ROMBERG-Versuch auf weicher Unterlage (s. u.)

### Okulomotorik/visuelles System

- Sakkadenprüfung (➤ Kap. 7.4.4)
- Folgebewegungsprüfung (➤ Kap. 7.4.3)
- Optokineseversuch (➤ Kap. 7.4.5)
- Konvergenztest (➤ Kap. 7.7.1)
- MADDOX-Rod-Test, alternierender Cover-Test (➤ Kap. 3.3.3 ❼)

### Vestibularapparat, Vestibulariskerne, Zerebellum

- Ruhe-/Spontannystagmus (FRENZEL-Brille), Blickrichtungsnystagmus (s. u.)
- HALMAGYI-Kopf-Impulstest (➤ Kap. 7.6.1)
- Lagerungsproben für BPPV (➤ Kap. 7.15.1 ❸)
- Finger-Nase-Versuch (➤ Kap. 7.4.11), Hacke-Schienbein-Versuch (➤ Kap. 7.4.10)
- Finger-Finger-Versuch (Pastpointing) (➤ Kap. 7.4.2)
- Patch-Test (➤ Kap. 7.4.12)

### Zerebrum/Hirnstamm/vegetatives System

- AV-Ratio am Augenhintergrund (➤ Kap. 7.5.1)
- SCHELLONG-Test: Blutdruck bds. im Liegen und Stehen (➤ Kap. 7.12.4)
- PPIM: dorsale Muskelgruppen am Arm, ventrale Muskelgruppen am Bein testen (➤ Kap. 7.5.1, ➤ Kap. 7.11.2)

### Spezifische Ergänzungen

#### ROMBERG-Versuch auf weicher Unterlage

Wird der ROMBERG-Versuch auf einer ca. 5 cm starken Schaumstoffmatte (z. B. Aerix® oder zugeschnittener fester Schaumstoff) durchgeführt, sind die propriozeptiven Informationen aus den Füßen stark reduziert, und der Patient ist vermehrt auf Labyrinthinformationen angewiesen (Utriculus, Sacculus). Defizite zeigen sich entsprechend durch vermehrtes Schwanken.

In Provokationspositionen bewirkt die Kopfrotation bei Kopfgelenkdysfunktionen ein verstärktes Schwanken. Wenn bei Nackenläsionen provoziert wird, verstärkt sich durch die Rotation und Reklination des Kopfes zusätzlich noch die Insuffizienz des Utriculus (Brandt 2000).

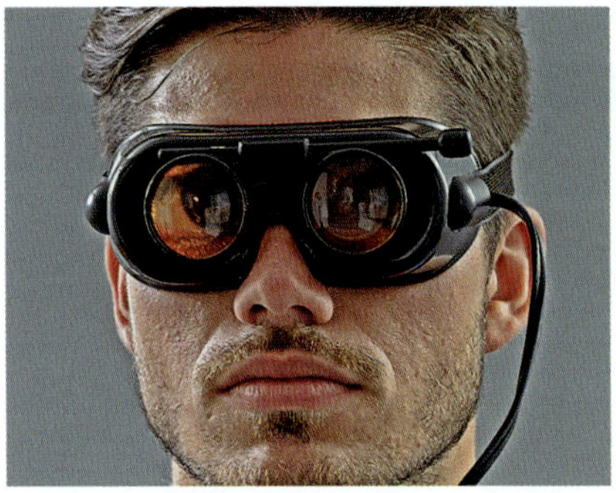

**Abb. 7.72** Frenzel-Brille

### Spontannystagmus

Verwenden Sie eine Frenzel-Brille (➤ Abb. 7.72) zur Verdeutlichung des Nystagmus und zur Fixationsunterdrückung. Alternativ kann bei Betrachtung des Augenhintergrunds mit dem Ophthalmoskop das andere Auge verschlossen werden, um eine Fixation zu verhindern. Bei dieser sehr sensitiven Untersuchung spricht ein Spontannystagmus für eine tonische Dysbalance des Vestibularsystems und hat folgende Bedeutung:

- akut: (periphere Störung), unterdrückbar (ohne Frenzel-Brille!) um die Yaw-Achse (senkrecht, ➤ Abb. 3.176), konjugiert
- chronisch: (zentrale Störung), nicht unterdrückbar oder sogar verstärkt beim Versuch, ihn zu unterdrücken, alle Achsen möglich

### Blickrichtungsnystagmus

Ein Blickrichtungsnystagmus (Frenzel-Brille verwenden) tritt bei Augenbewegungen zur Seite der Läsion der Kleinhirnrinde, bzw. zur Gegenseite der Läsion des Ncl. fastigii (der intakte Outputkern „schiebt" die Augen zur Gegenseite) auf. Nach längerer Fixierung in dieser Position kommt es bei der Rückkehr in die Neutralposition zu einem Rebound mit umgekehrter Schlagrichtung (Kaufmann und de Decker 2004, Strupp et al. 2011).

Bedeutung: tonische Dysbalance des Vestibularsystems

- Bei peripherer Störung: Blick zur gesunden Seite (schnelle Phase) verstärkt den Nystagmus.
- Bei zentraler Störung:
  - horizontal: Paramediane pontine Formatio reticularis, Ncl. prepositus hypoglossi (Teil des horizontalen Blickhaltemechanismus), Ncll. vestibulares, Flocculus betroffen, dann mit nach unten gerichteter Komponente (schnelle Phase zur Seite der Läsion)
  - vertikal: Ncl. interstitialis Cajal (Mesenzephalon)
  - dyskonjugiert: internukleäre Ophthalmoplegie (MS u. a.)

### Kopfschütteltest

Frenzel-Brille benutzen. Bei einer Kopfneigung von 30° nach vorn ist der horizontale Bogengang genau horizontal ausgerichtet, während der Patient aktiv (oder passiv) mit zunehmender Frequenz und geschlossenen Augen so schnell wie möglich (30 Sekunden lang, 20× hin und her) den Kopf schüttelt. Danach wird das Auftreten eines Nystagmus geprüft.

Der Vorteil gegenüber einer kalorischen/rotatorischen Prüfung besteht darin, dass hier höhere Frequenzen (> 2 Hz) getestet werden. Da es keine 1:1-Korrelation beider Tests gibt, sollte man sie komplementär (niedrigere bzw. höhere Stimulationsfrequenzen) verwenden und zusammen interpretieren (Dumas et al. 2004, Wu et al. 2006).

Von Nachteil ist die geringe Sensitivität dieses Tests (> 20 % Bogengangsparese bzw. Tonusdifferenz sind erforderlich), sodass sich periphere und zentrale Asymmetrien nur schwer differenzieren lassen. Der Test kann aber als Screening benutzt (Iwasaki et al. 2004) und wie folgt interpretiert werden:

- Ein wenige Sekunden später auftretender Nystagmus weg von der Läsionsseite mit torsioneller Komponente (Strupp et al. 2011) weist auf eine Dysbalance im Labyrinth- bzw. zentralen Vestibulumbereich hin.
- Ein 20 Sekunden nach Kopfschütteln auftretender Nystagmus zur Läsionsseiteist als Erholungsnystagmus bei zentraler Kompensation zu sehen (diese Interpretation gilt auch für eine Kombination beider Formen).
- Eine vertikale Komponente ist bei zentralen Läsionen zu beobachten.

Vertikales Kopfschütteln kann zur gezielten Provokation der anterioren und posterioren Bogengänge benutzt werden. Bei BPPV gibt es spezifische Befunde (Lopez-Escamez et al. 2007).

### Pastpointing

Bei einer (peripheren oder zentralen) Dysbalance des Vestibularsystems tritt im Zeigeversuch (➤ Kap. 7.4.2) eine konstante seitliche Abweichung auf: bei Ausfall oder Schwäche des rechten Vestibulums nach rechts, bei Ausfall des linken nach links (Brandt 2000, Brandt und Dieterich 2000).

### Subjektive visuelle Vertikale (SVV)

Bei diesem Test schaut der Patient in einen Eimer und dreht ihn so, dass der Markierungsstrich am Boden des Eimers für ihn subjektiv senkrecht ausgerichtet ist (➤ Abb. 7.73). Der Untersucher registriert, ob der entsprechende Strich am Eimerboden außen dabei lotrecht steht oder um einige Grad von der objektiven Senkrechten abweicht (Zwergal et al. 2009). Die Anleitung für das Eigenbau-Modell können Sie hier herunterladen: http://www.applied-kinesiology.org/824.html.

Wenn die Position des Strichs in drei aufeinander folgenden Versuchen von der objektiven Vertikalen abweicht, kann das auf eine vestibuläre Störung des Utriculus (Sun et al. 2014) oder eine Hirnstammstörung wie beim Wallenberg-Syndrom (Brandt 2000, Brandt und Dieterich 2000) hinweisen. In beiden Fällen kommt es zu einer Abweichung in Richtung der Läsion, bei mesenzephalen Störungen zur Gegenseite (kontraversiv). Die subjektive visuelle Vertikale kann auch bei zervikalen Dystonien gestört sein.

### Hyperventilationsversuch

Hyperventilation (über 90 sec bis 3 min) führt zu einer Alkalose und steigert damit die neuromuskuläre Erregbarkeit. Dieser Versuch ist nicht sehr spezifisch (Desmond 2004). Bei MS, Akustikusneurinom oder Neuritis vestibularis lässt sich auf die Weise ein Nystagmus hervorrufen (Leigh und Zee 1999).

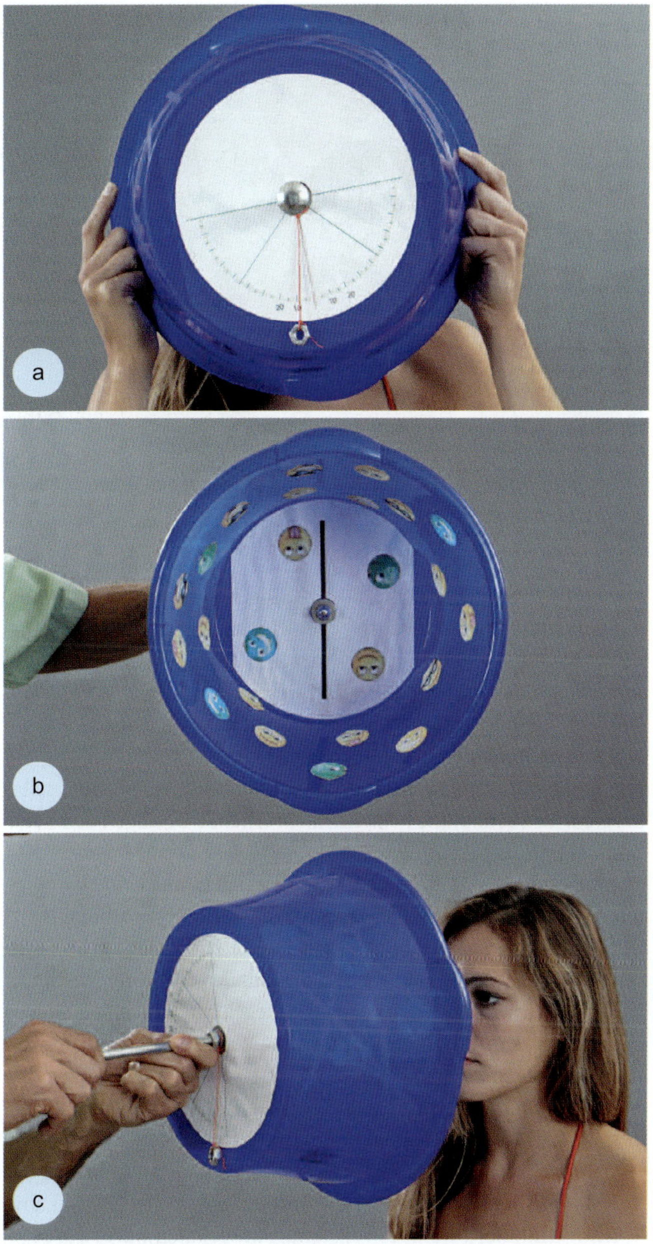


**Abb. 7.73** Eimertest: Mit dem gezeigten (Eigenbau-)Modell kann gleichzeitig der Effekt des optokinetischen Systems auf die Haltungssteuerung untersucht werden (➤ Kap. 7.4.5).

## Spezielle AK-Aspekte der Untersuchung und Behandlung

Myofasziale Störungsmuster sollten insgesamt, speziell jedoch im Halsbereich, unbedingt beseitigt werden. Dies geschieht auf derselben Grundlage wie die Beseitigung von Injury-Regionen und Störfeldern. Daher unterscheidet sich die folgende Checkliste auch nicht vom Vorgehen bei jeder anderen Erkrankung:

- Herde und Störfelder beseitigen: Neuraltherapie, IRT, chirurgisch (➤ Kap. 1.2.5 und ➤ Kap. 7.15.3)
- Systemische chemische Belastungen ausschließen bzw. behandeln:
  - Darmdysbiosen (Garten 2012, Kap. 6.6; Garten und Weiss 2007, Kap. 7), Candida-Infektionen, bakterielle Dysbiosen, Parasiten (Einzeller und Würmer)
  - Aktivität von Entzündungsmediatoren (Histamin, Kinin) bestimmen (Garten 2012, Kap. 6.7; Garten und Weiss 2007, Kap. 10) und behandeln
  - Chemisch toxische Belastungen beseitigen (Garten 2012, Kap. 6.10; Garten und Weiss 2007, Kap. 12)
  - Schwermetalle eliminieren (Garten 2012, Kap. 6.5; Garten und Weiss 2007, Kap. 6)

## ❺ Therapie

### Allgemeine Aspekte

Abgesehen von den bereits angesprochenen medikamentösen Therapien bei Neuritis vestibularis und Morbus MENIÈRE ist das gesamte neurologische Assessment – wie am Anfang dieses Kapitels beschrieben – notwendig, um spezifische Defizite mit den beschriebenen Techniken (➤ Kap. 7.14) zu behandeln. Dazu gehören auch die kraniosakralen osteopathischen Techniken (➤ Kap. 3) und die Atlasimpulstherapie (➤ Kap. 7.14.4).

Für Gleichgewichtsstörungen und Schwindel sind folgende rehabilitative Aspekte bedeutsam:

- Möglichst alle zentral wirksamen Medikamente reduzieren, da sie den Kompensationsprozess behindern können.
- Möglichst oft das „Mismatch-Signal“ provozieren bzw. bewusst und systematisch Schwindel auslösen (soweit der Patient es toleriert): „No pain no gain.“
- Den Schwindelmechanismus erklären, um die Angst des Patienten zu reduzieren.
- So früh wie möglich mit der Therapie beginnen und sie mit möglichst hoher Behandlungsfrequenz durchführen.
- Übungsprogramm variieren und möglichst lebensnahe Übungen einschließen; dabei auch an Erhaltungsübungen denken.
- Kompensation der vestibulären Funktion durch Augen und Propriozeption unterstützen: Nach einem vestibulären Ausfall kommt es initial zu einer Verlagerung auf die visuelle Kontrolle, bis allmählich propriozeptive Informationen besser integriert werden.
- Bei normaler vestibulärer Funktion spielt der zervikookuläre Reflex (COR) nur eine unbedeutende Rolle für die Stabilisierung der Blickbewegungen (Barlow und Freedman 1980, Bronstein und Hood 1986, Sawyer et al. 1994). Der COR liefert aber einen signifikanten Input für die Kopf-Auge-Koordination bei Patienten mit Labyrinthzerstörung bis zu einer Frequenz von 0,5 Hz (Kasai und Zee 1978, Bronstein und Hood 1986).
- Zervikale Stimulation und Korrektur sind immer angezeigt.
- Der VOR kann durch Sakkaden ersetzt werden, die konditionierbar sind. Daher Sakkaden- und Folgebewegungen zur Verbesserung der Kompensationsfähigkeit üben. Während Folgebewegungen (Steuerung durch Parietalhirn und Zerebellum) bei Erwachsenen ab 1 Hz abbrechen, erlaubt die bessere Neuroplastizität bei Kindern Folgebewegungen bis zu 3 Hz.

Weitere Anleitungen finden sich auch auf der Homepage der Schwindelambulanz München (http://www.schwindelambulanz-muenchen.de/Bilder/vestibular-exercises.swf). Speziell für den benignen paroxysmalen Lagerungsschwindel (BPPV) gibt es ein anschauliches Video von Prof. Brandt, wobei die gezeigte Übung aber ausschließlich für Störungen des linken hinteren Bogengangs gilt (http://www.schwindelambulanz-muenchen.de/Bilder/bppv-adv.swf). Auch Filme zu neuroophthalmologischen Störungen (http://www.schwindelambulanz-muenchen.de) sind zum Download verfügbar.

## Spezielle manualtherapeutische und Rehabilitationsaspekte bei Balancestörungen

### Kopfgelenke

Der Effekt einer manualtherapeutischen Maßnahme bei Balancestörungen oder Schwindel lässt sich am besten durch den ROMBERG-Versuch mit HWS-Provokation, evtl. auf der Schaumstoffmatte, Einbeinstand und Kopf-Impulstest dokumentieren. Wählen Sie den Parameter, der beim Patienten am signifikantesten abweicht. Hierbei sind mehrere Aspekte zu beachten:

- Für das Gleichgewicht ist der Input von propriozeptiven, vestibulären und visuellen Informationen erforderlich.
- Schwierigkeiten beim Einbeinstand und im ROMBERG-Versuch weisen auf propriozeptive Defizite und auf in deren Folge auftretende (ipsilaterale) zerebellare und zerebrale Defizite hin.
- Der Tonus der Vestibulariskerne kann durch propriozeptive Stimuli gesteigert werden.

7

#### Atlasimpulse von lateral

- Für eine zerebellare Stimulation werden die Impulse meist von der Gegenseite der zerebellaren bzw. vestibulären Schwäche gesetzt.
- Für eine zerebrale Stimulation erfolgen die Impulse meist ipsilateral der zerebralen Schwäche (PPIM, ➤ Kap. 7.11.2 und ➤ Kap. 7.14.6).

#### Axiale Okziput-Impulstherapie

Bei dieser Technik wird auf der Therapieseite mit leichter Traktion im „Wickelgriff" im Bereich der Linea nuchalis, also direkt hinter dem Mastoid, mit dem Grundglied des Zeigefingers Kontakt aufgenommen, um 1–3 Impulse mit hoher Beschleunigung in axialer Richtung nach kranial auszuüben (➤ Abb. 7.74). Der Vorteil besteht darin, dass die Technik aufgrund der neutralen Kopfhaltung und Impulsrichtung völlig risikofrei ist und als rein propriozeptive Stimulation angewendet werden kann.

Die Therapieseite befindet sich bei einer zerebellaren und vestibulären Schwäche ipsilateral und bei einer zerebralen Schwäche kontralateral.

Impulse an den Kopfgelenken haben grundsätzlich einen stärkeren Effekt auf das Gleichgewichtssystem als solche an den kaudaleren HWS-Abschnitten. Die Intensität der Impulse muss jeweils der körperlichen Konstitution und der neuralen Verfassung des Patienten angepasst werden (➤ Kap. 7.14.1). Für ein entsprechendes Training sind die Ausbildungskurse der Fachgesellschaften gut geeignet. Die angegebenen Impulsrichtungen sind mit hoher Wahrscheinlichkeit für die beschriebenen Indikationen angezeigt, in jedem Falle muss jedoch der Effekt anhand der neurologischen Parameter überprüft und ggf. korrigiert werden.

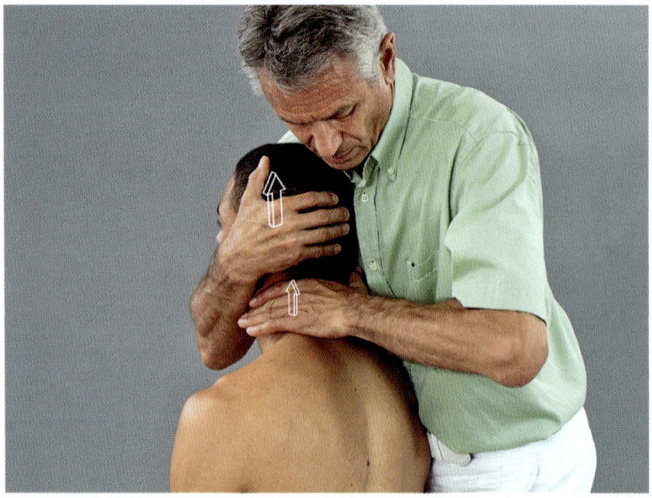

**Abb. 7.74** Axiale Okziput-Impulstherapie

### Rotationstherapie

Das vestibuläre System kann grundsätzlich trainiert werden, selbst bei Neuritis vestibularis können entsprechende Übungen den Rehabilitationsprozess beschleunigen.

Als Residuen akuter Ereignisse finden sich häufig keine kompletten Ausfälle, sondern Schwächen. Ein einseitig pathologischer Kopf-Impulstest kann einerseits auf eine Labyrinthschwäche, andererseits auf eine vestibuläre Schwäche (auf der Ebene der Vestibulariskerne) hinweisen. Da sich in der Regel eine einseitige Abweichung zeigt, kann von einer Tonusasymmetrie der Vestibulariskerne ausgegangen werden.

- Ob bei einem linksseitig pathologischen Kopf-Impulstest das linke Labyrinth noch intakt oder praktisch ausgefallen ist, lässt sich in etwa am Ausmaß der Korrektursakkade ablesen. Durch Rotationsübungen nach links würde ein schwaches linkes Labyrinth stimuliert, wenn es vollständig ausgefallen wäre, würde die gleichzeitige Inhibition des rechten Labyrinths dazu beitragen, die Kompensation auf der Ebene des Hirnstamms zu verbessern.
- Bei einer Abweichung von der subjektiven visuellen Vertikalen (z. B. nach links) kann es sich um ein zentrales oder ein peripheres Muster (Utriculus) handeln. Hierbei wären Rotationsübungen in der Diagonalen und um die Pitch-(θx-)Achse eine adäquate Stimulation. Da sich auf dem oberen Hügel des Tectum mesencephali auch eine topografische Landkarte des Körpers befindet, können visuelle Stimuli, die dort verarbeitet werden, als Ersatz für vestibuläre dienen (Carrick, mündl. Mitteilung). Geeignete visuelle Stimuli sind Mikrosakkaden – im angenommenen Beispiel nach links oben – oder Folgebewegungen in Rechtsrotation (vgl. entsprechende Powerpoint-Präsentationen auf http://www.drgarten.de/index.php?id=okulomotorik).

## Übungsprogramm bei Balancestörungen und Schwindel

Eine Patientenbroschüre gleichen Inhalts ist über www.applied-kinesiology.org erhältlich.

Die Übungen sollten in wechselnder Reihenfolge mindestens 20 Minuten täglich gemacht werden. Mehr Üben führt nicht unbedingt zu besseren Resultaten, denn das Muskel-, Kreislauf- und Nervensystem hat eine individuell begrenzte Kapazität, die respektiert werden muss. Wenn also eine Übungsdauer von 20 Minuten zu sehr anstrengt oder wenn sich irgendwelche Symptome verschlechtern, ist die Intensität zu reduzieren. Die Auswahl der Übungen muss individuell an die Möglichkeiten des Patienten angepasst erfolgen. Ob ein relativ gut trainierter 20-jähriger oder ein schlecht trainierter 80-jähriger Patient mit Balancestörungen oder Schwindel behandelt werden soll, ist ein großer Unterschied. So wie die sensomotorischen Fähigkeiten und die Koordinationsfähigkeit nimmt auch die Muskelkraft im Alter signifikant ab (Gowen und Miall 2005, Paquette et al. 2006, Niklasson et al. 2009, Berard et al. 2011, Fling et al. 2011, Lee et al. 2013). Dieser Abbau muss nicht als unabwendbar akzeptiert werden, sondern lässt sich durch ein entsprechendes Training zumindest aufhalten, wenn nicht sogar weitgehend wieder rückgängig machen. Die Praxis zeigt, dass ein 80-Jähriger, der dies entsprechend trainiert hat, besser auf einem Therapiekreisel stehen kann als ein untrainierter 20-Jähriger.

### 1. Auf dem Stuhl sitzen

Sitzen Sie ruhig und bewegungslos auf einem Stuhl und atmen Sie einige Male tief ein und aus, entspannen Sie sich.

Achten Sie auf Ihr Körpergefühl im Kontakt zum Stuhl. Zur visuellen Unterstützung können Sie einen Spiegel benutzen.

Schließen Sie die Augen und konzentrieren Sie sich wieder 10 Sekunden lang auf das Gefühl, auf dem Stuhl zu sitzen.

### 2. Auf einen Stuhl setzen und aufstehen

(Nicht bei orthostatischer Dysregulation, also wenn Ihnen dabei schwarz vor Augen wird.) Machen Sie die Übung, ohne den Oberkörper nach vorn zu beugen, sondern benutzen Sie wirklich die Oberschenkelmuskulatur dazu (➤ Abb. 7.75).

### 3. Stehübung

Stellen Sie sich aufrecht – die Füße schulterbreit auseinander, den Blick geradeaus gerichtet, die Arme an der Seite – vor einen Spiegel und nehmen Sie wahr, wie Sie dastehen, ohne zu schwanken. Halten Sie diese Position für ca. 1 Minute inne und blicken Sie dann in derselben Position 1 Minute lang auf ein Ziel an der Wand. Steigern Sie bei dieser Abfolge (Blick in den Spiegel, Blick zur Wand) sukzessive den Schwierigkeitsgrad:

- Zunächst die Füße zusammenführen, dann eine Ferse etwas vorschieben und sie schließlich direkt vor die Zehenspitzen des anderen Fußes stellen; strecken Sie die Arme zunächst balancierend zur Seite und legen Sie sie dann eng an den Körper. Behalten Sie jede einzelne Position für 30 Sekunden bei.
- Wiederholen Sie die Übungen mit 30° nach vorn und dann 30° nach hinten geneigtem Kopf.

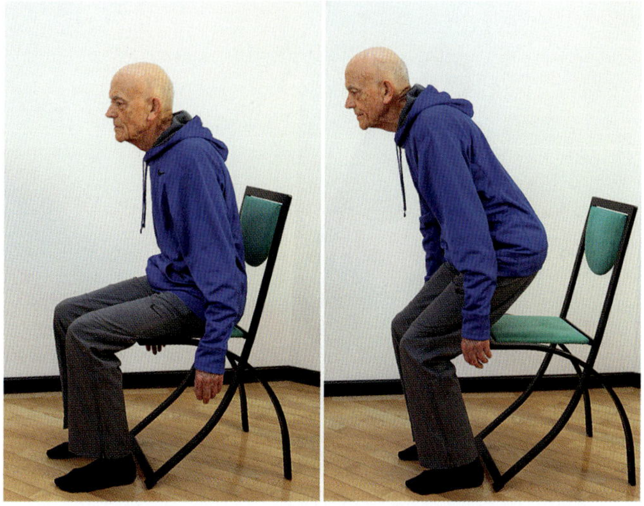

**Abb. 7.75** Auf einen Stuhl setzen und aufstehen

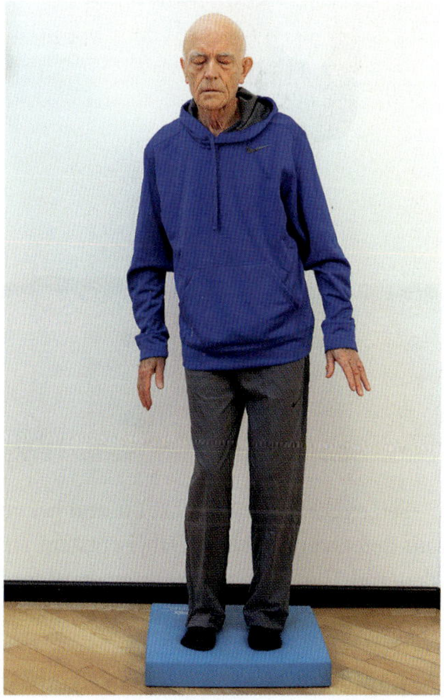

**Abb. 7.76** Stehübungen auf dem Balance-Pad

- Führen Sie alle Übungen mit geschlossenen Augen durch, visualisieren Sie dabei, aufrecht vor dem Spiegel zu stehen (wie Sie sich gerade gesehen haben).
- Wiederholen Sie alle Übungen auf einer Schaumstoffunterlage oder einem Balance-Pad.

Lassen Sie sich unbedingt von einem Helfer absichern, damit Sie nicht umfallen; er kann Ihnen auch sagen, ob Sie zu schnell vorangehen. (➤ Abb. 7.76).

### 4. Auf einem Gymnastikball „tanzen"

Setzen Sie sich bequem auf einen Gymnastikball, die Füße stabil am Boden.

Bewegen Sie sich zunächst nach vorn und nach hinten, dann von links nach rechts und zurück. Wenn Ihnen das problemlos gelingt, heben Sie die Füße vom Boden hoch und halten Sie die Balance, auch indem Sie wieder das Gewicht verlagern (➤ Abb. 7.77).

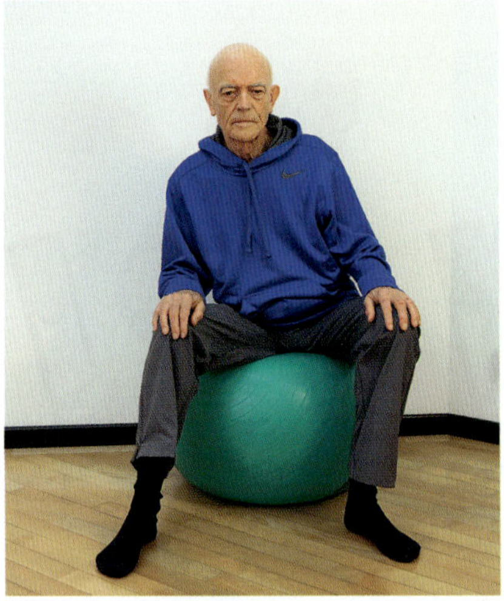

**Abb. 7.77** Gewichtsverlagerung auf dem Gymnastikball. Wenn er nicht zu prall aufgepumpt ist, wie auf der Abbildung, lässt sich die Balance etwas leichter halten.

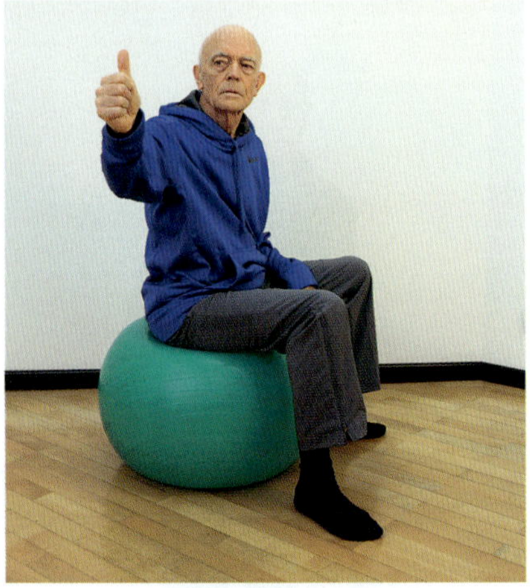

**Abb. 7.78** Kopfdrehübungen mit Blickbahnung

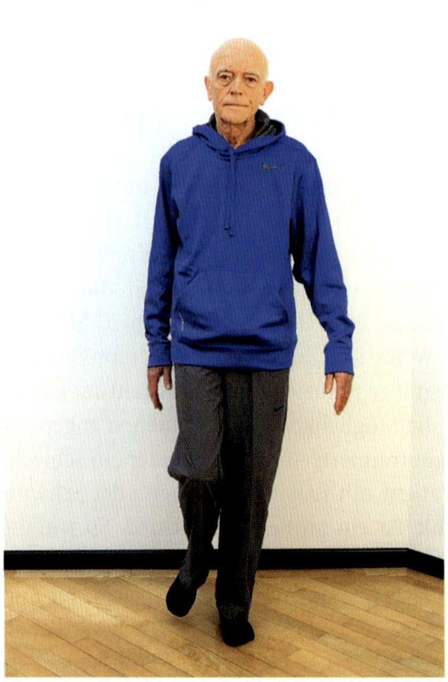

**Abb. 7.79** Einbeinstand links und rechts

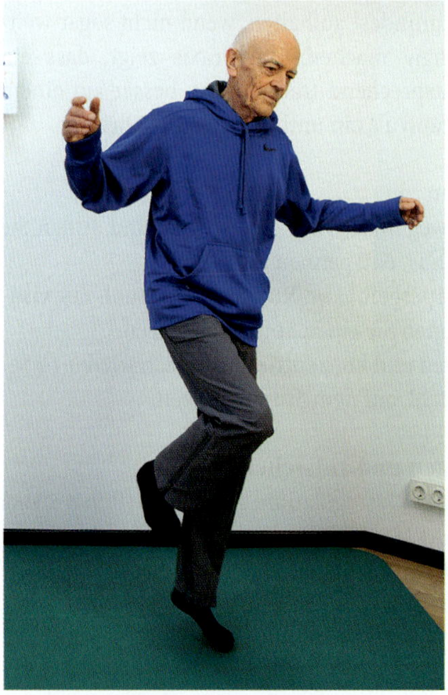

**Abb. 7.80** Einbeinhüpfen: Durch die Gymnastikmatte werden die Stöße zusätzlich abgefedert.

Setzen Sie sich möglichst oft und bei verschiedenen Tätigkeiten auf den Gymnastikball. Dabei entsteht eine Instabilität, die Ihnen dauernd Gleichgewichtsreaktionen abfordert. Das stabilisiert die Rumpfmuskulaturund erschwert es Ihnen, „krumm" zu sitzen.

### 5. Kopfdrehübungen auf dem Gymnastikball

Das zuweilen empfohlene Kopfkreisen ist weniger gut geeignet. Blicken Sie stattdessen auf den Daumen Ihrer rechten Hand, während Sie die Hand nach rechts hinten bewegen. Ihr Daumen ist das Ziel, und die Augen führen bei der Kopfrotation. Versuchen Sie den Kopf nur den Augen nach zu bewegen. Wenn Sie an der Grenze angekommen sind, legen Sie den Kopf zusätzlich noch in den Nacken. Wechseln Sie die Richtung (nach rechts und links, ➤ Abb. 7.78).

### 6. Einbeinstand

Abwechselnd auf dem rechten und dem linken Bein, die Augen zunächst offen lassen, dann mit geschlossenen Augen (➤ Abb. 7.79).

### 7. Einbeinhüpfen

Soweit es Ihre Gelenke zulassen, versuchen Sie genau auf einer Stelle zu hüpfen, immer gut abgefedert. Wechseln Sie z. B. alle drei Hüpfer auf das andere Bein (➤ Abb. 7.80).

### 8. Einbeinhüpfen und Ballfangen

Abwechselnd auf dem rechten und dem linken Bein hüpfen und dabei einen leichten Ball senkrecht hoch werfen und fangen.

### 9. Therapiekreisel und Balance-Pad

Stellen Sie sich vorsichtig auf den Therapiekreisel, indem Sie sich zunächst an der Wand abstützen. Versuchen Sie mit zunehmender Sicherheit auf diese Stütze zu verzichten. Wenn es Ihnen zu wackelig ist, können Sie ein Schaumstoffkissen (feste Qualität aus dem Handel) oder ein Aerix® Balance-Pad verwenden.

- Neigen Sie den Kreisel langsam vor und zurück, dann seitlich hin und her, wobei Sie Bewegungen in der Hüfte vermeiden sollten (➤ Abb. 7.82).

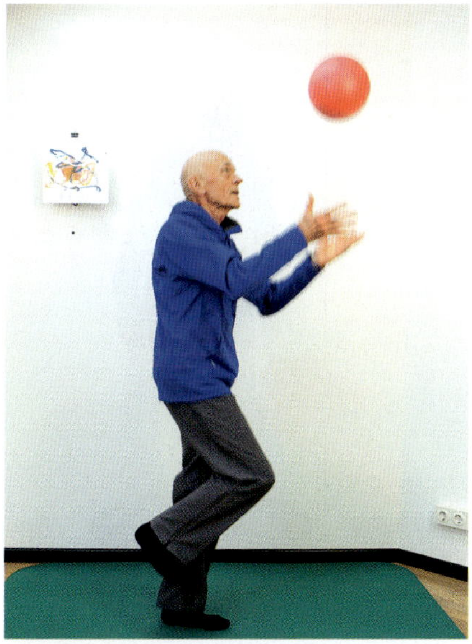

**Abb. 7.81** Einbeinhüpfen und Ballfangen: Versuchen Sie möglichst genau auf einer Stelle zu hüpfen.

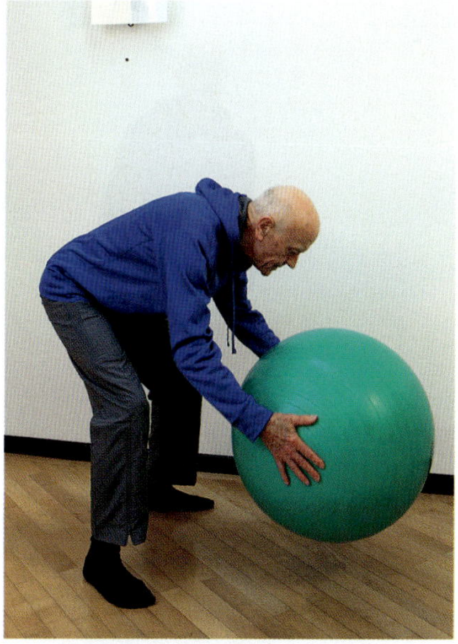

**Abb. 7.83** Gymnastikball aufheben

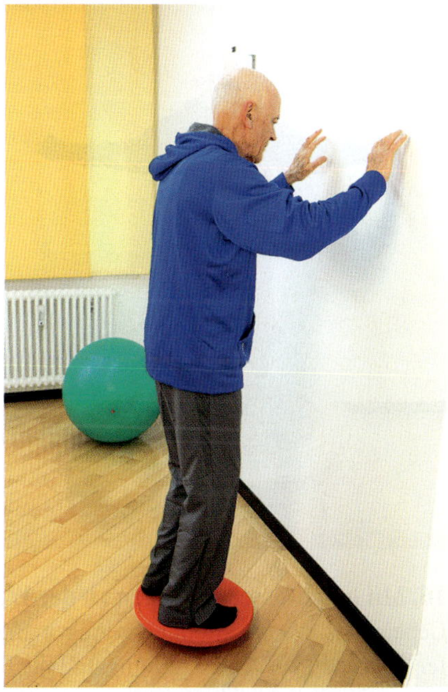

**Abb. 7.82** Therapiekreisel, abgestützte Übung. Achten Sie darauf, dass der Kreisel nicht auf dem Boden gleitet und dass Ihre Füße nicht abrutschen. Auf der Gymnastikmatte liegt der Kreisel etwas sicherer.

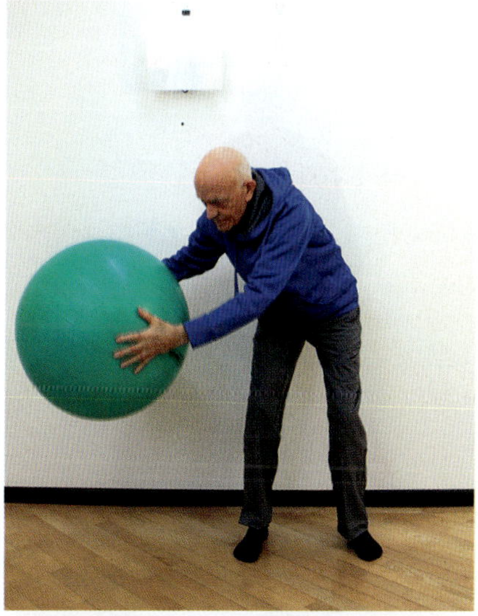

**Abb. 7.84** Gymnastikball kreisen lassen

- Wiederholen Sie die Übungen und lassen Sie dieses Mal Hüftbeugungen zu.
- Schließen Sie die Augen; wenn visuelle Unterstützung nötig ist, führen Sie die Übungen vor dem Spiegel durch.
- Machen Sie leichte Kniebeugen und versuchen Sie, auf einem Bein auf den Geräten zu stehen.

### 10. Gymnastikball aufheben

Machen Sie die Bewegung mit geradem Rücken aus den Knien heraus. Heben Sie den Ball über Ihren Kopf und legen Sie ihn wieder auf dem Boden ab. Am besten stellen Sie sich zusätzlich auf ein Balance-Pad (➤ Abb. 7.83).

### 11. Gymnastikball kreisen lassen

Aufrecht stehend, die Füße schulterbreit auseinander, mit gleichmäßig verteiltem Gewicht, halten Sie einen Ball oder ein weiches Objekt vor sich. Während Sie den Ball mit gestreckten Armen in einem vollen Kreis nach rechts und nach links führen, behalten Sie ihn immer im Blick. Bewegen Sie auch den Kopf mit, um den Ball beim Kreisen ständig zu fixieren. Machen Sie die Übung mindestens 1 Minute lang.

Wenn Ihnen schwindelig wird, stoppen Sie das Kreisen, bis der Schwindel wieder aufhört.

Bei Unsicherheit kann die Übung auch auf einem Stuhl sitzend durchgeführt werden (➤ Abb. 7.84).

### 12. Trampolin-Stehübung

Wackeln Sie auf einem Trampolin hin und her (➤ Abb. 7.85).

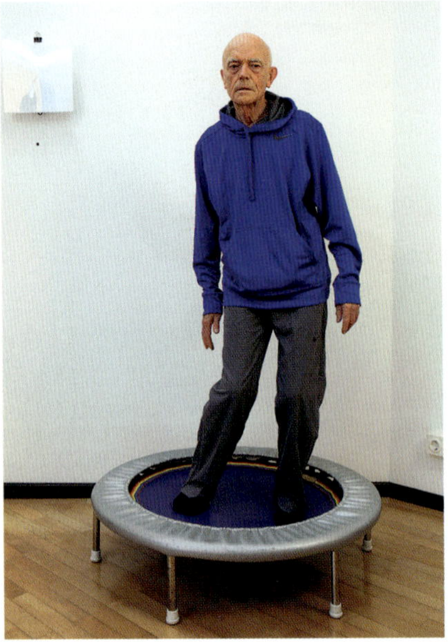

**Abb. 7.85** Stehen auf dem Trampolin

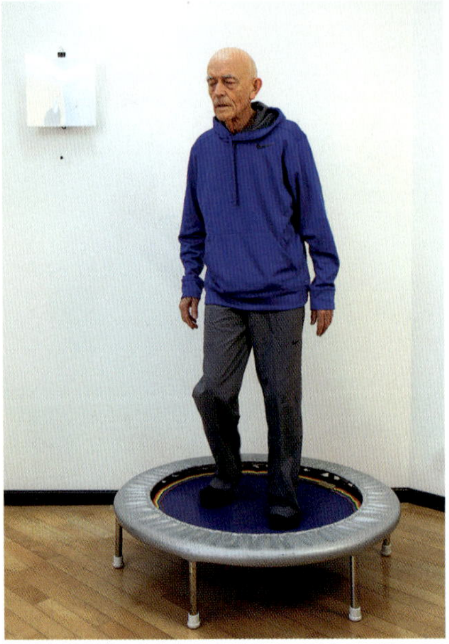

**Abb. 7.87** Drehen auf dem Trampolin. Machen Sie die Übung mit geschlossenen Augen nur, wenn Sie sich sicher genug fühlen.

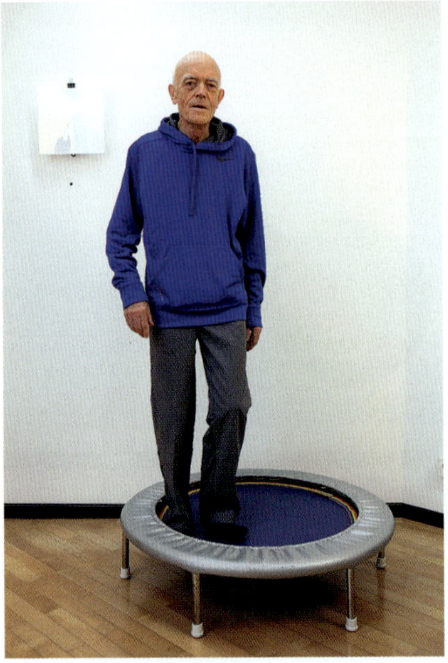

**Abb. 7.86** Gehen auf dem Trampolin

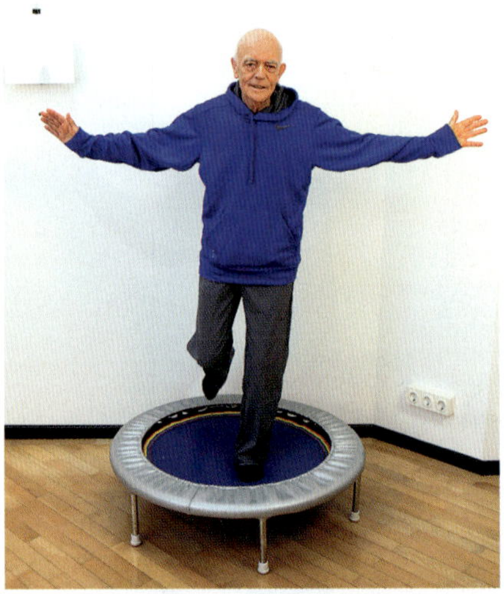

**Abb. 7.88** Einbeinstand auf dem Trampolin



**13. Trampolin-Gehübung**

Gehen Sie auf dem Trampolin im Kreis (➤ Abb. 7.86).

**14. Trampolin-Drehübung**

Drehen Sie sich auf dem Trampolin im Kreis herum: zuerst nach links, anschließend nach rechts (➤ Abb. 7.87).

**15. Einbeinstand auf dem Trampolin**

Versuchen Sie mit offenen Augen, solange wie möglich abwechselnd auf dem rechten und auf dem linken Fuß auf dem Trampolin zu stehen.

Um den Schwierigkeitsgrad zu steigern, können Sie den Einbeinstand mit waagerechtem Oberkörper machen (➤ Abb. 7.88).

**16. Mit geschlossenen Augen an der Wand entlang gehen**

Gehen Sie zunächst mit offenen Augen an der Wand entlang. Achten Sie genau auf die Umgebung und die Bodenbeschaffenheit. Berühren Sie die Wand bei ausgestreckten Armen mit den Fingerspitzen.

Gehen Sie danach mit geschlossenen Augen und erhobenem Kopf an der Wand entlang, indem Sie sich mit den Fingerspitzen orientieren. Stellen Sie sich vor, Sie gingen eine gerade Linie entlang.

Immer wenn Sie glauben, gleich umzufallen, öffnen Sie die Augen. Gehen Sie erst weiter, wenn Sie die Balance wiedergefunden haben.

**17. Mit geschlossenen Augen auf einer Linie gehen**

Sie können sich die Linie vorstellen oder eine tatsächliche Linie verwenden. Machen Sie die Übung am besten mit einer Begleitperson.

Setzen Sie langsam einen Fuß vor den anderen auf der Linie. Halten Sie die Augen geschlossen und den Kopf nach vorn gerichtet. Falls nötig, dürfen Sie die Arme zum Balancieren benutzen.

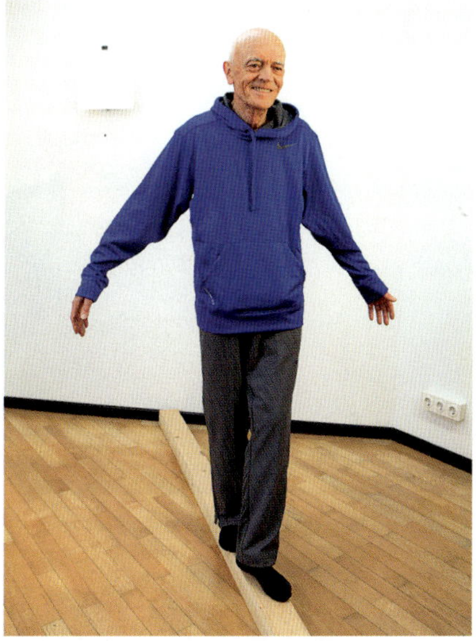

**Abb. 7.89** Auf einem Balken vorwärts und rückwärts gehen

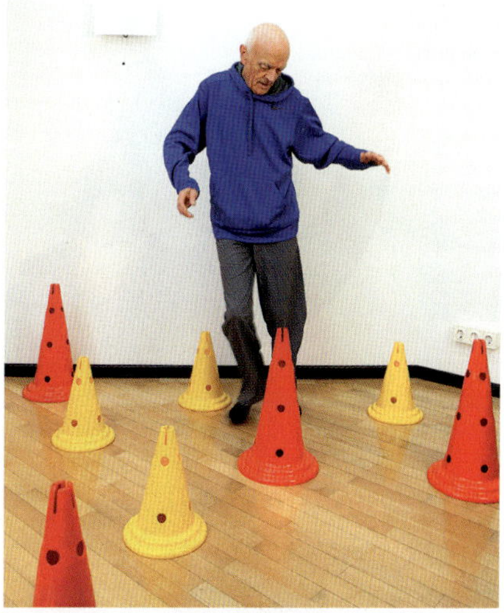

**Abb. 7.90** Gehen im Hindernis-Parcours, mit Richtungswechsel und abrupten Stopps

### 18. Auf einem Balancierholz (Schwebebalken) gehen

Gehen Sie auf einem am Boden liegenden, ca. 2 m langen Holz vorwärts und möglichst auch rückwärts. Dieser „Schwebebalken" sollte etwa 9 cm breit sein, die Höhe richtet sich nach Ihren Fähigkeiten: 3 cm sind ausreichend, größere Höhen haben eher einen psychologischen Effekt.

### 19. Gehübung mit Kopfbewegungen

Während Sie geradeaus gehen, drehen Sie Ihren Kopf alle drei Schritte nach links und rechts. Zur Sicherheit kann ein Helfer neben Ihnen gehen.

Fokussieren Sie unterschiedliche Objekte (jeweils seitlich) beim Gehen. Bewegen Sie den Kopf allmählich immer schneller und in größerem Umfang.

Nach einer Übungsdauer von etwa 2 Minuten führen Sie dieselbe Übung mit Kopfbewegungen nach oben und unten durch.

### 20. Gehübung mit Richtungswechsel: Hindernis-Parcours

Legen Sie unregelmäßig verteilt Gegenstände (Kissen, Papierkörbe, Bleistifte u. Ä.) auf den Boden. Während Sie sich auf einem vorgegebenen Weg durch diesen Hindernis-Parcours bewegen, nehmen Sie nacheinander jeweils das Objekt vom Boden auf, an dem Sie gerade vorbeigehen.

Verändern Sie den Weg durch den Parcours, damit keine Routine aufkommt.

Als weitere Steigerung kann Ihr Helfer Ihnen immer wieder einen Ball zuwerfen, den Sie auffangen sollten (➤ Abb. 7.90).

### 21. Gehen und Stoppen

Gehen Sie noch einmal durch Ihren Parcours und halten Sie abrupt an einem „Hindernis" an, wenn Ihr Helfer „Stopp" sagt; gehen Sie danach in anderer Richtung weiter.

### 22. Buchstabierübung

Sie können ein Buch vor sich hinstellen, hineinschauen und einmal pro Sekunde mit dem Kopf hin und her wackeln. Fixieren Sie dabei den Text und buchstabieren Sie ihn Wort für Wort rückwärts.

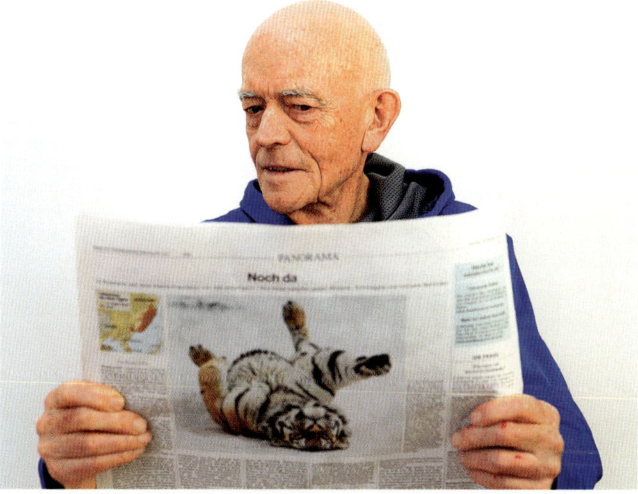


**Abb. 7.91** Buchstabierübung. Kopfwackeln und lesen, dabei einzelne Worte oder ganzen Text vorwärts und rückwärts buchstabieren

### 23. Blickfolgeübung

Während Sie auf dem Balance-Pad oder Trampolin stehen bzw. auf dem Gymnastikball sitzen, führen Sie mit einer Hand ein möglichst detailliertes Objekt durch Ihr Gesichtsfeld, um es mit dem Blick zu fixieren:

- mit der rechten Hand diagonal von links unten nach rechts oben
- mit der linken Hand diagonal von rechts unten nach links oben
- mit der rechten Hand diagonal von rechts unten nach links oben
- mit der linken Hand diagonal von links unten nach rechts oben

Folgen Sie dem Objekt ausschließlich mit den Augen (Kopf geradehalten ➤ Abb. 7.92).

Am Ende der Bewegung schließen Sie die Augen und bewegen die Hand wieder zurück zum Ausgangspunkt. Fixieren Sie das Objekt dann erneut, stets darauf bedacht, es sofort genau mit dem Blick zu treffen. Wiederholen Sie dies in alle Richtungen 5×.

Alternativ kann ein Helfer das Objekt bewegen.

Die Bewegungsrichtungen können entsprechend den diagnostizierten Anforderungen vom Therapeuten modifiziert werden, denn

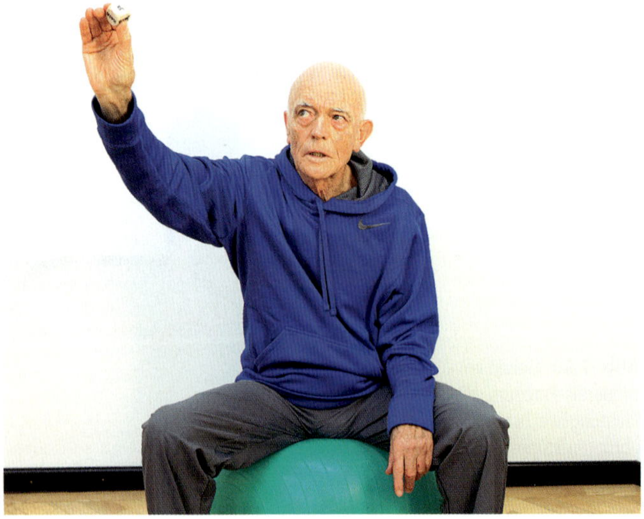

Abb. 7.92 Blickfolgebewegungen in beiden Diagonalen

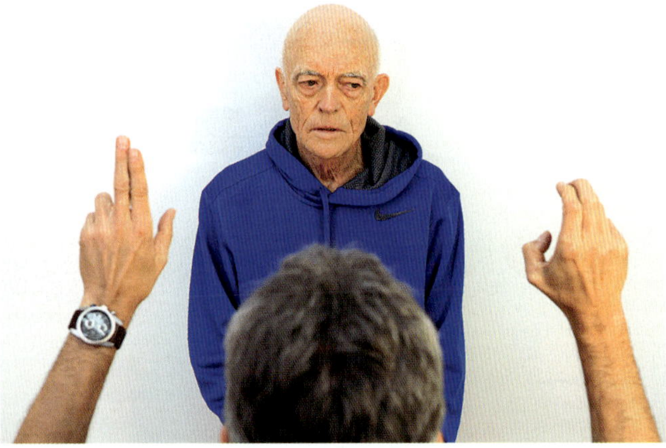

Abb. 7.93 Sakkadentraining: Blicken Sie auf den Finger, der sich fort und zum Ausgangspunkt zurückbewegt.

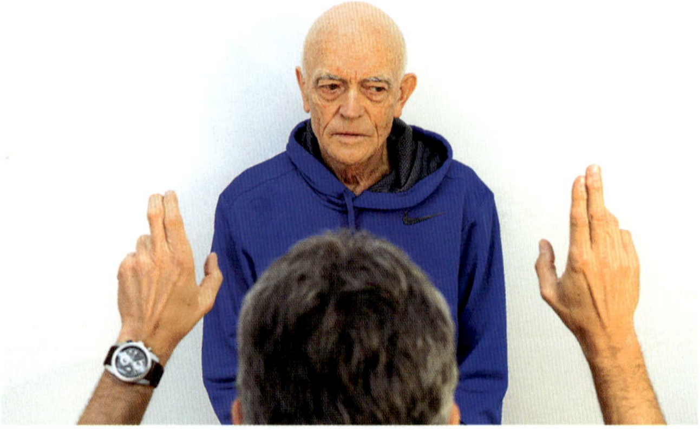

Abb. 7.94 Antisakkadentraining: Ihr Blick springt zu den Fingern, die sich NICHT bewegen.

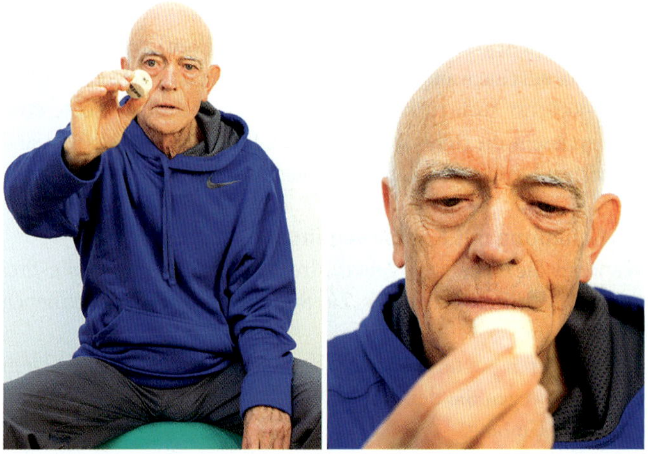

Abb. 7.95 Konvergenzübung

bei dieser Übung geht es um eine Verbesserung der Großhirn- und Kleinhirnfunktion. Eine gute Option sind kostenlos herunterladbare Powerpoint-Präsentationen:

http://www.drgarten.de/index.php?id=okulomotorik.

**24. Sakkadentraining**

Suchen Sie sich z. B. vier Objekte im Raum aus und schließen Sie die Augen. Blicken Sie dann mit geschlossenen Augen nach einem wechselnden Zufallsprinzip jeweils zu einem der Objekte, öffnen Sie die Augen und korrigieren Sie bei Bedarf die Augenposition. Trainieren Sie dies so lange, bis keine Nachkorrektur mehr nötig ist. Eine gute Option sind kostenlos herunterladbare Powerpoint-Präsentationen:

http://www.drgarten.de/index.php?id=okulomotorik.

**25. Antisakkadentraining**

Hierzu brauchen Sie einen Übungspartner, der Ihnen gegenüber sitzt oder steht und dessen Hände sich beide in Ihrem Gesichtsfeld befinden. Während er in unregelmäßiger Reihenfolge die Finger einer Hand bewegt, blicken jeweils Sie zu den Fingern, die sich NICHT bewegen (➤ Abb. 7.94). Eine gute Option sind kostenlos herunterladbare Powerpoint-Präsentationen:

http://www.drgarten.de/index.php?id=okulomotorik.

**26. Konvergenzübung**

Fixieren Sie ein Objekt bei ausgestrecktem Arm, bevor Sie es bis 10 cm vor Ihre Nase heranführen. Versuchen Sie es auch in der Nähe möglichst scharf zu sehen. Machen Sie 20 Wiederholungen (➤ Abb. 7.95).

**27. Gekreuzte Übungen im Knie-Handstand**

Sie knien auf der Matte und stützen sich vorn mit den Händen so ab, dass Hüften und Schultern ca. 110° angewinkelt sind. Machen Sie gekreuzte Übungen, indem Sie abwechselnd den rechten Arm und das linke Bein bzw. den linken Arm und das rechte Bein gleichzeitig bis zur Waagerechten anheben (den Kopf ebenfalls in der Waagerechten halten).

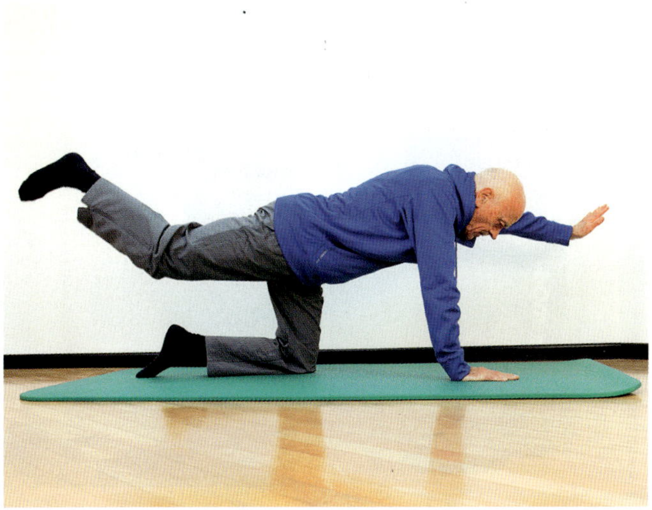

**Abb. 7.96** Gekreuzte Übungen im Knie-Handstand

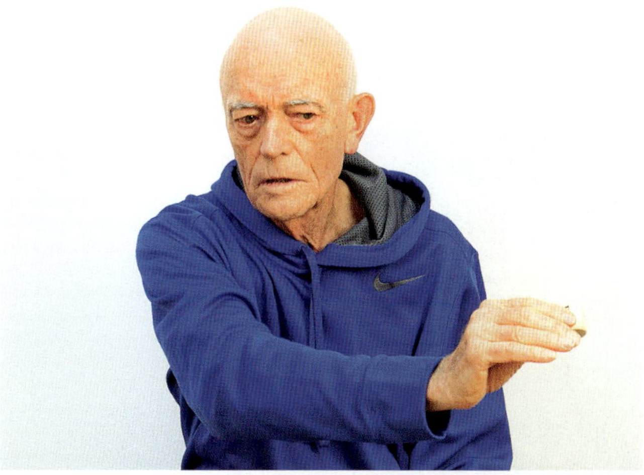

**Abb. 7.98** Während das Objekt nach links bewegt wird und Sie den Kopf gegenläufig nach rechts drehen, sollten Sie das Objekt ständig im Blick behalten (mit den Augen fixieren).

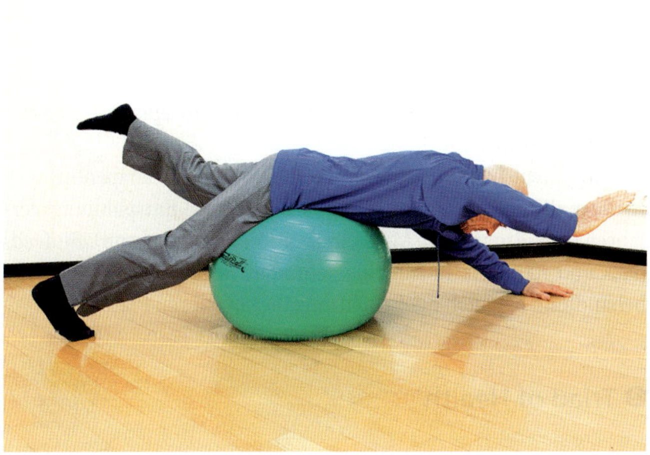

**Abb. 7.97** Gekreuzte Übungen auf dem Gymnastikball. Auf einem weniger prall gefüllten Ball liegen Sie etwas stabiler. Je weiter vorn die Hände abgestützt sind, desto anstrengender und natürlich effizienter wird die Übung. Halten Sie die Beine möglichst gestreckt und heben Sie sie nur bis zur Waagerechten an.

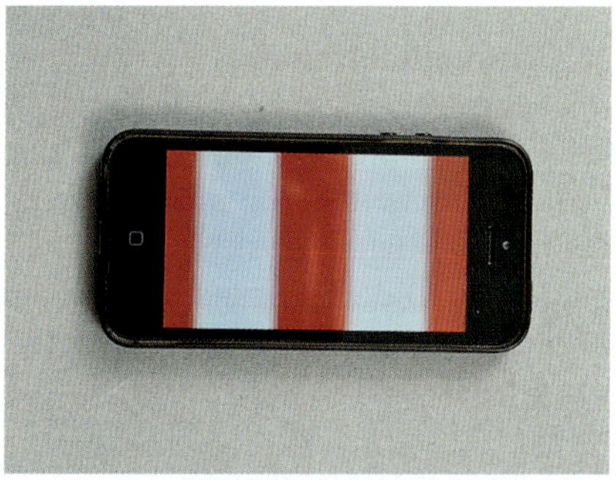

**Abb. 7.99** „Optodrum"-App für iPad und iPhone

Wiederholen Sie die Übung, so oft Sie es schaffen, bis zu einer Zielmarke von mindestens 100 (nach oben offen, ➤ Abb. 7.96).

### 28. Gekreuzte Übungen auf dem Gymnastikball

Auf einem Gymnastikball von 50 cm Durchmesser können Sie in Bauchlage (das Becken liegt auf dem Ball) ebenfalls gekreuzte Übungen durchführen. Auf dem Gymnastikball durchgeführt stellt die Übung höhere Anforderungen an das Gleichgewichtssystem.

Heben Sie abwechselnd den rechten Arm und das linke Bein bzw. den linken Arm und das rechte Bein gleichzeitig bis zur Waagerechten an (den Kopf ebenfalls in der Waagerechten halten).

Machen Sie so viele Wiederholungen, wie Sie schaffen, bis zu einer Zielmarke von mindestens 100 (nach oben offen).

### 29. Gegenläufige Bewegungen von Kopf und Zielobjekt

Während Sie auf dem Balance-Pad stehen oder auf dem Gymnastikball sitzen, bewegen Sie einen Daumen mit gestrecktem Arm nach rechts und drehen den Kopf gleichzeitig nach links. Dabei fixieren Sie Ihren Daumen ständig mit den Augen. Anschließend wechseln Sie die Richtung und bewegen den Daumen nach links sowie den Kopf nach rechts (➤ Abb. 7.98).

### 30. Optokineseübungen

Optokineseübungen können mit einer App für iPad und iPhone („Optodrum") durchgeführt werden (➤ Abb. 7.99).

### 31. Haltungs-/Reaktionstraining mit Wii Sports

In der Praxis verwenden wir ein Posturografiegerät sowohl für Messungen als auch für Trainingsprogramme. Die entsprechenden Trainingsgeräte der Fa. Nintendo (Wii) werden von manchen (auch gesetzlichen) Krankenkassen auf Antrag erstattet (➤ Abb. 7.100).

### 32. Drehübung

Verwenden Sie (2× täglich) einen Drehstuhl, um sich solange nach links (und anschließend nach rechts) zu drehen, bis gerade eben ein leichtes Schwindelgefühl auftritt. Machen Sie eine Pause, bis das Schwindelgefühl vollständig abgeklungen ist. Ihr Therapeut wird möglicherweise eine variable Zahl von Drehungen nach links oder rechts festlegen.

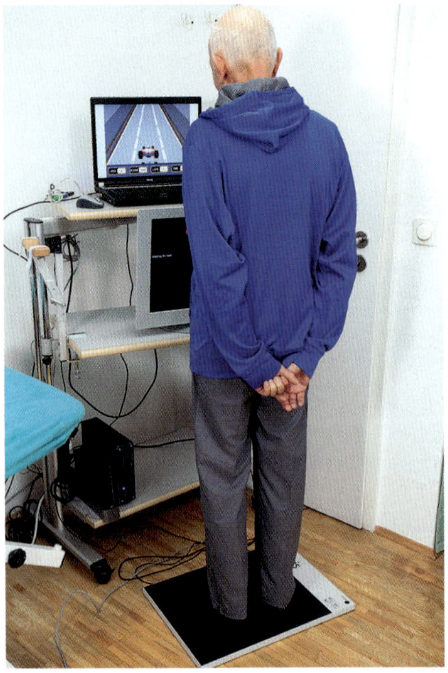

**Abb. 7.100** Haltungstrainingseinheit „in Aktion"

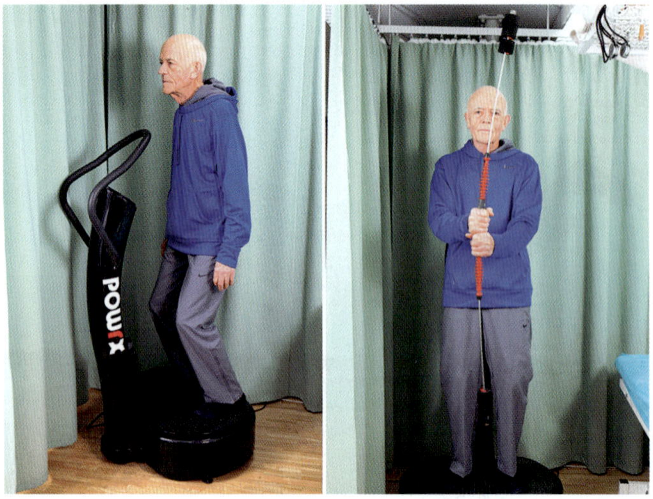

**Abb. 7.101** Training mit Schwingplatte, auch in Kombination mit Schwingstab

**33. Schwingstabtraining**

Am besten üben Sie auf dem Balance-Pad: Halten Sie aufrecht stehend den Schwingstab (Swingstick, Flexibar® usw.) vor Ihrem Körper und versetzen Sie ihn in Schwingung. Das Training wirkt auf das gesamte Haltungssystem, die Koordination und die Rückenmuskulatur. Die Schwingungen sollten immer in der Links-rechts-Richtung verlaufen, nicht vor und zurück, da das weniger effizent ist (➤ Abb. 7.32).

**34. Schwingplattentraining**

Geräte wie Posturomed® und Galileo® (etc.) sind etwas aufwändiger. Sie können in der Praxis benutzt werden. Vielleicht bietet sich auch die Gelegenheit, eine Schwingplatte günstig zu erwerben, die Anschaffung lohnt sich für die ganze Familie: Damit lässt sich die Rücken- und Beinmuskulatur ebenso wie der Beckenboden trainieren (im Übrigen sind Schwingplattenübungen bei Kontinenzproblemen von Blase und Darm wesentlich effizienter als die übliche Beckenbodengymnastik).

Das Gerätetraining kann auch mit einem Schwingstab kombiniert werden (➤ Abb. 7.101).

## 7.15.2 Kopfschmerz

### ❶ Definition

Die International Headache Society (IHS) hat neben 4 Typen von primärem Kopfschmerz weitere 10 Typen von sekundärem Kopfschmerz definiert, die symptomatisch im Rahmen von anderen Grunderkrankungen auftreten. Die achtseitige Aufstellung (Heinze et al. 2005) soll hier der Übersichtlichkeit halber verkürzt wiedergegeben werden.

Die Klassifikation der IHS (➤ Tab. 7.9) dient als Grundlage für ein spezifisches Therapieschema, das in der Regel folgende Medikamente umfasst:

- Periphere Analgetika (Paracetamol, Acetylsalicylsäure, Ibuprofen, Diclofenac, Metamizol)
- Triptane
- Antiemetika (Metoclopramid, Dimenhydrinat)
- Trizyklische Antidepressiva (Amitriptylin, Doxepin, Clopramin, Trimipramin)
- Antikonvulsiva (Carbamazepin, Oxcarbazepin, Gabapentin)

In die multimodale Schmerztherapie haben auch Entspannungsverfahren (z. B. Progressive Muskelrelaxation nach Jacobson), Biofeedback und Akupunktur Eingang gefunden. Speziell in der Migränebehandlung hat auch die Ernährungstherapie ihren Platz.

### ❷ Triad of Health

Unabhängig von der Ätiologie des Kopfschmerzes ist es sinnvoll, den Gesamtorganismus des Patienten zu behandeln. Was in der chinesischen Medizin im Analogsystem („aufsteigendes Leber-Yang") geschieht, kann die Applied Kinesiology kausalanalytisch zustande bringen. In jedem Fall muss bei einer Schmerztherapie, und das gilt besonders für primäre Kopfschmerztypen wie Migräne oder Cluster-Kopfschmerz, aber genauso für andere Kopfschmerztypen, die Balance zwischen Schmerzentstehung und körpereigenen Hemmmechanismen optimiert werden.

Dazu muss neben den primären Schmerzursachen, die nicht genau definiert oder nicht zu beseitigen sind, jegliche weitere Schmerzsensibilisierung durch mechanische oder chemische Noxen verhindert und die psychische Verarbeitung unterstützt werden. Als anschauliche Beispiele für idiopathische Erkrankungen sind Migräne oder Trigeminusneuralgie nicht allein durch eine Nerven-/Gefäßpathologie erklärbar. Clive Jones sprach in dem Zusammenhang von „HGAC-Syndrom" *(„Haven't got a clue")*.

Um noch einmal auf die Basics im Grundlagenbuch „Applied Kinesiology" (Garten 2012, Kap. 1) zurückzukommen: Strategisch ist es eine gute Idee, Kopfschmerzursachen nach dem chiropraktischen Modell der Triad of Health zu kategorisieren und den Patien-

**Tab. 7.9** Kopfschmerzklassifikation der IHS (Heinze et al. 2005)

| IHS ICHD-II-Code | Diagnose |
|---|---|
| Primäre Kopfschmerzerkrankungen | |
| 1. | Migräne |
| 2. | Kopfschmerz vom Spannungstyp |
| 3. | Cluster-Kopfschmerz und andere trigemino-autonome Kopfschmerzerkrankungen |
| 4. | Andere primäre Kopfschmerzen |
| 5. | Kopfschmerz durch Kopf- und/oder HWS-Trauma |
| Sekundäre Kopfschmerzerkrankungen | |
| 6. | Kopfschmerz durch Gefäßstörungen im Bereich des Kopfes oder des Halses |
| 7. | Kopfschmerz durch nichtvaskuläre intrakranielle Störungen |
| 8. | Kopfschmerz durch eine Substanz oder deren Entzug |
| 9. | Kopfschmerz durch eine Infektion |
| 10. | Kopfschmerz durch eine Störung der Homöostase |
| 11. | Kopf- oder Gesichtsschmerz durch Erkrankungen des Schädels sowie von Hals, Augen, Ohren, Nase, Nebenhöhlen, Zähnen, Mund und anderen Gesichts- oder Schädelstrukturen |
| 12. | Kopfschmerz durch psychiatrische Störungen |
| 13. | Kraniale Neuralgien und zentrale Ursachen von Gesichtsschmerzen |
| 14. | Andere Kopfschmerzen, kraniale Neuralgien, zentrale oder primäre Gesichtsschmerzen |

ten entsprechend zu untersuchen und zu behandeln, wie im Folgendes erläutert werden soll.

### Strukturelle Ursachen

Hierzu zählen (in der Reihenfolge ihrer geschätzten Prävalenz):

- Kiefergelenkstörungen (kraniomandibuläre Dysfunktion, ➤ Kap. 3.3.10 und ➤ Kap. 4)
- Kopfgelenk- und HWS-Dysfunktionen (➤ Kap. 2.2.1, ➤ Kap. 2.3.2, ➤ Kap. 2.3.3)
- Primäre und sekundäre kraniale Dysfunktionen (➤ Kap. 3.3)

Alles überlagernde myofasziale Spannungszustände sind meist ebenfalls beteiligt, häufig aufgrund von früheren Traumata („Injury-Regionen", Störfelder, ➤ Kap. 1.2).

### „Chemische" Ursachen

- Beherdungen, besonders im Kopfbereich (z. B. chronische Sinusitis) und hier wiederum bevorzugt im Zahnbereich (➤ Kap. 7.15.3)
- Fäulnis- und Gärungsdysbiosen, bei denen Schmerz- und Entzündungsmediatoren entweder direkt (wie Histamin) oder mittelbar (wie Bradykinin) über die Bildung von Fäulnisprodukten wie Skatol und Putrescin entstehen (Garten 2012, Kap. 6.6; Garten und Weiss 2007, Kap. 7)
  - Challenge mit Ozovit® (> n) auf anaerobe Bakterien; Behandlung mit diesem Präparat, evtl. zusätzlich Trennkost
  - Challenge mit Candida-Antigen (dysreaktiver Challenge; > d) oder Candida D12 (normoreaktiver Challenge; > n), Behandlung mit Antimykotika und Diät
  - Um die Aktivität von Entzündungsmediatoren (Histamin, Kinin) zu bestimmen (Garten 2012, Kap. 6.7; Garten und Weiss 2007, Kap. 10) und zu behandeln, erfolgt ein Challenge mit Histamin D12 (> n) oder Histidin (> d) bzw. ein Challenge mit Kinin D12 (> n) bzw. Kallikrein oder PCCK (> d).
  - Bei positiven Challenges sollte wie oben ein Nahrungsmitteltest erfolgen und eine entsprechende Karenzdiät eingehalten werden.
- Exotoxische Belastungen mit organischen Schadstoffen (Formaldehyd, Toluol, Phenol, PCB, PCP u. a.; Garten 2012, Kap. 6.10; Garten und Weiss 2007, Kap. 12)
  - Challenge mit den entsprechenden potenzierten Schadstoffen
  - Therapie durch Vermeidung und Elimination
- Schwermetallbelastungen (Garten 2012, Kap. 6.5; Garten und Weiss 2007, Kap. 6)
  - Challenge mit Silberamalgam D12 (> n) und Einzelmetallen D12 (wie Hg, Sn, Cd, Pb)
  - Challenge mit Chelatbildnern: DMSA, DMPS, EDTA (> n)
  - Therapie mit den Chelatbildnern

### Emotionale Ursachen

Spannungskopfschmerz und Migräne sind typischerweise mit emotionalen Komponenten assoziiert. Den Zugang zu diesem Ursachenkomplex eröffnet besser kein einfacher AK-Test, sondern vielmehr eine gut geführte Anamnese. Bei emotionalen Konflikten ist häufig eine psychotherapeutische Intervention erforderlich. Techniken des NLP (Neurolinguistisches Programmieren, http://www.dvnlp.de) kommen der AK in ihrer Ziel- und Ergebnisorientiertheit am nächsten.

Energetische Psychotherapietechniken, wie sie teilweise für manuelle Muskeltests verwendet werden, können zu einer emotionalen Stressreduktion beitragen. Dabei handelt es sich um „Exposure-based Treatments" (wie EMDR® – Eye Movement Desensitization and Reprocessing nach Shapiro; Wingwave® nach Besser-Sigmund; TFT – Thought Field Therapy nach Callahan; ECT – Energy Consciousness Therapy nach Gallo u. a.), die assoziativ („begeben Sie sich in die Situation") oder dissoziativ („sehen Sie sich im Film an, wie sich XY [der Patient] in dieser Stresssituation befindet") mit emotionalen Belastungen arbeiten. Diese Exposition führt zu einer Indikatordysreaktion, die durch Probestimulation von Akupunkturpunkten, meist im Gesicht, im Sinne der B&E-Punkt-Techniken aufgehoben wird. Die Behandlung besteht darin, während gleichzeitiger (Stress-)Exposition die Punkte mittels Beklopfen zu stimulieren und/oder geführte Augenbewegungen als „Konkurrenzprogramme" einzusetzen. Ihre Anwendung sollte in Kursen erlernt werden, da eine nähere Beschreibung den Rahmen dieses manualmedizinisch orientierten Lehrbuchs übersteigt.

7

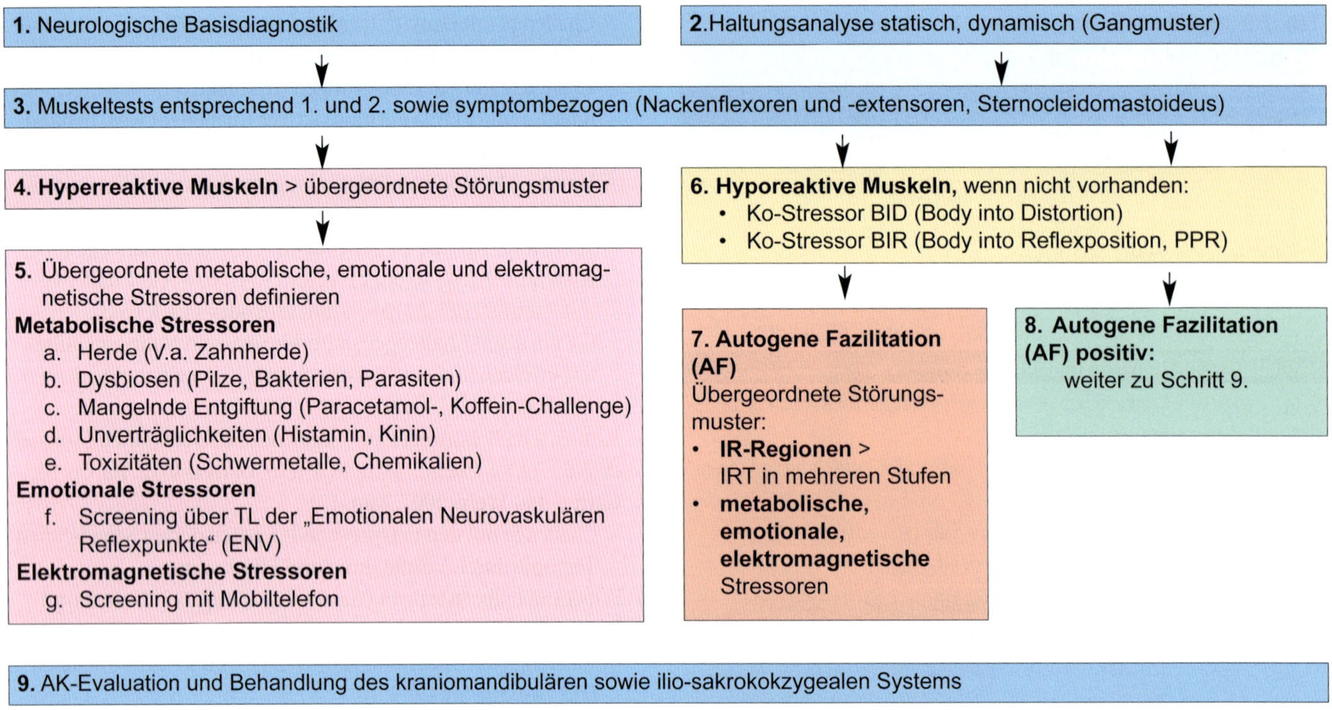


**Abb. 7.102** Flussdiagramm zur Behandlung von Kopfschmerzen: Dasselbe Vorgehen bietet sich bei jeder anderen Behandlung des Bewegungssystems an.

### ❸ Spezielle neurologische Aspekte

Führen Sie grundsätzlich bei jedem Kopfschmerzpatienten die in diesem Kapitel dargestellte neurologische Basisuntersuchung durch. Kopfschmerzen sind eine neurologische Erkrankung! Die Schwachstellen entlang der Neuraxis müssen behandelt werden. Das Fallbeispiel 1 (➤ Kap. 7.14.4) veranschaulicht das Vorgehen.

Einen besonderen Stellenwert bei der Entstehung von Kopfschmerzen haben Sehstörungen. Latentes Schielen (Heterophorie, ➤ Kap. 3.3.3 ❼) kann über die Kopplung der äußeren Augenmuskeln mit der subokzipitalen Muskulatur zu erheblichen Spannungen (Spannungskopfschmerzen!) führen, auch die anatomische Verbindung des M. rectus capitis posterior minor (Hack et al. 1995) mit der Dura mater könnte die Entstehung von Kopfschmerzen erklären.

Mit einem Maddox-Rod-Test und einem alternierenden Cover-Test können Sie eine Heterophorie feststellen. Falls die funktionelle Behandlung fehlschlägt, kann eine Prismenbrille zur Besserung der Beschwerden führen.

### ❹ Zusammenfassung der Strategie bei Kopfschmerzen

Das allgemeine Vorgehen bei Kopfschmerzen lässt sich wie folgt zusammenfassen (➤ Abb. 7.102), wobei dasselbe Schema mit spezifischen Abwandlungen für jede andere Erkrankung des Bewegungsapparats gilt:

1. Neurologische Untersuchung (➤ Kap. 7.1) mit besonderer Berücksichtigung der okulomotorischen Funktion
2. Orthopädisch posturale Untersuchung und Behandlung (➤ Kap. 3.4.2):
3. Entsprechend der statischen und dynamischen Haltungsanalyse wird nach hyporeaktiven Muskeln gesucht, die nach dem Prinzip der autogenen Fazilitation (➤ Kap. 1.2.4) auf der Suche nach möglichen Störfeldern oder Injury-Regionen weiterhelfen. Nach der IRT werden sämtliche AK-Befunde erneut erhoben.
Besonderes Augenmerk sollte auf dem kraniomandibulären System liegen, das mit der oberen HWS und mittelbar mit dem iliosakrokokzygealen System verbunden ist.
4. Hyperreaktive Muskeln werden zur Suche nach chemischen Stressoren und zur Behandlung genutzt. Auch emotionale Stressoren können Hyperreaktionen verursachen, als Screening kann hier die Therapielokalisation der „Emotionalen neurovaskulären Reflexpunkte" (ENV) dienen, d. h. der NV-Reflexpunkte des Magens (Garten 2012, Kap. 3.4.2).

Beherdungen im Kieferbereich sollten gesondert noch einmal mithilfe eines normoreaktiven Indikatormuskels ausgeschlossen werden, da sie jede Art von Erkrankung mit auslösen bzw. unterhalten können.

## 7.15.3 Beherdungen und Störfelder im Trigeminusbereich

Beherdungen im Zahn- und Leerkieferbereich können auch zu Spannungen und Tenderpoints im M. masseter und M. buccinator führen, die häufiger als myofasziale Triggerpunkte fehlgedeutet werden. Diese Muskelspannungen führen naturgemäß zu veränderten okklusalen Beziehungen, primär oder sekundär entstandene myofasziale Syndrome führen zu Kopf- und Gesichtsschmerz.

Dass ein vorher asymptomatischer Herd durch eine Injektionstherapie „hochgehen", d. h. für den Patienten spürbar werden kann, lässt sich ebenfalls mit den Mitteln der Applied Kinesiology erklären.

**Projektionssyndrome** nach E. ADLER (Gleditsch 1997) sind eine Folge der trigeminozervikalen Konvergenz (Noziaktivität aus dem Trigeminusgebiet und den kranialen zervikalen Segmenten läuft auf der Ebene des spinalen Trigeminuskerns zusammen, Neuhuber 2004, 2007; Garten 2012, Abb. 12.35). Durch Muskelspannung im Kopfgelenkbereich bedingte okklusale Veränderungen können teilweise nur mit sensiblen Methoden der Okklusionsanalyse, besonders der Applied Kinesiology, aufgedeckt werden.

Herde und Störfelder im Bereich des Gesichtsschädels können durch entsprechende segmentale Projektionen zu chronischer Irritation der subokzipitalen, der Nacken- und Schultermuskulatur führen (➤ Abb. 4.9).

## ❶ Herd- und Störfeldtestung im Kieferbereich

Hier wird ein möglicher Ablauf in sinnvoller Reihenfolge dargestellt.

### 1. OPT

Auch in der nicht-zahnärztlichen Praxis bietet ein Orthopantomogramm (OPT, „Panoramaaufnahme") eine gute Grundlage, um gezielt die verdächtigen Regionen mit den Mitteln der AK zu testen. Verdächtig sind:

- Leerkieferregionen (Z. n. Extraktion)
- Wurzelbehandelte Zähne
- Zähne mit verbreitertem Periodontalspalt (n 0,1–0,3 mm)
- Zähne, deren knöcherne Alveole zurückgegangen ist

### 2. Klinische Untersuchung

Hierzu gehören:

- Ausführliche Anamnese (Lymphknotenschwellung im Hals-Kopf-Bereich, Schulter-Arm-Syndrom, Rückenschmerzen, Beschwerden und Dysfunktionen in anderen Regionen etc.)
- Palpation der submandibulären Lymphknoten sowie der ADLER-LANGER-Punkte (➤ Abb. 4.9)
- Mundinspektion: fehlende Zähne, verfärbte Zähne (wurzeltot?), freiliegende Zahnhälse, entzündlich gerötete Zahnfleischränder
- Vitalitätsprüfung mit Kältespray und Schaumstoffpellets
- Perkussionsempfindlichkeit der Zähne
- Intraorale Palpation: Ober- und Unterkieferzahnbogen lingual und vestibulär im apikalen Bereich; Vestibulumpunkte (Gleditsch 2000; Garten 2012, Abb. 10.38): ➤ Abb. 4.8.

### 3. AK-Diagnostik

Soll bei der Diagnostik ein Magnet verwendet werden, ist eine unspezifische Wirkung, die bei einzelnen Patienten auftreten kann, im Vorhinein auszuschließen. Kommt es beim Aufbringen des Magneten auf Kopf- oder Körperareale generell zur Dysreaktion eines NIM, muss von der weiteren Verwendung abgesehen werden.

**Screening**

Dies kann auf zweierlei Weise geschehen:

**Magnet-Screening**

Verwenden Sie einen geeigneten normoreaktiven Indikatormuskel (NIM). Für eine Therapielokalisation (TL) mit Magnet wird dieser mit der nicht schwächenden Seite außen auf die Seiten- und Frontzahnbereiche gelegt. Wenn die TL mit Magnet positiv ist, spricht das für eine Störung im entsprechenden Kieferabschnitt. Dabei kann es sich um ein Herdgeschehen, ein Störfeld (auch aufgrund einer Materialproblematik) oder aber um eine Gesichtsschädelläsion handeln. Letztere sollte vorab behandelt werden.

**Ko-Stressoren: Kopfextension, kraniale Kompression**

Prüfen Sie zunächst, ob ein normoreaktiver Indikatormuskel (NIM) durch eine Kopfextension ohne Magnet-TL dysreaktiv wird. In diesem Fall muss vorab die HWS-Dysfunktion behandelt werden. Dies schließt eine differenzialdiagnostische Abgrenzung zu ADLER-LANGER-Projektionszonen und vertebralen Dysfunktionen mit ein.

Wenn die Kopfextension kein Stressor mehr ist (d. h. die zervikalen Dysfunktionen beseitigt sind), kann und sollte man sie bei allen weiteren Challenges auch als Ko-Stressor verwenden, während der Magnet auf dem Daumen ist und wie unten beschrieben die TL mit Druck- sowie Vibrations-Challenge der Zähne durchgeführt wird.

Ein weiterer möglicher Ko-Stressor ist die kraniale Kompression (in der Frontal- und der Sagittalebene), die bei jedem neuen Challenge einer Zahnregion sicherheitshalber wiederholt werden muss.

**Exakte Störfeld- oder Herdlokalisation**

**Magnetverstärkte TL mit Druck-Challenge und Vibration, Ko-Stressor**

Wenn ein Ringmagnet auf der Seite des Herd-/Störfeldverdachts auf den Daumen (d. h. auf das Lymphgefäß der EAV nach VOLL) gesteckt wird und dies zu einer Indikatordysreaktion führt, kann (und braucht) der Magnet für die weitere Diagnostik nicht verwendet werden. Dann sollte mit normaler TL gearbeitet werden.

1. Ausgehend von einem normoreaktiven Indikatormuskel führt der Patient eine TL zum fraglichen Odonton auf der Seite der Magnetverstärkung durch. Dabei nimmt er der Zahn inkl. Halteapparat und angrenzenden Kieferknochen zwischen Daumen und Zeigefinger, sodass eine TL des vestibulären und lingualen Bereichs gleichzeitig durchgeführt wird.

Eine punktgenaue TL (lingual oder bukkal) lässt sich mit einem Kugelstopfer oder mit einem ähnlichen stumpfen Instrument aus individuell verträglichem leitendem Material durchführen. So können etwa einzelne abgestorbene Wurzeln differenziert werden.

Merke: Die TL ist in lokalanästhesierten Gebieten nicht anwendbar.

2. Unter Magnetverstärkung wird ein Druck-Challenge durchgeführt. Dazu versucht der Patient den potenziellen Herd an verdächtigen Zähnen durch einen gehaltenen axialen bzw. an Leerkieferregionen durch einen gehaltenen Druck-Challenge aktiv zu provozieren.

3. Zähne und Knochenstrukturen können auch mittels Vibration (128 Hz Stimmgabel oder der Griff einer elektrischen Zahnbürste mit ähnlicher Frequenz) provoziert werden.

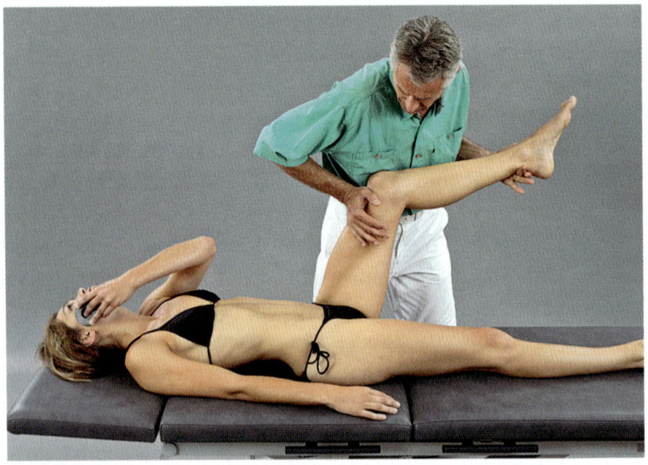

Abb. 7.103 Magnet-Screening mit Kopfextension

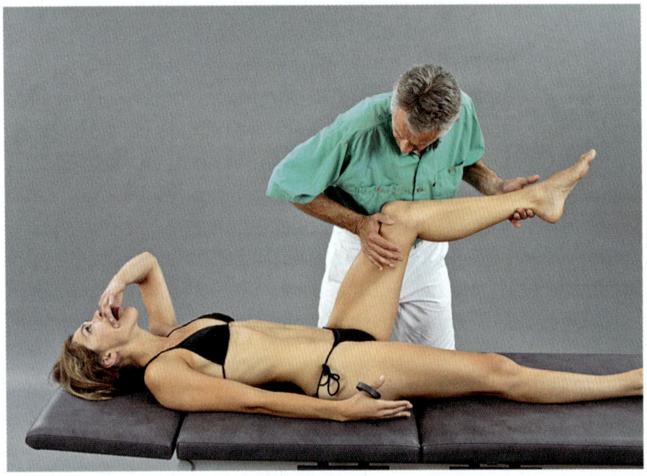

Abb. 7.104 Zahn-TL mit Kopfextension und Magnetverstärkung auf dem Lymphgefäß

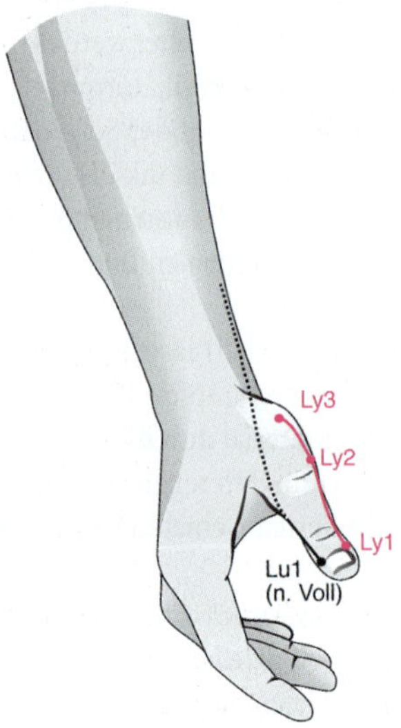


Abb. 7.105 Lymphgefäß nach Voll (Garten 2012)

Führen diese Challenges mit oder ohne Kopfextension (als Ko-Stressor) zur Dysreaktion des Indikatormuskels, spricht das für einen Herd oder ein Störfeld an dieser Stelle.

Wenn die Challenges bis dahin negativ sind, sollten immer zusätzliche Ko-Stressoren wie Temporal Tap und kraniale Kompression eingesetzt werden.

### Ausschluss eines „neurologischen Zahns"

In allen Fällen mit negativen radiologischen Befunden ist bei positiver TL zunächst ein gehaltener Challenge in den drei räumlichen Dimensionen am verdächtigen Zahn durchzuführen. Bei Vorliegen einer mechanischen Störung im Sinne eines „neurologischen Zahns" (z. B. durch Frühkontakte) hebt eine Challenge-Richtung die positive TL auf.

Für die korrigierende Mobilisierung des Zahns in Richtung des gehaltenen Challenge wird eine zuvor getestete Atemphase zu Hilfe genommen.

Da die Ursache eines neurologischen Zahns meist ein Frühkontakt ist, kommt es häufig beim Kauen zum Rezidiv. Deshalb muss dieser Frühkontakt nach erneuter manueller Korrektur vom Zahnarzt eingeschliffen werden (Meierhöfer 2006).

### Differenzialdiagnose mit Nosoden

Bei eindeutigen radiologischen Hinweisen auf eine Beherdung (apikale Aufhellungen, ostitische Herde, unvollständige Wurzelfüllungen etc.) erübrigt sich die AK-Diagnostik in der Regel.

In allen anderen Fällen sollte ausgehend von der positiven TL ein Nosoden-Challenge erfolgen. Dazu bringt der Patient eine Ampulle mit niedrigpotenter Nosode der infrage kommenden Störfaktoren (Kieferostitis, gangränöse Pulpa, chronische Pulpitis/Sinusitis etc.) in Hautkontakt. Die entsprechende Nosode oder der potenzierte Schadstoff bei sog. Materialstörfeldern müsste dann zum Ausgleich der positiven TL führen, d. h. der Indikatormuskel normoreaktiv werden. Falls die (aufgrund von anamnestischen Hinweisen und klinischen Anzeichen) ausgewählte Nosode die Dysreaktion nicht aufhebt, gilt es weitere Nosoden zu testen, um andere Verdachtsdiagnosen abzuklären.

Da die Nosoden in der Regel aus nicht histologisch, sondern bioenergetisch als pathologisch definierten Geweben hergestellt werden, ist das Nosoden-Testergebnis nur als Anfangskriterium im Sinne einer Bestätigung des Herdbefunds für die klinische Herdsanierung verwendbar.

Speziell die Nosode „Kieferostitis" kann eine positive TL bzw. den Challenge an Leerkieferregionen aufheben, in denen keine bakteriell entzündliche Veränderung des Knochens, sondern ein intraossärer Spannungszustand nach der Zahnextraktion und Ersatzknochenbildung vorliegt. Dieser Zustand kann dann unter Umstanden intraoperativ als NICO (Neuralgia Inducing Cavitational Osteonecrosis; Bouquot et al. 1992, Brown 1996, Lechner 2003) imponieren. Nach Otto (Fa. Staufen-Pharma, mündl. Mitteilung) entspricht die Nosode „Kieferostitis" am ehesten einer „NICO". Dies ist für die Therapieplanung von entscheidender Bedeutung.

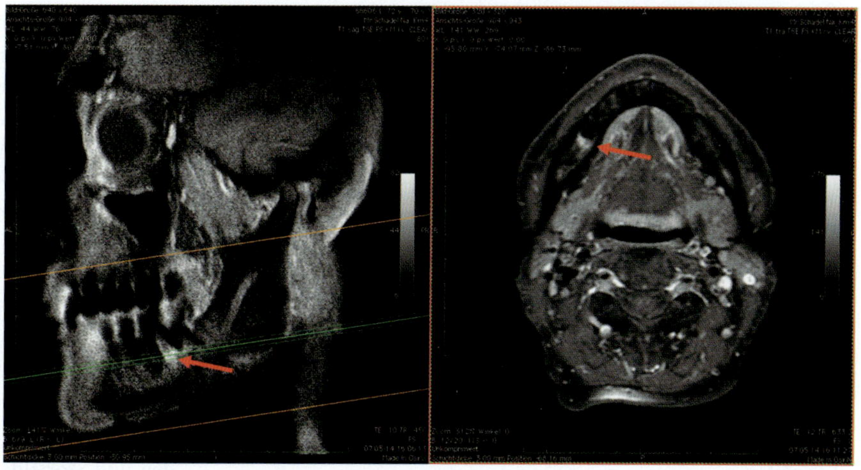

**Abb. 7.106** Herdbefund im MRT (mit freundlicher Genehmigung von O. Bartzsch, Radiologie Ottobrunn)

## 4. Darstellung der Fernwirkung eines Störfelds oder Herdes

Mit den Symptomen des Patienten korrelierende dysreaktive Muskeln sollten durch die TL des fraglichen Herdes oder Störfelds normoreaktiv werden. Alternativ kann geprüft werden, ob eine positive TL oder ein positiver Challenge, die mit den Symptomen des Patienten korrelieren, durch die TL des Störherds im Sinne einer Doppel-TL aufgehoben werden. Zeigt sich daraufhin eine Normoreaktion, kann von einem Zusammenhang zwischen beiden Problemstellen ausgegangen werden.

Zu prüfen ist auch, ob eine Mechanorezeptorenstimulation (Reiben) über den gestörten Körperregionen bzw. dem Odonton die Dysreaktion aufzuheben vermag.

Mit der unten dargestellten Dekoder-Dermografie als Messmethode der Ganzkörperregulation lässt sich die Fernwirkung apparativ dokumentieren.

## 5. Apparative Techniken

### Zahnfilmaufnahmen

Im Kontext oder nach einer AK-Testung können zur weiteren Herddiagnostik und -therapie Zahnfilmaufnahmen in den jeweiligen Projektionstechniken für den Ober- und Unterkiefer indiziert sein. Die Aussagekraft darf jedoch nicht überbewertet werden, da auch hier Beherdungen projektionsbedingt unsichtbar bleiben können (➤ Abb. 4.14a–c).

### Digitale Volumentomografie (DVT)

Immer wenn ein Zahnverlust droht oder die AK-Testung eine operative Kieferrevision nahelegt, ist die digitale Volumentomografie (DVT, ➤ Abb. 4.14c) indiziert. Sie erlaubt durch die Dreidimensionalität, viele Zahn- und Kieferherde zu erfassen. Daneben ist sie für die Implantatplanung von unschätzbarem Wert.

Ein negativer DVT-Befund schließt jedoch eine Beherdung, speziell im Sinne einer NICO, nicht grundsätzlich aus.

### MRT mit Gadolinium-Kontrast

Als spezielle Aufnahmetechnik mit Spezialspulen stellt sie eine echte Bereicherung der objektiven Herddiagnostik dar.

### Dekoder-Dermografie

Bei dieser Methode werden drei Elektrodenpaare beidseits auf Stirn, Hand und Fuß geklebt (Bergsmann und Bergsmann 1997). Sie zeichnen automatisch sieben Messstrecken auf, vier senkrechte und drei waagerechte.

In jeder Messstrecke wird nach einer Reizung mit negativen 10-Hz-Impulsen die elektrische Speicherkapazität der Haut und die Potenzialdifferenz registriert. Anschließend erfolgt nach einer Reizung mit positiven 10-Hz-Impulsen die erneute Registrierung der Speicherkapazität der Haut und der veränderten Potenzialdifferenz. Die automatische Registrierung von jeweils unterschiedlichen Messwerten an sieben Messstellen gibt einen guten Überblick über den elektrischen Ruhezustand des Organismus.

Da sich dieser Zustand aber durch die Messung verändert, muss eine zweite Messung folgen, wobei die Veränderungen von der ersten zur zweiten Messung auf evtl. vorhandene Belastungsfaktoren und deren regulatorische Auswirkungen schließen lassen. Hierbei ist zwischen Normoregulation, **Hyporegulation und Hyperregulation** zu differenzieren: Während eine Hyporegulation auf einen degenerativen Prozess oder ein Störfeld hinweist, spricht eine Hyperregulation eher für eine vegetative Übererregung, einen entzündlichen Prozess oder einen bakteriellen Herd.

Nach einer **Herdprovokation** mittels Neuraltherapie wird eine dritte Messung durchgeführt. Sofern die neuraltherapeutisch behandelte Region als Störfeld bzw. Herd wirksam ist, müsste sich die Regulation normalisiert haben. In diesem Kontext bewirkt eine Neuraltherapie, dass die TL und die Challenges in der herdverdächtigen Region aufgehoben werden oder dass sich die dysreaktiven Muskeln bzw. symptomassoziierten Challenges des Patienten zumindest weitgehend normalisieren, was ebenfalls eine Fernwirkung belegen kann.

Die Fehlerquelle bei diesem Verfahren besteht sicherlich darin, dass eine Herdprovokation mittels Neuraltherapie die regulationsverändernde Wirkung nicht vollständig ausschalten kann, auch wenn die TL, mit Magnetverstärkung auf dem Lymphgefäß und anderen Provokationen, danach negativ ist. Bei Beherdung und positivem Herdbefund im AK-Test kann es daher selten auch zu falsch negativen Ergebnissen im Dekoder-Dermogramm kommen.

## ❷ Therapie bei Herd- und Störfeldbefunden

### IRT und Neuraltherapie

Bei allen Herdbefunden, die nicht mit bildgebenden Verfahren verifiziert werden können, ist eine Behandlung mit der Injury-Recall-Technik (IRT, ➤ Kap. 1.2.5), mindestens der Stufen 1 bis 3 (Brunck und Becker 2010), und/oder eine Neuraltherapie durchzuführen und anschließend das klinische sowie subjektive Ergebnis zu überprüfen.

Dies gilt insbesondere für den Befund „Kieferostitis", da die Nosode, wie weiter oben ausgeführt, auch „Kreuzreaktionen" mit intraossären Spannungszuständen anzeigt, die klassische Injury-Regionen sein können. Der empirische Begriff „intraossärer Spannungszustand" bringt zum Ausdruck, dass respirationsgestützte manuelle Techniken wie Biegung oder Torsion einer Knochen- oder Zahnstruktur erfahrungsgemäß eine Besserung bewirken können (Bsp. Schmerzbefund im Gebiet einer Brückenkonstruktion). Die biologische Zellforschung scheint dies nach und nach belegen zu können (Coste et al. 2012, Gottlieb und Sachs 2012, Kim et al. 2012).

Die IRT kann und soll bei Herdverdacht immer primär angewandt werden. Wenn es sich bei dem Befund nur um ein Störfeld handelt, wird der Therapieerfolg permanent sein können, bei Herden ist kein Ausheilen zu erwarten. Daher empfiehlt es sich, eine Woche nach der IRT den Befund nachzutesten. Wenn er erneut positiv ist, sollte eine Neuraltherapie mit Procain 0,5 % erfolgen, das von vestibulär und palatinal bzw. lingual intramukös und periostal an den Alveolarfortsatz gespritzt wird. Zuweilen trifft man bei der Injektion vom Alveolarkamm aus in Leerkieferregionen auf eine Höhle, die einer NICO oder einer anormalen Ersatzknochenbildung entspricht. Daraus resultiert häufig ein bleibender Herd, der chirurgisch saniert werden muss.

Wenn der Befund jeweils nach einmaliger IRT und Neuraltherapie rezidiviert, ist die konservative Therapie fehlgeschlagen und eine operative Therapie indiziert.

### Operative Therapie

Alle operativen Eingriffe sollten unter optimalen Bedingungen erfolgen. Bei Wurzelfüllungen und Wurzelspitzenresektionen sind die Vorgaben der Fachgesellschaften zu befolgen.

Zumindest bei mehrwurzeligen Zähnen besteht in der Regel die Notwendigkeit, ein OP-Mikroskop zu benutzen, um alle Wurzelkanäle zu erfassen. Die ausreichend weite Aufbereitung der einzelnen Kanäle ist vor allem auch eine Frage der zur Verfügung stehenden Zeit. Zahlreiche Literaturquellen deuten darauf hin, dass die Qualität der Wurzelbehandlung mit dem Spezialisierungsgrad einhergeht (hier eine Auswahl: Swartz et al. 1983, Pekruhn 1986, Petersson et al. 1986, Molven et al. 1988, Eriksen und Bjertness 1991, Imfeld 1991, DeCleen et al. 1993, Eriksen et al. 1995, Ray und Trope 1995, Saunders und Saunders 1997, Weiger et al. 1997, Dugas et al. 2002, Habl et al. 2005, Setzer et al. 2010, Song et al. 2011).

Wurzelspitzenresektionen sowie Leerkieferrevisionen sollten ebenfalls mit OP-Mikroskop erfolgen, um gesundes und pathologisches Gewebe intraoperativ möglichst optimal unterscheiden zu können. Bei Leerkieferrevisionen ist neben der histologischen Untersuchung auch eine Multielementanalyse des entfernten Knochens sinnvoll.

## ❸ Fazit

Die Zahn- bzw. Kieferregion ist die häufigste Lokalisation von Herden und Störfeldern, die sich mit den üblichen klinischen Methoden nicht immer ausreichend diagnostizieren lassen. Auch wenn bildgebende Verfahren wie die DVT die klinische Herddiagnostik weit vorangebracht haben, sind bioenergetische Ansätze wie die Applied Kinesiology zusammen mit gerätegestützten Methoden (z. B. Dekoder-Dermografie) essenziell für die Aufdeckung von Herden und Störfeldern.

In der Praxis zeigt sich, dass Herde und Störfelder die okklusalen Verhältnisse verändern können. Dies kommt sowohl durch direkte Auswirkungen auf die Kaumuskulatur als auch sekundär durch Funktionsstörungen der HWS zustande. Aufgrund dieser praktischen Erfahrungen sollte die Herdsanierung immer Priorität vor okklusionsverändernden Maßnahmen wie Einschleifen oder Schienentherapie und kieferorthopädische Maßnahmen haben.

Wegen der Häufigkeit von radiologisch falsch negativen Herdbefunden im Kieferbereich empfiehlt es sich, vor der Insertion von Implantaten neben der radiologischen Diagnostik eine bioenergetische Herddiagnostik durchzuführen.

Intraossäre Spannungszustände (etwa durch ausgedehnte Überbrückungen) sowie Frontzahnkontakte können eine massive Störwirkung entfalten, die sich lokal in Gesichtsschmerzen und weiter entfernt mit zervikalen und lumbalen Schmerzzuständen manifestieren können. Bei Zahnersatz sollten zusammenhängende (Brücken-)Teile nach Möglichkeit nicht die Mittellinie überschreiten. Besser ist auch eine Einzelversorgung mit Implantaten. Der Schlüssel zum Verständnis der Ätiologie liegt auch hier in der Neurologie des Trigeminussystems und seiner funktionellen Kopplung mit der Wirbelsäule.

**Fallbeispiel 11**

**Gesichtsschmerz im rechten Trigeminusbereich (V3)**

Die 54-jährige Patientin hatte rezidivierende Beschwerden im re. SIG, die temporär erfolgreich auf SIG-Manipulationen ansprachen. Das „Einrenken" verbesserte zwar die Beweglichkeit, aber das Ziehen ging nicht weg. Der überweisende Kollege vermutete einen Zusammenhang mit einer kraniomandibulären Dysfunktion (CMD).

Seit ca. 14 Monaten trug sie eine Schiene (vom CMD-Spezialisten zur Behandlung des Gesichtsschmerzes verordnet), die keinen Einfluss auf die Rückenprobleme hatte, was von zahnärztlicher Seite auch nicht thematisiert wurde. Kieferorthopädisch war parallel zur Schienentherapie (über 24 Stunden täglich) eine forcierte Erweiterung des Oberkieferzahnbogens – mit einer entsprechenden Apparatur und im harten Gaumen implantierten Pins – sowie anschließender Prothetik zur permanenten Stabilisierung einer therapeutischen Zentrikposition geplant worden.

Als Nebenbeschwerden gab sie Stuhlunregelmäßigkeiten, Unterbauchschmerz re. und saisonale Allergien an, auf Laktose und Gluten verzichtete sie bereits. Nach einer Amalgamentfernung vor 20 Jahren erfolgte noch eine zweimalige „Ausleitung" mit Algen.

### Erstvorstellung 6.5.2014

Befunde:

- Angle-Klasse 1 mit Fehlkontakten aufgrund von Torque- und Tip-Problemen (Garten 2012, Abb. 7.59), Öffnungsbewegung normal, leichter Öffnungs- und Schließklick re., absolute Öffnung 3 QF
- TrP im Masseter
- Mundboden und Vestibulum palpationsempfindlich
  bei 46:
  - im Test Gangrängranulom D6 positiv
  - im OPG unvollständig wurzelbehandelter Zahn 46 ohne Granulom
- Dekoder-Dermogramm mit Herdprovokation positiv

Therapie:

- Viszeralosteopathische Behandlung von Zökum, Beckenboden, Sakrum re. anterior; Akupunktur des unteren SIG-Pols
- Mundboden myofaszial, TrP im Masseter manuell und mit Dry-Needling behandelt
- Telefonat mit dem behandelnden Zahnarzt: Ob bereits muskuläre Techniken angewandt worden seien, da der massive Befund im Masseter die Beschwerden der Patientin in diesem Bereich erklären könne. Antwort: Die Muskulatur habe nichts mit der Behandlung zu tun und der Zahn sei radiologisch unauffällig. Die Patientin konnte sich nicht entschließen, den eingeschlagenen Weg zugunsten einer primären Herdsanierung zu verlassen bzw. wenigstens zu unterbrechen.
- Um die zahnärztlich kieferorthopädische Behandlung therapeutisch zu begleiten, wurde der Triggerpunkt im Masseter in mehreren Sitzungen auch mittels Neuraltherapie behandelt und eine manuelle Kiefergelenkdekompression durchgeführt.

### Weitere Behandlung und Verlauf

- 10.6.2014: Rücken und Darm „gingen es gut". Das Kiefergelenk hatte sich gebessert, der Gesichtsschmerz abgenommen. Behandlung des Mundbodens und Ohrakupunktur erlebte die Patientin als besonders hilfreich. Weiterhin myofasziale Behandlung der Kaumuskulatur und allfälliger HWS- und Kopfgelenkprobleme
- 1.8.2014: Nach Implantation der Pins in den Gaumen trug sie einen Gaumenbügel, dazu eine Schiene, um den Masseter zu entspannen. Dies führte zu Kopfschmerzen und Schlafstörungen (sie brauchte Schlaftabletten).
  Osteopathische Kieferbehandlung (wegen intraossärer Spannung), manuelle Spreizung der Sutura palatina mediana
- 10.9.2014: Die Patientin hatte sich das KFO-Gerät und die Pins entfernen lassen, da sie damit „verrückt geworden" sei. Nun endlich wollte sie sich bei einem Endodontologen vorstellen.
- 8.12.2014: endodontologische Revision von 46
- 21.1.2015: Spannung im Masseter war besser geworden, das „köchelnde" Gefühl am beherdeten Zahn war weg.
  Weiter muskuläre Behandlung
- März 2015: Der Gesichtsschmerz war beseitigt, das Klicken im re. Kiefergelenk bestand natürlich nach wie vor. Deshalb sollte sie nachts die Schiene tragen. Die Patientin war zufrieden.

### Fazit

Das Beispiel unterstreicht die absolute Notwendigkeit einer konsequenten Herdtherapie bei Kopf- und Gesichtsschmerzen und einer muskulären Therapie bei kraniomandibulärer Dysfunktion.

Auch hier gilt die Empfehlung, nach der Herdsanierung möglichst zurückhaltend zu therapieren (Boisseree et al. 2014). Das bedeutet, dass für den individuellen Patienten nicht unbedingt das maximal Mögliche, was evtl. aus zahnmedizinischer Sicht optimal wäre, das Beste sein muss.

## 7.15.4 Herdproblematik in der Implantologie

Wer sich vor ca. 10 bis 15 Jahren auf eine Internetsuche zur Implantologie begab, stieß dort auf Foren, in denen wahre Schauergeschichten über die Nebenwirkungen von Implantaten erzählt wurden. Diese Befürchtungen haben sich aus heutiger Sicht glücklicherweise nicht bestätigt.

Eine Metallunverträglichkeit tritt bei Titanimplantaten relativ selten auf: Selbst bei einem positiven Lymphozyten-Transformationstest (Bieger 1999, Schuett 1991) gegen Bestandteile von Titanlegierungen sind kaum Unverträglichkeitsreaktionen zu erwarten, da die Titanoxidschicht einen Ionenaustauch verhindert. Im Gegensatz zu Gelenkendoprothesen sind Implantate fest verankert (osseointegriert). Das verhindert einen Abrieb, der zu immunologischen Reaktionen führen könnte. Während immunologische Reaktionen sehr selten sind, kommt es häufiger zu entzündlichen Reaktionen, die das Einheilen bzw. die knöcherne Integration eines Implantats beeinträchtigen können. Mit einem Titan-Stimulationstest lässt sich die Bildung proinflammatorischer Zytokine wie Interleukin-1 und TNF-α durch weiße Blutzellen des Patienten (Gewebemakrophagen, Monozyten) nach einer Titanexposition am besten bestimmen (v. Baehr 2006).

Die Titanproblematik kann mit Keramikersatz vollständig umgangen werden, der überdies ästhetische Vorteile besitzt. Zirkon-Implantate heilen inzwischen viel zuverlässiger ein (hierzu sei auf die Fachliteratur verwiesen).

**ZUSAMMENFASSUNG**

In jedem Fall sollte vor der Planung eines Implantats eine Herd- und Störfelddiagnostik durchgeführt werden. Aus den oben genannten Gründen ist die klinische Diagnostik oft nicht ausreichend, auch wenn die DVT größere Sicherheit gibt. Eine funktionelle Diagnostik mit den Mitteln der Applied Kinesiology und der Dekoder-Dermografie als weiterer Herd-Testmethode ist daher unbedingt erforderlich. Dies dient zur differenzialdiagnostischen Bestätigung einer bioenergetisch gefundenen Störung.

**Fallbeispiel 12**

### Herd-/Störfeldbehandlung mit IRT

Die 56-jährige Patientin klagte über ein ständiges Druckgefühl im Kopf, der nie frei sei. Sie fühlte sich „kognitiv nicht leistungsfähig", so als hätte „der Nacken was".
Bisherige Behandlung: 1999 Borreliose-Therapie, 2013 andernorts durchgeführter Lymphozyten-Transformationstest (LTT) auf Borrelien positiv, sie hatte eine Ozon-Sauerstofftherapie gemacht, Kardentinktur und homöopathische Mittel eingenommen.

#### Erstvorstellung 22.1.2014

Die Patientin ist Physiotherapeutin, körperlich aktiv und neurologisch o. B. außer:

- Einbeinstand re. unsicher, Romberg-Versuch mit Links-Rotation/Reklination auffällig
- Borrelien D12 > n, Chlamydia D12 > n

Die für beide Keime bewährte Kräutermischung (➤ Kap. 6.2.3) zeigte im Test eine positive Wirkung und wurde für zunächst 6 Wochen verordnet. Aus Kostengründen sollte der LTT auf Borrelien und Chlamydien nur zur Kontrolle nach Beendigung der Therapie angefordert werden.

- Magnet-TL
  - Regio 13 (Implantat) positiv: Die Nosoden „Kieferostitis D5" und „chronische bakterielle Kieferostitis D5" hoben den Befund auf (➤ Abb. 7.108).
  - Regio 22 war zahnfrei, dort war ein „wackeliges" Implantat wieder entfernt worden (➤ Abb. 7.108). Magnet-TL und Vibrations-Challenge waren positiv, „Kieferostitis D6" hob den Befund auf.
- An beiden Regionen wurde eine IRT durchgeführt.
- 4.2.2016 Erneuter Dekoder-Test: Regulation insgesamt deutlich besser, negative Herd-/Störfelderprovokation bei 13. Sie möchte sich links und rechts einen Sinuslift für neue Implantate machen lassen. LTT Borrelien negativ. Der Kopf fühlt sich klarer an, aber nicht zufriedenstellend.

#### 26.2.2014

Die Patientin fühlte sich wesentlich leistungsfähiger, während der Kopfdruck unverändert weiterbestand. Herdbefunde mit AK-Techniken unverändert positiv. Vom Implantologen wird bei 13 ein möglicher Kontakt zur Kieferhöhle konstatiert, das Implantat sei jedoch schleimhautgedeckt und reizlos, dort sei „nichts zu finden".
Ein CT belegt die kieferhöhlennahe Situation. Das Dekoder-Dermogramm von 13 deckte eine ausgeprägte Herd- bzw. Störfeldsituation auf (➤ Abb. 7.110). Durch die Neuraltherapie beim Dermogramm wurden die AK-Befunde aufgehoben, der Kopfdruck aber nicht beseitigt (Nachfrage nach 2 Std.). Vor weiteren Maßnahmen wurde ein Dekoder-Dermogramm für Regio 22 in der nächsten Sitzung geplant.

#### Weiterer Verlauf

- 15.4.2014: Die Energie hatte sich verbessert, aber noch nicht zu 100 %. Die Patientin wollte weiterhin die Kräutermischung einnehmen, da sich ihr Zustand beim Absetzen wieder verschlechterte. Neuverordnung nach Test. Weiterhin Nosodenreaktionen. „Kieferostitis D6" an 13 erneut positiv. Nach IRT Stufe 1 und 2 wurde eine Dekoder-Dermografie durchgeführt (➤ Abb. 7.111), in diesem Fall also nach IRT-Behandlung. Das Resultat bestätigte eine ausgeprägte Regulationsstarre, die sich auch durch neuraltherapeutische Provokation nicht änderte, sodass eine Herd- bzw. Störfeldwirkung an 13 nunmehr (nach IRT) nicht mehr nachweisbar war.

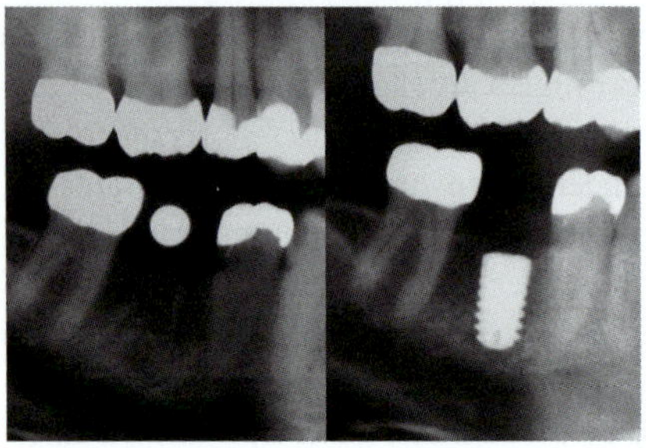

**Abb. 7.107** Beherdetes Implantat (radiologisch Normalbefund)

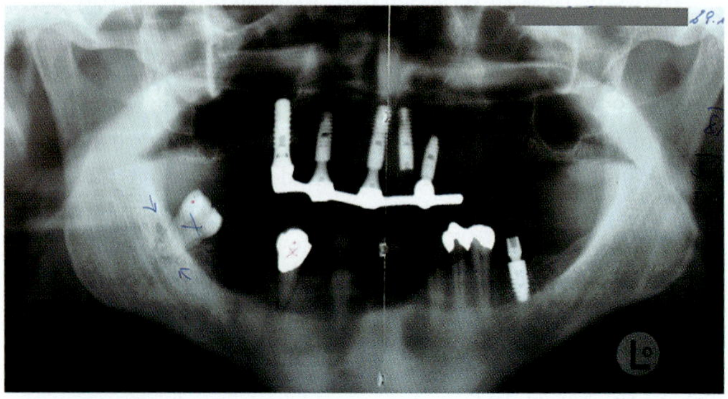

**Abb. 7.108** OPT der Patientin vor Entfernung des Implantats 22

- 5.8.2014 (Telefonat): Die Patientin hat weiterhin Nosodenreaktionen und macht derzeit zusätzlich eine „Infusionstherapie". Sie will sich im Herbst wieder melden für weiteres Vorgehen.
- Januar 2015 (Telefonat): Anruf bei der Patientin, um nach dem Stand der Dinge zu fragen. Sie hat inzwischen eine andere (alternative) Therapie begonnen und möchte weder die Zähne noch die Borreliose im Moment weiter untersuchen lassen.

### Kommentar

Das Beispiel mit seiner Komplexität wurde absichtlich gewählt, um die Problematik der AK-Testung und Therapie bei mehreren systemischen Störfaktoren darzustellen:

- Bezüglich der Herdsituation fehlten klare bildgebende Befunde.
- Nach der AK-Testung hätte in letzter Konsequenz auch das Implantat 13 entfernt werden müssen. Die zweimalige Behandlung mit IRT (und Neuraltherapie im Rahmen der Dekoder-Dermografie) war ein Versuch, die lokale Situation im AK-Test zu verändern, also als konservativste Option einer Störfeld- oder Herdsanierung angelegt. Dabei ist klar, dass ein bakterieller Herd eher nicht durch IRT beseitigt werden kann. Direkt nach der IRT war im Dekoder-Dermogramm kein Störfeldbefund mehr erkennbar, wohl aber ausgeprägter systemischer Stress. Nach 10 Monaten war weiterhin kein Herdbefund nachweisbar, sodass die IRT-Behandlung offensichtlich dauerhaft war.
- Leider lässt sich eine Dekoder-Dermografie nicht vor und direkt nach IRT durchführen, da am selben Tag nur einmal neuraltherapeutisch provoziert werden kann. Somit ist ein direkter Nachweis der IRT-Wirkung mit Dekoder-Dermographie nicht möglich. Hier könnte sich die Messung der HRV (Herz-Raten-Variabilität) als Alternative anbieten (Scheer 2014).
- Eine weiterbestehende Symptomatik nach Neuraltherapie darf nicht als negativer Störfeldtest interpretiert werden. Im Zahnbereich ist nach Darstellung der neuraltherapeutischen Gesellschaften mit 50 % falsch negativen Befunden zu rechnen. In solchen Fällen gibt es folglich keine klare, einfache Lösung, sondern unterschiedliche Strategien:
  - Radikale Ansätze würden möglicherweise auch unnötige Operationen (in diesem Beispiel Entfernung des Implantats und damit zusammenhängende Restauration) favorisieren.
  - Schonendere Ansätze wollen primär eher mit regulativen Mitteln einen besseren Gesamtzustand des Patienten erreichen.
- Herd- und Störfeldwirkungen sind immer in der Summe der Stressoren zu verstehen: In diesem Fallbeispiel sind dies die Borreliose und der strukturelle Stress durch Mal-Okklusion und verblockte Implantatkonstruktionen.

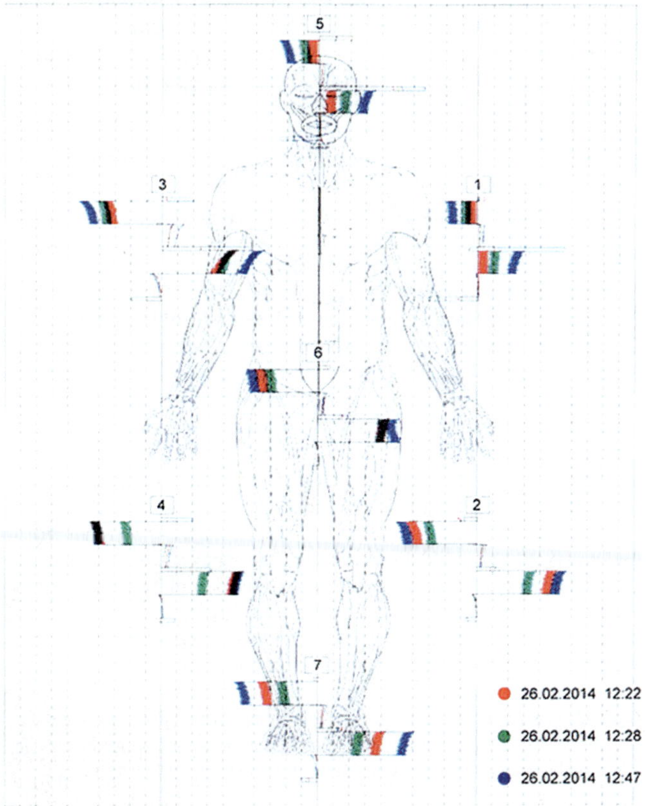


**Abb. 7.110** Dekoder-Dermogramm: Sämtliche Messstrecken normalisieren sich nach Neuraltherapie an Implantat 13 (blaue Registrierung)

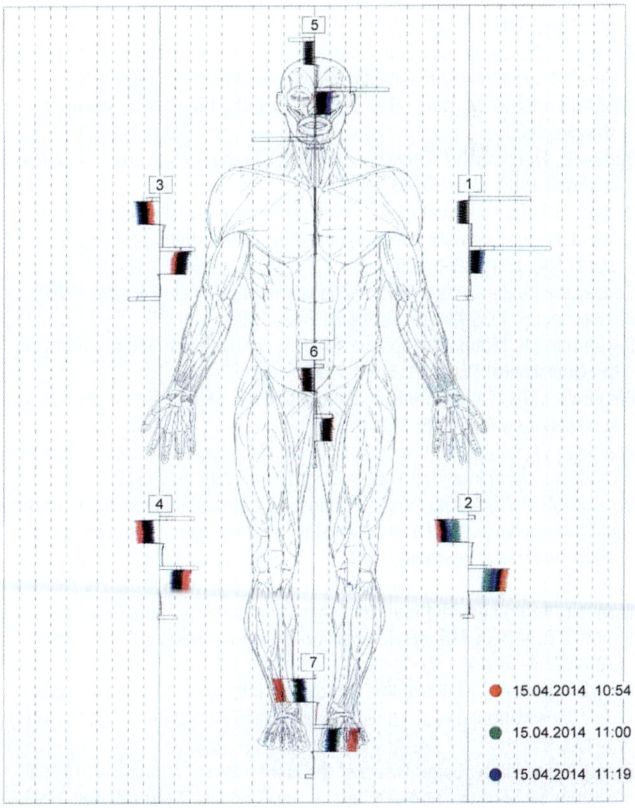


**Abb. 7.111** Dekoder-Dermogramm nach IRT: Das Dermogramm an 13 ist schlecht (allgemeine Starre), verändert sich aber nicht nach Neuraltherapie, d. h. negativer Herd-/Störfeld-Befund.

7

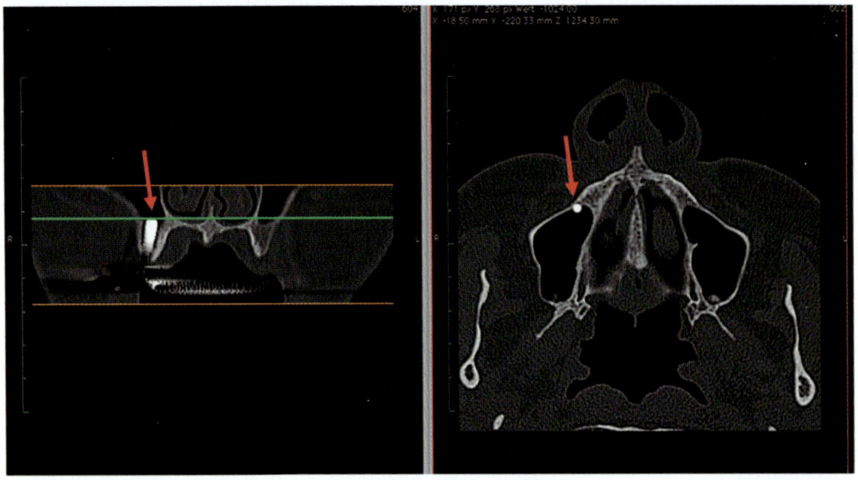

**Abb. 7.109** CT: Schnitt durch Implantat 13


LITERATUR

Abdo WF, van de Warrenburg BP, Burn DJ, Quinn NP, Bloem BR. The clinical approach to movement disorders. Nat Rev Neurol. 2010; 16(1): 29–37.

Allen M. The Neurology of Spinal Erection. Laguna Hill, CA: privately published, 1995.

Ammenwerth R, Götte A, Janitzki A. Wirkung manueller Therapien auf das sympathische Nervensystem. Man Med. 1999; 37(4): 171–185.

Arlen A. Leitfaden zur Atlastherapie. Munster: Ass rech méd prév santé, 1985.

Aw ST, Halmagyi GM, Haslwanter T, Curthoys IS, Yavor RA, Todd MJ. Three-dimensional vector analysis of the human vestibuloocular reflex in response to high-acceleration head rotations. II. Responses in subjects with unilateral vestibular loss and selective semicircular canal occlusion. J Neurophysiol. 1996; 76(6): 4,021–4,030.

Baehr V v. Welche Möglichkeiten bietet die moderne Labordiagnostik für die Umwelt – Zahnmedizin. GZM-Praxis und Wissenschaft. 2006; 11(1).

Bähr M, Frotscher M. Duus' Neurologisch-topische Diagnostik. Stuttgart: Thieme, 2003.

Barlow D, Freedman W. Cervico-ocular reflex in the normal adult. Acta Otolaryngol. 1980; 89(5–6): 487–496.

Berard JR, Fung J, Lamontagne A. Evidence for the use of rotational optic flow cues for locomotor steering in healthy older adults. J Neurophysiol. 2011; 106(3): 1,089–1,096.

Bergsmann O, Bergsmann R. Projektionssyndrome. Wien: Facultas, 1997.

Biedermann H. KISS-Kinder. Stuttgart: Enke, 1996.

Biedermann H. Manualtherapie bei Kindern, Indikationen und Erfahrungen: ein Querschnitt. Stuttgart: Enke, 1999.

Bieger W. LTT-CITA. Laborinformation. München: Medizinisch-Immunologische Laboratorien, 1999.

Boisseree W, Schupp W, Haubrich J, Läkamp M, Meinzer M. Interdisziplinäre Okklusionskorrektur, Teil 1. Man Med. 2014; 52(6): 527–532.

Bouquot JE, Roberts AM, Person P, Christian J. Neuralgia-inducing cavitational osteonecrosis (NICO). Osteomyelitis in 224 jawbone samples from patients with facial neuralgia. Oral Surg Oral Med Oral Pathol. 1992; 73(3): 307–320.

Brandt T. Vertigo, its Multisensory Syndromes. London: Springer, 2000.

Brandt T, Bronstein AM. Cervical vertigo. J Neurol Neurosurg Psychiatry. 2001; 71(1): 8–12.

Brandt T, Dieterich M. Perceived vertical and lateropulsion: clinical syndromes, localization, and prognosis. Neurorehabil Neural Repair. 2000; 14(1): 1–12.

Brandt T, Steddin S. Current view of the mechanism of benign paroxysmal positioning vertigo: cupulolithiasis or canalolithiasis? J Vestib Res. 1993; 3(4): 373–382.

Bronstein AM, Hood JD. The cervico-ocular reflex in normal subjects and patients with absent vestibular function. Brain Res. 1986; 373(1–2): 399–408.

Bronte-Stewart H. Surgical therapy for dystonia. Curr Neurol Neurosci Rep. 2003; 3(4): 296–305.

Brown CR. NICO. Necrotizing ischemic chronic osteitis. Pract Periodontics Aesthet Dent. 1996; 8(9): 916.

Brunck M, Becker D. Die erweiterte Injury- und Trauma Recall-Technique, Überblick und Behandlungsprozedur. Med J Appl Kinesiology (MJAK). 2010; 40: 18–25.

Carrick FR. Advanced manipulative techniques and neurology video series. St. Louis, MO: Logan College, 1994.

Carrick FR. Neurophysiological Implications in Learning. Privately published, 1996: http://www.carrickinstitute.org.

Carrick FR. Changes in brain function after manipulation of the cervical spine. J Manipulative Physiol Ther. 1997; 20: 529–545.

Carrick FR. The treatment of cervical dystonia by manipulation of the cervical spine. Int J Appl Kinesiol Kinesiologic Med. 2001; 10: 20–36.

Chrast B. Der vertebrale Zufluss in seiner Bedeutung für die Hirndurchblutungsstörungen. In: Quandt J. (Hrsg.). Die zerebrale Durchblutungsstörung des Erwachsenenalters. Stuttgart, Schattauer; 1969, S. 555–558.

Chrast B, Korbicka J. The alteration of flow relations in the vertebral artery by different head and neck positions. Testiometric study. Dtsch Z Nervenheilkd. 1962; 183: 426–448.

Coenen W. Manualmedizinische Diagnostik und Therapie bei Säuglingen. In: Lohse-Busch H, Graf-Baumann T (Hrsg.). Manuelle Medizin, Behandlungskonzepte bei Kindern. Heidelberg: Springer, 1997.

Coenen W. Röntgenologische Stellungsdiagnostik des atlanto-okzipitalen Übergangs beim Säugling. Manuelle Med. 1998; 36(3): 116–120.

Coenen W. Kommentar zu „Kopfgelenk-induzierte Symmetriestörungen und deren Folgepathologien, Pilotstudie. " Manuelle Med. 1999; 37(2): 77–78.

Coenen W, et al. Atlastherapie nach Arlen: 3-Zeichen-Test statt Röntgen. Ergebnisse einer multizentrischen Studie. Manuelle Med. 2015; 53(5): 330–337.

Coste B, Xiao B, Santos JS, Syeda R, Grandl J, et al. Piezo proteins are pore-forming subunits of mechanically activated channels. Nature. 2012; 483(7388): 176–181.

Curthoys IS, Halmagyi GM. How does the brain compensate for vestibular lesions? In: Baloh RW, Halmagyi GM (eds.). Disorders of the vestibular system. New York: Oxford Press, 1996 (pp. 145–154).

Dauer WT, Burke RE, Greene P, Fahn S. Current concepts of the clinical features, aetiology and management of idiopathic cervical dystonia. Brain. 1998; 121: 547–560.

Davis M, et al. Neurophysiology and Neuropharmacology of Startle and its Affective Modulation. Startle Modification: Implications for Neuroscience, Cognitive Science. Cambridge: Cambridge University Press, 1999 (pp. 95–114).

DeCleen MJ, Schuurs AH, Wesselink PR, Wu MK. Periapical status and prevalence of endodontic treatment in an adult Dutch population. Int Endod J. 1993; 26(2): 112–119.


7

Desmond A. Vestibular Function – Evaluation and Treatment. New York: Thieme, 2004.
Devinsky O, D'Esposito M. Neurology of Cognitive and Behavioral Disorders. Oxford: University Press, 2004.
Dugas NN, Lawrence HP, Teplitsky P, Friedman S. Quality of life and satisfaction outcomes of endodontic treatment. J Endod. 2002; 28(12): 819–827.
Dumas G, Lavieille JP, Schmerber S. Vibratory test and head shaking test and caloric test: a series of 87 patients. Ann Otolaryngol Chir Cervicofac. 2004; 121(1): 22–32.
Eriksen HM, Bjertness E. Prevalence of apical periodontitis and results of endodontic treatment in middle-aged adults in Norway. Endod Dent Traumatol. 1991; 7(1): 1–4.
Eriksen HM, Berset GP, Hansen BF, Bjertness E. Changes in endodontic status 1973–1993 among 35-year-olds in Oslo, Norway. Int Endod J. 1995; 28(3): 129–132.
Faulkner JA, Larkin LM, Claflin DR, Brooks SV. Age-related changes in the structure and function of skeletal muscles. Clin Exp Pharmacol Physiol. 2007; 34(11): 1,091–1,096.
Fling BW, Walsh CM, Bangert AS, Reuter-Lorenz PA, Welsh RC, Seidler RD. Differential callosal contributions to bimanual control in young and older adults. J Cogn Neurosci. 2011; 23(9): 2,171–2,185.
Galardi G, Perani D, Grassi F, Bressi S, Amadio S, et al. Basal ganglia and thalamo-cortical hypermetabolism in patients with spasmodic torticollis. Acta Neurol Scand. 1996; 94(3): 172–176.
Garten H. Applied Kinesiology: Muskelfunktion, Dysfunktion, Therapie. München: Urban & Fischer, 2004.
Garten H. Die Neurologie spinaler Manipulationen. Man Med. 2011; 49: 142–149.
Garten H. Applied Kinesiology, Muskelfunktion, Dysfunktion und Therapie. München: Elsevier, 2012.
Garten H, Weiss G. Systemische Störungen – Problemfälle lösen mit Applied Kinesiology. München: Urban & Fischer, 2007.
Gleditsch J. Akupunktur in der Hals-Nasen-Ohren-Heilkunde. Stuttgart: Hippokrates, 1997.
Gleditsch JM. Mundakupunktur. Schorndorf: Biologisch Medizinische Verlagsges., 2000.
Goetz CG, et al. Movement Disorder Society-sponsored revision of the Unified Parkinson's Disease Rating Scale (MDS-UPDRS): Process, format, and clinimetric testing plan. Mov Disord. 2007; 22(1): 41–47.
Goodheart GJ. Collected Published Articles and Reprints. Grosspoint, MI: privately published, 1969.
Goodheart GJ. The schizophrenic pattern. Chiro Econ. 1970; 13(1).
Goodheart GJ. Applied Kinesiology 1994/1995 Workshop Procedure Manual. Grosspoint, MI: privately published, 1994.
Gottlieb PA, Sachs F. Cell biology: The sensation of stretch. Nature. 2012; 483(7388): 163–164.
Gowen E, Miall RC. Behavioural aspects of cerebellar function in adults with Asperger syndrome. Cerebellum. 2005; 4(4): 279–289.
Greulich T, Muller S, Fechtel J, Nell C, Holland A, et al. Special training therapy to reduce inflammation in Anti-Jo-1 syndrome. Pneumologie. 2011; 65(10): 624–627.
Gutmann G. Die funktionsanalytische Röntgenuntersuchung der Wirbelsäule und ihre tatsächliche klinische Bedeutung. (Manuelle Medizin heute). Berlin: Springer; 1985, S. 61–89.
Habl C, Bodenwinkler A, Sturzlinger H. Wurzelbehandlung an Molaren. HTA Bericht, Medizinwissen. 2005; 18.
Hack GD, Koritzer RT, Robinson WL, Hallgren RC, Greenman PE. Anatomic Relation Between the Rectus Capitis Posterior Minor Muscle and the Dura Mater. Spine. 1995; 20(23): 2,484–2,486.
Halmagyi GM, Colebatch JG, Curthoys IS. New tests of vestibular function. Baillieres Clin Neurol. 1994; 3(3): 485–500.
Heinze A, Heinze-Kuhn K, Göbel H. Kopf- und Gesichtsschmerz. In: Junker U, Nolte T. (Hrsg.). Grundlagen der Speziellen Schmerztherapie. München: Urban & Vogel, 2005.
Herdman SJ. Vestibular Rehabilitation. Philadelphia: F. A. Davis, 2007.
Hülse M. Cervical-Nystagmus ausgelöst durch Halsrezeptoren. HNO. 1976; 24(8): 268–271.
Hülse M. Die zervikalen Gleichgewichtsstörungen. Berlin: Springer, 1983.
Hülse M, Neuhuber WL, Wolff HD. Der kranio-zervikale Übergang. Berlin: Springer, 1998.
Hülse M, Neuhuber WL, Wolff HD. Die obere Halswirbelsäule. Berlin: Springer, 2005.
Imfeld TN. Prevalence and quality of endodontic treatment in an elderly urban population of Switzerland. J Endod. 1991; 17(12): 604–607.
Iwasaki S, Ito K, Abbey K, Murofushi Prediction of canal paresis using head-shaking nystagmus test. Acta Otolaryngol. 2004; 124(7): 803–806.
Jankovic J, Tolosa E. Parkinson's Disease and Movement Disorders. Philadelphia: Lippincott Williams & Wilkins, 2007.
Jinnah HA, Hess EJ. A new twist on the anatomy of dystonia: the basal ganglia and the cerebellum? Neurology. 2006; 67(10): 1,740–1,741.
Jirout J. Das Röntgenverfahren bei der Erforschung von Dynamik und Gelenkspiel der Halswirbelsäule und der Kopfgelenke. (Manuelle Medizin heute). Berlin: Springer, 1985, S. 90–94.
Kandel ER, Schwartz JH, Jessell TM. Principles of Neural Science. New York: McGraw-Hill, 2000.
Karlberg M, Hall K, Quickert N, Hinson J, Halmagyi GM. What inner ear diseases cause benign paroxysmal positional vertigo? Acta Otolaryngol. 2000; 120(3): 380–385.
Karlberg M, Halmagyi GM, Buttner U, Yavor RA. Sudden unilateral hearing loss with simultaneous ipsilateral posterior semicircular canal benign paroxysmal positional vertigo: a variant of vestibulo-cochlear neurolabyrinthitis? Arch Otolaryngol Head Neck Surg. 2000; 126(8): 1,024–1,029.
Kasai T, Zee DS. Eye-head coordination in labyrinthine-defective human beings. Brain Res. 1978; 144(1): 123–141.
Kaufmann H, de Decker W. Strabismus. Stuttgart: Thieme, 2004.
Kavounoudias A, Gilhodes JC, Roll R, Roll JP. From balance regulation to body orientation: two goals for muscle proprioceptive information processing? Exp Brain Res. 1999; 124(1): 80–88.
Kavounoudias A, Roll R, Roll JP. Foot sole and ankle muscle inputs contribute jointly to human erect posture regulation. J Physiol. 2001; 532: 869–878.
Kim SE, Coste B, Chadha A, Cook B, Patapoutian A. The role of Drosophila Piezo in mechanical nociception. Nature. 2012; 483(7388): 209–212.
Kuklinski B. Das HWS-Trauma. Bielefeld: Aurum, 2006.
Lechner J. Kieferostitis und Systemerkrankungen – Dokumentation des NICO-Störfeldes. Regulationsmedizin. 2003; 2, 41–43.
Lee NK, Kwon YH, Son SM, Nam SH, Kim JS. The effects of aging on visuomotor coordination and proprioceptive function in the upper limb. J Phys Ther Sci. 2013; 25(5): 627–629.
Leigh RJ, Zee DS. The Neurology of Eye Movements. New York: Oxford University Press, 1999.
Lewit K. Manuelle Medizin. Leipzig: Johann Ambrosius Barth, 1992.
Lohse-Busch H, Krämer M. Atlastherapie nach Arlen – heutiger Stand. Manuelle Med. 1994; 32: 153–161.
Lopez-Escamez JA, Zapata C, Molina MI, Palma MJ. Dynamics of canal response to head shaking test in benign paroxysmal positional vertigo. Acta Otolaryngol. 2007; 127(12): 1,246–1,254.
Lown B, Verrier RL, Rabinowitz SH. Neural and psychologic mechanisms and the problem of sudden cardiac death. Am J Cardiol. 1977; 39(6): 890–902.
Meierhöfer R. Der Neurologische Zahn. Wien: International ICAK Conference, 2006.
Melillo R, Leisman G. Neurobehavioral Disorders in Childhood. New York: Kluwer Academic/Plenum Publishers, 2004.
Mense S. Peripheral Mechanisms of Muscle Nociception and Local Muscle Pain. J Musc Pain. 1993; 1: 133–170.
Merali Z, Michaud D, McIntosh J, Kent P, Anisman H. Differential involvement of amygdaloid CRH system(s) in the salience and valence of the stimuli. Prog Neuropsychopharmacol Biol Psychiat. 2003; 27(8): 1,201–1,212.
Molven O, Halse A, Grung B. The follow-up of root resections. Nor Tannlaegeforen Tid. 1988; 98(16): 662–664.

Nash J, Johnson CD, Green BN. Hole in one: a history of its founding. Chiropr Hist. 1996; 16(2): 76–80.
Neuhuber W. Die Nacken-Kiefer-Balance. ICCMO-Kompendium (hg. von R. Schöttl und B. Losert-Brugner). Rastatt: Greiser, 2004; 17–23.
Neuhuber W. Anatomie und funktionelle Neuroanatomie der oberen Halswirbelsäule. Man Med. 2007; 45: 227–231.
Niklasson M, Niklasson I, Norlander T. Sensorimotor therapy: using stereotypic movements and vestibular stimulation to increase sensorimotor proficiency of children with attentional and motor difficulties. Percept Mot Skills. 2009; 108(3): 643–669.
Oliva M, Martin Garcia MA, Bartual J, Ariza A, Garcia Teno M. Head-thrust test: its validity as a diagnostic clinical test. Ann Otorrinolaringol Ibero-Am. 1999; 26(4): 377–383.
Palmer DD. The Science, Art and Philosophy of Chiropractic. Portland, OR: Portland Printing House, 1910.
Paquette C, Paquet N, Fung J. Aging affects coordination of rapid head motions with trunk and pelvis movements during standing and walking. Gait Posture. 2006; 24(1): 62–69.
Patten J. Neurologische Differentialdiagnose. Berlin: Springer, 1998.
Pekruhn RB. The incidence of failure following single-visit endodontic therapy. J Endod. 1986; 12(2): 68–72.
Peterson BW, Pitts NG, Fukushima K, Mackel R. Reticulospinal excitation and inhibition of neck motoneurons. Exp Brain Res. 1978; 32(4): 471–489.
Peterson BW, Pitts NG, Fukushima K. Reticulospinal connections with limb and axial motoneurons. Exp Brain Res. 1979; 36(1): 1–20.
Petersson K, Petersson A, Olsson B, Hakansson J, Wennberg A. Technical quality of root fillings in an adult Swedish population. Endod Dent Traumatol. 1986; 2(3): 99–102.
Purves D, Augustine GJ, Fitzpatrick D, Katz LC, Lamantia AS, McNamara JO. Neuroscience. Sunderland: Sinauer Associates, 1997.
Raike RS, Jinnah HA, Hess EJ. Animal models of generalized dystonia. NeuroRx. 2005; 2(3): 504–512.
Ray HA, Trope M. Periapical status of endodontically treated teeth in relation to the technical quality of the root filling and the coronal restoration. Int Endod J. 1995; 28(1): 12–18.
Rho MJ, Cabana T, Drew T. Organization of the projections from the pericruciate cortex to the pontomedullary reticular formation of the cat: a quantitative retrograde tracing study. J Comp Neurol. 1997; 388(2): 228–249.
Roll JP, Roll R. From Eye to Foot: A Proprioceptive Chain involved in Postural Control. In: Amblard B, Berthoz A, Clarac F. (eds.). Posture and gait: Development, adaption and modulation. Amsterdam: Elsevier Science Publishers, 1988.
Roll JP, Popov K, Gurfinkel V, Lipshits M, Andre-Deshays C, Gilhodes JC, Quoniam C. Sensorimotor and perceptual function of muscle proprioception in microgravity. J Vestib Res. 1993; 3(3): 259–273.
Rydell A, Seiffer FW. Untersuchung über das Vibrationsgefühl oder die sog. „Knochensensibilität“ (Pallästhesie). Arch Psychiatr Nervenkrankh. 1903; 37: 487–536.
Saunders WP, Saunders EM. The root filling and restoration continuum – prevention of long-term endodontic failures. Alpha Omega. 1997; 90(4): 40–46.
Sawyer RN Jr, Thurston SE, Becker KR, Ackley CV, Seidman SH, Leigh RJ. The cervico-ocular reflex of normal human subjects in response to transient and sinusoidal trunk rotations. J Vestib Res. 1994; 4(3): 245–249.
Scheer M. Herzratenvariabilität als Referenzmethode in der Applied Kinesiology – Beispiele aus der ganzheitlichen Praxis. JPAK. 2014; 2(2): 9–16.
Schepens B, Drew T. Descending signals from the pontomedullary reticular formation are bilateral, asymmetric, and gated during reaching movements in the cat. J Neurophysiol. 2006; 96(5): 2,229–2,252.
Schmahmann JD. The Cerebellum and Cognition. San Diego: Academic Press, 1997.
Schmidt RF, Lang F, Thews G. Physiologie des Menschen. Berlin: Springer, 2005.
Schmitt WH. Injury recall technique. Proceedings of ICAK. Shawnee Mission, KS: ICAK-USA, 1990.
Schmitt WH, Leisman G. Correlation of applied kinesiology muscle testing findings with serum immunoglobulin levels for food allergies. Int J Neurosci. 1998; 96(3–4): 237–244.
Schubert MC, Tusa RJ, Grine LE, Herdman SJ. Optimizing the sensitivity of the head thrust test for identifying vestibular hypofunction. Phys Ther. 2004; 84(2): 151–158.
Schuett C. Lymphocyte Transformation Test LTT. In: Friemel H. (Hrsg.). Immunologische Arbeitsmethoden. Jena: Gustav Fischer, 1991. S. 349–356.
Setzer FC, Shah SB, Kohli MR, Karabucak B, Kim S. Outcome of endodontic surgery: a meta-analysis of the literature, part 1: Comparison of traditional root-end surgery and endodontic microsurgery. J Endod. 2010; 36(11): 1,757–1,765.
Sobotta J. Anatomie des Menschen. München: Urban & Fischer, 2007.
Song M, Shin SJ, Kim E. Outcomes of endodontic microsurgery: a prospective clinical study. J Endod. 2011; 37(3): 316–320.
Strupp M, Brandt T. Leitsymptom Schwindel: Diagnose und Therapie [Diagnosis and treatment of vertigo and dizziness]. Dtsch Arztebl Int. 2008; 105(10): 173–180.
Strupp M, Cnyrim C, Brandt T. Vertigo and dizziness: Treatment of benign paroxysmal positioning vertigo, vestibular neuritis and Menière's disease. In: Candelise L. (ed.). Evidence-based Neurology – management of neurological disorders. Oxford: Blackwell Publishing, 2007; pp. 59–69.
Strupp M, Dieterich M, Brandt T. The treatment and natural course of peripheral and central vertigo. Dtsch Arztebl Int. 2013; 110(29–30): 505–515.
Strupp M, Glaser M, Karch C, Rettinger N, Dieterich M, Brandt T. The most common form of dizziness in middle age: phobic postural vertigo. Nervenarzt. 2003; 74(10): 911–914.
Strupp M, Hufner K, Sandmann R, Zwergal A, Dieterich M, Jahn K, Brandt T. Central oculomotor disturbances and nystagmus: a window into the brainstem and cerebellum. Dtsch Arztebl Int. 2011; 108(12): 197–204.
Sun DQ, Zuniga MG, Davalos-Bichara M, Carey JP, Agrawal Y. Evaluation of a bedside test of utricular function – the bucket test – in older individuals. Acta Otolaryngol. 2014; 134(4): 382–389.
Swartz DB, Skidmore AE, Griffin JA Jr. Twenty years of endodontic success and failure. J Endod. 1983; 9(5): 198–202.
Van Wingerden JP, Vleeming A, Buyruk HM, Raissadat K. Stabilization of the sacroiliac joint in vivo: verification of muscular contribution to force closure of the pelvis. Eur Spine J. 2004; 13(3): 199–205.
Velickovic M, Benabou R, Brin MF. Cervical dystonia pathophysiology and treatment options. Drugs. 2001; 61(13): 1,921–1,943.
Walther DS. Applied Kinesiology, Synopsis. Pueblo, CO: Systems D. C., 2000.
Weiger R, Hitzler S, Hermle G, Lost C. Periapical status, quality of root canal fillings and estimated endodontic treatment needs in an urban German population. Endod Dent Traumatol. 1997; 13(2): 69–74.
Willard FH, Vleeming A, Schuenke MD, Danneels L, Schleip R. The thoracolumbar fascia: anatomy, function and clinical considerations. J Anat. 2012; 221(6): 507–536.
Wu Z, Zhang S, Zhou N, Ji F, Chen A, Yang W, Han D. Complementation of head shaking nystagmus and bithermal caloric test. Lin Chuang Er Bi Yan Hou Ke Za Zhi. 2006; 20(16): 727–729.
Zwergal A, Rettinger N, Frenzel C, Dieterich M, Brandt T, Strupp M. A bucket of static vestibular function. Neurology. 2009; 72(19): 1,689–1,692.

7

# Anhang

## Übungsfragen und Antworten

### Übungsfragen zu Kap. 1

1. Schildern Sie einen strategisch klugen Einstieg in eine AK-Untersuchung des Bewegungssystems.
2. Schildern Sie zwei Verfahren zur autogenen Fazilitation (AF).
3. Definieren Sie: a) ein Störfeld, b) eine Injury-Region, c) einen Herd.
4. Schildern Sie das Grundprinzip von Stufe 1 der IRT.
5. Schildern Sie das Grundprinzip von Stufe 2 der IRT.
6. Schildern Sie, was „BID“ oder „Centering the Spine“ bedeutet.
7. Schildern Sie, was unter „BIR“ zu verstehen ist.

# Übungsfragen zu Kap. 2

1. Welche zwei Muskelgruppen der Wirbelsäule sind mit Fixationen assoziiert und können eine blockartige Läsion von drei Wirbeln verursachen?
2. Welche vertebrale Fixation liegt häufig bei einer Diaphragmastörung vor?
3. Wie viele Wirbel sind üblicherweise bei einer vertebralen Fixation betroffen?
4. Wie wird die Therapielokalisation einer fixierten Region durchgeführt?
5. Was ist die Ursache von vertebralen Fixationen?
6. Wie ist eine Fixation palpatorisch zu charakterisieren?
7. Beschreiben Sie den Challenge einer vertebralen Fixation.
8. Wo befindet sich die gemeinsame neurolymphatische Reflexzone aller intrinsischen Wirbelsäulenmuskeln?
9. Welche bilaterale Muskelhyporeaktion ist der oberen zervikalen Fixation zugeordnet?
10. Welche bilaterale Muskelhyporeaktion ist der zervikothorakalen Fixation zugeordnet?
11. Welche bilaterale Muskelhyporeaktion ist der thorakolumbalen Fixation zugeordnet?
12. Welches Muskelhyporeaktionsmuster ist der sakroiliakalen Fixation zugeordnet?
13. Welche bilaterale Muskelhyporeaktion ist der Okziputfixation zugeordnet?
14. Was müssen Sie tun, um sicherzustellen, dass eine Fixation nach Korrektur nicht rezidiviert?
15. Nennen Sie 4 Unterschiede zwischen Fixationen und vertebralen Läsionen.
16. Beschreiben Sie den Challenge für ein laterales Okziput.
17. Welche weitere Region müssen Sie untersuchen, nachdem Sie ein laterales Okziput korrigiert haben?
18. Wie führen Sie den Challenge bei einer Okziputfixation durch?
19. Wie sollte ein Patient untersucht werden, der posturale Zeichen einer funktionellen Muskelschwäche aufweist, obwohl die Muskeln im Test normoreaktiv sind?
20. In welcher Position lassen sich Muskeldysfunktionen normalerweise am besten feststellen?
21. Wenn sich durch längeres Sitzen ein spezielles Schmerzmuster entwickelt und ein Muskel in dieser Position im Test funktionell schwach, in liegender Position jedoch stark ist, liegt eine der folgenden Störungen vor; am wahrscheinlichsten ist:
    a. ein Schädelfehler,
    b. eine Läsion der oberen HWS,
    c. eine Beckenläsion mit LWS-Läsion?
22. Was sollten Sie tun, wenn Sie einen Patienten in Rücken- oder Bauchlage untersuchen und in dieser Position keine Dysfunktion finden, obwohl der Patient Beschwerden angibt?
23. Was sollten Sie tun, wenn ein Patient angibt, dass er nach 10 Minuten Joggen Kreuzschmerzen bekommt, sich bei der Untersuchung in liegender Position aber keine Becken- oder LWS-Läsion findet?
24. Was ist zu tun, wenn eine bilaterale funktionelle Muskelschwäche, die auf eine Fixation hinweist, nach der Korrektur wieder auftritt, sobald der Patient steht?
25. Nennen Sie 6 Muskeln, die leicht in gewichttragender Position getestet werden können.
26. Beschreiben Sie, was eine Imbrication ist.
27. Nennen Sie muskuläre Dysbalancen und deren Ursachen bei LWS-Imbrication.
28. Beschreiben Sie den Challenge für eine lumbale Facetten-Imbrication.
29. Nennen Sie 3 Typen von Discus-intervertebralis-Läsionen.
30. Wie lassen sich die positiven Effekte einer konservativen Behandlung bei Diskusprotrusion erklären?
31. Nennen Sie die üblichen Kennmuskeln für die Intervertebralebenen
    a. L2/L3
    b. L3/L4
    c. L4/L5
    d. L5/S1
32. Nennen Sie die wichtigsten Kennmuskeln für die Intervertebralforamina
    a. C4/C5
    b. C5/C6
    c. C6/C7
    d. C7/Th1
33. Nennen Sie 2 Unterschiede zwischen einem üblichen vertebralen Challenge und dem Challenge bei einem Diskussyndrom.
34. Sie finden folgenden Challenge positiv: Druck nach superior an L4 rechts und inferior an L5 rechts. Wie ist die Manipulationsrichtung?
35. Welche Prozeduren umfasst die „spondylogene Reflextechnik"?

## Übungsfragen zu Kap. 3

1. Nehmen Sie Stellung zu folgender Aussage: Relativ häufig wird bei Beinlängendifferenz ein Schuhausgleich benötigt.
2. Beschreiben Sie die Therapielokalisation für eine Kategorie-1-Beckenläsion.
3. Charakterisieren Sie eine Kategorie-1-Beckenläsion.
4. Wie finden Sie die „führende" Seite?
5. Welcher Muskel zeigt bei Kategorie-1-Beckenläsionen praktisch immer eine Dysfunktion?
6. Nennen Sie weitere vier Muskeln, die häufig bei Kategorie-1-Beckenläsionen hyporeaktiv sind.
7. Welche Regionen sind bei Kategorie-1-Beckenläsionen schmerzempfindlich?
8. Auf welcher Seite des Beckens führen Sie bei Kategorie-1-Beckenläsionen eine mobilisierende Behandlung durch?
9. Sie haben Hinweise auf das Vorliegen einer Kategorie-1-Beckenläsion, finden jedoch in Rückenlage keine positive Therapielokalisation. Was tun Sie?
10. Warum sind Schulter-Arm-Probleme häufig mit Kategorie-1-Beckenläsionen assoziiert?
11. Charakterisieren Sie eine Kategorie-2-Beckenläsion.
12. Was liegt vor, wenn beide SIG einzeln eine positive Therapielokalisation aufweisen?
13. Welche Muskeln sind bei posteriorem Ilium auf funktionelle Schwäche zu untersuchen?
14. Welches sind die schmerzhaften Regionen bei posteriorem Ilium?
15. Welche Muskeln sind bei posteriorem Ischium (anteriorem Ilium) potenziell hyporeaktiv?
16. Beschreiben Sie die Beinlänge bei anteriorem und posteriorem Ilium.
17. Wie positionieren Sie die SOT-Blocks bei Kategorie-2-Beckenläsionen?
18. Wie finden Sie die optimale Blockposition bei Kategorie-1-Beckenläsionen?
19. Beschreiben Sie die Rolle des Lig. sacrotuberale bei Beckenläsionen und anderen Duraspannungszuständen.
20. Wie korrigieren Sie das Lig. sacrotuberale?
21. Welcher Muskel ist evtl. hyperton bei Kategorie-2-Ilium-posterius?
22. Welche Muskeln sind evtl. hyperton bei Kategorie-1-Beckenläsionen? Und wie korreliert dies zur Richtung der Torsion?
23. Wo bringen Sie den Challenge bei „Sakrum unilateral anterior rechts" an?
24. Wo ist die Barriere am härtesten bei „Sakrum unilateral posterior links"?
25. Die Fehlrelation zwischen Ilium und Sakrum bei „Sakrum unilateral posterior links" entspricht mehr oder weniger welcher Ilium-Läsion?
26. Wie würden Sie den Unterschied zwischen einem Sacrum-Wobble nach Goodheart und einer Sakrumtorsion beschreiben?
27. Wie führen Sie den nicht gehaltenen Challenge bei einer sakrokokzygealen Inspiration-Assist-Läsion durch? Handelt es sich um eine Flexions- oder Extensionsläsion?
28. Wie führen Sie den nicht gehaltenen Challenge bei einer sakrokokzygealen Expiration-Assist-Läsion durch?
29. Die Zirkulation des Liquor cerebrospinalis wird durch welche Faktoren beeinflusst?
30. Geben Sie 2 „Motoren" kranialer Bewegung an.
31. Geben Sie Ursachen für Schädelläsionen an.
32. Nennen Sie 4 visuelle Faktoren, die auf eine kraniale Läsion hinweisen.
33. In welche Richtung bewegen Sie bei der Korrektur einer Sphenobasilären Kompression das Okziput und die Ala major während Inspiration und Exspiration?
34. In welche Richtung bewegt sich die sphenobasiläre Synchondrose während Inspiration?
35. In welche Richtung bewegt sich das Mastoid während Inspiration?
36. Mit welchem Kontakt und mit welchem Vektor korrigieren Sie eine Inspiration-Assist-Läsion des Schädels?
37. Wenn Sie das Mastoid nach anterior bewegen, mobilisieren Sie die sphenobasiläre Synchondrose in Flexion oder Extension?
38. Welche kraniosakrale Dysfunktion liegt vor, wenn ein normoreaktiver Muskel während Inspiration dysreaktiv wird?
39. Während Inspiration bewegt sich die Sakrumspitze in welche Richtung?
40. Während Exspiration bewegt die Kokzyxspitze in welche Richtung?
41. Ist eine sakrokokzygeale Expiration-Assist-Läsion eine Flexions- oder Extensionsläsion?
42. Wenn eine sakrale Läsion vorliegt, liegt praktisch immer auch eine Schädelläsion vor. Richtig oder falsch?
43. Wenn eine Schädelläsion vorliegt, liegt immer auch eine sakrokokzygeale Läsion vor. Richtig oder falsch?
44. Welcher Indikatormuskel eignet sich am besten zur Testung von respiratorischen Sakrumfehlern?
45. Bilateral schwache Hamstrings werden durch Inspiration und TL des Sakrums normoreaktiv. Wie mobilisieren Sie das Sakrum?
46. Normoreaktive Hamstrings werden durch TL des Sakrums und Inspiration dysreaktiv. Wie mobilisieren Sie das Sakrum?
47. Ein normoreaktiver Indikatormuskel wird dysreaktiv bei halber Exspiration. Welche kraniale Läsion liegt nach Goodheart vor?
48. Beschreiben Sie den Challenge bei einem Temporal Bulge.
49. Nach welcher kranialen Läsion sollten Sie suchen, wenn Sie einen Temporal Bulge korrigiert haben?
50. Welche metabolische Störung ist nach Goodheart häufig mit dem Temporal Bulge korreliert?
51. Welche Muskeln zeigen bei Parietal Descent häufig eine funktionelle Schwäche?

52. Beschreiben Sie die Korrektur eines Parietal Descent.
53. Charakterisieren Sie eine Kategorie-1-Beckenläsion.
54. Beschreiben Sie die Therapielokalisation für eine Kategorie-1-Beckenläsion.
55. Welche kranialen Läsionen sind häufig mit Kategorie-1-Beckenläsionen assoziiert?
56. Wodurch ist eine Kategorie-3-Beckenläsion charakterisiert?
57. Wie werden bei der Kategorie-3-Beckenläsion die Blocks platziert?
58. Beschreiben Sie die Mechanik eines Sakrum anterius links.
59. Beschreiben Sie die Mechanik eines Sakrum posterius links.
60. Nennen Sie mindestens 4 Suturenläsionen.
61. Nennen Sie Flexions- und Extensionsläsionen des Kraniums nach Goodheart.
62. Nennen Sie Seitneigungsläsionen des Kraniums nach Goodheart.
63. Nennen Sie Rotationsläsionen um die sagittale Achse nach Goodheart.
64. In welcher Atemphase wird ein Temporal Bulge korrigiert?
65. In welche Richtung wird das Mastoid bei einer Inspiration-Assist-Schädelläsion mobilisiert?
66. Zur Korrektur einer Inspiration-Assist-Schädelläsion nach Goodheart bewegen Sie die sphenobasiläre Synchondrose in Flexion oder Extension?
67. Beschreiben Sie den AK-Challenge für eine Innenrotations-Läsion des Os frontale nach Sutherland.
68. Welche Muskeln sind bei der Mundöffnung aktiv?
69. Wo liegen die Lymphreflexpunkte der Kaumuskeln?
70. Wie muss man sich biomechanisch eine frontale Außenrotationsläsion vorstellen?
71. Welche Muskelhyporeaktion ist am häufigsten mit einer frontalen Außenrotationsläsion assoziiert?
72. Nennen Sie drei visuelle Hinweise auf eine Außenrotationsläsion des Os frontale.
73. Wo führen Sie die Therapielokalisation einer Außenrotationsläsion des Os frontale durch (zwei Stellen)?
74. Wo liegt typischerweise palpationsschmerzhafte Stelle bei Außenrotationsläsion des Os frontale die?
75. Beschreiben Sie den Challenge bei einer Außenrotationsläsion des Os frontale.
76. Beschreiben Sie die Korrektur bei einer Außenrotationsläsion des Os frontale
77. Welche Muskeln sind mit einer Innenrotationsläsion des Os frontale korreliert?
78. Wo tritt Palpationsschmerz bei einer Innenrotationsläsion des Os frontale auf?
79. Was sind die visuellen Zeichen einer Innenrotationsläsion des Os frontale?
80. Beschreiben Sie die Korrekturschritte einer Innenrotationsläsion des Os frontale.
81. Welche kraniale Läsion wird durch ein niedriges abstehendes Ohr gekennzeichnet?
82. Was ist eine häufige Ursache für eine Universal-Fault-Schädelläsion?
83. Wie ist der respiratorische Challenge für eine Universal-Fault-Schädelläsion?
84. Beschreiben Sie die Therapielokalisation bei einer Universal-Fault-Schädelläsion.
85. Beschreiben Sie den Challenge bei einer Universal-Fault-Schädelläsion.
86. Wie wird die Korrektur einer Universal-Fault-Schädelläsion nach Goodheart durchgeführt?
87. Gibt es nach Goodheart eine Atemphase, die zur Korrektur zu Hilfe genommen werden kann? Was sind die Alternativen?
88. Was muss nach der Korrektur einer Universal-Fault-Schädelläsion bezüglich der Durasituation beachtet werden?
89. Nennen Sie zwei Störungen, die häufig zusammen mit einer Universal-Fault-Schädelläsion auftreten können.
90. Beschreiben Sie die Mechanik der Kieferöffnung
91. Welches sind die Kieferschließmuskeln?
92. Welche Rolle hat der M. buccinator beim Kauen?
93. Welche Muskeln sind bei der Unterkieferbewegung nach links lateral aktiv?
94. Wo liegen die neurolymphatischen Reflexpunkte des TMG?
95. Welche speziellen kranialen Läsionen korrelieren oft mit TMG-Störungen?
96. Was bedeutet es, wenn das TMG in Ruheschwebelage eine positive Therapielokalisation aufweist?
97. Wenn eine Indikatordysreaktion beim Kieferschluss auftritt, müssen Sie welche differenzialdiagnostische Betrachtung anstellen?
98. Wie führen Sie den Test für die oben genannte Differenzialdiagnostik durch?
99. Wenn eine positive Therapielokalisation des TMG beim Kieferöffnen auftritt, müssen Sie welche Muskeln behandeln?
100. Zur manuellen Behandlung eines Pterygoideus lateralis streichen Sie in welche Richtung über die Muskelregion?
101. Bei der Korrektur eines neurologischen Zahns mobilisieren Sie in derselben oder in Gegenrichtung des Challenge, der einen normoreaktiven Muskel dysreaktiv gemacht hat?
102. Nennen Sie Zeichen eines persistierenden Fear-Reflexes.
103. Beschreiben Sie den Challenge.
104. Beschreiben Sie die Korrektur des p-Fear-Reflexes.
105. Was sind Zeichen eines persistierenden Moro-Reflexes?
106. Beschreiben Sie den Challenge bei persistierendem Moro-Reflex.
107. Wie wird die Korrektur durchgeführt?
108. Beschreiben Sie den Challenge eines persistierenden palmaren Greifreflexes.
109. Beschreiben Sie die Korrektur des persistierenden palmaren Greifreflexes.
110. Welches sind die Grundkomponenten der Korrektur bei Pitch-Flexion, -Extension und -Rotation?
111. Welches sind die Grundkomponenten der Korrektur bei einem spinalen axialen Torsionsmuster?
112. Welches sind die Grundkomponenten der Korrektur bei einem spinalen Seitneigungsmuster?

# Übungsfragen zu Kap. 4

1. Nennen Sie drei dentale Kardinalstörungen, die zu einer CMD führen können.
2. Welche dentalen Befunde sollten Sie unbedingt vor einer CMD-Therapie behandeln?
3. Nennen Sie mindestens sechs wichtige allgemeinmedizinische Aspekte der CMD-Anamnese.
4. Nennen Sie Verfahren, die der Herdsuche dienen.
5. Nennen Sie die Parameter, die in den CMD-Screening-Index eingehen.
6. Welche allgemeine Behandlungsstrategie wählen Sie bei CDSI 2–4?
7. Welche orthopädischen Befunde sollten Sie als Zahnarzt vor der Planung einer CMD-Therapie mindestens erheben?
8. Was schließen Sie daraus, wenn Ihr Patient im Stehen bei Ruheschwebelage der Mandibula folgende Befunde aufweist?
   a. Latissimus li. w
   b. Latissimus re.; SCM, Deltoideus, Serratus ant. bds. n
   c. Festes Zubeißen führt zu: Latissimus li. w, SCM re. w
9. Was schließen Sie daraus, wenn derselbe Patient im Liegen bei Ruheschwebelage der Mandibula folgende Befunde aufweist?
   a. Latissimus li. n
   b. Piriformis re. w, SCM li. w
   c. Latissimus re., Deltoideus bds., Serratus bds., SCM re. n
10. Was schließen Sie daraus, wenn Sie denselben Patienten im Liegen fest zubeißen lassen und dabei alle normoreaktiven Muskeln dysreaktiv werden?
11. Wie gehen Sie in diesem Falle vor?
12. Ihr Patient hat CDSI 2. Was bedeutet das und wie gehen Sie vor?

# Übungsfragen zu Kap. 5

1. Welche Faktoren halten die Organe „am Platz“?
2. Welche Bewegungen der Organe sind bei Fixationen eingeschränkt?
3. Welcher sensorische Challenge senkt den Sympathikotonus?
4. Welcher sensorische Challenge erhöht den Sympathikotonus?
5. Mit welchen klinischen Störungen sind Perikardfixationen assoziiert?
6. Bei welchen Zuständen sollten Sie an Störungen der Zwerchfellfunktion denken?
7. Nennen Sie Beispiele für viszeroparietale Störungen der Leber.
8. Welche Zustände können mit Nierenptosen assoziiert sein?
9. Welche Störungen können bei Sigmoidfixationen auftreten?
10. Wie behandeln Sie den Sphincter Oddi?
11. Nennen Sie Indikationen für eine Induktion des Sphincter Oddi.
12. Wenn Ihr Patient linksseitige, ziehende Schmerzen in Leiste und Hoden nach dem Orgasmus beschreibt, was prüfen Sie dann?

# Übungsfragen zu Kapitel 6

**Extremitätengelenke allgemein**

1. Wenn Sie ein Extremitätengelenk korrigieren, mobilisieren oder manipulieren Sie in die Richtung oder in die Gegenrichtung des Challenge-Vektors, der einen normoreaktiven Indikatormuskel schwächte?
2. Welche Gelenke sollten einen Shock-Absorber-Mechanismus aufweisen, der mit AK-Mitteln getestet wird?
3. Wenn der Shock-Absorber-Test positiv ist, ist dies ein Hinweis für welche Störung?
4. Wenn der Shock-Absorber-Test positiv ist, wie finden Sie die betroffene Struktur und die Art ihrer Korrektur?
5. Welche Voraussetzungen müssen erfüllt sein, damit die Anwendung der Ligament-Interlink-Technik bei einem Patienten Aussicht auf Erfolg hat?
6. Welche Voraussetzungen müssen für den Ligament-Challenge beachtet werden?
7. Was ist das Grundprinzip der Gelenk-Korrespondenz bei der Ligament-Interlink-Technik?
8. Welches Ligament entspricht bei der Ligament-Interlink-Technik dem Lig. glenohumerale?
9. Welche Testreaktion erwarten Sie bei positivem Challenge einer Läsion des Lig. cruciatum anterius am Knie?
10. Welches Gelenk entspricht bei der Ligament-Interlink-Technik dem Kiefergelenk?
11. Welche Struktur entspricht bei der Ligament-Interlink-Technik der Klavikula?

**Obere Extremität**

1. Kann ein Schulterproblem durch eine Fußfehlfunktion verursacht werden?
2. Welche Strukturen bilden den Karpaltunnel?
3. Welcher Nerv versorgt den M. opponens pollicis?
4. Welcher Nerv versorgt den M. opponens digiti minimi?
5. Welcher Nerv versorgt den M. adductor pollicis?
6. Welcher Nerv versorgt den M. abductor pollicis brevis?
7. Nennen Sie drei übliche Symptome bei einem Karpaltunnelsyndrom.
8. Welches ist die häufigste Ursache für ein Karpaltunnelsyndrom?
9. Wo nehmen Sie Kontakt auf zur Testung des Opponens pollicis?
10. Wo nehmen Sie Kontakt auf zur Testung des Opponens digiti minimi?
11. Der Patient kann beim Testen Kleinfinger und Daumen nicht in Opposition halten. Wie gehen Sie differenzialdiagnostisch vor?
12. Welche strukturelle Ursache liegt einem Karpaltunnelsyndrom am häufigsten zugrunde?
13. Welche Muskeldysfunktion muss bei Separation des distalen Radioulnargelenks gesucht und korrigiert werden?
14. Wie weisen Sie nach, dass die Separation des distalen Radioulnargelenks für das Karpaltunnelsyndrom verantwortlich ist?
15. Geben Sie drei Gründe an, warum ein Karpaltunnelsyndrom nach manueller Korrektur rezidivieren kann.
16. Wie lange soll denn normalerweise bei Läsion des distalen Radioulnargelenks eine Manschette getragen werden?
17. Welches Nutriment ist häufig bei Karpaltunnelsyndrom angezeigt?
18. Welcher Nerv ist beim Pisiforme-Hamatum-Syndrom betroffen?
19. Wo treten beim Pisiforme-Hamatum-Syndrom Parästhesien auf?
20. Welche Muskeln sind beim Pisiforme-Hamatum-Syndrom funktionell schwach?
21. Zur Korrektur eines Pisiforme-Hamatum-Syndroms wird in Richtung des Challenge mobilisiert, der den assoziierten Opponens digiti minimi gestärkt oder geschwächt hat?
22. Wie lange sollte ein Tapeverband über der Pisiforme-Hamatum-Region verwendet werden?
23. Welcher Nerv zieht durch den M. supinator?
24. Welche funktionelle Muskelschwäche kann zum Supinatorsyndrom führen?
25. Welche Muskelgruppe am Bein ist häufig bei Ellenbogenproblemen involviert?
26. Welche Ellenbogenläsion kann ein Karpaltunnelsyndrom verkomplizieren?
27. Nennen Sie drei viszerale Faktoren, die Schulterschmerz verursachen können.
28. Nennen Sie strukturelle Faktoren, die häufig Schulterprobleme verursachen
29. Was ist üblicherweise die Ätiologie einer luxierten oder subluxierten Bizepssehne?
30. Warum korrigiert sich eine subluxierte Bizepssehne normalerweise nicht von selbst?
31. In welche Richtung rutscht die Bizepssehne normalerweise bei Subluxation?
32. Wie ist die Schmerzlokalisation bei subluxierter Bizepssehne?
33. Welche zwei Bewegungen wird ein Patienten normalerweise bei subluxierter Bizepssehne nicht ausführen können?
34. Wie heißt der orthopädische Test bei luxierter Bizepssehne?
35. Vor der Korrektur einer luxierten Bizepssehne muss welche Maßnahme am Muskel ergriffen werden?
36. Was sollte nach Korrektur einer luxierten Bizepssehne normalerweise durchgeführt werden?
37. Welche Supplemente können verwendet werden, um die Korrektur dauerhaft zu machen?
38. Wodurch kommt es normalerweise zu Akromioklavikulargelenkstörungen?
39. Wenn ein Patient bei Störungen des Akromioklavikulargelenks seinen Arm eher vom Körper weg hält, ist das ein Zeichen wofür?
40. Wenn der Patient seinen Arm nahe am Körper trägt, ist das ein Hinweis wofür?

41. Beschreiben Sie die Korrektur des Akromioklavikulargelenks mit AK-Mitteln.
42. Welche Supplemente können bei Akromioklavikulargelenkproblemen helfen?
43. Welches ist die häufigste Ursache einer Frozen Shoulder?
44. Wie können Sie feststellen, ob der M. subclavius bei Frozen Shoulder betroffen ist?
45. Welche Funktion hat der M. subclavius speziell in Bezug auf eine Frozen Shoulder?
46. Wo liegen die neurolymphatischen Reflexpunkte des M. subclavius?
47. Welche therapeutische Maßnahme wird üblicherweise bei Schulterstörungen am M. subclavius durchgeführt?
48. Nennen Sie die Innenrotatoren der Schulter.
49. Nennen Sie die Außenrotatoren der Schulter.
50. Welche Segmente des Plexus cervicalis sind üblicherweise beim Skalenussyndrom als erste betroffen?
51. Wie kann es beim Skalenussyndrom zu einer Instabilität der Schulter kommen?
52. Welches sind die Kennmuskeln beim Supinatorsyndrom?

**Untere Extremität**

1. Nennen Sie drei Muskeln, die das Knie nach medial stabilisieren.
2. Wie kann ein laterales Kuboid zu Kniestörungen führen?
3. Bei einem Patienten mit Knieschmerzen finden sich keine funktionsgestörten Muskeln beim Ruhe-Test. Was sind Ihre nächsten Schritte?
4. Nennen Sie orthopädische Tests für Meniskusprobleme.
5. Was ist die Ursache eines plantaren Fersensporns?
6. Welche drei Faktoren könnten dazu führen, dass sich ein Patient nach einem Tag auf den Beinen erschöpft fühlt?
7. Bei Verwendung eines hyporeaktiven Tibialis posterior führt ein nicht gehaltener Probeschub am Talus nach lateral zur Normoreaktion des Muskels. In welche Richtung erfolgt die Korrektur?
8. Begründen Sie, warum Sie die Korrekturrichtung so wählen.
9. An welchen Strukturen des Fußes zeigt sich am häufigsten ein positiver Shock-Absorber-Test?
10. Was ist eine wesentliche Voraussetzung für Absatzerhöhungen?
11. Im Liegen findet sich keine Muskeldysfunktion. Beim anschließenden Test im Stehen sind mehrere Muskeln funktionell schwach. Wie interpretieren Sie dies?
12. Bei Vorliegen eines funktionell schwachen (hyporeaktiven) Tensor fasciae latae führt ein nicht gehaltener Challenge am Kuboid nach medial zu einer „Stärkung“ des Tensor fasciae latae. In welche Richtung korrigieren Sie das Os cuboideum?
13. Wenn Sie bei einem Patienten, den Sie nach den Regeln der Kunst untersucht haben, eine Absatzerhöhung für notwendig halten, wie finden Sie die optimale Höhe?
14. Wer Absatzerhöhungen benötigte, muss sie danach immer tragen. Richtig oder falsch?
15. Welche Körperregionen können durch eine Fußläsion beeinflusst werden?
16. Nennen Sie drei typische Symptome, die auf ein Fußproblem hinweisen.
17. Nennen Sie fünf visuelle Zeichen, die auf eine Fußstörung hinweisen.
18. Welche Unterschenkelmuskeln sind hauptsächlich bei Knick-Senkfuß (vermehrte Fußpronation) betroffen?
19. Welche Muskelgruppe des Unterschenkels ist hauptsächlich bei lateraler Sprunggelenkinstabilität betroffen?
20. Welches posturale Zeichen des Knies spricht für einen Knick-Senkfuß?
21. Wo ist der Schuh des Patienten bei Knick-Senkfuß vermehrt abgenutzt?
22. Wenn Knick-Senkfuß-Symptome vorliegen, der Fuß aber nicht vermehrt proniert erscheint, wie kann er untersucht werden?
23. Welcher lumbale Muskel ist üblicherweise bei Knick-Senkfuß funktionell schwach?
24. Wird ein funktionell schwacher Psoas durch die 7 Faktoren des viszerosomatischen Systems korrigiert und beim Gehen erneut schwach: Wie lässt sich definitiv feststellen, dass eine vermehrte Fußpronation vorliegt?
25. Welcher Fußwurzelknochen weist bei Knick-Senkfuß häufig eine Läsion auf?
26. Nennen Sie drei Qualitäten, die ein guter Schuh haben sollte.
27. Was gibt einen Hinweis darauf, dass ein besserer Schuh oder eine speziell angefertigte Fußstabilisierung notwendig ist?
28. Was bedeuten Kallusbildungen an der Fußsohle?
29. Worauf weisen Hühneraugen und Kallusbildungen auf dem Fußrücken hin?
30. Auf welche Art und Weise lässt sich der optimale Schuh für einen Patienten am besten testen?
31. Beschreiben Sie die Anatomie des Tarsaltunnels.
32. Welche Strukturen ziehen durch den Tarsaltunnel?
33. Was verursacht Engpasszustände im Tarsaltunnel?
34. Nennen Sie zwei Zustände, die durch ein Tarsaltunnelsyndrom vorgetäuscht werden können.
35. Wie ist die typische Schmerzlokalisation beim Tarsaltunnelsyndrom?
36. Patienten mit Tarsaltunnelsyndrom haben alle auch einen Knick-Senkfuß. Richtig oder falsch?
37. In welche Richtung muss der Kalkaneus bei Knick-Senkfuß und Tarsaltunnelsyndrom korrigiert werden?
38. Zur Ausheilung eines Tarsaltunnelsyndroms sind im Allgemeinen stabilisierende Schuhe und propriozeptive Einlagesohlen notwendig. Richtig oder falsch?
39. Erklären Sie, wie sich Hammerzehen entwickeln.
40. Beim Training der Plantarmuskeln sollte der Patient welche Zehengelenke beugen?
41. Welcher Muskel ist normalerweise bei einer lateralen Kuboid-Läsion hyporeaktiv?
42. Welche Muskeln sind normalerweise bei einer medialen Kuboid-Läsion hyporeaktiv?
43. Erläutern Sie, nach welchen drei Prinzipien sensomotorische Stimulationselemente an propriozeptiven Einlegesohlen platziert werden.

# Übungsfragen zu Kap. 7

1. Eine Läsion der Hinterwurzeln mehrerer benachbarter Segmente führt zu welchen Ausfällen (vgl. ➤ Kap. 2.4)?
2. Bei einer Wurzelirritation/-kompression von dorsal sind primär welche sensiblen Qualitäten betroffen (vgl. ➤ Kap. 2.4)?
3. Im Foramen intervertebrale eines Segments kommt es zu einer Druckschädigung des Spinalganglions von ventral. Was sind die typischen Ausfälle (vgl. ➤ Kap. 2.4)?
4. Was verursacht den segmentalen Schmerz bei Wurzelkompression (vgl. ➤ Kap. 2.4)?
5. Welche Ausfälle ergibt eine Läsion der Hinterstränge links auf der Ebene C4 (vgl. Garten 2012, ➤ Kap. 12.1.2.1)?
6. Nennen Sie ein typisches häufiges Beispiel für ein Syndrom des Spinalganglions. Welche neurologischen Störungen treten auf?
7. Nennen Sie die anatomisch bzw. funktionell definierten Teile des Zerebellums (vgl. Garten 2012, ➤ Kap. 12.1.2.3).
8. Der folgende okulomotorische Befund „Sakkade nach links überschießend, Folgebewegung nach rechts sakkadiert" macht welche Diagnose wahrscheinlich?
9. Welche weiteren Untersuchungsbefunde können eine mediale links-zerebellare Schwäche bestätigen? Begründen Sie dies.
10. Was unterscheidet den Befund „Sakkade nach links überschießend, Folgebewegung nach rechts sakkadiert" von dem bei einer rechts-parietalen Schwäche? Welche Befunde können diese Diagnose untermauern?
11. Beschreiben Sie optokinetische Befunde bei rechts-zerebellarer Schwäche.
12. Beschreiben Sie das Friedreich-Modell der zerebellaren Ataxie. Welche Ursache hat eine typische Friedreich-Ataxie? Welche anderen Ursachen für Ataxie kennen Sie, wenn nicht das Zerebellum primär geschädigt wurde?
13. Nennen Sie Tests für das Spinozerebellum.
14. Welche Testbefunde sprechen für ein gestörtes Vestibulozerebellum?
15. Test für das intermediäre Zerebellum?
16. Test für das Zerebrozerebellum?
17. Nennen Sie Reha-Übungen für das laterale Zerebellum.
18. Übungen für das intermediäre Zerebellum?
19. Übungen für das mediale Zerebellum?
20. Wie gehen Sie beim Blickfolgebefund „nach links sakkadiert" differenzialdiagnostisch vor?
21. Sie finden eine überschießende Sakkade nach links. Diagnose?
22. „Verschwommensehen" beim Blick nach links unten: Welche weitere Diagnostik führen Sie durch? Welche Augenmuskeln sind betroffen? Erklären Sie den Befund am Beispiel dieser Blickrichtungsschwäche.
23. Konvergenzschwäche links: Was kann die Ursache sein?
24. Nennen Sie sensorische Modalitäten, die selektiv das linke Zerebellum stimulieren – mit geringer kontralateraler kortikaler Wirkung.
25. Nennen Sie Modalitäten, die bei der Konstellation „links-zerebellare Schwäche, links-zerebrale Schwäche" zur Stimulation des Kortex geeignet sind.
26. Nennen Sie die zu den Kardinalblickrichtungen gehörenden Muskeln.
27. Zeigeversuch: Beschreiben Sie ihn bei links-zerebellarer Läsion.
28. Blickrichtungsnystagmus bei links-zerebellarer Läsion? Begründung?
29. Geben Sie einen AK-Challenge für das mediale Zerebellum an.
30. Was versteht man unter dem Begriff „Vergenz" der Augen?
31. Sie finden bei wiederholter Folgebewegung nach links unten ein „Verschwommensehen": Welche Interpretationen sind möglich, welche Differenzialdiagnose?
32. Sie finden per Konvergenzprüfung und per AK-Challenge eine Konvergenzschwäche links. Was können Sie tun, um diese zu beseitigen?
33. Was sind die neurologischen Schaltkreise der Pupillokonstriktion?
34. Wie ist die Innervation bei Pupillodilatation?
35. Beschreiben Sie eine einfache Differenzialdiagnose der Anisokorie.
36. Sie leuchten von rechts-temporal in die Augen, während Sie ein Pulsoxymeter angeschlossen haben, um anhand der Herzfrequenz die optimale Häufigkeit der wiederholten Lichtstimulation zu prüfen. Dabei kommt es zu einer Tachykardie. Wie erklären Sie diese?
    Wie erklären Sie eine Arrhythmie, die bei Lichtreiz von links-temporal auftritt?
37. Im Romberg-Versuch zeigt sich vermehrtes Schwanken: Welche Differenzialdiagnosen müssen Sie bedenken?
38. Eine Patientin klagt über Schulter-Nacken-Schmerzen und Schwindel, besonders nach dem Mittagsschlaf. Welche globalen Untersuchungen führen Sie durch?
39. Welche Komponenten des Gleichgewichtssystems prüfen Sie beim Stehen auf weicher Unterlage und optokinetischer Stimulation?
40. Sie finden einen Blickrichtungsnystagmus nach links, der beim Blick nach links oben noch stärker wird: Verdachtsdiagnose?
41. Im Head-Thrust-Test (Kopf-Impulstest) zeigt sich folgendes Verhalten: Bei Drehung nach links wird die (Objekt-)Fixierung aufrechterhalten, bei Drehung nach rechts erfolgt eine Korrektursakkade. Was bedeutet das?
42. Rehabilitation in diesem Fall?
43. In welche Richtung hat der Patient eine Fallneigung bei Ausfall des rechten Labyrinths?
44. In welche Richtung meint der Patient sich bei Ausfall des rechten Labyrinths zu drehen?
45. In welche Richtung scheint sich seine Umgebung zu drehen?
46. Wie ist der Befund beim Finger-Finger-Versuch (Pastpointing)?
47. Bei einem Patienten mit asymmetrischem Tonus der Nackenmuskulatur, die links hyperton und schmerzhaft ist, besteht wahrscheinlich eine Fallneigungstendenz, wohin? Wie begründen Sie dies?

48. Wohin wird dieser Patient beim Seiltänzergang wahrscheinlich abweichen?
49. Falls sich auf der rechten Seite des Patienten ein Pseudopyramidales Inhibitionsmuster (PPIM) zeigt: Von welcher Seite müssen Sie die HWS in gekoppelter Mechanik manipulieren, von welcher Seite den Atlasimpuls setzen?
50. Ein anderer Patient hat aufgrund einer zervikalen Dystonie einen Hypertonus links, der mittels Wirbelsäulenmanipulationen nicht zu beeinflussen ist. Kein PPIM rechts. Um die begleitenden Schmerzen zu verringern, soll die subjektive Vertikale normalisiert werden. Nennen Sie Möglichkeiten der Intervention.
51. Welche Funktion haben Sympathikus und Parasympathikus an der Blase (vgl. ➤ Kap. 5.11.2)?
52. Welche Funktion haben Sympathikus und Parasympathikus an den Genitalien?
53. Wie wird der M. sphincter externus innerviert? Welche Art von Muskelfasern hat er?
54. Was müssen Sie bei neurogenem „Harnverhalt“ (oder besser: erhöhtem Drang bei erschwerter Entleerung) tun?
55. Wie kann Inkontinenz behandelt werden?
56. Nennen Sie Maßnahmen zur Besserung von Miktionsschwierigkeiten.
57. Welche Tests können ein Pseudopyramidales Inhibitionsmuster (PPIM) belegen?

# Antworten zu den Übungsfragen in Kap. 1

1. Es sollten inhibierte Muskeln gefunden werden, mit denen sich differenzialdiagnostisch klären lässt, ob ein übergeordnetes Störfeldgeschehen vorliegt. An den hyporeaktiven Muskeln wird die autogene Fazilitation (AF) geprüft. Falls diese positiv ist, sind nur segmental zugeordnete Störungen relevant (7-FVSS, propriozeptive Störungen des Muskels). Falls die AF negativ ist, muss mittels Reibe-Challenge nach der ursächlichen Injury-Region oder einem Störfeld gesucht werden. Hyporeaktive Muskeln werden nach mehreren möglichen Gesichtspunkten gefunden:
   a. Entsprechend der Haltungsanalyse
   b. Nach Veränderung des sichtbaren Fehlhaltungsmusters zur korrigierten Neutralposition
   c. Nach Provokation in BID (axiale Torsion, Flexion/Extension, Links-/Rechts-Seitneigung)
   d. Nach Provokation in BIR der persistierenden primitiven Reflexe (vor allem Moro-Flexion und Moro-Extension sowie ATNR)
2.
   a. Der hyporeaktive Muskel wird vom Patienten aus einer Dehnungsposition heraus konzentrisch oder exzentrisch gegen den Widerstand des Untersuchers kontrahiert.
   b. Die Haut über dem Muskel wird vom Ursprung zum Ansatz großflächig gerieben (Mechanorezeptoren-Challenge).
3.
   a. Unter einem Störfeld versteht man eine Region mit veränderter Beschaffenheit der Grundsubstanz, die histopathomorphologischen Routinemethoden nicht zugänglich ist, aber vegetativ oder kybernetisch gestört ist und zu segmentalen oder systemischen Störungen führt.
   b. Eine Injury-Region unterscheidet sich von einem Störfeld definitionsgemäß dadurch, dass sie nur mithilfe eines normoreaktiven Indikatormuskels und eines Ko-Stressors – Taluskompression (über den Kalkaneus) bzw. Kopfextension – aufzufinden ist. In der klinischen Praxis sind Störfelder und Injury-Regionen prinzipiell gleich zu behandeln.
   c. Unter einem Herd oder Fokus versteht man im engeren Sinne eine lokale (entzündliche) Gewebeveränderung, die pathomorphologisch fassbar ist und von der eine Streuwirkung durch Bakterien oder Toxine ausgehen kann.
4. Die Injury-Region wird durch Kneifen „neurologisch sichtbar“ gemacht. Mittels Talus-Flip lässt sich für Injury-Regionen unterhalb des Schultergürtels, mittels wiederholter Kopfflexion für Injury-Regionen oberhalb des Schultergürtels ein Mechanorezeptoren-„Löschprogramm“ durchführen.
5. Im Allgemeinen wird die Injury-Region durch Magnet-TL, wenn möglich mit Bewegung, aktiviert, „neurologisch sichtbar“ gemacht. Als zweiter Ko-Stressor wird grundsätzlich eine Spannungssituation eingeführt: Body into Distortion (BID) in den drei räumlichen Dimensionen (axiale Torsion, Flexion/Extension und Seitneigung) oder BIR (Body into Reflex-Position zur Auslösung der persistierenden primitiven Reflexe). Diese Kombination führt zur Dysreaktion des NIM, die durch eine Probestimulation von einzelnen B&E-Punkten aufgehoben wird. Von diesen ausgehend werden wirksame Punkte auf den zugeordneten Leitbahnen (Meridianen) gefunden. Die Therapie besteht in einer Nadelung oder manuellen Stimulation dieser Punkte, einer Massage der zugeordneten NL-Reflexzonen und einem Beklopfen der B&E-Punkte.
6.
   a. Axiale Torsion: Keile unter der Schulter und der kontralateralen Beckenseite
   b. Seitneigung: (-Kurve, d. h. rechtskonvexe Seitneigung,)-Kurve, d. h. linkskonvexe Seitneigung
   c. Flexions-/Extensionsmuster: Beugung bzw. Streckung von Kopf und Becken
7. Body into Reflex-Position ist die Provokationsposition für persistierende primitive Reflexe, postural relevant sind speziell der persistierende Moro-Reflex, ATNR, TLR. Diese Positionen können als Ko-Stressoren für die IRT-Stufen 2 und 3 verwendet werden.

# Antworten zu den Übungsfragen in Kapitel 2

1. Rotatores longi und Rotatores breves
2. Dorsolumbale Fixation
3. Mindestens zwei, in der Regel jedoch drei oder mehr Wirbel
4. Therapielokalisation plus Bewegung der fixierten Region
5. Dysbalance der intrinsischen Wirbelsäulenmuskulatur (transversospinales und transverso-transversales System)
6. Der Dornfortsatz eines fixierten Wirbels bewegt sich leichter in die Fixation hinein als aus der Läsionsrichtung heraus.
7. Nicht gehaltener Druck nach anterior am Querfortsatz eines Wirbels und gleichzeitig am gegenüberliegenden Querfortsatz des darüber- oder darunterliegenden Wirbels. Alternativ: nicht gehaltener Schub am Dornfortsatz eines Wirbels und gleichzeitig von der Gegenseite am Dornfortsatz des darüber- oder darunterliegenden Wirbels.
8. Über dem Sternoklavikulargelenk
9. Bilaterale Gluteus-maximus-Hyporeaktion
10. Bilaterale Hyporeaktion des Serratus anterior und/oder des Deltoideus
11. Bilaterale Hyporeaktion des unteren Trapezius
12. Unilaterale Hyporeaktion der Nackenextensoren
13. Bilaterale Hyporeaktion des Psoas
14. In stehender Position testen, bei Rezidiv Octacosanol testen. Dysbalance des Gehmechanismus muss korrigiert werden, da Fixationen adaptive Phänomene sind.
15.
    a. Die Fixation zeigt nur bei gleichzeitiger Bewegung eine positive TL.
    b. Die Korrektur der Fixation erfolgt durch gleichzeitigen Kontakt an 2 Wirbeln.
    c. Bei Fixationen zeigt sich nie eine Fehlstellung der Wirbel.
    d. Fixationen betreffen immer mindestens 2, meistens 3 Wirbel.
16. Die Zunge wird seitlich aus dem Mund gestreckt, bei Reaktionsänderung eines Indikatormuskels gibt dies die Seite des lateralen Okziputs an.
17. Das Sakrum – da es der Lovett-Partner ist
18. Die Halswirbelsäule wird stabilisiert, die andere Hand führt einen Schub am Okziput in Richtung auf die Glabella aus.
19. Er sollte in gewichttragender Position untersucht werden.
20. In gewichttragender Position bzw. in der Position, in der die Beschwerden üblicherweise auftreten, oder in der Position, die einer Verstärkung seiner posturalen Abweichung entspricht (BID)
21. Becken- und LWS-Läsion
22. Der Patient muss in der Position getestet werden, in der die Beschwerden auftreten, z. B. in seiner Arbeitsposition, im Sitzen, Stehen usw.
23. Der Patient muss im Stehen bzw. in Schrittposition mit seinem Schuhwerk getestet werden. Zum Vergleich sollte er auch barfüßig getestet werden.
24. Der Patient sollte Octacosanol erhalten, wenn dieser „Weight-bearing-Faktor“ positiv getestet wird.
25. Zum Beispiel Rectus abdominis, Gluteus medius, Quadriceps, Adduktoren, Gluteus maximus, Piriformis, Psoas, Deltoideus, Tensor fasciae latae, Hamstrings
26. Kompression der Wirbelfacetten
27. Funktionelle Schwäche des Gluteus maximus bilateral (assoziiert mit oberer HWS-Fixation), funktionelle Schwäche der Abdominalmuskulatur (assoziiert mit Darmdysbiosen, Kompression der Sutura sagittalis)
28. Kaudaler Zug am Bein oder kranialer Zug an den Armen. Dabei wird jeweils der kranial bzw. kaudal gelegene Wirbel mit einem Keil geblockt.
29. Diskusdegeneration, Diskusprotrusion, Diskusprolaps
30. Die konservative Behandlung beseitigt die begleitende Nozizeption aus den Intervertebralgelenken, verspannten Muskeln und Ligamenten und bringt die begleitende Entzündung zum Stillstand.
31.
    a. Rectus femoris
    b. Tibialis anterior
    c. Tibialis posterior
    d. Triceps surae, Flexor hallucis brevis
32.
    a. Infraspinatus, Deltoideus
    b. Brachioradialis
    c. Triceps brachii
    d. Flexor carpi ulnaris, Adductor pollicis
33. Bei der Diskusproblematik wird immer an 2 Wirbeln gleichzeitig ein Probeschub angebracht: der obere nach kranial, der untere nach kaudal. Beim vertebralen Challenge wird der Schub an einem Wirbel angebracht, zumeist in lateraler, rotatorischer oder anteriorer Richtung.
34. Entsprechend der Challenge-Richtung: Der obere Partner wird nach kranial, der untere nach kaudal manipuliert.
35. Sie tasten die Muskeln auf ein spondylogenes Schmerzmuster ab, das mit einer spezifischen Wirbelhöhe assoziiert ist. Sie korrigieren eine vorliegende Läsion in der betreffenden Wirbelhöhe. Sie prüfen den Lovett-Partner auf eine intraossäre (holografische) Subluxation und korrigieren sie. Sie beklopfen den Lovett-Wirbel 2–3 ×/Sekunde für 30 Sekunden und palpieren den Muskel auf Schmerzreduzierung (Garten 2012, Kap. 10.2.2).

# Antworten zu den Übungsfragen in Kap. 3

1. Diese Aussage ist falsch, Beinlängendifferenzen kommen z. B. durch Beckenläsionen oder absteigend durch Kiefergelenkstörungen zustande und sind dann funktioneller Natur.
2. Die linke Hand des Patienten wird auf das linke SIG, die rechte auf das rechte SIG gelegt.
3. Es handelt sich um eine Beckenverwringung ohne SIG-Dysfunktion.
4. Durch Therapielokalisation eines SIG mit beiden Händen übereinander gelegt
5. Piriformis
6. Gluteus medius, Gluteus maximus, Quadratus lumborum, Sakrospinalis
7. Erstes Rippenköpfchen bilateral
8. Auf der nicht führenden Seite
9. TL in gewichttragender Position (sitzend) oder direkt einen strukturellen Challenge ausführen.
10. Wegen adaptiver Torsion des Thoracic Inlet.
11. Es handelt sich um eine SIG-Läsion im Sinne einer aseptischen Entzündung des Kapselbandapparats mit hypomobiler oder hypermobiler Funktionsstörung.
12. Bilaterale Kategorie-2-Beckenläsion
13. Sartorius, Gracilis, Rectus femoris, Tensor fasciae latae, Quadratus lumborum, Piriformis (unspezifisch)
14. Erstes Rippenköpfchen homolateral, Ursprung und Ansatz von Sartorius und Gracilis
15. Hamstrings, Obliquus abdominis, Gluteus maximus, meist Piriformis
16. Anteriores Ilium: langes Bein; posteriores Ilium: kurzes Bein
17. Der Patient liegt auf dem Rücken. Der Block unter dem relativ posterioren Ilium wird quer zur Körperachse unter das Ilium, der Block auf der relativ anterioren Ilium-Seite schräg nach kranial unter das Azetabulum gelegt. Dabei ist nicht entscheidend, welches die Läsionsseite ist.
18. Beide Hände liegen zur TL auf den SIG. Das Sakrum wird im Uhrzeigersinn bzw. gegen den Uhrzeigersinn nicht gehaltener Challenge rotatorisch provoziert. Die positive Challenge-Richtung bestimmt die Korrekturrichtung des kaudalen Blocks: Sie ist entgegengesetzt zum positiven Rotations-Challenge am Sakrum.
19. Dysbalancen des Lig. sacrotuberale verursachen Beckenläsionen und Wirbelsäulentorsionen. Dies hängt auch mit der engen Beziehung zur Beckenbodenmuskulatur zusammen. Spondylogene Reflexmuster betreffen die obere BWS und die gesamte HWS.
20. Mit gehaltenem Kontakt „en écoute" oder mit Respirationsunterstützung nach Challenge
21. M. psoas
22. Der M. psoas auf der Seite des relativ posterioren Iliums, M. iliacus und M. sacrospinalis auf der Seite des relativ anterioren Iliums, der M. piriformis kann typischerweise einseitig hyperton sein.
23. Am linken inferioren Sakrumpol in p. a.-Richtung
24. Am linken oberen Sakrumpol in a. p.-Richtung
25. Ilium anterius links
26. Ein Sacrum Wobble ist eine Torsion des Sakrums ohne Fehlrelation und Dysfunktion im SIG. Es handelt sich um eine kleinamplitudige Läsion im Gegensatz zur Sakrumtorsion mit tieferem oder flacherem Sulkus auf der Läsionsseite.
27. Von ventral (soweit möglich) mit Druck nach dorsal an der Kokzyxspitze und von dorsal nach ventral an der Sakrumspitze, es handelt sich um eine Extensionsläsion.
28. Mit Kontakt an der Sakrumspitze von ventral nach dorsal, an der Kokzyxspitze von dorsal nach ventral
29. Primär respiratorischer kraniosakraler Mechanismus (Drucksteigerung durch Liquorproduktion und Druckabfall durch Liquorrückresorption in rhythmischer Folge) und willkürliche Atmung
30. Primär respiratorischer Impuls, Atmung
31. Physisches Trauma, chemischer Stress, emotionaler Stress
32. Ungleiche Augengröße, Gesichtsskoliose, ungleiche Nasenlöcher, allgemein: nicht parallele Augen-, Meatus-acusticus-, Okziput- und Okklusalebenen; Ohren nicht in der Frontalebene
33. Während Inspiration nach kaudal, während Exspiration nach kranial
34. In Flexion, d. h. scheitelwärts
35. Nach dorsal
36. Ventraler Schub am Mastoid während Inspiration
37. Extension
38. Expiration-Assist-Läsion, d. h. Flexionsläsion
39. Nach anterior und superior
40. Nach anterior
41. Flexionsläsion
42. Richtig
43. Falsch, es wird jedoch wahrscheinlich eine korrespondierende Läsion vorliegen (z. B. Temporal Bulge – Kategorie 1-Beckenläsion).
44. Hamstrings
45. Sakrumspitze in Inspiration nach ventral mobilisieren
46. Sakrumbasis nach ventral oder (meist wirksamer) Sakrumspitze in Exspiration nach dorsal mobilisieren
47. Temporal Bulge
48. Die temporale Ausbeulung wird durch Kontakt an den Alae majores und am Okziput im Sinne einer Seitneigungsläsion verstärkt (nicht gehaltener Challenge).
49. Parietal Descent (eine Suturenläsion)
50. Hypochlorhydrie: Hypazidität des Magens
51. Mm. scaleni
52. Die Sutura sagittalis wird mit überkreuzten Daumen gestützt, die Squama des Os parietale wird mit den gestreckten Langfingern während (halber) Exspiration sanft angehoben.
53. Es handelt sich um eine Beckenverwringung ohne SIG-Läsion.
54. Gleichzeitige Therapielokalisation beider SIG mit beiden Händen
55. Temporal Bulge und Parietal Descent, Inspiration-Assist-Läsion auf einer Seite, Expiration-Assist-Läsion auf der anderen Seite

56. Eine Kategorie-3-Beckenläsion ist eigentlich eine Störung im Sinne einer Fixation des Sakrum-/Os-coxae-Komplexes, wodurch es zu einer Überlastung von L5/S1 kommt. Das Ischium ist gegen das untere Ende des Sakrums nach ventral verschoben (Ilium eher posterius), das Azetabulum steht anterior. L5 ist gegenüber dem Sakrum zur Seite des posterioren Iliums rotiert, die Facette entsprechend nach dorsal und inferior abgerutscht, d. h. der Wirbelkörper ist zu dieser Seite hin gekippt.
57. Der Block auf der Läsionsseite wird schräg nach kaudal ausgerichtet und mit seinem Vektor so lange gedreht, bis der Schmerz am L5-Dornfortsatz und der Ischiadikus-Austrittsstelle oder in den spondylogenen Reflexzonen nachlässt und die Beinlänge maximal reduziert ist. Der kraniale Block wird auf der Gegenseite waagerecht unter das Ilium platziert.
58. Der obere Sakrumpol links steht anterior bei Rechtstorsion des Sakrums um die rechte schräge Achse (RR). Die Relation zwischen Ilium und Sakrum entspricht etwa einem Ilium posterius links mit relativ kurzem Bein links.
59. Der obere Sakrumpol links steht posterior bei Linkstorsion des Sakrums um die rechte schräge Achse (LR). Die Relation zwischen Ilium und Sakrum entspricht etwa einem Ilium anterius links mit relativ langem Bein links.
60. Läsionen der Sutura sagittalis, Sutura lambdoidea, Sutura squamosa und Sutura zygomatica sowie der Sutura palatina mediana
61. Inspiration-Assist-Läsion, Expiration-Assist-Läsion, Sphenobasilar Inspiration-Assist-Läsion, Sphenobasilar Expiration-Assist-Läsion
62. Temporal Bulge, Parietal Descent
63. Internal- und External-Frontal-Läsion nach Goodheart, außenrotiertes Os frontale und innenrotiertes Os frontale nach Sutherland
64. In (halber) Inspiration
65. Nach ventral
66. In Extension
67. Die Maxilla wird im Bereich der Alveolen der Frontzähne nach kaudal gezogen.
68. Mm. pterygoideus lateralis, digastricus, mylohyoideus, geniohyoideus, hyoglossus, genioglossus und infrahyoidale Muskeln
69. Im 2. und 3. ICR parasternal
70. Außenrotation des Os frontale, Torsionsläsion des Sphenoids: Das Sphenoid ist auf der Seite des außenrotierten Os frontale flektiert, die orbitale Fläche kaudal. Die Maxilla steht in Außenrotation.
71. Hyporeaktion der Nackenflexoren
72. Erweitertes Nasenloch auf der Seite der Läsion, vergrößerte Orbita auf der Seite der Läsion, eingesunkenes Auge auf der Seite der Läsion
73. Auf dem Augapfel und am oberen Orbitarand
74. Im Bereich der Augenbraue, am oberen Orbitarand
75. Nicht gehaltener Schub am Proc. maxillaris des Os zygomaticum nach kaudal, evtl. etwas nach medial oder lateral. Alternativ: kranialer Schub am Os maxillare direkt medial (palatinal) des 7. oder 8. Molaren
76. Korrektur nach Goodheart
    a. Kranialer Schub an der Maxilla medial des 7. oder 8. Molaren auf der Seite der Läsion
    b. Kaudaler Zug über den M. pterygoideus medialis am Proc. pterygoideus derselben Seite
    c. Kranialer Druck am Proc. pterygoideus der Gegenseite
77. Nackenflexoren (Mm. scaleni)
78. Am oberen Orbitarand und am Augapfel der Läsionsseite, Proc. maxillaris des Os zygomaticum der Gegenseite
79. Kleinere Orbita auf der Seite der Läsion, prominenteres Auge
80.
    a. Druck am Os maxillare direkt medial des 7. Molaren auf der Gegenseite der Läsion
    b. Kranialer Druck am Proc. pterygoideus der Läsionsseite
81. Temporal Bulge
82. Geburtstrauma
83. Einatmung durch nur ein Nasenloch führt zu einem dysreaktiven oder normoreaktiven Challenge.
84. Mit je einer Hand wird die Squama des Os occipitale links und rechts therapielokalisiert.
85. Die Squama des Okziputs wird rotatorisch provoziert, dabei wird das Mastoid auf einer Seite nach kaudal, der anderen Seite nach kranial geschoben.
86. Die Korrektur wird nach Goodheart entgegen der Challenge-Richtung, die eine Dysreaktion hervorrief, durchgeführt. Das ist gleichbedeutend mit der Challenge-Richtung, die zur Normoreaktion eines assoziierten dysreaktiven Muskels führte. Mit beiden Händen wird das Okziput rotatorisch unter Mitnahme des Mastoids in dieselbe Richtung (auf einer Seite nach kaudal, auf der anderen Seite nach kranial) bewegt. Alternativ ist eine Korrektur in Challenge-Richtung möglich.
87. Nein. Es kann jedoch eine Atemphase gesucht werden, die den Challenge aufhebt (Inspiration oder Exspiration). Dann wird in Challenge-Richtung in der Atemphase, die den dysreaktiven Challenge aufgehoben hat, korrigiert.
88. Die gesamte Struktur muss erneut evaluiert werden, da eine Universal-Fault-Läsion viele Läsionen verdecken kann.
89. Spastische ICV, rezidivierende obere zervikale Läsionen
90. Die erste Öffnungsphase ist quasi eine Scharnierbewegung (bis etwa 1-Querfinger-Öffnung), dann bewegen sich die Kondylen auf der Eminentia articularis nach anterior und kaudal.
91. M. temporalis, M. masseter, M. pterygoideus medialis; der M. pterygoideus lateralis (oberer Kopf) ist am Kieferschluss beteiligt, indem er die Rückführung des Diskus „zügelt".
92. Er hält die Nahrung zwischen den Zähnen.
93. M. pterygoideus lateralis rechts (mit Synergismus der Mm. masseter und pterygoideus medialis re.); M. temporalis, anteriore Fasern rechts; M. temporalis, posteriore Fasern links
94. Anterior: 1.–4. ICR parasternal, posterior: Lamina von Th1–Th4
95. Sphenobasiläre Flexions- und Extensionsläsionen, Temporale-Läsionen, Gesichtsschädelläsionen
96. Differenzialdiagnostisch sind Ruhedysbalance der Muskulatur, Gelenkstörungen (Diskuspathologie, Entzündung, Kapsel- und ligamentäre Störungen) sowie aktive Akupunkturpunkte in der Region zu berücksichtigen.

97. Es kann sich um eine muskuläre Dysbalance oder um eine strukturelle Malokklusion (Frühkontakte) bzw. Kompression des Kiefergelenks handeln.
98. Der Patient führt den Kieferschluss bei abgefederter Interkuspidation (z. B. eine bis mehrere Papierlagen) durch. Bei einem rein muskulären Problem wird der positive Challenge dabei aufgehoben.
99. Pterygoideus lateralis, Geniohyoideus, Mylohyoideus, Digastricus, infrahyoidale Muskulatur, aber auch daran denken, dass die Kieferheber bei geöffnetem Kiefer gedehnt sein können.
100. In anterior-posteriorer Richtung
101. In derselben Richtung (vgl. Garten 2012, Kap. 6.4.1; Garten und Weiss 2007, Kap. 5)
102. ADS-Symptome (➤ Kap. 3.5.4), Auffälligkeiten bei der Basisuntersuchung: Beim Abspringen von der Liege, beim Purzelbaum, beim Trampolinspringen wird der Oberkörper vorgebeugt und der Kopf eingezogen (ähnlich wie beim persistierenden Moro-Reflex).
103. Acetylcholin (Pilocarpin oder Tinct. F. Jaborandi) führt zum dysreaktiven Challenge.
104.
    a. Korrektur eines Engpasses am Foramen jugulare
    b. Korrektur im Vagusverlauf: Halsfaszien, Mediastinum, Oberbauch
105. ADHS-Symptome (➤ Kap. 3.5.5): Suchtverhalten, Aggression, Hyperaktivität, soziales „Mismatch", sexuelle Enthemmung, soziale Gleichgültigkeit, übererregbares Vestibularsystem, Kinetosen, schlechte Koordination.
    Auffälligkeiten bei der Basisuntersuchung: Beim Abspringen von der Liege, beim Purzelbaumschlagen, Hampelmannsprung (gebeugte Gliedmaßen); beim Trampolinspringen: ängstlich, geringe Höhe, Oberkörpervorbeugung, Kopf eingezogen, Tendenz zum Nachvornkommen, gebeugte Knie, Arme gebeugt
106. Challenge-Substanz ist Adrenalin. BIR ist eine Fötalstellung im Schneidersitz (Moro-Flexion), die zur Hyporeaktion der Abduktoren und Extensoren führt. Hyperextension des Kopfes mit gestreckten Armen (über dem Kopf) und Beinen führt zur Hyporeaktion der Flexoren.
107. Moro-Flexion: Scherbewegung der Ossa parietalia rechts nach ventral, links nach dorsal nach Challenge. Scherbewegung des Os frontale nach links gegen die Ossa parietalia nach rechts nach Challenge, jeweils in BIR. Moro-Extension: Rotation des Okzputs nach rechts (nach Challenge) in BIR.
108. Als Indikator dienen am besten die Nackenextensoren. Der Patient spielt im Sitzen „Klavier" (evtl. zusätzlich kraniale Kompression), was zur Hyporeaktion der Nackenextensoren führt.
109. Während der Patient „Klavier spielt": Os frontale gegen Parietalia im Uhrzeigersinn rotieren (nach Challenge), Sutura metopica auf beiden Seiten gegenläufig manipulieren (nach Challenge).
110.
    a. Okziput-Release
    b. Der Patient drückt den Kopf in Richtung des positiven Challenge gegen den gehaltenen Widerstand des Therapeuten.
    c. Wenn dies erfolglos bleibt: Kopfgelenke und Okziput einzeln challengen und entsprechend korrigieren.
111. In Rückenlage mit Beckenrotation
    a. Korrektur des Okziputs:
    Nach einseitigem anteriorem Challenge mit Okziput-Release oder Impulsmanipulation korrigieren.
    b. Korrektur des Sakrums:
    Sakrumspitze über das Lig. sacrotuberale mit Inspiration-Assist oder Expiration-Assist nach Challenge und Augenposition, die den NIM geschwächt hatte, korrigieren.
    Piriformis- und Gluteus-maximus-Dysbalancen korrigieren.
    Sakrum auf der Seite, die beim Challenge oben lag, nach ventral manipulieren.
112. IIWS: Isometrische Kontraktion des Patienten gegen den Widerstand des Behandlers in die Kurve hinein. Korrektur des Lig. sacrotuberale auf der Seite der Konkavität

# Antworten zu den Übungsfragen in Kap. 4

1.
   a. Zahnfehlkontakte in statischer und dynamischer Okklusion
   b. Zentrische Okklusion außerhalb der habituellen Okklusion
   c. Unphysiologischer Zahnersatz
2. Parodontitis, Karies, Beherdungen
3.
   a. Allergien und Unverträglichkeiten inkl. Nahrungsmittel
   b. Hals-Nasen-Ohren- und pulmonale Erkrankungen (chronische Sinusitis, chronische Otitis, „Verstopfungsgefühl" der Ohren, chronische Bronchitis, Asthma)
   c. Neurologische Erkrankungen (Kopfschmerzen, Schwindel, neuromuskuläre Erkrankungen, Parkinson-Syndrom und andere neurodegenerative Erkrankungen sowie Anfallsleiden, Encephalitis disseminata)
   d. Orthopädische Erkrankungen: Nacken-, Schulter-, Lendenschmerzen
   e. Rheumatische Erkrankungen (rheumatische Arthritis, Psoriasis-Arthritis, Borreliose)
   f. Sozialanamnese: private, berufliche (Stress-)Situation
   g. Stoffwechselkrankheiten (Diabetes, Fettstoffwechselstörungen, Hormonstörungen)
   h. Unfälle mit Schleudertrauma der HWS
   i. Verdauungsstörungen (Blähungen, Stuhlunregelmäßigkeiten, „Reizdarm")
   j. Zyklusstörungen, Infertilität, Dysmenorrhö
4. OPT, Zahnfilmaufnahmen, Vitalitätsprobe, TL und Challenge der AK, DVT, MRT, Thermografie, Dekoder-Dermografie
5.
   a. Anamnese
   b. Angle-Klassifikation der Okklusion
   c. Physiologie der Zahnkontakte
   d. Kondylenposition
6. Der Patient wird vor jeglicher Okklusionstherapie oder Konstruktionsbissnahme manualmedizinisch behandelt, um Rückwirkungen von Störungen des Bewegungssystems (als primäre Dysfunktion oder adaptiv bei primär temporomandibulären Dysfunktionen) auf die Okklusion zu vermeiden.
7.
   a. Dokumentation der horizontalen Körper- und Gesichtsebenen im Stehen
   b. Dokumentation der Wirbelsäulenform in der Sagittalebene (Lordosen, Kyphosen) und der Frontalebene (Skoliosen)
   c. Beckenuntersuchung im Stehen mittels Hipdrop-Test und Vorlaufphänomen (besonders zur Beurteilung des Rückenprofils, d. h. Definition von Skoliosen)
   d. Untersuchung der Rotation und Seitneigung der oberen und der unteren Halswirbelsäule im Sitzen; Thoraxrotation im Sitzen
   e. Beinlängendifferenz, Bein-Innenrotation und Priener Abduktionstest im Liegen
   f. Im Stehen und im Liegen Test von
      - M. latissimus dorsi
      - M. sternocleidomastoideus
      - M. deltoideus und M. serratus anterior

      In Ruhelage und festem Biss
   g. Im Liegen Test des
      - M. piriformis
      - M. rectus femoris

      In Ruhelage und festem Biss
8. Dass der Patient eine temporomandibuläre Störungskomponente hat. Diese kann primär sein oder aber z. B. durch eine Beckendysfunktion aufsteigend entstanden sein.
9. Dass sich die Mechanik des Bewegungssystems im Liegen geändert hat, was eine extratemporomandibuläre Störungskomponente nahelegt.
10. Dass eine kraniomandibuläre Störungskomponente vorliegt. Diese kann primär sein oder eine Kompensation der extratemporomandibulären Störung, die sich auch im Liegen nicht ausgleicht.
11. Im Idealfall wird der Patient manualtherapeutisch behandelt, sodass alle Befunde (temporomandibuläre und extratemporomandibuläre) beseitigt sind. Dann geht der Patient einige Schritte bei gesperrter Okklusion (Watterollen, Aqualizer). Wenn dies Befunde rezidivieren lässt, ist damit eine extratemporomandibuläre Störung belegt, wenn dies nicht der Fall ist, kaut der Patient etwas im Sitzen. Kommt es dabei zum Rezidiv von Befunden, ist die temporomandibuläre Störung belegt. Vor der Konstruktionsbissnahme sollten alle extratemporomandibulären Befunde korrigiert worden sein. Die durch Schlussbiss rezidivierten Befunde werden als Parameter (Beinlängendifferenz, Muskeldysreaktionen) für die Konstruktionsbissnahme verwendet. Ist dies nicht möglich (organisatorisch, logistisch), kann zumindest mit einer Ohrakupunktur dafür gesorgt werden, dass die muskulären und orthopädischen Befunde (Beinlänge) temporär ausgeglichen sind.
12. Der Patient hat eine Anamnese mit CMD Klasse I, die habituelle Okklusion ist gleich der zentrischen, es liegen jedoch unphysiologische Kontakte vor. Diese müssen eingeschliffen werden. Vorher müssen orthopädische Befunde wie HWS-Dysfunktionen und Beinlängendifferenz korrigiert werden. Zumindest Sternocleidomastoideus (für die Kopfgelenkebene) und Piriformis (für das Becken) sollten normoreaktiv sein. Im Zweifelsfall Ohrpunkt „TMG" oder „Schläfe", je nach Empfindlichkeit, nadeln, um diese Befunde temporär auszugleichen. Dann kann eingeschliffen werden.

# Antworten zu den Übungsfragen in Kap. 5

1.
   a. Faszien und Ligamente
   b. Kaudokranialer Druckgradient
   c. Intrakavitärer Druck
   d. Kapillarkräfte zwischen zwei Schichten
2. Mobilität und Motilität
3. Reiben, Mechanorezeptoren-Challenge senkt segmental den Sympathikotonus.
4. Kneifen erhöht den Sympathikotonus segmental und möglicherweise suprasegmental.
5. Kurzatmigkeit, Palpitationen, Herzrhythmusstörungen, präkordialer Schmerz ohne organisches Korrelat
6.
   a. Sämtliche Restriktionen der Atmung, auch psychosomatischer Natur
   b. Zervikobrachiale Störungen (C4/C5-Läsionen und Thoracic-Outlet-Läsionen)
   c. Thorakalsyndrome (inklusive Sternumläsionen)
   d. Gastroösophageale Störungen: Reflux, Sodbrennen
   e. Hepatobiliäre Störungen
7.
   a. Vertebrale Dysfunktionen der Segmente C3/C4/C5
   b. Rechte Schulter
   c. Vertebrale Segmente Th7–Th9 und Kostovertebralgelenke 7–9
   d. Rechtsseitige subokzipitale Spannung
8.
   a. Erschöpfungszustände
   b. Vertebrale Dysfunktionen Th10–L1, Th6/Th7
   c. Parästhesien im Bereich der Leiste (N. iliohypogastricus [Th12, L1] und N. ilioinguinalis [L1]) und des Oberschenkels (N. genitofemoralis [L1, L2])
   d. Rückstau ins linke Skrotum bzw. Ovar (linke Niere)
9.
   a. Linksseitige Unterbauchschmerzen
   b. Linksseitige radikuläre und pseudoradikuläre (faszial bedingte) Beschwerden
10. Durch rotatorische Manipulation mit Atemunterstützung nach Challenge oder durch Induktion
11. Stauungszustände der Gallenwege und der Pankreasausführungsgänge, auch mit Enzymerhöhungen, „Gallenwegsdyskinesien", Schmerzzustände bei Pankreaskarzinom
12. Stenosezustände der V. spermatica durch Spannungen des Treitz-Muskels oder durch Nierenptose links. Nierentumoren ausschließen!

# Antworten zu den Übungsfragen in Kap. 6

**Extremitätengelenke allgemein**

1. In die Gegenrichtung
2. Alle Gelenke mit mehr als zwei Gelenkpartnern, typischerweise die Hand- und Fußgelenke
3. Läsion eines Gelenks, das zur Aufnahme von Stößen angelegt ist (Fußwurzel, Mittelfuß, Handwurzel, Mittelhand)
4. 
   a. Dysreaktive Muskeln am Sprunggelenk suchen, Therapielokalisation und einen nicht gehaltenen Challenge der Gelenkstrukturen suchen, der diese stärkt. Die Korrekturrichtung ist gleich der Challenge-Richtung.
   b. Therapielokalisation und einen nicht gehaltenen Challenge suchen, der einen normoreaktiven Indikator dysreaktiv macht. Die Korrekturrichtung ist entgegen der Challenge-Richtung.
5. 
   a. Die Therapielokalisation am Ort der Läsion der Ligamentstruktur muss den Ligament-Challenge aufheben.
   b. Der Ligament-Challenge muss durch die TL an der Korrespondenzregion aufgehoben werden.
   c. Diese Korrespondenzregion wird durch die TL am Läsionsort sehr empfindlich.
6. Der Patient muss seine Muskulatur vollkommen entspannen, der Challenge muss spezifisch das fragliche Ligament dehnen.
7. Der Mensch ist ein aufgerichteter Zweibeiner: Es handelt sich um quadrupedal korrespondierende Gelenke (QKG).
8. Lig. pubofemorale und Lig. iliofemorale
9. Globale Inhibition der Muskeln am Knie
10. Das Sakroiliakalgelenk
11. Lig. inguinale: Das AC-Gelenk entspricht dem lateralen, das Sternoklavikulargelenk dem medialen Ende.

**Obere Extremität**

1. Ja, von den Füßen aufsteigende Läsionsketten können zu Beckentorsionen mit funktionellen Skoliosen führen und damit zu Torsionsspannungen im Bereich des Schultergürtels mit entsprechenden Muskeldysfunktionen.
2. Radius, Ulna, Pisiforme, Hamulus ossis hamati, Os trapezium, Os trapezoideum, Retinaculum flexorum
3. N. medianus
4. N. ulnaris
5. N. ulnaris
6. N. medianus
7. Parästhesie und Dysästhesie der radialen drei Finger und der palmaren Unterarmseite, Schwäche der Daumenopposition
8. Sturz auf die extendierte Hand
9. Am I. Metakarpalköpfchen
10. Am V. Metakarpalköpfchen
11. Opponens pollicis und Opponens digiti minimi müssen einzeln getestet werden, um zwischen Läsionen des N. medianus bzw. des N. ulnaris zu differenzieren.
12. Separation des distalen Radioulnargelenks
13. Die des M. pronator quadratus
14. Der M. abductor pollicis brevis ist im Test funktionell schwach; wenn Radius und Ulna in Approximation gehalten werden, wird der Muskel im Test stark.
15. Erneute Verletzung, Läsion des proximalen Radioulnargelenks, Nutrimentmangel
16. Zwei Wochen
17. Vit. B6 bei Ödem im Karpaltunnel, bei struktureller Läsion und Korrektur Phosphatase (roher Kalbsknochen oder rohe Kartoffel)
18. N. ulnaris
19. Kleinfinger und ulnare Seite des Ringfingers
20. Opponens digiti minimi, Adductor pollicis
21. Die Richtung, die gestärkt hat
22. Etwa 2 Wochen
23. Der tiefe Ast des N. radialis
24. Die Pronatoren als Antagonisten des Supinators
25. Adduktoren
26. Läsion des proximalen Radioulnargelenks mit Hypertonus des M. pronator teres, was zum Double-Crush-Syndrom führt
27. ICV, Sigmoid, Leber, Gallenblase, Magen, Diaphragma
28. Karpaltunnelsyndrom, Ellenbogenstörungen, HWS-Dysfunktion, Beckenläsionen, Fußdysfunktionen
29. Trauma
30. Die Spannung des langen Bizepskopfes verhindert, dass die Sehne in den Sulcus bicipitalis zurückrutschen kann.
31. Nach medial
32. Über dem Sulcus bicipitalis
33. Die Hand in die Tasche stecken, den Arm horizontal abduzieren.
34. Yergason-Test
35. Dehnung
36. Taping mit Zug in Korrekturrichtung
37. Mangan- und Phosphatase-Präparat
38. Durch ein Trauma
39. Offenes Akromioklavikulargelenk
40. Akromioklavikulargelenkkompression
41. Das Gelenk wird in Richtung des positiven Challenge (der den assoziierten funktionell schwachen Muskel normalisiert hat) mit Atemunterstützung mobilisiert.
42. Phosphatase, Mangan oder Zink
43. Muskuläre Dysbalance der Schultermuskeln
44. Therapielokalisation, direkter Test nach Beardall, Probestimulation (Friktion)
45. Er steuert die harmonische Rotation der Klavikula bei Abduktion des Armes.
46. Anterior: über dem Sternoklavikulargelenk (Ni27), posterior: Lamina von Th1
47. Tiefe feste Massage zur Behandlung von Ursprung und Ansatz sowie Behandlung der neurolymphatischen Reflexpunkte
48. Subscapularis, Teres major, anteriorer Deltoideus, Pectoralis major, Latissimus dorsi

49. Teres minor, Infraspinatus, posteriorer Deltoideus
50. Die kaudaleren: Th1–C7
51. Kontraktion des Scalenus medius kann zu einer Kompression des N. dorsalis scapulae führen, der die Rhomboidei innerviert. Dies wiederum kann zu einer Irritation des N. suprascapularis führen (Mm. supraspinatus und infraspinatus).
52.
    a. M. extensor carpi ulnaris
    b. M. abductor pollicis longus und M. extensor pollicis longus; letztere sind leichter zu testen als
    c. M. extensor digitorum oder
    d. M. extensor digiti minimi

**Untere Extremität**

1. Sartorius, Gracilis, mediale Hamstrings
2. Durch die assoziierte Schwäche des Tensor fasciae latae
3. Reaktive Muster sowie Ligamente, Kapsel und Menisken testen
4. McMurray-Test, Apley-Test, Steinmann-Test
5. Eine chronische Spannungssituation der Plantarfaszien und Plantarmuskeln
6. Fußdysbalancen, Störungen des Gehmechanismus, Beckenläsionen
7. Nach lateral
8. Es handelt sich um einen Non-Rebound-Challenge, d. h. der Challenge (gehalten oder nicht gehalten) drückt die artikulären Strukturen in die Korrekturposition, was normalerweise wenigstens für die Testdauer anhält.
9. Oberes und unteres Sprunggelenk, Mittelfuß
10. Vor einem funktionellen Test müssen immer sämtliche funktionellen Beinlängendifferenzen (aufsteigende und absteigende Läsionen) korrigiert werden. Zur Definition einer anatomischen Beinlängendifferenz ist ausschließlich ein a. p.-Röntgenbild des Beckens im Stehen geeignet.
11. Es liegen aufsteigende Läsionen der Füße, der unteren Extremität, des Beckens und der Wirbelsäule vor.
12. Nach medial, denn es handelt sich um einen Non-Rebound-Challenge. Der Probeschub in medialer Richtung normalisiert den zugeordneten dysreaktiven Muskel, die Challenge-Richtung ist also gleich der Korrekturrichtung.
13. Man benutzt einen dysreaktiven Indikatormuskel (z. B. Latissimus dorsi, den mittleren oder unteren Trapezius) und testet ihn, beginnend mit einer niedrigen Absatzerhöhung, die langsam erhöht wird, bis der Muskel normoreaktiv wird. Anschließend wird noch in Walking-Gait-Position getestet.
14. Falsch. Erhöhungen sollten zunächst alle 2–4 Wochen nachgetestet werden.
15. Jede Körperregion
16. Die Beschwerden werden beim Stehen oder Gehen stärker. Die gefundene Störung tritt nach der Korrektur wieder auf, wenn der Patient aufsteht. Ungleich abgelaufene Schuhe
17. Kallusbildung, positives Helbig-Zeichen (Winkelhalbierende der Wade und der Ferse sind nicht auf einer Geraden). Die Verlängerung der Tibiakante verläuft nicht durch den zweiten Zeh, wenn der Patient entspannt auf dem Rücken liegt. Hammerzehen, Hühneraugen
18. Tibialis posterior, Tibialis anterior
19. Peroneus-Gruppe
20. Innenrotation
21. Posterolateral am Absatz
22. Die Plantarfaszie weist beim Palpieren im entspannten Stand eine hohe Spannung auf, die nachlässt, wenn das Bein leicht außenrotiert und damit das Fußlängsgewölbe aufgerichtet wird.
23. Psoas
24. Der Patient sollte auf der Fußaußenkante gehen und der Psoas danach erneut getestet werden. Der Fuß kann mit einem Tape in Schlingenform stabilisiert werden. Dadurch rezidiviert die funktionelle Psoasschwäche beim Gehen nicht.
25. Der Talus
26.
    a. Keine Fußkompression in Längs- und Querrichtung
    b. Gute Fußstabilisierung durch Schnürverschluss
    c. Kein vorfabriziertes Fußbett, da jeder Fuß individuell geformt ist
27. Wenn die Störungen beim Gehen im Schuh nach guter Korrektur rezidivieren
28. Gestörte Fußstatik
29. Außer bei ausgeprägtem Hammerzeh deuten sie auf schlechtes Schuhwerk hin.
30. Der Patient wird mit dem Schuh im Stehen getestet, nachdem er eine Achtertour gegangen ist.
31. Durch Kalkaneus, Talus und Retinaculum flexorum
32. Die Sehnen des Tibialis posterior und des Flexor hallucis longus, A. und V. tibialis posterior, N. tibialis posterior
33. Typischerweise Spannung des Retinaculum flexorum durch einen posterioren Kalkaneus
34. Periphere Gefäßerkrankung, Neuralgie, Lumboischialgie
35. Medialer Fußrand, kaudal des Innenknöchels und nach kranial in die mediale Wade ausstrahlend
36. Richtig
37. Nach anterior
38. Richtig
39. Die Plantarmuskeln (Flexor hallucis brevis und Flexor digitorum brevis) werden distal des Tarsaltunnels innerviert und bei einem Engpass im Tarsaltunnel geschwächt, während die langen Flexoren proximal des Tarsaltunnels innerviert werden und daher normal funktionieren. Dies führt zur Flexion der distalen Interphalangealgelenke bei Extension im Metatarsophalangealgelenk.
40. In den Metatarsophalangealgelenken
41. Tensor fasciae latae
42. Adduktoren
43.
    a. Der Körperschwerpunkt bewegt sich weg vom stimulierenden Element.
    b. Muskelansatznahe kleinere Elemente wirken hemmend, flächigere Elemente über dem Muskelbauch stimulierend.
    c. Die Elemente werden nach der Somatotopie der Fußreflexzonen platziert.

# Antworten zu den Übungsfragen in Kap. 7

1. Auf den Segmentebenen fallen sämtliche sensiblen Qualitäten aus, zudem zeigen sich Areflexie, Hypotonus und Dysmetrie.
2. Tiefensensibilität (Gelenklagesinn, Vibration, epikritische Sensibilität)
3. Sensibel eher keine deutlichen Ausfälle wegen der Überlappung der Segmente, Hypotonus, Hyporeflexie durch Störung der segmentalen Motoneurone. Primär Schmerz, Temperatur, dann Druck und Berührung (ventrolaterales System), zuletzt Vibration, Lagesinn ipsilateral
4. Eine lokale Nervenentzündung: Protonen, Bradykinin, Serotonin, Prostaglandine, ATP, NGF (Nerve Growth Factor). Alle anderen Substanzen sind sensibilisierend, Substanz P z. B. führt zur Ausschüttung von Histamin und NGF.
5. Verlust von Lagesinn, Vibration, epikritischer Sensibilität ipsilateral kaudal der Läsionsstelle, gestörter Finger-Nase-Versuch und Hacke-Schienbein-Versuch komplette Ataxie und Hypo- bis Areflexie der oberen und unteren Extremität (Spindelzellafferenzen der oberen Exremität!)
6. Herpes zoster mit viraler und neurogener Entzündung (Substanz P und CGRP) der afferenten segmentalen Bahnen und schlaffer Parese (meist nicht apparent im thorakalen Bereich)
7. Vestibulozerebellum (Lobus flocculonodularis, Archizerebellum), Spinozerebellum (Vermis und mediale Hemisphären, Paläozerebellum), Zerebrozerebellum (laterale Hemisphären, Neozerebellum)
8. Schwäche des linken Ncl. fastigii (Vermis)
9. 
   a. Hacke-Schienbein-Versuch („medialer" als Finger-Nase) und Finger-Nase-Versuch links im Liegen schlechter als im Stehen (geringere posturale Afferenz als im Stehen)
   b. Spine-Test im Stehen mit „zentraler Ataxie"
   c. Dysdiadochokinese ipsilateral (➤ Kap. 7.4.10)
   d. Pastpointing zur Seite der Läsion (➤ Kap. 7.4.2)
   e. Blickrichtungsnystagmus
   f. Fehlende Unterdrückbarkeit des rotatorischen Nystagmus (➤ Kap. 7.6.1)
10. 
    a. Folgebewegung nach rechts möglicherweise ebenfalls sakkadiert
    b. Sakkade nach links nicht überschießend
    c. Auslöschphänomen (Minimalform des Hemineglekt links)
    d. Parietales Positionieren links nicht adäquat
    e. Patch-Test 3 von 4 bei parietaler Schwäche, 2 von 4 bei zerebellarer Schwäche
11. 
    a. Shift der Augen nach rechts bei Zug des optokinetischen Bandes nach links
    b. Zykloversion bei der Rückstellsakkade gegen den Uhrzeigersinn
    c. Missed Pursuit (Korrektursakkaden) bei Bewegung des Bandes nach links
12. Das Friedreich-Modell bedeutet eine Degeneration primärer Afferenzen zum Zerebellum. Eine Friedreich-Ataxie wird autosomal rezessiv vererbt. Ursachen der Ataxie sind:
    a. laterale Rückenmarkkompression (Tractus spinocerebellares)
    b. demyelinisierende Neuropathie
    c. Hinterstrangläsionen (sensible Ataxie)
    d. Vitamin-$B_{12}$-Mangel
    e. Multiple Sklerose
13. Romberg-Versuch, Spine-Test, Hacke-Schienbein-Versuch, Dysdiadochokinese ipsilateral
14. Seiltänzergang, Folgebewegung sakkadiert, Blickrichtungsnystagmus
15. Rebound-Versuch, Diadochokinese-Versuch mit gestreckten Armen
16. Klavierversuch, Diadochokinese-Versuch angewinkelten Armen
17. Fingerübungen (mit Kognition, d. h. Verse aufsagen und Lieder singen), Fingerspiele mit der ipsilateralen Hand (die Finger sind dem lateralen Zerebellum zugeordnet), Bewegungen planen, nicht ausführen, Visualisieren von Bewegungsprozessen, kognitive Prozesse, Fingerübungen (mit Kognition: Fingerspiele), Sudoku (Weiteres ➤ Kap. 7.14.4)
18. Seilspringen, Ballspiele, Tennis (sehr rechts betont), Judo und andere „breitbasige" Kampfsportarten sind gut geeignet, Standup-Paddling, Wave-Board, kurz alle Bewegungsarten, bei denen auf eine äußere Anforderung, eine äußere Bewegung reagiert werden muss. Der Schwingstab kann selektiv seitenbetont stimulieren.
19. Gleichgewichtsübungen, Therapiekreisel plus Schwingstab, Schwingplatte, Trampolin, Gymnastikball, gekreuzte Übungen darauf, kalorische Vestibulumstimulation, Therapiehängematte, Drehstuhl, Folgebewegungen und Sakkaden
20. Links-parietale Schwäche oder zerebellare Schwäche. Patch-Test. Folgebewegung? Weitere zerebellare Befunde erheben: Seiltänzer, Finger-Nase-, Hacke-Schienbein-Versuch etc.
21. Relative links-zerebellare Schwäche (Ncl. fastigii)
22. Obliquus sup. rechts oder Rectus inf. links. Sie verwenden ein Maddox-Prisma über dem rechten Auge und bekommen gesagt, dass beim Blick nach links unten der rote Strich unter dem weißen Punkt liegt. Das bedeutet, dass der rechte Obliquus sup. schwächelt.
23. Links-kortikale (bei Konvergenztest nach unten, da N. trochlearis kreuzt), rechts-kortikale Schwäche (bei Konvergenztest auf Horizontalebene oder leicht nach oben, da Rectus medialis und Obliquus inf. ipsilateral innerviert werden); links-mesenzephale Schwäche
24. Warmstimulation des linken Vestibulums, Drehungen nach links
25. Vibration von rechts, taktile Zahlendiskrimination rechtsseitig, Licht von rechts
26. Oben außen: (Rectus superior); oben innen: Obliquus inf.; unten außen: (Rectus superior), unten innen: Obliquus sup.; rechts lateral: Rectus lateralis rechts, Rectus medialis links
27. Pastpointing nach links

28. Bei Blick nach rechts „schiebt“ das rechte Zerebellum nach links.
29. Optokineseversuch und Testung der Nackenstrecker
30. Gleichzeitige Bewegungen der Augen in entgegengesetzte Richtungen (Konvergenz, Inzyklovergenz, Divergenz etc.; ➤ Kap. 3.3.3⑦)
31. Links-zerebrale Schwäche. Dabei wird das linke Auge relativ abduktionsschwach (➤ Abb. 7.19).
32. Differenzialdiagnostisch kommen eine neuromuskuläre Schädigung, ein kranialer Engpass und eine zerebrale Schwäche infrage.
    a. Neurotrope Viren testen, Vitamin B12, Folsäure, PUFA, Taurin
    b. Kranium per Challenge in Beziehung setzen: Reiben über den Schädelarealen hebt den Konvergenz-Challenge auf. Therapie: IRT des Kraniums während Konvergenzstimulation, Kranium korrigieren, soweit noch notwendig
    c. Weitere Parameter für zerebrale Schwäche suchen: Pseudopyramidales Inhibitionsmuster (PPIM), blinder Fleck etc., Therapie: zerebrale Rehabilitation
33. Ncl. Edinger-Westphal (kranialer Parasympathikus). Efferent: Ganglion ciliare > M. constrictor pupillae. Afferenzen von Ncl. pretectalis (Lichtreaktion) bzw. Corpus geniculatum lat. > Area 19 > Area pretectalis (Akkommodationsreaktion)
34. Sympathische Reize (aus den Rückenmarksebenen C8–Th1) > zervikale sympathische Ganglien > A. carotis interna, A. ophthalmica > M. dilatator pupillae. Impulse aus hypothalamischen, thalamischen und tektalen Zentren (Schmerzreize besonders aus den Nackenrezeptorfelder) und dem limbischen System (psychische Erregung)
35. Anisokorie durch Hypoparasympathikotonus: Differenz wird größer bei heller Beleuchtung (größere Pupille ist die defekte). Anisokorie bei Hyposympathikotonus („Horner-Trias“): Differenz wird größer bei dunkler Beleuchtung (kleinere Pupille ist die defekte).
36. Bei rechtskortikaler Schwäche fehlt die rechtsseitige Inhibition des Sympathikus durch die PBFR. Stimulation des linken Kortex durch Licht von rechts stimuliert die mesenzephale Formatio reticularis bds., was durch mangelnde Inhibition der rechten IML zu Tachykardie führt.
    Arrhythmie kann ein Zeichen links-zerebraler Schwäche sein mit Überaktivität der linken IML. Diese kann bei Stimulation der mesenzephalen Formatio reticularis bds. auftreten, die durch das rechte Zerebrum stimuliert wird, bei mangelnder linksseitiger inhibitorischer Wirkung der pontobulbären Formatio reticularis (➤ Abb. 7.22).
37. Propriozeptive Störung der Füße oder des Nackens, Neuropathie:
    - mit HWS-Provokation prüfen (Extension, Rotation, Flexion)
    - auf weicher Unterlage prüfen: wird noch schlimmer bis unmöglich bei peripherer Neuropathie mit Verlust der Tiefensensibilität (gesondert untersuchen mit Gelenklagesinn, Vibration). Bei Fußgelenkfehlfunktion und anderen propriozeptiven Störungen ist dieser Test gegenüber dem Gesunden nicht wesentlich verändert.
    - Vestibuläre Störung: Bei (akuten) vestibulären Störungen vermehrte Fallneigung bis Unmöglichkeit zu stehen. Vestibuläre Prüfung anschließen.
38. Schellong-Test gibt Auskunft über orthostatische Dysregulation:
    a. Hypotonus beim Aufstehen mit Pupillokonstriktion: Übersensibles Labyrinth, das beim Aufstehen in die PBFR hineinfeuert. Diese hemmt IML verstärkt. Danach („verspätet“) Barorezeptorenantwort mit RR-Erhöhung und Pupillodilatation (Sympathikus).
    b. Zerebellare Komponente: Kommt es zu einer systolischen Druckerhöhung beim Aufstehen, ist die inhibitorische Komponente der PBFR, in die das Zerebellum feuert, auf die IML ungenügend (z. B. bei posturalem, d. h. muskulär bedingtem Hypotonus).
39. Reduzierte propriozeptive Stütze, optokinetische Störungsmuster (simuliert optokinetischen Schwindel, z. B. beim Gehen zwischen Regalreihen im Supermarkt)
40. Rechtes Zerebellum bzw. Vestibularsystem, evtl. insbesondere zentrale Region des rechten dorsalen Bogengangs, sind schwach (links „schiebt“).
41. Rechtes Labyrinthorgan bzw. N. vestibularis sind insuffizient (VOR).
42. Rotationsübungen nach rechts, propriozeptive Stimulation rechtsseitig
43. Nach rechts
44. Nach links
45. Nach rechts
46. Nach rechts
47. Nach rechts: Es ergibt sich eine Tonusasymmetrie des Vestibulums, die zur Tonisierung der Strecker links und zur Inhibition der Strecker rechts führt. Dies kann sich aufschaukeln durch Korrektur der subjektiven Vertikalen, die nach rechts abweicht: vermehrte Tonisierung der linksseitigen Strecker.
48. Nach rechts
49. Von links die Wirbelebenen C2 nach kaudal, Atlas von rechts
50. Der vestibuläre Input rechts muss verbessert werden: Der rechte Fuß kann mit einer propriozeptiv stimulierenden Sohle versorgt werden. Rotationsübungen nach rechts
51. Der Sympathikus fazilitiert den Sphincter internus, der Parasympathikus den Detrusor und die Blasenwand.
52. Parasympathikus: Erektion, Lubrikation, Sympathikus: Ejakulation
53. Quergestreifte Muskelfasern, spinale Motoneurone, reflektorisch viszerosomatisch und willkürlich innerviert
54. Sympathikus inhibieren: durch vestibuläre Stimulation, kortikale Stimulation mit propriozeptiven Mitteln: Stimulation und Training der homologen medialen Reihe: Augenmuskeln, intrinsische WS-Muskeln, Beckenboden. Kortikale Stimulation kognitiv
55. Stimulation und Training der homologen medialen Reihe: intrinsische WS-Muskeln, Beckenboden. Normalisierung der myofaszialen Situation am Beckenboden. Viszerale Osteopathie

56. Verbesserung der Sympathikusinhibition: spinale propriozeptive Maßnahmen, Beckenbodentraining, kognitive Übungen, vestibuläre Stimulation
57. AV-Ratio erhöht, Anisokorie (weitere Pupille auf der PPIM-Seite), Hippus bei Lichtreaktion, Blutdruck ipsilateral erhöht, Inhibition der Armextensoren und der phylogenetischen Beinextensoren (ventrale Muskeln). Hyporeflexie dieser Muskelgruppen

# Register

C

I

J



K

## N